Latasch/Ruck/Seiz

Anästhesie
Intensivmedizin
Intensivpflege

Leo Latasch, Kurt Ruck, Werner Seiz

Anästhesie
Intensivmedizin
Intensivpflege

Mit 270 Zeichnungen und Fotos

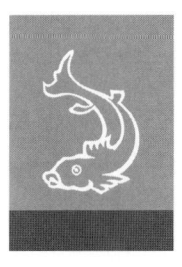

Urban & Fischer
München · Stuttgart · Jena · Lübeck · Ulm

Zuschriften und Kritik an:

Urban & Fischer, Lektorat Pflege, Postfach 20 19 30, 80019 München
oder an die Herausgeber

Anschriften der Herausgeber:

PD Dr. med. Leo Latasch
Dehnhardtstraße 11
60433 Frankfurt/Main

Kurt Ruck
Eichendorffstraße 11
60320 Frankfurt/Main

Dr. med. Werner Seiz
Gartenstraße 42
60596 Frankfurt/Main

Programmleitung: Annette Heuwinkel
Lektorat: Beate Widmann, Sabine Strecker
Herstellung: Petra Laurer
Zeichnungen: Henriette Rintelen, Michael Budowick, s. a. Abbildungsnachweis
Umschlagsgestaltung: prepress|ulm GmbH, Ulm

Die Deutsche Bibliothek – CIP-Einheitsaufnahme

Anästhesie, Intensivmedizin, Intensivpflege / L.
Latasch, K. Ruck, W. Seiz. – München ; Stuttgart ;
Jena ; Lübeck ; Ulm : Urban & Fischer, 1999
ISBN 3-437-25716-1

Aufgrund der ständigen Weiterentwicklung in der Medizin durch Forschung und klinische Erfahrung, insbesondere in der Anwendung der medikamentösen Therapie, wird vom Verlag keine Gewähr für Angaben von Dosierungen und Applikationsformen übernommen. Die Autoren, Herausgeber und der Verlag haben zuvor die Angaben mit großer Sorgfalt erstellt, jedoch sind die Benutzer angehalten, durch gewissenhafte Prüfung der entsprechenden Beipackzettel des jeweiligen Medikaments bzw. durch Rückfragen bei einem Spezialisten die Angaben
zu prüfen.

Satz und Reproduktion: Typodata, München
Druck: Appl, Wemding
Bindung: Großbuchbinderei Monheim
Printed in Germany

Aktuelle Informationen finden Sie im Internet unter der Adresse:
Urban & Fischer: http://www.urbanfischer.de

GELEITWORT

Moderne Anästhesie und Intensivmedizin stellen eine zunehmende Herausforderung für alle in diesen Bereichen Tätigen dar. Beide Bereiche sind nicht mehr voneinander zu trennen. Durch die Tatsache, daß unsere Patienten einerseits immer älter werden und damit auch immer mehr Begleiterkrankungen erleben, andererseits aber auch große operative Eingriffe bei diesen angesprochenen Patienten vorgenommen werden, wird die Anästhesie immer anspruchsvoller und apparativ wie medikamentös immer aufwendiger.

Um die Aufgaben im Bereich der Anästhesie und Intensivmedizin zu bewältigen, sind Synergieeffekte zwischen ärztlichem und pflegerischem Personal erforderlich. Der – notwendige – theoretische und praktische Wissensstand hat sich gerade auch für die Pflegeberufe in den vergangenen Jahren vielfältig erweitert. Um diese Herausforderung im Alltag bei hohem physischen und psychischen Einsatz bewältigen zu können, sind Nachschlagewerke notwendig.

Im vorliegenden Buch der drei Herausgeber Latasch, Ruck, Seiz werden für die angesprochenen Arbeitsbereiche die anatomischen, physiologischen, chemischen und physikalischen Grundlagen dargestellt. Diese Kapitel stellen sehr wertvolle Voraussetzungen für das Verständnis klinischer Abläufe dar. Hervorzuheben ist auch die konsequente Vermittlung aller notwendigen Kenntnisse in Technik, Pflege und psychologischer Führung. Dies kommt letztendlich der Versorgung der leidenden und mißlichen Umständen ausgesetzten Patienten auf den Intensivstationen zugute.

Der Umfang des Wissens für die ärztliche und pflegerische Tätigkeit im Bereich Anästhesie und Intensivmedizin ist enorm angewachsen und letztendlich unüberschaubar geworden. Um so mehr ist herauszustellen, daß es den Herausgebern gelungen ist, ein in sich geschlossenes und übersichtliches Ganzes zu schaffen.

Ich wünsche den Herausgebern und Autoren, daß dieses Buch zur Erweiterung des Wissensstandes des Pflegepersonals in hervorragender Weise beiträgt und damit dem Wohlergehen unserer Patienten dient.

Frankfurt, im Dezember 1998

R. Dennhardt

Vorwort der Herausgeber

Dieses neue Lehrbuch für Anästhesie, Intensivmedizin und Intensivpflege tritt in Konkurrenz zu einigen bereits vorliegenden, guten Büchern zu diesen Themen. Dieses Buch will bewußt anders und (natürlich) auch besser sein, ob dies gelungen ist, entscheiden die Leserinnen und Leser. Jedes Buch, das nach anderen bereits erschienen auf den Markt kommt, hat gewiß zuerst einmal den Vorteil der Aktualität. Dennoch werden auch in diesem Buch weder die Anästhesie noch die Intensivmedizin neu erfunden.

Die rasanten Entwicklungen in Anästhesie und Intensivmedizin in den letzten Jahren machen es Lehrbüchern zunehmend schwerer, up to date zu bleiben. Selbst das Basiswissen erfährt Neubewertungen, und der „letzte Schrei" sollte ebenfalls berücksichtigt werden. Damit kein endloses Werk entsteht, muß es dabei zwangsläufig zu Einschränkungen in der Auswahl der Themen kommen.

Unser Ziel war es, ein Lehrbuch zu konzipieren, das Sie auch unabhängig vom Unterricht zur Fachweiterbildung für Anästhesie und Intensivmedizin bzw. Intensivpflege verwenden können. Dazu werden Themen wie Chemie und Physik oder Pharmakologie in sich geschlossen abgehandelt. Dadurch soll vermieden werden, daß Themenkomplexe in vielen verschiedenen Ebenen eines Buches zusammengesucht werden müssen. Durch den schrittweisen Aufbau führt Sie das Buch vom grundlegenden und allgemeinen zum speziellen Wissen. Durch die konsequente Strukturierung ist das Buch auch als Nachschlagewerk geeignet.

Die Diskrepanz der Vorstellung von Ärzten und Pflegepersonal ist neben häufig mangelndem Wissen von Ärzten bezüglich der praktischen Pflege auch in gravierenden Änderungen und Erweiterungen der pflegetheoretischen Ansätze in den letzten Jahren begründet. Einer der Herausgeber war lange Zeit als Anästhesie-Fachkrankenpfleger tätig. Für viele pflegerelevante Themenbereiche konnten zusätzlich erfahrene Anästhesie- und Intensivfachpflegekräfte als Autoren gewonnen werden, so daß wir überzeugt sind, die aktuellen pflegerelevanten Bedürfnisse des Leserkreises entsprechend gewürdigt zu haben.

Auch der Verlag Urban & Fischer und die Mitarbeiterinnen des Lektorats Pflege trugen nicht unerheblich dazu bei, daß der Aspekt Pflege in diesem Buch einen entsprechenden Stellenwert einnimmt. Daß dabei bei den verschiedensten Besprechungen manchmal bei einzelnen Themen „die Fetzen" wegen unterschiedlichster Meinungen „flogen", sollte auch nicht unerwähnt bleiben, zeigt es doch, wie von allen Seiten um den Inhalt und die Aktualität dieses Buches gerungen wurde. Es ist uns ein Bedürfnis, uns bei allen, die an diesem Projekt mitgewirkt haben, zu bedanken, vor allem bei Frau Annette Heuwinkel als Programmleiterin des Verlags Urban & Schwarzenberg, und Frau Beate Widmann als Lektorin. Es war sicherlich nicht immer ganz leicht, mit uns zu arbeiten.

Ganz besonders gilt aber unser Dank den zu kurz gekommenen Familienmitgliedern, die uns immer wieder ermuntert und bestärkt haben.

Wir wünschen, daß Ihnen, liebe Leserinnen und Leser dieses Lehrbuch eine Hilfe während der Fachausbildung und auch ein Begleiter bei der täglichen Arbeit sein wird. Nur durch Ihr Feedback zu diesem Buch ist eine Weiterentwicklung in der richtigen und von Ihnen gewünschten Form möglich. Wir würden gerne von Ihnen hören!

Frankfurt, im Dezember 1998

Leo Latasch
Kurt Ruck
Werner Seiz

VII

AUTORENVERZEICHNIS

Margit Büttner
St.-Wolfgang-Platz 9c
81669 München

Dr. med. Rainer Christ
Mauerstraße 7
65451 Kelsterbach

Judith Dreisbach
Main Kinzig Kliniken
Gelenhausen
Herzbachweg 14
63571 Gelenhausen

Elke Hammann
Mousonstraße 25
60316 Frankfurt

Annette Heuwinkel
Ganghoferstraße 82
81373 München

PD Dr. med. Leo Latasch
Dehnhardtstraße 11
60433 Frankfurt/Main

Dr. med. Martin Müller
Tannenstr. 10
62377 Maintal

Dr. med. Christina Pabelick
Mayo Clinic
Dep. of Anaesthesiology
200 First Street SW
Rochester Minnesota, 55905

Hans Röderich
Rödelheimer Parkweg 22
60489 Frankfurt

Kurt Ruck
Eichendorffstraße 11
60320 Frankfurt/Main

Edgar Scheibe
Hauptstraße 15
56379 Weinähr

Dr. med. Rainer Schors
Städtisches Krankenhaus
München-Harlaching
Psychosomatische Abteilung
Sanatoriumsplatz 2
81545 München

Dr. med. Werner Seiz
Gartenstraße 42
60596 Frankfurt/Main

Monika Waigand
Anästhesie-Abteilung
Universitäts-Klinikum
Frankfurt/Main
Theodor-Stern-Kai 7
60596 Frankfurt/Main

INHALTSVERZEICHNIS

Leichter lernen und verstehen

▲ durch eine klare Orientierung

- Farbleitsystem: Jedes Kapitel ist in einer anderen **Kapitelfarbe** gestaltet.

- Kolumnentitel

- Daumenregister

4

- Wichtige Pflegemaßnahmen sind Schritt für Schritt in den Tabellen aufgeführt und können somit direkt in die Praxis übertragen und angewandt werden.

Tab. 5.5-5	Vorbereitungen und Vorgehen bei der Intubation.	
Vorbereitung Patient/Material	**Pflegemaßnahme/Assistenz**	**Beachte**
– Händedesinfektionsmittel	– Händedesinfektion	– Einwirkzeit beachten
• **Material:** – Handschuhe – Moltex – funktionstüchtige Absaugung – Ambu-Beutel mit O_2-Anschluß bzw. funktionstüchtiges Narkosegerät – Maske – Guedel-Tubus – Notfallwagen – Beatmungsgerät	– Arbeitsfläche schaffen – Geräte gemäß MedGV prüfen	– kein Material ins Bett bzw. auf den Patienten legen

▲ durch einen logisch aufgebauten Text

- Wichtiges und Schlüsselbegriffe sind **fett** gedruckt.

- **M** Merksätze verweisen auf knapp zusammengefaßte Fakten, die verinnerlicht werden sollten.

- **A** Achtungsätze weisen auf mögliche Gefahren für den Patienten hin, die oft vermieden werden können.

▲ durch den herausnehmbaren Pocket-Guide

Das Zusatzheft paßt in jede Kitteltasche – so sind wichtige Informationen zur Situationseinschätzung beim Patienten, z.B. Glasgow-Koma-Skala, und Handlungsgrundlagen, z.B. Notfallmedikamente, jederzeit greifbar.

Übrigens: Als Ergänzung für die praktische Arbeit in der Anästhesie und Intensivmedizin empfehlen wir Wigger/Knipfer: Pflegeleitfaden Anästhesie/Intensivpflege (ISBN 3-541-17861-2).

1

CHEMISCHE GRUNDLAGEN

L. LATASCH, K. RUCK, W. SEIZ

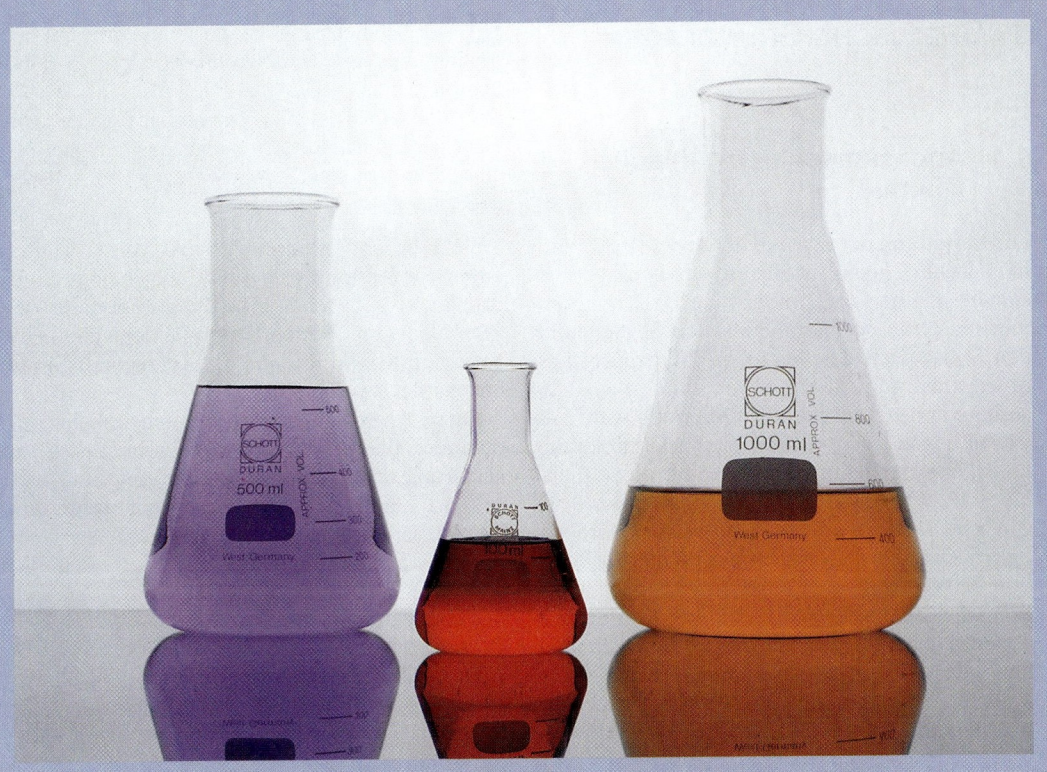

1 Chemische Grundlagen

1.1 Anorganische/Organische Chemie

Die **Einteilung** der Chemie in anorganische und organische Chemie ist historisch bedingt. Sie stammt aus der Zeit, in der man zwischen den mineralischen oder anorganischen Stoffen und den Substanzen des Tier- und Pflanzenreiches unterschied. Organische Stoffe wurden deshalb so bezeichnet, weil man der Meinung war, daß sie nur im lebenden Organismus vorkämen. Eine künstliche Herstellung hielt man für unmöglich, bis es 1828 gelang, Harnstoff – eine typische organische Verbindung – aus einem anorganischen Salz herzustellen. Dennoch wurde diese Einteilung beibehalten.

Da die organischen Stoffe immer Kohlenstoff enthalten, nennt man die **organische** Chemie auch **Kohlenstoff-Chemie.** Außer Kohlenstoff kommen überwiegend Wasserstoff, Sauerstoff und Stickstoff in den organischen Verbindungen vor.

Die Zahl bisher bekannter Kohlenwasserstoffverbindungen (Narkosemittel, etc.) liegt bei etwa 9 Millionen, bei den anorganischen Verbindungen sind etwa 300 000 bekannt. Diese enorme Anzahl ist auf die Fähigkeit des Kohlenstoffs zurückzuführen, sich untereinander zu langen Ketten zu verbinden. Diese können verzweigt sein, im Ringschluß vorkommen, aber auch gerade Ketten sind möglich. Im Vergleich zu den anorganischen Verbindungen, die hauptsächlich Ionenbindungen eingehen, sind dies bei Kohlenstoffverbindungen **Atombindungen.**

Zu der **anorganischen** Chemie zählt man Kohlenstoff (in Form von Grafit und Diamant), Kohlenmonoxid CO, Kohlendioxid CO_2, die Kohlensäure H_2CO_3 und ihre Salze (Karbonate).

Die Stoffe der uns umgebenden Materie sind entweder **Stoffgemische** oder **reine Stoffe.**

1.2 Physikalische Stoffeigenschaften

Alle Stoffe verfügen über **physikalische** Eigenschaften, zu denen der Schmelzpunkt, der Siedepunkt, die Löslichkeit und die Dichte gehören:

M Der Schmelzpunkt ist die Temperatur, bei der ein Stoff aus dem festen in den flüssigen Zustand übergeht.
Der Siedepunkt ist die Temperatur, bei der eine Flüssigkeit unter Sieden in den gasförmigen Zustand übergeht. Der Siedepunkt hängt vom äußeren Druck ab. ∎

Wasser hat einen Schmelzpunkt von 0 °C und einen Siedepunkt von 100 °C bei einem Luftdruck von 1013 mbar, d. h. Wasser hat daher bei verschiedenen Temperaturen unterschiedliche Erscheinungsformen, die als **Aggregatzustände** bezeichnet werden (Tab. 1-1).

Diese Aggregatzustände können beliebig ineinander übergehen: fest in flüssig, flüssig in gasförmig oder auch fest in gasförmig und umgekehrt. Sie sind von der Temperatur abhängig. Unterhalb des Schmelzpunktes ist ein Stoff fest, zwischen Schmelz- und Siedepunkt geht er in den flüssigen Zustand über, oberhalb des Siedepunktes erreicht er den gasförmigen Zustand.

Durchläuft ein Stoff nicht alle drei Zustände, sondern geht unmittelbar vom festen in den gasförmigen Zustand über, spricht man von einer **Sublimation.**

M Die Löslichkeit eines Stoffes gibt an, wieviel Gramm einer Substanz sich in 100 g Lösungsmittel bei einer bestimmten Temperatur gerade noch lösen.

Löslichkeit = g Stoff/100 g Lösungsmittel
Konzentration = g Stoff/100 g Lösung
(Massen%) ∎

So können sich bei einer Temperatur von 20 °C 35,9 g NaCl (Kochsalz) in 100 g Wasser lösen, anschließend ist die Lösung gesättigt. Es wird unter den vorgegebenen Umständen (20 °C und 100 ml H_2O) nicht gelingen, mehr als diese 35,9 g des Kochsalzes aufzulösen.

Während die Löslichkeit der festen Stoffe in g/100 g Lösungsmittel angegeben wird, sind dies bei gasförmigen Stoffen Vol.-%, also ml/100 ml.

Die Löslichkeit ist temperaturabhängig. Mit steigender Temperatur steigt auch bei festen

Tab. 1-1	Aggregatzustände des Wassers.
fest	unterhalb von 0 °C
gasförmig	oberhalb von 100 °C
flüssig	zwischen 0 °C und 100 °C

4

Stoffen die Löslichkeit, während sie bei gasförmigen Stoffen sinkt. Hier hängt die Löslichkeit nicht nur von der Temperatur, sondern auch vom Druck des Gases ab **(Henry-Gesetz).**

In der Medizin wird die Löslichkeit eines Stoffes in der Regel als **Verteilungskoeffizient** oder Löslichkeitskoeffizient angegeben.

M Die Dichte eines Stoffes ist der Quotient aus der Masse und dem Volumen einer Stoffportion: Dichte = Masse/Volumen. Die Maßeinheit der Dichte ist g/cm³. ∎

Die sog. **reinen Stoffe** können weiter in Elemente oder Verbindungen unterteilt werden, wobei die Elemente sich durch chemische Reaktionen nicht weiter unterteilen lassen.

Verbindungen sind aus zwei oder mehreren Elementen aufgebaut. Sie lassen sich durch chemische Reaktionen in einfache Stoffe zerlegen.

Die Zerlegung eines Stoffes in seine Bestandteile nennt man **Analyse,** den Aufbau einer Verbindung **Synthese.**

Die Elemente teilt man in zwei Stoffgruppen ein: **Metalle** und **Nichtmetalle.** Nichtmetalle sind z.B. Sauerstoff, Kohlenstoff, Wasserstoff, während zu den Metallen u.a. Eisen und Aluminium zählen.

1.3 Atomaufbau

Der kleinste Teil eines chemischen Elementes ist das **Atom.** Das Gewicht eines Atoms ist äußerst klein. Es gibt über 100 verschiedene Atome. Die Elemente haben lateinische oder griechische Bezeichnungen und werden durch Symbole abgekürzt, die dem ersten Buchstaben des lateinischen oder griechischen Namens entsprechen:

Wasserstoff	=	Hydrogenium	=	H
Sauerstoff	=	Oxygenium	=	O
Stickstoff	=	Nitrogenium	=	N

Alle Atome setzen sich aus einem **Kern** und einer oder mehreren **Schalen** zusammen (Abb. 1-1). Im Kern befinden sich **Protonen** und **Neutronen**, welche die Masse und damit das Gewicht des Atoms bestimmen. Die Protonen sind positiv geladen. Diese Ladung wird durch die negative Ladung der auf den Schalen kreisenden Elektronen ausgeglichen. Dadurch wird das Atom elektrisch neutral.

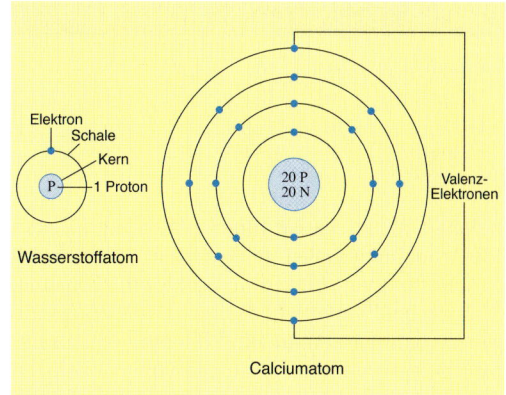

Abb. 1-1 Schalenmodell (P = Protonen, N = Neutronen).

Die Elektronenschalen sind nichts Gegenständliches, sondern Energieniveaus. Die Zahl der Elektronen auf der Atomschale ist für die chemische Eigenschaft eines Elements ausschlaggebend. Die Masseteilchen im Kern sind die Grundlage für die physikalischen Eigenschaften.

Das einfachste Atom, das Wasserstoffatom, hat im Kern ein Proton, um den sich in der ersten Schale ein Elektron bewegt (s. Abb. 1-1). Gelangt ein zweites Elektron in die erste Schale, dann ist diese voll besetzt und es entsteht das nächste Element: Helium. Der Kern hat in diesem Fall zwei Protonen mit positiver Ladung, zusätzlich aber noch zwei Neutronen (ohne Ladung). Das Heliumatom hat also insgesamt eine viermal so große Masse wie das Wasserstoffatom. Das Heliumatom ist sehr stabil. Es verbindet sich nicht mit anderen Atomen. Es kommt deshalb in atomarer Form vor. Man nennt derartige Gase, die keine Verbindungen eingehen, auch **Edelgase.**

Fehlen einem Atom ein oder mehrere Elektronen, dann wird es sich bemühen, Elektronen aufzunehmen. Damit nimmt es aber gleichzeitig negative elektrische Ladungen auf. Es bildet sich daher ein negativ geladenes Ion. Besitzt ein Atom nur wenige Elektronen in der äußeren Schale, so gibt es sie leichter an andere Atome ab. Dies bedeutet den Verlust von negativen elektrischen Ladungen, und das Atom bekommt so eine insgesamt positive Ladung (positiv geladenes Ion).

Schwere Atome haben mehrere Schalen, die mit Buchstaben bezeichnet werden: K-, L-, M- und N-Schale. Jede Elektronenschale kann nur eine bestimmte Menge von Elektronen aufnehmen. Elemente, die leicht andere Elektronen auf-

Tab. 1-2   Beispiele relativer Atommassen.

Kohlenstoff	m	(C)	=	12 u
Stickstoff	m	(N)	=	14 u
Chlor	m	(Cl)	=	35 u
Natrium	m	(Na)	=	23 u

nehmen, also negative Ionen bilden, nennt man Elektronenempfänger (z.B. Chlor). Umgekehrt spricht man von Elektronenspendern (Natrium, Kalium) bei Elementen, die leicht Elektronen abgeben. Betrachtet man alle Elemente im Zusammenhang, so stellt man fest, daß vom einfachsten bis zum kompliziertesten Element durch die Bildung neuer Elektronenschalen vergleichbare Eigenschaften periodisch wiederkehren.

1.4 Atommasse

Um jeweils die gleiche Zahl verschiedener, ungleich schwerer Atome miteinander reagieren zu lassen, muß man die unterschiedlichen Atommassen beachten. Man hat willkürlich die relative Atommasse des **Wasserstoffs** auf **1** gesetzt, weil es nur aus einem Proton besteht. Die rela-

tive Atommasse anderer Atome gibt an, wieviel schwerer diese gegenüber Wasserstoff sind. Die atomare **Masseneinheit** definiert man seit 1961 mit dem Einheitenzeichen „**u**" (aus dem Englischen: atomic mass **u**nit). Beispiele relativer Atommassen sind in Tabelle 1-2 aufgeführt.

1.5 Periodensystem

Der Physiker Mendelejew hat die Elemente in einem Schema geordnet, wobei die Reihenfolge durch die Atommasse und die Anzahl der Elektronen in den Schalen bestimmt wird. Es stellte sich dabei heraus, daß ähnliche Elemente in diesem Schema nahe beieinanderliegen und bestimmte Eigenschaften in diesem Schema periodisch wiederkehren. Dieses Ordnungssystem heißt daher auch Periodensystem der Elemente (Tab. 1-3).

Das Periodensystem ist eine systematische Anordnung der Elemente nach steigender **Ordnungszahl** (Protonenzahl). Die Ordnungszahl ist die Nummer des betreffenden Elementes im Periodensystem. Sie gibt die Stellung des Elementes im Periodensystem, die Anzahl der Pro-

Tab. 1-3   Periodensystem der Elemente.

	Hauptgruppen							
Periode	**I**	**II**	**III**	**IV**	**V**	**VI**	**VII**	**VIII**
1	H (1)							He (2)
2	Li (3)	Be (4)	B (5)	C (6)	N (7)	O (8)	F (9)	Ne (10)
3	Na (11)	Mg (12)	Al (13)	Si (14)	P (15)	S (16)	CL (17)	Ar (18)
4	K (19)	Ca (20)	Ga (31)	Ge (32)	As (33)	Se (34)	Br (35)	Kr (36)
5	Rb (37)	Sr (38)	In (49)	Sn (50)	Sb (51)	Te (52)	I (53)	Xe (54)
6	Cs (55)	Ba (56)	TL (81)	Pb (82)	Bi (83)	Po (84)	At (85)	Rn (86)
7	Fr (87)	Ra (88)						

(Das hier gezeigte verkürzte Periodensystem enthält nur die Elemente der Hauptgruppen.)

1

tonen im Kern und die Anzahl der Elektronen in der Hülle an. Das Periodensystem läßt sich unterteilen in Perioden und Gruppen.

Die waagrechten Reihen heißen **Perioden.** Alle Elemente, deren Atome die gleiche Anzahl von Schalen besitzen, gehören der gleichen Periode an. Die Anzahl der Schalen stimmt mit der Periodennummer überein. Jede Periode beginnt mit einem Alkalimetall. Dies sind die reaktionsfähigsten Metalle. Jede vollständige Periode endet mit einem Edelgas. Edelgase sind sehr reaktionsträge Elemente. Vor jedem Edelgas steht ein Halogen. Die Halogene sind die reaktionsfähigsten Nichtmetalle. Mit jeder neuen Periode beginnt eine neue Schale.

Die senkrechten Spalten heißen **Gruppen.** Es gibt acht Gruppen. Alle Elemente einer Hauptgruppe haben gleich viele Elektronen auf ihrer äußersten Schale und zeigen deshalb in ihrem chemischen Verhalten große Ähnlichkeit. Die Zahl der Außenelektronen stimmt mit der Gruppennummer überein.

1.6 Isotope

Das Wort Isotop heißt: An gleichem Platz befindlich. Ein Isotop unterscheidet sich von dem Atom des gleichen Elementes dadurch, daß es eine andere Masse besitzt. Dies entsteht dadurch, daß die Isotope zwar die gleiche Zahl von Protonen, aber eine unterschiedliche Zahl von Neutronen enthalten. Die Isotope haben die gleichen chemischen Eigenschaften wie die Atome, da diese Eigenschaften durch die Zusammensetzung der Schalen bestimmt sind. Isotope sind nicht stabil und neigen dazu, in ein anderes stabiles Element überzugehen. Die dabei freigesetzte Energie wird in Form von Strahlung frei. Die meisten Isotope sind deshalb **radioaktiv.**

1.7 Anionen – Kationen – Wertigkeit

Atome sind elektrisch neutral. Um chemische Verbindungen einzugehen, ändern sie durch Abgabe oder Aufnahme von Elektronen in ihrer Hülle den Ladungszustand und werden so zu positiven oder negativen Ionen.

Wenn ein Atom zu einem Ion geworden ist, wird dies durch ein Plus- oder Minuszeichen (+/–) angedeutet.

Positiv geladene Ionen werden auch als Kationen bezeichnet:
Natriumion: Na^+. Kaliumion: K^+
Anionen sind die negativ geladenen Ionen:
Chlorion: Cl^-
Diese Ionen haben die Wertigkeit **(Valenz)** + I, sie sind also **einwertig.** Es gibt aber auch Ionen, die **zwei-, drei-** oder **vierwertig** sind.

Wasserstoff besitzt die Wertigkeit + I, Sauerstoff besitzt (fast) immer die Wertigkeit – II. So kann man auch von Atomgruppen bzw. Molekülen die Wertigkeit angeben (Tab. 1-4), z.B. von Wasser H_2O = + I – II.

Die Valenz oder Wertigkeit ist für die Bildung von chemischen Verbindungen von großer Bedeutung. Zum einen können sich nur entgegengesetzt geladene Ionen, also Kationen und Anionen, zu einer neuen Substanz verbinden, andererseits ist durch die Wertigkeit festgelegt, wie viele andere Ionen gebunden werden können.

Bei einer chemischen Reaktion „reagieren" Ausgangsstoffe miteinander und bilden einen neuen Stoff mit neuen physikalischen und chemischen Eigenschaften. Die Zerlegung einer Verbindung in ihre Elemente nennt man **Analyse,** die Vereinigung von Elementen/Grundstoffen **Synthese.** Beim Auflösen in Wasser (Dissoziation) oder in der Schmelze werden Ionen frei beweglich (Lösungen). Die Ionenverbindungen werden gewissermaßen in ihre Ionen „gespalten" (elektrolytische Aufspaltung oder Dissoziation). Die freie Beweglichkeit der Ionen ist die Ursache dafür, daß z.B. salzartige Verbindungen in wäßrigen Lösungen (und in Schmelzen) den elektrischen Strom leiten und dabei elektrolysiert werden.

M Man bezeichnet sowohl die Lösungen von Säuren, Hydroxiden („Basen") und Salzen als auch die gelösten Stoffe selbst als Elektrolyte; den Vorgang, durch den sie verändert werden, als Elektrolyse. ■

Tab. 1-4 Wichtige Elemente mit ihren Wertigkeiten.	
Einwertig	+ I = Wasserstoff, Natrium, Kalium – I = Fluor, Chlor, Brom, Jod
Zweiwertig	+ II = Magnesium, Calcium – II = Sauerstoff, Schwefel
Dreiwertig	+ III = Bor, Aluminium – III = Stickstoff, Phosphor
Vierwertig	+ IV = Kohlenstoff, Silicium (meist in kovalenten Bindungen)

1.8 Moleküle

Einzelne Elemente kommen selten vor. Sie verbinden sich mit anderen oder gleichartigen zu Molekülen. In Gasen verbinden sich immer zwei Atome einer Sorte zu einem Molekül (Sauerstoff = O_2, Stickstoff = N_2). Dies gilt nur für **Nichtmetalle.** Ausnahmen sind die Edelgase, die niemals eine Verbindung eingehen. Wiegt man von jedem Element seine Atommasse in g ab, so sind in dieser **Stoffgruppe** immer gleich viele Atome, nämlich N_A-Atome, enthalten (N_A = $6,023 \times 10^{23}$ Teilchen der gleichen Art). Diese Stoffmenge nennt man 1 Mol (Einheit mol, Tab. 1-5).

1.8.1 Zusammenhang zwischen Stoffmenge nach Mol

Beispiel: 1 mol Natriumatome enthält ebenso viele Natriumatome, wie 1 mol Eisenatome Eisenatome enthält. Da die beiden Elemente jedoch unterschiedliche Atommassen haben, entspricht 1 mol Natriumatome 23 g Natrium, 1 mol Eisenatome 56 g Eisen.

Eine für jede Stoffportion charakteristische Größe ist die auf die Teilchen, also auf die Stoffmenge bezogene Masse. Man nennt sie **molare Masse** -M- (Molmasse, Molekularmasse). Die Einheit drückt sich aus in g/mol.

Die molare Masse ergibt sich durch Addition der Massen der im Molekül enthaltenen Atome.

Beispiel: Die molare Masse von 1 mol CO_2-Moleküle beträgt:

M (CO_2) = 12 g/mol [C] + 2 × 16 g/mol [O] = 44 g/mol [CO_2]

Eine Lösung, die 1 mol Substanz je Liter Lösungsmittel (z.B. Wasser) enthält, nennt man eine **1molare Lösung.** Eine 1molare Lösung enthält 1 mol Substanz je Kilogramm Lösungsmittel.

1.8.2 Chemische Formel

Die Zusammensetzung eines Moleküls verschiedener Atome wird dargestellt, indem man die

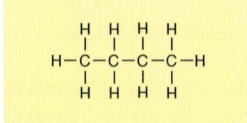

Abb. 1-2 Strukturformel von Butan (Butangas) C_4H_{10}.

Symbole der Atome hintereinander aufführt. Es gibt auch die Möglichkeit, chemische Verbindungen so darzustellen, daß die einzelnen Atome durch Striche miteinander verbunden werden. Dabei entspricht jeder Strich einem bindenden gemeinsamen Elektronenpaar. Die auf diese Weise dargestellten Formeln nennt man auch **Strukturformeln,** weil sie in etwa die Struktur eines Moleküls wiedergeben. Vor allem bei komplizierten Molekülen ist es notwendig, eine solche strukturelle Darstellung zu wählen, da sonst der Stoff nicht zu erkennen ist (Abb. 1-2).

1.8.3 Reaktionen und Bindungen

Als **chemische Vorgänge** oder **chemische Reaktionen** bezeichnet man alle Vorgänge, bei denen durch Umwandlung von Stoffen neue Stoffe mit neuen Eigenschaften entstehen.

Unter **chemischer Bindung** versteht man die Art des Zusammenhalts der Atome oder Ionen in chemischen Bindungen.

Die Ionenbindung ist die typische Bindung zwischen Metallen und Nichtmetallen. Hierbei kommt es zu einem Elektronenübergang von den Metallatomen zu den Nichtmetallatomen.

Die Metallatome geben Elektronen ab und werden zu positiv geladenen Ionen. Die Atome der Nichtmetalle nehmen die von den Metallatomen abgegebenen Elektronen auf und werden zu negativ geladenen Ionen. Die nun entgegengesetzt geladenen Ionen ziehen sich elektrostatisch an.

Die Verknüpfung von Atomen durch gemeinsame Elektronenpaare wird als **Atombindung** oder **kovalente Bindung** bezeichnet. Diese Bindungsart ist typisch für Nichtmetalle. Diese Verbindung führt im allgemeinen zur Bildung von

Basis	Größe	Basis	Einheit
Name	Formelzeichen	Name	Zeichen
Stoffmenge	n	Mol	mol
Volumen	V	Liter	l
Masse	m	Gramm	g

Tab. 1-5 Bezeichnungen für Stoffmengen, -volumina, -massen und ihre Einheiten.

Molekülen, die nur eine schwache Anziehungskraft untereinander ausüben.

Im Gegensatz zu den Ionenbindungen haben die Molekülverbindungen niedrige Siede- und Schmelzpunkte. Das heißt mit anderen Worten: Tiefer Schmelzpunkt und tiefer Siedepunkt weisen auf schwach zusammenhaltende Kräfte hin, ein hoher Schmelzpunkt und hoher Siedepunkt sind immer die Folge von stark zusammenhaltenden Kräften zwischen den Teilchen.

Viele der Molekülverbindungen sind bereits bei Raumtemperatur flüssig oder gasförmig.

1.9 Säuren und Basen

Der Begriff Säure oder Base charakterisiert eigentlich keine Stoffklasse, sondern eine bestimmte **Reaktionsweise,** nämlich, ob ein Stoff in der Lage ist, bei einer chemischen Reaktion Protonen abzugeben oder aufzunehmen. Bei beiden Reaktionsweisen werden Protonen übertragen:

- **Säuren** = alle Teilchen, die **Protonen abgeben** können
- **Basen** = alle Teilchen, die **Protonen aufnehmen** können

Eine Säure kann aber nur dann Protonen abgeben, wenn gleichzeitig eine Base vorhanden ist, die Protonen aufnimmt. Bei einer chemischen Reaktion kommt es nie zu freien Protonen.

Bei der Reaktion z.B. von Chlorwasserstoff mit Wasser gibt das Chlorwasserstoffmolekül ein Proton ab (Säure), während das Wassermolekül ein Proton aufnimmt (Base):

$$HCl + H_2O \rightarrow Cl^- + H_3O^+$$

Säuren bilden mit Wasser H_3O^+-Ionen, Basen bilden mit Wasser OH^--Ionen.

Sogenannte schwache bzw. starke Säuren und/oder Basen unterscheiden sich nur in ihrer Tendenz, Protonen abzugeben bzw. aufzunehmen.

1.10 pH-Wert oder Säuregrad

Für das Leben der Zelle ist die möglichst gleichbleibende Zusammensetzung der Zellflüssigkeit eine wichtige Voraussetzung. Dazu gehört u.a. ein konstanter Säuregrad oder pH-Wert, der durch die Anzahl der freien H_3O^+-Ionen einer Flüssigkeit bestimmt wird.

Eine Säure ist eine chemische Verbindung, die in wäßriger Lösung Protonen abgeben kann:

Starke Säuren protolysieren vollständig, mittelstarke und schwache Säuren nur in gewissem Umfang in Wasser (Protolysen = chemische Reaktionen/Umsetzungen durch Protonenübergänge).

Ein Maß für die Säurestärke ist die H_3O^+-Ionenkonzentration in Mol/Liter. Die Konzentration ist normalerweise sehr klein, die Größenordnung beträgt tausendstel bis millionstel Mol/Liter (10^{-3} bis 10^{-6}).

Die Konzentration **(c)** der Oxoniumionen (H_3O^+-Ionen) wird üblicherweise in der logarithmischen Form als pH-Wert angegeben:

$$pH = -\log c (H_3O^+)$$

(pH = negativer, dekadischer Logarithmus der H_3O^+ - Ionenkonzentration)

Der Begriff „**dekadischer** pH-Wert" gibt den Zahlenwert des Exponenten zur Basis 10 an (Tab. 1-6): $c (H_3O^+) = 10^{-7}$ bedeutet, daß der pH-Wert gleich 7 ist.

Am Beispiel von Wasser soll noch einmal der Prozeß dargestellt werden: Wasser (H_2O) protolysiert (Autoprotolyse) in ein H_3O^+-Ion und ein OH^--Ion. Es gibt Berechnungen über die vorhandene Menge an H_3O^+-Ionen in reinem Wasser:

1/10 000 000 Äquivalent = 10^{-7} pro mol Wasser, d.h. in einem Liter reinem Wasser befinden sich: 1/10 000 000 oder $1/10^7$ mol H_3O^+-Ionen pro Liter (das Molgewicht ist 2 × 1 g + 16 g = 18 g).

In unserem Beispiel ist der Exponent der Zahl 10 die Zahl 7. Sie wurde als die Maßeinheit für den Säuregrad angenommen und **„pH"** genannt. Dieser pH entspricht dem negativen Logarithmus der H_3O^+-Ionenkonzentration:

$$pH = -\log c (H_3O^+) = -(-7) = +7$$

Eine schwache Säure hat einen höheren pH, eine starke einen niedrigeren. Eine neutrale Lösung, z.B. Wasser, hat einen pH von 7 (Tab. 1-7).

Tab. 1-6 pH-Wert und Konzentration der H_3O^+-Ionen.

H_3O^+-Ionenkonzentration mol/l oder Mol/Liter		entspricht	pH
1		1×10^0	0
	= 1/10	1×10^{-1}	1
0,01	= 1/100	1×10^{-2}	2
0,001	= 1/1000	1×10^{-3}	3
0,0000001		1×10^{-7}	7
0,00000000000001		1×10^{-14}	14

Tab. 1-7 Ionenkonzentration von H_3O^+ und Zuordnung zu sauren, neutralen und alkalischen Lösungen.

	sauer		neutral	alkalisch	
c (H_3O^+) (mol/l)	10^0 (= 1) bis $10^{-6,99}$		10^{-7}	$10^{-7,1}$ bis 10^{-14}	
c (OH^-) (mol/l)	10^{-14} bis $10^{-7,01}$		10^{-7}	$10^{-6,99}$ bis 10^0 (= 1)	
log c (H_3O^+)	0 bis $-6,99$		-7	$-7,00..1$ bis -14	
pH	0 bis 6,99		7	7,00..0 bis 14	

M Das menschliche Blut hat normalerweise einen pH von rund 7,4. ∎

Der pH-Wert läßt sich mit Teststreifen schätzen (Indikatormethode). Eine genauere Meßart ist die Zugabe einer Lauge bis zum Neutralpunkt (feststellbar durch Farbumschlag einer Indikatorlösung) unter Messung der verbrauchten Lauge (Titration) oder noch genauer, die Messung mit einer Glaselektrode.

1.11 Puffersysteme

Für die Aufrechterhaltung der normalen Lebensfunktion darf der pH der Zellflüssigkeit und aller anderen Körperflüssigkeiten nur innerhalb eines kleinen Bereiches schwanken. pH-Schwankungen sind normalerweise sehr klein, obwohl durch den Stoffwechsel ständig Säuren entstehen. Ein pH-Gleichgewicht kann nur durch ein gut funktionierendes Puffersystem aufrechterhalten werden.

Puffer haben die Fähigkeit, **H_3O^+-Ionen aufzunehmen** oder **abzugeben** und damit pH-Wert-Verschiebungen abzumildern bzw. auszugleichen, denn der pH-Wert einer Lösung wird nur von der in ihr enthaltenen Menge an freien H_3O^+-Ionen bestimmt. Ein Puffer besteht aus einer schwachen Säure und ihrer dazugehörigen Base in wäßriger Lösung, z.B. Kohlensäure (H_2CO_3) und Natriumhydrogenkarbonat ($NaHCO_3$). Wird einem solchen Gemisch Säure zugesetzt, also H_3O^+-Ionen, so verbinden sich die H_3O^+-Ionen mit HCO_3^--Ionen zu undissoziierten Kohlensäuremolekülen. Sie werden so unwirksam und der pH-Wert bleibt gleich. Weitere Natriumhydrogenkarbonat-Moleküle geben HCO_3^--Ionen ab, die wieder H_3O^+-Ionen abpuffern können.

Der Vorgang verläuft in umgekehrter Richtung, wenn man Basen (OH^--Ionen) zugibt.

Das wichtigste Puffersystem ist das **Kohlensäurehydrogenkarbonat-System.** Im Plasma verfügt der Mensch über 24–27 mval Standardhydrogenkarbonat (Pufferhydrogenkarbonat). Weitere Puffersysteme werden von den Phosphorsäuren und ihren Salzen (Phosphatpuffer), dem Plasmaeiweiß (als schwache Säure) und dem Hämoglobin gebildet. Am Beispiel der Milchsäure soll die vorangegangene Sequenz der Pufferung noch einmal anschaulich wiederholt werden:

Wird Milchsäure im Gewebe gebildet, so werden die freigesetzten Protonen von Eiweißstoffen der Zelle weitgehend aufgenommen. Durch Bindung von H_3O^+-Ionen an Hydrogenkarbonat entsteht die schwache Kohlensäure:

$$HCO_3^- + H_3O^+ \rightleftarrows H_2CO_3 + H_2O$$
$$HCO_3 \rightleftarrows H_2O + CO_2$$

Kohlensäure zerfällt anschließend in Wasser und CO_2. Dabei wird Hydrogenkarbonat verbraucht und CO_2 von der Lunge abgeatmet. Im übrigen kann durch Umkehrung der obigen Gleichung H_3O^+ aus CO_2 und H_2O freigesetzt werden.

1.12 Erklärungen von Grundbegriffen

Atommasse: Ist eine dimensionslose, relative Größe. Die entsprechende Grammenge des Elements besteht aus $6,023 \times 10^{23}$ Atomen und heißt **Grammatom.**

Molekulargewicht (Molekularmassen): Sie ist die Summe der Atommassen eines Moleküls (kleinstes, stoffspezifisches Teilchen). Die entsprechende Grammenge heißt **Grammolekül,** abgekürzt **Mol.** Aus der Definition des Grammatoms bzw. Mols folgt, daß jedes Grammatom bzw. Mol verschiedener Stoffe die gleiche Anzahl Atome bzw. Moleküle enthält.

Wertigkeit (Valenz): Die Wertigkeit entspricht der Anzahl der Elektronen, die zur Erzielung der „Edelgaskonfiguration" abgegeben oder aufgenommen werden.

1

Äquivalentgewicht:

$$\text{Äquivalentgewicht} = \frac{\text{Molekular- (oder Atom)masse}}{\text{Wertigkeit}}$$

Es ist eine relative Größe, die die Bindungsverhältnisse der Elemente nach ihrer Wertigkeit angibt. Die entsprechende Grammenge heißt **Grammäquivalent** oder Val.

Molarität (mol/l): Wird ein Mol eines Stoffes in einem Liter Lösungsmittel gelöst, so ist die Lösung 1molar. Entsprechend ist die Lösung von 1/1 000 mol pro Liter Lösung eine 1-mmol-Lösung.

Normalität (Val/l): Wird ein Val eines Stoffes in einem Liter Lösungsmittel gelöst, so ist die Lösung ein-normal. Entsprechend ist die Lösung von 1/1 000 Val pro Liter Lösung eine ein-nor-male Lösung. Bei ein-wertigen Ionen sind Molarität und Normalität identisch, bei zwei-normalen Ionen (z.B. Ca^{2+}) ist eine ein-normale Lösung jedoch nur 0,5 molar.

Massenprozent (Massen%: g Stoff/100 g Lösung): Wird ein Gramm eines Stoffes in 100 g Lösung gelöst, so hat die Lösung eine Konzentration von 1 g% (ein Grammprozent). Diese Bezeichnung wird häufig für die Lösung von festen Stoffen in Flüssigkeiten verwendet.

Volumenprozent (Vol.-%) 1 ml Stoff/100 ml Lösung): Wird ein ml eines Stoffes in 100 ml Lösung gelöst, so hat die Lösung eine Konzentration von 1 Vol.-% (ein Volumenprozent). Diese Bezeichnung wird häufig für die Lösung von Flüssigkeiten in Flüssigkeiten (z.B. Alkohol in Wasser) verwendet.

2

Physikalische Grundbegriffe und ihre Anwendung

L. Latasch, K. Ruck, W. Seiz

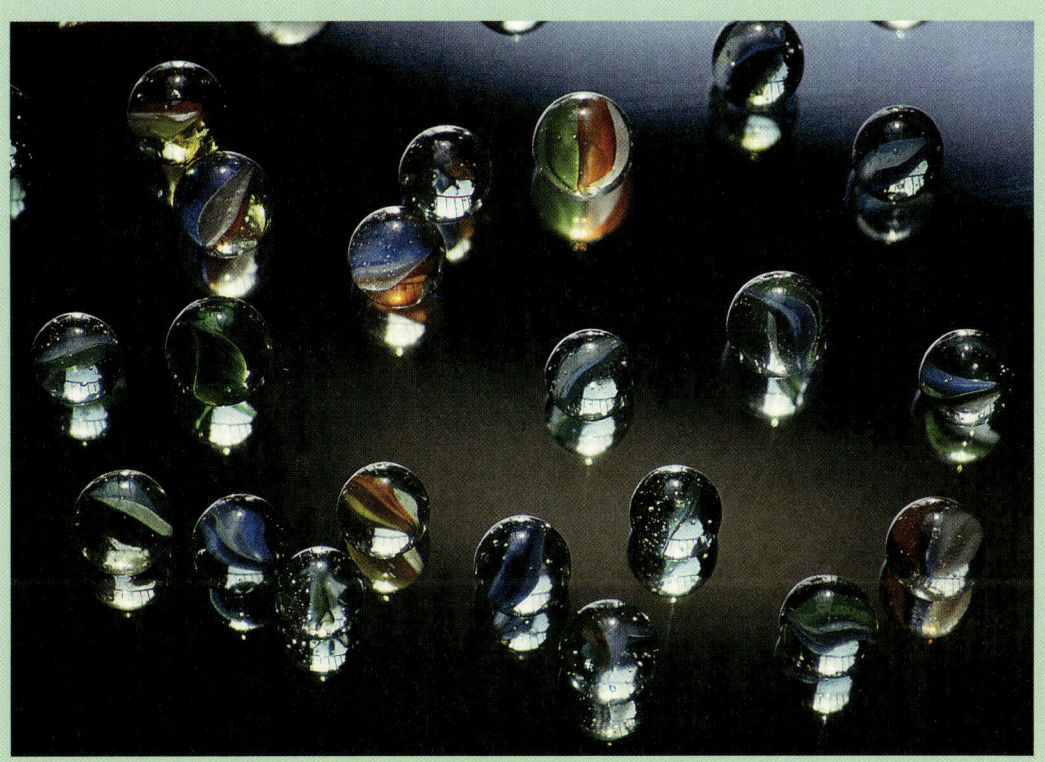

2 PHYSIKALISCHE GRUNDBEGRIFFE UND IHRE ANWENDUNG

2.1 Gase und Dämpfe

Ein **Gas** ist ein reiner Stoff, der bei Raumtemperatur gasförmig ist (z.B. Luft). Als **Dampf** bezeichnet man den gasförmigen Zustand von reinen Stoffen, die bei Raumtemperatur fest oder flüssig sind (z.B. Wasserdampf).

Gase bestehen im allgemeinen aus Molekülen, die aus zwei oder mehr Atomen aufgebaut sind: Sauerstoff O_2, Stickstoff N_2, Wasserstoff H_2 und Kohlendioxid CO_2. Diese Moleküle bewegen sich mit großer Geschwindigkeit in alle Richtungen durcheinander.

Druck ist Kraft pro Fläche, den das Gas in einem geschlossenen Raum ausübt. Dieser Druck hängt von der Anzahl und der Geschwindigkeit der Moleküle ab.

Die Geschwindigkeit der Moleküle steigt mit der **Temperatur,** kühlt das Gas ab, wird auch der Druck geringer.

Verkleinert man bei konstanter Temperatur den **Raum,** in dem sich das Gas befindet, wird der Druck, den das Gas ausübt, größer. Vergrößert man den Raum, fällt der Druck.

Es besteht also ein Zusammenhang zwischen dem Raum, den ein Gas einnimmt, dem Druck, den das Gas ausübt und der Temperatur. Dieser Zusammenhang wird in den Gasgesetzen beschrieben.

Als Maß für den Druck nahm man früher die Atmosphäre. Dies ist der Druck, den die Luftmasse der Atmosphäre infolge ihrer Gewichtskraft auf die Erdoberfläche ausübt. Wir spüren diesen Druck nicht, da er außerhalb und innerhalb unseres Körpers gleich groß ist. Die neue **Maßeinheit** für den **Druck** ist das **Pa (Pascal):** 100 kPa = 1 bar (= 1 Atmosphäre).

2.2 Das Gesetz von Boyle-Mariotte

Bei konstanter Temperatur verändert sich der Druck eines Gases **umgekehrt proportional** dem Volumen (nur für ideale Gase gültig). Das Produkt aus Druck (p) und Volumen (V) bleibt demnach unverändert:

$$p \times V = \text{konstant}$$

Halbiert man das Volumen, verdoppelt sich der Druck.

2.3 Das Gesetz von Gay-Lussac

Hierbei handelt es sich um die Abhängigkeit des Gasvolumens von der Temperatur (gilt ebenfalls nur für ideale Gase). Die absolute Temperatur ist eine Grundgröße der Wärmelehre (Thermodynamik); sie wird daher thermodynamische Temperatur oder jetzt nur noch Temperatur genannt und in **K** (Kelvin) gemessen. Ihre Skala beginnt am sog. absoluten Nullpunkt der Temperatur. Die **Celsius-Skala** hat ihren Nullpunkt bei 273 K, aber die gleiche Unterteilung. Eine Temperaturerhöhung um 1 °C ist also gleichbedeutend mit einer solchen um 1 K.

Das Volumen (V) eines Gases bei konstantem Druck ist der absoluten Temperatur (T) proportional.

Der Druck p eines Gases bei konstantem Volumen (V) ist der absoluten Temperatur proportional.

Beide Aussagen bedeuten dasselbe, denn nach dem Gesetz von Boyle-Mariotte verhalten sich Volumen und Druck umgekehrt proportional. In Formeln ausgedrückt:

- V/T = konstant (bei gleichbleibendem Druck)
- p/T = konstant (bei gleichbleibendem Volumen)

Hieraus folgt in Verbindung mit dem Gesetz von Boyle-Mariotte: $p \times V/T = \text{konstant}$.

Ändern sich bei einer Gasmenge Druck, Temperatur und Volumen, so behält der Ausdruck $p \times V/T$ stets den gleichen Wert.

2.4 Das Gesetz von Avogadro

Von verschiedenen Gasen hat 1 l bei derselben Temperatur und bei dem gleichen Druck dieselbe Anzahl Moleküle.

Wenn man jetzt die Masse von 1 l Wasserstoff und von 1 l Sauerstoff bei gleichem Druck und gleicher Temperatur bestimmen will, dann stellt sich heraus, daß 1 l Sauerstoff 16mal soviel wiegt wie 1 l Wasserstoff, wobei sich in jedem Liter die gleiche Anzahl von Molekülen befindet. Also muß 1 Molekül Sauerstoff auch 16mal so schwer sein wie 1 Molekül Wasserstoff, d.h. die 16fache

Masse des Wasserstoffmoleküls haben. Nimmt man die **relative Atommasse** (früher Atomgewicht genannt) als 1 an, dann ist die von Sauerstoff 16, und die relativen Molekülmassen (früher Molekulargewicht) von H_2 und O_2 sind 2 und 32. Befinden sich in einem Raum 2 g Wasserstoff und in einem anderen Raum 32 g Sauerstoff, dann ist in beiden Räumen die gleiche Anzahl von Molekülen vorhanden.

1 mol einer Verbindung entspricht einer Substanzmenge von soviel Gramm, wie die Molekularmasse angibt. Unter Normalbedingungen (T = 273 K = 0 °C, p = 1013 kPa) nimmt ein Mol eines jeden Gases das Volumen von 22,4 l ein:

22,4 l Sauerstoff haben die Masse 32 g.

2.5 Das Henry-Gesetz

Das Henry-Gesetz bringt die **Proportionalität** zwischen der **Löslichkeit** von Gasen und ihrem **Druck** zum Ausdruck. Bei gegebener Temperatur ist die Löslichkeit eines Gases in einer Flüssigkeit dem Partialdruck proportional.
Beispiel: Luft ist in Wasser etwas löslich, d.h. bei einer Temperatur von 20 °C löst sich in 1 l Wasser 19,0 ml Luft bei 1 atm Druck (s.a. Kap. 1.2, „Löslichkeit"). Wird der Druck verdoppelt, verdoppelt sich auch die Löslichkeit.

2.6 Das Gesetz von Dalton (Partialdruck)

Der Gesamtdruck einer Mischung von Gasen ist gleich der Addition der einzelnen Drücke, die vorhanden wären, wenn jedes Gas für sich alleine denselben Raum ausfüllen würde (bei gegebener Temperatur):
- Luft enthält ca. 79% Stickstoff und 21% Sauerstoff
- normaler Luftdruck = 760 mmHg (= 1013 mbar)
- Partialdruck von Stickstoff: 79% von 760 mmHg (1013 mbar) = 600,4 mmHg (800,3 mbar)
- Partialdruck des Sauerstoffes: 21% von 760 mmHg (1013 mbar) = 159,6 mmHg (212,7 mbar)

Die Moleküle der beiden Gase sind überall gleichmäßig vorhanden. Proportional ihrer Beteiligung am Gasgemisch üben sie Druck auf die Wand des Raumes aus, indem sie sich befinden.

2.7 Dampfdruck

Bei Flüssigkeiten und sogar festen Stoffen (Eis) ist ein Verdampfen möglich, da auch in Flüssigkeiten die Moleküle in Bewegung sind, an der Oberfläche entweichen und in den dampfförmigen Zustand übergehen können. Aber es kommen auch aus dem über der Flüssigkeit befindlichen Dampf wieder Moleküle in die Flüssigkeit zurück.

Die über einer Flüssigkeit vorhandenen dampfförmigen Moleküle verdrängen die dort vorhandenen flüssigen Moleküle und üben einen gewissen Druck aus, der wieder den **Partialdruck des Dampfes über der Flüssigkeit** darstellt. Diesen Partialdruck nennt man Dampfdruck.

Mit steigender Temperatur verschiebt sich das Gleichgewicht Flüssigkeit/Gas immer mehr zugunsten der Gasphase. Es gehen immer mehr Moleküle vom flüssigen in den gasförmigen Aggregatzustand über, und der Dampfdruck steigt. Ist der Dampfdruck schließlich genauso groß wie der Luftdruck (= 760 mmHg), siedet die Flüssigkeit. Bei dieser Temperatur gehen alle Moleküle in den gasförmigen Zustand über. Die Flüssigkeit hat ihren **Siedepunkt** erreicht.

Ein klassisches Beispiel dafür ist der Äther. Äther war als Narkosemittel in großer Höhe oder bei hoher Temperatur nicht brauchbar. In 3 000 m Höhe beträgt der atmosphärische Luftdruck nur noch 550 mmHg (Torr). Äther hat bei normaler Temperatur (20 °C) schon einen Dampfdruck von 450 Torr und bei 27 °C sogar von 550 Torr. Dies entspricht einem atmosphärischen Druck einer Höhe von 3 000 m.

Im heißen Klima (30 °C) und in großer Höhe fängt Äther ohne Erwärmung zu sieden an und ist daher als Narkosemittel unbrauchbar.

2.8 Verdampfungswärme

Um eine Flüssigkeit zu verdampfen, muß Wärme zugeführt werden, d.h. Verdampfung kostet Energie. Die Moleküle, die bei der Verdampfung die Flüssigkeit verlassen, bekommen als dampfförmige Moleküle eine größere Beweglichkeit und Geschwindigkeit. Die daraus resultierende größere Energie wird in Form von Wärme der Flüssigkeit entzogen. Dadurch kühlt die Flüssigkeit ab. Dies ist spürbar, wenn eine schnell verdampfende Flüssigkeit auf die Haut aufgebracht wird (z.B. Alkohol). Während die Flüssigkeit kälter wird, sinkt der Dampfdruck. Die Verdampfung wird also langsamer vonstatten gehen, bis ein Gleichgewichtszustand erreicht ist.

2.9 Kompressionswärme

Um ein Gas zusammenzupressen, wird Energie benötigt. Diese Energie nimmt das Gas auf und erwärmt es dadurch.

Das zusammengepreßte Gas gibt diese Wärme an die Umgebung ab und erreicht wieder eine normale Temperatur. Dehnt sich das Gas wieder aus, so wird die gespeicherte Energie der zusammengepreßten Moleküle plötzlich über einen viel größeren Raum verteilt, und das Gas kühlt stark ab.

Darum sind die Reduzierventile der Gaszylinder stets kalt, speziell die von Lachgaszylindern, da hier neben dem Druckabfall (Ausdehnung) auch Verdampfung von flüssigem Lachgas stattfindet.

2.10 Diffusion

Wenn ein Gas in einen Raum gebracht wird, dehnen sich die Gasmoleküle mit großer Geschwindigkeit aus und verteilen sich gleichmäßig über den ganzen Raum (es diffundiert durch den Raum, bis überall gleichviel Moleküle vorhanden sind). Sie sind diffundiert.

Unterschiedliche Gase in zwei verschiedene Räume gefüllt, werden, sofern sie miteinander durch eine Öffnung verbunden sind, so lange miteinander diffundieren, bis in beiden Räumen die unterschiedlichen Gase gleichmäßig verteilt sind.

Die Diffusionsgeschwindigkeit ist abhängig vom **Gewicht** des Gases. Je schwerer die Moleküle, um so schwerer können sie sich bewegen und um so langsamer findet die Diffusion statt.

Die Diffusion erfolgt schneller, wenn das Gas erhitzt wird, da sich die Moleküle dann schneller bewegen.

Nicht nur die **Temperatur,** auch die unterschiedliche **Konzentration** spielt eine Rolle. Da bei Beginn der Diffusion in beiden Räumen noch eine hohe Konzentration beider Einzelgase existiert, ist der Unterschied anfangs groß und wird dann immer kleiner. Die Diffusion geht also am Anfang schnell und später immer langsamer vonstatten. Die Diffusionsgeschwindigkeit ist somit abhängig von dem **Druckgefälle,** es diffundiert immer in Richtung des Ortes, wo die Konzentration des betreffenden Stoffes geringer ist. Es ist immer das Bestreben der Moleküle, sich gleichmäßig über den Raum oder die Lösung zu verteilen.

2.11 Relative Feuchtigkeit

Die relative Feuchtigkeit ist das Verhältnis der absoluten, wirklich vorhandenen Wasserdampfmenge zur maximal bei dieser Temperatur möglichen Wasserdampfmenge (Angabe meistens in Prozent). Die Menge Wasserdampf, die die Luft fassen kann, hängt von der Temperatur und dem Dampfdruck des Wasserdampfes ab. Bei einer Temperaturerhöhung steigt auch der Dampfdruck. Es kann soviel Wasser verdampfen, bis der entsprechende maximale Dampfdruck erreicht wird.

Sinkende Temperaturen erniedrigen den Dampfdruck, der Überschuß an Wasserdampf wird wieder flüssig.

Warme Luft kann mehr Wasser enthalten als kalte Luft. Warme Luft mit einer relativen Feuchtigkeit von 80% ist also viel feuchter als kalte Luft mit dem gleichen Prozentsatz. Bei einer relativen Luftfeuchtigkeit von 100% ist die Luft über dem Wasser zu 100% gesättigt.

2.12 Strömung von Gasen und Flüssigkeiten durch Rohre

Ein Gas strömt durch ein Rohr, wenn der Druck des Gases an dem einen Ende des Rohres größer ist als am anderen. Es besteht eine Druckdifferenz, vergleichbar mit dem Gefälle eines Flusses.

Das Strömen kostet Energie, da das Rohr dem Gasstrom einen gewissen Widerstand entgegensetzt.

Es besteht eine Proportionalität zwischen der **Menge** (Durchflußvolumen V/t = Flüssigkeits- oder Gasvolumen pro Zeiteinheit), die man durch dieses Rohr befördern möchte und dem **Druck,** der am Ausgang der Strecke herrscht, und den es zu überwinden gilt.

Der Widerstand, der dem Strom entgegengesetzt wird, ist der Länge (l) des Rohres proportional und der 4. Potenz seines Innenradius (r) umgekehrt proportional:

Widerstand = l/r^4

Soll also durch dasselbe Rohr das Gas oder die Flüssigkeit zweimal so schnell strömen, dann muß der Druck verdoppelt werden.

Der Druck muß auch verdoppelt werden, wenn dieselbe Menge pro Minute durch ein zweimal so langes Rohr strömen soll.

M Sollte z.B. bei einer intravenösen Infusion die Flüssigkeit doppelt so schnell einlaufen, dann kann dies erreicht werden, indem die Höhendistanz zwischen Infusionsflasche und Braunüle verdoppelt wird. ■

2.13 Viskosität

Dennoch tropfen bei gleicher Weite eines Rohres manche Flüssigkeiten schneller als andere. Wird z.B. statt einer laufenden physiologischen NaCl-Infusion Blut angehängt, so tropft das Blut viel langsamer als die Kochsalzlösung. Also muß der Widerstand noch von einer Eigenschaft der Flüssigkeit abhängen. Man nennt dies Viskosität und bezeichnet sie mit „η" (griech. Eta).

Blut ist „zäher" und hat eine größere Viskosität als eine physiologische Kochsalzlösung. Kaltes Blut hat eine größere Viskosität als warmes.

Der Widerstand gegen die Strömung ist also proportional der Viskosität, ebenso der Länge (l) des Rohres und der 4. Potenz des Innenradius:
Strömungswiderstand = $\eta \times l / r^4$

Den größten Einfluß hat der Rohrradius, weil er in der 4. Potenz vorkommt. Ein doppelt so enges Rohr macht den Widerstand also nicht zweimal, sondern **16mal** größer.

Theoretisch läuft eine Infusion bei gleicher Höhe der Flasche 16mal so schnell, wenn die Venenverweilkanüle das doppelte Lumen hat. Die praktische Anwendung dieser theoretischen Überlegungen sieht man überall dort, wo es einen Zusammenhang zwischen Flow (Fluß) und Durchmesser gibt: Als anschauliches Beispiel gilt die Verengung des normalen Luftweges, z.B. durch einen Endotrachealtubus bzw. eine Trachealkanüle oder durch eine Laryngitis oder eine Struma, die einen Anstieg des Flußwiderstandes hervorrufen. Die Faktoren Länge, Luftgeschwindigkeit und Viskosität sind hier unabänderlich, die einzig mögliche Variable ist der Durchmesser des Luftwegs.

Der innere Radius der Trachea eines erwachsenen Menschen beträgt ca. 7,5 mm. Der engste Radius eines Endotrachealtubus, der gerade noch durch die Stimmritze geht, mißt 5 mm, ist also 1,5mal so klein. Muß ein Patient durch einen Tubus beatmet werden, so ist der Wider-stand für die Atemluft 1,5 × 1,5 × 1,5 × 1,5mal (= 4. Potenz des Innenradius) so groß, also um mehr als das Fünffache erhöht.

M In einem Beatmungsfall sollten daher immer die weitestmöglichen Tuben und Verbindungsstücke benutzt werden. ■

2.14 Erklärungen von Grundbegriffen

Mit dem Gesetz über Einheiten im Meßwesen vom 7. Juli 1969 wurden in Deutschland die Basiseinheiten des Internationalen Einheitensystems (auszugsweise im folgenden wiedergegeben), die SI-Einheiten (**S**ysteme **I**nternationale d' Unites), übernommen:
■ Mol (Einheitszeichen mol) für die Grundgröße Stoffmenge
■ Kelvin (Einheitszeichen K) für die Grundgröße Temperatur
■ Meter (Einheitszeichen m) für die Grundgröße Länge
■ Kilogramm (Einheitszeichen kg) für die Grundgröße Masse
Für jede Basiseinheit existiert eine genaue physikalische Definition, so daß sie jederzeit exakt reproduzierbar ist.

Neben den Basiseinheiten gibt es Einheiten, von denen einige hier aufgeführt sind (Tab. 2-1).

Die Ausführungsverordnungen zum oben genannten Gesetz sahen eine Frist bis zum 1. Januar 1978 vor, in der diese Einheiten eingeführt werden sollten. Trotz des Gesetzes sind jedoch nicht nur in Deutschland viele sog. alte Einheiten weiter im Gebrauch. Laut Gesetz ist in den USA

Tab. 2-1 Basiseinheiten der Messung von Länge, Masse und Druck.

Länge:	1 nm	= 1 Nanometer	= 10^{-9} m
	1 µm	= 1 Mikrometer	= 10^{-6} m
	1 mm	= 1 Millimeter	= 10^{-3} m
	1 cm	= 1 Zentimeter	= 10^{-2} m
	1 km	= 1 Kilometer	= 10^3 m
Masse:	1 µg	= 1 Mikrogramm	= 10^{-6} g
	1 mg	= 1 Milligramm	= 10^{-3} g
Druck:	1 kPa	= 1 Kilopascal	= 10^3 Pa
	1 bar	= 10^5 Pa	= 100 kPa
	1 mbar	= 1 Millibar	= 100 Pa

bereits seit längerem das metrische System eingeführt, dennoch kann kein Amerikaner etwas mit dem „Meter" anfangen. Alte, seit dem 1. Januar 1978 nicht mehr zugelassene Einheiten sind in nachstehender Tabelle 2-2 aufgeführt.

M Blutdruckgeräte sind, da sie eichpflichtig sind, der Bauartzulassung der PTB (Physikalisch Technische Bundesanstalt) unterworfen. Daher müssen heute gesetzliche Einheiten benutzt werden. ■

Tab. 2-2 Beispiele von seit 1. Januar 1978 nicht mehr gültigen Einheiten.

1 at	= 1 techn. Atmosphäre	= 1 bar
1 atm	= 1 physik. Atmosphäre	= 1 bar
1 Torr	= 1 mmHg = 1 mm Quecksilbersäule	= 133 Pa

3

GRUNDLAGEN DER ANATOMIE/PHYSIOLOGIE UND WICHTIGE KRANKHEITSBILDER

L. LATASCH, K. RUCK, W. SEIZ

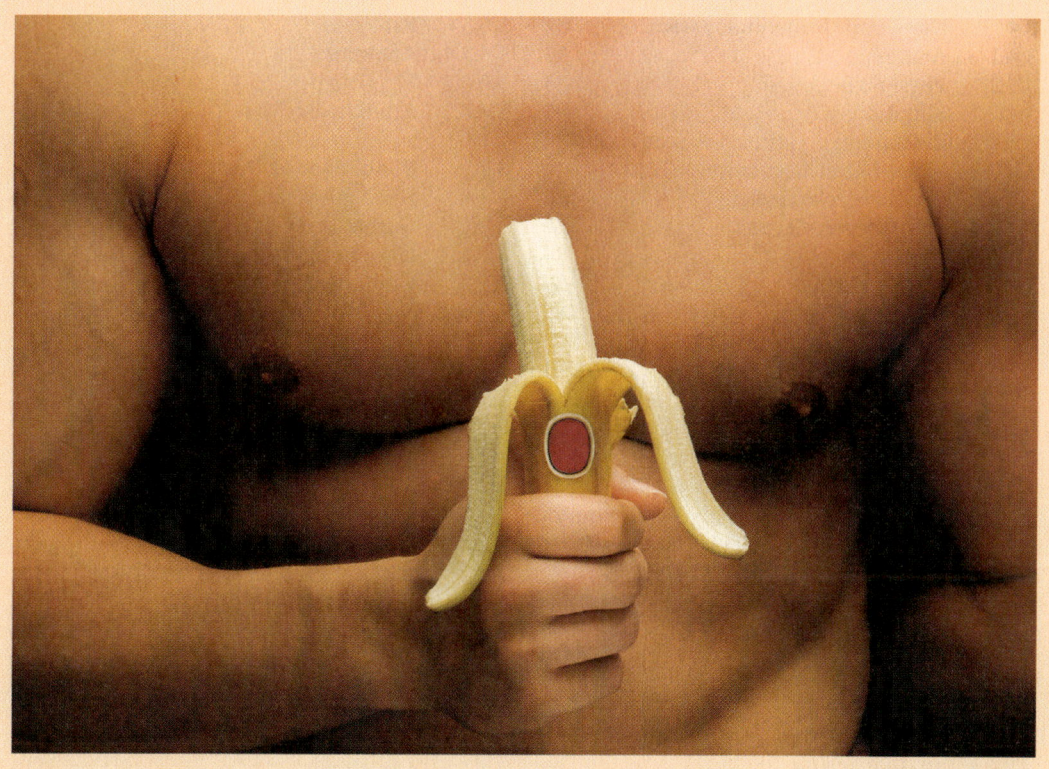

3 GRUNDLAGEN DER ANATOMIE/ PHYSIOLOGIE UND WICHTIGE KRANKHEITSBILDER

3.1 Herz-Kreislauf- und Gefäß-System

3.1.1 Anatomie

Das beim Erwachsenen zwischen 250 g und 350 g wiegende Herz liegt im Mediastinum zwischen den Lungenflügeln. Von vorne wird es durch das Sternum begrenzt, hinter dem Herzen liegt die Brustwirbelsäule. Die Unterseite des Herzens liegt dem Zwerchfell auf.

Das muskulöse Hohlorgan besteht aus einer linken und rechten Hälfte. Jede dieser Hälften ist wiederum in einen **Vorhof** (Atrium) und eine **Kammer** (Ventrikel) unterteilt; die trennende Wand wird Septum genannt.

In den rechten Vorhof fließt über die V. cava inferior und superior das venöse Blut aus dem Körperkreislauf. In den linken Vorhof münden die Lungenvenen (Venae pulmonales sinistrae und dextrae), die arterielles Blut führen.

Aus dem linken Ventrikel entspringt die Aorta (arterielles Blut), aus dem rechten die Arteria pulmonalis (venöses Blut).

Die Vorhöfe werden von den Kammern und diese von den großen Gefäßen durch **Herzklappen** getrennt, die ein Zurückfließen des Blutes verhindern. Von der Hohlvene kommend passiert das Blut zunächst die Trikuspidalklappe (rechter Vorhof → rechter Ventrikel), die Pulmonalklappe (rechter Ventrikel → Pulmonalarterie), die Mitralklappe (linker Vorhof → linker Ventrikel) und schließlich die Aortenklappe (linker Ventrikel → Aorta).

Die **Herzwand** besteht von innen nach außen aus drei Schichten:
- Endothel (Endokard), kleidet die Herzinnenfläche vollkommen aus
- Herzmuskulatur (Myokard)
- Epikard

Das Perikard, welches das Herz vollständig umschließt, ist oben mit den großen Gefäßen und unten mit dem Zwerchfell fest verwachsen.

Die Versorgung des Herzens mit Blut erfolgt über die **Koronararterien,** wobei die rechte Koronararterie direkt aus der Aorta entspringt und üblicherweise die Versorgung von rechtem

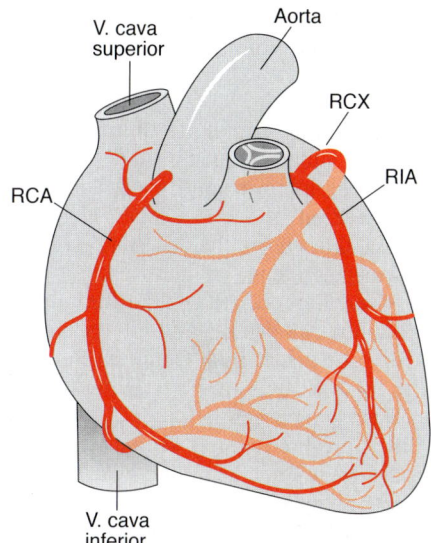

Abb. 3.1-1 Blutversorgung des menschlichen Herzens. Die Koronararterien sind wie bei einem „ausgeglichenen Versorgungstyp" gezeichnet. RCX = Ramus circumflexus, RIA = Ramus interventricularis anterior, RCA = rechte Koronararterie.

Vorhof und rechter Kammer übernimmt (Abb. 3.1-1). Das zweite aus der Aorta entspringende Gefäß ist der Hauptstamm (linke Koronararterie), der sich nach 2 bis 3 cm in den Ramus interventricularis anterior (RIA) und den Ramus circumflexus (RCX) aufteilt.

Versorgungsgebiet des RIA ist die linke Vorder- und Seitenwand, das des RCX die Hinterwand. Bei diesen beiden Gefäßen gibt es viele Variationen, insbesondere gibt es bei 5 bis 10% der Patienten einen dritten aus dem Hauptstamm abgehenden Gefäßast, den Ramus intermedius, der zwischen den beiden Gefäßen verläuft.

Die **nervale Versorgung** des Herzens erfolgt extern über mehrere Äste (Rami cardiaci) des Nervus vagus (Parasympathikus) und über die Nervi cardiaci (Sympathikus).

3.1.2 Physiologie

Sowohl Körper- als auch Lungenkreislauf sind anatomisch und physiologisch eng mit dem Herzen verknüpft. Während das **rechte Herz** (rechter Vorhof und rechter Ventrikel) das venöse Blut aus dem Körper aufnimmt, in die Lungenstrombahn pumpt und damit den „Lungenkreislauf" antreibt, nimmt das **linke Herz** (linker Vorhof und linker Ventrikel) das in der Lunge arterialisierte Blut auf und pumpt es in den Körperkreislauf. Da rechtes und linkes Herz gleichzeitig schlagen und das linke Herz die vom rechten Herzen in die Lunge gepumpte Blutmenge aufnehmen muß, haben das rechte und das linke Herz unter physiologischen Umständen exakt dasselbe Herzzeitvolumen (siehe Herzmuskeldynamik), d.h. die von beiden Herzkammern ausgeworfene Blutmenge ist identisch.

Das Herz arbeitet ebenso wie die Atmung automatisch, ohne daß das Bewußtsein dazu erforderliche Impulse geben muß. Dennoch sind Einflüsse des Bewußtseins und des Unterbewußtseins auf das Herz vorhanden.

Für die Aufrechterhaltung seiner Automatie benötigt das Herz keine zentrale Stelle, wie dies das Atemzentrum bei der Atmung ist. Die Einflüsse des in der Medulla oblongata gelegenen Kreislaufzentrums auf das Herz beschränken sich auf eine Verstärkung oder Dämpfung in der Herzfrequenz, in einer Beeinflussung der **Inotropie** (Kraftentwicklung des Herzens) über den Sympathikus und v.a. in der Regulation des Gefäßtonus.

3.1.2.1 Herzaktion

Man unterscheidet zwischen Anspannungsphase und Auswurfphase während der **Systole** und Entspannungsphase und Füllungsphase während der **Diastole.**

Der Blutstrom ist von der venösen auf die arterielle Seite des Kreislaufs gerichtet und wird während der gesamten Herzaktion ausschließlich durch die in den Herzinnenräumen herrschenden Drücke und durch das druckbedingte Öffnen bzw. Schließen der Herzklappen verursacht.

Bei **Beginn der Anspannungsphase** (Systole) kommt es schnell zum Druckanstieg in den beiden Herzkammern, so daß der jeweilige ventrikuläre Druck den Vorhofdruck erreicht und übersteigt. In diesem Moment schließen sich die **Klappen** zwischen Vorhof und Kammer (Trikuspidalklappe im rechten Herzen, Mitralklappe im linken Herzen). Während der weiteren Anspannungsphase sind nun alle vier Klappen geschlossen. Das Blutvolumen in den Ventrikeln bleibt wegen der geschlossenen vier Klappen auch bei weiter steigendem Druck unverändert (isovolumetrische Anspannung).

Bei einem Druckanstieg im linken Ventrikel über den Aortendruck (etwa 80 mmHg) öffnet sich die Aortenklappe. Normal sind Druckanstiege im linken Ventrikel bis 120 mmHg, jedoch

werden Drücke bis über 300 mmHg erreicht (bei schwerster Hypertonie oder Aortenstenose). Die zwischen rechter Kammer und der Pulmonalarterie liegende Pulmonalklappe öffnet sich bei einem Anstieg des rechten Ventrikeldruckes über 12 bis 15 mmHg, entsprechend dem in der Lungenstrombahn herrschenden enddiastolischen Pulmonalisdruck. Die rechte Kammer entwickelt physiologisch Drücke bis 30 mmHg in Ruhe. Bei chronischer pulmonaler Hypertonie oder unter schwersten Belastungen bei entsprechend geschädigten Patienten kann allerdings auch im rechten Herzen ein systolischer Druck von über 100 mmHg erreicht werden.

In beiden Kammern kommt es nach dem Öffnen der Pulmonal- bzw. Aortenklappe zur **Austreibung** des intraventrikulären Blutes. Dadurch steigt zunächst der Druck in Aorta und Pulmonalarterie schnell an. Nachdem ein Großteil des Blutes die Ventrikel verlassen hat und die Ventrikelmuskulatur erschlafft **(Beginn der Diastole),** sinkt der Druck in Kammern und Gefäßen ab. Sobald der Kammerdruck niedriger ist als der Druck in Aorta bzw. Pulmonalarterie, schließen sich Pulmonal- bzw. Aortenklappe, und der Druck im Ventrikel fällt rasch auf seinen niedrigsten Wert ab.

Sobald der Vorhofdruck den nun stark gesunkenen intraventrikulären Druck überschreitet, öffnen sich die Mitral- und Trikuspidalklappe, und die Füllung der Ventrikel beginnt. Am **Ende der diastolischen Phase** kommt es durch den Beginn der neuen Herzaktion zunächst zu einer Kontraktion der Vorhofmuskulatur, und die letzte „Portion" der Ventrikelfüllung erfolgt. Die durch die Vorhofkontraktion verursachte Ventrikelfüllung entspricht etwa 25 bis 40% der Füllung der Ventrikel, während 60 bis 75% der Füllung passiv durch das zwischen Vorhöfen und Ventrikeln während der Diastole herrschende Druckgefälle erfolgt. Etwa 0,1 bis 0,2 Sekunden nach Ende der Vorhofkontraktion kommt es mit der beginnenden Ventrikelerregung und Kontraktion zur nächsten Anspannungsphase.

3.1.2.2 Herzmuskeldynamik

Als generelles Prinzip jeder Kontraktion gilt, daß die Geschwindigkeit, mit der sich der Muskel verkürzt, in einer umgekehrten Beziehung zur Belastung (Kraftentwicklung, Energiebedarf) steht. Auch die Dynamik des Herzmuskels wird durch diese inverse Beziehung zwischen Geschwindigkeit und Energiebedarf definiert.

- **Schlagvolumen:** Das Blutvolumen, welches pro Herzschlag ausgeworfen wird, ist bestimmt durch das Ausmaß der Verkürzung der Muskelfasern während der Austreibung. Diese Verkürzung hängt im wesentlichen von vier Determinanten ab:
  - Faserausgangslänge, bedingt durch den „Preload" (Füllungsdruck des Herzens)
  - Nachlast oder Widerstand, gegen den der Ventrikel in der Systole arbeitet und das Blut ausgeworfen wird („Afterload")
  - Myokardkontraktilität
  - geordneter Ablauf der Ventrikelkontraktion

Gemäß dem **Frank-Starling-Gesetz** wird bei Erhöhung der Faserausgangslänge innerhalb physiologischer Werte die Auswurfsmenge gesteigert. Die Steigerungsfähigkeit des Schlagvolumens hat jedoch Grenzen. Bei exzessiver Erhöhung der diastolischen Ventrikelfüllung kommt es zu keiner weiteren Steigerung des Schlagvolumens. Dieses nimmt sogar nach Überschreitung individueller Grenzwerte wieder ab (Abb. 3.1-2).

- **Herzzeitvolumen** (Herzfrequenz): Die durch die Kammeraktionen aus dem Herzen **ausgetriebene Blutmenge pro Minute** wird Herzminutenvolumen oder Herzzeitvolumen (HZV) genannt. Obschon das Herzzeitvolumen das **Produkt aus Schlagvolumen** und **Herzfrequenz** darstellt, spielt beim normalen Herzen des Erwachsenen in Ruhe die Herzfrequenz für die Größe des Herzzeitvolumens nur eine untergeordnete Rolle, d.h. die Anpassung an veränderte Bedürfnisse des Körpers erfolgt primär über eine Variation des Schlagvolu-

mens. Dies ist bei sehr kleinen Kindern (unter zwei Jahren) nicht der Fall, denn hier ist eine Anpassung des Schlagvolumens an unterschiedliche Bedürfnisse nicht oder kaum möglich. Das HZV wird ausschließlich über die Herzfrequenz geregelt. Daher ist eine Bradykardie bei Kleinkindern immer auch identisch mit einer massiven Abnahme des Herzzeitvolumens und muß umgehend behandelt werden. Ähnliche Verhältnisse finden sich auch bei allen Patienten mit eingeschränkter Herzmuskelfunktion, insbesondere bei Patienten mit Herzinsuffizienz oder mit einer fortgeschrittenen koronaren Herzerkrankung.

3.1.2.3 Koronare Durchblutung

Das Herz arbeitet nur dann suffizient, wenn seine Blut- und damit Sauerstoff- und Energieversorgung gewährleistet ist. Dies erfolgt über die Arterien des **Koronarkreislaufs.**

Die Besonderheit des Koronarkreislaufs liegt darin, daß das koronare Gefäßsystem zwei Einstromwege mit uneinheitlichem Versorgungsgebiet und multiplen Ausstromwegen aufweist.

Der **Koronardurchfluß** wird durch die Druckdifferenz zwischen dem Abgang der Koronargefäße aus der Aorta (Koronarostien mit arteriellem Druck) und der Einmündung der Koronarvenen in den Koronarsinus (venöses Sammelgefäß mit einem Druck wie im rechten Vorhof) und damit durch den Widerstand des Koronarbettes bestimmt. Eine Erhöhung des arteriellen Druckes führt somit sowohl am nichtschlagenden als auch am schlagenden Herzen zu einer proportionalen Erhöhung des Koronardurchflusses, während eine Erhöhung des venösen Druckes zu einer Erniedrigung des Koronardurchflusses führt. Besondere Bedeutung hat dies bei der kardiopulmonalen Reanimation, wo der arterielle Mitteldruck auch bei suffizienter Herzmassage kaum über 60 bis 70 mmHg gesteigert werden kann und gleichzeitig der venöse Druck stark ansteigt.

Weil das Herz den im Blut enthaltenen Sauerstoff nahezu vollständig ausschöpft (extrahiert), steht der Koronardurchfluß in linearer Beziehung zum Sauerstoffverbrauch des Herzens. Der **Sauerstoffbedarf** wird im wesentlichen durch drei Determinanten bestimmt:

- Wandspannung des Myokards (der Sauerstoffverbrauch ist sowohl bei Druckbelastung als auch bei Volumenbelastung erhöht)
- Kontraktilität

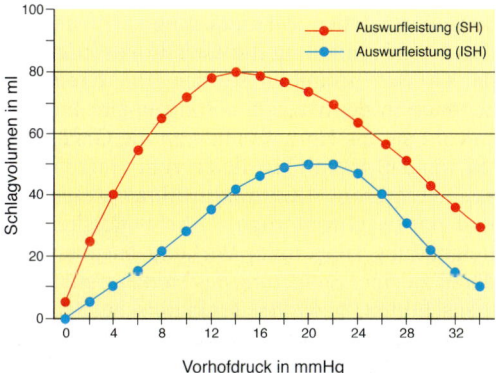

Abb. 3.1-2 Frank-Starling-Kurve: Zusammenhang zwischen Vorhofdruck (Vorlast) und Schlagvolumen (Auswurfleistung) am Herzen. SH = suffizient arbeitendes Herz; ISH = insuffizient arbeitendes Herz.

■ Herzfrequenz (bei einer Tachykardie kommt es zu einer Zunahme des Sauerstoffverbrauchs)

Der Koronarfluß pro 100 g Herzgewicht beträgt nach den meisten Messungen etwa 80 bis 100 ml/min, d.h. der totale Blutfluß durch das gesunde Herz eines Erwachsenen beläuft sich auf etwa 250 ml/min. Das Herz ist schon in Ruhe das Organ mit der größten Sauerstoffextraktion. Ein vermehrter **Sauerstoffverbrauch** des Herzens unter Belastung kann wegen des niedrigen venösen Sauerstoffpartialdruckes in Ruhe fast ausschließlich durch Vergrößerung der Koronardurchblutung gewährleistet werden. Im Sinus coronarius, dem venösen Sammelgefäß der Herzmuskelvenen, herrscht in Ruhe ein pO_2 von 20 bis 25 mmHg (O_2-Sättigung 30 bis 40%). Ein gesundes Herz verbraucht in Ruhe 25 bis 30 ml O_2/min, d.h. $1/10$ des Gesamtsauerstoffverbrauchs des ganzen Körpers, obwohl der Durchfluß weniger als $1/20$ des Herzzeitvolumens beträgt und das Herz weniger als $1/200$ der Körpermasse einnimmt.

Bei einem Sauerstoffgehalt von 20 ml O_2 in 100 ml arteriellem Blut (Sauerstoffgehalt oder CaO_2 = 20 Vol.-%) und einem Gehalt von 8 ml O_2 in 100 ml koronarvenösem Blut ergibt sich eine arteriovenöse Sauerstoffgehaltsdifferenz ($avDO_2$) von 12 ml O_2 in 100 ml Blut, die unter Belastung nur noch bis auf 15 Vol.-% ansteigen kann (eine weitere Entsättigung des Blutes unter 5 Vol.-% ist aus physikalischen Gründen im Körper nicht möglich). Der Herzmuskel entnimmt also bereits in Ruhe aus 100 ml arteriellem Koronarblut 12 ml Sauerstoff pro Minute.

Nach dem **Fick Prinzip** läßt sich der Sauerstoffverbrauch eines Organs wie folgt errechnen:

$$\text{Sauerstoffverbrauch (in ml/min)} = \frac{\text{Durchblutung des Organs (ml/min)} \times avDO_2}{100}$$

Unter dem Begriff **Koronarreserve** versteht man den maximal möglichen Zuwachs des koronaren Sauerstoff-Angebotes gegenüber dem Ruhewert. Die Koronarreserve ist im wesentlichen durch die maximale Senkung des Koronarwiderstandes und nachfolgende Blutflußsteigerung bestimmt; die Zunahme der Sauerstoffextraktion aus dem koronaren Blut ist wie oben dargestellt nur noch geringfügig möglich.

Die **Energiebereitstellung** für die Herzmuskeltätigkeit erfolgt in Ruhe im wesentlichen durch den Abbau von freien Fettsäuren (etwa 50%), von Glucose (etwa 20%) und von Laktat (etwa 15%). Bei Belastung kommt es zu einer übermäßigen Laktataufnahme.

3.1.2.4 Hämodynamik

Das Herz-Kreislauf-System hat die Aufgabe, den Bedürfnissen entsprechend die Perfusion des Organismus zu gewährleisten. Das HZV in Ruhe ist abhängig von Körpergröße und Gewicht. Die Normwerte werden deshalb im allgemeinen auf die Körperoberfläche bezogen angegeben und zeigen auch dann noch eine erhebliche physiologische Streuung (im Liegen: 2,8 bis 4,2 l/min/m^2). Beim Übergang vom Liegen zum Stehen kommt es, bedingt durch den hydrostatischen Effekt, zu einer Zunahme des Blutvolumens im venösen System und des Venendrucks der unteren Extremität, zu einer Abnahme des zentralen Blutvolumens, der Herzgröße, des Schlagvolumens, des HZV und der venösen Mischsättigung bei unveränderter Sauerstoffaufnahme.

Die vermehrten Bedürfnisse der Peripherie unter körperlicher Arbeit lassen sich einerseits durch Erhöhung der arteriovenösen Konzentrations-Differenz (Blutgase, Stoffwechselprodukte) und andererseits durch erhöhte Perfusion decken. Bei einem erhöhten Sauerstoffbedarf der Peripherie sinkt der periphere Widerstand, und das HZV wird gesteigert.

3.1.2.5 Blutdruckregulation

Unter Voraussetzung eines normalen Kreislaufsystems kann der Blutdruck entweder durch eine Veränderung der Förderleistung des Herzens, durch eine Änderung des Gefäßtonus oder beider Größen beeinflußt werden. Das **Kreislaufzentrum** in der Medulla oblongata gibt Impulse sowohl an das Herz als auch an die Gefäße ab. Während Sympathikus-Reize zum Herzen eine positiv inotrope (Kontraktionskraft-steigernde) und positiv chronotrope (Geschwindigkeit der Reizbildung steigernde) Wirkung ausüben und damit zu einer Steigerung des Herzminutenvolumens führen, bewirken sympathische Reize zu den Arteriolen, mit Ausnahme der Herz- und Muskelgefäße, eine Konstriktion.

Das Kreislaufzentrum wird von den **Barorezeptoren** des Karotissinus und des Aortenbogens über den N. glossopharyngeus bzw. N. vagus beeinflußt. Bei einem Anstieg des Blutdrucks erhält das sympathische Zentrum der Medulla oblongata vermehrt depressorische, also hemmende Impulse. Daraus resultiert ein Nachlassen der Vasokonstriktion sowie eine Bradykardie. Eine reflektorische Dilatation mit Absinken des peripheren Widerstandes tritt auch bei Dehnung des linken Ventrikels infolge Volumenbelastung auf.

Die Bedeutung der **Elektrolyte** bei der akuten Regulation des Blutdrucks beschränkt sich in erster Linie auf Natrium-, Kalium- und Calciumionen. Es erhöht sich der periphere vaskuläre Widerstand entweder bei einer relativen Zunahme der intrazellulären Natriumkonzentration und/oder bei einer relativen Erhöhung des extrazellulären Kaliumgehalts gegenüber der intrazellulären Konzentration. Die chronisch erhöhte Rückresorption von Natrium aus dem Primärharn durch Aktivierung des Renin-Angiotensin-Aldosteron-Systems erhöht den Natrium- und Wasserbestand des Körpers und ist damit ein Faktor in der Genese des arteriellen Bluthochdrucks.

3.1.2.6 Reizbildung und Reizleitung

Die Steuerung der Herzaktion wird vom Herzen selbst übernommen. Nur das spezifische System oder Reizleitungssystem ist unter physiologischen Bedingungen mit der spontanen Reizbildung beauftragt. Die Herzfrequenz wird normalerweise von der Aktivität des Sinusknotens bestimmt und dadurch eine regelmäßige Löschung aller tiefergelegenen, d.h. langsameren „Generatorpotentiale" durch vorzeitige schnelle **Depolarisation** (Abnahme des Ruhemembranpotentials

unter eine bestimmte Schwelle und damit Auslösung des Aktionspotentials) herbeigeführt („ionales Konzentrationsgefälle", und Abb. 3.1-3).

Unter **„Generatoren"** versteht man in diesem Zusammenhang, daß jede Herzmuskelzelle in der Lage ist, spontan zu depolarisieren. Diejenigen Zellen, die dies schneller tun als andere, sind die „Generatoren" der Herzaktion. Die Geschwindigkeit der Depolarisation ist sehr stark von der Sympathikus- und Parasympathikus-Aktivität abhängig. Der Sympathikus beschleunigt die Depolarisation, der Parasympathikus verlangsamt die Depolarisation. Besonders die Zellen des spezifischen Reizleitungssystems sprechen auf die Einflüsse des vegetativen Nervensystems an.

Fällt der **Sinusknoten** aus, übernimmt der **AV-Knoten** die „Steuerung" des Herzens, jedoch mit deutlich verminderter Frequenz (40 bis 50 Schläge/min). Fällt auch dieser aus, können die Zellen des Reizleitungsgewebes der Kammern einspringen. Deren Frequenz (20 bis 30/min) reicht jedoch für eine adäquate Herzfrequenz meist nicht mehr aus.

Die elektrischen Aktionen des Herzmuskels verursachen meßbare Spannungsschwankungen im Körper und lassen sich, da die elektrische Isolation des menschlichen Körpers nicht perfekt ist, an der Oberfläche nachweisen. Die Ableitung dieser Oberflächenströme am menschlichen Körper an standardisierten Stellen und deren Aufzeichnung auf einem Bildschirm oder auf Papier ergibt das **Elektrokardiogramm,** mit dessen Analyse und Interpretation sich ein weitge-

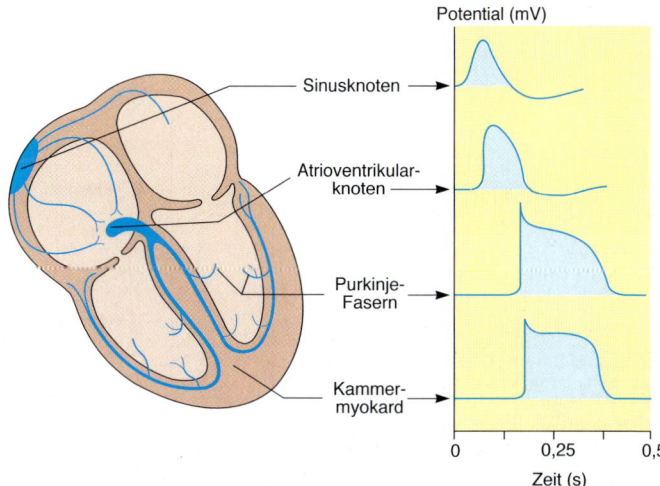

Abb. 3.1-3 Elektrische Potentiale in verschiedenen Herzregionen. Die Fähigkeit zur spontanen Depolarisation nimmt vom Sinusknoten zum Kammermyokard hin ab. Die Dauer der Depolarisation verlängert sich.

hender Einblick in den physiologischen und krankhaft veränderten Erregungsablauf des Herzens gewinnen läßt. Dadurch sind auch Rückschlüsse auf morphologische Veränderungen am Herzen möglich.

Die Bezeichnungen der „Streckenabschnitte" im Elektrokardiogramm (Kap. 3.1.2.7) sind willkürlich gewählt und elektrischen Herzaktionen zugeordnet. Die **P-Zacke** spiegelt die Erregung des Vorhofmyokards wider. Die **PQ-Strecke** entspricht der Impulsweiterleitung im Atrioventrikularknoten (AV-Knoten) und der Aktivierung der Purkinje-Fasern. Als nächstes ist im EKG der **QRS-Komplex** sichtbar, der die Erregung der Ventrikel (Depolarisation des Ventrikelmyokards) darstellt. Die **ST-Strecke** zeigt die vollständige und anhaltende Erregung des Kammermyokards an, während die **T-Zacke** bereits die Repolarisation des Kammermyokards, also den Rückgang der Erregung in den Ventrikeln, wiedergibt (Abb. 3.1-4).

Die elektrische Erregung im **Reizleitungssystem** läuft mit etwa 1 m pro Sekunde vom Sinusknoten über teils unspezifisches, teils spezifisches Vorhofmyokard in drei Hauptrichtungen zum rechten und linken Vorhof sowie direkt zum AV-Knoten, der am Boden des rechten Vorhofs sitzt. Im AV-Knoten verringert sich die Leitungsgeschwindigkeit auf Werte bis zu

0,05 m/sec, woraus im EKG die PQ-Strecke und die relativ lange PQ-Zeit von 0,11 bis 0,20 Sekunden resultieren. Anschließend geht der AV-Knoten in das His-Bündel über, welches sich in den rechten und linken Kammerschenkel (Tawara-Schenkel) teilt. Der linke Stamm ist nur kurz und teilt sich in einen dünneren vorderen und breiteren hinteren Ast. Die Erregung erreicht schließlich mit einer Leitungsgeschwindigkeit von etwa 2 bis 4 m pro sec das Netzwerk des Purkinje-Fasersystems. Diese stellen dann die Verbindung zu den Zellen des Ventrikelmyokards her.

Quelle der elektromotorischen Erregung ist die **Herzmuskelfaser**. Die ultrastrukturelle Einheit des Herzmuskels ist das **Sarkomer.** Das Sarkomer besteht aus zwei Arten von Myofilamenten, den dicken, 1,5 μm langen **Myosinfilamenten**, welche die A-Bande bilden, und den dünnen **Aktinfilamenten**, die ihre Basis an den Z-Linien haben und fingerförmig zwischen die Myosinfilamente hineinragen. Wird der Muskel aktiviert, bilden sich brückenartige Verbindungen zwischen den beiden Myofilamenten. Es kommt dadurch zur Verkürzung, wobei die dünnen Aktinfilamente sich weiter zwischen die dicken Myosinfilamente hineinschieben. Damit es zur Brückenbildung kommen kann, spielen intrazelluläre Verschiebungen von Cal-

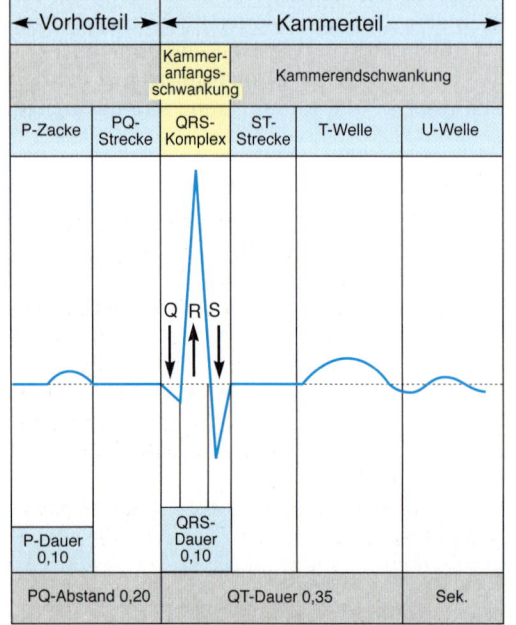

EKG-Merkmal	Physiologischer Vorgang
P-Welle	Vorhoferregung
PQ-Strecke	vollständige Erregung der Vorhöfe
PQ-Zeit	Zeit zwischen dem Erregungsbeginn der Vorhöfe und der Kammern
Q-Zacke	Erregung des Kammerseptums
QRS-Komplex	Erregungsausbreitung in den Kammern
ST-Strecke	vollständige Erregung der Kammern
T-Welle	Erregungsrückbildung der Kammern
QT-Zeit	gesamte elektrische Kammeraktion
U-Welle	Erregungsrückbildung in den Kammermuskeln durch Kalium-Aufnahme; bei Hypokaliämie ausgeprägt

Abb. 3.1-4 EKG-Abschnitte und physiologisches Korrelat.

ciumionen und die Anlagerung von Calcium an die Myofilamente eine wesentliche Rolle (Abb. 3.1-5).

Infolge **ionaler Konzentrationsgefälle** quer durch die Membran der Herzmuskelzelle besteht im Zellinneren ein negatives, außen ein positives Ruhepotential von etwa 90 mV, das in erster Linie Ausdruck eines vom Zellinneren nach außen gerichteten Kaliumgradienten ist. Die Membran verfügt über eine weitgehend selektive Kaliumpermeabilität (Durchlässigkeit). Außerhalb der Zelle herrschen hauptsächlich Na⁺-Ionen vor. Mit dem Eintritt der Erregung wird die Natriumpermeabilität plötzlich vergrößert. Währenddessen versiegt der Kaliumausstrom nahezu vollständig. Diese als **Depolarisation** bezeichnete Phase (schnell und überschießend, etwa 2 ms Dauer) geht mit einer elektrischen Umladung der Membran und der Entwicklung einer örtlichen Negativität an der Zellaußenseite einher. Es kommt anschließend zu einem Gleichgewichtszustand (Einstrom = Ausstrom). In der darauffolgenden Phase der **Repolarisation** (sehr langsam, etwa 200 ms Dauer) überwiegt der Kaliumausstrom (Abb. 3.1-6). Die Erre-

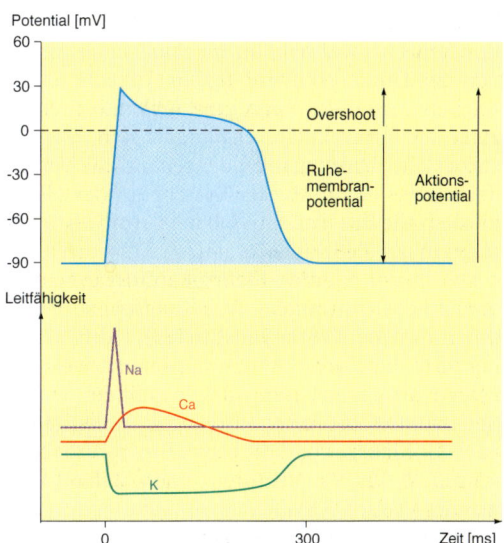

Abb. 3.1-6 Aktionspotential einer Herzmuskelzelle. Die Leitfähigkeit für Natrium, Kalium und Calcium und damit die entsprechenden Ionen-Ströme verändern sich spezifisch während der Potentialdauer.

gungsmöglichkeit der Herzmuskelzelle wechselt während den Phasen und ist während des Natriumausstroms nicht möglich (absolute Refraktärzeit). In der Phase der Repolarisation sind deutlich höhere Potentialveränderungen erforderlich, um eine erneute Herzaktion auszulösen (relative Refraktärzeit). Mit der Messung der Spannungsverläufe an isolierten Herzmuskelzellen und der Dauer einzelner Phasen lassen sich die kardialen Wirkungen von Antiarrhythmika klassifizieren.

3.1.2.7 EKG

Die elektrischen Erscheinungen des Herzens werden mit Hilfe der Elektrokardiographie erfaßt. Dabei gelangen die aus ihren elektrischen Feldern abgeleiteten myokardialen Aktionspotentiale als fortlaufende Kurve zur Aufzeichnung, es werden also Spannungsveränderungen gegen die Zeit registriert. Aus einem EKG lassen sich Herzfrequenz und -rhythmus, Erregungsursprung, -ausbreitung und -rückbildung sowie die Herzlage bestimmen.

Unmittelbare Rückschlüsse auf die mechanische Herzarbeit sind jedoch nicht möglich, da keine strenge Proportionalität zwischen den elektrischen Erscheinungen und mechanischen Leistungen des Myokards besteht. Im Extremfall einer sog. elektromechanischen Entkopplung

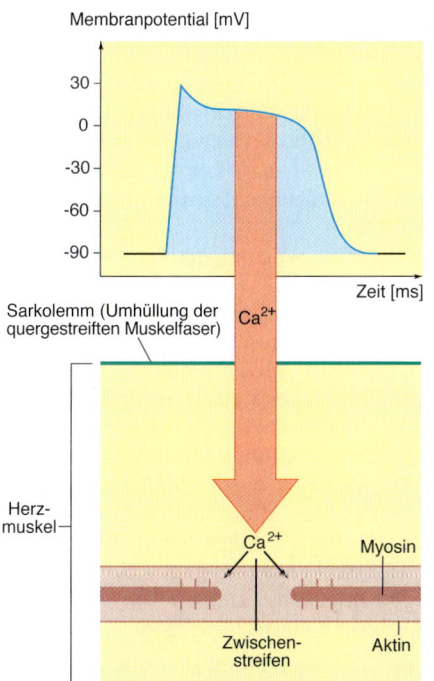

Abb. 3.1-5 Die elektromechanische Kopplung in der Herzmuskelzelle. Freisetzung von Calcium führt zur Annäherung von Aktin und Myosin und zur Herzmuskelkontraktion.

laufen die elektrischen Vorgänge am Herzen völlig normal ab, während die mechanischen Aktionen der Herzmuskulatur fehlen. Ursache eines solchen Zustandes kann eine fehlende Freisetzung des intrazellulären Calciums sein, das die elektrische Erregung in eine mechanische Veränderung des Aktin-Myosin-Systems in der Herzmuskelzelle bewirkt, die sich wiederum als Kontraktion der Zelle äußert.

Die in der Routine-Elektrokardiographie gebräuchlichste frontale Ableitungsebene wird durch das sog. **Einthoven-Dreieck** (Abb. 3.1-7) mit drei bipolaren Ableitungslinien zwischen beiden Armen und linkem Bein gebildet. Daneben werden die drei unipolaren Ableitungen nach **Goldberger** und die sechs Brustwandableitungen V_1 bis V_6 (Vektoren) nach **Wilson** verwendet (Abb. 3.1-8).

Da die Erregungsausbreitung und -rückbildung des Herzens eine räumliche Anordnung besitzt, ist zu ihrer vollständigen Erfassung eine zweite Ableitungsebene erforderlich. Diese wird im üblichen Standardableitungsprogramm durch eine horizontale Ebene der Brustwandableitungen nach Wilson gebildet.

Die hier wiedergegebenen „Ableitungsorte" entsprechen der üblichen Standardisierung.

M V_1: Rechter Sternalrand in Höhe des vierten ICR (Interkostalraum)

V_2: Linker Sternalrand in Höhe des vierten ICR

V_3: In der Mitte zwischen V_2 und V_4

V_4: Schnittpunkt der linken Medioklavikularlinie mit dem fünften ICR, was in etwa der Herzspitze entspricht

V_5: Schnittpunkt der linken vorderen Axillarlinie mit einer horizontalen durch V_4 gezogenen Linie nach rechts, also in gleicher Höhe wie V_4

V_6: Schnittpunkt der linken mittleren Axillarlinie mit einer horizontal gezogenen Linie nach links, in gleicher Höhe wie V_4 ∎

3.1.3 Krankheitsbilder

3.1.3.1 Koronare Herzerkrankung (KHK)

Definition: Die koronare Herzerkrankung ist ein Sammelbegriff für Erkrankungen, bei denen es zu einer Verminderung der Durchblutung eines kleinen oder größeren Abschnittes des Herzmuskels kommt. Die KHK ist wegen des deutlich erhöhten Narkoserisikos und wegen des häufigen Vorkommens (in Deutschland sterben rund 150 000 Menschen jährlichen daran) in

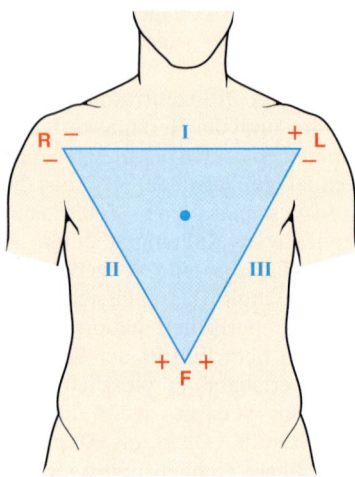

Abb. 3.1-7 Einthoven-Dreieck zur EKG-Ableitung.

der Anästhesie und Intensivmedizin von herausragender Bedeutung bei den Begleiterkrankungen der Patienten.

Ursache: Die KHK wird meistens durch eine Arteriosklerose der Herzkranzgefäße verursacht. Sogenannte „Plaques" (Ablagerungen von Lipiden in der Intima und nachfolgender bindegewebiger Umbau) verengen das Lumen der Gefäße und erleichtern so die Entstehung von Thromben bzw. hämodynamisch relevanten Stenosen.

Klinik: Durch die Veränderungen im Gefäßsystem (zunehmende Verengungen über eine kritische Schwelle hinaus) kommt es zur **Angina pectoris** mit möglicher Koronarinsuffizienz bis hin zum Infarkt.

Bei einem Angina-pectoris-Anfall treten Schmerzen (oft reif- und/oder druckartig) im Brustbereich auf, die in ausgeprägten Fällen v. a. in den linken Arm ausstrahlen.

Eine koronare Herzerkrankung kann auch ohne Angina pectoris auftreten und sich durch Herzrhythmusstörungen, Dyspnoe oder ein pathologisches Belastungs-EKG bemerkbar machen. Diagnostisch wegweisend für eine KHK sind neben den klinischen Symptomen des **Schmerzes** und der **Angst** die im EKG erkennbaren **ST-Streckensenkungen**.

Therapie: Meistens können die Anfälle mit **Nitroglycerin** beherrscht werden.

M Tritt eine Schmerzreduktion oder sogar eine Schmerzfreiheit nach Nitroglycerin ein, ist dies nicht nur als therapeutische, sondern auch als diagnostische Maßnahme (keine Schmerzveränderung, V. a. Herzinfarkt!) zu sehen. ∎

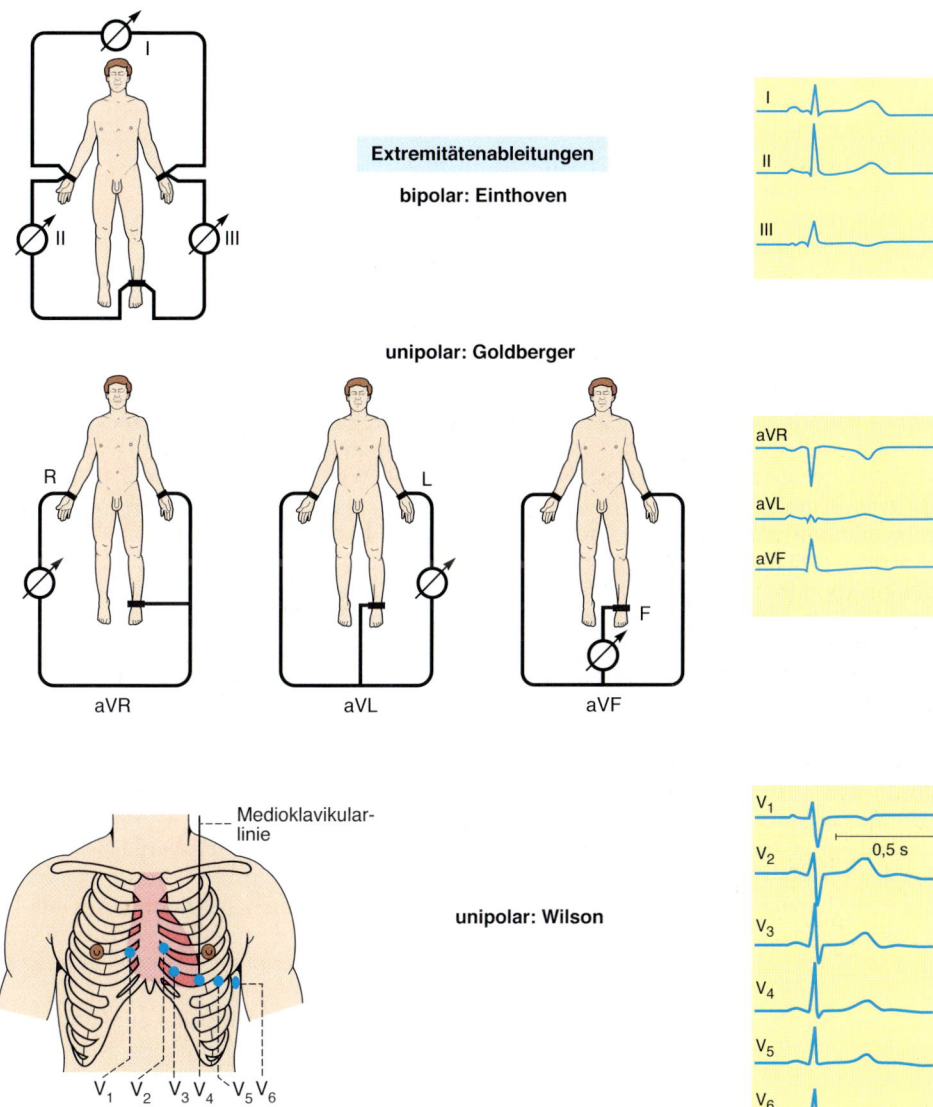

Extremitätenableitungen

bipolar: Einthoven

unipolar: Goldberger

aVR   aVL   aVF

unipolar: Wilson

Medioklavikular-linie

Abb. 3.1-8 Die zwölf Standard-EKG-Ableitungen. Anlegen der Elektroden und typisches EKG-Muster.

Nitroglycerin dilatiert nicht nur die Koronarien, sondern wirkt auch an peripheren Gefäßen vasodilatatorisch. Dadurch wird mehr Sauerstoff in den Koronargefäßen transportiert und dem Herzen angeboten, der Aortendruck sinkt ebenso wie das enddiastolische Ventrikelvolumen. Es tritt eine Minderung der Druckvolumenarbeit ein, die auch den O_2-Bedarf reduziert.

Für die Verhinderung von Angina-pectoris-Anfällen, die im Rahmen der Operationsvorbereitung bei gefährdeten Patienten an erster Stelle stehen sollte, kommen neben den Nitraten noch folgende Medikamente zum Einsatz:

- β-Rezeptorenblocker zur Senkung von Herzfrequenz und Kontraktilität, womit der Sauerstoffbedarf des Herzens abnimmt
- Langzeitnitrate (s.o.)
- Calciumantagonisten, die den Blutdruck und damit die Nachlast des Herzens senken sowie die Durchblutung im Bereich von stenosierten Koronararterien steigern sollen

Wichtig ist v. a., jede Herzfrequenzsteigerung bei KHK-Patienten sicher zu verhindern.

Bei der **perioperativen Therapie** ist zu beachten, daß präoperativ die für die Behandlung der KHK verordneten Medikamente bis zum Operationstag weiterzugeben und sie postoperativ unter Beachtung der Kreislaufverhältnisse baldmöglichst wieder zu verabreichen sind, um den beim Absetzen antianginöser Medikamente drohenden **Rebound-Effekt** zu verhindern. Eventuell müssen Nitrate bei instabiler Angina in Form einer Dauerinfusion weitergegeben werden.

Antihypertensiv wirkende Substanzen sollen ebenfalls noch am Morgen des Operationstages gegeben werden, weil sonst intra- und postoperativ zusätzliche, erhebliche Blutdruckschwankungen auftreten könnten.

Die **Prämedikation** ist primär darauf auszurichten, Aufregung, Schmerz und Angst sicher zu verhindern, da diese Faktoren mit zu den wichtigsten Auslösern einer Angina pectoris gehören. Neben Benzodiazepinen (Dormicum®, Valium®) sind auch Opiate in Kombination mit Neuroleptika (Thalamonal®) dazu geeignet.

Bei der Wahl des **Anästhesieverfahrens** muß beachtet werden, daß starke Blutdruckschwankungen, wie sie bei Spinalanästhesien auftreten können, unbedingt vermieden werden müssen. Bei Regionalanästhesien ist daher der Periduralanästhesie der Vorzug vor Spinalanästhesien zu geben. Diese Periduralanästhesie kann dann mit einer relativ flachen Allgemeinanästhesie kombiniert werden und gewährleistet postoperativ eine sehr gute Analgesie mit einem erheblich besseren Schutz vor Schmerzen und Atemdepressionen als bei einer alleinigen Allgemeinanästhesie.

Bei Patienten mit koronarer Herzkrankheit und guter Ventrikelfunktion ist die Kombination von Inhalationsanästhetika und Opioiden die beste Narkosemethode, während Patienten mit schlechter Ventrikelfunktion mit Opiaten, Neuroleptika und/oder Benzodiazepinen zusätzlich zur Sauerstoff-Lachgas-Gabe anästhesiert werden sollten. Eine schlechte Ventrikelfunktion liegt vor, wenn die Ejektionsfraktion (EF; Herzauswurfleistung) < 35 bis 40 % (normal > 65 %) oder das Herzzeitvolumen (HZV) < 2,5 l/min/m^2 (normal ca. 4 l/min/m^2) sind.

Da bei Patienten mit eingeschränkter Ventrikelfunktion die Aufwachphase häufig deutlich verlängert ist, muß postoperativ die Möglichkeit zur Nachbeatmung vorhanden sein.

Intraoperativ muß, egal mit welcher Methode, sowohl ein zu starker Sauerstoffverbrauch des Herzens als auch ein zu geringes Sauerstoffangebot an das Herz verhindert werden. Konkret bedeutet dies:
- Tachykardie verhindern (Herzfrequenz 60 bis 90/min),
- stabile Blutdruckverhältnisse sichern (weder Hypertonie noch Hypotonie: RR systolisch < 140 mmHg, RR diastolisch > 60 mmHg),
- Hb-Gehalt nicht unter 10 g% absinken lassen
- Vorlast, Nachlast und Kontraktilität dürfen bestimmte Grenzen nicht überschreiten, weil dies den Sauerstoffbedarf des Herzens steigert; PCWP (pulmonary capillary wedge pressure = pulmonal-kapillärer Verschlußdruck) < 12 mmHg.

Bei Tachykardien und Blutdruckanstiegen ist als häufigste Ursache die zu flache Narkose (auch bei Koronarkranken) zu nennen; läßt sich durch Narkosevertiefung nicht rasch eine Normalisierung von Herzfrequenz und Blutdruck erreichen, muß jedoch auch die Gabe von β-Blockern oder Isoptin® bei Tachykardie bzw. Nitroglycerin (NTG) oder Adalat® bei Hypertonie erwogen werden.

Hypotonien müssen durch Volumengabe bei niedriger Vorlast oder durch Verflachen (Lachgas abstellen) bei zu tiefer Narkose behandelt werden. Vasopressoren (Akrinor®, Arterenol®) sind sehr vorsichtig einzusetzen, weil bei zu starkem Anstieg des peripheren Widerstandes eine hypertone Krise droht.

Kommt es zum Herzversagen aufgrund eines starken Abfalls der myokardialen Kontraktilität, so sind **positiv inotrope Substanzen** (Dobutrex®, Suprarenin®, Perfan®) zur Gewährleistung eines adäquaten Perfusionsdruckes erforderlich.

3.1.3.2 Endokarditis, Perikarditis, Myokarditis

Definition: Entzündliche Veränderungen des Herzens werden entsprechend nach den anatomischen Herzwandschichten Endokarditis, Perikarditis oder Myokarditis benannt.

Ursachen: Während die Endokarditis meist bakterieller Genese ist, wird die Myokarditis häufig von Viren verursacht. Das rheumatische Fieber kann bei beiden Erkrankungen als Ursache in Frage kommen. Die Perikarditis tritt häufig mit einer Myokarditis gemeinsam auf.

Klinik: Klinisch fallen bei der **Endokarditis Fieber, Schwäche, Herzgeräusche** und **Rhythmusstörungen** auf. Die **Myokarditis** kann dagegen nach einer durchgemachten Erkältung **primär** ohne große **Symptome** beginnen. Nach vier bis sechs Wochen treten jedoch die oben beschriebenen Symptome einzeln oder zusammen auf. Da diese Symptome teilweise sehr uncharakteristisch sind, wird die Diagnose der Myokarditis oft erst spät gestellt. **Reibegeräusche** und **retrosternale Schmerzen** sind typisch für die **Perikarditis.**

Therapie: Bei der infektiösen Endokarditis ist die Ausschaltung der Mikroorganismen das wichtigste Ziel und kann nur durch hochdosierte Gabe von **Antibiotika** erfolgen. Mit Penizillinen, Cephalosporinen und Vancomycin sind die besten Ergebnisse zu erwarten. Die Gabe der Antibiotika hat sich aber v.a. nach der Resistenzlage der Bakterien zu richten. Bei Endokarditiden durch Pilze ist eine Chemotherapie oft nicht ausreichend und muß durch ein **chirurgisches Vorgehen,** d.h. einen Klappenersatz, ergänzt werden. Endokarditiden auf der Grundlage einer bereits bestehenden künstlichen Herzklappe müssen durch einen Klappenwechsel beherrscht werden. Ein operatives Vorgehen bei der Endokarditis ist in jedem Fall mit einer deutlich erhöhten Mortalität verbunden.

Bei der akuten Perikarditis sind **Bettruhe, Behandlung von Fieber** und **Schmerzen** sowie die Aufdeckung der zugrundeliegenden Ursache die ersten Schritte zur Behandlung. Bei einer Perikardtamponade muß die seröse Flüssigkeit möglichst vollständig durch eine Perikardiozentese entfernt werden. Eine spezifische Therapie der Perikarditis, die häufig in Begleitung von rheumatischen oder viralen Erkrankungen vorkommt, ist nur durch Gabe von antiinflammatorischen und immunsuppressiven **Medikamenten** möglich (Azetylsalizylsäure, Kortikoide, Imurek®). Dasselbe gilt auch für die Myokarditis, wobei hier oft Immunglobuline therapeutisch eingesetzt werden. Oft tritt im Gefolge einer Myokarditis eine kardiale Dysfunktion mit Zeichen der Herzinsuffizienz auf, die durch Diuretika, ACE-Hemmer und/oder Digitalis behandelt werden muß.

3.1.3.3 Hypertonie

Definition: Die Hypertonie ist die häufigste Begleiterkrankung, die in Anästhesie und Intensivmedizin anzutreffen ist. Sie ist einer der wichtigsten Risikofaktoren von koronaren, renalen und zerebralen Gefäßerkrankungen. Aufgrund der Anpassungsvorgänge des Körpers an den erhöhten Blutdruck reagieren Hypertoniker auf Narkosen häufig besonders empfindlich (im Sinne von perioperativen hypotonen oder hypertonen Kreislaufstörungen), so daß auch die Kurzzeitauswirkungen der Hypertonie bei Narkosen zu bedrohlichen Folgen führen können. Parallel zur Zunahme von systolischem und diastolischem Blutdruck steigt das Risiko kardiovaskulärer Erkrankungen an. Auch schon bei bisher noch als „normal" betrachteten Werten zwischen 90 und 95 mmHg diastolisch bzw. 140 und 160 mmHg systolisch ist inzwischen zweifelsfrei nachgewiesen, daß ein erhöhtes Morbiditäts- und Letalitätsrisiko der betroffenen Patienten besteht.

Dies hat zu einer neuen Klassifikation des Bluthochdruckes durch die WHO und ISH (World Health Organization und International Society of Hypertension) geführt (Tab. 3.1-1).

Ursachen: Hypertonien lassen sich in **primäre** und **sekundäre** unterteilen. Während bei den sekundären symptomatischen Hypertonien, die etwa 15% der Hypertonien ausmachen, die Ätiologie bekannt ist (z.B. Nierenerkrankungen),

Tab. 3.1-1 Klassifikation des Bluthochdrucks.

	RR systolisch (mmHg)		RR diastolisch (mmHg)
• Normotension	< 140	und	< 90
• Milde Hypertonie	140–180	und/oder	90–105
Untergruppe: Borderline-Hypertonie	140–160	und/oder	90–95
• Mäßige und schwere Hypertonie	> 180	und/oder	> 105
• Isolierte systolische Hypertonie (ISH)	> 160	und	< 90
Untergruppe: Borderline (ISH)	140–160	und	< 90

trifft dies für die primäre essentielle Hypertonie, die die Mehrzahl der Hypertonien betrifft, nicht zu. Die essentielle Hypertonie wird durch Übergewicht, hohe Fettwerte, Bewegungsmangel und Nikotinabusus begünstigt.

Klinik: Ein großes Problem der Hypertonie ist die Schwierigkeit ihrer Erkennung, da die Patienten **häufig** über Jahre **beschwerdefrei** sind und die Hypertonie meist erst durch Zufall entdeckt wird.

Bei plötzlichen extrem hohen Blutdruckwerten spricht man von einer **hypertensiven Krise,** die mit Erbrechen, Sehstörungen, Kopfschmerzen, zerebralen Krampfanfällen, Nierenversagen, Angina-pectoris-Anfällen, Lungenödem und Schlaganfällen einhergehen kann. Der diastolische Blutdruck liegt hier in der Regel über 120 mmHg.

Diejenigen Hypertonien, die nicht mit einer diastolischen Druckerhöhung und damit auch nicht mit einer bedeutenden Erhöhung des arteriellen Mitteldrucks einhergehen, sind prognostisch günstiger, da die geringere Druckbelastung von Herz und Gefäßen zu weniger ausgeprägten sekundären Veränderungen führt.

Spätfolgen der Bluthochdruckerkrankung sind Gefäßveränderungen (am Augenhintergrund deutlich erkennbar, in den anderen Organen – v.a. Niere und Gehirn – kommt es ebenfalls zu arteriosklerotischen Mikro- und Makroangiopathien), aber auch eine **Myokardhypertrophie,** d.h. eine Zunahme der Muskelmasse des linken Herzens. Diese Hypertrophie führt zu einer sehr deutlichen Zunahme der Inzidenz von Herzinsuffizienz und Myokardinfarkten.

Therapie: Jede Hypertonie muß nach eventuellen Ursachen hin untersucht und adäquat, meist lebenslang, behandelt werden. Auch **perioperativ** darf die medikamentöse Therapie nicht abgebrochen werden, um einen exzessiven Blutdruckanstieg (Rebound-Effekt) zu vermeiden.

Da Hypertoniker meist relativ hypovolämisch sind und auf schmerzhafte Stimulationen mit überschießender Vasokonstriktion bzw. auf vagale Aktivierung mit verstärkter Vasodilatation reagieren, ist das labile Blutdruckverhalten des Hypertonikers perioperativ leicht verständlich. Die konsequente antihypertensive Behandlung bis zum Operationstag sollte fortgeführt und antihypertensive Medikamente am Operationstag mit der Prämedikation verabreicht werden. Mögliche Blutdruckschwankungen, die besonders ausgeprägt sind, wenn die antihypertensive Basistherapie der Patienten mit Diuretika durchge-

führt wird (durch die mögliche Exsikkose), sollten in erster Linie durch Volumen und nicht mit Pharmaka (Vasopressoren) therapiert werden.

3.1.3.4 Hypotonie

Definition: Nach der **Poiseuille-Formel** (Gesetz zur Bestimmung des Strömungswiderstandes, z.B. von Blut) tritt ein Blutdruckabfall ein, wenn das HZV, der periphere Widerstand oder beide Größen absinken. Laut Definition ist dies ein Blutdruck unter 100/60 mmHg beim Erwachsenen.

Ursachen: Auch hier wird unterschieden in eine **primäre** oder **essentielle** und in eine **sekundäre** oder **symptomatische** Form. Aufgrund der bei jedem Menschen anderen konstitutionellen Bedingungen kann sich eine primäre Hypotonie einstellen, die sich häufig als **Orthostase-Syndrom** (Schwarzwerden vor den Augen oder Schwindel beim Aufstehen vom Liegen oder Sitzen) äußert. Hingegen kann die sekundäre Hypotonie als Folge einer inneren Erkrankung auftreten, u.a. bei Herzerkrankungen, Hypophysenvorderlappen- oder Nebennierenrindeninsuffizienz oder bei Hypovolämie.

Klinik: Bei der Hypotonie ist in erster Linie der **Abfall des Herzzeitvolumens** mit entsprechender Symptomatik von therapeutischer Relevanz. Solange die Hypotonie nicht symptomatisch wird (Ohnmachtsneigung, Schwäche), ist eine Therapie nicht erforderlich.

Therapie: Hypotonien, die **perioperativ** auftreten, sind meist durch Hypovolämie oder Überdosierung von Anästhetika bedingt. Hypovolämien sollten daher immer ausgeglichen werden.

3.1.3.5 Herzinsuffizienz

Definition: Vom klinischen Standpunkt aus ist eine Herzinsuffizienz die Unfähigkeit des Herzens, trotz genügendem venösem Blutangebot und Einsatz von Kompensationsmechanismen den gesamten Organismus seinen Bedürfnissen entsprechend mit Blut zu versorgen.

Ursachen: Bei der Herzinsuffizienz kann eine akute von einer chronischen Form unterschieden werden.

Die **akute** Herzinsuffizienz wird meist durch einen Koronarverschluß mit nachfolgendem Herzinfarkt oder durch eine Lungenembolie verursacht. Die **chronische** Form gilt als Spätfolge, z.B. von Myokardinfarkt oder Hypertonie, und stellt eine sog. kompensierte Form dar, da das

Herz versucht, die Minderversorgung durch Tachykardie, Hypertrophie, aber auch Dilatation auszugleichen (remodeling = Umbau des Myokards entsprechend den im Herzmuskel wirksamen Kräften).

Klinik: Man unterteilt in die **Linksherz-** und die **Rechtsherzinsuffizienz.** Ihre Kombination wird als **Globalinsuffizienz** bezeichnet. Die sichtbaren Symptome (Abb. 3.1-9) sind Folge der Stauung im großen und kleinen Kreislauf.

Bei Patienten mit manifester Myokardinsuffizienz sind die Kreislaufzeiten (und damit die Medikamentenwirkung) verlängert. Das Ruhe-HZV liegt im unteren Normbereich oder ist erniedrigt. Der Füllungsdruck des insuffizienten Ventrikels ist erhöht und das enddiastolische Volumen ist vergrößert. Das Schlagvolumen bzw. die Auswurfmenge ist vermindert. Generell kann das in seiner Funktion eingeschränkte Myokard die Schlagarbeit weniger stark steigern als das gesunde. Belastungen werden oft mit einem starken Anstieg des enddiastolischen Ventrikeldrucks und des Vorhofdrucks „kompensiert".

Tab. 3.1-2	Schweregradeinteilung nach der New York Heart Association (NYHA).
NYHA Grad I:	Herzerkrankung ohne Beschwerden
NYHA Grad II:	Beschwerden bei starker Belastung
NYHA Grad III:	Beschwerdefrei in Ruhe
NYHA Grad IV:	Beschwerden bereits in Ruhe

Um eine manifeste Dekompensation möglichst lange hinauszuschieben, kann das Herz drei wesentliche Mechanismen einsetzen:
- Frank-Starling-Mechanismus (die Zunahme des Füllungsdrucks des Herzens durch Flüssigkeitseinlagerung steigert das Schlagvolumen)
- vermehrte adrenerge Stimulation (über einen erhöhten Sympathikotonus und Erhöhung der zirkulierenden Katecholamine)
- Vermehrung der Herzmuskelmasse

Bei der Herzinsuffizienz kommt es bereits in Ruhe, besonders aber unter physischer Arbeit, zu einer Veränderung der Blutverteilung. Die Perfusion des Splanchnikusgebiets, der Nieren und der Haut vermindert sich besonders ausgeprägt, während die Durchblutung des Gehirns, des Herzens und der Skelettmuskulatur lange aufrechterhalten wird.

Die bekannteste Schweregradeinteilung stammt von der **New York Heart Association** (NYHA, Tab. 3.1-2).

Therapie: Patienten mit klinisch manifester Herzinsuffizienz der Stadien III und IV dürfen nur in Notfällen operativ behandelt werden, da ein erhebliches Risiko besteht, den Patienten in einen kardiogenen Schock zu bringen.

Die Rekompensation des Patienten erfordert den Einsatz von Diuretika, Herzglykosiden und ACE-Hemmern, im Akutstadium können dazu noch intravenöse Vasodilatatoren und **positiv inotrope Substanzen** (z.B. Dopamin®, Dobutrex®) kommen.

Jeder Anstieg des Blutdrucks über einen Richtwert von etwa 140 mmHg systolisch, jede Tachykardie, alle Arrhythmien und jede Überwässerung **perioperativ** bedrohen den Patienten und können zur akuten Dekompensation führen.

Die **Prämedikation** sollte nur mit geringen Dosen (max. 50% der sonst üblichen Dosis) er-

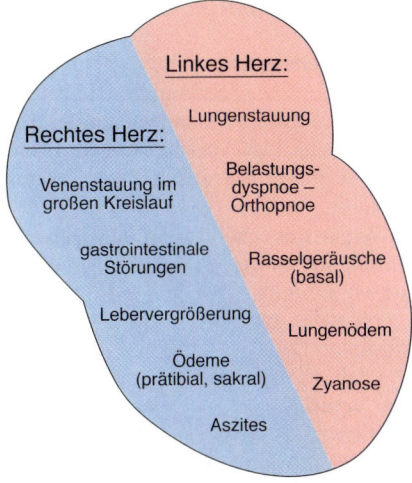

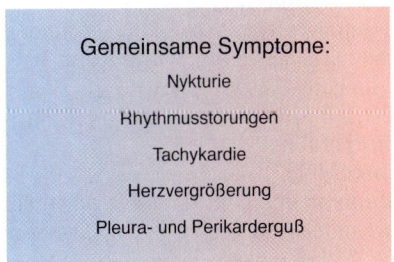

Abb. 3.1-9 Symptome der Linksherz-, Rechtsherz- und Globalinsuffizienz.

folgen. Bestehen keine Schmerzen oder die Gefahr starker Aufregung und Angst, kann evtl. auch ganz darauf verzichtet werden.

Bei **Allgemeinanästhesien** dürfen die volatilen Anästhetika nur gering dosiert eingesetzt werden, weil diese ihre **negativ inotrope** Wirkung bei Herzinsuffizienz besonders ausgeprägt zeigen.

Die Flüssigkeitszufuhr muß vorsichtig, am sichersten unter der Kontrolle von ZVD oder PCWP erfolgen.

3.1.3.6 Chronisch belastetes Herz

Definition: Pathophysiologisch kommt es bei Druck- und Volumenbelastung des Herzens immer zu Anpassungen an die Belastung und zu Veränderungen des Herzmuskels, wobei ein Versagen der Kompensationsmechanismen mit einer akut auftretenden Herzinsuffizienz erfolgen kann.

Ursachen der chronisch systolischen Druckbelastung:
- Linke Kammer:
  - Aortenstenose
  - arterielle Hypertonie
  - Schlagvolumenerhöhung
- Rechte Kammer:
  - pulmonale Hypertonie
  - Mitralvitien
  - Lungenembolie
  - Mitralstenose, Mitralinsuffizienz
  - Linksherzinsuffizienz

Klinik: Für Herzen mit kompensierter chronischer **Druckbelastung** ist charakteristisch, daß das Innenvolumen der Kammer im Normbereich liegt, die Wanddicke jedoch deutlich erhöht ist.

Eine **Volumenbelastung** ist dann vorhanden, wenn das Schlagvolumen einer oder beider Kammern bereits in Ruhe erhöht ist.

Ursachen der chronischen Volumenbelastung:
- Linke und rechte Herzkammer:
  - Bradykardie
  - Anämie
- Nur linke Herzkammer:
  - Aortenklappeninsuffizienz
  - Mitralklappeninsuffizienz
- Nur rechte Herzkammer:
  - Pulmonalklappeninsuffizienz

Klinik: Bei der chronischen Volumenbelastung sind das Schlagvolumen und das enddiastolische Ventrikelvolumen erhöht.

Die chronische Frequenzbelastung äußert sich in einer ständigen **Tachykardie,** die Folge einer autonom-nervösen, adrenergischen Stimulation ist, wie z.B. bei einer Hyperthyreose. Entsprechend der Tachykardie sind das HZV und der Sauerstoffverbrauch des Herzens erhöht.

3.1.3.7 Herzklappenfehler und sonstige Herzfehler

Da die Trennung der vier Herzkammern voneinander durch die Herzklappen und Herzwände ein Ausdruck funktioneller Notwendigkeit ist, führt jede Veränderung oder Beschädigung der Herzklappen oder Herzwände zu mehr oder weniger dramatischen Störungen der Herz- und Kreislauffunktion, gleichgültig, ob es sich um einen angeborenen oder im Laufe des nachgeburtlichen Lebens erworbenen Defekt handelt. Zahlenmäßig spielen bei Erwachsenen die erworbenen Herzklappenfehler die weit überwiegende Rolle, daher wird in dieser Darstellung nur am Rande auf die Situation der angeborenen Herzfehler eingegangen.

Die erworbenen Herzfehler sind häufig Folge einer **rheumatischen Endokarditis;** aber auch direkte bakterielle oder virale Infekte spielen eine zunehmende Rolle.

Aortenklappenstenose

Definition/Ursachen: Es besteht eine Verengung der Aortenausstrombahn im Bereich der Aortenklappe durch narbige Veränderungen. Häufigste Ursache ist die rheumatische und bakterielle Endokarditis.

Klinik: Wegen der erhöhten Arbeit gegen die verengte Stelle kommt es dabei zu einer erheblich verstärkten Druckbelastung des linken Ventrikels. Folgende typische Veränderungen der intrakardialen Drücke resultieren daraus:
- **LVP** („left ventricular pressure" = Druck im linken Ventrikel)
  - erhöhter diastolischer Druck auch ohne Dekompensation
  - früher Beginn des Auswurfs
  - ausgeprägte systolische Druckdifferenz zwischen linkem Ventrikel und Aorta
  - verlängerte Auswurfphase
- **LAP** („left atrial pressure" = Druck im linken Vorhof) erhöht
- **Rechtes Herz**
  - Erhöhung des Drucks in der A. pulmonalis und im rechten Ventrikel, dem Druck im linken Vorhof entsprechend
  - der Vorhofdruck und der Venenpuls bleiben normal

Therapie: Wegen der verlängerten Auswurfzeit ist die Herzfrequenz eher niedrig und deshalb muß eine Tachykardie vermieden werden. Ebenso wichtig ist ein konstanter Sinusrhythmus, damit die Vorhöfe ihre Funktion der Ventrikelfüllung und Erhöhung des Preload ausführen können, um so einen ausreichenden intraventrikulären Druck aufzubauen und die Herzleistung aufrechtzuerhalten.

Aortenklappeninsuffizienz

Definition/Ursachen: Da bei einer Aortenklappeninsuffizienz die Klappe schlußunfähig ist, strömt in jeder Diastole Blut aus der Aorta in den linken Ventrikel zurück. Hauptursache ist die rheumatische Endokarditis.

Klinik: Durch die Insuffizienz kommt es zu einer Schlagvolumenbelastung des linken Ventrikels, d.h. zu einer vermehrten Volumenarbeit. Die Frequenz ist eher tachykard. Typische Druckveränderungen sind:

- Hoher systemischer systolischer **Blutdruck** und niedriger diastolischer Blutdruck (z.B. ist ein Wert von 200/40 mmHg stark verdächtig für das Vorliegen einer Aorteninsuffizienz)
- **LVP**
  - leicht bis deutlich erhöhter diastolischer Druck, auch ohne Dekompensation
  - erhöhter systolischer Druck, verlängerte Auswurfphase
- **Rechtes Herz:**
  - Erhöhung des Drucks in der A. pulmonalis und im rechten Ventrikel, dem Druck im linken Vorhof entsprechend

Mitralklappenstenose

Definition/Ursachen: Bei der Mitralklappenstenose liegt eine Verengung der Klappe zwischen linkem Vorhof und linkem Ventrikel vor, so daß die Entleerung des linken Vorhofs gestört ist. Meist ist eine rheumatische Endokarditis nach einem Streptokokkeninfekt dafür verantwortlich.

Klinik: Als Folge der Druckbelastung des linken Vorhofs kommt es schon früh zu einer Druckbelastung auch des rechten Ventrikels, da sich das Blut aus dem linken Vorhof durch die Lungenstrombahn zurückstaut. Man findet folgende Veränderungen bei der Mitralklappenstenose:

- **LAP**
  - erhöht
  - große Druckdifferenz zum Ventrikeldruck, besonders in der frühen Diastole
- **PCWP** (Wedge-Druck) ist erhöht

- **RVP** („right ventricular pressure" = rechter Ventrikeldruck)
  - im weiteren Erkrankungsverlauf ebenfalls erhöht

Häufig sieht man Tachyarrhythmien, besonders Vorhofflimmern, da es durch die Dehnung der Vorhofmuskulatur früh zu einer Schädigung der Reizbildung und Reizleitung im Vorhof kommt.

Eine Erhöhung des HZV unter Anstrengung ist kaum möglich, nachdem bei Belastung die Herzfrequenz auch nicht adäquat ansteigen kann. Im großen, mit Blut gefüllten Vorhof kommt es zur Stase von Blut mit evtl. nachfolgender Thrombenbildung, die wiederum Embolien auslösen können.

Mitralklappeninsuffizienz

Definition/Ursachen: Darunter ist die Schlußunfähigkeit der Mitralklappe zu verstehen, so daß während der Systole Blut aus dem Ventrikel in den Vorhof zurückströmt. Häufigste Ursache ist die rheumatische und bakterielle Endokarditis.

Klinik: Die Schlagvolumenbelastung des linken Ventrikels wird zusätzlich durch eine mäßige Druckbelastung des rechten Ventrikels ergänzt. Über die Dehnung des linken Vorhofs kommt es ebenfalls schnell zu Störungen der Reizbildung und Reizleitung und zur Tachyarrhythmie. Die wesentlichen pathophysiologischen Veränderungen sind:

- **LVP**
  - früher systolischer Gipfel mit vorzeitigem Druckabfall in der späten Systole
  - Auswurfphase ist verkürzt
- **LAP**
  - starke Erhöhung des Drucks während der Systole
- **Rechtes Herz:**
  - Erhöhung des Drucks in der A. pulmonalis und im rechten Ventrikel, dem Druck im linken Vorhof entsprechend

Wie bei der Mitralklappeninsuffizienz ist bei der Mitralklappenstenose die Herzfrequenz häufig erhöht, v.a. wenn es bereits zu einem Vorhofflimmern gekommen ist. Dann ist auch der Anstieg des HZV bei Belastung inadäquat, weil ein entsprechender Anstieg der Herzfrequenz bei Arbeit nicht mehr erfolgen kann.

Offener Ductus Botalli

Definition: Der Ductus Botalli ist die während des intrauterinen Lebens notwendige Verbindung zwischen der Teilungsstelle der Pulmonalarterie und dem Aortenbogen, durch den venöses Blut unter Umgehung der Lunge vom rechten Herzen direkt in den Körperkreislauf gepumpt wird. Nach der Geburt entfaltet sich die Lunge, der intrapulmonale Widerstand nimmt stark ab und innerhalb des ersten Lebenstages kommt es zu einem funktionellen, nach zwei bis drei Lebenswochen zu einem anatomischen Verschluß des Ductus Botalli.

Ursache: Bei fehlendem Verschluß fließt aufgrund des nun höheren Drucks arterielles Blut aus der Aorta in die Pulmonalarterie mit starker Volumenbelastung des linken Herzens und einer deutlichen Druckerhöhung im kleinen Kreislauf.

Klinik: Es handelt sich um einen **Links-rechts-Shunt.**

Therapie: Die Behandlung der genannten Herzfehler erfolgt in der Regel operativ. Weiteres zur allgemeinen, peri- und postoperativen Behandlung siehe Kapitel 6.2. Bei allen o.g. angeborenen Herzfehlern besteht eine **erhebliche Volumen-Belastung des kleinen Kreislaufs,** weil entsprechend der größeren Kraft des linken Ventrikels und der niedrigeren pulmonalen Widerstände sehr viel mehr Blut durch die Lungenstrombahn als durch den großen Kreislauf fließen kann. Nach langjährigem Bestehen dieser Veränderung kommt es zu einem Anstieg des Widerstandes in der Lungenstrombahn, damit zu einem Nachlassen der Lungendurchblutung und durch die verminderte Dehnbarkeit des rechten Ventrikels zu einer Shuntumkehr. Im Laufe der Anpassung des rechten Ventrikels an diese Veränderungen nimmt die Lungenperfusion und damit die arterielle Sauerstoffsättigung ständig ab.

Ist dieses Stadium erreicht, gibt es für die Patienten meist keine Rettung mehr und sie versterben an einer schweren Hypoxämie.

3.1.3.8 Rhythmusstörungen

Definition/Ursachen: Es handelt sich hier um Störungen des Herzrhythmus im Sinne einer Tachykardie, Bradykardie oder Arrhythmie, die entweder auf Reizbildungsstörungen oder Erregungsleitungs- bzw. Überleitungsstörungen beruhen (Abb. 3.1-10).

Die meisten tachykarden Herzrhythmusstörungen sind Folge von:

- anatomischen (KHK, Herzklappenfehler, Vitien)
- oder physiologischen Störungen (Hypertonie, Anämien, Hyperthyreose und Schock).

Vorerkrankungen des Herzens, Schmerzen, Hypoxie, Medikamenteneinfluß etc. sind für die anästhesierelevanten Rhythmusstörungen die wesentlichen Ursachen.

Klinik: Bei **Tachykardien** kommt es zu einer Verkürzung der PQ- und QT-Zeit, während es bei einer **Bradykardie** zu einer Verlängerung dieser Streckenabschnitte kommt.

Therapie: Beide o.g. Veränderungen führen zu einer Verschlechterung in der Arbeitsökonomie des Herzens und müssen daher bei Patienten am Rande der kardialen Leistungsfähigkeit unbedingt vermieden bzw. rasch behandelt werden. Bei symptomatischen Rhythmusstörungen kommen medikamentöse und maschinelle Maßnahmen (Defibrillation, Schrittmacher) in Frage.

Tachykardien

Definition: Unter Tachykardien versteht man einen Anstieg der Herzfrequenz über 100 Schläge pro Minute. Je nach Beteiligung verschiedener Herzregionen unterscheidet man:

- **Sinustachykardie,** Vorhöfe schlagen genauso schnell wie Ventrikel
- **supraventrikuläre Tachykardie,** Reizbildungszentrum liegt nicht im Sinusknoten, aber noch im Bereich der Vorhöfe
- **Vorhofflimmern** oder **Vorhofflattern** mit schneller Überleitung
- vom AV-Knoten ausgehende **supraventrikuläre Tachykardien**
- **ventrikuläre Tachykardien**

Ursache: Bei einem Anstieg der Körpertemperatur um 1 °C, steigt die Frequenz um etwa 10 Schläge pro Minute.

Therapie: An erster Stelle muß die Beseitigung oder Korrektur der auslösenden Ursache stehen. Zur akuten Herzfrequenzsenkung stehen an Medikamenten die Calciumantagonisten Isoptin® oder Dilzem® und an β-Blockern das Brevibloc® zur Verfügung.

Bradykardien

Definition/Ursachen: Eine Herzschlagfolge von unter 60 pro Minute wird als Bradykardie bezeichnet.

Die Bradykardie ist als **Sinusbradykardie** oft physiologisch und am Sportlerherzen und bei trainierten Menschen sichtbar. Bei diesen ist das Herz, bedingt durch ein erhöhtes Schlagvolumen in Ruhe, kaum auf den Kompensationsmechanismus der Frequenzsteigerung angewiesen und schlägt daher langsamer.

Eine sehr häufige physiologische Erscheinung ist auch die **respiratorische Sinusarrhythmie**

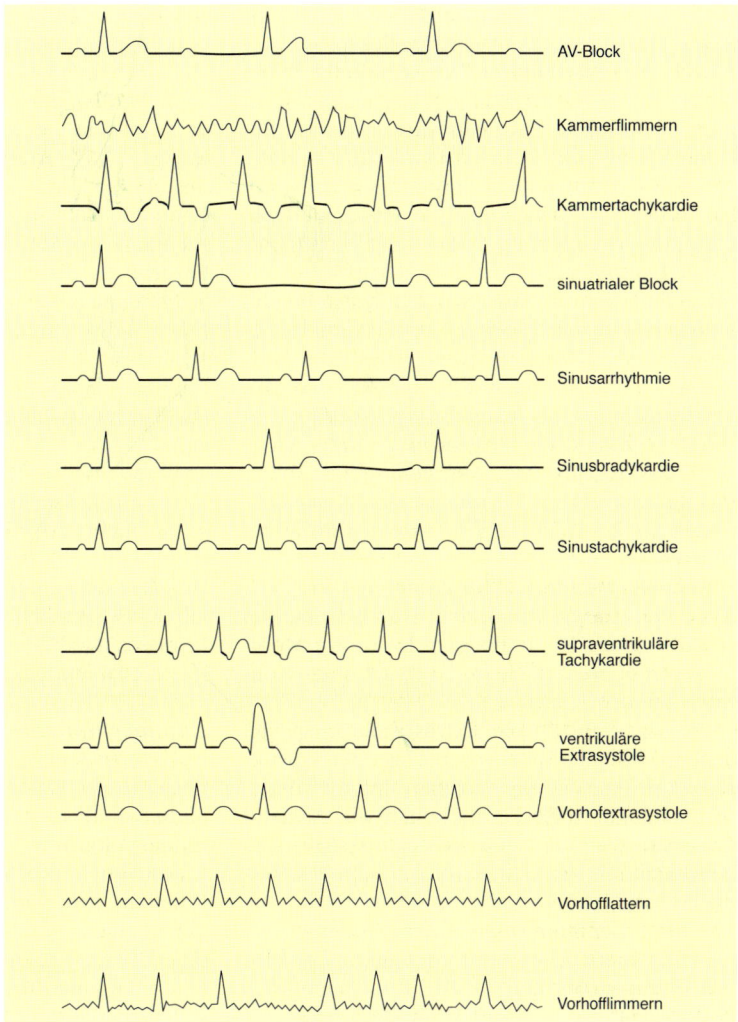

AV-Block

Kammerflimmern

Kammertachykardie

sinuatrialer Block

Sinusarrhythmie

Sinusbradykardie

Sinustachykardie

supraventrikuläre
Tachykardie

ventrikuläre
Extrasystole

Vorhofextrasystole

Vorhofflattern

Vorhofflimmern

Abb. 3.1-10 Die wichtigsten Herzrhythmusstörungen im Vergleich.

mit inspiratorischem Anstieg und exspiratorischem Abfall der Herzfrequenz.

Eine **pathologisch bedingte Bradykardie** ist beim erhöhten Hirndruck, Hyperkaliämie, Hypothermie und auch reflektorisch (nach Reizung des Vagusnervs) sichtbar.

Auch bei Störungen der Reizleitung im Herzen selbst kann es zu Bradykardien kommen. Hier sind meist pathologische Veränderungen aufgrund einer kardialen Erkrankung (KHK) die Ursache.

Therapie: Atropin dient bei erhaltener AV-Überleitung der Steigerung der Eigenaktivität des Sinusknotens. Mit β-Sympathomimetika (z.B. Adrenalin) kann direkt die Frequenz der Ventrikel und auch deren Kontraktilität gesteigert werden.

Extrasystolie

Definition/Ursachen: Zusätzlich zum normalen Herzrhythmus einsetzende Herzaktionen werden als Extrasystolen bezeichnet. Sie führen zu Störungen der geregelten Erregungsausbreitung, wobei diese entsprechend ihrem Ursprungsort in **ventrikuläre** und **supraventrikuläre Extrasystolen** unterschieden werden.

Die Extrasystolie hat vielerlei klinische Ursachen, wobei neurovegetative Einflüsse ohne organisch faßbare Herzerkrankung bei etwa einem Drittel der Fälle im Vordergrund stehen. Mechanische Reize wie beispielsweise ein Herzkatheter provozieren mitunter Extrasystolen; gerade bei operativen Eingriffen und auf der Intensivstation sollte dies immer bedacht werden, wenn Extrasystolen auftreten. Störungen im Elektrolythaushalt, v.a. Kalium- und Magnesiummangel, können einer Extrasystolie zugrunde liegen.

Klinik: Die **ventrikulären Extrasystolen** können in allen Teilen des Reizleitungssystems der Kammern entspringen. Entstehen sie nur in einer Region, so sehen die Extrasystolen im EKG immer gleich aus und werden als monotope Extrasystolen bezeichnet. Ist ihr Aussehen unterschiedlich, so handelt es sich um polytope oder auch multifokale Extrasystolen.

Gehäufte ventrikuläre Extrasystolen stehen oft in einer systematischen zahlenmäßigen Beziehung zu den Normalaktionen. Folgt jeder Normalaktion eine Extrasystole, spricht man von einer **Bigeminie,** bei Koppelung je zweier Extrasystolen von einer **Trigeminie.** Andererseits wird das regelmäßige Auftreten einer Extrasystole nach zwei, drei oder mehr Normalaktionen als **2 : 1-, 3 : 1-** usw. **-Extrasystolie** bezeichnet.

Supraventrikuläre Extrasystolen sind mit einer Tachykardie verbunden. Durch Gabe von Isoptin® (5 bis 10 mg langsam i.v.) unter Monitorkontrolle werden sie in der Regel unter Kontrolle gebracht.

Die **supraventrikuläre Extrasystole** entspringt dem AV-Knoten, Sinus coronarius oder Vorhofmyokard. Typische Kennzeichen sind die vorzeitig einfallende P-Zacke. Es besteht ein Abstand zwischen der prä- und postextrasystolischen Normalaktion, der kleiner als ein doppeltes Normalintervall ist.

Therapie: Bei **monotopen Extrasystolen** ist die Hämodynamik selten beeinträchtigt, bei polytopen Extrasystolen und bei Bi- bzw. Trigeminien ist von einer hämodynamischen Wirkung auszugehen. Zunächst gilt es abzuklären, ob eine Hypokaliämie und/oder eine Digitalisierung vorliegt. In diesen Fällen (bei der Großzahl im Operationssaal anzutreffender Extrasystolen ist dies der Fall) führt bereits das Anheben des Kaliumspiegels im Serum (10 bis 30 mmol Kalium, nicht mehr als 10 mmol/h) zu einer Abnahme der Häufigkeit der Extrasystolen.

Ansonsten kann die Gabe von Lidocain® erforderlich werden (negativ-inotrope Wirkung beachten), um den Übergang der Extrasystolen in ein Kammerflattern zu verhindern.

Vorhofflattern und Vorhofflimmern

Definition/Ursachen: Vorhofflattern und Vorhofflimmern sind aktive **Heterotopien** (die Erregungsbildung erfolgt im Gegensatz zu **Nomotopien** nicht im Sinusknoten, sondern an atypi-

scher Stelle im Herzen) der Vorhöfe mit besonders frequenter Reizbildung. Beide können sich aus Extrasystolen oder supraventrikulären Tachykardien entwickeln.

Klinik: Beim Vorhofflimmern erfolgt keine regelmäßige Aktivierung der Vorhöfe. Die ständig ihre Form, Dauer und Amplitude ändernden Flimmerwellen haben eine durchschnittliche Frequenz von 300 bis 600 Aktionen pro Minute. Es entsteht die für das Vorhofflimmern kennzeichnende **absolute Arrhythmie** der Kammern. Durch die unkoordinierten Vorhofaktionen kommt es zu keiner ausreichenden Kammerfüllung, so daß bei der absoluten Arrhythmie das Herzzeitvolumen immer deutlich niedriger ist.

Therapie: Bei Vorhofflattern mit normaler Kammerfrequenz ist eine perioperative Behandlung meist nicht erforderlich. Bei hohen Vorhoffrequenzen mit schneller Überleitung muß die Herzfrequenz durch Digitalisierung und evtl. Betablocker (Brevibloc®) normalisiert werden, bei Erfolglosigkeit durch Kardioversion, da hier immer die Hämodynamik beeinträchtigt ist.

Kammerflimmern und Kammerflattern

Definition/Ursachen: Es handelt sich um hochfrequente Kammeraktionen bei irregulärer Reizbildung und sog. Reentry-Mechanismen im Ventrikelmyokard.

Der Herzinfarkt ist die typische Ursache von Kammerflattern und -flimmern. Auch Stromunfälle, Lungenembolien und akutes Linksherzversagen können dazu führen.

Klinik: Kammerflimmern kommt einem Herzstillstand gleich, da jegliche koordinierte und hämodynamisch wirksame Kammeraktion fehlt. Im EKG ist nur noch eine irreguläre Zacken- und Wellenfolge als Ausdruck völlig unkoordinierter Myokardaktivierung zu erkennen.

Beim Kammerflattern, dessen Frequenz meist etwas über 200 Herzaktionen/min liegt, führen alle Reize zu einer gleichmäßigen totalen Kammeraktivierung, wobei ebenfalls hämodynamisch wirksame Kammeraktionen fehlen.

Therapie: Bei Kammerflattern bzw. -flimmern muß sofort eine kardiopulmonale **Reanimation** (Kap. 6.1.4) einsetzen und defibrilliert werden, um das Leben des Patienten zu retten.

3.1.3.9 Erregungsleitungsstörungen

Definition/Ursachen: Darunter versteht man eine Verminderung der Geschwindigkeit der

Erregungsleitung bis hin zur Unterbrechung der Reizweiterleitung am Herzen durch die normalen Reizleitungsstrukturen. Dadurch kommt es im EKG zu sog. typischen Blockbildern. Diese Herzrhythmusstörungen lassen sich ihrer Lokalisierbarkeit entsprechend in drei verschiedene Gruppen einordnen.

- **atrialer, sinuatrialer oder sinuaurikulärer Block** (Überleitungsverzögerung des Sinusknotenimpulses auf den Vorhof)
- **atrioventrikulärer oder AV-Block** (Überleitungsverzögerung zwischen Vorhof- und Kammerstrecke einschließlich des Aschoff-Tawara-Knotens)
- **intraventrikulärer Block** (Überleitungsverzögerung im spezifischen Muskelsystem der Kammern)

Klinik: Die Gesamtdauer der P-Zacke kann als Maß für die atriale Erregungsausbreitungsgeschwindigkeit angesehen werden und ist beim sinuatrialen Block verlängert. Beim AV-Block (s. Abb. 3.1-10) tritt innerhalb des AV-Knotens eine starke Verlangsamung der Erregungsleitung ein. Die Geschwindigkeit der AV-Leitung läßt sich an der PQ-Zeit ablesen.

Von der Leitungsverzögerung bis zum Leitungsblock bestehen fließende Übergänge. Drei **Schweregrade** werden unterschieden:

- **I. Grad** = Leitungsverzögerung
- **II. Grad** = partieller Block
- **III. Grad** = totaler Block

Die intraventrikulären Blockbilder zeichnen sich durch eine Verlängerung der QRS-Dauer aus und sind meist Folge von ischämischen Herzerkrankungen.

Zu einer intermittierenden Überleitungsstörung führt das **Karotissinus-Syndrom.** Durch Hypersensibilität der Karotissinus-Rezeptoren kommt es zum flüchtigen, vagal ausgelösten (z.B. durch Drehen des Kopfes) Überleitungsblock, verbunden mit Schwindelanfällen oder Ohnmachten.

Unter physiologischen Bedingungen springt in der Regel bei starker Verlangsamung des Sinusknotens der AV-Knoten als Ersatzschrittmacher ein.

Therapie: Eine Behandlung ist bei hämodynamischen Auswirkungen der Erregungsleitungsstörung notwendig. Bei Bradykardien aufgrund von Erregungsleitungsstörungen kann kurzfristig durch die Gabe von β-Stimulantia und Parasympatholytika versucht werden, die Herzfrequenz anzuheben; **perioperativ** muß je nach Bedarf aber auch ein temporärer Schrittmacher (extern oder über Ösophagussonde) oder ein definitiver Schrittmacher gelegt werden, wenn sich Symptome einer Ohnmacht in der Anamnese nachweisen lassen.

3.1.3.10 EKG-Veränderungen durch Elektrolytstörungen

Ursache: Veränderungen der **Elektrolytspiegel** im Blut führen zu stoffwechselbedingten EKG-Veränderungen, da das EKG ein Abbild der elektrochemischen Vorgänge an der Fasermembran ist und diese elektrochemischen Vorgänge wesentlich durch die Serumelektrolyte beeinflußt werden.

Klinik: Eine **Hypokaliämie** erhöht das Ruhepotential und verlängert die absolute und relative Refraktärzeit. Im EKG kann es zur Abflachung der T-Welle, zur Ausbildung einer hohen U-Welle und gleichzeitig zu ST-Strecken-Senkungen kommen. Die Empfindlichkeit gegenüber der Digitaliswirkung ist deutlich erhöht. Typische Symptome am Herzen sind Tachykardie und Extrasystolie.

Die **Hyperkaliämie** führt zur Abnahme des Ruhepotentials. Im EKG sind hohe und spitze T-Zacken zu sehen. Eine Verbreiterung von P und QRS wird durch generelle Leitungsverlangsamung erzeugt. Am Herzen kommt es zu bradykarden Herzrhythmusstörungen bis hin zum Herzstillstand in der Diastole bei extrem hohen Kaliumwerten (Abb. 3.1-11).

Alle **Herzglykoside** verlängern die Leitungszeit und wirken verkürzend und abschwächend auf das Aktionspotential. Überdosierungen führen besonders bei geschädigtem Herzen zu verschiedenen Formen von Reizbildungsstörungen (extrasystolischer und tachykarder Art), ferner zu Überleitungshemmungen bis zum totalen AV-Block.

Therapie: Es gibt durch Elektrolytveränderungen bedingte EKG-Störungen mit oder ohne klinische Auswirkungen. Bei klinisch relevanten EKG-Störungen (mit hämodynamischen Veränderungen) muß die zugrundeliegende Ursache korrigiert werden.

Bei einer **Hypokaliämie** wird das Kaliumdefizit nach folgender Formel geschätzt:

Kaliumdefizit in mmol = (4,5 – aktuelles Serumkalium in mmol/l) × Körpergewicht in kg × 0,3

Therapiebeispiel: Aktuelles Serumkalium 2,0 mmol/l bei 60 kg Körpergewicht ergibt ein Kaliumdefizit von 50 mmol. Das Defizit wird in

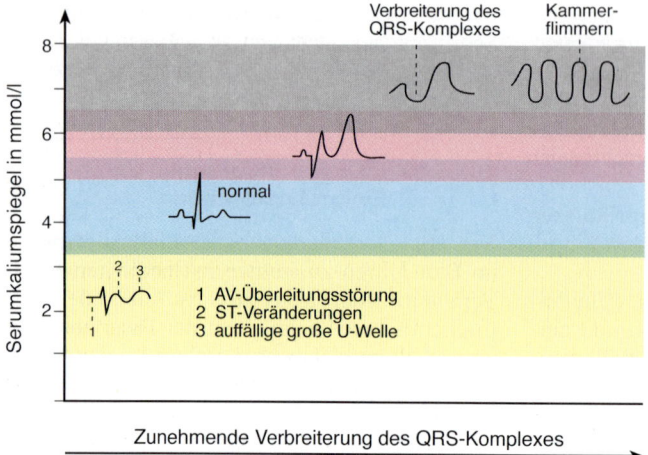

Abb. 3.1-11 EKG-Veränderungen bei verschiedenen Serumkaliumspiegeln. Bei Kaliumwerten über 6,5 mmol/l kommt es zu einer zunehmenden Verbreiterung des QRS-Komplexes, die über sog. biphasische Kammerkomplexe in Kammerflimmern übergehen kann. Sowohl bei zu niedrigen als auch bei zu hohen Kaliumwerten ist die Vorhoferregung gestört, dadurch kommt es zu einer flachen oder fehlenden P-Zacke im EKG.

Form von Kaliumchlorid oder -glukonat ersetzt. Bei der Kaliumsubstitution ist zu beachten, daß mehr als 10 mmol/h immer kontinuierlich über einen Perfusor zu verabreichen sind. Mehr als 20 mmol/h sollten nicht gegeben werden, da es sonst zu einer Hyperkaliämie kommen kann.

Bei einer akuten **Hyperkaliämie,** z.B. durch eine versehentlich zu hohe intravenöse Kaliumgabe, die eine Bradykardie, eine Verbreiterung des QRS-Komplexes oder ein Kammerflimmern auslöst, kann Calciumchlorid oder -glukonat (je 10 bis 20 mmol i.v.) appliziert werden. Jede weitere Kaliumzufuhr ist sofort zu unterbrechen. Liegt eine hochakute hämodynamische Verschlechterung vor, so ist durch die kombinierte Gabe von Alt-Insulin und Glukose (20 IE Alt-Insulin und 100 ml Glukose 20%) der Kaliumspiegel innerhalb von ein bis zwei Stunden bis zu 2 mmol/l zu senken, da die Aufnahme von Glukose in die Zelle eine Kaliumaufnahme in die Zelle nach sich zieht. Beruht die Hyperkaliämie auf einer Nierenfunktionsstörung, so muß eine Dialyse oder Hämofiltration erfolgen.

Die durch eine **Überdosierung** von **Digitalis** entstandenen EKG-Veränderungen lassen sich häufig durch das Beeinflussen des Kaliumspiegels bessern. Durch Anheben des Serumkaliums auf einen hochnormalen Bereich verschwinden die meisten digitalisbedingten und anästhesierelevanten EKG-Veränderungen. Besteht eine Digitalisintoxikation, erkennbar an Erbrechen, Durchfall und massiver Störung beim Farbsehen, so muß zuerst eine Entgiftung erfolgen und ggf. der operative Eingriff aufgeschoben werden.

3.1.4 Gefäße

Neben dem Herzen als Motor der ununterbrochenen Blutbewegung haben die Gefäße die Aufgabe, das Blut bis in die entlegensten Peripherie-Gebiete des Körpers zu verteilen. Außer der Anatomie und der Funktion der arteriellen, venösen und lymphatischen Gefäßsysteme wird in diesem Abschnitt besonderer Wert auf die Prozesse im kapillaren Stromgebiet gelegt, in dem die Austauschvorgänge zwischen Zirkulation und Interstitium stattfinden. Die hier stattfindenden Vorgänge sind insbesondere für das Verständnis der Entstehung von Ödemen, zu denen es bei fast allen intensivpflichtigen Erkrankungen als Zeichen der gestörten Herz-Kreislauf-Funktion kommen kann, wesentlich.

Die Arterien verteilen das arterielle Blut, das vom Herzen ausgeworfen wird, auf die verschiedenen Organe und Organsysteme, während die Venen für den Rücktransport des Blutes zum Herzen verantwortlich sind (Abb. 3.1-12). Das Lymphsystem, das letztendlich als „Abtransportweg" aus dem Kapillarbereich dient, befördert zwischen 5 und 10% der im kapillaren Stromgebiet abgepreßten Plasmaflüssigkeit auf einem separaten Weg zurück in das venöse Blutsystem.

3.1.4.1 Arterien

Während des systolischen Blutauswurfs in die großen Arterien wird deren Gefäßwand gedehnt. Ein Teil der Energie wird in den verlängerten elastischen Fasern der Arterienwände gespeichert und während der Diastole wieder abgegeben.

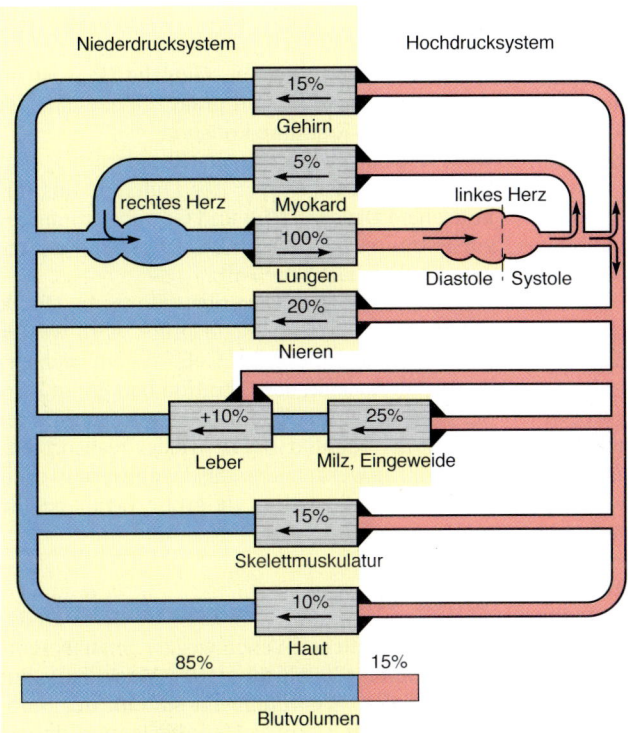

Niederdrucksystem   Hochdrucksystem

	15%	Gehirn

rechtes Herz   Myokard   5%   linkes Herz

100%   Lungen   Diastole · Systole

20%   Nieren

+10%   Leber   25%   Milz, Eingeweide

15%   Skelettmuskulatur

10%   Haut

85%   15%

Blutvolumen

Abb. 3.1-12 Darstellung des Kreislaufsystems. Die Zahlenangaben entsprechen dem prozentualen Anteil der jeweiligen Organperfusion am gesamten HZV in Ruhe.

jenige der Arteriolen 60%, der Kapillaren 15% und der Venen 15%.

Die Blutgefäße sind aus Intima (Endothelzellschicht), Media (Elastin- und Kollagenfasern, glatte Muskulatur) und umgebendem Bindegewebe aufgebaut. Die Kapillaren sind morphologisch einfache Endothelschläuche mit einschichtigen Endothelzellen und umgebender Basalmembran.

Da nur die Arteriolen und die präkapillaren Sphinkter glatte Muskelfasern aufweisen, können die eigentlichen Haarnetzgefäße ihr Lumen nur passiv verändern.

Im Bereich der Kapillaren erfolgt der Austausch von Nährstoffen und Abbauprodukten (z.B. Sauerstoff und Kohlendioxid) zwischen intra- und extravasalem Raum.

Die Wände der Kapillaren besitzen etwa 8 nm große Poren, durch die Wasser und die im Plasma gelösten kleineren Moleküle frei filtriert werden können.

Die Durchlässigkeit der Kapillarwand ist außer von Konzentrations- und Druckunterschieden auch noch von den physikochemischen Eigenschaften der jeweiligen Stoffe abhängig. Die **relative Durchlässigkeit** der intakten Kapillarwand für verschiedene Stoffe zeigt Tabelle (Tab. 3.1-3).

Das kapillare Stromgebiet muß den Austausch aller Stoffe zwischen Blut und Gewebe gewährleisten. Dies sind Atemgase, Energieträger, Metabolite, Stoffwechselprodukte, Ionen, Wasser und Hormone. Die Einstellung des inneren Milieus im Wasser- und Elektrolythaushalt hängt ganz wesentlich von der Funktion dieses kapillaren Austauschsystems ab. Der überwiegende Anteil des Austausches erfolgt passiv durch Filtration

Dies führt zu einer weniger abrupten Änderung der Drücke in den Arterien im Vergleich zu den Verhältnissen im Herzen und wird als **Windkesselfunktion** bezeichnet.

Der Druckgradient entlang des gesamten Gefäßsystems ist für die gerichtete Strömung des Blutes verantwortlich.

Die Blutverteilung erfolgt nach den wechselnden metabolischen Bedürfnissen der verschiedenen Gewebe. Zusätzlich dient aber der Kreislauf übergeordneten Funktionen, wie der Thermoregulation. Der Kreislauf ist sowohl zentral (neural und humoral) als auch lokal (Metabolite, Hypoxie, thermische Einflüsse) gesteuert.

Das Gefäßsystem läßt sich wie folgt einteilen:

■ elastische Gefäße („Windkesselarterien")
■ muskuläre Verteilerarterien
■ Arteriolen (präkapillare Widerstandsgefäße)
■ Kapillaren (Austauschgefäße)
■ Venolen (postkapillare Widerstandsgefäße)
■ Venen (Kapazitätsgefäße)

Der Anteil der großen Arterien am gesamten peripheren Widerstand beträgt etwa 10%, der-

Tab. 3.1-3 Relative Durchlässigkeit der intakten Kapillarwand.

Wasser	1
anorganische Ionen	0,95
Harnstoff	0,8
Glukose	0,6
Albumin	0,0001

aufgrund von Druck und Diffusion durch Konzentrationsunterschiede.

Durch den in den Kapillaren herrschenden effektiven Filtrationsdruck kommt es zur **transkapillaren Filtration** (Flüssigkeitsausstrom aus dem Gefäß) und **Reabsorption** (Flüssigkeitseinstrom ins Gefäß).

Der effektive Filtrationsdruck (P_{eff}) ist von vier Faktoren abhängig, die sich, wie in Abbildung 3.1-13 dargestellt, im Verlauf des Gefäßes wie folgt verhalten:

- **Kapillardruck** (P_K), entsprechend dem hydrostatischen oder Blutdruck; Kapillardruck nimmt im Verlauf der Kapillare linear ab
- **Gewebsdruck** (P_G), entspricht hydrostatischem Druck im Gewebe; dieser Druck ist im Verlauf der Kapillarstrecke konstant und beträgt im Normalfall um 3–5 mmHg; der Gewebsdruck wirkt dem Kapillardruck entgegen
- **Onkotischer Druck** im Blut (P_{OB}), entspricht dem Wasserbindungsvermögen der Plasmaproteine (v.a. Albumin) wirkt dem Wasseraustritt aus dem Gefäßsystem ebenfalls entgegen; wegen Wasserfiltration im arteriellen Schenkel der Kapillare nimmt onkotischer Druck des Blutes in der Kapillare zu, da sich das Blut konzentriert
- **Onkotischer Druck im Gewebe** (P_{OJ}) ist im Normalfall niedrig und praktisch ebenfalls im Verlauf der Kapillare konstant

Überwiegt die Differenz aus Kapillardruck und Gewebsdruck gegenüber der Differenz aus onkotischem Druck in Blut und Gewebe, kommt es zur Filtration ins Interstitium. Dies ist in der ersten Kapillarhälfte der Fall.

Ist jedoch der resultierende onkotische Druck höher als der hydrostatische Druck, wird Wasser aus dem Interstitium ins Gefäßsystem reabsorbiert. Das Ausmaß der Filtration beträgt im Körper etwa 10 bis 20 l/Tag. Davon werden 90% im Verlauf der Kapillarstrecke wieder reabsorbiert. 1 bis 2 l/Tag werden über das Lymphsystem drainiert und so dem Blut via große Lymphgefäße wieder zugeführt.

3.1.4.2 Venen

Die oberflächlichen Venen weisen einen wesentlich höheren Gehalt an glatter Muskulatur auf als die tiefen. Sie vereinigen sich an der unteren Extremität zu zwei Hauptstämmen, die als Vena saphena magna und parva in die tiefen Venen münden. Die venösen Gefäße sind mit **bikuspidalen Klappen** versehen. Je weiter distal eine Beinvene liegt, d.h. je mehr sie im Stehen dem hydrostatischen Druck ausgesetzt ist, desto mehr Klappen weist sie auf. Das Venensystem ist der wichtigste Blutspeicher des Körpers. Die extrathorakalen Venen enthalten etwa **50 bis 60% des gesamten Blutvolumens,** während auf die Arterien vergleichsweise nur etwa 15% entfallen.

Beim Wechsel von der horizontalen in die vertikale Position kommt es trotz der reflektorischen Steigerung des Venentonus zu einem Versacken von etwa 600 bis 700 ml Blut in die unteren Extremitäten. Der Druck nimmt in den Beinvenen abrupt zu. Nach einer Periode ruhigen Stehens entspricht er etwa dem Druck, den eine

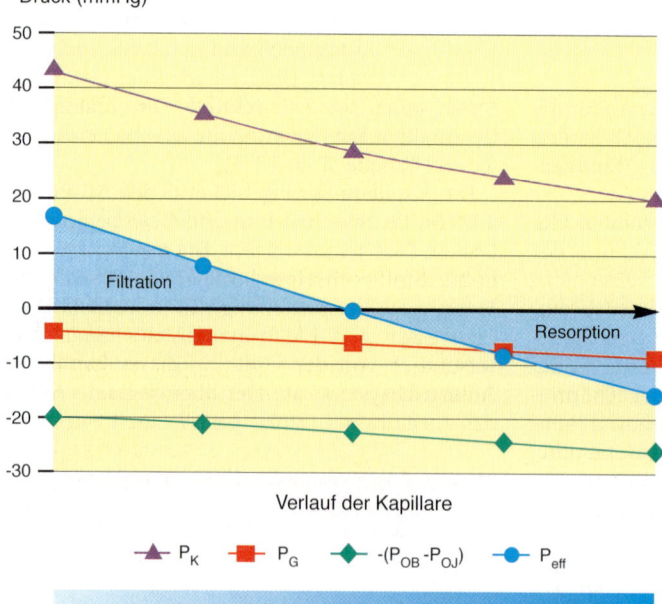

Druck (mmHg)

Verlauf der Kapillare

P_K P_G $-(P_{OB} - P_{OJ})$ P_{eff}

Abb. 3.1-13 Kräfte im Kapillarstromgebiet. Der im Verlauf der Kapillaren resultierende effektive Filtrationsdruck P_{eff} bestimmt die Flüssigkeitsverschiebungen. Der onkotische Gesamtdruck ist negativ dargestellt. Tatsächlich wirkt er dem hydrostatischen Druck entgegen; er bindet Wasser im Blutgefäß.

Blutsäule zwischen Meßstelle und Herzniveau ausübt. Zur Druckdifferenz, die bereits im Liegen zwischen Venolen und rechtem Vorhof besteht, kommt im Stehen der hydrostatische Druck hinzu. Der hohe Druck in den peripheren Beinvenen während des Stehens vermindert die Flüssigkeitsresorption im venösen Kapillarschenkel. Nach langem Stehen findet sich daher selbst bei Personen mit gesunden Beinvenen eine Ödemneigung.

3.1.4.3 Lymphsystem

Das Lymphsystem drainiert neben dem Überschuß an **interstitieller Flüssigkeit** zusätzlich auch einen Teil der im Dünndarm resorbierten Fette, weshalb sich die Farbe der Lymphe vor der Einmündung in das venöse System häufig milchig verfärbt hat. Der Transport von Chylomikronen (Triglyzeride und Phospholipide in einer Lipoproteinhülle) in der intestinalen Lymphe gibt dieser während der Verdauung das Aussehen einer milchigen Flüssigkeit.

Unter Lymphe versteht man die Flüssigkeit, die durch das Lymphgefäßsystem transportiert wird. Sie bildet sich aus jener interstitiellen Flüssigkeit, die aus den Blutkapillaren in die Interzellularräume austritt und nicht mehr rückresorbiert wird. Aktive Kontraktionen der einzelnen Lymphgefäßsegmente bewegen die Lymphe zentralwärts infolge des **Klappenventilmechanismus.** Aktive Muskelbewegungen vergrößern die Blutzirkulation und haben eine Massagewirkung sowohl auf die venösen als auch auf die Lymphgefäße. Bei der Atmung übt der negative intrathorakale Druck eine Saugwirkung aus.

In Ruhe ist das Lymphangebot im Bereich der Extremitäten praktisch Null, hingegen erhöht in Leber und Darm. Die Drainage der Proteine aus der interstitiellen Flüssigkeit ist die wichtigste und beständigste Funktion des Lymphsystems. Ungefähr 50% des Plasmaproteins befinden sich ständig im interstitiellen Raum und mindestens 50% der im Blut zirkulierenden Proteine durchwandern die Blutgefäßwand in 24 Stunden.

Der Lymphknoten ist ein Abwehr- und Filterorgan. Mikroorganismen werden im Lymphknoten phagozytiert, nachdem sie durch die afferenten Lymphgefäße zugeführt worden sind. Die Lymphknoten stellen nur einen unvollständigen Filter dar. Vor allem wenn sehr viele Partikel und Bakterien vorhanden sind, gelangen sie ins Blut.

3.1.4.4 Ödementstehung

Unter pathologischen Bedingungen sind die oben erwähnten Mechanismen gestört. Eine Zunahme des **arteriellen** Drucks führt zu der **transkapillaren Filtration**. Normalerweise ist die Kapazität zur Reabsorption nicht gestört. Beim Gehirn kann es im Rahmen einer hypertensiven Krise jedoch zu einem Hirnödem und Koma kommen, weil die intrakraniellen Resorptionsmechanismen bei Überschreiten des Bereiches der Autoregulation der Hirndurchblutung nicht mehr adaptationsfähig genug sind.

Der Anstieg des **venösen** Drucks führt zur Abnahme der Reabsorption und kann zu Ödemen führen, wenn das Lymphsystem nicht in der Lage ist, das überschüssige Gewebswasser wieder in den Blutkreislauf einzuschleusen.

Bei **Endothelschädigung** nehmen die Kapillarporen an Größe zu bzw. verlieren völlig ihre Funktion. Plasmaproteine dringen stark vermehrt ins Interstitium ein. Die resultierende Druckdifferenz zwischen onkotischem Druck im Blut bzw. Plasma und Interstitium verringert sich so dramatisch, daß der effektive Filtrationsdruck stark ansteigt. Erst nach Erreichen eines hohen hydrostatischen Gewebedrucks aufgrund massiver Ödeme stellt sich ein neues Gleichgewicht zwischen den vier Drücken (s.a. Kap. 3.1.4.1) ein. Typische Beispiele hierfür sind **ARDS** (adult respiratory distress syndrome = akutes Lungenversagen) im Niederdrucksystem der Lunge und Ganzkörper-Ödeme im Verlauf eines septischen Krankheitsbildes.

Bei Unterbindung von Lymphgefäßen, aber auch bei einer die Transportkapazität des Lymphsystems übersteigenden Produktion interstitieller Flüssigkeit, ist der Abstrom von Lymphflüssigkeit beeinträchtigt, so daß ebenfalls Ödeme entstehen (z.B. nach Axillausräumung oder paraaortaler Lymphadenektomie). Die proteinreiche Ödemflüssigkeit begünstigt die Entwicklung von Fibroblasten und die Bildung kollagener Fasern und damit einen narbigen Umbau der Region mit erhöhtem Gehalt an eiweißreichem Ödem.

3.2 Atmungs-System

3.2.1 Anatomie

Nase, Nasennebenhöhlen, Rachen, Kehlkopf, Trachea, Bronchien und Alveolen sowie Zwerchfell und Atemhilfsmuskulatur sind die

3

anatomischen Bausteine des Respirationssystems. Unmittelbar nach dem Naseneingang bildet der knöcherne Boden der Nasenhöhle die engste Stelle. Dahinter wird die Nasenhöhle wieder breiter bis in den Bereich der Choanen, die in sich erneut eine Verengung darstellen. Besonders die Nasenscheidewand ist von stark vaskularisierter Schleimhaut überzogen, was zur starken Blutung bei Verletzungen führen kann.

Die Schleimhautauskleidung der Trachea verengt das Lumen zwischen Kehlkopf und Ringknorpel und bildet mit den beiden Stimmbändern die dazwischengelegene spaltförmige Stimmritze (**Glottis,** s.a. Kap. 5, „Intubation").

Diese bekommt durch Öffnung und Schließung der Stimmbänder eine unterschiedliche Weite. Die Glottis ist die **engste Stelle** der oberen Luftwege im Erwachsenenalter, während bei **Kindern** bis etwa acht Jahren der Bereich des **Ringknorpels** die engste Stelle ist (Abb. 3.2-1).

Die Distanz zwischen Zahnreihe und Stimmritze liegt beim Erwachsenen zwischen 11 und 14 cm, bei Kindern bis zu acht Jahren bei 10 cm.

Normalerweise steht der Kehldeckel (Epiglottis) senkrecht aufgerichtet und reicht mit dem oberen Ende fast an den Zungengrund. Bei Neugeborenen steht die Epiglottis so erhöht, daß sie sich an das Gaumensegel (Velum palatinum mit Uvula) anlegen kann.

Die **Länge der Trachea** ist sowohl vom Geschlecht als auch von der Körpergröße abhängig und beträgt im Durchschnitt **9 bis 15 cm.** In Höhe des 4. Brustwirbels teilt sich die Trachea (Bifurkation) in die beiden Hauptbronchien auf.

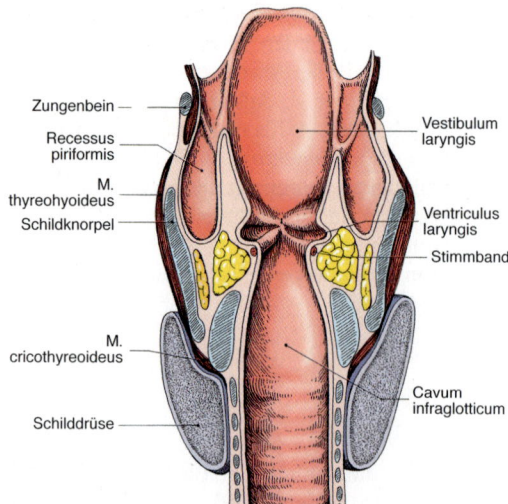

Zungenbein

Recessus piriformis

M. thyreohyoideus

Schildknorpel

M. cricothyreoideus

Schilddrüse

Vestibulum laryngis

Ventriculus laryngis

Stimmband

Cavum infraglotticum

Abb. 3.2-1   Kehlkopf im Längsschnitt.

Die Tracheabifurkation ist beim Erwachsenen 10 bis 13 cm unterhalb der Glottis gelegen, bei Kindern bis zu acht Jahren 6 cm.

Im Winkel zwischen den beiden Hauptbronchien entspringt der Trachealsporn **(Karina),** der von unten her in das Lumen reicht. Zwischen der Karina und der oberen Zahnreihe besteht ein Abstand von etwa 25 cm.

Die **Lunge** ist ein paariges Organ, das makroskopisch auf der **linken** Seite in **zwei** und **rechts** in **drei Lungenlappen** geteilt wird (Ober-, [Mittel-] und Unterlappen). Am Lungenhilus treten die großen Blutgefäße (Lungenarterien, Lungenvenen) und die Bronchien sowie die Lymphgefäße und Nerven in die Lungen ein. Die Lungenflügel sind von der Pleura, einem einschichtigen Epithel, überzogen.

Beginnend mit der Trachea als „Bronchie" der ersten Generation teilen sich die **Bronchien** hin bis zur siebenundzwanzigsten Generation auf, wobei man bis zur siebten Generation der Teilung von Bronchien, bis zur dreiundzwanzigsten Generation von Bronchiolen und von der vierundzwanzigsten bis zur siebenundzwanzigsten Generation von Alveolen spricht. Je nach Anzahl der aufeinanderfolgenden Bronchialteilungen wird der Durchmesser – entsprechend den Ästen eines Baumes – immer kleiner. Die **Hauptbronchien** teilen sich zunächst in die sog. Lappenbronchien (links zwei Lappen, rechts drei) und dann in die Segmentbronchien. In der rechten Lunge gibt es zehn und im linken Lungenflügel neun derartiger Segmentbronchien.

Der **Abgangswinkel** des rechten Hauptbronchus ist deutlich kleiner (steiler abwärts) als der des linken. Folglich können Fremdkörper u.ä. eher den rechten Bronchus verlegen. Der rechte Hauptbronchus ist kürzer, nach 2 bis 3 cm geht der Oberlappenbronchus ab.

Die Zahl der kleinsten, noch knorpeltragenden Bronchien, die einen Lichtungsdurchmesser von etwa 1 mm besitzen, beträgt etwa 1 000. Aus der letzten Teilungsstelle eines Bronchus, welcher noch eine kleine Knorpelspange besitzt, gehen zwei knorpelfreie Bronchioli hervor. Diese verzweigen sich wiederum drei- bis fünfmal. Die letzten Verzweigungen werden **Bronchioli terminales** genannt. Aus diesen gehen weitere Teilungen hervor, die **Bronchioli alveolares** (bis zu 15 aus jedem), die sich aus jeweils etwa 2 000 Alveolen zusammensetzen.

Durch die Alveolen kommt es zu einer maximalen Vergrößerung der Gasaustauschfläche (etwa 80 m^2).

An jeder Grenzschicht zwischen Gas und Flüssigkeit werden sog. Oberflächenkräfte frei, die versuchen, die Oberfläche der Flüssigkeit zu verkleinern. In den Alveolen, die man zur besseren Illustration auch als Gasblasen in einer Flüssigkeit betrachten kann, geht der (theoretische) „Versuch" der Oberflächenkräfte über die Verkleinerung der Alveole bis hin zum Alveolarkollaps. Der **Surfactant** (Anti-Atelektasefaktor, vor allem in den Pneumozyten der Alveolen), der aus einem Lipidgemisch besteht und im Alveolarepithel gebildet wird, ist eine Substanz, die die Oberflächenspannung vermindert. Dadurch wird die Tendenz zum Kollaps der Alveolen vermindert.

Das **Zwerchfell** trennt die Brusthöhle von der Bauchhöhle. Es wird vom N. phrenicus innerviert, der im Halsmark entspringt (C4). In Rückenlage wird das Zwerchfell durch die Baucheingeweide kopfwärts gedrängt, was besonders bei übergewichtigen Patienten eine Rolle spielt.

3.2.2 Physiologie

3.2.2.1 Pulmonaler Kreislauf

Das intrapulmonale Blutvolumen beträgt etwa 10 bis 20% der Gesamtblutmenge (500 bis 1 000 ml). Der Fluß des pulmonalen Kreislaufs gleicht dem des großen Kreislaufs. Entsprechend wirken sich auch Änderungen des Herzzeitvolumens sowohl auf den großen als auch auf den kleinen Kreislauf aus.

Tabelle 3.2-1 zeigt die Druckverhältnisse im großen und kleinen Kreislauf. Auffallend ist, daß sich das absolute und relative Druckniveau um Faktor 5 bis 7 und der Druckabfall um Faktor 7 bis 10 unterscheiden.

3.2.2.2 Gasaustausch (Atmung)

Der Austausch von Sauerstoff und Kohlendioxid zwischen Körper und Umwelt findet in den **Alveolen** statt. Beim Erwachsenen ist die Fläche der etwa 300 Millionen Alveolen zwischen 70 und 90 m^2 groß.

Die Lungenkapillaren befinden sich in den Alveolarwänden, die Distanz zwischen der Alveole und dem Kapillarblut ist mit 0,5 µm beim Gesunden sehr gering. Die Gase, die zwischen Alveolen und Blut ausgetauscht werden, durchdringen folgende Schichten:
- Surfactant
- Alveolarepithelzelle
- Basalmembran des Epithels
- interstiellen Raum
- Basalmembran der Kapillaren
- Kapillarendothelzelle

Zusammen werden diese Schichten auch als **Atemmembran** bezeichnet. Die Gesamtdicke beträgt normalerweise etwa 0,5 µm (zum Vergleich: Durchmesser von Erythrozyten 7 bis 9 µm).

Der Übertritt der Atemgase vom Alveolarraum ins Blut geschieht passiv, d.h. aufgrund physikalischer Gesetzmäßigkeiten **(Diffusion).** Bei einer gegebenen Druckdifferenz zwischen Alveolen und Lungenkapillarblut ist der entsprechende Gasaustausch proportional der Löslichkeit des Gases in den zu durchwandernden Medien, jedoch umgekehrt proportional der zu diffundierenden Strecke. Zum Beispiel diffundiert Kohlendioxid (CO_2), weil es besser löslich ist als Sauerstoff (O_2), etwa 40mal schneller bei gleicher Partialdruckdifferenz durch die Alveolenwand. Verdichtet sich die Alveolarmembran, so verlangsamt sich die Diffusionsgeschwindigkeit jedes Gases.

3

Tab. 3.2-1 Druckverhältnisse im großen und kleinen Kreislauf.

Drücke in mmHg	rechter Vorhof (RA)	linker Vorhof (LA)	rechter Ventrikel (RV)	Pulmonal-arterie	linker Ventrikel (LV)	Aorta	Vena cava
systolisch	7	25	25	25 (20–30)	120	120	–
diastolisch	7	5	5	10 (8–12)	10	70	–
Mitteldruck	5	10	–	15 (12–20)	–	85	5

(Die Werte sind gemittelt aus den Angaben verschiedener Autoren.)

Der **Diffusionskoeffizient** ist von der Löslichkeit des Gases in der **Atemmembran** abhängig. Löst sich das jeweilige Gas gut, kann viel mehr Gas pro Zeiteinheit durch die Membran diffundieren. CO_2 löst sich um den Faktor 20 besser in der Atemmembran als O_2, d.h. CO_2 diffundiert wesentlich besser und schneller als O_2.

Die **Partialdruckdifferenz** ist die treibende Kraft der **Diffusion** von Gasen durch Membranen. Bei hoher Differenz wird mehr Gas durch die Membran diffundieren als wenn der Druckunterschied nur gering ist. Ist der **Partialdruck** eines Gases in der Alveole höher als im Blut, so wird dieses Gas von der Alveole in das Blut diffundieren und umgekehrt.

Die **Diffusionskapazität** ist ein Maß dafür, wieviel Gas (in ml) pro Zeiteinheit überhaupt durch eine Membran diffundieren kann. Sie ist eingeschränkt, wenn z.B. die Atemmembran verdickt ist wie beim Lungenödem oder die Oberfläche der Alveolen verringert ist wie bei der Lungenfibrose.

Die chemische Bindungszeit des Sauerstoffs an das Hämoglobin tritt als „Diffusionswiderstand" auf. Unter pathologischen Bedingungen kann eine ungenügend lange Verweildauer des Lungenkapillarblutes an der alveolokapillären Membran, also eine Abnahme der Kontaktzeit, oder eine Abnahme des O_2-bindungsfähigen Hämoglobins als „Diffusionswiderstand" in Erscheinung treten.

Der Gasaustausch ist nur dann optimal, wenn alle Alveolen belüftet und entsprechend durchblutet sind. Die Abstimmung von Belüftung (Ventilation) und Durchblutung (Perfusion) wird durch das **Ventilations-Perfusions-Verhältnis** (V_A/Q) ausgedrückt (Abb. 3.2-2). Der Normalwert ist 0,8, weil die normale alveoläre Ventilation 4 l/min und die normale Perfu-

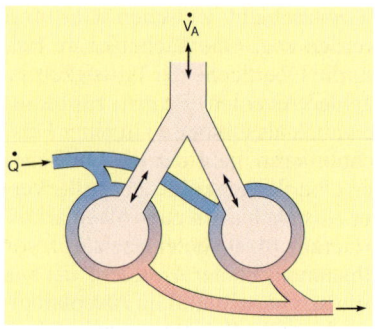

Abb. 3.2-2
Normale Ventilation und Perfusion (V_A/Q).

sion (Herzzeitvolumen) 5 l/min beträgt/4:5 = 0,8).

Störungen im Bereich der Ventilation und/oder Perfusion treten auf, wenn Lungenabschnitte nicht belüftet, aber durchblutet, oder Lungenabschnitte belüftet, aber nicht durchblutet werden (Abb. 3.2-3).

Die erste Störung bewirkt eine Zunahme der Shuntdurchblutung, die zweite Störung führt zu einer Zunahme des Totraumes der Ventilation. Meßbar ist dies an der Zunahme des alveoloarteriellen Sauerstoffpartialdruck-Gradienten pO_2.

Auch bei der gesunden Lunge besteht ein pO_2-Gradient von 4 bis 6 mmHg in Ruhe. Dieser ist hauptsächlich durch die venöse Beimischung aus dem Bronchialkreislauf und die thebesianischen Venen bedingt. Die auch beim Gesunden nicht optimale Anpassung von Perfusion (Q) und alveolärer Ventilation (V_A) führt zu einem zusätzlichen alveoloarteriellen Druckgradienten. Die regionalen Differenzen im V_A/Q-Verhältnis sind beim Gesunden im wesentlichen auf die Wirkung der Gravitationskraft am Thorax-Lungen-System zurückzuführen. In aufrechter Position werden die Lungenoberfelder insbesondere in Ruhe

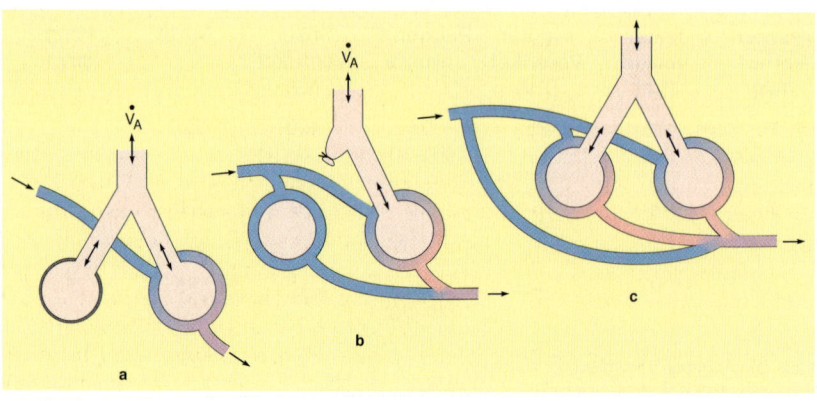

Abb. 3.2-3
Gestörte Ventilation und Perfusion.
a) Gestörte Durchblutung (z.B. Lungenembolie).
b) Gestörte Ventilation (z.B. Bronchialobstruktion).
c) Shunt (z.B. Atelektase).

leicht hyperventiliert und weniger durchblutet sowie die Lungenbasis leicht hypoventiliert und hyperperfundiert. Bei körperlicher Arbeit werden die regionalen Differenzen kleiner.

Sauerstoff und **Kohlendioxid** sind die wesentlichen im Blut transportierten Gase. Sauerstoff diffundiert aus den Alveolen in das Lungenkapillarblut. Dort löst sich der Sauerstoff im Blut, zum größten Teil wird er jedoch chemisch an Hämoglobin in den Erythrozyten gebunden und zu den Geweben transportiert. In den Geweben werden die Nährstoffe (Kohlenhydrate, Fette, Eiweiße) mit Sauerstoff unter Energiegewinn zu Wasser, Kohlendioxid und weiteren Stoffwechselendprodukten verbrannt. Kohlendioxid diffundiert aus dem Kapillarblut in die Alveolen und wird anschließend abgeatmet.

Kohlendioxid wird im Blut
- physikalisch gelöst
- in Bikarbonat umgewandelt
- ebenfalls an das Hämoglobin gebunden transportiert und aus der Lunge an die Außenwelt abgeatmet

3.2.2.3 Sauerstoff

Physikalische Lösung: Abhängig vom Partialdruck wird Sauerstoff im Blut gelöst. Pro mmHg O_2 werden 0,03 ml Sauerstoff pro Liter Blut gelöst, d.h. bei einem pO_2 von 100 mmHg sind in einem Liter Blut insgesamt 3 ml Sauerstoff physikalisch gelöst.

Chemische Bindung: Etwa 210 ml O_2 pro Liter Blut werden bei einem pO_2 von 100 mmHg gebunden.

Hämoglobin ist in der Lage, Sauerstoff chemisch an sich zu binden. Die Menge der Bindung hängt ebenfalls vom pO_2 ab und wird von einigen weiteren Faktoren beeinflußt (Temperatur, pH-Wert, pCO_2-Wert und Gehalt der Erythrozyten an 2,3-Diphosphoglycerat = DPG). Die Maximalmenge an Sauerstoff, die 1 g Hämoglobin binden kann, ist 1,34 ml **(Hüfner-Zahl).** Ein gesunder Erwachsener hat bei einem Hämoglobingehalt von 12 bis 15 g/100 ml Blut ein Bindungsvermögen von 160 bis 200 ml O_2/l Blut.

Sauerstoffsättigung: Der prozentuale Anteil des mit Sauerstoff verbundenen Hämoglobins entspricht der sog. „Sättigung".
- 75% Sättigung: $^3/_4$ des Gesamt-Hämoglobins mit Sauerstoff verbunden > $^1/_4$ freies Gesamt-Hämoglobin
- 100% Sättigung: Gesamt-Hämoglobin vollständig mit Sauerstoff verbunden (kein zusätz-

licher Sauerstoff kann mehr chemisch gebunden werden)

Auch bei weiterer Erhöhung des Sauerstoffangebotes würde die Gesamtmenge des im Blut enthaltenen Sauerstoffs kaum noch zunehmen, weil zusätzlich ins Blut diffundierender Sauerstoff nur noch physikalisch gelöst werden kann.

- **Sauerstoffpartialdruck:** Der Partialdruck eines Gases berechnet sich aus der **Multiplikation der Konzentration mit dem Druck.** Bei trockener Luft kann der barometrische Druck (760 mmHg) eingesetzt werden. Da der **FiO_2** (Sauerstoffkonzentration in der Einatmungsluft) normalerweise 0,21 (21%) beträgt, ergibt sich also: $0,21 \times 760 = 159$ mmHg. Die normale Atemluft in den Alveolen ist zu 100% mit Wasserdampf gesättigt (Wasserdampfdruck bei 37 °C = 47 mmHg), daher muß dieser Druck noch abgezogen werden:

$0,21 \times (760 - 47) = 150$ mmHg

Der Sauerstoffpartialdruck ist jedoch in der Alveolarluft (p_aO_2) nur ca. 105 mmHg, da es aufgrund des laufend stattfindenden Gasaustausches (Zumischung von venösem Blut) zu einer anderen Gaszusammensetzung kommt. Der **FaO_2** (alveolärer O_2-Anteil) beträgt nur noch 14%, zusätzlich kommt ein CO_2-Gehalt von etwa 5,6% hinzu (Tab. 3.2-2).

Für die Sauerstoffversorgung der Gewebe ist der Verlauf der **Sauerstoffbindungskurve** (Sauerstoffdissoziationskurve) entscheidend.

Sie gibt den Zusammenhang zwischen pO_2 und Sauerstoffsättigung an. Die O_2-Transportfähigkeit des Blutes ist im wesentlichen eine Funktion der Sauerstoffsättigung und der Hämoglobinmenge. Der Zusammenhang zwischen pO_2- und O_2-Sättigung ist nicht linear, sondern weist die bekannte S-Form auf (Abb. 3.2-4).

Diese Beziehung wird durch Temperatur und pH-Wert des Blutes so modifiziert, daß die S-Kurve mit steigender Temperatur und H$^+$-Konzentration (Azidose) abflacht (geringeres O_2-Bindungsvermögen), mit fallender Temperatur und H$^+$-Konzentration (Alkalose) steiler wird (besseres O_2-Bindungsvermögen).

Viele Faktoren verbessern oder verschlechtern die Bindung des Sauerstoffs an das Hämoglobinmolekül. Dies führt zur **Rechtsverschiebung** bei pH-Abfall (Azidose), Temperaturanstieg und Hyperkapnie. Bei gleichem pO_2 haftet weniger Sauerstoff am Hämoglobinmolekül, d.h. der Sauerstoff wird schlechter vom Hämoglobin gebunden, aber auch leichter vom Hämoglobin abgegeben. Bei gleichem pO_2 ist die Gesamtmenge

Tab. 3.2-2 Fraktionelle Konzentration (F) und Partialdrücke (P) der Atemgase in Inspirationsluft (I) und Alveolarluft (A).

Gas	F_I	Inspirationsluft trocken P_I [mmHg]	feucht P_I [mmHg]	Alveoläres Gasgemisch F_A	P_A [mmHg]
N_2 + Edelgase	0,79	600	563	0,76	573
O_2	0,21	160	150	0,13	100
CO_2	0,0004	0,3	0,3	0,05	40
H_2O	0	0	47	0,06	47
	1,0	760	760	1,0	760

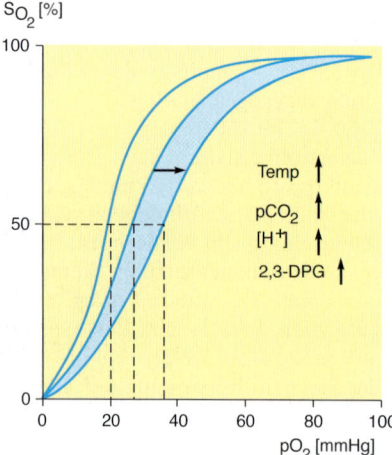

Abb. 3.2-4 Sauerstoffbindung und O_2-Partialdruck und ihre Änderung durch verschiedene Einflußfaktoren.

Sauerstoff im Blut, verglichen mit dem Normalzustand, geringer. Die Abnahme der **Sauerstoff-Affinität** des Hämoglobins bei fallendem pH (steigende Wasserstoffionenkonzentration) wird **Bohr-Effekt** genannt und verbessert vor allem die Sauerstoffabgabe im peripheren Gewebe (niedriger pH-Wert).

Zur **Linksverschiebung** kommt es durch einen pH-Anstieg (Alkalose), Temperaturabfall und Hypokapnie. Bei gleichem pO_2 „haftet" mehr Sauerstoff am Hämoglobinmolekül, d.h. Sauerstoff wird leichter vom Hämoglobin gebunden, aber auch schwerer wieder abgegeben. Bei gleichem pO_2 ist die Gesamtmenge Sauerstoff im Blut, verglichen mit dem Normalzustand, größer, die Abgabe des Sauerstoffs an die Gewebe jedoch schlechter.

Ein zusätzliches Regulationssystem ist das an der intraerythrozytären anaeroben Glykolyse be-

teiligte **2,3-Diphosphoglycerat** (2,3-DPG) und das Adenosintriphosphat (ATP). Eine hohe Konzentration von 2,3-DPG senkt die Sauerstoffaffinität, führt zu einer Verschiebung der Sauerstoffdissoziationskurve (s. Abb. 3.2-4) nach rechts und erleichtert die Sauerstoffabgabe an das Gewebe. Niedrige Werte von 2,3-DPG erhöhen die Sauerstoffaffinität, verschieben die Sauerstoffdissoziationskurve nach links und erschweren die Sauerstoffabgabe. Bei Höhenaufenthalt, aber auch bei Anämien, steigt die 2,3-DPG-Konzentration, damit wird die Sauerstoffabgabe an das Gewebe erleichtert (2,3-DPG „schiebt" O_2 in das Gewebe, wenig 2,3-DPG hält O_2 im Erythrozyten „gefangen").

Die **Sauerstofftransportkapazität** (chemisch gebundener Sauerstoff plus physikalisch gelöster Sauerstoff pro Zeiteinheit) gibt an, wieviel Sauerstoff Herz und Lunge dem Körper zur Verfügung stellen. Die Sauerstofftransportkapazität hängt von folgenden Faktoren ab:

■ Herzzeitvolumen (HZV; bei doppeltem HZV kann den Geweben natürlich doppelt soviel Sauerstoff angeboten werden)
■ Hb-Gehalt (je höher der Hb-Gehalt, um so mehr Sauerstoff kann chemisch gebunden werden)
■ Sauerstoffsättigung (SaO_2)

Der chemisch gebundene und physikalisch gelöste O_2-Anteil berechnet sich folgendermaßen:

chemisch:

1,34 (ml O_2/g Hb) × Hb (g Hb/l) × HZV (l/min) × $SaO_2/100$

physikalisch:

HZV (l/min) × pO_2 (mmHg O_2) × 0,03 (ml O_2/mmHg O_2 × l)

Sauerstoffverbrauch: Beim gesunden Erwachsenen beträgt die Menge Sauerstoff, die vom Organismus verbraucht wird, in Ruhe zwischen

200 und 300 ml pro Minute (3 bis 4 ml/kg/min). Der Verbrauch kann bei Belastung auf über 2 000 ml pro Minute ansteigen. Der Sauerstoffverbrauch läßt sich bei Kenntnis des Herzzeitvolumens aus dem Vergleich der Menge des Sauerstoffs, der arteriell (CaO_2) und zentralvenös (CvO_2) enthalten ist, errechnen:

Sauerstoffverbrauch =
HZV × (CaO_2-CvO_2) oder
1,34 × Hb (pro Liter) × HZV × (SaO_2 – SvO_2)

Auch eine Messung mittels der indirekten Kalorimetrie, bei der O_2-Aufnahme und CO_2-Abgabe gemessen werden, ist möglich.

3.2.2.4 Kohlendioxid

Ebenso wie Sauerstoff geht auch Kohlendioxid im Blut chemische Bindungen ein, so daß mehr Kohlendioxid transportiert werden kann, als nur durch physikalische Lösung möglich wäre. Anders als beim Sauerstoff, bei dem nur die Bindung an Hämoglobin möglich ist, geht Kohlendioxid verschiedene Bindungen ein und spielt auch im Säure-Basen-Haushalt eine entscheidende Rolle. Kohlendioxid ist das **wichtigste Endprodukt des aeroben Metabolismus** der Zellen und wird daher ständig in großer Menge produziert (12 mol/Tag, d.h. 250 l/Tag) und von den Zellen an das Blut abgegeben. Der größte Anteil des CO_2 diffundiert in die Erythrozyten und wird dort chemisch umgewandelt, ein geringerer Anteil wird im Plasma physikalisch gelöst.

- **Physikalische Lösung:** Abhängig vom Kohlendioxid-Partialdruck pCO_2 wird CO_2 im Blut gelöst. Pro mmHg CO_2 werden 0,65 ml CO_2 pro Liter Blut physikalisch gelöst. Bei einem pCO_2 von 40 mmHg sind somit pro Liter Blut 26 ml CO_2 gelöst. Im Vergleich zum Sauerstoff fällt auf, daß Kohlendioxid im Blut etwa **20mal besser löslich** ist.
- **Chemische Bindung:** Der größte Teil des im Blut transportierten CO_2 wird in den Erythrozyten in zwei Stufen mit Hilfe des Enzyms Carboanhydrase (CA) in Kohlensäure umgewandelt, die in ein Proton und Bikarbonat zerfällt und in dieser Form transportiert wird:

$$CO_2 + H_2O \xrightarrow{(CA)} H_2CO_3$$
H_2CO_3 dissoziiert weiter:
$$H_2CO_3 \rightarrow H^+ + HCO_3^-$$

Diese chemische Reaktion kann in beide Richtungen ablaufen. In den Geweben, in denen Sauerstoff vom Hämoglobin an die Zellen abgegeben wird und deshalb mehr **Desoxyhämoglo-**

bin vorhanden ist, läuft diese Reaktion jedoch in der oben angegebenen Richtung verstärkt ab, weil Desoxyhämoglobin Protonen stärker bindet als **Oxyhämoglobin** und daher diese Richtung der chemischen Reaktion unterstützt. In der Lunge, wo das Desoxyhämoglobin durch O_2-Aufnahme in Oxyhämoglobin verwandelt wird, läuft die Reaktion nun verstärkt in die andere Richtung ab:

$$HCO_3^- + H^+ \rightarrow H_2CO_3 \rightarrow CO_2 + H_2O, \text{ wobei } CO_2$$
abgeatmet werden kann.

Ein größerer Teil des Bikarbonats verläßt die Erythrozyten und geht in das Blutplasma über, ein Teil bleibt jedoch innerhalb der Erythrozyten. Ein weiterer, jedoch kleinerer Teil des CO_2 wird gebunden an das Hämoglobin transportiert, wobei die Bindungskapazität für CO_2 bei Desoxyhämoglobin größer ist als von Oxyhämoglobin **(Haldane-Effekt).**

Insgesamt beginnt der Prozeß der CO_2-Elimination mit der Diffusion des CO_2 an den Stellen seiner Produktion ins Blut. Er schließt chemische und physikalische Reaktionen im Blutplasma und den Erythrozyten ein, die die Transportfähigkeit des Blutes für CO_2 stark erhöhen. Er endet mit der Umkehrung dieser Prozesse in der Lungenstrombahn, der Diffusion des CO_2 von den Lungenkapillaren in die Alveolen und der Abatmung von CO_2 aus dem Körper (Tab. 3.2-3).

3.2.2.5 Lungenvolumina und -kapazitäten

Zeitunabhängige Größen (Abb. 3.2-5)
- **Atemvolumen** (V_T) heißt das pro Atemzug eingeatmete Luftvolumen. Man spricht auch von Atemhub- oder Atemzugvolumen (etwa 0,5 l beim Erwachsenen).
- Das **Residualvolumen** (RV) ist der am Ende einer maximalen Exspiration in der Lunge verbleibende Gasanteil (etwa 1,5 l beim Erwachsenen).
- Das **inspiratorische Reservevolumen** (IRV) ist die Luftmenge, die am Ende einer Inspiration bis zur maximalen Inspirationsstellung noch zusätzlich eingeatmet werden kann (etwa 2,5 l beim Erwachsenen).
- Das **exspiratorische Reservevolumen** (ERV) ist die Luftmenge, die am Ende der normalen Exspiration noch zusätzlich ausgeatmet werden kann (etwa 1,5 l beim Erwachsenen).
- Die **Totalkapazität** (TK) ist das totale Luftvolumen der Lunge am Ende einer maximalen Inspiration (etwa 6 l beim Erwachsenen).

Tab. 3.2-3 Normwerte des Gasstoffwechsels im Blut für Sauerstoff und Kohlendioxid in arteriellem und gemischt-venösem Blut.

	Normwerte des O_2- und CO_2-Gasstoffwechsels im	
	arteriellen Blut	**gemischt-venösen Blut**
pO_2 (mmHg)	100	40
pCO_2 (mmHg)	40	46
pH	7,40	7,36
O_2-Gehalt (ml/l)		
max. Kapazität	200	200
tatsächlich vorhanden	198	146
gebunden an Hb	195	145
physikalisch gelöst	3	1
O_2-Sättigung (%)	97,5	72,5
$CO_2$2-Gehalt (ml/l)	490	531
gebunden an Hb	22	31
als Bikarbonat	442	470
physikalisch gelöst	26	30
O_2-Transportkapazität bei einem Herzminutenvolumen von 5 l/min (in ml/min)		1000
O_2-Verbrauch (ml/kg/min)		3 bis 4
O_2-Verbrauch (Erwachsener in ml/min)		250
CaO_2 (ml/l) (arterielle O_2-Konzentration)		190 ± 10
CvO_2 (ml/l) (gemischt-venöse O_2-Konzentration)		150 ± 10

■ Die **Vitalkapazität** (V_K) nennt man das nach einer maximalen Exspiration maximal inspirierbare Luftvolumen (etwa 4,5 l beim Erwachsenen).

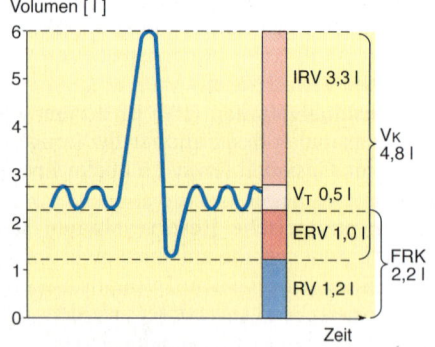

Abb. 3.2-5 Lungenvolumina eines Erwachsenen. Aufzeichnung eines Spirogramms.
V_T Atemzugvolumen
IRV   inspiratorisches Reservevolumen
ERV   exspiratorisches Reservevolumen
V_K alveoläre Ventilation
RV   Residualvolumen
FRK   funktionelle Residualkapazität

■ **Funktionelle Residualkapazität** (FRK) nennt man das am Ende einer normalen Exspiration noch in der Lunge verbleibende Gasvolumen (etwa 3 l beim Erwachsenen). Diese ist im Stehen und im Sitzen am größten und nimmt im Liegen ab.

Zeitabhängige (dynamische) Größen

■ **Sekundenkapazität:** Zur Erfassung einer möglicherweise behinderten forcierten Exspiration führt man den **Sekundenkapazitätstest** (Tiffeneau-Test) durch. Dabei läßt man den Patienten maximal einatmen (V_K) und dann so kräftig wie möglich ausatmen. Das während der ersten Sekunde ausgeatmete Volumen wird absolut und in Prozenten der gemessenen Vitalkapazität ausgedrückt. Die relative Sekundenkapazität ist sowohl bei einer echten in- und exspiratorisch wirksamen Obstruktion als auch bei einem Tracheal-, Bronchial- oder Bronchiolarkollaps eingeschränkt.
Der Tiffeneau-Test kann nach vollständiger Exspiration auch inspiratorisch erfolgen. Die behinderte forcierte Inspiration bei freier Exspiration ist typisch für die Rekurrensparese.

■ **Atemminutenvolumen** (AMV): Ist die Ventilationsmenge einer Minute. Es wird errechnet aus dem Atemzugvolumen(V_T) und der Atemfrequenz (f): $AMV = V_T \times f$

■ **Atemwegwiderstand:** Die Größe des Atemwegswiderstandes hängt theoretisch von der Geometrie der Atemwege und den physikalischen Eigenschaften des Atemgases und der pro Zeiteinheit strömenden Gasmenge ab.

■ **Compliance** (C_L): Dieser drückt das elastische Verhalten von Lunge und Thorax aus. Diese Dehnbarkeit (C_L) ergibt sich aus der Volumenänderung pro Druckänderung (ml/cm H_2O).

Toträume

■ **Respiratorischer Totraum:** In den oberen Luftwegen, den Bronchien und bis zum Ein-

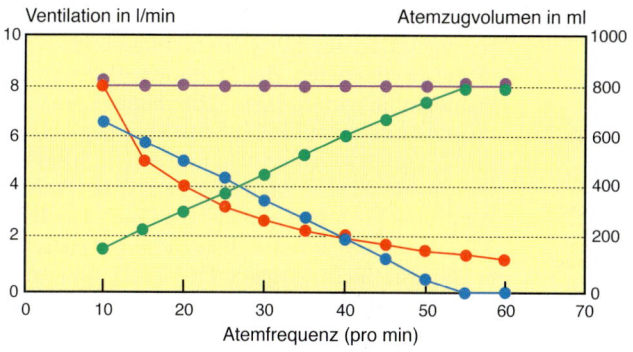

Abb. 3.2-6 Zusammenhang zwischen Atemfrequenz, Atemminutenvolumen, alveolärer Ventilation und Totraumventilation.

- ● alveoläre Ventilation
- ● Atemzugvolumen
- ● Totraumventilation
- ● Atemminutenvolumen

tritt in die Alveolen findet kein Gasaustausch statt. Dieser Raum wird als **anatomischer Totraum** (beim Erwachsenen 2 bis 3 ml/kg) bezeichnet.

- **Funktioneller Totraum:** Bezeichnet den anatomischen Totraum plus den überventilierten und den unterperfundierten Alveolarraum. Er ist auch bei Lungengesunden größer als der anatomische Totraum. Das Verhältnis des funktionellen Totraums zum Atemzugvolumen beträgt in Ruhe normalerweise $1/3$, d.h. nur $2/3$ des Atemzugvolumens nehmen am Gasaustausch teil. Wird dieser Quotient größer, so ist dies ein Hinweis für eine Störung im Ventilations-Durchblutungs-Verhältnis der Lunge.
- **Alveoläre Ventilation:** Die alveoläre Ventilation gibt den Anteil an der Gesamtventilation an, der mit dem Blut zum Gasaustausch in Kontakt kommt. Dazu wird die Ventilation des Totraums von der Gesamtventilation abgezogen ($V_A = V_T - V_D$). Die Totraumventilation hängt wiederum stark von der Atemfrequenz (f) ab.

M Bei einer stark erhöhten Frequenz kann die Totraumventilation gleich dem Atemminutenvolumen werden, die alveoläre Ventilation ist dann Null (Abb. 3.2-6). Bei einer Atemfrequenz von 25 pro Minute sind über 50% der Atmung nicht mehr effektiv. ■

3.2.2.6 Atemregulation

Die Atemregulation erfolgt über chemische, reflektorische, aber auch zentrale Mechanismen. Das eigentliche (steuernde) **Atemzentrum** liegt in der Medulla oblongata. Dort werden wechselweise inspiratorisch und exspiratorisch voneinander getrennte Neuronen aktiviert. Chemische Veränderungen im Blut (pH, pO_2 und pCO_2), die von den Chemorezeptoren im Glomus aorticum

(Rezeptoren in der Aorta) und dem Glomus caroticum (Rezeptoren in den Karotiden) registriert werden, beeinflussen die Atmung. Am empfindlichsten reagiert die Atmung auf Veränderungen des pCO_2. Einerseits erfolgt eine Stimulation der Medulla oblongata über die peripheren Rezeptoren, andererseits löst ein erhöhter CO_2-Spiegel im Blut eine vermehrte Freisetzung von H^+-Ionen im Liquor aus. Diese pH-Senkung stimuliert über zentrale Chemorezeptoren am Boden des IV. Ventrikels das Atemzentrum in der Medulla oblongata.

O_2-Mangel löst reflektorisch über die peripheren Rezeptoren einen Atemantrieb aus. Ein vergleichbarer Mechanismus existiert für eine mögliche zentral auslösbare Steigerung nicht (Abb. 3.2-7).

3.2.2.7 Säure-Basen-Haushalt

Der Säure-Basen-Haushalt und die Regulation der Atmung sind eng miteinander verbunden. Sowohl Kohlendioxid als auch die nichtflüchtigen Säuren wirken auf den Säure-Basen-Haushalt des Körpers ein. Kohlendioxid wird dabei über die Lunge ausgeschieden, die nichtflüchtigen Säuren über die Nieren. Beide Ausscheidungssysteme stehen über das **Kohlensäure-Bikarbonat-Puffersystem** in Verbindung.

200 ml CO_2 entstehen etwa pro Minute bei einem ruhenden Erwachsenen, das entspricht 4 ml/kg/min, bei Kindern 7 ml/kg/min. Dieser Wert steigt unter Arbeit bis auf 40 ml/kg/min stark an. CO_2 diffundiert von der Zelle in die Kapillaren und durch das Plasma in die Erythrozyten (Abb. 3.2-8). Dort befindet sich das Enzym **Carboanhydrase, CA,** das für folgende Reaktion verantwortlich ist:

$$CO_2 + H_2O \overset{(CA)}{\rightleftarrows} H_2CO_3 \rightleftarrows H^+ + HCO_3^-$$
(CA = Carboanhydrase)

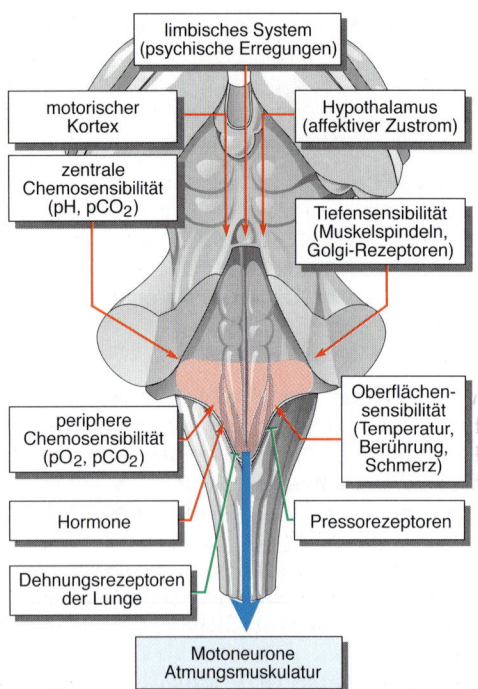

Abb. 3.2-7 Atemzentrum im Hirnstamm und dessen Beeinflussung.

Das entstehende Bikarbonat HCO_3^- diffundiert ins Plasma, H^+-Ionen werden vom Hämoglobin gepuffert. Ein Teil des Kohlendioxids bleibt physikalisch gelöst, ein weiterer Teil wird an Hämoglobin gebunden.

In der Lunge verläuft diese Reaktion in die entgegengesetzter Richtung: Bikarbonationen treten in die Erythrozyten ein, H^+-Ionen werden vom Hämoglobin abgegeben. Mit Hilfe der Carboanhydrase entsteht CO_2, das über das Plasma in die Lungenalveolen diffundiert. Die Bindung von O_2 an Hämoglobin begünstigt die Freisetzung von H^+-Ionen (Haldane-Effekt, s.a. Kap. 3.2.2.4), da oxygeniertes Hämoglobin eine stärkere Säure als nicht oxygeniertes Hämoglobin ist.

Die Wasserstoffionenkonzentration spielt im Organismus eine sehr große Rolle, obwohl nur sehr wenig Wasserstoffionen in den Körperflüssigkeiten vorhanden sind. In der Extrazellulärflüssigkeit sind dies 36 bis 44 nmol/l (= 0,000036 mmol/l).

Die **Enzyme** des Menschen funktionieren nur bei bestimmten **pH-Werten** optimal. Daher muß der Organismus bestrebt sein, den pH-Wert möglichst stabil zu halten. Durch Nahrung und Stoffwechsel fallen pro Tag zwischen 40 bis 80 mmol H^+-Ionen an. Diese müssen neutralisiert und ausgeschieden werden. Weiterhin fallen etwa 12 000 mmol CO_2 im Stoffwechsel an. CO_2 steht im Gleichgewicht mit H_2CO_3 (Kohlensäure), die ebenfalls H^+-Ionen freisetzen kann. Der Organismus muß sich also ständig gegen eine Verschiebung des pH-Wertes in Richtung der sauren Seite verteidigen, da der Stoffwechsel ständig Säuren produziert.

Diesem Zweck dienen die **Puffersysteme** des Körpers. Sie können akute pH-Verschiebungen auffangen und den pH-Wert stabil halten. Die

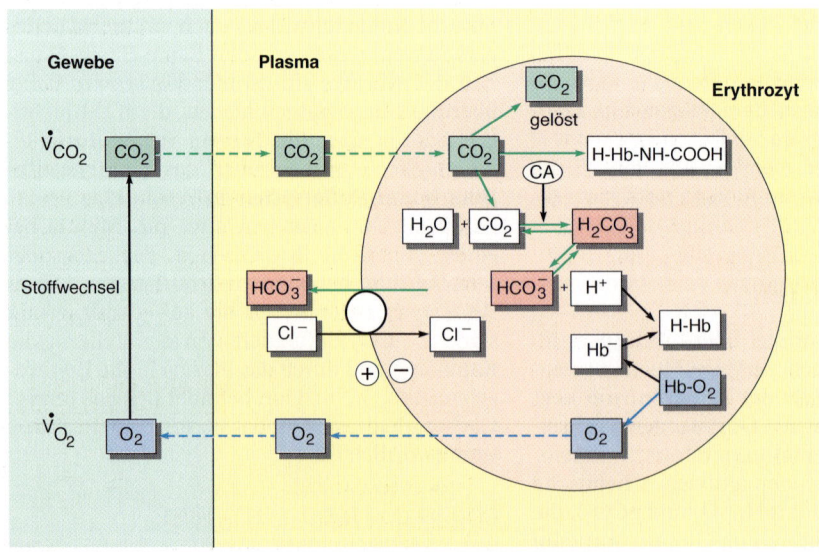

Abb. 3.2-8 Gasaustausch zwischen Erythrozyt, Plasma und Gewebe. CA = Carboanhydrase; H-Hb-NH-COOH = an Hämoglobin gebundenes CO_2.

Stabilisierung des pH-Wertes ist aber nur möglich, wenn die Puffersysteme ständig wiederhergestellt und nicht verbraucht werden. Für die **Regeneration der Puffersysteme** sind vor allem **Lunge** und **Niere** verantwortlich. Die Niere ist in der Lage, H^+-Ionen endgültig aus dem Organismus auszuscheiden; aber auch durch die Ausscheidung von nichtflüchtigen Säuren wie Ammoniumchlorid, schwefliger Säure und Phosphorsäure beeinflußt die Niere über die Rückgewinnung bzw. Neusynthese von Bikarbonat ebenfalls den Säure-Basen-Haushalt. Als weiterem wichtigem Organ, dessen Funktion für den Säure-Basen-Haushalt noch nicht so klar ist, kommt der Leber unter anderem die Aufgabe zu, Ammoniak zur endgültigen Ausscheidung von H^+-Ionen über die Niere zur Verfügung zu stellen. Die Umwandlung von Milchsäure (Laktat) in Brenztraubensäure (Pyruvat), die weiter verstoffwechselt werden kann, ist für den Säure-Basen-Haushalt ebenfalls äußerst wichtig und wird von der Leber geleistet. Die wichtigsten **Puffersysteme** sind:

■ Kohlensäure-Bikarbonatpuffer
■ Hämoglobin
■ Serumproteine
■ Phosphat-Puffer

Die Gesamtmenge der Puffersysteme wird in mmol/l angegeben und hat einen Normalwert von 48 mmol/l. Davon entfällt auf den Kohlensäure-Bikarbonatpuffer etwa die Hälfte (also 22 bis 26 mmol/l).

In wäßrigen Lösungen reagiert CO_2 mit H_2O:

$$(CA)$$
$$CO_2 + H_2O \rightarrow H_2CO_3$$
H_2CO_3 dissoziiert weiter: $H_2CO_3 \rightarrow H^+ + HCO_3^-$

CO_2 und H_2CO_3 liegen im Plasma in einer Konzentration von 1,2 mmol/l vor. Dies ergibt sich daraus, daß der Löslichkeitsfaktor für CO_2 im Plasma 0,03 mmol/l × mmHg ist und der normale pCO_2 40 mmHg beträgt (0,03 × 40 = 1,2 mmol/l). Die Konzentration von HCO_3^- beträgt 24 mmol/l. Beim Einsetzen dieser Werte in die **Henderson-Hasselbalch-Gleichung** erhält man den pH-Wert des Blutes.

Mit dieser Gleichung läßt sich der pH-Wert einer Lösung errechnen, wenn H_2CO_3 und Bikarbonat-Konzentration bekannt sind. Anstelle von H_2CO_3 kann auch die CO_2-Konzentration eingesetzt werden, so daß H_2CO_3 und CO_2 wieder im Gleichgewicht stehen:

$$pH = 6{,}2 + \log \frac{[HCO_3^-]}{[CO_2]}$$

Steigt die H^+-Ionenkonzentration im Blut, so werden die H^+-Ionen vom Bikarbonat gebunden. Die Bikarbonatkonzentration fällt, es entsteht CO_2. Zum Ausgleich wird CO_2 abgeatmet.

$$H^+ + HCO_3^- \rightarrow H_2CO_3 \rightarrow CO_2 + H_2O$$

Fällt die H^+-Ionenkonzentration im Blut, so verbinden sich die freien H^+-Ionen mit den zugeführten Basen (OH^--Ionen), die Bikarbonatkonzentration steigt an, der Atemantrieb wird vermindert, es resultiert ein Anstieg der Kohlensäure:

$$H_2O + CO_2 \rightarrow H_2CO_3 \rightarrow H^+ (+ OH^- \rightarrow H_2O) + HCO_3^-$$

Während das aktuelle Plasmabikarbonat bei bekanntem pH und pCO_2 aus der Henderson-Hasselbalch-Gleichung errechnet wird, ist das **Standardbikarbonat** definiert als Plasmabikarbonat bei einem pCO_2 von 40 mmHg, 37 °C und vollständiger Sättigung des Hämoglobins mit Sauerstoff. Das heißt, das Standardbikarbonat ändert sich entsprechend dem Hb-Gehalt. Als Normwerte gelten die aufgeführten Werte in Tabelle 3.2-4.

Der **base-excess** (BE-Basenabweichung) gibt die Basenkonzentration in mmol/l im Vollblut an, nachdem das Blut in vitro mit einer starken Säure auf einen pH bis 7,40 bei einem pCO_2 von 40 mmHg und bei 37 °C titriert wurde.

Akute Veränderungen des pCO_2 verursachen in vivo Bikarbonatverschiebungen zwischen dem Blut und dem übrigen Extrazellulärraum. Der tatsächliche BE sollte daher mit einem Nomogramm ermittelt werden, sofern er nicht automatisch durch ein Blutgasanalysegerät gemessen wird. Der BE wird auch durch Abweichungen des Hb-Wertes und der Körpertemperatur beeinflußt. Daher müssen durch Eingabe dieser Werte in das Analysegerät die direkt gemessenen Werte korrigiert werden.

Die Erhöhung des **Standardbikarbonats** bedeutet eine **metabolische Alkalose,** die Erniedrigung eine **metabolische Azidose,** wobei nur die zusätzliche Messung des arteriellen pH-Wertes oder des pCO_2 darüber Auskunft gibt, ob es sich um eine kompensierte oder dekompensierte Störung handelt und wieweit die Atmung mit

Tab. 3.2-4	Bikarbonat-Normwerte in mmol/l.
Bikarbonat	24
Standardbikarbonat	24
BE (base-excess)	0

Tab. 3.2-5 Normwerte der Blutgasanalyse (arteriell, bei Luftatmung).

pH	7,35–7,36
pO_2	100 mmHg
pCO_2	40 mmHg

einer alveolären Hypo- oder Hyperventilation beteiligt ist.

In Tabelle 3.2-5 sind die **Normwerte der Blutgasanalyse** aufgeführt.

Veränderungen der Blutgase führen zu folgenden Reaktionen: Eine Erniedrigung des arteriellen pO_2 reizt über die **Chemorezeptoren** im Glomus aorticum und caroticum auf neuralem Wege das Atemzentrum. Eine meßbare Steigerung der alveolären Ventilation ist jedoch erst bei einem pO_2 unter 70 mmHg feststellbar. Der pCO_2 wirkt peripher an den gleichen Stellen wie der pO_2, er hat jedoch auch eine zentrale Wirkungskomponente. Seine Erhöhung bewirkt eine Atemsteigerung. Ein Abfall des pH-Wertes des Blutes führt ebenfalls zu einer Ventilationssteigerung. Die gleichen peripheren und zentralen Rezeptoren sprechen sowohl auf den pCO_2 als auch auf die H^+-Konzentration an.

3.2.3 Krankheitsbilder

3.2.3.1 Störungen des Säure-Basen-Haushalts

Ursachen: Veränderungen des **pH-Wertes** können mehrere Ursachen haben:

- es fallen mehr H^+-Ionen an, der pH-Wert wird kleiner;
- mehr CO_2 fällt an, der pH-Wert wird kleiner;
- es fallen weniger H^+-Ionen an, der ph-Wert wird größer
- es entsteht weniger CO_2 bzw. es wird zuviel abgeatmet, der ph-Wert wird größer

Klinik: pH-Veränderungen spielen in der Anästhesie eine wichtige Rolle, weil sie durch die **Beeinflussung der Atmung** und durch **hypovoläme Hypotensionen** intraoperativ schnell auftreten und v.a. auch den **Kalium-Haushalt** beeinträchtigen können. Gerade bei kardialen Risikopatienten besteht dabei immer die Gefahr einer Myokarddepression und/oder von Arrhythmien (s. Kap. 3.1.3.9). Die unterschiedlichen Kompensationsversuche des Körpers auf o.g. pH-Wert-Veränderungen sind im folgenden aufgeführt:

- Fallen **vermehrt H^+-Ionen** an (pH-Wert wird kleiner) wird aus H^+-Ionen und Bikarbonat vermehrt Kohlensäure gebildet, diese zerfällt in CO_2 und Wasser (Pufferung durch Bikarbonat). Aufgrund des niedrigeren pH-Wertes wird der **Atemantrieb gesteigert** und das anfallende CO_2 vermehrt abgeatmet (Regulation durch die Lunge). Die Niere bildet aus CO_2 und Wasser unter dem Einfluß der Carboanhydrase Kohlensäure, die in Bikarbonat und H^+-Ionen zerfällt. Die Niere scheidet diese H^+-Ionen aus. Im Austausch zu diesen H^+-Ionen, die sezerniert werden, reabsorbiert die Niere vermehrt Natriumionen aus dem Urin. Gleichzeitig wird das neugebildete Bikarbonat an das Plasma abgegeben und ersetzt hier das oben verbrauchte Bikarbonat (Regulation durch die Niere). Der **Anpassungsprozeß der Niere** an einen veränderten pH-Wert dauert **Stunden bis Tage,** während die pulmonale Reaktion innerhalb von Minuten einsetzt. Die in den Harn ausgeschiedenen H^+-Ionen werden zum großen Teil an Substanzen, z.B. wie Ammoniak, Phosphat und Sulfat, gebunden, die von der Leber zur Verfügung gestellt werden müssen.

- Fällt **mehr CO_2** an, kommt es zu einer **direkten Stimulation des Atemantriebes.** Ist bei einer pulmonalen Schädigung eine Abatmung des CO_2 eingeschränkt, so kommt es zu einer vermehrten Bildung von Kohlensäure aus Wasser und CO_2. Diese zerfällt nun in H^+-Ionen und Bikarbonat. Bei einer chronischen Störung ist die Niere in der Lage, vermehrt H^+-Ionen auszuscheiden und so den pH-Wert zu stabilisieren.

- Fallen **weniger H^+-Ionen** an, wird der **Atemantrieb gedrosselt** und weniger CO_2 abgeatmet. Deshalb entsteht wieder vermehrt Kohlensäure, die in H^+-Ionen und Bikarbonat zerfällt. Die Niere scheidet weniger H^+-Ionen, dafür mehr Bikarbonat aus. Der pH-Wert stabilisiert sich wieder.

- Bei **verminderter CO_2-Entstehung** (bzw. es wird zuviel abgeatmet) muß zunächst weniger CO_2 abgeatmet werden, die adäquate Reaktion ist eine **Hypoventilation.** Bei **normaler Ventilation** entsteht aus H^+-Ionen und Bikarbonat vermehrt Kohlensäure, die wieder in CO_2 und Wasser zerfällt. Es werden also vermehrt H^+-Ionen verbraucht, der pH-Wert steigt. Gleichzeitig retiniert die Niere H^+-Ionen, um den pH-Wert zu normalisieren (Abb. 3.2-9).

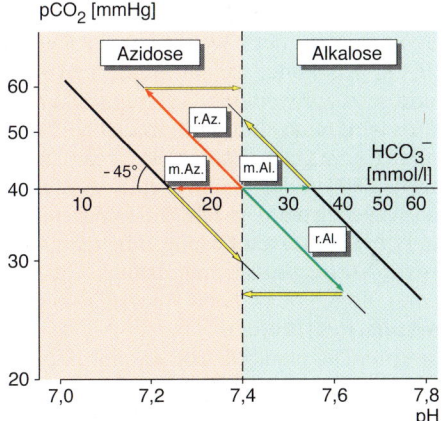

Abb. 3.2-9 Zusammenhang zwischen pH, pCO_2 und Bikarbonatkonzentration.
r. Al.   respiratorische Alkalose
m. Al.   metabolische Alkalose
r. Az.   respiratorische Azidose
m. Az.   metabolische Azidose

Beispiel: Bei einem pH-Wert von 7,20 und einem pCO_2 von 52 mmHg entsteht ein HCO_3^- von 24 mmHg.
Zusätzlich zu den pH-Veränderungen im Blut, kommt es in der **Zelle** zu folgenden Reaktionen:
- **Azidose** (zu viele H^+-Ionen): Hier treten vermehrt Wasserstoffionen zusammen mit Natriumionen in den Intrazellulärraum über. Umgekehrt werden Kaliumionen aus der Zelle in den Extrazellulärraum ausgeschleust und können zu einer **Hyperkaliämie,** manchmal sogar zu einer **Hyponatriämie** führen. Bei Hyperkaliämien dringen Kaliumionen in die Zelle ein, H^+-Ionen werden in den Extrazellulärraum ausgeschleust, es kommt zur **hyperkaliämischen Azidose.** Da gleichzeitig mit dem Transport von Kalium und H^+-Ionen auch Natriumionen (parallel zu den H^+-Ionen) verschoben werden, kann es zu sehr komplexen Störungen im Bereich dieser drei Ionen kommen.
- **Alkalose** (zu wenig H^+-Ionen): Hier kommt es zu einer Verschiebung der H^+-Ionen aus der Zelle in den Extrazellulärraum und umgekehrt zu einer Aufnahme der Kaliumionen in die Zelle. Dies führt häufig zu einer **Hypokaliämie.**
Dieser Mechanismus findet auch bei Störungen im Kaliumhaushalt statt: Bei Hypokaliämie treten Kaliumionen in den Extrazellulärraum und H^+-Ionen in die Zelle ein. Es kommt zur **hypokaliämischen Alkalose.**

Es ist die Aufgabe der Niere die jeweiligen Veränderungen dieser Ionen-Konzentrationen wieder zu normalisieren. Dabei treten H^+-Ionen und Kaliumionen an der Niere in Konkurrenz. Bei Hyperkaliämie und Alkalose scheidet die Niere vermehrt Kalium und weniger H^+-Ionen aus und resorbiert H^+-Ionen zurück. Der **Urin** wird **alkalisch.** Bei Azidose und Hypokaliämie scheidet die Niere weniger Kalium und viele H^+-Ionen aus. Der Urin wird **sauer.**
Solange die Puffersysteme bei verändertem Anfall von H^+-Ionen und CO_2 den pH-Wert normal halten können, spricht man von **kompensierten Störungen** (Azidose oder Alkalose). Liegt der pH-Wert über 7,45 oder unter 7,35, so spricht man von **dekompensierten Störungen.** pH-Werte unter 6,8 oder über 7,8 im Blut sind meist tödlich (Abb. 3.2-10).

Metabolische Azidose
Definition: Die (dekompensierte) metabolische Azidose ist nicht-respiratorischer Ursache. **Kennzeichen** dieser Störung sind:
- pH unter 7,36
- verminderte Bikarbonatkonzentration
- normaler pCO_2, der bei respiratorischer Kompensation niedriger wird
- negativer BE

Ursachen:
- Nierenerkrankungen; ungenügende H^+-Ionen-Ausscheidung bei akuten und chronischen Nierenerkrankungen

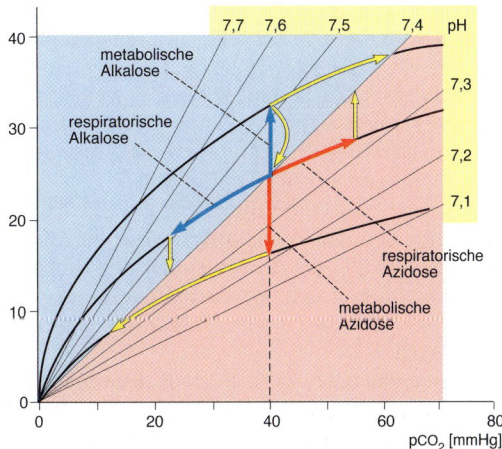

Abb. 3.2-10 Definition von Azidose und Alkalose in Abhängigkeit von pCO_2 und HCO_3^--Konzentrationen.

- renotubuläre Azidose; angeborene oder erworbene Störung der H^+-Ionen-Ausscheidung und/oder der Bikarbonat-Reabsorption, die Filtrationsleistung ist nicht eingeschränkt. Zusätzlich kommt eine Hyperchlorämie vor
- gesteigerter Stoffwechsel
- Fettverbrennung; vermehrte Bildung von Ketonkörpern (β-Hydroxybuttersäure, Acetessigsäure) bei Diabetes mellitus und Hungerzuständen
- anaerober Stoffwechsel bei Hypoxie, Schock, verstärkter Muskelarbeit
- Verlust alkalischer Körperflüssigkeit bei Gallen- und Pankreasfisteln, Diarrhö
- Lebererkrankungen; vermehrte Milchsäurebildung
- Therapie mit Diamox® (Acetazolamid); Rückresorption von Bikarbonat in der Niere ist gehemmt
- exzessive Säurezufuhr; Salizylate, Ammoniumchlorid, Methanol (Umwandlung zu Ameisensäure)
- Hyperkaliämie

Therapie: Unabhängig von einer möglichen medikamentösen Therapie muß die Grunderkrankung beseitigt werden.

Bei intensivpflichtigen Patienten kommt nur eine parenterale Therapie in Frage. Mittel der Wahl ist **Natriumbikarbonat** (NaHCO$_3$) in 8,4%iger Lösung. Im Blut entsteht bei der Pufferung einer Azidose mit Natriumbikarbonat vermehrt CO_2, das abgeatmet werden muß. Die Ventilation des Patienten muß daher unbedingt gewährleistet sein. Die zum Ausgleich der Azidose notwendige Bikarbonatmenge wird errechnet: Menge Bikarbonat in mmol (= ml der 8,4%igen Lösung) = negativer BE × Körpergewicht × 0,3.

Der Faktor 0,3 kommt zustande, weil das zu puffernde Flüssigkeitsvolumen (Extrazellulärraum) etwa 30% des Körpergewichts ausmacht. Bei Säuglingen beträgt der Faktor 0,5.

Um eine zu abrupte Änderung des pH-Wertes zu vermeiden, gibt man zunächst nur die Hälfte der errechneten Menge, kontrolliert die Blutgase (BGA) und gibt evtl. weiteres Bikarbonat. Die Maximaldosierung von NaHCO$_3$ liegt bei 1 ml/kg/h.

Außer NaHCO$_3$ kann auch **Kaliumbikarbonat** (KHCO$_3$) verwendet werden, meist ist aber nur eine sehr geringe Gabe von KHCO$_3$ wegen des schnellen Anstieges des K^+-Wertes möglich.

Bei Patienten mit hohen Natrium- und Kalium-Spiegeln kann auf Tris-Puffer (THAM = Tris-Hydroxymethyl-Aminomethan) umgestellt werden. Mittel der Wahl ist aber immer NaHCO$_3$. Tris-Puffer nimmt als Base H^+-Ionen auf und setzt zur weiteren Pufferung Bikarbonat frei. Tris wird renal eliminiert, so daß bei Niereninsuffizienz die Gabe limitiert ist. Es dürfen nicht mehr als 250 ml der 0,3molaren Trislösung pro Stunde gegeben werden. Die Puffer-Wirkung von 300 ml der 0,3molaren Lösung entspricht 100 ml 8,4%iger Natriumbikarbonatlösung.

Metabolische Alkalose

Definition: Die metabolische Alkalose ist nichtrespiratorisch verursacht und **gekennzeichnet durch:**
- pH-Wert > 7,44
- normaler pCO_2; bei respiratorischer Kompensation erhöht

Ursachen:
- Verluste von H^+-Ionen über den Magen durch Erbrechen, Magensaftdrainage
- erhöhte Zufuhr von alkalischen Lösungen, wie Bikarbonat, Tris, Transfusion von Konservenblut mit Zitratzusatz
- Hypokaliämie (hypokaliämische, metabolische Alkalose)
- Saluretika; Thiazide, Furosemid führen zu renalen Kalium-Verlusten
- Kortikosteroide: führen zur Natrium-Retention und vermehrten Kalium-Ausscheidung
- Leberinsuffizienz; vermehrte Bildung basischer Eiweißabbauprodukte
- Nierenerkrankungen, die zur ungenügenden Elimination von Bikarbonat führen

Klinik: Das Bikarbonat ist meist erhöht, daher wird häufig vermehrt Chlorid im Urin ausgeschieden und es tritt eine **Hypochlorämie** auf.

Die Verluste von H^+-Ionen führen zur sog. **Subtraktionsalkalose,** bei Additionsalkalosen werden zu viele basische Substanzen zugeführt.

Therapie: An erster Stelle steht die Gabe von Chlorid, um das Chloriddefizit auszugleichen und um die Bikarbonatkonzentration zu senken. Der Ersatz erfolgt mit NaCl oder KCl. Nur bei schweren metabolischen Alkalosen und wenn die Kalium- und Natriumgabe nicht möglich ist (pH-Werte ab 7,6), kommt die Gabe von Salzsäure oder von Lysinhydrochlorid in Betracht. Die 1molare HCl-Stammlösung wird mit 5%iger Glukose-Lösung 1:4 bis 1:10 verdünnt. Zum Ausgleich von je 10 mmol/l Erniedrigung des Chlorids im Serum werden 100 mmol Säure benötigt.

Respiratorische Azidose

Definition: Die respiratorische Azidose ist durch Hypoventilation verursacht und **gekennzeichnet durch:**

- pH-Wert < 7,36
- Anstieg des pCO_2
- Bikarbonat zunächst normal, später erhöht

Ursachen:

- primäre Erkrankungen der Bronchien und der Alveolen wie Asthma bronchiale, Lungenemphysem, Pneumonie, Lungenfibrose, Atelektasen
- Herzinsuffizienz durch Stauungslunge, Lungenödem
- mechanische Behinderung der Atmung durch Pleuraerguß, Pneumothorax, Myasthenie, Zwerchfellhochstand
- Atemdepression durch z.B. Opiate, Barbiturate, Anästhetika, Hypoxie, erhöhten Hirndruck etc.

Klinik: Außer der **Hypoventilation** besteht meist eine **Hypoxämie.** Ab einem pCO_2 von 50 mmHg kommt es zu Hypertonie, Tachykardie und Miosis. Ein pCO_2 über 55 bis 60 mmHg kann Vasodilatation, Blutdruckabfall, Hirndruckanstieg und Herzversagen auslösen. Außerdem können Krampfanfälle, Somnolenz und Koma hinzukommen.

Therapie: Die Therapie umfaßt atemgymnastische Übungen, endotracheales Absaugen, Inhalation und Gabe von Broncholytika bei leichteren Fällen. Eine Alkalinisierung durch Bikarbonat sollte unterbleiben, weil dadurch der Atemantrieb reduziert würde. Bei einem pCO_2 über 60 mmHg und pH unter 7,2 muß intubiert und maschinell beatmet werden.

M Bei der chronisch-respiratorischen Insuffizienz mit dauernder pCO_2-Erhöhung im Blut wird der Atemantrieb zunehmend vom niedrigen pO_2 bestimmt. Bei Patienten mit respiratorischer Azidose und Hypoxie darf deshalb Sauerstoff nur vorsichtig gegeben werden, weil sonst der hypoxische Atemantrieb aufgehoben werden kann. ■

Respiratorische Alkalose

Definition: Die respiratorische Alkalose ist durch Hyperventilation verursacht und **gekennzeichnet durch:**

- pH-Wert > 7,44
- Abfall des pCO_2
- Bikarbonat zunächst normal, später erniedrigt

Ursachen:

- psychogene Hyperventilation
- Hyperventilation bei maschineller Beatmung

- Stimulation des Atemzentrums bei zerebralen Erkrankungen wie Apoplex, Meningitis, Enzephalitis
- Hypoxie (Höhenaufenthalt, Anämie, Rechtslinks-Shunt bei angeborenen Herz-Vitien, Herzinsuffizienz, alveolären Diffusionsstörungen)

Klinik: Eine schwere Alkalose ist **bedrohlicher** als eine Azidose, weil die Sauerstoffbindung an das Hämoglobin bei hohen pH-Werten sehr viel stärker ist. Daher werden bei Alkalose die peripheren Gewebe schlechter mit O_2 versorgt.

Therapie: Die Grunderkrankung zu behandeln, ist bei allen Störungen die wichtigste Maßnahme. Beim Hyperventilationssyndrom ist das Ein- und Ausatmen in einen Plastikbeutel und/oder Sedierung ausreichend. Maschinell bedingte Hyperventilation bei beatmeten Patienten muß mit stufenweisem Herabsetzen des Atemminutenvolumens und entsprechender Kontrolle der Blutgas-Werte reguliert werden (Abb. 3.2-11).

3.2.3.2 Hypoxämie

Definition/Ursachen: Es handelt sich um einen gegenüber der Norm herabgesetzten Sauerstoffgehalt des arteriellen Blutes (< 200 ml O_2/l). Es gibt drei Formen (Ursachen):

- **anämische** Hypoxämie aufgrund von Hämoglobinmangel (Anämie, Kohlenmonoxidvergiftung)
- **respiratorische** Hypoxämie bei unzureichendem O_2-Angebot in der Alveole (Höhenkrankheit, Atmungsbehinderung)
- **zirkulatorische** Hypoxämie, die bei bestehenden Störungen im Lungenkreislauf auftritt (Rechts-links-Shunt)

Klinik: Sofern keine Anämie besteht, werden leichte bis mittelschwere Hypoxämien gut toleriert und sind deshalb im Unterschied zu den schweren und sehr schweren Hypoxämien und Hyperkapnien nicht unbedingt therapiebedürftig (s.a. Kap. 3.2.2.3)

Therapie: Sofern eine Therapie angebracht ist, besteht diese, wie auch bei der Anämie, in erster Linie aus Erhöhung des FiO_2 (O_2-Konzentration in der Einatmungsluft).

3.2.3.3 Hypoxie

Definition/Ursachen: Im engeren Sinne ist die Hypoxie eine gegenüber der Norm unvollständige Sättigung des Hämoglobins (< 90%) bzw. Senkung des pO_2 (< 60 mmHg) im arteriellen

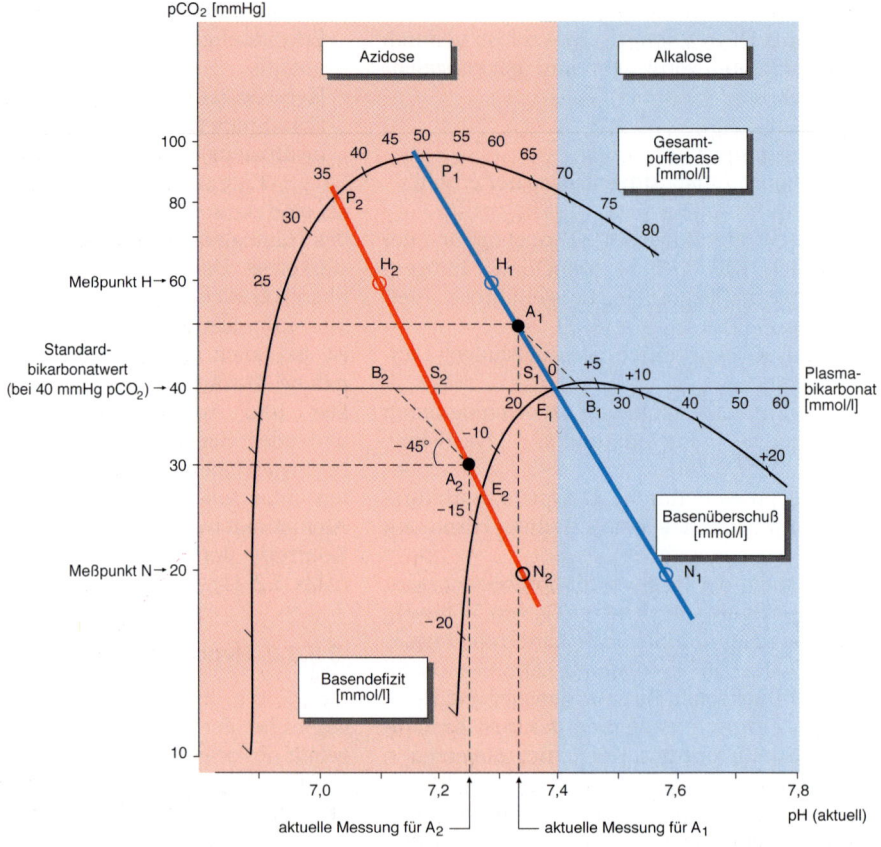

	pH aktuell	pCO₂ (mmHg)	Bikarbonat (mmol/l) aktuell (B)	Standard (S)	Pufferbase (mmol/l) (P)	Basenexzeß (mmol/l) (E)	Diagnose
Blut A₁ (blaue Linie)	7,33	50	26	24	48	0	respir. Azidose
Blut A₂ (schwarze Linie)	7,25	30	12	14	35	–13	metabol. Azidose teilw. kompensiert

Abb. 3.2-11 Nomogramm nach Sigaard-Andersen zur Diagnostik des Säure-Basen-Status.

Blut. Darunter wird aber auch die unzureichende Sauerstoffversorgung der Körpergewebe verstanden. Als respiratorische Auslöser kommen in Frage:

- alveoläre Hypoventilation, also zu niedrige alveoläre Ventilation im Verhältnis zur CO₂-Produktion durch Medikamente, SHT, hohe Querschnittslähmung etc.
- Diffusionsstörung
- V_A/Q-Störungen ($V_A/Q < 0,8$; s. Abb. 3.2-3)

Neben respiratorischen Ursachen kann es auch durch Intoxikationen oder eine Kreislaufdepression (erniedrigtes O₂-Angebot pro Zeiteinheit) zur Hypoxie kommen.

Klinik: Abhängig von der Schwere der Gewebshypoxie kommt es zu komplexen Störungen u.a. der Psyche (Euphorie bis Koma), der Atmung (Tachypnoe bis Apnoe) und des kardiovaskulären Systems (Hypertonie, Hypotonie, Tachykardie, Bradykardie, Asystolie).

Therapie: s. Kap. 3.2.3.2

3.2.3.4 Hyperkapnie

Definition/Ursachen: Bei der Hyperkapnie ist der arterielle Partialdruck des Kohlendioxids pCO₂ erhöht (> 44 mmHg). Zu den Ursachen zählen:

- alveoläre Hypoventilation
- alveoläre Totraumventilation
- Kompensation einer metabolischen Alkalose

Klinik: Sofern keine therapeutischen Gegenmaßnahmen ergriffen werden, kommt es zu einer Stimulation des Atemzentrums mit Verschiebung der O_2-Dissoziationskurve nach rechts, Steigerung der Hirndurchblutung und Anstieg des Hirndrucks, Tachykardie und HZV-Anstieg.

Therapie: Sie erfolgt durch Behandlung der Grunderkrankung (z.B. Erhöhung des Atemzugvolumens zur Verbesserung der CO_2-Abatmung).

3.2.3.5 Zyanose

Definition/Ursachen: Zyanosen sind meist mit Zeichen eines schweren Sauerstoffmangels verbunden (bei Schock, Myokardinfarkt, Fehlintubation). Sie treten infolge einer Zunahme des reduzierten Hämoglobins in den Kapillaren oder durch Anhäufung von pathologischen Hämoglobinen (z.B. Methämoglobin) auf.

Klinik: Die Haut, insbesondere die Akren und Lippen, sind bläulich verfärbt. Die Zyanose wird erkennbar, wenn der mittlere Gehalt an reduziertem Hämoglobin in den Hautkapillaren mindestens 4,5 g% erreicht, d.h., wenn das reduzierte Hämoglobin im arteriellen und venösen Blut zusammen etwa 9,0 g% beträgt.

Therapie: Auch hier ist die Behandlung der Grunderkrankung erforderlich. Die Soforttherapie besteht in erster Linie aus Erhöhung des FiO_2.

3.2.3.6 Ventilationsstörungen

Alle Erkrankungen der Atemorgane, sowie eine Anamnese als Raucher, führen zu einem deutlich erhöhten operativen Risiko. Es können sowohl intraoperativ, besonders aber auch postoperativ zusätzliche Komplikationen auftreten, die die sowieso schon eingeschränkte Funktion der Lunge und Atemwege weiter beeinträchtigen. Die häufigsten Komplikationen sind Atelektasen und Pneumonien, deren Häufigkeit nur durch eine optimale, oft mehrtägige Vorbehandlung des Patienten gesenkt werden kann.

Restriktion

Definition/Ursachen: Hierbei handelt es sich um die **reversible** oder **definitive Verminderung** des blähungsfähigen **Lungenparenchyms** und

damit auch der Einschränkung der für den Gasaustausch zur Verfügung stehenden Lungenoberfläche. Unter anderem gelten Spätstadien eines ARDS oder der Zustand nach einer Lappenresektion als Ursache dafür.

Klinik: Betragen **Total-** und **Vitalkapazität** weniger als 80% der Sollwerte, so kann von einer Restriktion gesprochen werden. Die Belastbarkeit des Patienten ist deutlich vermindert.

Therapie: Die Verminderung von Lungenparenchym kann nicht rückgängig gemacht werden. Daher muß versucht werden, alle weiteren, die Funktionsfähigkeit der Lunge beeinträchtigenden Symptome zu beseitigen. Dies erfordert, ähnlich wie bei den obstruktiven Ventilationsstörungen, folgende Maßnahmen:

- Einstellen des Rauchens
- physikalische Maßnahmen und atemtherapeutische Übungen (Bird-Respirator)
- Sekretolyse
- optimale Einstellung evtl. vorhandener kardialer Begleiterkrankungen
- antibiotische Therapie bronchialer oder pulmonaler Infekte
- Sauerstofftherapie bei schwerer Restriktion

M Wichtig ist, daß der Patient schon präoperativ mit den Maßnahmen, die postoperativ zur Risikosenkung und Pneumonieprophylaxe dienen, vertraut gemacht wird und diese erlernt.

Bei der **Prämedikation** dieser Patienten sollten weder atemdepressive Medikamente aufgrund der Gefahr einer Verstärkung von Hypoxie oder Hyperkapnie, noch Vagolytika wegen der Gefahr einer drastischen Atembehinderung durch Sekreteindickung gegeben werden.

Obstruktion

Definition/Usachen: Jede Behinderung der Atmung, die in der Regel als Folge **erhöhter in- und exspiratorischer Strömungswiderstände** in der Mehrzahl in den kleinen Bronchien und Bronchiolen (z.B. durch Rauchen) entsteht, wird als Obstruktion (obstruktiv = verschließend) bezeichnet. Zu den typischen obstruktiven Erkrankungen gehört die chronische Bronchitis, die chronisch-obstruktive Lungenerkrankung und das Asthma bronchiale. Bei allen Erkrankungen ist der Atemwegswiderstand deutlich erhöht.

Klinik: Je nach Ausprägung der Erkrankung sind folgende Symptome sichtbar: Brustengegefühl, Atemnot, Stridor und/oder evtl. Zyanose.

Therapie: Neben den bereits unter Restriktion angeführten therapeutischen Maßnahmen bei einer restriktiven Ventilationsstörung kommt der **Bronchodilatation** eine wesentliche Bedeutung zu. Die Behandlung des Bronchospasmus bzw. des erhöhten Atemwegswiderstandes erfolgt mit Theophyllin-Präparaten, Sympathomimetika und schließlich auch mit Kortikoiden. Theophylline werden per os bzw. intravenös gegeben, während Kortikoide und Betamimetika zunächst inhaliert und nur im Notfall parenteral gegeben werden sollten.

Hyperventilation

Definition/Ursachen: Der Anstieg des Atemzeitvolumens über die Norm kann Ausdruck einer vergrößerten alveolären Ventilation oder einer Zunahme der Totraumventilation sein.

Klinik: Die alveoläre Hyperventilation führt zu sekundären Veränderungen:

- respiratorische Alkalose mit Senkung des Standardbikarbonats, Abnahme der anorganischen Phosphate und des Kaliums im Serum und Anstieg der Laktatkonzentration im Blut
- neuromuskuläre Übererregbarkeit bis zum tetanischen Anfall
- Parästhesien, v.a. in den Fingern
- Änderungen der peripheren Durchblutung, insbesondere Abnahme der Hirn- und Hautdurchblutung
- Pulsfrequenzanstieg und Blutdruckabfall

Bei einer Zunahme der Totraumventilation steigt die Atemarbeit stark an und führt in aller Regel rasch zu einer Erschöpfung des Patienten.

Therapie: Nur durch Behandlung der Grundursache läßt sich die Hyperventilation beeinflussen (s.a. Kap. 3.2.3.1, „Respiratorische Alkalose").

Hypoventilation

Definition/Ursachen: Es handelt sich hier um einen Abfall des Atemzeitvolumens unter die Norm. Bedingt ist dieser Zustand durch die Abnahme der Atemfrequenz und/oder des Atemzugvolumens aufgrund einer Dämpfung des Atemzentrums (z.B. durch Medikamente, Alkohol) oder durch Mangel an muskulärer Kraft.

Klinik: Durch Anstieg des pCO_2 kommt es zur Hyperkapnie (Kap. 3.2.3.4).

Therapie: Sofern die Hypoventilation aufgrund verabreichter Pharmaka eingetreten ist, sollten diese antagonisiert werden. Ist die Atmung durch einen starken Erschöpfungszustand eingeschränkt, muß der Patient evtl. intubiert und beatmet werden, bis er sich erholt hat.

3.2.3.7 Verteilungsstörung

Definition/Ursachen: Im Normalfall verteilt sich der negative intrathorakale Druck während der Inspiration ziemlich gleichmäßig auf alle Partien des Lungenparenchyms.

Ein Nebeneinander verschiedener bronchialer Strömungswiderstände oder unterschiedliche Dehnungswiderstände des Parenchyms oder des Thorax führen zu einer **unterschiedlichen Verteilung des inspirierten Luftvolumens.** Klinisch relevante Auswirkungen werden als Verteilungsstörung bezeichnet. Man findet sie im Status asthmaticus, beim Emphysem mit Obstruktion der kleinen Luftwege und bei schweren Stenosen der oberen Luftwege.

Klinik: Das Nebeneinander von hypo- und hyperventilierten Lungenabschnitten hat im arteriellen Mischblut bei gleichmäßiger Durchblutung einen pCO_2 entsprechend dem arithmetischen Mittel und einen erniedrigten pO_2 zur Folge. Die Hyperkapnie der hypoventilierten Abschnitte wird durch die Hypokapnie der hyperventilierten Bezirke kompensiert. Die Hypoxämie der hypoventilierten Abschnitte kann hingegen in den hyperventilierten Bezirken nicht vollständig kompensiert werden.

Die regionäre alveoläre Hypoxie führt zu einer regionalen Vasokonstriktion **(v. Euler-Liljestrand-Reflex),** so daß die Durchblutung der hypoventilierten Bezirke zugunsten der besser ventilierten Abschnitte eingeschränkt wird.

Die Hypoventilation der Mehrzahl der durchbluteten Alveolen führt zu einer Erhöhung des alveolären pCO_2, zu einer Senkung des alveolären pO_2 und damit zu einer arteriellen **Hypoxämie** und **Hyperkapnie** (s. Abb. 3.2-3).

Therapie: Durch Gabe von Bronchodilatatoren (z.B. Berotec®-Dosieraerosol 4×2 Hübe täglich) kann versucht werden, eine erhöhte Bronchokonstriktion zu behandeln. Ansonsten ist bei einem Emphysem keine ursächliche Therapie möglich. Die Gabe von Sauerstoff ist wegen der Gefahr der Atemantriebsminderung bei hypoxischen Patienten nicht risikolos.

3.2.3.8 Diffusionsstörung

Definition/Ursachen: Aufgrund einer Lungenfibrose, eines Lungenödems, einer verkleinerten Lungenoberfläche etc. kommt es als Folge erhöhter Diffusionswiderstände oder einer reduzierten Diffusionsoberfläche zu einer **arteriellen Hypoxämie.**

Klinik: Da der O_2 an das Hämoglobin chemisch gebunden wird, hat eine verzögerte Reaktion oder eine verkürzte Kontaktzeit zwischen Erythrozyten und Alveolargasen den gleichen Effekt wie ein erhöhter Diffusionswiderstand in der Membran oder eine reduzierte Diffusionsoberfläche zwischen Alveolargasen und Kapillarblut. Eine Erhöhung dieser Widerstände ist gleichbedeutend mit einer Abnahme der Diffusionskapazität und einer Zunahme der alveolokapillären Druckdifferenz.

Therapie: Auch hier ist eine ursächliche Therapie nicht möglich. Müssen Patienten mit einer Diffusionsstörung operativ versorgt werden, so können ebenfalls nur die allgemeinen Maßnahmen (s. Kap. 3.2.3.6, „Restriktion") empfohlen werden.

3.2.3.9 Lungenödem

Definition/Ursachen: Im Interstitium der Lunge entsteht ein Ödem, das sich bis in die Alveolen fortpflanzt, so daß die Flüssigkeit in die Alveolen übertritt und den Gasaustausch behindert.
Die häufigsten **Auslöser** sind:
- erhöhte kapilläre Permeabilität durch z.B. toxische Schädigungen, Gasinhalation oder septische Erkrankungen
- erhöhter pulmonal-kapillärer Druck, z.B. durch ein sog. „hämodynamisches" Lungenödem, ausgelöst durch einen Stau vor der linken Herzkammer (Dekompensation des linken Ventrikels, z.B. nach Infarkt oder hypertoner Krise)

Klinik: Das Lungenödem zeichnet sich durch **Dys- und Tachypnoe** aus. In der Blutgasanalyse (BGA) sind in erster Linie der **pO$_2$-Abfall** auffällig. Zusätzlich steigt der pCO$_2$.

Therapie: Gabe von Sauerstoff und Vor- sowie Nachlastsenkung des linken Herzens sind neben der Behandlung der Grunderkrankung die therapeutischen Eckpfeiler. Effektiv und schnell wirksam sind hierbei die Schleifendiuretika (initial z.B. Lasix® bis zu 80 mg i.v.).

Zur Rekompensation werden zusätzlich zu Diuretika meist Digitalis und/oder ACE-Hemmer bei herzinsuffizienten Patienten eingesetzt. Liegt eine hypertensive Erkrankung als Ursache des Lungenödems vor, ist in der Regel eine stationäre Abklärung und Einstellung der Hypertonie erforderlich.

3.2.3.10 Atelektase

Definition/Ursachen: Als Atelektase wird ein Lungenabschnitt bezeichnet, in den die Alveo-

len kollabiert sind. Durch einen vollständigen Verschluß eines Bronchus, z.B. aufgrund eines Tumors, werden O_2 und CO_2 rasch und N_2 etwas langsamer resorbiert, so daß eine Atelektase entsteht.

Auch ein **Mangel an Surfactant** kann eine Atelektase verursachen. Der Surfactant kann durch viele pathologische Mechanismen geschädigt oder vermindert werden. Dazu gehören u.a. die Schocklunge sowie das Lungenödem. Bei Frühgeburten wird der Surfactant noch nicht in ausreichender Menge produziert. Die Folge sind Kollapsneigung mit daraus resultierenden Atelektasen, erniedrigter Compliance und resultierender pulmonaler Insuffizienz.

Klinik: Mit der kompensatorischen Blähung der noch ventilierten Abschnitte bleibt die funktionelle Residualkapazität konstant, während Total- und Vitalkapazität abnehmen. Die Durchblutung der Atelektase wird infolge einer regionären Vasokonstriktion (alveolovaskulärer Reflex) vermindert.

Therapie: Sofern die Atelektase durch einen Mangel an Surfactant verursacht wurde, kann durch die Gabe eines Kortikoids die Produktion von Surfactant angeregt werden. In den letzten Jahren gelang es, den Faktor synthetisch herzustellen (Survanta®, Alveofact®, Exosurf® Neonatal), eine spezifische Therapie ist daher inzwischen möglich.

3.2.3.11 Totraumhyperventilation

Definition/Ursachen: Bei Zunahme des Totraums muß zur Aufrechterhaltung der alveolären Ventilation das Gesamtatemzeitvolumen zunehmen. Es kommt zur **Hyperventilation.**

Der funktionelle Totraum beträgt in Ruhe 35%, bei gesteigertem Gaswechsel bei Arbeit etwa 20% des Atemzugvolumens. Jede obstruktiv bedingte Lungenblähung mit ungleichmäßiger Luftdurchmischung führt zu einer deutlichen Vergrößerung des funktionellen Totraums. Belüftete, aber nicht mehr durchblutete Alveolarbezirke, z.B. große Emphysemblasen, führen ebenfalls zu einer Vergrößerung des funktionellen Totraums. Zu **Klinik** und **Therapie** s. Kap. 3.2.3.6, „Hyperventilation".

3.2.3.12 Asthma bronchiale

Definition/Ursachen: Das Asthma bronchiale ist durch eine anfallsweise auftretende **Erhöhung der in- und exspiratorischen Strömungswiderstände** im Bereich der kleinen

Bronchien und Bronchiolen charakterisiert, wobei besonders die Exspiration erschwert ist.

Beim Asthma bronchiale unterscheidet man **exogene** und **endogene** Ursachen. Bei den exogenen Ursachen liegt meist eine erhöhte Allergiebereitschaft (Pollen, Hausstaub etc.) vor, während beim „intrinsic"-Asthma vegetativ-hormonale Faktoren (Pubertät, Streß etc.) gefunden werden können.

Klinik: Der Patient leidet unter wiederkehrenden Atemnotanfällen. Je nach Ausprägung der Erkrankung benutzt er zur Exspiration die Atemhilfsmuskulatur (Muskeln des Hals-‾und Schultergürtelbereiches). Die Körperhaltung ist aufrecht sitzend. Häufig haben die Patienten Angst, entwickeln einen Stridor und sind zyanotisch. Die Anfälle können Stunden oder Tage (Status asthmaticus) anhalten. Die Obstruktion hat eine Vergrößerung der funktionellen Residualkapazität zur Folge, der Tiffeneau-Test ist stark erniedrigt. Es kommt zu einer Verteilungsstörung sowie in schweren Fällen zu einer Globalinsuffizienz.

Therapie: Die therapeutischen Grundsätze wurden bereits in Kapitel 3.2.3.6 bei der restriktiven und obstruktiven Lungenerkrankung angeführt. Zusätzlich zur optimalen Operationsvorbereitung des Asthmatikers sind prä- und intraoperativ einige Besonderheiten zu beachten, weil das Bronchialsystem hier übermäßig reagiert und durch anästhesiologische Maßnahmen ein Bronchospasmus leicht ausgelöst werden kann.

■ Bei der **Prämedikation** ist die Vermeidung von Streß und Angst wichtig, weil durch diese Faktoren ein Asthmaanfall ausgelöst werden kann. Benzodiazepine sind gut zur Anxiolyse geeignet. Auf Opiate und Vagolytika sollte verzichtet werden.

■ Bei der **Intubation** darf der Larynx nur in tiefer Narkose passiert werden, da es sonst leicht zu einem Bronchospasmus kommen kann. Daher sind flache Narkosen unbedingt zu vermeiden. Regionalanästhesien sind bei Asthmatikern von Vorteil, aber die psychische Belastung muß durch eine entsprechende Sedierung sicher ausgeschaltet sein.
Für die Einleitung einer Allgemeinanästhesie sind Barbiturate wenig, Ketanest und Benzodiazepine dagegen gut geeignet. Bei kooperativen Patienten ist auch eine Narkoseeinleitung per Inhalation mit Halothan oder Enfluran möglich, wenn genügend Zeit zum Erreichen einer tiefen Narkose zur Verfügung steht. Die Narkose sollte bevorzugt mit Inhalations-

anästhetika aufrechterhalten werden. Muskelrelaxanzien sollten niedrig dosiert verwendet werden, um postoperativ keinen Relaxansüberhang zu verursachen. Eine Antagonisierung von nicht-depolarisierenden Relaxanzien sollte äußerst vorsichtig vorgenommen werden. Die damit verbundene evtl. überschießende Sekretproduktion könnte sonst einen Asthmaanfall auslösen.

■ Die Extubation bei der **Narkoseausleitung** darf nur in tiefer Narkose erfolgen. Ob der Patient dabei bereits spontan atmet oder noch eine Maskenbeatmung nach Extubation erfolgen soll, bleibt der Entscheidung des Anästhesisten überlassen.

Der **perioperative Bronchospasmus,** der als gefürchtete Komplikation oft bei Asthmatikern auftritt, zeigt sich durch Anstieg des Beatmungsdruckes, Tachykardie, Blutdruckanstieg und Zyanose. Die Oxygenierung ist massiv beeinträchtigt, die CO_2-Abatmung deutlich erschwert. Ursache ist häufig die zu flache Narkose, daher muß diese schnellstmöglich vertieft werden. Chirurgische Reize sind für kurze Zeit einzustellen, die Beatmung wird auf 100% Sauerstoff umgestellt und Bronchodilatatoren über den Tubus und/oder intravenös verabreicht. Mittel der Wahl sind Euphyllin® (5 mg/kg KG i.v.), Kortikoide (20–40 mg Urbason® i.v.) und Ketanest (0,2 bis 0,5 mg/kg KG, evtl. mehrfach). Die Gabe von Adrenalin in den Tubus oder intravenös soll nur erfolgen, wenn Betamimetika-Sprays erfolglos waren und nicht bereits zu einem zu starken Anstieg der Herzfrequenz geführt haben.

3.2.3.13 Lungenemphysem

Definition/Ursachen: Das Emphysem kann morphologisch und funktionell mit einer definitiven Überblähung (Weitung) der Alveolen bei Einschränkung der Gasaustauschfläche definiert werden. Diese entsteht durch den Verlust an Alveolen, Alveolarsepten und Lungenkapillaren.

Klinik: Die klinische Diagnose eines generalisierten Emphysems stützt sich auf den Nachweis eines unter Berücksichtigung des Alters signifikant **vergrößerten Residualvolumens** bei normaler oder vergrößerter Totalkapazität. Die Patienten leiden unter Atemnot und eingeschränkter Leistungsfähigkeit, wenn das Emphysem fortgeschritten ist.

Therapie: Nur rein symptomatisch möglich (s. Kap. 3.2.3.6).

3.2.3.14 Pneumonie

Definition/Ursachen: Die Pneumonie ist eine meist von Fieber begleitete entzündliche Erkrankung von Lungenbezirken, verursacht von Bakterien, Viren und allen Arten aspirierter Flüssigkeiten, wobei Blut und Magensaft(inhalt) besonders bedeutsam sind. Die entzündeten Alveolen sind mit Leukozyten, aber auch mit seröser Flüssigkeit ausgefüllt.

Klinik: Auch heute kann eine Pneumonie ohne Therapie tödlich verlaufen. Besonders betroffen sind Kinder, ältere und immunsupprimierte Patienten. Bei der Aspiration von Magensaft in Mengen über 0,4 ml/kg KG bei einem pH-Wert unter 2,5 kann es zu einem sog. **Mendelson-Syndrom** (Aspirationspneumonie mit ARDS) kommen, welches auch heute noch durch eine hohe Letalität gekennzeichnet ist. Vorsicht ist deshalb bei allen Patienten geboten, bei denen durch eine verminderte Bewußtseinslage die Schluckreflexe herabgesetzt sind, z.B. durch Unfall, medikamentös (Einleitung von Anästhesie!) oder auch bei Schwangeren unter der Geburt.

Therapie: Sofort nach der Diagnosestellung muß mit einer **antibiotischen** Therapie begonnen werden. Vorher ist jedoch eine **Sputumprobe** zum Bestimmen der Resistenzlage des auslösenden Keimes abzunehmen und an das mikrobiologische Labor zu versenden. Eventuell muß nach einigen Tagen das Antibiotikum gewechselt werden, falls der Keim gegen das zuerst gegebene Antibiotikum resistent ist.

Wegen der Letalität der Pneumonie, ihrem häufig langwierigen und konsumierenden Krankheitsverlauf und der damit verbundenen Belastung für den Patienten und den Kostenträger, ist auf die Bedeutung einer wirkungsvollen Pneumonieprophylaxe hinzuweisen. Folgende Richtlinien sollten beachtet werden:

- Vorbehandlung der Risikopatienten mit Atemwegserkrankungen
- früher Operationstermin am Tag (nicht als letzter)
- schnelle Durchführung des operativen Eingriffes (nicht für Anfänger geeignet)
- konsequente Mobilisierung
- frühzeitige Wiederaufnahme der präoperativ begonnenen Atemtherapie

3.2.3.15 Lungenembolie

Definition/Ursachen: Die Verlegung (Gefäßobstruktion) eines Hauptastes der A. pulmonalis (akute Lungenembolie) oder vieler mittlerer und kleiner Lungenarterien (u.a. rezidivierende Lungenembolien, thrombarteriitische Prozesse) führt zu einer Drucküberlastung des rechten Herzens sowie zu einer primär gefäßbedingten Störung des Ventilations-Perfusions-Verhältnisses.

Klinik: Bei der akuten Lungenembolie handelt es sich um ein hochdramatisches Ereignis. Wache Patienten leiden unter akuter, stärkster Atemnot, die in Kombination mit den kardiovaskulären Veränderungen (bis zum Kreislaufstillstand) innerhalb kürzester Zeit (je nach Schwere, Sekunden bis Stunden) zu einem Atemstillstand und zu Asystolie führen kann. Der Patient ist schwer zyanotisch (falls keine Anämie vorliegt), kreislaufinstabil und tachykard. Er versucht durch den Einsatz der Atemhilfsmuskulatur die Atmung aufrechtzuerhalten. Bei bewußtlosen Patienten dominieren die Zeichen der Hypoxie und des akuten kardiogenen Schocks.

Therapie: Bei großen Gefäßobstruktionen ist nur eine sofortige operative oder medikamentöse Behandlung (Beseitigung der Obstruktion durch Thrombusentfernung oder durch Thrombolyse) lebensrettend.

3.2.3.16 Kurzdarstellung verschiedener Krankheitsbilder

Extrathorakale Erkrankungen

- **Anämie:** Die akute Blutungsanämie führt über die Hypovolämie mit Einschränkung des Herzzeitvolumens, Abnahme der Sauerstoffbindungskapazität und durch die periphere Vasokonstriktion zur **Gewebshypoxie** und **Hyperventilation.**
- **Adipositas:** Das Übergewicht führt zu einer Einschränkung der Lungenvolumina. Typisch ist die Verkleinerung der funktionellen Residualkapazität. Die **Abnahme der Total- und Vitalkapazität** korreliert mit dem Übergewicht.

Mechanisch bedingte Störungen der Lungenfunktion

Verletzungen der Lunge bzw. des knöchernen Thorax wirken sich meist sehr rasch auf die Atemfunktion aus und führen unbehandelt häufig zum Tod.

- **Rippenfrakturen:** Bei Verletzungen des knöchernen Thorax kommt es vor allem bei Rippenserienfrakturen zur Instabilität der Rippen. Wegen der Schmerzen entsteht oft eine Schonatmung, d.h. Abnahme der Atemfrequenz und des Atemzugvolumens. Außerdem kann nicht mehr suffizient der für die natürliche Atmung notwendige Unterdruck in der Lunge erzeugt werden, wodurch ebenfalls das Atemzugvolumen abnimmt. Symptome sind Deformitäten des Thorax, paradoxe Thoraxbewegungen bei der Atmung, Atemnot, subkutanes Emphysem und evtl. kardiale Beteiligung (Schock). Oft droht noch begleitend eine Lungenkontusion mit der Gefahr der Entstehung eines ARDS.

- **Pneumothorax:** Frakturierte Rippen können die Lunge selbst verletzen, so daß intrapulmonale Luft in den Pleuraspalt eindringt. Auch bei einer Öffnung zwischen Thoraxoberfläche und Pleuraspalt kommt es nach Eindringen von Luft in diesen Raum rasch zu einem **Kollaps** der betroffenen Lunge. Da dadurch ebenfalls die für eine normale Atmung erforderliche Druckdifferenz zwischen Alveolen und Außenluft abfällt, nimmt das Atemzugvolumen deutlich ab. Dies kann durch Zunahme der Ventilation der noch gesunden Lunge und Steigerung der Atemfrequenz eine Zeitlang kompensiert werden. Jedoch erschöpfen die Patienten durch die erhöhte Atemarbeit rasch, werden dyspnoisch, tachypnoisch und zyanotisch. Typisch ist der **hypersonore Klopfschall** im Bereich der betroffenen Lunge.

- **Spannungspneumothorax:** Wenn die in den Pleuraspalt eingedrungene Luft nicht entweichen kann, sammelt sich bei jedem Atemzug zusätzliche Luft an und erhöht den im Pleuraspalt entstehenden Überdruck. Dadurch verlagert sich die Lunge immer mehr in die Mitte bzw. bis zur Gegenseite. Es kann zum **Abdrücken der oberen und unteren Hohlvene** kommen und damit zur Symptomatik eines akuten, hypovolämischen Schocks, der die betroffenen Patienten massiv bedroht. Die Patienten zeigen eine starke Unruhe und sind auf den Einsatz der Atemhilfsmuskulatur angewiesen. Bisweilen läßt sich am Jugulum eine Abweichung der Trachea zur gesunden Seite erkennen. Der Abfall des Blutdrucks und die Zeichen eines Schocks deuten auf die hämodynamische Dekompensation hin. Ohne sofortiges Handeln ist der Spannungspneumothorax tödlich.
Die **Therapie** beim Spannungspneumothorax muß die **sofortige Druckentlastung** der

unter Überdruck stehenden Thoraxhöhle sein. Hierbei kommt es nicht primär auf eine sofortige Wiederherstellung der physiologischen Verhältnisse, also eine komplette Ausdehnung der Lunge an. Vielmehr muß der Überdruck vollständig und permanent entfernt werden, auch auf die Gefahr hin, daß auf der betreffenden Seite ein Pneumothorax bestehen bleibt. Die endgültige Versorgung besteht in einer **Thoraxdrainage** (Medioaxillarlinie, 5. bis 6. ICR). Im Notfall kann dies durch Legen einer großlumigen Kanüle (2,0 mm) in derselben Region erreicht werden (s.a. Kap. 7.2.1.8).

- **Hämatothorax:** Durch Verletzung eines der vielen intrathorakal gelegenen großen Gefäße kommt es zum Eindringen größerer Mengen Blut in den Thorax. Dabei wird die Lunge der betroffenen Seite komprimiert, so daß das Atemzugvolumen abnimmt. Die kompensatorische Hyperventilation führt zu einer Zunahme der Totraumventilation und einer Erhöhung der Atemarbeit. Zusätzlich kann sich eine Hypovolämie und bei einem Blutverlust von über 1000 bis 1500 ml auch ein Schock entwickeln. Die Symptome sind außer einem abgeschwächten Klopfschall auf der betroffenen Seite und der Hypotension ähnlich denen des Pneumothorax.

- **Tracheobronchiale Verletzungen:** Tracheobronchiale Traumen sind häufig bei Fraktur der ersten Rippe, bei subkutanem Emphysem oder bei persistierendem Pneumothorax zu vermuten. Atemnot, Pneumothorax und pulssynchrone reibende Geräusche bei der Auskultation des Thorax sind die typischen klinischen Symptome. Bei kleineren Verletzungen steht die Infektionsgefahr im Vordergrund, bei größeren kommt es meist zu lebensbedrohlichen Blutungen. Bei diesen massiven Verletzungen erreichen die Patienten selten lebend die Klinik. Da jedoch selbst für kleinere Verletzungen starke Gewalteinwirkung erforderlich ist, stehen oft andere Wunden im Vordergrund.

- **Zwerchfellverletzungen:** Die häufigsten Symptome bei Zwerchfellverletzungen sind Darmgeräusche im Thorax, Atemnot und kardiale Beschwerden bzw. Zeichen eines Schocks aufgrund mechanischer Verlagerung des Herzens durch in den Thorax verlagerte Eingeweide. Durch Verdrängung der leicht kompressiblen Lunge kommt es zur Abnahme des Atemzugvolumens mit kompensatorischer Tachypnoe.

Die Verdrängung des Herzens durch Eingeweide führt zusätzlich zur kardialen Funktionseinschränkung.

3.3 Zentrales Nervensystem (ZNS)

3.3.1 Anatomie

Zum **ZNS** zählt neben dem intrakraniell gelegenen **Gehirn** auch dessen kaudale Verlängerung, das von den Wirbelbögen der Wirbelsäule geschützte **Rückenmark.** Das gesamte ZNS ist von Knochen umgeben und geschützt. Vom ZNS geht das **periphere Nervensystem** mit 12 **Hirnnervenpaaren** und 31 **Spinalnervenpaaren** aus. Die motorischen Efferenzen an die Skelettmuskulatur und die sensiblen, dem Bewußtsein zugänglichen Afferenzen, werden durch das ZNS und das periphere Nervensystem vermittelt.

Das **autonome** (vegetative) **Nervensystem** hat Anteile sowohl am ZNS als auch am peripheren Nervensystem und ist dem Bewußtsein nicht direkt zugänglich. Die Aufgabe des autonomen Nervensystems liegt in der efferenten **Kontrolle** von Blutgefäßen, Drüsen, glatten Muskelzellen und den Eingeweiden.

3.3.1.1 Gehirn

Das Gehirn ist zunächst grob in die **Großhirnhemisphären** (Endhirn), das **Zwischenhirn,** den **Hirnstamm** und das **Kleinhirn** zu gliedern.

Die Oberfläche des **Großhirns** ist der am meisten auffallende Teile des Gehirns und besteht aus Frontal-, Temporal-, Parietal- und Okzipitallappen. Durch Furchen wird die Oberfläche des Großhirns in eine Vielzahl von Sulci unterteilt. Der Balken und die Basalganglien (Nucleus caudatus, Pallidum und Putamen) sind von außen nicht sichtbare Strukturen des Endhirns. Auch die Seitenventrikel (I und II) gehören zum Großhirn.

Zum **Zwischenhirn** (Diencephalon) sind Thalamus, Hypothalamus, Hypophyse und der III. Ventrikel zu zählen.

Im Bereich des **Hirnstamms** werden die makroskopisch unterscheidbaren Strukturen Mittelhirn, Nachhirn (Brücke und Kleinhirn) und Medulla oblongata benannt. Von hier wird ein Großteil der basalen Prozesse des Körpers (Atmung, Kreislauf, Wach-Schlaf-Rhythmus) gesteuert. Im Zentrum des Hirnstamms liegt der IV. Ventrikel. Das zwischen Okzipitallappen und Medulla oblongata gelegene **Kleinhirn** ist für die motorische Koordination der Skelettmuskulatur verantwortlich.

3.3.1.2 Gehirnhäute

Sowohl das Gehirn als auch das Rückenmark sind von sog. **Meningen** (Häuten) umgeben, die als Schutzhülle dienen (s.a. Kap. 3.3.1.4). Es sind dies die weiche Hirn- bzw. Rückenmarkshaut (Pia mater cerebralis bzw. spinalis), welche als innerste Schicht direkt der Gehirnsubstanz aufliegt, die **Arachnoidea** (Spinnenwebshaut) und die harte Hirn- bzw. Rückenmarkshaut **(Dura mater cerebralis** bzw. **spinalis),** die fest mit dem Periost des Schädelknochens verbunden ist. Die Pia mater „begleitet" das Gehirn bis in alle Windungen (Gyri) und Furchen (Sulci). Im Rückenmarksbereich umschließt sie die weiße Substanz.

■ Zwischen der Pia mater und der Arachnoidea liegt der mit **Liquor** gefüllte **Subarachnoidalraum.** Die Arachnoidea liegt der Dura mater eng an. Daher bilden sich an den Stellen, an denen die Hirnoberfläche durch Vertiefungen gegliedert ist, größere liquorgefüllte Räume zwischen Pia mater und Arachnoidea. Der größte dieser Räume ist die zwischen Kleinhirn und Medulla gelegene **Cisterna magna.**

3.3.1.3 Blut-Hirn-Schranke

Die Pia mater ist stark vaskularisiert und durch eine besondere Art der Blutkapillaren (Endothelzellen) für die Bildung der **Blut-HirnSchranke** mitverantwortlich (Abb. 3.3-1). Die Blut-Hirn-Schranke bewirkt, daß nicht alle im Blut gelösten Substanzen in gleicher Weise vom Blut in den Extrazellulärraum des Hirns gelangen können wie im übrigen Körper, da eine gewisse „Abschottung" durch die Endothelzellen stattfindet. Gut durchdringen können die Barriere vor allem lipidlösliche Substanzen (Narkosegase). Je höher die Lipidlöslichkeit, desto größer ist das Eindringvermögen. Auch O_2 und CO_2 sind in der Lage, die Blut-Hirn-Schranke zu passieren.

Die Fähigkeit von Substanzen, die Blut-HirnSchranke zu durchdringen, läßt sich an ihrem Gehalt im Liquor erkennen. So ist z.B. der Liquor bei Gesunden außerordentlich eiweißarm, weil die Blut-Hirn-Schranke für große Moleküle

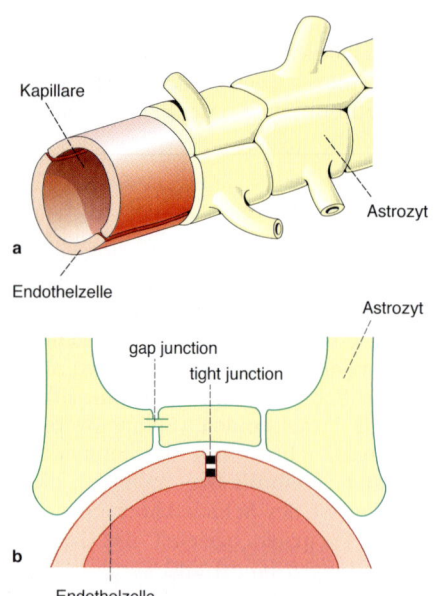

a

Kapillare

Astrozyt

Endothelzelle

Astrozyt

gap junction

tight junction

b

Endothelzelle

Abb. 3.3-1 Aufbau der Blut-Hirn-Schranke. Durch die Art der Verbindung der Endothel-Zellen (tight junctions) ist der Übertritt vieler Substanzen in den interstitiellen Raum nicht möglich. Astrozyten stehen über gap junctions in Kontakt.

wie Proteine praktisch undurchdringbar ist. Aber auch sehr kleine Moleküle, wie z.B. Glukose, können nicht völlig ungehindert vom Blut in den Liquor und das ZNS eindringen, sie werden durch das sog. **Carrier-System** „eingeschleust". Tabelle 3.3-1 verdeutlicht die Konzen-

Tab. 3.3-1 Konzentrationen (mmol/l) wichtiger Substanzen im Liquor und Blutplasma.

Substanz	Liquor	Plasma
Na^+	150	145
K^+	2,9	4,5
Ca^{2+}	1,2	2,4
Mg^{2+}	1,1	0,9
Cl^-	120	102
HCO_3^-	25	24
PO_4^{3-}	0,5	1,2
Laktat	1,0–2,0	2,0
Glukose	3,3	5,5
Gesamtprotein: [a]		
– ventrikulär	0,1–0,25	75
– lumbal	0,2–0,45	75
Albumin (lumbal): [a]	0,1–0,3	
IgG[a]	0,01–0,04	

[a] Proteine in g/l

trationsunterschiede zwischen Liquor und Blut. Insgesamt befinden sich im Bereich des Gehirns eines Erwachsenen einschließlich seiner vier Ventrikel 100 bis 130 ml Liquor.

3.3.1.4 Rückenmark

Das Rückenmark ist der im Wirbelkanal liegende Teil des ZNS. Durch wachstumsbedingte Unterschiede (die Wirbelsäule wächst schneller und länger als das Rückenmark) ergibt es sich, daß das Rückenmark kürzer ist als die Wirbelsäule. Es endet etwa zwischen dem 1. und 2. Lendenwirbel. **Lumbalpunktionen** sollten daher zwischen dem **3./4.** oder **4./5. Lendenwirbel** vorgenommen werden, da so die Verletzungsgefahr des Rückenmarks auf ein Minimum reduziert wird.

Die **Wirbelsäule** umfaßt sieben Halswirbel (HWS), zwölf Brustwirbel (BWS), fünf Lendenwirbel (LWS), das Kreuzbein, welches aus fünf verschmolzenen Wirbeln sowie das Steißbein, das aus drei bis vier verschmolzenen Wirbeln besteht.

Die Dura mater spinalis bildet um das Rückenmark den sog. **Duralsack,** der länger als das eigentliche Rückenmark ist. In diesem Raum befindet sich der Liquor. Die Pia mater spinalis endet mit dem Rückenmark.

Im anatomischen **Querschnitt des Rückenmarks** (Abb. 3.3-2) läßt sich die schmetterlingsförmige **graue** Substanz von der sie umgebenden **weißen Substanz** unterscheiden. Die graue Substanz enthält die Nervenzellen und ihre Verbindungen untereinander innerhalb des Rückenmarks. Die weiße Substanz besteht im wesentlichen aus Nervenfasern. Nervenfasern treten in das Rückenmark auf der Ebene der 31 Spinalnervenpaare über die sog. **Hinterhörner** ein. Efferente Nervenfasern verlassen das Rückenmark über die **Vorderhörner.** Die vom Gehirn nach peripher und von peripher in Richtung Gehirn führenden Nervenstränge im Rückenmark werden auch **Leitungsbahnen** genannt. Im sensorischen Bereich ist die wichtigste Bahn der **Tractus spinothalamicus lateralis,** der die Empfindungen Schmerz und Temperatur leitet. Daneben werden die Empfindungen Druck und Berührung durch den **Tractus spinothalamicus anterior** vermittelt.

Dem entspricht im motorischen Bereich die **Pyramidenbahn,** genannt nach einer anatomischen Struktur (Pyramide) im Bereich der Medulla oblongata. Sie beginnt letztlich in der

Abb. 3.3-2 Idealisierter Rückenmarks-querschnitt mit grauer und weißer Substanz. Die graue Substanz besteht aus den Neuronen des Rückenmarks, dem sog. Eigenapparat; die weiße Substanz besteht hauptsächlich aus den Neuriten der langen Nervenbahnen. Links sind die absteigenden (motorischen) Bahnen und rechts die aufsteigenden (sensorischen) Bahnen dargestellt. Die segmentale Zugehörigkeit der Bahnen ist gestrichelt dargestellt (C: zervikal, T: thorakal, L: lumbal, S: sakral). Der Vorderseitenstrang leitet Temperatur- und Schmerzempfindungen, der Hinterstrang die Empfindungen für Berührung, Druck, Bewegung und Raumsinn. Über die Pyramidenbahn gelangen die motorischen Befehle vom Gehirn zu den peripheren Muskeln.

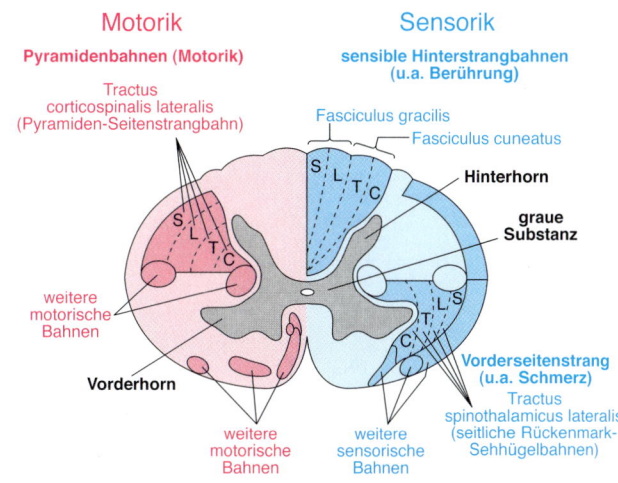

Motorik

Pyramidenbahnen (Motorik)

Tractus corticospinalis lateralis (Pyramiden-Seitenstrangbahn)

weitere motorische Bahnen

Vorderhorn

weitere motorische Bahnen

Sensorik

sensible Hinterstrangbahnen (u.a. Berührung)

Fasciculus gracilis
Fasciculus cuneatus
Hinterhorn
graue Substanz

weitere sensorische Bahnen

Vorderseitenstrang (u.a. Schmerz)
Tractus spinothalamicus lateralis (seitliche Rückenmark-Sehhügelbahnen)

Großhirnrinde und zieht bis zu den motorischen Kernen der Vorderhornzellen im Rückenmark (Abb. 3.3-3).

Die Pyramidenbahn hat im motorischen Bereich die Aufgabe, die Befehle aus der Großhirnrinde an die Muskulatur weiterzugeben. Außerdem wirkt sie hemmend auf die Regulation des Muskeltonus und der Muskeleigenreflexe. Schädigungen der Pyramidenbahn führen zu einem Überwiegen der Extrapyramidalmotorik mit spastischer Lähmung und Hyperreflexie. Ein positiver **Babinski-Reflex** (im 1. Lebensjahr noch physiologisch) ist ein Hinweis auf eine Schädigung im Bereich der Pyramidenbahn und gehört zu den „Pyramidenbahnzeichen".

3.3.1.5 Neuron

Die Nervenzelle wird auch als Neuron bezeichnet und ist der Grundbaustein des Nervensystems. Das Neuron besteht aus dem **Zellkörper** (Soma), in dem sich der Zellkern befindet, und den Fortsätzen, die in **zuführende,** die sog. **Dendriten,** und **wegführende,** die sog. **Neuriten** (Axone), unterteilt werden (Abb. 3.3-4). Die Zelle selbst ist vom Zellplasma ausgefüllt. Die Axone des peripheren Nervensy-

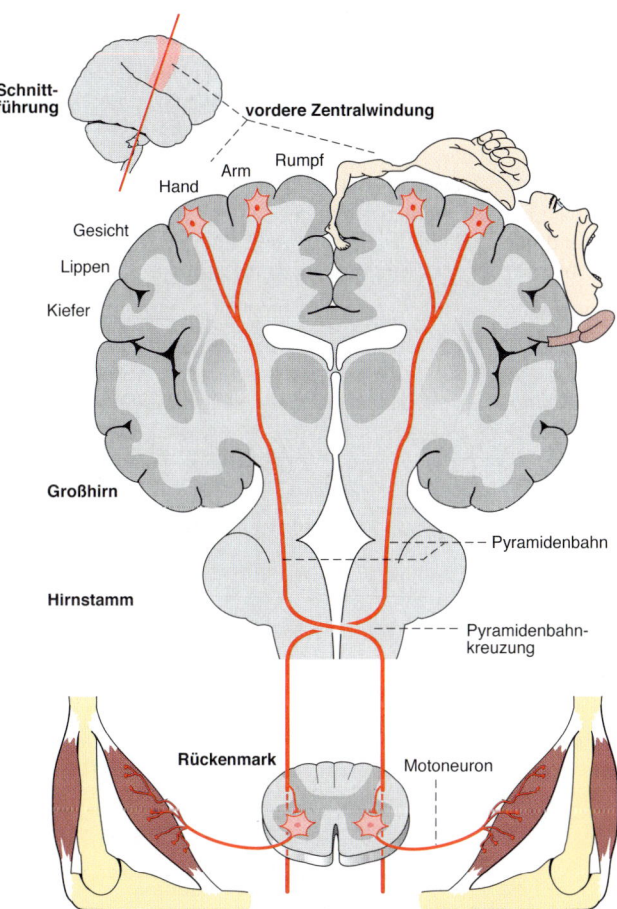

Schnittführung

vordere Zentralwindung

Rumpf
Arm
Hand
Gesicht
Lippen
Kiefer

Großhirn

Hirnstamm

Pyramidenbahn

Pyramidenbahn-kreuzung

Rückenmark   Motoneuron

Abb. 3.3-3 Verknüpfung der Motoneurone mit der Hirnrinde und Effektororganen und Verlauf im Rückenmark. Einen entsprechenden Verlauf nehmen auch die sensiblen Nervenfasern von der Peripherie zum Kortex (s.a. Abb. 3.3-2).

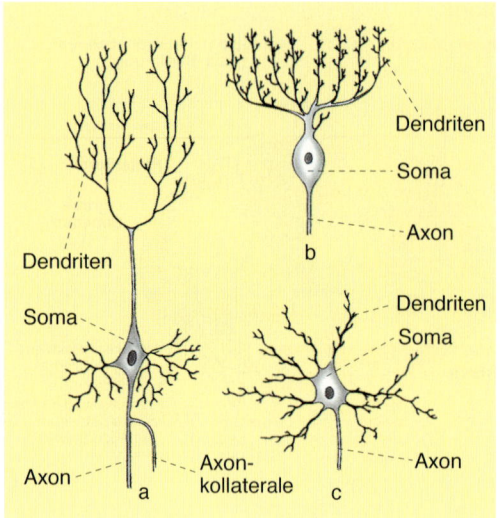

Abb. 3.3-4 Typische Formen verschiedener Neurone im ZNS.
a) Großhirnrinde, **b)** Kleinhirnrinde, **c)** Rückenmark

stems sind jeweils von einer sog. **Schwann-Scheide** umgeben, die aus eigenen Zellen (Schwann-Zellen) besteht, also keinen Ausläufern der Nervenzelle. Diese Scheide begleitet den Nerv als eine unterbrochene Umhüllung. In re-

gelmäßigen Abständen existieren sogenannte Schnürringe **(Ranvier-Schnürring),** vergleichbar dem Ende und Neuanfang eines „Wurstzipfels" (Abb. 3.3-5). Aufgabe der Schwann-Scheide ist v.a. die elektrische Isolierung und Beschleunigung der Reizleitung durch die sog. **saltatorische Reizleitung** von einem Ranvier-Schnürring zum nächsten. Die Neurone sind über die **Synapsen** verbunden und stehen so miteinander in Kontakt.

3.3.1.6 Peripheres Nervensystem

Der Kopfbereich wird von den **Hirnnerven** versorgt. Es handelt sich dabei um 12 Hirnnerven, die für bestimmte Sinne bzw. Organe zuständig sind (Tab. 3.3-2). Der Rest des Körpers wird durch die 31 **Rückenmarksnerven** versorgt; sie sind mit dem Rückenmark über Vorder- und Hinterwurzel verbunden. Diese **Spinalnerven** verlassen den Wirbelkanal jeweils zwischen zwei Wirbelbögen durch das **Foramen intervertebrale**. Die Spinalnerven bilden v.a. im Hals- und Lendenwirbelbereich zusammen mit Venen und Lymphgefäßen ein komplexes, netzartiges Geflecht (Plexus). Nach der Bildung von neuen Nervenstämmen verlassen Nerven, die meist Anteile mehrerer Spinalnerven haben, diesen Plexus und ziehen zum Endorgan.

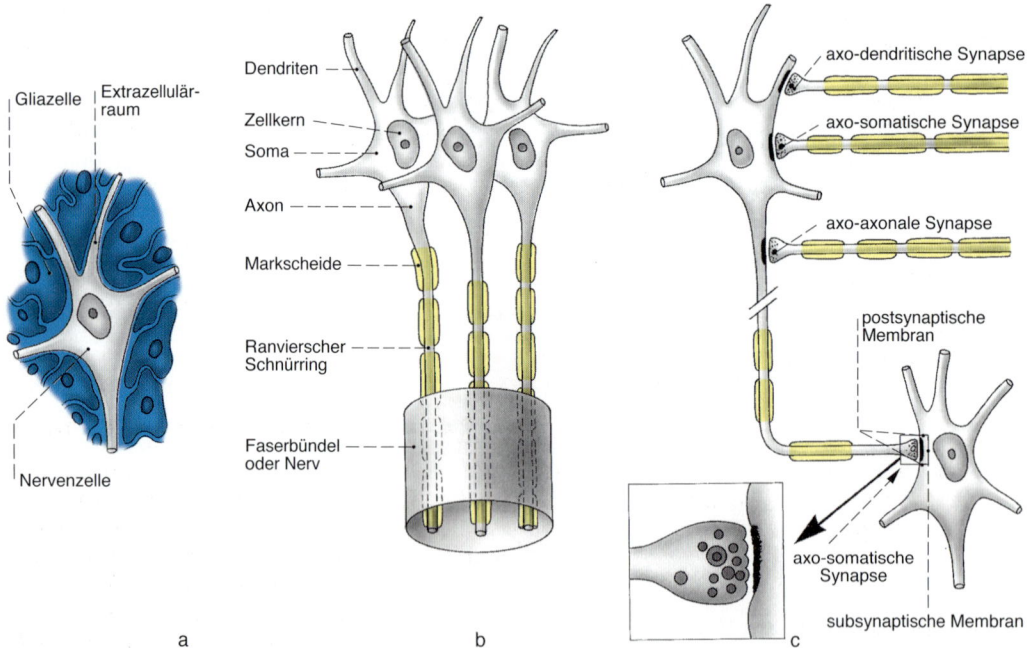

Abb. 3.3-5 Motorisches Neuron mit Zellkern, Neurit, Dendriten und motorischer Endplatte. Die Schwann-Scheide verbessert die elektrische Isolation und Reizleitung.

Tab. 3.3-2 Hirnnerven und versorgte Organe bzw. Gebiete.

	Hirnnerv	Sinn/Organ
I	N. olfactorius	Geruchssinn (sensorisch)
II	N. opticus	Sehempfindung (sensorisch)
III	N. occulomotorius	Augenmuskelinnervation (neben IV und VI)
IV	N. trochlearis	Augenmuskelinnervation (motorisch)
V	N. trigeminus	Gesichtsempfindung (sensorisch, motorisch)
VI	N. abducens	Augenmuskelinnervation (motorisch)
VII	N. facialis	Mimikmuskulatur (motorische und vegetativ-parasympathische Anteile für Speichel- und Tränendrüsen)
VIII	N. vestibulocochlearis	Hör- und Gleichgewichtsempfindung (sensorisch)
IX	N. glossopharyngeus	Geschmacksempfindung, sensible Empfindung im Mundhöhlenbereich (sensorisch)
X	N. vagus	sensible Wahrnehmung und Innervation der inneren Organe (z.B. Gaumen-, Rachen- und Kehlkopfmuskulatur)
XI	N. accessorius	Kopfmuskulatur (motorisch)
XII	N. hypoglossus	Zungenbewegung (motorisch)

3.3.2 Physiologie

Das zentrale Nervensystem dient der Aufnahme von Informationen aus Körper und Umwelt (Afferenzen) und der Abgabe von Befehlen über zentrale Strukturen. Hirnnerven und Rückenmark sind für die Antwort auf eingehende Signale verantwortlich. Dazu ist das Verarbeiten vielseitiger Rezeptorsignale mit bewußten und unbewußten Aktivitäten des Gehirns erforderlich (z.B. Rauch, Lärm, Müdigkeit), um entsprechende motorische und autonome Reaktionen zu veranlassen.

Diese Aktionen werden über die Nervenbahnen vermittelt. Grundsätzlich kann zwischen zwei Arten von Nervenbahnen unterschieden werden: Die **sensorischen** Nervenbahnen (afferente oder auch sensible), die „Empfindungen" von den Sinnesorganen (Peripherie) zum Gehirn (Erfolgsorgan) „hochtransportieren", und die **motorischen** (efferente), die den umgekehrten Weg nehmen, also den „Befehl" des Gehirns über das Rückenmark an die Peripherie weitergeben (Abb. 3.3-6).

3.3.2.1 Dermatome

Sensible Signale von außen (Körperoberfläche) werden über primäre Afferenzen in die Hinter-

wurzeln eingeleitet (Abb. 3.3-7). Diese Rückenmarkwurzeln versorgen nerval jeweils bestimmte Teilgebiete der Haut, die als **Dermatome** bezeichnet werden. Durch diese Einteilung ist es möglich, in der Anästhesie zur Schmerzausschaltung entsprechender Körperregionen im Rückenmarkbereich die bekannten zugeordneten Nerven bzw. Nervenaustritte mit Lokalanästhetika zu betäuben und somit das Empfinden zeitweise auszuschalten.

Bei größeren Nervenstämmen gibt es jedoch „Vermischungen" mit kleineren Ästen benachbarter Nerven, so daß eine Überlappung in den Dermatomen stattfindet. Das Ausschalten einer einzelnen Hinterwurzel bedeutet daher nicht in jedem Fall die sensible Ausschaltung des gesamten Dermatoms.

3.3.2.2 Erregung und Erregungsleitung

Die **Erregbarkeit** von Nerven- und Muskelzellen ist die Fähigkeit, auf einen Stimulus zu reagieren. Voraussetzung hierfür ist das **Membranpotential,** eine elektrische Potentialdifferenz zwischen Zellinnerem und der umgebenden Extrazellulärflüssigkeit. Dieses Potential beträgt in Ruhe etwa bis 70 mV. Die Ursache dieses **Ruhepotentials** ist die ungleiche Verteilung von Ionen (v.a. Kalium und Natrium) auf den beiden Seiten der

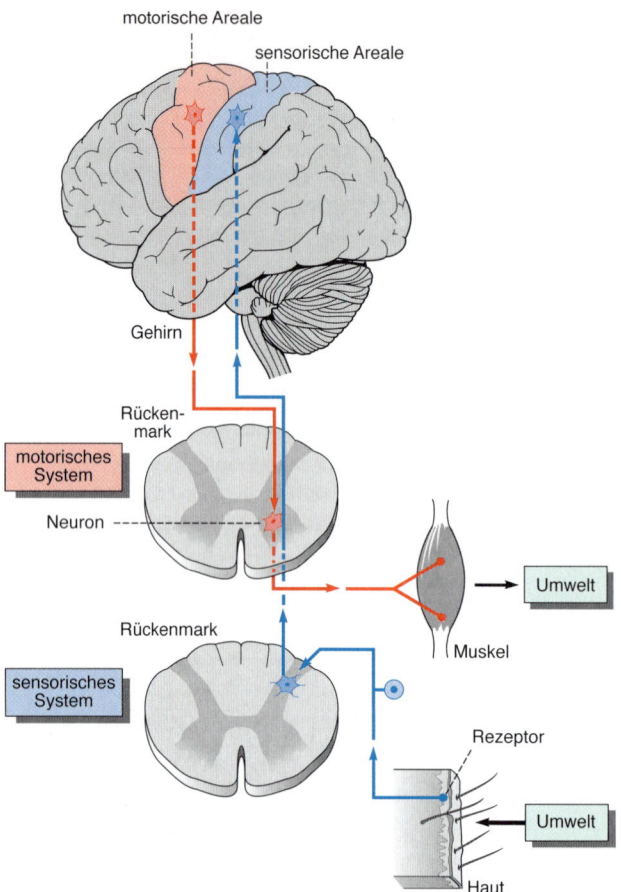

Abb. 3.3-6 Aufbau von sensorischem und motorischem System des ZNS.

und der Erregungsweiterleitung kommt es zu einer Änderung der Durchlässigkeit der Zellmembran zunächst für Kalium, später für Natrium. Der Kaliumausstrom aus der Zelle führt zur **Depolarisation.** Als Folge kann ein **Aktionspotential** gemessen werden. Durch Natriumeinstrom in die Zelle wird diese **repolarisiert.** Anschließend werden die Kalium- und Natriumionen durch die **Natrium-Kalium-ATPase** wieder an ihren ursprünglichen Ort transportiert.

Neben den Ionenkanälen spielt ein **Spannungssensor** v.a. in der Erregungsweiterleitung eine wichtige Rolle. Bei Depolarisation im Bereich eines Nervenabschnittes bewirkt das veränderte elektrische Feld eine Konformationsänderung beim Spannungssensor in der Nähe der depolarisierten Region. Es kommt zu einer Zunahme der Zellmembranpermeabilität für Kalium und Natrium. Auch die benachbarte Region depolarisiert, und die Erregung wird damit weitergeleitet. Da dies ungeheuer schnell geschieht, sind Nervenleitgeschwindigkeiten von mehreren Metern pro Sekunde möglich. Besonders schnell ist die Reizleitung bei den markhaltigen Nervenfasern, bei denen die Axone durch Schwann-Zellen isoliert sind. Je nach Untersucher finden sich teilweise abweichende Angaben zur **Reizleitungsgeschwindigkeit** in den verschiedenen Nervendurchmessern, wie die Tabellen 3.3-3 und 3.3-4 zeigen. Hierbei spielen der Faserdurchmesser, aber auch morphologische Kriterien eine wichtige Rolle.

3.3.2.3 Erregungsübertragung

Am Ende eines Dendriten einer Nervenzelle befindet sich ein „Depot" für Transmittersubstanzen. Eine Depolarisation führt zur Freisetzung von einem **Transmitter,** z.B. Acetylcholin, der den **synaptischen Spalt** überwindet und an der nachfolgenden Nerven- oder Muskelzelle erneut eine Depolarisation verursacht. So wird also nach der ursprünglichen Reizbildung ein elektrischer Impuls im **präsynaptischen** Bereich in die Freisetzung einer chemischen Substanz

Zellmembran. Diese Konzentrationsunterschiede werden durch einen aktiven, energieverbrauchenden Mechanismus aufrechterhalten. Jedes Ion (Natrium, Kalium, Calcium, Chlorid etc.) kann die Zellmembran nur durch ganz spezifische Poren, die **Ionenkanäle,** passieren. Die Ionenkanäle können selektiv durch bestimmte Pharmaka blockiert werden, Lokalanästhetika z.B. „verschließen" die Natriumkanäle, Calciumantagonisten die Calciumkanäle. Dabei bedeutet „**Blockade**" nichts anderes als daß die **Leitfähigkeit** oder Durchlässigkeit der Zellmembranen je nach Ionenkanal beeinflußt werden kann.

Diese Membrandurchlässigkeit erregbarer Zellen ist für Ionen abhängig von externen Stimuli (z.B. chemischen oder physikalischen Reizen bei Sinneszellen, Transmittern bei Nerven- und Muskelzellen) und vom Potential an der Zellmembran selbst. Im Rahmen der Reizbildung

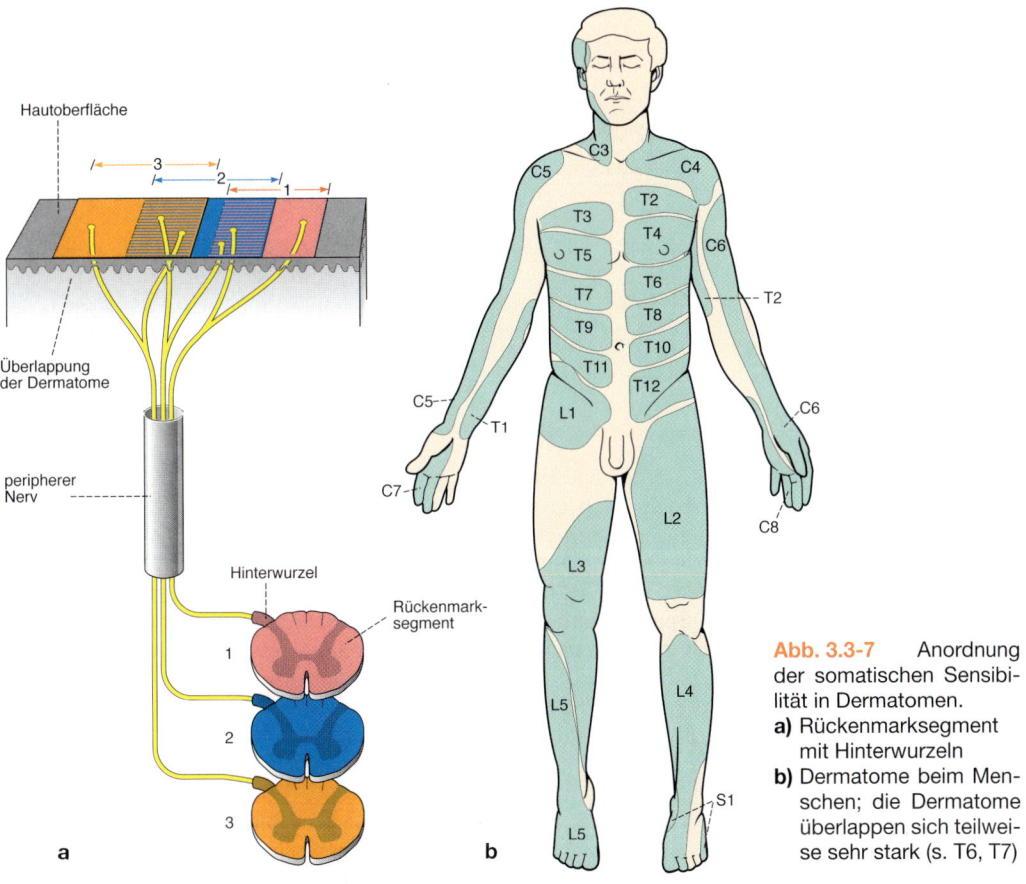

Abb. 3.3-7 Anordnung der somatischen Sensibilität in Dermatomen.
a) Rückenmarksegment mit Hinterwurzeln
b) Dermatome beim Menschen; die Dermatome überlappen sich teilweise sehr stark (s. T6, T7)

Tab. 3.3-3 Einteilung der Nervenfasern nach Durchmesser, Leitungsgeschwindigkeit und Funktion (nach Erlanger und Gasser).

Faser-durchmesser	Faser-gruppe	Leitungsge-schwindigkeit etwa	Funktion
		α 80–120 m/s	motorische Impulse, afferente Impulse von Muskelspindeln und Sehnenorganen
		β 60 m/s	Berührungsimpulse der Haut
3–20 μm	A	γ 40 m/s	efferente Impulse zu den kontraktilen Abschnitten der intrafusalen Muskelfasern
		δ 20 m/s	Impulse von Mechanorezeptoren, Kalt-, Warm- und Schmerzrezeptoren der Haut (rasche Schmerzfasern)
1–3 μm	B		10 m/s	präganglionäre vegetative Fasern
1 μm (marklos)	C		1 m/s	postganglionäre vegetative Fasern und afferente Fasern des Grenzstrangs, Impulse von Mechano-, Kalt- und Warmrezeptoren (langsame Schmerzfasern)

Tab. 3.3-4   Einteilung der Nervenfasern nach Leitungsgeschwindigkeit und Funktion (nach Lloyd und Hunt).

Faser-durchmesser	Faser-gruppe	Leitungsge-schwindigkeit etwa	Funktion
13 mm	I	80–120 m/s	I a: afferente Impulse von Muskelspindeln I b: afferente Impulse von Sehnenorganen
9 mm	II	60 m/s	Berührungsimpulse der Haut
3 mm	III	15 m/s	afferente Impulse von tiefen Mechano-rezeptoren des Muskels
1 mm (marklos)	IV	1 m/s	langsame Schmerzfasern

umgesetzt. Der freigesetzte Transmitter wiederum bewirkt im **postsynaptischen** Bereich eine Rückübersetzung des chemischen Signals in ein elektrisches. Für die Funktionsweise des Nervensystems ist ein rasches Entfernen des Transmitters aus dem synaptischen Spalt essentiell. Dies geschieht entweder durch **Inaktivierung** (z.B. Zersetzung von Acetylcholin durch die Cholinesterase) oder durch Entfernen des Transmitters (Wiederaufnahme von Noradrenalin in den präsynaptischen Bereich) Re-Uptake (Abb. 3.3-8). Aus der Art und Weise der Transmitter-Inaktivierung können sich wiederum Ansatzpunkte für ein therapeutisches Eingreifen ergeben. So erhöhen z.B. Cholinesterase-Hemmstoffe die Acetylcholinkonzentration an der motorischen Hemmplatte nach Gabe von nicht-depolarisierenden Muskelrelaxanzien. Dadurch wird das Relaxans von seiner Bindung mit dem postsynaptischen Acetylcholin-Rezeptor verdrängt, die Muskelrelaxation wird antagonisiert.

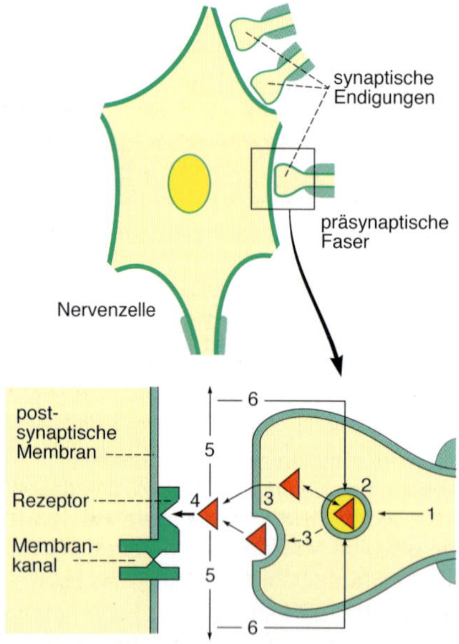

Sensorische Rezeptoren werden durch chemische und physikalische Reize stimuliert. Eine ausreichende Stimulation bewirkt eine Depolarisation der Sinneszelle und die Weiterleitung eines elektrischen Signals über afferente Bahnen des Nervensystems ins ZNS. Folgende Arten von Rezeptoren sind bekannt (Tab. 3.3-5).

3.3.2.4 Effektororgane

Zu den Effektororganen gehört jedes Organ, das durch Impulse von Nervenzellen stimuliert werden kann. Das wichtigste und auffälligste System ist die **Skelettmuskulatur,** deren Aktionen weitgehend dem direkten Willen unterworfen sind. Auch die glatte Muskulatur von Gefäßen und Drüsen ist ein wichtiges Effektororgan. Da alle Körperzellen mit in das Blut sezernierten Hormonen in Kontakt kommen, haben die auf Nervenreize hin abgesonderten Hormone ebenfalls als Effektorsystem eine große Bedeutung. So kann eine sympathische Stimulation (z.B. Angst) via Nervenimpulsen aus dem Nebennierenmark große Mengen an Adrenalin und Noradrenalin freisetzen. Diese werden mit dem Blutstrom über den Körper verteilt und erhöhen bei praktisch je-

Abb. 3.3-8   Produktion (1), Speicherung (2), Freisetzung (3) und Inaktivierung (5) von Neurotransmittern. Die Bindung an den Rezeptor (4) und die Wiederaufnahme in den Neuriten (6) lassen sich durch Rezeptorblocker hemmen.

Tab. 3.3-5 Lokalisation von Rezeptoren für unterschiedliche Sinnesreize.

Organ/Sinneszelle	Reiz/Empfindung
Auge/Stäbchen und Zapfen	Licht
Ohr/Nervenendungen der Kochlea	Schall
Zunge/Geschmackszellen	chem. Stoffe/Geschmack
Nase/Geruchszellen	chem. Stoffe/Geruch
Haut/Tastzellen	Druck, Lage im Raum, Vibration
Blutgefäße/Hohlorgane	Druck, Wandspannung
Blutgefäße, Hirn/Chemorezeptoren und weitere hochspezialisierte sensorische Zelltypen	Partialdrücke von Sauerstoff, Kohlendioxid, weitere Stoffe z.B. Druck-, Volumen-, Stoffkonzentration

dem Zelltyp den Stoffwechsel. In diesem Sinne kann also unter entsprechenden Bedingungen jede Zelle als Effektororgan der zentralnervösen Kontrolle betrachtet werden. Selbstverständlich sind aber unter physiologischen Bedingungen die motorischen Effektororgansysteme die auffälligsten.

3.3.2.5 Reflexe

Die zwei wesentlichen Aufgaben des Rückenmarks sind einerseits die Weiterleitung efferenter Nervenimpulse vom ZNS an die Peripherie und afferenter Signale an das ZNS sowie andererseits die Funktion als zentrale Schaltstelle der **Rückenmarks-Reflexe** als „Reflexorgan".

Vereinfacht dargestellt, werden nach der Reizung einer Rezeptorzelle afferente Impulse in das ZNS geleitet, dort verarbeitet und in eine efferente Antwort umgesetzt. Die meisten Reflexe sind sehr einfach gebaut, wobei die Antwort dem Reiz in Sekundenbruchteilen folgt (z.B. Wegziehen der Hand von einer heißen Herdplatte), andere wiederum können durchaus längere Zeit in Anspruch nehmen.

Sitzt der Rezeptor und der Effektor im Bereich desselben Muskels, spricht man bei einem Reflex von einem **Muskeleigenreflex.** Diese Reflexe sind sehr gut geeignet, um bei einer neurologischen Untersuchung ganz gezielt bestimmte Nerven bzw. Rückenmarksegmente auf ihre Funktion hin zu prüfen.

Im normalen Ablauf eines Reflexes sind meist mehrere Muskelgruppen und Gelenke beteiligt, bei der Umschaltung eine Vielzahl von Neuronen involviert. Die efferente Antwort auf den afferenten Impuls ist daher meist mehrteilig, wie das folgende Beispiel eines Muskeldehnungs-

reflexes (Abb. 3.3-9) zeigt. Reflexe sind ein Bestandteil unserer Körperhaltung, da jede Bewegung eines Gelenkes oder eines Muskels über Reflexe kontrolliert und entsprechend reguliert wird. Beim Eigenreflex sitzt der stimulierende Rezeptor im selben Muskel, in dem die Kontraktion stattfindet; bei Fremdreflexen ist der stimulierende Rezeptor nicht in dem Muskel lokalisiert, der durch den Reflex kontrahiert.

3.3.2.6 Schmerz

Schmerz allein ist keine Erkrankung, sondern eine Reaktion des Körpers auf eine Erkrankung und/oder einen körperlichen Schaden.

Schmerz beginnt durch einen **Schmerzreiz,** der durch eine Schädigung eines betroffenen Gebietes infolge innerer Einflüsse (z.B. Entzündungen, Tumoren, Koliken) oder äußerer Einflüsse (auch als somatischer Schmerz bezeichnet) zustande kommt.

Es kommt zur Freisetzung und Bildung von schmerzauslösenden Substanzen wie Bradykinin und Histamin, auch Prostaglandine werden gebildet, die die Empfindlichkeit der **Nozizeptoren** (feinste freie Nervenendigungen) steigern.

Nozizeptoren nehmen die Schmerzreize auf und leiten sie über sensible Fasern (periphere Bahnen) in das **Rückenmark.** Im Rückenmark erfolgt eine Umschaltung auf zentrale Bahnen. An dieser ersten Schaltstelle (Substantia gelatinosa) im **Hinterhorn** können sich verschiedene nozizeptive Afferenzen summieren, d.h. schmerzverstärkend wirken. Dort übertragen Neurotransmitter, wie z.B. die **Substanz P,** einen Teil der Impulse auf spinale Hinterhornneurone. Ein anderer Teil löst über Zwischenneurone an den **motorischen Vorderhornzellen** muskuläre

3

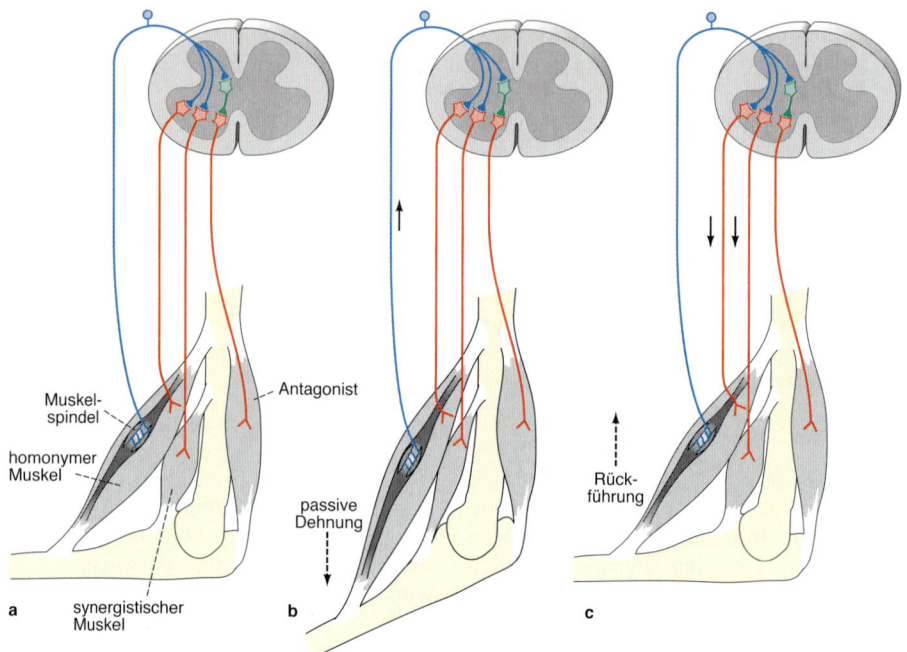

Abb. 3.3-9   Schematisierte Darstellung des Muskeldehnungsreflexes, der die Rückführung eines Gelenkes in die Ausgangsstellung bewirkt.

a) Die in einem Muskel befindliche Muskelspindel ist über das sog. Ia-System mit dem Rückenmark verbunden. Dieses System ist im Rückenmark mit den Motoneuronen desselben Muskels und auch mit synergistisch wirkenden Muskeln aktivierend verbunden. Das Ia-System eines Muskels hemmt gleichzeitig die antagonistisch wirkenden Muskeln über zwischengeschaltete hemmende Neurone, die zum Eigenapparat des Rückenmarks gehören.

b) Bei einer Dehnung des Muskels durch passive Bewegung wird die Muskelspindel erregt und das sog. Ia-System der betroffenen Muskeln wird aktiviert (rote Schmuckfarbe = Nerv ist aktiv).

c) Die synergistischen Muskeln werden über das Ia-System aktiviert, die antagonistischen Muskeln gehemmt. Das Gelenk kehrt in die Ausgangsstellung zurück.

(Wegziehen des Armes auf Schmerzreiz) und an den **sympathischen Seitenhornneuronen** vegetative Reflexe aus.

Die Schmerzbahn läuft im **Vorderseitenstrang** weiter zum Gehirn. Ein Teil der Neurone führt über die Formatio reticularis und die medialen Thalamuskerne zu vielen Teilen des **Großhirns.** Dadurch werden die Erregbarkeit der Großhirnrinde und die Steuerung der Affekte durch das **limbische System** beeinflußt. Über den lateralen **Thalamus** besteht eine Verbindung zum sensomotorischen Kortex. Die subjektive Unterscheidung zwischen einem „hellen“ und einem „dumpfen“ Schmerz kommt durch die Aktivierung verschiedenster afferenter Bahnen zustande.

Aufgrund dieses anatomischen Ablaufs sind Schmerzunterbrechungen bzw. Schmerzausschaltungen an vielen Stellen und mit unterschiedlichen Maßnahmen möglich.

3.3.2.7 Autonomes (vegetatives) Nervensystem

Dieses System kontrolliert unbewußt ablaufende Körperfunktionen wie den Herzschlag, die Drüsensekretion und den Tonus von Blutgefäßen sowie von anderen Hohlorganen wie Bronchien, Ureteren oder dem Gallengang. Es ist in das **sympathische** und **parasympathische** Nervensystem untergliedert, die im allgemeinen antagonistisch wirken und im Gleichgewicht stehen (Abb. 3.3-10; Tab. 3.3-6). Tagsüber überwiegt der Sympathikus, nachts hingegen ist der Parasympathikus stärker ausgeprägt.

Verantwortlich für die Aktionen des vegetativen Nervensystems sind die Überträgersubstanzen **Acetylcholin** (ACh), **Adrenalin** und **Noradrenalin.** Während dies beim Sympathikus sowohl Acetylcholin, Noradrenalin und das

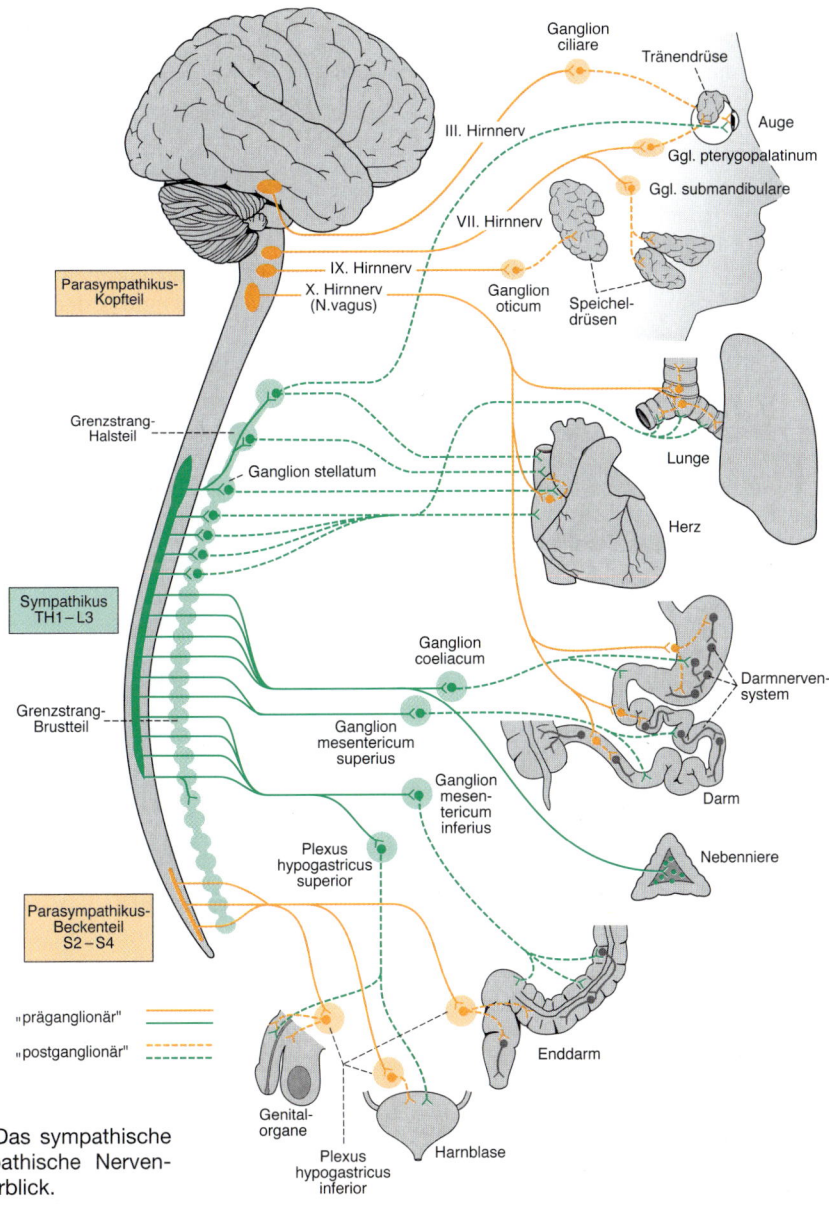

Abb. 3.3-10 Das sympathische und parasympathische Nervensystem im Überblick.

Tab. 3.3-6 Folgen der Sympathikus-Aktivierung (= anticholinerger Effekt) und der Parasympathikus-Aktivierung (= cholinerger Effekt).

	Herz-/ Kreislauf	Sekretion	Magen-Darm-Trakt	Augen	Bronchien
Sympathikus-Aktivierung	Frequenz: + RR: +	zähflüssig/ vermindert	Peristaltik: –	Mydriasis	Dilatation Sekretion: –
Parasympathikus-Aktivierung	Frequenz: – RR: –	dünnflüssig/ vermehrt	Peristaltik: +	Miosis	Konstriktion Sekretion: +

Adrenalin (hauptsächlich aus dem Nebennierenmark) sind, handelt es sich beim Parasympathikus nur um Acetylcholin. Wichtig ist dabei zu wissen, daß wie bei allen anderen Nervenbahnen auch die erste Verschaltung zwischen den vom ZNS in die Peripherie ziehenden vegetativen Nerven im Bereich der paravertebralen Ganglien (ganglionäre Synapse) und die zweite Verschaltung direkt oder in der Nähe des Erfolgsorgans stattfindet (postganglionäre Synapse).

Pharmakologisch lassen sich die Rezeptoren im Bereich der Ganglien und der Erfolgsorgane unterscheiden (Tab. 3.3-7). Durch die Existenz dieser unterschiedlichen Rezeptortypen in den einzelnen cholinergen Synapsen ist eine gezielte pharmakologische Beeinflussung möglich.

3.3.2.8 Autoregulation der Hirndurchblutung

Das Hirn wird mit etwa 15% des Herzzeitvolumens, also 450 bis 600 ml Blut/m^2 Körperoberfläche pro Minute, durchblutet. Bei einem Gewicht des Gehirns beim Erwachsenen von etwa 1 400 g bedeutet dies, daß die normale Durchblutung bei ca. 50 ml/min pro 100 g Gehirnmasse liegt. Die Durchblutung des Gehirns ist in weiten Bereichen unabhängig vom Blutdruck und vom Aktivitätszustand des Gehirns. Diese Tatsache wird als Autoregulation der Gehirndurchblutung bezeichnet. Durch diese Autoregulation ist die Gehirndurchblutung innerhalb eines gewissen Bereiches sehr konstant.

Bei Abfall des **zerebralen Perfusionsdrucks** kommt es zur Erweiterung der Hirnarterien und damit zur Aufrechterhaltung der Durchblutung; steigt der zerebrale Perfusionsdruck an, so verengen sich die Hirngefäße und die Durchblutung nimmt ab. In dem Bereich eines **arteriellen Mitteldrucks** zwischen 60 und 100 mmHg bleibt die Durchblutung des Hirns praktisch gleich. Bei Abfall des mittleren arteriellen Drucks unter 60 mmHg sinkt die Hirndurchblutung, bei einem Anstieg über 100 mmHg steigt die Durchblutung über den normalen Wert an.

Bei Hypertonikern ist die Autoregulation verändert, d.h., es sind höhere Perfusionsdrücke erforderlich, um eine normale Hirndurchblutung aufrechtzuerhalten.

Bei Verlust der Autoregulation folgt die Durchblutung des Gehirns völlig passiv dem mittleren arteriellen Druck. Dies bedeutet, daß es bei einem Blutdruckabfall zu einer Mangeldurchblutung und bei einem Blutdruckanstieg sehr schnell zu einem Anstieg des Hirndrucks kommt.

Mehrere Faktoren beeinflussen die Autoregulation des Gehirns, d.h. die Regulation der Gefäßweite auf sich ändernde Blutdruckwerte:

- **Kohlendioxid- und Sauerstoffpartialdruck im arteriellen Blut:** Ein **Abfall des pCO$_2$** führt zu einer Kontraktion der Hirngefäße und zu einer Abnahme der Hirndurchblutung, folglich sinkt der Hirndruck.

Bei **Anstieg des pCO$_2$** kommt es zu einer Erweiterung der Hirngefäße, die Durchblutung steigt, auch der Hirndruck steigt an. Deshalb

Tab. 3.3-7 Agonisten (A) bzw. Transmitter (T) beim 1. und 2. Neuron des autonomen Nervensystems sowie an der postganglionären Synapse des Sympathikus und der motorischen Endplatte.

	Agonist	Antagonist	Rezeptortyp
1. Neuron: (= ganglionäre Synapse des Sympathikus und Parasympathikus)	ACh (T), Nikotin (A)	Hexamethonium („Ganglienblocker")	nikotinischer ACh-Rezeptor
2. Neuron: (= postganglionäre Synapse des Parasympathikus)	ACh (T), Muskarin (A)	Atropin, Glycopyrulat	muskarinischer ACh-Rezeptor
Postganglionäre Synapse des Sympathikus:	Noradrenalin (T, A), Adrenalin (T, A)	Beta-(Alpha-) Blocker	adrenerger Rezeptor
Motorische Endplatte:	ACh (T), Nikotin (A)	d-Tubocurarin (Muskelrelaxanzien)	nikotinischer ACh-Rezeptor

führt eine Hyperventilation zu einer Abnahme des Hirndrucks und eine Hypoventilation zu deren Anstieg.

Bei einem **pO$_2$-Wert unter 50 mmHg (Hypoxie)** steigt die Hirndurchblutung rasch an und es kommt zu einem Anstieg des Hirndrucks. Bei hohen inspiratorischen Sauerstoffkonzentrationen, der **Hyperoxie,** kontrahieren die Hirngefäße, die Hirndurchblutung nimmt ab.

- **Körpertemperatur:** Bei einem Abfall der Körpertemperatur nimmt sowohl der Hirnstoffwechsel als auch die Durchblutung ab und damit der intrakranielle Druck. Genau umgekehrt verhält es sich beim Temperaturanstieg, bei dem der Stoffwechsel des Hirns zunimmt und aufgrund der ebenfalls zunehmenden Durchblutung der Hirndruck ansteigt.
- **Sympathikusaktivierung durch Schmerz und Angst:** Schmerz und Angst führen ebenfalls zu einer Steigerung der Durchblutung, weil der Hirnstoffwechsel durch die Sympathikusaktivierung ansteigt.

3.3.2.9 Hirnstoffwechsel

Normalerweise benötigt das Gehirn eine **Sauerstoffversorgung** von 3 bis 4 ml/min pro 100 g Gehirngewebe, das Gehirn verbraucht also 40 bis 60 ml O$_2$ pro Minute. Verglichen mit dem durchschnittlichen Sauerstoffverbrauch in Ruhe von 3 bis 4 ml/kg KG hat das Gehirn einen etwa zehnfach höheren Sauerstoffbedarf. Schon geringfügige Veränderungen der Sauerstoffversorgung beeinträchtigen rasch die Funktion des Großhirns. Ein schwerer und mehr als nur ein bis zwei Minuten dauernder **Sauerstoffmangel** führt zu dauernden Hirnschäden.

Auch der **Energiebedarf** des Gehirns ist außerordentlich hoch. Er liegt bei 100 bis 150 g Glukose pro Tag und entspricht damit einer Energiemenge von 400 bis 600 kcal.

3.3.3 Krankheitsbilder

Die anatomischen (vollständig von knöchernen Strukturen umgeben) und physiologischen (Blut-Hirn-Schranke) Besonderheiten des ZNS führen zu speziellen Problemen bei pathologischen Prozessen und ihrer Therapie.

Das typische Reaktionsmuster jedes erkrankten Organs ist neben der **Schwellung** (Ödem) auch die **Funktionsbeeinträchtigung.** Durch eine Schwellung im Bereich des ZNS erreicht der intrakranielle oder intravertebrale Druck sehr schnell kritische Werte, da aufgrund der knöchernen Begrenzung eine weitere Durchblutung erschwert wird.

Durch die sehr kurze **Ischämietoleranz** des ZNS haben auch nur kurze starke Schwankungen in der Sauerstoffversorgung dramatische Folgen. Die Funktionsbeeinträchtigung des ZNS wiederum zeigt sich im Ausfall von sensorischen, motorischen und/oder autonomen Funktionen und kann ein schwer zu interpretierendes Bild bieten. Sehr schnell können Einschränkungen in der Bewußtseinslage eintreten. Die Differenzierung zwischen einer eher gutartigen Intoxikation, z.B. mit Alkohol, und einem äußerst bedrohlichen, beginnenden Koma bei epiduraler Blutung ist durch dieses Symptom alleine praktisch nicht möglich.

Auch metabolische Schwankungen führen rasch zu zentralnervösen Störungen, v.a. dann, wenn sich die Plasmaosmolarität deutlich verändert (z.B. hyperosmolares, nicht-ketoazidotisches Koma bei Diabetes mellitus) oder atypische Blutbestandteile in höherer Konzentration auftreten (Coma hepaticum).

Aufgrund der **Blut-Hirn-Schranke** ist das ZNS nicht jeder medikamentösen Therapie ohne weiteres zugänglich. Insbesondere bei bakteriellen Infekten ist die Gabe eines Antibiotikums, auf das der Erreger hochsensibel ist, noch keine Garantie für einen Therapieerfolg, wenn das Antibiotikum nicht in der Lage ist, die Blut-Hirn-Schranke zu passieren.

3.3.3.1 Anstieg des intrakraniellen Drucks

Definition/Ursachen: Das Gehirn ist vollständig von den nicht dehnbaren Schädelknochen umgeben, so daß bei einer Zunahme des Liquorvolumens oder des Zellvolumens (z.B. nach Hypoxie) der intrakranielle Druck sehr schnell ansteigt.

Der Hirndruck liegt **normalerweise** bei **10** bis **15 mmHg** im Liegen, wobei Husten und Pressen den Hirndruck anheben. Aufstehen oder Aufsetzen senkt den Druck. Steigt der Hirndruck, so nimmt die Durchblutung ab, bei fallendem Hirndruck nimmt die Durchblutung zu.

Folgende Faktoren bestimmen den im knöchernen Schädel herrschenden Druck.

- **Liquorproduktion und Zirkulation im Ventrikelsystem des Gehirns:** Der Liquor wird in den Seitenventrikeln gebildet und fließt über den III. in den IV. Ventrikel, wo er teilweise resorbiert wird. Ein Teil fließt weiter in den Spinalkanal und wird im Bereich der Nervenaustrittsstellen in den Blutkreislauf aufgenommen. Jede **Blockade** des Liquorstromes führt zu einer Flüssigkeitsansammlung in den Ventrikeln (Hydrozephalus) mit Anstieg des Hirndrucks.
- **Hirnvolumen:** Durch den hohen Sauerstoffverbrauch des Hirns führt ein Sauerstoffmangel zur schweren Beeinträchtigung der Zellerhaltungsmechanismen (z.B. ATP-abhängige Natrium-Kalium-Pumpe). Die Folge ist ein **Zellödem** mit Zunahme des Hirnvolumens und nachfolgendem Hirndruckanstieg. Neben Sauerstoffmangel haben direkte Gewalteinwirkung (Schädel-Hirn-Traumen, operative Verletzung) eine ähnliche Folge. Auch Einblutungen in das Hirngewebe führen zu einer deutlichen Zunahme des Hirnvolumens und daher zu einem Hirndruckanstieg.
- **Hirndurchblutung:** Außerhalb der Grenzen der Autoregulation oder durch Aufhebung derselben, z.B. durch Anästhetika, folgt die Hirndurchblutung **passiv** dem Blutdruck. Durch Beeinflussung der Hirndurchblutung wird in diesem Fall auch der Hirndruck verändert. Die **Abnahme des pCO_2** senkt die Hirndurchblutung, so daß die **Hyperventilation** eine Therapie des angestiegenen Hirndrucks für mehrere Stunden darstellt. Nach dieser Zeit steigt der Hirndruck jedoch wieder langsam auf den Ausgangswert an, auch wenn die Hyperventilation aufrechterhalten wird. Die **Zunahme des pCO_2** führt zu einer Lumenerweiterung arterieller Widerstandsgefäße und damit der Durchblutung, wobei eine länger bestehende Hyperkapnie wieder mit einer Normalisierung der Hirndurchblutung einhergeht.
Gefährlich ist jedoch ein akuter Blutdruckanstieg bei akut hyperkapnischen Patienten, da es hier zu starken Anstiegen des intrakraniellen Drucks kommt. Dies betrifft v.a. **schädeltraumatisierte** Patienten mit **Atmungsstörungen**. Eine **Hypoxie** ($pO_2 < 50$ mmHg) führt ebenfalls zum Anstieg des intrakraniellen Drucks, wobei die Hypoxie selbst ein nachfolgendes Hirnödem auslösen kann.
Faktoren, die **indirekt** Einfluß auf den Hirndruck nehmen, also über die Durchblutung oder das Hirnvolumen wirken, sind der arterielle Blutdruck, der ZVD und viele Medikamente.

- **Blutdruck:** Ein niedriger Blutdruck senkt kaum den intrakraniellen Druck, während ein Blutdruckanstieg auch zu deutlichen Ansteigen des intrakraniellen Drucks führt (s. „Hirndurchblutung").
- **ZVD:** Jede Verschlechterung des venösen Abstromes (z.B. ZVD-Anstieg, PEEP-Beatmung, Kopftieflagerung) führt zu einer Zunahme des intrakraniellen Volumens und damit zu einer Hirndrucksteigerung.

Klinik: Während kurzfristige Anstiege von normalerweise 10 bis 15 mmHg auf 30 mmHg beim Husten und Pressen normal sind, bedürfen länger dauernde Druckanstiege **über** einen Wert von etwa **20 mmHg** einer **Behandlung.**

Ein Hirndruckanstieg kommt vor allem bei Hirntumoren, Hirnabszessen, Hirnödemen, intrazerebralen Blutungen und Störungen des Liquorhaushalts vor.

Folgen von Hirndruckanstiegen:
- Durch Abfall des zerebralen Perfusionsdrucks kommt es zu generalisierter zerebraler Ischämie, die Folge sind weitere Schädigung von Hirnzellen und weitere Druckanstiege
- umschriebene lokale Hirnschädigungen sind v.a. bei Tumoren, Hirnabszessen und Hirntraumata möglich
- Einklemmung von Hirnteilen, v.a. von Kleinhirn und Hirnstamm (insbesondere Herz-Kreislauf-Zentrum), sind meist tödlich
- übersteigt der intrakranielle Druck den arteriellen Mitteldruck, ist der Stillstand der zerebralen Perfusion unmittelbar die letale Folge

Typische Symptome sind Übelkeit, Erbrechen und Kopfschmerzen beim noch wachen Patienten, Bewußtseinstrübung bis hin zum tiefen Koma, Herzrhythmusstörungen (zuerst Tachy-, dann Bradykardie), Hypertension und Atmungsstörungen. Präfinal kommt es zu beidseits weiten, lichtstarren Pupillen, Bradypnoe und schwerster Bradyarrhythmie. Bei einem chronischen Hirndruckanstieg ist die Stauungspapille ein wegweisendes Zeichen.

Therapie: Eine zusätzliche, bedrohliche Hirndruckerhöhung kann insbesondere bei den genannten Vorerkrankungen während der **Anästhesie** vorkommen, wobei Husten und Pressen beim Einleiten, Steigerung der Hirndurchblutung durch Anästhetika, falsche Lagerungen, flache Narkosen und die übermäßige Gabe von freier Flüssigkeit unbedingt vermieden werden müssen.

Barbiturate, Etomidat und **Benzodiazepine** senken den Hirndruck in wechselndem Ausmaß, auch Opiate sind hirndrucksenkend, wenn sie ausreichend dosiert werden und nicht mit einer Hypoventilation einhergehen.

Inhalationsanästhetika dagegen dilatieren die Hirngefäße, so daß der Hirndruck steigt, v.a. wenn der Hirndruck schon pathologisch erhöht ist. Halothan hat eine stärkere hirndrucksteigernde Wirkung als Enfluran, dieses wiederum eine stärkere als Isofluran.

Daneben gilt Ketanest® ebenfalls als stark den Hirndruck beeinflussend. Insbesondere bei insuffizienter Spontanatmung, aber auch bei Normoventilation steigert Ketanest® den Hirndruck deutlich, während es bei Hyperventilation keinen ausgeprägten hirndrucksteigernden Effekt zeigt. Zusätzliche Maßnahmen finden sich im Kapitel 6.6, „Anästhesie in der Neurochirurgie".

3.3.3.2 Commotio cerebri

Definition/Ursachen: Bei der Commotio („Gehirnerschütterung") handelt es sich um eine reversible traumatische Schädigung, jedoch ohne organische Schädigung.

Klinik: Die Commotio ist immer mit Kopfschmerzen und sehr oft mit Übelkeit und Erbrechen verbunden. Seltener sind Bewußtseinseintrübung, Kreislaufstörungen und eine retrograde Amnesie.

Therapie: Die oft verordnete Bettruhe sollte eigentlich (auch bei Kindern) bei fehlender Symptomatik ein bis zwei Tage nicht überschreiten.

3.3.3.3 Contusio cerebri

Definition/Ursachen: Im Gegensatz zur Commotio, die voll reversibel ist, handelt es sich bei der Contusio („Gehirnprellung") um ein gedecktes Schädel-Hirn-Trauma, bei dem es zu Gewebsschädigung (Quetschungen), Einblutungen und Einrissen im Hirnbereich mit frischen Blutungen und bleibenden Schäden kommen kann.

Klinik: Die Contusio cerebri ist durch Bewußtlosigkeit, vegetative Störungen, mögliches Hirnödem, motorische Unruhe, zentral ausgelöster Steigerung der Körpertemperatur und eventuelle „Herdsymptomatik" (Krämpfe etc.) als Hinweis auf ein Geschehen auf kleinstem Raum, also einem Herd, gekennzeichnet. Schwere Kontusionen hinterlassen bleibende Hirnschäden.

Therapie: Im initialen Stadium der Bewußtlosigkeit ist die Sicherung und Stabilisierung der Vitalfunktionen erforderlich. Ist eine ausreichende Oxygenierung bei Spontanatmung nicht gewährleistet, muß intubiert und beatmet werden. Der Kreislauf sollte möglichst stabil gehalten werden (z.B. Volumen und/oder Katecholamine). Zerebrale Krampfanfälle müssen verhindert bzw. bei Auftreten schnellstmöglich unterbunden werden (Benzodiazepine und Barbiturate).

3.3.3.4 Intrakranielle Blutungen

Definition/Ursachen: Man unterscheidet bei intrakraniellen Blutungen das **epidurale**, das **subdurale** und das **intrazerebrale Hämatom.**

Beim epiduralen Hämatom kommt es zu einer Blutansammlung zwischen Dura mater und dem Schädelknochen, während beim subduralen Hämatom die Blutung unter der Dura mater auftritt. Intrazerebrale Blutungen können an jeder Stelle innerhalb des Gehirns auftreten.

In den meisten Fällen treten die Blutungen nach Traumen (epidural/subdural) oder auf dem Boden einer vorbestehenden Arteriosklerose der Hirngefäße auf.

Klinik: Durch das sich bildende Hämatom kommt es zu Hirnverdrängungserscheinungen. In Abhängigkeit von Größe und Ort der Blutung entstehen unterschiedliche Symptome, wobei größere Blutungen immer zur Bewußtlosigkeit und häufig zu Krampfanfällen führen. Hierbei tritt die Bewußtlosigkeit in folgender Reihenfolge auf: bei intrazerebraler Blutung sofort, bei epiduraler Blutung arterieller Art innerhalb von zwölf Stunden und bei subduraler Blutung (meist venöser Art) innerhalb Tagen bis Wochen.

Therapie: Alle intrakraniellen Blutungen müssen operativ behandelt werden, da nur so bleibende Schäden bzw. Hirndruckanstiege, Bewußtlosigkeit und Atemstillstand vermieden werden können.

3.3.3.5 Tumoren

Definition/Verlauf: Die häufigsten intrakraniellen Tumoren sind die malignen neuroepithelialen Tumoren (> 50%), zu denen u.a. **Medulloblastome** und **Glioblastome** zählen. Diese Tumoren sind sowohl klinisch (raumfordernd) als auch histologisch (destruktiv wachsend, metastasierend) **maligne** und haben, trotz evtl. möglicher operativer Entfernung, eine sehr schlechte Prognose.

Etwa ein Viertel der Hirntumoren sind sog. **mesodermale Tumoren,** zu denen v.a. das histologisch **gutartige Meningeom** zählt. Seltener sind **Kraniopharyngeome,** die allerdings so zentral im Inneren des Schädels sitzen, daß sie operativ nur äußerst schwierig erreicht werden können.

Mit über 10% der intrakraniellen Tumoren sind Metastasen anderer Primärtumoren recht häufig (Mammakarzinom, Bronchialkarzinom).

Klinik: Die typische Symptomatik der Hirntumoren besteht in Kopfschmerzen, Erbrechen und Stauungspapillen, stellt aber bereits ein Spätsymptom beim Auftreten des Hirndrucks dar. Frühsymptome im engeren Sinne gibt es kaum. Erste Anzeichen treten – wenn überhaupt – in Form von Kopfschmerzen, psychischen Veränderungen oder Krampfanfällen auf.

Therapie: Wenn möglich, operative Behandlung. In vielen Fällen ist nur eine palliative Therapie (Zytostatika, Bestrahlung) möglich.

3.3.3.6 Apoplex

Definition/Ursache: Meist auf dem Boden einer Arteriosklerose kommt es zu einem örtlichen, akuten Blutmangel im Gehirn.

Klinik: Ischämien können sich von einer transitorischen (vorübergehenden) ischämischen Attacke mit akuter, rasch vorübergehender Symptomatik bis hin zu einem apoplektischen Erscheinungsbild mit bleibenden zerebralen Funktionsstörungen manifestieren. Dabei werden vier ineinander übergehende Schweregrade unterschieden:

- **transitorische ischämische Attacke** (TIA) mit Symptomrückbildung innerhalb von 24 Stunden
- **prolongierte, reversible Ischämie** (PRIND) mit Symptomrückbildung innerhalb von 7 Tagen
- **progredienter Hirninfarkt** mit Symptomprogredienz innerhalb von 2 Tagen
- **kompletter Hirninfarkt** mit akut auftretender Symptomatik oder Endstadium des progredienten Hirninfarktes

Therapie: Eine spezifische Therapie ist nicht möglich. Extreme Blutdruckschwankungen müssen bei diesen Patienten, falls sie in der akuten Phase operiert werden müssen, unbedingt vermieden werden.

3.3.3.7 Multiple Sklerose (Enzephalomyelitis disseminata)

Definition/Ursache: Pathologisch gesehen handelt es sich um eine **Entmarkungserkrankung des ZNS,** wobei herdförmiger Markscheidenzerfall, Infiltrate und Narben relativ gut im CT/NMR erkennbar sind und so die Diagnose sichern. Sie zählt in Mitteleuropa zu den häufigsten hirnorganischen Erkrankungen, wobei mehr Frauen als Männer befallen sind. Hier ist die Ätiologie noch nicht geklärt.

Klinik/Verlauf: Meist beginnt die Erkrankung mit Hirnnervenausfällen zwischen dem 25. und 40. Lebensjahr, wobei es oft primär zu einem **Befall der Sehnerven** („der Patient sieht nichts und der Arzt sieht auch nichts") kommt, der zu vorübergehender, zunächst also noch reversibler Erblindung führen kann. Zum Vollbild der Multiplen Sklerose (MS) gehören spastische Lähmungen, Kleinhirnsymptome, Sensibilitäts- und Blasen- bzw. Mastdarmstörungen.

Der Verlauf der MS kann **schubweise** mit Remissionen sein und zieht sich meist über Jahrzehnte hin. 80% der MS-Kranken leben länger als 20 Jahre mit der Erkrankung. Es sind aber auch chronisch progrediente Verläufe bekannt, an denen der Patient im Laufe einiger Jahre verstirbt.

Therapie: Eine spezifische Therapie ist nicht möglich.

Derzeit steht kein Allgemein-Anästhetikum im Verdacht, die Symptomatik der MS oder den Krankheitsverlauf ungünstig zu beeinflussen. **Regionalanästhesien** sind dagegen eher zu **vermeiden,** weil immer wieder Berichte über akute Verschlechterungen nach Spinalanästhesien auftreten. Ob dies im kausalen Zusammenhang steht oder ob es dem schubweisen, disseminierten Verlauf der Erkrankung entspricht, ist derzeit nicht sicher zu erkennen.

Falls bei der MS bereits eine ausgeprägte Muskelschwäche besteht, sollten **Muskelrelaxanzien nicht appliziert** werden. Wegen des ungünstigen Einflusses von **Hyperthermien** auf das Krankheitsbild muß intraoperativ die Temperatur überwacht werden, um den Patienten evtl. rechtzeitig kühlen zu können.

3.3.3.8 Meningitiden

Definition/Ursachen: Die Entzündung der Gehirnhaut wird von einer Vielzahl von Erregern verursacht, die auf dem Blutweg, metastatisch bei einer Sepsis oder über benachbarte Entzündungsherde in die Hirnhäute eindringen können.

Klinik: Bei den meisten Meningitiden kommt es auch zu einem Befall des Gehirns, allerdings ist das Maß der Beteiligung des Hirn- oder Rückenmarkgewebes unterschiedlich stark ausgeprägt. Obwohl es akute und chronische, lokalisierte oder diffuse Meningitiden gibt, existieren generelle Symptome, die bei allen Formen zu finden sind:

- **Kopfschmerzen**
- **Nackensteifigkeit**
- allgemeine **Reizüberempfindlichkeit** (v. a. gegen Licht- und Schmerzreize)
- **Übelkeit** und **Erbrechen** aufgrund der Hirndrucksteigerung

Fieber, zerebrale Herdsymptome, Hirnnervenlähmungen sowie Störungen der autonomen Nervenregulation sind unterschiedlich häufig zu beobachten.

Therapie: Antibiotika sind bei bakteriellen Meningitiden die Therapie der Wahl. Bei virusbedingten Meningitiden ist die Therapie schwierig, evtl. können Interferone helfen.

3.3.3.9 Querschnittslähmung

Definition/Ursachen: Das Rückenmark kann durch direkte Gewalteinwirkung geschädigt werden. Es kommt zu einer Druckschädigung oder zu einer Störung der Blutversorgung, die in den meisten Fällen nicht reversibel ist.

Klinik: Bis 48 Stunden nach dem Trauma besteht ein **spinales Schocksyndrom** mit oft ausgeprägtem Blutdruckabfall und schlaffer Lähmung der unterhalb der Schädigung gelegenen Muskulatur. Bei Läsionen oberhalb von Th1 kommt es zu einer Bradykardie wegen Ausfalls der sympathischen Innervierung des Herzens. Innerhalb von 4 bis 6 Wochen nach dem Trauma bestehen die schlaffen Lähmungen zunächst weiter, es entwickelt sich langsam das sich anschließende **chronische Stadium** mit Rückkehr des Muskeltonus, Hyperreflexie und spastischer Lähmung.

Wegen der autonomen Hyperreflexie kann es zu schweren **Störungen** in der **Herz-Kreislauf-Regulation** kommen, die z.B. bei operativen Eingriffen zu Problemen führen können.

Therapie: Bei der Wahl des Anästhesieverfahrens ist zu beachten, daß Succinylcholin bei Patienten mit einer Querschnittslähmung wegen **massiver Kaliumfreisetzung** zum akuten Herzstillstand führen kann. Daher muß auf Succinylcholin spätestens eine Woche nach dem akuten Ereignis unbedingt verzichtet werden.

3.3.3.10 Anfallsleiden

Definition/Ursachen: Der „epileptische Anfall" ist am Patienten als eine plötzlich einsetzende, transitorische Störung mit vielseitigen motorischen, sensorischen und/oder psychischen Erscheinungen zu erkennen.

Primär sollte immer an einen Tumor, ein Hirntrauma bzw. an einen frühkindlichen Hirnschaden gedacht werden.

Klinik: Die Krämpfe können generalisiert, partiell oder lokal verlaufen. In manchen Fällen sind „Vorboten" (Aura) zu beobachten, z.B. Dämmerzustand, starke Unruhe.

Therapie: Bei Krampfanfällen besteht oft ein starker Sauerstoffverbrauch und eine erhebliche Selbstgefährdung. Durch **Benzodiazepine** und **Barbiturate** können die meisten Krampfanfälle akut durchbrochen werden. Bei bekanntem Anfallsleiden bedarf es einer **starken Prämedikation;** die Narkoseeinleitung sollte unbedingt mit einem Barbiturat erfolgen. Jegliche Pharmaka, die im EEG einen Erregungszustand auslösen können, sind dabei kontraindiziert.

3.3.3.11 Polyneuropathie

Definition/Ursachen: Die Polyneuropathie ist ein Oberbegriff für systemisch entzündliche und degenerative Erkrankungen der **peripheren Nerven.** Man unterscheidet drei Ursachen, die alle nicht traumatischer Natur sind:

- **entzündliche** Genese: Ursache unbekannt, viral oder bakteriell
- **vaskulär** bedingte, exotoxische Genese: Ursache medikamentös, aber auch chronischer Alkoholabusus
- **endotoxische** Genese: Ursache u.a. Stoffwechselerkrankungen (z.B. Diabetes mellitus), paraneoplastisch, Mangelernährung

Klinik: Die Neuropathien sind sehr schmerzhaft. Es kommt zu Sensibilitätsstörungen bis hin zu motorischen Ausfällen.

Perioperative Therapie: Patienten mit Neuropathien reagieren auf **Spinalanästhesien** häufig mit dramatischem **Blutdruckabfall.** Durch Periduralanästhesie und/oder rechtzeitige Gabe von

Volumenersatzmitteln bzw. Vasokonstriktoren muß bei diesen Patienten gegengesteuert werden.

3.3.3.12 Myasthenien (Myasthenia gravis)

Definition/Ursache: Myasthenien oder Muskelschwächen sind Erkrankungen, die sich durch eine **übermäßige Ermüdbarkeit der Skelettmuskulatur** unter Belastung auszeichnen. Sie sind unter den Erkrankungen der neuromuskulären Endplatte einzuordnen. Die Erholungszeit der Muskulatur dauert deutlich länger als normal an. Die Bildung von Antikörpern gegen die ACh-Rezeptoren scheint die Ursache der Myasthenie zu sein.

Klinik: Bei der für die Anästhesie bedeutsamen Myasthenia gravis pseudoparalytica sind besonders die Muskeln von Kopf- und Halsbereich betroffen, so daß die Gefahr der Atemschwäche und Aspiration besteht. In fortgeschrittenen Stadien kommt es bereits in Ruhe zu Symptomen. Diese führen wegen des Befalls der Atem- und Schlundmuskukatur häufig zu Aspirationspneumonien oder zur Atemlähmung.

Therapie: Die Gabe von **Cholinesterasehemmern** bessert das Krankheitsbild deutlich. Die Dauermedikation wird unter neurologischer Kontrolle verordnet und muß lebenslang beibehalten werden. Bei Patienten mit Antikörpern gegen Acetylcholin-Rezeptoren verbessert eine **Thymektomie** oft die Schwere des Krankheitsbildes.

Der Bedarf an Cholinesterasehemmern schwankt unter dem Einfluß verschiedener Stressoren (Infekte, Hunger, operative Eingriffe) sehr stark, so daß diese Patienten **perioperativ** eine besonders intensive Überwachung und Betreuung benötigen. Durch den Operationsstreß droht eine akute Verschlechterung der Erkrankung mit Ateminsuffizienz und Aspirationsgefahr. Eher selten kann es durch Abnahme des Cholinesterasebedarfes auch zu der dramatischen „cholinergen Krise" kommen, die durch einen akuten Anstieg der Acetylcholinkonzentration ausgelöst wird. Hierbei kommt es zu Muskelkrämpfen, Schwitzen, Tachykardie, Hyperthermie, Blutdruckabfall, Erbrechen mit massiver Belastung des Kreislaufes.

Wegen der reduzierten Anzahl von Acetylcholin-Rezeptoren an der neuromuskulären Endplatte müssen **Muskelrelaxanzien** extrem **vorsichtig** eingesetzt werden, weil oft bereits $1/10$ der üblichen Dosis von nicht-depolarisierenden Relaxanzien zur kompletten Blockade der Endplatte und damit zur völligen Lähmung ausreicht.

Präoperativ müssen die Patienten optimal eingestellt sein, die evtl. Co-Medikation mit Kortikosteroiden muß ebenso wie die Gabe der Cholinesterasehemmstoffe auch am Operationstag fortgeführt werden.

Bei der **Prämedikation** sollte man auf Benzodiazepine verzichten, da diese eine zusätzliche muskelrelaxierende Wirkung haben. Auch andere zentral dämpfende Substanzen dürfen nur vorsichtig (d.h. $1/3$ bis $1/2$ der normalen Dosis) appliziert werden.

Bei der **Anästhesie** sollte man möglichst ganz auf die Gabe von Muskelrelaxanzien verzichten und sich die leicht relaxierende Wirkung der Inhalationsanästhetika, insbesondere von Isofluran, zunutze machen. Auch Opiate werden deutlich reduziert gegeben, um die Patienten postoperativ sowenig wie möglich zu gefährden.

Bei der Gabe von nur $1/10$ der üblichen Dosis von nicht-depolarisierenden Relaxanzien ist die Wirkungsdauer noch deutlich gegenüber dem normalen Patienten verlängert. Das depolarisierende Succinylcholin sollte, wenn es zur Intubation unumgänglich ist, ebenfalls nur reduziert dosiert werden, weil bei seinem Einsatz ein Dualblock (Nichtdepolarisationsblock) auftreten kann. Ein neuromuskuläres Monitoring ist bei diesen Patienten in jedem Falle anzuraten.

Postoperativ müssen Atmung, Schluckfunktion und die Abwehrreflexe bzw. die Stärke des Hustenstoßes sorgfältig überwacht werden, da sich die Atemfunktion nach initialer Stabilität rasch wieder verschlechtern kann (durch Müdigkeit, Abnahme oder Zunahme der Körpertemperatur, Schmerzen mit verstärkter Atmung, Angst, Sympathikusaktivierung usw.). Eine Überwachung aller Myasthenie-Kranken nach operativen Eingriffen auf der Intensivstation für mindestens 24 Stunden ist daher dringend anzuraten.

3.4 Niere und Urogenitalsystem

3.4.1 Anatomie

Die Nieren liegen retroperitoneal in Höhe der 1. bis 4. Lendenwirbelkörper (LWK). Jede der beiden Nieren wiegt etwa 150 g. Sie werden je-

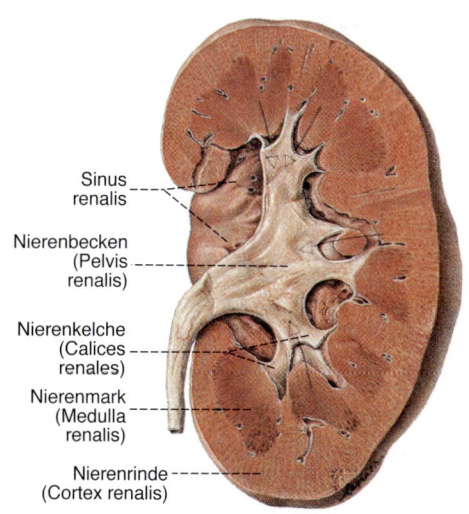

Sinus renalis

Nierenbecken (Pelvis renalis)

Nierenkelche (Calices renales)

Nierenmark (Medulla renalis)

Nierenrinde (Cortex renalis)

Abb. 3.4-1 Aufbau der Niere und des Nierenbeckens im Längsschnitt.

weils von der Nierenkapsel umschlossen. Als Hilus bezeichnet man den Ort der Einmündung von Gefäßen und Ureter. Die Nierenarterie entspringt direkt aus der Aorta. Muskelstarke Arteriolen, die **Vasa afferentia.** führen zu den Kapillarschlingen der Glomeruli. Der Kapillarabfluß wird wiederum von einer Arteriole aufgenommen, dem **Vas efferens.** Alle Äste der A. renalis sind Endarterien. Obwohl die Nieren kaum 0,5% des Körpergewichts ausmachen, beträgt ihre Durchblutung mit etwa 1 200 ml Blut pro Minute rund 25% des Herzminutenvolumens (Abb. 3.4-1).

Die kleinste funktionelle Einheit in der Niere wird als **Nephron** bezeichnet. Jede Niere des Menschen besteht aus etwa 1,2 Millionen Nephronen. Ein Nephron setzt sich zusammen aus **Glomerulum, proximalem Konvolut** (Tubulus), **Henle-Schleife** und **distalem Konvolut.** Im Bereich des distalen Tubus existiert außerdem der **juxtaglomeruläre Apparat,** eine Ansammlung endokrin aktiver Zellen (verantwortlich für das Renin-Angiotensin-System). Die Nephrone münden in Sammelrohre, die wiederum zusammenfließen. Glomeruli und proximale Konvolute finden sich nur in der Nierenrinde (s. Abb. 3.4-3).

3.4.2 Physiologie

Die Hauptaufgabe der Niere ist die Ausscheidung harnpflichtiger Substanzen aus dem Eiweißstoffwechsel (v.a. Harnstoff und biogene Amine). Daneben sind die Nieren die wichtigsten Kontrollorgane des Wasser- und Elektrolyt-Haushalts

und verantwortlich für die konstante Zusammensetzung der extrazellulären Flüssigkeit bezüglich des Volumens, der Ionenzusammensetzung, der Osmolarität und des pH-Wertes. Mitverantwortlich für die Steuerung der Nierenfunktion sind Hormone. Es handelt sich hierbei u.a. um das **antidiuretische Hormon** (ADH), ein Hormon der Hypophyse, **Aldosteron,** ein Hormon der Nebennierenrinde und das **Parathormon,** welches der Nebenschilddrüse entstammt.

Die renale Hämodynamik wird durch **Angiotensin II** gesteuert. Angiotensin II ist ein sehr stark vasokonstriktorisch wirkendes Hormon, das unter Einwirkung des Angiotensin-Converting-Enzyms (ACE-Enzym) aus Angiotensin I entsteht. Die Ausschüttung von **Renin** (verursacht u.a. durch Blutdruckabfall, Abfall der Nierendurchblutung, erhöhte Katecholaminspiegel, Abfall des Natrium-Gehalts etc.) spaltet aus Angiotensinogen (ATG), das in der Leber gebildet wird, Angiotensin I (AT I) ab. Während ATG und AT I praktisch unwirksam sind, ist AT II die am stärksten vasokonstriktorisch wirksame Substanz des Körpers und beeinflußt das Glomerulumfiltrat. Daneben setzt Angiotensin II aber auch Aldosteron aus der Nebenniere frei, das wiederum Natrium und H_2O durch vermehrte Rückresorption im Körper zurückhält (Abb. 3.4-3).

3.4.2.1 Filtration

Durch die Membran der glomerulären Kapillaren wird vom Plasma eine Flüssigkeit, der sog. **Primärharn,** auch als Ultrafiltrat bezeichnet, abgepreßt. Der Primärharn ist frei von den korpuskulären Elementen des Blutes und enthält nur minimale Mengen an Eiweiß. Gelöste niedermolekulare Stoffe, wie Harnstoff und Glukose sind in annähernd gleicher Konzentration wie im Plasma vorhanden. Bei der Filtration durch die Glomerulusmembran handelt es sich um einen passiven Vorgang, der keiner Stoffwechselenergie bedarf.

Das aus der extrazellulären Flüssigkeit abgetrennte Volumen gelangt in das System der Tubuluskanälchen und wird im Normalfall zu fast 99% aus den Tubuli und Sammelrohren wieder zunächst in den Extrazellulärraum und dann in den Intravasalraum zurückresorbiert.

Eine hohe Nierendurchblutung ermöglicht eine große glomeruläre Filtrationsrate und damit einen hohen Umsatz an extrazellulärer Flüssigkeit.

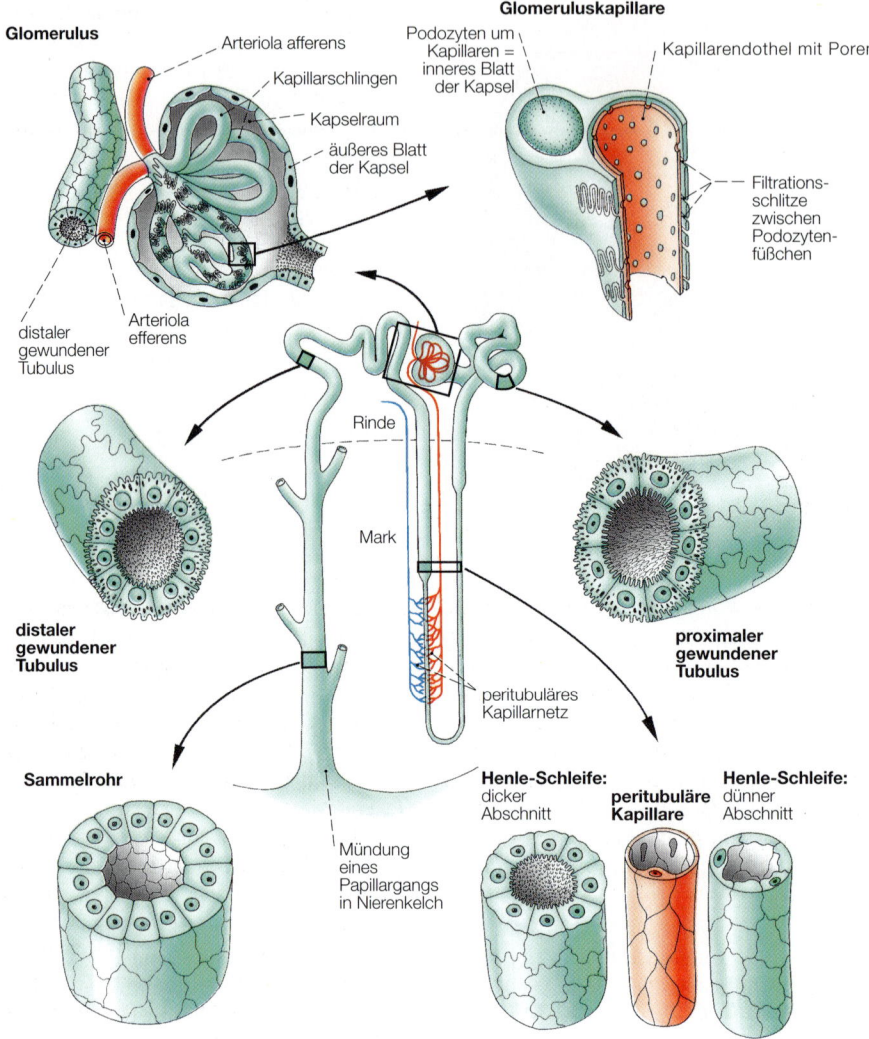

Abb. 3.4-2 Nephron als Grundbaustein der Niere.

Die Filtration (exkretorische Nierenfunktion) läßt sich mit der Bestimmung der **Kreatinin-Clearance** relativ verläßlich messen. Dabei wird die pro Zeiteinheit ausgeschiedene Urin- und Kreatininmenge zur Kreatinin-Plasmakonzentration in Beziehung gesetzt. Die Clearance ist die fiktive Menge an Blutplasma, die pro Zeiteinheit vollständig von Kreatinin gereinigt wird.

3.4.2.2 Resorption

In Abbildung 3.4-2 ist ein einzelnes Nephron schematisch aufgezeichnet. Rund 95% der gelö-sten Bestandteile des Filtrats, die tubulär wieder resorbiert werden, sind **Elektrolyte.** Im proximalen Konvolut werden nicht nur 60% des filtrierten Natriums, der begleitenden Anionen und des Wassers resorbiert, sondern auch der größte Teil der übrigen im Filtrat enthaltenen Substanzen. Dazu gehören u.a. auch Aminosäuren und Glukose. Darüber hinaus wird in diesem Nephronabschnitt die größte Menge an Ammoniak, H^+-Ionen sowie an organischen Säuren in die Tubulusflüssigkeit sezerniert (Abb. 3.4-4)

■ **Natrium:** Das **Hauption** des **Extrazellulärraums** ist Natrium, das zusammen mit Chlorid

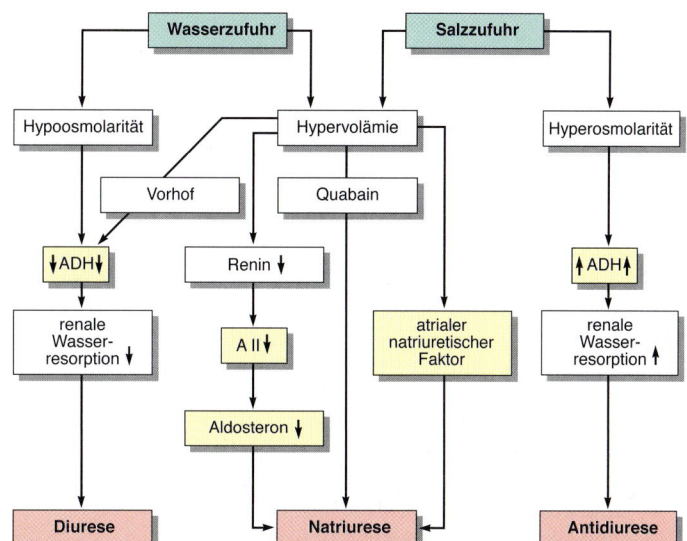

Abb. 3.4-3 Einfluß der Hormone auf die Regulation der Natrium- und Wasserausscheidung bei Wasser- oder Natriumzufuhr (A II: Angiotensin II, ADH: antidiuretisches Hormon).

und Bikarbonat hauptverantwortlich für die extrazelluläre Osmolarität ist. Die Resorption verläuft im proximalen Tubulus isoosmotisch. Im gleichen Verhältnis, in dem Natrium und Wasser im Plasma vorliegen, werden sie hier resorbiert. Dadurch bleibt die Tubulusflüssigkeit über die ganze Länge des proximalen Konvoluts natriumisoton und isoosmotisch. Normalerweise wird auf diese Art fast das gesamte Glomerulusfiltrat rückresorbiert. Auch

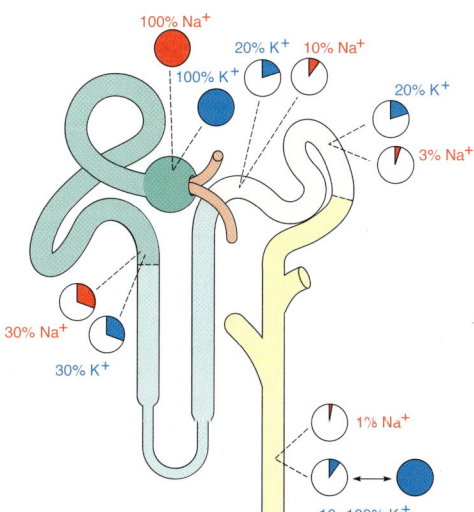

Abb. 3.4-4 Der Transport von Na^+, K^+, Cl^-, HCO_3^-, Ca^{2+}, MG^{2+} und HPO_4^{2-} im Nephron. Die Kreisflächen geben den prozentualen Anteil der filtrierten Menge im jeweiligen Nephronabschnitt an.

das Mineralokortikoid **Aldosteron** (Renin-Angiotensin-System) steuert die Natriumresorption. Große Mengen an Aldosteron, wie sie nach Operationen und Traumen als Reaktion auf Streß und Hypotonie gebildet werden können, führen zu einer kompletten Rückresorption von Natrium, und im Ausgleich zu deutlichen Kaliumverlusten.

- **Kalium:** Kalium ist das wichtigste **intrazelluläre Kation.** Die durchschnittliche Tageszufuhr beträgt etwa 1 mmol/kg. Die Ausscheidung von Kalium im Endharn ist meist weit geringer als glomerulär filtriert wird. Die größte Menge an filtriertem Kalium wird bereits im proximalen Tubulus resorbiert. Am Ende des proximalen Konvoluts sind nur noch etwa 25% des filtrierten Kaliums vorhanden. Unter dem Einfluß von Aldosteron kann jedoch im Austausch zu Natrium viel Kalium verlorengehen.

- **Glukose:** Die glomerulär filtrierte Glukose wird nahezu vollständig im proximalen Tubulus resorbiert. Wird durch Glukoseinfusion oder bei Diabetes mellitus die Plasmakonzentration von normal 6 mmol/l (= 110 mg%) überschritten, setzt ab einer Konzentration von etwa 12 mmol/l eine zunehmende Glukoseausscheidung ein.

- **Harnsäure:** Harnsäure ist filtrierbar. Sie wird auch im proximalen Tubulus, wie andere organische Säuren, sezerniert, unterliegt dann aber einer erheblichen Resorption. Bei der Bildung von Harnsäuresteinen ist es bedeutsam, daß die Löslichkeit der undissoziierten Harnsäure etwa 20mal schlechter ist als die des Harnsäureions. Ein sinkender pH-Wert bedingt eine abnehmende Löslichkeit der Harnsäure, was wiederum die Bildung von Harnsäuresteinen begünstigt.

■ **Harnstoff:** Beim Menschen ist Harnstoff das wichtigste stickstoffhaltige Endprodukt des Eiweißstoffwechsels. Je nach Proteingehalt schwankt der Plasmagehalt um 30 mg/100 ml. Sinkt die glomeruläre Filtrationsrate, dann sinkt auch die Harnstoffclearance und es kommt zu einer Harnstoffretention. Harnstoff selbst ist für den Organismus ungiftig. Wenn beim Nierenversagen klinisch an der sich entwickelnden Urämie (Harnstoff = Urea) das Ausmaß der Störung beurteilt werden soll, so ist zu beachten, daß damit nur ein Indikator für eine parallellaufende Retention toxischer Stoffwechselprodukte erfaßt wird.

3.4.2.3 Säure-Basen-Regulation (renale Mechanismen)

Das filtrierte **Bikarbonat** wird nahezu völlig, und zwar vorwiegend im proximalen Tubulus, rückresorbiert. Mit steigendem pCO_2 nimmt die Menge an resorbiertem Bikarbonat pro ml Filtratvolumen überproportional zu.

H^+-Ionen werden von den Tubuluszellen in die Tubulusflüssigkeit sezerniert. Für jedes aus der Zelle austretende H^+-Ion wird ein Natriumion aufgenommen. In der Tubulusflüssigkeit stehen die H^+-Ionen zusammen mit Bikarbonat in einem Gleichgewicht mit undissoziierter Kohlensäure. Das Kohlendioxid diffundiert in die Zelle, wo es sich mit Wasser wieder zu Kohlensäure verbindet. Die Kohlensäure zerfällt wieder in Bikarbonat- und H^+-Ionen.

3.4.2.4 Harnkonzentrierung

Bei Ernährung mit gemischter Kost müssen pro Tag über die Nieren rund 1 200 mOsm (1 Osm ist ein Mol gelöster Teil pro ein Liter Wasser; d.h., 0,5 Mol NaCl ergeben 1 Osm, da 0,5 Mol Na^+-Ionen und 0,5 Mol Chlorid-Ionen vorhanden sind) harnpflichtige Substanzen ausgeschieden werden. Müßte dies in der isoosmotischen Konzentration des Plasmas erfolgen, wären dazu 4,5 l Wasser erforderlich. Da in der Regel aber nicht mehr als 1,5 l Harn pro Tag ausgeschieden wird, liegen im Urin die osmotisch wirksamen Bestandteile demnach dreifach konzentriert vor.

Das **Gegenstromprinzip:** Der Mechanismus der **Harnkonzentrierung** läßt sich vereinfacht mit der Abbildung 3.4-5 darstellen. Die treibende Kraft ist ein aktiver Natrium-Transport, durch den aus dem **aufsteigenden** Schenkel der Henle-Schleife Natrium und Chlorid in das umgebende Interstitium gepumpt werden. Wasser kann infolge der dafür schlechten Durchlässigkeit dieses Nephronabschnitts nicht folgen. Der **absteigende** Schleifenschenkel und das Sammelrohrsystem sind dagegen gut wasserpermeabel. Solange eine osmotische Konzentrationsdifferenz besteht, kann Wasser aus diesem in das Interstitium übertreten.

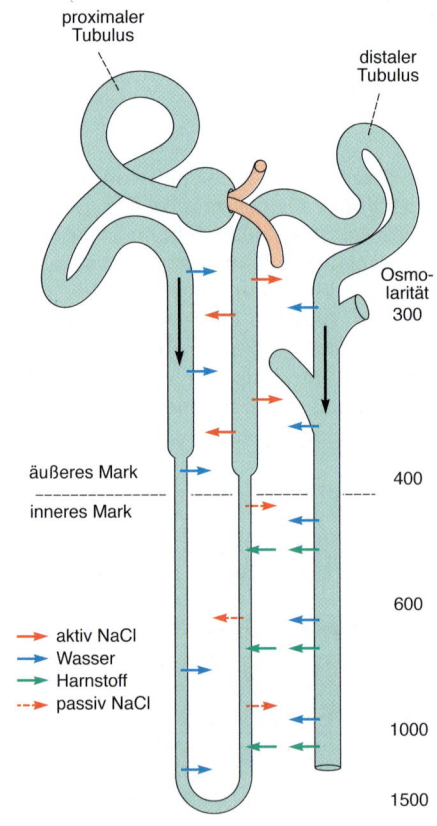

Abb. 3.4-5 Der Gegenstromkonzentrierungsmechanismus der Niere. Das Gegenstromprinzip der Niere erzeugt peritubulär einen Anstieg der Osmolarität. Der Osmolaritätsanstieg erfolgt dabei entlang der Längsachse: von der Nierenrinde in Richtung auf die Nierenpapille. Dies ermöglicht die Ausscheidung eines hochkonzentrierten Urins mit ca. 1500 mosmol/l. Ein Großteil dieser Osmolarität ist durch Harnstoff verursacht. Damit ist die effektive Ausscheidung des Stickstoffkataboliten Harnstoff unter Einsparung von Wasser möglich.

Da in beiden Schleifenschenkeln die Flüssigkeit entgegengesetzt strömt, findet eine fortlaufende Verschiebung der Flüssigkeit im absteigenden Schenkel in eine hypertone Umgebung statt.

Auf der anderen Seite wird im aufsteigenden Schenkel die Tubulusflüssigkeit gegen eine hypotone Umgebung verschoben. Am Ende des aufsteigenden Schenkels verläßt eine hypotone Tubulusflüssigkeit die Henle-Schleife, die Natrium- und Chlorid-Konzentration dieser Flüssigkeit liegt unter der Plasmakonzentration. Anschließend gelangt diese Flüssigkeit in das distale Konvolut, in dem die Wasserpermeabilität wieder ausreichend groß ist. Das wiederum ermöglicht bis zum Ende des Konvoluts einen osmotischen Druckausgleich zwischen Tubulusflüssigkeit und der isotonen Umgebung. Es kommt daher zu einem Wasserausstrom. Eine weitere Natrium- und Chlorid-Resorption vermindert das Volumen der Tubulusflüssigkeit, so daß nur etwa die Hälfte der aus der Henle-Schleife kommenden Flüssigkeit in die Sammelrohre gelangt und erneut in das Nierenmark einfließt. **Schleifendiuretika** greifen an dieser Stelle an. Durch Einwirkung von antidiuretischem Hormon ist an allen Sammelrohren noch eine zusätzliche Wasser- und Natriumrückresorption möglich.

3.4.2.5 Endokrinologie

Die Niere ist nicht nur Erfolgsorgan zahlreicher extrarenal erzeugter Hormone, wie ADH, Aldosteron, Katecholamine, Parathormon, Calcitonin, Kortison, sondern produziert auch Hormone wie z.B. Renin und Erythropoetin. Während Renin in seiner Wirkung schon beschrieben wurde, ist Erythropoetin für die Bildung der roten Blutzellen im Knochenmark unerläßlich. Bei Nierenerkrankungen führt der Mangel an Erythropoetin häufig zur renalen Anämie.

3.4.3 Krankheitsbilder

3.4.3.1 Nierenfunktionsstörungen

Der wichtigste Folgezustand von **Störungen der glomerulären Filtration** ist die Verminderung des Glomerulumfiltrats mit Retention von frei diffundierenden Stoffen. Dazu kommt eine erhöhte Durchlässigkeit der Niere für größere Moleküle.

Extrarenale Einflüsse rufen durch Abnahme der renalen Perfusion v.a. Einschränkungen des Glomerulumfiltrats hervor, die bis zur **Oligurie** und **Anurie** gehen können. Eine Retention normalerweise renal eliminierter Stoffe ist die Folge. Die Retention ist am frühesten bei Stoffen zu beobachten, die nicht aktiv tubulär sezerniert werden, wie Kreatinin und Harnstoff.

Die Filtrationseinschränkung kann u.a. durch einen Abfall des arteriellen Blutdrucks, eine Hypovolämie, Abflußhindernisse und durch ein akutes Nierenversagen verursacht werden.

Akutes Nierenversagen

Definition/Ursachen: Anstieg der harnpflichtigen Substanzen bei akuter Schädigung der Niere unterschiedlichster Genese. Es entsteht durch eine plötzliche, von der äußeren Flüssigkeits- und Elektrolytbilanz unabhängige, kritische Reduktion der Ausscheidung.

Klinik/Diagnose: Diagnostische Zeichen sind **Oligurie** (Harnmengen unter 20 ml/h) und **Azotämie.** Die Azotämie beinhaltet einen Plasmaharnstoffspiegel über 60 mg/100 ml bzw. einen Plasmakreatininspiegel von mehr als 1,8 mg/100 ml.

Therapie: Obwohl heutzutage eine Akutdialyse oder Hämofiltration praktisch überall möglich geworden ist, muß durch die Reduktion der Ausscheidung die Flüssigkeitszufuhr streng kontrolliert werden. Dies betrifft selbstverständlich auch Elektrolyte und Medikamente, die renal eliminiert werden.

Präoperativ sollte eine Dialysebehandlung am selben Tag oder am Vorabend erfolgen. Besondere Beachtung gilt dem präoperativen **Kalium,** wobei Werte über 5,0 mmol/l kritisch sind und über 5,5 mmol/l nicht mehr akzeptiert werden sollten.

Während chronisch Niereninsuffiziente an eine Anämie meist relativ gut adaptiert sind, muß auf die Zeichen einer evtl. kardialen Dekompensation aufgrund einer **Anämie** bei Patienten mit akutem Nierenversagen besonders geachtet werden. Je nach Grunderkrankung, die zum akuten Nierenversagen führte, spielen evtl. auch Gerinnungsprobleme (Polytrauma, septischer Schock) eine Rolle, so daß verstärkte Blutungen vorhergesehen werden können.

Patienten mit akutem Nierenversagen haben meist einen **Shaldon-Katheter** zur **Dialyse** bzw. Hämofiltration liegen, auf die auch bei der **Lagerung** besonders zu achten ist.

M Shaldon-Katheter haben einen so großen Durchmesser, daß bei Diskonnektion ein Verbluten oder eine Luftembolie mit tödlichem Ausgang in kurzer Zeit möglich ist. ■

Chronische Niereninsuffizienz

Definition/Ursachen: Während das akute Nierenversagen meist voll reversibel ist, handelt es sich bei der chronischen Niereninsuffizienz um eine progrediente Erkrankung. Eine zur Nierenschrumpfung führende Nephropathie (Pyelonephritis, toxische Nephropathie etc.) entsteht durch die zunehmende Zerstörung bzw. Verminderung von funktionsfähigen Nephronen.

Klinik: Da die gesamte zur Filtration befähigte Glomerularoberfläche beider Nieren abnimmt, kommt es zu einer zunehmenden Abnahme des **Glomerulumfiltrats**. Dies führt zwangsläufig zu einem globalen Nierenversagen.

Therapie: Zusätzlich zu dem beim akuten Nierenversagen aufgeführten Vorgehen ist besonders auf die **arteriovenösen Shunts** zu achten, die für den Patienten lebenswichtig sind.

M Kanülierungen oder Kompressionen im Bereich des Shunt-Arms oder -Beins sind verboten. ■

Chronisch terminal Niereninsuffiziente sind wegen der Möglichkeit der Infektion während der Dialyse häufig Virusträger von Hepatitis-B- und -C-Viren. Meist befinden sich diese Patienten in einem deutlich eingeschränkten Ernährungs- und Allgemeinzustand und durch die Länge der Erkrankung und Vielzahl der bereits durchgemachten operativen Eingriffe auch praktisch immer in einem labilen psychischen Zustand. All dies sollte beim Umgang mit diesen Menschen nicht vergessen werden.

Es gibt keine speziellen **Narkoseverfahren** für Niereninsuffiziente. Allerdings sind Regionalanästhesien wegen der Gerinnungsprobleme häufig kontraindiziert oder haben eine erfahrungsgemäß schlechtere Wirkung. Hier kommt es jedoch sehr auf die psychische Führung der Patienten an. Verzicht auf großzügige Volumenzufuhr ist bei Niereninsuffizienz selbstverständlich.

Einschränkungen bei den Anästhetika betreffen primär die Muskelrelaxanzien bzw. die Inhalationsanästhetika. Bei den ersteren ist Atracurium oder Vecuronium der Vorzug zu geben, die Inhalationsanästhetika Isofluran und Halothan gelten als relativ ungefährlich bez. der eingeschränkten Nierenfunktion. Enflurane sollte weitgehendst vermieden werden, da die beim Metabolismus freigesetzten Fluoridionen als nephrotoxisch gelten.

Schockniere

Definition/Ursachen: In 80% aller Fälle handelt es sich bei der Schockniere um zirkulatorisch ausgelöste Formen des **akuten Nierenversagens.** Die Ätiologie der sog. „Schockniere" ist vielseitig. Hypovolämien, Verminderung des venösen Rückstroms zum Herzen, aber auch kardiogener Schock sind die Hauptursachen der Entstehung.

Klinik: Durch die eintretende Kreislaufzentralisation, die unmittelbar lebenswichtige Organe wie Herz und Gehirn auf Kosten der restlichen Körperorgane versorgt, kann es zu einer initial einsetzenden renalen Vasokonstriktion kommen, die ausreichend ist, eine ischämische Nierenschädigung zu verursachen. Entscheidend ist dabei die Änderung der Durchblutungsverteilung in der Niere. Der prozentuale Anteil der kortikalen Durchblutung nimmt von 80 auf 10% im Schock ab. Blutdruckabfall und kortikale Nierenischämie führen zur Senkung des effektiven glomerulären Filtrationsdrucks bis auf Null.

Der klinische **Verlauf** der Schockniere kann in ineinander übergehende Stadien unterteilt werden:

Das **Initialstadium** wird durch die **extrarenalen** Symptome der auslösenden Grundkrankheit wie Schock bestimmt. Das **nächste Stadium** ist durch die **Oligoanurie** geprägt. Erst mit Besserung der tubulären Rückresorptionsfähigkeit und Zunahme der Glomerulumfiltration steigt die Diurese wieder an, und es erfolgt der Übergang in das **polyurische Stadium** des akuten Nierenversagens. Während diesem kommt es zu einer rasch zunehmenden Diurese und schließlich zum Abfall der Retentionswerte. Die Harnkonzentration ist noch vermindert, erholt sich aber zusehends.

Therapie: Während der anurischen Phase und bis in die polyurische Phase ist eine Hämodialyse erforderlich. Bei Beginn der polyurischen Phase ist auf eine ausreichende Flüssigkeitssubstitution zu achten, um kein erneutes Nierenversagen zu provozieren.

Nephrotisches Syndrom

Definition/Ursachen: Als nephrotisches Syndrom wird eine Symptomenkombination von Proteinurie, Hypoproteinämie, Dysproteinämie sowie Ödemen und Hyperlipidämie bezeichnet. Meist liegt eine Glomerulonephritis zugrunde.

Klinik: Hypo- und **Dysproteinämie** gelten als Voraussetzung für die Ödementstehung durch Senkung des onkotischen Plasmadrucks. Albumine sind pro Gewichtseinheit etwa viermal so stark osmotisch wirksam wie Globuline. Als kritischer Wert für den Plasmaalbumingehalt, bei dessen Unterschreiten Ödeme regelmäßig auftreten, wird in der Literatur 1,5 bis 2,5 g/100 ml genannt.

Therapie: Die Behandlung besteht darin, die zugrundeliegende Erkrankung zu therapieren.

Schwangerschaftsnephropathie (Toxikose)

Definition: Jede Nierenerkrankung während der Schwangerschaft wird als Schwangerschaftsnephropathie bezeichnet. Im engeren Sinne versteht man darunter jedoch die Symptomkonstellation Hypertonie, Proteinurie und Ödeme (EPH-Gestose: E = edema, P = Proteinurie, H = Hypertonie).

Klinik: Bei der **Eklampsie,** dem schwersten Stadium der Schwangerschaftstoxikose, finden sich die gleichen Befunde wie bei den reinen Toxikosen, also Ödeme, Proteinurie und Hypertonie.

Präeklampsie und Eklampsie unterscheiden sich nur hinsichtlich der zentralnervösen Symptome, zu denen die eklamptischen Krämpfe, die Sehstörungen und das Koma gehören. Schon ein bis zwei Tage nach der Entbindung bessern sich diese Befunde und bereits nach drei bis vier Tagen kann die Niere wieder voll funktionsfähig sein.

Therapie: Durch Gabe von α-Blockern, Catapresan® und Nitroglycerin muß die **Hypertonie gesenkt** und die Schwangerschaft durch eine Sectio caesarea oder eine Spontanentbindung baldigst beendet werden, um Hirnblutungen bei Mutter und Kind oder Plazentaablösung als Hauptkomplikation zu verhindern.

3.4.3.2 Funktionsstörungen der ableitenden Harnwege

Der Harn wird nach Austritt aus den Nierenpapillen aktiv durch peristaltische Kontraktionen der Kelch-, Nierenbecken- und Uretermuskulatur zur Blase transportiert. Am Übergang vom Harnleiter zur Blase findet sich eine Art Ventilmechanismus, der einen Druckangleich zwischen Blase und Harnleiter verhindert. Die Entleerung der Blase erfolgt über ein **spinales Blasenzentrum,** das vom Großhirn gesteuert wird (Hemmung und/oder Entleerung).

Blasenentleerungsstörung durch Rückenmarkschädigung

Definition/Ursachen: Zur Schädigung der Rückenmarksegmente kann es z.B. durch ein direktes Trauma, Tumorkompression, Entzündung oder Blutung kommen. Die Funktionseinschränkungen der dadurch entstandenen Querschnittslähmung ist abhängig vom Ausmaß und der Höhe der Verletzung.

Klinik: Im akuten Stadium des Medulla- oder Spinalschocks findet sich eine **völlige Blasenatonie.** Nach intermittierender Katheterisierung der Blase baut sich langsam wieder ein **Detrusortonus** auf. Bei Durchtrennung **oberhalb** des Sakralmarks stellt sich nach Wochen bis Monaten eine reflektorische Miktion ein **(Blasenautomatie).** Bei gefüllter Blase geht ein Dehnungsreiz zum intakten spinalen Blasenzentrum. Hier wird ohne Einfluß des Großhirns der Reiz auf die afferenten Pelvikusbahnen umgeschaltet und durch Detrusorkontraktion eine reflektorische Blasenentleerung eingeleitet. Die Entleerung ist jedoch meist unvollständig. Bei Verletzungen **unterhalb** des 11. Brustwirbels mit Zerstörung des Sakralmarks sind die Verhältnisse ungünstiger, da dabei afferente Blasenbahnen, spinales Blasenzentrum und efferente Bahnen ausgeschaltet sind. Die autonome Blase ist schlaff, eine Leerung ist oft nur in Verbindung mit der Bauchmuskelpresse und manueller Unterstützung möglich. Der zusätzliche Unterschied liegt aber auch in der Restharnmenge: Bei der autonomen Blase sind 300 ml möglich im Vergleich zu 100 ml bei Verletzungen oberhalb des Sakralmarks.

3.5 Verdauungstrakt

3.5.1 Speiseröhre

3.5.1.1 Anatomie

Die Speiseröhre (Ösophagus) reicht vom Pharynx (Rachen) bis zum Magen. Die durchschnittliche Länge beträgt 25 bis 28 cm. Der Ösophagus hat **drei** anatomische **Engen** (Abb. 3.5-1):

- die erste (oberste) Enge liegt in Höhe des Ringknorpels am kranialen Ösophagusbeginn,
- die mittlere wird durch die Aortenimpression verursacht
- die untere befindet sich in Höhe des Zwerchfelldurchtritts

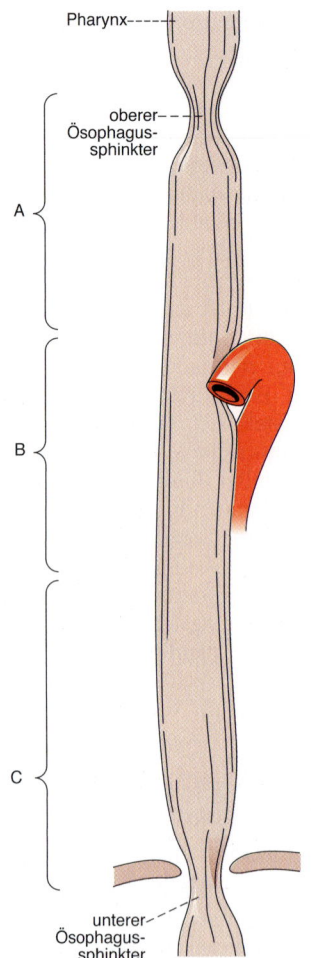

Pharynx

oberer
Ösophagus-
sphinkter

A

B

C

unterer
Ösophagus-
sphinkter

Abb. 3.5-1 Die drei Engen des Ösophagus: Die obere Enge liegt hinter dem Ringknorpel (Ösophagusmund), die mittlere in Höhe des Aortenbogens und die untere entsteht beim Durchtritt durch das Zwerchfell.

Der Ösophagus ist mit einem mehrschichtigen Plattenepithel ausgekleidet. Die Blutversorgung erfolgt über mehrere direkt aus der Aorta entspringende Gefäße. Die Innervation des Ösophagus erfolgt parasympathisch durch den N. vagus.

Am Ösophagus lassen sich drei Abschnitte unterscheiden, die den **Verschlußmechanismus** beeinflussen. Es sind dies im oberen Speiseröhrenabschnitt der obere Ösophagussphinkter, im mittleren Abschnitt die bereits erwähnte Einengung durch den Aortenbogen und im unteren Speiseröhrenabschnitt der funktionelle Kardiasphinkter. Die Hiatusschenkel des Zwerch-

fells umschlingen in etwa die Mitte des terminalen Ösophagus und klemmen während der Inspiration hier die Speiseröhre zu. In der Übergangszone zwischen Ösophagus und Magen finden sich Schutzmechanismen, die normalerweise einen Rückfluß von Mageninhalt in die Speiseröhre verhindern. Der wichtigste von ihnen ist der sog. untere Ösophagussphinkter. Er stellt eine wirksame Druckbarriere dar. Der Ruhedruck ist hier bis zu 30 mmHg höher als im Magen.

3.5.1.2 Physiologie

Der **Schluckvorgang** (Abb. 3.5-2) läuft sofort nach seiner Einleitung als Reflex ab. Während des Verschlusses von Kehlkopfeingang und Nasenraum wird gleichzeitig der Zungen- und Rachenhöhlenraum verkleinert und Nahrung oder Flüssigkeit in den Ösophaguseingang gepreßt. Zu Beginn des Schluckakts erschlafft der sog. **obere Ösophagussphinkter** für kurze Zeit, der positive Druckgradient vom Pharynx zum Ösophagus erlaubt somit den Eintritt der Speise in die Speiseröhre. Während des Schluckvorgangs erschlafft der **untere Ösophagussphinkter** und erlaubt einen Druckausgleich zwischen Speiseröhre und Magen und somit einen Übertritt des verschluckten Speisebreis in den Magen.

Die Mukosa (Schleimhaut) des Ösophagus ist empfindlich für thermische und chemische, nicht aber für taktile Reize. Ösophagusschmerzen entstehen durch starke Dehnung oder durch spastische Kontraktionen der Speiseröhrenmuskulatur. Normalerweise wird der schleimhautbedingte Schmerz als brennend (Sodbrennen) und der muskuläre Schmerz als drückend und krampfartig empfunden.

3.5.1.3 Krankheitsbilder

Bei den Erkrankungen des Ösophagus stehen einige **Leitsymptome** im Vordergrund.

Dysphagien sind Störungen im normalen Ablauf des Schluckaktes von meist funktioneller Natur. Organische Ursachen sind Tumoren, Entzündungen, Fremdkörper oder Strikturen im Bereich des Ösophagus.

Neben dem **Schmerz** bzw. **Druckgefühl** retrosternal oder im Oberbauch ist die Regurgitation (s.u.) ein häufiges Symptom, das zu einer Gefährdung des Patienten in der Anästhesie (v.a. bei Narkoseein- und -ausleitung) führen kann. Ganz typisch sind Dysphagien für bestimmte neurologische Prozesse, wie z.B. Muskelerkran-

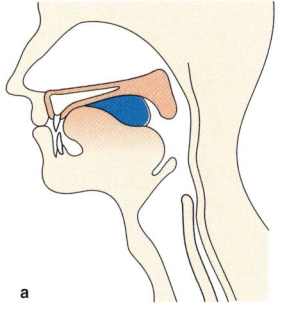
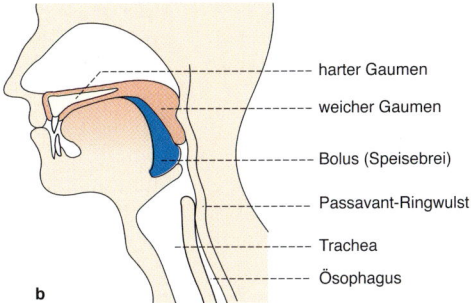

harter Gaumen

weicher Gaumen

Bolus (Speisebrei)

Passavant-Ringwulst

Trachea

Ösophagus

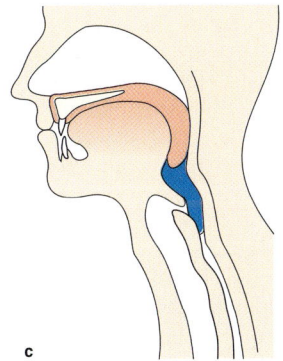
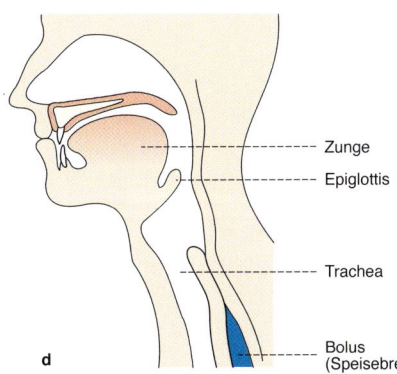

Zunge

Epiglottis

Trachea

Bolus (Speisebrei)

3

Abb. 3.5-2 Darstellung der vier Phasen des Schluckaktes.
a) Zurückschieben des Speisebreis
b) Verschluß des Nasopharynx
c) Zurückklappen der Epiglottis und Verschluß der Trachea
d) Transport des Speisebreis durch den Ösophagussphinkter

kungen (Myasthenien), oder die seltene amyotrophe Lateralsklerose (Systemerkrankung des Rückenmarks), bei denen die betroffenen Patienten aufgrund der Schluckstörungen häufig spontan aspirieren und eine Pneumonie entwickeln.

Regurgitation ist das Zurückfließen (Reflux) von Speiseröhren- und/oder Mageninhalt in Pharynx und/oder Mundhöhle aufgrund funktioneller oder organischer Ursachen (Ösophagusstenose, Ösophagusdivertikel). Dieser Reflux von Speisebrei kann mit erheblichen Gefahren für den Patienten verbunden sein (v.a. Aspiration in die Luftröhre). Eine spezifische Therapie ist nicht möglich. Durch entsprechendes Vorgehen (Magensonde, Crash-Intubation) muß jedoch die Aspiration sicher verhindert werden (s. Kap. 6.1.1.3).

Ösophagusdivertikel

Definition/Ursachen: Divertikel sind sackförmige Wandausstülpungen von Hohlorganen. Sie entstehen durch erhöhten Innendruck an wandschwachen Stellen (Pulsionsdivertikel) oder durch Zug von außen (Traktionsdivertikel).
Klinik/Verlauf: In der Speiseröhre sind Divertikel v.a. im Bereich des oberen und unteren Ösophagussphinkters zu finden. Das pharyngoösophageale Divertikel (Zenker-Divertikel) ist am häufigsten. Divertikel führen in erster Linie zu Dysphagien, weitere Symptome sind Globusgefühl („Kloß-im-Hals"-Gefühl) und Regurgitation. Sie können sich entzünden und entarten in seltenen Fällen maligne.
Therapie: Im Vordergrund steht v.a. bei Divertikeln, die Beschwerden verursachen, die Resektion. Eine spezifische **perioperative** Therapie ist nicht möglich. Durch entsprechendes Vorgehen (Magensonde, Crash-Intubation) muß jedoch eine Aspiration sicher verhindert werden; s. Kap. 6.1.1.3.

Ösophagitis

Definition/Ursache: Hierbei handelt es sich um eine Entzündung der Speiseröhre, die nach Infektionskrankheiten, Verätzungen und Verletzungen oder bei allgemeinen, schweren Erkrankungen auftreten kann. Ist dies alles ausgeschlossen, muß immer an die Möglichkeit einer konsumierenden Erkrankung (hauptsächlich maligne Tumoren) mit Abwehrschwäche gedacht werden.
Klinik/Verlauf: Aufgrund der Empfindlichkeit der Mukosa auf chemische und thermische Reize sind Ösophagitiden meist sehr schmerzhaft und behindern die normale Nahrungsaufnahme.

Therapie: Die Behandlung erfolgt kausal (z.B. Antimykotika) und symptomatisch (z.B. Antazida, H_2-Rezeptorenblocker, Protonenpumpenhemmer). Eine spezifische **perioperative** Behandlung ist in der Regel nicht erforderlich.

Strikturen

Definition/Ursachen: Strikturen (Lichtungseinengungen) sind neben stenosierenden Karzinomen die häufigste Ursache für bleibende Passagehindernisse des Ösophagus. Sie entstehen durch Verätzungen mit Säuren oder Laugen sowie durch Traumen.

Klinik/Verlauf: Strikturen treten innerhalb von zwei bis sechs Wochen nach dem auslösenden Ereignis auf und ziehen praktisch immer eine Dysphagie nach sich. Aufgrund der sich oberhalb der Stenose stauenden Nahrung kommt es in der weiteren Folge zu Dilatationen, Infektionen und zur Aspirationsgefahr.

Therapie: Die Stenosen können durch Bougierung oder operative Resektion mit Reanastomosierung (die aber mit einer sehr hohen perioperativen Mortalität verbunden ist) behandelt werden. Eine spezifische **perioperative** Behandlung ist nicht möglich. Eine Aspiration ist durch entsprechendes Vorgehen (s. Kap. 6.1.1.3) zu verhindern.

Ösophagusvarizen

Definition/Ursachen: Ösophagusvarizen sind Krampfadern im Ösophagus. Sie entstehen durch Abflußbehinderung im Pfortaderkreislauf; portale Hypertension, am häufigsten bedingt durch Leberzirrhose, seltener durch Pfortaderthrombose.

Klinik/Verlauf: Entsprechend dem Druckgradienten fließt in diesen Fällen Pfortaderblut über die V. coronaria ventriculi (Kranzvene des Magens) oder über die V. gastrica sinistra (große Kranzvene an der kleinen Kurvatur), den Ösophaguswandgefäßen und weiter über die V. azygos der oberen Hohlvene zu. Der normale Pfortaderdruck von 5 bis 10 cmH$_2$O steigt auf **über 20 cmH$_2$O.** In 70% der Fälle findet man Ösophagusvarizen als Ausdruck des Kollateralkreislaufs. Wenn eine offene Umbilikalvene vorliegt, führt der Kollateralkreislauf zur Ausbildung eines Caput medusae, eines sichtbaren „Gefäßgeflechtes" auf der Abdomenoberfläche. Durch den Druckanstieg kommt es zu einer Milzvergrößerung. Der hohe hydrostatische Druck kann die erweiterten submukösen Venen jederzeit zum Platzen bringen und zu lebensbedrohlichen Blutungen (s. Kap. 8.2) führen.

Therapie: Im Notfall stehen die Stillung der Blutung (z.B. durch Kompression mittels Ballonsonde, s. Kap. 8.2, oder endoskopischer Sklerosierung) und die Kreislaufstabilisierung im Vordergrund. Bei ausreichender Leberfunktion kommt im blutungsfreien Intervall evtl. eine Shuntoperation in Frage. **Perioperativ** muß, falls der Patient kürzlich eine Varizenblutung hatte, mit einem erneuten Auftreten der Blutung gerechnet werden. In diesem Falle sollten rechtzeitig ausreichend Blutkonserven angefordert worden sein. In der **Einleitungsphase** ist ein Pressen oder Husten des Patienten (Druckerhöhung dabei bis 100 mmHg im Ösophagus) unbedingt zu vermeiden. Dies erfordert eine **tiefe Sedierung** schon **zur Prämedikation** und während der Einleitung der Narkose (nach Gabe von Succinylcholin) muß ausreichend lange bis zur Intubation gewartet werden, damit alle Abwehrreflexe erloschen sind.

Mallory-Weiss-Syndrom

Definition/Ursachen: Bei dieser Erkrankung kommt es zu **Schleimhauteinrissen** im unteren Speiseröhrenanteil, die oft zu lebensgefährlichen **Blutungen** führen. Diesen liegen plötzliche und starke intraabdominelle Druckerhöhungen zugrunde, wie sie besonders beim Erbrechen, aber auch beim Husten, im Status asthmaticus und während eines epileptischen Anfalls vorkommen können.

Klinik/Verlauf: Neben den lebensbedrohlichen Blutungen kann es auch zu einer Verlagerung des kardianahen Magens nach kranial durch den Hiatus oesophageus mit den entsprechenden Symptomen (s. „Hiatushernien") kommen.

Therapie: Eine Blutung muß eventuell operativ versorgt werden, ansonsten heilen die meisten Mallory-Weiss-Läsionen unter der medikamentösen Therapie (Antazida, H_2-Rezeptorenblocker, Protonenpumpenhemmer) aus. Eine spezifische **perioperative** Therapie ist nicht erforderlich.

Ösophaguskarzinom

Definition/Ursachen: Das Ösophaguskarzinom ist eine häufige Krebsart, die vorwiegend Männer im 6. und 7. Lebensjahrzehnt befällt. Eine bestimmte Ursache für diese Geschwulst ist nicht bekannt, jedoch scheinen chronische Reizeinwirkungen (z.B. Alkohol- oder Nikotinabusus) die Tumorentwicklung zu begünstigen. Als Präkanzerosen gelten z.B. Achalasie oder Verätzungsstrikturen.

Pathologisch-anatomisch werden Plattenepithel- und Adenokarzinome unterschieden; letztere kommen fast ausschließlich in der Kardiaregion oder im distalen, mit Zylinderepithel ausgekleideten Ösophagus vor. Die unteren zwei Drittel der Speiseröhre werden häufiger befallen.

Klinik/Verlauf: Meist treten die Symptome erst im fortgeschrittenen Stadium auf, es kommt zu Dysphagie, retrosternalen Schmerzen, Regurgitation und Gewichtsverlust. Das Ösophaguskarzinom breitet sich schnell aus und penetriert frühzeitig in Nachbarorgane, so daß eine ungünstige Prognose zu verzeichnen ist.

Therapie: Die Behandlung orientiert sich am Stadium der Erkrankung. Als Therapieschwerpunkte gelten die operative Resektion und die Strahlentherapie. Mögliche Palliativmaßnahmen sind die Beseitigung der Stenose durch Lasertherapie oder das Legen einer Ernährungsfistel (Witzel-Fistel oder PEG). Eine spezifische **perioperative** Therapie ist nicht erforderlich.

3.5.2 Magen

3.5.2.1 Anatomie

Der Magen läßt sich aufgrund seiner Form in Fornix (oder Fundus), Korpus und Antrum unterteilen. Zur Speiseröhre hin wird er durch die Kardia, zum Duodenum durch den Pylorus abgeschlossen. Der Magen liegt im linken Oberbauch unterhalb der linken Zwerchfellkuppel etwa in Höhe des 10. bis 12. Brustwirbels bzw. des 1. bis 3. Lendenwirbels. Er ist von Schleimhaut ausgekleidet, wobei für die Fundusschleimhaut die Haupt- oder Fundusdrüsen (s.u.) charakteristisch sind (Abb. 3.5-3).

3.5.2.2 Physiologie

Der Magen ist Speicher- und Verdauungsorgan und gibt die Nahrung in kleinen Mengen zur anschließenden Verarbeitung an den Darm weiter. Verschiedene **Magendrüsen** produzieren den Magensaft und leiten die Verdauungsvorgänge ein. Im **Fundus- und Korpusbereich** liegen:
- **Hauptzellen,** produzieren proteolytisch wirkende Pepsine
- **Beleg-** bzw. **Parietalzellen,** bilden Salzsäure und den Castle-Intrinsic-Faktor
- **Nebenzellen,** erzeugen Bikarbonat und Schleim zum Schutz der Magenschleimhaut

Der Intrinsic-Faktor ist für die Resorption des Extrinsic-Faktors, des Vitamins B_{12}, im Dünn-

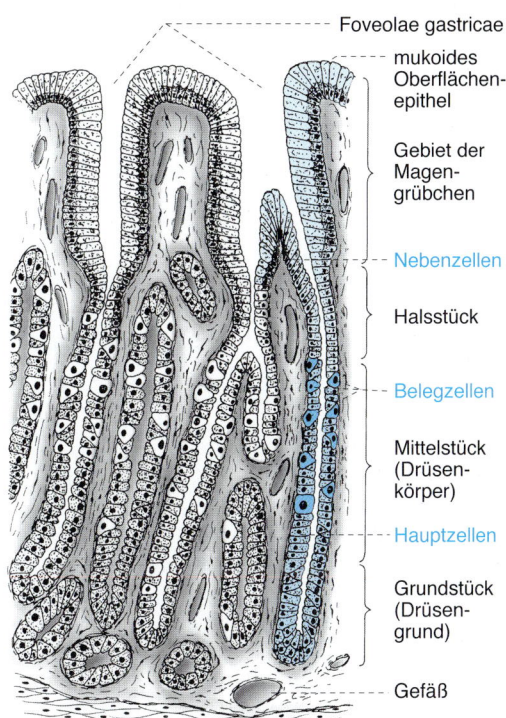

Foveolae gastricae
mukoides Oberflächenepithel
Gebiet der Magengrübchen
Nebenzellen
Halsstück
Belegzellen
Mittelstück (Drüsenkörper)
Hauptzellen
Grundstück (Drüsengrund)
Gefäß

Abb. 3.5-3 Schematische Morphologie der Magenschleimhaut und -drüsen der Fundusregion des Magenepithels. Aufgeführt sind die verschiedenen Zelltypen und deren Lokalisation innerhalb der Magendrüsen.

darm notwendig. In den Sekretkanälchen der Belegzellen werden Wasserstoff-, Chlor- und auch Kaliumionen in wahrscheinlich konstanter Konzentration sezerniert. Durch die aktive Leistung der Zelle wird die Wasserstoffionenkonzentration des Plasmas von 0,00005 mval/l auf 150 bis 170 mval/l im Magensaft, die des Chlors von 100 auf 200 mval/l angehoben.

Im **Antrumbereich** liegen die **G-Zellen,** die Gastrin absondern und damit eine endokrine Funktion haben.

3.5.2.3 Krankheitsbilder

Gastritis

Definition/Ursachen: Die Gastritis ist eine Entzündung der Magenschleimhaut. Unter diesem Begriff werden eine Reihe verschiedener Syndrome zusammengefaßt, die aufgrund des Verlaufs in eine **akute** und eine **chronische** Form zu unterteilen sind (wichtigste Formen: hämorrhagisch-erosive und chronisch-atrophische Gastritis). Die **hämorrhagisch-erosive** Gastritis kann

3

durch Streß, Alkohol und eine Reihe von Medikamenten, unter denen die Acetylsalicylsäure eine besondere Rolle spielt, hervorgerufen werden. Verantwortlich dafür ist das Prostaglandin, ein körpereigenes Hormon, welches eine protektive Wirkung auf die Magenschleimhaut ausübt. Acetylsalicylsäure wirkt als Prostaglandinsynthesehemmer und macht so die Magenschleimhaut relativ schutzlos.

Die **chronisch-atrophische** Gastritis ist durch eine sich über viele Jahre hinziehende, entzündliche Infiltration des Interstitiums der Magenschleimhaut charakterisiert.

Klinik/Verlauf: In erster Linie fällt die Gastritis durch Schmerzen im Magenbereich, Druckgefühl und Übelkeit auf. Die chronisch-atrophische Gastritis bildet sich selten zurück und kann progredient verlaufen.

Therapie: Wichtig ist die Vermeidung der auslösenden Ursachen wie Alkohol. Eine Nahrungskarenz ist meist nicht erforderlich. Falls eine medikamentöse Therapie notwendig wird, kommen Antazida oder H_2-Rezeptorenblocker sowie Protonenpumpenhemmer in Frage. Eine spezifische **perioperative** Therapie ist nicht notwendig.

Ulkus

Definition/Ursachen: Ulzera sind Geschwürbildungen im Magen-Darm-Bereich. Diese können einerseits nach ihrer Lokalisation, andererseits nach ihrem Auslösemechanismus unterschieden werden. Das **peptische Ulkus** findet sich, wie der Begriff „peptisch" besagt, nur an den Abschnitten des Gastrointestinaltrakts, die mit dem salzsäure- und pepsinhaltigen Magensaft in Berührung kommen.

Von besonderer klinischer Bedeutung sind das Ulcus ventriculi (Magengeschwür) und das Ulcus duodeni (Zwölffingerdarmgeschwür). Beim **chronischen Ulcus duodeni** handelt es sich um einen mit Narbenbildung einhergehenden Schleimhautdefekt im Bereich des Duodenums mit vorwiegender Lokalisation im Bulbus. Das Zwölffingerdarmgeschwür ist in erster Linie durch eine Störung der **vagalen** Regulation der Magensekretion (Überschuß an Magensaft) und -motilität bedingt.

Beim **chronischen Ulcus vertriculi** handelt es sich um eine bis zur Submukosa reichende Läsion der Magenschleimhaut, die ebenfalls mit Narbenbildung einhergeht. Entsprechend der Ausdehnung dieses Prozesses kann es zu einer mehr oder minder ausgeprägten Reduktion der Beleg- und Hauptzellen und damit auch des salzsäure- und pepsinhaltigen Magensaftes kommen (Mangel an Schutzfaktoren).

Das **akute Ulkus** (Streßulkus) ist gekennzeichnet durch einen scharf begrenzten, wie ausgestanzt wirkenden Schleimhautdefekt.

Klinik/Verlauf: Gefürchtete Komplikationen der Ulzera sind insbesondere die **Magenblutung** und die **Magenperforation** durch die erosive Wirkung der Salzsäure und peptischen Enzyme. Beide Erkrankungen können unter dem Bild des **akuten Abdomens** verlaufen. Im fortgeschrittenen Stadium treten als Symptome eine deutliche Abwehrspannung, Schmerzen, ein schwer gestörtes Allgemeinbefinden und fehlende Darmgeräusche auf. Gelangt Flüssigkeit durch eine Perforation in die freie Bauchhöhle, löst dies eine bakterielle und/oder aseptische Entzündung des Peritoneums aus (aseptische **Peritonitis** z.B. durch Blut, Galle, Verdauungsenzyme). Die Symptomatik der Peritonitis entspricht der des akuten Abdomens und führt auch heute noch trotz weitentwickelter intensivmedizinischer Versorgungsmöglichkeiten in einem hohen Prozentsatz zum Tode.

Therapie: Da die meisten Ulzera im Magen-Darm-Trakt aus Mangel an lokalen Schutzfaktoren (Ulcus ventriculi) und/oder einem zu reichen Angebot an Salzsäure (Ulcus duodeni) entstehen, richten sich auch die konservativen Therapiemöglichkeiten danach.

Die medikamentöse Behandlung steht nach heutigem Verständnis bei einem gesicherten gutartigen Geschwür an vorderster Stelle. Bei beiden Ulkusarten beinhaltet meist der erste Schritt die Gabe entweder von H_2-Blockern (z.B. Sostril®) oder Protonenpumpenhemmern (z.B. Antra®).

Da heutzutage als weitere Ursache das Vorhandensein des **Helicobacter pylori** diskutiert wird, geht die Medizin dort neue Wege. Ist das Bakterium nachgewiesen, so erfolgt eine **Eradikationsbehandlung** (vollständige Vernichtung) mit einem Protonenpumpenhemmer und der Mehrfachkombination verschiedener Antibiotika.

Bei erfolgloser konservativer Behandlung und bei Komplikationen, wie z.B. Ulkusperforation, Stenosierung oder Blutungen, die endoskopisch nicht zu stillen sind, ist die Indikation zur Operation gegeben. Kommt es zu einer operativen Behandlung beim **Ulcus ventriculi,** bedeutet dies stets eine Teilentfernung des Magens. Zwei Operationsverfahren (Billroth-Operationen) wurden dafür bereits im vorigen Jahrhundert entwickelt, die auch heute noch ihren Stellenwert haben:

- **Billroth I** = Entfernung das Antrums und Teile des Korpus mit gastroduodenaler Anastomose
- **Billroth II** = Entfernung von zwei Dritteln des Magens mit Gastroenteroanastomose und Pyloroplastik (chirurgisch angelegte Plastik zur Erweiterung des Magenausganges)

Obwohl die Operationsmethode nach Billroth I komplizierter und langwieriger ist, wird ihr der Vorzug gegeben, da die orthograde Darmpassage erhalten und Spätkomplikationen vermieden werden.

Nach einer Zwei-Drittel-Resektion (Billroth II) kann es zu schwerwiegenden Nebenwirkungen kommen. Das **postalimentäre Frühsyndrom** (Dumping-Syndrom) ist dadurch gekennzeichnet, daß etwa 30 Minuten nach der Nahrungsaufnahme Herzklopfen, Schwindel, Schwitzen, Völle- und Druckgefühl, Brechreiz oder Erbrechen auftreten. Als Ursachen dafür werden u.a. die plötzliche Überdehnung der abführenden Jejunumschlinge durch große Mengen an Nahrung, aber auch Flüssigkeitsverschiebungen durch den hyperosmolaren Darminhalt, verantwortlich gemacht.

Bei dem **postalimentären Spätsyndrom** tritt erst eineinhalb bis drei Stunden nach beendeter Mahlzeit ein Beschwerdebild mit Tachykardie, Schwäche, Heißhunger und Schweißausbrüchen als Zeichen einer Hypoglykämie auf.

Als zusätzliche Nebenwirkung nach Teil- oder Totalresektion des Magens zählt auch ein chronischer **Mangel an** bestimmten **Vitaminen und Mineralien.**

Insgesamt sind jedoch die chirurgischen Verfahren durch den Einsatz von medikamentöser Therapie stark in den Hintergrund getreten. Auch beim Ulcus duodeni kommt die operative Methode an zweiter Stelle.

Da der N. vagus die Magensekretion mitbeeinflußt, besteht die Möglichkeit, mit der Durchtrennung dieses Nervs bzw. einiger seiner Äste (Vagotomie) die Magensaftproduktion auszuschalten. Bei der Vagotomie unterscheidet man in:

- **proximal-selektive Vagotomie** (**PSV**) = Durchtrennung aller Vagusnerven, die zum Magen ziehen, unter Belassung der Vagusäste zum Antrum
- **selektive totale Vagotomie** (auch gastrale V.) = Unterbrechung aller zum Magen ziehenden Vagusfasern

- **trunkuläre Vagotomie** = bei Blutung oder Perforation als Notfalloperation durchgeführte Durchtrennung des dorsalen und ventralen Vagushauptastes

Die proximal-selektive Vagotomie ist heute die gängige Methode. Eine spezifische **perioperative** Therapie ist bei beiden Ulkusarten nicht erforderlich.

Magenkarzinom

Definition/Ursachen: Dieses häufig auftretende Karzinom betrifft v.a. Menschen im 6. und 7. Lebensjahrzehnt. Die Ätiologie des Magenkarzinoms ist noch ungeklärt, doch spricht die regionale Häufung für eine starke Beteiligung exogener Auslöser (z.B. gehäuftes Auftreten bei Bergarbeitern).

Klinik/Verlauf: Die auftretenden Symptome beim Magenkarzinom sind z.B. Inappetenz, Völlegefühl, Gewichtsverlust und Schmerzen im Oberbauch. Bei einer Früherkennung führt die operative Therapie zu einer guten Heilungsrate. Je später das Magenkarzinom jedoch entdeckt wird, um so unwahrscheinlicher ist eine erfolgreiche Behandlung.

Therapie: Im Vordergrund steht die **operative Tumorentfernung** (Gastrektomie bzw. subtotale Magenresektion). Chemotherapie und Strahlentherapie sind nicht so erfolgversprechend. Als Palliativeingriff kann eine Beseitigung einer evtl. Stenose mit Lasertherapie und/oder das Anlegen einer Ernährungsfistel (Witzel-Fistel oder PEG) erfolgen. Eine spezielle **perioperative** Therapie ist nicht erforderlich.

3.5.3 Dünndarm

3.5.3.1 Anatomie

Der Dünndarm ist ein muskulöses zylindrisches Hohlorgan mit einem Durchmesser von 4 cm und einer Länge von etwa 5 m.

Etwa zwei Fünftel (ca. 2 m) entfallen auf das Jejunum (vorwiegend im rechten Oberbauch liegend) und drei Fünftel (ca. 3 m) auf das Ileum (hauptsächlich im Unterbauch liegend). Der restliche Dünndarmanteil, das Duodenum, ist mit seinen 30 cm Länge im Vergleich zu anderen Anteilen sehr kurz.

Die arterielle Versorgung erfolgt durch Endarterien, die arkadenartig ausgebildet sind. Das Pfortadersystem nimmt den venösen Abfluß auf.

3.5.3.2 Physiologie

Die wesentliche Funktion des Dünndarms besteht im Transport, im Abbau bzw. in der Aufschlüsselung der Nahrungsbestandteile und in der Aufnahme von Energieträgern aus der Nahrung (u.a. Wasser, Kohlenhydrate, Aminosäuren, Elektrolyte, Gallensäuren, Vitamine und Spurenelemente).

Der Vorgang der Aufnahme, d.h. der Übertritt der Nahrungsbestandteile vom Dünndarmlumen in das Lymph- und Kapillarsystem der Darmwand, wird als **Resorption** bezeichnet, im angelsächsischen Sprachgebrauch auch als **Absorption.** Die Resorption erfolgt über die Dünndarmschleimhaut, die den gesamten Darm auskleidet. Die Schleimhaut erfährt eine Oberflächenvergrößerung um den Faktor 600 durch die **Kerckring-Falten** (Abb. 3.5-4a), dem Zottenrasen (etwa 4 bis 5 Millionen, Abb. 3.5-4b) mit seinen fingerartigen Vorstülpungen von etwa 0,5 mm Länge und den Mikrozottenapparat des Resorptionsepithels. Die **Resorptionsmechanismen** sind:

- **Stoffaufnahme durch passive Diffusion:** Hierbei handelt es sich um die passive Bewegung einer Substanz aus dem Darmlumen zum Kapillar- oder Lymphgefäßsystem hin, wobei das Konzentrationsgefälle die Richtung dieser Bewegung bestimmt.
- **Transport über einen aktiven Transportmechanismus:** Bei dem aktiven Transport einer Substanz durch die Zellmembran handelt es sich um einen Transport gegen ein Konzentrationsgefälle. Die dafür notwendige Energie wird aus dem Zellstoffwechsel geliefert. Sauerstoffmangel, niedrige Temperaturen und Zellgifte lähmen diese Funktion.

Der **Resorptionsort** einer Substanz in den Dünndarmabschnitten wird durch verschiedene Faktoren bestimmt. Dazu zählen das Vorhandensein eines aktiven oder passiven Resorptionsmechanismus, sowie das Verhältnis von Resorptionsrate zu Passagezeit (Tab. 3.5-1). Voraussetzung der Resorption ist die enzymatische Zerlegung der Energieträger Kohlenhydrate, Eiweiße und Fette. Dies wird überwiegend von den Sekreten der Speicheldrüsen des Magens, der Bauchspeicheldrüse und der Leber (Galle) übernommen.

Der Vorgang des Nahrungsaufschlusses als Voraussetzung der Resorption bzw. Abbaus als Voraussetzung der Resorption wird **Verdauung** oder auch **Digestion** genannt.

Störungen der Resorption werden als **Fehlresorption** oder **Malabsorption** bezeichnet, der mangelhafte Nahrungsaufschluß hingegen als **Fehlverdauung** oder **Maldigestion.**

Die Hauptursachen einer Fehlresorption und/oder Fehlverdauung im Darmbereich sind:
- Fehlresorption nach ärztlichen Maßnahmen (Dünndarmresektion, Medikamente)
- Schädigungen der Dünndarmschleimhaut (Morbus Crohn)

a

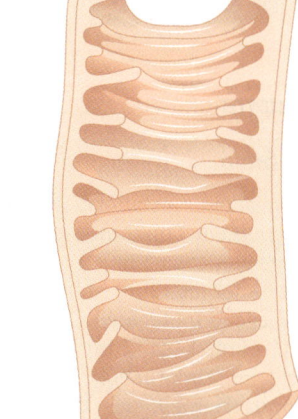

b

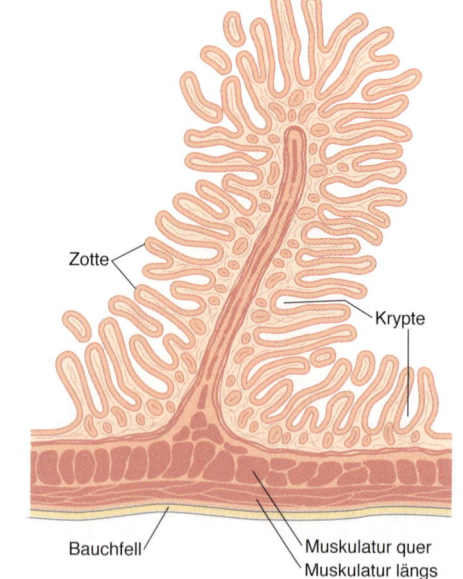

Zotte

Krypte

Bauchfell

Muskulatur quer
Muskulatur längs

Abb. 3.5-4   Schleimhaut des Dünndarms.
a) Dünndarmquerschnitt mit Kerckring-Falten
b) Zotten und Krypten im mittleren Dünndarmabschnitt

Tab. 3.5-1   Transport von verschiedenen Nährstoffen und Mineralien im Dünndarm.

Transportsubstrat	Ort der Absorption und relative Rate		
	Duodenum	Jejunum	Ileum
Hexosen (z.B. Glukose, Galaktose)	++	+++	++
Aminosäuren	++	+++	++
Wasserlösliche Vitamine	+++	++	–
Lipide, Fettsäuren	+++	++	+
Gallensäuren	–	+	+++
Vitamin B_{12} (Cobalamin)	–	+	+++
Calcium	+++	++	+
Eisen	+++	++	+
Sulfat	+	++	+++
Phosphat	+++	++	+

- bakterielle Besiedlung des Dünndarms (Fisteln, Dünndarmdivertikel)
- vaskuläre Störungen des Dünndarms (Verschluß der A. mesenterica superior)

3.5.3.3 Krankheitsbilder

Morbus Crohn

Definition/Ursache: Beim Morbus Crohn (Enteritis terminalis oder auch Ileitis terminalis) handelt es sich um eine chronische Entzündung des Ileums (teilweise mit Mitbeteiligung des Kolons). Die Ätiologie ist noch nicht vollständig geklärt.

Klinik/Verlauf: Die Erkrankung beginnt mit leichten Durchfällen und Gewichtsverlust. Im Verlauf der Zeit (Monate) nimmt das Beschwerdebild zu, es kann zu Stenosen, Ulzerationen und Fisteln kommen. Die Krankheit verläuft in Schüben, alle Wandschichten des Darms sind befallen. Die Wand ist verdickt und infolge einer Lymphstauung ödematös verändert.

Therapie: Die Therapie umfaßt (ähnlich der Colitis ulcerosa) ACTH, Glukokortikoide (Vorsicht vor körpereigener Immunsuppression bei längerer Gabe) und Azulfidine. Eine spezielle **perioperative** Therapie ist nicht erforderlich.

3.5.4 Dickdarm

3.5.4.1 Anatomie

Der Dickdarm (Kolon) des erwachsenen Menschen ist zwischen 130 und 160 cm lang und hat einen inneren Durchmesser von 6 bis 8 cm.

Er wird unterteilt in Zökum, Colon ascendens, transversum, descendens und sigmoideum und das Rektum. Das Colon ascendens und descendens liegen nur teilweise intraperitoneal und sind daher unbeweglich. Die typische Haustrierung (segmentale Unterteilung) des Kolons entsteht durch die segmentartig erfolgenden Kontraktionen der Ringmuskulatur (Abb. 3.5-5).

3.5.4.2 Physiologie

Die wesentliche Aufgabe des Kolons ist die **Aufnahme, Eindickung** und **Weitergabe** unverdauter **Nahrungsreste.** Die Nahrungsreste werden durch wellenförmige Kontraktionen in Richtung Anus transportiert. Normalerweise sind die Bewegungen des Kolons nicht wahrzunehmen, erst die Dehnung des Rektums durch den Darminhalt wird empfunden. Zum Auslösen des Defäkationsreflexes kommt es über eine Reizung der in der Rektum- und Sigmawand gelegenen Rezeptoren.

Eine weitere wichtige Funktion ist die **Resorption** von **Wasser** und **Elektrolyten.** Etwa 70 bis 85% des Wassers werden dabei ins Blut rückresorbiert. Die Resorptionsoberfläche des Dickdarms beträgt durchschnittlich 875 cm² (600 bis 1 600 cm²). Die Resorption von Wasser und Elektrolyten findet vorwiegend im rechten Kolon (Colon ascendens) statt. Während 24 Stunden kann der Dickdarm bis zu 2,5 l Wasser, 400 mval Natrium, 560 mval Chlorid resorbieren und bis

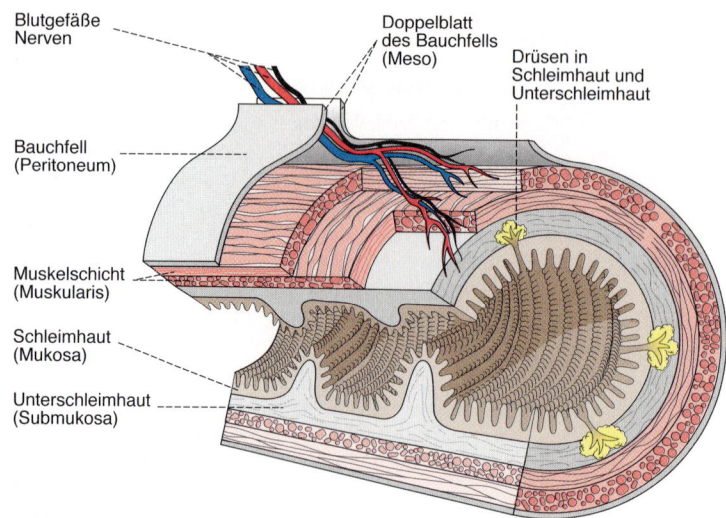

Blutgefäße
Nerven

Doppelblatt
des Bauchfells
(Meso)

Drüsen in
Schleimhaut und
Unterschleimhaut

Bauchfell
(Peritoneum)

Muskelschicht
(Muskularis)

Schleimhaut
(Mukosa)

Unterschleimhaut
(Submukosa)

Abb. 3.5-5   Schematischer Wandaufbau des Darms.

3.5.4.3 Krankheits-bilder

Colitis ulcerosa

Definition/Ursache: Bei der typischen entzündlichen Erkrankung des Kolons handelt es sich um eine chronische ulzerös-hämorrhagische Entzündung der Schleimhaut und Submukosa von Kolon und Rektum. Die Ätiologie und Pathogenese sind immer noch nicht geklärt.

Klinik/Verlauf: Die Erkrankung befällt hauptsächlich jugendliche Personen und verläuft schubweise. Es kommt zu chronischen, blutigen Durchfällen, deren Häufigkeit sich nach der Schwere des Krankheitsbildes richtet, Schmerzen bei der Stuhlentleerung, Tenesmen (anhaltender schmerzhaft-spastischer Stuhldrang) und unspezifischen Symptomen, wie Fieber und Gewichtsverlust.

Therapie: Im entzündlichen Schub sind Glukokortikoide (körpereigene Immunsuppression bei längerer Gabe möglich) und Azulfidine die Mittel der Wahl. Sollte dies nicht ausreichend sein, bleibt nur das chirurgische Vorgehen, das bis zur Kolektomie führen kann. Eine spezifische **perioperative** Therapie ist nicht erforderlich.

Ileus

Definition/Ursachen: Unter einem Darmverschluß (Ileus) wird die Behinderung der Weitergabe des Darminhalts verstanden. Darmverschlüsse können am Dünn- und Dickdarm auftreten. Es werden **mechanische** und/oder **funktionelle** Ursachen (paralytischer Ileus) unterschieden. Die Hauptursache für den **mechanisch bedingten Darmverschluß** ist die Verengung des Darmlumens, z.B. durch Adhäsionen (Verwachsungen) oder Stenosen nach vorangegangenen Operationen, oder eine Verlegung durch Hindernisse im Darm (u.a. Tumoren, Fremdkörper, Gallensteine). Der **paralytische Ileus** tritt verhältnismäßig häufig nach Bauchoperationen, bei Peritonitis, bei Elektrolytmangelzuständen (Hypokaliämie, Hyponatriämie), ischämischen Erkrankungen des Darms und bei Pankreatitis auf. Ursache dafür ist u.a. eine Stö-

zu 45 mval Kalium und 260 mval Bikarbonat sezernieren. Wie alle übrigen Darmabschnitte besitzt auch das Kolon sowohl eine cholinerge (parasympathische) als auch adrenerge (sympathische) Nervenversorgung.

Aus dem Ileum gelangen täglich etwa 500 bis 600 ml Stuhl in das **Zökum.** Dieser flüssige Stuhl enthält etwa 40 bis 70 mval Natrium, 3 bis 6 mval Kalium, 20 bis 40 mval Chlorid und 30 bis 35 mval Bikarbonat. Die tägliche Wasserresorption schwankt um Werte von 400 bis 500 ml. Die im Stuhl enthaltene Wassermenge liegt bei 100 bis 150 ml/Tag und enthält noch 25 bis 50 mval Natrium und 80 bis 130 mval Kalium und 15 mval Chlorid.

Die Bestandteile des organischen Materials im Zökum sind überwiegend unverdaute Kohlenhydratreste (Zellulose), aber auch untergegangene Zellen aus dem sich ständig erneuernden Darmepithel sowie Mikroorganismen. Fett und Eiweiß werden im Dünndarm vollständig verdaut und resorbiert.

Teilweise werden **Vitamine** durch die Darmflora gebildet (z.B. Biotin, Folsäure, Nikotinsäure und Vitamin K). Die Bedeutung dieser Vitaminbildung läßt sich besonders deutlich an Säuglingen erkennen, die in den ersten Tagen nach der Geburt, wenn die normale Keimbesiedlung noch nicht erfolgt ist, eine stark verlängerte Prothrombinzeit aufweisen. Wird durch Sulfonamide oder Antibiotika die Darmflora verändert, ohne daß hohe Dosen Vitamin K zugeführt werden, kommt es zu Vitaminmangelsymptomen.

rung der nervalen Erregungsübertragung durch Freisetzung von Mediatoren (Überträgerstoffe) oder Stoffwechselstörungen.

Klinik/Verlauf: Charakteristische Symptome sind Erbrechen, Stuhl- und Windverhalten. Als wichtigste Folge gilt die Ansammlung von Flüssigkeit und Gas im proximal zum Verschluß gelegenen Darmteil. Es kommt zu einer Erweiterung des Darmvolumens und zu einer vermehrten Sekretion, was wiederum einen **starken Flüssigkeitseinstrom** in den Darm mit Verringerung des Plasmavolumens und entsprechender Auswirkung auf den Kreislauf nach sich zieht. Dies kann bis zu einem hypovolämischen **Schock** führen.

Das Erbrechen setzt je nach Lokalisation des Hindernisses frühzeitig oder später ein. Ein **hochsitzender Ileus** führt früher und intensiver zum Erbrechen und weniger zur Dilatation des Darms. Durch Verlust von Wasser, Natrium, Kalium und Wasserstoff kommt es schneller zu Exsikkose, Hypochlorämie, Hypokaliämie und metabolischer Alkalose. Beim **tiefsitzenden Ileus** sind die Elektrolytverluste weniger gravierend.

Therapie: Eine sofortige operative Beseitigung oder Umgehung des Hindernisses ist erforderlich. **Perioperativ** muß durch Crash-Intubation (Kap. 6.1.1.3) eine Aspiration beim Einleiten der Narkose unbedingt verhindert werden.

Diarrhöen

Definition/Ursachen: Unter Diarrhö wird das mehrmalige Absetzen ungeformten bzw. flüssigen Stuhles in vermehrter Menge innerhalb von sechs Stunden bezeichnet. Die Ursachen sind vielfältig, z.B. können schleimhautreizende Nahrungsmittel, Arzneimittel oder Krankheitskeime eine Diarrhö verursachen.

Klinik/Verlauf: Durchfälle gehen entsprechend ihrem Ausmaß mit mehr oder weniger großen **Wasser**- und **Elektrolytverlusten** einher. Die wichtigsten Folgen der Diarrhö sind Verlust von Wasser, Natrium, Kalium und Störungen im Säure-Basen-Haushalt. Isolierter Kaliumverlust kommt besonders häufig bei (langjährigem) Laxanzienabusus vor.

Therapie: Im Vordergrund stehen ursächliche und symptomatische Maßnahmen entsprechend der Grunderkrankung bzw. den Symptomen. **Präoperativ** ist ein Ausgleich von Elektrolytstörungen und pH-Verschiebungen unbedingt vorzunehmen oder zumindest zu beginnen und in der perioperativen Behandlung weiter zu beachten.

Dickdarmtumoren

Definition: Wie bei allen anderen Tumoren ist grundsätzlich eine Unterscheidung in benigne (gutartige) und maligne (bösartige) möglich.

Die häufigsten **gutartigen** Tumoren des Dickdarms sind Polypen und Papillome.

Der häufigste **bösartige Tumor** des Kolons ist das Karzinom. Über die Hälfte der Kolonkarzinome findet sich im Rektum und im Colon sigmoideum. Es sind in der Regel Adenokarzinome. Das Dickdarmkarzinom hat in seiner Häufigkeit das Karzinom des Magens übertroffen und liegt heute bei beiden Geschlechtern an zweiter Stelle nach dem Lungenkarzinom (bei Männern) bzw. Mammakarzinom (bei Frauen). Meist ist das Rektosigmoid betroffen, so daß eine Diagnosestellung bei 75% der Patienten durch eine digitale Untersuchung bzw. mittels einer Rektosigmoidoskopie gestellt werden kann.

Klinik/Verlauf: Die Symptome sind meist uncharakteristisch. Als Hinweis für das Kolonkarziom gelten Blutbeimengungen im Stuhl sowie Veränderung der Stuhlform. Durch die relative Weite des Darmlumens und auch durch die weichere Konsistenz des Darminhaltes verursachen die Karzinome der rechten Kolonhälfte im Gegensatz zu den linkssitzenden Karzinomen in der Regel erst sehr spät Stenoserscheinungen.

Therapie: Die meisten gutartigen Tumoren sollten operativ entfernt werden, da die Gefahr der malignen Entartung und/oder Stenosenbildung gegeben ist. Polypen können in der Regel endoskopisch entfernt werden. Eine histologische Untersuchung und Kontrollkoloskopien sind auch beim benignen Tumor erforderlich. Das Kolonkarzinom muß je nach Lokalisation und Ausbreitung operativ versorgt werden (Hemikolektomie mit Lymphknotenentfernung). Eine spezielle **perioperative** Behandlung ist in der Regel nicht erforderlich, es sei denn, der Patient befindet sich in einem sehr schlechten Allgemeinzustand.

3.6 Leber, Gallenblase und Pankreas

3.6.1 Leber

3.6.1.1 Anatomie

Die Leber ist das Hauptstoffwechselorgan des Menschen und wiegt beim gesunden Erwachse-

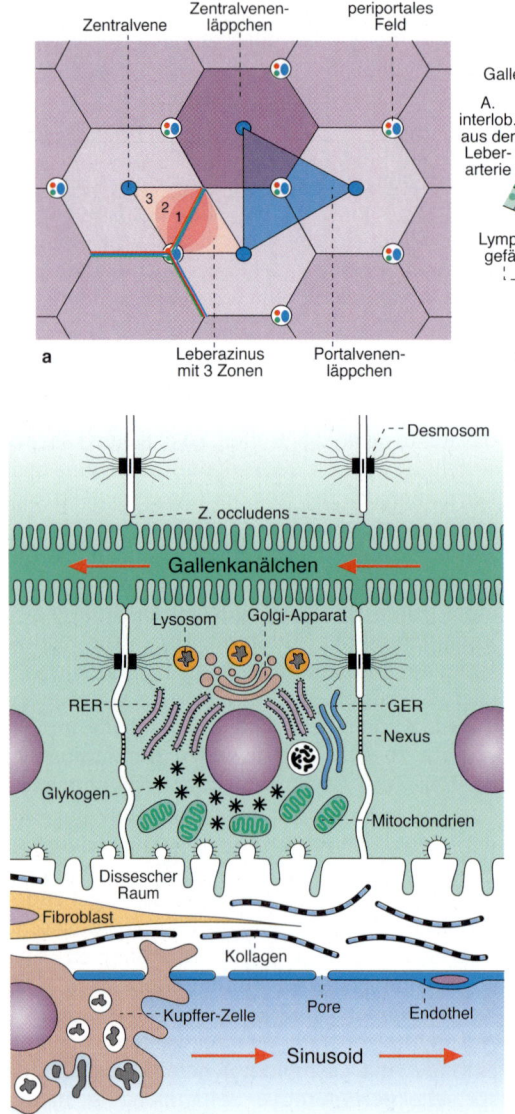

Abb. 3.6-1 Das Leberläppchen in einer schematisierten Darstellung als Grundbaustein der Leber. In den anatomisch definierten Leberläppchen befindet sich die Zentralvene im Mittelpunkt; funktionell gesehen besteht das Zentrum des Leberläppchens aus dem periportalen Feld, in dem sich die Aufzweigungen der Pfortader, der A. hepatica und des Gallenganges befinden. Arterialisiertes Blut und Pfortaderblut (rot) fließen zur Zentralvene, die Gallenflüssigkeit (schwarz) zum Gallengang. Das Blut fließt in den Sinusoiden zu den Zentralvenen.

a) Leberläppchen mit anatomischer und funktionaler Zuordnung

b) Periportales Feld

c) Darstellung einer einzelnen Leberzelle (Hepatozyt) zwischen Sinusoid (mit Blut aus der Pfortader gefüllter Raum) und Gallenkanälchen. Die einzelnen Hepatozyten sind über Desmosomen miteinander verbunden. Im Sinusoid liegt eine Kupffer-Zelle dem Endothel an

nen zwischen 1 200 und 1 500 g. Sie besteht aus einem großen und einem kleineren linken Leberlappen und liegt im rechten Oberbauch. Die Leber ist fast vollständig von Peritoneum überzogen und vereinigt vier strukturelle Systeme (Abb. 3.6-1):

- **Parenchym** (Leberzellen)
- Drainagesystem der **ableitenden Gallenwege**
- System der **Blutgefäße**
- **retikuloendotheliales Abwehr-** und **Speichersystem** (RES)

Diese Systeme sind untrennbar miteinander verflochten. Das Parenchym der Leberzellen bildet ein Balkenwerk aus einreihigen Leberzellplatten, die durch zahlreiche Querverbindungen untereinander verbunden sind. In den Leberzellplatten verlaufen in den Nahtstellen zwischen den Leberzellen die Gallenkapillaren. Die Gallenkapillaren stehen wiederum in Verbindung zu den periportalen Gallengängen, die sich zu den großen intrahepatischen Gallengängen vereinigen. Das Balkenwerk der Leberzellplatten schließt ein Labyrinth von Hohlräumen ein, das von den Endaufzweigungen der Blutgefäße, den Sinusoiden, eingenommen wird.

Pfortader (V. portae) und A. hepatica versorgen die Leber mit Blut. Die Pfortader erhält ihr venöses Blut aus dem Splanchnikusgebiet (hauptsächlich Mesenterialgefäße und Milz). Der normale Druck in der Pfortader beträgt etwa 5 bis 10 cmH$_2$O. Im Nüchternzustand fließen etwa 1 500 ml Blut pro Minute durch die Leber. Der Pfortaderstrom macht zwei Drittel der Leberdurchblutung aus und deckt die Hälfte des O$_2$-Bedarfs der Leber. Der Rest wird durch die A. hepatica beigesteuert. Dabei entspricht der Druck in der Leberarterie dem arteriellen Blutdruck.

3.6.1.2 Physiologie

Die Leber ist das zentrale Stoffwechselorgan des Körpers, in dem sich **Abbau, Aufbau, Umbau, Entgiftung** und **Ausscheidung** körpereigener und körperfremder Stoffe abspielen. Auch die **Biotransformation** gehört dazu. Darunter ist die Umwandlung körpereigener und körperfremder Substanzen in Metabolite zu verstehen. So werden z.B. durch Ankopplungsprozesse an Glukuronsäure viele Metabolite wasserlöslich und können renal eliminiert werden (z.B. Morphinaktivierung).

In der Leber befindet sich ein großer Teil der **Enzyme:**

- **Sekretionsenzyme,** werden in der Leberzelle synthetisiert und ins Plasma abgegeben (u.a. Gerinnungsfaktoren und Cholinesterase)
- **Exkretionsenzyme,** teilweise in der Leber gebildet und über die Galle ausgeschieden (alkalische Phosphatase)
- **Indikatorenzyme,** liegen im Zytoplasma gelöst vor

Letztere treten bei Membranschädigung der Leberzellen ins Blutplasma über und zeigen den akuten Leberzellschaden an. Dazu gehören z.B. die Glutamat-Oxalacetat-Transaminase (GOT) und die Glutamat-Pyruvat-Transaminase (GPT).

An dem **Stoffwechsel,** der in der Leber vonstatten geht, sind die nachfolgenden Stoffe beteiligt:

- **Kohlenhydrate:** Sie werden in der Leber vorwiegend in Form von **Glykogen,** einem Polysaccharid, abgelagert. Zur Synthese des Glykogens dienen die resorbierten Glukose-, Fruktose- und Galaktosemoleküle, sofern sie nicht unmittelbar zur Energiegewinnung be-

nötigt werden. Die Leber nimmt Fruktose doppelt so rasch aus dem Blut auf wie Glukose.

Im Übermaß aufgenommene Kohlenhydrate werden zu **Lipiden** umgewandelt und in den Fettdepots des Körpers gespeichert. Die mit der Nahrung aufgenommenen Lipide werden im Dünndarm mit Hilfe der Gallensäuren emulgiert. Der Großteil der resorbierten Lipide wird in Form der Chylomikronen transportiert und gelangt über Lymphbahnen in den großen Kreislauf und schließlich in die Leber. Die Fettsäuren können in der Leber abgebaut und über aktiviertes Acetat im Zitronensäurezyklus zur Energiegewinnung verbrannt oder zu Ketonkörpern umgebaut werden. Diese scheidet der Körper meist unverändert aus.

- **Aminosäuren:** Einerseits werden in der Leber neue Aminosäuren synthetisiert, die für den Aufbau von Proteinen und Nukleoproteiden Verwendung finden, andererseits findet hier auch die Zerlegung der Aminosäuren und ihrer stickstofffreien Abbauprodukte in Glukose und die Umwandlung in Ketonkörper statt. Dabei fällt u.a. **Ammoniak** an, das hauptsächlich in Form von Harnstoff ausgeschieden wird. Die Aminogruppen werden zur Harnstoffsynthese verwendet und über die Niere eliminiert.

- **Harnstoff:** Die **Harnstoffsynthese** erfolgt über den sog. **Krebs-Henseleit-Zyklus.** Im Endeffekt werden zwei Aminogruppen an ein Molekül CO$_2$ gebunden (Abb. 3.6-2). Die Aminogruppen stammen aus dem Abbau der Aminosäuren. Über die Harnstoffsynthese wird auch Ammoniak, das aus verschiedenen Quellen des Körpers anfällt, entgiftet. Die Hauptquelle des Ammoniaks ist die Nahrung aus dem Intestinaltrakt. Im Kolon werden durch bakterielle Zersetzung aus Proteinen erhebliche Mengen von Ammoniak gebildet, resorbiert und der Leber zur Entgiftung zugeführt. Der erhöhte Blutammoniakgehalt bei der Leberinsuffizienz ist größtenteils auf den Ausfall dieser Entgiftungsfunktion zurückzuführen.

Außerdem ist die Leber einzige Bildungsstätte der **Plasmaproteine** (mit Ausnahme der Immunglobuline IgA, IgM und IgG), die im retikuloendothelialen System (Knochenmark und lym-

$$2\,NH_3 + CO_2 \longrightarrow H_2N - \overset{\overset{\text{O}}{\|}}{C} - NH_2 + H_2O$$

Abb. 3.6-2   Umbau von Ammoniak zu Harnstoff.

phatische Organe) aufgebaut werden, der **Gerinnungsfaktoren** sowie der **Cholinesterase.**

- **Plasmaproteine:** Die Plasmaproteine bestehen in etwa 60% aus Albumin und zu 40% aus Globulinen. Sie haben v.a. die Aufgabe der Immunabwehr, Aufrechterhalten des kolloidosmotischen Drucks und Transports von wasserlöslichen Stoffen. Eine Verminderung der Albumine senkt den onkotischen Druck und führt daher zu peripheren Ödemen. Besteht gleichzeitig ein Pfortaderhochdruck, kommt es auch zum Aszites.

- **Gerinnungsfaktoren:** In der Leber werden Fibrinogen und eine Reihe von Gerinnungsfaktoren (II, V, VII, IX, X) gebildet. Die sog. Vitamin-K-abhängigen Faktoren II (Prothrombin), VII (Prokonvertin) und X (Stuart-Prower-Faktor) können auch ohne bestehenden Leberzellschaden bei Vitamin-K-Mangel absinken. Dies kann unter der Einnahme von Antibiotika und fehlender Vitamin-K-Zufuhr bereits nach einer Woche der Fall sein. Bei parenteraler Ernährung ist daher die **Zufuhr** von **Vitamin K** erforderlich.

- **Cholinesterase:** Die Serumcholinesterase wird in der Leber synthetisiert und ins Blut abgegeben. Sie vermag Acetylcholin und andere Ester zu hydrolysieren. Wegen ihrer unspezifischen Wirkung wird sie auch Pseudocholinesterase genannt. Die Angabe erfolgt in Cholinesteraseeinheiten (U/l) und kennzeichnet die Affinität des Enzyms zum Substrat. Die Angabe von Cholinesteraseeinheiten hängt von der laborchemischen Nachweismethode ab.

3.6.1.3 Krankheitsbilder

Bei den Erkrankungen der Leber gibt es eine Vielzahl von Symptomen. Besonders häufig kommt es jedoch zu Aszites und Hautveränderungen.

Aszites ist eine Ansammlung eiweißreicher Flüssigkeit im Abdomen. Die häufigste Ursache ist die Leberzirrhose. Die drei Hauptfaktoren beim Zustandekommen der Aszites bei chronischen Leberkrankheiten sind:

- erhöhter hydrostatischer Druck im Pfortaderkreislauf (portale Hypertension)
- erniedrigter onkotischer Druck infolge Hypalbuminämie (Folge einer eingeschränkten Albuminsynthese durch das Leberparenchym)
- vermehrte Produktion von Leberlymphe

Eine Reihe von typischen **Hautveränderungen,** wie sie bei chronischen Lebererkrankungen be-

obachtet werden, sind die Folge zirkulatorischer Störungen. Die **Gefäßspinnen** (Spider naevi, Gefäßsterne) werden durch eine Arteriole gebildet, die sich peripher zu Venolen verjüngt. Vom Zentralgefäß strahlen venöse Gefäßreiser radiär aus. Das **Palmarerythem** (Dauerrötung insbesondere der Daumen- und Kleinfingerballen) ist ein weiteres Zeichen vermehrter peripherer Durchblutung in einer Hautregion.

Hepatitis

Definition/Ursachen: Bei der Hepatitis handelt es sich um eine Entzündung der Parenchym- und Bindegewebsstruktur der Leber mit möglicher nachfolgender irreversibler Leberzellschädigung. Inzwischen sind mindestens fünf verschiedene Formen bekannt: **Hepatitis A, B, C, D** und **E.**

Neben der toxischen Wirkung von Alkohol spielt die durch Viren verursachte Hepatitis die wichtigste Rolle in der Entstehung von chronischen Leberschäden.

Klinik: Das Hepatitis-A-Virus verursacht eine ausschließlich **akut verlaufende Hepatitis** mit guter Prognose, bei der die Erkrankung durch Eliminierung des Virus im Verlauf von vier bis zwölf Wochen überwunden wird. Die Erkrankung wird durch Aufnahme kontaminierter Nahrung übertragen. **Symptome** sind neben Fieber, ausgeprägte Appetitlosigkeit, Vergrößerung sowie Druckschmerzhaftigkeit der Leber und typischerweise ein Ikterus, Dunkelfärbung des Urins und helle Stühle. Auch ohne spezifische Behandlung wird die Krankheit in der Regel folgenlos überstanden.

Hepatitis-B- und Hepatitis-C-Viren werden mit Blut, Blutprodukten oder anderen Körperflüssigkeiten übertragen. Dies findet z.B. häufig durch den gemeinsamen Gebrauch von Injektionsbesteck bei Drogenabhängigen statt. Auch in der Medizin spielt die Kontamination von medizinischen Instrumenten und Blutprodukten eine wichtige Rolle in der Entstehung der Hepatitis B und Hepatitis C. Die Viren können außer der akuten Hepatitis auch eine latente Infektion mit und ohne rezidivierendem Wiederauftreten der Erkrankung verursachen. In bis zu 20% der Fälle (bei Hepatitis C häufiger als bei Hepatitis B) lösen sie eine **chronisch-progrediente Hepatitis** aus, die schließlich zur Leberzirrhose und/oder zum Leberzellkarzinom führt.

Bei dieser **chronischen Hepatitis** kommt es wie bei der dauernden Einwirkung von Alkohol und Acetaldehyd zum ständigen Untergang von

Leberzellen und zum nachfolgenden bindegewebigen Umbau (Fibrose). Die Störung der komplexen Architektur der Leberläppchen führt zur Zirrhose. Es bilden sich dabei bindegewebige Knoten, die die postsinusoidalen Gefäße komprimieren und so zur portalen Hypertension führen.

Die perioperative Mortalität von Patienten mit einer Virushepatitis ist deutlich erhöht. Vermutlich spielt die durch Narkose, Lagerung und operativen Streß stark beeinflußte Leberdurchblutung dabei eine wichtige Rolle.

Therapie: Eine spezifische **perioperative** Behandlung von Patienten mit einer Hepatitis ist nicht möglich. Alle Medikamente, deren Metabolisierung und/oder Ausscheidung über die Leber stattfindet, sollten in verringerter Dosierung verwendet werden. Sind gleichwertige Pharmaka mit einem anderen Abbauweg bekannt, müssen diese den Vorzug erhalten.

Bei den Inhalationsanästhetika kann **Isofluran** verwendet werden, da es praktisch nicht metabolisiert und rasch über die Atmung eliminiert wird.

M Auf Selbstschutz des medizinischen Personals bei Patienten mit aktiver Hepatitis B oder Hepatitis C muß unbedingt geachtet werden. ■

Die Bedeutung der anderen Hepatitis-Formen ist derzeit noch unklar; sie finden sich vor allem eng begrenzt in Entwicklungsländern, eine Ausbreitung in westliche Länder ist bislang nicht zu verzeichnen.

Leberzirrhose

Definition/Ursachen: Sammelbegriff für Erkrankungen der Leber mit bindegewebigem Umbau des Leberparenchyms. Die häufigste Ursache ist die Hepatitis, die Cholestase (Cholangitis) und vor allem der nutritiv toxische Leberschaden (Fettleber).

Klinik: Mit fortschreitendem Untergang der Leberläppchen kommt es zu einer zunehmenden Leberinsuffizienz. Im Spätstadium entsteht ein Pfortaderhochdruck (portale Hypertension) mit Aszitesbildung. Zusätzlich finden sich die unspezifischen Zeichen einer Leistungseinschränkung, Müdigkeit, Völlegefühl usw.

Therapie: Eine ursächliche Behandlung ist nicht möglich; Störungen im Wasser-Elektrolyt-Haushalt, Ernährungszustand oder schwere Hypoproteinämien sollten **präoperativ** therapiert werden. Patienten mit einer **Enzephalopathie** (durch Anstieg von Abbauprodukten der Leber

kommt es zu neurologischen Defiziten) haben ein erhebliches Risiko, durch operativen Eingriff und Narkose eine **Dekompensation** ihrer Leberinsuffizienz zu erleiden. Bei diesen Patienten muß mit einer deutlich verlängerten Liegephase im Aufwachraum oder der Intensivstation gerechnet werden.

Leberinsuffizienz

Definition/Ursachen: Schwere Leberzellschäden können in eine Leberinsuffizienz übergehen, die zu einem Zusammenbruch aller Leberfunktionen führen kann.

Klinik: Die schwerste Form der Leberinsuffizienz ist das **hepatische Koma,** das sich aus der **portosystemischen Enzephalopathie** entwickeln kann.

Vorwiegend im Kolon entsteht unter bakterieller Einwirkung aus eiweißhaltigen Substanzen (Nahrungseiweiß, Blut) übermäßig viel Ammoniak, der durch die insuffiziente Leber nicht mehr entgiftet werden kann. Ammoniak gelangt aber auch unter Umgehung der Leber über den großen Kreislauf direkt ins Gehirn.

Die **Ammoniakkonzentration** steigt im arteriellen Blut stärker an als im venösen. Als **pathologisch** gelten Werte über **80 µg/100 ml.** Klinisch dominieren schließlich die **neurologischen Störungen,** die zum Bild des **Präkomas** und **Coma hepaticum** führen. Verschiedene Formen des **Leberkomas** sind:

- **endogenes Koma** (Leberzellzerfall)
- **exogenes Koma** (Leberausfall; portokavaler Umgehungskreislauf)
- **Mischform** (sie ist typisch für die Leberzirrhose mit blutenden Ösophagusvarizen)

Eine strenge Beziehung zwischen Blutammoniakgehalt und Schwere der neurologischen Störungen besteht jedoch nicht. Vermutlich spielen auch biogene Amine (NH_2-Verbindungen), die bei der Leberinsuffizienz entstehen, eine Rolle. Zusätzlich zur neurologischen Störung kommt es zu **Eiweißstoffwechselstörungen.** Praktisch alle Proteine und artverwandten Eiweißstoffe werden vermindert produziert, sichtbar z.B. in einem erniedrigten Plasmaspiegel (Quick-Wert).

Charakteristisch ist besonders beim massiven Leberzellzerfall und bei Kranken mit ausgedehntem portokavalem Kollateralkreislauf der **Foetor hepaticus.** Derselbe Geruch geht auch vom Urin aus.

Therapie: Bei der portosystemischen Enzephalopathie (massive psychische Veränderungen unterschiedlichsten Ausmaßes) muß auf eine **Verringerung** der intestinalen **Ammoniakentstehung** hingewirkt werden, die durch Reduktion der enteralen Bakterienflora mittels Darmsterilisation (Laxanzien, hohe Einläufe, Neomycin) und/oder einer **Verhinderung** der **Ammoniakresorption** (Ansäuerung des Stuhls) vorgenommen wird. Auf dieser Überlegung beruht die Behandlung des Leberkomas mit Lactulose, einem synthetischen Disaccharid, das durch die Disaccharidase des Dünndarms nicht zersetzt wird. Es erzeugt eine fermentative Diarrhö, eine Verminderung der Bakterienflora und eine Verschiebung des fäkalen pH nach der sauren Seite.

3.6.2 Gallenblase

3.6.2.1 Anatomie

Die Gallenblase wird anatomisch in Fundus, Korpus, Infundibulum und Kollum unterteilt, an das sich der Ductus cysticus anschließt. Ductus hepaticus und Ductus cysticus vereinigen sich zum **Ductus choledochus,** der bei 80 bis 90% der Menschen gemeinsam mit dem Ductus pancreaticus an der Papilla duodeni major in das Duodenum einmündet.

Die Gallengänge sind mit Mukosa und ferner mit Drüsen ausgekleidet, die ein dünnes wäßriges Sekret produzieren.

Die Innervation der Gallenblase, der Sphinkteren und der Papilla duodeni major untersteht dem **vegetativen Nervensystem.** Die nervale Versorgung (Sympathikus) der Gallengänge und der Gallenblase erfolgt über das Ganglion coeliacum. Schmerzen, die durch Druckanstieg innerhalb der Gallenwege verursacht werden, können aufgrund der Verbindungen sympathischer Fasern mit den Plexus hepaticus und phrenicus bis in die Schulterspitze ausstrahlen.

Parasympathische Reize bewirken eine Kontraktion der Gallenblase bei gleichzeitiger Erschlaffung der Sphinkteren. Die Blutversorgung der Gallenblase erfolgt über einen Seitenast der A. hepatica.

3.6.2.2 Physiologie

Gallenblase und Gallengänge dienen zur Aufnahme und als Transportwege für das Gallensekret.

Der Sphinkter des Choledochus ist normalerweise bis zu einem Druck von maximal 20 bis 25 cmH$_2$O geschlossen. Hierdurch gelangt die ständig **sezernierte Lebergalle** zunächst über den Ductus cysticus in die Gallenblase. Sie weist ein Fassungsvermögen von 30 bis 90 ml auf, das ausreicht, um die in zwei Stunden sezernierte Menge von Lebergalle aufzunehmen. Darüber hinaus ist die Gallenblase aber auch in der Lage, durch Resorption von Wasser und Ionen die Gallenmenge von 24 Stunden zu fassen und zu konzentrieren, ohne sich entleeren zu müssen.

Steigt durch Kontraktion der Gallenblase der Druck im Choledochus auf 20 bis 30 cmH$_2$O an, erfolgt die Öffnung des **Sphincter choledochus** und eine Entleerung der Gallenblase. Verursachen Erkrankungen der Gallenwege Schmerzen, ist der auslösende Faktor die Erhöhung des physiologischen Drucks innerhalb der Gallengänge.

Die tägliche **Galleproduktion** liegt zwischen 800 und 1 100 ml. Neben den **Gallensäuren** werden auch konjugiertes **Bilirubin, Steroide** und andere Substanzen aktiv ausgeschieden und damit in der Galle konzentriert. Die Galle enthält neben Wasser v.a. Cholesterin, Lecithin sowie alkalische Phosphatase und Spuren von Eiweiß. Das gegenseitige Verhältnis von Gallensäuren, Cholesterin und Lecithin in der Lebergalle ist entscheidend für das Entstehen von Cholesterin-Gallensteinen.

Die Gallensäuren werden größtenteils in konjugierter Form im Ileum aktiv rückresorbiert. Die grün-gelbe Farbe der Galle ist auf die Gallensäure und v.a. das Bilirubin zurückzuführen. Die wichtigsten **physiologischen Funktionen** der **Gallensäuren** sind:
- Emulgierung von Lipiden durch Bildung von Mizellen (Voraussetzung für die Resorption fettlöslicher Substanzen)
- Aktivierung der Pankreaslipase

Das **Bilirubin** entsteht zu mehr als 80% durch den Abbau des Häms aus dem Hämoglobin zirkulierender Erythrozyten. Normalerweise werden täglich 6,3 g Hämoglobin abgebaut. Ein Gramm Hämoglobin setzt 35 mg Bilirubin frei, so daß aus dem Hämoglobinabbau allein mit einem täglichen Bilirubinanfall von 220 mg zu rechnen ist. Der Bilirubinserumspiegel liegt zwischen 0,2 und 1,0 mg%.

Das Bilirubin ist zunächst wasserunlöslich (sog. indirekt nachweisbares Bilirubin, auch **unkonjugiert** genannt) und wird im Blut mit dem Plasmaalbumin transportiert. Durch Ankopplung an Glukuronsäure entsteht das direkt nachweisbare, wasserlösliche, **konjugierte** Bilirubin. Gewisse Medikamente wie die Salicylate treten im Plasma mit dem Bilirubin in Konkurrenz und verdrängen es von seiner Albuminbindung. Dies kann zum akuten Konzentrationsanstieg des freien Bilirubins führen, der jedoch nur selten klinisch relevant ist. Eine solche Laborveränderung hat keinen pathologischen Wert.

3.6.2.3 Krankheitsbilder

Cholelithiasis

Definition/Ursachen: Sie steht an erster Stelle aller Oberbaucherkrankungen. Hierbei handelt es sich um nachweisbare Konkremente in den Gallenwegen. Für die Entstehung von **Gallensteinen** werden mehrere Ursachen verantwortlich gemacht. Auslöser kann eine anomal zusammengesetzte Lebergalle mit und ohne Verschiebung des Verhältnisses der einzelnen Gallebestandteile zueinander, aber auch eine ungenügende Sekretionsleistung der Leberzellen sein.

Klinik: Übergewicht und mehrmalige Schwangerschaften sind mit häufigen Gallenblasenerkrankungen signifikant verbunden. Der amerikanische Merksatz mit den 5 „f's" lautet: **f**emale (weiblich), **f**ourty (älter als vierzig), **f**at (adipös), **f**ertile (fruchtbar, also mehrere Schwangerschaften) und **f**air (blond).

Therapie: Gallensteine müssen häufig operativ entfernt werden. Bei der **perioperativen** Behandlung mit Medikamenten ist die besondere Wirkung von einigen Pharmaka zu beachten. Adrenalin, Oxytocin, Histamin und Parasympathomimetika stimulieren z.B. die glatte Muskulatur der Gallenblase, während Opioide, Ergotamin und Atropin hemmend wirken. Opioide können zusätzlich einen Papillenspasmus hervorrufen, Atropin bewirkt eine Erschlaffung der Sphinkteren.

Gallengangsverschluß

Definition/Ursachen: Verlegungen von Gallenwegen werden hauptsächlich durch Gallensteine oder Karzinome verursacht. In der dritten Welt sind allerdings sehr häufig Parasiten die Ursache.

Klinik: Ein Gallengangsverschluß führt zum Anstieg der Gallensäuren, des Bilirubins, des Cholesterins und der Sekretionsenzyme (u.a. alkalische Phosphatase) im Blut. Das klinisch auffälligste Zeichen des Gallengangsverschlusses ist neben den Schmerzen die Gelbsucht. Der **Ikterus** (Gelbsucht) beruht auf einer Störung im Bilirubinstoffwechsel oder der Bilirubinausschei-

dung. Er wird bei einem Gesamtbilirubin im Serum über etwa 2 mg% manifest. Der **hämolytische Ikterus** stellt das typische Beispiel eines Ikterus durch vermehrten Bilirubinanfall dar.

Ein **cholestatischer Ikterus** (Verschlußsyndrom) kann auf mehrere Arten zustande kommen:

- mechanischer Verschluß des Ductus choledochus
- mechanischer Verschluß des Ductus hepaticus communis
- primäre Gallensekretionsstörung (intrahepatisch)

Beim **post**- bzw. **extrahepatischen** Verschlußikterus liegt das Abflußhindernis entweder im Ductus choledochus oder im Ductus hepaticus communis. Durch Rückstauung und Druckanstieg im Gallengangssystem versiegt die Gallesekretion, sobald der Sekretionsdruck der Leberzelle von etwa 25 mmHg übertroffen ist.

Eine vermehrte Ablagerung der Gallensäuren in der Haut führt zum **Juckreiz** (Pruritus).

Therapie: Die Therapie erfolgt ursächlich. Zur Behandlung des Pruritus wird das Austauschharz **Colestyramin** (Cuemid®, Quantalan®) gegeben. Es bindet Gallensäuren im Darmlumen und unterbricht damit den enterohepatischen Kreislauf. Auf diese Weise werden dem Körper Gallensäuren entzogen. Colestyramin wird zur Behandlung des Pruritus bei unvollständigem Verschlußikterus angewendet. Auch **Neomycin** vermag Gallensäuren im Darm zu binden und eine Rückresorption zu verhindern.

Alle Pharmaka (prä- und intraoperativ), die über die Leber (Galle) abgebaut werden, sollten nur bei absolut dringlicher Indikation zur Anwendung kommen.

3.6.3 Pankreas

3.6.3.1 Anatomie

Der Kopf der Bauchspeicheldrüse ist fest mit der medialen Wand der C-förmigen Duodenalschlinge verwachsen. Der Hauptteil (Korpus) liegt vor der Wirbelsäule, der Endteil (Schwanz) reicht fast bis zum Milzhilus. Die Vorderfläche ist vom Peritoneum bedeckt. Der Ductus pancreaticus (Wirsungianus) vereinigt sich unmittelbar vor der Papilla duodeni major (Vateri) mit dem Ductus choledochus zu einer gemeinsamen Mündung in das Duodenum. Über den Nervus vagus und splanchnicus erfolgt die autonome nervale Versorgung des Pankreas.

3.6.3.2 Physiologie

Das Pankreassekret enthält anorganische und organische Substanzen in wäßriger Lösung. Die ausgeschiedene Tagesmenge beträgt etwa 1500 ml. Im Pankreassaft (pH 8,0 bis 8,7) ist ein besonders hoher Anteil an Bikarbonat enthalten. Zwei für den Kohlenhydratstoffwechsel unentbehrliche **Hormone** stammen ebenfalls aus dem Pankreas (hier aus dem Langerhans-Inselapparat):

- **Insulin** (blutzuckersenkend)
- **Glukagon** (Steigerung des Blutzuckerspiegels durch Förderung der Glykogenolyse)

Cholinerge Substanzen (Acetylcholin) fördern die Pankreassekretion, Parasympatholytika (z.B. Atropin) hemmen sie.

3.6.3.3 Krankheitsbilder

Akute Pankreatitis

Definition/Ursachen: Entzündung der Bauchspeicheldrüse mit der Gefahr der **Autodigestion** des Organs. An der Entstehung einer Pankreatitis können die verschiedensten Faktoren wie Alkoholabusus, Traumen, Verschluß des Pankreasganges oder Ernährungsfaktoren, beteiligt sein.

Klinik: Die Symptomatik entspricht anfangs dem akuten Abdomen, ist jedoch selbst von dem klinischen Bild eines Myokardinfarkts manchmal nur schwer abzugrenzen. Die pathophysiologische Besonderheit der akuten Pankreatitis ist die Autodigestion von Pankreasparenchym. Nach interstitiellem, entzündlichem Ödem und Pankreasnekrosen kommt es sekundär zu Blutungen durch Erosionen und Fettgewebsnekrosen sowie Abszeß-, Sequester- oder Zystenbildung.

Therapie: Das klinische Bild der akuten Pankreatitis ist heute noch mit einer hohen Letalität behaftet und erfordert den Einsatz intensivmedizinischer Betreuung (s.a. Kap. 8.13, Abdominalchirurgische Patienten).

Chronische Pankreatitis

Definition/Ursachen: Die akute Pankreatitis kann chronisch werden und führt über eine **Fibrosierung** des Organs zu einer Pankreasinsuffizienz.

Klinik: Diese verläuft häufig schmerzlos und zeichnet sich durch Gewichtsverlust, Fettunverträglichkeit und Steatorrhö (Fettstühle) aus. Durch den Parenchymuntergang kommt es nicht selten zum Entstehen eines Diabetes mellitus.

Diabetes mellitus

Definition/Ursachen: Es handelt sich um eine Hyperglykämie, die unbehandelt eine hohe Letalität aufweist. Man unterscheidet den **Typ-I-Diabetes** (absoluter Insulinmangel aufgrund des Untergangs von B-Zellen des Inselapparates) und den **Typ-II-Diabetes** (relativer Insulinmangel wegen zu großer Körpermasse).

Klinik: Hierbei handelt es sich um die häufigste endokrine Störung. Laborchemisch auffällig ist ein **Nüchternblutzucker > 120 mg%** bzw. 6,7 mmol/l. Im Akutstadium können Blutzuckerspiegel über 1 000 mg% vorliegen und es kann zur Bildung von atypischen Stoffwechselendprodukten (**Ketonkörper**) kommen. In diesen Fällen sind massiver Flüssigkeitsverlust, Azidose und Anstieg der Plasmaosmolarität akut lebensbedrohlich. Chronisch Diabeteskranke entwickeln typischerweise **Mikroangiopathien**, die sich an Nekrosen der Füße, Erblindung und einer Niereninsuffizienz zeigen.

Therapie: Die Gefahr der Entgleisung eines bestehenden Diabetes mellitus ist bei jedem streßreichen Ereignis gegeben, so auch bei Operation und Narkose. Sowohl Hyper- als auch Hypoglykämien können auftreten, wobei bei insulinpflichtigen Diabetikern die zusätzliche Gefahr der **Ketoazidose** bis hin zum **Koma** besteht. Zur Beurteilung des Zustandes ist die engmaschige **Kontrolle** des **Blutzuckers** sehr wichtig (3mal täglich solange der Blutzucker im Normbereich ist, sonst auch häufiger; bei Blutzucker-Entgleisung muß zusätzlich Azeton gemessen werden). Bei Blutzuckerwerten über 250 mg% ist zusätzlich die Bestimmung der Blutgase und Elektrolyte, bei Werten über 400 mg% auch der Serumosmolarität erforderlich.

Da **präoperativ** oft eine Nüchternzeit über sechs Stunden auftritt, sollten insulinpflichtige Diabetiker immer mit parenteraler 5- bis 10%-Glukoselösung vor der drohenden Hypoglykämie geschützt werden. Der Blutzucker sollte damit zwischen 100 und 200 mg% eingestellt werden.

Am **Operationstag** wird nach Anlage der Infusion etwa die Hälfte der sonst üblichen Morgendosis an **Insulin** in Form eines Alt-Insulins s.c. gegeben. Die Wartezeit des Diabetikers bis zu seinem operativen Eingriff sollte so kurz wie möglich sein. Weitere Insulingaben erfolgen nach Blutzucker-Kontrolle intravenös. **Intraoperativ** sollte der Blutzucker mindestens alle zwei Stunden gemessen werden. Sobald er einen Bereich zwischen 100 und 200 mg% verläßt auch häufiger.

Tab. 3.6-1 Therapierichtlinien bei akuter Hyperglykämie.

Höhe des Blutzuckers		Bolus	
100–150 mg%	(5–8 mmol/l)	8–12	IE Alt-Insulin
150–250 mg%	(8–15 mmol/l)	10–14	IE Alt-Insulin
250–350 mg%	(15–20 mmol/l)	12–18	IE Alt-Insulin
über 350 mg%	(> 15 mmol/l)	14–20	IE Alt-Insulin

Postoperativ wird bei Patienten, die auf Normalstation verlegt werden sollen, in Abhängigkeit vom Blutzucker die Gabe von Alt-Insulin festgelegt und auf Normalstation wieder s.c. verabreicht. Patienten auf der Intensivstation erhalten entweder Insulin über Perfusor (keine Mischspritze) oder in Abhängigkeit vom Blutzuckerwert auch als Bolus (Tab. 3.6-1).

Bei Gabe von Insulin über einen Perfusor kann man mit 1 IE/h Alt-Insulin beginnen und nach Wirkung in Stundenabständen erhöhen. Zusätzlich können jeweils 5 IE Alt-Insulin als Bolus appliziert werden.

Bei Hypoglykämien drohen zerebrale Krampfanfälle bis hin zum Hirntod. Daher sollten die Kontrollen bei einem niedrigen Blutzuckerspiegel noch engmaschiger sein und die Behandlung durch Gabe von Glukoselösung rechtzeitig begonnen werden.

Tumoren

Meist handelt es sich um **Adenokarzinome,** die in den Ausführungsgängen des Pankreas beginnen. 70 bis 80% der Tumoren sind im Drüsenkopf lokalisiert. Da sich die Symptome (z.B. Ikterus) erst relativ spät manifestieren, ist in den meisten Fällen der Tumor zu diesem Zeitpunkt bereits so weit fortgeschritten, daß er nur noch einer palliativen Therapie zugänglich ist.

3.7 Blutbildendes System

3.7.1 Blutbestandteile

Das Blut besteht aus **festen Bestandteilen** (44%) wie Erythrozyten, Leukozyten sowie Thrombozyten, und aus **Plasma** (56%), das wiederum in Serum und Fibrinogen unterteilt werden kann (Abb. 3.7-1). Die Blutmenge beträgt etwa 7,6% des Körpergewichtes.

Erythrozyten

Der Erythrozyt (4,5 bis 5 Millionen je mm^3 Blut) dient dem **Sauerstofftransport.** Er ist zellkernfrei. Sein Inhalt besteht zu über 90% (der Trockensubstanz) aus **Hämoglobin,** dem eisenhaltigen Blutfarbstoff, der sich aus dem Häm und dem Globinanteil bildet. Die Erythrozyten sind Träger der Blutgruppenmerkmale. Die zur Aufrechterhaltung des strukturellen und funktionellen Erhaltes des Erythrozyten notwendige Energie stammt ausschließlich aus der Glykolyse. Die durchschnittliche Lebensdauer der Erythrozyten beträgt drei bis vier Monate. Der normale Abbau der roten Blutzellen erfolgt im **retikuloendothelialen System** der Leber, der Milz und des Knochenmarks. Aus den eisenfreien Hämoglobinteilen entstehen Aminosäuren und Gallenfarbstoffe, das Eisen wird wieder der Erythropoese zugeführt.

M Ein chronischer Blutverlust, der sich über Monate hinzieht (z.B. gastrointestinale Blutung), wird viel besser toleriert als ein mengenmäßig identischer akuter Verlust, weil der Organismus mittels Vermehrung des Plasmavolumens Zeit hat, das Blutvolumen aufrechtzuerhalten. ■

Hämopoese

Für die Bildung der Blutkörperchen ist das **Erythropoetin** mitverantwortlich. Es bewirkt im Knochenmark die Reifung neuer Erythrozyten. Dies setzt die Verfügbarkeit von Vitamin B$_{12}$ (Extrinsic-Faktor), Eisen und Folsäure voraus.

Eisen

Die Verwendung von Eisen erfolgt zu 70 bis 90% im Knochenmark zur Hämoglobinsynthese. Der Rest wird als Ferritin und, wenn dieser Speicher erschöpft ist, als Hämosiderin im retikuloendothelialen System von Knochenmark, Milz und Leber gespeichert. Der **Eisenbedarf** beträgt beim erwachsenen Mann 1 mg, bei der Frau 3 mg pro Tag. Blutverluste, besonders chronische Blutungen, sind die häufigsten Ursachen der **Eisenmangelanämie.** So führt jede Menstruation zu einem Verlust von ca. 15 bis 45 mg Eisen. Auch unzureichender Eisengehalt in der Nahrung, am

3

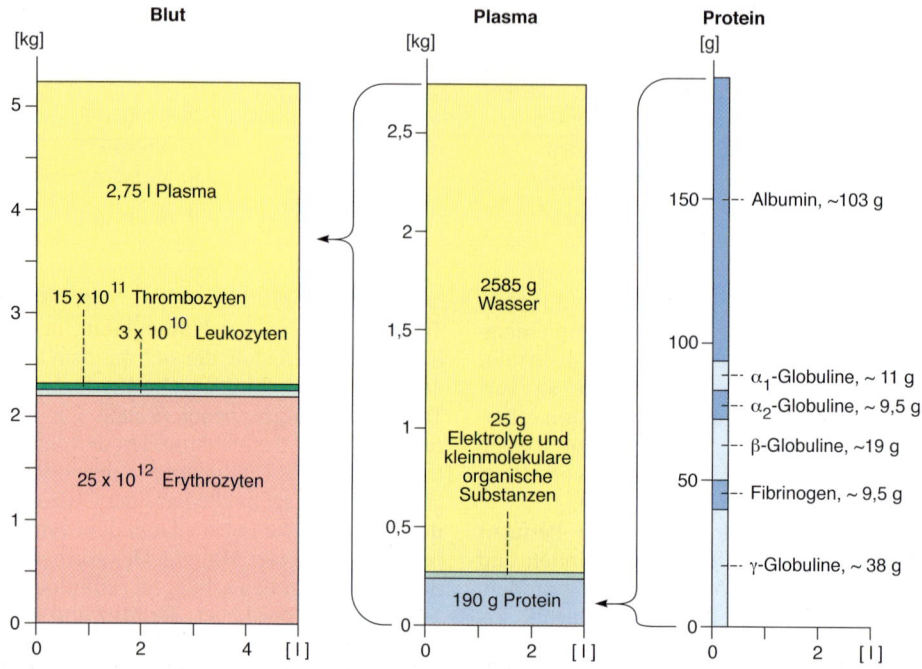

Abb. 3.7-1   Das plasmatische Gerinnungssystem. Die Bildung von vernetzten Fibrinpolymeren führt zum Entstehen des gemischten Thrombus, der die Blutung zum Stehen bringt. Dazu ist die Umwandlung von Prothrombin zu Thrombin der wichtigste Schritt. Über die Kontaktaktivierung (fremde Oberflächen) und die Freisetzung von Phospholipiden aus Gewebeflüssigkeiten entsteht schließlich jeweils der aktivierte Faktor X, der die Entstehung von Thrombin aus Prothrombin bewirkt.

häufigsten beim Säugling und Kleinkind, vermag einen Mangelzustand auszulösen. Schwangere haben physiologischerweise einen erhöhten Bedarf.

Beim Abbau der Erythrozyten in der Milz und Leber wird das vorhandene Eisen wieder gebunden, das Häm wird umgewandelt (Bilirubin) und über die Galle ausgeschieden. Globin wird zu Aminosäuren abgebaut, die erneut für die Biosynthese von Proteinen Verwendung finden.

Leukozyten

Der Begriff „Leukozyten" umfaßt alle sog. weißen Blutzellen (4 000 bis 8 000 je mm^3 Blut). Die Bildung erfolgt hauptsächlich im Knochenmark und den lymphatischen Geweben des ganzen Körpers. Der Abbau erfolgt in der Leber und der Milz, aber auch während einer Infektion am Ort der Entzündung.

Die Leukozyten werden unterteilt in:

■ Granulozyten:
  – neutrophile (60 bis 70%)
  – eosinophile (2 bis 4%)
  – basophile (0,5 bis 1%)
  – stabkernige (2 bis 3%)

Die Einteilung in neutrophile, basophile und eosinophile Granulozyten wird entsprechend ihrer Anfärbbarkeit in Blutausstrichen vorgenommen. Die Granulozyten sind mit einer durchschnittlichen Lebensdauer von 2 bis 3 Tagen sehr kurzlebig und müssen dementsprechend in einer großen Menge gebildet werden. Pro Tag entstehen zwischen 50 und 100 Milliarden Granulozyten im Knochenmark. Da sie die Fähigkeit besitzen, Endothelien leicht zu durchdringen, sind Granulozyten auch an allen extravasalen Orten bei Entzündungen anzutreffen.

■ **Monozyten** (3 bis 6%): Sie werden im Knochenmark gebildet, in das Blut abgegeben und verbleiben entweder im Blutstrom (Monozyten) oder übernehmen Aufgaben im **retikuloendothelialen System** (Makrophagen). Die Bildungsrate ist nicht genau bekannt, dürfte aber etwa der der Lymphozyten entsprechen. Die Lebensdauer liegt bei einigen Monaten bis wenigen Jahren.

Das retikuloendotheliale System besteht aus einer Vielzahl weiter differenzierter mononukleärer Zellen, die im Bereich des Endothels verschiedener Organe spezifische Schutzfunktionen übernehmen.

■ **Lymphozyten** (20 bis 35%): Ausgehend von den hämatopoetischen Stammzellen werden die **T-** und **B-Lymphozyten** aus sog. Vorläuferzellen gebildet, die allen Lymphozyten gemeinsam sind (common lymphocyte precursor cells). Dies geschieht in den primären lymphatischen Organen (Thymus und Knochenmark) mit einer Rate von etwa 1 Million Zellen pro Tag. Nach der Bildung wandern diese Zellen in die sekundären lymphatischen Organe (Milz, Lymphknoten und lymphatische Gewebe, v.a. des Magen-Darm-Traktes). Die ausgereiften Lymphozyten sind sehr langlebig und können als Gedächtsniszellen viele Jahre bestehen.

Alle Granulozyten und Monozyten besitzen die zwei wichtigen Eigenschaften der **Phagozytose** (Verdauung) und der **Chemotaxis** (Anziehung), die ihre Bedeutung in der Abwehr gegen Infektionserreger erklären. Der größte Teil bakterieller Infektionen löst eine spezifische neutrophile **Leukozytose** aus, die erster Ausdruck der prompt einsetzenden Abwehrmechanismus ist. Lymphozyten und Plasmazellen sind für die Synthese von Antikörpern verantwortlich. Bei der Leukozytenzählung werden lediglich die zirkulierenden Zellen erfaßt (Tab. 3.7-1).

Thrombozyten

Die Bildung von Thrombozyten (240 000 bis 400 000 je mm^3 Blut) erfolgt im Knochenmark, ihre Lebensdauer beträgt zwischen 5 bis 11 Tagen. Die normale Thrombusbildung setzt eine normale Gerinnung voraus.

Die Thrombozyten nehmen bei der Blutstillung eine Schlüsselstellung ein:

■ Bildung des Plättchenthrombus
■ Freisetzung des Plättchenfaktors 3 (unentbehrliches Phospholipid für die plasmatische Gerinnung im Intrinsic-System)
■ Freisetzung von vasoaktiven Aminen (Serotonin, Adrenalin, Histamin)

Dank ihrer besonderen **Aggregationsfähigkeit** haften die Thrombozyten bei jeglicher Gefäßwandläsion prompt an den freigelegten subintimalen Strukturen (Plättchenadhäsion), setzen Adenosindiphosphorsäure (ADP) frei, welches eine ausgesprochen aggregierende Wirkung auf weitere Thrombozyten ausübt, so daß es zur Bildung eines **Plättchenthrombus** kommt.

Blutplasma

Die Zusammensetzung des Plasmas ist aus der Abbildung 3.7-1 ersichtlich.

Blutgruppen

Die wichtigsten Blutgruppen, die seit 1901 bekannt sind, unterteilen sich in: **A, AB, B** und **0**. Im Serum der betreffenden Blutgruppe befindet sich ein Antikörper, der bei Kontakt mit anderen Blutgruppen eine Agglutination auslöst.

Ein weiteres Blutgruppenmerkmal ist der sog. **Rhesusfaktor.** Dieser befindet sich auf dem Erythrozyten, kommt jedoch nur bei etwa 85% aller weißen Menschen vor. Die Menschen, die über diesen Faktor verfügen, werden als Rhesus-**positiv (Rh)** bezeichnet, die übrigen 15% als Rhesus-**negativ (rh).**

Tab. 3.7-1 Das Differentialblutbild: Anteil verschiedener Leukozyten im Blutausstrich mit Normalwerten.

Zelltyp	Häufigkeit %	Anzahl pro ml Normalbereich	Median
Leukozyten	100	4 500–10 000	7 500
Granulozyten			
Neutrophile	50–65	1 800–7 500	4 000
Stabkernige	4–10	100–1 500	500
Segmentkernige	45–60	1 000–6 000	4 000
Eosinophile	2–4	0–700	150
Basophile	0–1	0–150	30
Monozyten	2–6	100–1 000	400
Lymphozyten	25–40	1 500–3 000	2 500

3.7.2 Gerinnung

Die Sicherung der Hämostase (Blutstillung) erfolgt durch hämodynamische und biochemische Mechanismen. Zur Blutung kommt es nur, wenn das Blutgefäß eröffnet wird, die Gefäßwand für Blutzellen und Plasma durchgängig geworden ist oder der intravasale Druck höher ist als der extravasale. Die Größe, Zahl und Art (Vene oder Arterie) der eröffneten Gefäße, der intravasale Druck und die hämostatische Gegenregulation des Organismus (Vasokonstriktion und Gerinnung) bestimmen das Ausmaß des Blutverlustes.

Die Blutung kommt zum Stillstand, wenn das Gefäßlumen oder die lädierte Gefäßwand verschlossen und ein Ausgleich zwischen intravasalem und extravasalem Druck erfolgt.

Der Gefäßverschluß erfolgt durch Vasokonstriktion, Zusammenkleben der Intima oder Retraktion durchtrennter Gefäße und Bildung eines Thrombus.

Hierbei wird aus historischen Gründen zwischen dem **Extrinsic-**(exogen) und dem **Intrinsic-**(endogen)**System** unterschieden: Das Extrinsic-System wird durch Verletzungen von Zellen (Gewebe) aktiviert, während das Intrinsic-System, wie der Ausdruck bereits andeutet, durch Fremdkontakte im Blutstrom (Entzündungen, aber auch Herz-Lungen-Maschinen) aktiviert wird. Beide Systeme haben innerhalb des Gerinnungsablaufs, der Kaskade, eine gemeinsame Wegstrecke. Diese beginnt durch Aktivierung des **Faktor X,** der die Bildung von **Thrombin** aus Prothrombin (Faktor II) bewirkt. Thrombin schließlich führt zur Bildung von Fibrinmonomeren aus Fibrinogen. **Fibrinmonomere** bilden durch Polymerisation ein Geflecht von Fibrinfäden, in die sich Blutzellen einlagern und so zum gemischten Thrombus führen (Abb. 3.7-2).

Bei der Gerinnung im „Extrinsic"-System stammt die **Thrombokinase** (sog. Faktor III) aus geschädigtem Gewebe, wobei die aktive Gewebsthrombokinase erst nach Gewebsschädigung freigesetzt wird. Gewebethromboplastin verfügt über eine proteolytische Eigenschaft, es enthält Enzyme, die Eiweiße spalten können. Inaktive Gerinnungsfaktoren werden somit in teilweise aktive Faktoren aufgespalten. Aus der Abbildung ist zu ersehen, daß aus dem inaktiven **Faktor VII** durch Phospholipide (PL) der aktive Faktor VII**a** (a = aktiviert) wird, der wiederum bei Anwesenheit von Calcium den Faktor X aktiviert. Die Aktivierung dieses Faktors (gemeinsame Strecke = Xa) wiederum führt den Faktor II (Prothrombin) in Thrombin über. Thrombin wiederum wandelt Fibrinogen (Faktor I) in Fibrin um.

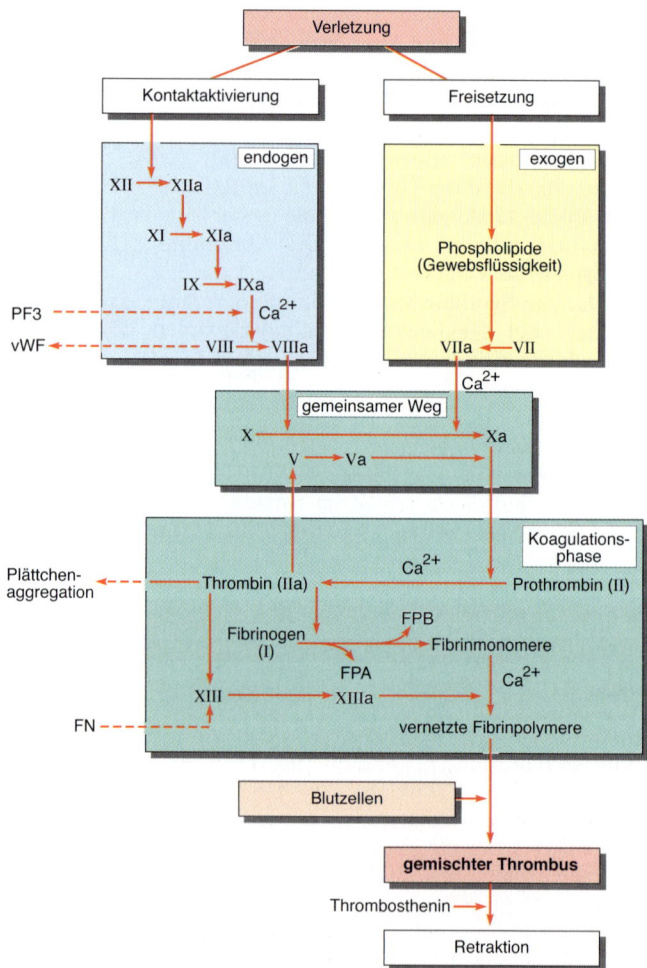

Abb. 3.7-2 Beeinflussung des Gerinnungs- und Fibrinolysesystems. Dargestellt sind die verschiedenen physiologischen und therapeutischen Angriffspunkte, die die Gerinnung hemmen oder die Fibrinolyse fördern.

Bei der Gerinnung im sog. „Intrinsic"-System sind ausschließlich Gerinnungsfaktoren beteiligt, die intravasal zirkulieren. Das auslösende Moment der Gerinnung scheint der Kontakt von Faktor XII (Hageman-Faktor) mit einer veränderten Gefäßwandoberfläche zu sein. Dies löst wieder eine Vielzahl von Aktivierungen aus (s. Abb. 3.7-2), die schon bald in die gemeinsame Strecke übergehen.

Beide Gerinnungssysteme sind für eine wirksame Hämostase notwendig.

Zur Vermeidung der **unkontrollierten** Ausbreitung eines physiologisch lokalisierten Blutstillungsprozesses nach einer traumatischen Gefäßläsion besitzt der Organismus folgende Sicherungsmechanismen:

- zirkulierende Antithrombine (AT) neutralisieren freies Thrombin
- retikuloendotheliales System entfernt gerinnungsaktive Zwischenprodukte
- Fibrinolyse löst überflüssige Fibringerinnsel auf; da-

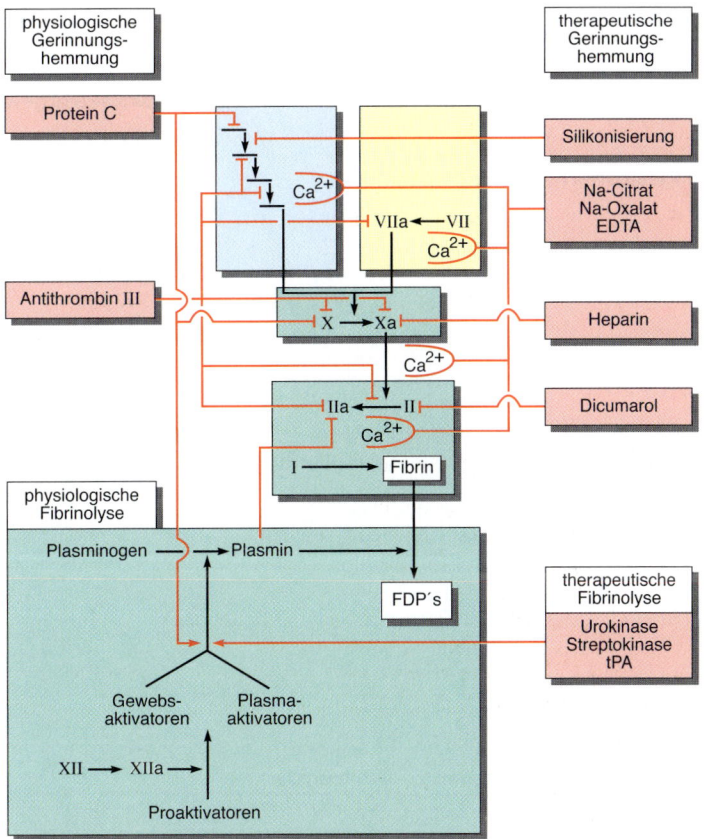

Abb. 3.7-3 Darstellung von Gerinnungshemmung und Fibrinolyse. Die farbigen Felder entsprechen denen des Gerinnungssystems (vgl. Abb. 3.7-2). FDP's = fibrin degradation products.

bei führt das proteolytische Enzym Plasmin (aktiviert aus Plasminogen über „Aktivatoren" wie Streptokinase oder Urokinase) zur Bildung ungerinnbarer Fibrinspaltprodukte (FSP), die ihrerseits die Polymerisation (Vernetzung) des Fibrins und damit weitere Fibrinbildung hemmen (Abb. 3.7-3)

Solange das Gleichgewicht zwischen Fibrinbildung und Fibrinolyse funktioniert, d.h. einerseits Antithrombine (AT) und andererseits Antiplasmine (AP) ausreichend vorhanden sind, kommt es zu keiner pathologischen Hämostase. Überwiegt aber einer der beiden, kann es zu einer überschießenden Blutung (Lunge, Prostata, Uterus und Pankreas sind reichlich mit Gewebeaktivatoren ausgestattet) oder einer überschießenden Gerinnung kommen.

Wie bereits in der Abbildung 3.7-3 zu erkennen ist, sind beide Prozesse, Aktivierung (Gerinnung) und Deaktivierung (Blutung) an bestimm-

ten Zwischenschritten zu unterbrechen. Antithrombin III bindet den **a**ktivierten Faktor X**a,** womit einerseits der Übergang von Prothrombin in Thrombin unterbunden wird, anschließend aber auch die Bildung von Fibrin aus Fibrinogen. Hier verstärkt **Heparin** als Co-Faktor des Antithrombin III (AT III) an beiden Übergängen die Wirkung, d.h. es verlängert die Gerinnung. Auch die Fibrinspaltprodukte können durch Herabsetzung der Fibrinvernetzung antithrombinartige Wirkung ausüben.

Eine Fibrinolysehemmung kann auch durch andere Pharmaka, wie z.B. den Proteinasehemmer Aprotinin (z.B. Trasylol®), erreicht werden.

3.7.2.1 Gerinnungstests

Die Einzelbestimmung sämtlicher Gerinnungsfaktoren (Tab. 3.7-2) ist zwar möglich, aber nur in Einzelfällen wirklich indiziert.

Tab. 3.7-2 Gerinnungsfaktoren, ihre Synonyme und Plasmakonzentrationen bei gesunden Erwachsenen.

Faktor	Synonym	Molekulargewicht	Plasmakonzentration (mg/dl)
Plasmatische Gerinnungsfaktoren			
F I	Fibrinogen	341 000	200–450
F II	Prothrombin	72 000	5–10
F III	Gewebsthromboplastin		
F V	Proakzelerin	300 000	
F VII	Prokonvertin	ca. 45 000	ca. 0,1
F VIII	antihämophiles Globulin A	ca. 275 000	ca. 0,5–1
F IX	antihämophiles Globulin B, Christmas-Faktor	72 000	0,5–0,7
F X	Stuart-Prower-Faktor	55 000	
F XI	Plasma-Thromboplastin-Antecedent	124 000	ca. 0,6
F XII	Hageman-Faktor	ca. 75 000	1,5–4,7
F XIII	fibrinstabilisierender Faktor, Plasmatransglutaminase, Fibrinase	ca. 300 000	1,0–4,0
Plättchenfaktoren			
PF 3	partielles Thromboplastin, Phospholipid		
PF 4	Antiheparin	ca. 28 000	$7,5 \times 10^{-4}$
	Plättchen-Faktor XIII	ca. 160 000	$18,5 \times 10^{-4}$
Antithrombine			
Antithrombin II und III, Heparin-Kofaktor, Progressiv-Antithrombin		65 000	22–39
Spaltprodukte			
Antithrombin VI		X ca. 240 000	
Fibrinogen/Fibrin-Spaltprodukte		Y ca. 150 000	

- **Blutungszeit:** Mit Hilfe einer definierten Stichwunde (Lanzette) wird die Hämostase durch einen Plättchenthrombus und durch die Vasokonstriktion anatomisch und funktionell intakter Gefäße gesichert. **Normalerweise** sollte die Blutung nach zwei bis vier min stehen. Damit ist das Extrinsic-System (Faktor I, II, III, V, VII, X sowie die Thrombozytenfunktion) zu erfassen.

- **Gerinnungszeit (clot-observation-time):** Es handelt sich um einen Globaltest zum Erfassen von Störungen der Gerinnung im Intrinsic-System, bei dem die spontane Gerinnung von Vollblut ohne Zusatz in Glasröhrchen gemessen wird (**normal** innerhalb acht bis zwölf min). Gerinnungsauslösend ist der Kontakt mit der Glasoberfläche.

- **Prothrombinzeit nach Quick:** In diesem Test werden dem zu untersuchenden Plasma Gewebsthrombokinase und Calcium im Über-

schuß zugesetzt. Die Zeit bis zur faßbaren Fibrinbildung wird gemessen und die Aktivität in Prozent eines vergleichbaren Normalplasmas angegeben, welches genauso behandelt wurde. Der **Normalwert** von ca. 15 sec entspricht dabei 100%. Eine Verdoppelung der Zeit bis zur Gerinnung bedeutet einen Wert von nur noch 50%.

Abnorme Werte sind hingegen immer dann zu erwarten, wenn ein Gerinnungsfaktor nur in geringer Menge zur Verfügung steht.

Erfaßt wird auch damit ein Teil des Extrinsic-Systems (Prothrombinkomplex: Faktor II, VII, X; Faktor V sowie das Fibrinogen).

Der Einsatz des Quick-Tests erfolgt bei der Suche nach Blutungsursachen (Mangel an Prothrombinkomplex), zur Kontrolle einer Kumarintherapie, aber auch bei Lebererkrankungen. Bei einem Quick-Wert unter 50% sollte ohne weitere Abklärung nur in Notfällen operiert werden. Allerdings ist ein normaler Quick-Wert keine Garantie gegen einen völligen Schutz vor Blutungen, denn an Hämophilie erkrankte Menschen (Mangel des Faktor VIII oder IX) haben einen normalen Wert.

Sofern der Patient Kumarinderivate (Marcumar®) erhält, sind Quick-Werte von etwa 15 % anzustreben. Bei diesen Werten kann jedoch keine Operation erfolgen, die Blutungsneigung wäre eindeutig zu groß. Die Therapie der Wahl ist eine Antagonisierung der Kumarinwirkung mit Vitamin K. Um bei diesen gefährdeten Patienten jedoch eine Hyperkoagulabilität zu vermeiden, sollte die Antagonisierung nur in kleinen Schritten erfolgen.

- **Partielle Thromboplastinzeit (PTT):** Über das Intrinsic-System entsteht im Labor nach Zugabe partieller Thromboplastine aus Prothrombin Thrombin, das wiederum Fibrinogen in Fibrin überführt.

Erfaßt wird damit das Intrinsic-System (Faktoren VIII, IX, XI, XII) aber auch I, II, V und X aus dem Extrinsic-System. Die **normale PTT** liegt zwischen 40 und 50 sec. Bei der Auswertung der Ergebnisse muß einerseits der Quick-Wert mit einbezogen werden, andererseits spielt eine evtl. Heparingabe eine Rolle:

- verlängerte PTT (> 65 sec) bei normalem Quick-Wert weist auf mögliche Hämophilie, Applikation von Heparin oder Mangel von Faktoren VIII, IX, XI oder XII hin
- verlängerte PTT (> 65 sec) bei erniedrigtem Quick-Wert kann für folgenden Faktormangel sprechen: I, II, V und X (gemeinsame Strecke)
- verlängerte PTT (> 65 sec) ohne Faktorenmangel spricht für Heparintherapie

- **Thrombinzeit (TZ):** Hierbei handelt es sich um einen reinen **Fibrinogentest.** Der **Normwert** liegt je nach Test zwischen 18 und 22 sec. Eine verlängerte TZ findet sich bei Fibrinogenmangel und unter der Therapie mit Heparin.

3.7.3 Krankheitsbilder

3.7.3.1 Anämien

Definition: Bei der Anämie handelt es sich um eine Verminderung der Erythrozytenmasse, die durch erniedrigte Hämoglobinkonzentration sichtbar wird (bei Männern unter 14 g/dl, bei Frauen unter 12 g/dl).

Ursachen: Anämien entstehen durch Verlust von Erythrozyten (Blutungsanämie), gesteiger-

ten Erythrozytenabbau (hämolytische Anämie) und verminderte Erythozytenproduktion (z.B. Eisenmangelanämie). Auch kombinierte Formen sind möglich.

Klinik: Bei einem akuten Blutverlust bleibt zunächst die Hämoglobinkonzentration stabil, erst durch Hinzukommen von Flüssigkeit (physiologische Reaktion oder Therapie) sinkt die Hb-Konzentration. Die Symptome der Anämie sind auf mangelnde Sauerstoffversorgung der Gewebe und Verminderung des zirkulierenden Blutvolumens zurückzuführen. Die Patienten weisen eine entsprechende Schocksymptomatik auf.

Therapie: Da die Risiken durch Gabe von Fremdblut seit der zunehmenden Verbreitung des HIV in den letzten Jahren deutlich gestiegen sind, wird diese Substitutionstherapie zunehmend eingeschränkt.

Wichtig ist in jedem Fall, immer ein ausreichendes intravasales Volumen zur Verfügung zu haben, um eine adäquate Perfusion aller Organe gewährleisten zu können. Sobald anämische Patienten tachykard werden und sich eine myokardiale Ischämie abzuzeichnen droht, muß immer Blut substituiert werden. Ein Hb-Wert zwischen 7 und 8 g/dl ist bei jungen Patienten am Ende einer Operation noch tolerabel. Entsprechend dem Ausmaß des Hb-Abfalls verlängert sich die Rekonvaleszenz.

Ist **präoperativ** vor elektiven Eingriffen genügend Zeit, kann ein Therapieversuch mit Erythropoetin begonnen werden, um die eigene Blutbildung zu stimulieren.

3.7.3.2 Leukopenie

Definition: Verminderung der Leukozytenzahl im peripheren Blut auf Werte < 4 000 Zellen/µl

Ursachen: Zwei Mechanismen, entweder eine verminderte Ausschwemmung von Leukozyten aus dem Knochenmark, oder ein beschleunigtes Verschwinden aus der Blutbahn, können zur Leukopenie führen. Physikalische oder chemische Knochenmarkschädigungen (Strahlung, Zytostatika etc.) führen bei entsprechender Dosierung bei allen Individuen zu **Markhypoplasie** oder **Aplasie** und folglich auch zur Leukopenie.

Klinik: Im Rahmen der Leukopenie sind die Patienten verstärkt anfällig für Infektionen jeder Art.

Therapie: Die Indikation zur Therapie mit Leukozyten-Konzentraten oder die Gabe von die Leukozytenbildung stimulierenden Hormonen sollte in enger Zusammenarbeit mit Hämatologen gestellt werden.

3.7.3.3 Leukämien

Definition/Ursachen: Erkrankungen noch unbekannter Ätiologie, die durch eine unkontrollierte, abnorme, diffuse Proliferation weißer Blutzellen und ihrer Vorstufen mit Infiltration von Knochenmark und anderen Organen gekennzeichnet sind.

Klinik: Eine Leukämie verhält sich wie ein maligner Tumor. Sie ist invasiv und verläuft oft letal. Die Einteilung der Leukämien erfolgt nach morphologischen (Zelltyp und Zellreife), zytochemischen und immunchemischen Kriterien der atypischen Zellen, der **FAB-Klassifikation** (French-American-British) sowie dem Krankheitsverlauf (akut und chronisch).

- **Akute Leukämie:** Im Gegensatz zu den chronischen Formen stehen hier die Auswirkungen auf die normale Blutbildung im Vordergrund. Die myeloische Form macht ca. 80% der akuten Leukämien im Erwachsenenalter, die lymphatische Form ca. 20% aus. Bei Kindern dagegen ist die lymphatische Form die häufigste.
- **Chronische Leukämie:** Hier stehen meist die Organmanifestationen als Folge der zellulären Proliferation im Vordergrund.

Therapie: Die Behandlungsmethoden führen, abhängig von der Form der Leukämie, häufig zu einer Lebensverlängerung, nicht jedoch zur Heilung. Mögliche Therapieformen sind z.B. Bestrahlung, Zytostatikagabe und die Knochenmarktransplantation.

3.7.3.4 Thrombosen

Definiton: Intravitale Thrombosebildung im Kreislaufsystem.

Ursachen: Verlangsamung der Zirkulation (sog. „Stase"), Veränderungen der Gefäßwand sowie eine beschleunigte Gerinnung begünstigen die Bildung intravasaler Thromben.

Klinik: Die klinischen Auswirkungen der Thrombosen sind abhängig von der Lokalisation und Ausdehnung der Gefäßobstruktion. Thrombosen in Endarterien führen zu einer ischämischen Nekrose (Herzinfarkt). Venöse Thrombosen sind diesbezüglich prognostisch günstiger, weil viele Kollateralen bestehen. Jedoch stellt hier die Lungenembolie eine potentielle Hauptgefahr im Akutstadium dar. Tiefe Beckenvenenthrombosen führen langfristig zu Ulzera an den Unterschenkeln.

Therapie: Die Gabe von Fibrinolytika (Urokinase, Streptokinase, tPA) gehört zur Standardtherapie. Auch hier ist wegen der sehr spezifischen Therapie eine fachübergreifende Zusammenarbeit mit Internisten bzw. Hämatologen dringend anzuraten.

3.7.3.5 Gerinnungsstörung (hämorrhagische Diathese)

Definition: Störungen der Blutgerinnung, die angeboren oder erworben sein können.

Ursachen: Dazu zählen der Mangel an plasmatischen Gerinnungsfaktoren, Thrombozytopenien und Thrombopathien sowie vaskuläre Störungen. Der Mangel an plasmatischen Gerinnungsfaktoren kann kongenital oder erworben sein. Typische Beispiele für kongenitale Störungen sind die **Hämophilie A** (Mangel an Faktor VIII) und die **Hämophilie B** (Mangel an Faktor IX).

Thrombopenien sind fast immer erworben, Thrombozytopathien hingegen fast immer kongenital.

Klinik: Bei schweren Störungen der Hämostase kommt es zu „spontanen Blutungen", die in der Haut und im subkutanen Gewebe in zwei Formen auftreten können, als **Purpura** sowie als **Ekchymosen** und **Hämatome**.

Als Purpura bezeichnet man viele punktförmige Blutungen (Petechien). Sie ist Ausdruck erhöhter Permeabilität feiner Gefäße und Kapillaren. Ekchymosen sind flächige Blutungen und gehören in den Bereich der vaskulären Störungen.

3.7.3.6 Verbrauchskoagulopathie

Definition: Die Verbrauchskoagulopathie (disseminierte intravasale Gerinnung) ist eine erworbene Gerinnungsstörung mit Blutungsneigung.

Ursachen: Als Auslöser kommen in Frage: Schockzustände, Polytraumen mit massivem Gewebsuntergang, Sepsis, Hämolysen, Massivtransfusionen etc. Diese verursachen u.a. Endotoxineinschwemmung, Einschwemmung von Gewebethromboplastinen, Störung der Mikrozirkulation.

Klinik: Es kommt zu einem erhöhten Verbrauch an Gerinnungsfaktoren, Thrombozyten und Fibrinogen mit schwer stillbaren Blutungen.

Therapie: Die Therapie – außer der selbstverständlichen Elimination des „Auslösers" – besteht in einer vorsichtigen Substitution fehlender

Faktoren. Dazu zählen Frischplasma (FFP), Thrombozytenkonzentrate und Antithrombin III (AT III). Die Substitution mit Faktorenkonzentraten (PPSB) wird kontrovers diskutiert, da die bereits erhöhte Gerinnung weiter unterhalten werden kann.

3.7.3.7 Porphyrien (akute intermittierende Porphyrie)

Definition/Ursache: Bei Störungen der Synthese des Häms, dem eisentragenden Molekül des Hämoglobins, können sogenannte Porphyrine entstehen, die schwere neurologische Störungen verursachen können. Porphyrien sind angeboren oder erworben. In der Anästhesie spielen praktisch ausschließlich die hepatischen Porphyrien eine Rolle, wobei hier nur die **akute intermittierende Porphyrie** näher besprochen werden soll. Die normalerweise latente Erkrankung kann durch Infektionen, Dehydratation, Sympathikusaktivierung, Hungern und bestimmte Medikamente ausgelöst werden.
Klinik: Auffällig wird die Porphyrie sehr häufig durch kolikartige Bauchschmerzen, die bis zur Symptomatik eines akuten Abdomens führen können. Während eines Anfalls kann es auch zur **Atemlähmung** kommen! Typisch ist ein roter Urin (nachdunkelnd).

M Anfallsauslösend wirken Alkohol, Barbiturate, Benzodiazepine, Etomidat, Ketanest, Kortikosteroide, Phenytoin. Diese Medikamente sollten im Rahmen von Anästhesie und Intensivstation bei Patienten mit Verdacht auf eine Porphyrie nicht gegeben werden. Als **sicher** gelten Inhalationsanästhetika, Propofol, Fentanyl, DHB, Muskelrelaxanzien, Antihistaminika, Atropin, Cholinesterasehemmer und Antibiotika. ■

Da es keinen Labortest auf eine Porphyrie gibt, ist man auf die **Anamnese** angewiesen.

3.8 Wasser- und Elektrolyt-Haushalt

3.8.1 Physiologie

3.8.1.1 Körperwasserverteilung

Im Durchschnitt beträgt das gesamte Körperwasser des Erwachsenen beim Mann etwa 60%, bei der Frau etwa 50% (leicht vermehrtes Fett-gewebe). Der Wasseranteil beim Säugling beträgt ca. 75%. Jenseits des fünften Lebensjahrzehnts nimmt der Wasseranteil in Relation zum Körpergewicht ab. Diese Abnahme beruht auf einer Verminderung der intrazellulären Flüssigkeit.

Fettgewebe enthält etwa 30% Wasser. Der Wassergehalt von adipösen Menschen bewegt sich daher an der unteren Normgrenze (Verteilung von Pharmaka und Flüssigkeitszufuhr!).

3.8.1.2 Flüssigkeitsräume

Die Körperflüssigkeit ist entweder intra- oder extrazellulär vorhanden. Diese „imaginären" Räume kann man auch als Kompartimente oder Flüssigkeitsräume bezeichnen. Es sind dies der **extra**- (EZR) und der **intrazelluläre** (IZR) **Raum** (im Verhältnis 1:2). Zwischen beiden findet ein ungehinderter Wasseraustausch statt. Der **extrazelluläre** Flüssigkeitsraum wird weiter in einen **intravasalen** und einen **extravasalen** (oder interstitiellen) Abschnitt unterteilt. Die extrazelluläre Flüssigkeit stellt das umgebende Milieu der Zelle dar.

Der intravasale Raum ist weitgehend mit dem Plasmavolumen identisch. Die durchschnittliche Größe beträgt ca. 4% des Körpergewichts. Bei einem Gewicht von 75 kg ergibt dies für das **Plasmavolumen** etwa 3 l. Das **Erythrozytenvolumen** macht etwa 3% des Körpergewichts aus. Bei einem Gewicht von 75 kg beträgt es also etwa 2,25 l.

Plasmavolumen und Erythrozytenvolumen bilden das gesamte **Blutvolumen**, das sich somit für einen 75 kg schweren Erwachsenen mit 5 250 ml oder 7% des Körpergewichts berechnet.

Die Größe des extravasalen oder interstitiellen Flüssigkeitsraums errechnet sich aus der Differenz zwischen dem gesamten extrazellulären Wassergehalt und der Menge der intravasalen Flüssigkeit.

Das intrazelluläre Wasser, das etwa 40% des Körpergewichts ausmacht, wird als Differenz zwischen dem gesamten Körperwasser und der extrazellulären Flüssigkeit berechnet (Abb. 3.8-1).

In der Zusammensetzung des extra- und intrazellulären Wassers bestehen grundsätzliche Unterschiede, wobei jedoch die Zahl und Konzentration der Kationen und Anionen immer gleich ist.

Im Extrazellulärraum ist das ausschlaggebende Kation das **Natrium,** bei den Anionen sind dies **Chlorid** und **Bikarbonat.**

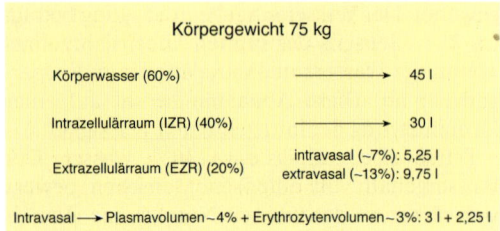

Körpergewicht 75 kg

Körperwasser (60%) ——————→ 45 l

Intrazellulärraum (IZR) (40%) ——————→ 30 l

Extrazellulärraum (EZR) (20%) intravasal (~7%): 5,25 l
extravasal (~13%): 9,75 l

Intravasal ——→ Plasmavolumen ~4% + Erythrozytenvolumen ~3%: 3 l + 2,25 l

Abb. 3.8-1 Verteilung des Körperwassers beim Erwachsenen.

Kalium und **Magnesium** sind die Haupt-Kationen des Intrazellulärraums, auf der Anionenseite nehmen **Phosphat** und **Eiweiß** die Stelle von Chlorid ein. Die Ionenkonzentrationen in den verschiedenen Flüssigkeitsräumen werden durch das Ionogramm in Abbildung 3.8-2 wiedergegeben.

Die **Maßeinheiten** für das chemische Bindungsvermögen, nämlich Grammäquivalenten (val) bzw. Milligrammäquivalenten (mval), entsprechen dem tatsächlichen Gewicht in Gramm bzw. Milligramm, dividiert durch das Molekulargewicht in Gramm bzw. Gramm pro mol, dividiert durch die Wertigkeit des betreffenden Stoffes.

Mit Hilfe der **Ionogramme** werden die Kationen- und Anionensäulen in erster Linie bez. Milligrammäquivalenten (mval) und nicht mehr wie früher bez. Milligrammen verglichen. Dies beruht auf der Erkenntnis, daß nicht das Gewicht, sondern einzig das **chemische Bindungsvermögen** der Ionen für die elektrochemischen Reaktionen ausschlaggebend ist.

So stehen in 1 l Plasma je 153 mval Kationen ebenfalls 153 mval Anionen bzw. 3,5 g Kationen 75 g Anionen gegenüber. Im **interstitiellen** Raum finden sich pro Liter Flüssigkeit je 156 mval, im **intrazellulären** Raum je 198 mval Kationen und Anionen. Das Ionogramm gibt über das chemische Bindungsvermögen (mval-Wert) und über den osmotischen Druck der betreffenden Flüssigkeit Auskunft. Der osmotische Druck hängt im Gegensatz zum chemischen Bindungsvermögen nicht von den Valenzen, sondern von der Anzahl gelöster Teilchen ab. Bei 1wertigen Ionen sind mval, mmol und mosm identisch. Bei 2wertigen Ionen entsprechen dagegen 2 mval 1 mmol oder 1 mosm. Im Plasma herrscht eine Osmolarität von ca. 320 mosm/l. Alle Flüssigkeiten, die diese **Osmolarität** aufweisen, sind im Vergleich zum Plasma **isotone Lösungen** (unter Osmolarität versteht man somit die Molkonzentration gelöster Teilchen pro Liter Lösung, unter Osmolalität diejenige in 1 kg Wasser). Die Osmolarität des Urins beträgt unter normalen Verhältnissen im konzentrierten Morgenurin des nüchternen Menschen 800 bis 900 mosm/kg Wasser.

3.8.1.3 Extrazelluläre Isotonie

Die **Osmoregulation** vollzieht sich unter dem Einfluß einer hypothalamisch-neurohypophysär bedingten Ausschüttung von **antidiuretischem Hormon** (ADH). Durch ADH kommt es an den Zellen der distalen Tubuli und vor allem der Sammelrohre zu einer Permeabilitätssteigerung. Wasser strömt aus den Sammelrohren in die hypertone interstitielle Flüssigkeit des Nierenmarks zurück.

Bei Steigerung des osmotischen Drucks im Extrazellulärraum, durch die in Körperflüssigkeiten gelösten Eiweiße hervorgerufen, wird mehr Wasser, bei Erniedrigung dagegen

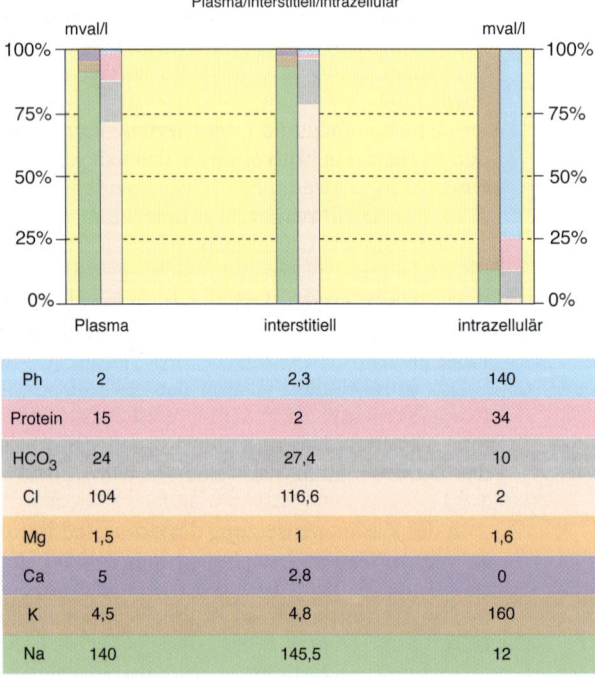

Ionogramm-Elekrolytkonzentrationen
Plasma/interstitiell/intrazellulär

	Plasma	interstitiell	intrazellulär
Ph	2	2,3	140
Protein	15	2	34
HCO₃	24	27,4	10
Cl	104	116,6	2
Mg	1,5	1	1,6
Ca	5	2,8	0
K	4,5	4,8	160
Na	140	145,5	12

Abb 3.8-2 Ionogramm der Elektrolytkonzentrationen im Plasma, interstitiell und intrazellulär.

vermindert rückresorbiert und damit wieder eine Isotonie erzielt. Auch verschiedene Pharmaka, z.B. Acetylcholin, Morphin, Anästhetika, Sedativa und Nikotin, können die Freisetzung von ADH fördern oder wie Alkohol hemmen (Diurese).

Zusätzlich zum osmotischen Druck und der Wirkung verschiedener Pharmaka bewirken auch andere „Reize" des Körpers eine ADH-Ausschüttung bzw. -Hemmung. Dazu gehören venöse Volumendehnungsrezeptoren in den Lungenvenen und im linken Vorhof, die auf eine verminderte Füllung mit vermehrter Ausschüttung des ADH reagieren (vermehrte Füllung = Hemmung der ADH-Ausschüttung). Aber auch Volumenänderungen im Bereich arterieller Barorezeptoren beeinflussen die Hormonabgabe (RR-Abfall, also verminderte Gefäßdehnung, führt zur vermehrten ADH-Ausschüttung und umgekehrt).

3.8.1.4 Isovolämie

Im Gegensatz zur Regulation der Isotonie, die sich in erster Linie über Osmorezeptoren abspielt, erfolgt die Regulation der Isovolämie in erster Linie über **Volumen-** bzw. **Barorezeptoren.** Eine Verminderung des extrazellulären und insbesondere des intravasalen Volumens führt zu einer Stimulation des **Renin-Angiotensin-Aldosteron-Systems** und umgekehrt.

Ein normaler, ausgeglichener Flüssigkeitshaushalt beruht auf dem Gleichgewicht zwischen Flüssigkeitsaustritt ins Interstitium und Flüssigkeitsrückstrom in den intravasalen Raum. So fördert einerseits der Filtrationsdruck den Austritt von Plasmaflüssigkeit, andererseits begünstigt der kolloidosmotische bzw. onkotische Druck (= osmotischer Druck), der auf dem höheren Eiweißgehalt des Plasmas beruht, den Rückstrom von interstitieller Flüssigkeit in den Intravasalraum. Der **hydrostatische Druck** beträgt im arteriellen Schenkel der Kapillare 40 bis 45 mmHg und nimmt kontinuierlich bis auf 10 bis 15 mmHg im venösen Schenkel ab. Dem steht ein **onkotischer Druck** von 25 bis 30 mmHg und ein **Gewebsdruck** von 2 bis 5 mmHg entgegen. Daraus resultiert im arteriellen Anteil der Kapillare ein **effektiver Filtrationsdruck** von +10 bis +15 mmHg, im venösen Schenkel ein **effektiver onkotischer Druck** von –10 bis –5 mmHg. Demnach erfolgt im arteriellen Anteil der Kapillaren unter dem überwiegenden hydrostatischen Druck ein Ausstrom von Flüssigkeit ins Interstitium, im venösen Anteil dagegen unter dem überwiegenden onkotischen Druck ein Rückstrom ins Gefäßvolumen (s. Abb. 3.1-11).

Bei einer Erhöhung der Kapillarpermeabilität tritt Albumin in den Extravasalraum aus, so daß es zu einer Abnahme des onkotischen Drucks im Intravasalraum kommt.

3.8.1.5 Flüssigkeitsbilanz

Im **Magen-Darm-Kanal,** d.h. im Dünn- und v.a. im Dickdarm, kommt es sowohl zur Wasserresorption als auch zum Mineralstoffaustausch. Die Menge der täglich abgesonderten **Verdauungssekrete** beträgt ca. 8 200 ml.

Tabelle 3.8-1 veranschaulicht die Menge und Zusammensetzung der jeweiligen Sekrete. Mit Ausnahme des Speichels sind die Verdauungssekrete **plasmaisoton,** verfügen also über die gleiche Osmolarität wie das Serum, unterscheiden sich aber in ihrer spezifischen Ionenzusammensetzung.

Die tägliche **Wasseraufnahme** und die tägliche **Wasserabgabe** sind in Tabellen 3.8-2 und 3.8.-3 dargestellt.

Der **Erhaltungsbedarf** beträgt beim Erwachsenen etwa 20 bis 40 ml/kg/Tag. Bei älteren Kindern kann er mit etwa 70 bis 100 ml/kg/Tag

Tab. 3.8-1 Tägliche Produktion und Zusammensetzung von Körpersekreten.

Art	Menge (in ml)	Natrium (in mmol)	Kalium (in mmol)	Bikarbonat (in mmol)
Speichel	1500	14	21	8
Magensaft	2500	125	25	0
Pankreassekret	700	125	5	70
Galle	500	105	4	25
Darmsaft	3000	435	15	90
Gesamt	8200	804	70	193

Tab. 3.8-2 Quellen der Wasserzufuhr und tägliche Aufnahme.

Art	Menge in ml
freie Flüssigkeit	ca. 1 000–1 500
Nahrung	ca. 700
Oxidationswasser*	ca. 300
gesamt	ca. 2 000–2 500

* Oxidationswasser entsteht bei der Verbrennung von alimentären und körpereigenen Fetten, Kohlenhydraten und Proteinen.

Tab. 3.8-3 Quellen der Flüssigkeitsverluste und tägliche Abgabe.

Art	Menge in ml
Urin	ca. 1 000–1 500
Haut	ca. 500
Lungen	ca. 400
Stuhl	ca. 100
Gesamt:	ca. 2 000–2 500

und beim Kleinkind sogar mit etwa 100 bis 150 ml/kg/24 Tag Flüssigkeit angesetzt werden, weil die Konzentrationsfähigkeit der kindlichen Niere noch nicht vollständig entwickelt ist.

3.8.1.6 Regulation des Wassergehalts

Die Nieren regulieren ein Mehr oder Weniger an Wasser. Bei Wassermangel wird wenig konzentrierter, bei einem Überangebot reichlich verdünnter Urin ausgeschieden. Mögliche Wasserverluste können neben der „normalen" Verdunstung unter entsprechenden Bedingungen auch durch die Haut in Form von Schweißabsonderung erfolgen. **Schweiß** ist eine hypotone Flüssigkeit, mit Natriumkonzentrationen von 60 ± 15, Chlorid von 45 ± 15 und Kalium von 10 ± 5 mval/l. Ein größerer Verlust führt deshalb zu einer **hypertonen Dehydratation.**

Spezielle Körperflüssigkeitsverluste gehen mit spezifischen Ionenverlusten einher:

- Magensaft: Wasserstoff- und Chloridionen
- Gallen- und Pankreassaft: Chlorid-, Natrium- und Bikarbonationen
- Dünndarm- und Dickdarmflüssigkeit: Chlorid, Natrium- und Kaliumionen

Die oben genannten Verluste, die z.B. auch durch Fieber entstehen können, werden oft un-

terschätzt und sind deshalb unbedingt zu korrigieren. So bedeuten z.B. 2 bis 3 °C Temperaturerhöhung über den Tag verteilt einen zusätzlichen Bedarf von ungefähr 1 000 ml Flüssigkeit.

3.8.1.7 Elektrolythaushalt/Elektrolytbedarf

Der durchschnittliche gesamte **Natriumgehalt** eines gesunden, jungen Erwachsenen von 70 kg Körpergewicht beträgt um 95 g oder 4 200 mval (1 g Natrium = 43,5 mval) bzw. um 60 mval/kg Körpergewicht. Das extrazelluläre Natrium macht den Hauptanteil aus, wobei ca. 55% auf die Knochen entfallen. Normalerweise werden täglich etwa 2 bis 6 g Natrium bzw. 100 bis 300 mval Natrium oder 6 bis 15 g Natriumchlorid (4 bis 9 g Chlorid) umgesetzt. Die tägliche **Ausscheidung,** die in ihrer Größenordnung etwa der Aufnahme entspricht, erfolgt zu ca. 95% mit dem **Urin,** zu ungefähr 4,5% mit dem **Stuhl** und zu etwa 0,5% mit dem **Schweiß.**

Die wichtigste Funktion des Natriums ist die Aufrechterhaltung der **Osmolarität** in der extrazellulären Flüssigkeit. Veränderungen der extrazellulären Natriumkonzentration bedeuten demnach meist auch eine Veränderung im Wasserhaushalt. Anhand des Serumnatriumspiegels, der jedoch keine Aussage über den eigentlichen Gesamtbestand zuläßt, kann man den Bestand des freien Wassers schätzen.

Eine **Hyponatriämie** bedeutet meist ein Zuviel (hypotone Störung), eine **Hypernatriämie** (hypertone Störung) ein Zuwenig an freiem Wasser. Die durchschnittliche Serumnatriumkonzentration liegt bei ca. 142 mval/l.

Der gesamte **Kaliumbestand** (Haupt-Kation des Intrazellulärraums) eines gesunden jungen Erwachsenen von 70 kg Körpergewicht beträgt durchschnittlich etwa 140 g oder 3 570 mval (1 g Kalium = 25,5 mval), bzw. um 50 mval/kg Körpergewicht. Bei Frauen liegen die Werte wegen des relativ höheren Anteils des Fettgewebes an der Körpermasse um etwa 20% tiefer. Der gesamte Kaliumbestand sinkt mit zunehmendem Alter.

M Kalium wird täglich in einer Menge von 3 bis 4 g bzw. 75 bis 100 mval aufgenommen. Die tägliche Ausscheidung von Kalium macht etwa ebenfalls 3 bis 4 g (um 75 bis 100 mval) aus, wobei sich etwa 90% davon im Urin findet. ■

Die durchschnittliche Serumkaliumkonzentration liegt bei 4 mval/l, die intrazelluläre Kaliumkonzentration beträgt 160 mval/l. Durch dieses Konzentrationsgefälle von der Zelle zur umgebenden Flüssigkeit werden das **Ruhepotential** der Zellmembran aufgebaut und somit die Erregbarkeit von **Muskel** und **Nerv** ermöglicht.

3.8.2 Störungen bzw. Veränderungen des Wasser- und Elektrolyt-Haushalts

Störungen der Körperflüssigkeiten beziehen sich in erster Linie auf den Wasser- und Natrium-Haushalt. Neben der herkömmlichen Einteilung in iso-, hyper- und hypotone **De-** und **Hyperhydratation** kann auch eine Beschreibung nach dem gesamten Natriumbestand und Bestand an freiem Wasser vorgenommen werden. Dabei wird eine gegebene Störung z.B. nicht als „hypotone Dehydratation", sondern als „Natriummangel mit Überschuß an freiem Wasser" bezeichnet. In einer vereinfachten Unterteilung kann man Störungen des Natriumbestandes auch als Störung des extrazellulären Volumens betrachten, während Störungen des Wasserbestandes als Störungen der Osmolarität aufzufassen sind.

3.8.2.1 Dehydratationszustände (Hypovolämien)

Die Unterteilung in **iso-, hypo-** und **hypertone** Dehydratation erfolgt mittels der Serumosmolarität bzw. des Serumnatriumwertes:

- **Isotone Dehydratation** (extrazelluläres Volumendefizit bzw. Natriummangel): Der Verlust von Wasser und Salz in einem zur Extrazellulärflüssigkeit isotonen Verhältnis führt zu einer Verkleinerung des extrazellulären Raumes bei gleichbleibender Osmolarität. Der Intrazellulärraum verändert sich nicht. Von seiten des Natriumbestandes kann diese reine Volumenstörung als Natriummangel aufgefaßt werden. Weitgehend isotone Flüssigkeitsverluste entstehen vor allem bei Erbrechen, Durchfällen, Fisteln (Magen, Darm, Galle) auf enteralem Weg und bei Verbrennungen. Bei Pankreatitis, Peritonitis, Ileus und inneren Verletzungen können große isotone Flüssigkeitsmengen sequestriert werden und einen zusätzlichen **„dritten Flüssigkeitsraum"** (third space) neben Extra- und Intrazellulärraum bilden.
- **Hypotone Dehydratation** (Überschuß an freiem Wasser mit Natriummangel): Bei dieser Störung ist zusätzlich zur extrazellulären Volumenverminderung (Natriummangel) eine

Hypoosmolarität (Hyponatriämie) vorhanden. Wenn anhaltende Natriumverluste zu einer ausgeprägten Verminderung des extrazellulären Volumens führen, wird freies Wasser retiniert. Massive Natriumverluste und gleichzeitige Zufuhr von freiem Wasser sind also die Voraussetzung für das Entstehen einer hypotonen Dehydratation.

- **Hypertone Dehydratation** (Defizit an freiem Wasser mit Hypovolämie): Verminderte Wasseraufnahme und/oder gesteigerte Verluste führen zum Bild der hypertonen Dehydratation. Übermäßige Verluste an freiem Wasser können durch Körperorgane wie Haut (Schwitzen), Lungen (Hyperventilation) und Magen-Darm-Trakt (Erbrechen, Durchfälle, Sonden, Fisteln) erfolgen.

3.8.2.2 Hyperhydratationszustände (Hypervolämie)

Auch hier kann die Unterteilung in **iso-, hypo-** und **hypertone** Hyperhydratation mittels Osmolarität bzw. Serumnatriumwert vorgenommen werden.

- **Isotone Hyperhydratation** (extrazellulärer Volumenüberschuß bzw. Natriumüberschuß): Die Vermehrung von Wasser und Salz in einem zur extrazellulären Flüssigkeit isotonen Verhältnis führt zu einer Ausweitung des extrazellulären Raumes ohne Änderung der Osmolarität, das intrazelluläre Volumen bleibt unverändert. Das **nephrotische Syndrom** ist ein Beispiel dafür.
- **Hypotone Hyperhydratation** (Überschuß an freiem Wasser mit Hypervolämie): Der Überschuß an freiem Wasser ist durch die erniedrigte Serumosmolarität bzw. das niedrige Serumnatrium zu identifizieren.
- **Hypertone Hyperhydratation** (Natriumüberschuß mit Defizit an freiem Wasser): Diese beruht auf Zufuhr bzw. Retention von mehr (hypertonem) Natrium als Wasser.

3.8.2.3 Veränderungen im Intrazellulärraum

Aus der extrazellulären Osmolarität bzw. dem Serumnatrium lassen sich Veränderungen des intrazellulären Volumens ableiten. Bei **extrazellulärer Hypoosmolarität** kommt es zu einem Flüssigkeitseinstrom ins Zellinnere und damit zu zellulärer Volumenzunahme. Die **extrazelluläre Hyperosmolarität** dagegen führt über eine Wasser-

Tab. 3.8-4	Veränderung von Meßwerten bei Störungen im Wasser-Elektrolyt-Haushalt.					
	Dehydratation			**Hyperhydratation**		
	Hyperton	**Iso**ton	**Hypo**ton	**Hyper**ton	**Iso**ton	**Hypo**ton
Erythrozytenzahl	⇑	⇑	⇑	⇓	⇓	⇓
Hämoglobin	⇑	⇑	⇑	⇓	⇓	⇓
Gesamteiweiß	⇑	⇑	⇑	⇓	⇓	⇓
Hämatokrit	(⇑)	⇑	⇑	⇓	⇓	(⇓)
MCV	⇓	⇔	⇑	⇓	⇔	⇑
MCHC	⇑	⇔	⇓	⇑	⇔	⇓

verschiebung in den Extrazellulärraum zu einer Verminderung des intrazellulären Volumens.

Bei **hypotonen Störungen** kommt es zu einer Vermehrung des MCV (mittleres korpuskuläres Volumen des Erythrozyten) und einer Abnahme der MCHC (mittlere korpuskuläre Hämoglobinkonzentration = Hb × 100/Hk in Gramm Hämoglobin pro 100 ml Erythrozyten), bei **hypertonen Störungen** zu einer Abnahme der MCV und einer Zunahme der MCHC.

Auch die laborchemischen Parameter (Tab. 3.8-4), die die Erythrozytenzahl, den Hämoglobin- und Eiweißgehalt sowie das Hämatokrit einschließen, verändern sich. Gleichartige Veränderungen sind kennzeichnend:
- bei Volumenabnahme ergibt sich ein Anstieg
- bei Volumenzunahme entsteht ein Abfall von Erythrozytenzahl, Hämoglobin- und Eiweißgehalt pro Volumeneinheit
- bei gleichzeitiger Ab- oder Zunahme von Erythrozytenzahl und -volumen nimmt der Hämatokrit entsprechend ab oder zu

3.8.2.4 Veränderung des Kaliumionenhaushalts

Veränderungen des Kaliums führen ebenfalls zu teilweise großen Verschiebungen. Kaliumionen haben für die Osmolarität der **intrazellulären Flüssigkeit** die wichtigste Rolle.

Die **Hypokaliämie** geht demzufolge mit vermindertem osmotischem Druck im Zellinnern einher, wodurch es zum Austritt von Wasser in den extrazellulären Raum und damit zum Bild der Hyponatriämie bei hypotoner Hyperhydratation kommen kann.

Enterale **Kaliumverluste** kommen durch Erbrechen und/oder Durchfälle infolge Gastroenteritis, Laxanzienabusus bzw. aus Magen- oder Dünndarmsonden, aus Dünndarm-, Gallen-, Pankreas- und Dickdarmfisteln vor.

Außerdem gehen dem Körper auch Chlorid- und Wasserstoffionen verloren, so daß eine metabolische Alkalose die Folge ist. Die Hypokaliämie wird durch die Alkalose mit Verschiebung von Kalium aus dem extra- in den intrazellulären Raum (Wasserstoffionenausstrom löst Kaliumeinlagerung in die Zelle aus) und durch die bei Alkalose erhöhte distaltubuläre Kaliumsekretion in der Niere noch vergrößert.

Zustände von **Hyperkaliämie** (Vorsicht bei Einsatz von depolarisierenden Muskelrelaxanzien) werden bei ausgedehnten Nekrosen, bei schweren Hämolysen sowie beim Crush-Syndrom beobachtet. Auch bei schneller Transfusion von Blutkonserven kann sich eine Hyperkaliämie entwickeln, da die Erythrozyten bei Lagerung zelluläres Kalium freisetzen.

Die Hyperkaliämie bei Werten über 6,5 mval/l beeinflußt in erster Linie das neuromuskuläre System, wobei hier vor allem das **Myokard** betroffen wird. Typische elektrokardiographische Veränderungen sind hohe, spitze, zeltförmige T-Zacken und eine zunehmende Verbreiterung des QRS-Komplexes bis zum Auftreten von Schenkelblockbildern.

ALLGEMEINE PHARMAKOLOGIE

L. LATASCH, K. RUCK, W. SEIZ

(zusätzliche Autoren sind im Inhaltsverzeichnis genannt)

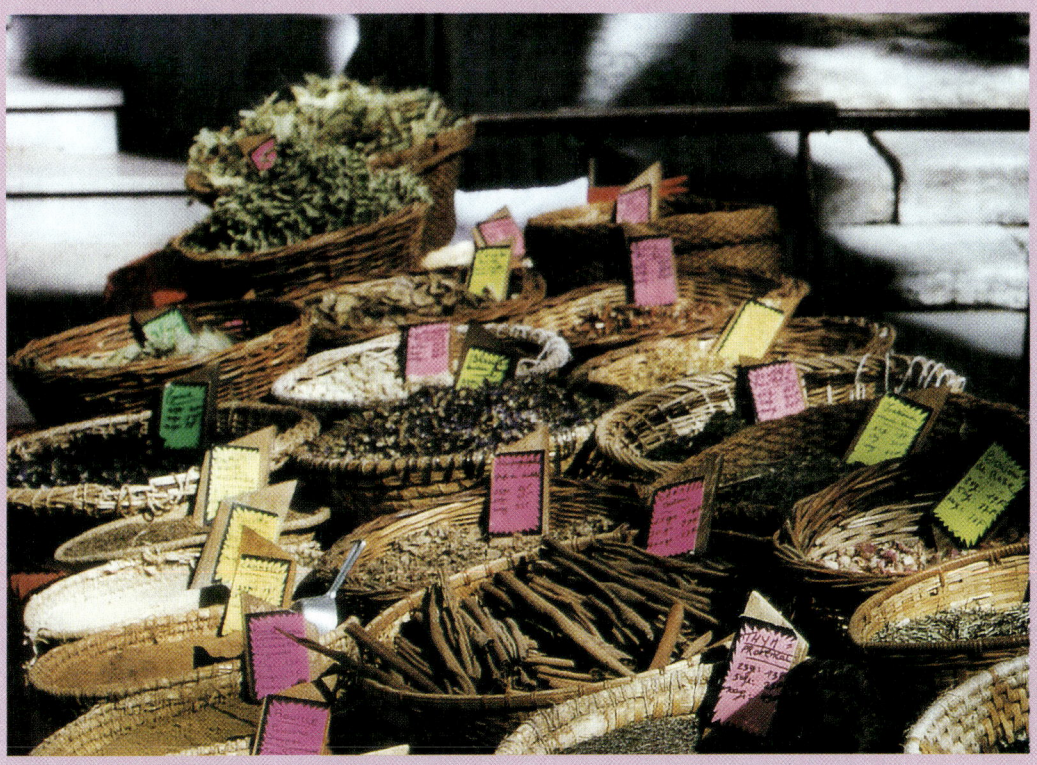

4 ALLGEMEINE PHARMAKOLOGIE

4.0 Pharmakokinetik und Pharmakodynamik

Die Pharmakologie läßt sich hauptsächlich in zwei Teilbereiche gliedern:
- Die **Pharmakokinetik** beschäftigt sich mit dem Transport zum Wirkort und dem Abbau von Arzneistoffen im Körper und stellt sich allgemein die Frage: „In welcher Weise wirkt der Körper auf das Pharmakon?"
- Die **Pharmakodynamik** ist die Lehre von der Wirkungsweise der Arzneistoffe am Wirkort und beschäftigt sich mit der Frage: „In welcher Weise wirkt das Pharmakon auf den Körper?"

Pharmakokinetik

Die Transportvorgänge von Arzneistoffen im Körper sind im wesentlichen durch fünf Phasen gekennzeichnet:
- Freisetzung   (engl.: **L**iberation)
- Absorption   (engl.: **A**bsorption)
- Verteilung   (engl.: **D**istribution)
- Metabolisierung   (engl.: **M**etabolization)
- Ausscheidung   (engl.: **E**xcretion)

M Als Merkwort kann hier die Bezeichnung **LADME** dienen, die sich aus den englischen Anfangsbuchstaben zusammensetzt. ■

In der Anästhesie wird ein Großteil der Arzneistoffe intravenös appliziert. Bei diesen Präparaten entfallen die ersten beiden Transportschritte, Freisetzung und Absorption. Oral verabreichte Präparate dagegen durchlaufen alle fünf Phasen. **Beispiel:** eine Tablette Valium zur Prämedikation.
- **Freisetzung** aus der Tablette/Zerfall der Tablette im Magensaft
- **Absorption** aus dem Magensaft ins Blut
- **Verteilung** aus dem Blut ins Gewebe des limbischen Systems
- **Metabolisierung** in der Leber
- **Ausscheidung** über die Nieren

Begriffe aus dem Bereich der Pharmakokinetik

Anhand des o.g. Beispiels lassen sich einige in der Pharmakokinetik häufig verwendete Begriffe erklären.

- **Kompartiment:** Als Kompartiment bezeichnet man einen **Verteilungsraum** für den Arzneistoff im Körper. In unserem Beispiel ist das erste Kompartiment der Magensaft, das zweite das Blut und das dritte das Gewebe des limbischen Systems.

M Damit ein Arzneistoff wirken kann, muß er in das Kompartiment gelangen, in dem sich sein Wirkort befindet. Dazu ist entweder ein Konzentrationsgradient oder ein aktiver Transportmechanismus notwendig. ■

- **Konzentrationsgradient.** Ein Konzentrationsgradient liegt vor, wenn eine Substanz in zwei verschiedenen Kompartimenten in jeweils unterschiedlicher Konzentration vorliegt. In unserem Beispiel ist zu Anfang die Konzentration von Valium im Magensaft sehr hoch, im Blut dagegen niedrig. Es besteht also ein Konzentrationsgradient zwischen Magensaft und Blut. Das Pharmakon wird allmählich aus dem Magensaft ins Blut resorbiert, mit der Zeit verschwindet daher der Konzentrationsgradient.
- **Aktive Transportmechanismen.** Unter dem Begriff des aktiven Transports werden alle Transportvorgänge zusammengefaßt, die gegen einen Konzentrationsgradienten ablaufen. Der Transport eines Arzneistoffs aus einem Kompartiment, in dem er in niedriger Konzentration vorliegt, in ein Kompartiment mit höherer Konzentration kann nur über einen aktiven Transportmechanismus erfolgen.

Pharmakodynamik

Die in der Anästhesie und der Intensivmedizin verwendeten Pharmaka entfalten ihre Wirkungen über unterschiedliche Mechanismen, die im folgenden kurz erläutert werden.

Wirkungen an Rezeptoren

Die Pharmakon-Rezeptor-Wechselwirkung soll am Beispiel des zentralwirksamen Opioids Fentanyl erklärt werden:

Der Wirkort für Fentanyl sind die Opiatrezeptoren vom Typ Mü und Delta. Nachdem ein Fentanylmolekül zu seinem Wirkort gelangt ist, verbindet es sich mit einem Opiatrezeptor zum sogenannten Pharmakon-Rezeptor-Komplex. Erst durch diese Verbindung werden die Wirkungen von Fentanyl ausgelöst.

Die Stärke, mit der das Fentanylmolekül an einen Opiatrezeptor bindet, nennt man **Affinität,** die Stärke des Effektes, die diese Bindung

4

Tabelle 4.0-1 Wirkungen von Pharmaka über Rezeptoren am Beispiel von Opiaten und Opiatantagonisten.

Pharmakon	Rezeptor	Funktion	klinische Wirkung
Fentanyl	Opiatrezeptor $\mu + \delta$	Agonist	Analgesie
Naloxon	Opiatrezeptor $\mu + \delta$	Antagonist	Aufhebung der Analgesie

auslöst, bezeichnet man als **intrinsische Aktivität.**

Die intrinsische Aktivität wird mit Werten zwischen 0 und 1 angegeben, wobei der Wert 1 die **maximal erzielbare Wirkung** bedeutet.

Pharmaka, die sich an einen Rezeptor binden und eine Wirkung auslösen, nennt man **Agonisten,** solche, die sich an einen Rezeptor binden, aber keine Wirkung auslösen, nennt man **Antagonisten.** Fentanyl ist z.B. ein Opiatagonist, Naloxon dagegen ein Opiatantagonist (Tab. 4.0-1). Ein reiner Agonist hat die relative intrinsische Aktivität 1 und erzeugt den maximal möglichen Effekt, sobald er alle Rezeptoren besetzt hat. Ein reiner Antagonist hat die intrinsische Aktivität 0, er besitzt somit keine Wirkstärke am Rezeptor.

Daneben gibt es noch partielle Agonisten, deren intrinsische Aktivität zwischen 0 und 1 liegt (z.B. Nalbuphin).

Pharmaka mit hoher Affinität können solche mit niedriger Affinität vom Rezeptor verdrängen. So kann Fentanyl in dem Beispiel durch Naloxon vom Opiatrezeptor verdrängt werden. Den Vorgang bezeichnet man als **Antagonisierung,** da hier ein Agonist (Fentanyl) von einem Antagonisten (Naloxon) verdrängt wird. Da Agonist und kompetitiver Antagonist um denselben Rezeptor konkurrieren (sogenannte Konkurrenz am Wirkort), kann jeweils durch die Erhöhung der Konzentration des einen Stoffes der andere am Zugang zum Rezeptor gehindert werden.

Anhand der Wirkung und Nebenwirkungen von Fentanyl wird deutlich, daß Rezeptoren molekularen „Schaltern" entsprechen, die biologische Funktionen an- oder abstellen können.

M Welche **Wirkung** oder **Nebenwirkung** der jeweilige Rezeptor vermittelt, hängt ausschließlich von seiner **Lokalisation** ab. ■

So lösen die Opiatrezeptoren im ZNS eine Analgesie aus, die in der Medulla oblongata eine Atemdepression und die im Darm befindlichen eine spastische Obstipation.

Beeinflussung von Enzymen

Enzyme sind körpereigene Substanzen, die sämtliche im Körper ablaufenden Stoffwechselvorgänge katalysieren. Sie steuern u.a. die Produktion, die Umwandlung oder den Abbau von Nährstoffen, Neurotransmittern und Hormonen. Wenn ein Enzym in seiner Wirkung gehemmt wird, findet die von ihm katalysierte Reaktion nicht mehr statt.

Das bekannteste Beispiel für Pharmaka, die ihre Wirkung über die Beeinflussung von Enzymen entfalten, sind die **Muskelrelaxanzien.** Sie blockieren den Abbau von Acetylcholin, indem sie das dafür zuständige Enzym Cholinesterase hemmen. Als Folge steigt der Acetylcholinspiegel an, was letztlich zu einer Blockade der neuromuskulären Erregungsübertragung führt.

Als Beispiel für den Einsatz von Enzymhemmern sind in Tabelle 4.0-2 die Wirkungen von Aspirin® aufgeführt.

Beeinflussung von Transportprozessen

Die Funktion der meisten Körperzellen hängt vom geordneten Ein- und Ausstrom verschiedener Ionen und Botenstoffe ab. Diese werden teilweise aktiv transportiert, teilweise diffundieren sie auch passiv durch spezifische Kanäle in der

Tabelle 4.0-2 Wirkungen von Pharmaka: Beeinflussung von Enzymen. Als Beispiel wurde das nichtopioide Analgetikum Aspirin® gewählt.

Pharmakon	gehemmtes Enzym	biochemische Wirkung	klinische Wirkung
Aspirin®	Prostaglandinsynthetase	Abnahme der Prostaglandine	Verhinderung von Entzündungsschmerz u.a.
Aspirin®	Prostaglandinsynthetase	Abnahme der Thromboxane	Thrombozytenaggregationshemmung

Tabelle 4.0-3 Wirkungen von Pharmaka: Beeinflussung von Transportprozessen.

Transportprozeß	biochemische Wirkung	klinische Wirkung
Na^+- und K^+-Einstrom	Absenkung des Na^+- und K^+-Gehalts in Nervenzellen	Unterbechung der Reizleitung (Lokalanästhetika)
Ca^{2+}-Einstrom in die Zelle	Absenkung des Ca^{2+}-Gehalts in Herzmuskelzellen	Blutdrucksenkung (Calciumantagonisten)

Zellmembran. Eine Beeinflussung dieser Transportmechanismen hat also eine direkte Wirkung auf die Funktion der entsprechenden Zellen. Zwei Beispiele für Pharmaka, die zelluläre Transportprozesse beeinflussen, sind in Tabelle 4.0-3 aufgelistet.

Beeinflussung von Zellmembranen

Zellmembranen sind nicht etwa passive Hüllen, sondern haben eine Vielzahl von Funktionen. Dazu zählt z.B. der Transport von Substanzen nach innen oder außen oder das Empfangen und Senden von biochemischen Signalen. Um diese Aufgaben erfüllen zu können, müssen die Bestandteile der Zellmembran – wie Rezeptoren, Lipide und Ionenkanäle – in einem sehr geordneten Zustand vorliegen. Wenn diese Ordnung gestört wird, verliert die Zellmembran ihre Funktionen und die Zelle ihre Funktionsfähigkeit. Besonders anfällig für derartige Störungen sind die Nervenzellen des ZNS.

In der Anästhesie macht man sich diese Eigenschaft bei der Gabe von **Inhalationsanästhetika** zunutze. Diese stören die Ordnung der Zellmembranen im ZNS. Da dieser Wirkungsmechanismus unspezifisch auf alle Zellen wirkt, kann man durch Gabe von Inhalationsanästhetika in steigender Dosierung nacheinander die verschiedenen Zellsysteme und Funktionen des ZNS ausschalten. Das Wirkungsspektrum ist dabei für alle Inhalationsanästhetika im Prinzip dasselbe.

Beeinflussung der Biosynthese von Mikroorganismen

Besonders Antibiotika wirken spezifisch auf Bakterienzellen, in weit geringerem Maße auf menschliche Zellen. Dabei gibt es eine Vielzahl von Wirkmechanismen. Beispiel siehe Tabelle 4.0-4.

Osmotische Effekte

Osmotisch aktive Substanzen sind in der Lage, Wasser an sich zu binden. Verbleibt das entsprechende Pharmakon in der Blutbahn, wird das intravasale Volumen zu Lasten des interstitiellen Raums vermehrt. Wird das Pharmakon über die Nieren ausgeschieden, vermindert sich das intravasale Volumen.

Neutralisationsreaktionen

Die chemische Neutralisierung von Stoffen oder Medikamenten kann deren Wirkung aufheben. Das klassische Beispiel ist die Behandlung einer metabolischen Azidose durch Natriumbikarbonat, bei der überschüssige H^+-Ionen chemisch neutralisiert werden. In einigen Fällen kommt es nicht nur zur Wirkungsneutralisation, sondern auch zu einer Reduktion der Kompensationsmechanismen des Körpers. Protamin neutralisiert z.B. nicht nur die antikoagulatorische Wirkung von Heparin, es führt auch zu einer Abnahme der Prostaglandine.

> Alle in den folgenden Kapiteln angegebenen **Dosierungen** sind nur als **Richtwerte** zu sehen und beziehen sich auf einen etwa 75 kg schweren Patienten. Die exakten Dosierungen, die sich u.a. nach Gewicht und Zustand des Patienten richten, sind entsprechend den Herstellervorschriften bzw. den Erfahrungen des Behandlers zu ermitteln. **Nebenwirkungen** sind auch dann **nicht ausgeschlossen,** wenn sie nicht aufgeführt sind.

Tabelle 4.0-4 Wirkungen von Pharmaka: Hemmung des Wachstums von Mikroorganismen.

Zielort	Mechanismus	biochemische Wirkung	klinische Wirkung
P_{55}-Protein (grampositive Bakterien)	Hemmung der Zellwandsynthese von Bakterien	Hemmung des Bakterienwachstums in der Proliferationsphase	Bakteriostase

4.1 Muskelrelaxanzien und ihre Antagonisten

Muskelrelaxanzien sind für die moderne Anästhesie unverzichtbar, weil sich durch sie der Bedarf an anderen Anästhetika oft deutlich reduzieren läßt.

4.1.1 Grundlagen für die Anwendung von Muskelrelaxanzien

4.1.1.1 Neuromuskuläre Übertragung

Die Übertragung der Erregung vom Nerven auf die Muskelfaser findet auf chemischem Wege an bestimmten Übertragungsstellen statt. Der Transmitter einer solchen Synapse, die als motorische Endplatte bezeichnet wird, ist **Acetylcholin**. Es ist in Vesikeln der Nervenendigungen gespeichert.

Wenn über das Motoneuron Aktionspotentiale eintreffen, strömen Calciumionen (Ca^{++}) in die Präsynapse ein. Im Bereich der **präsynaptischen** aktiven Zonen entleeren sich daraufhin Acetylcholinvesikel in den subsynaptischen Spalt. Auf der gegenüberliegenden Empfängerseite, der **postsynaptischen** Einfaltung der Muskelmembran, befinden sich die Acetylcholinrezeptoren. Reagiert ein Acetylcholinmolekül mit einem Rezeptor, öffnet sich der zugehörige Ionenkanal. Ein kurzzeitiger Einstrom von Natriumionen (Na^+) ist die Folge.

Der hierdurch verursachte, also nerveninduzierte Endplattenstrom depolarisiert die Membran der Muskelzelle. Bei ausreichender Depolarisation wird ein Aktionspotential ausgebildet und somit eine Muskelzuckung ausgelöst.

Die Wirkzeit von Acetylcholin wird durch das Enzym **Cholinesterase** begrenzt. Man unterscheidet zwischen der spezifischen Acetylcholinesterase und der unspezifischen Cholinesterase (Pseudocholinesterase).

Die Acetylcholinesterase ist strukturgebunden und findet sich mit hoher Aktivität in den prä- und postsynaptischen Membranen. Sie spaltet Acetylcholin in Acetat und Cholin. Ein Großteil des Transmitters wird bereits gespalten, bevor er den postsynaptischen Rezeptor überhaupt erreicht hat. Während das Acetat auf dem Blutweg abtransportiert wird, wird Cholin zum größten Teil wieder in das cholinerge Neuron aufgenommen und zur Resynthese von Acetylcholin verwendet. Die unspezifische Cholinesterase spaltet auch andere Cholinester. Sie findet sich u.a. im Blutserum und in der Leber und verhindert eine Übertragung der Acetylcholinwirkung auf andere Organe.

Es gibt zwei Typen von Acetylcholinrezeptoren, den **nikotinischen** und den **muskarinischen** Typ (Kap. 3.3). Die nikotinischen Rezeptoren können nicht nur durch Acetylcholin, sondern auch durch Nikotin aktiviert werden, in hoher Konzentration wirkt Nikotin jedoch hemmend. Nikotinische Rezeptoren finden sich an den motorischen Endplatten, an vegetativen Ganglien, im Nebennierenmark und z.T. auch im ZNS. An den muskarinischen Rezeptoren kann Muskarin die erregende Wirkung des Acetylcholins imitieren, während es an den nikotinischen Rezeptoren keinerlei Wirkung hervorruft. Muskarinische Rezeptoren finden sich z.T. auch im ZNS und an den parasympathischen Zielorganen. Atropin hemmt die muskarinischen Rezeptoren von Herz, glatter Muskulatur, ZNS und anderen Organen.

Muskelrelaxanzien beeinträchtigen die **Erregungsübertragung** an der motorischen Endplatte bis hin zur vollständigen Blockierung. Es kommt zu einer reversiblen Lähmung der Muskulatur, für die jedoch mindestens 70 bis 80% der Rezeptoren mit Relaxans besetzt sein müssen. Die komplette Muskelerschlaffung tritt erst ein, wenn 90 bis 95% der Rezeptoren an das Relaxans gebunden sind. Die Wirkung der Muskelrelaxanzien ist nicht auf die motorische Endplatte beschränkt. Es können auch unerwünschte Reaktionen an anderen Organen auftreten.

4.1.1.2 Unterschiedliche Arten der neuromuskulären Blockade

Muskelrelaxanzien können in zwei Gruppen unterteilt werden:
– **nichtdepolarisierende** Muskelrelaxanzien
– **depolarisierende** Muskelrelaxanzien
Die verschiedenen Arten der Muskelrelaxanzien vermitteln auch unterschiedliche Arten der neuromuskulären Blockade.

■ Der **Nichtdepolarisationsblock** wird durch nichtdepolarisierende Muskelrelaxanzien ausgelöst. Das Relaxans konkurriert mit Acetylcholin um die Bindungsstelle am Rezeptor. Aus den Vesikeln freigesetztes Acetylcholin trifft auf einen bereits besetzten Rezeptor und kann nun keine Wirkung mehr entfalten (kompetitive Verdrängung). Der Nichtdepolarisationsblock kann mit Cholinesteraseinhibitoren antagonisiert werden, da die Konzentration von Acetylcholin durch Hemmung seines Abbaus ansteigt.

- Der **Depolarisationsblock (Phase-I-Block)** wird durch depolarisierende Muskelrelaxanzien, wie z.B. Succinylcholin, ausgelöst. Wie beim Acetylcholin kommt es zu einer Depolarisierung der postsynaptischen Membran. Sichtbar sind Faszikulationen, die wahrscheinlich die postoperativ oft empfundenen Muskelschmerzen auslösen, die einem Muskelkater ähneln. Das Relaxans bleibt noch eine Zeit am Rezeptor haften, die Depolarisation bleibt erhalten. Im Gegensatz zum Acetylcholin werden nichtdepolarisierende Muskelrelaxanzien durch die Acetylcholinesterase nicht hydrolysiert, das Ergebnis ist die Blockade. Eine Antagonisierung mit Cholinesteraseinhibitoren ist nicht möglich.
- Der **Dualblock (Phase-II-Block)** betrifft Synapsen, die durch mehrmalige Gabe von depolarisierenden Muskelrelaxanzien kontinuierlich depolarisiert werden. Der genaue Wirkmechanismus ist bislang nicht bekannt. Im Gegensatz zum Phase-I-Block, kann zumindest anfangs keine Antagonisierung durch Cholinesteraseinhibitoren vorgenommen werden, während diese im späteren Stadium möglich ist.

4.1.1.3 Neuromuskuläres Monitoring

Ein postoperativer **Relaxanzienüberhang** findet sich bei 40 bis 50% der Patienten. Da nur ein geringer Anteil der Patienten durch ein neuromuskuläres Monitoring überwacht wird, bedarf es **nichtinvasiver** Möglichkeiten, um einen Relaxanzienüberhang zu verifizieren. Dazu gehör(t)en Kontrollen wie Herausstrecken der Zunge, Kraft eines möglichen Händedrucks, Anheben des Kopfes und Hochhalten über mehr als fünf Sekunden. Dies sind jedoch **subjektive** Parameter, bei denen zusätzlich die Erfahrung des Untersuchers eine Rolle spielt.

Intraoperativ entfallen diese Kontrollmöglichkeiten. Hier kann der Anstieg des Beatmungsdrucks, die zurückkehrende Spontanatmung oder auch der erschwerte Verschluß des Abdomens (durch Hervorquellen des Darms) als Hinweis dienen.

Um eine individuelle und dem Operationsverlauf angepaßte Muskelrelaxation durchzuführen, bedarf es einer **objektiven** Überwachung der Muskelfunktion. Dazu wird meist der N. ulnaris

mittels Klebe- oder Nadelelektroden elektrisch gereizt. Die Reaktion des Muskels (M. adductor pollicis oder M. flexor digitorum) steigt mit der Stromstärke an. Ab einer individuellen Grenze ist selbst mit weiterer Erhöhung des Stimulationsstroms keine Zunahme der Muskelreaktion mehr erkennbar. Für ein verwertbares Monitoring sollte die applizierte Stromstärke um mindestens 20 bis 25% über der liegen, die zum Erreichen der maximalen Reizantwort notwendig ist. Dieses Vorgehen wird als **supramaximale Stimulation** bezeichnet. Die Reizstärke sollte nicht über 70 Milliampere (mA) liegen. Die Impulsdauer beträgt zwischen 200 und 300 Millisekunden (msec).

Nach Verabreichung des Muskelrelaxans schwächt sich die Reizantwort zunächst ab, schließlich wird sie vollständig unterdrückt. Verschiedene Muskelgruppen zeigen unterschiedliche Reaktionsmuster auf Muskelrelaxanzien. Am empfindlichsten reagieren die peripheren Muskeln der Extremitäten und die Bauchmuskulatur. Das Zwerchfell benötigt im Vergleich zu den peripheren Muskeln die doppelte Zeit, um den gleichen Grad an Relaxierung zu erreichen.

Bei der **Mechanographie** wird die vom M. adductor pollicis auf den Daumen übertragene Kraft mit Hilfe eines Kraft/Spannungs-Meßwandlers gemessen. Arm und Hand des Patienten müssen präzise mit dem Armbrett des Meßwandlers fixiert werden.

Auch eine **elektromyographische** neuromuskuläre Überwachung ist möglich. Hierzu werden Muskelstromkurven von der thenaren Muskulatur oder über dem ersten dorsalen M. interosseus bipolar abgeleitet.

Bei der **Akzelerometrie** wird die vom M. adductor pollicis brevis auf den Daumen übertragene Beschleunigung gemessen. Dazu wird am Daumen ein aus zwei Piezoelementen bestehender Beschleunigungssensor angebracht. Das von ihm abgegebene Signal wird computerunterstützt aufbereitet und wiedergegeben.

Es gibt mehrere **Reizmuster,** die zur Überwachung einer durch nichtdepolarisierende Muskelrelaxanzien hervorgerufenen neuromuskulären Blockade verwendet werden:

- der Einzelreiz (single-twitch)
- die Einzelreizung in Viererserie (train-of-four, TOF)
- der doppelte serielle Reiz (double-burst, DBS)
- die tetanische Reizung (post-tetanic-count, PTC).

Am häufigsten findet die **Train-of-four-(TOF-)-Reizung** Verwendung. Hierbei wird der N. ulnaris alle 10 bis 15 Sekunden mit jeweils vier supramaximalen Reizen mit einer Frequenz von 2 Hertz stimuliert.

Beim Beurteilen der neuromuskulären Blockade sind zwei Werte der TOF-Stimulation wichtig: der Quotient aus dem ersten Reiz der Viererserie und der Kontrollzuckungshöhe (T_1/T_k), zum anderen der Quotient aus viertem und erstem Reiz der Viererserie (T_4/T_1). Letzterer dient in der Aufwachphase als Maß für den neuromuskulären Zustand des Patienten. Bei einem TOF-Wert (T_4/T_1) $\leq 0,4$ ist der Patient nicht in der Lage, Kopf oder Arme zu heben. Das Atemzugvolumen ist manchmal bereits normal, die Vitalkapazität und Inspiration sind jedoch noch vermindert. Bei einem TOF-Wert von 0,6 ist der Patient meist in der Lage, den Kopf für drei Sekunden zu heben, die Atemparameter sind noch erniedrigt. TOF-Werte von 0,7 bis 0,75 ermöglichen es dem Patienten, den Kopf für mindestens fünf Sekunden anzuheben, Abhusten von Schleim ist möglich. Ab einem TOF-Wert von $\geq 0,8$ sind die Atemparameter vollständig wiederhergestellt.

Klinisch geht man davon aus, daß die neuromuskuläre Funktion bei TOF-Werten von 0,7 bis 0,75 wieder ausreichend ist.

Der T_1/T_k-Wert ist ebenfalls ein Maß für die Relaxierung des Patienten. Liegt er unter 0,03 geht man davon aus, daß der Patient vollständig relaxiert ist. In der Phase der neuromuskulären Erholung gibt dieser Wert einen Anhalt dafür, ob die Relaxanzienwirkung mit Acetylcholinesterasehemmern antagonisiert werden sollte.

4.1.1.4 Interaktionen bei der Verwendung von Muskelrelaxanzien

Lebensalter
Die Dosierung der Muskelrelaxanzien muß dem Alter der Patienten angepaßt werden. Die motorische Endplatte reift erst etwa im zweiten Lebensmonat, daher sind Früh- und Neugeborene anfälliger gegen posttetanische Erschöpfung. Auch die Anschlagszeit (Wirkungseintritt) und die Wirkdauer sind beim Neugeborenen kürzer. Vergleicht man die Dosierungen in mg/kg KG, ergeben sich jedoch kaum Unterschiede, denn das relative Verteilungsvolumen von Säuglingen und Neugeborenen ist deutlich größer als das von Erwachsenen.

Einige Muskelrelaxanzien werden hepatogen bzw. renal eliminiert. Daher muß bei Patienten in höherem Alter, wenn Leber- und Nierenfunktion abnehmen, eine Dosisreduktion vorgenommen werden. Die Empfindlichkeit der motorischen Endplatte bleibt jedoch auch bei älteren Menschen erhalten.

Organfunktion
Bei eingeschränkter Nieren- oder Leberfunktion verlängert sich die Eliminationszeit, bei unveränderter Dosierung würde sich somit auch die Wirkzeit verlängern. Sind zusätzliche pathophysiologische Parameter vorhanden (z.B. terminale Niereninsuffizienz, die ein variables Verteilungsvolumen bedingt), kann es auch zu umgekehrten Effekten kommen. So wurde bei eingeschränkter Nierenfunktion eine verkürzte Wirkdauer für Pancuronium nachgewiesen.

A ▶ Nieren- bzw. leberinsuffiziente Patienten sollten generell **neuromuskulär überwacht** werden. ◀

Pharmakologische Interaktionen
- **Elektrolyte:** Verschiedene Elektrolyte können die Wirkung von Muskelrelaxanzien verstärken bzw. abschwächen: eine Hypokalzämie verstärkt die Wirkung ebenso wie Magnesium, das antagonistisch zu Calcium wirkt und z.B. bei einer Eklampsie appliziert wird.
- **Volatile Anästhetika:** Volatile Anästhetika verstärken fast immer die Wirkung von Muskelrelaxanzien (vor allem bei Enfluran und Isofluran, gefolgt von Halothan).
- **Antibiotika:** Aminoglykosidantibiotika (u.a. Streptomycin, Gentamicin, Neomycin), Tetrazykline, Lincomycin und Clindamycin verstärken die Wirkung des Relaxans durch Reduktion des präsynaptisch ausgeschütteten Acetylcholins.
- **Calciumantagonisten:** Während die Einzelgabe von Calciumantagonisten klinisch keine signifikanten Veränderungen hervorruft, werden bei der Dauermedikation Calciumantagonisten gespeichert. Die Antagonisierung der Muskelrelaxanzien ist daher erschwert.
- **Lokalanästhetika:** Alle Lokalanästhetika verstärken die Wirkung der nichtdepolarisierenden Muskelrelaxanzien.

4.1.1.5 Kontraindikationen
- **Verbrennung:** Nach Verbrennungen besteht eine Resistenz gegen nichtdepolarisierende

Muskelrelaxanzien. Der Einsatz von **Suxamethonium ist absolut kontraindiziert,** da es zu extremer Kaliumfreisetzung mit nicht reanimierbarem Herzstillstand kommen kann.

- **Neuromuskuläre Störungen:** Bei einer **Para- oder Tetraplegie** ist die Empfindlichkeit gegenüber Muskelrelaxanzien deutlich erhöht. Sofern Suxamethonium unbedingt notwendig ist, darf es nur innerhalb der ersten Woche appliziert werden, danach ist es kontraindiziert. Patienten mit einer **Myasthenie** weisen meist ebenfalls eine erhöhte Empfindlichkeit gegenüber Muskelrelaxanzien auf. Nach Gabe von Suxamethonium kann es jederzeit zu einem Phase-II-Block kommen.

M Ein neuromuskuläres Monitoring ist bei Patienten mit bekannten/vermuteten neuromuskulären Störungen immer notwendig. ■

4.1.1.6 Antagonisten von Muskelrelaxanzien

Cholinesteraseinhibitoren hemmen den Acetylcholinabbau und führen zu eine Anreicherung von Acetylcholin im synaptischen Spalt an der motorischen Endplatte. Die nichtdepolarisierenden Muskelrelaxanzien werden daher kompetitiv verdrängt, die neuromuskuläre Übertragung findet wieder statt.

Es ist jedoch auch denkbar, daß die Cholinesteraseinhibitoren die Freisetzung von Acetylcholin verstärken. Inzwischen werden weitere Möglichkeiten diskutiert, wie z.B. eine direkte pharmakologische Wirkung der Cholinesteraseinhibitoren.

Die Wirksamkeit der Antagonisten ist von der Intensität des neuromuskulären Blocks zum Zeitpunkt der Antagonisierung abhängig.

M Ist die Blockade stark ausgeprägt, kann es nach Injektion des Cholinesteraseinhibitors bis zu 30 Minuten dauern, bis die neuromuskuläre Funktion wieder ausreichend hergestellt ist. ■

Der beste Zeitpunkt der Antagonisierung läßt sich daher nur mit einem neuromuskulären Monitoring bestimmen.

Bekannte **Nebenwirkungen** aller Cholinesterasehemmer sind hauptsächlich auf die muskarinartigen Wirkungen zurückzuführen, wie Bradykardie, Bronchokonstriktion, Bronchial- und Speichelsekretionssteigerung, Steigerung der Darmmotilität, Spasmen, Kontraktion der Harnblase sowie Pupilloconstriktion.

4.1.1.7 Fachbegriffe und Definitionen

Neben chemischer Struktur, Metabolismus, Elimination und Nebenwirkungen werden Muskelrelaxanzien auch durch ihre neuromuskuläre Potenz und den zeitlichen Ablauf ihrer Wirkung charakterisiert.

- ED_{95} ist diejenige Dosis eines Relaxans, die im evozierten Mechanomyogramm eine 95%ige Muskelerschlaffung bewirkt. Sehr häufig wird als Intubationsdosis die zweifache ED_{95} empfohlen.
- Die **Anschlagszeit** (Wirkungseintritt) beschreibt die Zeit vom Ende der i.v. Injektion bis zum Eintritt der maximalen Wirkung eines Relaxans.
- Als **Wirkdauer** (klinische Relaxationszeit) wird der Zeitraum vom Ende der i.v. Injektion des Relaxans bis zur Erholung der neuromuskulären Übertragung auf 25% des Ausgangswerts bezeichnet.
- Der **Erholungsindex** benennt die Zeitspanne der Erholung der neuromuskulären Übertragung von 25% bis auf 75% des Ausgangswerts. Die Bedeutung des Erholungsindex liegt in der Beurteilung der Patientensicherheit in der postoperativen Phase.
- Der **TOF-Quotient** stellt ein Maß zur Beurteilung der Erholung von neuromuskulärer Blockade dar.
- Unter **Priming** versteht man die Applikation einer unterhalb der paralytischen Schwelle liegenden Teildosis eines nichtdepolarisierenden Muskelrelaxans. Durch die Minimaldosis wird der Teil der Rezeptoren besetzt (etwa 70%!), der als Sicherheitsreserve zur Verfügung steht, bevor eine relevante Beeinträchtigung der muskulären Kraft eintritt. Nach Verabreichung der Hauptdosis ist somit die Zeit bis zur vollständigen Besetzung aller Rezeptoren deutlich verkürzt. Der Mensch verfügt also einerseits über große Sicherheitsreserven, andererseits existiert nur ein schmaler Grenzbereich zwischen Normalatmung und Lähmung. Obwohl der Ablauf klinisch nachweisbar ist, hat sich die Methode nicht überall durchgesetzt. Das liegt daran, daß zwei Faktoren bisher nicht restlos geklärt wurden, der zeitliche Abstand zwischen Priming-Dosis und Hauptdosis und die Menge der Priming-Dosis. Dennoch sollte die Methode nicht vergessen werden, wenn Suxamethonium kontraindiziert, aber eine schnelle Intubation notwendig ist.

■ Die **Präkurarisierungsdosis** unterscheidet sich nur minimal von der Priming-Dosis. Durch die Präkurarisierung (Gabe eines nichtdepolarisierenden Muskelrelaxans) soll die Nebenwirkung von Succinylcholin® (Muskelfaszikulation und postoperativer Muskelkater) gemindert bzw. verhindert werden. Wie bei der Priming-Dosis soll ein Teil der Rezeptoren bereits besetzt werden. Hier gelten die gleichen Vorsichtsmaßnahmen wie bei der Priming-Dosis.

4.1.2 Praktische Anwendung von Muskelrelaxanzien

M Da die Empfindlichkeit der Patienten gegen die verschiedenen Muskelrelaxanzien unterschiedlich ist, können einzelne Patienten bereits nach der **Priming-Dosis** eine **eingeschränkte Lungenfunktion** (objektive oder subjektive **Atemnot**) aufweisen. ■

Atracurium *(Tracrium®)*
Atracurium ist ein **nichtdepolarisierendes,** kurz oder mittellang wirksames Muskelrelaxans, welches durch eine kompetitive Hemmung am cholinergen Rezeptor der motorischen Endplatte wirkt. Im Vergleich zu Pancuronium hält die Relaxierung nur etwa ein Drittel der Zeit an.

Dosierung:
- *komplette Relaxierung:* 0,3 bis 0,6 mg/kg KG
- *Präkurarisierung bzw. Unterhaltungsdosis:* 0,5 bis 1,5 mg/kg KG
- *als Infusion:* 2 bis 15 µg/kg KG/min

Wirkungseintritt/Wirkdauer:
- *Wirkungseintritt:* < 3 min
- *Maximaleffekt:* ca. 3 bis 5 min
- *Wirkdauer:* 20 bis 35 min

Zubereitungshinweis: Keine Mischung mit basischen Lösungen (z.B. Thiopental). Atracurium sollte kühl gelagert werden

Metabolisierung: Atracurium wird relativ rasch metabolisiert, wobei als Hauptmetabolit Laudanosin entsteht. Laudanosin ist in der Lage, die Blut-Hirn-Schranke zu durchdringen.

Elimination: Hofmann-Abbau, Hydrolyse durch unspezifische Esterasen, Teilausscheidung über die Leber bzw. die Niere.

Antagonisierung: Durch Cholinesteraseinhibitoren (Neostigmin, Pyridostigmin und Edrophonium).

Vorteile: Eine direkte Wirkung auf das Herz-Kreislauf-System ist nicht nachweisbar. Trotz Teilausscheidung über Leber und Niere, kommt es selbst bei einer Nieren- bzw. Leberinsuffizienz nicht zur Ausscheidungsverzögerung. Somit ist Atracurium hier problemlos einsetzbar. Auch nach repetitiven Dosen ist eine mögliche Kumulation vernachlässigbar gering.

Nachteile: Atracurium kann eine Histaminfreisetzung auslösen. Diese ist nur minimal und geht mit Flush und Erythem einher, sofern die Injektionsgeschwindigkeit und die angegebene Dosierung nicht überschritten werden. Bei Überschreiten von 0,5 mg/kg KG kann durch die Histaminfreisetzung der arterielle Blutdruck so weit abgesenkt werden, daß es zu Tachykardien und Hypotonien kommt. Die präoperative Gabe von H_1- und H_2-Blockern verhindert vor allem die Histaminausschüttung.

Kontraindikationen: Siehe Kapitel 4.1.1.5.

Vorsichtsmaßnahmen:
- **Wirkungsverstärkung** durch Succinylcholin®, volatile Anästhetika (Isofluran/Enfluran, etwa 30%), Antibiotika der Aminoglykosidgruppe, Magnesium, Lithium, Hypothermie, Hypokaliämie und respiratorische Azidose.
- **Wirkungsverlängerung** durch Myasthenia gravis, bei inadäquater adrenokortikaler Funktion und durch eine deutliche Erhöhung der Dosis.

A Vorsicht bei Patienten mit bekanntem Asthma bronchiale und medikamentenbedingten anaphylaktoiden Reaktionen (Kreuzreaktionen!). Eine deutliche Erhöhung der Dosis bedingt auch eine Wirkungsverlängerung. ◄

Cisatracurium *(Nimbex®)*
Cisatracurium ist ein **nichtdepolarisierendes, mittellang wirksames** Muskelrelaxans, welches durch eine kompetitive Hemmung am cholinergen Rezeptor der motorischen Endplatte wirkt. Im Vergleich zu Atracurium hat es eine vierfach größere neuromuskulär blockierende Potenz. Cisatracurium ist ein Atracurium-Isomer, d.h., es stammt vom Atracurium ab.

Dosierung:
- *komplette Relaxierung:* 0,1 bis 0,15 mg/kg KG (Kinder zwischen 2 und 12 Jahren 0,1 mg/kg KG)
- *Unterhaltungsdosis:* 0,02 bis 0,03 mg/kg KG
- *als Infusion:* anfangs 3 µg/kg KG/min (0,18 mg/kg KG/h), anschließend 1 bis 2 µg/kg KG/min (0,06 bis 0,12 mg/kg KG/h)

A Niedrige Dosierungen (ca. 0,05 mg/kg KG) verursachen einen **langsamen Wirkungseintritt.** Eine **Dosiserhöhung** (auf ca. 0,4 mg/kg KG) **verkürzt** den Wirkungseintritt deutlich. ◄

Wirkungseintritt/Wirkdauer:
- *Wirkungseintritt:* 2 bis 6 min
- *Maximaleffekt:* nach 5 bis 7 min
- *Wirkdauer:* ca. 30 bis 60 min

Zubereitungshinweise: Keine Mischung mit basischen Lösungen (z.B. Thiopental) oder einer Propofol-Injektionsemulsion.

Metabolisierung: Cisatracurium wird relativ rasch metabolisiert, wobei als Hauptmetabolit – wie beim Atracurium auch – Laudanosin entsteht. Dieses ist in der Lage, die Blut-Hirn-Schranke zu durchdringen.

Elimination: Hofmann-Abbau, Hydrolyse durch unspezifische Esterasen, Teilausscheidung über die Leber bzw. die Niere.

Antagonisierung: Durch Cholinesteraseinhibitoren (Neostigmin, Pyridostigmin und Edrophonium).

Vorteile: Auch bei mehrfacher Gabe ist keine Kumulation bekannt. Keine direkte Wirkung auf das Herz-Kreislauf-System, kein Auslösen maligner Hyperthermie.

Bei Leber- und Niereninsuffizienz und bei älteren Patienten ist keine Dosisreduktion erforderlich.

Eine Histaminfreisetzung konnte bisher nicht beobachtet werden, obwohl vereinzelt Flush, Erythem, Bradykardien oder Bronchospasmen auftraten.

Kontraindikationen: Siehe Kapitel 4.1.1.5. Der Einsatz von Cisatracurium ist während der Schwangerschaft und bei Kindern unter zwei Jahren kontraindiziert.

Vorsichtsmaßnahmen:
- **Wirkungsverstärung** durch Antibiotika inkl. der Aminoglykosidgruppe, Antiarrhythmika, Diuretika, Magnesium und Lithium. Volatile Anästhetika verstärken die Wirkung um ca. 20 bis 25%. Bei Verabreichung von Cisatracurium als Infusion und gleichzeitiger Verwendung volatiler Anästhetika sollte die Infusionsrate um bis zu 40% reduziert werden. Wahrscheinlich ist die Wirksamkeit auch bei Patienten mit Hypothermie erhöht.
- **Wirkungsverlängerung** durch Myasthenia gravis und bei inadäquater adrenokortikaler Funktion.

Doxacurium (Nuromax® [USA])

Doxacurium ist ein **nichtdepolarisierendes, sehr lang wirksames** Muskelrelaxans, welches durch eine kompetitive Hemmung am cholinergen Rezeptor der motorischen Endplatte und Antagonisierung des Acetylcholineffekts wirkt.

In seiner Wirkung ist es etwa zweieinhalb- bis dreimal stärker als Pancuronium. Die Anschlagszeit (Wirkungseintritt) sowie die durchschnittliche Wirkdauer sind mit der von Pancuronium vergleichbar.

Dosierung:
- *komplette Relaxierung:* 0,05 bis 0,08 mg/kg KG
- *Präkurarisierung bzw. Unterhaltungsdosis:* 0,005 bis 0,01 mg/kg KG

Wirkungseintritt/Wirkdauer:
- *Wirkungseintritt:* ca. 4 bis 5 min
- *Maximaleffekt:* ca. 3 bis 9 min
- *Wirkdauer:* 40 bis 180 min (im Mittel 120 min)

Zubereitungshinweise: Vorsicht bei Mischinjektionen: Alkalische Substanzen (pH über 8,5) sind inkompatibel mit Doxacurium.

Elimination: Doxacurium wird vorwiegend unverändert über die Niere ausgeschieden.

Antagonisierung: Durch Cholinesteraseinhibitoren (Neostigmin, Pyridostigmin und Edrophonium).

Vorteile: Es entfaltet keine kardiozirkulatorischen Nebenwirkungen. Selbst hohe Dosen verursachen nur selten erhöhte Histaminspiegel. Auch nach mehrmaliger Applikation tritt keine Kumulation ein.

Nachteile: Bei Patienten mit eingeschränkter Nierenfunktion kommt es zu einer deutlich verlängerten Wirkdauer (bis zu 100%).

Kontraindikationen: Siehe Kapitel 4.1.1.5.

Vorsichtsmaßnahmen:
- **Wirkungsverstärkung** durch Succinylcholin, volatile Anästhetika (20 bis 30%), Antibiotika der Aminoglykosidgruppe, Magnesium, Lithium, Hypothermie, Hypokaliämie und respiratorische Azidose.
- **Wirkungsverlängerung** durch Myasthenia gravis oder bei inadäquater adrenokortikaler Funktion. Im Vergleich zu jüngeren Erwachsenen verlängert sich die Wirkdauer von Doxacurium bei Patienten über 70 Jahre um 35 bis 45%.
- Patienten, die Carbamazepin bzw. Phenytoin erhalten (z.B. bei Krampfanfällen!), haben einen deutlich erhöhten Doxacuriumbedarf.

Mivacurium (Mivacron®)

Mivacurium ist ein **nichtdepolarisierendes, kurz wirksames** Muskelrelaxans, das durch eine kompetitive Hemmung am cholinergen Rezeptor der motorischen Endplatte wirkt. Es wirkt etwa zweieinhalbmal länger als Succinylcholin®, halb so lang wie Vecuronium und ein Drittel der Zeit von Atracurium.

4

Bei vergleichbarer Dosierung tritt der maximale Wirkeffekt bei Mivacurium, Atracurium und Vecuronium nach gleicher Zeit ein. Als Ersatz für Succinylcholin® ist Mivacurium jedoch trotz des schnellen Wirkungseintritts nicht geeignet, Succinylcholin® wirkt immer noch deutlich schneller.

Dosierung:
- *komplette Relaxierung:* 0,15 bis 0,2 mg/kg KG i.v. (Kinder: 0,2 mg/kg KG), langsame Injektion über 10 bis 20 sec!
- *Präkurarisierung bzw. Unterhaltungsdosis:* 0,01 bis 0,1 mg/kg KG
- *als Infusion:* 3 bis 15 µg/kg KG/min

Wirkungseintritt/Wirkdauer:
- *Wirkungseintritt:* < 2 min
- *Maximaleffekt:* nach 1 bis 3 min
- *Wirkdauer:* 6 bis 15 min

Zubereitungshinweise: Vorsicht bei Mischinjektionen: Alkalische Substanzen mit einem pH über 8,5 sind inkompatibel mit Mivacurium.

Metabolisierung: Sofern eine ausreichende Plasmaaktivität vorhanden ist, erfolgt die relativ schnelle Metabolisierung durch Hydrolyse über die Plasmacholinesterase. Die bei der Hydrolyse entstehenden Metaboliten haben keine eigene Wirkung.

Elimination: Hydrolyse durch die Plasmacholinesterase.

Antagonisierung: Durch Cholinesteraseinhibitoren (Neostigmin, Pyridostigmin und Edrophonium).

Vorteile: Sehr rascher Wirkungseintritt.

Nachteile: Die Wirkdauer ist dosisabhängig, jedoch nicht so ausgeprägt wie bei Atracurium bzw. Vecuronium.

Hohe Dosen von mehr als 0,2 mg/kg KG können einen erhöhten Plasmahistaminspiegel, Tachykardien und durch eine Erniedrigung des arteriellen Blutdrucks auch Hypotonien auslösen.

Kontraindikationen: Siehe Kapitel 4.1.1.5.

Vorsichtsmaßnahmen:
- **Wirkungsverstärkung** durch Succinylcholin®, volatile Anästhetika (20 bis 30%), Antibiotika der Aminoglykosidgruppe, Magnesium, Lithium, Hypothermie, Hypokaliämie und respiratorische Azidose.
- **Wirkungsverlängerung** durch einen erniedrigten Spiegel der Plasmacholinesterase, bei Myasthenia gravis, bei inadäquater adrenokortikaler Funktion, bei allen Erkrankungen, die möglicherweise die Aktivität der Plasmapseudocholinesterase verringern (u.a. Leberzirrhose, Verbrennungen, Tumorerkrankun-

gen), Leber- und Nierenfunktionsstörungen. Da Schwangere grundsätzlich eine erniedrigte Plasmacholinesterase haben, ist mit einer deutlich erhöhten Sensibilität (Wirkstärke und -dauer) zu rechnen.
- Bei **Kindern** müssen die initiale Dosierung erhöht und die Zeitabstände der Nachinjektion verkürzt werden.
- Der Einsatz von Mivacurium bei Erkrankungen, die sich durch eine erhöhte Sensibilität gegenüber Histamin auszeichnen **(Asthma!)**, muß sorgfältig überdacht werden. Falls Mivacurium bei diesen Erkrankungen eingesetzt wird, sollte zuerst eine **Testdosis** (0,015 bis 0,02 mg/kg KG) langsam über einen Zeitraum von 40 bis 60 Sekunden appliziert werden.

Pancuronium (Pancuronium®)

Pancuronium ist ein **nichtdepolarisierendes, lang wirksames** Muskelrelaxans, welches durch eine kompetitive Hemmung am cholinergen Rezeptor der motorischen Endplatte wirkt.

Dosierung:
- *komplette Relaxierung:* 0,04 bis 0,15 mg/kg KG
- *Präkurarisierung bzw. Unterhaltungsdosis:* 0,01 bis 0,02 mg/kg KG

Wirkungseintritt/Wirkdauer:
- *Wirkungseintritt:* 1 bis 3 min
- *Maximaleffekt:* nach 3 bis 5 min
- *Wirkdauer:* 40 bis 65 min

Metabolisierung: Ca. 40% werden in der Leber metabolisiert, wobei ungefähr die Hälfte der Metaboliten immer noch pharmakologisch wirksam ist.

Elimination: Pharmakologisch unwirksame Metaboliten werden primär hepatogen, dann über Galle und Niere ausgeschieden.

Antagonisierung: Durch Cholinesteraseinhibitoren (Neostigmin, Pyridostigmin und Edrophonium).

Vorteile: Pancuronium führt nur selten zu einer Histaminausschüttung.

Nachteile: Wirkungsverlängerung evtl. bei einer Niereninsuffizienz. Der zuweilen erhöhte Puls wird durch die vagolytische Wirkung am Herzen ausgelöst, die wiederum durch eine Blockade der muskarinartigen Rezeptoren verursacht wird. Der erhöhte arterielle Blutdruck bzw. der erhöhte Auswurf des Herzens (cardiac output) ist hingegen auf eine Aktivierung des Sympathikus und eine Blockierung der Katecholaminwiederaufnahme zurückzuführen.

Kontraindikationen: Siehe Kapitel 4.1.1.5.

Vorsichtsmaßnahmen:

- **Wirkungsverstärkung** durch Succinylcholin®, volatile Anästhetika, Antibiotika der Aminoglykosidgruppe, Magnesium, Lithium, Hypothermie, Hypokaliämie und respiratorische Azidose.
- **Wirkungsverlängerung** durch Myasthenia gravis oder bei inadäquater adrenokortikaler Funktion.
- In Kombination mit trizyklischen Antidepressiva und volatilen Anästhetika ist eine erhöhte Bereitschaft zu Arrhythmien bekannt.

Pipecuronium *(Arduan® [USA])*

Pipecuronium ist ein **nichtdepolarisierendes,** lang wirksames Muskelrelaxans, welches durch eine kompetitive Hemmung am cholinergen Rezeptor der motorischen Endplatte wirkt. Die Anschlagszeit und die durchschnittliche Wirkdauer entsprechen annähernd denen von Pancuronium.

Dosierung:

- *komplette Relaxierung:* 0,06 bis 0,09 mg/kg KG
- *Präkurarisierung/Unterhaltungsdosis:* 0,01 bis 0,015 mg/kg KG

Wirkungseintritt/Wirkdauer:

- *Wirkungseintritt:* ca. 3 min
- *Maximaleffekt:* nach 3 bis 5 min
- *Wirkdauer:* 50 bis 110 min (im Mittel ca. 60 min)

Elimination: Hauptsächlich renale Ausscheidung, minimal über die Leber.

Antagonisierung: Durch Cholinesteraseinhibitoren (Neostigmin, Pyridostigmin und Edrophonium).

Vorteile: Die hämodynamische Stabilität bleibt erhalten.

Die Wirkdauer bleibt auch im Alter unverändert. Keine Dosisreduktion notwendig. Selbst hohe Dosen von Pipecuronium erhöhen nur selten den Histaminspiegel.

Nachteile: Bei niereninsuffizienten Patienten ist die Dosis zu reduzieren, da ansonsten mit einer deutlich verlängerten Wirkdauer zu rechnen ist. Nach repetitiven Gaben ist mit einer Kumulation zu rechnen.

Kontraindikationen: Siehe Kapitel 4.1.1.5.

Vorsichtsmaßnahmen:

- **Wirkungsverstärkung** durch Succinylcholin®, volatile Anästhetika (Enfluran 25%), Antibiotika der Aminoglykosidgruppe, Magnesium, Lithium, Hypothermie, Hypokaliämie und respiratorische Azidose.

- **Wirkungsverlängerung** durch Myasthenia gravis oder bei inadäquater adrenokortikaler Funktion.

Rocuronium *[(Rapid Onset Vecuronium) Esmeron®]*

Rocuronium ist ein **nichtdepolarisierendes, mittellang wirkendes** Muskelrelaxans, welches durch eine kompetitive Hemmung am cholinergen Rezeptor der motorischen Endplatte wirkt. Die muskelrelaxierende Wirkung ist deutlich geringer als die von Vecuronium.

Dosierung:

- *komplette Relaxierung (Intubationsdosis):* 0,6 bis 0,9 mg/kg KG
- *Unterhaltungsdosis:* 0,06 bis 0,15 mg/kg KG
- *als Infusion:* 5 bis 10 µg/kg KG/min

Wirkungseintritt/Wirkdauer:

- *Wirkungseintritt:* < 1,5 min
- *Maximaleffekt:* nach ca. 2 min
- *Wirkdauer:* 25 bis 40 min (dosisabhängig)

Zubereitungshinweise: Da es sehr viele Pharmaka gibt, mit denen Esmeron® inkompatibel ist, sollte es nur mit Lösungen wie Glukose 5%, NaCl 0,9%, oder Ringer-Laktat-Lösung gemischt werden.

Elimination: Ca. 40% der aufgenommenen Substanz sind bereits nach sechs Stunden biliär ausgeschieden, ca. 15% werden renal eliminiert. Metaboliten im Plasma oder Urin wurden bisher nicht nachgewiesen.

Antagonisierung: Durch Cholinesteraseinhibitoren (Neostigmin, Pyridostigmin und Edrophonium).

Vorteile: Nach Gabe von Rocuronium sind nur geringe kardiovaskuläre Veränderungen beschrieben, so etwa eine leichte Tachykardie bei Dosierungen über 0,9 mg/kg KG bzw. Anstieg des mittleren arteriellen Blutdrucks (MAP) um ca. 10%. Obwohl einige Untersucher über einen Anstieg des Plasmahistaminspiegels berichteten, sind klinisch signifikante Histaminausschüttungen nicht nachgewiesen worden. Auch bei eingeschränkter Nierenfunktion ist Rocuronium aufgrund der geringen renalen Metabolisierung gut einsetzbar.

Nachteile: Es besteht eine dosisabhängige Anschlagszeit (kürzer bei erhöhter Dosis) bzw. Wirkdauer (verlängert bei höherer Dosierung). Eine Einschränkung der Leberfunktion, aber auch bereits bestehende Leberschäden (vor allem die Zirrhose) führen zu einer **Verlängerung der Wirkdauer.** Diese kann bis auf das Zweifache ansteigen, die Dosis muß daher reduziert werden.

4

Kontraindikationen: Siehe Kapitel 4.1.1.5.
Vorsichtsmaßnahmen:

- **Wirkungsverstärkung** bzw. **Wirkungsverlängerung** durch Succinylcholin®, volatile Anästhetika (Enfluran > Isofluran), Antibiotika der Aminoglykosidgruppe, aber auch Tetrazykline und Glykopeptide (Vancomycin), Magnesium, Lithium, Diuretika, Fentanyl, Ketamin, Thiopental, Betarezeptorenblocker, Protamin, Hypothermie, Hypokaliämie, metabolische Azidose, Hypokalzämie (massive Bluttransfusionen!), Hypoproteinämie und Exsikkose. Leberfunktionsstörungen, Gallenwegserkrankungen, Niereninsuffizienz. Myasthenia gravis oder eine inadäquate adrenokortikale Funktion kann die Wirkung deutlich verlängern.
- Dosisreduktion bei **älteren** Patienten und **Säuglingen,** da sich die Wirkdauer sonst verlängert. Bei **Kindern** dagegen sollte die Dosis um etwa 25% erhöht werden.
- Bezüglich der Sicherheit von Rocuronium für **Schwangere** bzw. stillende Patientinnen liegen bisher keine Erkenntnisse vor. Hier sollte Rocuroniumbromid nur eingesetzt werden, wenn auf kein anderes Muskelrelaxans ausgewichen werden kann.
- Im Rahmen der Intensivmedizin kann es bei **Langzeitanwendung** zu einem verlängerten neuromuskulären Block kommen.

Vecuronium (Norcuron®)
Vecuronium ist ein **nichtdepolarisierendes, mittellang wirksames** Muskelrelaxans, welches durch eine kompetitive Hemmung am cholinergen Rezeptor der motorischen Endplatte wirkt. Die muskelrelaxierende Wirkung ist stärker als die von Pancuronium, die Wirkdauer ist jedoch kürzer (etwa $^2/_3$).
Dosierung:

- *komplette Relaxierung:* 0,08 bis 0,1 mg/kg KG
- *Präkurarisierung/Unterhaltungsdosis:* 0,01 bis 0,02 mg/kg KG
- *als Infusion:* 1 bis 2 µg/kg KG/min

Wirkungseintritt/Wirkdauer:

- *Wirkungseintritt:* < 3 min
- *Maximaleffekt:* nach ca. 3 bis 5 min
- *Wirkdauer:* 25 bis 40 min

Metabolisierung: Vecuronium wird rasch über die Leber aufgenommen. Die Metaboliten sind teilweise noch pharmakologisch wirksam (zwischen 50 und 10%), werden aber insgesamt schnell abgebaut.

Elimination: Hauptsächlich über die Leber bzw. die Galle, nur ein kleiner Anteil wird über die Niere eliminiert.
Antagonisierung: Durch Cholinesteraseinhibitoren (Neostigmin, Pyridostigmin und Edrophonium).
Vorteile: Aufgrund der stabilen Herz-Kreislauf-Parameter ist Vecuronium das Mittel der Wahl bei Erkrankungen des Herz-Kreislauf-Systems. Unter Vecuronium ist keine Histaminfreisetzung bekannt. Auch bei eingeschränkter Nierenfunktion ist Vecuronium sehr gut einsetzbar, da die Elimination über die Niere minimal ist.
Kontraindikationen: Siehe Kapitel 4.1.1.5.
Vorsichtsmaßnahmen

- **Wirkungsverstärkung** durch Succinylcholin® (etwa 30%), volatile Anästhetika, Antibiotika der Aminoglykosidgruppe, Magnesium, Lithium, Hypothermie, Hypokaliämie und respiratorische Azidose.
- **Wirkungsverlängerung** durch Myasthenia gravis oder bei inadäquater adrenokortikaler Funktion.

Obwohl keine negativen Effekte von Vecuronium auf das Herz-Kreislauf-System bekannt sind, scheint die Kombination mit Sufentanil/Fentanyl Bradykardien zu verursachen. Prophylaktisch sollte daher Atropin/Glykopyrrolat in der Prämedikation appliziert werden.

Bei Erhöhung der Intubationsdosis auf 0,4 mg/kg KG verkürzt sich die Anschlagszeit, gleichzeitig werden aber Wirk- und Erholungszeit länger.

A Vorsicht bei Patienten mit bekanntem Asthma bronchiale und medikamentenbedingten anaphylaktoiden Reaktionen (Kreuzreaktionen!). ◄

Suxamethonium (Succinylcholin®)
Suxamethonium ist ein **depolarisierendes, sehr kurz wirksames** Muskelrelaxans. Vergleichbar dem Acetylcholin verbindet sich Succinylcholin mit cholinergen Rezeptoren an der motorischen Endplatte und löst dort eine Depolarisation aus. Solange eine ausreichende Succinylcholinkonzentration besteht, wird die neuromuskuläre Transmission unterbunden. Es wirkt nur auf bestimmte Muskelgruppen und löst keinerlei Effekte am Uterus bzw. an der glatten Muskulatur aus.

Gerade in letzter Zeit sind heftige Diskussionen im Gange, ob Suxamethonium generell und vor allem bei **Kindern** noch benutzt werden sollte, da der Gebrauch teilweise erhebliche Nebenwirkungen mit sich bringen kann (mehrere **Todesfälle** aufgrund von Asystolien, die nicht mehr zu reanimieren waren). Auch unter den neueren Muskelrelaxanzien findet sich jedoch keines, das über eine ähnlich kurze Anschlagszeit verfügt wie Suxamethonium. In allen Fällen, in denen eine **Crash-Intubation** (z.B. bei vollem Magen) notwendig ist, halten die Autoren Suxamethonium immer noch für **unerläßlich.**

Dosierung:
- *Erwachsene:* 0,7 bis 1 mg/kg KG i.v. (1,5 mg/kg KG bei Vorgabe eines nicht-depolarisierenden Muskelrelaxans)
- *Neugeborene und Säuglinge:* 2 bis 3 mg/kg KG i.v.
- *Kinder:* 1 bis 2 mg/kg KG i.v.
- *als Infusion:* 0,5 bis 10 mg/min (Titration bis zum erwünschten Effekt)

Wirkungseintritt/Wirkdauer:
- *Wirkungseintritt:* 20 bis 50 sec (abhängig von der Injektionsgeschwindigkeit)
- *Maximaleffekt:* nach 60 sec
- *Wirkdauer:* 4 bis 6 min

Anwendungshinweise: Es besteht Inkompatibilität mit alkalischen Lösungen.

Metabolisierung: Durch die Plasmapseudocholinesterase wird Suxamethonium schnell zu Succinylmonocholin und Cholin hydrolisiert. Anschließend finden weitere, deutlich langsamere Hydrolyseschritte statt. Die einzelnen Metaboliten haben pharmakologisch keine Wirkung.

Elimination: Über die Plasmapseudocholinesterase.

Vorteile: Extrem schneller Wirkungseintritt, der bisher von keinem anderen Muskelrelaxans übertroffen wird.

Nachteile: Postoperativ treten sehr oft unerklärliche Muskelschmerzen auf.

Der Verschluß des Ösophagussphinkters bleibt erhalten, jedoch kommt es zu einer **Erhöhung des intragastrischen** (Mageninnen-) **Drucks** sowie des tiefen ösophagealen Sphinkterdrucks. Medikamente wie Atropin sind jedoch in der Lage, den Sphinkterdruck zu senken, dabei besteht die Gefahr einer **Aspiration!** (**Therapie: Sellick-Handgriff**: Kompression des Ringknorpels gegen den Ösophagus).

Kardiale Effekte wie Tachykardie und Blutdruckanstieg sind auf die Wirkung von Succinylcholin an den autonomen Ganglien zurückzuführen. Sinusbradykardien bzw. auftretende Rhythmusstörungen nach hohen Dosen Succinylcholin beruhen jedoch auf Interaktionen mit den muskarinartigen cholinergen Rezeptoren am Herzen.

Kontraindikationen: Siehe Kapitel 4.1.1.5. Darüber hinaus bei Patienten mit Hyperkaliämie, geschlossenem Schädel-Hirn-Trauma (SHT), Elektrolytentgleisungen, akuter Wirbelsäulenverletzung, degenerativer oder dystrophischer neuromuskulärer Erkrankung, Störungen der Plasmacholinesterase aufgrund von Lebererkrankungen, malignen Erkrankungen, familiären Dispositionen für Muskelerkrankungen, Myopathien mit CPK-Erhöhung, akutem Engwinkelglaukom und penetrierenden Augenverletzungen.

Vorsichtsmaßnahmen:
- Succinylcholin® ist in der Lage, eine **maligne Hyperthermie** auszulösen (Kap. 6.16.1). Vor allem bei Kindern kann es zu einem scheinbaren Masseterspasmus kommen, der meist jedoch auf eine zu niedrige Dosis zurückzuführen ist. Der Patient muß bei der Gabe einer zweiten Dosis genau beobachtet werden.
- **Wirkungsverlängerung** durch Gabe von Suxamethonium, Hypokaliämie, erniedrigter Plasmapseudocholinesterase, Myasthenia gravis. Dies betrifft auch Patienten, die Betablocker, Lidocain, Magnesium oder Oxytocin einnehmen, ist aber auch bei gleichzeitiger Applikation von volatilen Anästhetika der Fall.
- Eine **Nachinjektion** innerhalb eines kurzen Zeitintervalls (drei bis fünf Minuten) führt meist zu einer Bradykardie. Diese läßt sich durch die vorherige Gabe von Atropin/Glykopyrrolat, durch Ganglienblocker und nichtdepolarisierende Muskelblocker verhindern.
- Bei erhöhtem **Augeninnendruck** sollte die Gabe von Suxamethonium nur mit äußerster Vorsicht erfolgen. Im Gegensatz zu anderen Muskelgruppen tritt keine Entspannung im Augenmuskelbereich auf, eine bestehende Kontraktion bleibt weiter bestehen. Dadurch steigt der **Augeninnendruck.**
- Während der **Schwangerschaft** ist die Sensibilität gegenüber Succinylcholin® aufgrund der Erniedrigung der Aktivität der Pseudocholinesterase erhöht.
- Die Gabe von Succinylcholin® unmittelbar nach Applikation eines Cholinesteraseinhibitors kann eine bis zu 60 Minuten anhaltende **neuromuskuläre Blockade** auslösen. Dies hängt teilweise mit der Blockade der Plasmapseudocholinesterase zusammen.

Bei längerfristiger oder mehrmaliger Gabe (Infusion) kann der Phase-I-Block in einen Phase-II-Block übergehen. Die Differenzierung

4

gelingt aber nur mit Hilfe des neuromuskulären Monitorings.

- Die selten stattfindende Histaminausschüttung ist klinisch meist nicht signifikant. Sichtbar sind kurzfristige Flushs im Halsbereich, die nach ein bis zwei Minuten wieder verschwunden sind.
- Durch **Präkurarisierung** mit einem nichtdepolarisierenden Muskelrelaxans können postoperative Muskelschmerzen meist verhindert werden.

4.1.3 Praktische Anwendung der Antagonisten

Neostigmin *(Prostigmin®)*

Neostigmin inhibiert die Hydrolyse von Acetylcholin durch eine kompetitive Verdrängung. Es wird hauptsächlich zur Antagonisierung von nichtdepolarisierenden Muskelrelaxanzien eingesetzt, aber auch zur Behandlung einer Myasthenie oder Harnverhalten. Bei einem postoperativ auftretenden Subileus nutzt man die Fähigkeit der cholinergen Stimulation von Neostigmin.

Dosierung:

- *zur neuromuskulären Antagonisierung:* 1,0 bis 2,5 mg langsam i.v. zusammen mit Atropin (0,5 bis 1,0 mg) bzw. Glykopyrrolat (0,01 mg/kg KG)
- *zur Therapie des postoperativ auftretenden Subileus bzw. Harnverhalts:* 0,25 bis 1 mg i.m. oder auch s.c. alle 4 bis 6 h

Wirkungseintritt/Wirkdauer:

- *Wirkungseintritt:* < 3 min
- *Maximaleffekt:* 3 bis 14 min
- *Wirkdauer:* 40 bis 60 min

Elimination: Hepatogen bzw. durch Plasmaesterasen.

Nachteile: Cholinerge Effekte wie Bradykardie und erhöhte Salivation sind durch die Gabe von Atropin bzw. Glykopyrrolat zu verhindern.

Kontraindikationen: Patienten mit einem mechanischem Hindernis im Intestinal- bzw. Harntrakt und bei einer Peritonitis.

Vorsichtsmaßnahmen:

- Neostigmin kann die Wirkung von Suxamethonium nicht antagonisieren. Die Verabreichung von Neostigmin kann einen Phase-I-Block sogar deutlich verlängern.
- Eine **Überdosierung** kann eine **cholinerge Krise** auslösen. Zeichen: Übelkeit, Erbrechen, wechselnde Pulsfrequenz (Bradykardie aber auch Tachykardien), übermäßige Salivation,

starkes Schwitzen, Bronchospasmus, Muskelschwäche bis hin zur Paralyse. Therapie: sofortige Gabe von Atropin (10 µg/kg KG) über einen Zeitraum von drei bis zehn Minuten. Auf eine ausreichende Atemfunktion muß geachtet werden.

- **Unterkühlung vermindert** zwar den Relaxanzienbedarf, jedoch **nicht** die zur Antagonisierung notwendige **Neostigmindosis.**
- Bei einer massiven **respiratorischen Azidose,** die zur Verstärkung des nichtdepolarisierenden Blocks führt, kann die **Wirkung** von Neostigmin stark abnehmen oder sogar **aufgehoben** werden.

A Vorsichtige Anwendung bei Patienten mit bestehender Bradykardie, Arrhythmien und Bronchialasthma. ◀

Pyridostigmin *(Mestinon®)*

Pyridostigmin ist ein Cholinesterasehemmer, blockiert also das für die Hydrolyse von Acetylcholin notwendige Enzym. Es kommt zu einer Anhäufung von Acetylcholin, eine neuromuskuläre Übertragung findet (wieder) statt. Pyridostigmin wird hauptsächlich zur Behandlung der Myasthenie eingesetzt, ist aber auch zur Antagonisierung von nichtdepolarisierenden Muskelrelaxanzien geeignet.

Dosierung:

- *zur neuromuskulären Antagonisierung:* 10 bis 30 mg (0,1 bis 0,25 mg/kg KG) langsam i.v. zusammen mit Atropin (0,5 bis 1,0 mg) bzw. Glykopyrrolat (0,01 mg/kg KG)
- *zur Behandlung einer Myasthenie:* 60 bis 1500 mg/Tag (durchschnittlich etwa 600 mg/Tag)

Wirkungseintritt/Wirkdauer:

- *Wirkungseintritt:* 2 bis 5 min
- *Maximaleffekt:* innerhalb 15 min
- *Wirkdauer:* 90 min

Elimination: Hepatogen bzw. renal.

Nachteile: Zur Verhinderung der cholinergen Effekte (u.a. Bradykardie und erhöhte Salivation) ist die Gabe von Atropin bzw. Glykopyrrolat unbedingt notwendig.

Kontraindikationen: Siehe Neostigmin (S. 140).

Vorsichtsmaßnahmen: Siehe Neostigmin (S. 140).

Edrophonium *(Tensilon®)*

Dosierung:

- *zur neuromuskulären Antagonisierung:* 0,5 bis 1,0 mg/kg KG langsam i.v. zusammen mit Atropin (0,5 bis 1,0 mg) bzw. Glykopyrrolat (0,01 mg/ kg KG); Maximaldosis: 40 mg

Wirkungseintritt/Wirkdauer:
- *Wirkungseintritt:* 30 bis 60 sec
- *Maximaleffekt:* 1 bis 5 min
- *Wirkdauer:* 5 bis 20 min

Elimination: Hepatogen bzw. renal.

4.2 Intravenöse Anästhetika

Der Ausdruck intravenöse Anästhetika kann heute als Sammelbegriff für eine Reihe unterschiedlicher Pharmaka angesehen werden, deren Gemeinsamkeit eine mehr oder weniger ausgeprägte Dämpfung des ZNS ist. Sie umfassen ein breites Wirkspektrum, welches von der Sedierung bis hin zum Koma reicht.

Zu den intravenösen Pharmaka zählen im Rahmen dieses Buches:
- Barbiturate (Kap. 4.2.2)
- Benzodiazepine (Kap. 4.2.3)
- Neuroleptika (Kap. 4.2.4)
- Hypnotika (Kap. 4.2.5)

1875 wurden die ersten Ergebnisse einer Untersuchung mit intravenös appliziertem Chloralhydrat veröffentlicht. Weitere Untersuchungen mit intravenös verabreichten Anästhetika fanden in größerem Ausmaß erst ab 1929 mit Einführung der Barbiturate statt.

4.2.1 Grundlagen für die Anwendung intravenöser Anästhetika

Narkosen mit einem Injektionsnarkotikum sind deutlich **weniger gut steuerbar** als solche mit Inhalationsanästhetika. Bei den Inhalationsanästhetika hat die Konzentration des Inhalationsgemischs einen direkten Einfluß auf den Partialdruck des Gases im Blut (Kap. 4.5). Sie können somit relativ gut gesteuert werden. Für die Steuerbarkeit der intravenösen Anästhetika spielt dagegen hauptsächlich die Verteilung bzw. Umverteilung in den Körperorganen (Kompartimenten) eine Rolle, die von der Organdurchblutung abhängt. Die Biotransformation ist hier von geringerer Bedeutung.

Intravenös applizierte Anästhetika sind theoretisch um so besser kontrollierbar, je geringer sie konzentriert sind und je höher daher das verabreichte Volumen ist. In der Alltagsroutine wird dies jedoch kaum berücksichtigt. Hier sind kleine Volumina und höhere Konzentrationen gefragt, um eine schnellere Narkoseeinleitung zu erzielen.

4.2.2 Barbiturate

4.2.2.1 Grundlagen für die Anwendung von Barbituraten

Barbiturate hemmen indirekt die synaptische Impulsübertragung im ZNS, indem sie die **physiologische Inhibition verstärken.** Im ZNS ist die physiologische Hemmung an diejenigen Synapsen gebunden, die mit GABA (Gamma-aminobuttersäure) als Transmitter arbeiten. Die GABA-Rezeptoren in der postsynaptischen Membran enthalten Kanalporen, die für Chloridionen selektiv sind. Bei Bindung des Transmitters an den Rezeptor öffnet sich der Kanal, Chloridionen strömen in die postsynaptische Nervenzelle, worauf sich das Membranpotential erhöht. Durch diese **Hyperpolarisation** nimmt die Erregbarkeit des postsynaptischen Neurons ab. Durch Interaktion mit den GABA-Rezeptoren können die Barbiturate die hemmende Wirkung des Transmitters imitieren oder verstärken. Ob die Barbiturate einen Teil ihrer Wirkung auch über Eingriffe in den Calciumhaushalt entfalten, ist bisher nicht geklärt.

Die chemische Grundstruktur der Barbiturate ist die **Barbitursäure.** Sie besteht aus einem sechsgliedrigen Ring (Abb. 4.2-1). Durch Änderungen in Position 1 und 2 entstehen mehrere Arten von Barbituraten. Substituenten am Kohlenstoffatom 5 beeinflussen Wirkstärke und -dauer der Präparate.

Pharmakodynamik

Barbiturate binden sich zu einem hohen Prozentsatz an Plasmaproteine, hauptsächlich an Albumin (Tab. 4.2-1). Die hypnotische und narkotische Wirkung der Barbiturate wird nur durch das freie, d.h. nicht an Plasmaproteine gebundene Molekül vermittelt, da nur dieses frei diffundieren kann.

Barbiturate sind **Säuren,** d.h. sie können ein Proton (Wasserstoffion) abgeben und dadurch in eine anionische, dissoziierte Form übergehen. Jedoch ist nur das nichtdissoziierte Molekül, also die **Säureform,** wirksam.

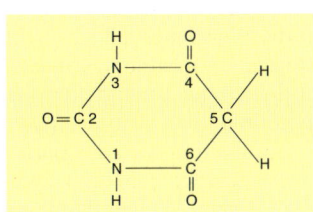

Abb. 4.2-1 Die Barbitursäure: Grundstruktur der Barbiturate.

Tabelle 4.2-1 Schwankungsbreite der Plasmaeiweißbindung von Barbituraten. Bei Zunahme der applizierten Gesamtdosis verringert sich der Anteil des gebundenen Wirkstoffs.

Art des Barbiturats	Plasmaeiweißbindung (%)
Hexobarbital	40–55
Methohexital	73–88
Phenobarbital	20–50
Thiopental	61–98

Je höher die **Lipidlöslichkeit** des nichtionisierten Barbiturats ist, um so schneller dringt das Medikament in das ZNS ein. Ein Maß für die Lipidlöslichkeit ist der **Öl-/Wasser-Verteilungskoeffizient,** der die Verteilung einer Substanz zwischen der fett- und der wasserlöslichen Phase beschreibt. **Beispiel:** Vergleich von äquipotenten Dosen des sehr rasch wirkenden Thiopentals und des nur langsam wirkenden Pentobarbitals. Pentobarbital ist bei einem pH-Wert von 7,4 noch zu einem geringeren Anteil dissoziiert als Thiopental und hat auch eine geringere Plasmaeiweißbindung. Somit liegt im Plasma deutlich mehr freies, nichtdissoziiertes, also wirksames Pentobarbital vor. Trotzdem wirkt Thiopental sehr viel schneller, da sein Öl-/Wasser-Verteilungskoeffizient um den Faktor 50 bis 100 höher ist als der von Pentobarbital. Thiopental wird somit schneller und in größerer Menge in das ZNS aufgenommen. Folgende Faktoren verstärken demnach die Barbituratwirkung:
- ein hoher Öl-/Wasser-Verteilungskoeffizient
- eine niedrige Plasmaeiweißbindung
- eine geringe Dissoziation bei einem pH-Wert von 7,4

Pharmakokinetik
Intravenös verabreichte Barbiturate werden in der Leber metabolisiert, die Ausscheidung der Metaboliten erfolgt über die Niere, die Galle und den Stuhl. Die Elimination dauert meist deutlich länger als die Wirkung, so daß **kumulative Effekte** auftreten können. Im Unterschied zu anderen Pharmaka wird die Wirkdauer jedoch nicht durch die Biotransformation bestimmt, sondern durch die Geschwindigkeit der Umverteilung in den einzelnen Kompartimenten (s. Abb. 4.2-2).

Unmittelbar nach Applikation wird das Barbiturat im Blut zu den verschiedenen Körpergeweben transportiert. Das Plasmavolumen kann als ein Verteilungsraum oder als ein **Kompartiment** (Kompartiment 1) betrachtet werden. Aufgrund der starken Lipophilie dringt das Barbiturat innerhalb von Sekunden durch die Blut-Hirn-Schranke in das Hirngewebe ein (Kompartiment 2). Ebenso kommt es zu einer Umverteilung in gut durchblutete Organe wie Herz, Leber und Nieren (ebenfalls Kompartiment 2). Infolge der Verteilung in weitere, gut perfundierte Gewebe fällt jedoch die Konzentration im Blut rasch ab. Die starke Lipophilie bewirkt, daß das Barbiturat ebenso schnell wieder aus dem Gehirn austritt, wie es eingetreten ist, die Konzentration im Hirngewebe fällt. Es kommt zu einer Umverteilung (Anflutung) in das Muskelgewebe (Kompartiment 3), die Konzentration im Blut sinkt weiter. Zuletzt beginnt die Anreicherung im Fettgewebe.

Während die Einstellung eines Konzentrationsgleichgewichts (**Äquilibrierung**) in den drei Kompartimenten nur etwa 15 bis 30 Minuten dauert, dauert sie im Körperfett mehrere Stunden. Letztlich muß jedoch auch der Wirkstoff aus diesem Organ metabolisiert und eliminiert werden. Daher kann nach großen Dosen eine Kumulation stattfinden. Je mehr Barbiturat verabreicht wird, desto stärker reichert es sich auch in nicht gut durchbluteten Geweben an. Ein hoher Rückstrom aus den Kompartimenten ins Plasma vermag die Wirkung aufrechtzuerhalten.

Die Äquilibrierung in den Geweben ist hauptsächlich von der Wasserstoffionenkonzentration (pH-Wert) des Blutes abhängig. Eine Azidose reduziert die Proteinbindung, somit ist mehr freie Substanz verfügbar, und das Eindringen in die Zelle geht schneller vonstatten. Azi-

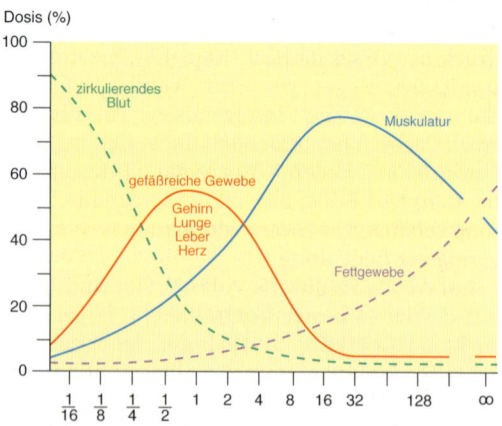

Abb. 4.2-2 Umverteilung von Thiopental in die einzelnen Körperkompartimente.

dosen, die durch eine CO_2-Retention verursacht werden, verstärken die Anästhesietiefe, während eine respiratorische Alkalose den gegenteiligen Effekt hat.

Primär entscheidend für die Wirkung ist die **zerebrale Konzentration.** Sinkt diese unter einen bestimmten Spiegel, erwacht der Patient, obwohl bis dahin nur eine kleine Menge des Barbiturates metabolisiert wurde.

M Als grober Anhalt gilt für Barbiturate eine **Metabolisierungsrate** von etwa 10 bis 15% der Gesamtdosis pro Stunde. ■

Barbiturate metabolisieren nach wiederholter Applikation schneller als nach der ersten Dosis, da die abbauenden Leberenzyme (vorwiegend Cytochrom P_{450}) bereits aktiviert sind. Um eine vergleichbare Wirkung zu erhalten, ist daher eine Dosissteigerung notwendig.

Wirkung

Unter Barbiturateinfluß **reduziert** sich der **Hirnstoffwechsel,** dadurch sinken der zerebrale O_2- und Glukoseverbrauch. Auch die Hirndurchblutung nimmt ab. Diese Eigenschaften können zur Reduktion eines erhöhten intrakraniellen Drucks genutzt werden.

Je nach Dosis und Präparat besitzen Barbiturate antikonvulsive Eigenschaften, wirken **nicht analgetisch** und können Histamin freisetzen. Sie passieren ungehindert die **Plazentaschranke** und gehen somit ins Blut des Föten über. Barbiturate sensibilisieren die **Herzmuskulatur** nicht, so daß bei Bedarf die Gabe von Katecholaminen unbedenklich ist.

M Nach Gabe von Barbituraten wird der Effekt von Narkotika, Sedativa, Alkohol und volatilen Anästhetika deutlich **verstärkt,** während der Effekt von oralen Antikoagulanzien, Digoxin, Betarezeptorenblockern, Kortikoiden, Kontrazeptiva und Theophyllinen **vermindert** wird. ■

Allgemeine Nebenwirkungen

- **Kardiovaskuläres System:** Im klinischen Gebrauch kommt es nach Gabe von Barbituraten hauptsächlich zu einem **Abfall** des **Herzzeit- und Schlagvolumens,** indirekt wird die Kontraktilität des Herzmuskels beeinträchtigt (dosisabhängig).
- **Respirationssystem:** Barbiturate führen – ebenfalls dosisabhängig – zu einer **Atmungseinschränkung,** wobei diese durch eine vorangegangene Prämedikation (z.B. Opioide) noch verstärkt werden kann. Der Atemantrieb

durch CO_2-Anstieg ist deutlich vermindert, insbesondere bei fehlender Überwachung kann es zu Hypoxie bzw. Hyperkapnie kommen. Nach i.v. Verabreichung können Husten und Singultus auftreten, bei nicht ausreichender Anästhesietiefe sind auch Broncho- und Laryngospasmus möglich.

A ► Vorsicht ist bei Patienten mit Asthma geboten, hier kann es möglicherweise zu einem Asthmaanfall kommen. ◄

- **Leber:** Bei normaler Dosierung haben die Barbiturate selbst keinen Einfluß auf die Leberfunktion. Chronische Lebererkrankungen verlängern die Halbwertszeit.

Kontraindikationen

Bei Abnahme des Plasmaeiweißspiegels, z.B. bei einer **Kachexie,** ist eine **Dosisreduktion** notwendig. Hier kann es sonst leicht zur Überdosierung kommen, da aufgrund der verringerten Plasmaproteinbindung zuviel freie Substanz zur Verfügung steht.

Da Barbiturate die Porphyrinsynthese verstärken, ist die Gabe bei der akut intermittierenden Porphyrie und bei der Porphyria variegata kontraindiziert.

4.2.2.2 Praktische Anwendung von Barbituraten

M Die teilweise weit auseinandergehenden Dosierungsangaben sind lediglich als Orientierung gedacht. Barbiturate sollten **nach Wirkung** appliziert werden. ■

Methohexital *(Brevimytal®)*

Im menschlichen Plasma sind etwa 73% der Substanz an Eiweiß, 20% an Erythrozyten gebunden. Somit verbleibt 7% freie (= wirksame) Substanz.

Die Wirkungsintensität ist 2,3- bis 3,3fach höher als die von Thiopental. Die Patienten werden nach Methohexital deutlich schneller wach als nach Thiopental.

Dosierung:
- *Einleitung:* 0,8 bis 2,5 mg/kg KG (i.v.), 20 bis 30 mg/kg KG in 10% wäßriger Lösung (rektal)

Wirkungseintritt/Wirkdauer:
- *Wirkungseintritt:* ca. 20 bis 40 sec (nach i.v. Gabe), ca. 5 bis 7 min (nach rektaler Applikation)
- *Maximaleffekt:* ca. 55 sec (nach i.v. Gabe), 5 bis 15 min (nach rektaler Applikation)

4

- *Wirkdauer:* 5 bis 10 min (nach i.v. Gabe), 30 bis 90 min (nach rektaler Applikation)

Zubereitungshinweise: Zur i.v. Applikation sollten höchstens 1%ige Lösungen verwendet werden, die also nicht mehr als 10 mg/ml Methohexital enthalten.

Einmal zubereitete Lösungen sollten innerhalb der nächsten 24 Stunden verbraucht werden. Da mehrere **Inkompatibilitäten** mit anderen Pharmaka bestehen (u.a. Diazepam, Tavegil®, Succinylcholin®), sollte grundsätzlich keine Mischung mit anderen Medikamenten erfolgen.

Elimination: Fast ausschließlich durch Metabolisierung in der Leber.

Vorteile: Relativ kurz wirksam. Wird die rektale Applikation nicht wiederholt, erwacht der Patient innerhalb von acht bis zehn Minuten.

Nachteile: Methohexital wirkt weder analgetisch noch muskelrelaxierend.

Bei i.v. Gabe kann ein Venenbrennschmerz entstehen, obwohl die Injektion lege artis erfolgte (keine paravenöse Injektion).

Die rektale Einleitung verbietet sich bei Entzündungen im Enddarmbereich, bei Operationen in diesem Gebiet und bei nicht nüchternen Kindern.

Kontraindikationen: Akut intermittierende Porphyrie und Porphyria variegata.

Vorsichtsmaßnahmen:

- Trotz der kurzen Wirkdauer sind Aufmerksamkeit und **Reaktionsfähigkeit** für mindestens 24 Stunden deutlich **reduziert.** In diesem Zeitraum ist der Patient somit nicht verkehrstüchtig.
- Die rektale Applikation sollte bei Kleinkindern erst ab einem Alter von 18 Monaten erfolgen. Andererseits sollte das Körpergewicht noch unter 25 kg liegen.
- Eine **versehentliche intraarterielle Applikation** kann zu einer **Gangrän** führen. [Therapie: Die Kanüle belassen, Lokalanästhetika zur Schmerztherapie und als Vorbeugung gegen einen möglichen Gefäßspasmus (ca. 10 ml 1%ige Lösung). Angestrebt wird eine maximale Vasodilatation, die man durch eine Sympathektomie (z.B. Stellatumblockade) erreichen kann.]
- Eine **Dosisreduktion** erfolgt bei Patienten mit erniedrigtem Plasmaeiweißspiegel, z.B. bei Kachexie, bei Leberinsuffizienz, bei Hypovolämie und bei älteren Patienten.
- Nach Gabe von Barbituraten wird der Effekt von Narkotika, Sedativa, Alkohol und volatilen Anästhetika deutlich **verstärkt.** Daher muß bei bereits bestehender Prämedikation die Einleitungsdosis reduziert werden. Der Effekt von oralen Antikoagulanzien, Digoxin, Betablockern, Kortikoiden, Kontrazeptiva und Theophyllinen wird dagegen **vermindert.**

Thiopental *(Trapanal®)*

Dosierung:

- *Einleitung:* 2,0 bis 5,0 mg/kg KG (i.v.), 25 mg/kg KG wäßrige Lösung (rektal)

Wirkungseintritt/Wirkdauer:

- *Wirkungseintritt:* ca. 10 bis 20 sec (nach i.v. Gabe), ca. 15 bis 25 min (nach rektaler Applikation)
- *Maximaleffekt:* ca. 30 sec (nach i.v. Gabe), ca. 45 min (nach rektaler Applikation)
- *Wirkdauer:* ca. 5 bis 15 min (nach i.v. Gabe)

Elimination: Fast ausschließlich durch Metabolisierung in der Leber.

Vorteile: Thiopental **senkt** einen **erhöhten intrakraniellen Druck.**

Nachteile: Thiopental hat weder eine analgetische noch eine muskelrelaxierende Wirkung.

Durch die hohe Lipidlöslichkeit und die langsame Elimination besteht nach repetitiven Dosen die Gefahr einer **Kumulation.**

Anaphylaktoide Reaktionen durch Histaminausschüttung sind möglich. Schlechte Gewebsverträglichkeit.

Kontraindikationen: Akut intermittierende Porphyrie und Porphyria variegata.

Vorsichtsmaßnahmen:

- Trotz der kurzen Wirkdauer sind Aufmerksamkeit und **Reaktionsfähigkeit** für mindestens 24 Stunden deutlich **reduziert.** In diesem Zeitraum ist der Patient somit nicht verkehrstüchtig. Nach Abklingen der Wirkung treten teilweise Somnolenz und anterograde Amnesie auf.
- Nach Thiopental kann es durch erhöhte Kältesensibilität zu starkem Kältezittern kommen.
- **Dosisreduktion** bei Patienten mit erniedrigtem Plasmaeiweißspiegel, z.B. bei einer Kachexie, bei Leberinsuffizienz, Hypovolämie, Hypertension, koronarer Herzerkrankung und bei älteren Patienten, da es sonst zur Überdosierung kommen kann.
- Nach Gabe von Barbituraten wird der Effekt von Narkotika, Sedativa, Alkohol und volatilen Anästhetika deutlich **verstärkt.** Daher muß bei bereits bestehender Prämedikation die Einleitungsdosis reduziert werden. Der Effekt von oralen Antikoagulanzien, Digoxin, Betarezeptorenblockern, Kortikoiden, Kontrazeptiva und Theophyllinen wird dagegen **vermindert.**

Phenobarbital (Luminal®)
Siehe Kapitel 4.7.

4.2.3 Benzodiazepine und zugehöriger Antagonist

4.2.3.1 Grundlagen für die Anwendung von Benzodiazepinen

Benzodiazepine wirken:
- anxiolytisch
- sedierend
- muskelrelaxierend
- hypnotisch (je nach Dosierung)
- antikonvulsiv

M Benzodiazepine haben **keine** eigene analgetische Wirkung. ∎

Benzodiazepine wirken über eine eigene Bindestelle, den **Benzodiazepin„rezeptor"**, der Bestandteil des GABA-Rezeptor-Komplexes ist (Kap. 4.2.3). Bei gleichzeitiger Bindung von GABA und Benzodiazepinen an den Rezeptor verstärkt sich der Chlorideinstrom in das postsynaptische Neuron. Als Folge sinkt die Erregbarkeit der Zelle noch weiter als bei der Bindung von GABA allein.

Die verschiedenen Benzodiazepine entstammen einem chemischen Grundgerüst (Abb. 4.2-3). Durch Substitution an den verschiedenen Positionen des Grundgerüstes kann sowohl die Stärke als auch die Dauer der Wirkung verändert werden.

Pharmakodynamik

Benzodiazepine haben eine starke **Plasmaproteinbindung.** Da nur der ungebundene Anteil frei diffundieren kann, ist ausschließlich er für die Wirkung verantwortlich. Ein verminderter Plasmaproteingehalt, aber auch eine verminderte Bindungskapazität führen dazu, daß größere Mengen an wirksamer Substanz zur Verfügung stehen.

Anhand der **Wirkdauer** (Plasmahalbwertszeit, $t_{1/2}$) wird eine Dreiteilung der Benzodiazepine vorgenommen:

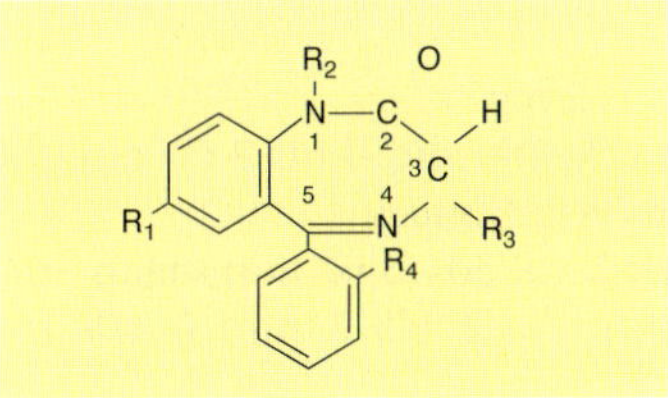

- **lang wirksame** Benzodiazepine, $t_{1/2}$ > 24 h (Diazepam/Valium®, Clorazepat/Tranxilium®)
- **mittellang wirksame** Benzodiazepine, $t_{1/2}$ 5 bis 24 h (Flunitrazepam/Rohypnol®, Lorazepam/Tavor®)
- **kurz wirksame** Benzodiazepine, $t_{1/2}$ < 5 h (Midazolam/Dormicum®)

Pharmakokinetik

Ähnlich den Barbituraten werden auch die Benzodiazepine unmittelbar nach der Applikation über das Blut zu den verschiedenen Körpergeweben transportiert (vgl. Abb. 4.2-2). Dabei verteilen sie sich zunächst im Blut- oder Plasmavolumen, das als ein Verteilungsraum oder ein **Kompartiment** (Kompartiment 1) betrachtet werden kann. Da die Benzodiazepine stark lipophil sind, durchdringen sie innerhalb von Sekunden die Blut-Hirn-Schranke, ebenso kommt es zu einer (Um-)Verteilung in gut durchblutete Organe wie Herz, Leber und Nieren (Kompartiment 2).

Infolge der Verteilung in weitere gut perfundierte Gewebe fällt die Konzentration im Blut rasch ab. Durch Aufnahme der Substanz in das Muskelgewebe (Kompartiment 3) sinkt die Konzentration im Blut weiter. Der nächste Schritt ist der Beginn der Anreicherung im Fettgewebe.

Benzodiazepine werden vorwiegend durch Leberenzyme metabolisiert (Cytochrom P_{450}). Die Ausscheidung der Metaboliten, von denen einige noch wirksam sind, erfolgt zum größten Teil über die Niere. Die Elimination dauert deutlich länger als die Wirkung, so daß kumulative Effekte entstehen können.

Andere Pharmaka (z.B. Antikonvulsiva), die die Enzyme der Leber aktivieren, beschleunigen die Clearance der Benzodiazepine, wodurch deren Wirkdauer deutlich verkürzt werden kann. Die Wirkungsverkürzung betrifft dann auch andere Medikamente, die den gleichen Abbauweg benutzen.

Wirkung

Bei der alleinigen Gabe von Benzodiazepinen sinkt der PaO_2 nur relativ geringfügig ab. Gleichzeitig steigt der $PaCO_2$ leicht an. Dies ist bedingt durch eine vorübergehende **Atemdepression,** die respiratorische Antwort auf eine CO_2-Erhöhung ist vermindert. Nach einer schnellen i.v. Applikation kann es zu einer kurzfristigen Apnoe kommen.

Das **kardiovaskuläre System** bleibt bei langsamer Injektionszeit relativ stabil. Die meisten Au-

Abb. 4.2-3
Chemische Grundstruktur der Benzodiazepine.

toren befürworten die Gabe von Benzodiazepinen auch zur Einleitung bei kardiologisch vorgeschädigten Patienten. Hierbei wird Midazolam dem Diazepam vorgezogen, da es eine kürzere Halbwertszeit besitzt und keine Gefäßirritationen verursacht.

Deutliche **Wirkungsverstärkung** durch Opioide und Alkohol.

Eine **Dosisreduktion** ist notwendig bei zusätzlicher Gabe von Opioiden und/oder Sedativa, bei eingeschränkter Lungenfunktion, bei älteren (bedingt durch eine verminderte Clearance) und hypovolämischen Patienten.

Benzodiazepine können aufgrund ihrer hohen Lipophilie rasch in die Plazenta eindringen. Eine Applikation innerhalb von 24 Stunden vor der **Entbindung** verursacht beim Neugeborenen möglicherweise:
- niedrige Apgar-Werte
- Muskelschwäche (über mehrere Tage andauernd), sog. „floppy infant syndrom"
- erniedrigte Körpertemperatur (Hypothermie)
- eine zeitweilig auftretende Atemdepression

A Bei längerem Gebrauch von Benzodiazepinen kann es zur **physischen** und **psychischen Abhängigkeit** kommen. Die Zeitangaben differieren, bei einigen Patienten ist dies bereits nach drei bis vier Wochen der Fall. ◄

Ein Benzodiazepinentzug sollte in den ersten Tagen unter intensivmedizinischer Überwachung stattfinden und darf wegen der schweren körperlichen Entzugssymptome nicht zu Hause vorgenommen werden (absolute Kontraindikation!).

4.2.3.2 Praktische Anwendung von Benzodiazepinen

Diazepam *(Valium®)*
Diazepam zählt zu den **lang wirksamen** Benzodiazepinen.
Dosierung:
- *Einleitung:* 0,3 bis 0,5 mg/kg KG i.v.
- *Prämedikation:* 0,1 bis 0,2 mg/kg KG i.v. bzw. per os
- *Sedierung:* 5 bis 10 mg per os

Wirkungseintritt/Wirkdauer:
- *Wirkungseintritt:* < 2 min (nach i.v. Gabe) 20 bis 60 min (nach oraler Applikation)
- *Maximaleffekt:* 3 bis 4 min (nach i.v. Gabe), 1 h (nach oraler Applikation)
- *Wirkdauer:* 30 bis 60 min (nach i.v. Gabe), 2 bis 5 h (nach oraler Applikation)

Zubereitungshinweise: Diazepam sollte nicht mit anderen Pharmaka gemischt werden, da es mit den meisten inkompatibel ist und ausflockt.
Elimination: Renal nach Metabolisierung in der Leber.
Antagonisierung: Die akute Wirkung ist durch den Benzodiazepinantagonisten Flumazenil **(Anexate®)** aufzuheben.
Vorteile: Bei zusätzlicher Gabe von Diazepam kann die Dosis von Inhalationsanästhetika reduziert werden. Diazepam ist das Medikament der Wahl zur Unterbrechung eines Krampfanfalls oder eines Status epilepticus.
Nachteile: Die i.m. Applikation kann äußert schmerzhaft sein und sollte daher nicht mehr angewandt werden. Zudem ist die Resorptionsrate nach i.m. Gabe nicht immer konstant. Bei alten Patienten kann es vor allem nach Gabe von Diazepam zu paradoxen Erregungs- und Verwirrtheitszuständen kommen.
Kontraindikationen: Myasthenie, bekannte Ataxien und schweres Asthma bronchiale. Relativ: Glaukom.
Vorsichtsmaßnahmen:
- Diazepam ist nicht wasserlöslich, es wird daher mit einem organischen Lösungsvermittler verabreicht. Da dieser **Brennschmerz und Thrombophlebitiden** verursachen kann, muß die i.v. Injektion langsam erfolgen. Je größer die benutzte Vene, um so geringer ist der Schmerz. Eine mit Sojabohnenöl zubereitete Form (Diazemuls®) ist deutlich besser venenverträglich und löst keinen Injektionsschmerz aus.
- Bei gleichzeitigem Gebrauch von Diazepam und Bupivacain kann sich der Bupivacainplasmaspiegel erhöhen.
- **Dosisreduktion** bei zusätzlicher Gabe von Opioiden oder sedierend wirkenden Pharmaka und bei älteren oder hypovolämischen Patienten.

Clorazepat *(Tranxilium®)*
Lang wirksames Benzodiazepin (Kap. 4.7).

Flunitrazepam *(Rohypnol®)*
Flunitrazepam zählt zu den **mittellang wirksamen** Benzodiazepinen.
Dosierung:
- *Einleitung:* 1 bis 2 mg i.v.
- *Prämedikation/Sedierung:* 1 bis 2 mg p.o.

Wirkungseintritt/Wirkdauer:
- *Wirkungseintritt:* ca. 30 bis 60 min (nach oraler Applikation), ca. 1 bis 3 min (nach i.v. Gabe)

- *Maximaleffekt:* ca. 90 bis 120 min (nach oraler Applikation)
- *Wirkdauer:* 5 bis 7 h (nach oraler Applikation), ca. 2 bis 4 h (nach i.v. Gabe)

Elimination: Renal nach Metabolisierung in der Leber.

Antagonisierung: Die akute Wirkung ist durch Flumazenil (**Anexate®**) aufzuheben.

Vorteile: Gutes Einschlafmittel mit geringem Hang-over.

Nachteile: Bei schneller i.v. Applikation ist ein deutlicher Blutdruckabfall möglich. Aufgrund der schlechten Steuerbarkeit ist Rohypnol® für eine präzise Narkoseführung nicht gut geeignet.

Kontraindikationen: Myasthenie, bekannte Ataxien und schweres Asthma bronchiale. Relativ: Glaukom.

Vorsichtsmaßnahmen

- Die i.v. Verabreichung von Flunitrazepam sollte langsam und dosiert erfolgen.
- **Dosisreduktion** bei zusätzlicher Gabe von Opioiden oder sedierend wirkenden Pharmaka, bei älteren oder hypovolämischen Patienten.

Oxazepam (*Adumbran®/Praxiten®*)

Mittellang wirksames Benzodiazepin (Kap. 4.7).

Chlordiazepoxid (*Librium®*)

Mittellang wirksames Benzodiazepin (Kap. 4.7).

Midazolam (*Dormicum®*)

Midazolam zählt zu den **kurz wirksamen** Benzodiazepinen.

Dosierung:

- *Einleitung:* 50 bis 350 µg/kg KG i.v.
- *Prämedikation:* 0,05 bis 0,1 mg/kg KG i.m. bzw. 0,5 bis 0,75 mg/kg KG per os (Kleinkinder 0,4 mg/kg KG Saft, wobei 2 mg = 1 ml) bzw. 0,3 bis 0,35 mg/kg KG rektal
- *Sedierung:* 0,025 bis 0,1 mg/kg KG

Wirkungseintritt/Wirkdauer:

- *Wirkungseintritt:* 1 bis 2 min (nach i.v. Gabe), ca. 15 bis 30 min (nach i.m., rektaler bzw. oraler Applikation)
- *Maximaleffekt:* nach 5 bis 10 min (nach i.v. Gabe), nach 20 bis 30 min (nach i.m. Applikation)
- *Wirkdauer:* 2 bis 5 h (je nach Applikationsart)

Elimination: Renal nach Metabolisierung in der Leber.

Antagonisierung: Die akute Wirkung ist durch Flumazenil (**Anexate®**) aufzuheben.

Vorteile: Bei zusätzlicher Gabe von Midazolam kann die Dosis von Inhalationsanästhetika reduziert werden. Im Gegensatz zu Diazepam verursacht die wäßrige Midazolamlösung weder bei i.v. noch bei i.m. Applikation Schmerzen. Aufgrund der relativ kurzen Wirkdauer ist es zudem besser steuerbar.

Midazolam senkt sowohl die Hirndurchblutung als auch den Hirndruck.

Nachteile: Dosisabhängig kann Midazolam zu einer Atemdepression und/oder einem Blutdruckabfall führen, da es den peripheren Gefäßwiderstand vermindert. Diese Probleme können auch bei zusätzlichem Gebrauch von Opioiden auftreten.

Kontraindikationen: Myasthenie, bekannte Ataxien und schweres Asthma bronchiale. Relativ: Glaukom.

Vorsichtsmaßnahmen:

- **Dosisreduktion** bei zusätzlicher Gabe von Opioiden oder sedierend wirkenden Pharmaka, bei älteren oder hypovolämischen Patienten.
- Große Dosen von Acetylsalicylsäure sind in der Lage, Midazolam aus der Plasmaproteinbindung zu verdrängen, so daß der wirksame Anteil von Midazolam erhöht ist. Bisher gibt es jedoch noch keine Empfehlung bez. einer Dosisreduktion.

4.2.3.3 Antagonist der Benzodiazepine: Flumazenil (Anexate®)

Bei Anexate® handelt es sich um einen spezifischen **Benzodiazepinantagonisten.** Er besitzt eine hohe Affinität zum Benzodiazepinrezeptor und ist so in der Lage, diesen durch kompetitive Hemmung zu blockieren.

Dosierung:

- *Initial* 0,2 mg i.v., dann innerhalb 15 sec weitere 0,3 bis 0,8 mg, anschließend titrieren, bis der gewünschte Effekt eintritt

Wirkungseintritt/Wirkdauer:

- *Wirkungseintritt:* ca. 1 min nach i.v. Gabe
- *Wirkdauer:* 30 bis 40 min

Nachteil: Kurze Halbwertszeit, die durch die schnelle hepatische Metabolisierung zu erklären ist.

Elimination: Renal (Halbwertszeit ca. 50 min).

Kontraindikationen: Absolut: bei erhöhtem Hirndruck, da es zu krisenhaften Druckanstiegen kommen kann.

Vorsichtsmaßnahmen

■ Die Gabe von Anexate® kann ein **Entzugssyndrom** mit Blutdruck- und Pulsanstieg, Unruhe und Angst bei Patienten auslösen, die schon längere Zeit Benzodiazepine eingenommen haben. Drei bis vier Wochen scheinen hierbei bereits zu genügen.

M Bei einer vermuteten Benzodiazepinintoxikation muß Anexate® wegen der kurzen Wirkdauer laufend nachinjiziert werden. ■

4.2.4 Neuroleptika

Aus der Vielzahl der Neuroleptika ist Droperidol (Handelsname: DHB®) als einziges zur Anästhesie geeignet. Alle anderen Neuroleptika wirken hauptsächlich sedierend und haben erheblichere Nebenwirkungen als DHB®.

Droperidol (Dehydrobenzperidol = DHB®)
Droperidol ist ein Neuroleptikum und gehört zur Gruppe der Butyrophenone. Es ist chemisch eng mit dem Haloperidol verwandt. DHB® wirkt antagonistisch an den Dopamin-(D_2-)- und Serotoninrezeptoren und blockiert peripher auch die α_1-Rezeptoren. Es hemmt die gastrointestinalen motorischen Reflexe und die dopaminvermittelte Stimulation des Brechzentrums. Daher verfügt DHB® über eine **ausgezeichnete antiemetische Wirkung.**

DHB® verursacht eine Sedierung, hat aber **keine hypnotische oder analgetische Wirkung.** Auch eine Amnesie tritt nicht ein. DHB® potenziert die analgetische Wirkung von zentralwirksamen Opioiden wie Fentanyl oder Sufentanil. Gleichzeitig kommt es aber zu einer Verstärkung der Nebenwirkungen, hauptsächlich der Atemdepression.

Bei einem physiologischen pH-Wert von 7,4 liegt Droperidol hauptsächlich in nichtionisierter Form vor. Da es in dieser Form gut lipidlöslich ist und die Blut-Hirn-Schranke schnell permeiert, kommt es nach Applikation zu einem schnellen Wirkungseintritt.

Physiologische Effekte
■ **Kardiovaskuläres System**: DHB® wirkt als **Antagonist** am α_1-Adrenorezeptor. Dies kann zu einem Abfall des vaskulären systemischen Widerstands führen, der unter Umständen einen Blutdruckabfall auslöst. Bei kardial gefährdeten Patienten kann es dadurch zu einer Dekompensation kommen, die sich u.a. in einem Anstieg der Herzfrequenz und einem erhöhten myokardialen Sauerstoffverbrauch darstellt. Die α_1-blockierende Wirkung kann eingesetzt werden, um den Füllungszustand des Gefäßsystems zu testen: Eine geringe DHB®-Dosis (ca. 1 bis 2,5 mg) sollte bei ausreichendem Volumen keinen signifikanten Blutdruckabfall auslösen.

DHB® hat auch eine **antiarrhythmische Wirkung,** die zu einer **Depression** des **Sinusknotens** führen kann.

■ **ZNS.** Droperidol kann ein **neuroleptisches Syndrom** auslösen. Hierbei macht der Patient äußerlich einen völlig ruhigen Eindruck, ist jedoch innerlich extrem nervös, ängstlich und unruhig. Dies scheint ein Problem zu niedriger Dosierung zu sein, da es bei hoher Dosierung nicht auftritt (s.u.).

Davon zu unterscheiden ist das **maligne neuroleptische Syndrom,** das durch Hyperthermie, Tachykardie, Schwitzen und Muskelrigidität gekennzeichnet ist. Die Ursache scheint eine überschießende Blockade von Dopaminrezeptoren zu sein. Die Therapie besteht in symptomatischen Maßnahmen, aber auch in der Gabe von Dantrolen (Kap. 6.16.1).

Droperidol in praktischer Anwendung
Dosierung:
■ *Einleitung (zur Neuroleptanästhesie)*: 0,2 bis 0,3 mg/kg KG i.v.
■ *Prämedikation:* 2,5 bis 7,5 mg i.m. bzw. i.v.
■ *als Antiemetikum:* 1 bis 2,5 mg i.v.
Wirkungseintritt/Wirkdauer:
■ *Wirkungseintritt:* ca. 3 bis 10 min (nach i.v. bzw. i.m. Gabe)
■ *Maximaleffekt:* ca. 20 min (nach i.v. bzw. i.m. Gabe)
■ *Wirkdauer:* ca. 2 bis 4 h (nach i.v. bzw. i.m. Gabe)
Elimination: Renal nach Inaktivierung in der Leber.
Vorteile: Sehr gutes Antiemetikum, das bei fast allen Formen des Erbrechens eingesetzt werden kann.

DHB® verursacht keine klinisch signifikanten Veränderungen im Bereich des intrakraniellen Drucks, der Hirndurchblutung oder des Hirnstoffwechsels.
Nachteile: Die α_1-blockierende Wirkung kann eine bereits bestehende Volumenmangelhypotonie noch verstärken.

DHB® kann ein extrapyramidales Syndrom verursachen, was für alle Neuroleptika vom Butyrophenontyp typisch ist.

Auch in Kombination mit stark wirksamen Opioiden zur Neuroleptanästhesie kommt es immer wieder vor, daß das Bewußtsein der Patienten intraoperativ nicht komplett ausgeschaltet ist (anaesthesia awareness). Die Ursache dafür ist bisher nicht geklärt.

Kontraindikationen: Morbus Parkinson oder andere extrapyramidale Störungen, Patienten, die L-Dopa einnehmen, bei einer Hypotonie, die auf einem Volumenmangel beruht und kurzfristig nicht zu beheben ist.

Aufgrund der chinidinartigen Wirkung gilt der Einsatz von DHB® bei Patienten mit einem AV-Block II. Grades als relativ kontraindiziert. Auch Patienten, bei denen der Verdacht einer malignen Hyperthermiebereitschaft (Kap. 6.16.1) besteht, sollten kein DHB® erhalten.

Vorsichtsmaßnahmen:

- Kommt es unter DHB® zu **extrapyramidalen Symptomen,** muß das Medikament **sofort** abgesetzt werden. Zusätzlich sollte Biperiden **(Akineton®)** i.v. appliziert werden, bis die sichtbaren extrapyramidalen Symptome verschwinden. Gerade bei Kindern, die z.B. mit Thalamonal® (Thalamonal® enthält pro 1 ml 2,5 mg Droperidol und 0,05 mg Fentanyl) prämediziert wurden, kann es vorkommen, daß die Symptome erst nach Stunden auftreten. Die Patienten leiden unter unkontrollierbaren Halsverrenkungen, Unruhe und Parkinson-ähnlichen Symptomen. Oft fällt es durch den späten Beginn der Nebenwirkungen schwer, den Zusammenhang herzustellen.

M Das oben erwähnte **neuroleptische Syndrom** kann, wenn auch nicht maximal ausgeprägt, gerade **bei niedrigen Dosen Thalamonal®** sichtbar werden. Die Patienten wirken völlig ruhig, zeigen aber im EKG eine ausgeprägte Tachykardie. Auf Befragen geben sie eine nicht erklärbare Unruhe an – „wie ein Motor, den ich nicht abstellen kann". Thalamonal® darf daher nicht unterdosiert werden (1 ml pro 20 kg KG), eine Gesamtdosis von 5 ml sollte wegen der Gefahr einer opiatbedingten Atemdepression nicht überschritten werden. ◼

4.2.5 Hypnotika

Der Ausdruck Hypnotika ist unspezifisch und umfaßt eine ganze Reihe verschiedener Pharmaka, deren Gemeinsamkeit eine schlafanstoßende und -fördernde Wirkung ist.

Etomidat (Hypnomidate®)

Etomidat ist ein barbituratfreies Hypnotikum ohne analgetische Wirkung. Der Wirkort ist der Hirnstamm. Rund 75% der Substanz sind an Plasmaproteine gebunden. Nur der ionisierte, nicht gebundene Anteil ist hypnotisch wirksam. Anders als bei den Barbituraten ist die therapeutische Breite von Etomidat sehr groß. Wegen der langen Eliminationshalbwertszeit und der Nebennierensuppression kann davon jedoch nur eingeschränkt Gebrauch gemacht werden.

Die Verteilung im Körper entspricht dem Kompartimentmodell der Barbiturate (vgl. Abb. 4.2-2). Zuerst kommt es zu einer sehr schnellen Anflutung im Gehirn, anschließend zu einer Umverteilung in den Organen, der Muskulatur und dem Fettgewebe.

Physiologische Effekte

- **Kardiovaskuläres System:** Nach Gabe von Hypnomidate® kommt es zu einem minimalen Anstieg der Herzfrequenz, einer geringen Abnahme des MAP (mittlerer arterieller Blutdruck) und des peripheren Gefäßwiderstands.
- **Respirationssystem:** Bei alten Patienten tritt nach der Injektion manchmal eine ca. 10 bis 20 Sekunden andauernde Apnoe auf, die auch ohne Intervention wieder in eine Normalatmung übergeht.
- **Skelettmuskulatur:** Bei einem Teil der Patienten sind bei der Einleitung myoklonale Bewegungen (Muskelzuckungen) und Dyskinesien (unkoordinierte Bewegungen) sichtbar. In zahlreichen Untersuchungen konnte ausgeschlossen werden, daß die Myoklonien ein Ausdruck möglicher Krampfpotentiale seien.

Etomidat in praktischer Anwendung

Dosierung:
- *Einleitung:* 0,1 bis 0,4 mg/kg KG i.v.

Wirkungseintritt/Wirkdauer:
- *Wirkungseintritt:* 30 bis 60 sec (nach i.v. Gabe)
- *Maximaleffekt:* nach 1 min (nach i.v. Gabe)
- *Wirkdauer:* 2 bis 6 min (nach i.v. Gabe)

Elimination: Nach Metabolisierung in der Leber über die Niere.

Vorteile: Die respiratorischen und kardiovaskulären Veränderungen sind so gering, daß Etomidat zur Einleitung **bei Risikopatienten** (Herz-, Kreislaufprobleme, erhöhter Hirndruck, Asthmatiker) **geeignet** ist.

Hypnomidate® hat eine extrem kurze Wirkdauer, die Schlafdauer ist dosisabhängig. Etomidat verringert die zerebrale Durchblutung und den Gehirnstoffwechsel, wodurch der **Hirndruck gesenkt** wird. Auch der intraokulare Druck wird erniedrigt.

Nach Gabe von Etomidat sind keine Histaminausschüttungen meßbar.

Nachteile: Hypnomidate® verursacht bei vielen Patienten einen **initialen Brennschmerz,** der sich auf die für die Injektion verwendete Extremität beschränkt. Der Schmerz ist um so größer, je kleiner die verwendete Vene ist. Eine neuere Form der Herstellung mit Lipidemulsion (Etomidat-Lipuro®) verursacht fast keinen Venenbrennschmerz mehr.

Kontraindikationen: Etomidat verursacht – wahrscheinlich schon nach einer einzigen Dosis – eine adrenokortikale (Nebennierenrinden-)Suppression, die ca. sechs Stunden anhält. Zur Dauersedierung auf Intensivstationen ist es somit kontraindiziert.

Vorsichtsmaßnahmen:

- Die Injektionszeit sollte ca. 20 bis 40 Sekunden betragen. Auch wenn der Patient einen **Brennschmerz** angibt, kann bei gesicherter intravenöser Lage der Verweilkanüle weiter appliziert werden. Der hypnotische Effekt ist dosisabhängig. Je mehr Etomidat verabreicht wird, desto länger ist daher die Wirkdauer.
- **Wirkungsverstärkung** durch Opioide und/oder sedierende Pharmaka kann evtl. zu einer Atemdepression führen. Die Patienten sind deshalb zu überwachen.
- Trotz der kurzen Wirkdauer von Etomidat ist das **Reaktionsvermögen** des Patienten für ca. 24 Stunden **beeinträchtigt.** Beim Einsatz im ambulanten Bereich ist der Patient hierüber unbedingt aufzuklären.

Ketamin (Ketanest®)

Ketamin ist ein wasserlösliches **barbituratfreies** Anästhetikum, das bereits seit 1969 verwendet wird. Im Unterschied zu allen anderen Hypnotika verfügt es über **eine ausgeprägte analgetische Komponente.** Selbst mit Ketamin als Monosubstanz kann man somit eine Anästhesie durchführen, die sowohl Amnesie als auch Analgesie beinhaltet. Das chemische Grundgerüst gleicht dem Phencyclidin, das der Gruppe der Halluzinogene zugerechnet wird.

Der genaue **Wirkmechanismus** von Ketanest® ist noch nicht bekannt. Anhand von Rezeptorbindungsstudien konnte nachgewiesen werden, daß Ketamin auch mit Opiatrezeptoren interagiert. Für eine solche Interaktion spricht auch die Aufhebung der analgetischen Wirkung bzw. die Teilaufhebung atemdepressorischer Nebenwirkungen durch Naloxon.

Ketamin wirkt auch an Serotoninrezeptoren, an den postganglionären Synapsen des Parasympathikus (muskarinischer Acetylcholinrezeptor) und antagonistisch an exzitatorischen N-Methyl-D-Aspartat-Rezeptoren.

Im Gegensatz zu anderen Anästhetika **dämpft** Ketamin nur die **assoziativen,** nicht aber die kortikalen **Hirnareale.** Dies bedeutet, daß sensorische Reize trotz Anästhesie weiterhin im Gehirn registriert werden. Dafür wurde die Bezeichnung **dissoziative Anästhesie** geprägt.

Die dissoziative Anästhesie führt bei den Patienten zu **charakteristischen Verhaltensweisen.** Dazu gehört das weite Öffnen der Augen mit starrer Blickrichtung unmittelbar nach i.v. Injektion, obwohl zu diesem Zeitpunkt bereits eine komplette Anästhesie besteht. Nach der Einleitung wird oft auch ein Nystagmus sichtbar. Das Öffnen der Augen wiederholt sich auch im Verlauf der Anästhesie. Der Lidreflex bleibt meist erhalten.

Physiologische Effekte

- **Kardiovaskuläres System:** Ketamin wirkt sympathomimetisch, der Plasmakatecholaminspiegel ist meßbar erhöht. Die Herzfrequenz steigt an, ebenso der systemische Blutdruck und der pulmonalarterielle Druck. Die Auswurfleistung des Herzens und das Herzzeitvolumen nehmen zu. Diese Veränderungen führen zu einer deutlichen **Steigerung** des **myokardialen Sauerstoffverbrauchs.** Durch Vorgabe eines Benzodiazepins kann der Anstieg der Herzfrequenz und des Blutdrucks weitgehend verhindert werden.
- **Respirationssystem:** Ketamin relaxiert die glatte Bronchialmuskulatur. Selbst hohe Dosen lösen nur eine **minimale Atemdepression** aus, die CO_2-Antwort bleibt erhalten. Trotz Änderung des Atemrhythmus (Hyperventilationsphasen) und kurzfristiger Apnoephasen bleibt die Atmung suffizient.

Die Gabe von Ketamin löst eine **Hypersalivation** aus. Bei alleiniger Gabe von Ketamin bleiben alle vitalen Reflexe erhalten. Der Muskeltonus der Zungen-, Schlund- und Rachenmuskulatur ist unverändert.

ZNS: Unter Normokapnie kommt es nach Ketaminapplikation zu einer **Erhöhung** der **zerebralen Durchblutung,** des Hirnstoffwechsels und des intrazerebralen Drucks.

Altersunabhängig führt Ketamin bei 15 bis 20% der Patienten zu **psychotomimetischen Nebenwirkungen,** die denen des Kokains ähneln sollen. Gerade in der Aufwachphase kann ein Teil dieser Effekte durch die gleichzeitige Gabe von Diazepam oder Dehydrobenzperidol (DHB®) gemildert, teilweise sogar aufgehoben werden.

Ketamin in praktischer Anwendung

Dosierung:
- *Einleitung:* 1,0 bis 2,5 mg/kg KG i.v., 5 bis 10 mg/kg KG i.m.
- *Unterhaltung:* ca. 1,5 mg/kg KG i.v. (als Bolus), 25 bis 50 µg/kg KG/min (als Dauerinfusion), ca. 7 mg/kg KG i.m.

Wirkungseintritt/Wirkdauer:
- *Wirkungseintritt:* ca. 15 bis 40 sec (nach i.v. Gabe), ca. 1 bis 3 min (nach i.m. Gabe)
- *Maximaleffekt:* 1 min (nach i.v. Gabe)
- *Wirkdauer:* analgetische Wirkung 10 bis 15 min (nach i.v. Gabe), Anästhesie bzw. Amnesie ca. 60 min

Elimination: Renal nach Metabolisierung in der Leber.

Vorteile: Ketamin kann **i.v., i.m., per os** und **rektal** appliziert werden. Es ist gut verträglich und zeichnet sich durch eine **große therapeutische Breite** aus. Es ist gut venenverträglich (durch Wasserlöslichkeit).

Beim ansonsten therapeutisch nicht beherrschbaren Status asthmaticus gilt Ketamin als Medikament der Wahl.

Nachteile. Sowohl die Salivation als auch die tracheobronchiale Sekretion steigen unter Ketamin stark an und können einen **Laryngospasmus** auslösen. Es ist daher unbedingt notwendig, vor der Einleitung ein Anticholinergikum (Atropin oder Glykopyrrolat) zu applizieren.

Die nach Gabe von Ketamin einsetzende hyperdyname Phase erhöht den Sauerstoffbedarf. Bei Patienten mit grenzwertiger kardialer Leistung besteht daher die Gefahr einer kardialen Dekompensation.

Die Analgesie reicht nicht aus, um viszerale Schmerzen bei chirurgischen Eingriffen zu dämpfen. Hier muß ein zusätzliches Analgetikum appliziert werden.

Kontraindikationen: Absolut: Schädel-Hirn-Trauma mit evtl. intrakranieller Drucksteige-

rung. Bei Herzinsuffizienz, kürzlich erlittenem Herzinfarkt sowie einer instabilen Angina pectoris ist die Ketamingabe auch kontraindiziert. Relativ: Hypertonie und perforierende Augenverletzungen.

Vorsichtsmaßnahmen:
- Ist die Gabe von Ketamin bei einem Schädel-Hirn-Trauma (SHT) unbedingt notwendig, läßt sich der intrazerebrale Druckanstieg z.T. durch Benzodiazepinvorgabe und Hyperventilation teilweise ausgleichen.
- **Dosisreduktion** bei gleichzeitigem Gebrauch von Barbituraten oder Inhalationsanästhetika, da diese Pharmaka die Aufwachphase deutlich verlängern. Entsprechendes gilt für Benzodiazepine, die über denselben Abbauweg wie Ketamin metabolisiert werden und somit zu einer Abnahme der Clearance führen.
- Bei Kombination mit anderen Anästhetika erhöht sich die Gefahr einer **Atemdepression.** Der Patient muß daher sorgfältig überwacht werden.
- Bei gleichzeitiger Anwendung von Alpha- und/oder Betablockern, Calciumantagonisten und Inhalationsanästhetika kann es zu einer Myokarddepression mit Hypotension und Bradykardien kommen.
- Bei zusätzlicher Gabe von Sympathomimetika können Arrhythmien, Hypertonien und myokardiale Ischämie auftreten, da der myokardiale Sauerstoffbedarf rasch das verfügbare Sauerstoffangebot übersteigen kann.
- Während der dissoziativen Anästhesie werden alle taktilen Reize, Licht und Lärm mehrfach verstärkt vom Unterbewußtsein des Patienten aufgenommen. Nach Ketaminmononarkosen führt dies in vielen Fällen zu einem äußerst **unruhigen Erwachen.** Die Patienten haben ein sehr reges Traumerlebnis, meist Alpträume. Teilweise vermitteln die Patienten den Eindruck, wach zu sein, öffnen z.B. die Augen, reagieren jedoch nicht auf Ansprache. Zur **Abmilderung dieser Effekte:** Zugabe eines Hypnotikums wie DHB® oder Diazepam bereits in der Einleitungsphase. Bei Kindern geben die Autoren dem DHB® den Vorzug, da es keine atemdepressorische Wirkung besitzt. Zusätzlich sollte der Patient zum Aufwachen in eine ruhige, nicht zu helle Umgebung gebracht werden, um alle äußeren Reize so gering wie möglich zu halten. Angehörige, die während des Erwachens anwesend sind, müssen auf die verstärkte Empfindlichkeit gegen-

4

über taktilen, optischen und akustischen Sinneseindrücken während der Aufwachphase hingewiesen werden. Ein verbaler oder gar körperlicher Kontakt ist bis zur Verlegung aus dem Aufwachbereich zu unterlassen.

Propofol *(z.B. Klimofol®, Disoprivan®)*
Propofol ist ein **barbituratfreies Hypnotikum,** das keine analgetische Wirkung aufweist. Es ist nur schlecht wasserlöslich und daher in einer Fettemulsion gelöst. Die Proteinbindung beträgt 98%. Der Wirkmechanismus ist noch nicht endgültig geklärt, verantwortlich scheint aber eine Affinität zu zentralen Synapsen zu sein.

Physiologische Effekte

- **Kardiovaskuläres System:** Propofol wirkt negativ-inotrop und führt zu einer Myokarddepression. Auch der systemische Gefäßwiderstand sinkt. Es kommt zu einem deutlichen Abfall sowohl des systolischen als auch des diastolischen Blutdrucks. Dabei bleibt jedoch die Herzfrequenz fast unverändert.
- **Respirationssystem:** Propofol vermindert das Atemzug- und Atemminutenvolumen. Auch apnoische Phasen von 20 bis 40 Sekunden Dauer treten auf. Die CO_2-Ansprechbarkeit ist deutlich vermindert.

Propofol in praktischer Anwendung

Dosierung:
- *Einleitung:* 1,5 bis 2,5 mg/kg KG i.v., die Injektionsdauer sollte zwischen 30 und 50 Sekunden liegen
- *Unterhaltung:* 25 bis 50 mg (als i.v. Einzelgabe) bzw. 0,1 bis 0,2 mg/kg KG/min (als Infusion)

Wirkungseintritt/Wirkdauer:
- *Wirkungseintritt:* innerhalb 30 bis 40 sec (nach i.v. Gabe)
- *Maximaleffekt:* 1 min (nach i.v. Gabe)
- *Wirkdauer:* 4 bis 8 min (nach i.v. Gabe, dosisabhängig)

Zubereitungshinweise: Einmal geöffnete Ampullen sollten nur noch am gleichen Tag verwendet werden, da die Emulsion mit Sojabohnenöl einen guten Nährboden für Bakterien bietet.
Elimination: Propofol wird in der Leber hydrolysiert und durch Konjugation an Glukuronsäure gut wasserlöslich; die endgültige Elimination erfolgt renal.
Vorteile: Propofol setzt die sympathische bzw. parasympathische Reizantwort im gesamten Rachenraum deutlich herab, was sich als Vorteil bei

Laryngoskopien und Manipulationen im Rachen erweist.

Zudem verfügt Propofol über antiemetische Effekte, die vor allem nach gynäkologischen Eingriffen sehr erwünscht sind.

Bei ambulanten Eingriffen ist Propofol gut geeignet, das **Erwachen** aus der Narkose **erfolgt rasch,** nur selten kommt es zu Übelkeit oder Erbrechen.

Propofol vermindert die zerebrale Durchblutung, es kommt zu einer Abnahme des Hirnstoffwechsels, der **Hirndruck sinkt.**
Nachteile: Da der periphere Gefäßwiderstand abnimmt, kommt es nach der Einleitung meist zu einer **Blutdrucksenkung;** auch eine **kurzfristige Apnoe** ist bei bis zu 40% der Patienten sichtbar. Die mögliche Erniedrigung des MAP (mittlerer arterieller Blutdruck) ist verantwortlich für eine Reduktion des zerebralen Perfusionsdrucks.

Unmittelbar nach der Narkoseeinleitung zeigt rund ein Drittel der Patienten geringgradig ausgeprägte spontane **dyskinetische und myoklonische Bewegungen,** die an den Gliedmaßen stärker sind als am Rumpf.

Ebenso wie Etomidat verursacht Propofol bei bei i.v. Gabe einen **Brennschmerz.**

Meist finden sich nach Gabe von Propofol keine relevanten Plasmahistaminspiegel, grundsätzlich sind aber Histaminausschüttungen möglich.
Kontraindikationen: Patienten mit erhöhtem Hirndruck bzw. bekannter Allergie gegen Sojabohnenöl. Relativ: Patienten mit bekanntem Krampfleiden und koronarer Herzerkrankung.
Vorsichtsmaßnahmen:
- **Dosisreduktion** bei zusätzlicher Gabe von Opioiden und Inhalationsanästhetika, bei älteren Patienten (bedingt durch eine verminderte Clearance) oder bei hypovolämischen Patienten.
- Propofol verstärkt die Wirkung nichtdepolarisierender Muskelrelaxanzien.
- Propofol verursacht eine Suppression der Nebennierenrinde. Im Gegensatz zu Etomidat dauert diese nur kurz an, die Antwort auf ACTH bleibt erhalten.
- Der Einsatz von Propofol sollte nur dort erfolgen, wo die Überwachung (EKG und Pulsoxymeter) und die Beatmung des Patienten möglich sind.
- Durch die relativ kurze Wirkdauer wird Propofol oft im ambulanten Bereich eingesetzt. Der Patient ist darauf hinzuweisen, daß sein **Reaktionsvermögen** für die Dauer von 24 Stunden **beeinträchtigt** ist.

Gammahydroxybuttersäure (Somsanit®)

Somsanit® gibt es seit ca. 25 Jahren. Gamma-hydroxybuttersäure, eine **körpereigene** Substanz, wird als **Neurotransmitter** angesehen. Vergleichbar der Wirkung von Benzodiazepinen am GABA-System hemmt Somsanit die Erregbarkeit von Neuronen durch den Einstrom von Chloridionen in die Zelle.

Da die Elimination über Enzymsysteme stattfindet, kann innerhalb einer bestimmten Zeit nur eine konstante Menge der Substanz eliminiert bzw. inaktiviert werden. Nachinjektionen führen zu einer Verlängerung der Wirkdauer, da Somsanit® kumuliert. Die Dauer der Aufwachphase steht in direkter Relation zum Blutspiegel.

Physiologische Effekte

- **Kardiovaskuläres System:** Minimaler Anstieg des systolischen Blutdrucks, die Funktionsfähigkeit des kardiovaskulären Systems ist jedoch nicht eingeschränkt.
- **Respirationssystem:** Keinerlei einschränkende Wirkung. Bei alleiniger Gabe kommt es weder zu einer Atemdepression, noch wird die CO_2-Antwortkurve beeinflußt.

Gammahydroxybuttersäure in praktischer Anwendung

Dosierung:

- *hypnotische Dosis:* 35 bis 90 mg/kg KG i.v. (durchschnittlich ca. 50 mg/kg KG)
- *narkotische Dosis:* 60 bis 120 mg/kg KG i.v.

Wirkungseintritt/Wirkdauer:

- *Wirkungseintritt:* ca. 2 bis 10 min (nach i.v. Gabe und dosisabhängig)
- *Maximaleffekt:* ca. 15 min (nach i.v. Gabe)
- *Wirkdauer:* 30 bis 90 min (nach i.v. Gabe)

Elimination: Somsanit® wird hauptsächlich (98%) über den Zitronensäurezyklus oxidiert und als CO_2 abgeatmet.

Antagonisierung: Verlängerte Nachschlafzeiten sind mit Physostigmin (Anticholium®) zu antagonisieren.

Vorteile: Somsanit® senkt den intrakraniellen Druck.

Kontraindikationen: Epilepsie, schwere Nierenfunktionsstörung, Alkoholintoxikation oder arteriell bedingte Hypertonie.

Bei Nierenfunktionsstörungen kann Somsanit® zu einer Hypernatriämie und metabolischen Alkalose führen. Es potenziert die Wirkung von Alkohol um das bis zu Dreifache.

Vorsichtsmaßnahmen

- Selten treten **Myoklonien** auf, die mit einer niedrigen Barbituratdosis sofort beherrscht werden können.

4.3 Opiate und ihre Antagonisten

Eine Voraussetzung für den problemlosen Ablauf intravenöser Narkosen (z.B. Neuroleptanästhesien) sind überschaubare Wirkungsabläufe der verwendeten Pharmaka. In der modernen Anästhesie nehmen vor allem die zentralwirksamen Opioide eine Schlüsselstellung ein. Für ihre breite Anwendung sprechen u.a. folgende Gründe:

- Opiate besitzen eine **große therapeutische Breite,** d.h., die für die analgetische Wirkung notwendige Dosis liegt weit genug unter derjenigen Dosis, bei der die ersten Nebenwirkungen auftreten.
- Ihre Wirkung kann durch **selektive Antagonisten** rasch aufgehoben werden und ist daher relativ gut steuerbar.
- Sie verfügen über einen weitgehend bekannten und **beeinflußbaren Wirkmechanismus** an spezifischen Bindestellen, den **Opiatrezeptoren.**
- Die postoperative Phase ist, je nach Substanz, durch eine langanhaltende **Schmerzfreiheit** gekennzeichnet.

Eine wichtige Nebenwirkung ist die **zentrale Atemdepression,** die direkt proportional der analgetischen Stärke des jeweiligen Opioids ist und die besonders in der postoperativen Phase zu lebensbedrohlichen Zuständen führen kann. Zwar ist es prinzipiell möglich, die Atemdepression mit einem wirkstarken spezifischen Antagonisten, dem Naloxon, aufzuheben; ein solches Vorgehen birgt aber wegen der möglicherweise einsetzenden Schmerzen auch Gefahren in sich (Kap. 4.3.6).

4.3.1 Grundlagen für die Anwendung von Opioiden

4.3.1.1 Opiatrezeptoren

Ein Rezeptor ist in seiner Funktion einem Schloß vergleichbar, in das sowohl der Agonist als auch der (kompetitive) Antagonist wie ein Schlüssel hineinpassen. Dabei werden die Agonisten- oder Antagonistenmoleküle durch ver-

4

schiedene chemische Bindungsformen an den Rezeptor gebunden. Auf den Opiatrezeptoren wurden bislang drei verschiedene Bindungsareale („Schlüssellöcher") identifiziert, eine sogenannte T-Stelle, eine P-Stelle und eine N$^+$-Stelle. Opiatrezeptoren finden sich nicht nur im Gehirn, sondern auch im Rückenmark und in einzelnen Körperorganen wie z.B. dem Darm.

Opiat-**Agonisten**-Moleküle rufen eine Wirkung, z.B. Analgesie, hervor, sobald sie den Opiatrezeptor besetzen. Hierbei findet eine Bindung an die T- und an die N$^+$-Bindungsstelle statt. Opiat-**Antagonisten**, z.B. Naloxon, werden dagegen an die T- und P-Bindungsstelle gebunden.

Die Besetzung der N$^+$-Bindungsstelle scheint für die Wirkstärke eines Agonisten am Rezeptor verantwortlich zu sein, also für seine **relative intrinsische Aktivität.**

Multiple Rezeptortheorie
Nach Gabe eines Opioids sind zwei Arten von Effekten erkennbar: solche, die durch Bindung an **Opiatrezeptoren** entstehen, und andere, **nicht** durch **Rezeptoren** vermittelte. Die durch Bindung an Rezeptoren entstehenden Opioidwirkungen sind durch Opiatantagonisten (z.B. Naloxon, Naltrexon) aufzuheben, was bei den nichtrezeptorvermittelten Wirkungen nicht möglich ist.

Zu den durch Bindung an Rezeptoren entstehenden Effekten zählen:
- Analgesie (spinale und supraspinale)
- Atemdepression
- Toleranz/Abhängigkeit
- Entzugserscheinungen beim Absetzen
- Euphorie, Dysphorie, Halluzinationen, Verlust der räumlichen und zeitlichen Orientierung
- Sedierung
- Bradykardie, Tachykardie
- Hypothermie, Hyperthermie
- Miosis
Nicht durch Opiatrezeptoren vermittelt sind:
- Histaminfreisetzung
- allergische Reaktionen
- Erbrechen
Nach den bisherigen Betrachtungen zur Rezeptortheorie sollte man erwarten, daß alle Opioide sämtliche durch Rezeptorenbindung bedingten Wirkungen hervorrufen, und zwar stets in demselben Intensitätsverhältnis. Die klinische Erfahrung lehrt jedoch, daß dies nicht der Fall ist, sondern daß die verschiedenen Opioide **unterschiedliche Wirkungsspektren** besitzen.

Um diese Beobachtung zu klären, wurde 1976 die Existenz mehrerer **Subtypen** des Opiatrezeptors postuliert, von denen jeder nur einen Teil der Opiatwirkungen vermittelt.

Die Unterschiede im Wirkungsspektrum der verschiedenen Opioide sind durch deren unterschiedliche **Affinität** und **intrinsische Aktivität** an den verschiedenen Rezeptorsubtypen bedingt.

Folgende Rezeptortypen sind bekannt:
- **Mü**-Rezeptor (**μ**), wesentliche Bindungsstelle für Opioide vom Morphin-Typ
- **Delta**-Rezeptor (**δ**), bindet vorwiegend Enkephaline und Opioide vom Morphin-Typ
- **Kappa**-Rezeptor (**κ**), bindet sehr gut Benzomorphanderivate, wie Ketocyclazocin
- **Epsilon**-Rezeptor (**ε**), konnte am Tiermodell identifiziert werden, besitzt eine ausgesprochene Selektivität für β-Endorphin, ist jedoch morphin**insensibel**
- **Sigma**-Rezeptor (**σ**), als bevorzugte Bindungsstelle der Substanz SKF 10.047 (N-Allyl-Normetazocin) charakterisiert
Der Sigma-Rezeptor wird heute allerdings als Phenylcyclohexylpiperidin-(PCP-)-Rezeptor angesehen, der kein Opiatrezeptor nach der klassischen Definition ist, da die durch ihn vermittelte Wirkung nicht durch Naloxon aufhebbar ist. Der Agonist führt weder zu Gewöhnung oder Toleranz, noch beeinflußt er die Freisetzung anderer, schmerzreizevermittelnder Neurotransmitter.

Physiologische Wirkungen der Opiatrezeptoren
Die Opiatrezeptoren vermitteln folgende physiologische Wirkungen:
- **Mü**-Rezeptor (**μ**)
  - spinale und supraspinale Analgesie
  - atemdepressorische Wirkung der Opioide
  - Miosis
  - Bradykardie
  - Entstehung von Toleranz, Entzugssyndromen und Euphorie
- **Kappa**-Rezeptor (**κ**)
  - spinale Analgesie
  - Sedierung
  - Dysphorie
  - Miosis
- **Delta**-Rezeptor (**δ**)
  - streßinduzierte und spinale Analgesie
  - Toleranz
  - Atemdepression
  - hypotone Kreislaufwirkungen

■ **Sigma**-Rezeptor (σ)
  – Tachykardie
  – Toleranz
  – Mydriasis
  – Dysphorie (wahrscheinlich)
  – Hyperthermie

4.3.1.2 Gruppeneinteilung der Opioide

Gemäß ihrer pharmakologischen Wirkung können die Opioide in zwei Gruppen eingeteilt werden, die vollen Agonisten (klassische Opioide) und die Agonist-Antagonisten.

Die vollen bzw. reinen Agonisten (klassische Opioide)

Eine Substanz kann mit verschiedenen Rezeptortypen in Wechselwirkung treten. Morphin beispielsweise ruft sowohl eine Atemdepression (**Agonist** am Mü-Rezeptor) als auch eine Sedierung (**Agonist** am Kappa-Rezeptor) hervor. Eine Atemdepression tritt jedoch schon bei viel geringeren Morphindosen auf als eine Sedierung: Die **Affinität** von Morphin zum Mü-Rezeptor ist also viel höher als die zum Kappa-Rezeptor.

Pharmakologisch gesehen sind alle klassischen Opioide Mü-Agonisten. Als volle bzw. reine Agonisten besitzen sie das gleiche Wirkungsspektrum wie Morphin. Die Bedeutung dieser pharmakologischen Klassifikation wird erkennbar, wenn man sie zu den in der Klinik beobachteten Wirkungen in Bezug setzt. **Beispiel:** Fentanyl. Die **intrinsische Aktivität** von Fentanyl am Mü-Rezeptor ist mit der von Morphin vergleichbar; daher ähneln sich Fentanyl und Morphin auch in ihrer maximalen analgetischen, atemdepressorischen und euphorischen Wirkung. Die **Affinität** von Fentanyl zum Mü-Re-

zeptor ist jedoch sehr viel höher als die von Morphin. So benötigt man für eine äquianalgetische Wirkung oder eine gleich starke Atemdepression nur ca. 0,2 bis 0,3 mg/70 kg KG Fentanyl, aber ca. 10 mg/70 kg KG Morphin bei i.v. Applikation.

Fast alle klassischen, also morphinartigen Opioide haben auch eine **geringe Affinität** zu den Kappa-Rezeptoren. Sie bewirken also auch Miosis und Sedierung.

Die Agonist-Antagonisten

Ebenso wie die klassischen Opioide haben auch die Agonist-Antagonist-Analgetika eine hohe **Affinität** zum Mü-Rezeptor, sie besitzen dort jedoch entweder gar keine oder nur eine deutlich geringere **intrinsische Aktivität** (Tab. 4.3-1). Trotzdem können diese Opioide gut wirksame Analgetika sein, wenn ihre intrinsische Aktivität am Kappa-Rezeptor (der die spinale Analgesie hervorruft) ausreichend hoch ist. Mit keiner dieser Substanzen ist jedoch eine Monostoffanästhesie möglich.

Die Opioide, die sich pharmakologisch wie (Kappa-)Agonist-(Mü-)Antagonisten verhalten, lassen sich entsprechend ihrer Wirkung zwei verschiedenen Gruppen zuteilen:
■ **morphinähnliche** Agonist-Antagonist-Analgetika (z.B. Buprenorphin)
■ **nalorphinähnliche** Agonist-Antagonist-Analgetika (z.B. Pentazocin, Nubain®)
Die **morphinähnlichen** Agonist-Antagonisten haben im Gegensatz zu den klassischen Opioiden nur eine geringe intrinsische Aktivität am Mü-Rezeptor. Ihre Affinität zum Mü-Rezeptor dagegen ist außerordentlich hoch, höher als die der nalorphinähnlichen Agonist-Antagonisten und die der klassischen Opioide. Buprenorphin

Tabelle 4.3-1 Affinität und intrinsische Aktivität verschiedener Gruppen von Opioiden an den Rezeptor-Subtypen.

Gruppe	Pharmakon	Mü (μ)	Kappa (κ)	Sigma (σ)
klassische Opioide	Morphin	Ag Affinität hoch	Ag Affinität niedrig	– keine Affinität
morphinähnliche Agonist-Antagonisten	Buprenorphin	pAg Affinität sehr hoch	Ag Affinität niedrig	– keine Affinität
nalorphinähnliche Agonist-Antagonisten	Pentazocin	pAg Affinität hoch	Ag Affinität hoch	Ag Affinität hoch

Ag: voller Agonist mit einer relativen intrinsischen Aktivität von 1
pAg: partieller Agonist mit einer relativen intrinsischen Aktivität zwischen 0 und 1

ist ein typischer Vertreter dieser Gruppe. Trotz viel geringerer intrinsischer Aktivität am Mü-Rezeptor besitzt es ein morphinähnliches Wirkungsspektrum und aufgrund seiner hohen Affinität eine sehr lange Wirkdauer.

Auch die **nalorphinähnlichen** Opioide haben nur eine vergleichsweise geringe intrinsische Aktivität am Mü-Rezeptor. Ihre Affinität ist höher als die der klassischen Opioide, aber niedriger als die der morphinähnlichen Agonist-Antagonisten. Sie besitzen jedoch eine hohe Affinität zum Kappa-Rezeptor und eine sehr hohe relative intrinsische Aktivität. Ihre Kappa-Affinität ist deutlich höher als die der klassischen Opioide.

Im Gegensatz zu den klassischen Opioiden sind Pentazocin und Nalorphin in der Lage, Sigma-Rezeptoren zu besetzen. Innerhalb der Gruppe der nalorphinähnlichen Agonist-Antagonisten gibt es deutliche Unterschiede bezüglich Affinität und intrinsischer Aktivität an jedem Rezeptortyp und damit auch in bezug auf die Wirkungsspektren.

4.3.1.3 Allgemeine Nebenwirkungen

Atemdepression

Die durch zentralwirkende Opioide hervorgerufene Atemdepression zeichnet sich in erster Linie durch eine Herabsetzung der alveolären Ventilation (V_A) und der Atemfrequenz sowie durch eine Verminderung der CO_2-Ansprechbarkeit aus. Die Empfindlichkeit der Atemregulationszentren ist also insgesamt vermindert.

Dennoch verursachen nicht alle Opioide das gleiche Bild: Die relative intrinsische Aktivität der **Agonist-Antagonisten** am Mü-Rezeptor ist generell niedrig (ca. 0,1 bis 0,3; reine Agonisten wie Morphin = 1). Die Wirkung am Mü-Rezeptor reicht aber bei Buprenorphin, Pentazocin und bei Nalorphin aus, um nach Gabe der üblichen analgetischen Dosis eine Atemdepression hervorzurufen.

Dagegen besitzt Nubain® nur eine sehr geringe intrinsische Aktivität am Mü-Rezeptor. Es ist daher sogar zur Aufhebung einer fentanylinduzierten Atemdepression zu verwenden. Aufgrund dieser äußerst geringen intrinsischen Aktivität induziert Nubain® selbst lediglich eine geringe, klinisch kaum relevante Atemdepression. Nubain® wirkt somit zwar am Mü-Rezeptor antagonistisch, hat aber selbst eine analgetische Wirkung, da es am Kappa-Rezeptor als reiner Agonist wirkt. Derartige Agonist-Antagonisten können gefahrlos zur Aufhebung einer Atemdepression verwendet werden. Der Grund hierfür ist der sogenannte „ceiling effect" innerhalb des therapeutischen Dosisbereiches. Er resultiert daraus, daß **selbst bei vollständiger Besetzung** aller Rezeptoren durch einen partiellen Agonisten die **Wirkung geringer** ist als bei Besetzung durch einen reinen Agonisten. Von der relativen intrinsischen Aktivität hängt es also ab, ob die Rezeptorsättigung zu einer klinisch relevanten (Buprenorphin, Pentazocin und Nalorphin) oder zu einer klinisch nicht bedeutsamen Atemdepression führt (Butorphanol und Nubain®).

Durch therapeutische Opioiddosen ausgelöste Atemdepressionen können in allen Fällen mit Naloxon aufgehoben werden. Eine Ausnahme bildet Buprenorphin, das aufgrund seiner hohen Affinität bereits in kleinsten Dosen einen Großteil der Rezeptoren besetzt. Es löst zwar nur eine partielle Atemdepression aus, doch gelingt die komplette Antagonisierung trotz hoher Naloxondosen (bis 16 mg, üblich sind 0,1 bis 0,4 mg/70 kg KG) oft nicht vollständig.

Herz-Kreislauf-Wirkung

Während Morphin wegen fehlender Affinität zum Sigma-Rezeptor keine stimulierende Wirkung auf das Vasomotorenzentrum in der Medulla oblongata ausübt, besitzen einige Agonist-Antagonist-Analgetika eine deutliche exzitatorische und vasomotorenstimulierende Wirkung. Die stärksten Effekte haben Nalorphin und Pentazocin, am schwächsten ist Nubain®. Die übrigen Substanzen nehmen eine Mittelstellung ein.

Pentazocin vergrößert die Arbeitsbelastung des Herzens und steigert den pulmonalarteriellen Druck. Buprenorphin verhält sich wie Morphin und hat eine schwach hypotensive Wirkung. Es ist ein typisches Beispiel für die Klasse der morphinartigen Agonist-Antagonist-Analgetika. Während seine Affinität zum Mü-Rezeptor außerordentlich hoch ist, ist die intrinsische Aktivität relativ gering. Sie reicht aber trotzdem aus, um eine gute, klinisch akzeptable Analgesie zu erzeugen.

Sedierung

Mit Ausnahme von Pentazocin, das eine relativ hohe intrinsische Aktivität am Mü-Rezeptor aufweist, ist ein Großteil der analgetischen Wirkung der **nalorphinähnlichen Agonist-Antagonisten** auf deren agonistische oder zumindest partiell agonistische Wirkung am Kappa-Rezeptor zurückzuführen. Die hohe intrinsische Aktivität dieser Substanzen am Kappa-Rezeptor führt dazu, daß bei vielen Patienten schon unter den üblichen Dosen eine Sedierung erfolgt.

Psychotomimetische Wirkungen

Psychotomimetische Wirkungen, also Dysphorie, Halluzinationen und Desorientierung bezüglich Ort und Zeit, werden durch die Interaktion von Opioiden mit Sigma- und Kappa-Rezeptoren ausgelöst.

Die **dysphorische Nebenwirkung** scheint speziell den Abkömmlingen der Benzomorphanreihe anzuhaften. So treten nach höheren Dosen (60 bis 90 mg/70 kg KG) des Benzomorphanderivates Pentazocin bei bis zu einem Viertel aller Patienten dysphorisch-halluzinative Empfindungen auf.

Abhängigkeit

Generell verstehen wir heute unter dem Begriff der **Abhängigkeit** eine physische Abhängigkeit, während **Sucht** vor allem ein psychisches Phänomen ist. Abhängigkeit kann nur bei mehrmaligem Gebrauch von Opioiden entstehen. Ein fortdauernder, medizinisch nicht indizierter Gebrauch wird aber nur dann zu erwarten sein, wenn das Opioid euphorische Empfindungen auslöst.

Euphorische Wirkungen treten nur unter Substanzen auf, die eine starke Wirkung an Mü-Rezeptoren auslösen, also entweder bei Substanzen mit hoher intrinsischer Aktivität am Mü-Rezeptor (klassische Opioide, volle Agonisten) oder bei Substanzen mit zwar geringer intrinsischer Aktivität, aber hoher Affinität (morphinartige Agonist-Antagonisten).

Im Gegensatz dazu haben nalorphinartige Agonist-Antagonisten ein geringeres Suchtpotential; während die morphinähnlichen Agonist-Antagonisten beim abrupten Absetzen selbst ein morphinartiges **Entzugssyndrom** hervorrufen und als Morphinersatz dienen können, ist dies bei den nalorphinähnlichen Agonist-Antagonisten nicht der Fall. Trotz der im Vergleich zu reinen Agonisten (z.B. Morphin, Heroin) deutlich geringeren suchterzeugenden Wirkung sind auch hier Fälle von Abhängigkeit beschrieben worden. Das nach langdauerndem Gebrauch von Nalorphin oder Pentazocin auftretende Entzugssyndrom ist jedoch eher von psychotomimetischen Begleiterscheinungen geprägt.

Nalorphinähnliche Opioide, z.B. Nubain®, lösen bei Heroinabhängigen sofort ein Entzugssyndrom aus, da sie klassische Opiate wie Heroin vom Mü-Rezeptor verdrängen.

4.3.1.4 Fachbegriffe und Definitionen

- **Rezeptoren:** spezifische Makromoleküle oder Teile davon (aktive Stellen) im Organismus, an denen Pharmaka angreifen.
- **Affinität:** bezeichnet die Stärke, mit der sich ein Molekül an einen Rezeptor bindet.
- **Intrinsische Aktivität:** bezeichnet die Fähigkeit eines Pharmakons, nach Bindung an den Rezeptor einen physiologischen Effekt auszulösen. Sie bestimmt die Größe des Maximaleffektes, der mit der jeweiligen Substanz zu erreichen ist. Die intrinsische Aktivität wird mit Werten zwischen 0 und 1 angegeben, wobei der Wert 1 die an dem jeweiligen Rezeptor **maximal erzielbare Wirkung** bedeutet.
- **Agonist:** ein Pharmakon, das bei Bindung an einen bestimmten Rezeptor eine physiologische Wirkung auslöst. Es besitzt demnach sowohl Affinität zu diesem Rezeptor als auch intrinsische Aktivität. Bei Opioiden wird die intrinsische Aktivität meist als **relative intrinsische Aktivität** α angegeben, die zwischen 0 und 1 liegen kann. Am Mü-Rezeptor beispielsweise entspricht 0 der Wirkung des Naloxons (kein physiologischer Effekt), 1 der Wirkung des Morphins (maximal möglicher Effekt). Ein voller Agonist hat definitionsgemäß die relative intrinsische Aktivität 1 und erzeugt den maximal möglichen physiologischen Effekt, sobald er alle Rezeptoren besetzt hat.
- **Antagonisten:** Wie die Agonisten sind auch Antagonisten in der Lage, sich bestimmten Rezeptoren anzulagern. Sie besitzen demnach eine Affinität zu dem betreffenden Rezeptor, lösen an ihm jedoch **keine Wirkung** aus. Ihre relative intrinsische Aktivität α ist daher 0. Da Agonist und Antagonist um denselben Rezeptor konkurrieren (Konkurrenz am Wirkort), kann durch die Erhöhung der Konzentration des einen Stoffes der jeweils andere am Zugang zum Rezeptor gehindert werden.
- **Partielle Antagonisten:** Substanzen mit einer relativen intrinsischen Aktivität α zwischen 0 und 1 werden als partielle Antagonisten bezeichnet (z.B. Nalbuphin).
- **Analgetische Potenz:** Als Referenzwert für die analgetische Potenz gilt die Wirkung von Morphin, die gleich 1 gesetzt wird. Alle anderen Opioide werden zu diesem Wert in Relation gesetzt.

4

4.3.1.5 Praktische Anwendung von Opioiden

Alfentanil (Rapifen®)

Alfentanil ist ein **zentralwirkendes Opioid,** das hauptsächlich an den Mü-Rezeptor bindet. Es besitzt jedoch nur ein Drittel der Wirkzeit von Fentanyl. Gründe dafür sind:

- die schwache Bindung an die Hirnrezeptoren
- die schnelle Eliminierung durch Biotransformation
- die geringe Speicherung in den Geweben (im Gegensatz zu anderen Analgetika erfolgt keine Gewebeakkumulation)

Über die **analgetische Potenz** gibt es keine exakten Zahlen, es wird jedoch ein Wert **zwischen 20 und 50** angenommen.

Auffällig ist der pK_a-Wert von 6,5, d.h., daß bei einem physiologischen pH-Wert von 7,4 nur 9% des Stoffes ionisiert im Plasma vorliegen, während 91% der Moleküle nichtionisiert sind. Es wird angenommen, daß die nichtionisierte Form schnell ins Gewebe abwandert und dort nicht wirksam ist.

Ebenso wie Fentanyl ist auch Alfentanil nur gering lipophil und besitzt eine starke Plasmaproteinbindung. Diese richtet sich nach der Konzentration des α_1-Glykoproteins. Im Gegensatz zu Fentanyl, bei dem der Anteil des ungebundenen Pharmakons stark pH-abhängig ist, ist die freie Alfentanilfraktion im Plasma umgekehrt proportional zu der Konzentration des α_1-Glykoproteins und fast pH-unabhängig.

Physiologische Effekte

- **Kardiovaskuläres System:** Nach i.v. Applikation kommt es teilweise zu starken Bradykardien mit oder ohne Blutdruckabfall.
- **Respirationssystem:** Wie fast alle Opioide induziert auch Alfentanil eine dosisabhängige zentrale Atemdepression. Im Unterschied zu Fentanyl, das grundsätzlich die Empfindlichkeit des Atemzentrums herabsetzt, erhöht Alfentanil zunächst die Ansprechschwelle gegenüber pCO_2-Anstiegen. Erst nach größeren Dosen nimmt auch hier die Empfindlichkeit des Atemzentrums ab. Es existiert jedoch kein direkter Zusammenhang zwischen Plasmaspiegel und Atemdepression.
- **ZNS:** Alfentanil verändert weder die zerebrale Durchblutung noch den Hirnstoffwechsel oder den intrazerebralen Hirndruck. Alfentanil kann einen hypnotischen Effekt auslösen.

Alfentanil in praktischer Anwendung

Dosierung:
- *Einleitung:* 50 bis 300 µg/kg KG i.v. 500 bis 1000 µg (10 bis 20 µg/kg KG) Einzelgabe bei epiduraler Applikation
- *Unterhaltung:* 10 bis 100 µg/kg KG i.v. (als Supplement bei zusätzlich erforderlicher Anästhesie)
- *Analgesie:* 250 bis 500 µg (5 bis 10 µg/kg KG i.v./i.m.)

Wirkungseintritt/Wirkdauer:
- *Wirkungseintritt:* ca. 1 bis 2 min (nach i.v. Gabe) ca. 5 bis 15 min (nach epiduraler Gabe)
- *Maximaleffekt:* ca. 2 min (nach i.v. Gabe) ca. 30 min (nach epiduraler Gabe)
- *Wirkdauer:* ca. 15 min (nach i.v. Gabe) ca. 1 bis 2 h (nach epiduraler Gabe)

Elimination: Metabolisierung in der Leber. Elimination über die Niere.

Vorteile: Aufgrund der **kurzen Wirkdauer** ist Alfentanil besonders für kurze ambulante Eingriffe geeignet, die eine gute Analgesie erfordern, z.B. Abrasionen, Abszeßspaltungen. Dennoch bedarf es einer ausreichenden Überwachung.

Es kann bei Schädel-Hirn-Trauma bzw. erhöhtem Hirndruck verabreicht werden.

Nachteile: Alfentanil kann unter der **Geburt** eine **Atemdepression** beim **Neugeborenen** auslösen. Antagonisierungs- und Beatmungsmöglichkeiten müssen daher stets vorhanden sein.

Bei epiduraler bzw. spinaler Gabe besteht je nach Dosis die Gefahr einer späten Atemdepression (late respiratory depression). Diese tritt erst 8 bis 14 Stunden nach der Applikation auf, da das Opioid erst nach einiger Zeit die für die Atemdepression verantwortlichen Rezeptoren erreicht.

Kontraindikationen: Sofern die Möglichkeit einer ausreichenden Überwachung **nicht** existiert, ist die Gabe von Alfentanil, auch in geringen Dosen, kontraindiziert. Alfentanil darf bei Patienten mit einer bekannten Porphyrie nicht eingesetzt werden. Relativ: Asthma und Schwangerschaft.

Vorsichtsmaßnahmen:
- In Kombination mit anderen zentraldämpfenden Pharmaka wie Barbituraten, Benzodiazepinen, Neuroleptika oder Eryrhromycin **verstärkt** und **verlängert** sich der **atemdepressorische Effekt,** wahrscheinlich auch aufgrund der zusätzlichen Abnahme der Vigilanz. Inhalationsanästhetika, Sedativa, zusätzliche Analgetika und Antidepressiva **verstärken** die **atem- bzw. kardiodepressorische Wirkung.**

- **Dosisreduzierung** bei älteren und/oder hypovolämischen Patienten sowie bei Patienten mit erniedrigten Serumproteinwerten (vermehrte freie wirksame Substanz).
- Die Konzentration des α_1-Glykoproteins erhöht sich bei Patienten mit chronischen Entzündungen, chronischen Schmerzen oder malignen Erkrankungen. Bei Neugeborenen, während der Schwangerschaft und durch die Einnahme von Kontrazeptiva ist sie dagegen erniedrigt. Auch dies muß bei der Dosierung von Alfentanil berücksichtigt werden.
- Nach i.v. Gabe von Alfentanil kann es zu einer **Thoraxrigidität** kommen, die manchmal noch stärker ausgeprägt ist als nach Fentanyl. Hierbei scheint die Injektionsgeschwindigkeit eine Rolle zu spielen: Je schneller injiziert wird, desto häufiger und stärker ist die Rigidität. Therapie: sofortige Relaxierung.
- Zur Vermeidung einer **Bradykardie** sollte bereits in der Prämedikation unbedingt ein Anticholinergikum eingesetzt werden.

Buprenorphin *(Temgesic®)*

Buprenorphin ist ein Thebainabkömmling, der dem Morphin strukturell ähnelt. Im Gegensatz zu Morphin handelt es sich jedoch um einen partiellen Antagonisten.

Buprenorphin ist ein stark wirksames Analgetikum mit einer **analgetischen Potenz von ca. 20**. Trotz der schnellen Metabolisierung (Halbwertszeit zwei bis drei Stunden) besitzt Buprenorphin eine lange Wirkdauer. Dies erklärt sich durch die hohe Affinität zum Mü-Rezeptor.

Ca. 95% einer Einzeldosis werden an das Plasmaeiweiß gebunden. Nach i.v. Applikation erfolgt eine rasche Umverteilung im Körper, nach ca. drei bis vier Minuten ist nur noch die Hälfte des Spiegels im Plasma meßbar.

Buprenorphin wird ausschließlich zur Analgesie verwendet.

Physiologische Effekte

- **Kardiovaskuläres System:** Es kann initial zu Kreislaufregulationsstörungen mit einem Abfall des Blutdrucks und der Herzfrequenz kommen.
- **Respirationssystem:** Nach i.v. Applikation kommt es zu einer Atemdepression, die primär auf einer verringerten Ansprechbarkeit des Atemzentrums auf CO_2 beruht. Die Steigerung der Dosis bewirkt keine weitere Zunahme der Atemdepression, diese kann jedoch durch die zusätzliche Applikation anderer Pharmaka

verstärkt werden. Die Atemdepression ist nicht von der Höhe des Plasmaspiegels abhängig.
- **ZNS:** Ist frei von psychotomimetischen Nebenwirkungen. Als partieller Antagonist kann es bei Opiatabhängigen (z.B. Patienten, die an einem Methadonprogramm teilnehmen) ein Entzugssyndrom auslösen.

Buprenorphin in praktischer Anwendung
Dosierung:
- *als alleiniges Analgetikum:* 0,3 bis 0,6 mg (6 bis 12 µg/kg KG) alle 6 bis 8 h
- *bei epiduraler Applikation:* 50 bis 60 µg Einzelgabe (Bolus)
- *bei spinaler Verabreichung:* 5 bis 20 µg Einzelgabe (Bolus)

Wirkungseintritt/Wirkdauer:
- *Wirkungseintritt:* ca. 2 min (nach i.v. Gabe), ca. 20 min (nach i.m. Gabe), ca. 30 min (nach sublingualer Gabe)
- *Maximaleffekt:* ca. 20 min (nach i.v. Gabe), ca. 60 bis 90 min (nach i.m. Gabe)
- *Wirkdauer:* ca. 6 h

Zubereitungshinweise: Buprenorphin ist mit NaCl 0,9% oder 5%iger Glukoselösung kompatibel.

Elimination: Nach Metabolisierung in der Leber erfolgt die Elimination hauptsächlich über die Galle und den Stuhl.

Antagonisierung: Die starke Affinität zum Opiatrezeptor stellt evtl. ein Problem in der Therapie der Überdosierung dar. Ist eine Antagonisierung notwendig, sollten primär 0,4 bis 2 mg **Naloxon** i.v. verabreicht werden. Diese Dosierung kann innerhalb weniger Minuten wiederholt werden, bis zu einer Gesamtdosis von 10 bis 20 mg. Wenn der Effekt auch dann noch gering bleibt, kann **Doxapram** (Dopram®; ein Atemanaleptikum) bis zu einer Maximaldosierung von 2 mg/kg KG appliziert werden.

Vorteile: Lange Wirkdauer durch hohe Affinität. Buprenorphin ist auch als **Sublingualtablette** erhältlich. Dies ist ein Vorteil bei Patienten, die Schluckschwierigkeiten haben (z.B. bei Tumoren im HNO-Bereich).

Nachteile: Aufgrund des „ceiling effects" ist ab einer individuell verschiedenen Grenze auch durch zusätzliche Buprenorphingaben keine weitere Schmerzreduktion mehr zu erreichen. Es durchdringt wegen seiner guten Lipidlöslichkeit die Plazentaschranke und kann beim Neugeborenen eine Atemdepression verursachen. Durch die hohe Affinität zum Opiatrezeptor zeigen die

4

üblichen Opiatantagonisten (Naloxon) nicht immer sofort eine Wirkung. Bei **kontinuierlicher Gabe** verursacht Buprenorphin eine ausgeprägte **Obstipation.**

Kontraindikationen: Patienten, die Monoaminooxidase-(MAO-)Hemmer (Antidepressiva) einnehmen.

Vom Hersteller wird ein erhöhter Hirndruck als Kontraindikation angegeben, „da nicht ausgeschlossen ist, daß sich die Symptome verschlechtern".

Relativ: Schwangerschaft, Stillperiode oder eingeschränkte Lungenfunktion.

Vorsichtsmaßnahmen:

■ In Kombination mit anderen zentraldämpfenden Pharmaka wie Barbituraten, Benzodiazepinen, Neuroleptika **verstärkt** und **verlängert** sich der **atemdepressorische Effekt,** wahrscheinlich durch die zusätzliche Abnahme der Vigilanz. Inhalationsanästhetika, Sedativa und weitere zentralwirkende Analgetika **verstärken die atem- bzw. kardiodepressorische Wirkung.**

■ **Dosisreduktion** bei älteren und hypovolämischen Patienten sowie bei Patienten mit erniedrigten Serumproteinwerten (vermehrte freie wirksame Substanz) und Leberfunktionsstörungen.

■ Der Einsatz von Buprenorphin in der **Stillzeit** ist sorgfältig zu überlegen, da die Substanz auch in die Muttermilch übergeht.

■ Die Gefahr einer späten Atemdepression scheint bei Opioiden mit hoher Lipidlöslichkeit im allgemeinen geringer zu sein, doch ist sie grundsätzlich nicht ausgeschlossen. Nimmt die Somnolenz des Patienten Stunden nach Gabe einer epiduralen Dosis zu, sollte man daran denken.

Fentanyl (Fentanyl®)

Fentanyl ist ein **stark zentralwirksames Analgetikum,** das bereits seit mehr als 30 Jahren in der Anästhesie eingesetzt wird. Fentanyl besitzt eine **analgetische Potenz von 75 bis 125.**

Aufgrund der hohen Lipophilie verteilt sich Fentanyl nach i.v. Applikation bereits bei der ersten Passage durch den Organismus zum größten Teil auf die gut durchbluteten Organe wie Lunge, Herz, Leber, Niere und Gehirn. Anschließend erfolgt eine Umverteilung, die zu einem exponentiellen Abfall des Plasmaspiegels führt. Die hohe Lipidlöslichkeit ist zudem verantwortlich für den schnellen Wirkungseintritt nach i.v. Gabe.

Die Proteinbindung liegt bei 84% und ist abhängig von der Serumkonzentration des α_1-Glykoproteins. Die Bindung von Fentanyl an Plasmaproteine ist darüber hinaus pH-abhängig. Bei steigendem pH-Wert (Abnahme der Wasserstoffionenkonzentration) nimmt die Bindung an Plasmaproteine zu, der Anteil des freien Wirkstoffs sinkt.

Physiologische Effekte

Fentanyl blockiert die Schmerzbahnen und unterbricht gleichzeitig die Verbindung zum Kortex, in dem das aktivierende System liegt. Als Folge sinkt die Wachbereitschaft. Dieser hypnotische Effekt ist für viele Opioide charakteristisch.

■ **Kardiovaskuläres System:** An Zellkulturen konnte ein Anstieg des Noradrenalin- bzw. Adrenalinspiegels gemessen werden. Dieser *In-vitro*-Effekt könnte möglicherweise die Erklärung für den **erhöhten Blutdruck** sein, der nach Gabe von Fentanyl/DHB® im Rahmen einer Neuroleptanästhesie zu sehen ist und von vielen Anästhesisten immer noch als eine Schmerzreaktion auf nicht ausreichende Analgetikagabe gedeutet wird. Fentanyl verfügt über keinerlei kardiodepressive Wirkung.

■ **Respirationssystem:** Fentanyl reduziert die Empfindlichkeit des Atemzentrums und führt daher dosisabhängig zu einer zentralen **Atemdepression.** Es existiert jedoch kein direkter Zusammenhang zwischen Plasmaspiegel und Ausmaß der Atemdepression.

Nach Applikation großer Mengen Fentanyl besteht die Gefahr, daß nach dem Ende der Anästhesie eine erneute Atemdepression auftritt. Auslöser ist die Rückdiffusion von Fentanyl aus der Lunge in das Blut.

■ **ZNS:** Beim Schädel-Hirn-Trauma bzw. bei erhöhtem Hirndruck kann Fentanyl verabreicht werden, da es **initial** sogar den **Hirndruck senkt.** Auch die zerebrale Durchblutung und der Hirnstoffwechsel sind nach Gabe von Fentanyl herabgesetzt.

Fentanyl in praktischer Anwendung

Dosierung:

■ *Einleitung:* 5 bis 40 µg/kg KG i.v. (als Supplement bei zusätzlich erforderlicher Anästhesie), 50 bis 150 µg/kg KG i.v. (als alleiniges Analgetikum), 50 bis 100 µg Einzelgabe (bei epiduraler Applikation), 5 bis 20 µg Einzelgabe (bei spinaler Verabreichung)

- *Unterhaltung:* 2 bis 20 μg/kg KG i.v. (als Supplement bei zusätzlicher Anästhesie)

Wirkungseintritt/Wirkdauer:
- *Wirkungseintritt:* ca. 20 bis 30 sec (nach i.v. Gabe), ca. 4 bis 8 min (nach spinaler bzw. epiduraler Gabe), ca. 7 bis 14 h (nach transdermaler Verabreichung)
- *Maximaleffekt:* ca. 3 bis 10 min (nach i.v. Gabe), ca. 15 bis 25 min (nach spinaler bzw. epiduraler Gabe)
- *Wirkdauer:* ca. 30 bis 60 min (nach i.v. Gabe, abhängig von Reizstärke und Dosis), ca. 1 bis 2 h (nach spinaler bzw. epiduraler Gabe), ca. 48 bis 64 h (nach transdermaler Verabreichung)

Elimination: Nach Metabolisierung in der Leber wird der größte Teil über die Niere, ca. 10% über den Stuhl ausgeschieden.

Antagonisierung: Durch **Naloxan.** Fentanyl gibt es auch als transdermales Pflaster (Patch) (Durogesic®) zum Aufkleben im Thoraxbereich. Nach Aufsättigung des unter der Haut liegenden Fettgewebes wird Fentanyl kontinuierlich über ca. 48 Stunden abgegeben. Ist eine Antagonisierung erforderlich, muß berücksichtigt werden, daß Fentanyl noch für acht bis zwölf Stunden aus dem gesättigten Hautdepot abgegeben wird. Es muß daher eine langfristige Antagonisierung erfolgen.

Vorteile: In der Hand des Erfahrenen ist Fentanyl ein sicheres Analgetikum. Die hypnotische, atem- und kreislaufdepressorische Wirkung ist sehr gut einzuschätzen.

Nachteile: Aufgrund seiner hohen Lipidlöslichkeit passiert Fentanyl die Plazentaschranke. Bei Applikation unter der Geburt kann Fentanyl somit eine **Atemdepression** beim **Neugeborenen** auslösen. Antagonisierungs- und Beatmungsmöglichkeiten müssen daher stets vorhanden sein.

Bei **epiduraler** bzw. **spinaler Applikation** besteht die **Gefahr** einer **späten Atemdepression,** d.h. etwa 8 bis 14 Stunden nach der Applikation, da das Opioid erst nach einiger Zeit die für die Atemdepression verantwortlichen Rezeptoren erreicht.

Kontraindikationen: Bei einer nicht ausreichenden Überwachung ist die Gabe von Fentanyl, auch in geringen Dosen, kontraindiziert. Fentanyl darf bei Patienten mit einer Porphyrie nicht eingesetzt werden.

Relativ: Asthma und Schwangerschaft.

Vorsichtsmaßnahmen:
- In Kombination mit anderen zentraldämpfenden Pharmaka wie Barbituraten, Benzodiazepinen oder Neuroleptika verstärkt und verlängert sich der **atemdepressorische Effekt,**

wahrscheinlich auch aufgrund der zusätzlichen Abnahme der Vigilanz.
- Inhalationsanästhetika, Lachgas, Sedativa, Antidepressiva und zusätzliche Analgetika verstärken die **atem- bzw. kardiodepressorische Wirkung** von Fentanyl.
- **Dosisreduktion** bei älteren und hypovolämischen Patienten sowie bei Patienten mit erniedrigten Blutproteinwerten (vermehrte freie wirksame Substanz).
- Die Konzentration des α_1-Glykoproteins erhöht sich bei Patienten mit chronischen Entzündungen, chronischen Schmerzen oder malignen Erkrankungen. Bei Neugeborenen, während der Schwangerschaft und durch die Einnahme von Kontrazeptiva ist sie dagegen erniedrigt. Auch dies muß in der Dosierung von Fentanyl berücksichtigt werden.
- Durch gleichzeitige Gabe eines α_2-Agonisten wie Clonidin (Catapresan®, Kap. 4.6) kann die analgetische Wirkung verlängert werden.
- Nach i.v. Applikation größerer Dosen kommt es manchmal zu einer **Thoraxrigidität,** die es kurzfristig sehr schwer und manchmal sogar unmöglich machen kann, den Patienten mit einer Maske zu ventilieren. Therapie: schnellstens relaxieren.

Morphin (Sevredol®, MSI®, MSR®, MST®, MST®Retard-Granulat, Morphin Merck Injektionslösung®)
Bereits 1805 berichtete der Paderborner Apotheker F. W. Sertürner über eine Substanz, die er aus Opium gewann und in Anlehnung an Morpheus, den griechischen Gott der Träume Morphinium nannte.

Morphin ist ein Alkaloid aus dem Schlafmohn und weist eine ausgeprägte Affinität zum Mü-Rezeptor auf. Es gilt als das **klassische Analgetikum,** an dem alle anderen Analgetika gemessen werden.

M Die **analgetische Potenz** von Morphin wird gleich 1,0 gesetzt. ■

Morphin verteilt sich schnell im Gewebe, schon nach kurzer Zeit sind hohe Konzentrationen in der Leber, der Niere, im Magen-Darm-Trakt und im Muskel zu finden.

Obwohl Morphin die Blut-Hirn-Schranke durchqueren kann, gelangt nur ein kleiner Anteil ins Gehirn. Dies ist auf die niedrige Proteinbindung von 25 bis 35%, die geringe Lipidlöslichkeit, aber auch auf die schnelle Metabolisierung zurückzuführen.

Klassische **Indikationen** sind Schmerzen beim akuten Infarkt und Dyspnoe beim akuten Linksherzversagen mit begleitendem Lungenödem (Morphin erweitert sekundär die Lungengefäße).

Physiologische Effekte

- **Kardiovaskuläres System:** Bei normaler Dosierung sind die kardiovaskulären Veränderungen minimal. Werden jedoch hohe Dosen Morphin (0,5 bis 1,0 mg/kg KG) appliziert, sinkt der Gefäßtonus, der periphere Widerstand nimmt ab, und die Kreislaufsituation wird labil.
- **Respirationssystem:** Bei gesunden Probanden kommt es nach i.v. Applikation zu einer Atemdepression, die in erster Linie auf einer verringerten Ansprechbarkeit des Atemzentrums auf CO_2 beruht. Bei Patienten mit starken Schmerzen verursacht die Morphingabe normalerweise keine Atemdepression, solange der Punkt der Schmerzfreiheit nicht mit zusätzlich sedierend wirkenden Pharmaka überschritten wird (Kap. 5.11). Der Schmerz wirkt aktivierend und somit der Sedierung entgegen. Die antitussive Wirkung beruht auf einer Dämpfung des Hustenzentrums.
- **ZNS:** Morphin hemmt die Erregungsübertragung im nozizeptiven System. Im ZNS zeigt es sowohl erregende als auch dämpfende Wirkungen. Folge der erregenden Wirkung ist u.a. die Miosis, dämpfende Wirkungen führen u.a. zu Atemdepression, Analgesie, sedativem und antitussivem Effekt.
  Normalerweise vermindert Morphin die zerebrale Durchblutung, der Hirndruck sinkt. Bei einem Schädel-Hirn-Trauma kann jedoch der Anstieg des $PaCO_2$ einen Anstieg des intrakraniellen Drucks verursachen.
- **Einflüsse auf andere Organe:** Durch Steigerung des Tonus der glatten Muskulatur kommt es nach Morphinapplikation zu:
  – Kontraktionen der Blasenmuskulatur (Harnverhalt möglich)
  – Kontraktionen der Gallenblasenmuskulatur (Gallenkolik möglich)
  – Konstriktionen im Darmbereich (Obstipation)
  – Konstriktionen am Magenausgang (verzögerte Magenentleerung)

Morphin in praktischer Anwendung

Dosierung:
- *als alleiniges Analgetikum:* 2,5 bis 10 mg i.v. alle 3 bis 5 h, 7,5 bis 30 mg i.m. alle 3 bis 5 h, 30 bis 60 mg alle 8 bis 10 h als Retard-Tbl. (MST®)
- *epidurale Applikation:* (plus Lokalanästhetika) 2 bis 5 mg Einzelgabe (Bolus)

M Aufgrund des **First-pass-Effekts** in der Leber sind nach oraler Gabe nur rund 40% der verabreichten Dosis verfügbar. Die orale Dosierung sollte daher in der klinischen Anwendung mindestens das Doppelte der parenteralen Dosierung betragen. ∎

Wirkungseintritt/Wirkdauer:
- *Wirkungseintritt:* ca. 2 bis 4 min (nach i.v. Gabe), ca. 10 bis 20 min (nach i.m. Gabe), ca. 15 bis 45 min (nach spinaler bzw. epiduraler Gabe), ca. 45 min (nach oraler Gabe)
- *Maximaleffekt:* ca. 15 bis 20 min (nach i.v. Gabe), ca. 45 min (nach i.m. Gabe)
- *Wirkdauer:* ca. 4 h
- *Elimination:* Nach Metabolisierung in der Leber erfolgt die Elimination hauptsächlich über den Urin (ca. 80%). Nur 10% werden über die Galle ausgeschieden.

Vorteile: Lange Anwendungsdauer seit seiner Einführung in die Schmerztherapie. Somit sind Nachteile, Kontraindikationen und Dosierungen genau bekannt. Zudem ist Morphin in allen Applikationsformen (i.v., i.m., s.c., p.o. Tropfen und Tabletten, epidural, spinal, als Suppositorien und als Lsg.) verfügbar. Die Tabletten liegen auch als Retard-Form vor (MST®).

Nachteile: Morphin kann eine Histaminfreisetzung mit **anaphylaktoiden Reaktionen** verursachen. Bei epiduraler bzw. spinaler Applikation besteht die Gefahr einer späten Atemdepression. Diese tritt erst 8 bis 14 Stunden nach der Applikation auf, da das Opioid erst nach einiger Zeit die für die Atemdepression verantwortlichen Rezeptoren erreicht. Bei Dauermedikation verursacht Morphin eine **Obstipation.** Ist eine lange Behandlungsdauer abzusehen, müssen bereits zu Beginn prophylaktisch Laxanzien eingesetzt werden (Kap. 5.11).

Kontraindikationen: Bei Patienten mit Störungen der Atemfunktion, erhöhtem Hirndruck, Gallenwegserkrankungen und einer Prostatahypertrophie mit Blasenentleerungsstörung. Relativ: Schwangerschaft und Stillperiode, da Morphin die Plazenta passiert und auch in der Muttermilch nachweisbar ist.

Vorsichtsmaßnahmen:
- In Kombination mit anderen zentraldämpfenden Pharmaka wie Barbituraten, Benzodiazepinen oder Neuroleptika **verstärkt** und **ver-**

längert sich der **atemdepressorische Effekt,** wahrscheinlich auch aufgrund der zusätzlichen Abnahme der Vigilanz. Inhalationsanästhetika, Alkohol, Sedativa und zusätzliche zentralwirkende Analgetika **verstärken die atem- bzw. kardiodepressorische Wirkung** von Morphin.

- **Dosisreduktion** bei älteren oder hypovolämischen Patienten und bei Leber- und Nierenfunktionsstörungen (sonst Wirkungsverstärkung und -verlängerung).

Pentazocin (Fortral®)

Pentazocin ist ein **zentralwirkendes Opioid** (Derivat des Benzomorphans), das ausschließlich als Analgetikum Verwendung findet. Es besitzt sowohl agonistische, aber auch schwach antagonistische Eigenschaften **(nalorphinähnlicher Agonist-Antagonist).** Am Kappa- und Delta-Rezeptor wirkt Pentazocin agonistisch. Am Mü-Rezeptor wirkt es als schwacher Antagonist. Die **analgetische Potenz** liegt bei **ca. 0,5.**

Physiologische Effekte

- **Kardiovaskuläres System:** Nach höheren Dosen steigen Blutdruck, Pulsfrequenz und pulmonalarterieller Druck.
- **Respirationssystem:** Nach i.v. Applikation besteht die Gefahr einer Atemdepression. Diese ist jedoch nicht von der Höhe des Plasmaspiegels abhängig.
- **ZNS:** Pentazocin führt häufig zu psychotomimetischen Nebenwirkungen wie Angst oder Unruhe. Diese sind nicht dosisabhängig und können bereits nach einer Dosis von 10 mg auftreten (entstehen durch eine Interaktion mit dem Sigma-Rezeptor).
- **Einflüsse auf andere Organe:** Pentazocin verursacht oft Übelkeit und Erbrechen.

Pentazocin in praktischer Anwendung

Dosierung:
- *als alleiniges Analgetikum:* 15 bis 30 mg i.v./i.m. alle 2 bis 4 h

Wirkungseintritt/Wirkdauer:
- *Wirkungseintritt:* ca. 2 bis 4 min (nach i.v. Gabe), ca. 20 bis 30 min (nach i.m. Gabe)
- *Maximaleffekt:* ca. 15 min (nach i.v. Gabe), ca. 1 h (nach i.m. Gabe)
- *Wirkdauer:* ca. 2 bis 3 h

Elimination: Metabolisierung in der Leber. Elimination über die Niere.

Vorteile: Bisher sind keine Histaminausschüttungen nach Pentazocin bekannt.

Nachteile: Pentazocin ist **nicht** zur Schmerztherapie **nach** einem **akuten Infarkt** geeignet, da es den pulmonalarteriellen Druck steigert. Pentazocin durchdringt die Plazentaschranke und kann beim **Neugeborenen** eine **Atemdepression** auslösen.

Kontraindikationen: Patienten mit erhöhtem intrakraniellem Druck. Auch Opiatabhängigkeit gilt als Kontraindikation, da es aufgrund der partiell antagonistischen Wirkung von Pentazocin zu Entzugserscheinungen kommen kann.

Als relative Kontraindikationen gelten Schwangerschaft und Stillperiode, da die Substanz auch in der Muttermilch nachweisbar ist.

Vorsichtsmaßnahmen: Siehe Morphin.

Pethidin (Dolantin®)

Pethidin ist ein **zentralwirkendes Opioid,** welches sich hauptsächlich an den Mü-Rezeptor bindet. Es findet ausschließlich Verwendung als Analgetikum, seine **analgetische Potenz** liegt bei **ca. 0,4 bis 0,5.**

Die Bindung an Plasmaeiweiß ist extrem variabel und liegt zwischen 35 und 73%.

Eines der Abbauprodukte (Norpethidin) ist ebenfalls analgetisch wirksam. Da Norpethidin eine relativ lange Halbwertszeit besitzt, kann es bei wiederholter Pethidingabe akkumulieren und somit zu Nebenwirkungen führen.

Physiologische Effekte

- **Kardiovaskuläres System:** Meist tritt eine leichte Bradykardie auf. Es kann auch zu einem Anstieg der Herzfrequenz und/oder zu einem Blutdruckabfall kommen.
- **Respirationssystem:** Nach i.v. Applikation besteht die Gefahr einer **Atemdepression.** Unabhängig von der analgetischen Potenz wird dabei die Empfindlichkeit des Atemzentrums herabgesetzt. Die Atemdepression ist nicht von der Höhe des Plasmaspiegels abhängig.
- **ZNS:** Bei erhöhtem intrakraniellem Druck kann der durch die Atemdepression bedingte Anstieg des $PaCO_2$ einen weiteren Druckanstieg verursachen.

Pethidin in praktischer Anwendung

Dosierung:
- *als alleiniges Analgetikum:* 0,5 bis 1,0 mg/kg KG i.v. alle 2 bis 4 h, 50 mg i.m. alle 2 bis 3 h

Wirkungseintritt/Wirkdauer:
- *Wirkungseintritt:* ca. 1 bis 2 min (nach i.v. Gabe), ca. 15 min (nach i.m. Gabe)

4

- *Maximaleffekt:* ca. 15 min (nach i.v. Gabe), ca. 60 min (nach i.m. Gabe)
- *Wirkdauer:* ca. 2 bis 3 h

Elimination: Nach Metabolisierung in der Leber erfolgt die Elimination über die Niere, wobei die Urinausscheidung pH-abhängig ist. Bei fallendem pH-Wert wird mehr unveränderte Substanz ausgeschieden.

Vorteile: Da Pethidin bereits seit langer Zeit medizinisch angewendet wird, sind alle Vor- und Nachteile bestens bekannt.

Nachteile: Pethidin kann ungehindert die Plazentaschranke passieren und beim **Föten** eine **leichte Atemdepression** auslösen.

Kontraindikationen: Absolut: Patienten, die Monoaminooxidase-(MAO-)Hemmer einnehmen (es kann zu Schock, Atemdepression und zum Koma kommen), und stillende Patientinnen. Relativ: Schwangerschaft, bestehende eingeschränkte Lungenfunktion und erhöhter Hirndruck.

Vorsichtsmaßnahmen: Siehe Morphin.

Piritramid *(Dipidolor®)*

Piritramid ist ein **zentralwirkendes Opioid,** welches sich fast ausschließlich an den Mü-Rezeptor bindet. Es findet einzig Verwendung als Analgetikum. Die **analgetische Potenz** ist der von Morphin vergleichbar und **liegt somit bei 1.**

Physiologische Effekte

- **Kardiovaskuläres System:** Unter Piritramid bleiben die **Kreislaufverhältnisse stabil.**
- **Respirationssystem:** Nach i.v. Applikation besteht die Gefahr einer **Atemdepression.** Unabhängig von der analgetischen Potenz wird dabei die Empfindlichkeit des Atemzentrums herabgesetzt. Die Atemdepression ist nicht von der Höhe des Plasmaspiegels abhängig.
- **ZNS:** Der sedierende Effekt ist ausgeprägter als der von Morphin.

Piritramid in praktischer Anwendung

Dosierung:
- *als alleiniges Analgetikum:* 7,5 bis 15 mg i.v. alle 2 bis 5 h, 15 bis 30 mg i.m. alle 4 bis 6 h

Wirkungseintritt/Wirkdauer:
- *Wirkungseintritt:* ca. 1 bis 2 min (nach i.v. Gabe), ca. 10 bis 20 min (nach i.m. Gabe)
- *Maximaleffekt:* ca. 30 min (nach i.v. Gabe), ca. 60 min (nach i.m. Gabe)
- *Wirkdauer:* ca. 4 h

Elimination: Metabolisierung in der Leber. Elimination über die Niere.

Vorteile. Da die kardiovaskulären Verhältnisse unter Piritramid stabil sind, ist es auch für Patienten mit kardiovaskulären Problemen geeignet. Daher ist die postoperative Gabe im Aufwachraum eines der wichtigsten Einsatzgebiete von Dipidolor®, obwohl es auch immer häufiger im PCA-Gerät (Kap. 5.11) angewendet wird.

Histaminfreisetzungen sind nicht bekannt.

Nachteile. Piritramid kann die Plazentaschranke passieren und beim **Neugeborenen** eine **Atemdepression** auslösen. Bei Applikation unter der Geburt ist es in der Lage, die Uteruskontraktion zu hemmen.

Kontraindikationen: Relativ: bei erhöhtem Hirndruck, Störungen des Atemzentrums und der Atemfunktion oder bei hypovolämischer Hypotension.

Patienten, die Monoaminooxidase-(MAO-)Hemmer einnehmen, sollten diese mindestens zehn Tage vorher absetzen, da Nebenwirkungen, wie sie bei Kombination von MAO-Hemmern und Pethidin auftreten, nicht auszuschließen sind.

Vorsichtsmaßnahmen: Siehe Morphin.
- Piritramid wird wahrscheinlich auch mit der **Muttermilch** ausgeschieden. Eine einmalige Gabe ist beim Stillen zu vernachlässigen, bei mehrfacher Anwendung sollte jedoch nicht gestillt werden.

Remifentanil *(Ultiva®)*

Remifentanil ist ein neues **zentralwirkendes Opioid** und besitzt aufgrund seiner kurzen Halbwertszeit nur eine **extrem kurze Wirkdauer.** Da Remifentanil kontinuierlich im Blut und im Gewebe metabolisiert wird, wird es nicht im Gewebe gespeichert. Die Metabolisierung ist unabhängig von Leber- und Nierenfunktion. Die Proteinbindung von Remifentanil liegt bei etwa 70%.

Physiologische Effekte

- **Kardiovaskuläres System:** Remifentanil verursacht durch Abfall des systolischen Blutdrucks dosis- und geschwindigkeitsabhängige Hypotonien und Bradykardien. Diese sind jedoch nicht auf eine Histaminfreisetzung zurückzuführen. Eine Reduktion der Infusionsrate bewirkt meist eine Normalisierung. Ein Teil dieser Nebenwirkungen kann durch die Vorgabe von Glykopyrrolat deutlich gemindert werden.
- **Respirationssystem:** Es induziert eine dosisabhängige zentrale Atemdepression.

■ **ZNS:** Es führt zu einer Blockierung der Schmerzbahnen und gleichzeitig zu einer Unterbrechung der Verbindung zum Kortex, in dem das aktivierende System liegt. Dies vermindert die Wachbereitschaft. Dieser hypnotische Effekt ist bei allen Fentanylanaloga sichtbar und zeichnet die meisten der zentralwirkenden Opioide aus.

Remifentanil in praktischer Anwendung
Dosierung:
■ *Einleitung:* 1 µg/kg KG i.v. (langsame Bolusinjektion), anschließend Infusion mit 0,5 bis 1 µg/kg KG/min
■ *Unterhaltung:* zwischen 0,025 und 2 µg/kg KG/min i.v. (je nachdem, welche anderen Pharmaka zur Aufrechterhaltung der Narkose verwendet werden)
■ *postoperative Analgesie:* Beginn mit 0,1 µg/kg KG/min i.v., Dosis nach Bedarf im Abstand von 5 min um 0,025 µg/kg KG/min erhöhen, bis Schmerzfreiheit erreicht ist
Wirkungseintritt/Wirkdauer:
■ *Wirkungseintritt:* innerhalb 1 min
■ *Maximaleffekt:* nach ca. 1,5 min
■ *Wirkdauer:* ca. 5 bis 7 min (nach Einzelgabe bzw. Abstellen der Infusion)
Zubereitungshinweise: Remifentanil liegt als lyophilisiertes Pulver vor, das aufgelöst werden muß. Es ist nur zur i.v. Injektion zugelassen und darf nicht epidural oder spinal injiziert werden, da es Glycon enthält.
Remifentanil sollte nicht mit anderen Pharmaka wie z.B. Propofol gemischt werden.
Elimination: Remifentanil wird außerhalb der Leber mittels unspezifischer Esterasen metabolisiert und anschließend innerhalb weniger Stunden fast vollständig über die Niere ausgeschieden.
Vorteile: Die extrem kurze Halbwertszeit garantiert, daß postoperativ nach Beendigung der Remifentanilinfusion keine Atemdepression zu befürchten ist.
Weder bei eingeschränkter Nieren- noch bei eingeschränkter Leberfunktion ist eine Dosisreduktion notwendig.
Nachteile: Da der Plasmaspiegel schnell absinkt, muß die postoperative Analgesie bereits mit dem Abdrehen der Remifentanilinfusion einsetzen. Der Patient wacht sonst mit Schmerzen auf.
Remifentanil ist plazentagängig. Bei Applikation unter der Geburt ist daher eine **Atemdepression** beim **Föten** möglich. Antagonisierungs- und Beatmungsmöglichkeiten müssen stets vorhanden sein.

Kontraindikationen: Sofern die Möglichkeit einer ausreichenden Überwachung nicht existiert, ist die Gabe von Remifentanil – auch in geringen Dosen – kontraindiziert. Bisher liegen noch keine ausreichenden Studien zur Anwendung von Remifentanil bei **Schwangeren** vor. Während der Schwangerschaft sollte es daher nur bei absoluter Notwendigkeit verabreicht werden. Es ist bisher auch nicht bekannt, ob die Substanz in die Muttermilch übergeht. Aufgrund der Erfahrung mit anderen Fentanylanaloga sollte daher während der Applikation nicht gestillt werden.
Vorsichtsmaßnahmen:
■ In Kombination mit anderen zentraldämpfenden Pharmaka wie Barbituraten, Benzodiazepinen oder Neuroleptika **verstärkt** und **verlängert** Remifentanil den **atemdepressorischen Effekt,** wahrscheinlich auch die zusätzliche Abnahme der Vigilanz. Inhalationsanästhetika, Propofol und zusätzliche mü-wirksame Analgetika verstärken die **atem- bzw. kardiodepressorische Wirkung.**
■ **Dosisreduktion** bei älteren und/oder hypovolämischen Patienten (sonst Wirkungsverstärkung bzw. -verlängerung). Bei älteren Patienten muß auch die **Einleitungsdosis** um ca. 50% reduziert werden, da die Empfindlichkeit gegenüber Remifentanil erhöht ist. Kinder zwischen zwei und zwölf Jahren erhalten eine vergleichbare Dosierung wie Erwachsene, für Kinder unter zwei Jahren liegen bisher noch keine ausreichenden Daten vor.
■ Nach i.v. Applikation größerer Dosen kommt es manchmal zu einer **Thoraxrigidität,** die es kurzfristig sehr schwer oder sogar unmöglich machen kann, den Patienten mit einer Maske zu ventilieren. Meistens kann die Muskelrigidität durch eine langsame Injektion über einen Zeitraum von 30 Sekunden verhindert werden. Falls eine ausreichende Beatmung nicht möglich ist, muß schnellstens relaxiert werden.

Sufentanil (Sufenta®)
Sufentanil ist ein **Fentanylanalogon,** das hochselektiv am Mu-Rezeptor wirkt. Die **analgetische Potenz** von Sufentanil ist ca. fünf- bis siebenmal so hoch wie die von Fentanyl und liegt in Tierversuchen bei **600 bis 4000.** Sufentanil ist eine sehr lipophile Substanz, die sich nach i.v. Applikation schnell im Gehirn und anderen gutdurchbluteten Organen anreichert. Die Proteinbindung ist noch höher als bei Fentanyl und liegt bei

92%, ist jedoch pH-abhängig. Eine Zunahme der Wasserstoffionenkonzentration führt zu einer Abnahme der Proteinbindung, der Anteil des freien Wirkstoffs nimmt somit zu.

Physiologische Effekte

- **Kardiovaskuläres System:** Die allgemeinen **kardiovaskulären Nebenwirkungen** sind **gering,** was auf eine gute hämodynamische Stabilität schließen läßt. Selbst hohe Dosen von 0,5 mg/kg KG (übliche Dosierung in der Anästhesie je nach Eingriff 2 bis 30 mg/kg KG) verursachen hauptsächlich eine Bradykardie, der mittlere arterielle Blutdruck (MAP) fällt nur mäßig. Ein kurzfristiger Abfall des Herzindex wird durch eine Steigerung des peripheren Widerstands kompensiert, das Schlagvolumen steigt.
- **Respirationssystem:** Führt dosisabhängig zu einer Atemdepression. Spontanatmende Patienten verspüren jedoch auch hier keine Atemnot, da der CO_2-Regulationsmechanismus (Anstieg des $PaCO_2$ steigert den Atemantrieb) nicht mehr funktioniert. Er ist völlig verstellt.
- **ZNS:** Weder bei der Durchblutung noch beim Hirnmetabolismus sind signifikante Veränderungen nachweisbar. Der Sauerstoffbedarf des Gehirns sinkt, daher **kann** Sufentanil auch **bei erhöhtem intrazerebralem Druck eingesetzt werden.**

Sufentanil in praktischer Anwendung

Dosierung:
- *Einleitung:* 1 bis 8 µg/kg KG i.v., 10 bis 50 µg Einzelgabe (0,2 bis 0,7 µg/kg KG) bei epiduraler Applikation, 10 bis 50 µg Einzelgabe (0,2 bis 0,7 µg/kg KG) bei spinaler Verabreichung
- *Unterhaltung:* 20 bis 50 µg i.v. (als Supplement bei zusätzlicher Anästhesie)
- *Analgesie:* 10 bis 30 µg (0,2 bis 0,6 µg/kg KG) i.v./i.m.

Wirkungseintritt/Wirkdauer:
- *Wirkungseintritt:* ca. 1 bis 3 min (nach i.v. Gabe), ca. 3 bis 8 min (nach spinaler bzw. epiduraler Gabe)
- *Maximaleffekt:* ca. 3 bis 5 min (nach i.v. Gabe), ca. 15 bis 25 min (nach spinaler bzw. epiduraler Gabe)
- *Wirkdauer:* ca. 20 bis 45 min (nach i.v. Gabe), ca. 2 bis 4 h (nach spinaler bzw. epiduraler Gabe)

Elimination: Rasche Metabolisierung in der Leber. Elimination sowohl über die Niere als auch über den Stuhl.

Vorteile: Unter Sufentanil sind keine Histaminausschüttungen meßbar.

Nachteile: Aufgrund seiner hohen Lipidlöslichkeit ist Sufentanil plazentagängig. Bei Applikation unter der Geburt ist daher eine **Atemdepression** beim **Neugeborenen** möglich. Antagonisierungs- und Beatmungsmöglichkeiten bereithalten!

Bei **epiduraler bzw. spinaler Applikation** besteht je nach Dosis die **Gefahr** einer s**päten Atemdepression,** etwa 8 bis 14 Stunden nach der Applikation, da das Opioid erst nach einiger Zeit die für die Atemdepression verantwortlichen Rezeptoren erreicht.

Kontraindikationen: Sofern die Möglichkeit einer ausreichenden Überwachung **nicht** existiert, ist die Gabe von Sufentanil – auch in geringen Dosen – kontraindiziert. Sufentanil darf bei Patienten mit einer bekannten Porphyrie nicht eingesetzt werden. Relativ: Asthma und Schwangerschaft.

Vorsichtsmaßnahmen:
- Ähnlich wie bei Fentanyl **verstärkt** sich die **atem- bzw. kardiodepressorische Wirkung** von Sufentanil in Kombination mit Inhalationsanästhetika, Lachgas, Sedativa, Antidepressiva und zusätzlichen Analgetika.
- **Dosisreduktion** bei älteren und hypovolämischen Patienten.
- Die analgetische Wirkung kann durch einen α_2-Agonisten wie Clonidin (Catapresan®, Kap. 4.6) verlängert werden.
- Nach i.v. Applikation größerer Dosen kommt es manchmal zu einer **Thoraxrigidität.** Therapie: schnellstens relaxieren.

Tilidin (Valoron® N, Findol®)

In zahlreichen Publikationen herrscht bis heute Unklarheit über die Einordnung von Tilidin. Meist wird es jedoch als **Agonist** beschrieben. Früher wurde Tilidin häufig in der Drogenszene mißbraucht. Um dies zu verhindern, wurde der Antagonist Naloxon (8%) zugesetzt. Tilidin ist daher nicht mehr betäubungsmittelpflichtig.

Physiologische Effekte

- **Kardiovaskuläres System:** Bei normaler Dosierung sind die kardiovaskulären Nebenwirkungen zu vernachlässigen. Bei einigen Patienten kommt es vorübergehend zu einer Hypotonie.
- **Respirationssystem:** Nach i.v. Applikation besteht die Gefahr einer **Atemdepression.** Unabhängig von der analgetischen Potenz wird da-

bei die Empfindlichkeit des Atemzentrums herabgesetzt. Die Atemdepression ist nicht von der Höhe des Plasmaspiegels abhängig.

Tilidin in praktischer Anwendung
Dosierung:
- *als alleiniges Analgetikum:* 50 bis 100 mg per os
  Eine Tagesdosis von insgesamt 400 mg sollte nicht überschritten werden.

Wirkungseintritt/Wirkdauer:
- *Wirkungseintritt:* ca. 10 bis 20 min
- *Maximaleffekt:* ca. 45 min
- *Wirkdauer:* ca. 3 bis 5 h

Elimination: Metabolisierung in der Leber. Elimination über die Niere.

Vorteile: Bei längerer Einnahme ist die Obstipation deutlich geringer als bei Morphin.

Nachteile: Tilidin steht nur als Kapseln bzw. als Tropfen zur Verfügung, nicht aber als parenteral verabreichbare Form.

Kontraindikationen: Strenge Indikationsstellung während der Schwangerschaft. Da Tilidin auch in der Muttermilch nachweisbar ist, sollte bei länger dauerndem Gebrauch nicht gestillt werden.

Vorsichtsmaßnahmen:
- In Kombination mit anderen zentraldämpfenden Pharmaka wie Barbituraten, Benzodiazepinen oder Neuroleptika **verstärkt** und **verlängert** sich der **atemdepressorische Effekt,** evtl. auch durch die zusätzliche Abnahme der Vigilanz. Inhalationsanästhetika, Alkohol und weitere zentralwirkende Analgetika **verstärken** die **atem- bzw. kardiodepressorische Wirkung.**
- **Dosisreduktion** bei Niereninsuffizienz, da über 90% der Dosis über die Nieren ausgeschieden werden.
- Bedingt durch die Naloxonbeigabe können größere Dosen Tilidin bei Opiatabhängigen **Entzugserscheinungen** auslösen.

Tramadol (z.B. Tramundin® Trpf., Kps., Tabl. etc., Tramal®)
Während man zunächst von einer rein peripheren Wirkung ausging, ist heute bekannt, daß Tramadol seine Wirkung auch über zentralnervöse Opiatrezeptoren entfaltet. Seine **analgetische Potenz** liegt bei **rund 0,3 bis 0,4.** Es findet ausschließlich Verwendung als **Analgetikum,** das in seiner Wirkung durch einen „ceiling effect" begrenzt ist. Eine Erhöhung der Tagesdosis über 800 bis 1 000 mg bringt daher keine weitere Steigerung der Analgesie.

Die Bindung an Plasmaeiweiß ist gering und liegt bei 20%. Da Tramadol nur zu einem geringen Anteil über die Leber metabolisiert wird (ca. 20%), ist die Bioverfügbarkeit nach oraler Einnahme sehr gut.

Physiologische Effekte
- **Kardiovaskuläres System:** Tramadol ist **kreislaufneutral.** Auch größere Dosen verursachen normalerweise keine kardiovaskulären Veränderungen.
- **Respirationssystem:** Auch nach hohen Tagesdosen von 800 mg sind **nur in vereinzelten Fällen Minderungen der Atmung** beschrieben (klinisch nicht signifikant). Bei singulärer Gabe kann man daher davon ausgehen, daß es nicht zu einer signifikanten Atemdepression kommt.
- **Einflüsse auf andere Organe:** Wirkt deutlich weniger obstipationsauslösend als andere zentralwirkende Opioide. Bei manchen Patienten ist die Inzidenz von Nausea und Emesis sehr hoch (z.T. bis zu 30%).

Tramadol in praktischer Anwendung
Dosierung:
- *als alleiniges Analgetikum:* 100 bis 200 mg i.v./i.m. alle 2 bis 4 h
  Hierbei ist zu berücksichtigen, daß die Anfangsdosis nicht unter 100 mg liegen sollte, da sonst kein ausreichend wirksamer Blutspiegel erreicht wird.

Wirkungseintritt/Wirkdauer:
- *Wirkungseintritt:* ca. 5 min (nach i.v. Gabe), ca. 15 bis 30 min (nach i.m. Gabe)
- *Maximaleffekt:* ca. 30 min (nach i.v. Gabe), ca. 1 h (nach oraler Gabe)
- *Wirkdauer:* ca. 1 bis 3 h

Elimination: Langsame Metabolisierung in der Leber. Elimination über die Niere.

Vorteile: Nebenwirkungen wie nach Morphin (Harnverhalt u.a.) treten unter Tramadol nicht auf. Auch größere Dosen verursachen **normalerweise keinerlei kardiovaskuläre Veränderungen.**

Alle Applikationsformen wie Tropfen, Ampullen, Tabletten und Suppositorien.

Nachteile: Tramadol ist plazentagängig. Bei **chronischer Anwendung vor der Geburt** kann es beim **Neugeborenen** möglicherweise ein **Entzugssyndrom** auslösen.

Kontraindikationen: Relativ: Störungen des Atemzentrums/der Atemfunktion, erhöhter Hirndruck in der Schwangerschaft.

Patienten, die Monoaminooxidase-(MAO-)-Hemmer einnehmen, sollten diese mindestens zehn Tage vorher absetzen. Nebenwirkungen, wie sie bei Kombination von MAO-Hemmern und Pethidin auftreten können, sind nicht auszuschließen.

Vorsichtsmaßnahmen:

- **Wirkungsverstärkung** durch die Kombination mit anderen zentraldämpfenden Pharmaka wie Barbituraten, Benzodiazepinen oder Neuroleptika, evtl. führt dies zu einer beginnenden **Atemdepression,** wahrscheinlich auch aufgrund der zusätzlichen Abnahme der Vigilanz. Inhalationsanästhetika, Alkohol und weitere zentralwirkende Analgetika **verstärken** die **atem- bzw. kardiodepressorische Wirkung.**
- **Dosisreduktion** bei Leber- und Nierenfunktionsstörungen (sonst Wirkungsverlängerung).

4.3.1.6 Antagonisten der Opiate

Eine Antagonisierung der Opiatwirkung kann durch Naloxon (Narcanti®), aber auch durch Nalbuphin (Nubain®) erfolgen.

***Naloxon** (Narcanti®)*

Naloxon **hebt** dosisabhängig nicht nur die **atemdepressorische,** sondern auch die **analgetische Wirkung auf.** Durch den plötzlich einsetzenden Schmerzreiz kann es zu überschießenden Kreislaufreaktionen kommen. Dieser Effekt kann nur durch sorgfältige und **langsame Titration** verhindert werden. Hierzu wird die Substanz 1:10 mit NaCl 0,9% verdünnt und bis zum Einsetzen der gewünschten Wirkung (Spontanatmung) milliliterweise verabreicht.

Naloxon verfügt über eine relativ **kurze Halbwerts- und Halbwirkzeit.** Diese beträgt ca. 20 Minuten und ist somit bedeutend kürzer als die atemdepressorische Wirkung zentralwirksamer Opioide. Lang wirksame Formen von hochpotenten Opioiden, z.B. transdermal verabreichtes Fentanyl, müssen daher auch **langfristig,** d.h. über ca. 10 bis 15 Stunden, antagonisiert werden (Infusion).

***Nalbuphin** (Nubain®)*

Nubain® gehört in die Klasse der Opioide vom **Agonist-Antagonist-Typ.** Es ist kein reiner Antagonist, sondern verfügt über antagonistische und agonistische Wirkungen. Am Mü-Rezeptor wirkt es antagonistisch, hat aber selbst eine analgetische Wirkung, da es am Kappa-Rezeptor als reiner Agonist wirkt. Nubain® kann daher als reines

Analgetikum oder als Antagonist eingesetzt werden. Die **analgetische Potenz** liegt bei **ca. 0,75.**

Nubain® besitzt etwa 40% der antagonistischen Wirkung von Naloxon. Die Plasmaeiweißbindung liegt bei 50%.

Ähnlich dem Buprenorphin zeigt Nubain® sowohl bei der analgetischen als auch bei der atemdepressorischen Wirkung einen „ceiling effect". Ab einer bestimmten Sättigungsgrenze verstärkt somit auch eine weitere Erhöhung der Dosis weder die Wirkungen noch die Nebenwirkungen.

Nubain® wird hauptsächlich zur Antagonisierung einer klassischen Neuroleptanästhesie mit DHB® und Fentanyl verwendet, da DHB® selbst keine atemdepressorische Wirkung entfaltet.

M Unter Fentanyl und Inhalationsanästhetika sollte Nubain® dagegen **nicht** als Antagonist **eingesetzt werden.** Zwar wird die atemdepressorische Wirkung von Fentanyl aufgehoben, die atemdepressorische Nachwirkung (Sedierung) des Inhalationsanästhetikums und die eigene, wenn auch geringe intrinsische Aktivität von Nubain® verstärken sich jedoch möglicherweise gegenseitig. Bei ungenügender Überwachung könnte es so schnell zu einer Atemdepression kommen. ■

Physiologische Effekte

- **Kardiovaskuläres System:** Selbst hohe Dosen haben keine negative Auswirkung auf das kardiovaskuläre System.
- **Respirationssystem:** Die i.v. Applikation von Nubain® verursacht eine nur **geringe Atemdepression,** die maximal zu einer Abnahme des Atemminutenvolumens von 20% führt. Eine Dosissteigerung über 30 mg bewirkt keine weitere Zunahme der Atemdepression, diese kann nur durch Hinzugabe anderer Pharmaka verstärkt werden. Die Atemdepression ist nicht von der Höhe des Plasmaspiegels abhängig.
- **ZNS:** Im Vergleich zu anderen Opioiden führt es zu einer ausgeprägten Sedierung.

Nalbuphin in praktischer Anwendung

Dosierung

- *als alleiniges Analgetikum:* ca. 0,2 bis 0,4 mg/kg KG i.v./i.m. alle 3 bis 4 h

M Eine Tagesdosis von 2,0 mg/kg KG sollte nach Angaben des Herstellers nicht überschritten werden. ■

Wirkungseintritt/Wirkdauer:

- *Wirkungseintritt:* Analgesie: ca. 2 min (nach i.v. Gabe), ca. 15 min (nach i.m. Gabe), antagonistischer Effekt: < 1 min

- *Maximaleffekt:* Analgesie: ca. 10 min (nach i.v. Gabe)
- *Wirkdauer:* Analgesie: ca. 24 h, antagonistischer Effekt: ca. 2 h

Elimination: Nach Metabolisierung in der Leber erfolgt die hauptsächliche (ca. 70%) Elimination über die Niere, weitere 15% werden über den Stuhl ausgeschieden.

Vorteile: Gut wirkender Antagonist nach klassischer Neuroleptanästhesie (DHB® und Fentanyl bzw. Sufentanil). Die Mü-antagonistische Wirkung setzt sofort ein (innerhalb einer Kreislaufzeit) und hält wesentlich länger an als die von Naloxon (Halbwertszeit: Nalbuphin 2,66 h, Naloxon 1,06 h). Ein Rebound-Effekt ist durch die lange Wirksamkeit nicht zu erwarten.

Nachteile: Nubain® blockiert die Opiatrezeptoren deutlich länger als Naloxon. Eine zusätzliche Analgesie kann mit keinem derjenigen Opioide erreicht werden, deren Wirkung über eine agonistische Mü-Rezeptor-Affinität ausgelöst wird.

Nubain® passiert die Plazentaschranke. Bei Applikation unter der Geburt ist eine **Atemdepression** beim **Neugeborenen** möglich. Antagonisierungs- und Beatmungsmöglichkeiten bereithalten!

Kontraindikationen: Patienten mit erhöhtem Hirndruck.

Vorsichtsmaßnahmen:

- In Kombination mit anderen zentraldämpfenden Pharmaka wie Barbituraten, Benzodiazepinen oder Neuroleptika **verstärkt** und **verlängert** sich der **atemdepressorische Effekt,** wahrscheinlich auch aufgrund der zusätzlichen Abnahme der Vigilanz.
- **Dosisreduktion** bei eingeschränkter Lunfunktion, bei älteren und hypovolämischen Patienten.
- Ca. 90% der Patienten bleiben trotz zuerst einsetzender antagonistischer Wirkung schmerzfrei. Auch bei den übrigen 10% wird die Atemdepression antagonisiert, aus bislang ungeklärter Ursache wird bei dieser Gruppe jedoch gleichzeitig die **Analgesie aufgehoben.** Da Nubain® eine Halbwirkzeit von ca. 2,5 Stunden besitzt, ergibt sich das Problem, für diese Zeit ein Ersatzanalgetikum zu finden. Der Opiatrezeptor ist durch Nubain® so blockiert, daß zentralwirksame Analgetika wie Morphin, Piritramid (Dipidolor®) und selbst Fentanyl keine ausreichende Analgesie mehr hervorrufen. Zwei Alternativen, mit denen die Anal-

gesie häufig wiederhergestellt werden kann, sind Buprenorphin (Temgesic®) oder hohe intravenös verabreichte Dosen von Tramadol (Einzeldosis mindestens 200 mg).

- Nalbuphin kann bei Drogenabhängigen akute **Entzugserscheinungen** auslösen.

4.4 Lokalanästhetika

Lokalanästhetika sind Substanzen, die Nervenzellen vorübergehend funktionsunfähig machen können und somit die **Erregungsleitung blockieren.** Bereits 1860 wurde beobachtet, daß Kokain auf der Zunge einen betäubenden Effekt hat, einige Jahre später setzte man ein Kokainextrakt zur Oberflächenanästhesie im Augenbereich ein.

4.4.1 Grundlagen für die Anwendung von Lokalanästhetika

Stoffe mit lokalanästhetischer Wirkung haben einen gemeinsamen chemischen Aufbau (Abb. 4.4-1). Sie enthalten:

- einen lipophilen aromatischen Rest
- eine aliphatische Zwischenkette mit elektronegativem Brückenglied
- einen hydrophilen Rest, (besteht meist aus einem sekundären oder tertiären Amin)

Grundsätzlich können die Lokalanästhetika in zwei Gruppen eingeteilt werden:

- die Amino-Ester-Gruppe
- die Amino-Amid-Gruppe

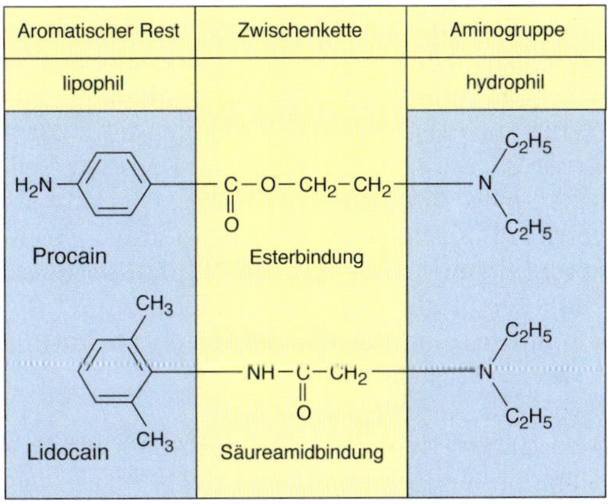

Abb. 4.4-1 Aufbau von Stoffen mit lokalanästhetischer Wirkung. Die Gemeinsamkeiten sind die aliphatische Zwischenkette, der lipophile (aromatische) und der hydrophile Rest.

169

Das erste Lokalanästhetikum der Esterreihe war Procain, welches bereits um 1905 in die Klinik eingeführt wurde.

Unabhängig von ihrer Gruppenzugehörigkeit handelt es sich bei den Lokalanästhetika meist um schwache Basen, die der besseren Wasserlöslichkeit wegen als Salz, z.B. als Hydrochlorid, vorliegen.

Das **Dissoziationsverhältnis Base : Kation** ist substanzspezifisch und somit für jedes Lokalanästhetikum unterschiedlich. Zudem hängt es vom pH-Wert der Lösung ab. Der **pK_a-Wert** gibt an, bei welchem pH-Wert ein Lokalanästhetikum zu gleichen Teilen – zu je 50% – als freie Base und als Salz (Kation) vorliegt:

$$K_a = \frac{[H+]\ [Base]}{[Kation]} \rightarrow pK_a = pH - \log \frac{[Base\ (nichtionisierte\ Form)]}{[Kation\ (ionisierte\ Form)]}$$

K_a bedeutet hier die Dissoziationskonstante der Substanz. Mit Hilfe dieser Gleichung läßt sich auch berechnen, welcher Anteil des Lokalanästhetikums bei einem bestimmten pH-Wert als freie Base vorliegt. Die Henderson-Hasselbalch-Gleichung (Kap. 3.2, Abb. 3.2-9) läßt sich durch eine einfache Umstellung aus der obigen Formel ableiten.

Je mehr freie Base vorhanden ist (niedriger pK_a-Wert), desto leichter kann die Substanz durch die Membran der Nervenzelle an ihren Wirkort vordringen. Andererseits bedeutet ein hoher pK_a-Wert eine bessere Wirksamkeit am Rezeptor, denn die Wirkung wird ausschließlich durch das Kation vermittelt.

Der **Verteilungskoeffizient** ist ein Maß für die Lipidlöslichkeit einer Substanz und sagt aus, in welchem Verhältnis sie sich in bestimmten Medien löst. Meist wird der Verteilungskoeffizient dadurch bestimmt, wie sich eine Substanz zwischen einer Öl-(Lipid-) und einer Wasserphase verteilt. Ein **großer Koeffizient** ist dabei gleichzusetzen mit einer **großen Lipidlöslichkeit.** Hohe Lipidlöslichkeit bedeutet wiederum:

- schnelles Eindringen in die Myelinscheide und die Nervenzelle
- schnelle Anschlagzeit
- verlängerte Wirkzeit (wird auch über die Proteinbindung mitbestimmt)
- besseres Wirkresultat

Somit bedeuten also ein **niedriger pK_a-Wert** und eine **hohe Lipidlöslichkeit** einen **schnellen Wirkungseintritt.**

Das **Molekulargewicht** der meisten Lokalanästhetika liegt zwischen 250 und 350 g/mol. Lokalanästhetika mit einem höheren Molekulargewicht sind meist länger wirksam, während solche mit einem kleineren Gewicht deutlich schneller diffundieren.

4.4.1.1 Pharmakodynamik

Zur Einleitung und Übertragung eines Nervenimpulses ist ein ungestörter Ionenfluß über die Zellmembran notwendig. Lokalanästhetika der **Amino-Amid-Gruppe** hemmen den Ionenfluß durch eine **intrazelluläre Blockade der Natriumkanäle.** Die **Permeabilität** der Zellmembran für Natriumionen nimmt daher ab. Die Blockade wird nur durch das Kation erreicht, während das Lokalanästhetikum die Myelinscheide und die Membran der Nervenzelle nur in Form der freien Base durchdringen kann.

Aufgrund der Blockade kann die Membran nur sehr schwer depolarisiert werden, und das für die Ausbildung von Aktionspotentialen erforderliche Schwellenpotential wird nicht erreicht. Dadurch wird nicht nur die Entstehung von Aktionspotentialen verhindert, sondern auch die Fortleitung bereits gebildeter Aktionspotentiale unterbrochen (**Reizleitungsblockade**, s.a. Kap. 3.3.2).

Entsprechend seinem pK_a-Wert liegt, wie bereits erwähnt, das Lokalanästhetikum als nichtionisierte Base und als geladenes Kation vor. Je höher der pK_a-Wert einer Substanz, desto größer ist im physiologischen pH-Bereich der Anteil des Kations. Entsprechend gilt: je saurer das Milieu, desto geringer der Anteil der nichtionisierten Form. Dies erklärt auch die **verminderte Wirksamkeit** in **entzündlichen Geweben.** Im sauren Milieu der Entzündungsstelle liegt ein geringerer Teil des Lokalanästhetikums in Form der freien Base vor. Da somit weniger Substanz bis an den Wirkort in der Zelle vordringen und dort ionisiert werden kann, ist die Wirksamkeit des Lokalanästhetikums vermindert.

Die **Ausbreitung** der Anästhesie ist u.a. von folgenden Faktoren abhängig:
- Durchmesser des Nervs
- Myelinisierung (unmyelinisierte C-Fasern werden zuerst blockiert, Fasern mit dünnerer Myelinscheide benötigen eine geringere Hemmkonzentration als solche mit dicker Scheide, Kap. 5.9)
- Anordnung der einzelnen Fasertypen innerhalb eines Nervs
- Leitungsgeschwindigkeit der Nerven

Die Reihenfolge der **Funktionsverluste** nach Applikation eines Lokalanästhetikums steht in direktem Zusammenhang zur Art der Nervenfaser, die die jeweilige Funktion vermittelt (s. Tab. 3.3-2 und 3.3-3, Kap. 3.3.2). Nacheinander gehen folgende Funktionen verloren:

- Schmerzempfinden
- Temperaturempfinden
- Berührungsempfinden
- Reflexunterdrückung
- Muskeltonus

4.4.1.2 Pharmakokinetik

Nach der Applikation verteilt sich das Lokalanästhetikum in allen Körpergeweben. Wie bei anderen Pharmaka auch, geschieht dies durch die unterschiedliche Durchblutung der Körperorgane. Stärker durchblutete Organe weisen dabei eine höhere Konzentration des Anästhetikums auf.

Lokalanästhetika (Tab. 4.4-1) sind zu einem hohen Prozentsatz an Plasmaproteine gebunden. Je stärker die Proteinbindung ist, desto weniger freie Substanz steht für die anästhetische Wirkung zur Verfügung.

Die **Verteilung** und **Resorption** der Lokalanästhetika hängt außerdem von folgenden Faktoren ab:

- Gefäßtonus (größere Abgabe bei Vasodilatation)

- Lipidlöslichkeit
- Hydrolyserate der Esterverbindung im Plasma

Wird das Lokalanästhetikum direkt in den Liquor eingebracht, entscheidet das spezifische Gewicht über die Verteilung im Liquorraum.

M Lokalanästhetika mit einem spezifischen Gewicht unter 1 003 g/l werden als **hypobar** bezeichnet, über 1 009 g/l als **hyperbar,** dazwischen als **isobar.** ■

Liquor selbst verfügt über ein spezifisches Gewicht von 1 003 bis 1 010 g/l. Hyperbare Lokalanästhetika **sinken** im Liquor, isobare **bleiben stehen,** während hypobare **steigen.** Lokalanästhetika können somit durch Lagerung des Patienten gesteuert werden.

Metabolismus

Die Mechanismen der Metabolisierung sind für die beiden Gruppen der Lokalanästhetika verschieden. Lokalanästhetika vom **Ester-Typ** werden durch die Plasmacholinesterase unterschiedlich schnell hydrolysiert. Von einigen Autoren wurde ein Zusammenhang zwischen Toxizität und Hydrolyserate festgestellt: Je schneller die Hydrolyse stattfindet, um so geringer ist die allgemeine Toxizität.

Anästhetika des **Amid-Typs** werden hauptsächlich über die mikrosomalen Enzyme der Leber metabolisiert. Prilocain bildet hier eine

Tabelle 4.4-1   Eigenschaften häufig verwendeter Lokalanästhetika.

Lokal-anästhetikum	Molekular-gewicht	pK_a	Plasmaprotein-bindung (%)	Verteilungs-koeffizient	relative Wirksamkeit*
Bupivacain (Carbostesin®)	288	8,16	95	27,5	16
Etidocain (Duranest®)	276	7,7	94	141	16
Carticain (Ultracain®)	284	7,8	95	0,04	6
Lidocain (Xylocain®)	234	7,91	64	2,9	4
Mepivacain (Meaverin®) (Scandicain®)	246	7,76	77,5	0,8	2–3
Prilocain (Xylonest®)	220	7,9	55	0,9	3
Ropivacain (Naropin®/USA)	274	8,1	94	9,0	16

* Als Vergleichssubstanz dient Procain, dessen Wirksamkeit gleich 1 gesetzt wird. Procain ist heute nicht mehr im Handel.

Ausnahme, da es auch renal eliminiert wird. Wie bei den Anästhetika des Ester-Typs gibt es auch hier unterschiedliche Metabolisierungsraten. Leberfunktionsstörungen können den Abbau verlangsamen, was zu einem höheren und länger anhaltenden Blutspiegel führt. Umgekehrt kann die Einnahme von Medikamenten (z.B. Barbituraten), die eine Enzyminduktion bewirken, die Wirkdauer verkürzen.

Die **Ausscheidung** aller Lokalanästhetika findet über die Niere statt.

4.4.1.3 Allgemeine Nebenwirkungen

Wie andere Pharmaka auch, können Lokalanästhetika beim Patienten zahlreiche Nebenwirkungen hervorrufen. Eine der wichtigsten Nebenwirkungen aller Lokalanästhetika ist die Gefahr einer **Toxizität.** Hierbei werden drei Arten der Intoxikation unterschieden.

Intoxikation des ZNS
Diese läßt sich fast ausschließlich auf eine **Überdosierung** zurückführen, entweder durch eine intravasale Injektion oder durch Überschreitung der zulässigen Gesamtdosis.

Im **Prodromalstadium** treten verwaschene Sprache, Unruhe und Tremor auf. Sofern der Patient es objektiv registriert und noch artikulieren kann, berichtet er eventuell auch über ein Taubheitsgefühl im Zungenbereich und einen metallischen Geschmack. Als **Symptome** der Intoxikation folgen meist innerhalb von Minuten, manchmal aber auch Sekunden in ihrer Stärke zunehmende Krampfanfälle mit Koma und Atemstillstand.

Die **Therapie** umfaßt die Unterbrechung der Krampfanfälle z.B. mit Diazepam (0,1 bis 0,15 mg/ kg KG), Midazolam (0,02 bis 0,05 mg/kg KG) und Thiopental (1 bis 2,5 mg/kg KG). Mit diesen Medikamenten wird gleichzeitig auch die Krampfschwelle angehoben. Die Herz-Kreislauf-Funktion muß aufrechterhalten werden, u.U. ist hierfür die Gabe von Katecholaminen erforderlich. Die Atemfunktion wird durch O_2-Gabe, Intubation und maschinelle Beatmung gesichert.

Wichtig ist es, überhaupt an die Möglichkeit einer Überdosierung zu denken. Oft wird der Anästhesist erst hinzugezogen, wenn der Patient bereits im komatösen Zustand ist. **Beispiel:** HNO-Bereich, älterer Patient, Eingriff im Rachenbereich, multiple Gabe eines hochprozentigen Lokalanästhetikasprays, „da der Patient immer noch Würgreflexe hatte". Möglicherweise leichte Sedierung und Abdeckung des Patienten mit Operationstüchern. Beim Aufdecken des Patienten zwei bis drei Minuten später ist dieser bereits tief komatös.

Intoxikation im Herz-Kreislauf-System
Hier kommt es relativ rasch zu einer Hypotonie, die schnell in einen Kreislaufkollaps bis hin zum Herzstillstand übergehen kann. Dies ist hauptsächlich auf die vasodilatatorische Wirkung durch Sympathikotonusverlust zurückzuführen. Das Ausmaß der Sympathikusblockade bestimmt daher den Grad der Hypotonie. Die **Therapie** beinhaltet die Volumensubstitution (zur Aufrechterhaltung eines ausreichenden Blutdrucks) und die Gabe von Vasopressoren (Effortil®, Akrinor®, aber auch Adrenalin®). Meist sind die Kreislaufveränderungen mit einer Bradykardie kombiniert, die primär mit Atropin behandelt werden sollte. Hierbei ist zu beachten, daß der erniedrigte Blutdruck und die verminderte Kreislaufzeit den Wirkungseintritt deutlich verzögern können. Reicht Atropin nicht aus, sollte Alupent® in einer Dosierung von 0,01 bis 0,015 mg/kg KG appliziert werden.

Allergische Reaktionen
Allergien gegen Lokalanästhetika sind fast ausschließlich auf Konservierungsstoffe zurückzuführen. Dies betrifft hauptsächlich Lokalanästhetika der **Amino-Ester-Gruppe**, die jedoch nur noch selten angewendet werden. Hierbei kann es sich um allergische Hautreaktionen bis hin zum anaphylaktoiden Schock handeln. Solange der Zustand des Patienten nicht lebensbedrohlich ist, sollten als erstes H_1- und H_2-Blocker i.v. injiziert werden, dazu eine Einmaldosis von 100 bis 1 000 mg Kortikoid. Das Mittel der Wahl beim anaphylaktoiden Schock ist die Gabe von Adrenalin (1,0 mg alle 3 min), bis sich der Zustand des Patienten stabilisiert hat.

4.4.1.4 Kontraindikationen bei der Verwendung von Lokalanästhetika

Normalerweise existieren für den Einsatz von Lokalanästhetika keine absoluten Kontraindikationen. Dies ändert sich jedoch, falls zusätzlich Vasokonstriktoren wie Adrenalin gegeben werden. Es kommt dann zu einer Abnahme der Gewebedurchblutung, die eine Ischämie hervorrufen kann.

- **Absolute Kontraindikationen** (bei zusätzlicher Gabe von Vasokonstriktoren)
  - Anästhesien in Endstromgebieten (Finger, Zehen, Nasenspitze, Ohren und Penis)
  - intravenöse Anästhesien
  - Hypertonie
  - koronare Herzerkrankung (KHK)
  - (absolute) Arrhythmien
  - Anwendung von trizyklischen Antidepressiva
  - paroxysmale Tachykardie
- **Relative Kontraindikation**
  - Diabetes mellitus

4.4.2 Praktische Anwendung von Lokalanästhetika

M Für alle Lokalanästhetika gilt: keine Applikation des Lokalanästhetikums ohne einen intravenösen Zugang. ■

Bupivacain (Carbostesin®)
Lokalanästhetikum vom Amid-Typ. Der Anästhesiebeginn erfolgt relativ rasch. Im Vergleich zu vielen anderen Lokalanästhetika hat Bupivacain eine deutlich längere Wirkdauer. Die Zugabe von Adrenalin verlängert die Wirkzeit nur unwesentlich.

Dosierung:
- *periphere Nervenblockade bzw. Infiltration:* < 150 mg
- *i.v. Regionalanästhesie obere Extremität*: 100 bis 125 mg
- *i.v. Regionalanästhesie untere Extremität:* 125 bis 150 mg
- *Plexus-brachialis-Blockade:* 75 bis 150 mg
- *peridurale Einzeldosis (single shot):* 50 bis 150 mg
- *Spinale:* ca. 15 mg hyperbare Lösung
- *Maximaldosis:* 2 mg/kg KG (150 mg) ohne Adrenalin, 2 bis 3 mg/kg KG (150 mg) mit Adrenalin

Wirkungseintritt/Wirkdauer:
- *Wirkungseintritt:* spinal ca. 1 min, peridural 3 bis 15 min, Infiltration 2 bis 8 min
- *Maximaleffekt:* spinal nach 15 min, Infiltration 30 bis 45 min
- *Wirkdauer:* 2,5 bis 5 h

Elimination: Hauptsächlich hepatogen.
Vorteile: Sehr lange Wirkzeit.
Nachteile: Die **Kardiotoxizität** ist deutlich höher als bei anderen Lokalanästhetika. Dies läßt sich auf den stärkeren Abfall der Myokardkontraktilität und die verstärkte Depression der Erregungsleitung durch das lang haftende Molekül zurückführen. Bupivacain ist stark vasodilatatorisch.

Kontraindikationen: Im geburtshilflichen Bereich sind Parazervikalblockaden wegen der Gefährdung des Föten kontraindiziert.

Bei Patienten mit Hypovolämie, im Schock und bei allen kardiologischen Erkrankungen mit Blockbildung sollte die Applikation nur in absolut notwendigen Fällen erfolgen. Die möglicherweise eintretende Hypotonie ist hauptsächlich auf den Sympathikotonusverlust zurückzuführen. Das Ausmaß der Sympathikusblockade bestimmt daher den Grad der Hypotonie.

Vorsichtsmaßnahmen:
- Durch Gabe von Vasokonstriktoren kann die Anästhesiedauer etwas verlängert werden, da die Abbaurate gesenkt wird.
- Bei Patienten, die bereits seit längerem Betablocker oder Cimetidin (Tagamet®) einnehmen, kann die Wirkzeit durch verminderte Clearance verlängert sein.

A Im geburtshilflichen Bereich darf keine höhere Konzentration als 0,5% gewählt werden. Schwangere zeigen eine erhöhte Empfindlichkeit gegenüber einer evtl. kardiotoxischen Wirkung, bei zunehmender Konzentration verringert sich daher die Reanimierbarkeit. Da es aber auch in anderen Bereichen mit der 0,75%igen Konzentration kardiovaskuläre Zwischenfälle gegeben hat, sollte diese grundsätzlich nicht mehr verwendet werden. Im geburtshilflichen Bereich muß zusätzlich die Dosis wegen physiologischer Veränderungen um ca. 30% reduziert werden. ◄

Etidocain (Duranest®)
Lokalanästhetikum vom Amid-Typ. Etidocain verursacht eine ausgeprägte motorische Blockade. Vasokonstriktoren vermindern die Absorptionsrate und verlängern somit die Wirkdauer.

Dosierung:
- *periphere Nervenblockade bzw. Infiltration:* 50 bis 300 mg
- *peridurale Einzeldosis (single shot):* 100 bis 300 mg
- *Maximaldosis:* 4,2 mg/kg KG (300 mg) mit oder ohne Adrenalin

Wirkungseintritt/Wirkdauer:
- *Wirkungseintritt:* peridural 5 bis 15 min, Infiltration 3 bis 5 min
- *Maximaleffekt:* peridural 15 bis 20 min, Infiltration bis 15 min
- *Wirkdauer:* peridural 3 bis 5 h, Infiltration 2 bis 3 h (mit Adrenalinzugabe etwa 3 bis 10 h)

4

Elimination: Hepatogen.

Vorteile: Sehr lange Wirkzeit, gute motorische Blockade.

Nachteile: Bei Intoxikation (z.B. durch intravasale Applikation) entstehen durch die guten vasodilatatorischen Effekte und die myokardiale Depression sekundär Krämpfe und ein kardiovaskulärer Kollaps.

Kontraindikationen: Etidocain darf **nicht zur Spinalanästhesie** verwendet werden, da die Lösung hypobar ist.

Relativ: Parazervikalblockaden im geburtshilflichen Bereich wegen der Gefährdung des Föten (fetale Bradykardie). Wegen der ausgeprägten motorischen Blockade wird eine Periduralanästhesie bei einer normalen, unkomplizierten Entbindung nicht empfohlen.

Vorsicht bei Patienten mit Hypovolämie, im Schock und bei allen Formen von kardiologischen Erkrankungen mit Blockbildung. Die möglicherweise eintretende Hypotonie ist hauptsächlich auf den Sympathikotonusverlust zurückzuführen. Das Ausmaß der Sympathikusblockade bestimmt daher den Grad der Hypotonie. Prodromi können beginnende Übelkeit und Erbrechen sein.

Vorsichtsmaßnahmen:

- Bei Patienten, die bereits seit längerem Betablocker oder Cimetidin (Tagamet®) einnehmen, kann die Wirkzeit aufgrund der verminderten Clearance verlängert sein.

Carticain (Ultracain®)

Lokalanästhetikum vom Amid-Typ. Carticain verursacht eine ausgeprägte motorische und sensorische Blockade. Es wird besonders häufig in der Zahnheilkunde verwendet. Die Wirkdauer ist durch Adrenalinzugabe kaum zu verlängern.

Dosierung:

- *i.v. Regionalanästhesie obere Extremität:* 250 bis 400 mg
- *i.v. Regionalanästhesie untere Extremität:* 400 bis 500 mg
- *Plexus-brachialis-Blockade:* 200 bis 550 mg
- *peridurale Einzeldosis (single shot):* ca. 300 bis 550 mg
- *Spinale:* ca. 15 bis 20 mg hyperbare (5%) Lösung
- *Maximaldosis:* 6 bis 7 mg/kg KG (450 bis 550 mg) mit oder ohne Adrenalin

Wirkungseintritt/Wirkdauer:

- *Wirkungseintritt:* spinal 1 min, peridural 4 bis 15 min

- *Maximaleffekt:* spinal ca. 5 bis 10 min, peridural 20 bis 30 min
- *Wirkdauer:* spinal 1 h, peridural 3 bis 4,5 h

Elimination: Durch Hydrolyse und hepatogen.

Vorteile: Evtl. die schnelle Anschlagszeit bei der spinalen Applikation, unter Berücksichtigung möglicher Nebenwirkungen.

Nachteile: Kurze Wirkdauer.

Kontraindikationen: Vorsicht bei Patienten mit Hypovolämie, im Schock und bei allen Formen von kardiologischen Erkrankungen mit Blockbildung.

Vorsichtsmaßnahmen:

- Carticain besitzt eine schnelle Anschlagszeit und vermittelt eine ausgeprägte motorische Blockade.

A Bei Anwendung der hyperbaren Lösung zur Spinalanästhesie sind die Patienten, sofern die Spinale im Liegen gestochen wurde, **sofort** danach mit dem Oberkörper aufzurichten. Der Oberkörper sollte ca. 10 bis 15 Minuten erhöht bleiben, um das Aufsteigen der Anästhesie durch falsche Lagerung zu vermeiden. Ein solches Aufsteigen kann eine „hohe Spinale" auslösen. ◄

Lidocain (Xylocain®)

Lokalanästhetikum vom Amid-Typ. Vasokonstriktoren vermindern die Absorptionsrate und verlängern somit die Wirkdauer.

Dosierung:

- *periphere Nervenblockade bzw. Infiltration:* 50 bis 400 mg
- *i.v. Regionalanästhesie obere Extremität:* 200 bis 250 mg
- *i.v. Regionalanästhesie untere Extremität:* 250 bis 300 mg
- *Plexus-brachialis-Blockade:* 300 bis 400 mg
- *peridurale Einzeldosis (single shot):* 200 bis 400 mg
- *Spinale:* 50 bis 100 mg
- *Maximaldosis:* 3 mg/kg KG (200 mg) ohne Adrenalin, 7 mg/kg KG (500 mg) mit Adrenalin (1 : 200 000)

Wirkungseintritt/Wirkdauer:

- *Wirkungseintritt:* peridural 5 bis 15 min, Infiltration 0,5 bis 1 min
- *Maximaleffekt:* peridural/Infiltration 5 bis 20 min
- *Wirkdauer:* peridural 3 bis 5 h, Infiltration 0,5 bis 1 h (mit Adrenalinzugabe ca. 1,5 bis 4,5 h)

Elimination: Hauptsächlich hepatogen.

Vorteile: Sofern die Maximaldosis nicht überschritten wird, sind keine signifikanten Abfälle des Blutdrucks oder der Herzmuskelkontraktilität zu befürchten.

Lidocain ist das Notfallmedikament der Wahl bei ventrikulären Arrhythmien.

Nachteile: Bei wiederholter Gabe innerhalb kurzer Zeit kommt es durch die relativ langsame systemische Resorption zu einem erhöhten Blutspiegel. Dies betrifft jedoch hauptsächlich die antiarrhythmische Therapie mit multiplen Gaben, bei der eine EKG-Kontrolle ohnehin unabdingbar ist.

Kontraindikationen: Relativ: Im geburtshilflichen Bereich sind Parazervikalblockaden wegen der Gefährdung des Föten (fetale Bradykardie) kontraindiziert.

Vorsicht bei Hypovolämie, im Schock und bei allen Formen von kardiologischen Erkrankungen mit Blockbildung.

Vorsichtsmaßnahmen:
- Bei Schwangeren ist bei periduraler oder spinaler Applikation eine Reduktion der Dosis um ca. 30% notwendig.
- Bei Patienten, die bereits seit längerem Betablocker oder Cimetidin (Tagamet®) einnehmen, kann die Wirkzeit aufgrund der verminderten Clearance verlängert sein.

Mepivacain *(Meaverin®, Scandicain®)*
Lokalanästhetikum vom Amid-Typ. Bezüglich der Wirkstärke ist Mepivacain mit Lidocain vergleichbar. Die Wirkdauer ist etwas länger.
Dosierung:
- *periphere Nervenblockade bzw. Infiltration:* 50 bis 300 mg
- *Plexus-brachialis-Blockade:* 300 bis 400 mg
- *peridurale Einzeldosis (single shot):* 50 bis 400 mg
- *Maximaldosis:* 4 mg/kg KG (300 mg) ohne Adrenalin, 7 mg/kg KG (500 mg) mit Adrenalin (1 : 200000)

Wirkungseintritt/Wirkdauer:
- *Wirkungseintritt:* peridural 5 bis 15 min, Infiltration 3 bis 5 min
- *Maximaleffekt:* peridural/Infiltration 10 bis 20 min
- *Wirkdauer:* peridural 3 bis 5 h, Infiltration 0,75 bis 1,5 h (mit Adrenalinzugabe ca. 2 bis 5 h)

Elimination: Hepatogen.
Vorteile: Keine vasodilatatorische Wirkung auch nach Applikationen größerer Dosen.
Kontraindikationen: Relativ: im geburtshilflichen Bereich sind Parazervikalblockaden wegen der Gefährdung des Föten (fetale Bradykardie) nicht anzuwenden.

Bei allen Formen von kardiologischen Erkrankungen mit Blockbildung und Rhythmusstörungen ist Vorsicht geboten.

Vorsichtsmaßnahmen:
- Da hohe neonatale Plasmaspiegel möglich sind (schneller Übertritt und verzögerte Elimination), ist der Einsatz im geburtshilflichen Bereich generell zu überdenken.
- Bei Patienten, die bereits seit längerem Betablocker oder Cimetidin (Tagamed®) einnehmen, kann die Wirkzeit aufgrund der verminderten Clearance verlängert sein.

Prilocain *(Xylonest®)*
Lokalanästhetikum vom Amid-Typ. Bezüglich der Wirkstärke ist Prilocain mit Lidocain vergleichbar, die Wirkdauer ist länger.
Dosierung:
- *periphere Nervenblockade bzw. Infiltration:* 40 bis 400 mg
- *i.v. Regionalanästhesie obere Extremität:* 200 bis 250 mg
- *i.v. Regionalanästhesie untere Extremität:* 250 bis 300 mg
- *Plexus-brachialis-Blockade:* 300 bis 600 mg
- *peridurale Einzeldosis (single shot):* 200 bis 300 mg
- *Maximaldosis:* 5,7 mg/kg KG (400 mg) ohne Adrenalin, 8,5 mg/kg KG (600 mg) mit Adrenalin (1 : 200 000)

Wirkungseintritt/Wirkdauer:
- *Wirkungseintritt:* peridural 5 bis 15 min, Infiltration 1 bis 2 min
- *Maximaleffekt:* peridural/Infiltration < 30 min
- *Wirkdauer:* peridural 1 bis 3 h, Infiltration: 0,5 bis 1,5 h (mit Adrenalinzugabe ca. 2 bis 6 h)

Elimination: Hauptsächlich hepatogen, aber auch renal.
Nachteile: Während der hepatischen Metabolisierung wird O-Toluidin freigesetzt. Dies kann ein Enzym blockieren, das in Erythrozyten für die Umwandlung von Methämoglobin zu Hämoglobin verantwortlich ist. Wird eine Dosis von 600 mg Prilocain überschritten, kann der Anfall an Methämoglobin so groß werden, daß die Sauerstoffsättigungskapazität des Blutes vermindert wird. Die daraus möglicherweise resultierende **Zyanose** wird aber **erst ca. zwei Stunden nach Applikation** von Prilocain sichtbar.
Kontraindikationen: Kindern unter sechs Monaten (Gefahr der Methämoglobinbildung). Damit verbietet sich auch ein Einsatz im geburtshilflichen Bereich.

Relativ: Patienten mit einer Anämie.

4

Vorsicht bei Patienten mit Hypovolämie, im Schock und bei allen Formen von kardiologischen Erkrankungen mit Blockbildung.

Vorsichtsmaßnahmen:

■ Bei Patienten, die bereits seit längerem Betablocker oder Cimetidin (Tagamet®) einnehmen, kann die Wirkzeit aufgrund der verminderten Clearance verlängert sein.

■ Bei Verdacht auf eine Methämoglobinämie sollte 1 mg/kg KG Methylenblau intravenös verabreicht werden.

Ropivacain *(Naropin®/USA)*

Lokalanästhetikum vom Amid-Typ. Ropivacain erhielt 1996 die FDA-(Food and Drug Administration-)Zulassung. Seit 1997 ist Ropivacain auch in Deutschland zugelassen.

Bezüglich der Wirkstärke ist Ropivacain mit Bupivacain vergleichbar. Höhere Konzentrationen von Ropivacain (7,5 und 10,0 mg/ml) führen zu einer stärkeren motorischen und sensorischen Blockade, während die niedrige Konzentration (2,0 mg/ml) fast ausschließlich eine sensorische Blockade der unteren Extremitäten verursacht. Dies läßt bereits eine Differenzierung dahingehend zu, daß die niedrigere Konzentration eher als Analgetikum geeignet ist, während den höheren Konzentrationen eindeutig der Vorzug bei chirurgischen Eingriffen zu geben ist. Durch Zugabe von vasokonstriktorischen Pharmaka wie Adrenalin kommt es nicht zu einer Verlängerung der Wirkdauer.

Dosierung:

■ *periphere Nervenblockade bzw. Infiltration:* 40 bis 400 mg

■ *i.v. Regionalanästhesie obere Extremität:* 200 bis 250 mg

■ *i.v. Regionalanästhesie untere Extremität:* 250 bis 300 mg

■ *Plexus-brachialis-Blockade:* 300 bis 600 mg

■ *peridurale Einzeldosis (single shot):* 200 bis 300 mg

M Mit zunehmender Konzentration steigt sowohl die Ausbreitung als auch die Wirkdauer der sensorischen Blockade. Mit zunehmender Dosis steigt die motorische Blockade, die Anschlagszeit wird entsprechend kürzer. ■

Wirkungseintritt/Wirkdauer:

■ *Wirkungseintritt:* peridural ca. 7 min bei einer Dosis von 200 mg und ca. 10 min bei einer Dosis von 100 mg

■ *Maximaleffekt:* peridural nach 25 bis 28 min

■ *Wirkdauer:* ca. 1 bis 4 h

Elimination: Hauptsächlich hepatogen, aber auch renal.

Vorteile: Verglichen mit Bupivacain hat Ropivacain selbst bei höheren Konzentrationen (0,75%) eine deutlich geringere Kardiotoxizität (Kardiodepressivität und Arrhythmogenität). Bei Applikation von Ropivacain ist der Plasmaspiegel des Föten deutlich geringer als der Plasmaspiegel der Schwangeren.

Nachteile: Der Vorteil der geringen Kardiotoxizität schwindet, wenn die hohe Konzentration bei gleichzeitig großem Volumen erforderlich ist. Große Volumina sind oft zum Erreichen einer starken Anästhesie erforderlich, können jedoch durch Ausschaltung der Gefäßregulation zu schweren Hypotonien führen.

Die **Anwendung** von Ropivacain ist **für Spinalanästhesien nicht zulässig.**

Kontraindikationen: Vorsicht bei Hypovolämie, im Schock und bei allen Formen von kardiologischen Erkrankungen mit Blockbildung.

4.5 Inhalationsanästhetika

Inhalationsanästhetika werden in Form eines Inspirationsgemischs eingeatmet und nach Diffusion über die Alveolarmembranen der Lungen ins Blut aufgenommen. Mit dem Blutstrom gelangen sie zu den verschiedenen Körpergeweben sowie zu ihrem Hauptwirkort, dem Gehirn. Hier dämpfen sie die Aktivität des zentralen Nervensystems (ZNS) und führen somit zur Anästhesie.

4.5.1 Grundlagen für die Anwendung von Inhalationsanästhetika

Die meisten Inhalationsanästhetika (außer Desfluran und Lachgas) sind bei Raumtemperatur flüssig. Mit speziellen Verdampfern werden sie in den gasförmigen Aggregatzustand gebracht, damit eine Anreicherung der Inspirationsluft möglich ist. Im folgenden werden einige physikalische Grundlagen, die bei der Anwendung eine Rolle spielen, kurz erläutert (s. a. Kap. 1 und 2). Wie jeder Stoff ist auch ein Inhalationsanästhetikum oberhalb seines **Schmelzpunktes** flüssig, bei Temperaturen oberhalb seines **Siedepunktes** ist es gasförmig. Flüssigkeiten beginnen jedoch bereits bei Temperaturen zu verdampfen, die weit unter ihrem Siedepunkt liegen. Steigen dabei genauso viele Moleküle aus der Flüssigkeit auf, wie in sie zurückkondensieren, hat sich zwischen flüssiger und gasförmiger Phase ein Gleichgewicht eingestellt. Im Gleichgewichtszustand ist die Gasphase über der Flüssigkeit gesättigt **(Sättigungskonzentration).**

Den Druck, den das verdunstete Gas im Gleichgewichtszustand auf die Flüssigkeit ausübt, nennt man **Dampfdruck.** Er ist für jede Flüssigkeit charakteristisch und läßt sich in einem geschlossenen Gefäß messen (Maßeinheit z.B. mmHg). Je höher der Dampfdruck, desto höher ist auch die Sättigungskonzentration in der Gasphase.

Der Dampfdruck hängt u.a. von der **Temperatur** ab: Bei höherer Temperatur gehen mehr Moleküle in den gasförmigen Zustand über, der Dampfdruck und die Sättigungskonzentration steigen. Umgekehrt fällt der Dampfdruck bei sinkenden Temperaturen. Entsprechend gilt auch: Je niedriger der Siedepunkt der Flüssigkeit ist, desto höher sind Dampfdruck und Sättigungskonzentration.

Bei einer Mischung aus mehreren Gasen übt jedes Gas den seiner eigenen Konzentration entsprechenden Druck aus. Der jeweilige Dampfdruck ist unabhängig von der Konzentration und dem Druck der anderen Gase. Man unterscheidet daher den **Partialdruck** des einzelnen Gases vom Gesamtdruck des Gasgemischs. Dieser entspricht der Summe der Partialdrücke aller Komponenten.

4.5.1.1 Aufnahme und Verteilung der Inhalationsanästhetika

Inhalationsanästhetika führen zu einer reversiblen Deaktivierung des ZNS. Das Bewußtsein wird ausgeschaltet, so daß chirurgische Eingriffe schmerzfrei und ohne Abwehrreaktionen vorgenommen werden können. Die genaue Wirkungsweise an der einzelnen Zelle ist noch nicht völlig aufgeklärt.

Je höher die Konzentration eines Inhalationsanästhetikums im Inspirationsgemisch ist, desto höher ist auch sein Partialdruck in den Alveolen. Die Angleichung der alveolären an die inspiratorische Konzentration ist abhängig von der alveolären Ventilation. Direkt abhängig vom Partialdruck innerhalb der Lunge nehmen auch die Partialdrücke in Blut, Gehirn, Organen und Geweben zu oder ab. Der Partialdruck des Anästhetikums im Gehirn ist maßgebend für die Narkosetiefe. Im Gleichgewichtszustand (steady state) entspricht die Konzentration im ZNS annähernd der alveolären Konzentration. Nun befin-

den sich die Inspirationskonzentration und die Konzentration in Organen und Gehirn bei Partialdruckgleichheit im Gleichgewicht. Alle Organe sind gesättigt und können kein Anästhetikum mehr aufnehmen. Daher wird die gleiche Menge des Inhalationsanästhetikums ein- wie ausgeatmet.

Die **Aufnahmegeschwindigkeit** der Inhalationsanästhetika hängt hauptsächlich von vier Faktoren ab:
- Atemminutenvolumen
- Herzzeitvolumen
- Löslichkeit
- Partialdruck

Atemminutenvolumen (AMV)
Je größer das AMV ist, desto mehr Inhalationsanästhetikum gelangt mit dem Inspirationsgemisch in die Lunge. Auch bei hohem Partialdruckgefälle zwischen Alveolarluft und Blut diffundiert pro Zeiteinheit mehr Inhalationsanästhetikum ins Blut. Bei Narkosebeginn, mit den ersten Atemzügen, **verdünnt** sich das Inspirationsgemisch im Volumen der funktionellen Residualkapazität der Lunge (FRC, ca. 2,5 l). Erst nach einigen Atemzügen ist die FRC mit dem Inspirationsgemisch und dem Inhalationsanästhetikum **gesättigt.** Eine erhöhte Residualkapazität bedeutet somit eine langsamere Einleitung. Hyperventilation beschleunigt den Partialdruckanstieg in der FRC und führt somit zu einer schnelleren Narkoseeinleitung.

Herzzeitvolumen (HZV)
Das HZV ist maßgebend für die Lungendurchblutung und bestimmt somit, wieviel Blut in den Lungenkapillaren zur Verfügung steht, um das Inhalationsanästhetikum aufzunehmen. Ein hohes Herzminutenvolumen hat zur Folge, daß viel Inhalationsanästhetikum aus den Alveolen entnommen wird und die alveoläre Konzentration des Wirkstoffs schnell absinkt. Durch den kontinuierlichen Nachstrom frischen Blutes, in dem das Anästhetikum nur mit niedrigem Partialdruck vorliegt, diffundiert die Substanz jedoch noch so lange aus den Alveolen nach, bis ein Gleichgewichtszustand erreicht ist. Insgesamt wird demnach eine **größere Menge** des Anästhetikums in das Blut aufgenommen, die Einleitung erfolgt **schneller.**

Bei **Herzinsuffizienz** ist das HZV erniedrigt. Das Inhalationsanästhetikum braucht länger, um an seinen Zielort zu gelangen, eine langsamere Narkoseeinleitung ist die Folge.

Nach dem Übertritt des Anästhetikums in das Blut werden zuerst die gut durchbluteten Organe wie Gehirn, Herz, Nieren und Leber aufgesättigt. Erst danach reichert sich die Substanz in den weniger gutdurchbluteten Organen und Geweben an, z.B. im Fettgewebe. Gutdurchblutetes Gewebe kann demnach mehr Inhalationsanästhetikum pro Zeiteinheit aufnehmen. Deshalb ist das Gehirn schnell aufgesättigt, das Fettgewebe jedoch braucht Stunden.

Im **Schock,** besonders beim Volumenmangelschock, werden lebenswichtige Organe wie das Gehirn prozentual besser durchblutet. Aufgrund der maximalen Kreislaufzentralisation erhalten sie einen größeren Anteil des Anästhetikums. Eine schnellere Narkoseeinleitung ist die Folge. Im Schockzustand muß also niedriger dosiert werden, zusätzlich sollte man ein schlechter blutlösliches Anästhetikum wählen. Obwohl es langsamer anflutet, läßt es sich besser steuern.

Löslichkeit

Die Inhalationsanästhetika unterscheiden sich stark in ihrer Löslichkeit. Sie entscheidet darüber, wie gut das Anästhetikum **steuerbar** ist. Um die Löslichkeit eines Stoffes zu bestimmen, wird bei 20 °C und unter Normaldruck die Konzentration in gesättigter Lösung gemessen. Sie wird in Volumenprozent (Vol.-%) angegeben. Die Löslichkeit eines Stoffes in verschiedenen Lösungsmitteln ist unterschiedlich, ebenso wie ein und dasselbe Lösungsmittel eine unterschiedliche Aufnahmekapazität für verschiedene Stoffe besitzt. Die Löslichkeit von gasförmigen Stoffen ist **temperaturabhängig** und sinkt mit steigender Temperatur. Sie hängt auch vom **Partialdruck** des Gases ab (Henry-Gesetz, Kap. 2.5: Doppelter Druck bedeutet doppelte Löslichkeit).

Inhalationsanästhetika werden nur physikalisch im Plasma gelöst und nicht an Blutbestandteile gebunden. Dabei ist die Aufnahmekapazität des Blutes nicht unbegrenzt. Ab einer bestimmten Konzentration des Anästhetikums ist das „Lösungsmittel" Blut **gesättigt.** Von diesem Moment an werden ebenso viele Moleküle aufgenommen wie ausgeschieden (steady state).

Der Blut- und der Öl-Gas-Koeffizient beschreiben die Löslichkeit eines Inhalationsanästhetikums im Blut bzw. in Öl (Fett). Je größer der Koeffizient, desto besser löst sich das Inhalationsanästhetikum im jeweiligen Medium. Blut- und Öl-Gas-Koeffizient bestimmen gemeinsam die An- und Abflutungsgeschwindigkeit des Anästhetikums.

Bei gleichem Partialdruck ist die Konzentration eines schlecht blutlöslichen Gases im Blut geringer als die eines gut löslichen Gases. Paradoxerweise kommt es jedoch zu einer schnelleren Anreicherung im Gehirn, weil das **Speichervermögen** des Blutes für das Inhalationsanästhetikum gering ist. Die Konzentration im Gehirn läßt sich somit schneller verändern, das Anästhetikum ist besser steuerbar.

Bei guter Blutlöslichkeit (hoher Blut-Gas-Koeffizient) dauert die Anreicherung in Gehirn dagegen länger, weil mehr Moleküle ins Blut aufgenommen werden müssen, bis ein Gleichgewichtszustand erreicht ist. Erst wenn das Blut aufgesättigt ist, gleicht sich der Partialdruck des Anästhetikums im Gehirn dem der Inspirationsluft proportional an.

Partialdruck

Bei hohem Partialdruckgefälle zwischen Alveolarluft und Blut diffundiert pro Zeiteinheit mehr Inhalationsanästhetikum ins Blut. Eine hohe Einleitungskonzentration führt somit zu einem raschen Beginn der Narkose. Dieses Phänomen macht man sich auch beim Second-gas-Effekt zunutze (Kap. 4.5.1.2).

Wie oben erwähnt, wird der Partialdruckanstieg in der FRC der Lunge auch durch Hyperventilation beschleunigt.

4.5.1.2 Definitionen

Der **Öl-Gas-Koeffizient** ist ein Maß für die Fettlöslichkeit eines Inhalationsanästhetikums. Er bestimmt somit, wie gut das Anästhetikum in die Hirnzelle aufgenommen wird. Inhalationsanästhetika mit hoher Fettlöslichkeit haben eine hohe anästhetische Potenz. Umgekehrt steht eine sehr niedrige Fettlöslichkeit für eine niedrige anästhetische Potenz (z.B. Lachgas).

Der **Gewebe-Blut-Verteilungskoeffizient** drückt aus, welcher Anteil des im Blut gelösten Inhalationsanästhetikums in das Gewebe übertritt. Er liegt für die meisten fettfreien Gewebe bei ca. 1, d.h., es besteht kein großer Unterschied zwischen Gewebe- und Blutlöslichkeit. Das Anästhetikum verteilt sich demnach gleichmäßig in Blut und Geweben.

Second-gas-Effekt: Ein Inhalationsanästhetikum, das nur in niedriger Konzentration vorliegt, flutet durch die gleichzeitige Verabreichung eines zweiten Gases (z.B. Lachgas) schneller an. Durch die schnelle Aufnahme des Lachgases vermindert sich das alveoläre Gasvolumen, die

Konzentration des Inhalationsanästhetikums steigt an, und sein Partialdruck in der Lunge erhöht sich – es wird sozusagen mit dem Lachgas mitgerissen.

4.5.1.3 MAC

Der Inhalationsanästhetikabedarf ist bei jedem Patienten unterschiedlich und hängt u.a. von körperlicher Verfassung, Art der Erkrankung, Alter, Gewicht und Körpertemperatur ab.

1963 wurde das Maß der minimalen alveolären Konzentration (MAC) eingeführt. 1 MAC ist als diejenige alveoläre Konzentration eines Anästhetikums definiert, die bei 50% der Patienten oder Probanden gezielte Abwehrreaktionen auf einen definierten Schmerzreiz (z.B. Inzision der Haut) unterdrückt. Somit kann man die MAC als Maß für die narkotische Potenz eines Inhalationsanästhetikums benutzen.

M Die **MAC** ist eine **feste Größe** und daher weder von der Intensität des Schmerzreizes noch von der Narkosedauer oder von Geschlecht, Gewicht oder Größe des Patienten abhängig. ∎

Ein niedriger MAC-Wert steht für eine starke Wirksamkeit. Durch die Zugabe von Lachgas, das seinerseits analgetisch wirkt, wird die **MAC gesenkt.** Aufgrund der Definition ist es auch verständlich, daß die MAC durch die zusätzliche Gabe von Analgetika (z.B. Opioide) gesenkt wird. Auch Hypnotika, Schwangerschaft, Hypothermie, zunehmendes Alter, Anämie, Hypoxie, Hypotonie und Schock verringern die MAC-Werte. Eine **Erhöhung der MAC** findet man meist bei Säuglingen, Kindern, bei Alkoholabusus, Hyperthermie und gesteigerter Katecholaminfreisetzung.

4.5.1.4 Elimination der Inhalationsanästhetika

Die Elimination von Inhalationsanästhetika findet zum größten Teil durch Abatmung über die Lunge statt. Wenn kein Inhalationsanästhetikum mehr zugeführt wird, sinken alveoläre Konzentration und Partialdruck im Blut. Dies führt dazu, daß die Substanz aus Gehirn, Organen und Geweben ins venöse Blut zurückdiffundiert, mit dem sie zurück zu den Lungenkapillaren gebracht wird. Aufgrund des dort bestehenden Konzentrationsgefälles diffundiert das Anästhetikum zurück in die Alveolen und wird abgeatmet.

M Inhalationsanästhetika mit kurzer Anflutungszeit haben umgekehrt auch eine kurze Abflutungszeit. ∎

Somit werden gut blutlösliche Inhalationsanästhetika aus gutdurchbluteten Organen/Geweben schneller abtransportiert, aber langsamer abgeatmet. Aus dem schlechtdurchbluteten Fettgewebe wird das Inhalationsanästhetikum nur langsam abtransportiert. Das Fettgewebe wirkt daher wie ein Speicher und gibt auch dann noch Substanz an das Blut ab, wenn das Anästhetikum schon lange abgeschaltet wurde. Deshalb ist die Dauer der Narkose wichtig für die Abflutungsgeschwindigkeit: Je länger die Narkose war, desto mehr Inhalationsanästhetikum hat sich in Fettgewebe und Muskulatur angesammelt, und desto länger dauert der Nachschlaf.

HZV und AMV sind bei der Ausleitung ebenso wichtig wie bei der Einleitung. Sie bestimmen, wie schnell das Anästhetikum zur Lunge transportiert und abgeatmet wird. Mit zunehmendem Partialdruckausgleich verlangsamt sich die Abgabe aus den Geweben.

Ein geringer Teil der Inhalationsanästhetika wird in der Leber metabolisiert und anschließend über die Nieren ausgeschieden. Die Metaboliten einiger Inhalationsanästhetika können leber- bzw. nierenschädigend sein.

4.5.2 Praktische Anwendung von Inhalationsanästhetika

M Alle Inhalationsanästhetika, außer Lachgas, können eine maligne Hyperthermie auslösen bzw. potenzieren. ∎

Desfluran *(Suprane®)*
Bei Desfluran handelt es sich um einen fluorierten Methylethyläther. Von Isofluran unterscheidet es sich dadurch, daß ein Chloratom durch ein Fluoratom ersetzt wurde.
- Molekulargewicht: 168,05
- Siedepunkt: 22,8 °C
- Dampfdruck (bei 20 °C): 669 mmHg
- Blut-Gas-Verteilungskoeffizient (bei 37 °C): 0,42
- Öl-Blut-Verteilungskoeffizient: 18,7

Pharmakologie: Durch seine niedrige Blutlöslichkeit (niedriger Blut-Gas-Verteilungskoeffizient) flutet Desfluran schnell an, es erfolgt eine schnelle Narkoseeinleitung.

Die niedrige Gewebelöslichkeit (niedriger Öl-Blut-Verteilungskoeffizient) fördert eine rasche Elimination und somit ein rasches Erwachen.

Physiologische Effekte

■ **Kardiovaskuläres System:** Abhängig von der Konzentration verursacht Desfluran einen **Blutdruckabfall** durch periphere Vasodilatation. Die Herzfrequenz bleibt relativ unverändert bzw. steigt bei zunehmender Konzentration. Ein Anstieg der Herzfrequenz unter Desfluran läßt daher nicht in allen Fällen Rückschlüsse auf eine nicht ausreichende Narkosetiefe zu.

Verglichen mit Isofluran schränkt Desfluran die Myokardkontraktilität deutlich weniger ein. Es kommt nicht zu einer ausgeprägten Koronardilatation, so daß ein koronares Steal-Phänomen ausgeschlossen ist.

Desfluran verursacht praktisch keine Sensibilisierung des Myokards gegenüber Katecholaminen.

■ **Respirationssystem:** Konzentrationsabhängig vermindert Desfluran die Ansprechbarkeit des Atemzentrums auf CO_2. Die Atemfrequenz unter Spontanatmung ist leicht erhöht. Es wirkt bronchodilatatorisch.

■ **Skelettmuskulatur:** Desfluran schränkt die neuromuskuläre Reizübertragung ein und wirkt somit muskelrelaxierend. Es verstärkt die Wirkung nichtdepolarisierender Muskelrelaxanzien, deren Dosis daher reduziert werden muß.

■ **Uterus:** Abhängig von der Konzentration werden der uterine Tonus und die Uteruskontraktilität herabgesetzt, was zu verstärkten Blutungen führen kann. Aufgrund der Plazentagängigkeit ist der Fötus bzw. das Neugeborene ebenfalls gefährdet. Eine **Verwendung unter der Geburt** muß daher **sorgfältig überdacht** werden.

■ **ZNS:** Unter zunehmender Desflurankonzentration sind im EEG langsamere Wellen sowie ein Anstieg der Amplitude sichtbar. Die Gehirngefäße dilatieren, die Hirndurchblutung steigt an, und das intrakranielle Blutvolumen nimmt zu. Dies kann bei bereits erhöhtem Hirndruck zu einem weiteren, bedrohlichen **Hirndruckanstieg** führen. Dieser kann auch durch Hyperventilation nicht vermieden werden.

Desfluran in praktischer Anwendung

Desfluran ist bei Raumtemperatur flüssig, klar und farblos. Es ist alkalistabil und geht keine Reaktionen mit Atemkalk ein. Daher eignet es sich zur Verwendung im Low-flow- oder auch im geschlossenen System (Kap. 5.3).

Bedingt durch den niedrigen Siedepunkt kann es nicht über einen normalen Vapor verabreicht werden. Benötigt wird ein elektrisch beheizter Vapor mit Überdruck, wobei der Flowmesser in ml/min kalibriert sein muß.

■ **MAC/Dosierung**
  – *MAC in 100% O_2:* 6,0 bis 7,0 Vol.-% (bei einem 25 Jahre alten Patienten 7,3%)
  – *MAC mit 70% N_2O:* 2,5 Vol.-%
  – *durchschnittliche Erhaltungsdosis:* 1,5 bis 2,5 Vol.-%
  – *bei Spontanatmung von Raumluft oder O_2:* 1,0 bis 3,0 Vol.-%

Aufwachdauer: Patient erwacht ca. 6 bis 8 min nach Ausschalten von Desfluran.

Elimination: Unterliegt im wesentlichen keiner Biotransformation, nur 0,02% sind im Urin als Metaboliten nachweisbar.

Kontraindikationen: Absolut: hoher Hirndruck. Relativ: KHK (koronare Herzerkrankung), ältere Patienten, Herzinsuffizienz, Patienten mit geringen kardialen Kompensationsmechanismen

Vorsichtsmaßnahmen:

■ In den ersten sechs Lebensmonaten ist die MAC für Desfluran am höchsten, mit zunehmendem Alter nimmt sie deutlich ab. Verglichen mit anderen Inhalationsanästhetika beginnt die altersbedingte MAC-Reduktion bereits in früheren Lebensjahren. So benötigt z.B. der 45jährige Patient nur noch ca. 60% der Dosis eines Kindes, beim 70jährigen erfolgt sogar eine ca. 70%ige Reduktion.

■ **MAC-Reduktion** durch N_2O, Clonidin, Lithium, Ketamin, Pancuronium, Opioide, Physostigmin, Verapamil, Hypnotika, Sedativa (Prämedikation!), Tetrahydrocannabinol (Haschisch), Hypothermie und Gravidität.

■ **MAC-Anstieg** durch Monoaminooxidase-(MAO-)Hemmer, Kokain, Amphetamine, Levodopa, chronischen Alkoholabusus und Hyperthermie.

M Da viele Patienten auf den Desflurangeruch mit Husten oder Atemanhalten reagieren, wird eine intravenöse Einleitung der Anästhesie bevorzugt. Für die schnelle Narkoseeinleitung über eine Maske ist Desfluran daher nur bedingt verwendbar. Es ist somit auch nicht für Kinderanästhesien mit direkter Inhalationseinleitung geeignet. ■

Enfluran (Ethrane®, Alyrane®)

Enfluran ist ein halogenierter Methylethyläther (Difluor-Methyläther).

■ Molekulargewicht: 184,5
■ Siedepunkt: 56,5 °C

- Dampfdruck (bei 20 °C): 172 mmHg
- Blut-Gas-Verteilungskoeffizient (bei 37 °C): 1,8 bis 2,0
- Öl-Gas-Verteilungskoeffizient: 96
- Sättigungskonzentration: 23,0 Vol.-%

Pharmakologie: Aufgrund der niedrigen Blut-Gas- und Öl-Gas-Verteilungskoeffizienten flutet Enfluran rasch an und ab (rascher als Halothan), was sich bei adipösen Patienten positiv auswirkt.

Physiologische Effekte

- **Kardiovaskuläres System:** Enfluran verursacht eine zentrale Abschwächung der Barorezeptorenreflexe sowie eine Hemmung der efferenten sympathischen Aktivität.

  Abhängig von Konzentration und Anwendungsdauer wirkt Enfluran negativ-inotrop. Das Schlagvolumen und das HZV werden reduziert, der Blutdruck (RR) sinkt. Als Ausgleich kommt es oft zu einem Pulsanstieg. Die Koronardurchblutung nimmt ab, hohe Konzentrationen verursachen eine Koronardilatation. Die O_2-Versorgung ist jedoch nicht gefährdet, da der O_2-Verbrauch des Herzens gleichzeitig sinkt.

  Enfluran kann das Myokard gegen endo- und exogene Katecholamine sensibilisieren, die Reaktion ist jedoch deutlich schwächer ausgeprägt als bei Halothan.

- **Respirationssystem:** Unter Enfluran läßt die Ansprechbarkeit des Atemzentrums auf CO_2 nach. Abhängig von Konzentration und Anwendungsdauer entwickelt sich unter Spontanatmung relativ rasch eine **alveoläre Hypoventilation.** Daher sollte selbst bei Spontanatmung eine assistierte und bei längeren Eingriffen eine kontrollierte Beatmung erfolgen.

  Enfluran verursacht keine Reizung der Schleimhäute und wirkt bronchodilatierend.

- **Skelettmuskulatur:** Konzentrationsabhängig wirkt Enfluran stark muskelrelaxierend. Es verstärkt die Wirkung nichtdepolarisierender Muskelrelaxanzien, deren Dosis daher reduziert werden muß. Die relaxierende Wirkung ist nicht durch Prostigmin aufzuheben, da der Wirkmechanismus sich von dem der Muskelrelaxanzien unterscheidet (wahrscheinlich wirkt auch Enfluran direkt an der neuromuskulären Endplatte).

- **Uterus:** Enfluran ist plazentagängig. Dosisabhängig tritt eine Uterusrelaxierung auf, somit besteht nach der Entbindung eine erhöhte **Blutungsgefahr.**

- **ZNS:** Unter Enfluran dilatieren die Gehirngefäße, die Gehirndurchblutung und das intrakranielle Blutvolumen nehmen zu. Bei bereits erhöhtem Hirndruck kann dies zu einem weiteren, bedrohlichen **Hirndruckanstieg** führen. Hyperventilation (PaCO_2 ≤ 30 mmHg) verhindert den Druckanstieg nicht, sie kann im Gegenteil die Krampfbereitschaft verstärken.

- **Urogenitaltrakt:** Dosisabhängig verringert sich die Durchblutung der Niere, glomeruläre Filtrationsrate und Urinausscheidung sinken. Dieser Zustand ist jedoch rasch reversibel.

- **Leber:** Die Durchblutung und die Funktion der Leber sind reversibel vermindert. Vereinzelt sind Leberschädigungen nach Enfluran beschrieben, aber viel seltener als nach Halothan.

Enfluran in praktischer Anwendung

Enfluran ist bei Raumtemperatur flüssig, klar und farblos und besitzt einen milden, ätherartigen, angenehm fruchtig-süßlichen Geruch. Es enthält keinen Stabilisator. Normal ist es weder entzündbar noch explosiv. Neuere Messungen mit 70% N_2O im Gasgemisch lassen jedoch auf eine Entzündbarkeit schließen. Sollte sich dies als richtig herausstellen, besteht die Hauptgefahr während der Anflutungsphase, da Enfluran in dieser Phase in maximaler Konzentration vorliegt.

Enfluran ist licht- und alkalistabil, reagiert also nicht mit Atemkalk. Es ist jedoch stark gummilöslich. Da es nicht durch den Atemkalk zersetzt wird, eignet es sich gut zur Verwendung im Low-flow- oder auch im geschlossenen System (Kap. 5.3).

- **MAC/Dosierung**
  - *MAC in 100% O_2:* 1,7 Vol.-%
  - *MAC mit 70% N_2O:* 0,58 Vol.-%
  - *durchschnittliche Einleitungsdosis:* ca. 2,5 bis 4,0 Vol.-%
  - *bei 65% Lachgas und assistierter Beatmung:* ca. 1,5 bis 2,5 Vol.-%

Aufwachdauer: Abhängig von der verwendeten Konzentration erwacht der Patient ca. 10 bis 15 min nach Ausschalten von Enfluran.

Elimination: Hauptsächlich durch Abatmung. Nur 2,5% werden in der Leber zu anorganischen Fluoriden, Trifluoressigsäure und Oxalsäure umgewandelt. Verantwortlich dafür ist das Leberoxidasesystem, das nach oxidativer Dehalogenierung Fluoridionen freisetzt. Bei der Metabolisierung entstehende Fluoridionen sind normalerweise nicht nephrotoxisch, da der Grenzwert anorganischer Fluoride im Serum bei ca. 50 µmol/l liegt. Nach einer Stunde mit 2,5 MAC Enfluran ist eine Plasmakonzentration von max. 20 µmol/l nachweisbar.

Sofern Nierenschäden bereits existieren, sollten Operationen von mehr als vier Stunden Dauer mit Enfluran vermieden werden. Durch die Vorschädigung kann es schon bei niedriger Fluoridkonzentration zu Konzentrationsstörungen der Niere kommen.

Kontraindikationen: Absolut: Epilepsie, nachgewiesene frühere Hepatitis durch volatile Inhalationsanästhetika, erhöhter Hirndruck, eingeschränkte Nierenfunktion, Herzinsuffizienz, Patienten mit geringen kardialen Kompensationsmechanismen. Relativ: Hypovolämie, Leber- und Nierentransplantationen, Leberzellschädigung.

Vorsichtsmaßnahmen:

- In den ersten sechs Lebensmonaten ist die MAC für Enfluran am höchsten, mit zunehmendem Alter kommt es zu einer langsamen Reduktion.
- **MAC-Reduktion** durch N_2O, Clonidin, Ketamin, Opioide, Hypnotika, Sedativa, Hypothermie und Gravidität.
- **MAC-Anstieg** durch Monoaminooxidase-(MAO-)Hemmer, Kokain, Amphetamine, Levodopa, chronischen Alkoholabusus und Hyperthermie.
- Zur **Einleitung** ist die Enflurankonzentration mit Sauerstoff oder Sauerstoff und Lachgas schrittweise um je 0,5 Vol.-% zu erhöhen. Man beginnt bei 0,5 Vol.-% und steigert die Konzentration bis höchstens 3,5 Vol.-%, damit kein Blutdruckabfall und keine Hypoxie entstehen. Sofern dieses Vorgehen eingehalten wird, erfolgt die Einleitung ohne Husten, Salivation (erhöhte Speichelsekretion) oder Laryngospasmus.

Halothan *(Fluothan®, Halothan®)*

Bei Halothan handelt es sich um einen halogenierten (fluorierten) Kohlenwasserstoff, Trifluorchlorbromäthan.

- Molekulargewicht: 197,4
- Siedepunkt: 50,2 °C
- Dampfdruck (bei 20 °C): 244 mmHg
- Blut-Gas-Verteilungskoeffizient (bei 37 °C): 2,39
- Öl-Gas-Verteilungskoeffizient: 224,4
- Sättigungskonzentration: 32,0 Vol.-%

Pharmakologie: Halothan kann als Mononarkotikum verwendet werden, es ist relativ gut blutlöslich und gut fettlöslich. Es flutet verhältnismäßig rasch an und ab und ist somit gut steuerbar. Der Steady state ist nach ca. einer Stunde Halothan erreicht.

Physiologische Effekte

- **Kardiovaskuläres System:** Konzentrationsabhängig wirkt Halothan direkt negativ-inotrop, indirekt wird der Herzschlag durch eine Sympathikusdämpfung abgeschwächt.

  Die negative Inotropie verursacht eine Verminderung der Kontraktilität. Es kommt zu einem Abfall des Schlagvolumens und des Herzzeitvolumens. Mit zunehmender Narkosetiefe kommt es daher zu einem Blutdruckabfall (RR), der durch rasche Veränderungen wie Lagewechsel oder Blutverlust noch verstärkt werden kann.

  Die Sympathikusdämpfung führt zu einer Umverteilung der Organdurchblutung, konzentrationsabhängig werden die Gefäße dilatiert.

  Durch zentralbedingte Hemmung der efferenten sympathischen Aktivität kommt es zu einer sympathischen Ganglienblockade. Die Herzkranzgefäße bleiben unbeeinflußt, ein koronares Steal-Phänomen tritt nicht ein. Da die Vagusaktivität am Herzen überwiegt, treten konzentrationsabhängige Bradykardien auf, sofern kein Atropin appliziert wurde. Durch die zentrale kardiale Sympathikusdämpfung kann eine vagale Reflexstimulation mit Arrhythmien (negativ-dromotrope Wirkung) auftreten, aber auch Sinusbradykardien, Extrasystolen und Blockbilder sind möglich.

  Durch Halothan wird das Reizleitungssystem des Herzens gegenüber endo- und exogenen Katecholaminen sensibilisiert, was schwere Tachyarrhythmien bis hin zum Kammerflimmern verursachen kann.

- **Respirationssystem:** Halothan verursacht eine dosisabhängige Atemdepression, da die Ansprechbarkeit des Atemzentrums auf CO_2 nachläßt (Anstieg des $PaCO_2$ ca. 20%). Durch die veränderte CO_2-Antwortkurve tritt die normalerweise übliche kompensatorische Hyperventilation nicht ein.

  Halothan verursacht keine Schleimhautreizung, wirkt bronchodilatierend und ist somit das Mittel der Wahl bei Bronchospasmus oder chronisch-obstruktiven Lungenerkrankungen. Die Sekretion bleibt unbeeinflußt. Da es die Schleimhäute nicht reizt, eignet es sich ausgezeichnet zur Einleitung über Maske in der Kinderanästhesie.

- **Skelettmuskulatur:** Halothan wirkt leicht muskelrelaxierend. Es verstärkt die Wirkung nichtdepolarisierender Muskelrelaxanzien, deren Dosis daher reduziert werden muß.
- **Uterus:** Halothan ist plazentagängig. Dosisabhängig tritt eine Uterusrelaxierung auf, die Blutungsgefahr nach der Entbindung nimmt zu.
- **ZNS:** Dosisabhängig zeigen sich im EEG langsame Wellen und ein Anstieg der Amplitude. Unter Halothan erweitern sich die Gehirngefäße, die Hirndurchblutung und das intrakranielle Blutvolumen steigen an. Dies kann bei bereits erhöhtem Hirndruck zu einem weiteren, bedrohlichen Hirndruckanstieg führen. Durch Hyperventilation ($PaCO_2 \leq 30$ mmHg) kann ein Druckanstieg teilweise verhindert werden.
- **Urogenitaltrakt:** Die Durchblutung der Niere nimmt dosisabhängig ab, glomeruläre Filtrationsrate und Urinausscheidung sinken. Dies ist jedoch rasch reversibel.
- **Leber:** Auch hier sind Durchblutung und Funktion reversibel vermindert; ein stabiler Kreislauf und eine gute periphere O_2-Versorgung sind daher wichtig für eine gute Leberfunktion. Sicher ist inzwischen, daß das reine Halothanmolekül die Leberzellen nicht schädigt, in seltenen Fällen kommt es dennoch zu einer Halothanhepatitis. Je mehr Halothannarkosen kurz hintereinander verabreicht werden, um so höher ist die Gefahr vor allem bei älteren, übergewichtigen Frauen. Auch eine akute, massive Lebernekrose (Letalität 1 : 40 000) ist möglich, der genaue Mechanismus ist jedoch noch unklar. Sofern mehrere Narkosen innerhalb kurzer Zeit (Wochen) notwendig sind, sollte der Gebrauch von Halothan eingeschränkt bzw. vermieden werden.

Halothan in praktischer Anwendung

Halothan ist bei Raumtemperatur flüssig, klar und farblos und besitzt einen süßlichen, ätherartigen Geruch. Es enthält den Stabilisator Thymol.

In anästhetischer Konzentration ist es weder brennbar noch explosiv. Unter Lichteinwirkung entstehen flüchtige toxische Säuren, daher muß Halothan in dunklen Flaschen aufbewahrt werden. In geringem Maß kann Halothan nach mehrmaliger Passage durch Atemkalk zersetzt werden. Dabei entstehen jedoch keine toxischen Konzentrationen des Abbauproduktes. Halothan ist stark gummilöslich.

- **MAC/Dosierung**
  - *MAC in 100% O_2:* 0,75 Vol.-%
  - *MAC mit 70% N_2O:* 0,35 Vol.-%
  - *durchschnittliche Einleitungsdosis:* ca. 1,5 bis 2,5 Vol.-%
  - *bei 65% Lachgas und assistierter Beatmung:* ca. 0,8 Vol.-%

Aufwachdauer: Der Patient erwacht ca. 10 bis 15 min nach Ausschalten des Halothans. Nach langen Narkosen kann es zu einem verzögerten Erwachen kommen (langsame Freisetzung aus dem Fettgewebe).

Elimination: Die Elimination erfolgt hauptsächlich durch Abatmung. Zu 15 bis 20% wird Halothan in der Leber sowie enzymatisch im endoplasmatischen Retikulum zu Bromid, Chlorid und Trifluoressigsäure abgebaut. Die Ausscheidung über die Nieren kann bis zu 13 Tage dauern.

Kontraindikationen: Absolut: frühere Halothanhepatitis, Fieber bzw. Ikterus unklarer Genese kurz nach Halothannarkosen, Lebererkrankungen, hoher Hirndruck. Relativ: Hypovolämie, Leber- und Nierentransplantationen, Herzrhythmusstörungen

Vorsichtsmaßnahmen:

- In den ersten sechs Lebensmonaten ist die MAC für Halothan am höchsten, mit zunehmendem Alter beginnt sie sich langsam zu reduzieren. So braucht ein 75jähriger Patient nur noch drei Viertel der Dosis eines Kleinkindes.
- **MAC-Reduktion** durch N_2O, Clonidin, Ketamin, Opioide, Hypnotika, Sedativa, Hypothermie und Gravidität.
- **MAC-Anstieg** durch Monoaminooxidase-(MAO-)Hemmer, Kokain, Levodopa, chronischen Alkoholabusus und Hyperthermie.
- Die gelblich/bräunliche Verfärbung des flüssigen Halothans, die bei längerem Stehen im Verdampfer durch das Thymol (verdampft nicht) oder durch Farbstoffentzug aus angegriffenen/aufgequollenen Gummiteilen entsteht, ist nicht schädlich. Durch Spülen des Verdampfers mit frischem Halothan verschwindet die Verfärbung.
- Bei der **Gabe von Adrenalin** unter Inhalationsanästhetika, muß eine **Verdünnung** der Substanz erfolgen. Bei einer Verdünnung von 1 : 100 000 sollen pro 10 min nicht mehr als 10 ml = 0,1 mg oder pro Stunde nicht mehr als 30 ml = 0,3 mg verabreicht werden. Bei einer Verdünnung von 1 : 200 000 sollen pro 10 min nicht mehr als 20 ml = 0,1 mg oder pro Stunde nicht mehr als 60 ml = 0,3 mg appliziert werden.

4

Isofluran (Forane®, Aerrane®)

Bei Isofluran handelt es sich um einen halogenierten Methylethyläther, ein sterisches Isomer von Enfluran.

- Molekulargewicht: 184,5
- Siedepunkt: 48,5 °C
- Dampfdruck (bei 20 °C): 239 mmHg
- Blut-Gas-Verteilungskoeffizient (bei 37 °C): 1,2 bis 1,5
- Öl-Gas-Verteilungskoeffizient: 91,0
- Sättigungskonzentration: 31,0 Vol.-%

Pharmakologie: Isofluran besitzt durch seinen geringen Blut-Gas-Verteilungskoeffizienten eine kurze An- und Abflutungszeit, welche unter den halogenierten Inhalationsanästhetika nur noch von Desfluran unterboten wird.

Physiologische Effekte

- **Kardiovaskuläres System:** Konzentrationsabhängig verursacht Isofluran einen teilweise ausgeprägten **Blutdruckabfall,** in erster Linie durch Vasodilatation, aber auch durch seine negativ-inotrope Wirkung. Der periphere Widerstand nimmt ab, das HZV bleibt jedoch fast unverändert. Während sich die negative Inotropie bzw. die leicht verminderte Herzkontraktilität bei herzgesunden Patienten kaum bemerkbar macht, können Schlagvolumen und HZV bei kardial vorgeschädigten Patienten und älteren Menschen deutlich abfallen. Die Vasodilatation führt oft schon vor dem Erreichen einer tiefen Narkose zu einem Blutdruckabfall. Diesem kann mit Volumensubstitution vorgebeugt werden; auch eine direkte Therapie ist möglich. Es ist unnötig, das Isofluran abzuschalten, da die Volumengabe schneller und wirksamer ist. Isofluran wirkt ausgeprägt koronardilatierend (stärker als Halothan oder Enfluran), dadurch besteht der Verdacht, daß es ein koronares Steal-Phänomen auslösen kann. Die Sensibilität des Myokards gegenüber Katecholaminen ist deutlich geringer als unter Halothan.
- **Respirationssystem:** Abhängig von der Konzentration vermindert Isofluran die Ansprechbarkeit des Atemzentrums auf CO_2. Um eine Hypoventilation zu vermeiden, sollte trotz Spontanatmung eine assistierte und bei längeren Eingriffen eine kontrollierte Beatmung erfolgen. Isofluran wirkt bronchodilatierend.
- **Skelettmuskulatur:** Isofluran wirkt gut muskelrelaxierend. Es verstärkt die Wirkung nichtdepolarisierender Muskelrelaxanzien, deren Dosis daher reduziert werden muß.

- **Uterus:** Isofluran ist plazentagängig. Dosisabhängig kommt es zu einer Uterusrelaxierung, die **Blutungsgefahr** nach der Entbindung nimmt zu.
- **ZNS:** Bei höheren Konzentrationen sind im EEG sog. „burst suppressions" sichtbar, die durch das abwechselnde Auftreten von normalen Hirnströmen, Krampfpotentialen und einer Null-Linie gekennzeichnet sind.
  Im Vergleich zu anderen Anästhetika ist das Ausmaß der Hirngefäßdilatation und der daraus resultierenden Durchblutungszunahme sehr gering. Dennoch kann die Zunahme des intrakraniellen Blutvolumens, die direkt abhängig von der Durchblutungszunahme ist, zu bedrohlichen **Hirndrucksteigerungen** führen. Hyperventilation ($PaCO_2 \leq 30$ mmHg) kann den Druckanstieg vermindern.
- **Urogenitaltrakt:** Dosisabhängig kommt es zu einer geringeren Durchblutung der Niere, **glomeruläre Filtrationsrate und Urinausscheidung sinken.** Dieser Zustand ist jedoch rasch reversibel, Nierenschäden sind nicht bekannt.
- **Leber:** Isofluran verursacht eine **reversible Senkung der Leberfunktion,** auch die Leberdurchblutung ist vermindert. Bisher sind keine Leberschädigungen beschrieben, daher ist eine Verwendung bei Lebererkrankungen oder multiplen Narkosen in einem kurzen Zeitraum zulässig.

Isofluran in praktischer Anwendung

Isofluran ist bei Raumtemperatur flüssig, klar und farblos und besitzt einen leicht stechenden, ätherartigen Geruch. Es benötigt keinen Stabilisator und ist nicht brennbar. Es ist licht- und alkalistabil (reagiert also nicht mit Atemkalk), jedoch gummilöslich. Da es nicht durch Atemkalk zersetzt wird, eignet es sich gut zur Verwendung im Low-flow- oder auch im geschlossenen System (Kap. 5.3).

- **MAC/Dosierung**
  - *MAC in 100% O_2: 1,2 Vol.-%*
  - *MAC mit 70% N_2O: 0,6 Vol.-%*
  - *durchschnittliche Einleitungsdosis (mit N_2O): ca. 1,5 bis 3,0 Vol.-%*
  - *Erhaltungsdosis: ca. 0,7 bis 1,4 Vol.-%*

Aufwachdauer: Ca. 10 Minuten nach Ausschalten von Isofluran erwacht der Patient.

Elimination: Isofluran unterliegt im wesentlichen keiner Biotransformation. Nur 0,2% werden in der Leber metabolisiert, toxische Metaboliten sind nicht bekannt. Es kann daher auch bei Lebertransplantationen eingesetzt werden.

Kontraindikationen: Absolut: nachgewiesene frühere Hepatitis durch volatile Inhalationsanästhetika, hoher Hirndruck, KHK, Herzinsuffizienz, Patienten mit geringen kardialen Kompensationsmechanismen. Relativ: Leberzellschädigung, ältere Patienten.

Vorsichtsmaßnahmen:
- Die MAC für Isofluran ist in den ersten sechs Lebensmonaten am höchsten, mit zunehmendem Alter sinkt sie langsam ab.
- **MAC-Reduktion** durch N_2O, Clonidin, Ketamin, Opioide, Hypnotika, Sedativa, Hypothermie und Gravidität.
- **MAC-Anstieg** durch Monoaminooxidase-(MAO-)Hemmer, Kokain, Amphetamine, Levodopa, chronischen Alkoholabusus und Hyperthermie.

M Da viele Patienten auf den Geruch von Isofluran mit Husten oder Atemanhalten reagieren, wird eine intravenöse Einleitung bevorzugt. Für die schnelle Narkoseeinleitung über Maske ist Isofluran daher nur bedingt verwendbar; es sollte deshalb nicht für Kinder bei direkter Inhalationseinleitung verwendet werden.

Sevofluran *(Sevofluran®)*
Bei Sevofluran handelt es sich um einen fluorierten Ethylisopropyläther.
- Molekulargewicht: 200,05
- Siedepunkt: 58,5 °C
- Dampfdruck (bei 20 °C): 170 mmHg
- Blut-Gas-Verteilungskoeffizient (bei 37 °C): 0,65
- Öl-Blut-Verteilungskoeffizient: 53,0

Pharmakologie: Die niedrige Blutlöslichkeit (niedriger Blut-Gas-Verteilungskoeffizient) von Sevofluran bewirkt eine hohe Anflutungszeit und damit eine schnelle Einleitung. Die niedrige Gewebelöslichkeit (niedriger Öl-Blut-Verteilungskoeffizient) fördert eine rasche Elimination und somit ein rasches Erwachen.

Physiologische Effekte
- **Kardiovaskuläres System:** Konzentrationsabhängig verursacht Sevofluran eine periphere Vasodilatation und **senkt** somit **den Blutdruck.** Die Herzfrequenz bleibt relativ unverändert.
Sevofluran vermindert die Empfindlichkeit der Barorezeptoren, die den Füllungsgrad der Gefäße registrieren und den Blutdruck regulieren. Die Tachykardie, die normalerweise als Reaktion auf eine Hypotension einsetzt, fällt dadurch vermindert aus.

Bei äquipotenter Dosierung vermindert Sevofluran die Myokardkontraktilität ebenso stark wie Isofluran. Sevofluran sensibilisiert das Myokard nicht gegenüber Katecholaminen. Im Gegensatz zu Isofluran kommt es unter Sevofluran zu keiner Koronardilatation, so daß ein koronares Steal-Phänomen ausgeschlossen ist.
- **Respirationssystem:** Abhängig von seiner Konzentration vermindert Sevofluran die Ansprechbarkeit des Atemzentrums auf CO_2. Unter Spontanatmung wird die Atemfrequenz gesteigert. Sevofluran wirkt bronchodilatatorisch. Verglichen mit Desfluran ist die Reizung der Atemwege beim direkten Einatmen (Maske) relativ gering.
- **Skelettmuskulatur:** Sevofluran wirkt direkt muskelrelaxierend. Es verstärkt die Wirkung nichtdepolarisierender Muskelrelaxanzien, deren Dosis daher reduziert werden muß.
- **Uterus:** Sevofluran vermindert konzentrationsabhängig sowohl den uterinen Tonus als auch die Kontraktilität. Somit besteht postoperativ die **Gefahr einer verstärkten Blutung.** Aufgrund der Plazentagängigkeit ist auch der Fötus bzw. das Neugeborene durch sämtliche Nebenwirkungen gefährdet. Eine Verwendung unter der Geburt muß daher sorgfältig überdacht werden.
- **ZNS:** Unter zunehmender Konzentration sind im EEG langsame Wellen sowie ein Anstieg der Amplitude sichtbar. Weitere Steigerungen der Konzentration können zu einer isoelektrischen Null-Linie führen. Unter Sevofluran dilatieren die Gehirngefäße, die Durchblutung steigt an, das intrakranielle Blutvolumen nimmt zu. Dies kann bei bereits erhöhtem Hirndruck zu einer weiteren, bedrohlichen **Hirndrucksteigerung** führen. Hyperventilation ($PaCO_2$ 30 mmHg) kann den Hirndruckanstieg weitgehend vermeiden.
- **Urogenitaltrakt:** Es gibt Hinweise auf eine **verminderte reversible Nierendurchblutung.**

M Sofern **Nierenschäden** existieren, sollte der Einsatz von Sevofluran vermieden werden. Durch die Vorschädigung kann es bei erhöhter Fluoridkonzentration zu Konzentrationsstörungen der Niere kommen.

Sevofluran in praktischer Anwendung
Sevofluran ist bei Raumtemperatur flüssig, klar und farblos. In anästhetischen Konzentrationen ist es weder brennbar noch explosiv. Es ist nicht alkalistabil, temperaturabhängig wird es durch

Atemkalk zersetzt bzw. absorbiert. Es eignet sich daher nicht im Low-flow- oder im geschlossenen System.

Halbgeschlossene Systeme sollten einen Frischgasflow von 5 bis 6 l/min haben.

- **MAC/Dosierung**
  - *MAC in 100% O_2:* 1,9 Vol.-%
  - *MAC mit 70% N_2O:* 0,66 Vol.-%
  - *durchschnittliche Einleitungsdosis:* ca. 2 bis 2,5 Vol.-%
  - *bei 65% Lachgas und assistierter Beatmung:* ca. 0,9 Vol.-%

Elimination: Die oxidative Metabolisierung von Sevofluran in der Leber gleicht weitgehend der von Enfluran. Dabei entstehende Fluoridionen sind normal nicht nephrotoxisch, da der Grenzwert anorganischer Fluoride im Serum bei etwa 50 µmol/l liegt. Nach einer Stunde mit 2,5 MAC Sevofluran ist jedoch nur eine Plasmakonzentration von max. 20 µmol/l nachweisbar.

Sevofluran ist eine Substanz aus den 70er Jahren. Damals wie heute gibt es Fragen zur Metabolisierung, die als noch nicht geklärt gelten. 1975 wurde in ersten klinischen Studien festgestellt, daß eines der insgesamt fünf verschiedenen Abbauprodukte als **potentiell toxisch** einzustufen ist. Es erhielt die Bezeichnung **Substanz A.**

Die Höhe der gemessenen Konzentration von Substanz A war hierbei abhängig von der Art der CO_2-Absorption. Sofern Natronkalk im Absorber verwendet wurde, waren die gemessenen Konzentrationen niedriger als mit Bariumkalk. Eine Rolle spielte auch die Dauer der Anästhesie. Mit zunehmender Anästhesiedauer stiegen die nachweisbaren Konzentrationen.

Damals – wie auch heute – gibt es keinerlei Grenzwerte für mögliche toxische Abbauprodukte wie Substanz A. Daher setzt der Umgang mit Sevofluran eine **deutlich erhöhte Aufmerksamkeit** voraus.

Kontraindikationen: Absolut: nachgewiesene frühere Hepatitis durch volatile Inhalationsanästhetika, eingeschränkte Nierenfunktion, Leberzellschädigung, Herzinsuffizienz, Patienten mit geringen kardialen Kompensationsmechanismen. Relativ: ältere Patienten, Hypovolämie, Leber- und Nierentransplantationen, hoher Hirndruck, KHK.

Vorsichtsmaßnahmen:

- Wie bei den anderen Inhalationsanästhetika auch, ist die MAC für Sevofluran in den ersten sechs Lebensmonaten am höchsten. Mit zunehmendem Alter beginnt sie sich langsam zu reduzieren. Ein 75jähriger Patient benötigt ca. zwei Drittel der Dosis eines Kindes.
- **MAC-Reduktion** durch N_2O, Clonidin, Lithium, Ketamin, Pancuronium, Opioide, Physostigmin, Verapamil, Hypnotika, Sedativa, Tetrahydrocannabinol, Hypothermie und Gravidität.
- **MAC-Anstieg** durch Monoaminooxidase-(MAO-)Hemmer, Kokain, Amphetamine, Levodopa, chronischen Alkoholabusus und Hyperthermie.
- Nach Operationen unter Sevoflurananästhesie ist die **Erholung geistiger Funktionen** wie **Reaktion und Verkehrstüchtigkeit** manchmal deutlich **verzögert.**

M Die vorliegenden Angaben sind teilweise aus verschiedenen Untersuchungen entnommen. Vor allem bei den Koeffizienten, aber auch bei anderen Daten wie MAC-Werten sind Abweichungen zwischen den einzelnen Autoren von 15 bis 25% möglich. Soweit möglich, wurde hier gemittelt. ∎

Lachgas *(Stickoxydul®)*

Lachgas ist ein Distickstoffoxid. Es entsteht durch Erhitzen von Ammoniumnitrat auf 240 °C unter Bildung von Wasser:

$$NH_4NO_3 \rightarrow N_2O + 2\,H_2O$$

- Molekulargewicht: 44
- Siedepunkt: – 89,5 °C
- Dampfdruck (bei 20 °C): 52 atm
- Blut-Gas-Verteilungskoeffizient (bei 37 °C): 0,47
- Öl-Gas-Verteilungskoeffizient: 1,4
- MAC (theoretischer Wert): 104 Vol.-% (Da die MAC nicht mehr als 100% betragen kann – in diesem Fall wäre kein Sauerstoff mehr vorhanden – handelt es sich bei dieser Angabe um einen rein theoretischen Wert)

Pharmakologie: Lachgas flutet schnell an und ab und ist somit gut steuerbar. Es wirkt nur schwach anästhetisch, eine Einleitung ausschließlich mit Lachgas und Sauerstoff ist nicht möglich. Hierfür müßte eine Konzentration von über 85% eingesetzt werden, der niedrige Sauerstoffanteil würde jedoch rasch zu einer Hypoxie führen. Konzentrationsabhängig wirkt Lachgas gut analgetisch und wird deshalb zur Supplementierung bei Kombinationsnarkosen, aber auch Neuroleptanalgesien (NLA) verwendet. Durch den sog. Second-gas-Effekt beschleunigt es die Einleitung mit anderen Inhalationsanästhetika und senkt deren MAC. Es wird physikalisch im Blut gelöst.

Physiologische Effekte

- **Kardiovaskuläres System:** An freiwilligen Probanden konnte unter 40% Lachgas eine geringe Myokarddepression nachgewiesen werden. Bei Patienten mit vorgeschädigtem Myokard sollte daher der Lachgasanteil reduziert werden. Die Aktivität des Sympathikus ist gesteigert, als Folge können der periphere Gefäßwiderstand und somit der Blutdruck und das HZV ansteigen. Dies trifft bei gesunden Patienten nicht zu.

- **Respirationssystem:** Lachgas ist völlig reizlos in den Atemwegen, auch die Sekretproduktion bleibt unbeeinflußt. In normaler Konzentration verursacht Lachgas keine, in Kombination mit anderen Inhalationsanästhetika nur eine leichte Atemdepression. **Bei der Ausleitung** (Abflutung) kann es jedoch zu einer **Diffusionshypoxie** kommen. Durch den niedrigen Blut-Gas-Koeffizienten und das entstehende Partialdruckgefälle diffundiert Lachgas rasch aus dem Blut in die Alveolen. Die Diffusion des Luftstickstoffs von den Alveolen ins Blut erfolgt langsamer als die Auswärtsdiffusion des Lachgases, da sich N_2 wesentlich schlechter im Blut löst als N_2O. Sauerstoff wird dadurch verdrängt. Der O_2-Gehalt im Residualvolumen sinkt unter 16%, bei Raumluftatmung kommt es daher zur Hypoxie. Die Lachgaszufuhr sollte daher frühzeitig beendet werden und ein 100%iges Sauerstoffangebot über ca. drei bis fünf Minuten erfolgen. Hiermit läßt sich das durch die Diffusion entstehende Überangebot an N_2O auffangen, bzw. das Lachgas wird gänzlich aus den Lungen ausgewaschen. Da der Diffusionseffekt auch beim Föten auftritt, sollte die **Lachgaszufuhr bei einer Sectio caesarea** kurz vor der Entwicklung, also dem Herausnehmen des Föten aus dem Uterus, abgestellt werden.

- **Uterus:** Lachgas passiert die Plazentaschranke, was sich aber nur unter der Geburt negativ auswirken kann (s.o.). Am Uterus selbst verursacht es keinerlei Nebenwirkungen.

- **ZNS:** Die Lachgasapplikation kann einen bereits erhöhten Hirndruck weiter steigern. Hyperventilation ($PaCO_2 \leq 30$ mmHg) in der Beatmung verhindert dies.

Lachgas in praktischer Anwendung

Lachgas ist bei Raumtemperatur **gasförmig** und farblos und hat einen leicht süßlichen Geruch. Es ist sehr reaktionsträge, nicht brennbar, unterstützt aber unter bestimmten Bedingungen Verbrennungs- und in bestimmten Mischungen mit anderen Anästhetika Explosionsprozesse. Es reagiert weder mit Gummi noch mit Absorberkalk und ist völlig reizlos in den Atemwegen.

Lachgas liegt in Stahlzylindern zu 7,5 und 37,5 kg unter 51 atm Druck bei 20 °C vor; der Druck ändert sich temperaturabhängig. Die Kennfarbe der Flaschen ist grau (Kap. 7.10), die Anschlüsse sind normiert.

Durch den Überdruck liegt Lachgas zu drei Vierteln flüssig und zu einem Viertel gasförmig vor. Solange noch flüssiges Lachgas vorliegt, bleibt der Druck in der Flasche konstant. Erst wenn nur noch gasförmiges Lachgas vorhanden ist, sinkt der Druck am Manometer ab. Daher ist über das Manometer keine genaue Inhaltsbestimmung möglich! Zur Inhaltsbestimmung muß der Stahlzylinder gewogen werden. Hierbei entsprechen 500 Liter Lachgas einem Kilogramm.

In der zentralen Gasversorgung wird der Druck des Lachgases von fünf auf ein bar gesenkt. Wird das Reduzierventil des Stahlzylinders geöffnet, tritt gasförmiges N_2O aus. Die Verdampfungswärme wird der Umgebung entzogen, daher können die Ventile beschlagen oder sogar gefrieren.

Dosierung:
- *Einleitungskonzentration:* max. 70%
- *Aufrechterhaltung:* 50 bis 70%

Elimination: Lachgas unterliegt keiner Biotransformation. Bereits intraoperativ diffundiert es über die Wundfläche und die Haut ab. Es wird fast vollständig abgeatmet, so schnell wie es anflutet, flutet es auch wieder ab (fünf bis zehn Minuten).

Kontraindikationen: Abhängig von der Konzentration diffundiert Lachgas in luftgefüllte Hohlräume, was zu deren Druck- und Volumenzunahme führt. Dies ist Ursache der meisten Kontraindikationen.

Absolut: Pneumothorax (in zehn Minuten Spannungspneu möglich), Luftembolie (Luftblasen nehmen zu), Ileus mit luftgefüllten Darmschlingen, Luft in den Liquorräumen des Hirns, z.B. bei SHT, gesteigerter Hirndruck. Relativ: bei Mittelohroperationen (behindert Tympanoplastik).

Vorsichtsmaßnahmen:
- Lachgas hemmt die Methioninsynthese. Bei Anwendung unter sechs Stunden sind leichte Knochenmarkschädigung und Blockierung des Vitamins B_{12} nachgewiesen. Es kommt zu reversiblen Störungen der Erythrozyten- und Granulozytenbildung. Wird Lachgas länger als

24 Stunden appliziert, entwickelt sich eine Leukopenie; auch megaloblastische Anämien durch schwere Beeinträchtigung der Erythropoese sind beschrieben. Bei einer **Operationsdauer** von **über sechs Stunden** ist daher die Gabe von **Vitamin B$_{12}$** zu empfehlen.

■ Beim Herstellungsprozeß können Verunreinigungen wie toxisches Stickoxid (NO) bzw. Stickstoffdioxid (NO$_2$) in die Flaschen gelangen. Diese Stoffe reagieren in den Alveolen zu salpetriger Säure. Die Folge ist ein Lungenödem, die Compliance sinkt, der O$_2$-Gehalt fällt.

M Lachgas **diffundiert gerne in** die **Cuffs** der Tuben oder zwischen die Latexschichten schadhafter Tuben. Dadurch kommt es zu einer Lumeneinengung bzw. Cuffhernie mit möglichen Tracheaschäden. Um dies zu verhindern, kann man öfter den Cuffdruck messen oder den Cuff selbst mit N$_2$O füllen. ■

4.6 Kardiopharmaka

Die Medikamente aus der sehr heterogenen Gruppe der Kardiopharmaka beeinflussen die Herz-Kreislauf-Funktion auf verschiedenen Ebenen und mit Hilfe sehr unterschiedlicher Wirkungsmechanismen. Zu den hier besprochenen Kardiopharmaka zählen:

■ Katecholamine (Kap. 4.6.2)
■ Vasodilatatoren (Kap. 4.6.3)
■ Calciumantagonisten (Kap. 4.6.4)
■ Antiarrhythmika (Kap. 4.6.5)
■ Betarezeptorenblocker (Kap. 4.6.6)
■ ACE-Hemmer (Kap. 4.6.7)
■ Glykoside (Kap. 4.6.8)
■ Calcium (Kap. 4.6.9)

Die grundlegenden Konzepte, die für die Wirkung der Kardiopharmaka in Betracht gezogen werden müssen, sind im Kapitel 4.6.1 erläutert, die gruppenspezifischen Grundlagen sind bei der jeweiligen Arzneimittelgruppe gesondert dargestellt.

4.6.1 Grundlagen für die Anwendung von Kardiopharmaka

Für die Sicherheit von Patienten, deren eigene Kreislaufregulation ausgeschaltet bzw. beeinträchtigt ist, ist es von grundlegender Bedeutung, daß die Herz-Kreislauf-Funktion während der Narkose und des Aufenthalts auf der Intensivstation überwacht wird und – wenn nötig – beeinflußt werden kann.

Das **Herzzeitvolumen (HZV)** ist von **Schlagvolumen** und **Herzfrequenz** bestimmt und gibt an, wieviel Blut pro Zeiteinheit im Körper verteilt wird. Hiervon und von den jeweils herrschenden Widerständen im Gefäßsystem hängt der **Blutdruck** ab. Er bestimmt, wie das Blut in die verschiedenen distalen Gefäßregionen verteilt wird.

M Alle Pharmaka, die in der Lage sind, die kritischen Faktoren wie Schlagvolumen, Herzfrequenz und Gefäßwiderstand für die Regulation von Blutvolumen und Blutdruck in gewünschter Weise zu beeinflussen, können als Kardiopharmaka betrachtet werden. ■

Beeinflussung des Schlagvolumens

Pharmaka, die zur Beeinflussung des Schlagvolumens verabreicht werden, zielen praktisch immer auf dessen Anhebung, so daß bei gleicher Vorlast die Auswurfleistung des Herzens steigt. Diese **positiv-inotrope** Wirkung wird z.B. durch Katecholamine, Phosphodiesteraseinhibitoren und Herzglykoside vermittelt. Eine negative Inotropie bewirkt dagegen eine Abnahme des Schlagvolumens bei gleicher Vorlast. Sie kann als Nebenwirkung bei der Verabreichung anderer Pharmaka auftreten, z.B. sind viele Inhalationsanästhetika in hohen Dosen negativ-inotrop wirksam und verschlechtern somit die Herzfunktion.

M Die **Anhebung des Schlagvolumens** bei gleicher Vorlast **erhöht** immer den **Sauerstoffbedarf** des Herzens. Dies muß vor allem bei Patienten mit ischämischer Herzerkrankung bedacht werden. ■

Beeinflussung der Herzfrequenz

Die Herzfrequenz kann zu hoch, zu niedrig oder arrhythmisch sein. Mit entsprechenden Pharmaka (Antiarrhythmika, Betablocker, Calciumantagonisten) sollen diese Störungen so korrigiert werden, daß die Herzarbeit ökonomischer wird (Kap. 3.2).

Beeinflussung des Gefäßwiderstands

Durch Dilatation des venösen Gefäßsystems (Tonussenkung) fällt die Vorlast des Herzens. Bei Patienten mit **Hypervolämie** führt dies wieder in einer besseren Herzarbeit. Dagegen ist es wenig effektiv, zur Therapie der **Hypovolämie** den Tonus des venösen Gefäßsystems zu erhöhen. Eine Volumengabe wäre hier der richtige Therapieansatz.

Der arterielle Gefäßwiderstand wird durch eine **periphere Vasokonstriktion** gesteigert, die Herzarbeit steigt stark an, das HZV ist jedoch zu niedrig. Durch arterielle Vasodilatatoren (z.B. Alphablocker) kann hier eingegriffen werden.

In der Frühphase des septischen oder beim anaphylaktischen Schock kommt es durch eine **periphere Vasodilatation** zu einer Minderperfusion vitaler Organe (Gehirn, Herz, Niere). Dieser Zustand kann durch Vasokonstriktoren (Katecholamine, z.B. Arterenol®) korrigiert werden.

Die selektive bzw. vorherrschende Vasodilatation der Koronargefäße ist bei Patienten mit KHK erwünscht. Die Diskussion um ein eventuelles koronares Steal-Phänomen ist noch nicht abgeschlossen, zumindest bei den nichtfixierten Koronarstenosen ist eine Verbesserung der Durchblutung denkbar.

4.6.2 Katecholamine

4.6.2.1 Grundlagen für die Anwendung von Katecholaminen (Sympathomimetika)

Katecholamine kommen natürlicherweise als Transmitter im sympathischen Nervensystem vor. Dieser Teil des Nervensystems besteht in seiner anatomischen Grundstruktur aus jeweils zwei hintereinandergeschalteten Nervenzellen (Neuronen). Das erste Neuron wird als präganglionär, das zweite als postganglionär bezeichnet. Die Impulsübertragung vom ersten auf das zweite Neuron erfolgt durch die Überträgersubstanz Acetylcholin. Die Übertragung vom zweiten Neuron auf das Erfolgsorgan (z.B. die Gefäßmuskulatur oder das Herz) erfolgt durch den Transmitter **Noradrenalin.** Dieser wirkt nur **lokal,** also nur an dem von dem jeweiligen sympathischen Neuron versorgten Erfolgsorgan.

Ebenfalls zum sympathischen Nervensystem wird das Nebennierenmark gezählt. Bei einer Stimulierung des Sympathikus setzt daher auch das Nebennierenmark seinen Botenstoff frei, das **Adrenalin.** Da dieses über das Blut zu allen Organen transportiert wird, entfaltet es keine lokalen, sondern **systemische Wirkungen** im gesamten Körper.

Im Nebennierenmark und in den Nervenzellen wird aus der Aminosäure L-Tyrosin über verschiedene Zwischenstufen zunächst **Dopamin** gebildet. In verschiedenen Gehirnarealen wird Dopamin selbst bereits als Transmitter freige-

setzt. In den postganglionären Neuronen des sympathischen Nervensystems wird Dopamin jedoch zu Noradrenalin umgewandelt, welches dann als Transmitter freigesetzt wird. Nur im Nebennierenmark wird Noradrenalin noch weiter umgebaut, und es entsteht Adrenalin. Dieses wird dann als Hormon ins Blut abgegeben.

Die Wirkung der physiologischen Katecholamine erfolgt über spezifische Rezeptoren. Man unterscheidet zwischen α-Rezeptoren, β_1- und β_2-Rezeptoren. α-Rezeptoren vermitteln die Kontraktion glatter Muskulatur, aber auch eine Konstriktion von Gefäßen im Nieren- und Magen-Darm-Bereich. β_1-Rezeptoren entfalten ihre Wirkung hauptsächlich am Herzen. β_2-Rezeptoren lassen u.a. die glatte Muskulatur erschlaffen und vermitteln eine Dilatation im Gefäß- und Bronchialsystem.

Außerdem gibt es noch zwei Subtypen von Dopaminrezeptoren, den D_1- und den D_2-Rezeptor. Bei einer Stimulation des D_1-Rezeptors erweitern sich Nieren- und Mesenterialgefäße, Niere und Darm werden somit besser durchblutet.

In Tabelle 4.6-1 sind die Wirkungen der Katecholamine auf die einzelnen Rezeptortypen zusammengefaßt.

Alle **Katecholamine** wirken stimulierend und **steigern** die **physiologische Herzfunktion.** Hierbei können folgende Wirkungen unterschieden werden:

- Steigerung der Schlagkraft (positiv inotrope Wirkung)
- Steigerung der Schlagfrequenz (chronotrope Wirkung)
- erhöhte Erregbarkeit (bathmotrope Wirkung)
- Erhöhung der Verkürzungsgeschwindigkeit (klinotrope Wirkung)
- gesteigerte Erregungsausbreitung (dromotrope Wirkung)

4.6.2.2 Praktische Anwendung von Katecholaminen/Sympathomimetika

Adrenalin (Suprarenin®)
Adrenalin ist ein **endogenes Katecholamin**, das vorwiegend auf β-adrenerge, aber auch an α-adrenergen Rezeptoren wirkt. Adrenalin steigert die Herzfrequenz, das Schlagvolumen, das HZV und den systolischen arteriellen Druck. Gleichzeitig sinkt jedoch der diastolische Druck, auch der periphere Gefäßwiderstand nimmt ab.

Tabelle 4.6-1 Wirkort (Rezeptoren) und Wirkstärke von Katecholaminen.

Katecholamine	α-Rezeptoren	β₁-Rezeptoren	β₂-Rezeptoren	Dopamin-Rezeptoren
Adrenalin *niedrige* Dosierung	positiv	sehr stark positiv	stark positiv	kein Effekt
Adrenalin *hohe* Dosierung	stark positiv	sehr stark positiv	positiv	kein Effekt
Noradrenalin	sehr stark positiv	positiv	kein Effekt	kein Effekt
Dopamin *niedrige* Dosierung	positiv	stark positiv	kein Effekt	stark positiv
Dopamin *hohe* Dosierung	stark positiv	stark positiv	kein Effekt	stark positiv
Dobutamin	kein Effekt	sehr stark positiv	positiv	kein Effekt

Dosierung:

- *bei **Reanimationen:***
  initial: 1 mg bzw. 0,02 mg/kg KG i.v. (10 ml oder 0,1 ml/kg KG einer 1 : 1 000-Lösung), kann z.B. bis zu 3 × alle 3 bis 5 min wiederholt werden;
  Erhaltungsdosis: 0,1 bis 0,2 µg/kg KG/min
- *bei **schweren Asthmaanfällen** bzw. **anaphylaktoiden Reaktionen:***
  0,1 bis 0,5 mg i.m. oder s.c. (0,1 bis 0,5 ml/kg KG einer 1 : 1 000-Lösung)

Wirkungseintritt/Wirkdauer:

- *Wirkungseintritt:* ca. 30 bis 60 sec nach i.v. Gabe, ca. 10 min nach s.c./i.m. Gabe
  Nach intratrachealer Gabe tritt die Wirkung noch schneller ein als nach i.v. Gabe
- *Maximaleffekt:* innerhalb 3 min nach i.v. und intratrachealer Gabe
- *Wirkdauer:* ca. 10 min nach i.v. Gabe, 20 min nach intratrachealer Gabe und ca. 2 h nach s.c. Applikation

Elimination: Durch enzymatische Zerlegung, hauptsächlich in Leber und Niere.

Vorteile: Außer den o.g. Kreislaufeffekten kommt es zu einer Dilatation der Bronchialmuskulatur. Unter Reanimationsbedingungen, bei denen noch kein intravenöser Zugang besteht, kann Adrenalin auch intratracheal appliziert werden. Versehentliche intravasale Injektionen können durch den schnellen Pulsanstieg relativ rasch erkannt werden. Die Wirkung von Lokalanästhetika, die mit Adrenalin versetzt sind, hält deutlich länger an.

Nachteile: Nach Gabe von Adrenalin nehmen die Nieren- und die Hautdurchblutung meßbar ab. Die Blutzuckerkonzentration steigt an, da die Insulinfreisetzung gehemmt wird. Dosierungen über 0,15 µg/kg KG führen durch die zunehmende α-adrenerge Wirkung zu einer allgemeinen Vasokonstriktion (z.B. Anstieg des pulmonalarteriellen Drucks).

Kontraindikationen: Absolut: Adrenalin und Lokalanästhetika (auch als Kombination) bei einer Regionalanästhesie von Endstromgebieten wie Finger, Fußzehen und Penis.

Sofern es nicht im Rahmen einer Reanimation oder einer massiven Kreislaufdepression appliziert wird, ist Adrenalin auch bei der Hypertonie, dem Engwinkelglaukom, bei paroxysmaler Tachykardie und absoluter Arrhythmie kontraindiziert.

Vorsichtsmaßnahmen:

- Adrenalin ist als Vasokonstriktor einigen Lokalanästhetika zugemischt. Bei kardial instabilen Patienten kann es bei Überdosierung zu einer **Ischämiereaktion,** aber auch zu Arrhythmien kommen.
- In Verbindung mit volatilen Anästhetika kann Adrenalin zu gefährlichen Tachyarrhythmien führen. Trizyklische Antidepressiva, Monoaminooxidase-(MAO-)Hemmer und Oxytocin verstärken die sympathomimetische Wirkung. Bei gleichzeitiger Benutzung eines Alphablockers kann es zu einer Blutdrucksenkung kommen.
- Bei intravasaler Applikation besteht die Gefahr einer lokalen Gefäßwandnekrose; bei arterieller Injektion kann es zu Nekrosen im versorgten peripheren Stromgebiet kommen.

Noradrenalin (Arterenol®)
Auch Noradrenalin gehört zu den **endogenen Katecholaminen** und stimuliert hauptsächlich

die α-adrenergen Rezeptoren. Es kommt zu einer deutlichen Vasokonstriktion sowohl der arteriellen als auch der venösen Gefäße. Der systolische und der diastolische Blutdruck steigen, der O_2-Verbrauch des Herzens nimmt zu. Bei normovolämischen Patienten bleibt das HZV relativ konstant. Die β_1-adrenerge Wirkung am Herzen ist deutlich geringer als die von Adrenalin.

Der Einsatz von Noradrenalin sollte auf Notfälle beschränkt bleiben, die sich durch einen erniedrigten Gefäßwiderstand bzw. Hypotonie auszeichnen, z.B. bei einem septischen Geschehen mit Gefäßlähmung.

Dosierung:
- *initial:* 0,05 bis 0,4 µg/kg KG/min
- *Erhaltungsdosis:* 0,1 bis 0,2 µg/kg KG/min

Wirkungseintritt/Wirkdauer:
- *Wirkungseintritt:* < 1 min nach i.v. Gabe
- *Maximaleffekt:* 1 bis 2 min nach i.v. Gabe
- *Wirkdauer:* ca. 10 min nach i.v. Gabe

Elimination: Durch enzymatische Zerlegung.

Nachteile: Nach Gabe von Noradrenalin nimmt die Durchblutung von Niere, Leber, Gehirn und Skelettmuskeln meßbar ab.

Kontraindikationen: Sofern es nicht im Rahmen einer Reanimation oder einer massiven Kreislaufdepression appliziert wird, ist es bei Hypertonie, einem Engwinkelglaukom, paroxysmaler Tachykardie und absoluten Arrhythmien kontraindiziert.

Vorsichtsmaßnahmen:
- In Kombination mit volatilen Anästhetika können **Arrhythmien** auftreten.
- Bei intravasaler Applikation von Noradrenalin besteht die Gefahr einer Nekrose.
- Trizyklische Antidepressiva, MAO-Hemmer und Oxytocin verstärken die sympathomimetische Wirkung.
- Bei gleichzeitiger Anwendung eines Alphablockers kann der Blutdruck abfallen.

Dopamin (Dopamin®)
Auch Dopamin gehört zu den **endogenen Katecholaminen** und wirkt auf α-Rezeptoren und am β_1-Rezeptor. In niedriger Dosierung (1 bis 3 µg/kg KG/min) werden Dopaminrezeptoren aktiviert, die eine Gefäßerweiterung im Nieren-, Koronar- und Gehirnbereich auslösen. Der Anstieg der Nierendurchblutung wiederum führt zu einem Anstieg der glomerulären Filtrationsrate. Das Herz wird stärker durchblutet, das Schlagvolumen und das HZV steigen an. Die Herzfrequenz bleibt dabei relativ unverändert.

Dopamin verfügt auch über venokonstriktorische Eigenschaften. Bei höherer Dosierung (über 10 µg/kg KG/min) steht die α-adrenerge Wirkung im Vordergrund. Es kommt zu einer Engstellung der Gefäße mit allen daraus resultierenden Nebenwirkungen. Dopamin kann die Ausschüttung von Noradrenalin fördern.

Dosierung. 2 bis 50 µg/kg KG/min

Wirkungseintritt/Wirkdauer:
- *Wirkungseintritt:* ca. 2 bis 4 min nach i.v. Gabe
- *Maximaleffekt:* ca. 2 bis 10 min nach i.v. Gabe
- *Wirkdauer:* < 10 min nach i.v. Gabe (Einzeldosis)

Zubereitungshinweis: Beim Mischen mit alkalischen Lösungen wird Dopamin inaktiviert.

Elimination: Hepatogen.

Vorteile: Standardpharmakon bei drohendem Herz-Kreislauf- und Nierenversagen. Intraoperativ wird es in niedriger Dosierung zur kardialen Unterstützung und gleichzeitig zur Verbesserung von Nierendurchblutung und Ausscheidung bei gefährdeten Patienten eingesetzt.

Nachteile: Eine hohe Dosierung kann den myokardialen O_2-Verbrauch stark steigern.

Kontraindikationen: Hypertonie, tachykarde Rhythmusstörungen, Schwangerschaft bzw. die Stillperiode.

Vorsichtsmaßnahmen:
- Eine Hypovolämie muß unbedingt vor der Gabe von Dopamin korrigiert werden.
- Die sympathomimetische Wirkung wird bei Einnahme von trizyklischen Antidepressiva, Schilddrüsenhormonen, Antihistaminika und MAO-Hemmern verstärkt. Bei gleichzeitiger Gabe von Alphablockern kann es zu einem Blutdruckabfall, bei Kombination mit Betablockern zu einem Blutdruckanstieg kommen.
- In Kombination mit volatilen Anästhetika erhöht sich das Risiko von supraventrikulären und ventrikulären Arrhythmien.

Dobutamin (Dobutrex®)
Im Gegensatz zu den vorher genannten körpereigenen Katecholaminen ist Dobutamin ein **synthetisch** hergestelltes **Sympathomimetikum.** Dobutamin stimuliert die β-adrenergen Rezeptoren, an den α-Rezeptoren sind nur minimale Effekte zu verzeichnen. Im Gegensatz zu Dopamin hat Dobutamin keine aktivierende Wirkung auf Dopaminrezeptoren. Das HZV und das Schlagvolumen nehmen zu, der periphere und der pulmonale Gefäßwiderstand sinken.

Dosierung: 0,5 bis 30 µg/kg KG/min

Wirkungseintritt/Wirkdauer:

- *Wirkungseintritt:* ca. 1 bis 2 min nach i.v. Gabe
- *Maximaleffekt:* ca. 5 min nach i.v. Gabe
- *Wirkdauer:* < 10 min nach i.v. Gabe (Einzeldosis)

Anwendungshinweis: Dobutamin darf nicht mit alkalischen Lösungen (Furosemid, $NaHCO_3$) gemischt werden.

Elimination: Hepatogen.

Vorteile: Standardpräparat bei akuter, aber auch chronisch dekompensierender Herzinsuffizienz, sofern eine positiv-inotrope Wirkung erwünscht ist.

Nachteile: Bei höherer Dosierung treten Arrhythmien und Hypertonien auf, es kann zu einer deutlichen Zunahme des myokardialen O_2-Verbrauchs kommen.

Kontraindikationen: Absolut: mechanische Behinderungen der ventrikulären Füllung bzw. des ventrikulären Ausflusses.

Sofern es nicht ausschließlich für die Notfalltherapie eingesetzt wird, ist Dobutamin auch bei bestehender Tachyarrhythmie, Hypertonie oder bei gleichzeitiger Therapie mit MAO-Hemmern kontraindiziert.

Vorsichtsmaßnahmen:

- Die Verbindung mit volatilen Anästhetika erhöht das Risiko von ventrikulären und supraventrikulären Arrhythmien.
- Bei gleichzeitiger Gabe von ACE-Hemmern können hohe Dosen von Dobutrex® zu einem verstärkten Anstieg des HZV führen. Als Konsequenz nimmt der myokardiale O_2-Verbrauch deutlich zu.
- Unter dem Einfluß von Betarezeptorenblockern und Dobutamin steigt der Blutdruck an (periphere Vasokonstriktion), die positive Inotropie ist deutlich vermindert.

Orciprenalin *(Alupent®)*

Orciprenalin ist ein **synthetisches Katecholamin** und wirkt ausschließlich auf β-adrenerge Rezeptoren. Herzfrequenz und HZV steigen deutlich an, der systolische Druck steigt, der diastolische Druck fällt. Der periphere und pulmonale Gefäßwiderstand nehmen ab. Die sympathomimetische Wirkung steigert der O_2-Verbrauch des Herzens.

Hauptsächliche Indikationen sind Bradykardien aller Art (AV-Block II. bis III. Grades, bradykarde Erregungsbildungs- und -leitungsstörungen, digitalisbedingte Bradykardie etc.) und die pulmonale Hypertonie.

Dosierung:

- *initial:* 0,01 bis 0,15 mg/kg KG
- *Erhaltungsdosis:* 2,5 bis 30 µg/kg KG/min

Wirkungseintritt/Wirkdauer:

- *Wirkungseintritt:* ca. 1 bis 2 min nach i.v. Gabe
- *Maximaleffekt:* ca. 5 bis 10 min nach i.v. Gabe
- *Wirkdauer:* ca. 1 h nach i.v. Gabe

Elimination: Nach enzymatischem Umbau sowohl renal als auch über den enterohepatischen Kreislauf.

Vorteile: Die **dilatierende Wirkung** auf die **Bronchialmuskulatur** ist bei Patienten mit obstruktiven Lungenkrankungen von therapeutischem Nutzen.

Nachteile: Orciprenalin wirkt tokolytisch **(wehenhemmend)** und ist plazentagängig, was je nach Schwangerschaftsperiode positiv, aber auch negativ sein kann.

Kontraindikationen: Ausgeprägte Hyperthyreose und hypertrophe obstruktive Kardiomyopathie. Relativ: ausgeprägte Tachykardie.

Vorsichtsmaßnahmen:

- Bei Patienten mit einer KHK, einem frischen Infarkt, einem Mitralvitium, tachykarden Rhythmusstörungen oder einer Myokarditis kann es durch die Steigerung des myokardialen O_2-Verbrauchs zu massiven Ischämiereaktionen, aber auch zu Arrhythmien kommen. Der gleichzeitige Gebrauch von Betablockern kann einen schweren Bronchospasmus auslösen. Die gleichzeitige Gabe von Halothan erniedrigt die Arrhythmieschwelle.
- Die Wirkung von Antidiabetika nimmt ab, d.h., der Blutzuckerspiegel sinkt weniger stark ab.
- Anticholinergika und Theophyllin verstärken die Wirkung, aber auch die beschriebenen Nebenwirkungen.

Etilefrin *(Effortil®)*

Etilefrin ist ein **synthetisches Sympathomimetikum** und verfügt vorwiegend über β-adrenerge Wirkungen wobei $β_1$-Rezeptoren deutlich stärker aktiviert werden als $β_2$-Rezeptoren. HZV und Schlagvolumen nehmen zu. Der periphere Gefäßwiderstand bleibt relativ unverändert, die Herzfrequenz steigt nur minimal. Etilefrin bewirkt eine relative Umverteilung von Blut aus den venösen Kapazitätsgefäßen im Bereich des Splanchnikusgebiets in Richtung der intrathorakalen Gefäße. Hierdurch steigt der Füllungsdruck des rechten Herzens und damit das HZV.

Dosierung:
- *initial:* 20 bis 30 µg/kg KG i.v.
- *Erhaltungsdosis (Infusion):* 2 bis 6 µg/kg KG/min

Wirkungseintritt/Wirkdauer:
- *Wirkungseintritt:* ca. 1 bis 2 min nach i.v. Gabe bzw. 2 bis 3 min nach p.o. Gabe (Tropfen)
- *Maximaleffekt:* ca. 5 min nach i.v. Gabe
- *Wirkdauer:* ca. 30 bis 60 min nach i.v. Gabe

Elimination: Hauptsächlich renal.

Vorteile: Der Blutdruckanstieg nach Gabe von Etilefrin hält relativ lange an. Der Wirkmechanismus ist dem von Akrinor®, dessen blutdrucksteigernde Wirkung hauptsächlich über die periphere Vasokonstriktion entsteht, überlegen.

Es wirkt auch oral und ist wegen seiner venentonisierenden Wirkung auch bei orthostatischer Dysregulation anzuwenden.

Kontraindikationen: Hypertonie, hypertrophe obstruktive Kardiomyopathie, bestehende KHK und bei tachykarden Rhythmusstörungen. Absolut: während der Stillzeit und im ersten Trimenon.

Vorsichtsmaßnahmen
- Die sympathomimetische Wirkung wird bei Einnahme von trizyklischen Antidepressiva, Schilddrüsenhormonen, Antihistaminika und MAO-Hemmern verstärkt. Die gleichzeitige Gabe von Alpharezeptorenblockern kann zu einem Blutdruckabfall, von Betarezeptorenblockern zu einem Blutdruckanstieg führen.
- In Kombination mit Herzglykosiden, aber auch mit Halothan, kann es zu Herzrhythmusstörungen kommen.

4.6.3 Vasodilatatoren

4.6.3.1 Grundlagen für die Anwendung von Vasodilatatoren

Vasodilatatoren senken den Tonus der glatten Gefäßmuskulatur im venösen (postkapillären) und/oder arteriellen (präkapillären) Bereich.

Eine Gefäßerweiterung im **venösen** Bereich vergrößert die Aufnahmekapazität für das zum Herzen zurückfließende Blut, es findet ein venöses Pooling statt. Es fließt weniger Blut zum Herzen zurück, die Vorlast (preload) sinkt, die Herzbelastung wird herabgesetzt. Der Vorteil des venösen Poolings ist, daß das Herz weniger Sauerstoff verbraucht.

Die Gefäßerweiterung im **arteriellen** Bereich senkt den Blutdruck und damit die Nachlast

(afterload) – den Gefäßwiderstand, gegen den das Herz anpumpen muß. Das Herz muß weniger Arbeit aufbringen, der myokardiale Sauerstoffverbrauch sinkt. Darüber hinaus wirft das Herz pro Zeiteinheit mehr Blutvolumen aus, wodurch das Sauerstoffangebot an den Organismus steigt.

Die **Indikationen** von vasodilatatorisch wirkenden Pharmaka sind relativ eng begrenzt. Die wichtigste ist die kontrollierte intra- und postoperative Blutdrucksenkung zur Vermeidung größerer Blutverluste. Vasodilatatoren werden auch zur Therapie einer akuten Hypertonie und zur Behandlung bzw. Prophylaxe vasospastischer Zustände eingesetzt.

4.6.3.2 Praktische Anwendung von Vasodilatatoren

***Nitrate** (Nitrolingual®-Kapseln bzw. Ampullen, Nitrolingual®-Spray u.a.)*
Nitrate **wirken** überwiegend **dilatierend auf** die **venösen Kapazitätsgefäße** einschließlich der großen Venen. Sie senken somit die Vorlast des Herzens. Es kommt zu einem Abfall des ZVD, des Pulmonalarteriendrucks und des enddiastolischen Drucks.

Die Wirkung auf die peripheren **arteriellen** Gefäße ist weniger stark, die Koronararterien werden durch Nitrate jedoch erweitert.

Die venöse Wirkung wird bei der akut auftretenden Herzinsuffizienz mit Lungenödem ausgenutzt (hoher Pulmonalarteriendruck und hoher ZVD), während die arterielle Wirkung zur Prophylaxe und Therapie der Angina pectoris eingesetzt werden kann.

Dosierung:
- 0,5 bis 7 µg/kg KG/min i.v., 2 Hübe Spray oder der Inhalt von 1 bis 2 Kapseln

Wirkungseintritt/Wirkdauer:
- *Wirkungseintritt:* ca. 1 bis 3 min nach i.v. bzw. i.m. oder p.o. Gabe
- *Maximaleffekt:* ca. 1 bis 5 min nach i.v. bzw. i.m. oder p.o. Gabe
- *Wirkdauer:* ca. 5 bis 10 min nach i.v. bzw. i.m. bzw. ca. 30 bis 60 min bei p.o Gabe (Spray)

Elimination: Renal nach Inaktivierung in der Leber.

Vorteile: Nitrate werden sehr gut über die Schleimhäute resorbiert und sind daher gut oral zu verabreichen. In speziellen Notfallsituationen oder intraoperativ ist eine parenterale Applikation möglich. Die Wirkung setzt rasch ein, ist

4

jedoch bei der i.v. Gabe nur von kurzer Dauer. Zur Langzeitmedikation eignen sich besser das Nitro-Pflaster (z.B. Nitroderm®) oder Retard-Darreichungen mit allmählicher Wirkstofffreisetzung.

Nachteile: Bei i.v. Gabe stellt sich relativ rasch (binnen 24 h) eine Toleranz ein. Um einen gleichbleibenden Effekt zu erzielen, muß die Dosis erhöht werden.

Kontraindikationen: Schock, Hypotonien mit Blutdruckwerten > 80 mmHg und hypertrophe obstruktive Kardiomyopathie.

Vorsichtsmaßnahmen:

Als wichtigste Nebenwirkung der Nitrate ist ein Abfall des arteriellen Blutdrucks anzusehen (kontraindiziert im Schock!).

Bei gleichzeitiger Gabe von Heparin und i.v. applizierten Nitraten wird die Wirkung des Heparins abgeschwächt.

Pharmaka wie Calciumantagonisten und Vasodilatatoren, die vor allem blutdrucksenkend wirken, werden durch Nitrate in ihrer Wirkung deutlich verstärkt.

Nitroprussidnatrium *(Nipruss®)*

Nitroprussidnatrium (Nipruss®) relaxiert sowohl die **arterielle** als auch die **venöse** Gefäßmuskulatur. Dies führt zu einer Senkung der Vor- und Nachlast des Herzens. Das HZV steigt nach Nipruss®-Gabe an.

Dosierung:
- *initial:* 1 μg/kg KG/min i.v.
- *Erhaltungsdosis:* 0,5 bis 7 μg/kg KG/min i.v.

Wirkungseintritt/Wirkdauer:
- *Wirkungseintritt:* sofort
- *Maximaleffekt:* sofort (in Abhängigkeit von der Dosierung)
- *Wirkdauer:* nur während kontinuierlicher Verabreichung der Substanz

Zubereitungshinweise: Nipruss® muß vor der Anwendung **frisch zubereitet** werden, da es sich unter Lichteinwirkung rasch zersetzt. Die rotbraune Farbe kennzeichnet das wirksame Medikament, beim Zerfall in unwirksame Abbauprodukte ändert sich die Farbe in Richtung violett bis blau.

Elimination: Renal. Durch Reaktion mit Sulfhydrylgruppen von Serumeiweißen und Zellmembranen (v.a. an Erythrozyten) wird es in wenigen Minuten zu **Zyanid** und dieses rasch zu Thiozyanat abgebaut.

Vorteile: Wirkt sofort, kurz und sehr stark.

Nachteile: Es kann nur parenteral über Perfusor verabreicht werden. Die Dosierung muß sich am Blutdruckverhalten orientieren, da sonst die Gefahr der Hypotonie besteht. In der Leber und in der Skelettmuskulatur nimmt der O_2-Partialdruck ab.

Kontraindikationen: Relativ: eine nachgewiesene KHK, da eine zu starke Blutdrucksenkung zu einer Ischämie führen kann.

Vorsichtsmaßnahmen:
- Bei Patienten, die sonst einen normalen Blutdruck haben, darf der arterielle Mitteldruck keinesfalls unter 60 mmHg fallen. Bei niedrigeren Werten ist die Sauerstoffversorgung des Gehirns gefährdet, da der Autoregulationsmechanismus ausfällt. Bei Hypertonikern liegt dieser Grenzwert sogar noch über 60 mmHg.
- Die Therapie mit Nitroprussidnatrium sollte nicht abrupt beendet werden, da es sonst zu einer überschießenden Rückkehr des Blutdrucks über den normalen Wert kommen kann (Rebound-Effekt).
- Bei langer Anwendung können Zyanidionen freigesetzt werden, die der Stoffwechsel nur begrenzt verarbeiten kann. Es entwickelt sich eine metabolische Azidose, die gemischtvenösen pO_2-Werte steigen, und trotz Beendigung der Zufuhr bleibt die Hypotonie bestehen. Therapie: Natriumthiosulfat, das i.v. verabreicht wird.

A Um solch eine **Intoxikation** zu vermeiden, sollte eine Gesamtdosis von 1 mg Nitroprussidnatrium/kg KG innerhalb von drei Stunden nicht überschritten werden. ◄

Dihydralazin *(z.B. Nepresol®)*

Dihydralazin erweitert die **arteriellen** Widerstandsgefäße und senkt somit die Nachlast des Herzens. Dadurch wird der linke Ventrikel entlastet. Die glatte Muskulatur der Arteriolen erschlafft, wodurch der periphere Gefäßwiderstand sinkt. Typische **Einsatzgebiete** für Dihydralazin sind die Hypertonie und die Herzinsuffizienz mit verringertem Auswurfvolumen (Low-output-Syndrom).

Dosierung: 12,5 bis 25 mg (ca. 0,25 mg/kg KG) i.v. oder p.o.

A Maximale Tagesdosis ist 100 mg! ◄

Wirkungseintritt/Wirkdauer:
- *Wirkungseintritt:* ca. 5 bis 10 min nach i.v. Gabe
- *Maximaleffekt:* ca. 15 bis 20 min nach i.v. Gabe
- *Wirkdauer:* ca. 3 bis 5 h nach i.v. Gabe

Elimination: Renal nach Inaktivierung in der Leber und im Darm.

Nachteile: Als Nebenwirkung sind Fälle von Lupus erythematodes beschrieben. Bei Patienten mit einer KHK können Angina-pectoris-Anfälle ausgelöst werden.

Kontraindikationen: Herzklappenstenosen, hypertrophe Kardiomyopathie, Aortenaneurysmen, durch pulmonale Hypertonie verursachte Rechtsherzinsuffizienz, während des ersten Schwangerschaftsdrittels und während der Stillzeit.

Vorsichtsmaßnahmen:

■ Der Abfall des arteriellen Drucks führt häufig zu einem reflektorischen Anstieg von Herzfrequenz und HZV. Dieser ist auf eine Erhöhung der Sympathikusaktivität zurückzuführen, die auch die Reninsekretion und somit die Retention von Wasser und Natrium verstärkt. Man sollte daher das Medikament mit einem Diuretikum und einem Betablocker (verstärkte Blutdrucksenkung möglich) und/oder Nitrat kombinieren. Hierdurch sind auch die Nebenwirkungen wie Schwindel, trockener Mund und Tachykardie deutlich zu mindern.

■ Diuretika, Hypnotika, Sedativa, Narkotika, Neuroleptika und trizyklische Antidepressiva verstärken die blutdrucksenkende Wirkung von Dihydralazin.

■ Sedativa und Narkotika werden zusätzlich in ihrer hypnotischen Wirkung verstärkt.

Diazoxid *(Hypertonalum®)*

Diazoxid ist ein Kaliumkanalöffner, der zu einer Hyperpolarisation der Zellmembran führt. Dadurch werden die (spannungssensitiven) Calciumkanäle blockiert und der Eintritt von Calcium in die Zelle gehemmt. Über eine Erschlaffung der Arteriolen führt Diazoxid zu einer schnellen Senkung des Blutdrucks, wobei es oft auch dann noch wirkt, wenn andere Antihypertensiva unwirksam bleiben. Die Herzfrequenz steigt, das HZV nimmt zu, der pulmonalarterielle Druck fällt.

M Diazoxid wird wegen seiner Nachteile (s.u.) **nur** zur Behandlung extremer Formen der Hypertonie und hypotonsiver Krisen eingesetzt ■

Dosierung: 2 bis 4 mg/kg KG i.v. (innerhalb 30 sec)

Wirkungseintritt/Wirkdauer:

■ *Wirkungseintritt:* ca. 1 min nach i.v. Gabe
■ *Maximaleffekt:* ca. 5 bis 10 min nach i.v. Gabe
■ *Wirkdauer:* ca. 2 bis 12 h nach i.v. Gabe
Elimination: Ausschließlich renal.

Vorteile: Schneller Wirkungseintritt nach rascher i.v. Gabe.

Nachteile: Es führt häufig zu einer ausgeprägten Reflextachykardie und stimuliert das Renin-Angiotensin-System sehr stark.

Kontraindikationen: Hypertonien (aufgrund einer Aortenisthmusstenose), in der Schwangerschaft und während der Stillzeit.

Vorsichtsmaßnahmen:

■ Als Nebenwirkung kann durch Hemmung der Insulinsekretion eine Hyperglykämie auftreten.

■ Die zusätzliche Einnahme anderer blutdrucksenkender Pharmaka (u.a. Diuretika, Nitrate, Barbiturate) oder Alkohol verstärkt den blutdrucksenkenden Effekt.

■ Die Wirkung von oralen Antikoagulanzien nimmt zu.

M Diazoxid darf **nur intravenös** (nicht i.m. oder s.c.) appliziert werden, da die Lösung stark alkalisch ist. ■

Die bisher erwähnten Pharmaka greifen direkt an der Gefäßwand an und führen so zur Vasodilatation. Eine wirksame periphere Gefäßerweiterung ist jedoch auch über andere, z.T. gemischte Wirkprinzipien möglich.

Alpharezeptorenblocker hemmen die vasokonstriktorische Wirkung von Adrenalin bzw. Noradrenalin an den **arteriellen und venösen** Gefäßwänden und führen dadurch **indirekt** zur Vasodilatation. Die Ergebnisse sind denjenigen vergleichbar, die bei einer direkten Beeinflussung der Gefäßwände erzielt werden: Arterieller Blutdruck und peripherer Gefäßwiderstand sinken, Vor- und Nachlast des Herzens nehmen ab, und das HZV steigt.

Da die α-Rezeptoren jedoch auch an anderen Organen wie z.B. dem Uterus, den Augen und dem Magen-Darm-Trakt blockiert werden, kommt es dort zu unerwünschten Nebenwirkungen. Daher sind die Alphablocker für die Langzeitbehandlung einer Hypertonie nicht geeignet. Zur Therapie einer hypertensiven Krise (intraoperativ) oder zur kontrollierten Blutdrucksenkung können sie jedoch gut eingesetzt werden.

Urapidil *(Ebrantil®)*

Durch Blockade der peripheren α_1-Rezeptoren hemmt Urapidil den vasokonstriktorischen Angriff der Katecholamine. Darüber hinaus reduziert es die Aktivität des Sympathikus und führt somit zu einer deutlichen Abnahme des systolischen und diastolischen Blutdrucks, ohne daß gleichzeitig die Herzfrequenz reflektorisch wesentlich ansteigt.

Indikationen sind hypertensive Krisen, schwerste Formen der Hypertonie und therapieresistente Hypertonie.

Dosierung:
- *normalerweise:* 25 bis 50 mg i.v.
- *intraoperativ* (zur kontrollierten Blutdrucksenkung): initial 2 mg/min
- *Erhaltungsdosis:* ca. 10 mg/h

Wirkungseintritt/Wirkdauer:
- *Wirkungseintritt:* ca. 5 bis 10 min nach i.v. Gabe
- *Maximaleffekt:* ca. 20 min nach i.v. Gabe
- *Wirkdauer:* ca. 4 h nach i.v. Gabe

Elimination: Hauptsächlich renal.

Vorteile: Urapidil ist oral und intravenös schnell wirksam. Trotz der blutdrucksenkenden Wirkung kommt es zu keiner reflektorischen Tachykardie.

Nachteile: Bei eingeschränkter Leberfunktion ist die Elimination deutlich verlängert (bis zu 20 Stunden).

Kontraindikationen: Absolut: während der Stillzeit und bei der Aortenisthmusstenose.

Während der Schwangerschaft nur in absoluten Ausnahmen!

Vorsichtsmaßnahmen:
- Bei gleichzeitiger Gabe von Cimetidin erhöht sich der Urapidilserumspiegel um ca. 15 bis 20%.
- Die zusätzliche Einnahme anderer blutdrucksenkender Pharmaka (u.a. Nitrate und Barbiturate) oder Alkohol verstärkt den blutdrucksenkenden Effekt.

Phentolamin (*Regitin®, wird nicht mehr in der BRD vertrieben, ist aber über Re-Import weiter im Gebrauch*)

Phentolamin blockiert sowohl α_1- als auch α_2-Rezeptoren im Bereich der peripheren Gefäße. Auch eine präsynaptische α_2-Blockade kommt hinzu, die zur Freisetzung von Noradrenalin führt.

Sowohl die Herzfrequenz als auch das HZV steigen an. Dies ist einerseits auf die reflektorische Gegensteuerung, andererseits auf die Noradrenalinfreisetzung zurückzuführen.

Dosierung. 1,5 bis 4,0 mg (ca. 0,07 mg/kg KG) i.v. oder i.m.

Wirkungseintritt/Wirkdauer:
- *Wirkungseintritt:* ca. 1 bis 2 min nach i.v. bzw. 10 bis 15 min nach i.m. Gabe
- *Maximaleffekt:* ca. 2 min nach i.v. bzw. 20 min nach i.m. Gabe

- *Wirkdauer:* ca. 15 min nach i.v. bzw. 30 bis 45 min nach i.m. Gabe

Elimination: Hepatisch.

Nachteile: Als Gegenreaktion auf die unter Phentolamin einsetzende Hypotonie kommt es zu einer typischen Tachykardie.

Kontraindikationen: Relativ: Patienten mit KHK und anderen ischämischen Herzerkrankungen.

Vorsichtsmaßnahmen

Bei gleichzeitiger Gabe von Adrenalin oder Dobutamin kann es zu einem paradoxen Blutdruckabfall kommen.

Falls die Hypotonie unter Regitin® zu ausgeprägt sein sollte, muß Suprarenin® als Gegenmittel verwendet werden.

Clonidin (*Catapresan®*)

Clonidin bewirkt eine zentrale Sympathikushemmung und erhöht den Vagustonus durch Stimulation zentraler α_2-Adrenorezeptoren. Dadurch kommt es zu einer peripheren **Vasodilatation** und einer Verminderung des HZV. Dies wiederum senkt den Blutdruck, ein Effekt, der nach i.v. Gabe innerhalb von Minuten einsetzt und lange anhält.

Bei Therapiebeginn ist wegen der kurzzeitigen Alpharezeptorenstimulation häufig ein flüchtiger Blutdruckanstieg zu beobachten.

Clonidin hat gerade in der Anästhesie einen hohen Stellenwert. Zahlreiche Untersuchungen zeigen, daß Clonidin die Wirkzeit von Lokalanästhetika bei spinaler und epiduraler Anwendung verlängert und eine Dosisreduktion ermöglicht.

Auch beim Opioid-(Heroin-)- und Alkoholentzug hat Clonidin inzwischen einen festen Platz in der Therapie, wobei man sich die Sympathikushemmung zunutze macht.

Zahlreiche Kliniken verabreichen Clonidin bereits in der Prämedikation, um so mehrere Effekte auszunutzen. Dazu zählen die Sedierung, das Abfangen hämodynamischer Auswirkungen auf die Intubation, sowie der Einspareffekt bei den Anästhetika.

Dosierung: 0,15 bis 0,3 mg i.v.

Wirkungseintritt/Wirkdauer:
- *Wirkungseintritt:* ca. 5 min nach i.v. und ca. 30 bis 45 min nach p.o. Gabe
- *Maximaleffekt:* ca. 45 min nach i.v. und ca. 2 h nach p.o. Gabe
- *Wirkdauer:* ca. 4 bis 6 h nach i.v. Gabe

Elimination: Renal und hepatogen.

Vorteile: Es kann i.v., i.m., s.c. oder p.o. verabreicht werden. In Kombination mit zentralwirkenden Analgetika sind ca. 30 bis 50% der Analgetikamenge einzusparen.

Nachteile: Ein bereits erhöhter Blutdruck kann zu Beginn der Applikation weiter ansteigen. Plötzliches Absetzen kann zu überschießenden Blutdruckanstiegen führen.

Kontraindikationen: Absolut: während der Stillzeit. Relativ: Depressionen, koronare Insuffizienz bzw. zerebrale Durchblutungsstörungen sowie AV-Block II. und III. Grades. Anwendung nur mit äußerster Vorsicht!

Vorsichtsmaßnahmen:

- Als Nebenwirkungen können eine dosisabhängige Sedierung, Obstipation und Mundtrockenheit auftreten.
- Langsam injizieren, um eine Bradykardie zu vermeiden. Die epidurale Gabe von mehr als 10 µg/kg KG bei Schwangeren kann zu einer fetalen Bradykardie führen.
- Die Wirkung von Lokalanästhetika wird verstärkt und verlängert.
- Bei gleichzeitiger Einnahme von Betablockern oder Glykosiden kann es zu ausgeprägten Bradykardien und AV-Block-Bildern kommen.
- Vasodilatatoren und Diuretika verstärken den blutdrucksenkenden Effekt.

4.6.4 Calciumantagonisten

4.6.4.1 Grundlagen für die Anwendung von Calciumantagonisten

Calciumantagonisten hemmen den Einstrom von Calciumionen aus dem Extrazellulärraum in die Herzmuskel- und Gefäßmuskelzellen. Der intrazelluläre Calciumgehalt fällt ab, es kommt zu einer Kontraktilitätsminderung, der Tonus der Gefäßmuskulatur wird reduziert. Der gefäßerweiternde Effekt tritt vor allem an den Koronargefäßen und den peripheren Arterien auf. Die Koronardurchblutung und damit die Sauerstoffversorgung des Herzens nehmen zu, der arterielle Blutdruck (die Nachlast) und damit der Sauerstoffverbrauch des Herzens dagegen ab.

Hauptsächliche **Anwendung** zur Prophylaxe der Angina pectoris sowie zur Behandlung der Hypertonie.

Von der großen Anzahl der Calciumantagonisten auf dem Markt (z.B. Nifedipin/Adalat®, Felodipin/Munobal®, Nitrendipin/Bayotensin®, Diltiazem/Dilzem®) sind nur zwei Präparate exemplarisch aufgeführt, die in der Anästhesie und Intensivmedizin stark verbreitet sind.

4.6.4.2 Praktische Anwendung von Calciumantagonisten

Nifedipin (Adalat®)

Die gefäßrelaxierende Wirkung von Nifedipin ist deutlich stärker als die von Verapamil. Die Nachlastsenkung führt zu einem Anstieg des Schlagvolumens und des HZV, reflektorisch ist ein Anstieg der Herzfrequenz möglich.

Dosierung:
- *sublingual:* 5 bis 20 mg (1 bis 2 Kps.) (max. 180 mg pro Tag)
- *bei i.v. Gabe:* 10 bis 21 µg/min

Wirkungseintritt/Wirkdauer:
- *Wirkungseintritt:* ca. 5 min nach sublingualer und 1 min nach i.v. Gabe
- *Maximaleffekt:* ca. 30 min nach sublingualer bzw. 10 bis 15 min nach i.v. Gabe
- *Wirkdauer:* ca. 1 h nach sublingualer bzw. 3 bis 10 h nach i.v. Gabe

Elimination: Hepatogen und renal.

Vorteile: Da es im Bereich des AV- oder SA-Knotens nicht hemmend wirkt, kann Nifedipin auch bei Patienten mit langsamer Herzfrequenz eingesetzt werden.

Nachteile: Lange Wirkzeit, dadurch erschwerte Steuerung der Blutdrucksenkung.

Kontraindikationen: Während der Schwangerschaft und der Stillzeit. Bei Patienten mit erhöhtem Hirndruck, obstruktiver Kardiomyopathie, Hypovolämie, akutem myokardialem Infarkt und ausgeprägter Herzinsuffizienz ist die Applikation primär kontraindiziert. Ausnahmen nur nach sorgfältiger Abwägung!

Vorsichtsmaßnahmen:
- **Wechselwirkungen** mit anderen Pharmaka: Die Wirkung von depolarisierenden und nichtdepolarisierenden Muskelrelaxanzien wird verstärkt. Bei Gabe von Inhalationsanästhetika nimmt die kardiosuppressive Wirkung zu. Die gleichzeitige Gabe von Bupivacain kann zu einer ausgeprägten Hypotonie mit Bradykardie führen. Bei gleichzeitiger Applikation von blutdrucksenkenden Pharmaka wie Diuretika und Vasodilatatoren wird der blutdrucksenkende Effekt verstärkt. Aufgrund seiner hohen Eiweißbindung kann Nifedipin durch andere eiweißbindende Pharmaka (u.a. Antikoagulanzien, Salicylate, Sulfonamide) verdrängt werden, aber auch diese selbst aus ihrer Bindung verdrängen. Dies kann die Wirkung aller beteiligten Pharmaka verstärken oder abschwächen. Die zusätzliche Gabe von Betablockern kann Bradykardien und AV-Überleitungsstörungen verursachen.

4

- Wie andere Calciumantagonisten dilatiert Nifedipin auch die Hirngefäße. Dies führt zu einem erhöhten Blutfluß in das Gehirn, während der Perfusionsdruck erniedrigt ist. Es besteht die Möglichkeit eines intrakraniellen Druckanstiegs.
- Vor allem bei Patienten, die bisher noch kein Adalat® benutzt haben, treten nach den ersten Gaben häufig Hitzegefühl, Kopfschmerz, Beinödeme und Übelkeit auf.

Verapamil (Isoptin®)
Zusätzlich zu den **negativ-inotropen und vaso-dilatierenden Wirkungen** der anderen Calciumantagonisten führt Verapamil – ähnlich den Herzglykosiden – zu einer Verzögerung der Erregungsüberleitung im AV-Knoten. Die Erregungsbildung im Bereich des Sinusknotens und der Vorhöfe wird stark herabgesetzt.

Die Substanz eignet sich daher gut als Antiarrhythmikum und wird hauptsächlich bei supraventrikulären Tachykardien sowie zur Prophylaxe und Therapie einer beschleunigten AV-Überleitung bei bestehendem Vorhofflimmern und -flattern eingesetzt.
Dosierung: 5 bis 10 mg/kg KG (0,075 bis 0,25 mg/kg KG) langsam(!) i.v., (es gibt auch Dragees und Tabletten)
Wirkungseintritt/Wirkdauer:
- *Wirkungseintritt:* ca. 2 bis 4 min nach i.v. Gabe
- *Maximaleffekt:* ca. 5 bis 10 min nach i.v. Gabe
- *Wirkdauer:* ca. 30 bis 45 min nach i.v. Gabe
Elimination: Über die Niere.
Nachteile: Es kann zu einem Anstieg des intrakraniellen Drucks kommen.
Kontraindikationen: Dekompensierte Herzinsuffizienz, AV-Block II. bis III. Grades, Schock, Myokardinfarkt oder mit Betablockern vorbehandelten Patienten. Während der Schwangerschaft und der Stillzeit sollte Verapamil nur nach strenger Indikationsstellung gegeben werden.
Vorsichtsmaßnahmen:
- Zahlreiche Wechselwirkungen mit anderen Pharmaka sind bekannt, siehe hierzu Nifedipin (Adalat®). Hinzu kommen:
- Die i.v. Gabe von Verapamil zusammen mit Dantrolen kann einen Kreislaufkollaps auslösen.
- Bei Schwangeren kann Verapamil die uterine Durchblutung herabsetzen.
- Nach i.v. Applikation kann es zu Hitzegefühl, Kopfschmerz und Übelkeit kommen.

A Die i.v. Gabe muß vorsichtig erfolgen (Bolusinjektion vermeiden!), da es zur akuten Hypotonie, zu einer Sinusknotenbradykardie und zur AV-Blockierung bis hin zum AV-Block III. Grades mit Asystolie kommen kann. ◄

4.6.5 Antiarrhythmika

4.6.5.1 Grundlagen für die Anwendung von Antiarrhythmika

Antiarrhythmika sind Arzneimittel **zur Behandlung von Herzrhythmusstörungen**. Diese Störungen können sowohl von den Vorhöfen (supraventrikulär) als auch von den Kammern (ventrikulär) des Herzens ausgehen und zur gefährlichen Verlangsamung (Bradykardie) bzw. Beschleunigung (Tachykardie) der Herzfrequenz führen.

Entsprechend ihrer Wirkungsweise werden die Antiarrhythmika in verschiedene Hauptgruppen (Klassen I bis IV) unterteilt.
- Pharmaka der **Klasse I** zeichnen sich durch eine membranstabilisierende Wirkung aus und werden eingeteilt in Substanzen, die das Aktionspotential **verlängern** (z.B. Chinidin, Disopyramid, Ajmalin), solche, die es **verkürzen** (z.B. Lidocain, Mexiletin, Phenytoin), und solche, die **nichts** am Aktionspotential **ändern** (z.B. Lorcainid). **Indikation** normalerweise: ventrikuläre und supraventrikuläre Rhythmusstörungen. Eine Ausnahme bildet die Untergruppe, die das Aktionspotential verlängert. Diese Pharmaka wirken nur bei ventrikulären Rhythmusstörungen.
- Pharmaka der **Klasse II** sind solche, die einen antagonistischen Effekt an den Betaadrenorezeptoren entfalten (Sympathikolyse). Entsprechende Pharmaka wie Propranolol, Pindolol, Metoprolol und Acebutolol sind im Kapitel 4.6.6 (Betarezeptorenblocker) beschrieben. **Indikation:** supraventrikuläre, aber auch ventrikuläre Rhythmusstörungen.
- Pharmaka der **Klasse III** verursachen eine selektive Verlängerung der Aktionspotentialdauer. **Indikation:** ventrikuläre und supraventrikuläre Rhythmusstörungen. Ein klassischer Vertreter ist Sotalol.
- Pharmaka der **Klasse IV** sind solche, die eine calciumblockierende Wirkung haben. Die klassischen Vertreter wie Verapamil oder Nifedipin sind bereits im Kapitel 4.6.4 (Calciumantagonisten) beschrieben. **Indikation:** nur bei supraventrikulären Rhythmusstörungen.

4.6.5.2 Praktische Anwendung von Antiarrhythmika

Klasse IA: Verlängerung des Aktionspotentials

Pharmaka der **Klasse I** schützen die Zellmembran vor unkontrolliert ablaufenden Erregungen. Der Natriumeinstrom und somit die Depolarisation der Membran werden gehemmt. Zusätzlich wird die Repolarisation verzögert. Je nach Substanz spielt auch die Hemmung des Calciumeinstroms eine Rolle, wie sie vor allem bei Pharmaka der Klasse IV auftritt. Am Herzen kommt es dadurch zu einer Abnahme sowohl der Erregungsbildung als auch der Erregungsleitung.

Chinidin (z.B. Chinidin-Duriles®)

Chinidin vermindert die Leitungsgeschwindigkeit im Bereich der Ventrikel. Auch die Erregbarkeit ist vermindert, die Refraktärperiode verlängert. Die Kontraktionskraft des Herzens wird beeinträchtigt.

Wegen seiner deutlich ausgeprägten negativ inotropen und anticholinergen Wirkung wird Chinidin meist mit den positiv inotropen Herzglykosiden kombiniert. Dies hat zugleich den Vorteil, daß die unter alleiniger Chinidintherapie durch Beschleunigung der AV-Überleitung auftretenden Tachykardien weitgehend vermieden werden.

Die Substanz wird in der Notfalltherapie nur noch eingeschränkt verwendet, hat aber in der Pharmakologie Modellcharakter.

Ähnlich wie Chinidin wirken u.a. Ajmalin (z.B. Gilurytmal®) und Propafenon (z.B. Rytmonorm®).

Dosierung: Ca. 1 g tgl. i.v. (verteilt auf mehrere Einzeldosen, wobei die i.v. Applikation oft mit Blutdruckabfall verbunden ist).

Wirkungseintritt/Wirkdauer:
- *Wirkungseintritt:* ca. 5 bis 10 min nach i.v. bzw. i.m. Gabe
- *Maximaleffekt:* ca. 1 h nach i.v. bzw. i.m. Gabe
- *Wirkdauer:* ca. 6 bis 8 h nach i.v. bzw. i.m. Gabe

Elimination: Metabolisierung in der Leber. Elimination größtenteils über die Niere.

Nachteile: Es kann allergisch bedingte Nebenwirkungen wie z.B. Übelkeit, Erbrechen und Blutdruckabfall verursachen.

Kontraindikationen: Bestehende Herzinsuffizienz (NYHA III und IV), Bradykardien und bereits existente Störungen der Erregungsüberleitung.

Vorsichtsmaßnahmen:
- Da Chinidin in höherer Dosierung die Leitungsgeschwindigkeit herabsetzt, besteht die **Gefahr ventrikulärer Extrasystolen** bis hin zum **Kammerflimmern.** Aufgrund der verminderten Überleitungsgeschwindigkeit ist auch ein AV-Block möglich.
- Beschrieben sind zentralnervöse Störungen von Kopfschmerz und Schwindel bis hin zur Psychose. Leberfunktionsstörungen verstärken bzw. verlängern die Wirkung.
- **Wechselwirkungen** mit anderen Pharmaka beruhen auf einer Verdrängung aus der Plasmaeiweißbindung bzw. auf einer Enzyminduktion. So wird die Wirkung von oralen Antikoagulanzien, Anticholinergika, Glykosiden und Succinylcholin verstärkt, während Rifampicin die Wirkungszeit von Chinidin verkürzt.

Ajmalin (z.B. Gilurytmal®)

Die Wirkung von Ajmalin wird durch Verlangsamung der Depolarisations- und Repolarisationsgeschwindigkeit verursacht. Die Kontraktionskraft wird negativ beeinflußt.

Dosierung. 5 bis 10 mg/min (max. 50 mg/70 kg KG) langsam(!) i.v.

Die Dosierung für eine Infusion liegt bei 0,5 bis 1 mg/kg KG/h (max. 2 000 mg in 24 h). Die orale Form wird schlecht resorbiert.

Wirkungseintritt/Wirkdauer:
- *Wirkungseintritt:* innerhalb weniger Sekunden
- *Maximaleffekt:* ca. 1 bis 5 min nach i.v. Gabe
- *Wirkdauer:* ca. 15 bis 20 min nach i.v. Gabe

Elimination: Hauptsächlich hepatogen.

Nachteile: Nach schneller i.v. Injektion sind u.a. epileptische Krämpfe, massiver Blutdruckabfall bis hin zum Herzstillstand und Atemstillstand beschrieben.

Kontraindikationen: AV-Blockierung II. und III. Grades, Herzinsuffizienz, Verbreiterung des QRS-Komplexes, Glykosidintoxikation, Myasthenia gravis, Kardiomyopathie und bis zu drei Monate nach einem Myokardinfarkt. Dies betrifft auch das erste Trimenon der Schwangerschaft. Im restlichen Schwangerschaftsverlauf sowie während der Stillzeit sollte die Substanz wegen mangelnder Erfahrung nur bei absoluter Notwendigkeit eingesetzt werden.

Vorsichtsmaßnahmen
- Da Ajmalin in höherer Dosierung die Leitungsgeschwindigkeit herabsetzt, besteht die **Gefahr ventrikulärer Extrasystolen** bis hin zum **Kammerflimmern.** Aufgrund der vermin-

4

derten Überleitungsgeschwindigkeit ist auch ein AV-Block möglich. Als Nebenwirkungen sind u.a. Kopfschmerz, Schwindel und Müdigkeit beschrieben.

- **Wechselwirkungen** mit anderen Pharmaka: Andere Antiarrhythmika, Betablocker und Calciumantagonisten verstärken die hemmende Wirkung auf die Erregungsleitung, die Kontraktionskraft und die AV-Überleitung. Durch andere enzyminduzierende Substanzen wird die wirksame Konzentration vermindert.

A ▶ Die i.v. Applikation sollte nur unter laufender EKG-Kontrolle erfolgen. ◀

Klasse IB: Verkürzung des Aktionspotentials

Antiarrhythmika vom Lidocain-Typ beeinflussen bevorzugt das Ventrikelmyokard und haben bei den therapeutisch verwendeten Dosen kaum antiarrhythmische Wirkung im Vorhofbereich. Der pharmakologische Wirkmechanismus entspricht der Blockade der Erregungsleitung in peripheren Nerven. Die unterschiedlichen Substanzen beeinflussen die Regionen des Herzens unterschiedlich stark.

Lidocain (Xylocain®) (s.a. Kap. 4.4.2)

Lidocain hat einen ausgeprägten Hemmeffekt auf das ventrikuläre Reizsystem, die Refraktärzeit wird verkürzt. Übliche Dosen haben kaum Einfluß auf die AV-Überleitungszeit, auch die intraventrikuläre Leitungsgeschwindigkeit, die Herzfrequenz und die Kontraktionskraft bleiben unverändert. **Indikation:** bei ventrikulärer Arrhythmie (u.a. Kammerflimmern/-flattern). In der Frühphase nach einem Myokardinfarkt wird es zur Prophylaxe von Rhythmusstörungen eingesetzt.

Dosierung:
- *zur antiarrhythmischen Therapie:* 50 bis 100 mg als Bolus i.v. (2 bis 4 mg/min bzw. 20 bis 60 µg/kg KG/min) bis zu einer Gesamtmenge von 300 bis 400 mg

Wirkungseintritt/Wirkdauer:
- *Wirkungseintritt:* ca. 1 bis 2 min nach i.v. Gabe, ca. 30 sec nach intratrachealer Gabe
- *Maximaleffekt:* ca. 3 min nach i.v. Gabe
- *Wirkdauer:* ca. 20 min nach i.v. Gabe, ca. 30 min nach intratrachealer Gabe

Elimination: Hauptsächlich hepatogen.

Vorteile: Nach Defibrillation wegen Kammerflimmerns ist es das Mittel der Wahl, um ein erneutes Flimmern zu verhindern.

Nachteile: Bei eingeschränkter Leberfunktion ist die Eliminationshalbwertszeit deutlich verlängert.

Kontraindikationen: Hypersensitivität gegen Lokalanästhetika vom Amid-Typ.

A ▶ Ohne liegenden Schrittmacher darf Lidocain beim WPW-Syndrom und bei schweren sinoatrialen, atrioventrikulären oder intraventrikulären Leitungsstörungen nicht angewendet werden. ◀

Vorsichtsmaßnahmen:
- **Vorsichtige Anwendung** bei Herzinsuffizienz, Hypovolämie, Schock und bei allen Formen von kardiologischen Erkrankungen mit Blockbildung.
- **Wechselwirkungen** mit anderen Pharmaka: Die Wirkung von Lidocain wird durch Hypokaliämie deutlich herabgesetzt. Lidocain verlängert die Wirkung von Succinylcholin. Betablocker und Cimetidin reduzieren die Elimination, daher muß die Dosis von Lidocain verringert werden. Weitere Nebenwirkungen, die vor allem das ZNS betreffen können, sind in Kapitel 4.4.5 (Lokalanästhetika) beschrieben.

Mexiletin (Mexitil®)

Mexiletin wirkt ähnlich wie Lidocain.

Indikation: zur oralen Therapie von ventrikulären Arrhythmien.

Dosierung:
- *initial:* ca. 4 × 150 bis 200 mg i.v. (Aufsättigung des großen Verteilungsraums)
- *Erhaltungsdosis:* 1 bis 3 mg/70 kg KG i.v.

Wirkungseintritt/Wirkdauer:
- *Wirkungseintritt:* ca. 2 bis 5 min nach i.v. Gabe
- *Maximaleffekt:* ca. 2 bis 5 min nach i.v. Gabe
- *Wirkdauer:* ca. 2 h nach i.v. Gabe (diese Angabe erschließt sich aus der Empfehlung des Herstellers, spätestens 2 h nach Absetzen der intravenösen Applikation mit oraler Applikation zu beginnen)

Elimination: Hauptsächlich hepatogen, aber auch renal.

Vorteile: Mexiletin ist bei oraler Einnahme gut wirksam. Verglichen mit Lidocain ist es wesentlich besser steuerbar, da der First-pass-Effekt in der Leber deutlich geringer ist und die Bioverfügbarkeit bei 90% liegt.

Kontraindikationen: Während der Stillzeit, AV-Blockierung II. und III. Grades, Herzinsuffizienz, Kardiomyopathie und bis zu drei Monate nach einem Myokardinfarkt. Während der Schwangerschaft sollte die Applikation nur bei absoluter Notwendigkeit (z.B. lebensbedrohliche ventrikuläre Arrhythmie) erfolgen, da Mexiletin die Plazentaschranke passiert.

Vorsichtsmaßnahmen

- **Vorsichtige Anwendung** bei Herzinsuffizienz, Hypovolämie, Schock und bei allen Formen von kardiologischen Erkrankungen mit Blockbildung.
- **Wechselwirkungen** mit anderen Pharmaka: Andere Antiarrhythmika, Betablocker und Calciumantagonisten verstärken die hemmende Wirkung auf das Reizleitungssystem und die Kontraktionskraft des Herzens. Betablocker und Cimetidin reduzieren die Elimination, zur Vermeidung von Wirkverstärkung oder -verlängerung sollte die Dosis von Mexiletin verringert werden. Andere enzyminduzierende Substanzen wie Phenobarbital und Phenytoin können den Abbau beschleunigen. Dies führt zu einer Verminderung der wirksamen Konzentration. Opioide können die Aufnahme von Mexiletin in die Blutbahn verzögern.
- Ist eine **schnellere Elimination** erforderlich, kann diese durch Ansäuerung des Harns erreicht werden. Eine Alkalisierung verlangsamt dagegen die Ausscheidung. Nebenwirkungen, die vor allem das ZNS betreffen können, siehe Kapitel 4.4.5 (Lokalanästhetika).

Diphenylhydantoin (Phenytoin)
(z.B. Epanutin®, Phenhydan®, Zentropil®)
Die Wirkung von Diphenylhydantoin ist mit der von Lidocain vergleichbar. Es kommt zu einer Hemmung der Reizleitung, die Refraktärzeit und die Dauer des Aktionspotentials werden verkürzt. Zusätzlich wird die AV-Überleitung deutlich verbessert.
Indikation: Die Substanz wird gerne zur Therapie digitalisbedingter Arrhythmien, ventrikulären Extrasystolien und Tachykardien, aber auch atrioventrikulären Leitungsstörungen eingesetzt.
Dosierung:
- *zur antiarrhythmischen Therapie:* 1,5 mg/kg KG i.v., z.B. alle 5 min wiederholen (Gesamtdosis 10 bis 15 mg/kg KG)
Wirkungseintritt/Wirkdauer:
- *Wirkungseintritt:* ca. 5 min nach i.v. Gabe
- *Maximaleffekt:* ca. 1 bis 2 h nach i.v. Gabe
- *Wirkdauer:* ca. 15 h nach i.v. Gabe
Elimination: Hepatogen über enzymatische Metabolisierung.
Vorteile: Die Bioverfügbarkeit von Phenytoin ist mit 90% hoch, durch die lange Halbwertszeit ist eine Einmalgabe bei oraler Therapie ausreichend. Das Hauptindikation ist die durch Digitalisgabe bedingte symptomatische ventrikuläre

Arrhythmie. Hier ist Phenytoin sehr gut wirksam.
Nachteile: Wegen der zahlreichen bekannten **Nebenwirkungen** (u.a. zentralnervöse Störungen, allergische Wirkungen, Polyneuropathie, gastrointestinale Störungen und Blutbildveränderungen), die vor allem bei längerer Gabe auftreten können, ist Phenytoin **nicht** als **Pharmakon der ersten Wahl** anzusehen. Zusätzlich bestehen beträchtliche interindividuelle Schwankungen in der Metabolisierung, was aufgrund des leicht sättigbaren Metabolisierungsprozesses von Phenytoin zur Gefahr der Überdosierung bei den Patienten führt, die die Substanz nur langsam metabolisieren.
Kontraindikationen: Antiarrhythmische Therapie bei bestehender Sinusbradykardie, AV-Block II. und III. Grades, bei SA-Block, bis zu drei Monate nach einem Myokardinfarkt und eine Schwangerschaft.
Vorsichtsmaßnahmen:
- Da Diphenylhydantoin enzymatisch in der Leber verstoffwechselt wird, können Pharmaka, die auf dem gleichen Weg abgebaut werden, ungewollte Interaktionen auslösen. Dies betrifft Barbiturate, aber z.B. auch orale Kontrazeptiva. Es kommt zu Schwankungen im Wirkspiegel beider Pharmaka, die Wirkungen können verkürzt werden, da die Abbaurate des Enzymsystems mit zunehmender Einnahmedauer ansteigt.
- Folgende Präparate können den **Plasmaspiegel von Phenytoin erhöhen:** Diazepam, Salicylate, Sulfonamide, Halothan, Cimetidin, Chlordiazepoxid und Alkohol. Dagegen ist die **Plasmakonzentration** u.a. bei chronischem Alkoholabusus, Reserpin und Carbamazepin **erniedrigt.**
- Kortikosteroide, Antikoagulanzien, Digitoxin, Furosemid und Hypokaliämien vermindern die Wirkung von Diphenylhydantoin. Ausgeprägte Leberfunktionsstörungen verlängern die Wirkung.

A Nach zu schneller i.v. Gabe kann es zu Blutdruckabfällen kommen. ◄

Klasse II: Sympathikolyse
Durch den antagonistischen Effekt an den Betaadrenorezeptoren werden die adrenergen und noradrenergen Einflüsse gehemmt. Pharmaka dieser Klasse, zu denen u.a. Propranolol, Pindolol und Metoprolol zählen, werden im Kapitel 4.6.6 (Betarezeptorenblocker) besprochen.

4

Klasse III: Verlängerung des Aktions-potentials

Zu dieser Gruppe zählt u.a. Sotalol. Pharmaka der Klasse III verlängern die Dauer des Aktions-potentials und der Refraktärperiode. Erreicht wird dies durch eine Verminderung des Kalium-ausstroms.

Sotalol (Sotalex®)

Sotalol wirkt antagonistisch am Betaadreno-rezeptor und hemmt die Wirkung von körper-eigenem Noradrenalin. Die Herzfrequenz, das Schlagvolumen und die Kontraktilität nehmen ab, dadurch sinkt der myokardiale O_2-Ver-brauch. Die Refraktärzeit wird verlängert.
Indikation: Sotalex® wird heute vor allem bei Arrhythmien eingesetzt, die mit einer KHK oder einer Hypertonie verbunden sind.
Dosierung:
- *bei i.v. Gabe:* 5 bis 20 mg über einen Zeit-raum von 5 min. Bei Bedarf kann nach 20 min nochmals die gleiche Menge (langsam z.B. über Perfusor) appliziert werden (max. 1,5 mg/kg KG).
- *bei p.o. Gabe:* 2 bis 3 × 80 mg

Wirkungseintritt/Wirkdauer:
- *Wirkungseintritt:* ca. 5 bis 10 min nach i.v. Gabe
- *Maximaleffekt:* ca. 2 bis 3 h nach i.v. Gabe
- *Wirkdauer:* ca. 6 h nach i.v. Gabe (diese Zahl erschließt sich aus der Empfehlung des Her-stellers: „bei wiederholter Anwendung sollte ein Dosierungsintervall von 6 Stunden nicht unterschritten werden")

Elimination: Ausschließlich renal.
Vorteile: Im Vergleich zu anderen Antiarryth-mika verbessert Sotalex® eindeutig die Über-lebenschancen bei malignen Kammertachykar-dien. Da es kaum in das ZNS eindringt, sind die möglichen zentralnervösen Nebenwirkungen auch deutlich geringer.
Nachteile: Bei Überdosierung sind lebensgefähr-liche ventrikuläre Tachyarrhythmien bekannt (Therapie: notfalls Schrittmacher). Eine einge-schränkte Nierenfunktion macht eine Dosis-reduktion notwendig.
Kontraindikationen und Vorsichtsmaßnah-men: entsprechen denen der Betablocker (Kap. 4.6.6).

Klasse IV: Calciumblockierende Wirkung

Die klassischen Vertreter wie Nifedipin oder Verapamil sind in Kapitel 4.6.4 (Calciumantago-nisten) besprochen.

4.6.6 Betarezeptorenblocker (Beta-adrenorezeptor-Antagonisten)

4.6.6.1 Grundlagen für die Anwendung von Betarezeptorenblockern

Betarezeptorenblocker hemmen die Aktivität des Sympathikus im gesamten Organismus (Sym-pathikolyse). Sie können in **selektiv** (β_1-Blocker) und **nicht selektiv** wirkende (β_1- und β_2-Blocker) Substanzen unterteilt werden. Pharmakologisch kann man bei oraler Gabe **hydrophile** (z.B. Ate-nolol) und **lipophile** (z.B. Propranolol, Meto-prolol) Betablocker unterscheiden. Lipophile Betablocker werden intestinal gut resorbiert und in der Leber metabolisiert. Dadurch wird die Bioverfügbarkeit herabgesetzt. Bei schwerer Le-berinsuffizienz muß ihre Dosis reduziert werden. Hydrophile Betablocker hingegen werden nur unvollständig resorbiert, aber nicht über die Le-ber metabolisiert. Nur die Resorption entschei-det daher über die Bioverfügbarkeit.

Am Herzen führen Betablocker zu einer Fre-quenzabnahme, Verzögerung der Erregungslei-tung, Kontraktilitätsabnahme und einer Abnah-me der Erregungsbildung. Betablocker verlän-gern die Refraktärzeit und schützen die Zell-membran in gewissem Umfang vor unkontrol-liert ablaufenden Erregungen (membranstabili-sierende Wirkung). **Indikation:** Die Betablocker haben auch eine ausgeprägte antitachyarrhyth-mische Wirkung und können bei supraventri-kulären (Sinustachykardie, supraventrikuläre Extrasystolen etc.) und bei ventrikulären (ventri-kuläre Extrasystolie, anfallsweise ventrikuläre Tachykardie) Rhythmusstörungen eingesetzt werden. Auch in der antihypertensiven Therapie finden die Betablocker Anwendung.

Betablockern ist dann der Vorzug gegenüber anderen Substanzen zu geben, wenn die zu be-handelnden Rhythmusstörungen durch einen erhöhten Sympathikotonus ausgelöst werden. Dies ist z.B. in der Frühphase des Herzinfarkts oder in psychischen und/oder physischen Bela-stungssituationen der Fall.

4.6.6.2 Praktische Anwendung von Betarezeptorenblockern

Propranolol (Dociton®)

Propranolol gehört zu den nichtselektiven Beta-blockern.
Indikation: Im kardiovaskulären Bereich dient es zur Behandlung von Hypertonie, Angina pecto-

ris, Tachyarrhythmien und zur Sekundärprävention nach Myokardinfarkt. Propranolol wird wegen seiner Gefäßwirkung auch mit relativ gutem Erfolg zur Migräneprophylaxe eingesetzt.

Dosierung:
- *Hypertonie und Arrhythmie:* 0,5 bis 3,0 mg (10 bis 30 µg/kg KG) i.v.
- *Migräneprophylaxe:* täglich 2 bis 3 × 30 bis 80 mg (max. 240 mg)

Wirkungseintritt/Wirkdauer:
- *Wirkungseintritt:* ca. 1 bis 2 min nach i.v. Gabe
- *Maximaleffekt:* ca. 1 bis 2 min nach i.v. Gabe
- *Wirkdauer:* ca. 2 bis 5 h nach i.v. Gabe

Elimination: Hepatogen und pulmonal.

Nachteile: Bei obstruktiver Atemwegserkrankung kann es einen Bronchospasmus auslösen. Propranolol kann auch zu einer akuten Hypoglykämie führen. Da es bei schwerer Leberinsuffizienz kumuliert, ist hier eine Dosisreduktion notwendig.

Kontraindikationen: Absolut: im kardiogenen Schock, bei bestehendem Bronchialasthma, einer Sinusbradykardie (< 50 Schläge/min) und höhergradigen Blockbildern (II. und III. Grades). Relativ: bei bekanntem Diabetes mellitus.

Vorsichtsmaßnahmen
- **Wechselwirkungen** mit anderen Pharmaka: Propranolol verstärkt die kardiodepressorische Wirkung von Inhalationsanästhetika. Die Wirkung von Succinylcholin, nichtdepolarisierenden Muskelrelaxanzien und Digoxin wird verstärkt. Die Wirkungen von Propofol und Calciumantagonisten addieren sich bei gleichzeitiger Anwendung. Die bronchodilatatorischen und frequenzstimulierenden Wirkungen von Sympathomimetika werden durch Propranolol antagonisiert. Halothan und Cimetidin erhöhen den Serumspiegel von Propranolol, während enzyminduzierende Pharmaka wie Phenytoin ihn erniedrigen. Nach Propranolol kann die Wirkdauer von Insulin deutlich verlängert sein.
- Wird Adrenalin nach Propranolol verabreicht, kann dies durch Blockade der β-adrenergen Wirkung zu einem Blutdruckabfall mit Bradykardie und blockähnlichen Bildern führen.

A▶ Dosisabhängig besteht bei vorgeschädigtem Herzen die **Gefahr** eines **Herzversagens** aufgrund der Sympathikusblockade. ◀

Pindolol *(Visken®)*
Pindolol ist ein nichtselektiver Betablocker.
Dosierung: 0,4 mg i.v. (z.B. alle 20 min nochmals 0,2 mg bis max. 2 mg Gesamtdosis)

Wirkungseintritt/Wirkdauer:
- *Wirkungseintritt:* ca. 1 bis 2 min nach i.v. Gabe
- *Maximaleffekt:* ca. 5 bis 10 min nach i.v. Gabe
- *Wirkdauer:* ca. 2 bis 4 h nach i.v. Gabe

Elimination: Hepatogen und renal.

Nachteile: Bei Patienten mit obstruktiver Atemwegserkrankung kann Pindolol einen Bronchospasmus auslösen.

Kontraindikationen: Absolut: im kardiogenen Schock, bei bestehendem Bronchialasthma, einer Sinusbradykardie (< 50 Schläge/min) und höhergradigen Blockbildern (II. und III. Grades). Relativ: bei bekanntem Diabetes mellitus.

Vorsichtsmaßnahmen:
- **Wechselwirkungen** mit anderen Pharmaka: Pindolol verstärkt die kardiodepressorische Wirkung von Inhalationsanästhetika. Wirkung und Nebenwirkung von Digitalispräparaten werden verstärkt. Bei gleichzeitiger Anwendung von Calciumantagonisten kommt es zu einem additiven Effekt der Wirkungen. Es kann die Wirkdauer von Insulin deutlich verlängern; durch die Blockade der für eine Hypoglykämie typischen Tachykardie kann es zudem die Zeichen der Hypoglykämie maskieren.

Metoprolol *(z.B. Beloc®, Lopresor®)*
Metoprolol gehört in die Gruppe der selektiven β_1-Rezeptorenblocker; bei hoher Dosierung werden jedoch auch β_2-Rezeptoren blockiert.
Indikation: Auch Metoprolol findet Anwendung in der Migräneprophylaxe. Es reduziert den myokardialen Sauerstoffverbrauch durch Senkung der Herzfrequenz und der Auswurfleistung. Der antihypertensive Wirkmechanismus ist noch ungeklärt.

Dosierung:
- *Hypertonie und Arrhythmie:* 2 bis 10 mg i.v. (1 mg/min)
- *Migräneprophylaxe:* tägl. 2 × 50 bis 100 mg

Wirkungseintritt/Wirkdauer:
- *Wirkungseintritt:* ca. 30 bis 60 sec nach i.v. bzw. 15 bis 20 min nach oraler Gabe
- *Maximaleffekt:* ca. 15 bis 20 min nach i.v. Gabe
- *Wirkdauer:* ca. 5 h nach i.v. Gabe

Elimination: Hepatogen.

Nachteile: Bei obstruktiver Atemwegserkrankung kann Metoprolol einen Bronchospasmus auslösen. Wenn es abrupt abgesetzt wird, kann es zu überschießenden Blutdruckanstiegen, Myokardischämien und sogar Infarkten kommen. Da es bei schwerer Leberinsuffizienz kumuliert, ist hier eine Dosisreduktion notwendig.

Kontraindikationen: Absolut: im kardiogenen Schock, bei bestehendem Bronchialasthma, einer Sinusbradykardie (< 50 Schläge/min) und höhergradigen Blockbildern (II. und III. Grades). Relativ: bei bekanntem Diabetes mellitus.

Vorsichtsmaßnahmen:

- **Wechselwirkungen** mit anderen Pharmaka: Metoprolol verstärkt die kardiodepressive Wirkung von Inhalationsanästhetika und Ketanest®. Die Wirkung von Succinylcholin und nichtdepolarisierenden Muskelrelaxanzien wird verstärkt. Die Dauer einer nach Succinylcholinapplikation möglichen Kaliumerhöhung wird deutlich verlängert. Bei gleichzeitiger Gabe von Cimetidin oder Morphin wird deren Plasmaspiegel erhöht. Metoprolol kann eine Hypoglykämie auslösen.

A ▸ Metoprolol kann zu Bradykardie, AV-Block und dosisabhängig bei vorgeschädigtem Herz durch die Sympathikusblockierung zu einem **Herzversagen** führen. ◂

Atenolol *(Tenormin®)*

Atenolol gehört in die Gruppe der selektiven β_1-Blocker, bei hohen Dosen werden jedoch β_1- und β_2-Rezeptoren blockiert.

Indikation: Auch Atenolol wird in der Migräneprophylaxe eingesetzt. Es reduziert den myokardialen Sauerstoffverbrauch durch Minderung der Myokardkontraktilität, Senkung des Blutdrucks und der Herzfrequenz.

Dosierung:

- *Hypertonie und Arrhythmie:* 0,5 bis 2,5 mg i.v.
- *Migräneprophylaxe:* tägl. 1 × 50 bis 100 mg p.o.

Wirkungseintritt/Wirkdauer:

- *Wirkungseintritt:* ca. 2 bis 4 min nach i.v. Gabe
- *Maximaleffekt:* ca. 5 min nach i.v. Gabe
- *Wirkdauer:* ca. 8 bis 10 h nach i.v. Gabe

Elimination: Über die Niere.

Nachteile: Bei reduzierter Nierenfunktion kommt es zur Kumulation von Atenolol, die eine Dosisreduktion notwendig macht.

Kontraindikationen: Absolut: im kardiogenen Schock, bei bestehendem Bronchialasthma, einer Sinusbradykardie (< 50 Schläge/min) und höhergradigen Blockbildern (II. und III. Grades). Relativ: bei bekanntem Diabetes mellitus.

Vorsichtsmaßnahmen: Die blutdrucksenkende Wirkung von Atenolol wird durch Inhalationsanästhetika und Calciumantagonisten deutlich

verstärkt. Eine mögliche negativ inotrope Wirkung von Ketanest® wird verstärkt. Sofern eine Kaliumerhöhung nach Succinylcholin eintritt, wird die Dauer dieser Nebenwirkung deutlich verlängert.

Esmolol *(Brevibloc®)*

Esmolol ist ein neuer, kurz wirkender, selektiver β_1-Blocker.

Dosierung:

- *i.v. Einzelgabe:* 25 bis 100 mg (0,5 bis 2 mg/kg KG) langsam, über ca. 45 sec
- *als Infusion:* 50 bis 300 µg/kg KG/min

Wirkungseintritt/Wirkdauer:

- *Wirkungseintritt:* ca. 1 min nach i.v. Gabe
- *Maximaleffekt:* ca. 5 min nach i.v. Gabe
- *Wirkdauer:* ca. 10 bis 20 min nach i.v. Gabe

Elimination: Innerhalb weniger Minuten durch Hydrolyse in den Erythrozyten. Unwirksame Abbauprodukte von Esmolol werden renal und biliär eliminiert.

Vorteile: Die **kurze Wirkdauer** läßt es als Mittel der Wahl erscheinen, wenn nur eine kurze Wirkzeit erforderlich ist. Dasselbe gilt für diejenigen Fälle, in denen Betablocker bisher wegen ihrer langen Wirkdauer nicht eingesetzt werden konnten.

Kontraindikationen: Absolut: im kardiogenen Schock, bei bestehendem Bronchialasthma, einer Sinusbradykardie (< 50 Schläge/min) und höhergradigen Blockbildern (II. und III. Grades). Relativ: bei bekanntem Diabetes mellitus.

Vorsichtsmaßnahmen

- Inhalationsanästhetika sowie i.v. applizierte Anästhetika potenzieren die kardiodepressorische Wirkung von Esmolol. Die Wirkdauer von Succinylcholin wird verlängert, die Wirkung von nichtdepolarisierenden Muskelrelaxanzien wird verstärkt.
- Eine mögliche negativ inotrope Wirkung von Ketanest® wird verstärkt.
- Esmolol erhöht den Serumspiegel von Digoxin. Umgekehrt steigt der Serumspiegel von Esmolol bei gleichzeitiger Verwendung von Morphin.

4.6.7 ACE-Hemmer

4.6.7.1 Grundlagen für die Anwendung von ACE-Hemmern

Neuere Antihypertensiva sind die sogenannten ACE-Hemmer Captopril (z.B. Lopirin®, Tensobon®) und Enalapril (z.B. Press®, Xanef®),

Lisinopril (Acerbon®) und Ramipril (Delix®, Vesdil®).

Das Angiotensin-Converting-Enzym (ACE, auch Angiotensinkonversionsenzym genannt) ist für die Umwandlung von Angiotensin I in Angiotensin II verantwortlich.

M Angiotensin II ist der stärkste **Vasokonstriktor** im menschlichen Körper und etwa 200mal wirksamer als Adrenalin. Angiotensin II führt zur **Freisetzung von Aldosteron.** ■

Captopril und Enalapril hemmen die Wirkung des ACE und führen damit über einen Abfall von Angiotensin II indirekt zu einer Vasodilatation. Sowohl die Vor- als auch die Nachlast des Herzens sinken, das HZV steigt, ohne daß es zu einer reflektorischen Beschleunigung des Herzschlags kommt. Die Gehirngefäße dilatieren, die zerebrale Durchblutung wird erhöht, der intrakranielle Druck steigt an.
Indikation: ACE-Hemmer werden daher außer bei der Hypertonie auch bei der Herzinsuffizienz eingesetzt. Als Sekundärprophylaxe bei eingeschränkter Ventrikelfunktion und nach akutem Myokardinfarkt sind ACE-Hemmer in der Lage, die Überlebensrate um bis zu 30% zu steigern.

Die intravenösen Formen der ACE-Hemmer haben nur geringe Bedeutung.

Nebenwirkungen von Enalapril und Captopril

Zahlreiche Nebenwirkungen sind unter Enalapril- und Captoprileinnahme beschrieben. Hierbei muß beachtet werden, daß die ACE-Hemmer neben den H_2-Rezeptoren-Blockern und den Protonenpumpenhemmern erst in den 80er Jahren eingeführt wurden, aber bereits zu den am häufigsten verordneten Medikamenten weltweit zählen. Von den seit Anfang der 90er Jahre geltenden, wesentlich verschärften Sicherheitsbestimmungen für Arzneimittel sind neue Medikamente deutlich stärker betroffen als bereits zugelassene. So ist eine Vielzahl von Ereignissen unter der Behandlung mit ACE-Hemmern gemeldet und erfaßt worden, ohne daß diese unbedingt durch die Medikamente verursacht sein müssen. Der Vollständigkeit halber werden sie hier dennoch aufgeführt.
- **Kardiovaskuläres System:** Hypotonie, Orthostase, Tachykardie, Synkope etc.
- **Respirationssystem:** Häufig treten trockener Reizhusten, Heiserkeit, Bronchitis und eine Rhinitis auf, wobei die Symptomatik sich bis zu einem Bronchospasmus steigern kann.

A In Einzelfällen kann es zu plötzlich auftretenden **Ödemen** mit zunehmender Schwellung in **Rachenbereich** (Kehlkopf, Zunge, Rachen) kommen. Therapie: sofort Epinephrin (0,3 bis 0,5 mg s.c. oder 0,1 mg langsam i.v. unter EKG- und RR-Kontrolle). Anschließend sollten Glukokortikoide, H_2-Blocker und Antihistaminika verabreicht werden. Es handelt sich hier um einen **absoluten Notfall,** der der sofortigen intensivmedizinischen Überwachung bedarf. ◄

- **Haut, Gefäße:** Beschrieben sind Exantheme, Urtikaria und Pruritus. Auch schwerwiegende Hautreaktionen (Pemphigus etc.) sind vorgekommen. All dies kann mit Fieber, Muskel- und Gelenkschmerzen einhergehen. An Gefäßen sind Entzündungen bekannt.
- **Magen-Darm-Trakt:** Bekannt sind u.a. Übelkeit, Durchfall, Leberfunktionsstörungen, Hepatitis, Pankreatitis und Ileus.
- **ZNS:** Von Kopfschmerzen und Müdigkeit bis hin zu Gleichgewichtsstörungen und Verwirrtheit ist eine Vielzahl von zentralnervösen Symptomen beschrieben.
- **Labor:** Sollte es unter der Einnahme von ACE-Hemmern zu pathologischen Laborwerten kommen, sind diese auf ihre Plausibilität hin zu prüfen. Hierunter fallen eine plötzliche Leukozytose, aber auch eine Leukopenie, eine erhöhte BSG, eine Eosinophilie und ein Hb- und/oder Hämatokritabfall. Es sind jedoch u.a. Agranulozytosen und Hämolysen beschrieben. Selten, vor allem bei Patienten mit Nierenfunktionsstörungen, steigen die Kalium-, Harnstoff- und Kreatininwerte an, während Natrium abfällt.

A Bei einer **Dialysebehandlung** besteht bei gleichzeitiger Anwendung von ACE-Hemmern und Polyacrylnitril-methallylsulfonat-high-flux-Membranen (z.B. AN 69®) die Gefahr, daß **anaphylaktoide Reaktionen** bis hin zum **Schock** auftreten. Entweder müssen andere Membranen verwendet werden, oder es darf kein ACE-Hemmer verabreicht werden. ◄

4.6.7.2 Praktische Anwendung von ACE-Hemmern

Captopril *(z.B. Lopirin®, Tensobon®)*
Dosierung: 6,25 bis 50 mg p.o. (bis zu 3 × täglich)
Wirkungseintritt/Wirkdauer:
- *Wirkungseintritt:* ca. 15 bis 30 min nach p.o. Gabe

4

- *Maximaleffekt:* ca. 60 bis 90 min nach p.o. Gabe
- *Wirkdauer:* ca. 6 bis 10 h nach p.o. Gabe

Elimination: Hepatogen und renal.

Vorteile: Schneller Wirkungseintritt und kurze Wirkdauer.

Nachteile: Siehe Kapitel 4.6.7.1.

Kontraindikationen: Bekannte Nierenarterienstenose, Aorten- oder Mitralklappenverengung, in der Schwangerschaft oder der Stillzeit. Relativ: bei Kindern, da hier noch keine ausreichende Erfahrung vorliegt.

Vorsichtsmaßnahmen:

- Andere hypoton wirkende Pharmaka verstärken die hypotone Wirkung von ACE-Hemmern. Dazu gehören Betablocker, Calciumantagonisten, Diuretika, Inhalationsanästhetika, Opioide, aber auch Schlafmittel.
- ACE-Hemmer verstärken die Wirkung von Alkohol.

A Bei **Volumenmangel** muß die **Therapie** extrem **vorsichtig** beginnen, um einen übermäßigen Blutdruckabfall zu vermeiden. ◄

Enalapril (z.B. Press®, Xanef®)

Dosierung: 2,5 bis 20 mg per os (1 bis 2 × täglich)

Wirkungseintritt/Wirkdauer:

- *Wirkungseintritt:* ca. 1 bis 2 h nach p.o. Gabe
- *Maximaleffekt:* ca. 120 bis 240 min nach p.o. Gabe
- *Wirkdauer:* ca. 12 bis 24 h nach p.o. Gabe

Elimination: Hepatogen und renal.

Vorteile: Langsamer Wirkungseintritt und lange Wirkdauer.

Nachteile: Siehe Kapitel 4.6.7.1.

Kontraindikationen: Bekannte Nierenarterienstenose, Aorten- oder Mitralklappenverengung, primäre Lebererkrankung oder bei Leberfunktionsstörungen, in der Schwangerschaft oder der Stillzeit. Relativ: bei Kindern, da hier noch keine ausreichende Erfahrung vorliegt.

Vorsichtsmaßnahmen

- Andere hypoton wirkende Pharmaka verstärken die hypotone Wirkung von ACE-Hemmern. Dazu gehören Betablocker, Calciumantagonisten, Diuretika, Inhalationsanästhetika, Opioide, aber auch Schlafmittel.
- ACE-Hemmer verstärken die Wirkung von Alkohol.

A Bei **Volumenmangel** muß die **Therapie** extrem **vorsichtig** beginnen, um einen übermäßigen Blutdruckabfall zu vermeiden. ◄

4.6.8 Herzwirksame Glykoside (Digitalis)

4.6.8.1 Grundlagen für die Anwendung von Digitalis

Digitalisglykoside greifen an der Zellmembran der einzelnen Herzmuskelzelle an. Dort **hemmen** sie die Funktion der **Natrium-Kalium-Pumpe.** Weniger Natriumionen gelangen nun aus der Zelle heraus, die intrazelluläre Natriumkonzentration steigt an. Umgekehrt werden weniger Kaliumionen in die Zelle befördert. Es kommt zu einem vermehrten Angebot von Calciumionen. Calcium verstärkt die Kontraktionsfähigkeit der Herzmuskelfasern (positiv-inotrope Wirkung). Bei bestehender **Herzinsuffizienz** bedeutet dies:

- stärkere und schnellere Entleerung der Ventrikel
- Verminderung der Herzgröße
- bessere diastolische Füllung
- Zunahme des Herzschlag- und Minutenvolumens
- Abnahme des Venendrucks
- Senkung des myokardialen Sauerstoffverbrauchs

In der Folge nehmen Nierendurchblutung und Diurese zu, zirkulierendes Blutvolumen und Ödeme dagegen ab. Häufig läßt sich auch ein Absinken der bei Herzinsuffizienz kompensatorisch erhöhten Schlagfrequenz beobachten (negativ chronotrope Wirkung).

Digitalis beeinflußt die elektrophysiologischen Vorgänge am Herzen. Vor allem im Bereich des AV-Knotens wird die Erregungsleitung verlangsamt (negativ-dromotrope Wirkung, Gefahr des AV-Blocks!), wodurch weniger Erregungen von den Vorhöfen auf die Ventrikel übertragen werden.

Für Herzglykoside kommen folgende **Anwendungsgebiete** in Frage:

- akute und chronische Herzinsuffizienz
- bestimmte Formen von Herzrhythmusstörungen, bei denen die negativ dromotrope Wirkung therapeutisch eingesetzt wird (Vorhofflimmern mit Frequenzen um 350 bis 600/min, Vorhofflattern mit Frequenzen um 220 bis 350/min)

Bei der Langzeitbehandlung können Herzglykoside gut oral, in klinischen Notfallsituationen auch i.v. appliziert werden. In beiden Fällen stellt die richtige Dosierung ein Problem dar, da die **therapeutische Breite** von Digitalis außerordentlich **gering** ist. Die für einen optimalen Effekt erforderliche Serumkonzentration liegt nur um einen Faktor 1,5 bis 2 unter derjenigen Konzentration, die zu toxischen und u.U. lebensbedrohlichen Nebenwirkungen führen kann.

Um Überdosierungen zu vermeiden, muß daher genau bekannt sein, wie sich das jeweils verwendete Glykosid im Körper verhält, d.h. wie gut es nach oraler Gabe aufgenommen wird (**Resorptionsquote**), welche Serumkonzentration therapeutisch erreicht werden soll (**Vollwirkdosis**), wie schnell die Wirkung nachläßt (**Abklingquote**) und wie schnell das Glykosid den Körper wieder verläßt (**Eliminationsquote**). Daraus läßt sich die Menge errechnen, die zur Aufrechterhaltung der Plasmakonzentration täglich neu verabreicht werden muß (**Erhaltungsdosis**).

A Die Empfindlichkeit einzelner Patienten gegenüber herzwirksamen Glykosiden weist eine erhebliche Bandbreite auf. Die folgenden Dosisangaben sind Richtwerte, die individuell angepaßt werden müssen! ◄

4.6.8.2 Praktische Anwendung von Digitalis

Digoxin (Lanicor®)
Dosierung:
- *initial:* 0,5 bis 1,4 mg i.v./p.o.
- *Erhaltungsdosis:* 0,2 bis 0,3 mg i.v. bzw. 0,375 mg p.o.

Wirkungseintritt/Wirkdauer:
- *Wirkungseintritt:* ca. 5 bis 20 min nach i.v. Gabe und 2 bis 3 h nach p.o. Gabe
- *Maximaleffekt:* ca. 1 bis 5 h nach i.v. Gabe
- *Wirkdauer:* ca. 3 bis 6 Tage (ohne Abkling- und Eliminationsquote)

Elimination: Größtenteils renal.
Kontraindikationen: Patienten, die unter einer massiven Elektrolytstörung, AV-Block II. bis III. Grades, obstruktiver Kardiomyopathie, Überleitungsstörungen oder massiven Bradykardien leiden.

Vorsichtsmaßnahmen:
- Bei Niereninsuffizienz kann es wegen der geringeren Eliminationsquote zu einer starken Kumulation von Digoxin kommen.
- **Dosisreduktion:** bei gleichzeitiger Einnahme von Verapamil, Nifedipin, Diltiazem und Chinidin kommt es zu einem Anstieg des Digoxinspiegels.
- **Wechselwirkungen:** Erythromycin und Tetrazykline verhindern weitgehend die Metabolisierung von Digitalis im Darm und steigern so

die Glykosidempfindlichkeit. Größere Glukoseinfusionen können zu einer Kaliumverschiebung und damit zu einer extrazellulären Hypokaliämie führen, die wiederum die Empfindlichkeit gegenüber Digitalis erhöht. Adrenalin, Orciprenalin und Theophyllin verstärken die Gefahr von Reizbildungsstörungen.
- Phenytoin, Phenobarbital, Rifampicin und Spironolacton vermindern die Empfindlichkeit gegenüber Glykosiden, da sie die abbauenden Enzyme aktivieren.

(Beta-)Acetyl-Digoxin (z.B. Novodigal®)
Dosierung:
- *initial:* 0,5 bis 1,4 mg i.v./p.o.
- *Erhaltungsdosis:* 0,2 bis 0,3 mg i.v. bzw. 0,375 mg p.o.

Wirkungseintritt/Wirkdauer:
- *Wirkungseintritt:* ca. 5 bis 20 min nach i.v. Gabe und 2 bis 3 h nach p.o. Gabe
- *Maximaleffekt:* ca. 1 bis 5 h nach i.v. Gabe
- *Wirkdauer:* ca. 3 bis 6 Tage (ohne Abkling- und Eliminationsquote)

Elimination: Größtenteils renal.
Kontraindikationen und Vorsichtsmaßnahmen: Siehe Dioxin.

(Beta-)Methyl-Digoxin (z.B. Lanitop®)
Dosierung:
- *initial:* 0,6 bis 1,4 mg i.v./p.o.
- *Erhaltungsdosis:* 0,2 bis 0,3 mg i.v. bzw. 0,375 mg p.o.

Wirkungseintritt/Wirkdauer:
- *Wirkungseintritt:* ca. 10 min nach i.v. Gabe und 2 h nach p.o. Gabe
- *Maximaleffekt:* ca. 1,5 h nach i.v. Gabe
- *Wirkdauer:* ca. 3 bis 6 Tage (ohne Abkling- und Eliminationsquote)

Elimination: Größtenteils renal.
Kontraindikationen und Vorsichtsmaßnahmen: Siehe Dioxin.

Digitoxin (z.B. Digimerck®)
Dosierung:
- *initial:* 0,8 bis 1,2 mg i.v./p.o.
- *Erhaltungsdosis:* 0,1 mg i.v /p.o.

Wirkungseintritt/Wirkdauer:
- *Wirkungseintritt:* ca. 30 bis 90 min nach i.v. Gabe und 3 bis 5 h nach p.o. Gabe
- *Maximaleffekt:* ca. 5 bis 10 h nach i.v. Gabe
- *Wirkdauer:* ca. 12 bis 19 Tage (ohne Abkling- und Eliminationsquote)

Elimination: Hauptsächlich über die Leber und Galle.

4

Vorteile. Selbst bei schwerer Niereninsuffizienz kumuliert Digitoxin kaum und ist daher das Präparat der Wahl bei eingeschränkter Nierenfunktion.

Kontraindikationen und Vorsichtsmaßnahmen: Siehe Digoxin.

4.6.8.3 Digitalisintoxikation

Vor allem Hypokaliämie und Hyperkalzämie, Hypothyreose, aber auch hohes Alter können dazu führen, daß der Körper überempfindlich auf Herzglykoside reagiert und bedrohliche Nebenwirkungen früher auftreten.

Symptome der Digitalisintoxikation sind in erster Linie Herzrhythmusstörungen jeglicher Art, die sich meist als ventrikuläre Extrasystolie, AV-Block I. bis III. Grades, Bradykardie oder Vorhoftachykardien manifestieren. Daneben treten Übelkeit, Erbrechen, Sehstörungen (Farbensehen, Augenflimmern), Kopfschmerz, Desorientierung und Unruhe auf.

Die **Behandlung** einer Glykosidvergiftung besteht in sofortigem Absetzen des Glykosids, Behebung eines möglicherweise bestehenden Kaliummangels (häufig bei Diuretikagebrauch bzw. Laxanzienabusus anzutreffen!), Gabe von Antiarrhythmika, Einsatz eines Herzschrittmachers bei nicht therapierbarer Bradykardie sowie kontinuierlicher EKG-Überwachung. Heutzutage stehen auch spezifische **Digitalisantikörper** (Digitalis Antidot BM®) zur Verfügung.

4.6.9 Calcium

4.6.9.1 Grundlagen für die Anwendung von Calcium

Die normale Calciumkonzentration im Serum beträgt rund 2,5 mmol/l. Dies entspricht 5 mval/l, da Calcium ein zweiwertiges Kation ist. Calcium liegt im Serum etwa zur Hälfte in ionisierter Form als Ca^{2+} vor, ungefähr 40% sind an Plasmaproteine gebunden. Die verbleibenden 10% bilden Komplexe z.B. mit Laktat, Zitrat und Sulfat.

Der Anteil des ionisierten Calciums im Serum (1,0 bis 1,2 mmol/l) steigt bei Azidose und sinkt bei Alkalose. **Nur** das **ionisierte Calcium** ist bei der Gerinnung, bei der Erregungsbildung und Erregungsleitung des Herzens und bei der Kontraktion von Herzmuskel und quergestreiftem Skelettmuskel aktiv wirksam. Am Herz wirkt es positiv inotrop, das HZV wird für einige Minuten gesteigert.

Intravenöse Gaben von Calcium werden heute noch bei Massivtransfusionen, bei Polytrauma oder bei herzchirurgischen Operationen eingesetzt. Hierbei kann der Anteil des ionisierten Calciums durch Komplexbindung an den in Konservenblut reichlich vorhandenen Stabilisator Zitrat stark absinken und ein relativer (funktioneller) Calciummangel entstehen, obwohl dem Organismus absolut gesehen kein Calcium verlorengeht.

Die Bedeutung der i.v. Applikation von Calcium im Rahmen der Anästhesie und der Intensivmedizin ist insgesamt deutlich rückläufig. Während der Reanimation wurde eine längerfristige Wirksamkeit bisher weder im Experiment noch klinisch nachgewiesen.

4.6.9.2 Praktische Anwendung von Calcium

Dosierung: Ca. 10 bis 15 ml 10% Calciumglukonatlösung langsam (!) i.v.

Wirkungseintritt/Wirkdauer:
- *Wirkungseintritt:* ca. 30 sec nach i.v. Gabe
- *Maximaleffekt:* ca. 1 min nach i.v. Gabe
- *Wirkdauer:* ca. 10 bis 20 min nach i.v. Gabe

Elimination: Renal und über den Gastrointestinaltrakt.

Vorteile: Bei peripherer Gabe reizt Calciumglukonat die Venen deutlich weniger als Calciumchlorid.

Nachteile: Bei zu schneller i.v. Gabe kann es zu peripherer Vasodilatation, Hypotonie, aber auch Spasmen der Koronargefäße und Herzrhythmusstörungen kommen (z.B. Sinusbradykardie).

Kontraindikationen: Normaler Calciumspiegel und Hyperventilationstetanie.

Vorsichtsmaßnahmen:
- Bei Patienten, die gleichzeitig Digitalis erhalten, kann es zu einer Verstärkung der Digitaliswirkung mit Arrhythmien kommen.
- Calcium ist in der Lage, die Wirkung von Calciumantagonisten (z.B. Adalat®, Dilzem®, Isoptin®) und Magnesium teilweise zu antagonisieren.
- Die wiederholte Gabe von Calcium sollte unter Kontrolle des Ca^{2+}-Serumspiegels erfolgen.
- Bei unkontrollierter Gabe von Calcium kann es zu einem **hyperkalzämischen Syndrom** kommen. Dieses ist u.a. gekennzeichnet durch Schwäche, Übelkeit und Erbrechen, Lethargie bis hin zum Koma. Therapie: schnelle Senkung des Calciumspiegels durch forcierte Diurese mit Gabe von Volumen und Furosemid (Lasix®).

4.7 Prämedikationspharmaka

Eine schonende, wenig belastende Narkose beruht auf mehreren Faktoren, die bei entsprechender Berücksichtigung das operative Risiko so gering wie möglich halten sollen. Dazu gehört die Prämedikation. Gerade dieser Punkt wird aber in vielen Fällen vernachlässigt bzw. unterbewertet. Dabei ist heute eine individuell **patientenadaptierte** Prämedikation wegen der Zunahme der Begleiterkrankungen, der extrem alten, aber auch sehr jungen Patienten und der immer invasiver werdenden Eingriffe wichtiger denn je.

Pharmaka, die einzeln oder auch in Kombination zur Prämedikation verwendet werden, stammen aus mehreren **Substanzgruppen:**
- Sedativa bzw. Hypnotika (Kap. 4.7.2)
- Psychopharmaka/Tranquilizer (Kap. 4.7.3)
- (zentralwirksame) Analgetika (Kap. 4.7.4)
- Anticholinergika (Kap. 4.7.5)
- Antihistaminika (Kap. 4.7.6)
- Antiemetika (Kap. 4.7.7)

In diesem Kapitel finden sich nur Medikamente, die gezielt in der Prämedikation eingesetzt werden. Pharmaka wie z.B. Midazolam (Kap. 4.2.2), die bereits an anderer Stelle besprochen wurden, sind hier nicht noch einmal aufgeführt.

4.7.1 Grundlagen für die Anwendung von Prämedikationspharmaka

4.7.1.1 Ziele der Prämedikation

Nach einer körperlichen Untersuchung und einem ausführlichen Gespräch mit dem Patienten werden entsprechend den jeweiligen Erfordernissen die Prämedikationsmedikamente zusammengestellt (Kap. 5.8). Die Prämedikation verfolgt unterschiedliche **Ziele:**
- Anxiolyse
- Vagolyse
- Analgesie
- Antiemesis
- Histaminrezeptorblockade
- Aspirationsprophylaxe

Bei Patienten mit bestehenden **Vorerkrankungen** muß diese Liste um zwei weitere Punkte erweitert werden, nämlich:
- perioperativ befristete Medikamente
- Dauermedikation (präoperative Einnahme, Modifizierung etc.; Kap. 5.8)

Anxiolyse

Anxiolytika haben zum Ziel, die **Angst** des Patienten zu **reduzieren** und damit den präoperativen Streß zu verringern. Zur Entstehung des Angstgefühls tragen vielerlei Faktoren bei. Dazu zählen der Eingriff selbst, die Anästhesie und der ungewisse Ausgang der Operation. Angst steigert grundsätzlich die Aktivität des sympathoadrenalen und sympathonervalen Systems. Als Folge nimmt die Ausschüttung von Adrenalin und Noradrenalin zu, was sich negativ auf das kardiovaskuläre System und andere Organsysteme auswirken kann. Unter dem Einfluß von Adrenalin und Noradrenalin steigen z.B. die Herzfrequenz und der myokardiale O_2-Bedarf an. Auch die Narkoseeinleitung und die Narkose selbst können beeinflußt werden.

M Im Vergleich zu ruhigen und ausgeglichenen Patienten haben schlecht prämedizierte Patienten einen deutlich **erhöhten Narkosemittelverbrauch.** Die medikamentöse Anxiolyse ist daher eines der Hauptziele der Prämedikation. Sie sollte bereits am **Vorabend** einsetzen, um dem Patienten die notwendige **Nachtruhe** zu verschaffen. ■

Vagolyse

Die Vagolyse beinhaltet einerseits die **Hemmung** der **Salivation,** andererseits auch die **Minderung** der **vagalen Kreislaufreflexmechanismen,** die zu Bradykardien bis hin zur Asystolie führen können. Während es lange Zeit als ärztlicher Kunstfehler galt, in der Prämedikation keine Anticholinergika appliziert zu haben, ist die Vagolyse inzwischen **nicht mehr obligat,** vor allem bei erwachsenen Patienten. Neugeborene und Kleinkinder sind wesentlich empfindlicher hinsichtlich ihrer vagalen Reflexbereitschaft und sollten daher ein Anticholinergikum erhalten. Da es jedoch verschiedene Arten der Applikation gibt, auf die später noch eingegangen wird, ist eine i.m. Verabreichung nicht immer notwendig.

Analgesie

Sie umfaßt sowohl die **Schmerzreduktion** als auch die **Ausschaltung von Schmerzen.** Im Rahmen der Prämedikation teilt die Frage der Analgesie das Lager der Anästhesisten in zwei Teile. Die einen plädieren für die Gabe eines Analgetikums, weil sie den Standpunkt vertreten, daß die Wirkung des Sedativums (zur Anxiolyse) durch das Analgetikum verstärkt wird. Die anderen halten es für entbehrlich, sofern der Patient nicht bereits präoperativ an einer schmerzhaften Erkrankung leidet, die ein Analgetikum erfordert.

Möglicherweise haben jedoch die grundsätzlichen Befürworter recht. In den letzten Jahren ist verstärkt der Begriff **„preemptive analgesia"** aufgetaucht. Mit der **frühzeitigen Gabe von Analgetika** glaubt man, das schmerzfreie Intervall nach dem Operationsende verlängern zu können. In mehreren Untersuchungen wurden jeweils zwei Patientengruppen verglichen, die mit gleicher Narkosetechnik operiert wurden. Bei denjenigen Gruppen, die bereits in der Prämedikation Analgetika erhalten hatten, war das **postoperative schmerzfreie Intervall verlängert.** Eine definitive Empfehlung kann allerdings nicht gegeben werden.

Antiemesis

Antiemesis ist die pharmakologische Prophylaxe **gegen Erbrechen.** Sofern der Patient über regelmäßiges Erbrechen nach früheren Narkosen berichtet oder Erbrechen aufgrund des Eingriffes (z.B. bei Abrasiones in der Gynäkologie) zu erwarten ist, sollten Antiemetika bereits in der Prämedikation verabreicht werden. Am häufigsten tritt die **Trias** Übelkeit, Brechreiz und Erbrechen nach dem operativen Eingriff auf. Einige operative Eingriffe scheinen dies besonders zu fördern. Dazu gehören Eingriffe am Mittel- und Innenohr, im Pharynxbereich und im Gastrointestinaltrakt, Zervix- und Uterusdilatation und die Aufblähung des Abdomens beim Anlegen einer Laparoskopie. Die **Ursache** der Trias ist vielgestaltig. Verantwortlich sind Rezeptoren im Bereich des Gastrointestinaltrakts, Serotoninfreisetzung aus Zellen, die sich in der Darmwand befinden, Impulse aus dem Bereich des äußeren Gehörgangs und Neurotransmitterrezeptoren im Bereich der Area postrema, die sich am Boden des vierten Ventrikels in der Nähe des Brechzentrums befindet. Diese Zellen der Area postrema sind über dopaminerge und serotoninerge Neurone mit dem Brechzentrum verbunden.

Aufgrund der Komplexität gibt es verschiedene pharmakologische Ansätze, um Übelkeit, Brechreiz und Erbrechen zu verhindern, z.B. Pharmaka aus der Gruppe der **Neuroleptika** (DHB®), der **Dopaminantagonisten** (z.B. Metoclopramid) und der **Serotoninantagonisten** (5-HT$_3$-Antagonisten).

Histaminrezeptorblockade

Die Blockade von Histaminrezeptoren ist dann indiziert, wenn mit einer Histaminliberation zu rechnen ist. Dies betrifft vor allem **Multiallergiker,** die auf eine Vielzahl von Stoffen und Pharmaka reagieren. Histaminausschüttungen können zu allergischen Reaktionen vom Soforttyp führen, die von leichten lokalisierten Reaktionen (Flush, Urtikaria und Pruritus) über ausgeprägte generalisierte Reaktionen bis hin zum Kreislaufzusammenbruch mit Asystolie und Atemstillstand reichen. Zu den unmittelbaren Vorstufen zählen u.a. Schock, Bronchospasmus und Bewußtseinseintrübung. Histaminwirkungen werden über drei Arten von Rezeptoren ausgelöst, die H$_1$-, H$_2$- und die neu entdeckten H$_3$-Rezeptoren. Bedingt u.a. durch ihre verschiedene Verteilung im Gewebe, vermitteln die Rezeptortypen unterschiedliche Wirkungen.

Während in der **Lunge** dem H$_1$-Rezeptor eine bronchokonstriktorische Funktion zugesprochen wird, scheint der H$_2$-Rezeptor dort bronchodilatatorische Funktionen zu vermitteln. Im **Magen-Darm-Trakt** verursacht der H$_1$-Rezeptor eine Kontraktion der glatten Muskulatur, der H$_2$-Rezeptor hingegen eine Dilatation, aber auch eine erhöhte Magensäureproduktion. Am **Herzen** und an den **Gefäßen** existiert ein ähnliches Wechselspiel, wobei die Gefäßgröße wichtig ist. Bei Gefäßen mit einem Durchmesser von weniger als 80 µm verursacht der H$_1$-Rezeptor eine Dilatation, bei Gefäßen über 80 µm eine Konstriktion. Der H$_2$-Rezeptor verursacht ausschließlich eine Dilatation. Daher muß das Antihistaminikum der entsprechenden Situation angepaßt werden. Die Reduktion der Magensäureproduktion muß durch einen H$_2$-Blocker erfolgen. Massive Histaminausschüttungen, die evtl. Blutdruckabfälle und Bronchospasmen verursachen, können prophylaktisch nur durch Kombination von H$_1$- und H$_2$-Rezeptor-Blockern vermindert bzw. verhindert werden. Die **i.v. Gabe** von H$_1$- und H$_2$-Rezeptor-Blockern muß grundsätzlich **sehr langsam** erfolgen, da die Substanzen selbst in der Lage sind, Histamin freizusetzen.

Pharmaka wie Succinylcholin, Methohexital und Morphin, aber auch medizinisch verwendete Materialien wie Palacos® (Knochenzement) können eine Histaminfreisetzung auslösen. Über die durch den H$_3$-Rezeptor vermittelten Wirkungen des Histamins ist bisher nur wenig bekannt.

Aspirationsprophylaxe

Saurer Mageninhalt mit einem pH-Wert unter 2,5 und einem Volumen von mehr als 0,4 ml/kg KG verursacht eine massive Schädigung des Bronchial- bzw. Alveolarsystems, wenn er durch Regurgitation oder aktives Erbrechen in die tiefen Atemwege gelangt. Innerhalb kurzer Zeit kann sich daraus eine fast irreparable, vital bedrohende Gasaustauschstörung entwickeln, die einem ARDS entspricht. Daher sollte grundsätzlich eine Aspirationsprophylaxe vorgenommen werden, wenn mit einer deutlich erhöhten Flüssigkeitsmenge im Magen und/oder einem niedrigen Magensaft-pH zu rechnen ist.

M Gefährdet sind besonders **Schwangere,** da der Magen durch die Größenzunahme des Uterus und den damit verbundenen Zwerchfellhochstand komprimiert wird. Zudem führt die hormonelle Umstellung durch die Schwangerschaft zu einer vermehrten Magensaftproduktion, einer Verzögerung der Entleerung und einem erniedrigten Verschlußdruck am Mageneingang. Während der Narkoseeinleitung sind Patienten mit einer **Ileussymptomatik** sowie **intoxikierte und polytraumatisierte Patienten** (u.a. wegen der erniedrigten Reflexschwelle) vermehrt gefährdet. Auch starke **Raucher** produzieren vermehrt Magenflüssigkeit. Bei diesen Patientengruppen sollte daher unbedingt eine Aspirationsprophylaxe erfolgen. ■

Sofern keine Antihistaminika zum Einsatz kommen, sollte im Rahmen einer Aspirationsprophylaxe eine möglicherweise vorhandene Restazidität gepuffert werden. Dies betrifft vor allem Noteingriffe (z.B. unmittelbar vor einer Sectio caesarea). Die Pufferung wird durch Gabe von 30 bis 50 ml 0,3molarer Natriumzitratlösung erreicht. Der pH-Wert einer solchen Lösung liegt über 8, wodurch der pH-Wert des Magensafts deutlich über 2,5 angehoben wird. Natriumzitrat muß gemäß den Angaben des Deutschen Arzneibuches (DAB) durch die jeweilige Krankenhausapotheke zubereitet werden.

Dauermedikation
Muß ein Patient aufgrund einer bereits bestehenden Erkrankung Medikamente einnehmen, sollte diese Dauermedikation – sofern wichtig – bis zum Operationstag fortgesetzt werden. Als **wichtig** gelten u.a. **Medikamente** zur Herz-Kreislauf-Stabilisierung, Antihyper- und Antihypotonika, Pharmaka zur Verbesserung der Lungenfunktion, kardial benötigte Diuretika und Kortison. Sofern Unklarheit über die **Wichtigkeit** der Dauermedikation herrscht, muß zur Patientensicherheit der jeweilige **Facharzt** zu einem **Konsil** hinzugezogen werden.

Perioperativ befristete Medikamente
Sie kommen bei Patienten zum Einsatz, bei denen kurzfristig, also erst während der Prämedi-

kationsvisite, eine bestehende oder sich verschlimmernde Erkrankung diagnostiziert wird, die entscheidend für den Ausgang der Narkose sein kann. Hierbei geht es um die Frage, ob der **Zustand** der Patienten **kurzfristig verbesserungsfähig** ist. Dies betrifft z.B. unklare asthmoide Zustände, eine akute Herzinsuffizienz (NYHA-Stadium II bis III) und unklare endokrine Erkrankungen. Auch hier ist es unumgänglich, entsprechende Fachärzte für ein Konsil hinzuzuziehen.

4.7.1.2 Applikationsmöglichkeiten

Während noch vor einigen Jahren die intramuskuläre Injektion die Methode der Wahl zur Applikation von Prämedikationen war, kann heute eine steigende Zahl von Prämedikationspharmaka auch oral verabreicht werden. Außer diesen beiden Methoden existiert noch eine Vielzahl an Applikationsmöglichkeiten. Folgende acht Verabreichungsformen sind z.Zt. von Bedeutung:
- intramuskulär
- intravenös
- subkutan
- rektal
- oral
- nasal
- sublingual
- transdermal

Nicht alle Prämedikationspharmaka lassen sich jedoch über jeden dieser aufgeführten Wege applizieren.

Die intramuskuläre Injektion
Sie ist die älteste Form der Applikation in der Prämedikation. Da i.m. injizierte Medikamente ca. **30 min** bis zu ihrem **Wirkungseintritt** benötigen, ist es wichtig, diese Zeit mit einzukalkulieren. Leider werden die Patienten oft zu spät in den Operationssaal bestellt bzw. zu spät gespritzt. Anxiolytisch wirkende Pharmaka, die erst kurz vor dem Transport in den Operationssaal appliziert werden, beginnen dann erst zum Zeitpunkt der Narkoseeinleitung zu wirken.

Viele Patienten empfinden den Einstich in den Muskel und die Injektion als relativ **schmerzhaft.**

Bei jeder Erkrankung, die eine Zentralisierung des Kreislaufs, also eine Minderdurchblutung der Peripherie verursacht, ist die i.m. Applikation von Pharmaka grundsätzlich kontraindiziert. Da die Resorption gestört ist, wird das Pharmakon unkontrollierbar.

Die intravenöse Injektion

Bis auf wenige Ausnahmen spielt die intravenöse Verabreichung von Pharmaka in der Prämedikation keine große Rolle. Dies ist anders, wenn bereits ein intravenöser Zugang (Braunüle) vorhanden ist. Er erleichtert die Applikation, zudem entfällt der Schmerz beim Punktieren der Vene. Zentralwirksame Analgetika und Anxiolytika wirken nach i.v. Gabe deutlich stärker und schneller, der **Patient muß** daher auch sofort **überwacht werden.** Dies ist auf Station jedoch meist nicht möglich. Die i.v. Gabe beschränkt sich daher meist auf die Gabe von Anticholinergika kurz vor der Anästhesieeinleitung, d.h. im Einleitungsraum bei liegender Braunüle. Kinder sind dafür die „idealen" Patienten. Sofern sie keine weiteren Pharmaka zur Prämedikation benötigen, kann man ihnen so die i.m. Gabe ersparen. Der anticholinerge Effekt tritt nach i.v. Gabe innerhalb von einer bis zwei Minuten ein (so lange muß abgewartet werden). Bei Einleitung per inhalationem, bei der meist kein intravenöser Zugang vorhanden ist, muß weiterhin i.m. appliziert werden.

Die subkutane Verabreichung

In der Prämedikation spielt die subkutane Applikation keine Rolle. Beim Wirkungseintritt gelten die gleichen Voraussetzungen wie für die i.m. Gabe. Selten werden „prophylaktische" Pharmaka wie lang wirkende Antiasthmatika (Bricanyl®) subkutan appliziert.

Die rektale Applikation

Prämedikationsmedikamente (v.a. Barbiturate) werden hauptsächlich bei **Kleinkindern** unter 30 kg KG rektal verabreicht. Die Pharmaka lassen sich nicht exakt steuern, da die Resorption von vielen Faktoren beeinflußt wird. Dazu gehören u.a. die Eigenschaft des eingesetzten Pharmakons (Menge, Konzentration etc.) und die anatomischen und physiologischen Verhältnisse wie etwa venöser Durchfluß und Stuhldrang der Patienten. Lipophile Substanzen werden relativ gut resorbiert, die Konzentration des Pharmakons sollte daher nicht zu hoch sein.

M Keine rektale Einleitung bei Entzündungen im Enddarmbereich, Operationen in diesem Gebiet und bei nicht nüchternen Kindern. ■

Die orale Verabreichung

Die orale Verabreichung von Pharmaka in der Prämedikation **gewinnt** immer **mehr an Bedeutung.** Dies hängt mit der einsetzenden Abkehr von der Sechs-Stunden-Nüchternheitsdoktrin zusammen. Früher wurde vor Wahleingriffen rigoros eine sechsstündige absolute Nahrungs- und Flüssigkeitskarenz gefordert. Inzwischen weiß man aus einer Vielzahl von Studien, daß die Nahrungskarenz zwar bei Erwachsenen weiter bestehen sollte, daß klare Flüssigkeit jedoch ohne Probleme bis zu drei Stunden vor der Operation eingenommen werden kann. Auch einige Schluck Wasser zur Einnahme von Tabletten im Rahmen der Prämedikation senken weder den pH-Wert des Magensafts, noch wird das Magensaftvolumen vermehrt. Auch bei Kleinkindern kann man heute von einer Drei-Stunden-Grenze ausgehen, während man sich bei Säuglingen sogar auf eine Zwei-Stunden-Grenze für klare Flüssigkeit geeinigt hat.

Dennoch gibt es für die orale Applikation, abgeleitet aus der Pathophysiologie, **Kontraindikationen,** u.a. Schwangerschaft (s.o.), Ileus und Magenausgangsstenose.

Die nasale und sublinguale Verabreichung

Keine dieser beiden Applikationsformen ist zur Zeit klinisch relevant, da entsprechende Pharmaka bislang ausschließlich im Rahmen von experimentellen Studien eingesetzt wurden. Dabei wurden hauptsächlich Sufentanil und Midazolam verwendet. Eine Mittelstellung zwischen oraler und sublingualer Verabreichung nimmt der aus der USA stammende Fentanyllutscher ein, der möglicherweise auch bald auf dem deutschen Markt eingeführt wird. In einigen Studien, bei denen der Lutscher zur Prämedikation bei Kleinkindern verwendet wurde, konnte eine gute Sedierungsrate erreicht werden, allerdings kam es häufig zu Nausea und Erbrechen. Es bleibt abzuwarten, ob die Verträglichkeit noch verbessert werden kann.

Die transdermale Applikation

In der Prämedikation können zur Zeit nur zwei Substanzen transdermal verabreicht werden, nämlich Fentanyl und Nitrolingual. Aufgrund der pharmakologischen Beschaffenheit des transdermalen therapeutischen Systems (TTS) dauert es **mehrere Stunden,** bis die Substanz die Blutbahn erreicht und dort einen ausreichenden Wirkspiegel erzeugt, denn zunächst müssen Haut und Fettgewebe aufgesättigt werden. Somit müssen diese Systeme bereits mehrere Stunden vor der Operation aufgebracht werden, was ihren Einsatz deutlich limitiert. Sollte es gelingen, solche Systeme für andere Substanzen wie

Benzodiazepine zu entwickeln, wäre dies eine elegante Applikationsart.

4.7.2 Praktische Anwendung von Sedativa bzw. Hypnotika

4.7.2.1 Barbiturate

***Phenobarbital** (Luminal®)*

Dosierung:
- *zur Sedierung/Prämedikation:* 2,0 mg/kg KG i.m. oder p.o.

Wirkungseintritt/Wirkdauer:
- *Wirkungseintritt:* ca. 20 bis 30 min nach i.m. Gabe (30 min nach p.o. Applikation)
- *Maximaleffekt:* ca. 45 min nach i.m. Gabe (60 min nach p.o. Applikation)
- *Wirkdauer:* 8 bis 16 h nach i.m. Gabe

Elimination: Fast nur über die Niere.

Vorteile: Zur Initialbehandlung febriler Krampfanfälle geeignet. Falls Phenytoin nicht vertragen wird oder kontraindiziert ist, ist Luminal® auch zur Therapie des Status epilepticus indiziert.

Nachteile: Extrem lange Halbwirkzeit, die vor allem bei älteren Patienten zu einem Hang-over führen kann.

Kontraindikationen: Akut intermittierende Porphyrie und Porphyria variegata (Barbiturate verstärken die Porphyrinsynthese).

Vorsichtsmaßnahmen:
- **Verkehrstüchtigkeit** ist mindestens 24 Stunden aufgehoben bzw. stark **reduziert.** Nach Abklingen der Wirkung treten z.T. Somnolenz und anterograde Amnesie auf.
- **Dosisreduktion** bei älteren Patienten, bei Hypovolämie, Hypertonie oder koronarer Herzerkrankung. Bei erniedrigtem Plasmaeiweißspiegel, z.B. Kachexie, ist auch eine Dosisreduktion notwendig. Aufgrund der erniedrigten Eiweißbindung kann es sonst zu Überdosierungen kommen, da zuviel freie Substanz im Blut vorliegt.
- Nach Gabe von Barbituraten wird der Effekt von Narkotika, Sedativa, Alkohol und volatilen Anästhetika deutlich **verstärkt** (bei bereits bestehender Prämedikation muß somit die Dosis zur Einleitung reduziert werden). Der Effekt von oralen Antikoagulanzien, Digoxin, Betablockern, Kortikoiden, Kontrazeptiva und Theophyllinen wird dagegen **vermindert.**
- Phenobarbital induziert das mikrosomale Enzymsystem der Leber, das für den Abbau zahlreicher Pharmaka verantwortlich ist. Je größer die Enzyminduktion, um so schneller werden die anderen Pharmaka abgebaut.

4.7.2.2 Neuroleptika

Die zwei wichtigsten Gruppen von Neuroleptika sind die Butyrophenone und die Phenothiazine. Neuroleptika wirken antidopaminerg, vagolytisch, α-sympatholytisch und einzelne auch gut antihistaminerg (Blockade von H_1- und H_2-Rezeptoren).

Als wichtigster Vertreter der Butyrophenone wurde das Dehydrobenzperidol (DHB®) bereits in Kapitel 4.2.4 besprochen; hier werden zusätzlich einige Vertreter der Phenothiazingruppe genannt. Das maligne neuroleptische Syndrom wurde ebenfalls in Kapitel 4.2.4 erwähnt.

***Promethazin** (Atosil®)*

Dosierung:
- *Prämedikation:* 25 bis 50 mg i.v. bzw. 0,5 bis 1,0 mg/kg KG tief i.m.

Wirkungseintritt/Wirkdauer:
- *Wirkungseintritt:* ca. 2 bis 5 min nach i.v. bzw. 15 bis 30 min nach i.m. Applikation
- *Maximaleffekt:* ca. 1 h nach i.v. bzw. i.m. Gabe
- *Wirkdauer:* ca. 3 bis 8 h nach i.v. bzw. i.m. Gabe

Elimination: Durch den sogenannten First-pass-Effekt in der Leber ist die Bioverfügbarkeit nach oraler Gabe sehr gering (ca. 30% der Dosis werden bereits bei der ersten Passage durch die Leber metabolisiert). Der Abbau von Promethazin beginnt bereits während der Darmpassage, die Elimination erfolgt hauptsächlich durch Metabolisierung in der Leber und anschließende Ausscheidung über die Niere.

Vorteile: Es ist in Tropfenform verfügbar und kann so für die Prämedikation eingesetzt werden. Es wirkt gut sedierend und verfügt über eine anticholinerge Wirkung. Auch die antihistaminerge Wirkung an H_1-, aber auch H_2-Rezeptoren ist ausgesprochen gut und von klinischer Relevanz.

Nachteile: Bei intraarterieller und subkutaner Applikation kann Atosil® zu einer Gewebsnekrose führen. Im Vergleich zu den Benzodiazepinen ist die anxiolytische Wirkung deutlich geringer. Auch die zusätzliche Gabe eines Opioids (hier vor allem Pethidin) erhöht nicht die angstmindernde Wirkung. Nach Gabe von Promethazin können **Extrapyramidalsymptome** auftreten, die meist einen hyperkinetisch-dystonen Charakter zeigen. Oft fällt es durch den späten Beginn der Nebenwirkungen schwer, den Zusammenhang herzustellen. Therapie: Die Symptome können meist durch i.v. Gabe von Biperiden (ca. 0,04 mg/kg KG Akineton®) beherrscht werden.

Nach Gabe von Neuroleptika kann es zum sogenannten malignen neuroleptischen Syndrom kommen [bedrohlich durch eine massive Temperaturerhöhung (Kap. 4.2.4)].

Kontraindikationen: Relativ: bei bekanntem Asthma bronchiale oder Engwinkelglaukom.

Vorsichtsmaßnahmen:

- In der zur Prämedikation verwendeten Dosierung besitzt Promethazin weder neuroleptische noch antipsychotische Wirkung. Nach der Gabe ist die Verkehrstüchtigkeit für ca. 24 Stunden eingeschränkt.
- Die Wirkung von Promethazin wird deutlich **verstärkt** durch Opioide, Inhalationsanästhetika und Alkohol.
- **Dosisreduktion** bei zusätzlicher Gabe von Opioiden und/oder Sedativa, bei älteren Patienten, hypovolämischen Patienten und bei Patienten mit eingeschränkter Leber- und Nierenfunktion.
- Eine Kombination von Leberfunktionsstörung und Niereninsuffizienz kann zur Kumulation der Metaboliten führen. Hier ist bei wiederholter Gabe eine deutliche Dosisreduktion notwendig.

A Promethazin ist in der Lage, den vasopressorischen Effekt von **Adrenalin zu antagonisieren.** Eine durch Promethazin ausgelöste (massive) Hypotonie darf daher nicht mit Adrenalin therapiert werden. ◄

Triflupromazin (Psyquil®)
Dosierung:

- *Prämedikation:* 0,15 bis 0,25 mg/kg KG i.m (max. Einzeldosis 10 mg i.v. und 20 mg i.m., max. Tagesdosis 60 mg)
- als *Antiemetikum:* ca. 0,15 mg/kg KG i.m.

M Es existieren zwei verschiedene Ampullendosierungen, 10 und 20 mg. Nur die 10-mg-Ampulle darf i.v. appliziert werden, die 20-mg-Ampulle ist **nur** zur i.m. Gabe zugelassen. ∎

Wirkungseintritt/Wirkdauer:

- *Wirkungseintritt:* ca. 15 bis 25 min nach i.m. bzw. 5 bis 10 min nach i.v. Gabe
- *Maximaleffekt:* ca. 45 min nach i.m. bzw. 25 min nach i.v. Gabe
- *Wirkdauer:* mehrere Stunden

Elimination: Der Abbau beginnt bereits während der Darmpassage. Die Elimination erfolgt hauptsächlich durch Metabolisierung in der Leber und anschließende Ausscheidung über die Niere.

Vorteile: Psyquil® verfügt sowohl über sehr gute antiemetische Eigenschaften als auch über eine relativ stark ausgeprägte sedierende und anxiolytische Wirkung. Die Gefahr einer Atemdepression ist deutlich geringer als nach Barbituraten oder Benzodiazepinen. Auch die antihistaminerge Wirkung am H_1-Rezeptor ist ausgesprochen gut.

Nachteile: Wie Promethazin kann auch Triflupromazin **Extrapyramidalsymptome** auslösen. Therapie: i.v. Gabe von Biperiden (ca. 0,04 mg/kg KG Akineton®).

Nach Gabe von Neuroleptika kann es zum sogenannten malignen neuroleptischen Syndrom kommen (Kap. 4.2.4).

Kontraindikationen: Relativ: schwere Lebererkrankungen.

Vorsichtsmaßnahmen:

- Die Verkehrstüchtigkeit für ca. 24 Stunden eingeschränkt.
- Eine Kombination von Leberfunktionsstörung und Niereninsuffizienz kann zur Kumulation der Metaboliten führen. Hier ist bei wiederholter Gabe eine deutliche Dosisreduktion notwendig.
- **Wirkungsverstärkung** durch Alkohol, Opioide und Inhalationsanästhetika.
- **Dosisreduktion** bei zusätzlicher Gabe von Opioiden und/oder Sedativa, bei älteren und bei hypovolämischen Patienten.
- Triflupromazin kann vereinzelt schon nach einer Applikation zu einer deutlichen Hypotonie führen. Die Wirkung von Anticholinergika kann verstärkt sein.
- Obwohl Triflupromazin mit der Muttermilch ausgeschieden wird, ist eine einmalige Gabe beim Stillen zu vernachlässigen. Bei mehrfacher Gabe sollte jedoch nicht gestillt werden. Triflupromazin sollte erst ab dem dritten Lebensjahr eingesetzt werden.

A Ebenso wie Promethazin ist es in der Lage, den vasopressorischen Effekt von **Adrenalin zu antagonisieren.** Eine durch Gabe von Triflupromazin ausgelöste (massive) Hypotonie darf daher nicht mit Adrenalin therapiert werden. ◄

4.7.3 Praktische Anwendung von Psychopharmaka bzw. Tranquilizern

4.7.3.1 Benzodiazepine

Oxazepam (Adumbran®/Praxiten®)
Dosierung:

- *Prämedikation/Sedierung:* 5 bis 20 mg p.o.

Wirkungseintritt/Wirkdauer:
- *Wirkungseintritt:* 2 h (nach oraler Applikation)
- *Maximaleffekt:* 3 bis 4 h (nach oraler Applikation)
- *Wirkdauer:* 6 h (nach oraler Applikation)

Elimination: Durch Metabolisierung in der Leber.

Antagonisierung: Die akute Wirkung ist durch Flumazenil (**Anexate®**) aufzuheben.

Vorteile: Obwohl Oxazepam in der Leber metabolisiert wird, ist die Clearance auch bei eingeschränkter Leberfunktion nur unwesentlich herabgesetzt. Es ist daher für Patienten mit Lebererkrankung gut geeignet.

Nachteile: Durch lange Halbwertszeit von ca. 12 bis 15 Stunden können bei wiederholter Gabe kumulative Effekte entstehen.

Unabhängig von der Art der Applikation können Benzodiazepine **bei älteren Patienten** zu einer **paradoxen Reaktion** führen. Statt zu einer Sedierung kommt es dann zur Aktivierung der Patienten. Zusätzlich verabreichte Benzodiazepine können diesen Zustand nicht wieder umzukehren.

Kontraindikationen: Myasthenie, bestehende Ataxien und schweres Asthma bronchiale.

Vorsichtsmaßnahmen:
- Die Verkehrstüchtigkeit ist für 24 Stunden vermindert.
- **Wirkungsverstärkung** durch Opioide und Alkohol.
- **Dosisreduktion** bei zusätzlicher Gabe von Opioiden und/oder Sedativa, eingeschränkter Lungenfunktion, aber auch bei hypovolämischen Patienten. Da bei älteren Patienten die Clearance vermindert ist, muß die Dosis auch hier reduziert werden.

(Dikalium-)Clorazepat *(Tranxilium®)*

Dosierung:
- *Prämedikation:* 0,5 bis 0,15 mg/kg KG i.m. bzw. 20 bis 75 mg p.o.
- *Sedierung:* 10 bis 25 mg p.o.

Wirkungseintritt/Wirkdauer:
- *Wirkungseintritt:* ca. 20 bis 35 min (nach p.o. Gabe)
- *Maximaleffekt:* ca. 50 min (bei p.o. Gabe)
- *Wirkdauer:* ca. 4 bis 7 h (nach p.o. Gabe)

Elimination: Durch Metabolisierung in der Leber.

Antagonisierung: Die akute Wirkung ist durch Flumazenil (**Anexate®**) aufzuheben.

Nachteile: Unabhängig von der Art der Applikation können Benzodiazepine bei älteren Patienten zu einer **paradoxen Reaktion** führen. Anstatt zu einer Sedierung kommt es dann zu einer

Aktivierung der Patienten. Zusätzlich verabreichte Benzodiazepine sind nicht in der Lage, diesen Zustand wieder umzukehren.

Wie einige andere Benzodiazepine hat auch Clorazepat eine sehr lange Halbwertszeit (aktive Metaboliten sind noch nach 50 bis 80 Stunden nachweisbar).

Kontraindikationen: Myasthenie, bestehende Ataxien und schweres Asthma bronchiale. Relativ: Glaukom und eine Schwangerschaft, da die Erfahrungen noch nicht ausreichen, um negative Einflüsse auf das ungeborene Kind sicher auszuschließen.

Vorsichtsmaßnahmen:
- Die Verkehrstüchtigkeit ist für 24 Stunden vermindert.
- **Wirkungsverstärkung** durch Opioide und Alkohol. Wirkungsverstärkung und -verlängerung durch gleichzeitige Einnahme von Cimetidin.
- Der Bedarf an Inhalationsanästhetika ist nach Gabe von Clorazepat verringert.
- **Dosisreduktion** bei zusätzlicher Gabe von Opioiden und/oder Sedativa, eingeschränkter Lungenfunktion, aber auch bei hypovolämischen Patienten. Da bei älteren Patienten die Clearance vermindert ist, muß auch hier die Dosis reduziert werden.
- Größere Einzeldosen vor oder während der Geburt können beim **Neugeborenen** ein sogenanntes „**floppy infant syndrome**" mit Muskelschwäche, erniedrigtem Blutdruck, erniedrigter Körpertemperatur, Atemdepression und Trinkschwäche verursachen. Da Clorazepat mit der Muttermilch ausgeschieden wird, sollte nicht gestillt werden.

Chlordiazepoxid *(Librium®)*

Dosierung:
- *Prämedikation:* ca. 5 bis 15 mg (0,2 mg/kg KG) p.o. (in den USA existiert auch eine i.m. bzw. i.v. Form)

Wirkungseintritt/Wirkdauer:
- *Wirkungseintritt:* ca. 15 bis 30 min (nach p.o. Gabe)
- *Maximaleffekt:* ca. 45 min (nach p.o. Gabe)
- *Wirkdauer:* ca. 2 bis 6 h (nach p.o. Gabe)

Elimination: Renal nach Inaktivierung in der Leber.

Antagonisierung: Die akute Wirkung ist durch Flumazenil (**Anexate®**) zu beenden.

Nachteile: Unabhängig von der Art der Applikation können Benzodiazepine bei älteren Patienten zu einer **paradoxen Reaktion** führen. Statt zu einer Sedierung kommt es dann zur Aktivie-

4

rung. Zusätzlich verabreichte Benzodiazepine sind nicht in der Lage, diesen Zustand wieder umzukehren.

Bei höherer Dosierung kann es selbst nach einer Monogabe zu Hypotonie und minimaler Atemdepression kommen. Diese äußert sich in einem relativ geringen Abfall des PaO_2 bzw. Anstieg des $PaCO_2$. Die respiratorische Antwort auf eine CO_2-Erhöhung ist vermindert.

Kontraindikationen. Myasthenie, bestehende Ataxien und schweres Asthma bronchiale. Relativ: bestehendes Glaukom.

Vorsichtsmaßnahmen

- **Wirkungsverstärkung** durch Opioide und Alkohol.
- **Wirkungsverlängerung** durch Cimetidin und Propranolol.
- Der Bedarf an Inhalationsanästhetika ist nach Gabe von Chlordiazepoxid verringert.
- **Dosisreduktion** bei zusätzlicher Gabe von Opioiden und/oder Sedativa, eingeschränkter Lungenfunktion, aber auch bei hypovolämischen Patienten. Da bei älteren Patienten die Clearance vermindert ist, muß auch hier die Dosis reduziert werden.

4.7.4 Praktische Anwendung von (zentralwirksamen) Analgetika

Eine ausführliche Beschreibung der einsetzbaren Pharmaka findet sich in Kapitel 4.3 (Opioide). Sofern Analgetika in der Prämedikation eingesetzt werden, handelt es sich hauptsächlich um Pethidin, Fentanyl und Morphin.

4.7.5 Praktische Anwendung von Anticholinergika (Parasympatholytika)

Atropinsulfat (Atropin®)
Atropinsulfat wirkt als Antagonist an den postganglionären Synapsen des Parasympathikus (Kap. 3.3.2). Es antagonisiert somit die bekannten Nebenwirkungen aller Cholinesterasehemmer, die hauptsächlich auf muskarinartige Wirkungen wie Bradykardie, Bronchokonstriktion, Bronchial- und Speichelsekretionssteigerung zurückzuführen sind.

Dosierung:

- *Prämedikation zur Vagolyse:* Erwachsene: ca. 0,4 bis 7 mg i.m. und ca. 0,3 mg i.v., Kinder: ca. 0,01 bis 0,02 mg/kg KG i.v. bzw. 0,02 mg/kg KG i.m.
- *Soforttherapie einer Sinusbradykardie:* ca. 0,5 bis 1,0 mg i.v. bei Erwachsenen, dies kann

repetiert werden bis zu einer Maximaldosis von 40 µg/kg KG
- *in der neuromuskulären Antagonisierung:* 0,5 bis 1,0 mg i.v.

Wirkungseintritt/Wirkdauer:

- *Wirkungseintritt:* ca. 0,5 bis 1,5 min nach i.v. und 5 bis 15 min nach i.m. Applikation
- *Maximaleffekt:* ca. 3 bis 8 min nach i.v. und 20 bis 30 min nach i.m. Applikation
- *Wirkdauer:* antisialoge Wirkung: ca. 3 bis 4 h, vagale Blockade: ca. 1 h

Elimination: Über Leber und Niere.

Vorteile: Relativ rascher Wirkungseintritt nach i.v. Applikation. Mittel der Wahl zur Therapie von Sinusbradykardien. Im Notfall kann Atropin auch (endo-)intratracheal appliziert werden. Im Rahmen der Prämedikation überwiegen die medizinischen Vorteile von Glykopyrrolat, jedoch ist Atropin um ein Vielfaches billiger.

Nachteile: Atropin überwindet leicht die Blut-Hirn-Schranke und kann somit ein **zentral-anticholinerges Syndrom** mit Halluzinationen, Delirium und Koma verursachen. Bei älteren Patienten kann Atropin die Aufwachphase verlängern und zu Verwirrtheitszuständen führen. Atropin ist gut plazentagängig und steigert die fetale Herzfrequenz. Dadurch kann ein fetales „distress syndrom" überlagert werden – bei schlechtem Zustand des Föten kommt es zu einer Tachykardie, die von der nun pharmakologisch durch Atropin ausgelösten nicht mehr zu unterscheiden sind.

Weitere Nebenwirkungen sind allgemeine Tachykardien, Mydriasis, Pyrexie und Akkommodationsstörungen. Die Wirkdauer der vagalen Blockade in der präoperativen Phase ist kurz. Bei i.m. Applikation reicht die übliche Dosierung nicht immer aus, um Bradykardien, die nach Succinylcholininjektion oder Vagusreflexen entstehen, effektiv zu verhindern.

Kontraindikationen: Bestehende Temperaturerhöhungen, tachykarde Herzrhythmusstörungen und späte Stadien der koronaren Herzerkrankung. Relativ: erhöhter Augeninnendruck und Prostatahypertrophie mit Restharnbildung.

Vorsichtsmaßnahmen:

- Atropin zählt zu den möglichen Triggersubstanzen der malignen Hyperthermie. Problematisch können Veränderungen im Herz-Kreislauf-System (z.B. eine Tachykardie) bei Patienten mit eingeschränkter myokardialer Leistungsbreite werden. Der Einsatz von Atropin ist daher bei dieser Patientengruppe sorgfältig abzuwägen.

Bei Kleinkindern kommt es kurze Zeit nach der Atropingabe zu einem trockenen Mund, die Schweißsekretion wird unterdrückt. Sinkt zusätzlich die Perspiratio insensibilis stark ab, kommt es vor allem im Hochsommer und nach Flüssigkeitskarenz zu einem klinisch relevanten Wärmestau mit entsprechendem Temperaturanstieg. Der Einsatz ist sorgfältig abzuwägen.

Die anticholinerge Wirkung von Atropin wird in Kombination mit Benzodiazepinen, Antihistaminika und trizyklischen Antidepressiva noch verstärkt.

Glykopyrrolat (Glycopyrronium Curamed Robinul®)

Dosierung:

- *Prämedikation:* Erwachsene: ca. 0,1 bis 0,2 mg i.m. oder i.v. (4 bis 6 µg/kg KG), Kinder: ca. 0,004 bis 0,01 mg/kg KG i.m.
- *neuromuskuläre Antagonisierung:* 0,01 mg/kg KG i.v.

Wirkungseintritt/Wirkdauer:

- *Wirkungseintritt:* ca. 1,5 bis 2,5 min nach i.v. Gabe, 5 bis 10 min nach i.m. Applikation
- *Maximaleffekt:* ca. 10 bis 15 min nach i.v. Gabe, 30 bis 45 min nach i.m. Applikation
- *Wirkdauer:* antisialoge Wirkung: ca. 7 bis 10 h, vagale Blockade: ca. 2 bis 3 h

Elimination: Soweit bekannt, ausschließlich über die Niere.

Vorteile: Es tritt nur begrenzt in die Plazenta über, die fetale Herzfrequenz wird daher nur minimal beeinflußt. Auch der Übertritt über die Blut-Hirn-Schranke ist begrenzt. Daher sind keine zentralen Wirkungen zu erwarten. Nach i.v. Applikation von Glykopyrrolat sind Tachykardien deutlich seltener als nach Atropin. Weitere Vorteile sind die etwa zwei- bis dreimal längere Wirkdauer und der ebenfalls um den Faktor zwei bis drei verstärkte antisialoge Effekt.

Nachteile: Aufgrund des etwas **langsameren Wirkungseintritts** ist Glykopyrrolat nicht das Medikament der ersten Wahl in der Notfalltherapie.

Kontraindikationen: Relativ: erhöhter Augeninnendruck, da Glykopyrrolat wie Atropin eine leichte Steigerung des intraokularen Drucks verursacht, und eine Prostatahypertrophie mit Restharnbildung.

Vorsichtsmaßnahmen:

- Obwohl die evtl. auftretenden Tachykardien nicht sehr stark ausgeprägt sind, sollte der Einsatz in der Prämedikation bei kardial dekompensierten Patienten sorgfältig abgewogen werden. Benötigt ein Patient mit einer kardialen Vorschädigung jedoch ein Anticholinergikum, sollte Glykopyrrolat der Vorzug vor Atropin gegeben werden.

- **Dosisreduktion** bei Einschränkung der Nierenfunktion.

4.7.6 Praktische Anwendung von Antihistaminika (Aspirations-prophylaxe)

Clemastin (Tavegil®)

Clemastin gehört zur Gruppe der kompetitiven H_1-Rezeptorenblocker.

Dosierung:

- *Prämedikation:* Erwachsene: 0,05 mg/kg KG i.v. ca. 30 min vor Operationsbeginn, Kinder: 0,025 mg/kg KG i.v. bzw. 0,0125 mg/kg KG i.m.

Wirkungseintritt/Wirkdauer:

- *Wirkungseintritt:* ca. 5 bis 10 min nach i.v. Gabe
- *Maximaleffekt:* ca. 30 min nach i.v. bzw. 60 min nach i.m. Gabe
- *Wirkdauer:* ca. 12 bis 14 h nach i.v. bzw. i.m. Gabe

Elimination: Renal nach Inaktivierung in der Leber.

Vorteile: Clemastin überwindet die Blut-Hirn-Schranke relativ rasch und kann somit sedierende Wirkungen auslösen. Je nach erwünschter Wirkung kann dies positiv, aber auch negativ empfunden werden.

Nachteile: Nebenwirkungen wie Mundtrockenheit, Sehstörungen, Miktionsstörungen und das Gefühl einer verstopften Nase, durch die vagolytische Komponente.

Kontraindikationen: Blasenentleerungsstörung mit Restharnbildung, Engwinkelglaukom (Glaukomanfall möglich) und Patienten mit pyloroduodenaler Obstruktion.

Vorsichtsmaßnahmen:

- Clemastin darf wegen der bei Kleinkindern erhöhten Empfindlichkeit des ZNS erst ab dem vierten Lebensjahr verwendet werden.
- Die Wirkung von anderen zentraldämpfenden Pharmaka wie Opioiden und Barbituraten kann noch **verstärkt** werden.
- Wegen der möglichen sedierenden Wirkung ist der Patient bei ambulanten Narkosen auf eine **eingeschränkte Verkehrstüchtigkeit** hinzuweisen.

4

Dimetinden *(Fenistil®)*

Dimetinden gehört zur Gruppe der kompetitiven H_1-Rezeptorenblocker.

Dosierung:

- *Prämedikation:* 0,1 mg/kg KG i.v. ca. 30 min vor Operationsbeginn

Wirkungseintritt/Wirkdauer:

– *Wirkungseintritt:* ca. 5 bis 10 min nach i.v. Gabe

– *Maximaleffekt:* ca. 30 min nach i.v. bzw. 60 min nach i.m. Gabe

– *Wirkdauer:* ca. 4 bis 10 h nach i.v. bzw. i.m. Gabe

- **Elimination:** Renal nach Inaktivierung in der Leber.

- **Vorteile:** Fenistil® ist in oraler, intramuskulärer, intravenöser und rektaler Form verfügbar. Dimetinden überwindet die Blut-Hirn-Schranke relativ rasch und kann somit sedierende Wirkungen auslösen. Je nach erwünschter Wirkung kann dies positiv, aber auch negativ empfunden werden.

- **Nachteile:** Nebenwirkungen wie Mundtrockenheit, Sehstörungen, Miktionsstörungen und das Gefühl einer verstopften Nase, durch die vagolytische Komponente.

- **Kontraindikationen:** Blasenentleerungsstörung mit Restharnbildung und Engwinkelglaukom (Glaukomanfall möglich).

Vorsichtsmaßnahmen:

- Dimetinden wegen der bei Kleinkindern erhöhten Empfindlichkeit des ZNS erst ab dem vierten Lebensjahr verwenden.

- Die Wirkung von anderen zentraldämpfenden Pharmaka wie Opioiden und Barbituraten kann noch **verstärkt** werden.

- Wegen der möglichen sedierenden Wirkung ist der Patient bei ambulanten Narkosen auf eine **eingeschränkte Verkehrstüchtigkeit** hinzuweisen.

Cimetidin *(Tagamet®)*

Cimetidin gehört zur Gruppe der kompetitiven H_2-Rezeptorenblocker.

Dosierung:

- *Prämedikation:* 300 mg p.o. (ca. 7,5 mg/kg KG) ca. 1 bis 2 h vor der Operation, alternativ 400 bis 800 mg am Vorabend; 5 bis 7,5 mg/kg KG i.m. bzw. **langsam** i.v. ca. 1 h vor Operation

Wirkungseintritt/Wirkdauer:

- *Wirkungseintritt:* ca. 30 bis 40 min nach p.o. bzw. i.m. Gabe, ca. 10 bis 15 min nach i.v. Injektion

- *Maximaleffekt:* ca. 90 min nach p.o. bzw. 30 min nach i.m. Gabe

- *Wirkdauer:* ca. 6 bis 8 h nach p.o. bzw. i.m. Gabe und ca. 4 h nach i.v. Gabe

Elimination: Hauptsächlich renal nach Inaktivierung in der Leber.

Nachteile: Es kann bei älteren Patienten Verwirrtheitszustände auslösen (starke Lipophilie).

Vorsichtsmaßnahmen:

- Bereits vorhandene Magensäure wird durch die Gabe von Cimetidin nicht mehr beeinflußt. Eine Erhöhung des pH-Werts wird nur bei der neugebildeten Magensäure erfolgen. Das Magenvolumen, die Entleerungszeit und der Ösophagussphinkterdruck (Kap. 3.5.1) bleiben unbeeinflußt.

- Eine zu schnelle i.v. Gabe von Cimetidin kann zu Bradykardien, Hypotonie und blockähnlichen Bildern am Herzen führen. Dafür wird eine durch Cimetidin selbst ausgelöste Histaminausschüttung verantwortlich gemacht.

- **Wechselwirkungen** mit anderen Pharmaka: Die Wirkung von Succinylcholin und nicht-depolarisierenden Muskelrelaxanzien (Vecuronium) kann durch die Applikation von Cimetidin **erhöht** sein, während die Gabe von Antazida, Anticholinergika und Metoclopramid (Gastrosil®, Paspertin® etc.) die Cimetidinaufnahme **vermindert**. Durch regelmäßige Einnahme von Cimetidin kann der Metabolismus von Benzodiazepinen, Lidocain, Propranolol (Dociton®), Theophyllin und trizyklischen Antidepressiva gestört werden, da der Abbau durch Konkurrenz um das Cytochrom P_{450} verzögert wird. Lidocain wird zusätzlich aus der Eiweißbindung verdrängt.

- **Dosisreduktion:** bei eingeschränkter Nierenfunktion (herabgesetzter Kreatinin-Clearance).

- Erfahrungsgemäß haben jedoch diese Interferenzen bei einer Einzeldosis keine klinische Relevanz, da hier nur ein geringes Nebenwirkungsrisiko besteht.

Ranitidin *(Zantic®, Sostril®)*

Ranitidin gehört zur Gruppe der kompetitiven H_2-Rezeptorenblocker.

Dosierung:

- *Prämedikation:* 150 mg p.o. ca. 1 h vor der Operation, alternativ 300 mg am Vorabend oder 50 mg i.v. ca. 1 h vor Operation

Wirkungseintritt/Wirkdauer:

- *Wirkungseintritt:* ca. 30 bis 40 min nach p.o. bzw. 10 bis 15 min nach i.v. Gabe

- *Maximaleffekt:* ca. 90 min nach p.o. bzw. i.m. Gabe
- *Wirkdauer:* ca. 8 bis 12 h nach p.o. und ca. 5 bis 6 h nach i.v. Gabe

Elimination: Hauptsächlich renal nach Inaktivierung in der Leber.

Vorteile: Da Ranitidin schlechter in das ZNS eindringt, sind die zentralnervösen Nebenwirkungen im Vergleich zu Cimetidin deutlich geringer. Die Wirkung hält länger an als die von Cimetidin.

Vorsichtsmaßnahmen:

- Das Magensaftvolumen, die Entleerungszeit und der Ösophagussphinkterdruck (Kap. 3.5.1) bleiben unbeeinflußt.
- Bei zu schneller i.v. Gabe kann auch Ranitidin Bradykardien, Hypotonie und blockähnliche Bilder am Herzen auslösen.
- **Wechselwirkungen** mit anderen Pharmaka: Die Wirkung von Succinylcholin kann durch die Applikation von Ranitidin **erhöht** sein, während die Wirkung von nichtdepolarisierenden Muskelrelaxanzien teilweise aufgehoben werden kann. Die Absorption von Benzodiazepinen kann **vermindert** werden, während die Einnahme von Antazida wiederum die Aufnahme von Ranitidin vermindert.
- Bei einer Einzeldosis im Rahmen der Prämedikation besteht jedoch durch diese Interferenzen erfahrungsgemäß nur ein geringes Nebenwirkungsrisiko.
- **Dosisreduktion** bei eingeschränkter Nierenfunktion (herabgesetzter Kreatinin-Clearance).

4.7.7 Praktische Anwendung von Antiemetika

4.7.7.1 Dopaminantagonisten

Metoclopramid (MCP®, Gastrosil®, Paspertin®)

Dosierung:

- *Prämedikation:* 10 mg (0,1 bis 0,25 mg kg/KG) i.m., i.v. oder p.o. prophylaktisch ca. 30 min vor dem Operationsbeginn
  Die i.v. Injektion sollte langsam über einen Zeitraum von 1 bis 2 min erfolgen.

Wirkungseintritt/Wirkdauer:

- *Wirkungseintritt:* ca. 1 bis 3 min nach i.v. Gabe, ca. 15 min nach i.m. und 30 bis 45 min nach p.o. Gabe
- *Maximaleffekt:* nach ca. 30 bis 45 min
- *Wirkdauer:* ca. 1 bis 2 h

Elimination: Renal.

Vorteile: Metoclopramid steigert die Motilität des oberen Gastrointestinalabschnitts und erhöht (!) den Verschlußdruck des unteren Ösophagussphinkters (Kap. 3.5.1.1 und 3.5.1.2). Pylorus- und Duodenalmuskulatur dilatieren. Dadurch kommt es zu einer schnelleren Magenentleerung.

Nachteile: Metoclopramid hat keinerlei Einfluß auf die Säureproduktion des Magens. Zu schnelle Injektion löst bei sensiblen Patienten Angstgefühle und innere Unruhe aus. Es kann aber auch zu einem arteriellen Blutdruckabfall kommen, der teilweise mit Arrhythmien kombiniert ist. Die rein antiemetische Wirkung ist bei einigen Patienten nur sehr schwach ausgeprägt.

Kontraindikationen: Im ersten Schwangerschaftsdrittel, bei Patienten mit Morbus Parkinson, Epilepsie, mit einem Phäochromozytom bzw. einer essentiellen Hypertonie. In letzteren beiden Fällen kann es zu einer hypertensiven Krise kommen.

Vorsichtsmaßnahmen:

- In **seltenen** Fällen kommt es zu **Extrapyramidalsymptomen**. Therapie: i.v. Gabe von Biperiden (Akineton®, ca. 0,04 mg/kg KG). Da Kinder bezüglich der Extrapyramidalsymptomatik eine erhöhte Empfindlichkeit aufweisen, darf Metoclopramid erst ab dem fünften Lebensjahr verwendet werden. Dies trifft vor allem dann zu, wenn zusätzlich z.B. DHB® gegeben wurde. Da beide Medikamente Dopaminantagonisten sind, wird die Empfindlichkeitsschwelle deutlich herabgesetzt.
- **Wechselwirkungen** mit anderen Pharmaka: Durch Acetylcholinfreisetzung und Blockade der Plasmacholinesterase wird die Succinylcholinwirkung verlängert. Verzögerte Absorption und dadurch verzögerter Wirkbeginn einiger Pharmaka wie Tetrazykline und L-Dopa.
- **Dosisreduktion** bei Nierenfunktionsstörungen, bei mehrmaliger Gabe.

4.7.7.2 5-HT$_3$-(Hydroxytryptamin-)-Antagonisten (Serotoninantagonisten)

Dolasetronmesilat (Anemet®)

Dosierung:

- *gegen postoperatives Erbrechen:* 50 mg p.o. oder 12,5 mg langsam i.v. (unverdünnt über 30 sec als Kurzinfusion mit 50 ml NaCl 0,9% oder Glukose 5% über 15 min)

4

- *bei Chemotherapie:* 200 mg p.o. ca. 1 h vor Beginn der Therapie oder 100 mg parenteral ca. 30 min vor Therapiebeginn. Prophylaktisch kann an vier folgenden Tagen jeweils noch einmal die gleiche Dosis appliziert werden (p.o. oder parenteral).

Wirkungseintritt/Wirkdauer:
- *Wirkungseintritt:* ca. 2 bis 5 min nach i.v. Gabe
- *Maximaleffekt:* nach ca. 1 h
- *Wirkdauer:* mind. 24 h nach i.v. Gabe

Zubereitungshinweis: Dolasetronmesilat nicht mit anderen Pharmaka in einer Spritze aufziehen.

Elimination: Metabolisierung in der Leber. Ca. 30% werden unverändert renal ausgeschieden.

Vorteile: Als einziger Serotoninantagonist ist Anemet® zur Therapie des PONV (Post Operative Nausea and Vomiting) zugelassen. Die zusätzliche Gabe von Kortikosteroiden kann die Wirkung von Anemet® verstärken. Auch bei starker Nieren- und Leberfunktionseinschränkung ist keine Dosisanpassung erforderlich.

Nachteile: Wie Ondansetron kann es bei einigen Patienten zu Kopfschmerzen, leichtem Schwindelgefühl und gelegentlich zu Bradykardie führen.

Kontraindikationen: Patienten, die Antiarrhythmika der Klassen I und III erhalten, bzw. bei Erregungsleitungsstörungen (z.B. höhergradiger AV-Block). Da noch keine ausreichende Erfahrung vorliegt, sollte die Applikation während der Schwangerschaft und in der Stillzeit überdacht werden.

Vorsichtsmaßnahmen

Bei gleichzeitiger Einnahme von Cimetidin steigt der Plasmaspiegel von Anemet® leicht an. Rifampicin erniedrigt den Plasmaspiegel. Vereinzelt kann es zur reversiblen Erhöhung der Transaminasen kommen

M Keine intramuskuläre Anwendung von Anemet® ∎

Ondansetron (Zofran®)

Dosierung:
- *Prämedikation gegen postoperatives Erbrechen:* 8 bis 16 mg p.o. oder langsam 4 mg i.v.
- *in der Chemotherapie:* 32 mg i.v. ca. 30 min vor Beginn der Therapie oder 0,15 mg/kg KG i.v. verteilt auf drei Gaben: 30 min vor Beginn der Therapie, 4 h und 8 h nach der Therapie

Wirkungseintritt/Wirkdauer:
- *Wirkungseintritt:* ca. 10 bis 20 min nach i.v. Gabe
- *Maximaleffekt:* nach ca. 1 h

- *Wirkdauer:* ca. 12 bis 24 h nach i.v. Gabe

Elimination: Hauptsächlich renal nach Inaktivierung in der Leber.

Vorteile: Der höchste Wirkungsgrad wird erreicht bei Emesis, die durch Gabe von Zytostatika ausgelöst wurde.

Nachteile: Zur Zeit ist Ondansetron zur Therapie des PONV (Post Operative Nausea and Vomiting) nicht zugelassen. Postoperatives Erbrechen kann nicht immer zuverlässig unterbunden werden, ein Routineeinsatz im postoperativen Bereich verbietet sich wegen der hohen Kosten. Einige Patienten klagen nach Gabe von Ondansetron über Kopfschmerzen.

Kontraindikationen: Relativ: Schwangerschaft, vor allem im ersten Trimenon, bis noch mehr Erfahrungswerte vorliegen.

Vorsichtsmaßnahmen

Da Ondansetron plazentagängig ist, wird es auch mit der Muttermilch ausgeschieden. Der Effekt auf Neugeborene ist noch nicht sicher geklärt, daher sollte der Einsatz sorgfältig überdacht werden. Bei gleichzeitiger Einnahme von Phenytoin und/oder Phenobarbital kann es zu Veränderungen im Serumspiegel von Ondansetron kommen.

4.8 Antiinfektiosa

Infektionen im Rahmen der Intensivmedizin gehen vor allem von Bakterien aus, immer häufiger sind jedoch auch Tuberkuloseerreger, HIV-Viren und Pilze beteiligt.

Für die Bekämpfung einer **bakteriellen Infektion** stehen viele Antibiotika zur Verfügung. Ihr gezielter Einsatz richtet sich nach Art und Resistenz der vorherrschenden Bakterien. Dem Erfahrenen gibt oft bereits die **Art** oder **Lokalisation** der Infektionserkrankung einen Hinweis auf den Erreger, so daß eine genaue Bakteriologie nicht in jedem Fall Voraussetzung für einen Therapiebeginn ist. Da die Erreger jedoch evtl. **Antibiotikaresistenzen** aufweisen, sollte gerade im intensivmedizinischen Bereich eine Bakteriologie erstellt werden, sofern die Situation nicht zu einem sofortigen und ungezielten Antibiotikaeinsatz zwingt. Nachdem der Erreger aus dem Blut oder durch Abstrich oder Gewebeproben von anderen Körperstellen des Patienten isoliert wurde, wird er angezüchtet und anschließend gegen verschiedene Antibiotika getestet. Hierbei zeigen sich verschiedene

Empfindlichkeitsstufen bis hin zur Resistenz, die in einem **Antibiogramm** festgehalten werden.

Im Hygienelabor wird die antibakterielle Hemmwirkung eines Antibiotikums *in vitro* durch die Bestimmung der minimalen Hemmkonzentration (MHK) gemessen. Dies ist die niedrigste Konzentration eines Wirkstoffes, gemessen in Einheiten (E)/ml, die die Vermehrung eines Bakteriums unter definierten Bedingungen unterdrückt.

Da Fehler sowohl im Labor (ca. 20% falsch-positive bzw. falsch-negative Ergebnisse), oft aber auch bei der Abnahme passieren, müssen die **Probeentnahmen** und der Transport einwandfrei erfolgen (s. Kap. 8.8).

4.8.1 Grundlagen für die Anwendung von Antibiotika

Antibiotika hemmen das Wachstum und/oder führen zum Untergang der Bakterien. Viele Antibiotika werden als natürliche Abwehrsubstanzen von Pilzen oder Bakterien gebildet oder sind chemisch modifizierte Derivate dieser Stoffe. Es finden sich unter ihnen aber auch rein synthetische Substanzen, z.B. die Sulfonamide. Die Antibiotika können nach ihrer chemischen Struktur, der biologischen Herkunft, der therapeutischen Anwendung oder auch ihrem Angriffsort (Wirkmechanismus) in Gruppen eingeteilt werden.

Im Gegensatz zur menschlichen Zelle besitzen Bakterien eine Zellwand, die der Zellmembran von außen aufgelagert ist. Die Zellwand eignet sich daher als selektiver Angriffsort für Antibiotika. Darüber hinaus greifen Antibiotika in eine Vielzahl anderer, essentieller Stoffwechselprozesse innerhalb der Bakterienzelle ein.

Unabhängig von ihren Angriffspunkten werden die Antibiotika in **bakterizide** und **bakteriostatisch wirkende** Substanzen eingeteilt. Die erstgenannten töten die Bakterien komplett ab, letztere verhindern nur die weitere Vermehrung. Bei einigen wenigen Keimen ist dies eine Frage der Konzentration. Ist die Konzentration des Antibiotikums ausreichend hoch, kann die bakteriostatische Wirkung in eine bakterizide übergehen.

Oft werden Antibiotika miteinander kombiniert. Die Gründe hierfür sind u.a.:
- vergrößertes Wirkspektrum (Mischinfektion!)
- gesteigerte Wirkung

- Verzögerung einer möglichen Resistenzbildung (v.a. bei Tuberkulostatika)

M Pharmaka mit **bakterizider** Wirkung sollten **nicht** mit solchen **kombiniert** werden, die einen **bakteriostatischen** Effekt haben. ■

Innerhalb der Gruppen ist eine Kombination möglich. Antibiotika der gleichen Gruppe ähneln sich in ihrem Wirkmechanismus und meist auch in ihrem Wirkspektrum.

Ursachen für ein Therapieversagen

Von **Resistenz** spricht man, wenn Keime sich bei üblicherweise therapeutisch wirksamen Konzentrationen eines Antibiotikums noch immer vermehren. Hierfür kann es zwei **Gründe** geben: Entweder ist das Bakterium gegenüber dem Antibiotikum unempfindlich (resistent) geworden, oder das Antibiotikum wird im Körper inaktiviert. Beispielsweise kann die Wirksamkeit der Substanz durch enzymatische Veränderungen herabgesetzt sein. Das bekannteste Beispiel hierfür sind die von manchen Bakterien produzierten β-**Laktamasen** (Penizillinasen): Diese Enzyme sind in der Lage, Penizilline durch Spaltung des β-Laktam-Rings zu inaktivieren.

Bei einer **Kreuzresistenz** betrifft die Unempfindlichkeit, die ursprünglich gegen ein Antibiotikum entwickelt wurde, gleichzeitig auch andere Substanzen innerhalb derselben Antibiotikagruppe. Die Gabe eines Antibiotikums der gleichen Gruppe ist daher bei nachgewiesener Resistenz sinnlos.

Es gibt noch andere Gründe, warum der Erfolg einer Antibiotikatherapie ausbleiben kann:
- Das **Antibiotikum** dringt möglicherweise nicht gut genug in die einzelnen Organe bzw. Flüssigkeiten (z.B. Liquor) ein.
- Die Substanz wurde nicht lange genug verabreicht.
- Das Antibiotikum wurde in zu geringer Dosierung verabreicht.
- Der **Patient** hat eine verminderte körpereigene Abwehr.
- Während des Aufenthaltes in der Klinik sind neue **Erreger** hinzugekommen.
- Es handelt sich um eine **Mischinfektion** mit Viren und/oder Pilzen.

Da es oft selbst für Erfahrene sehr schwer ist, geeignete Antibiotika auszuwählen, wird in Tabelle 4.8-1 eine Gegenüberstellung von einigen ausgewählten Infektionsüberträgern und der jeweils adäquaten Antibiotikabehandlung vorgenommen. In Tabelle 4.8-2 werden einige infek-

4

Tabelle 4.8-1 Erreger und Antibiotikatherapie der Wahl.

Infektionsüberträger	Wahlmedikation	Ausweichpharmaka
Grampositive Kokken		
Staphylococcus aureus:		
– nicht penicillinasebildend	Penicillin G	z. B. Cephalosporine, Vancomycin, Clindamycin
– penicillinasebildend	penicillinaseresistentes Penicillin	z. B. Cephalosporine, Vancomycin, Clindamycin
Streptokokken (Gruppen A, C und G)	Penicillin G	Erythromycin, Cephalosporine, Vancomycin
Streptokokken (Gruppe B)	Penicillin oder Ampicillin	Cephalosporine, Vancomycin, Erythromycin
Streptococcus viridans	Penicillin mit/ohne Gentamycin	Cephalosporine, Vancomycin
Enterokokken	Penicillin oder Ampicillin (plus Gentamicin)	Vancomycin, Norfloxacin
Pneumokokken	Penicillin G	Amoxicillin, Erythromycin
Gramnegative Kokken		
Gonokokken	Ceftriaxon	Penicillin G, Cefoxitin
Meningokokken (Neisseria meningitidis)	Penicillin, Cefotaxin	Ceftriaxon, Chloramphenicol
Grampositive Stäbchen		
Clostridium perfringens	Penicillin, Metronidazol	Chloramphenicol
Clostridium tetani	Penicillin	Tetrazykline
Corynebacterium diphtheriae	Erythromycin	Penicillin
Listeria monocytogenes	Ampicillin mit/ohne Gentamicin	TMP/SMZ, Erythromycin
Gramnegative Stäbchen (Enterobakterien)		
Enterobacter	Cefotaxim, Ceftriaxon	Aminoglykoside, TMP/SMZ
Escherichia coli (E. coli)	Ampicillin mit/ohne Aminoglykoside	Cephalosporine, Aminoglykoside, TMP/SMZ
Klebsiella pneumoniae	Cephalosporine	Aminoglykoside, Amoxicillin plus Clavulansäure
Proteus mirabilis (indol. neg.)	Ampicillin	Cephalosporine, Aminoglykoside, TMP/SMZ
Proteus (indol pos.)	Cefotaxim, Ceftizoxim	Aminoglykoside, Amoxicillin plus Clavulansäure
Salmonella typhi	Ceftriaxon, Chloramphenicol	Ampicillin, Amoxicillin TMP/SMZ
Salmonellen (allgemein)	Ampicillin, Amoxicillin	TMP/SMZ, Ceftriaxon
Serratia	Cefotaxim, Ceftizoxim	Gentamicin, TMP/SMZ
Shigella	TMP/SMZ	Ampicillin
Yersinia enterocolitica	TMP/SMZ	Aminoglykoside, Tetrazykline
Gramnegative Stäbchen		
Bordetella pertussis	Erythromycin	Ampicillin, TMP/SMZ
Gardnerella (Haemophilus) vaginalis	Metronidazol	Ampicillin
Haemophilus influenzae	Cefotaxim, Amixicillin	Acylamino-Penicilline
Legionella micdadei bzw. pneumophila	Erythromycin mit/ohne Rifampicin	TMP/SMZ
Pseudomonas aeruginosa	Piperacillin	Chinolone, Ceftazidim
Vibrio cholerae	Tetrazykline	TMP/SMZ
Yersinia pestis	Streptomycin	Tetrazykline, Chloramphenicol
Actinomyzeten	Penicillin G	Tetrazykline
Chlamydien	Tetrazykline/Erythromycin	Ampicillin, Sulfonamide
Mykoplasmen	Erythromycin	Tetrazykline
Rickettsien	Tetrazykline	Chloramphenicol
Spirochäten	Penicillin/Tetrazykline	Tetrazykline/Ceftriaxon

Tabelle 4.8-2 Häufigste Erregertypen an verschiedenen Infektionsorten.

Erkrankungsort	Häufigste Erreger
RESPIRATIONSTRAKT	
Otitis	Haemophilus influenzae, Streptokokken (Gruppe A), Enterobacter, Pneumokokken, Staph. aureus
Sinusitis	Pneumokokken, Haemophilus influenzae, Anaerobier, Streptokokken (Gruppe A),
Pharyngitis	Streptokokken (Gruppe A), Corynebact. hemoly., Viren
Epiglottitis	Haemophilus influenzae
Laryngitis	meist viral ausgelöst
Bronchitis	Mycoplasma pneumoniae, Bordetella pertussis, Pneumokokken, Haemophilus influenzae oder Virus
Aspirationspneumonie	hauptsächlich Anaerobier, Pneumokokken, Staph. aureus
Lobärpneumonie	Pneumokokken, Streptokokken (Gruppe A)
Bronchopneumonie	Streptokokken (Gruppen A und B), Haemophilus influenzae, Pneumokokken, Klebsiellen, Staph. aureus, (HIV: Pneumocystis carinii, Legionellen etc.)
ABDOMEN	
Dysenterie	Shigellen, Salmonellen, E. coli etc.
pseudomembranöse Kolitis	Clostridium difficile
rektaler Abszeß	Enterobacter, Enterokokken, Anaerobier
Cholecystitis	Enterobacter, Enterokokken, Anaerobier, Klebsiellen
Leberabszeß	Enterobacter, Enterokokken, Anaerobier, Staph. aureus
Divertikulitis	Enterobacter, Enterokokken, Anaerobier
Peritonitis	E. coli, Pneumokokken, Streptokokken (Gruppe A), Enterobacter, Staph. aureus, Enterokokken, Anaerobier
UROGENITALTRAKT	
akute Cystitis	E. coli, Enterobacter, Proteus, Klebsiellen
Pyelonephritis	E. coli, Enterobacter, Proteus, Pseud. aeruginosa, Klebsiellen
Prostatitis	E. coli, Enterobacter, Pseud. aeruginosa, Staph. aureus
ZNS	
Hirnabszeß	Streptokokken, Enterobacter, Staph. aureus, Anaerobier
Meningitis	Meningokokken, Streptokokken (Gruppen A und B), Haemophilus influenzae, Staph. aureus, Enterobacter
HAUT	
Dekubitalulkus	Staph. aureus, Streptokokken (Gruppe A), Anaerobier, gramnegative Keime, Pseudomonas aeruginosa
Verbrennungen	Staph. aureus, resistente gramnegative Keime inkl. Pseudomonas aeruginosa
traumatische Verletzungen	Staph. aureus, Streptokokken (Gruppe A), Clostridien und Enterobacter
postoperative Wunden	Staph. aureus, Streptokokken (Gruppe A), gramnegative Keime
Erysipel	Streptokokken (Gruppe A)
Phlegmone	Staphylokokken, Streptokokken
KNOCHEN	
Osteomyelitis	Staph. aureus, E. coli, Staphylokokken, Streptokokken (Gruppen A und B)

4

tiöse Erkrankungen den auslösenden Erregern zugeordnet.

Hierbei ist zu berücksichtigen, daß die Auswahl der Erreger entsprechend der klinischen Erfahrung der Autoren erfolgte. Die Gruppeneinteilung der Infektionsüberträger ist dabei relativ willkürlich, andere Einteilungen sind möglich.

4.9 Diuretika

Im Rahmen der Intensivmedizin haben Diuretika eine noch größere Bedeutung als in der Anästhesie. Unterschieden werden:
- Diuretika vom Sulfonamid-Typ (Kap. 4.9.2.1)
- Etacrynsäure (Kap. 4.9.2.2)
- Osmotische Diuretika (Kap. 4.9.2.3)
- Kaliumsparende Diuretika (Kap. 4.9.2.4)

4.9.1 Grundlagen für die Anwendung von Diuretika

Diuretika führen nur **sekundär** zur Ausscheidung von Wasser. **Primär** hemmen sie die Elektrolytresorption an den Tubuluszellen der Niere. Dadurch werden **verstärkt Elektrolyte ausgeschieden,** als Kation, hauptsächlich Natrium, als Anionen, Chlorid und Hydrogenkarbonat. Da diese Ionen eine entsprechende Menge an Wasser mit sich ziehen, wird ein größerer Anteil der glomerulär filtrierten Flüssigkeit als Urin ausgeschieden. Infolge der **vermehrten Flüssigkeitsausscheidung** nimmt das Plasmavolumen ab, und der kolloidosmotische Druck steigt an. Dies erleichtert den Rückstrom von interstitieller Gewebsflüssigkeit in den intravasalen Raum. Erst von dort aus kann diese über die Niere eliminiert werden.

Diuretika unterscheiden sich in der Wirkdauer, der Wirkstärke, aber auch in der Relation der ausgeschiedenen Ionen im Harn.

4.9.2 Praktische Anwendung von Diuretika

M Für alle Diuretika gilt: Da durch die Diurese unkontrolliert Elektrolyte und Flüssigkeit verlorengehen, besteht die Gefahr einer schweren Hypokaliämie, einer Hyponatriämie und einer Hypovolämie. Durch die Hypokaliämie besteht sekundär die Gefahr einer metabolischen Alkalose. Das Reaktionsvermögen kann herabgesetzt sein. ■

4.9.2.1 Diuretika vom Sulfonamid-Typ

Thiazide und Analoga z.B. *[Indapamid (Natrilix®), Chlortalidon (Hygroton®)]*
Thiazide hemmen die Natrium- und Chloridresorption hauptsächlich im proximalen, weniger ausgeprägt auch im distalen Teil des Tubulus. Dadurch werden diese Ionen vermehrt ausgeschieden. Auch die Kaliumausscheidung, die durch die Kaliumsekretion im distalen Tubulus bestimmt wird, nimmt zu. Dagegen ist die Ausscheidung von Calcium und Phosphat herabgesetzt. Thiazide senken den arteriellen Gefäßtonus, wodurch ein erhöhter Blutdruck normalisiert werden kann.

Indikation: zur Hypertoniebehandlung, zur Ödemausschwemmung und bei Herzinsuffizienz.
Dosierung:
- *Indapamid:* 2,5 bis 5 mg i.v. (die blutdrucksenkende Wirkung von Indapamid setzt erst nach ca. 10 Behandlungstagen ein)
- *Chlortalidon:* 25 bis 50 mg p.o.

Wirkzeit: Je nach Präparat 6 bis 48 h.
Kontraindikationen: Während der Schwangerschaft und der Stillzeit.
Vorsichtsmaßnahmen
- Bei einer Niereninsuffizienz mit einer Filtrationsrate unter 30 ml/min bzw. einem Plasmakreatininwert von über 2 mg/dl läßt die Wirkung der Thiazide bis hin zur völligen Unwirksamkeit nach. Werden Thiazide und ihre Analoga über mehr als vier Wochen verabreicht, kann es zu einer Abnahme der Glukosetoleranz kommen. In hohen Dosierungen sind diese Diuretika somit für Diabetiker ungeeignet.
- **Wechselwirkungen:** Thiazide verstärken die blutdrucksenkende Wirkung u.a. von Betarezeptorenblockern, Antihypertonika und Nitraten. Bei Einnahme von ACE-Hemmern kann es zu überschießenden Blutdruckabfällen kommen. Verstärkung und Verlängerung der Wirkung von Muskelrelaxanzien sind beschrieben.
- Bei niedrigen Elektrolytwerten ist die Empfindlichkeit gegenüber Glykosiden erhöht, Nebenwirkungen treten deutlich früher auf.

A ▶ Die **Wirksamkeit** oraler **Antidiabetika** und von **Sympathomimetika** (Adrenalin und Noradrenalin) **vermindert** sich. ◀

Carboanhydrasehemmer z.B. *[Acetazolamid (Diamox®)]*
Carboanhydrasehemmer wirken vorwiegend im proximalen Tubulus, wo sie das Enzym Carbo-

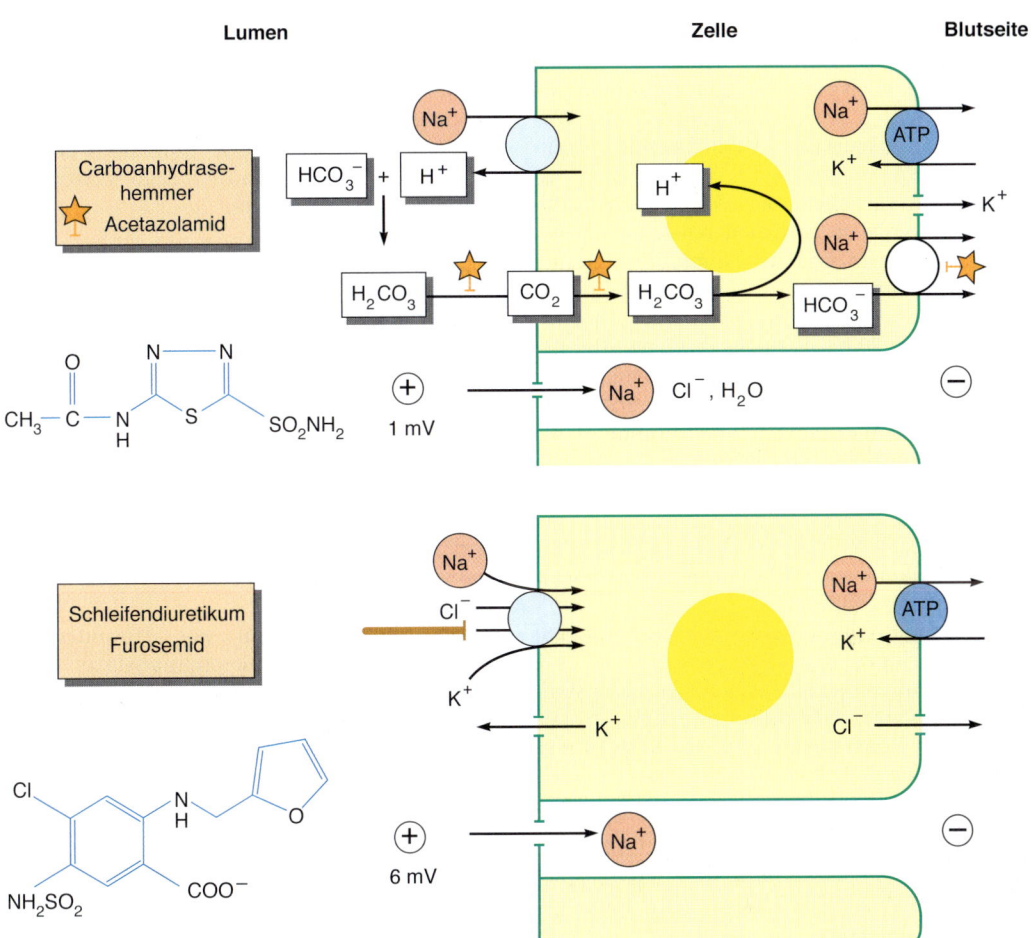

Abb. 4.9-1 Wiurkungsweise von Diuretika. Als Beispiele werden der Carboanhydrasehemmer Acetalzolamid und das Schleifendiuretikum Furosemid ausgewählt.

anhydrase der Tubuluszellen in seiner Funktion hemmen. Die Hemmung der Carboanhydrase bewirkt, daß im Tubulus weniger Na^+-Ionen im Austausch gegen Wasserstoffionen rückresorbiert werden. Die Bikarbonatresorption nimmt ab und die Kaliumsekretion zu. Die Ausscheidung von Chlorid und Phosphat bleibt unbeeinflußt. Der Wirkungsmechanismus der Carboanhydrasehemmer ist in Abbildung 4.9-1 dargestellt.

Indikation: vor allem beim Glaukomanfall und beim Hirnödem. Es ist das Diuretikum der Wahl bei einer metabolischen Alkalose, da sich hier die Ausscheidung von Bikarbonat positiv auswirken kann.

Dosierung: 500 bis 750 mg i.v.

Wirkzeit: 8 bis 12 h.

Kontraindikationen: Während der Schwangerschaft und der Stillzeit

Vorsichtsmaßnahmen und Wechselwirkungen: Siehe Thiazide.

■ Bei längerer Anwendung kann sich aufgrund des Bikarbonatverlustes eine hyperchlorämische hypokaliämische metabolische Azidose entwickeln. Dabei verringert sich auch die diuretische Wirksamkeit.

Schleifendiuretika [Furosemid (z.B. Lasix®), Piretanid (Arelix®)]

Schleifendiuretika haben ihren Angriffspunkt am aufsteigenden Teil der Henleschen Schleife. Wie die Thiazide hemmen auch die Schleifendiuretika die Natrium- und Chloridresorption. Zusätzlich senken sie geringfügig die Aktivität der **Carboanhydrase.** Die Wirkung setzt rasch ein, glomerulär filtriertes Natrium, Wasser, Chlorid aber auch große Mengen an Kalium und Calcium werden renal ausgeschieden. Der Wirkungsmechanismus ist in Abbildung 4.9-1 veranschaulicht.

Indikation: vor allem bei akuter Herzinsuffizienz, Lungenödem, kardialen, renalen und hepatogenen Ödemen und zur Durchführung einer forcierten Diurese.

Dosierung:
- *Furosemid:* 20 bis 40 mg i.v. bzw. p.o. Bei Bedarf kann die Dosis auf 250 bis 500 mg erhöht werden. Die Applikation als Dauerinfusion steigert die Wirksamkeit und vermindert die Gefahr von Nebenwirkungen
- *Piretanid:* 6 bis 12 bzw. maximal 60 mg als Einzeldosis i.v.

Wirkzeit: Ca. 4 h.

Kontraindikationen: Während der Schwangerschaft und der Stillzeit.

Vorsichtsmaßnahmen und Wechselwirkungen: Siehe Thiazide.
- Schleifendiuretika bleiben auch bei einer stark eingeschränkten Filtrationsrate unter 5 ml/min bzw. Plasmakreatininwerten über 10 mg/dl wirksam.

A ▶ Hohe Dosen von Schleifendiuretika, schnell i. v. verabreicht, können einen Hörsturz (zumeist reversibel) auslösen. Piretanid muß langsam (!) i.v. appliziert werden. ◀

4.9.2.2 Etacrynsäure (z.B. Hydromedin®)

Etacrynsäure hemmt den aktiven Chloridtransport im aufsteigenden Teil der Henleschen Schleife. Sie vermindert die Natriumresorption und stimuliert die Kaliumsekretion. Das Volumen des Endharns nimmt zu, dadurch werden auch Natrium, Kalium und Chlorid vermehrt ausgeschieden.

Indikation: bei Ödemen und Aszites, die durch Herz-, Leber- oder Nierenerkrankungen verursacht sind. Es dient als Ausweichpräparat, falls die Wirksamkeit von Furosemid nachläßt.

Dosierung: 50 mg i.v. (max. 1 mg/kg KG) bzw. p.o.

Wirkzeit. 1 bis 1,5 h.

Vorsichtsmaßnahmen:
- Da durch die Diurese unkontrolliert Elektrolyte und Flüssigkeit verlorengehen, besteht die Gefahr einer schweren Hypokaliämie, einer Hyponatriämie und einer Hypovolämie. Auch Magenblutungen und Durchfälle sind beschrieben.

■ **Wechselwirkungen:** Siehe Thiazide.
Bei niedrigen Elektrolytwerten ist die Empfindlichkeit gegenüber Glykosiden erhöht, Nebenwirkungen treten deutlich früher auf. Medikamente, die möglicherweise ototoxisch wirken können, wie z.B. Aminoglykoside, werden in ihrer Ototoxizität verstärkt.

4.9.2.3 Osmodiuretika (z.B. Mannitol)

Osmodiuretika sind niedermolekulare Stoffe, die kaum rückresorbiert werden. Sie wirken vorwiegend im proximalen Tubulus. Durch ihre hohe Konzentration in der Tubusflüssigkeit steigt deren **Osmolarität,** Wasser wird osmotisch gebunden. Daher werden erheblich weniger Wasser und Natrium aus dem Primärharn in die Tubuluszelle und damit in das Blut rückresorbiert. Außer Natrium werden auch andere Elektrolyte wie Kalium und Calcium vermehrt ausgeschieden.

Indikation: vorwiegend zur Hirnödemausschwemmung, Schocknierenprophylaxe, Glaukomtherapie und bei der forcierten Diurese.

Dosierung:
- *Mannitol 10 bis 20% Lsg.:* bis ca. 0,3 g Mannitol/kg KG/h i.v. (max. Tagesdosis 1,5 g Mannitol/kg KG)

Wirkzeit: 1 bis 4 h.

Vorsichtsmaßnahmen: Um eine Hypovolämie oder Dehydratation zu vermeiden, muß die Urinmenge sorgfältig kontrolliert werden. Durch die osmotische Wirkung ist der Wasserverlust relativ gesehen höher als der Elektrolytverlust.

4.9.2.4 Kaliumsparende Diuretika

Triamteren in Verbindung mit Hydrochlorothiazid *(z.B. Dytide H®)*
Triamteren und andere kaliumsparende Diuretika wirken im distalen Teil des distalen Tubulus und im proximalen Teil des Sammelrohrs. Hier findet normalerweise die Rückresorption von Natrium im Austausch gegen Kalium- und Wasserstoffionen statt. Bei diesen Diuretika kommt es jedoch nicht zu einer gesteigerten Kaliumexkretion, da der Eintritt von Natriumionen in die distalen Tubuluszellen gehemmt wird und somit der Austausch niedriggehalten werden kann.

Triamteren wird gerne in Kombination mit anderen Diuretika verwendet, da sich hier der Kaliumverlust in Grenzen hält, die Wirkung auf die Wasser- und NaCl-Exkretion jedoch potenziert wird.

Indikation: Langzeitbehandlung von kardialen, renalen und hepatogenen Ödemen, Therapie der arteriellen Hypertonie. Durch seine kaliumsparenden Wirkung ist es bestens zur oralen Gabe geeignet.

Dosierung: Triamteren 50 mg und 25 mg Hydrochlorothiazid i.v. (feste Kombination) zwei- bis dreimal tägl.

Wirkzeit: ca. 12 bis 24 h.

Vorsichtsmaßnahmen:
- Durch den Wirkmechanismus besteht die Gefahr einer Hyperkaliämie bzw. einer Hyponatriämie.
- **Wechselwirkungen:** siehe Thiazide.
- Triamteren verstärkt die blutdrucksenkende Wirkung von Antihypertonika, Nitraten und Betablockern. Bei Einnahme von ACE-Hemmern kann es zu überschießenden Blutdruckabfällen kommen. Es vermindert die Wirkung oraler Antidiabetika.

Spironolacton (z.B. Aldactone®)

Spironolacton ist ein **Aldosteronantagonist,** der die Wirkung des Aldosterons kompetitiv hemmt (Aldosteron führt zu einer vermehrten Produktion eines natriumtransportierenden Proteins). Der aktive Natriumtransport in der distalen Tubuluszelle wird somit vermindert, es werden vermehrt Natrium- und Chloridionen ausgeschieden. Aufgrund der verminderten Kaliumsekretion geht die Kaliumausscheidung zurück. Aldosteronantagonisten sind keine Diuretika der ersten Wahl.

Indikation: vor allem bei Leberzirrhose, Herzinsuffizienz, nephrotischem Syndrom und schwerer Hypertonie.

Dosierung: 200 bis 400 mg i.v.

Wirkzeit: 12 bis 24 h. Da Spironolacton über die Synthesehemmung des natriumtransportierenden Proteins wirkt, setzt seine Wirkung erst nach einigen Stunden ein.

Kontraindikationen: Während der Schwangerschaft und der Stillzeit.

Vorsichtsmaßnahmen:
- Das Reaktionsvermögen kann herabgesetzt sein.
- Da Spironolacton mit den Geschlechtshormonen interferiert, besteht die Gefahr einer Gynäkomastie, Impotenz und Stimmveränderung bei Männern. Bei Frauen kann es u.a. zu einem Sistieren der Periode führen.
- Durch den Wirkmechanismus besteht die Gefahr einer Hyperkaliämie bzw. Hyponatriämie. Sofern bereits eine Hyperkaliämie besteht, sollte Abstand von dieser Gruppe der Diuretika genommen werden.
- **Wechselwirkungen:** In Kombination mit einem anderen kaliumsparenden Diuretikum besteht die Gefahr der Hyperkaliämie. Es hemmt die Diurese bei gleichzeitiger Gabe von Acetylsalicylsäure. Bei Einnahme von ACE-Hemmern und Furosemid können überschießende Blutdruckabfälle mit akutem Nierenversagen entstehen. Es verstärkt die Wirkung blutdrucksenkender Medikamente.

4

4.10 Notfallmedikamente

Tabelle 4.10-1 Notfallmedikamente

Handelsname	Substanz	Indikation	Initialdosis
Adalat®	Nifedipin	hypertensive Krise, Angina Pectoris	10–20 mg (1–2 Kps.) oral 10–21 µg/min i.v.
Alupent®	Orciprenalin	Bradykardie, AV-Block III°, therapieresistenter Asthmaanfall	0,01–0,015 mg/kg KG, 500 µg/min; 0,4 ml/10 kg KG
Anticholium®	Physostigmin	zentrales anticholinerges Syndrom, Vergift. mit Atropin, Phenothiazin, tri. Antidepressiva	2 mg initial
Anexate®	Flumazenil	Benzodiazepinantagonist	0,2–0,3 mg Gesamtdosis 1–2 mg
Arterenol®	Noradrenalin (Norepinephrin)	Schock bei Versagen der Gefäß- regulation, septischer Schock	0,05–0,4 µg/kg KG/min
Atropin®	Atropinsulfat	Bradykardie, (Vagus) Alkyl- phosphatintoxikation (E605)	0,01–0,02 mg/kg KG
Berotec®	Fenoterol	Asthma bronchiale, Broncho- spastik, Tokolyse bei Geburts- komplikationen	2–5 Hübe
Beloc®	Metoprolol	Antihypertonika	2–10 mg i.v. (1 mg/min)
Brevibloc®	Esmolol	tachykarde Herzrhythmusstörungen (u.a. supraventr. Tachykardie, Thyreotoxikose)	2–10 ml
Catapresan®	Clonidin	leichte bis schwere Hypertonie	0,15–0,3 mg i.v.
Dobutrex®	Dobutamin	kardiogener Schock, Herz-Kreislauf-Insuffizienz	2–10 µg/kg KG/min
Dopamin®	Dopamin	kardiogener Schock, Herz-Kreislauf-Insuffizienz, Nierenversagen, septischer Schock	2–25 µg/kg KG/min
Ebrantil®	Urapidil	hypertensive Krise, therapie- resistenter Hochdruck	12,5–100 mg (2 mg/min) bis 200 mg i.v.
Effortil®	Etilefrin	Hypotonie bei Gefäßweitstellung	200–600 µg/min
Epanutin®	Phenytoin	epileptischer Anfall, Eklampsie	5 mg/kg KG (1 ml/10 kg KG)
Euphyllin®	Aminophyllin	Status asthmaticus, Asthma bronchiale	240–480 mg i.v.
Fenistil®	Dimetinden	Allergien, anaphylaktische Reaktionen	0,1 mg/kg KG (1 ml/10 kg KG)
Gilurytmal®	Ajmalin	ventrikuläre und supraventrikuläre Tachykardie, Extrasystolen bei WPW-Syndrom	25–50 mg i.v. (max. 1 mg/kg KG)

Erhaltungsdosis	Kontraindikationen
./.	Schock, Hypotonie, Aortenstenose
2,5–30 µg/kg KG/min	Hyperthyreose, hypertrophe obstruktive Kardiomyopathie, Tachykardie, Phäochromozytom
1–2 mg/h (12–24 Std.)	KHK, Obstruktion (mechanisch bedingt) von Darm- und Harnwegen, Asthma bronchiale, Intoxikation mit Anticholinergika
./.	alle pathologischen Zustände, die den Patienten durch Antagonisierung der Benzodiazepine gefährden könnten (Anstieg des ICP etc.)
0,1–0,2 µg/kg KG/min	Hypertonie, KHK, absolute Arrhythmie, Phäochromozytom, Glaukom*
./.	Tachyarrhythmie, Glaukom*, Hyperthyreose, Myasthenie
./.	hypertrophe obstruktive Kardiomyopathie, Tachykardien, Stenokardien, Phäochromozytom, Glaukom*
./.	ausgeprägte Herzinsuffizienz (NYHA-Stadium III und IV), AV-Block II–III°, kardiogener Schock, Hypotonie, Asthma bronchiale
./.	Herzinsuffizienz, Asthma bronchiale, kardiogener Schock
./.	Bradykardie, Depressionen, Phäochromozytom
2,5–5 µg/kg KG/min	Tachyarrhythmie, Hypertonie, Aortenstenose, Therapie mit MAO-Hemmern
2–5 µg/kg KG/min	Hypertonie, Phäochromozytom, tachykarde Rhythmusstörungen
./.	Aortenisthmusstenose
2–6 µg/kg KG/min	Hypertonie, hypertrophe obstruktive Kardiomyopathie, KHK, tachykarde Rhythmusstörungen, Phäochromozytom, Glaukom*
./.	Herzinsuffizienz mit eingeschränkter Herzleistung (NYHA-Stadium III und IV), AV-Block II–III°, Ateminsuffizienz, vorhandene Schädigung des Knochenmarks und der Blutzellen
4–9 µg/kg KG/min bzw. 0,3–0,6 mg/min	Tachyarrhythmie, Epilepsie, frischer Herzinfarkt
./.	Glaukom*, Therapie mit MAO-Hemmern, Patienten < 4 Lebensjahre
ca. 15 µg/kg KG min	Bradykardie, Herzinsuffizienz mit eingeschränkter Herzleistung (NYHA-Stadium III und IV), hypertrophe Kardiomyopathie, AV-Block

4

Tabelle 4.10-1 Notfallmedikamente *(Fortsetzung)*

Handelsname	Substanz	Indikation	Initialdosis
Isoket®	Isosorbiddinitrat	Linksherzinsuffizienz, hypertone Krise, schwere Angina pectoris	2–7 mg/h i.v.
Isoptin®	Verapamil	supraventrikuläre Tachyarrhythmien, hypertone Krise	2,5–10 mg i.v. (1 mg/min bis zu 10 mg)
Lasix®	Furosemid	kardiale, renale, hepatogene Ödeme, akute Herzinsuffizienz, akutes Nierenversagen	40–80 mg i.v.
Methergin®	Methylergometrin	postpartale Uterusatonie, Menorrhagie, Metrorrhagie	0,1–0,2 mg
Nepresol®	Dihydralazin	akute Blutdruckkrisen (Hypertonie) hypertensive Gestosen	12,5–25 mg i.v.
Nipruss®	Nitroprussid-natrium	hypertensive Krisen jeglicher Art kontollierte RR-Senkung intraop.	0,5–8 µg/kg KG/min 15–300 µg/min
Partusisten®	Fenoterol	drohende Frühgeburt, vorzeitig einsetzende Wehen, unerwünschte Wehen	1–3 µg/min
Phenhydan®	Phenytoin	Status epilepticus, persitierende Krampfanfälle, schwere digitalis-induzierte Herzrhythmusstörung	125–250 mg i.v.
Prent®	Acebutolol	Hypertonie, Angina pectoris, Koronarinsuffizienz, Herzrhythmus-störungen	12,5–25 mg i.v.
Solu-Decortin H®	Prednisolon	Allergien, anaphylak. Reaktionen, schwere Asthmaanfälle, Hirnödem, Reizgasvergiftung	50–250 (bis 1000 mg) i.v.
Suprarenin®	Adrenalin (Epinephrin)	Herz-Kreislauf-Stillstand, kardiogener und anaphylaktischer Schock	1,0 mg alle 3 min
Tavegil®	Clemastin	Allergien, anaphylak. Reaktionen	2–4 mg
Urbason solubile®	Methyl-prednisolon	Allergien, anaphylak. Reaktionen Lungen- und Hirnödem, Reizgas-vergiftung	1000 mg i.v. 4–20 mg/kg KG
Visken®	Pindolol	Tachykarde Herzrhythmusstörungen, Angina pectoris	0,4 mg i.v.
Xylocain®	Lidocain	Kammerflimmern, Kammerflattern, Kammertachykardie	50–100 mg i.v.

Die oben aufgeführten Kontraindikationen stellen die wesentlichen und häufigsten zu beachtenden Ausschlußfaktoren in der Behandlung mit den jeweiligen Medikamenten dar, erheben allerdings keinen Anspruch auf Vollständigkeit. Im Notfall sind die angegebenen Kontraindikationen selbstverständlich als relativ anzusehen, d.h., in jedem Einzelfall muß eine bestehende Kontraindikation in Relation zum gewünschten Therapieziel gesehen werden. Ist z.B. bei einer Reanimation der Einsatz von Suprarenin® erforderlich, spielt es keine Rolle mehr ob eine KHK oder ein Glaukom besteht, da es hier um lebens-erhaltende Maßnahmen geht.

* Mit „Glaukom" ist immer das Engwinkelglaukom gemeint.

Erhaltungsdosis	Kontraindikationen
2–7 mg/h i.v.	Schock, hypertrophe obstruktive Kardiomyopathie, Hypotonie
2–5 µg/kg KG/min	AV-Block II–III°, Herzinsuffizienz (NYHA-Stadium III und IV), kardiogener Schock (Myokardinfarkt)
./.	schwere Leberfunktionsstörung, Hypotonie, Hypokaliämie, Hyponatriämie, Niereninsuffizienz mit Anurie
./.	Gravidität, Hypertension, Wehenschwäche sub partu
20–40 mg (20–120 µg/min)	Herzklappenstenosen, hypertrophe Kardiomyopathie
0,5–8 µg/kg KG/min 15–300 µg/min	Hypothyreose, Aortenisthmusstenose
0,5 µg/kg KG/min	pulmonale Hypertonie, tachykarde Rhythmusstörungen, Hypokaliämie, Phäochromozytom, Vena-cava-Kompressionssyndrom
ca. 0,3 mg/min	Herzinsuffizienz mit eingeschränkter Herzleistung (NYHA-Stadium III und IV), AV-Block II–III°, Ateminsuffizienz, vorhandene Schädigung des Knochenmarks und der Blutzellen
./.	akuter Herzinfarkt, Therapie mit MAO-Hemmern, ausgeprägte Herzinsuffizienz (NYHA-Stadium III und IV), AV-Block II–III°, kardiogener Schock, Hypotonie, Asthma bronchiale
./.	Herpes, Tuberkulose, akute Psychosen, Pilzinfektionen
0,1–0,2 µg/kg KG/min	Hypertonie, KHK, Glaukom*, Tachyarrhythmie, Hyperthyreose
./.	Glaukom*, Patienten < 4 Lebensjahre
./.	Magen-Darm-Ulzera, Herpes, Tuberkulose, Systemmykosen, Glaukom*, psychiatrische Anamnese
./.	Cor pulmonale, ausgeprägte Herzinsuffizienz (NYHA-Stadium III und IV), AV-Block II–III°, kardiogener Schock, Hypotonie, Bradykardie, Asthma bronchiale
2–4 mg/min bzw. 20–60 µg/kg KG/min	AV-Block II–III°, Bradykardien, dekompensierte Herzinsuffizienz (NYHA-Stadium IV)

4

5

ALLGEMEINE ANÄSTHESIE

L. LATASCH, K. RUCK, W. SEIZ

(zusätzliche Autoren sind im Inhaltsverzeichnis genannt)

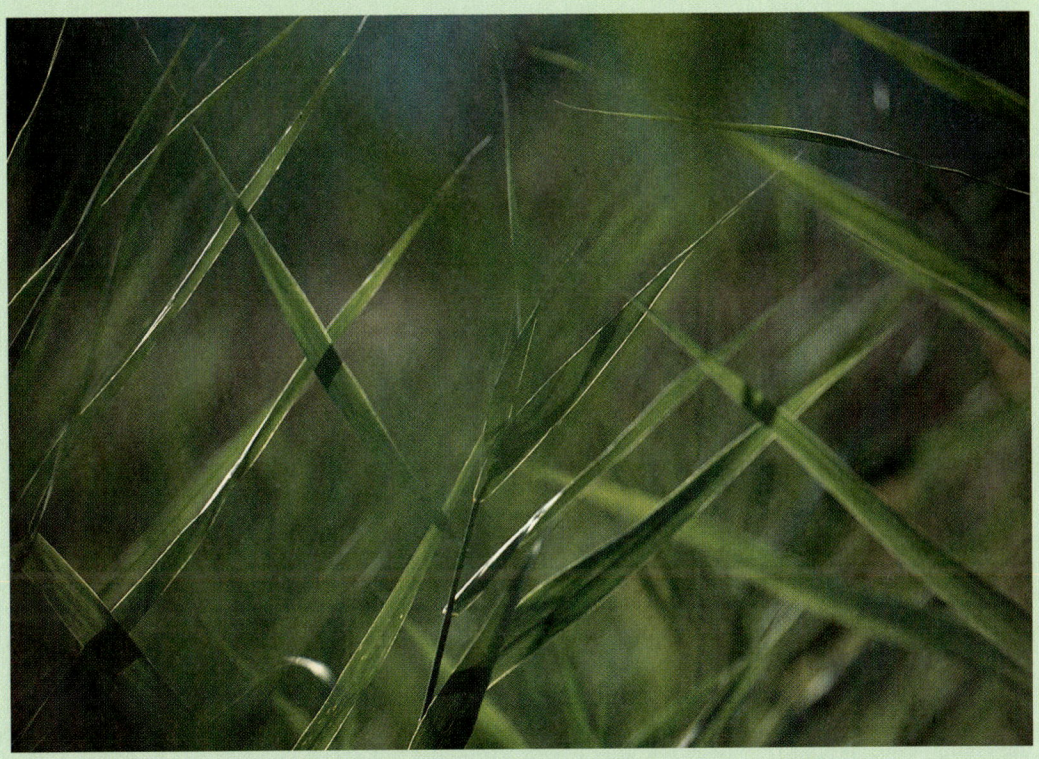

5 ALLGEMEINE ANÄSTHESIE

5.1 Aufgaben des Anästhesiepflegepersonals und Arbeitsplatzbeschreibung

5.1.1 Die Aufgaben des Pflegepersonals in der Anästhesie

In der noch jungen Geschichte der Anästhesie hat sich das Berufsbild des Anästhesiepflegepersonals deutlich gewandelt. In den 50er und 60er Jahren hat zumeist eine Krankenschwester unter der Verantwortung eines Chirurgen die Aufgaben der Anästhesie wahrgenommen. Verfügte ein Krankenhaus über einen Narkosearzt, so war er meist gleichzeitig für mehrere Narkosen zuständig. Zwischenzeitlich gibt es sowohl für Ärzte als auch für in der Anästhesie tätiges Pflegepersonal Ausbildungsrichtlinien. Die Vielschichtigkeit der Aufgaben rechtfertigt die Maßnahmen der Fachweiterbildung und ist verglichen mit dem Ausland durchaus noch erweiterbar. Die folgende Beschreibung der Aufgaben des Pflegepersonals in der Anästhesie ist als Beispiel zu betrachten, da sich das Berufsbild ständig weiterentwickelt.

5.1.1.1 Aufgaben bei der Narkoseeinleitung, -führung und -ausleitung

Zu den Aufgaben des Anästhesiepflegepersonals gehören alle **patientenbezogenen Verrichtungen und Pflegehandlungen** vor, während und nach der Narkose (s.a. Kap. 5.2, 5.4, 5.6, 5.7, 5.9). Die Narkoseführung ist ärztliche Tätigkeit, wobei eine Anästhesiefachkrankenpflegeperson jederzeit in der Lage sein sollte, in einer Ausnahmesituation die Anästhesie weiterzuführen. Die Aufgabe der Anästhesiepflegeperson kann somit als Unterstützung des Anästhesisten bezeichnet werden. Während der Operation/Narkose muß sie die Narkoseeinleitung für den nächsten Patienten vorbereiten und sonstigen logistischen Aufgaben nachgehen, wie Narkosewagen und Vorratsschränke überprüfen, ergänzen und in einwandfreiem hygienischem Zustand halten. Verläßt die Pflegekraft den Operationsraum, so ist der zuständige Anästhesist ständig über den Aufenthaltsort zu informieren, damit er

im Notfall Hilfe herbeirufen kann. Zum Operationsende bzw. Narkoseende ist die Präsenz der Anästhesiepflegeperson unbedingt erforderlich, um bei der Narkoseausleitung (z.B. Extubation) zu assistieren.

5.1.1.2 Aufgaben im Rahmen eines Notfallteams

In vielen Kliniken unterhält die Anästhesieabteilung ein Reanimationsteam, welches bei Notfällen auf den Stationen und im Ambulanzbereich angefordert werden kann. Dazu sind mobile sowie auch feststationierte Systeme von Notfalleinrichtungen, die mit dem notwendigen Inventar wie Medikamente, Beatmungsmöglichkeit, Überwachungseinheit mit Defibrillator ausgestattet sind, einzurichten. Unerläßlich ist ein gut funktionierendes Informationssystem mit einem ständig besetzten Notfalltelefon oder die Ausgabe von Notfall-Funkgeräten. Die **Kontrolle** auf Vollständigkeit und Überprüfung **des Notfallequipments** obliegt der Anästhesieabteilung. Anhand von Checklisten ist das Überprüfen regelmäßig vorzunehmen und zu dokumentieren. Daneben ist das kontinuierliche Schulen von Krankenpflegepersonal im Bereich kardiopulmonaler Reanimation (CPR) im Rahmen von innerbetrieblichen Fortbildungen eine weitere Aufgabe des Anästhesiepflegepersonals.

5.1.1.3 Aufgaben im Bereich der Eigenblutspende

Aufgrund der gesetzlichen Bestimmungen obliegt die Entnahme von Eigenblut in vielen Krankenhäusern der „blutverbrauchenden" Abteilung, also der Anästhesie. Die Aufgaben, die sich daraus entwickeln, sind fast identisch mit der Vorbereitung eines Patienten auf die Narkose. Dazu zählen:
- Identitätskontrolle
- Vitalparameterkontrolle
- EKG-Ableitung
- peripherer Venenzugang
- fortlaufende Dokumentation

Hinzu kommen der sachgerechte Umgang mit den entnommenen Konserven, der Transport in die Klinikblutbank und das Bedienen von Zellseparatoren, die das entnommene Blut in seine flüssigen (Plasma) und festen (v.a. Erythrozyten) Bestandteile aufteilen.

5.1.1.4 Aufgaben im Rahmen der Schmerztherapie (Schmerz-ambulanz)

Viele Anästhesieabteilungen unterhalten für stationäre wie auch für ambulante Patienten eine Schmerzambulanz (s.a. Kap. 5.11). Die Aufgaben des Anästhesiepflegepersonals in solchen Einrichtungen umfassen administrative Tätigkeiten, wie sie auch in einer Arztpraxis gefordert werden. Zusätzlich ist die Pflegeperson verantwortlich für sämtliche Vorbereitungen zum Anlegen von Nervenblockaden sowie für die Assistenz bei der Durchführung und die anschließende Überwachung. Hierzu ist nicht allein das Bereitstellen der Medikamente, Warten und Instandhalten der Geräte und Instrumente erforderlich, sondern vielmehr das Wissen um die mit dem Anlegen der Blockaden verbundenen Risiken (Kap. 5.9.4) sowie hygienische Aspekte (Kap. 7.2).

5.1.1.5 Aufgaben im Rahmen der Hygiene

Das Pflegepersonal in der Anästhesie muß in der Lage sein, die Hygienekonzepte fachgerecht umzusetzen. **Hygienepläne** sind nützlich und erleichtern die erforderlichen Maßnahmen. Wichtig ist, daß die regelmäßige Geräteaufbereitung und -sterilisation **sachgerecht vorgenommen** und **dokumentiert** wird. Durch interne und externe Weiterbildung ist das Personal über neue Erkenntnisse und Verfahren im Bereich der Hygiene zu unterrichten (s.a. Kap. 7.2).

5.1.1.6 Organisatorische Aufgaben

Lagerhaltung und Logistik
Pflegekräfte einer Anästhesieabteilung sind dafür verantwortlich, daß alle **Materialien, Medikamente, Geräte** und **Einrichtungsgegenstände sachgerecht gelagert** werden, in **ausreichender Menge vorhanden** sind und sich in **gebrauchsfertigem Zustand** befinden.
Im Einzelfall gehören dazu:
■ Materiallogistik der Verbrauchsmaterialien und Medikamente
■ Prüfen des Einmalmaterials auf Mängel, Verfallsdatum und Funktionstüchtigkeit
Um eine für diese Aufgaben dringend **notwendige Kontinuität** zu erreichen, ist es ratsam, die

Verantwortung einer Person für einen längeren Zeitraum anzuvertrauen (mindestens ein Quartal). Der Abteilungs-Lagerbestand ist so knapp wie möglich zu halten, ohne daß im Notfall wichtige Utensilien fehlen. Sämtliche Vorratsschränke und das Material in den Narkosewägen sowie der Apothekenbestand sollten mit **Checklisten** versehen sein, die den Minimalbestand regeln. Somit kann jeder in der Abteilung den Sollbestand erkennen. Im Rahmen eines EDV-gestützten Lager- und Bestellsystems mit Barcode-Lesegeräten und dem damit zwangsläufig verbundenen Minimalbestand und der Maximalbestellmenge läßt sich die Lagerhaltung deutlich vereinfachen.

Ablauforganisation des Operationsprogramms
In den meisten Kliniken obliegen die Prämedikation der Patienten und die Ablaufkontrolle des Operationsprogramms der Anästhesieabteilung. Aufgrund der besseren Ressourcenverteilung übernimmt die Anästhesieabteilung auch die **Patientenbestellung.**
Abhängig von der Größe der Operationseinheit ist die Einrichtung einer **Koordinationsstelle** anzuraten. Sie sollte mit einem Facharzt für Anästhesie und einer Anästhesiepflegeperson besetzt sein. In enger Absprache mit der Leitung der instrumentierenden Pflegekräfte wird nach dem Operationsplan gearbeitet und evtl. Notfälle in den Ablauf integriert oder die Verteilung von Anästhesieteams zu Narkosearbeitsplätzen außerhalb des Operationsbereichs (Röntgen, Notfallaufnahme etc.) dirigiert. Das Mitgestalten des Operationsplans für den Folgetag und das Einplanen von personellen Ressourcen erledigt gleichfalls die Koordinationsstelle.

5.1.2 Arbeitsplatzbeschreibung

Die im folgenden dargestellte räumliche Planung und Gestaltung eines Narkosearbeitsplatzes kann nur als Beispiel gelten und ist in jeder Klinik den individuellen Bedürfnissen und architektonischen Gegebenheiten anzupassen.

5.1.2.1 Narkoseeinleitungsraum

Sowohl die Regional- als auch die Allgemeinanästhesie erfordern, insbesondere aus Gründen der Patientensicherheit, einige techni-

5

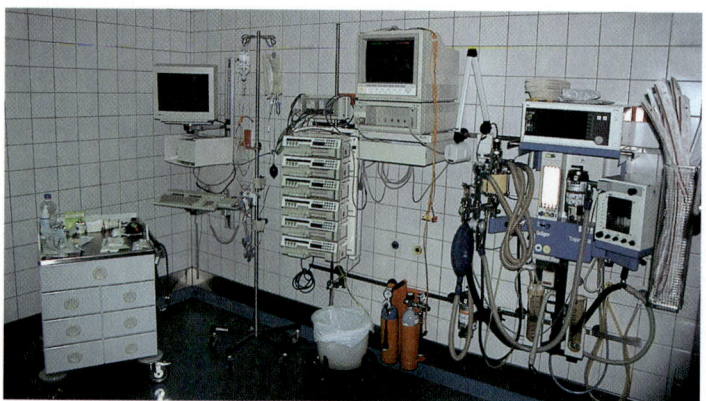

Abb. 5.1-1 Mögliche Geräteanordnung in einem Narkoseeinleitungsraum.

sche und räumliche **Mindestanforderungen.** Verfügt eine Anästhesieabteilung über einen dem Operationsraum vorgeschalteten Narkoseeinleitungsraum, können die Patienten räumlich getrennt vom Operationsraum narkotisiert, auf die Operation vorbereitet und gelagert werden. Dies ist aus ökonomischer Sicht eine optimale Variante (Reduzieren von Leerzeiten) und für den Patienten eine enorme **psychische Entlastung,** da er den Operationssaal nicht sieht und in einer ruhigen und evtl. freundlicher gestalteten Umgebung ohne störende Außengeräusche einschläft.

M Die **Einrichtung** des Narkoseeinleitungsraums (Abb. 5.1-1) sollte in einem Operationstrakt immer **identisch** und **technisch gleichwertig** sein, damit ein Umdenken vermieden und die Patientensicherheit erhöht wird. ∎

Die typischen Anforderungen an einen Narkoseeinleitungsraum sind:

- Narkosegerät, vorzugsweise als Wandgerät montiert
- Vitaldatenmonitor inkl. invasiver und nichtinvasiver Meßmöglichkeiten
- Schrankeinbausystem (z.B. Euro-Modul-System) mit Kühlschrank und Betäubungsmitteltresor
- ISO-Wandschienen für Ablagekörbe
- Infusionsständer oder Deckeninfusionsschiene
- kleiner Instrumentiertisch (je nach Bedarf)
- Desinfektionsmittelspender und Handwaschbecken
- Abwurfbehälter mit Möglichkeit getrennter Müllentsorgung
- Narkosewagen

5.1.2.2 Narkosewagen

Jeder Narkosewagen einer Anästhesieabteilung sollte die gleiche Grundstruktur haben. Ein Narkosewagen muß alle **Artikel** enthalten, die man **zur Narkose und** in einer **Notfallsituation** benötigt. In Abbildung 5.1-2 ist eine Möglichkeit aufgezeigt, wie und mit welchen Artikeln ein solcher Wagen ausgestattet sein kann.

Aus hygienischer Sicht ist es sinnvoll, einen **Narkosewagen mit** dem **Patienten rotieren** zu **lassen,** d.h., er begleitet den Patienten von der Narkoseeinleitung in den Operationssaal und von dort in den Narkoseausleitungsraum. Nach dem Verlegen des Patienten aus dem Operationstrakt in den Aufwachraum oder auf die Intensivstation wird der **Wagen desinfiziert, gereinigt** und mit neuem **Material aufgerüstet.** Bei diesem Prinzip ist derjenige für die vollständige Bestückung und Funktionsfähigkeit der Geräte des Narkosewagens verantwortlich, der ihn zuletzt benutzt hat.

5.1.2.3 Narkosearbeitsplatz im Operationssaal

Der Narkosearbeitsplatz (Abb. 5.1-3) befindet sich typischerweise **am Kopfende** des Operationstisches. Der Arbeitsplatz sollte so angelegt sein, daß **genügend Freiraum** vorhanden ist, um ungehindert einen Narkosewagen plazieren zu können und Zugang zum Patienten zu erhalten. Die Regelung, ein Narkosegerät und die entsprechenden Vitaldatenmonitore über Deckenversorgungssysteme zu installieren, hat große Vorteile, ein Patentrezept kann allerdings nicht gegeben werden.

5.1.2.4 Narkoseausleitungsraum

Narkoseausleitungsräume sind aus ökonomischer Sicht sinnvoll, um den Operationsraum frühzeitig für die nächste Operation freizugeben, während der Patient unter kontinuierlicher Überwachung der Vitalparameter aus seiner Narkose erwacht und die Extubation erfolgen

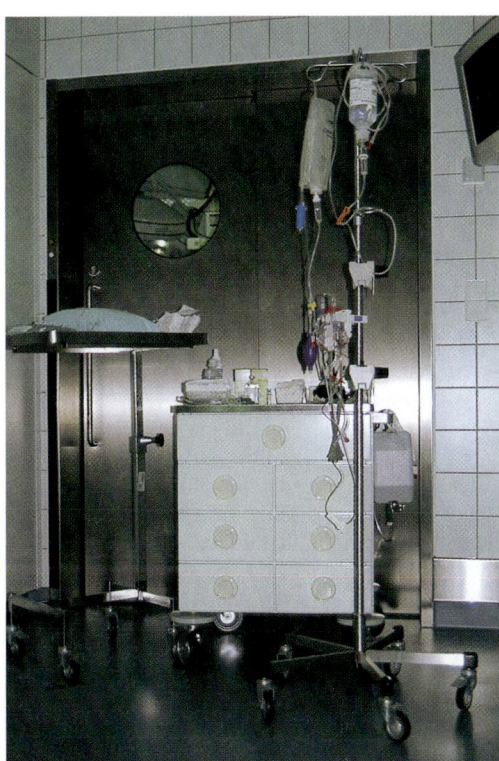

Mögliche Bestandteile eines Narkosewagens sind:

- Absaugkatheter (verschiedene Größen)
- Abwurfbehälter
- Dreiwegehähne
- Hautdesinfektionsmittel gefärbt und ungefärbt
- Infusionslösungen: Ringer-Lactat 500 ml, Human-Albumin 5% 200 ml, Hydroxyäthylstärke 500 ml)
- Infusionssysteme
- Kanülenpflaster
- Kanülen verschiedener Größen
- Pflaster (weiß schmal und breit, durchsichtig breit)
- Schere
- Statistikzettel, Aufkleber
- Transferkanüle
- Tupfer
- Venenkatheter, Verweilkanülen: zentrale Venenkatheter, Venenverweilkanülen in den Größen 1,2, 1,4, 1,7 und 2,0
- Verschlußkonen rot

Abb. 5.1-2 Beispiel für die Ausstattung eines Narkosewagens.

5

kann. Hierdurch lassen sich Leerzeiten vermeiden, und es entsteht ein Kreislauf. Der Patient wird im Einleitungsraum narkotisiert und auf die Operation vorbereitet, im Operationsraum operiert und anschließend im Ausleitungsraum aufgeweckt.

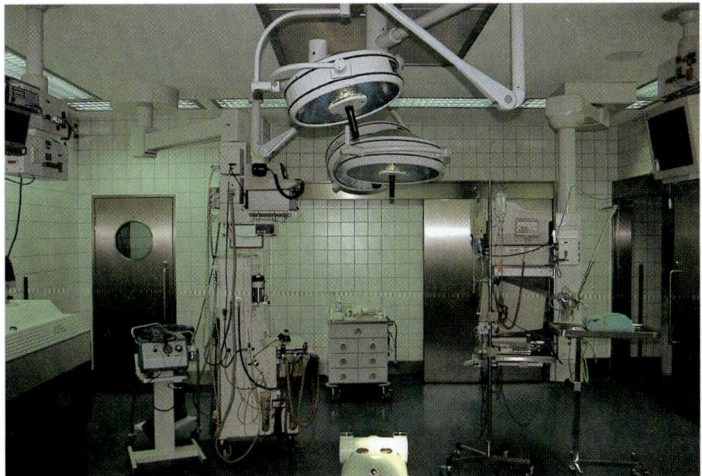

Abb. 5.1-3 Operationssaal mit möglicher Narkosearbeitsplatzgestaltung.

5.1.2.5 Materiallager

Das logistische Ziel einer jeden Abteilung sollte ein **zentrales Lager** für Verbrauchsartikel und Medikamente sein. Daneben können Materialien, die nicht in den Narkosewagen als **Vorrat** zu lagern sind, in den Ein- und Ausleitungsräumen untergebracht werden. Hierdurch entstehen **kurze Wege** für das Personal. Unter dem enormen Kostendruck, dem die Kliniken entgegenblicken, ist das Barcode-System und elektronische Bestellwesen eine Möglichkeit, die Kapitalbindung zu reduzieren, was auch ein Umdenken in der Krankenpflege erfordert.

M Bei der **Lagerhaltung** ist aus Kosten- und Hygienegründen auf kleinste Verbrauchsmengen zu achten und das **FIFO-Prinzip** (first-in-first-out) strikt einzuhalten. ■

5.2 Prämedikationsvisite

Die **Narkose** und die dazugehörigen **Vorbereitungen** beginnen bereits mit der **Prämedikationsvisite.** Hier entscheidet sich, ob der Patient termingerecht anästhesiert und operiert werden kann, ob zusätzliche **Untersuchungen** und/oder **Medikamente** nötig sind, die **Art der Anästhesie,** z.B. Vollnarkose oder Regionalanästhesie, sowie die **Auswahl** an **Prämedikationspharmaka** (Kap. 4.7).

Die Frage nach den notwendigen präoperativen Untersuchungen ist immer mehr ein Diskussionspunkt. Dies hängt u.a. mit der zunehmenden Anzahl von Patients zusammen, aber auch mit der „Gesundheitsreform" (Kosteneinsparung).

Verschiedene, noch unbeantwortete Faktoren lassen die Definition eines genauen Ausmaßes von Anamnese und Untersuchung fast nicht zu. Nicht definitiv geklärt ist z.B. der tatsächliche Prozentsatz unerwarteter Erkrankungen pro Untersuchung oder der tatsächliche Prozentsatz unbekannter Erkrankungen, die nicht durch die Anamnese eruierbar sind. Aus diesem Grund soll hier der Idealfall beschrieben werden.

5.2.1 Anamnese und körperliche Untersuchung

Begonnen wird die Prämedikationsvisite mit der Durchsicht vorhandener **Patientenunterlagen.** Wurde der Patient bereits in der Klinik operiert, ist es wichtig, die alten Unterlagen anzufordern, um wichtige Informationen wie prä-, intra- und postoperative Komplikationen in Zusammenhang mit der Narkose zu erhalten. Danach folgt das **Gespräch** mit dem Patienten. Es dient der **Anamneseerhebung** und **Information** des Patienten und sollte eine **körperliche Untersuchung** einschließen. Die Intensität der Anamnese ist einerseits vom Patienten abhängig (so kann die Anamnese z.B. bei einem aktiven Sportler kürzer verlaufen als bei einem 85 Jahre alten, bettlägerigen Patienten, der ein Dutzend Pharmaka einnimmt); andererseits orientiert sich das Ausmaß der Anamnese auch an den vorhandenen Krankenunterlagen (so ist z.B. bei den Internisten meist eine komplette körperliche Untersuchung vorhanden und dokumentiert). Die Erfahrung des Anästhesisten spielt v.a. für die präoperative Diagnostik eine Rolle. Ein erfahrener Kollege kann eine latente Herzinsuffizienz evtl. erfragen, ein weniger erfahrener Kollege benötigt zur Diagnostik u.U. ein EKG oder Röntgen-Thoraxbild etc. Folgende Fragen sollten in der Anamnese grundsätzlich eruiert werden:

- Funktion des ZNS
- respiratorische, kardiovaskuläre und metabolische Veränderungen
- Blutungs- und Gerinnungsprobleme
- Medikation
- frühere Transfusionen und evtl. Transfusionsreaktionen
- frühere Anästhesien und deren Verlauf
- anaphylaktoide Reaktionen

Aber auch allgemeine Gewohnheiten wie täglicher Zigaretten- oder Alkoholkonsum und/oder die Frage nach herausnehmbaren Zahnprothesen gehören dazu.

Zur Erleichterung der Anamneseerhebung gibt es verschiedene **Fragebögen,** wobei der Patient die Fragen meist mit Ja bzw. Nein beantworten kann. So kann der Anästhesist mit einem Blick von der Norm abweichende Ergebnisse erkennen. Leider ist es immer noch nicht gelungen, sich auf einen standardisierten Fragebogen zu einigen. Wichtig wäre ein solch normierter Bogen gerade für Patienten, die der deutschen Sprache nicht mächtig sind, da hier eine Anamnese fast nicht möglich ist. In diesem Fall kommt die Verständigung oft über ausländisches Pflegepersonal oder Reinigungskräfte zustande. Einige Kliniken (z.B. Krankenhaus München-Schwabing) sind inzwischen dazu übergegangen, einen **organisierten Dolmetscherdienst** einzurichten, der nicht aus zusätzlich eingestellten Personen besteht, sondern aus Mitarbeitern des Hauses unterschiedlicher Qualifikation (Ärzte, Pflegepersonal, Reinigungspersonal etc.), die eine zusätzliche Schulung erhalten haben und die entsprechend den Bedürfnissen angefordert werden können.

Falls erforderlich, schließt eine **körperliche Untersuchung** folgende Kriterien ein:
- Kopf und Hals (ZNS/Bewußtsein)
- Herz-Kreislauf (Auskultation, Perkussion, Ödeme, Herzfrequenz, Blutdruck)
- Leber (Palpation)
- Extremitäten (Mobilität, Flexibilität)
- Atmung (Atemwege, Auskultation, Perkussion, Mundöffnung)
- Wirbelsäule (Beweglichkeit)
- Venen/Arterien (Punktionsmöglichkeiten)

5.2.2 Laboruntersuchungen und präoperative Diagnostik

Sofern noch keine Laboruntersuchungen erfolgt sind, werden die notwendigen Kontrollen meist von den Anästhesisten angeordnet. Auch hier hat es in den letzten Jahren umfangreiche Diskussionen über folgende Fragen gegeben:

- angemessener Risiko-Nutzen-Faktor
- angemessener Kosten-Nutzen-Faktor
- Konsequenz und Relevanz der von der Norm abweichenden Testergebnisse
- haben die erhobenen Laborwerte, unabhängig ob normal oder pathologisch verändert, überhaupt therapeutische oder prognostische Konsequenzen?

Nachdem viele der genannten Diskussionspunkte nicht hinreichend geklärt sind, **definieren** viele Krankenhäuser ihr **Labor- und Voruntersuchungsprogramm nach** dem **Alter des Patienten.** Dabei sollten neben der Anamnese folgende Labor- bzw. Voruntersuchungen erfolgen:

- Patienten **zwischen** dem **40. und 49. Lebensjahr:** Hämatokrit, Kalium und Blutzucker
- Patienten **zwischen** dem **50. und 59. Lebensjahr:** zusätzlich Natrium, Kreatinin, Harnstoff, evtl. γ-GT und ein EKG
- Patienten **ab** dem **60. Lebensjahr:** weitere Laborwerte wie z.B. Gerinnung, SGPT sowie eine Röntgen-Thoraxaufnahme

Diese Angaben sind nur als grobe Leitschiene zu sehen. Da die **Sicherheit des Patienten** auch im Hinblick auf mögliche Kosten **vorrangig** ist, können selbstverständlich zu jedem Zeitpunkt, abhängig von der Art der Operation und dem Zustand des Patienten (völlig altersunabhängig), Abweichungen möglich sein.

5.2.3 Dauermedikation und Konsequenzen für die Anästhesie

Viele Patienten stehen unter Dauermedikation, über deren Einnahme oder Absetzen der Anästhesist im Rahmen der Prämedikationsvisite zu entscheiden hat. Die gängigen Pharmaka und ihre mögliche Interaktion in der Anästhesie sind im folgenden wiedergegeben.

5.2.3.1 Dauermedikation von Kardiaka

Eine **Beschreibung** der genannten Medikamente und ihrer **Interaktion mit anderen Pharmaka** findet sich im **Kapitel 4.6.**

Interaktion in der Anästhesie

- **ACE-(Angiotensin-Converting-Enzym-)Hemmer:** Im Rahmen einer Allgemeinnarkose kann es zu überschießenden Blutdrucksenkungen kommen. Insgesamt muß damit gerechnet werden, daß die normalen kardiovaskulären Kompensationsmechanismen nicht mehr ausreichend reagieren, dabei sind Hypotonie und Bradykardie möglich. Auf eine **ausreichende prä- und intraoperative Flüssigkeitszufuhr** ist zu achten. Bei Verabreichung von Cyclooxygenasehemmern wie Acetylsalicylsäure (> 1 g tgl.) kann es zu einer Antagonisierung der blutdrucksenkenden Wirkung der ACE-Hemmer kommen. Niedrigdosiertes ASS (100 mg) scheint keine antagonistische Wirkung auszuüben. Das **Absetzen** der Dauermedikation ist **präoperativ nicht erforderlich.**
- **Antiarrhythmika:** Hier ist die Grundsubstanz des Antiarrhythmikums bestimmend. Handelt es sich um Procain, Lidocain oder Chinin, kann es bei Applikation von Muskelrelaxanzien zu einer deutlich verlängerten Wirkzeit kommen. Wie bei den ACE-Hemmern ist eine Einschränkung kardiovaskulärer Kompensationsmechanismen möglich. Antiarrhythmika müssen **präoperativ nicht abgesetzt** werden.
- **Antihypertensiva:** Unmittelbares präoperatives Absetzen von Antihypertensiva kann zu einem **Rebound-Effekt,** d.h., zu einer überschießenden Kreislaufreaktion im Sinne von massiver Hypertonie, führen. Auf ausreichende Volumenzufuhr ist zu achten, da viele der Patienten zusätzlich mit Diuretika behandelt werden und einen leichten Volumenmangel haben. Clonidin, welches ein relativ selektiv wirkendes α_2-Sympathomimetikum ist, verfügt über eine, bei einigen Patienten, deutlich ausgeprägte Sedierung. Bei allen Substanzen, die primär bereits eine Sedierung verursachen, kann es somit zu einer Verstärkung dieser Effekte kommen. Bei gleichzeitiger Gabe von Clonidin und Alfentanil wurde eine signifikant erhöhte Alfentanilkonzentration gemessen. **Präoperativ** ist das **Absetzen** der Antihypertensiva **nicht nötig.**
- **Betarezeptorenblocker:** Wie bei den Antihypertensiva auch, kann das plötzliche Absetzen von Betarezeptorenblockern zu überschießenden Reaktionen im Sinne einer massiven arteriellen Blutdrucksteigerung, Rhythmusstörungen etc. führen. Das **Absetzen** der Medikation ist präoperativ **nicht erforderlich.**

5

M Beim **Antagonisieren** eines Muskelrelaxanzienüberhangs mit **Neostigmin** darf keinesfalls die **zusätzliche Gabe von Atropin** vergessen werden, da durch die blockierten Betarezeptoren schwer therapierbare Bradykardien mit und ohne Hypotonie ausgelöst werden. Diese Blockierung verhindert nach Applikation von Ketamin auch die sonst übliche zentrale Sympathikusaktivierung. ■

- **Calciumantagonisten:** Auch hier kann ein abruptes Absetzen Nebenwirkungen wie z.B. Koronarspasmen auslösen. Durch Gabe von vasodilatativ wirkenden Anästhetika (z.B. Inhalationsanästhetika) wird die vasodilatative Wirkung der Calciumantagonisten noch verstärkt. Zusätzlich nimmt auch die negativ-inotrope Wirkung zu. Intravenös applizierte Lokalanästhetika sind in der Lage, die bereits verlängerte atrioventrikuläre Überleitungszeit noch zu verlängern. Sowohl bei Verapamil als auch unter dem Einfluß von Nifedipin wird die neuromuskuläre Blockade nach Vecuronium, Pancuronium, aber auch Succinylcholin verstärkt. Nimmt der Patient Cimetidin ein, können der Verapamil- und Nifedipinspiegel erhöht sein. Die epidurale Bupivacainapplikation bei Patienten, die unter oralem Verapamil stehen, löste bereits in früheren Untersuchungen schwere Hypotonien und Bradykardien aus, die selbst nach Gabe von Atropin und Ephedrin kaum reversibel waren und nur durch Verabreichung von Calciumglukonat zu beheben waren. Dies scheint aber nur für Bupivacain zuzutreffen. Des weiteren verursachen Verapamil und Diltiazem in Kombination mit Dantrolen ausgeprägte Hyperkaliämie und Myokardinsuffizienz. **Präoperativ** müssen Calciumantagonisten **nicht abgesetzt werden,** allerdings ist eine verstärkte **Überwachung** der Herz-Kreislauf-Funktion **notwendig.**
- **Digitalis:** Bei gleichzeitiger Gabe von Calciumantagonisten wird die Eliminationsrate von Digoxin erheblich reduziert. Verapamil erhöht den Plasmaspiegel bis zu 70%. Phenytoin ist in der Lage, die Glykoside aus dem Myokard zu verdrängen. Auch hier ist das **Absetzen präoperativ nicht erforderlich,** jedoch sollten selbst bei kleineren Eingriffen **aktuelle Elektrolytwerte** vorliegen.

5.2.3.2 Dauermedikation von Antibiotika

Grundlagen zur Antibiotikatherapie sind im **Kapitel 4.8** beschrieben.

Interaktionen in der Anästhesie

Bestimmte Gruppen von Antibiotika wie Aminoglykoside, Tetrazykline u.a. verlängern und verstärken die Wirkung eingesetzter Muskelrelaxanzien. Für Erythromycin sind Interaktionen mit Alfentanil (verminderte Metabolisierung, da beide das Cytochrom P_{450} benutzen) bekannt, die Wirkzeit von Midazolam ist deutlich verlängert. Bei Patienten, die über längere Zeit Rifampicin einnehmen, werden Pharmaka wie z.B. Barbiturate, Digitalis und Steroide deutlich schneller abgebaut (vermehrte Bildung von Cytochrom P_{450}). Die gleichzeitige Verwendung von Enfluran und Aminoglykosiden ist nicht zu empfehlen, um eine verstärkte Nierenbelastung auszuschließen. **Präoperativ** müssen Antibiotika **nicht abgesetzt werden.**

5.2.3.3 Dauermedikation von Antidepressiva

Im Bereich der Antidepressiva kann zwischen zyklischen Antidepressiva (trizyklische, tetrazyklische, nichttrizyklische und nichttetrazyklische Antidepressiva), Serotoninwiederaufnahmehemmern, Monoaminooxidasehemmern (MAO-Hemmer) und Lithiumverbindungen unterschieden werden. **Zyklische Antidepressiva** bewirken je nach Untergruppe eine Hemmung der Rückaufnahme (Re-uptake-Hemmer) der Neurotransmitter Noradrenalin, Dopamin und Serotonin. Alle zyklischen Antidepressiva haben eine sedierende Komponente und vagolytische Eigenschaften. Bei den **trizyklischen Antidepressiva** kommt eine anticholinerge Wirkung hinzu.

Interaktionen in der Anästhesie

Antidepressiva verstärken die Wirkung von Sedativa, Hypnotika, Analgetika und Narkotika, was in der prä-, intra- und postoperativen Phase entsprechend zu berücksichtigen ist.

M Grundsätzlich ist bei der Anwendung von Katecholaminen unter Dauermedikation von Antidepressiva Vorsicht angebracht. ■

Bei den **zyklischen Antidepressiva** ist die Wirksamkeit direkt wirkender Katecholamine gesteigert, wobei indirekt wirkende abgeschwächt werden. **Trizyklische Antidepressiva** können die Wirkung von Parasympathomimetika abschwächen, nach Gabe von Anticholinergika kann es zu einer deutlich erhöhten Herzfrequenz kommen.

Grundsätzlich sind bei allen Antidepressiva Interaktionen mit dem Herz-Kreislauf-System möglich. Dazu gehören Hypotonien, Hypertonien und orthostatische Kreislaufdysregulation. Durch Halothan oder Pancuronium können Herzrhythmusstörungen ausgelöst werden. Die Verwendung von Vasokonstriktoren in Lokalanästhetika ist kontraindiziert (Kap. 4.4).

MAO-Hemmer (nur noch selten angewandt) verursachen hauptsächlich Hypotonien, die relativ gut mit Volumengabe zu beherrschen sind. Direkt wirkende Sympathomimetika werden verzögert inaktiviert und sind daher unbedingt niedriger zu dosieren.

A Indirekt wirkende Katecholamine sind bei gleichzeitiger Einnahme von MAO-Hemmern kontraindiziert, da sie ausgeprägte hypertensive Kreislaufreaktionen auslösen können. In einem solchen Fall sollten Vasodilatatoren oder kurzwirksame Alphablocker zur Therapie verwendet werden. Das Verabreichen von Pethidin bei Patienten, die MAO-Hemmer einnehmen, ist **absolut kontraindiziert.** Es kann zu einem psychomimetischen Zustandsbild mit Exzitation, Verwirrtheit und Krampfanfällen etc. kommen. ◄

Bei Patienten, die mit Lithiumverbindungen eingestellt sind, sollte die Lithiumplasmakonzentration gemessen werden, da Elektrolytstörungen (Natriummangel), aber auch Flüssigkeitsveränderungen schnell zu erhöhten (toxischen) Lithiumplasmaspiegeln führen können. Muskelrelaxanzien werden in ihrer Wirkung verlängert, und auch die ZNS-depressive Wirkung von Narkotika wird verstärkt. **Präoperativ** sind Antidepressiva **grundsätzlich abzusetzen,** wobei der Zeitpunkt des Absetzens entsprechend den verschiedenen Klassen der Antidepressiva unterschiedlich ist. Sofern möglich, ist ein **psychiatrisches** Konsil anzufordern.

5.2.3.4 Dauermedikation von Antidiabetika

Antidiabetika werden in **orale Antidiabetika** (Sulfonylharnstoffe wie z.B. Glibenclamid, Tolbutamid und Biguanide wie Metformin) und **Insulin** unterschieden. Zur **Interaktion mit anderen Pharmaka** ist zu sagen, daß die gleichzeitige Gabe von ACE-Hemmern und oralen Diabetika bzw. Insulin zu plötzlichen Hypoglykämien führen kann. Auch Betarezeptorenblocker verstärken die Wirkung von Antidiabetika.

Interaktion in der Anästhesie
Orale Antidiabetika sollten am **Vortag** (mittags letzte Gabe) **abgesetzt** werden, bei Bedarf sind erhöhte Blutzuckerspiegel durch Altinsulinapplikation zu therapieren.

M Um lange Nüchternzeiten zu vermeiden, sollten Diabetiker möglichst früh am Vormittag operiert werden. ■

Der Blutzucker ist am Operationstag häufig zu kontrollieren, und, falls erforderlich, müssen entsprechende Insulingaben erfolgen.

5.2.3.5 Dauermedikation von Antikonvulsiva

Die Verabreichung von Antikonvulsiva wird in der gesamten perioperativen Phase fortgesetzt, wobei die intravenöse Applikationsart zu bevorzugen ist.

Interaktionen in der Anästhesie
Intravenös appliziertes Phenytoin verlängert die muskelrelaxierende Wirkung von Vecuronium. Halothan und Phenytoin konkurrieren um einen gemeinsamen Abbauweg, Halothan kann Phenytoin verdrängen, es kommt zu einer Erhöhung des Phenytoinspiegels. Eine Verstärkung der muskelrelaxierenden Wirkung ist das Ergebnis. Phenytoin kann Bupivacain aus der Proteinbindung drängen. Auch eine antikonvulsive Therapie mit Barbituraten kann die Wirkdauer und Wirkstärke von Muskelrelaxanzien verlängern. Da sowohl Phenytoin als auch die Barbiturate enzyminduzierend wirken, werden alle Pharmaka, die den gleichen Abbauweg haben (Glukokortikoide, Antiarrhythmika, Kumarinderivate, Chlorpromazin, Haldol, Lokalanästhetika etc.), viel schneller verstoffwechselt (abgebaut). Antikonvulsiva müssen **präoperativ nicht abgesetzt** werden.

5.2.3.6 Dauermedikation von Glukokortikoiden

Glukokortikoide sind ein lebenswichtiger Bestandteil einer Substitutionstherapie bei Nebenniereninsuffizienz und verfügen über entzündungshemmende und antiallergische Fähigkeiten. Bei einer Dauersubstitution von Kortikoiden (> sieben Tage), kommt es zu einer **Down-Regulation** der körpereigenen Glukokortikoide, d.h., die Stimulation der Nebenniere geht immer weiter zurück, es kommt zu einer verminderten Ausschüttung. Die Schwelle dieser Down-

Regulation scheint zwischen 10 und 15 mg Glukokortikoid als Dauersubstitution zu liegen (sog. Cushing-Schwelle). Folglich sind mit dieser Dosis therapierte Patienten in ihrer Körperfunktion allein auf das ihnen von außen zugeführte Kortison angewiesen, da die eigene Nebennierenrinde vorübergehend ihre Produktion eingestellt hat. **Streßartige Ereignisse** (Operationen, Infektionen etc.), denen der Körper normalerweise mit erhöhter Ausschüttung von Glukokortikoiden begegnet, **können nicht ausgeglichen werden.** Entsprechend ist eine erhöhte Substitution (Glukokortikoide mit einer mineralokortikoiden Wirkung, wie Hydrokortison) erforderlich.

Interaktionen in der Anästhesie
Da Glukokortikoide die Glukoneogenese erhöhen bzw. antiinsulinär wirken, muß mit einem erhöhten Blutzucker gerechnet werden. Hydrokortison hat nur eine kurze Halbwertszeit von 60 Minuten, eine kontinuierliche Verabreichung ist deshalb nötig. Als grober Richtwert gilt die Gabe von 100 mg Hydrokortison über drei bis vier Stunden. Patienten, die mit einer Dosis von 50 mg Kortisol täglich therapiert werden, benötigen u.U. 200 bis 300 mg Hydrokortison.

Glukokortikoide werden über das Cytochrom-P_{450}-Enzymsystem abgebaut. Somit kann es bei einer längerfristigen Einnahme von Pharmaka, die die Abbaurate des Cytochrom-P_{450}-Enzymsystems erhöhen (z.B. Barbiturate, Phenytoin), zu einem beschleunigten Abbau von Kortikoiden kommen. Einzeldosen spielen keine Rolle. **Präoperativ** ist das **Absetzen** von Glukokortikoiden **nicht erforderlich,** allerdings muß die **Dosis** in jedem Fall **intra- und postoperativ erhöht** werden.

5.2.3.7 Dauermedikation von Theophyllin

Prostaglandine verursachen im Bereich der Bronchien eine bronchokonstriktorische Wirkung, die durch die Gabe von Theophyllin verhindert werden kann. Die Art der Wirkung ist von der Höhe des Blutspiegels abhängig. Mit steigendem Blutspiegel (> 15 µg/ml) steigen auch die Nebenwirkungen. Diese sind u.a. Herzrhythmusstörungen und erhöhte Magensaftsekretion, bei i.v. Applikation kommt es zur Adrenalinfreisetzung aus dem Nebennierenmark.

Interaktionen in der Anästhesie
Bei Halothananwendung kann es nach i.v. Gabe von Theophyllin zu Arrhythmien jeglicher Art kommen. Besonders gefährdet sind dabei Patienten, die zusätzlich eine Elektrolytstörung aufweisen (z.B. Hypokaliämie). Die Gabe von Theophyllin kann die sedierende Wirkung von Diazepam teilweise antagonisieren, wobei der Wirkmechanismus bisher noch unbekannt ist. Bei Langzeiteinnahme von Cimetidin ist die Eliminationszeit von Theophyllin deutlich verlängert.

Das **Absetzen** von Theophyllin **präoperativ** ist **nicht nötig,** jedoch sollte die **Plasmakonzentration** präoperativ **kontrolliert** werden.

5.2.4 Festlegung der Anästhesieart und Prämedikationspharmaka

Aufgrund der bei der Prämedikationsvisite erhobenen Daten und der bevorstehenden Operation wird die Anästhesieart soweit möglich in Absprache mit dem Patienten festgelegt. Die noch offenen Fragen werden mit dem Patienten geklärt, so daß dieser anschließend die Einverständniserklärung unterschreiben kann.

Die **Ziele,** die mit dem Verabreichen einer Prämedikation erreicht werden sollen, sind:
- Anxiolyse
- kooperativer Patient beim Eintreffen im Narkoseeinleitungsraum

Entsprechend gestaltet sich die Auswahl der Prämedikationspharmaka (Kap. 4.7). Der Anästhesist notiert den Zeitpunkt der Einnahme im Narkoseprotokoll, dort wird auch die Verabreichung dokumentiert.

5.3 Narkosevorbereitung

Narkosezwischenfälle entstehen meist durch menschliches Versagen und sind oft eine Summe verschiedener Fehler, die durch mangelnde Vorbereitung und Kontrolle des verwendeten Instrumentariums, der Geräte sowie Überschätzen der eigenen Erfahrung entstehen.

M Durch gewissenhaftes Vorbereiten der benötigten Medikamente und der Überwachungsgeräte lassen sich **Fehlerquellen reduzieren.** ■

5.3.1 Vorbereitung der Medikamente

Für jede Narkose ist eine entsprechende Auswahl von Medikamenten in geeigneter Konzentration bereitzustellen. Das Aufziehen der Medikamente ist eine verantwortungsvolle und auf einem Vertrauensverhältnis zwischen Arzt und Pflegenden basierende Tätigkeit. Unter Berücksichtigung von **Verhaltensregeln** und einer der Tätigkeit angepaßten **Verantwortungshaltung** sind die damit verbundenen Gefahren auf ein Minimum zu reduzieren. Die häufigsten Fehlerquellen sind **Verwechslung** von Medikamenten und **falsche Zubereitung** der Applikationskonzentration. Solche teilweise folgenschweren Fehler können durch das Einhalten von bestimmten Regeln fast völlig ausgeschaltet werden.

M Bereits vor dem Aufziehen bzw. Auflösen des Medikaments ist eine Spritze mit einem **Klebe-Etikett** und folgenden Daten zu versehen:
- Medikamentenname
- Konzentration (mg/ml)
- Initialen des Verantwortlichen
- Datum ■

Daneben hat sich das **Ablegen der Medikamente** auf einem Spritzentablett **nach** einem festgelegten **Schema** ebenfalls bewährt. Die **Trennung von Narkose-** und **Notfallmedikation** (Abb. 5.3-1) ist eine weitere Möglichkeit, Fehler zu vermeiden. Insgesamt mag der Hang zu einer gewissen Ordnungsliebe und evtl. Kleinkrämerei zwar von vielen belächelt werden, ist aber ein Garant für ein Minimum an Komplikationen. Eine Verwechslungsgefahr der **volatilen Anästhetika** ist aufgrund der **Farbkodierung** (s.a. Kap. 5.4) und der unterschiedlichen **Größe**

der **Einfüllvorrichtung** praktisch ausgeschlossen.

5.3.2 Überprüfung der Geräte

Das Überprüfen der Geräte entsprechend der Medizingeräteverordnung (MedGV) und des Medizin-Produkte-Gesetzes (MPG) gehört in den Verantwortungsbereich des Anästhesiepflegepersonals und des jeweils verantwortlichen Anästhesisten. In der Praxis werden die Geräte aber meist nur von Pflegekräften überprüft, da sie zuerst den Operationsraum betreten, die Narkosegeräte nach Operationsende reinigen und aufrüsten. Die zusätzliche Überprüfung durch den verantwortlichen Anästhesisten sollte nicht als Mißtrauen, sondern vielmehr unter dem erhöhten Sicherheitsaspekt für den Patienten gesehen werden. Genaue Vorgehensweisen und weitere Informationen zur MedGV, zum MPG und zur ISO-Norm sind in den Kapiteln 7.10 und 7.11 beschrieben.

5.3.3 Patientenvorbereitung

5.3.3.1 Allgemeine Vorbereitungen

Vom Zeitpunkt der Patienteneinschleusung in den Operationstrakt bis zum Beginn der Narkose vergehen je nach Umfang der Vorbereitungen 5 bis 15 Minuten. In dieser Zeit ist die Anästhesiepflegekraft mit dem Patienten meist allein und führt den nachfolgenden **Check-up** durch:
- persönliche **Vorstellung**
- Überprüfung der **Patientenidentität** anhand Operationsplan, Patientenkurve sowie durch gezielte Fragen an den Patienten
- Überprüfung der **Patientenakte** auf Vollständigkeit (Röntgen, Labor, Bestellung und Verfügbarkeit von Blutkonserven)
- Überprüfung der **Nüchternheit** des Patienten (falls nicht oral prämediziert, sollten Erwachsene sechs Stunden, Kinder vier Stunden Nahrungskarenz einhalten)
- Kontrolle der **Einverständniserklärungen** für Operation und Narkose

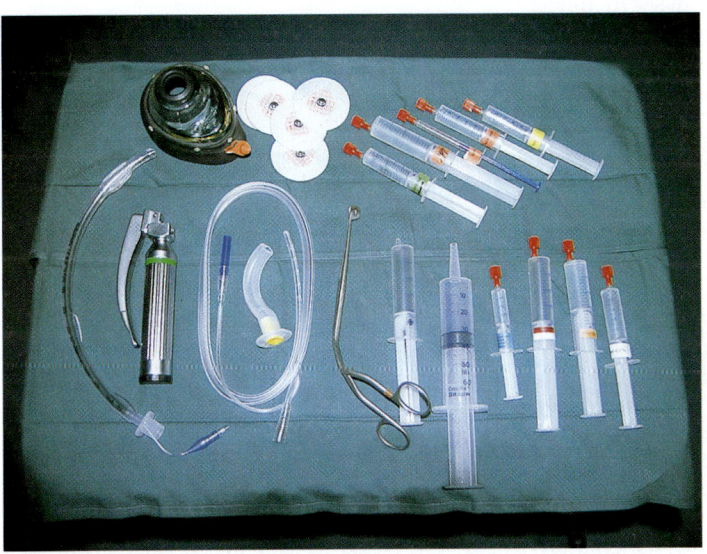

Abb. 5.3-1 Medikamentenset für Narkose- und Notfallmedikation.

5

- gezielte Fragen nach **Zahnprothesen, Sehhilfen, Hörgerät** etc.
- Anlegen einer **peripheren Sauerstoffsättigungsmessung,** evtl. Gabe von Sauerstoff über Nasensonde bzw. Maske (indiziert bei peripherer Sättigungskonzentration unter 95%)
- Anlegen eines **EKG,** Beurteilung gravierender Unregelmäßigkeiten (Arrhythmien, Tachykardien, Bradykardien)
- Blutdruckkontrolle
- Vorbereitung der **Narkosedokumentation**

Das Anlegen eines **peripher-venösen Zugangs** und einer Standardinfusionslösung wird in vielen Kliniken auch vom Anästhesiepflegepersonal übernommen, ist aber rein juristisch gesehen dem Arzt vorbehalten.

Neben dem Check-up und den ersten Tätigkeiten zur Narkosevorbereitung obliegt es den Pflegepersonen, dem Patienten die Wartezeit z.B. durch ein persönliches Gespräch zu verkürzen und ihm das **Gefühl von Sicherheit** und Aufmerksamkeit zu **vermitteln.** Selbstverständlich müssen alle Maßnahmen am Patienten vorher angekündigt und erklärt werden.

M Nach der **Übernahme** an der Schleuse des Operationstrakts **darf** der **Patient nicht mehr allein gelassen werden.** Um unvorsichtige Bewegungen des Patienten auszuschließen, hat es sich bewährt, einen Gurt über den Beinen des Patienten zu befestigen. ∎

Sind die Vorbereitungen abgeschlossen, kann die Narkoseeinleitung beginnen. Die Anästhesiepflegekraft unterstützt den Anästhesisten, indem sie alle Utensilien richtet, überprüft, anreicht und assistiert. Die Arbeit sollte als Teamarbeit angesehen und als solche praktiziert werden.

5.3.3.2 Lagerung des Patienten

Die Lagerung des Patienten zur Operation erfolgt erst **nach** der **Narkoseeinleitung** und der evtl. Applikation von Kathetern und Sonden. Alle Lagerungen müssen sehr sorgfältig vorgenommen werden, um Schäden durch Nervenverletzungen und Druckstellen (Kap. 6.16.2) zu verhindern. Nachfolgend werden die häufigsten Lagerungsarten beschrieben, spezielle Lagerungen sind in den jeweiligen Kapiteln nachzulesen. Alle Lagerungsmaßnahmen sollten die **Grundsätze der Dekubitusprophylaxe** beinhalten, wobei teilweise im Operationsbereich aufgrund der spezifischen Anforderungen (z.B. Operationstechnik) Abstriche gemacht werden müssen.

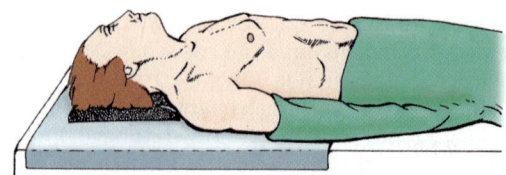

Abb. 5.3-2 Lagerung des Armes in Rückenlage zum Schutz des N. ulnaris.

Rückenlage

Die Rückenlage ist intraoperativ die häufigste Lagerungsmethode, daneben werden alle Allgemeinnarkosen ebenfalls in Rückenlage eingeleitet. Hierbei kann es zu **Druckstellen** der Haut und zu **Schädigungen von Nerven,** insbesondere des **N. ulnaris** bei angelegtem Arm und des **Plexus brachialis** bei ausgelagertem Arm und Überstreckung des Armes, kommen.

M Entsprechend den Operationslagerungen lassen sich die **speziellen Lagerungsmerkmale für** die **Rückenlage** zusammenfassen:

- druckfreie Lagerung des **Hinterkopfes** (evtl. Kopfring benutzen) und der **Schultergürtelpartie,** besonders bei Operationen in tiefer Hypothermie
- **Arm am Körper anliegend** (Abb. 5.3-2), Kompression des N. ulnaris durch Operationstischkante vermeiden bzw. bei **ausgelagertem Arm** (Abb. 5.3-3), Arm in Schulterhöhe lagern, Schultergelenk nicht überstrecken (max. 90°)
- Gelkissen unter **Becken** (Druckentlastung)
- **Ferse** durch kleine Rolle entlasten ∎

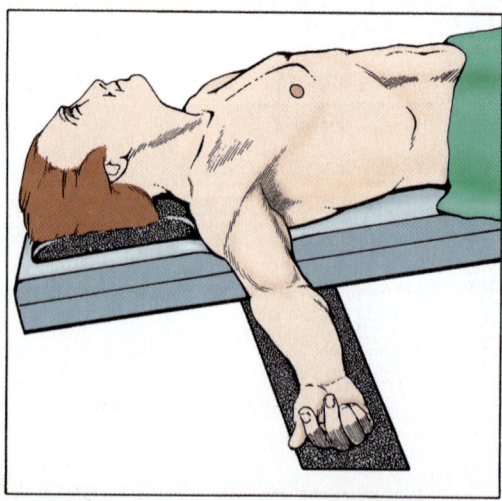

Abb. 5.3-3 Rückenlage mit ausgelagertem Arm zum Schutz des Plexus brachialis.

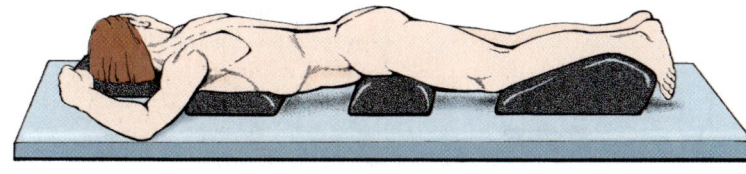

Abb. 5.3-4 Korrekte Bauchlage. Durch die Polster werden Nervenschäden und Druckstellen vermieden und kein Druck auf das Abdomen ausgeübt.

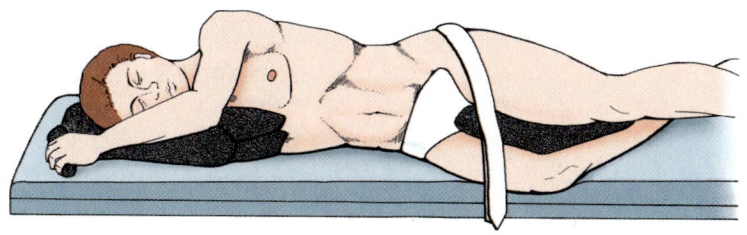

Abb. 5.3-5 Seitenlage von vorn. Kopf, Schulterbereich, Arm und Beine sind gepolstert.

Die **Lagerung** auf einem **Extensionstisch** in Rückenlage bei Eingriffen in der Unfallchirurgie und Orthopädie stellt zusätzliche Anforderungen, da es bedingt durch die Extension der unteren Extremitäten zu einer großen Krafteinwirkung auf die Schambeinregion und die äußeren Genitalia kommt. Entsprechend ist bei der Lagerung auf einem Extensionstisch sehr sorgfältig auf eine Polsterung des Widerlagers, welches auf den Damm drückt, zu achten.

Bauchlage
Die Bauchlage ist zumeist bei Operationen der Achillessehne, des Ellenbogens und der Wirbelsäule nötig. Die daraus entstehenden **Komplikationen** sind wesentlich **komplexer** als z.B. bei der Rückenlage. Steht in Rückenlage das Verhindern von Druckschäden der Haut und der Nerven im Vordergrund, kommt es hier durch die mangelnde Beweglichkeit des Zwerchfells und die Einschränkung des Atemzugvolumens, zumindest beim spontan atmenden Patienten (z.B. bei Spinalanästhesie), zur **Gefahr der Hyperkapnie und Hypoxie.** Deshalb ist es anzuraten, alle Patienten endotracheal zu intubieren und zu beatmen. Die Möglichkeit, eine Kehlkopfmaske sicher einzusetzen, wird widersprüchlich diskutiert.

Zu den bereits bei der Rückenlage aufgeführten **Nervenschäden** muß bei der Bauchlagerung zusätzlich ein ausreichender Schutz der Nerven und Sehnen des **Fußruckens** und des N. femoralis des **Oberschenkels** durch Polsterung erfolgen. Gleichfalls ist jeder **Druck auf** das **Auge** zu verhindern. Durch die Erhöhung des Drucks auf das Abdomen nimmt der **venöse Rückfluß** und damit das **Herzzeitvolumen** ab, deshalb ist möglichst eine Hohllagerung der Bauchregion anzustreben.

M Die **Lagerungsmerkmale** für die Bauchlage (Abb. 5.3-4) sind:
- Polsterung von Gesicht und Augen (evtl. Bulbus mit Wattering polstern), **ständige Kontrolle** der Augenpolsterung während der Operation ist unerläßlich
- Kissen unter Rippenbogen, Beckenkamm **(Bauch bleibt frei)** und Unterschenkel
- Schädigung des **Plexus brachialis** durch entsprechende Lagerung des Armes verhindern ■

Seitenlage
Die Seitenlage wird bei Operationen im urologischen- und thoraxchirurgischen Bereich vorgenommen. Hierbei steht das **Verhindern von Druckschäden** der Haut und Nerven im Vordergrund. Besonders zu beachten ist, daß das Aufliegen von Haut auf Haut (z.B. der Knie) unterbleibt.

M Die **Lagerungsmerkmale** für die Seitenlage (Abb. 5.3-5, 5.3-6) sind:
- untenliegendes **Ohr** *polstern*
- Polsterung und Unterstützung des Kopfes, um seitliches Abknicken zu verhindern
- Lagerungskissen unter Thorax (Entlastung der Bauchwand), zwischen Knie und Ellenbogen (verhindert das Aufliegen von Haut auf Haut)

5

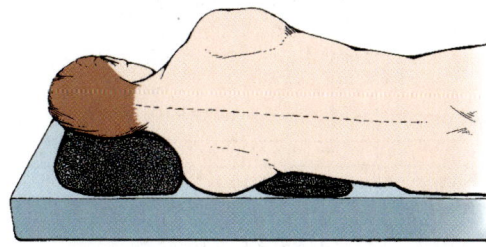

Abb. 5.3-6 Seitenlage von hinten mit Polsterung der Flanke und Unterstützung des Kopfes.

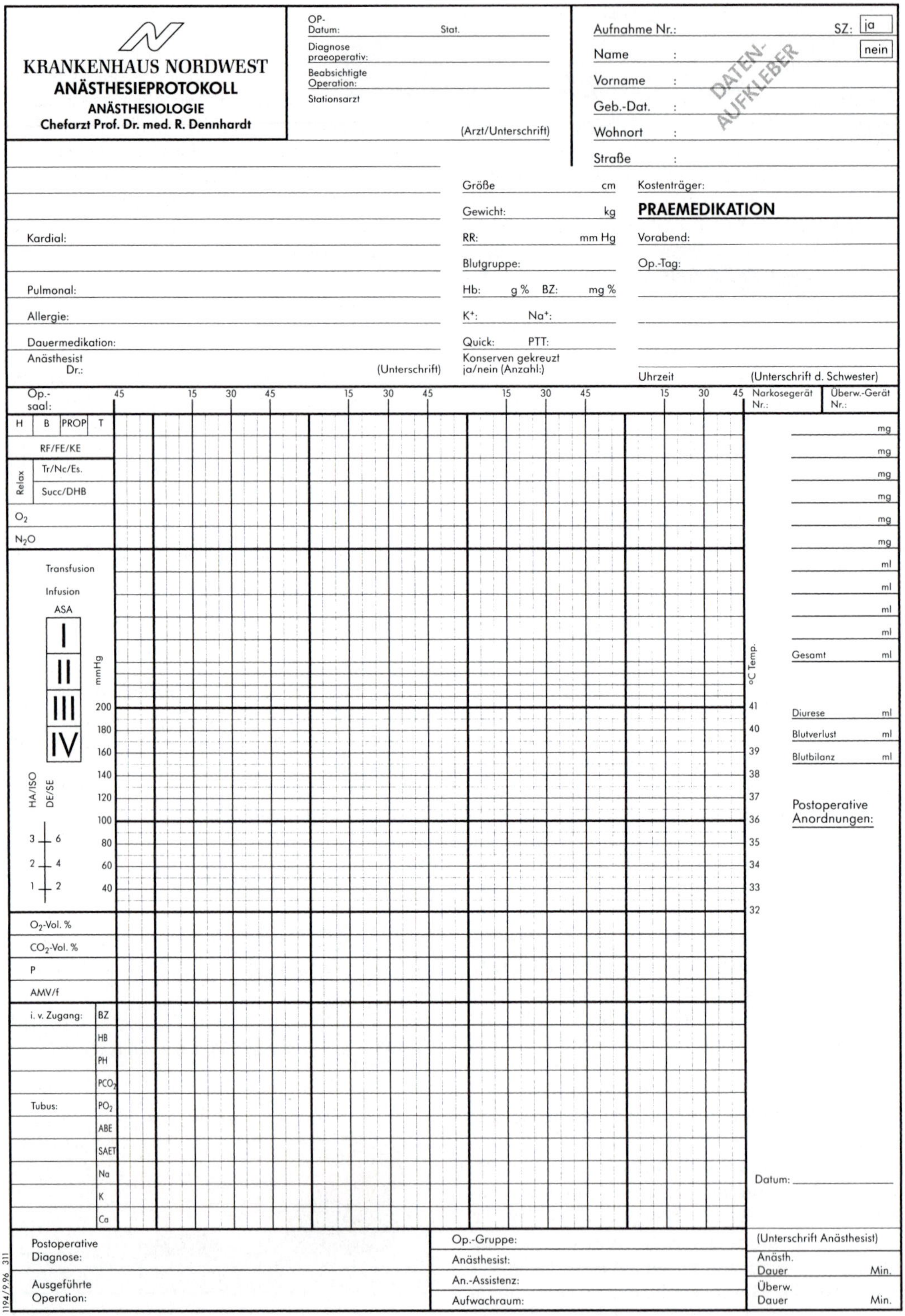

KRANKENHAUS NORDWEST
ANÄSTHESIEPROTOKOLL
ANÄSTHESIOLOGIE
Chefarzt Prof. Dr. med. R. Dennhardt

OP-
Datum: Stat.
Diagnose
praeoperativ:
Beabsichtigte
Operation:
Stationsarzt

(Arzt/Unterschrift)

Aufnahme Nr.:   SZ: ja
Name   :   nein
Vorname   :
Geb.-Dat.   :
Wohnort   :
Straße   :

DATEN-
AUFKLEBER

Größe   cm   Kostenträger:
Gewicht: kg   **PRAEMEDIKATION**

Kardial:

RR: mm Hg   Vorabend:
Blutgruppe: Op.-Tag:

Pulmonal:

Hb: g %   BZ: mg %

Allergie:

K⁺:   Na⁺:

Dauermedikation:

Quick: PTT:
Konserven gekreuzt
ja/nein (Anzahl:)

Anästhesist
Dr.:   (Unterschrift)

Uhrzeit   (Unterschrift d. Schwester)

Op.-
saal: 45   15   30   45   15   30   45   15   30   45   15   30   45   Narkosegerät   Überw.-Gerät
                                                                                                          Nr.:   Nr.:

H	B	PROP	T																							mg
	RF/FE/KE																								mg
Relax	Tr/Nc/Es.																					mg
	Succ/DHB																						mg
O₂																								mg
N₂O																								mg

Transfusion   ml
Infusion   ml
ASA   ml

I
II   mmHg
III   200   41   Gesamt   ml
IV   180   40
       160   39   Diurese   ml
       140   38   Blutverlust   ml
HA-/ISO 120   37   Blutbilanz   ml
DE/SE   100   36
3 6   80   35   Postoperative
2 4   60   34   Anordnungen:
1 2   40   33
                                                                                    32

O₂-Vol. %
CO₂-Vol. %
P
AMV/f
i. v. Zugang: BZ
               HB
               PH
               PCO₂
Tubus: PO₂
               ABE
               SAET
               Na
               K   Datum: _____
               Ca

Postoperative   Op.-Gruppe: (Unterschrift Anästhesist)
Diagnose: Anästhesist: Anästh.
                                                          Dauer   Min.
Ausgeführte   An.-Assistenz: Überw.
Operation: Aufwachraum: Dauer   Min.

1194/9 96 311

Abb. 5.3-7   Narkoseprotokoll.

- zur Stabilitätsverbesserung **Halterungshilfen** an Operationstisch anbringen (Kippen des Patienten verhindern) ■

Die **Umlagerung** in die Seitenlage erfolgt nach der Narkoseeinleitung, d.h. am narkotisierten und relaxierten Patienten. Deshalb ist auf **Blutdruckabfall** und Störungen der Herz-Kreislauf-Funktion zu achten. Die Narkose ist möglichst flach zu halten, um Kreislaufreaktionen und den Muskeltonus nicht zu sehr zu beeinträchtigen. Eine **Schädigung der Gelenke** durch unvorsichtiges Umlagern oder eine Gefährdung des Patienten z.B. durch **Hypoxie** muß verhindert werden.

Zum Umlagern benötigt man mindestens **drei Helfer.** Während der gesamten Umlagerung empfiehlt es sich, die Infusion abzustöpseln. Die **Sicherung des Endotrachealtubus** muß fortlaufend erfolgen. Das EKG-Kabel ist zu sichern bzw. zu entfernen. Spezielle **Seitenhalterungen** werden auf der Seite angebracht, auf die der Patient gedreht wird, sie geben ihm Halt und die erste Stabilität. Vor dem eigentlichen Umlagern kann der Patient evtl. kurz in 5- bis 10°-Tieflagerung gebracht werden, um den venösen Rückstrom zu fördern, auch eine **Präoxygenierung** ist zu empfehlen.

5.3.4 Dokumentation

Die **zeitnahe Dokumentation aller** invasiven und nichtinvasiven **Maßnahmen** wie Zugänge, Beatmungsparameter, Intubations- und Extubationszeit inklusive aller verabreichten Medikamente, Infusionen und evtl. Transfusionen muß während der Einleitung, intraoperativ und in der Phase der Narkoseausleitung erfolgen. In Abbildung 5.3-7 ist ein Beispiel eines Narkoseprotokolls aufgezeigt. Die einheitliche Protokollierung mit Symbolen für bestimmte Tätigkeiten wie Intubationszeiten, Blutsperre oder Kreislaufstillstandszeiten hat sich bewährt und verkürzt die Schreibarbeit.

Kommt es während der Zeit, in der der Patient im Verantwortungsbereich der Anästhesieabteilung ist, zu **Komplikationen** oder sonstigen **Besonderheiten,** sind diese auf dem Narkoseprotokoll zu vermerken. Sollte nicht genügend Raum auf dem Protokoll vorhanden sein, muß ein Anhang angefertigt werden. In schwerwiegenden Fällen, wie einer anaphylaktischen Reaktion auf ein bestimmtes Medikament oder einer sonstigen, mit der Narkose in Zusammenhang stehenden Reaktion, muß der Patient nach der Operation aufgeklärt und ggf. ein **Allergiepaß** ausgestellt werden.

5.4 Narkosesysteme

Narkosesysteme dienen zur Applikation der Inhalationsanästhetika. Heute sind **vier verschiedene Narkosesysteme** (offen, halboffen, halbgeschlossen, geschlossen) bekannt, wobei sich die Systeme hauptsächlich darin unterscheiden, ob ein Reservoir (Beutel) für Atemgase vorhanden ist bzw. eine Möglichkeit der Rückatmung besteht (Tab. 5.4-1).

5.4.1 Offene Systeme

Zu den offenen Systemen gehören die **Schimmelbusch-Maske** (Abb. 5.4-1) und der **Boyle-Davies-Spatel**. Hierbei wird das Inhalationsanästhetikum mit Raumluft unter Spontanatmung (evtl. Beimischung von Sauerstoff) in die Lunge aufgenommen und das Exspirationsvolumen wieder in den Raum abgegeben. **In- und Exspirationsluft** sind nicht voneinander getrennt, und der **Atemwiderstand** ist normal. Offene Sy-

Tab. 5.4-1 Rückatmungsmöglichkeit bei unterschiedlichen Narkosesystemen mit und ohne Reservoirbeutel.

Narkose-system	Reservoirbeutel vorhanden	Rückatmung möglich
offen	nein	nein
halboffen	ja	nein
halb-geschlossen	ja	teilweise
geschlossen	ja	vollständig

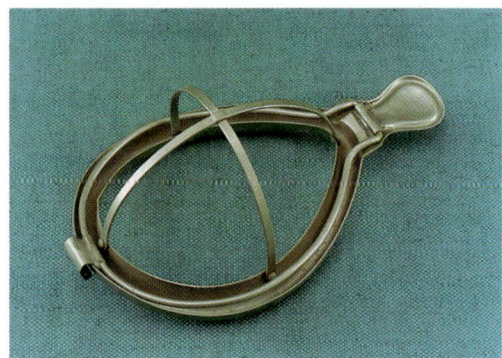

Abb. 5.4-1 Schimmelbusch-Maske.

steme kommen nicht mehr zur Anwendung, da sie im Vergleich zu den gebräuchlichen Narkosesystemen **keine Vorteile,** aber folgende **Nachteile** bieten:

- Hypoventilation
- unkontrollierte Narkosegasdosierung
- hoher Narkosegasverbrauch
- Ausatmung der Anästhetika in den Raum
- mangelhafte Sicherung der Atemwege

5.4.2 Halboffene Systeme

Zu den halboffenen Systemen gehören das **Kuhn-System** und das **T-Stück nach Ayre.** Der Patient atmet primär Raumluft ein, wobei das Inhalationsanästhetikum über ein **Reservoir** hinzugefügt wird. Durch das Reservoir läßt sich das Anästhetikum besser steuern, und es kommt zu einer Verminderung der Konzentration. Das gesamte Exspirationsvolumen entweicht über ein masken- bzw. tubusnahes **Nichtrückatmungsventil** in den Raum oder in die Narkosegasabsaugung. Da die In- und Exspirationsluft durch das Nichtrückatmungsventil voneinander getrennt sind, wird kein CO_2-Absorber (Kap. 5.4.5) benötigt.

Ein halboffenes System besteht aus einem Rotameter (Schauglas mit der Frischgasmenge in Liter/Minute), dem Narkosemittelverdampfer (z.B. Vapor), dem Atembeutel (für zusätzlichen Frischgasbedarf des Patienten) und dem Nichtrückatmungsventil. Der **Frischgaszustrom** muß mindestens die Menge des Atemminutenvolumens betragen, da es hierbei zu keiner Rückatmung der Atemluft kommt.

5.4.2.1 Kuhn-System

Beim Kuhn-System (s.a. Kap. 5.4.6.1) ist die Frischgaszufuhr nahe dem Tubus bzw. der Maske. Es kann abhängig vom Beatmungsbeutel sowohl für Kinder als auch für Erwachsene verwendet werden. Die Ausatmung erfolgt über einen kurzen **Faltenschlauch** in einen **Atembeutel mit seitlichem Loch.** Durch die Exspiration und den dadurch entstehenden Spüldruck kommt es zur **Elimination der Gase** durch diese Öffnung. Das Kuhn-System ist **manuell zu bedienen,** indem man das Auslaßloch mit dem Daumen verschließt und mit dem Beutel beatmet. Beim Kuhn-System beträgt das benötigte **Frischgasvolumen** das Zwei- bis Dreifache des Atemminutenvolumens, um eine Rückatmung sicher auszuschließen.

5.4.2.2 T-Stück nach Ayre

Ein T-Stück nach Ayre **verhindert** weitgehend die **Rückatmung.** Es wird, wenn ein Nichtrückatmungsventil fehlt, zwischen Frischgaszufuhr und Tubus gesetzt. Der Einsatz erfolgt meist in der Kinderanästhesie.

Ein Schenkel des T-Stücks bleibt zur Ausatmung offen, einer wird an den Patienten, ein anderer an die Frischgaszufuhr angeschlossen. Bei der Inspiration kann abhängig vom Frischgasfluß sowohl Raumluft als auch Frischgas eingeatmet werden. Das **Mischverhältnis** der **Inspirationsluft** ergibt sich aus der Höhe des Frischgasflows. Die Rückatmung von Exspirationsluft ist ausgeschlossen, der **Ausatemwiderstand** wird durch die Höhe des Frischgasflows bestimmt.

Stephan Slater (Anästhesist) verbesserte das T-Stück nach Ayre mit einer Plastikkappe vor dem Exspirationsschenkel, die sich bei Inspiration schließt, um eine Raumluftbeimischung zu verhindern, und mit deren Hilfe über ein Reservoir beatmet werden kann.

- Vorteile des T-Stücks nach Ayre:
  - kein bzw. geringer Ausatemwiderstand
  - keine Rückatmung
  - kleiner Totraum
- **Nachteile:**
  - hoher Frischgasverbrauch (unökonomisch)
  - Arbeitsplatz- und Umweltbelastung, da ohne Narkosegasabsaugung
  - Wärme- und Feuchtigkeitsverlust, da keine Rückatmung
  - erhöhte Totraumventilation, erhöhter Ausatemwiderstand durch Nichtrückatmungsventil möglich
  - Richtungsventile im Y- bzw. T-Stück erhöhen durch relativ enges Lumen und möglicherweise enthaltene Federn den Ein- bzw. Ausatemwiderstand
  - Ventile können leicht durch Sekret verstopfen, dabei **Änderung der Gasflußrichtung möglich**

5.4.2.3 Kombinierte Nichtrückatmungsventile

Die am häufigsten verwendeten Nichtrückatmungsventile sind das Ruben-Ventil und das Ambu-Ventil. Beide haben ihren Ursprung in dem bereits erwähnten Ventilmechanismus nach Stephan Slater.

■ **Ruben-Ventil** (Abb. 5.4-2): Es besteht aus einem transparenten Gehäuse und farbigen Ansatzteilen mit entsprechenden Funktionen. Der **blaue Ansatz** ist der Inspirationsschenkel, der **rote Ansatz** ist der Patientenschenkel, und der **gelbe Ansatz** dient dem Auslaß der Exspi-

rationsluft. Die Bewegung des Inspirations- und Exspirationsschenkels erfolgt über eine schwache Spiralfeder, die druck- bzw. bei Spontanatmung sogabhängig den Inspirations- bzw. Exspirationsschenkel freigibt. Durch den Gasstrom wird bei künstlicher Beatmung der Exspirationsschenkel verschlossen, so daß Atemluft zum Patienten gelangen kann. Beim Ausatmen drückt die ausgeatmete Luft den Verschluß gegen die Inspirationsöffnung, so daß diese in die Atmosphäre entweichen kann.

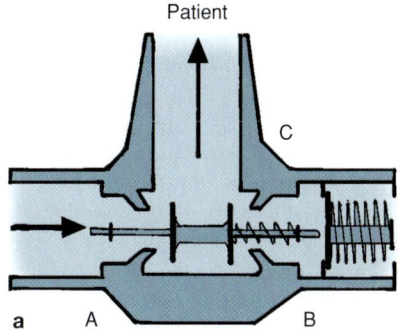

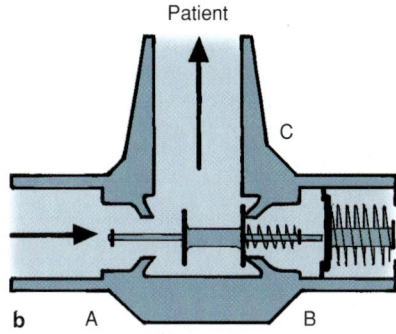

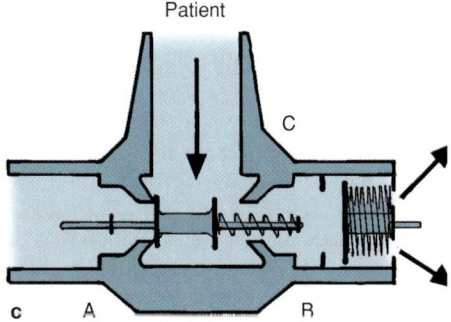

■ **Ambu-Ventil** (Abb. 5.4-3): Es ist ebenfalls transparent und eignet sich sowohl für die Spontanatmung als auch für die künstliche Beatmung. Der Mechanismus funktioniert über Klappen im Inneren des Gehäuses, welche die In- und Exspiration regeln. Bei **Spontanatmung** wird der Exspirationsschenkel durch den Sog des Patienten verschlossen und der Weg für das Inspirationsgas geöffnet. Bei **künstlicher Beatmung** wird die Inspirations-

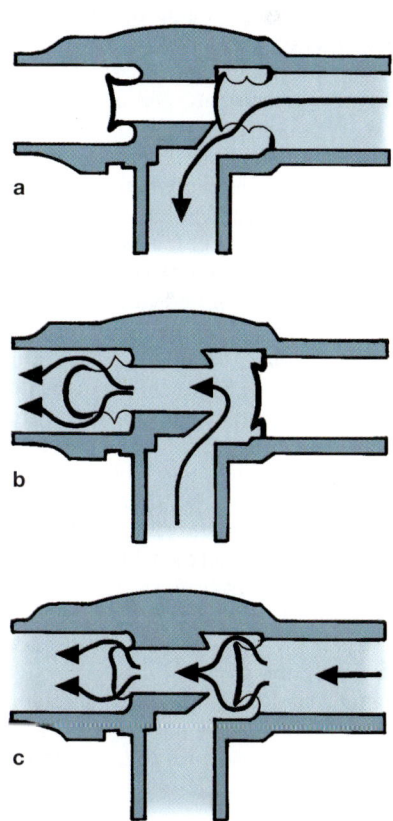

Abb. 5.4-2 Ruben-Ventil. A: Inspirationsschenkel (blau); B: Exspirationsschenkel (gelb); C: Patientenschenkel (rot).
a) Ventilposition bei spontaner Einatmung.
b) Stellung des Ventils bei Einatmung unter Beatmung.
c) Ventilposition bei Ausatmung unter Spontanatmung.

Abb. 5.4-3 Ambu-E-Ventil.
a) Ventilposition bei der Einatmung.
b) Ventilposition bei der Ausatmung.
c) Ventilposition bei zu hohem Gasfluß.

klappe durch den Druck geöffnet, wobei der Endteil den Exspirationsauslaß verschließt. Ist der **Druck** im Gehäuse **zu hoch,** so öffnen sich beide Klappen. Das überschüssige Atemgas entweicht in die Atmosphäre. Das Ventil eignet sich sowohl für Kinder als auch für Erwachsene. Als Zubehör kann das Ambu-Ventil mit einem PEEP-Aufsatz (PEEP: positive end-expiratory pressure) verändert werden. Dieser **PEEP-Aufsatz** wird auf den Exspirationsschenkel gesteckt, die Ausatmung kann mittels einer Feder auf einem positiven endexspiratorischen Plateau gehalten werden.

5.4.3 Halbgeschlossenes System

Bei den halbgeschlossenen Systemen wird nur ein **Teil der Exspirationsluft ins Freie** geatmet oder abgesaugt, der Rest wird mit dem Frischgasstrom vermischt, der das Inhalationsanästhetikum verdünnt, zurückgeatmet. Überschüssiges Gas entweicht über ein **Überdruckventil,** damit kein Überblähen der Lungen erfolgt. Die Elimination von ausgeatmetem CO_2 ist notwendig, so daß ein **CO_2-Absorber,** der auf chemischem Weg das CO_2 bindet, zwischengeschaltet wird. Der **Frischgasstrom** ist größer als der Verbrauch, jedoch geringer als im halboffenen System (ca. 3 bis 4 l/min Frischgas).

Der **Übergang in** ein **geschlossenes System** ist **fließend,** da die heute verwendeten Narkosegeräte, bedingt durch ihre Bauweise (mikroprozessorgesteuerte Technologie mit ununterbrochener Drucküberwachung und Silikondichtungen), in der Lage sind, mit einem deutlich reduzierten Frischgasangebot sicher zu arbeiten. Abhängig von der tatsächlich verwendeten Frischgasmenge spricht man von Low- und Minimal-flow-Verfahren (Kap. 5.6.2.3).
- **Vorteile** des halbgeschlossenen Systems:
  – geringerer Narkosegasverbrauch durch teilweise Rückatmung
  – kostengünstiger und umweltfreundlicher
  – geringerer Wärme- und Feuchtigkeitsverlust über die Lungen
- **Nachteile** sind praktisch keine gegeben. Falls überhaupt von Nachteilen gesprochen werden kann, hängen diese vom jeweils verwendeten Narkosegerät ab.

5.4.4 Geschlossenes System

Das gesamte Exspirationsvolumen wird nach CO_2-Absorption mit dem noch enthaltenen In-

halationsanästhetikum zurückgeatmet. Nur der vom Körper verbrauchte Sauerstoff (ca. 250 bis 300 ml/min) und die verstoffwechselten bzw. verlorengegangenen Anteile der Inhalationsanästhetika (über Haut und Gummiteile etc.) sind zu ersetzen. Somit kommt es zu einem sehr **niedrigen Frischgasverbrauch.**

Dieses System ist **nicht zur Narkoseein- und -ausleitung,** sondern nur zur konstanten Narkoseaufrechterhaltung **geeignet.** Zum Erreichen einer ausreichenden Narkosetiefe sind ein schnelles Anfluten der Inhalationsanästhetika sowie ein rasches Auswaschen von Stickstoff erforderlich was nur mit einem hohen Frischgasflow möglich ist. Bei der Narkoseausleitung sind die Bedingungen umgekehrt.

Die **Einleitung** erfolgt daher mit einem **halbgeschlossenen System. Nach** ca. **15 Minuten** ist der Übergang in das **geschlossene System** möglich, indem das Überdruckventil geschlossen und die Frischgaszufuhr angepaßt wird.
- **Vorteile** des geschlossenen Systems:
  – niedriger Frisch- und Narkosegasverbrauch durch komplette Rückatmung
  – umweltfreundlich
  – kein Wärme- und Feuchtigkeitsverlust über die Lungen
- **Nachteile:**
  – schlechte Steuerbarkeit der Narkosetiefe (kurzfristige Änderungen)
  – konstante Überwachung in- und exspiratorischer Sauerstoff- und Narkosegaskonzentrationen unbedingt erforderlich

5.4.5 Kreissystem

Im Kreissystem (Abb. 5.4-4) **zirkuliert,** gesteuert durch je ein vor und nach dem Patienten geschaltetes Ventil, das **Narkosegasgemisch in einer Richtung.**

Das Kreissystem läßt sich im **halbgeschlossenen und geschlossenen Verfahren** betreiben. Im Exspirationsschenkel strömt das ausgeatmete Gas über den Exspirationsschlauch und das Exspirationsventil sowie zur Messung des Ausatemvolumens (effektives AMV) durch das Volumeter (oder auch elektronisch, z.B. Spirolog, Firma Dräger) und danach weiter durch ein Beatmungsdruckmanometer oder einen elektronischen Drucksensor (Barolog). Das überschüssige Gas verläßt das halbgeschlossene System über das **regulierbare Überdruckventil** in die Narkosegasabsaugung. Der Rest des Narkosegasgemisches durchströmt zusammen mit dem Frischgas

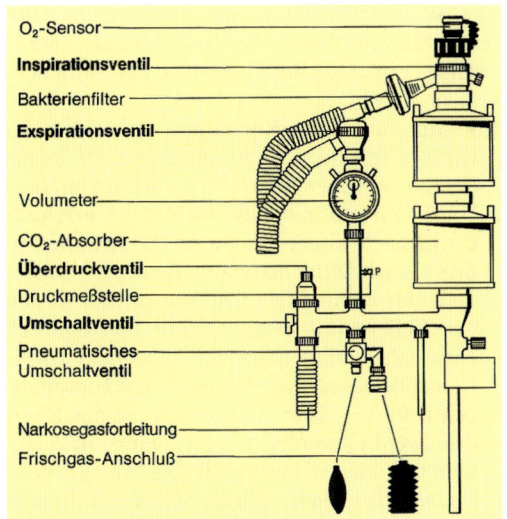

Abb. 5.4-4   Elemente des Kreissystems.

den Inspirationsschenkel, der aus einem oder zwei CO_2-Absorbern, dem Inspirationsventil und dem O_2-Sensor besteht. Schließlich gelangt das Atemgas durch den Inspirationsschlauch zum Patienten. Um plötzliche Volumenschwankungen aufzufangen oder evtl. manuell beatmen zu können, ist im Nebenschluß ein Ausgleichsbeutel (Beatmungsbeutel) angeschlossen.

In der klassischen Form umfaßt das Kreissystem folgende **Bestandteile:**

- Kreisarm (Geräteträger)
- Atemgasschläuche zum und vom Patienten
- In- und Exspirationsventil
- Volumeter
- Druckbegrenzungsventil (Überdruckventil)
- CO_2-Absorber
- exspiratorische Druckmessung

Faltenschläuche
Der innere Durchmesser der Faltenschläuche sollte mindestens 2 cm betragen, sie müssen flexibel sein (ohne dabei abzuknicken), gering elastisch und explosionssicher.

Faltenschläuche atmen mit, d.h., die Gummiteile nehmen Inhalationsanästhetika auf und geben diese nach Abstellen der Narkosemittelzufuhr wieder in die Atemluft ab.

M Faltenschläuche sind vor übermäßiger Wärmezufuhr, Sonnen- und UV-Licht zu schützen, da dies die Lebensdauer verkürzt. Des weiteren ist ein Strecken der Gummiteile zu vermeiden, da dadurch die elektrische Leitfähigkeit abnimmt. ■

Aus hygienischen Gründen setzen sich inzwischen die auf ihrer inneren Oberfläche glattwandigen Silikonschläche durch. Diese Schläuche nehmen auch wesentlich weniger Inhalationsanästhika auf.

In- und Exspirationsventile
Das Inspirationsventil befindet sich über den Absorbern, während das Exspirationsventil auf dem Volumeter sitzt. Die Ventile **regulieren** die **Luftstromrichtung.** Sie funktionieren durch große, sehr leichte Ventilplättchen (früher Schiefer oder Glimmer, inzwischen auch aus Nylon oder Teflon) mit sehr geringem Widerstand.

A Wird ein Ventil **vergessen oder schließt** es wegen Feuchtigkeit oder Sekret **nicht** mehr **vollständig,** so läuft das Volumeter rückwärts, es kommt zu einer **Pendelatmung im Kreissystem** und somit zu einer **unkontrollierten Rückatmung** und der damit verbundenen Anreicherung der Einatemluft mit CO_2. ◄

Während der **Inspirationsphase** wird das Ventilplättchen des Inspirationsventils durch das Inspirationsgas angehoben, damit geöffnet, und somit gelangt Inspirationsgas zum Patienten. Gleichzeitig entsteht im Exspirationsschenkel bei Spontanatmung ein leichter Sog bzw. bei Beatmung Druck, wodurch sich das Plättchen des Exspirationsventils verschließt.

In der **Exspirationsphase** hebt der Exspirationsdruck das Ventilplättchen des Exspirationsventils an, das Gas kann in Richtung des Volumeters weiterströmen. Gleichzeitig verschließt sich das Inspirationsventil.

Volumeter
Mit dem Volumeter wird das **Ausatemvolumen gemessen,** welches immer dem effektiven Atemzugvolumen (AZV) bzw. Atemminutenvolumen (AMV) entspricht. Die äußere Skala von 0 bis 1 000 ml (bei Kindervolumeter von 0 bis 500 ml) zeigt das AZV, die innere Skala von 1 bis 15 l steht für das AMV. Sie sind korrosionsfest gegen Inhalationsanästhetika und explosionssicher.

M Mechanische Volumeter (Abb. 5.4-5) laufen auch bei Diskonnexion unter Beatmung weiter. ■

Zur **Messung des AZV** dient der rechte Druckknopf, hierbei wird nach dem Auslösen des Knopfes das rechte runde kleine Kontrollfenster schwarz. Zum Anhalten drückt man wiederum den rechten Druckknopf halb und zum Weiterlaufen ganz. Zur **Messung des AMV** dient der linke Druckknopf, nach dem Auslösen wird das

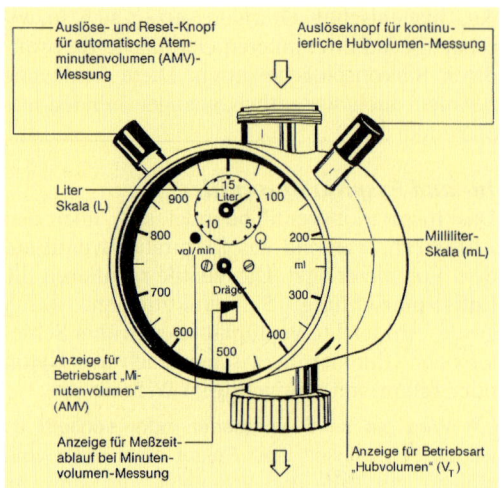

Abb. 5.4-5   Bedienungselemente des Volumeters.

linke runde kleine Kontrollfenster schwarz. Der AMV-Zeiger bleibt automatisch nach einer Minute stehen, der AZV-Zeiger läuft parallel dazu mit. Während dieser Minute wird das rechteckige, halbmondförmige Feld des Volumeters schwarz. Daneben ist das **Totraumvolumen** zur evtl. erforderlichen Korrektur einstellbar. **Elektronische Volumeter** funktionieren nach dem Infrarotprinzip. Sie zeigen kontinuierlich das AMV an, wahlweise ist das AZV oder die Atemfrequenz (AF) abrufbar.

Beatmungsdruckmanometer (Barolog)
Der Einbau des Beatmungsdruckmanometers (Abb. 5.4-6) erfolgt im Exspirationsschenkel. Auf **elektronischer Basis** mißt der Barolog kontinuierlich **Ein- und Ausatemdruckschwankungen** sowie die **Atemfrequenz** und gibt akustischen und optischen **Diskonnexions-** bzw. **Stenosealarm**. Damit gehört das Beatmungsdruckmanometer zu den wichtigsten Überwachungsinstrumenten.
   Bei einem **mechanischen Beatmungsdruckmesser** (Precom/Firma Dräger) werden Druckschwankungen von −30 bis +80/120 mbar von einem Zeiger angezeigt. Auch das mechanische Überwachungsinstrument verfügt über Diskonnexions- und Stenosewarnsysteme.

Druckbegrenzungsventil (Überdruckventil)
Das Druckbegrenzungsventil ist ein federbelastetes Rückschlagventil mit Umschaltventil am Kreissystemträger. Einerseits ist damit eine Beatmungsdruckbegrenzung möglich (zwischen 5

und 40 mbar regelbar), und andererseits wird überschüssiges Gas in die Narkosegasabsaugung geführt. Einbautechnisch gibt es zwei Möglichkeiten:

■ **Ventil seitlich im Kreisteil:** Beim seitlich im Kreisteil sitzenden Ventil sind drei verschiedene Positionen (oben, unten, in der Mitte) mit dem Umschaltventil möglich. Steht das **Umschaltventil** nach **oben,** kommt es zur Beatmungsdruckbegrenzung bei manueller oder maschineller Beatmung. Der Gasflow kann über den am Federventil eingestellten Spitzendruck entweichen, dies kann zur indirekten AMV-Kontrolle benutzt werden. Steht das **Umschaltventil** in der **Mitte** (waagrecht), ist das Überdruckventil komplett gesperrt, dann entweicht kein Gas über dieses Ventil. Die Position wird fast ausschließlich zur maschinellen Beatmung benutzt, die abzusaugende Gasmenge wird selbsttätig reguliert. Steht das **Umschaltventil** nach **unten,** ist es maximal geöffnet, die Spontanatmung kann ohne Widerstand stattfinden.

■ **Ventil aufsitzend:** Beim aufsitzenden Ventil wird auch die Betriebsart über einen Hebel reguliert. Dabei sind sowohl manuelle Beatmung und Spontanatmung als auch automatische Beatmung möglich. Für die manuelle Beatmung wird der Hebel auf MAN (manuell) umgelegt und die gewünschte Druckbegrenzung (in mbar) durch Drehung des Hebels eingestellt. Zur Spontanatmung wird der Hebel auf SPONT (spontan) gestellt. Ist eine Schnellentlüftung notwendig, muß der Hebel nur gedrückt werden.

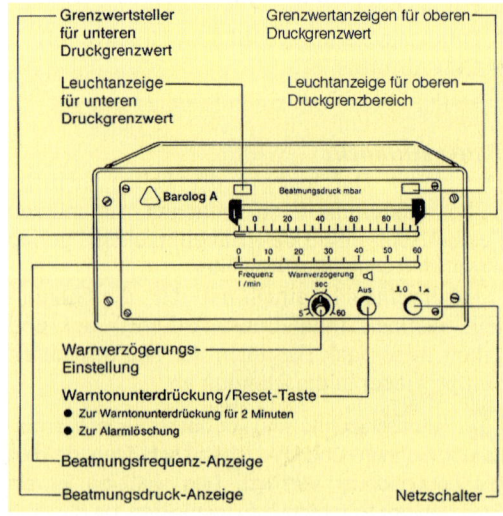

Abb. 5.4-6   Bedienungselemente des Barolog.

CO₂-Absorber (Atemkalk)

CO₂-Absorber (Atemkalk)

Das **Kohlendioxid** im Exspirationsgasgemisch wird durch den Atemkalk im inspiratorischen Schenkel eines Kreissystems **chemisch gebunden** und **setzt** dabei **Wasser** und **Wärme frei.**

Der CO_2-Absorber (Abb. 5.4-7) hat seinen Sitz im Inspirationsschenkel, da dort das CO_2 des Rückatemvolumens eliminiert werden muß. Bedingt durch diese Position ist der Ausatemwiderstand geringer, hinzu kommt ein erniedrigter Atemkalkverbrauch. Die **Hauptabsorption** findet im unteren Absorber um die Gaseintrittsstelle seitlich statt. Entsprechend diesem Prinzip ist täglich zuerst der untere Absorber zu erneuern und mit dem oberen zu tauschen.

Die beiden gebräuchlichen Atemkalke sind **Natronkalk** (weiß) und **Bariumkalk** (rosa). In Deutschland wird fast ausschließlich Natronkalk vertrieben. Natronkalk setzt sich aus geringen Anteilen Natrium- und Kaliumhydroxid und zum überwiegenden Anteil aus Calciumhydroxid zusammen. Um eine besonders effektive CO_2-Absorption zu gewährleisten, beträgt der **Feuchtigkeitsgehalt des Atemkalks** ca. 17%.

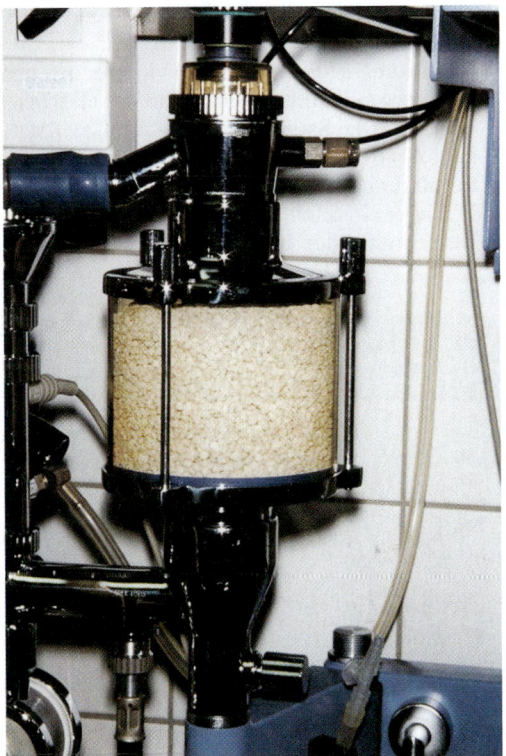

Abb. 5.4-7 CO₂-Absorber mit Natronkalk.

M Der **Absorber** ist **dicht** zu **füllen,** damit es nicht zu „Gas-Straßen" kommt, in denen keine Absorption stattfindet. ■

Die Absorption des CO_2 durch Atemkalk ist eine exotherm ablaufende chemische Reaktion, die, stark vereinfacht, wie folgt zu beschreiben ist:
$$Ca(OH)_2 + CO_2 = CaCO_3 + H_2O + \text{Reaktionswärme.}$$

Das Wasser und die Wärme, die bei dieser Reaktion freiwerden, tragen in Kreissystemen wesentlich zur Anfeuchtung und Anwärmung des Inspirationsgemisches bei.

▶ Die **Gebrauchsdauer** eines Doppelabsorbers beträgt ca. fünf Stunden. Der **verbrauchte Atemkalk** wird **trocken, hart, kalt** und **violett.** Er ist beim ersten Anzeichen dieser Veränderung zu wechseln und zu entsorgen, denn bei längerem Stehen wird er wieder weiß, ohne dabei seine Absorptionskraft wiederzuerlangen. ◀

Atemkalk muß **staubfrei** sein, da es sonst zu Tracheobronchitiden kommen kann. Daher ist im Inspirationsventil nach den Absorbern und vor dem Ventilplättchen ein Schutzsieb eingearbeitet. Außerdem hat Atemkalk **bakterizide Eigenschaften,** die allerdings nicht vor einer Tbc-Übertragung schützen. Die **CO_2-Aufnahmekapazität** von Atemkalk ist nur unwesentlich von der Form bzw. der äußeren Oberfläche eines Kalkkorns abhängig, maßgebend ist die innere Oberfläche, die durch Poren und Kapillaren gebildet wird. Hierdurch wird eine optimale Ausnutzung des Atemkalks durch Diffusion des CO_2 in das Innere des Kalkkorns gewährleistet. Die theoretische Kapazität eines mit Atemkalk gefüllten Absorbers beträgt ca. 240 l CO_2. Dieser Wert ist für die Praxis jedoch nicht brauchbar, da die Menge des absorbierten CO_2 von verschiedenen Parametern wie Frischgasstrom oder Stoffwechsellage des Patienten abhängt und daher sehr schwer zu erfassen ist. Auch eine Bewertung des Erschöpfungsgrades von Atemkalk über die entstehende Reaktionswärme ist in der Praxis nicht möglich. Werden im halbgeschlossenen Atemsystem typische Narkosebeatmungsparameter vorausgesetzt, so ist eine **Kapazitätserschöpfung** des Absorbers von zwei Dritteln an einer **Verfärbung** zu erkennen. Es kommt dann zu dem sog. CO_2-Durchbruch und einem inspiratorischen CO_2-Gehalt von 0,5%. Aus diesem Grund ist es ratsam, im Kreisteil zwei übereinander positionierte Absorber einzusetzen. Die dadurch bedingte Atemwiderstandserhöhung ist zu vernachlässigen. Dem Atemkalk sind chemische

5

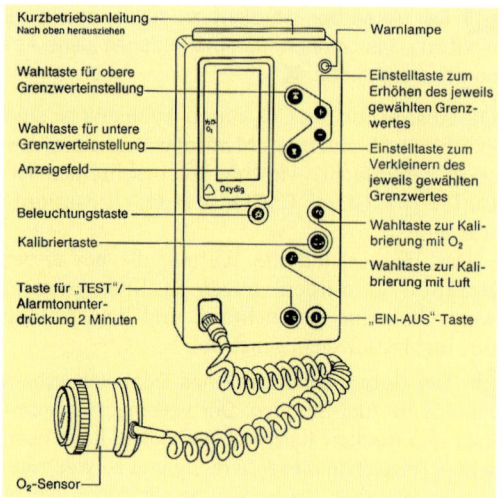

Kurzbetriebsanleitung
Nach oben herausziehen

Wahltaste für obere
Grenzwerteinstellung

Wahltaste für untere
Grenzwerteinstellung

Anzeigefeld

Beleuchtungstaste

Kalibriertaste

Taste für „TEST"/
Alarmtonunter-
drückung 2 Minuten

O₂-Sensor

Warnlampe

Einstelltaste zum
Erhöhen des jeweils
gewählten Grenz-
wertes

Einstelltaste zum
Verkleinern des
jeweils gewählten
Grenzwertes

Wahltaste zur Kali-
brierung mit O₂

Wahltaste zur Kali-
brierung mit Luft

„EIN-AUS"-Taste

Abb. 5.4-8 Bedienungselemente des Oxydig®.

Farbstoffe (Indikatoren) zugesetzt, die ihre Farbe verändern, wenn sie Säuren oder Basen ausgesetzt werden. Für den Anästhesisten sind solche **Farbindikatoren** eine zusätzliche Hilfe. Bei **Ethylviolett** ist der **Farbumschlag** so lange **reversibel,** wie der Atemkalk nicht vollständig gesättigt ist, d.h., ein einmal umgeschlagener, aber noch nicht erschöpfter Atemkalk „erholt" sich wieder. Die Beachtung des Farbumschlags ist ein sinnvolles **Indiz zum Austausch** des Kreisteilabsorbers.

Sauerstoff-Sensor (Oxydig/Firma Dräger)
Der O_2-Sensor (Abb. 5.4-8) sitzt auf dem Inspirationsventil und **kontrolliert** den **inspiratorischen O_2-Gehalt.** O_2 diffundiert durch eine Kunststoffmembran in den Sensor, wird an Kathoden reduziert (Gold und Blei), dabei bilden sich dem pO_2 proportionale Signale, die in die entsprechende Anzeige umgesetzt werden. Mindestens **einmal pro Tag** sollte eine **Eichung** mit 21% und 100% O_2 erfolgen.

Frischgaszufuhr
Das dem Patienten zuzuführende Frischgas muß pro Zeiteinheit mindestens das aufgenommene und verbrauchte Atemgas (Sauerstoff, Lachgas, volatile Anästhetika) ersetzen. Aus Sicherheits- und Dosierungsgründen erfolgt noch immer meist eine wesentlich höhere Frischgaseinspeisung in den Inspirationsteil des Narkosegerätes als unbedingt erforderlich. Bei der nachfolgenden Darstellung der Frischgaszufuhr wird von

einem konventionellen Narkosesystem mit halbgeschlossenem System ausgegangen.

Die Frischgaszufuhr ist in mehrere Abschnitte zu unterteilen. Zunächst erfolgt die Zuleitung des Gases mit evtl. erforderlicher Druckminderung an das Gerät, danach die Sicherung gegen versehentliche Lachgasapplikation bei Abnahme des Drucks der Sauerstoffversorgung, dann die Dosierung und Mischung der Gase mit nachfolgender Einleitung des Frischgasstroms in den jeweiligen Vapor (Verdampfer für das Narkosegas) und zuletzt die Zumischung des endgültigen Frischgases in das Patientensystem.

Die **Gaszufuhr** aus der zentralen Gasversorgung oder aus Gasflaschen garantiert den Transport der Narkosegase bis zum Eintritt in das Narkosegerät.

- **Zentrale Gasversorgung:** Sofern eine zentrale Gasversorgung existiert, wird das Gas entsprechend einer DIN-Verordnung (13252) über **farblich** und in der **Form kodierte Gasanschlüsse** (Tab. 5.4-2) mit einem Druck von etwa 5 bar (500 kPa) von einer zentralen Stelle angeliefert. Mit Hilfe von Steckkupplungen, die sich an den zuführenden Leitungen zum Narkosegerät befinden, läßt sich an den Gasentnahmestellen eine Verbindung zur zentralen Anlage herstellen.

- **Gasflaschen:** Bei Gasflaschen, die an das Narkosegerät montiert sind, muß der Flaschendruck, der bei Sauerstoff 200 bar und bei Lachgas 52 bar erreichen kann, durch einen **Druckminderer** auf ebenfalls 5 bar reduziert werden. In diesem Zusammenhang ist die **Formel zur Berechnung des Inhalts** von Sauerstoff- und

Tab. 5.4.-2 Farben und Formen von Steckkupplungen bei zentraler Gasversorgung nach DIN-Verordnung 13252.

	Farbe	Steck-kupplung (außen)	Steck-kupplung (innen)
Sauer-stoff (O_2)	Blau	sechseckig	rund
Lach-gas (N_2O)	Grau	rund	rund
Druck-luft	Gelb	viereckig	rund
Vakuum	Weiß	viereckig	rund

Lachgasflaschen zu erwähnen. Die Berechnungen gelten jeweils für Raumtemperatur und einen Umgebungsdruck von 760 mmHg. **Sauerstoff** liegt bei 200 bar Druck noch als Gas vor. Wird die auf der Flasche (ebenfalls **blaue Farbkennzeichnung**) angegebene Literzahl mit dem gemessenen Druck multipliziert, ergibt sich die in der Flasche enthaltene Menge an Sauerstoff (nach Boyle-Mariotte: Druck × Volumen = konstant). Da **Lachgas** bei 52 bar flüssig wird, gilt diese Formel für Lachgas nur bei einem gemessenen Druck unter 52 bar. Wird der Druck von 52 bar überschritten, liegt das meiste Lachgas als Flüssigkeit vor. Nun wiegt man die Flasche **(Farbe Grau)** und zieht das Leergewicht ab. Das Nettogewicht multipliziert mit 500 l/kg ergibt die der Flasche entnehmbare Menge an Lachgas. Da zusätzlich noch komprimiertes Gas in der Lachgasflasche vorhanden ist, ist die tatsächlich entnehmbare Menge etwas größer, solange der Grenzdruck von 52 bar herrscht.

- **Gaszuleitung innerhalb des Narkosegeräts:** Mehrere Gasleitungen führen die jeweiligen Gase bis zu den Rotametern. Diese gewährleisten die Dosierung und die anschließende Vermischung der Narkosegase vor Einströmen dieser Gasmischung in die Narkosemittelverdampfer (Vaporen). Im Narkosegerät findet eine weitere **Druckminderung** auf etwa 2 bar statt, mit der die Gase auf die Rotameterventile treffen. Vor der Einspeisung der einzelnen Gase in die auf das jeweilige Gas geeichten Meßröhren, sog. Rotameter (benannt nach den ersten Werken, die diese Meßröhren hergestellt haben, den Rota-Werken in Aachen), findet sich die sog. **Lachgassperre.** Dabei handelt es sich um ein Sicherungssystem mit einem Ventil in der Lachgasleitung vor dem Rotameter. Dieses Ventil ist nur so lange geöffnet, wie der Druck in der zuführenden O_2-Leitung größer als 1 bar ist. Bei einer Druckunterschreitung sperrt ein Federdruckventil die Lachgaszufuhr ab. Damit ist gewährleistet, daß bei einem Druckabfall im sauerstoffzuführenden Leitungssystem nicht fatalerweise allein Lachgas appliziert werden kann.

Rotameter (Meßröhrenblock)

Nach der Druckreduktion werden die Gase in die Rotameter (Abb. 5.4-9) geleitet. Jedes verwendete Gas (Sauerstoff, Lachgas, Luft) hat ein extra (bei 20 °C und 760 mmHg Luftdruck) geeichtes Rotameter, das aus einer Glasröhre mit

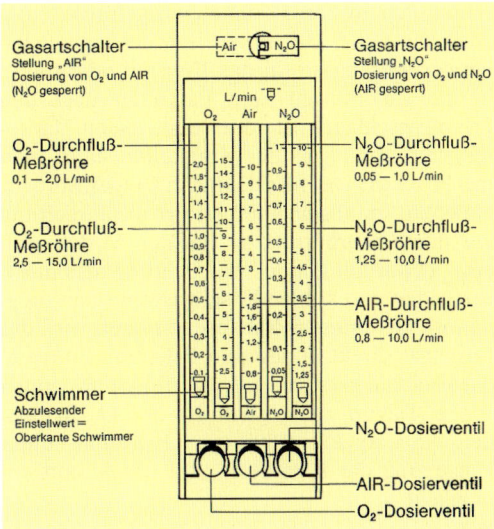

Abb. 5.4-9 Rotameter. Bedienungselemente des Meßröhrenblocks (Gasdosierung).

konisch geschliffenem, geeichtem Innenzylinder, Schwimmer, Skala und Dosierventil besteht.

Nach dem Eintreten der Gase in die Rotameter wird der Schwimmer durch den Gasflow getragen. Der Gasflow ist an der Außenseite der Rotameterröhrchen in l/min auf einer Skala abzulesen. Die Ungenauigkeit dieses Systems beträgt etwa 3 bis 10 %. Der Ringspalt zwischen Schwimmer und Wand nimmt nach oben hin zu (konisch), das Gas strömt zunehmend leichter hindurch und wird über diese Spaltbreite dosiert. Eine **genaue Regulierung erfordert** eine **senkrechte Position.** Steht die Röhre nicht senkrecht oder ist sie evtl. verschmutzt, läßt sich der Schwimmer und damit der Gasfluß nicht regulieren.

M Bei unsachgemäßem Umgang mit der Glasröhre (z.B. bei der Montage nach Überholung des Geräts) kann es zu **Haarrissen** in der Glasröhre kommen. Ein O_2-**Verlust** trotz normaler Schwimmeranzeige ist die Folge. ■

Zur Kontrolle der inspiratorischen O_2-Konzentration muß immer ein **Sauerstoffüberwachungsgerät** in den Inspirationsteil des Kreissystems zwischengeschaltet sein (Oxydig, Firma Dräger).

Das Durchströmen der Gasmischung durch die Vaporen und die Aufnahme der volatilen Anästhetika, entsprechend der eingestellten Konzentration, erfolgen nach der Durchmischung der in den Rotameter zugeführten und dosierten Gase. Das Einspeisen des gebrauchsfertigen Frischgases in das Kreisteil oder direkt in die Zuleitungen zum Patienten über den Frischgasschlauch ist vom verwendeten Narkosesystem abhängig. Bei **Kreisteilen** kann man das Frischgas vor oder nach den CO_2-Absorbern einleiten. Im allgemeinen erfolgt die **Einleitung vor** den **Absorbern.** Dies hat den Vorteil, daß eine Erwärmung und Anfeuchtung des noch trockenen und kühlen Frischgasgemisches möglich ist. Bei **offenen Narkosesystemen** wird das Frischgas direkt in das zum Patienten führende Atemschlauchsystem (z.B. Paedi-System) eingespeist. Davon zu trennen ist der **O_2-Bypass,** der eine direkte 100%ige O_2-Zufuhr unter Umgehung der Rotameter und des Vapors ermöglicht.

M Die Umgehung des Narkosemittelverdampfers ist zwingend notwendig und in der MedGV bzw. in dem MPG vorgeschrieben. ▪

Der O_2-Bypass ist besonders in Notfällen, aber auch in Situationen, bei denen ein hoher O_2-Flow (z.B. Bronchoskopien, undichte Maske) notwendig ist, erforderlich. Zu beachten ist dabei, daß Sauerstoff ohne wesentliche Druckminderung in das Beatmungssystem (bei manueller Ventilation in den Beatmungsbeutel) eingeleitet wird. Um einen hohen Atemwegsdruck zu vermeiden, sollte die Betätigung dieses Sauerstoff-Bypass-Ventils nur sehr kurz erfolgen.

Vapor

Da die Sättigungskonzentrationen der Gase unterschiedlich sind, muß für jedes volatile Anästhetikum ein speziell **kalibrierter Narkosemittelverdampfer** (Vapor, Abb. 5.4-10, 5.4-11) verwendet werden, um Über-/Unterdosierungen zu vermeiden. Die Inhalationsanästhetika werden durch Träger- oder Frischgase (Raumluft, Sauerstoff und/oder Lachgas) transportiert. Ein Teil des Frischgases (abhängig von der eingestellten Konzentration) strömt durch die Verdunsterkammer des Vapors, reichert sich dort mit Inhalationsanästhetikum an und vermischt sich da-

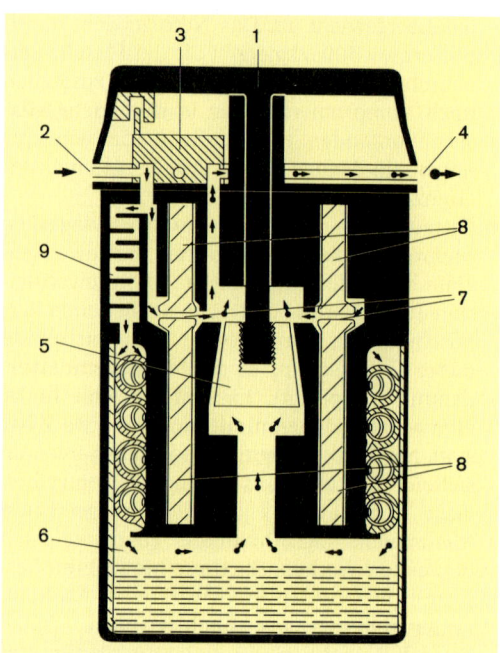

Abb. 5.4-11 Vapor-Innenansicht mit Luftstrom und Verdunsterkammer. Die Benennungen lauten:
1 Handrad (zur Einstellung der gewünschten Narkosegaskonzentration im Frischgas)
2 Frischgaseinstrom
3 Ein-Aus-Schalter (durch Kopplung mit dem Handrad wird der Frischgasstrom unterbrochen oder freigegeben)
4 Frischgasausstrom
5 Steuerkonus (zur Regelung der Zumischung des Inhalationsanästhetikums)
6 Verdunsterkammer
7 Durchtrittsöffnungen vom Ausdehnungskörper in die Mischkammer
8 Ausdehnungskörper (zur Temperaturkompensation)
9 Druckreduktionskammern (zur Kompensation des Frischgasdrucks und Reduktion der Strömungsgeschwindigkeit)

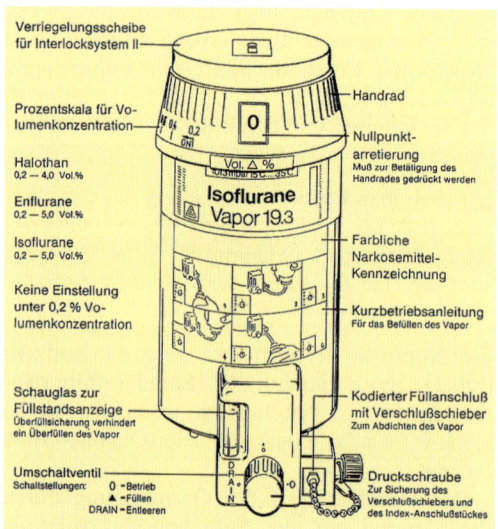

Abb. 5.4-10 Vapor-Außenansicht. Narkosemittelverdunster für Halothan, Enflurane bzw. Isoflurane.

nach wieder mit dem restlichen Frischgasstrom. Hierbei ist die Frischgaszuführung abhängig von der **Sättigungskonzentration** (gemessen in Vol.-%) eines jeden Inhalationsanästhetikums. Je höher die Sättigungskonzentration des Gases ist, um so weniger Frischgas fließt direkt durch die Verdunsterkammer. Zusammen mit dem reinen Frischgas gelangt das mit Narkosemittel aufgesättigte Atemgas nach dem Vapor wieder zusammen und bildet mit der zugeführten Rückatemluft das erneute Inspirationsgasgemisch. Rein rechnerisch läßt sich das Verhältnis durch folgende Formel ermitteln:

$$\frac{\text{Sättigungs-}}{\text{konzentration}} = \frac{\text{inspiratorische Konzentration}}{\times \% \text{ Frischgas}}$$
$$\frac{}{100\% \text{ Frischgas}}$$

Solange im geschlossenen Verdampfer noch flüssiges Inhalationsanästhetikum ist, sind bei gleicher Temperatur der Dampfdruck und die Sättigungskonzentration konstant.

Zum **Funktionsprinzip** eines Narkosemittelverdampfers läßt sich folgendes sagen. Im Verdampfer selbst herrscht eine bestimmte Sättigungskonzentration. Wird Frischgas durch den Verdampfer zugeführt, fungiert dieses als Träger, die Konzentration im Verdampfer erniedrigt sich. Das Inhalationsanästhetikum versucht die Sättigungskonzentration aufrechtzuerhalten, es verdampft daher immer weiter. Durch die Verdampfung kommt es zu einem Wärmeentzug (Energieverlust), die Temperatur innerhalb des Verdampfers sinkt weiter. Der Abfall der Sättigungskonzentration und des Dampfdrucks würde so weiter unterhalten. Um dies auszugleichen, wird der **Frischgasanteil,** der durch die Verdunsterkammer strömt, an die **Temperaturänderung angepaßt.** Bei niedriger Temperatur strömt mehr hindurch, um die Konzentration aufrechtzuerhalten.

Die Regulation erfolgt durch eine Bimetalldrossel, wobei sich bei Temperaturabfall der zweimetallige Streifen (mit verschiedenen Wärmeausdehnungskoeffizienten) zusammenzieht und somit mehr Frischgas in die Verdunsterkammer einströmen kann.

Im Vergleich dazu wird bei der **Flüssigkeitsdosierung** entweder dem Frischgas oder dem Atemsystem eine definierte Menge Inhalationsanästhetikum in flüssiger Form zugegeben und erst dort verdampft. Als Vorteil ist die nicht mehr notwendige Temperaturkompensation anzusehen.

M Beim **Umgang mit dem Vapor** ist folgendes zu berücksichtigen:

- Verdampfer stets zwischen Rotameterblock und Kreisteil schalten, damit nur Frischgas in den Verdampfer strömt
- O_2-Bypass nie durch Vapor leiten, sonst steht in Notsituationen kein „reiner" Sauerstoff zur Verfügung
- Vapor nie über 45° kippen, unabhängig ob ein- oder ausgeschaltet, da dadurch flüssiges Inhalationsanästhetikum in die Dosiereinheit gelangen kann, was kurzfristig ungenaue Konzentrationsabgabe verursacht (Vaporen der neuen Generation sind inzwischen kippsicher)
- Auffüllen des Vapors nur in „0-Stellung" entsprechend der auf Vaporen abgebildeten Kurzbetriebsanleitung
- beim Auffüllen Verwechslungsgefahr minimieren (ausschließen), dabei **farbliche Kennzeichnung** (Halothan: rot, Isofluran: violett, Enfluran: orange; Desfluran keine Farbkodierung, Einfüllstutzen paßt aber nur zu Desfluran-spezifischem Verdampfer) und **geometrisch kodierten Einfüllstutzen** (paßt nur zu spezifischem Vapor) beachten
- Vapor mittels Verriegelungshebel (nach links erfolgt Sperrung) mit Narkosegerät verbinden
- sofern Verbindungsbrücke für zwei Vaporen existiert, mit **Umschalthebel,** der sich an Verbindung zwischen Vaporen befindet, einen Vapor auswählen, damit ist Zufluß des kontralateralen Vapors blockiert
- Umschalthebel **optisch kontrollieren,** da sonst evtl. zwar Vapor aufgedreht, jedoch kein Inhalationsanästhetikum ins Kreissystem gelangt ■

5

5.4.6 Spezielle Narkosesysteme für Kinder

Aufgrund der besonderen Atemphysiologie und Anatomie, wie erhöhte Atemfrequenz, erniedrigtes Atemzugvolumen, geringere Compliance, höhere Atemwegswiderstände, erhöhter Sauerstoffverbrauch, müssen Kindernarkosesysteme folgende **Anforderungen** erfüllen:
- minimalen Totraum
- geringen Atemwiderstand
- ausreichende Atemgasanwärmung und -befeuchtung

5.4.6.1 Kuhn-System in der Kinderanästhesie

Das Kuhn-System (Abb. 5.4-12) wird bis zu einem Körpergewicht von 20 kg verwendet. Es

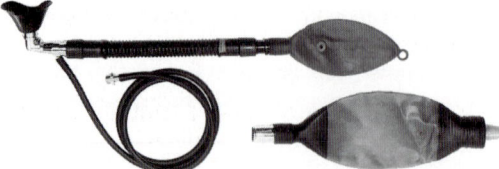

Abb. 5.4-12 Kuhn-System mit Maske, Frischgaszuleitung, Beatmungsbeutel und Narkoseabsaugungsbeutel.

ist ein halboffenes Nichtrückatmungssystem ohne Ventile (dadurch minimaler Atemwiderstand). Ein Frischgasflow, der mindestens dem zwei- bis dreifachen Atemminutenvolumen entspricht, verhindert die Rückatmung, dadurch entsteht ein sog. Spüldruck, um mit der Exspiration die Gase durch das Loch im Atembeutel zu eliminieren. Das **Funktionsprinzip** (Abb. 5.4-13) entspricht dem T-Stück nach Ayre und ist sowohl für die Spontanatmung als auch für die manuelle Beatmung geeignet. Zur manuellen Beatmung ist das Auslaßloch im Beutel mit dem Daumen zu verschließen und bei der Exspiration freizugeben.

- **Vorteile** des Kuhn-Systems:
  – minimaler Totraum
  – einfache Anwendung, leicht zu sterilisieren
  – Anschluß an Tubus oder Maske möglich
- **Nachteile:**
  – durch hohen Frischgasflow ist unter Beatmung eine Pneumothoraxgefahr durch Überblähung der Lunge gegeben
  – Auskühlung durch Nichtanwärmung der Atemgase

Im Laufe der Jahre erfolgten zwei **Modifikationen** des **Kuhn-Systems.** Zum einen versah man den Atembeutel mit einem Plastiküberzug, an dem eine Absaugvorrichtung zur Absaugung der

Narkosegase angebracht ist. Des weiteren wurde ein Druckbegrenzungsventil vor dem Atembeutel eingebaut, dessen Öffnung zugeklebt wird. Somit erfolgt eine kontinuierliche Beatmungsdruckkontrolle.

5.4.6.2 Ambu-Paedi-System in der Kinderanästhesie

Das Ambu-Paedi-System (Abb. 5.4-14) findet ebenfalls bis zu einem Körpergewicht von 20 kg Anwendung und ist ein **halboffenes Nichtrückatmungssystem,** welches mittels **Ambu-E-Ventil** direkt auf den Tubus bzw. die Maske aufgesetzt wird. Es ist sowohl für die Spontanatmung als auch für die manuelle Beatmung geeignet. Im Gegensatz zum Kuhn-System gibt es im inspiratorischen Schenkel ein **Beatmungsdruckmanometer,** weiterhin ein feinregulierbares **Ambu-Überdruckventil** zur Regulierung der Atembeutelfüllung und des Beatmungsdrucks. Sofern nicht besondere Gründe vorliegen, ist der Beatmungsdruck auf 15 bis 20 mbar zu begrenzen, da sonst auch hier die Gefahr eines Pneumothorax besteht. Ist ein Druck über 30 mbar nötig, muß die Sperre des Ventils gelöst werden. Das System verfügt über einen **Sofortentlüftungshebel** (rot) mit dem der Überdruck schlagartig zu beseitigen ist.

- **Nachteile** des Ambu-Paedi-Systems:
  – Verabreichung trockener, abgekühlter Gase, da Zufuhr direkt aus zentraler Gasversorgung erfolgt
  – bei zu starkem Flow bzw. Druck (über 8 l) können Störungen der Ventilfunktion mit **Reduktion des Inspirationsvolumens** entstehen
  – Messung des Exspirationsvolumens wird ungenau, wenn Frischgas dazugelangt

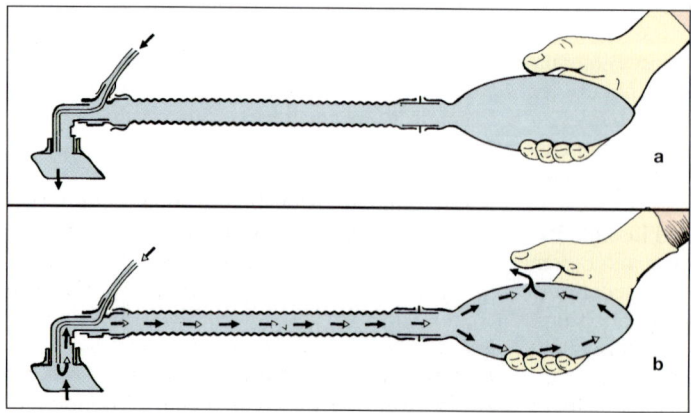

Abb. 5.4-13 Funktionsprinzip eines Kuhn-Systems bei manueller Beatmung.
a) Inspiration. Das Auslaßloch des Beutels mit dem Daumen dichthalten und den Beutel leicht komprimieren.
b) Öffnung im Atembeutel freigeben, dadurch erfolgt die Exspiration.

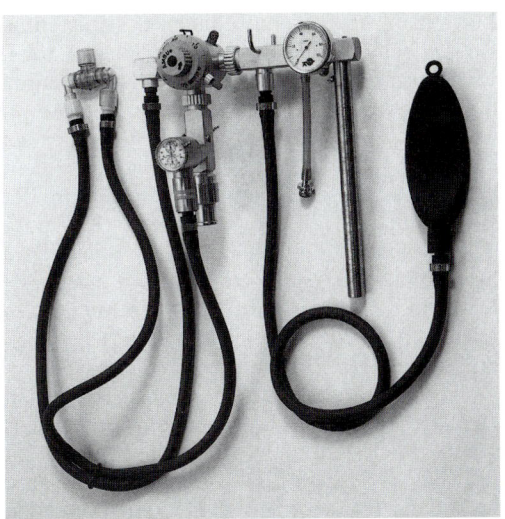

Abb. 5.4-14 Paedi-System.

5.4.6.3 Ulmer Narkoseset in der Kinderananästhesie

Beim Ulmer Narkoseset handelt es sich um ein modifiziertes **halbgeschlossenes Erwachsenenkreissystem,** welches bei Frühgeborenen und Kindern bis maximal 15 bis 20 kg/KG (ausnahmsweise auch bis 30 kg KG) zur Anwendung kommt.

Das Kreissystem bleibt im Prinzip unverändert, es kommen **spezielle Kinderschläuche** und **Endstücke** zum Einsatz, die sich durch einen **geringen Totraum** und **Widerstand** auszeichnen. Erreicht wird dies durch glatte Latexspiralschläuche (Innendurchmesser 1,5 cm) mit einer geringeren Compliance und kleinstem Volumen. Zusätzlich verwendet man wegen des minimalem Totraums besonders kleine **Winkel-/Y-Stücke** und **Rendell-Baker-Masken** (s. Abb. 6.11-1) in den Größen 0 bis 3 (Winkelstück 5 ml, Y-Stück mit Konnektor 0,5 ml Totraum). Der **Beatmungsbeutel** ist den kleineren Volumina **anzupassen.**

Wegen des geringeren Widerstands und Volumens reicht bei diesem System ein **CO$_2$-Absorber.** Das Volumeter wird gegen ein **Kindervolumeter** ausgetauscht, dessen Vorteile in einer genaueren Anzeige (in 20-ml-Schritten) und einem geringeren Widerstand liegen. Da das normale Kreissystem zwischengeschaltet ist, dauern Anpassung an Konzentrationsänderungen des Frischgases länger als bei den beiden vorher erwähnten Systemen. Inzwischen hat das Ulmer Narkosesystem die beiden vorher genannten Systeme nahezu vollständig verdrängt.

5.4.7 Allgemeine Regeln zum Umgang mit dem Narkosegerät

In Anlehnung an die MedGV sollte vor jeder Inbetriebnahme eines Beatmungs- oder Narkosegeräts eine Checkliste abgearbeitet werden.

M In jedem Fall hat vor der Inbetriebnahme des Kreisteils bzw. Narkosegeräts eine **Kontrolle** auf **Vollständigkeit** und **Funktionsfähigkeit** zu erfolgen. Hierzu zählen:
- Kreisteil und pneumatischer Teil bei manueller und maschineller Beatmung auf Dichtigkeit kontrollieren
- ausreichenden Druckaufbau für Beatmung prüfen
- Atembalg muß frei beweglich sein
- Überdruckventil, PEEP-Funktion sowie sämtliche Alarmfunktionen prüfen
- Standardeinstellungen (AF und AMV) kontrollieren
- Sauerstoffsensor vor Inbetriebnahme (mindestens alle 24 Stunden) mit 21% (Raumluft) und 100% O$_2$ eichen
- Frischgasflow testen und Überprüfung der Vaporen (bei Doppelanordnung Wahlhebelkontrolle)
- O$_2$-Mangel-Signal und verbundenes Lachgassperrventil testen, dazu O$_2$-Wandanschluß herausziehen, dabei darf kein Lachgasflow mehr möglich sein
- einmal pro Woche Füllung der Gasflaschen prüfen
- Absaugeinheit und Narkosegasabsaugung kontrollieren
- Beatmungsbeutel und -masken (verschiedene Größen) testen
- Sichtprüfung des Atemkalks ■

5.5 Intubation, Kehlkopfmaske und Tracheotomie

5.5.1 Intubation

Unter Intubation versteht man das Einführen eines **Tubus über** den **Mund** oder die **Nase** in die Trachea. Die erste Intubation (1880) für anästhesiologische Zwecke wurde von Sir W. McEwen vorgenommen. Nach 1945 entwickelte sich die endotracheale Intubation durch die Verbesserung der Intubationstechnik und des Materials zu einem allgemein gebräuchlichen Verfahren in der Anästhesie, Intensivtherapie und Notfallmedizin. Die Intubation bietet **Vorteile** und ermöglicht folgende **Therapiemaßnahmen:**

- Sicherung freier Atemwege
- Verkleinerung des anatomischen Totraums im Vergleich zur Maskennarkose beim Erwachsenen, evtl. Vergrößerung durch Tubus mit Adapter und Konnektor beim Kleinkind
- Absaugen von Tracheal- und Bronchialsekret
- exakte Beatmung mit Volumenkontrolle
- Langzeitbeatmung (bis ca. 14 Tage bei oro- und nasotrachealer Intubation)

5.5.1.1 Indikationen zur Intubation

In der **Anästhesie** stellt sich die Indikation bei allen Narkoseformen mit intraoperativer Relaxierung und Beatmung. Im Bereich der **Notfallmedizin** wird die Intubation beim Auftreten von respiratorischen Störungen (z.B. nach Aspiration, Intoxikation) oder zur Sicherstellung freier Atemwege bei Ausfall der Schutzreflexe und Verletzungen im Kehlkopfbereich nötig.

5.5.1.2 Anatomische Grundlagen

Der **Kehlkopf** (Abb. 5.5-1) liegt in der Höhe des 4. bis 6. Halswirbels. Zu den Aufgaben des Kehlkopfes gehört in erster Linie der Verschluß des Luftweges durch den Kehldeckel (Epiglottis). Dies ist beim Schlucken und beim Husten nötig. Eine Ausnahme bilden Neugeborene, die durch die anatomische Anordnung des Kehlkopfes in der Lage sind, sowohl zu schlucken als auch gleichzeitig zu atmen. Die Epiglottis dient außerdem der Lautbildung. Als Glottis wird der stimmbildende Teil des Kehlkopfes (Stimmlippen, Stimmmuskeln, Stellknorpel, Stimmritze) bezeichnet. Die Stimmritze (Abb. 5.5-2) ist beim Erwachsenen die **engste Stelle** des Kehlkopfes (Kap. 3.2). Bei der oralen Intubation richtet sich die Auswahl des Tubus u.a. nach dieser Enge.

Der **Kehlkopf des Kindes** unterscheidet sich in Aussehen und Struktur von dem des Erwachsenen. Seine Öffnung ist trichterförmig. Die Epiglottis ist schmaler und länger, hierdurch wird der Eingang enger und kann sehr leicht lebensbedrohlich zuschwellen. Die engste Stelle befindet sich etwa 1 cm unterhalb der Stimmbänder im subglottischen Raum. Ein Endotrachealtubus, der sich durch die Glottis vorschieben läßt, kann daher beim Kind knapp unterhalb der Glottis auf Widerstand stoßen.

Die **nervale Versorgung** des Kehlkopfes erfolgt hauptsächlich über zwei Vagusäste (N. laryngeus superior, N. laryngeus recurrens). Eine Schädigung des N. recurrens (z.B. Strumaoperation) führt zu einer Lähmung der Stimmbänder.

A Bei der Intubation kann ein Reiz des **N. vagus** mit dem Laryngoskop und/oder mit dem Intubationstubus zu **Bradykardie** führen, daher immer **Atropin** griffbereit haben. ◄

Die **Trachea** verläuft in der Mediallinie entlang der Hals- und Brustwirbelsäule. Sie beginnt am Ringkorpel und teilt sich in Höhe des 5. bis 6. Brustwirbels an der Bifurkation in den rechten und linken Hauptbronchus. Sie ist beim Erwachsenen ca. 12 bis 15 cm und beim Kind 6 bis 8 cm lang. Ihr Durchmesser beträgt 15 bis 25 mm bzw. 5 bis 8 mm. Die C-förmigen Knorpelspangen, die nach hinten offen sind, verleihen der Luftröhre Stabilität. Eine von Flimmerepithel bedeckte Schleimhaut kleidet die Trachea innen aus.

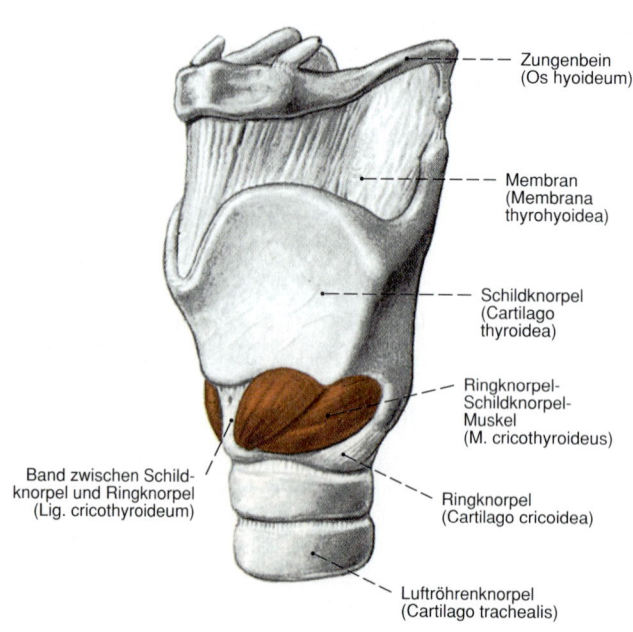

Zungenbein
(Os hyoideum)

Membran
(Membrana thyrohyoidea)

Schildknorpel
(Cartilago thyroidea)

Ringknorpel-Schildknorpel-Muskel
(M. cricothyroideus)

Band zwischen Schildknorpel und Ringknorpel
(Lig. cricothyroideum)

Ringknorpel
(Cartilago cricoidea)

Luftröhrenknorpel
(Cartilago trachealis)

Abb. 5.5-1   Kehlkopf in der Seitenansicht

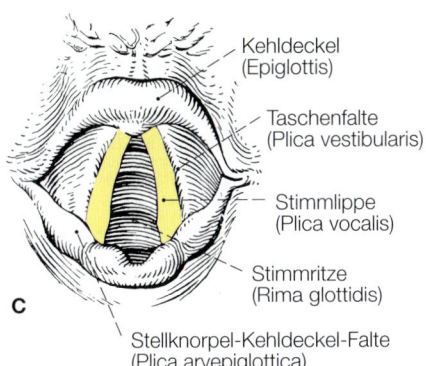

Kehldeckel
(Epiglottis)

Taschenfalte
(Plica vestibularis)

Stimmlippe
(Plica vocalis)

Stimmritze
(Rima glottidis)

c

Stellknorpel-Kehldeckel-Falte
(Plica aryepiglottica)

Abb. 5.5-2 Blick auf die geöffnete Stimmritze bei der Einatmung.

5.5.1.3 Intubationsmethoden

In der Anästhesie und der Notfallmedizin wird meist orotracheal intubiert. In der Intensivmedizin hingegen stehen nasotracheale Intubationen und operative Methoden, wie Tracheotomie und Koniotomie (Notfallmaßnahme) im Vordergrund.

■ **Orotracheale Intubation:** Der Tubus wird über den Mund unter direkter Inspektion des Kehlkopfes (Laryngoskopie) in die Trachea eingeführt. Der erste Teil des Intubationsweges bietet in der Regel keine Schwierigkeiten, außer bei zu kleiner Mundöffnung oder bei geschwollenen Gaumenmandeln. Die Passage des Kehlkopfes (engste Stelle) ist der schwierigere Teil. Der Trachealeingang ist nur mit Hilfe eines Laryngoskops sichtbar. Die orotracheale Intubation bietet folgende **Vorteile:**
– Routineverfahren
– schnelle und sichere Methode, auch im Notfalleinsatz

Die **Nachteile** sind:
■ Patient muß in Narkose versetzt werden
■ bei zu geringer Mundöffnung nicht möglich

Als **Kontraindikation** gelten Operationen im Mundbereich. Die wichtigste **Komplikation** bei der orotrachealen Intubation ist die Schädigung der Zähne bei unvorsichtiger Handhabung des Laryngoskops.

■ **Nasotracheale Intubation:** Der Tubus wird durch eine Nasenöffnung bis in den Oropharynx (Mund- und Schlundbereich) vorgeschoben, der Kehlkopfeingang mit dem Laryngoskop dargestellt und der Tubus unter Sicht in die Trachea eingeführt. Meist benötigt man eine Intubationszange, um den Tubus in die Trachea zu lenken. Bei noch vorhandener Spontanatmung des Patienten kann u.U. eine „blinde" nasale **Intubation** erfolgen, dabei ist der Tubus wie bereits beschrieben über eine Nasenöffnung vorsichtig einzuführen. Die Fortleitung der Atemgeräusche von der Tubusspitze zum Tubusansatz ermöglicht dabei das Einführen des Tubus in die Trachea während der Einatemperiode. Eine häufig auftretende **Komplikation** bei der nasotrachealen Intubation ist die Entstehung einer Sinusitis maxillaris. Die Kontamination des Tubus durch die Nasenpassage ist hingegen untergeordnet einzustufen. Eine klassische **Kontraindikation** der nasotrachealen Intubation ist eine Schädelbasisfraktur mit Austritt von Liquor aus den Nasengängen, da ein erhöhtes Infektionsrisiko mit Meningitisgefahr besteht. Die **Vorteile** bei nasaler Applikation sind:
– größere Toleranz und Akzeptanz des Intubationstubus
– bessere Fixationsmöglichkeit
– erleichtertes Vorgehen bei der Mundpflege

Neben den genannten Risiken ist die nasotracheale Intubation etwas schwieriger als die orotracheale, was als **Nachteil** anzusehen ist.

5.5.1.4 Instrumentarium

Laryngoskop
Zur Darstellung des Kehlkopfeingangs wird ein Laryngoskop (Abb. 5.5-3) benötigt. Es besteht

5

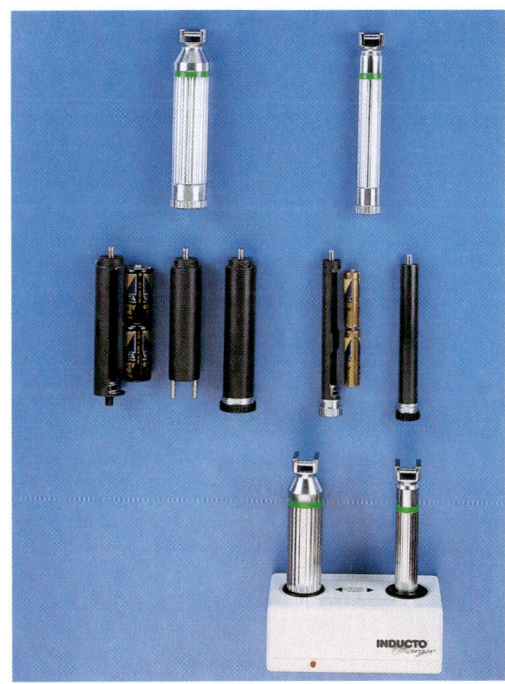

Abb. 5.5-3 Laryngoskope mit Akku.

aus einem **Griff** mit Batterie oder aufladbarem Akku und **Spatel** mit Lichtquelle, dabei sind der Griff und der Spatel durch ein Scharnier- oder Springgelenk mit Kugelverschluß verbunden. Neuere Modelle verfügen über eine Kaltlichtquelle im Griff und eine Glasfaserbündelung im Spatel, wobei die Lichtausbeute wesentlich stärker und technische Störungen geringer sind.

Die Spatel lassen sich aufgrund ihrer Form grundsätzlich in gerade oder gebogene Spatel unterscheiden. Daraus haben sich im Laufe der Zeit viele **Spatelarten** entwickelt, die alle nach ihren Erfindern benannt sind.

■ **Gebogener Spatel** (Abb. 5.5-4): Der gebogene Spatel, insbesondere der **Spatel nach Macintosh,** wird am häufigsten bei der Intubation eingesetzt, eine Größentabelle ist in Tabelle 5.5-1 dargestellt. Beim gebogenen Spatel wird das **distale Ende** in die **glossoepiglottische Falte,** d.h., vor die Epiglottis geführt und der Kehldeckel durch Zug aufgerichtet, was einen freien Blick auf die Stimmritze ermöglicht (s. Abb. 5.5-6a). Der Macintosh-Spatel ist leicht gebogen und besitzt eine Auflage an der linken Seite, um die Zunge aus dem Intubationsfeld nach links zu verdrängen und ist auch speziell für Linkshänder erhältlich.

■ **Gerader Spatel** (Abb. 5.5-5): Bei der Intubation mit einem geraden Spatel wird die

Tab. 5.5-1 Größendifferenzierung des Macintosh-Spatels.		
Alter	**Spatelgröße für Macintosh-Spatel**	**Spatellänge für Macintosh-Spatel** (cm)
Neugeborene und Kleinkinder	Nr. 1	9
Kinder	Nr. 2	10,8
Erwachsene, mittlerer Größe	Nr. 3	13,0
Erwachsene, Überlänge	Nr. 4	15,5

Epiglottis direkt angehoben (aufgeladen), d.h., die Spatelspitze liegt im Vergleich zur Laryngoskopie mit dem gebogenen Spatel hinter der Epiglottis (Abb. 5.5-6a, b). Der gerade Spatel eignet sich sehr gut zur Intubation des Neugeborenen und des Kleinkindes, da die Epiglottis relativ lang und verformbar ist. Beim Erwachsenen ist der gerade Spatel vorsichtig einzusetzen, da durch Hebelbewegungen eine Verletzung oder gar das Herausbrechen von Schneidezähnen möglich ist. Im Routinebetrieb hat sich der **Miller-Spatel** durchgesetzt.

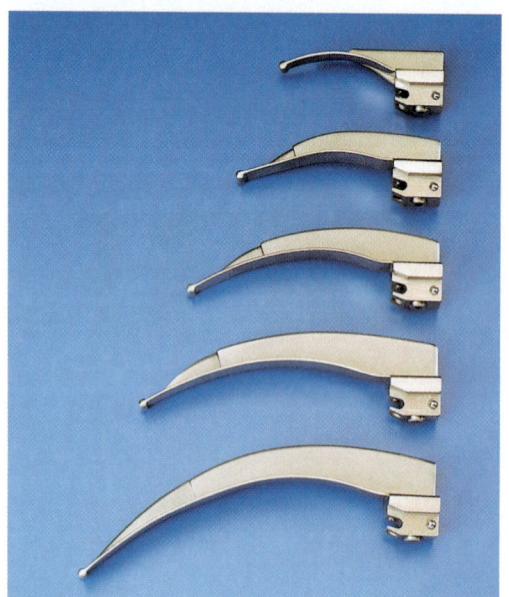

Abb. 5.5-4 Gebogene Spatel nach Macintosh mit Lichtquelle.

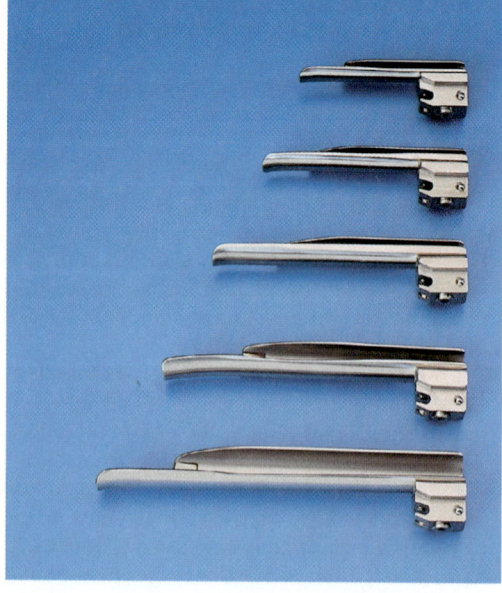

Abb. 5.5-5 Gerade Spatel nach Miller mit Lichtquelle.

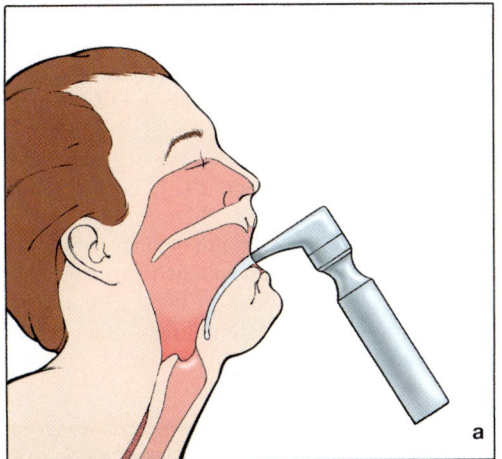

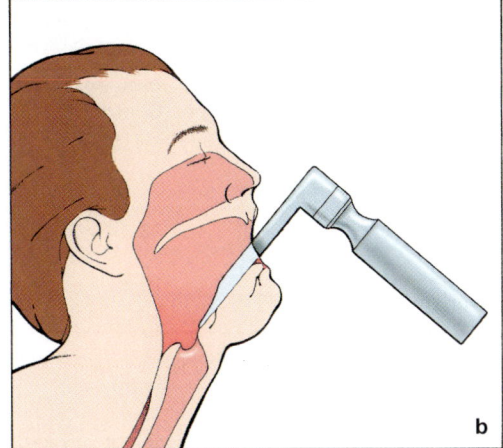

Abb. 5.5-6 Laryngoskopie mit geradem und gebogenem Spatel.
a) Der gebogene Spatel wird vor die Epiglottis geführt.
b) Der gerade Spatel lädt die Epiglottis auf.

Er ist gerade, und die Spitze ist dezent gebogen, die Größen sind in Tabelle 5.5-2 dargestellt.

■ **Weitere Spatelarten:** Der Spatel nach Fink, der Spatel nach Silker, der Spatel nach Wisconsin und der Spatel nach Bizarri und Guffrida. Sie haben durch die fiberoptische Intubation an Bedeutung verloren, und werden deshalb hier nur genannt.

M Die Wahl des geeigneten Laryngoskops und Spatels orientiert sich am Anwender und der Situation des Patienten. Grundsätzlich ist jedes Instrument vor der Benutzung auf Vollständigkeit und Funktion zu prüfen. ■

Endotrachealtuben

Endotrachealtuben sind in verschiedenen Größen und unterschiedlichen Materialien erhältlich. Der Querschnitt eines Tubus ist kreisförmig. Am proximalen Ende ist ein **Iso-Norm-konnektor** angebracht, der mit dem Beatmungssystem verbunden werden kann. Alle Tuben, egal ob aus Kunststoffen, z.B. Silikon oder PVC, oder gar aus Metall (Lasertuben), haben ein **angeschrägtes distales Ende.**

Die meisten Tuben besitzen am trachealen Ende eine **Blockmanschette** (Cuff). Der Cuff dient zur Abdichtung des Tubus an der Trachealwand und ist durch eine Zuleitung mit einem Kontrollballon am proximalen Ende des Tubus verbunden. Der Cuff darf die Trachea nur mit einem minimalen Druck belasten, muß sich der Tracheaform soweit als möglich anpassen und den Druck auf die Schleimhaut gleichmäßig verteilen. Gefüllt wird der Tubuscuff mit einem **Niederdruckmanometer** oder vorsichtig mit einer Spritze.

M Der **maximale Cuffdruck** von 17 bis 25 cmH$_2$O ist möglichst nicht zu überschreiten, da sonst die Kapillardurchblutung der Trachealschleimhaut unterdrückt wird. Im Verlauf einer Operation ist der Cuffdruck mehrfach zu kontrollieren, da **Lachgas** in die Manschette **diffundiert** und einen Druckanstieg bewirkt. ■

Moderne Tuben bestehen aus einem thermolabilen Material und einem Niederdruck-Cuff (low pressure). Grundsätzlich können drei **Cufftypen** unterschieden werden:

5

Tab. 5.5-2 Größendifferenzierung des Miller-Spatels.

Alter	Spatelgröße für Miller-Spatel	Spatellänge für Miller-Spatel (cm)
Frühgeborene	Nr. 0	7,5
Kleinkinder	Nr. 1	10,2
Kinder	Nr. 2	15,5
Erwachsene, mittlerer Größe	Nr. 3	19,5
Erwachsene, Überlänge	Nr. 4	20,5

- **Low volume high pressure Cuff** (LVHP): Bei diesem Cufftyp ist das Füllvolumen des Cuffs zwar sehr gering, dennoch wird sehr schnell ein hoher Druck auf die Trachealschleimhaut ausgeübt, da der Cuff tischtennisballähnlich geformt ist.
- **High volume low pressure Cuff** (HVLP): Der HVLP hat einen längeren Cuff mit einer dünnen Wandung. Im Vergleich zum LVHP ist das Volumen zwar höher, sein Druck auf die Trachealschleimhaut aber geringer, da der Cuff sich pflaumenförmig an die Trachea anlegt.
- **High volume low pressure Cuff mit Druckausgleich:** Einige Tuben verfügen über ein Ventilsystem, das einen Druck über 25 mmHg nicht zuläßt bzw. Blockerluft in einen Außenballon abläßt (Lanz®-System, Fa. Mallinckrodt). Andere Tuben sind mit einem Brandt®-System (Fa. Mallinckrodt) ausgerüstet. Dieses System regelt den Ausstrom des diffundierten N_2O im Trachealcuff in einen äußeren Kontrollballon. Beide **Druckkontrollsysteme** benötigen eine weit höhere Füllmenge an Luft als übliche Tuben. Der Tubus mit Brandt®-System bietet den Vorteil, daß der Kontrollballon bei einer Crash-Intubation (Ileus-Einleitung; s. Kap. 6.1) vorgefüllt werden kann. Zum Schutz des Patienten vor einer Aspiration kann nach Plazierung des Tubus mit Druck auf den Kontrollballon die Luft in den Trachealcuff verlagert werden und somit eine schnelle Abdichtung der Trachea erfolgen. Bei langen Operationen ist ein Druckausgleichsballon vorteilhaft.

Eine Ausnahme ist ein **Spezialtubus** zur **Langzeitbeatmung**, der Kamen-Wilkinson-Tubus oder Foam-Cuff-Tubus (s. Abb. 5.5-10). Er besitzt einen Cuff aus schwammartigem Polyurethangewebe, das normalerweise ballonartig entfaltet ist. Vor der Intubation ist dieser Cuff unter Vakuum zu entleeren. Nach der Intubation wird das Vakuum aufgehoben, und der Cuff legt sich der Tracheawand an.

Bei der **Auswahl** der Tuben ist auch auf die **Tubusgröße** zu achten, die meist in zwei Maßeinheiten angegeben wird. Die modernere Einteilung ist die Größe des **Innendurchmessers** (ID) in Millimetern, aber auch die alte französische Bezeichnung **Charrière** (Ch) wird noch teilweise benutzt. Die **Umrechnung** erfolgt mit der Formel:

$4 \times ID + 2 = Charrière$

Der kleinste Tubus hat einen Innendurchmesser von 1,5 mm (8 Ch), der größte hat 11 mm ID (46 Ch). Der Innendurchmesser steigert sich in 0,5-mm-Schritten, das entspricht 2 Charrière. Der Außendurchmesser ist abhängig vom Material. **Richtwerte zur Tubusauswahl** bei Erwachsenen und Kindern sind in Tabelle 5.5-3 aufgezeigt. Zur Bestimmung der richtigen Tubusgröße (Ch oder ID) kann folgende **Faustregel für Kinder** zwischen dem 2. und 14. Lebensjahr hilfreich sein: 4,5 + (Alter) dividiert durch 4.

Die **Tubuslänge** variiert mit dem Durchmesser, wobei nasale Tuben grundsätzlich länger sind als orale. Da bei der Intubation nicht genau abgeschätzt werden kann, wie tief der Tubus bereits in die Trachea eingeführt ist, befinden sich am

Tab. 5.5-3 Richtwerte für die Tubuswahl bei orotrachealer Intubation. entsprechend dem Lebensalter. Angegeben sind innerer Durchmesser und Umfang.

Alter	Innerer Durchmesser (ID) (mm)	Umfang, Charrière (Ch) (mm)
Frühgeborene	2,5	10–12
Neugeborene	3	12–14
1–6 Monate	3,5	16
6–12 Monate	4,0	18
1–2 Jahre	3,5–4,5	16–20
2–3 Jahre	4–5	18–22
3–4 Jahre	4,5–5,5	20–24
4–5 Jahre	5–6	22–26
5–6 Jahre	5,5–6,5	24–28
6–7 Jahre	6–6,5	26–28
7–9 Jahre	6,5	28
10–11 Jahre	6,5–7	28–30
12 Jahre	7,5	32
14–16 Jahre	8	34
erwachsene Frauen	7–8	30–34
erwachsene Männer	8–9	34–36

Tab. 5.5-4 Richtwerte der Tubuslänge von der Lippe bis zur Mitte der Trachea in cm (d.h., bei einem zwei Jahre alten Kind befindet sich die Markierung „13 cm" bei richtiger Intubation an den Lippen).

Alter	Entfernung Lippe bis Tracheamitte (cm)
Frühgeborene	10
reife Neugeborene	11
1–6 Monate	11
6–12 Monate	12
2 Jahre	13
4 Jahre	14
6 Jahre	15–16
8 Jahre	16–17
10 Jahre	17–18
12 Jahre	18–20
14 Jahre und mehr	20–24

distalen Tubusende Markierungen (cm), die als Orientierung dienen. Des weiteren können die Richtwerte bezüglich der Entfernung zwischen Tracheamitte und Lippe (Tab. 5.5-4) herangezogen werden.

M Die **Tubusgröße** richtet sich bei Kindern nach dem Alter, bei Erwachsenen nach der geschlechtsspezifischen Konstitution, wobei zu beachten ist, daß der größtmögliche Tubus zu wählen ist, um den Beatmungswiderstand so gering wie möglich zu halten.

- Die Passage der Stimmritze und des Ringknorpels muß atraumatisch erfolgen.
- Bei Kindern, die das 10. Lebensjahr noch nicht erreicht haben, sollte ein **Tubus ohne Cuff** verwendet werden, da durch die lockere Trachealschleimhaut ein dichter Sitz auch ohne Cuff gewährleistet ist.
- Bei der Auswahl der **Tubuslänge** ist zu beachten, daß der Cuff im oberen Anteil der Trachea liegen muß.
- Ein sicherer Geräteanschluß ist zu gewährleisten.
- Grundsätzlich muß die **richtige Tubuslage** durch Auskultation geprüft werden. ■

Neben den Unterscheidungsmerkmalen in Länge und Größe sind noch verschiedene **Tubusarten** hervorzuheben.

- **Magill-Tubus** (Abb. 5.5-7): Er ist der Standardtubus für alle Operationen in Rückenlage und im Bereich der Intensivmedizin. Sein Krümmungsradius ist genormt. Er ist als Einmal- und Mehrfachtubus für die orale und die nasale Intubation erhältlich.
- **Woodbridge-Tubus** (Abb. 5.5-8): Dieser Tubus wird v.a. bei Eingriffen in der Neurochirurgie, bei Operationen im Gesicht-Hals-Bereich sowie bei extremen Operationslagerungen (z.B. Bauchlage) benutzt. Er hat eine eingearbeitete Metallspirale, wodurch er enorme Flexibilität erhält und nicht abknickt. Die Stabilität zur Intubation wird durch einen Führungsstab erreicht. Bei der Verwendung von **Latexmaterial** ist auf **Tubushernien** zu achten, da das Latex um die Metallspirale gearbeitet ist.

A Durch **Kontakt mit Lachgas,** das sehr leicht in die Zwischenschichten von Latex diffundiert, kann es zu einem teilweisen oder gänzlichen Verschluß des inneren Lumens kommen. ◄

- **Oxford-non-kinking-Tubus** (Abb. 5.5-9): Er hat seinen Stellenwert als Routinetubus bei allen Operationen in Rückenlage. Dieser Tubus kann nur für die orotracheale Intubation verwendet werden. Er knickt nicht ab und ist verhältnismäßig starr. Am proximalen Ende ist er rechtwinklig gebogen, was eine einseitige Intubation nahezu ausschließt. Wird ein spezieller Führungsstab verwendet, bietet der Oxford-non-kinking-Tubus gegenüber anderen Tuben bei schwierigen Intubationsverhältnissen leichte Vorteile. Dabei wird der Führungsstab, dessen leicht nach oben gebogene Spitze aus flexiblem Weichgummi besteht, etwas über das Tubusende eingeführt und als Leitschiene benutzt.
- **Kamen-Wilkinson-Tubus** oder **Foam-Cuff-Tubus** (Abb. 5.5-10): Dieser Tubus kommt speziell in der Langzeitbeatmung zum Einsatz. Seine Form entspricht der des Magill-Tubus. Der Cuff besteht aus einem Polyurethangewebe, welches den Cuff ballonartig entfaltet. Durch diese natürliche Ausweitung des Cuffs entstehen an der Trachealschleimhaut keine Druckstellen. Außerdem ist das Material sehr gewebefreundlich.
- **RAE-Tubus** (Abb. 5.5-11): Den RAE-Tubus benutzt man meist im kieferchirurgischen Bereich. Seine vorgegebene Krümmung liegt bei

5

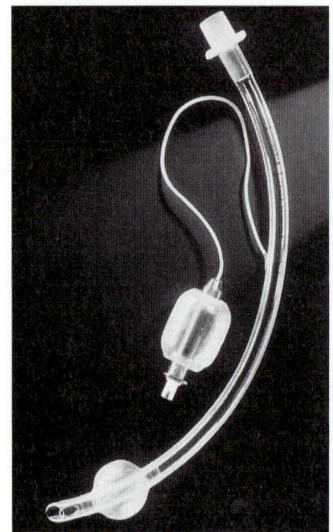

Abb. 5.5-7 Magill-Tubus.

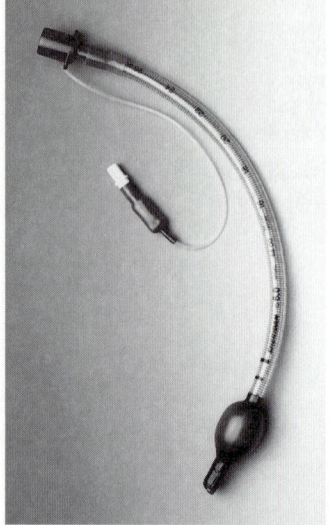

Abb. 5.5-8 Woodbridge-Tubus.

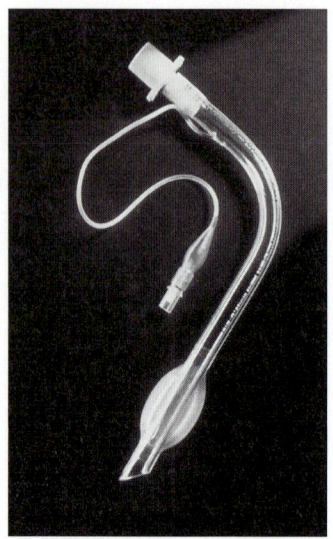

Abb. 5.5-9 Oxford-non-kinking-Tubus.

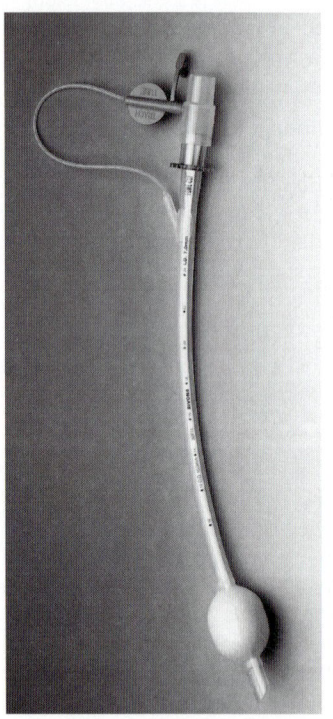

Abb. 5.5-10 Foam-Cuff-Tubus.

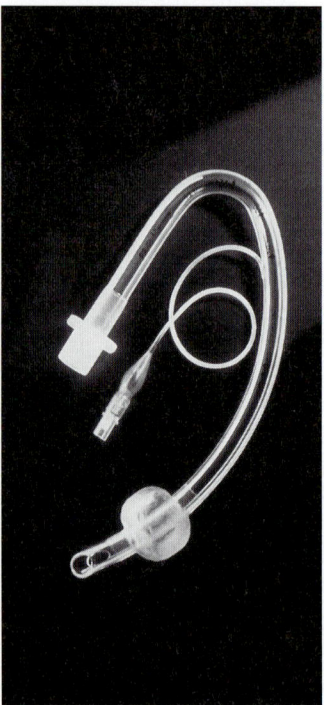

Abb. 5.5-11 RAE-Tubus.

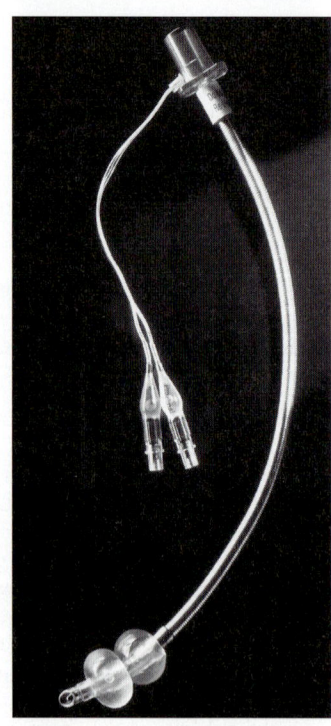

Abb. 5.5-12 Lasertubus.

richtiger Tubusgrößenauswahl an der Unterlippe auf, der Tubus wird nach unten abgeleitet und am Kinn fixiert.
- **Lasertubus** (Abb. 5.5-12): Der Tubus besteht aus einem Vollmetall oder aus aluminiumbeschichtetem Kunststoff und hat zwei Cuffmanschetten, die mit Kochsalzlösung gefüllt werden. Er wird bei der Anwendung eines Lasergeräts im Kehlkopf- und unteren Mundbereich eingesetzt.

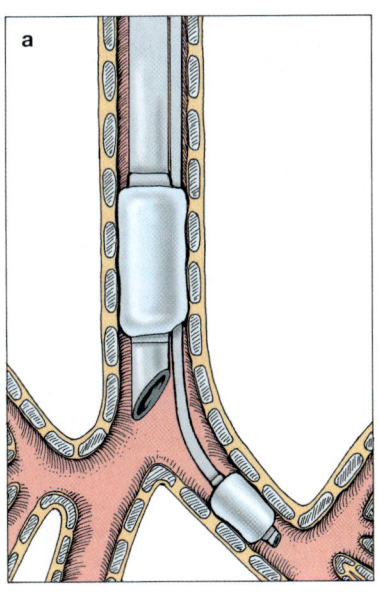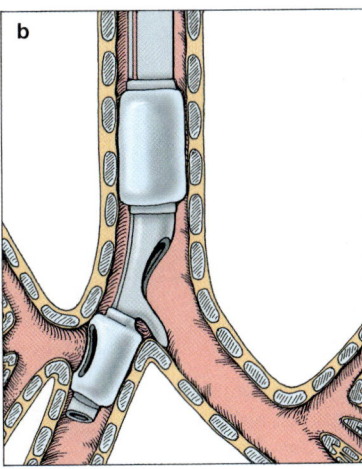

a

b

Abb. 5.5-13 Tuben zur einseitigen Intubation.
a) Carlens-Tubus zur Intubation des linken Hauptbronchus.
b) White-Tubus zur Intubation des rechten Hauptbronchus.

■ **Carlens- und White-Tuben:** Diese Spezialtuben sind zur Intubation eines Hauptbronchus vorgesehen und erlauben sowohl die gleichzeitige als auch die getrennte Beatmung der linken bzw. der rechten Lunge. Die seitengetrennte Beatmung bietet dem Chirurgen optimale Operationsbedingungen bei thorakalen Eingriffen; ein Übertritt von flüssigem Material in die gegenüberliegende Lunge (Lungenblutung, Lungenabszeß) wird verhindert. Der **Carlens-Tubus** (Abb. 5.5-13a) ist zur Intubation des **linken Hauptbronchus,** der **White-Tubus** (Abb. 5.5-13b) zur Intubation des **rechten Hauptbronchus** geeignet. Auffällig ist ein sog. Karinasporn, ein Haken aus Weichgummi, der bei genauer Plazierung auf der Karina (Bifurkation) aufsitzt.

■ **Robertshaw-Tubus** (Abb. 5.5-14): Er ist ein modifizierter doppellumiger Tubus ohne Karinasporn, ist aus einem modernen Kunststoff gefertigt und verfügt ebenfalls über Niederdruckmanschetten an beiden Cuffs. Die genaue Tubuslage ist wie bei allen doppellumigen Tuben, sofern möglich, mit einem Bronchoskop zu kontrollieren.

■ **Guedel-Tubus** (Abb. 5.5-15): Dieser Oropharyngealtubus verhindert eine Verlegung der oberen Luftwege durch das Zurückfallen der Zunge und wird bei bewußtlosen oder narkotisierten Patienten (z.B. Maskennarkose) bzw. auch zusätzlich zu einem Orotrachealtubus als Fixations- und Beißschutz eingelegt.

5

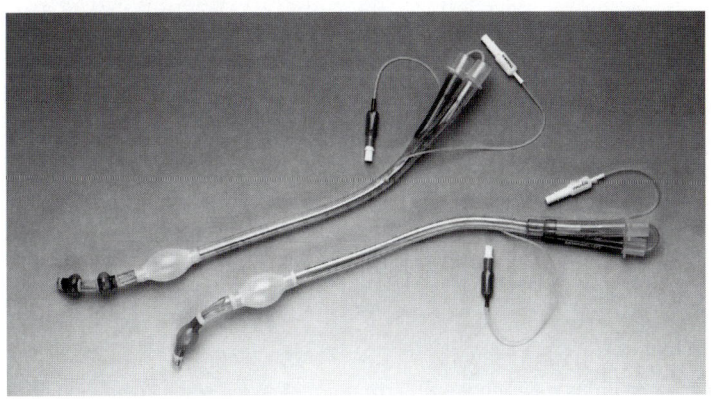

Abb. 5.5-14 Robertshaw-Tuben zur Intubation des rechten (oben) und linken (unten) Hauptbronchus.

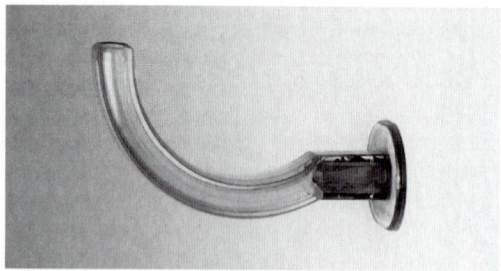

Abb. 5.5-15   Guedel-Tubus.

M Der Guedel-Tubus verursacht einen starken Reiz an der Rachenwand, deshalb ist auf die richtige Größenauswahl zu achten. Das Einführen in den Mund darf erst erfolgen, wenn die Schutzreflexe weitgehend erloschen sind. ∎

■ **Wendl-Tubus:** Dieser nasopharyngeale Tubus aus Gummi wird nach vorheriger Anfeuchtung über den unteren Nasengang (Abb. 5.5-16a) so weit in den Pharynx vorgeschoben, bis eine Atemluftströmung zu hören ist (Abb. 5.5-16b). Bei korrekter Lage können das Gaumensegel und der Zungengrund nicht zurückfallen. Dieser Tubus eignet sich auch für den Einsatz nach einer Narkose oder bei Kieferklemme, die Toleranz von seiten der Patienten ist meist sehr gut.

Führungsstab
Ein Führungsstab ist ein kunststoff- oder gummiummantelter Draht (Oxford-Tubus), dessen distales Ende aus weichem Material ohne Metalldraht besteht. Der Führungsstab kann nach vorheriger Anfeuchtung mit einem Gleitmittel in den Tubus eingeführt werden, was ein Anpassen an die individuellen Gegebenheiten ermöglicht.

A Wegen der erhöhten Verletzungsgefahr der Trachea darf das distale Ende des Führungsstabs nicht aus dem Tubuslumen herausragen. Nur in besonderen Ausnahmen, z.B. wenn der Führungsdraht bei schwierigen Intubationsverhältnissen als Schiene für den Tubus verwendet wird, ist ein Verzicht auf diese Vorsichtsmaßnahme möglich. ◀

Intubationszangen
Die **Magill-Zange** (Abb. 5.5-17a) oder die **modifizierte Magill-Zange nach Ehrensperger** (Abb. 5.5-17b) sind Instrumente, mit denen der Tubus bei nasaler Intubation in den Hypopharynx geschient oder vorgeschoben wird. Die modifizierte Zange nach Ehrensperger bietet erhebliche Vorteile, da durch die gewölbten Maulteile der Tubus korbartig zu umgreifen und somit fester und sicherer zu halten ist. Ein Abrutschen ist nicht so leicht möglich. Auch die Gefahr der Beschädigung des Cuffs ist im Vergleich zur klassischen Magill-Zange deutlich reduziert.

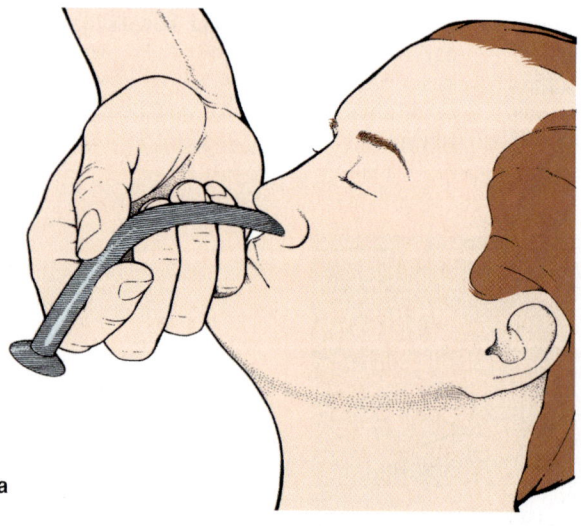

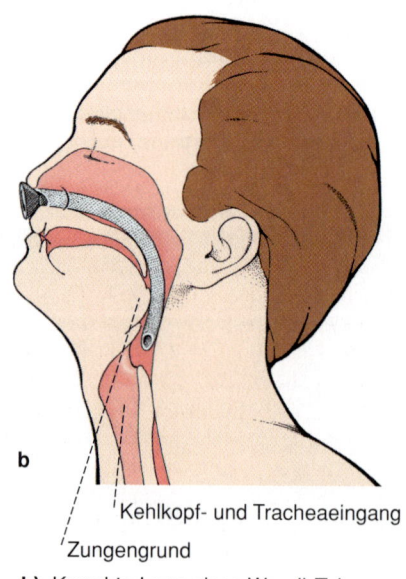

a

b

Kehlkopf- und Tracheaeingang
Zungengrund

Abb. 5.5-16   Wendl-Tubus.
a) Einführen eines Wendl-Tubus durch den unteren Nasengang.   **b)** Korrekte Lage eines Wendl-Tubus.

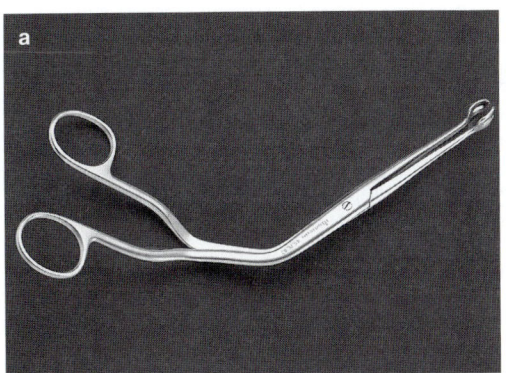

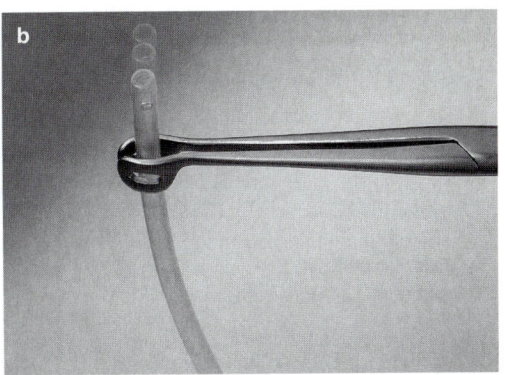

Abb. 5.5-17 Intubationszangen. **a)** Magill-Zange. **b)** Magill-Zange nach Ehrensperger.

M Bei der Anwendung aller Intubationszangen ist streng darauf zu achten, daß der Tubuscuff nicht mit dem Zangenmaul gegriffen wird, da dies zu einer Ruptur der Cuffwand führen kann. ■

5.5.1.5 Vorbereitung und Vorgehen bei der Intubation

Die gute **Vorbereitung einer Intubation** unter **patientenorientierten Gesichtspunkten** ist entscheidend für den Erfolg. Außerdem hat sich der Intubierende vor jeder geplanten Intubation über evtl. zu erwartende Schwierigkeiten zu informieren und den Patienten daraufhin zu untersuchen. Zur Erfassung der **anatomischen Bedingungen** dient folgender **Check-up:**
- kurzer dicker Hals?
- vollständiges Gebiß, vorstehende Schneidezähne und/oder Überbiß?
- langer hoher Gaumen mit enger Mundhöhle?
- große Zunge?
- großer Abstand zwischen Kinnspitze und Zahnreihe?
- eingeschränkte Beweglichkeit des Halses?
- angeborene Fehlbildungen?
- Verletzungen im Hals- oder Kieferbereich?
- Mundöffnung (Kieferklemme)?

Die Aufgaben des Pflegepersonals beinhalten die Vorbereitung des Materials sowie die Überprüfung der Funktionsfähigkeit, die sachgerechte und folgerichtige Anreichung der Tuben und Hilfsmittel während der Intubation sowie die Überwachung der Vitalfunktionen des narkotisierten Patienten zum Zeitpunkt der Intubation und darüber hinaus. Arzt und Pflegekraft müssen ohne viele Worte die Intubation vornehmen und auch in großen Streßsituationen ruhig und besonnen reagieren. Die Vorbereitungen und das Vorgehen bei der Intubation sind in der Tabelle 5.5-5 zusammengefaßt.

Vorgehen bei der orotrachealen Intubation
Die orotracheale Intubation ist die Methode der Wahl bei Routineoperationen und findet in der Regel unter Allgemeinnarkose und Relaxierung statt. Nach Abschluß der allgemeinen Narkosevorbereitungen wird der Kopf des Patienten auf einem ca. 10 cm hohen Intubationskissen gelagert und im Nacken überstreckt. Ersatzweise kann man auch ein zusammengerolltes Laken verwenden. Bei dieser sog. **verbesserten Jackson-** oder auch **Schnüffelposition** (Abb. 5.5-18) bilden Mundhöhle, Pharynx, Larynx und Trachea eine Gerade, so daß sich der Blick auf die Stimmritze verbessert.

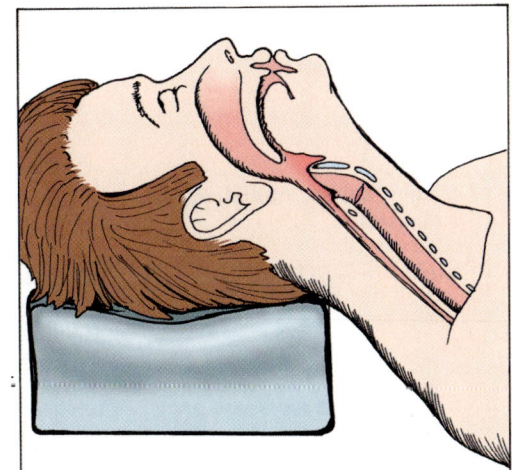

Abb. 5.5-18 Verbesserte Jackson-Position. Kopfhaltung zur Intubation mit Reklination des Kopfes bei gebeugtem Hals (Kissen unter Hinterkopf) und flach aufliegenden Schultern.

Tab 5.5-5   Vorbereitungen und Vorgehen bei der Intubation.

Vorbereitung Patient/Material	Pflegemaßnahme/Assistenz	Beachte
– Händedesinfektionsmittel	– Händedesinfektion	– Einwirkzeit beachten
• Material – Handschuhe – Moltex – funktionstüchtige Absaugung – Ambu-Beutel mit O_2-Anschluß bzw. funktionstüchtigem Narkosegerät – Maske – Guedel-Tubus – Notfallwagen – Beatmungsgerät – EKG-Monitor	– Arbeitsfläche schaffen – Geräte gemäß MedGV prüfen – anschließen und QRS-Ton lautstellen	– kein Material ins Bett bzw. auf den Patienten legen
• Intubationsmaterial – Laryngoskop und Spatel – Tuben: Frauen-Größe 7,0–8,0; Männer-Größe 7,5–8,5 – Führungsstab – Xylocain, -Gel – Magill-Zange	– Funktionstüchtigkeit prüfen – Cuff prüfen – Xylocain, -Gel auf Blockmanschette und bei Bedarf auf Führungsstab auftragen	
• Patient	– Patient informieren und entsprechend lagern – freien Zugang zum Kopfende ermöglichen, Kopfteil flachstellen, Kopfkissen entfernen – EKG-Monitor anschließen	 – QRS-Ton lautstellen
• Medikamente – Fentanyl – Hypnomidate® – evtl. kurz wirksames Muskelrelaxans (Succinylcholin 2%) – Atropin	– aufziehen und bereitstellen – Medikamente spritzen	– Medikamentenwirkung beobachten – Herz-Kreislauf-Parameter überwachen – Asystoliegefahr bei Succinylcholingabe
• Assistenz bei der Intubation – Führungsstab – Tubus – 10-ml-Blockerspritze oder Blockwächter – Stethoskop – Fixationsmaterial	– gleitfähig machen und in Tubus einführen – evtl. Tubus in Hockey-Form vorbiegen – Oberkörperhochlagerung (30°) des Patienten – präoxygenieren – Tubus anreichen – Tubus blocken – mit Ambu-Beutel beatmen und abhören – Tubus festhalten, fixieren – nochmalige Lagekontrolle – Beatmungsgerät anschließen	 – Cuff mit soviel Luft wie nötig und so wenig wie möglich blocken

Tab 5.5-5 *Fortsetzung*

Vorbereitung Patient/Material	Pflegemaßnahme/Assistenz	Beachte
	– Händedesinfektion	– Einwirkzeit beachten
• **abschließende Arbeiten**	– Material entsorgen – Händedesinfektion – Dokumentation	
• **Besonderheiten bei nasaler Intubation** – zusätzlich zum nasalen Tubus einen oralen Tubus bereitlegen – Nasentropfen bereitstellen	– in beide Naseneingänge Nasentropfen einbringen	– Nasentropfen frühzeitig verabreichen, um schleimhautabschwellenden Effekt auszunutzen
• **Besonderheiten bei der Intubation nicht nüchterner Patienten** – starren großlumigen Absaugkatheter, Magensonde, Magensondenspritze bereitlegen	– Magensonde legen, Mageninhalt absaugen – Sonde abschließend entfernen – präkurarisieren	– liegende Sonde kann bei der Intubation zur Leitschiene für Mageninhalt werden – nur wenn genügend Zeit vorhanden
– i.v. Medikamente aufziehen	– schnelle Injektion	– Succinylcholin kann bei unzureichender Präkurarisierung Erbrechen auslösen
– Assistenz bei der Intubation	– Sellick-Handgriff (Verschluß des Ösophagus durch Verschieben des Kehlkopfes nach hinten durch Druck auf den Ringknorpel) – evtl. Tubus in Hockey-Form vorbiegen – Tubus mit aufgesetzter Blockerspritze anreichen	– nicht bei Erbrechen (Gefahr der Ösophagusruptur) – Tubus nach Intubation sofort blocken

5

Befindet sich der Patient in ausreichender Narkose und Relaxierung, öffnet der Intubierende den Mund des Patienten mit der rechten Hand und führt das Laryngoskop über den rechten Mundwinkel mit der linken Hand ein. Unter vorsichtigem Weiterschieben des Instruments wird die Zunge nach links verdrängt, bis das Laryngoskop die Mitte des Mundes erreicht hat, dann der Spatel so weit vorgeschoben, bis die Epiglottis zu erkennen ist. Anschließend führt man den Tubus bei freier Sicht entlang dem Spatel, zwischen den Stimmbändern, in die Trachea ein, bis der Cuff „verschwindet". Eine leicht rotierende Bewegung beim Durchtritt durch die Stimmritze ist atraumatisch und oft sehr hilfreich.

M Zum Aufrichten des Kehldeckels niemals Gewalt anwenden und auch den Laryngoskopspatel nie auf die oberen Schneidezähne ablegen. Zum **Schutz der Zähne** ist ein Hebeln auf den Zähnen unbedingt zu vermeiden. ■

Nach erfolgter Intubation ist der Tubus über die Blockermanschette zu blocken. Es sollte nur so viel Luft in die Manschette gegeben werden, daß die Trachea abgedichtet ist. Primär wird die Dichtigkeit nach Gehör geprüft. Bei **unzureichender Blockung** entweicht Luft aus dem Mund des Patienten, dabei geht ein Teil des Beatmungsvolumens verloren, und u.U. besteht die Gefahr der Aspiration durch abfließende Rachenflüssigkeit. Eine **zu starke Blockung** ist zu vermeiden, da es sehr schnell zu Drucknekrosen im Bereich des Cuffs kommen kann. Um solche Probleme zu minimieren, verwendet man am besten einen **Blockwächter.** Hierbei handelt es sich um ein Gerät zum Blocken und zur Druckkontrolle des Niederdruckballons (Abb. 5.5-19). Der ideale Druckbereich liegt bei 17 bis 23 cmH$_2$O, was sehr einfach und schnell zu prüfen ist. Durch einen Verbindungsschlauch kann das Manometer mit der Blockmanschette verbunden werden, so ist eine Druckkontrolle während einer Operation möglich, auch wenn der Tubus nicht zu erreichen ist (z.B. bei Operation im Kopfbereich).

M Die fortlaufende **Druckkontrolle** ist unbedingt auf dem Narkoseprotokoll bzw. in der Intensivpflege im Dokumentationssystem zu **dokumentieren.** ■

Die **Tubuslagekontrolle** erfolgt unmittelbar nach dem Blocken des Tubus. Über beiden Lungen muß bei richtiger Tubuslage ein seitengleiches Atemgeräusch auskultierbar sein. Wird eine Lungenseite besser ventiliert, ist, sofern keine anderen Gründe (z.B. Lungentumor) vorliegen, davon auszugehen, daß der Tubus in einen Hauptbronchus eingeführt wurde. Meist liegt der Tubus im rechten Hauptbronchus, da er etwas größer ist und von seinem Neigungswinkel eine Fortsetzung der Trachea darstellt. Bei **einseitiger Intubation** ist der Tubus zu entblocken, entsprechend zurückzuziehen, wieder zu blocken und die Lage erneut zu kontrollieren. Die stets drohende **Fehlintubation** in die Speiseröhre ist

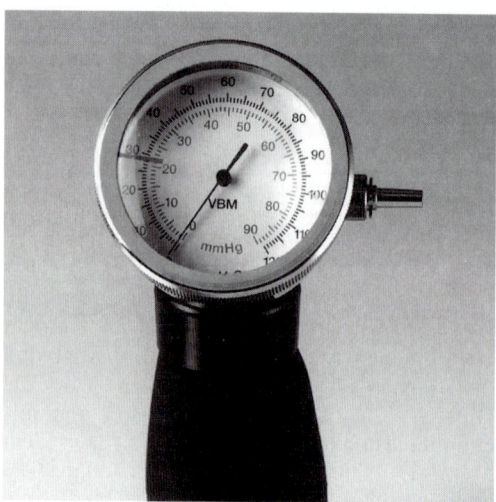

Abb. 5.5-19 Cuffdruckmeßgerät.

durch fehlende Ventilationsgeräusche über der Lunge und Blubbern im Epigastrium durch eingeblasene Luft zu erkennen. Ist dies der Fall, ist der Tubus sofort zu entblocken und zu entfernen. Individuell ist nun zu entscheiden, ob sofort ein erneuter Intubationsversuch unternommen oder der Patient zuerst mit 100% Sauerstoff über Maske beatmet wird. Auf jeden Fall ist der Magen nach einer Fehlintubation mit einer Sonde zu entlasten.

A Das Strömungsgeräusch über der Speiseröhre kann so fortgeleitet werden, daß eine Fehlinterpretation leicht möglich ist. Bestehen bei einem Patienten Lungenerkrankungen, die ein pathologisches Abhörgeräusch verursachen, ist eine exakte Lagekontrolle zusätzlich erschwert. Der Patient ist auf jeden Fall, zumindest **kurzfristig, manuell zu beatmen,** um das Abhören und die Beatmungskontolle zu erleichtern. ◄

Nach erfolgreicher Intubation und entsprechender Lagekontrolle erfolgt die **Fixation des Tubus.** Falls zusätzlich ein Guedel-Tubus eingelegt wird, ist darauf zu achten, daß keine Quetschung von Lippen und Zunge durch den Guedel-Tubus erfolgt. Um **Druckstellen** zu **vermeiden,** darf durch die Fixierung kein Zug entstehen, und die Lippen dürfen mit der Klebefläche nicht in Kontakt kommen. Bei Bartträgern ist auf Pflaster möglichst ganz zu verzichten und eine Mullbinde zur Fixierung zu benutzen.

M Ist der Tubus fixiert, erfolgt eine nochmalige Lagekontrolle durch Auskultation der Lunge, da der Tubus beim Fixieren leicht seine Lage verändern kann. ■

Vorgehen bei der nasotrachealen Intubation
Die Vorbereitungskriterien entsprechen denen der oralen Intubation, allerdings ist davon auszugehen, daß zur nasalen Intubation ein Tubus mit geringerem Durchmesser zu richten ist. Zur Verringerung von Schleimhautverletzungen ist es ratsam, vor der Intubation abschwellende **Nasentropfen** einzubringen. Bei Patienten in Allgemeinnarkose hat es sich bewährt, Gleitmittel in das entsprechende Nasenloch zu geben und den Tubus zusätzlich mit einem Gleitmittel zu versehen. Nun schiebt der Intubierende den Tubus über den unteren Nasengang bis in den Hypopharynx vor. Anschließend wird der Kopf des Patienten überstreckt und der Tubus unter laryngoskopischer Sicht in die Luftröhre eingeführt, hierbei ist eine Intubationszange oft hilfreich.

Zur Erleichterung der Intubation kann man als **Schiene** für den Tubus zuerst einen **Absaugkatheter** in die Nase einbringen. Nach richtiger Positionierung des Tubus entspricht das weitere Vorgehen dem der oralen Intubation. Die **Fixierung** des Tubus erfolgt mit einem eingeschnittenen Pflaster vom Nasenrücken her. Dabei ist darauf zu achten, daß am Naseneingang **keine Druckstelle** entsteht.

- **Vorgehen bei der „blinden" nasotrachealen Intubation:** Sie erfolgt nur in Ausnahmefällen und auch dann nur am spontan atmenden Patienten. Noch vor Beginn der Intubation empfiehlt es sich, den Patienten durch eine leichte **Sedierung** und **Analgesierung** auf die Intubation vorzubereiten. Eine lokale Betäubung der Nasenschleimhaut und des Kehlkopfes ist ebenfalls angezeigt. Anschließend wird der Tubus durch die Nase in den Pharynx vorgeschoben, wobei am proximalen Ende ein deutlicher Luftstrom zu vernehmen ist, und der Tubus unter **Hörkontrolle** in die Trachea eingeführt. Nach der **Lagekontrolle** erfolgt die **Fixierung** wie bei der nasotrachealen Intubation beschrieben. Oft sind mehrere Versuche erforderlich, bis der Tubus die richtige Lage hat.

M Bei der blinden nasotrachealen Intubation ist es möglich, daß sich der Tubus in die Falte zwischen Zungengrund und Epiglottis legt, dabei wölbt sich der Hals vor. ■

Vorgehen bei der Intubation mit einem Doppellumentubus (Robertshaw-, Carlens- oder White-Tubus)

Bestimmte Operationen, Erkrankungen oder therapeutische Maßnahmen zwingen zu einer Intubation mit einem Doppellumentubus, dabei gelten folgende **absolute Indikationen:**

- Lungenspülung bei Alveolarproteinose (Ansammlung gekörnter, eiweiß- und fetthaltiger Stoffe in den Alveolen)
- massive Lungenblutung
- große einseitige Lungenzyste
- bronchopleurale Fistel
- Lungenabszeß

Relative Indikationen können sein:

- Ösophagusresektion
- Lobektomie
- thorakale Aortenaneurysmen
- Pneumonektomie oder Oberlappenresektion

Durch die Ventilation nur einer Lunge entsteht ein Mißverhältnis von Durchblutung und Ventilation im Gasaustausch, was meist durch ver-

mehrte Durchblutung kompensiert werden kann. Ist dies nicht möglich, sind vielfältige Maßnahmen erforderlich (Kap. 6.4).

Zur Intubation z.B. mit einem **Robertshaw-Tubus** wird zusätzlich zu den in Kapitel 5.5.1.4 aufgeführten Materialien folgendes **Intubationszubehör** benötigt:

- zwei Guedel-Tuben, ca. eine Nummer kleiner als sonst für die Größe des Patienten üblich
- Robertshaw-Tubus, primär zur Intubation des linken Hauptbronchus (immer den größtmöglichsten Tubus verwenden; Männer ca. 37 bis 41 Ch, Frauen ca. 35 bis 39 Ch; zur Sicherheit Tuben in verschiedener Größe griffbereit richten)
- Intubationszange und Führungsstab
- fiberoptisches Bronchoskop zur Prüfung der korrekten Tubuslage

Nach Abschluß der Vorbereitungen werden die Geräte und Materialien auf Vollständigkeit überprüft, der Patient in Allgemeinnarkose versetzt und mit 100% Sauerstoff über eine Maske beatmet. Nach Gabe der Muskelrelaxanzien ist der Robertshaw-Tubus unter laryngoskopischer Sicht peroral in den **linken Hauptbronchus** einzuführen. Danach wird rechts und links vom Tubus je ein Guedel-Tubus eingelegt und der Trachealcuff am Tubus mit einem Cuffdruckmesser auf 15 bis 20 cmH$_2$O gefüllt. Nach Konnexion der Tubusenden mittels eines Y-Stücks (Ventilation beider Lungenflügel) erfolgen die Verbindung des Tubus mit dem Narkosesystem, die Prüfung der Atemgeräusche und das Aufblasen der Trachealmanschette. Nach dem Blocken ist die gleichmäßige bilaterale Ventilation nochmals zu prüfen und zur genauen Bestimmung der Tubusposition die **Tubuslage** unter bronchoskopischer Sicht optisch zu sichern. Nach der **Fixierung** des Tubus erfolgt eine nochmalige Lagekontrolle mittels Auskultation. Dabei wird evtl. zusätzlich eine Lunge, im Sinne einer Ein-Lungen-Beatmung, bis auf einen Druck von 30 bis 40 cmH$_2$O gebläht und gleichzeitig die Öffnung des anderen Tubuslumens ca. 2 mm tief in Wasser getaucht. Bei korrekter Seitentrennung dürfen keine Luftblasen entweichen. Die **Intubation in den rechten Hauptbronchus** ist mit einem entsprechend vorgeformten Tubus (White-Tubus) ebenfalls möglich. Sie ist aber schwieriger, da der rechte Oberlappenbronchus unmittelbar nach der Bifurkation der Trachea abgeht. Der Tubus muß folglich so genau plaziert werden, daß die eigens dafür vorgesehene Öffnung den rechten Oberlappenbereich belüftet.

5

Vorgehen bei der fiberbronchoskopischen Intubation

Mit der fiberoptischen Intubation (Abb. 5.5-20) steht eine Methode zur Verfügung, die auch unter schwierigsten anatomischen Bedingungen eine sichere Intubation ermöglicht. Grundsätzlich ist eine fiberoptische Intubation immer dann angezeigt, wenn die konventionelle Methode in der Vorgeschichte des Patienten bereits nicht möglich war oder unter Einschätzung der gegebenen Umstände eine normale Intubation ein vermeidbar hohes Risiko für den Patienten darstellen würde. **Indikationen** zur fiberbronchoskopischen Intubation sind:

- bekannte Erkrankungen der Wirbelsäule (HWK-Fraktur oder Morbus Bechterew)
- Kiefergelenksperre (z.B. Abszeß)
- angeborene Fehlbildungen
- traumatische Schädigungen im Bereich von Gesicht und Hals
- tumorbedingte Veränderungen im Mund-, Zungen- und Halsbereich
- erfolglose konventionelle Intubationsversuche in der Anamnese

Zusätzlich zu den bekannten Materalien (s.a. Kap. 5.5.1.4) ist folgendes **Intubationszubehör** vorzubereiten:

- dünnes Bronchoskop mit integriertem Absaugkanal und Lichtquelle
- evtl. spezielle Kokainlösung zur örtlichen Betäubung und Vasokonstriktion

Der Patient erhält im Vorfeld der anästhesiologischen Vorbereitungen eine **Sedierung** und **Kokainlösung in** die **Nase.** Steht keine Kokainlösung zur Verfügung, erfolgt die lokale Betäubung mit einem anderen Mittel und Nasen-

tropfen. Der Patient ist so zu sedieren, daß die Spontanatmung und seine Kooperationsfähigkeit nicht wesentlich eingeschränkt sind. Bis zum vollständigen Erreichen des Wirkspiegels der verabreichten Medikamente erhält der Patient reinen Sauerstoff über eine Maske. Bevor der Intubierende das Bronchoskop in die Nase einführt, ist der Nasotrachealtubus über das Bronchoskop zu stülpen und mit einem Pflasterstreifen zu fixieren. Anschließend wird ein Antibeschlagmittel auf die distale Optik aufgetragen und das Instrument durch die Nase bis vor den Kehlkopfeingang eingeführt, wobei eine forcierte Atmung das Auffinden erleichtert. Ist der Kehlkopfeingang sichtbar, ist ein **lokales Betäubungsmittel** (z.B. Lidocain 4%) über den Absaug- oder Biopsiekanal in den Larynx zu sprühen. Nach entsprechender Einwirkzeit wird das Bronchoskop weiter vorgeschoben, wobei evtl. die Stimmbänder und die Trachea ebenfalls mit dem Lokalanästhetikum zu besprühen sind. Das fiberoptische Instrument ist jetzt noch bis kurz vor die Karina vorzuschieben. Abschließend erfolgt das Vorschieben des Tubus über das Bronchoskop in die Trachea.

Die fiberoptische **bronchoskopische Intubation** kann auch **oral** erfolgen. Hierzu gibt es spezielle Masken und Tuben, die ein solches Vorgehen beim narkotisierten Patienten erleichtern.

5.5.1.6 Mögliche Komplikationen bei der endotrachealen Intubation

Während der Intubation kann es zu folgenden Komplikationen kommen:

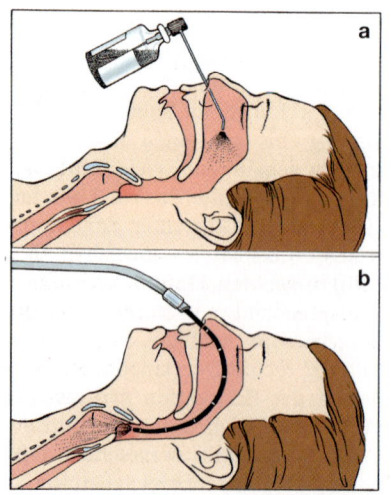
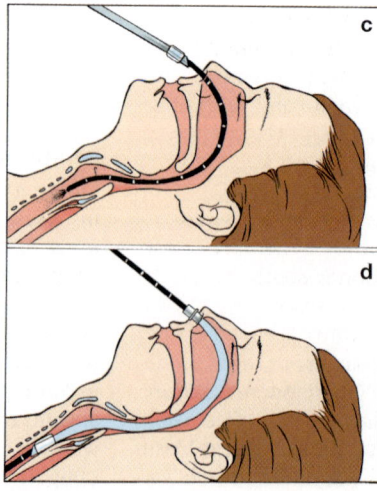

Abb. 5.5-20 Die fiberoptische Intubation.
a) Anästhesie des Nasenraums.
b) Anästhesie des Kehlkopfeingangs.
c) Anästhesie der Trachea.
d) Einführen des Tubus unter Sicht.

■ **Zahnschäden:** Bei unsachgemäßem Handhaben des Laryngoskops kann es leicht zu Verletzung oder Herausbrechen der oberen Schneidezähne oder ganzer Gebißteile kommen. Zur Verhinderung einer Aspiration sind die ausgebrochenen Zähne oder Zahnteile sofort zu entfernen. Falls eine Aspiration stattgefunden hat, ist der Fremdkörper bronchoskopisch zu entfernen. Unabhängig vom Ausmaß des Schadens muß eine Dokumentation im Protokoll erfolgen.

■ **Verletzung der Lippen:** Eine Quetschung der Oberlippe zwischen Laryngoskop und Zahnreihe ist bei unvorsichtiger Intubation bzw. Fixation leicht möglich.

■ **Verletzung der Nase:** Eine Blutung ist eine typische Komplikation der nasalen Intubation, die meist durch Septum- oder Nasenmuschelverletzung entsteht.

■ **Perforationen:** In erster Linie sind Ösophagus und Rachen durch einen vorstehenden Führungsstab gefährdet (also eine vermeidbare Komplikation).

■ **Intubation des Ösophagus:** Eine Fehlintubation der Speiseröhre kommt vor, ist aber bei schnellem Erkennen und Beheben ungefährlich. Wird die Fehlintubation allerdings nicht oder zu spät erkannt, kommt es zu Hypoxie und meist zum Tod des Patienten. Wird der Magen über einen längeren Zeitraum mit einem hohen Beatmungsdruck beatmet, kann dies zur Magenruptur mit nachfolgender Peritonitis etc. führen.

■ **Aspiration:** Besonders groß ist die Aspirationsgefahr bei nicht nüchternen Patienten, wenn die Intubation nicht schnell erfolgen kann.

■ Auslösen von **vegetativen Reflexen:**
  – **vagale Reflexe:** Bradykardie, Blutdruckabfall, Laryngospasmus, Atemstillstand
  – **sympathoadrenerge Reflexe:** Tachykardie, Herzrhythmusstörungen, Blutdruckanstieg
  – **Rückenmarkreflexe:** Erbrechen, Husten, Rumpf- und Extremitätenbewegungen

Eine gefürchtete **Komplikation bei liegendem Tubus** ist die **Ballonhernie** (Abb. 5.5-21), dabei legt sich die luftgefüllte Tubusmanschette vor das Lumen des Tubus, und die Exspirationsluft kann nicht mehr entweichen. Klinisch ist ein kontinuierlicher und rascher Anstieg des Beatmungsdrucks zu erkennen. Bei Verdacht auf das Bestehen einer Ballonhernie ist der Tubus sofort zu entblocken. Läßt sich der Patient jetzt wieder beatmen, kann von einer Hernie ausgegangen werden.

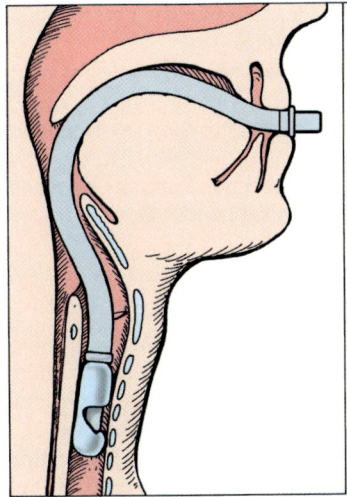

Abb. 5.5-21
Verlegung des Tubus durch Cuffhernie. Die Blockmanschette liegt unter der distalen Tubusöffnung, und die Exspirationsluft kann nicht mehr entweichen.

Eine **Obstruktion des Tubus** kann auch durch Abknickung des Tubus, Anliegen der Tubusöffnung an der Trachea oder Lumeneinengung durch Sekret, Blut oder Fremdkörper zustande kommen.

Mit zunehmender Intubationsdauer steigt die Häufigkeit von Komplikationen. **Halsschmerzen** und ein **leichtes Glottisödem** sind bei fast allen Patienten zu finden, die länger als zwei Tage intubiert waren. Ein individueller **Schleimhautschaden** wird durch den Trachealcuff verursacht. Die unbedachte Bewegung des Kopfes führt unweigerlich dazu, daß sich der Tubus stark hin- und herbewegt. Durch diese Bewegungen werden die Schleimhäute insbesondere im Manschettenbereich des Tubus nachhaltig geschädigt.

A Eine Verlegung des Tubus bzw. der Atemwege ist immer eine bedrohliche Situation für den Patienten. Die Ursache ist sofort abzuklären und zu behandeln. Bei der Ballonhernie ist der Tubus umgehend auszutauschen. ◄

Zu den **Spätkomplikationen** zählen **Trachealerosionen, Trachealstenosen** und **Ulzerationen** der Trachea. Sie treten zwar erst nach langen Intubationszeiten auf, aber u.U. wird der Grundstein schon im Operationsbereich durch einen zu stark geblockten Tubus gelegt. Eine Minderdurchblutung der Trachealschleimhaut führt in der Folge immer zu Erosionen und evtl. auch zu Ulzerationen der betroffenen Schleimhautareale. Als Spätfolge ist der Untergang des Knorpelgerüstes der Trachea zu befürchten, so daß es zum Kollabieren der Trachea kommen kann.

5

M Um den Spätkomplikationen vorzubeugen, gelten folgende Grundsätze:

- Intubationszeit so kurz wie möglich bzw. nötig halten
- keine unnötigen Kopfbewegungen bei liegendem Tubus
- Auswahl des Tubus und des Cuffs der zu erwartenden Intubationszeit anpassen ■

5.5.1.7 Extubation

Voraussetzungen

Die Voraussetzungen zu einer Extubation unterscheiden sich in der Anästhesie und in der Intensivtherapie nicht in ihren Grundsätzen, wohl aber in der **klinischen Einschätzung** des Patienten.

Die Grundvoraussetzungen zur Extubation sind eine **ausreichende** unaufgeforderte **Spontanatmung** des Patienten bei normaler Atemfrequenz und normalem Atemzugvolumen. Die **Blutgaswerte** müssen im Normbereich sein. Erhaltene bzw. zurückkehrende **Schutzreflexe** wie Abhusten und Schlucken sind ebenso Voraussetzungen wie eine **gute Muskelkraft,** worauf besonders nach der Gabe von Muskelrelaxanzien oder bei geschwächter Muskulatur beim Langzeittherapiepatienten zu achten ist. Die Kontrolle der Muskelkraft kann durch Anhebenlassen des Kopfes oder Händedruck erfolgen.

Vorbereitung und Vorgehen

Folgende **Utensilien** sind zur Extubation vorzubereiten:

- Einmalspritze zum Entblocken des Cuffs
- Absauggerät und verschiedene Größen von Absaugkathetern
- Einmalhandschuhe, steril und unsteril
- Schere zum Öffnen der Tubusfixierung
- Beatmungsbeutel
- Intubationsset (Laryngoskop und Tuben)
- Wischtücher (Zellstoff oder Waschlappen)
- Abwurf

Vor jeder Extubation ist der Patient zunächst über die bevorstehende Maßnahme zu informieren. Danach werden der Mund- und Rachenraum gründlich abgesaugt. Sollte eine Magensonde liegen, ist es ratsam, den Mageninhalt vor der Extubation abzusaugen. Ob eine sterile endotracheale Absaugung vorzunehmen ist, ist individuell zu entscheiden.

M Der Patient wird zur maximalen Inspiration aufgefordert, hierdurch öffnen sich die Stimmbänder, was einer Verletzung vorbeugt. Der Tubus wird in der Inspirationsphase entfernt. ■

Die Extubation eines **Beatmungspatienten** auf der Intensivstation erfolgt in ähnlicher Weise. Bei dieser Patientengruppe ist in der Vorbereitungszeit auf eine ausreichende Erholungsphase zu achten, um einer schnellen Ermüdung nach der Tubusentfernung vorzubeugen. Gleichfalls sollte eine Nahrungskarenz von sechs Stunden eingehalten werden. Der Patient wird nun in halbsitzende Position gebracht und in gleicher Weise extubiert wie oben beschrieben.

Extubationskomplikationen

Unmittelbar nach oder auch bei der Extubation kann es zu einem **Laryngospasmus** (Krampfzustand der gesamten Kehlkopfmuskulatur) kommen. Um eine Irritation des Kehlkopfes zu vermeiden, ist vor einer geplanten Extubation der Mund vollständig von Sekret, Blut etc. zu befreien. Insbesondere bei Kindern kann kurz nach der Extubation ein **subglottisches Ödem** auftreten, das sich mit Stridor und einem bellenden Husten bemerkbar macht (Behandlung mit Kortikosteroiden). Sehr selten sind durch einen nicht vollständig entblockten Cuff **Schleimhautirritationen** oder **Verletzungen** der **Stimmbänder** möglich. Sollte es nach der Entfernung des Tubus zur **Ateminsuffizienz** kommen, muß evtl. eine Reintubation erfolgen.

5.5.2 Kehlkopfmaske

Die Kehlkopfmaske (KM) wurde 1981 von Dr. A. I. J. Brain entwickelt, nach vielen Tests modifiziert und 1988 serienmäßig in Europa zum Kauf angeboten. Die korrekt plazierte Kehlkopfmaske kommt mit ihrer Spitze im Bereich des oberen ösophagealen Sphinkters zu liegen. Die Epiglottis ist entweder aufgerichtet oder liegt vor den beiden Sicherungsstegen an der Innenseite der KM. Das Füllen der KM mit Luft führt meist zu einer leichten Aufwärtsbewegung der gesamten Kehlkopfmaske. Wichtig ist, daß die KM eine Abdichtung um den Larynx und nicht um den Pharynx herum erzielt.

Die **Einsatzmöglichkeit** ist zwischen der Masken- und Intubationsnarkose angesiedelt. Indikationen sind z.B. kleinere Sprunggelenksoperationen oder andere periphere Eingriffe. Der Einsatz einer Kehlkopfmaske kann auch bei unvorhergesehener schwieriger Intubation in Erwägung gezogen werden. Bei vorhersehbar schwierigen Intubationen ist allerdings die fiberoptische Intubation zu bevorzugen.

Bei der Kehlkopfmaske besteht nur ein **relativer Schutz** vor **Regurgitation** und **Aspiration.** Ihr Einsatz ist deshalb weniger zuverlässig als die tracheale Intubation. Als **absolute Kontraindikationen** gelten Adipositas, bestehende Kardiainsuffizienz, schlechte Lungencompliance und Patienten, die präoperativ nicht nüchtern sind (z.B. zu kurze Nahrungskarenz und Ileus). Der Einsatz der Larynxmaske ist bei Operationen, die in Bauchlage erfolgen, nicht angezeigt.

Vorgehen beim Legen der Kehlkopfmaske

Ein besonderes Instrumentarium zum Einsatz der Kehlkopfmaske ist nicht nötig, allerdings sollte eine Ersatzmaske in entsprechender Größe griffbereit sein.

Die Auswahl der Maskengröße orientiert sich an Alter und Gewicht des Patienten (Tab. 5.5-6). Vor der Benutzung ist der Cuff mittels einer 20-ml-Spritze vollständig zu entleeren, so daß er eine flache, ovale Scheibe bildet, deren Rand von der Öffnung wegweist. Ein glatter Rand des Cuffs erleichtert die reibungslose Einführung und verhindert eine Kollision mit der Epiglottis. Ein Gleitmittel (Lidocain, Gel 2%) kann auf der Rückseite aufgetragen werden, dabei ist darauf zu achten, daß auf der Vorderseite nur geringe Mengen Gel sind, um einen Verschluß der Maskenöffnung zu verhindern.

Zur Erleichterung der Einführung sollte eine Assistenzperson den Unterkiefer nach unten ziehen, so daß bei **ausreichender Narkosetiefe** die Einführung der Maske unter Sicht erfolgen kann. Die Narkose sollte tiefer sein, als sie z.B. zur Einführung eines Guedel-Tubus notwendig ist. Nach Reklination des Kopfes wird die KM am Tubus gefaßt und mit der Öffnung nach vorn in den Mund eingeführt (Abb. 5.5-22 bis Abb. 5.5-25).

Tab. 5.5-6 Auswahlkriterien (Alter/Gewicht) der zur Verfügung stehenden Kehlkopfmasken.

Alter	Größe der Kehlkopfmaske
Neugeborene und Säuglinge bis 6,5 kg	Nr. 1
Säuglinge und Kinder bis 25 kg	Nr. 2
Kinder bis 25 kg und kleine Frauen	Nr. 3
Erwachsene	Nr. 4

Nach Einführen der Maske erfolgt die **Blockung des Cuffs.** Die Kehlkopfmaske erzeugt eine „low pressure"-Abdichtung um den Larynx. Der Tubus der Kehlkopfmaske sollte in der Mitte des Mundes plaziert sein. Sobald beide Lungenflügel sicher ventiliert sind, erfolgt die Fixierung der KM mittels Pflaster.

Die wichtigsten **Komplikationen** bei der Verwendung einer KM sind:

- Aspiration von Mageninhalt
- Obstruktion
- falsche Positionierung
- Sprechschwierigkeiten durch trockenen Hals und evtl. zu stark geblockten Cuff nach der Entfernung

5.5.3 Tracheotomie

Aufgrund verbesserter Tubusmaterialien wurde die Tracheotomie in der Beatmungstherapie in den Hintergrund gedrängt. Die Tracheotomie ist meist ein **planbarer chirurgischer Eingriff,** der in den überwiegenden Fällen unter Allgemeinnarkose erfolgt. Ausnahme ist die Nottracheotomie in lokaler Betäubung, die aber wesentlich komplikationsreicher ist und nur in zwingenden Fällen (Ödem, Trauma etc.), in denen keine endotracheale Intubation möglich ist, vorgenommen werden sollte. Der Luftröhrenschnitt kann in verschiedenen Bereichen der Trachea (Abb. 5.5-26) erfolgen.

Die **Indikation** zur Tracheotomie beim Intensivpatienten ist umstritten, da sowohl die Langzeitintubation und die Tracheotomie ihre Vor- und Nachteile und somit auch ihre Anhänger und Gegner haben. Die Indikation zur Tracheotomie bei Traumata des Kehlkopfes und vor bestimmten Operationen im Bereich der Hals-Nasen-Ohren-Krankheiten ist allerdings eindeutig.

5.5.3.1 Operative und perkutane Tracheotomie

Für die Operation selbst wird der Patient auf den Rücken gelagert, die Schultern sind erhöht und der Kopf überstreckt. Nach den chirurgischen und anästhesiologischen Vorbereitungen erfolgt die Eröffnung der Haut zwischen Ringknorpel und Jugulum in Längsrichtung. Der Operateur eröffnet die Trachea quer in Höhe des 3. und 4. Trachealrings oder schneidet alternativ einen C-förmigen Deckel, der mit einem Faden fixiert wird. In dieser Operationsphase ist der Patient mit 100% Sauerstoff zu beatmen. Anschließend ist der Mund-Nasen-Rachen-Raum abzusaugen und

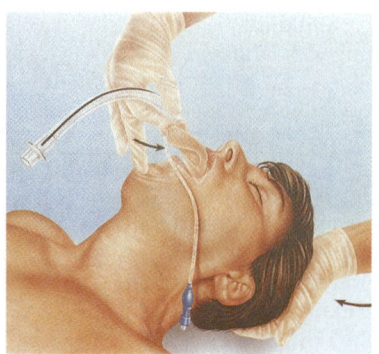

Abb. 5.5-22 Die Kehlkopfmaske sollte unter Beachtung der Maskenspitze mit der dominanten Hand flach entlang dem harten Gaumen vorgeschoben werden. Mit Hilfe des Zeigefingers sollte ein Druck nach kranial ausgeübt werden, so daß die Spitze der Kehlkopfmaske nicht knickt und nicht mit der Zunge kollidiert.

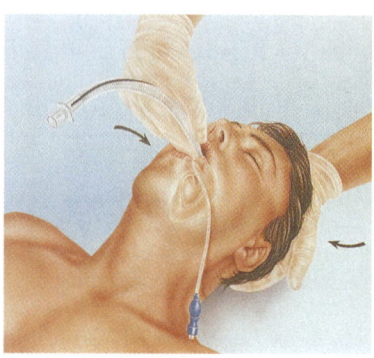

Abb. 5.5-23 Die Kehlkopfmaske wird in Flexion des Halses und bei überstrecktem Kopf unter Führung des Zeigefingers am hinteren Pharynx entlanggeschoben.

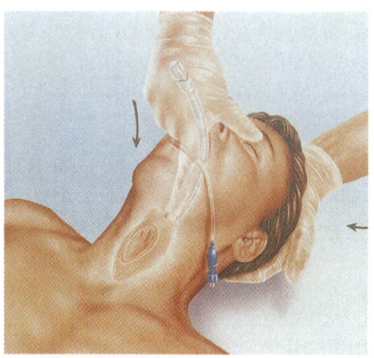

Abb. 5.5-24 Die Kuppe des Zeigefingers drückt die Kehlkopfmaske weiter und führt sie abwärts in die richtige Lage. Durch Zurückziehen der übrigen Finger und leichte Pronation des Unterarms ist es normalerweise möglich, die Maske mit einer gleichmäßigen Bewegung vollständig in die richtige Position zu bringen.

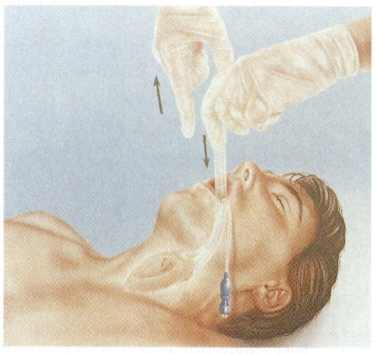

Abb. 5.5-25 Die Kehlkopfmaske nun fest mit der anderen Hand fassen und Zeigefinger aus dem Rachen herausziehen. Zur Vergewisserung, daß die Maske korrekt plaziert ist, den Tubus noch einmal mit der anderen Hand leicht hinunterdrücken. Abschließend den Cuff mit dem korrekten Luftvolumen füllen. Während des Blockens bewegt sich die Maske leicht aus dem Rachenraum hervor, um in die richtige Position zu gelangen (deshalb Kehlkopfmaske beim Blocken nicht berühren).

der Beatmungstubus so weit zu entfernen, daß das Einsetzen der Trachealkanüle möglich ist.

M Die vollständige Entfernung des Tubus darf erst erfolgen, wenn die Beatmung über die Trachealkanüle gesichert ist. ■

Die primär eingesetzte Trachealkanüle (Abb. 5.5-27) hat in ihrem Lumen eine Metallspirale eingearbeitet. Sie verhindert, daß durch ein evtl. postoperativ entstehendes Wundödem die Kanüle obstruiert. Nach erfolgreicher Plazierung der Kanüle und Auskultation der Lunge erfolgt

die Fixierung der Kanüle mit einem speziellen Fixierband. Ein schichtweiser Wundverschluß und ein steriler Verband beenden die Operation.

Bei der perkutanen Tracheotomie wird im Gegensatz zur chirurgischen Möglichkeit des Luftröhrenschnitts eine Kunststoffkanüle perkutan in die Luftröhre eingeführt. Die Hautinzision erfolgt zwischen Schildknorpel und Fossa jugularis. Danach schiebt man zwischen dem 1. und 3. Trachealring eine Kanüle in die Luftröhre vor und plaziert darüber einen Seldinger-Draht. Über den liegenden Draht wird nun mit einem

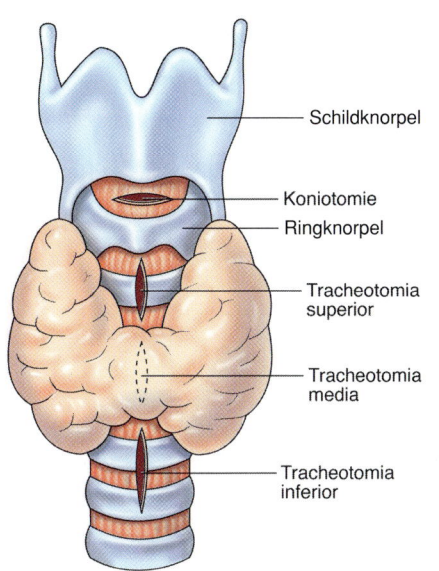

Abb. 5.5-26　Operative Möglichkeiten zur Tracheotomie/Koniotomie.

Labels in figure:
- Schildknorpel
- Koniotomie
- Ringknorpel
- Tracheotomia superior
- Tracheotomia media
- Tracheotomia inferior

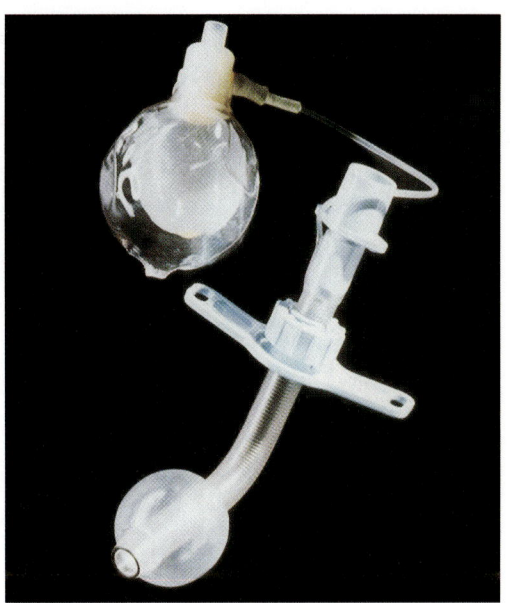

Abb. 5.5-27　Trachealkanüle mit Metallspirale.

Dilatator, der die gewünschte Trachealkanülengröße besitzt, die Trachea dilatiert und die Trachealkanüle eingesetzt.

5.5.3.2 Komplikationen bei der Tracheotomie

Die Risiken einer Tracheotomie sind nicht unerheblich, so daß der Eingriff insbesondere auch unter dem Aspekt einer erhöhten Infektionsgefahr zu beurteilen ist. **Unmittelbare postoperative Risiken** sind Nachblutung, Hautemphysem, Infektion (lokal bis zur Mediastinitis) und Kanülenobstruktion.

Zu den **Spätkomplikationen** zählen Druckulzerationen, Tracheomalazie und Trachealstenose.

Eine lebensbedrohliche **Komplikation bei liegender Trachealkanüle** ist die Verlegung der Kanüle durch eine Ballonhernie oder eingedicktes Sekret. Die Symptome sind Anstieg des Beatmungsdrucks, Hypoxie sowie Hypertonie, Tachykardie und Unruhe.

5.5.3.3 Das Wechseln und Entfernen der Trachealkanüle

Der erste Kanülenwechsel erfolgt erst am zweiten oder dritten postoperativen Tag, danach ist ein Kanülenwechsel zur Verhütung von Infektionen in regelmäßigen Abständen (ca. zweimal wöchentlich) und des weiteren bei undichtem Cuff oder Verlegung der Trachealkanüle erforderlich.

Der Wechsel einer Trachealkanüle muß möglichst immer zu zweit erfolgen, dabei ist der **Patient situationsgerecht einzubeziehen.** So ist z.B. bei einem wachen Patienten durch gezielte Vorinformation darauf zu achten, daß er das Vorgehen versteht und kooperieren kann. Ein Kanülenwechsel kann durchaus Ängste auslösen, worauf in der Vorbereitungsphase einzugehen ist.

Meist werden mit dem Kanülenwechsel gleichzeitig eine Wundinspektion und ein Verbandwechsel vorgenommen, was in der Zeitplanung und in der Materialvorbereitung zu berücksichtigen ist.

Alle benötigten Materialien (Tab. 5.5-7) werden gerichtet und überprüft. Die **letzte Nahrungsaufnahme** sollte ca. vier Stunden zurückliegen. Unmittelbar vor dem Kanülenwechsel sind eine ausgiebige Mundpflege und eine sorgfältige Bronchialtoilette vorzunehmen. Bei beatmeten Patienten ist eine ausreichende Sauerstoffversorgung durch Präoxygenierung anzustreben. Manchmal kann es notwendig sein, das Eingangsloch des Tracheostomas mit einem Spekulum zu weiten. Zur Erleichterung des sicheren Einsetzens der neuen Kanüle kann ein Führungsschlauch (Absaugkatheter) hilfreich sein; dabei wird der Führungsschlauch durch die liegende Kanüle in die Trachea eingeführt, anschließend die Kanüle über den Führungsschlauch entfernt und die neue Kanüle über den liegenden Führungsstab eingesetzt. Bei Patienten, bei denen eine Unterbrechung der

5

Tab. 5.5-7 Tracheostomapflege und Vorgehen beim Kanülenwechsel.

Vorbereitung Patient/Material	Pflegemaßnahme/Assistenz	Beachte
	– Händedesinfektion	– Einwirkzeit beachten
• **Materialien** – sterile Handschuhe – evtl. Schutzkleidung, ggf. Mund-Nasen-Maske – Hautdesinfektionsmittel – sterile Mulltupfer und Kompressen – Metallinekompresse®, ggf. Schlitzkompresse – Kanülenband – sterile Absaugkatheter – Stethoskop – Abwurfbehälter	– Material auf Arbeitsfläche richten	– kein Material ins Bett legen
• **Notfallintubationsset**	– auf Vollständigkeit und Funktion überprüfen	– bei allen Kanülenwechseln muß ein Intubationsset griffbereit sein
• **Kanülenwechsel** – evtl. steriler Absaugkatheter	– Kanüle entfernen – neue Kanüle plazieren – Abhören der Lunge	– evtl. sterilen Absaugkatheter als Schiene in Kanüle einführen (ähnlich der Seldinger-Technik beim Legen eines ZVK) – nach jeder Manipulation an der Trachealkanüle bzw. nach jedem Wechsel die korrekte Lage prüfen – auf seitengleiches Atemgeräusch achten
• **Besonderheiten bei den ersten postoperativen Kanülenwechseln** – Trachealspreizer und Ersatzkanülen richten	– Kanüle überprüfen – Assistenz beim Wechseln der Kanüle	– in den ersten acht Tagen nach der Tracheotomie sollte ein Trachealspreizer immer am Bett des Patienten liegen
• **abschließende Arbeiten**	– Material entsorgen – Händedesinfektion – Dokumentation	

Beatmung nicht tolerabel ist, erfolgt eine orale Intubation; der Tubus wird bis zur Kanüle vorgeschoben. Sobald die Trachealkanüle entfernt ist, kann die Beatmung über den Tubus erfolgen. Nach dem Kanülenwechsel sind die ursprünglichen Beatmungsparameter am Respirator wieder einzustellen.

M Der erste Kanülenwechsel erfolgt immer durch einen Arzt. Dabei muß ein Spekulum bereitliegen, um das Tracheostoma evtl. weiten zu können. ■

Die **Entfernung** der Trachealkanüle erfolgt in mehreren kleinen Schritten. Der Patient muß über einen längeren Zeitraum spontan atmen, wobei man versucht, schrittweise kleinere Trachealkanülen ohne Blockmanschette zu verwenden. Geschieht diese schrittweise Entwöhnung ohne größere Schwierigkeiten (Stridor, Aspiration), und ist der Patient in der Lage, Sekret selbst abzuhusten, kann die Kanüle entfernt werden. Anschließend ist die Wunde mit einem sterilen Verband oder einer Varihesive®-Wundplatte steril abzudecken.

5.6 Beatmung während der Narkose

Die **Unterstützung** bzw. **vollständige Übernahme der Atmung** des Patienten ist **unter** jeder **Vollnarkose lebenswichtig,** da es durch den Tonusverlust des Zwerchfells und die flache Rückenlage innerhalb weniger Minuten zu folgenden **Veränderungen** kommt, die durch eine entsprechend angepaßte Beatmung zu antagonisieren sind:

- Änderung der Lungendurchblutung
- Änderung der Volumenverteilung der spontan eingeatmeten bzw. mit Überdruck in die Lunge gepreßten Atemluft
- lagebedingte Veränderungen in Perfusions-Ventilations-Verhältnis (Kap. 3.2)
- Entwicklung von dorsobasalen Atelektasen, bereits eine Stunde nach Narkosebeginn

5.6.1 Ziele der Narkosebeatmung

Selbstverständlich sollten während der Narkose alle Parameter der suffizienten Atmung im Normbereich (Kap. 3.2) bleiben. Durch die während der Narkose häufig leicht fallende Körpertemperatur und die Muskelrelaxierung ist der **Sauerstoffbedarf** und damit die **Kohlendioxidproduktion herabgesetzt.** Als **Zielwert** für den arteriellen **CO_2-Partialdruck** (paCO_2) gelten Werte zwischen 34 und 40 mmHg, sofern keine Hyperventilation gewünscht ist. Ist zur Senkung der Hirndurchblutung und damit des Hirndrucks eine Hyperventilation angezeigt, ist ein paCO_2 zwischen 28 und 32 mmHg anzustreben. paCO_2-Werte unter 28 mmHg heben die Autoregulation der Hirngefäße (Kap. 3.3.2.8) auf (sowohl Hypo- als auch Hyperperfusion sind möglich) und wirken sich schädlich aus.

Der arterielle **O_2-Partialdruck** (paO_2) ist in einem Bereich von über 80 mmHg zu halten, dies entspricht einer pulsoxymetrisch bestimmten Sättigung von mindestens 97%.

5.6.2 Praktisches Vorgehen bei der Narkosebeatmung

Nach der Intubation werden die Patienten zunächst mit dem Ambu-Beutel oder dem Kreisteil manuell beatmet und auskultiert, um die korrekte Tubuslage zu verifizieren. Die initiale Beatmung mit dem Narkosegerät erfolgt mit einer standardisierten Einstellung, wie sie nachstehend beschrieben ist. In Abhängigkeit von der Grunderkrankung, dem Eingriff und der individuellen Reaktion des Patienten auf Beatmung und Eingriff muß eine Nachjustierung der an der Beatmungsmaschine einstellbaren Parameter erfolgen.

5.6.2.1 Ventilationsparameter

Als **Anhaltswert** zur Einstellung der Ventilationsparameter gilt das **Körpergewicht.** Danach sollten rund 10% der Körpermasse (in kg) als **Atemminutenvolumen** (in Liter) gegeben werden. Bei Maskenbeatmung ist ein Wert von 12 bis 15% anzusetzen, um Verluste durch einen erhöhten Totraum und Undichtigkeiten auszugleichen.

Bei **Erwachsenen** ist eine **Atemfrequenz** zwischen 10 und 15/min sinnvoll, bei **Kindern** variiert die Atemfrequenz altersabhängig zwischen 20 und 60/min (s.a. Kap. 6.11). Das **Atemzugvolumen** ergibt sich aus Atemminutenvolumen und Atemfrequenz.

Wegen der immer auftretenden Atelektasen und dorsalen Stauungen ist ein **positiv endexspiratorischer Druck** (PEEP) einzustellen, der im Routinefall **unter 5 cmH$_2$O** betragen sollte. Kontraindiziert ist ein PEEP bei **Hirndruck.** Bei allen Eingriffen, bei denen die **Gefahr der Luftembolie** besteht, sowie bei **Problemen der Oxygenierung,** die durch Erhöhung der inspiratorischen Sauerstoffkonzentration, Veränderung des Atemzeitverhältnisses und Vertiefung der Narkose allein nicht therapierbar sind, ist ein PEEP hingegen unbedingt anzuwenden.

Das **Atemzeitverhältnis,** d.h. das zeitliche Verhältnis zwischen Inspiration und Exspiration, kann bei 1:2 eingestellt werden. Je länger die Inspirationsphase, um so länger ist die Kontaktzeit der eingeatmeten Luft mit den Alveolen und um so besser wird die Oxygenierung. Allerdings ist ein Atemzeitverhältnis über 1:1 im Wachzustand kaum zu ertragen (physiologisch ist ein Atemzeitverhältnis von 1:2 bis 1:3) und hat gravierende hämodynamische Auswirkungen wie Erschwerung des venösen Rückstroms, Abnahme des HZV und periphere Ödembildung.

M Bei Patienten mit ausgeprägter Erhöhung des Atemwiderstandes, z.B. Asthma bronchiale, kann ein sogenanntes **Air-Trapping** in der Lunge mit Aufbau eines Auto-PEEP entstehen, wenn das Atemzeitverhältnis nicht in Richtung 1:3 bis 1:4 verändert wird. ■

5.6.2.2 Atemgase und Narkosegase

Sauerstoff ist der einzige absolut lebenswichtige Narkosebestandteil, seine **Konzentration** in der Inspirationsluft sollte nie unter 30% fallen.

M Zur Narkoseein- und -ausleitung und schließlich bei allen Fällen, in denen eine schnelle Verbesserung oder **Sicherung der Oxygenierung** erforderlich ist, wird ausschließlich mit Sauerstoff (100%) beatmet. ■

Die Zugabe von anderen Gasen während der Narkose beschränkt sich auf Lachgas und evtl. Raumluft. **Lachgas** dient als universelles Supplement zur Narkose, da es eine gute analgetische Wirkung hat und sehr schnell an- und abflutet. **Raumluft** ist immer dann zu geben, wenn Lachgas kontraindiziert oder unerwünscht ist und reiner Sauerstoff nicht notwendig bzw. wegen der schädlichen Wirkung auf die Lunge nicht über längere Zeit gegeben werden soll.

Das **Frischgas** ist das neu in das Narkosesystem einströmende, durch den Anästhesisten manipulierbare Gasgemisch (Sauerstoff, Lachgas, Inhalationsanästhetika und evtl. Raumluft), welches die Zusammensetzung der Gase in der Einatemluft des Patienten regelt.

Frischgaszusammensetzung und **Frischgasmenge** ändern sich im Verlauf der Narkose. Bei der **Narkoseeinleitung** ist ein 100%iger Sauerstoffanteil aus Sicherheitsgründen erwünscht, da während des Intubationsvorgangs keine Beatmung möglich ist. Bei **Narkosebeginn** ist die Aufnahme von Lachgas und Inhalationsanästhetika sehr hoch, dies bedingt einen hohen Flow und eine hohe Gaskonzentration. Bei der **Narkoseausleitung** ist ebenfalls wieder reiner Sauerstoff nötig, da Lachgas durch seine schlechte Blutlöslichkeit rasch in die Alveolen abströmt und bei zu geringer Frischgaszufuhr von dort nur schlecht verdrängt wird.

M Bei der Narkoseein- und -ausleitung ist ein **hoher Frischgasstrom** von mindestens 6 bis 8 l/min einzustellen, der während der Narkose auf bis zu 0,5 bis 1 l/min bei Minimal-flow-Narkosen (Kap. 5.6.2.3) herabgesetzt werden kann. Bei fehlenden Voraussetzungen zur Minimal-flow-Anästhesie reicht jedoch die Reduktion des Frischgasflusses auf 3 bis 4 l/min aus, um einen guten Kompromiß zwischen Sicherheit und Sparsamkeit zu schließen. ■

5.6.2.3 Low- und Minimal-flow-Anästhesie

Bei der Low- oder Minimal-flow-Anästhesie wird die Zufuhr von Sauerstoff, Lachgas und volatilen Anästhetika an den **Verbrauch** des Patienten **adaptiert.** Der Bedarf beschränkt sich nach Sättigung der Körperkompartimente mit den Anästhetika fast nur noch auf den Sauerstoffverbrauch. Diese Art der Gaszufuhr sollte sich auf Eingriffe mit einer Operationsdauer von mehr als einer Stunde beschränken.

Die **Vorteile** bestehen in geringerem Narkosemittel- und Sauerstoffverbrauch und einer besseren Befeuchtung und Anwärmung der Atemgase.

Die **Nachteile** sind der wesentlich höhere Überwachungsbedarf, da rasche Schwankungen des Sauerstoff- oder Narkosegasbedarfs entweder zu Hypoxie oder Narkoseverflachung führen. Eine Veränderung des Bedarfs muß daher schnell bemerkt und durch eine Flow-Erhöhung des Frischgases behandelt werden. Entsprechend ist ein Gerätemonitoring, bei dem in- und exspiratorische Werte (Inhalationsanästhetikum, Sauerstoff, Lachgas) exakt am Patienten (Tubus) gemessen werden, unabdingbar. Aufgrund der im Vergleich zur Aufnahme durch den Körper und der Größe des Kreisvolumens (relativ) geringen Frischgaszufuhr fällt die Konzentration des Inhalationanästhetikums bei der Minimal-flow-Anästhesie im Kreissystem v.a. bei steigendem Narkotikabedarf deutlich ab.

5.6.3 Effektivitätskontrollen bei der Narkosebeatmung

Die Kontrolle der adäquaten **Oxygenierung** erfolgt **klinisch** mittels Hautfarbe, Hauttemperatur und Zeichen der Sympathikusaktivierung bei Hypoxie sowie vor allem durch entsprechende Überwachungsmonitore, da dies wesentlich sicherer und auch besser dokumentierbar ist.

Die Oxygenierung ist am besten durch die **Pulsoxymetrie** zu sichern, wobei Sättigungskonzentrationen über 97% als sicher gelten. Da die Sättigung zwar eine Aussage über den Sauerstoffgehalt im Blut macht, nicht jedoch über den Sauerstoffpartialdruck, kann ein kurzfristig eintretender Abfall des Partialdrucks erst erkannt werden, wenn er sich auf die Sauerstoffsättigung auswirkt. Weil aber die Sättigung ab einem Partialdruck über 80 mmHg nicht weiter ansteigt, und bei Werten unter 80 mmHg steil abfällt, ist die Pulsoxymetrie zwar aussagekräftig, aber als alleinige Überwachungsmaßnahme nicht ausreichend.

Wichtig ist die **regelmäßige Überwachung der Atemwegsdrücke** und des ausgeatmeten **Atemminutenvolumens,** wobei die Alarmgrenzen für Drücke und Atemminutenvolumen sehr eng (± 10 bis 20%) zu setzen sind.

Die **Kontrolle** der Kohlendioxidmenge im Blut durch eine Blutgasanalyse als Parameter für die korrekte Ventilation ist sinnvoll. Kohlendioxid kann auch **endexspiratorisch** in der Ausatemluft **gemessen** werden, wobei Störungen im Übertritt von Kohlendioxid aus dem Blut in die Alveolarluft nicht auffallen. Deshalb muß bei allen unklaren Befunden bezüglich der Beatmung eine kapilläre oder besser eine arterielle **Blutgasanalyse** durchgeführt werden. Nur so ist eine sichere Aussage über Oxygenierung und Ventilation möglich.

5.6.4 Komplikationen der Beatmung in Narkose

Der Patient hat während der Narkose durch die Relaxierung und/oder die Unterdrückung des Atemantriebs mittels Opiaten keine Möglichkeit, eine evtl. auftretende **Hypoxie** oder **Hyperkapnie** durch eigene Atemanstrengungen zu beheben. Tritt ein solches Ereignis unbemerkt ein oder wird es nicht behandelt, so stirbt der Patient unweigerlich.

Verschiedene Komplikationen, deren Ursache, ihre Vermeidung bzw. mögliche Therapie sind in Tabelle 5.6-1 dargestellt.

Tab. 5.6-1 Komplikationen der Beatmung während der Narkose. Aufgeführt sind mögliche Ursachen, deren Prophylaxe sowie die zu treffenden therapeutischen Maßnahmen.

Komplikation	Ursache	Prophylaxe	Therapie
– Atelektasen	– narkosebedingt – Aspiration – Sekretverschluß der Atemwege	– PEEP-Beatmung – Sekret absaugen	– PEEP-Beatmung – Sekret absaugen – Bronchialtoilette
– Blutdruckabfall	– PEEP mit Abnahme des venösen Rückstroms v.a. bei Hypovolämie	– adäquate Volumentherapie – PEEP nicht über 10 cmH$_2$O ansteigen lassen	– Reduktion des PEEP, evtl. verbunden mit Erhöhung des FiO$_2$ – Volumengabe
– Brand oder Explosion	– brennbare Narkosegase werden entzündet (z.B. durch Laser)	– beim Einsatz von Lasern nur Sauerstoff-Luft-Gemische mit O$_2$-Anteil unter 40% verwenden	– Brand löschen und sofortige Verlegung des Patienten auf Intensivstation – ARDS-Prophylaxe durch Inhalation von Kortikoiden und kontrollierte Beatmung
– Diskonnexion der Atemschläuche	– ungenügende Sicherung der Verbindungen	– alle Konnektoren sicher verbinden	– sofortige Sicherung der Frischgaszufuhr zum Patienten durch Konnexion oder Handbeatmung
– Pneumothorax	– starke Atemwegsdruckspitzen beim Husten gegen das Beatmungsgerät	– Druck in den Atemwegen nicht über 40 cmH$_2$O ansteigen lassen – nur mit Druckbegrenzung beatmen	– Pleuradrainage

5

Tab. 5.6-1 *Fortsetzung*

Komplikation	Ursache	Prophylaxe	Therapie
– Respiratorausfall	– Gerätedefekt	– regelmäßige Wartung und Überprüfung vor Narkosebeginn	– bis zur Klärung Umstellung auf Handbeatmung mit Sauerstoffzufuhr über O_2-Flasche
– ungenügender O_2-Gehalt im Frischgas	– Diskonnexion von zuführenden O_2-Leitungen mit gleichzeitigem Alarmausfall – Manipulationen an Gasleitungen im Haus – Verwechslung von Anschlüssen – defekte Rotameter	– regelmäßige Wartung und Überprüfung vor Narkosebeginn – Alarme nie abstellen	– Behebung der Ursache, bis zur Klärung Umstellung auf Handbeatmung mit Sauerstoffzufuhr über O_2-Flasche
– zerebrale Ischämie	– Hypokapnie – Hypoxie	– Hyperventilation vermeiden – ausreichende Sauerstoffsättigung gewährleisten	– Intensivtherapie

5.6.5 Indikationen zur postoperativen Nachbeatmung

Ein Patient darf nur extubiert werden, wenn er mit großer Sicherheit keinen Schaden durch die Extubation erleidet. Hierfür sind folgende **Voraussetzungen** erforderlich:
- suffiziente Spontanatmung
- ausreichender Atemantrieb
- ausreichende muskuläre Kraft zur Atmung
- Atmung erschöpft den Patienten nicht zu schnell (erhöhter Energiebedarf)
- Atmung ist nicht zu schmerzhaft

M Bei zu starker Auskühlung und dem damit enorm erhöhten Energiebedarf, bei Opiatüberhang mit Dämpfung des Atemantriebs, Relaxansüberhang und dadurch fehlender Muskelkraft zur Atmung sowie bei notwendigerweise erhöhter inspiratorischer O_2-Konzentration (FiO$_2$) muß der Patient bis zur Stabilisierung nachbeatmet werden. ■

5.7 Narkoseüberwachung

Eine planbare, **sichere** und **effiziente Narkose erfordert** neben dem Einsatz von Medikamenten und Narkoseapparaten auch die **Überwachung** des Patienten.

In der Bundesrepublik Deutschland gibt es keine gesetzliche Regelung oder Verordnung bezüglich der erforderlichen Überwachungsmaßnahmen. Die Berufsverbände der Anästhesisten haben aber Empfehlungen zur Überwachung erarbeitet. Als Mindestanforderung gelten hier die Überwachung der Vitalparameter wie Herzfrequenz, Herzrhythmus, periphere Sauerstoffsättigung (SaO$_2$), Blutdruck und Temperatur. Die Erweiterung der anästhesiologischen Vorbereitung bzw. des Monitorings (s.a. Kap. 7.5) orientiert sich am Zustand des Patienten und der geplanten Operation. Hierzu zählen:
- Risikofaktoren des Patienten (Adipositas, Begleiterkrankungen, Alter etc.)
- Art der Operation (Eingriff, evtl. Blutverlust, Operationsdauer)
- Narkoseart

M Die Überwachung dient der **Sicherheit des Patienten** und muß gewährleisten, daß wichtige Veränderungen physiologischer Parameter erkannt werden. ■

Alle **Überwachungsparameter** und die evtl. daraus resultierenden Maßnahmen sind in regelmäßigen Abständen **im Narkoseprotokoll** zu **dokumentieren.** Die Zeitintervalle, in denen die einzelnen Parameter gemessen werden, sind situationsbedingt festzulegen, wobei die wichtigsten Parameter der Atmung und Herz-Kreislauf-Funktion in fünfminütigen Abständen zu messen bzw. abzulesen sind. Ein narkosierter Patient darf nie allein gelassen werden, die Überwachung erfordert die ständige Präsenz eines Anästhesisten.

Die **Basisüberwachung**, die immer während einer **Vollnarkose mit Beatmung** anzuwenden ist, umfaßt die Anlage eines **EKG, Temperaturkontrolle**, nichtinvasive **Blutdruckmessung**, Überwachung der **Beatmungsdrücke und -volumina** sowie **Inspektion, Palpation** und **Auskultation** des Patienten. Eine **Pulsoxymetrie** ist wegen der fehlenden Invasivität und des hohen Informationsgehalts ebenfalls für jeden Eingriff sinnvoll. Für die **klinische Überwachung der Narkosetiefe** ist die Beurteilung der Herz-Kreislauf-Reaktionen auf anästhesiebedingte und eingriffsbedingte Schmerzreize noch immer das beste Verfahren. Dazu zählen:

- **Blutdruck:** Ein rascher intraoperativer Blutdruckanstieg ist z.B. ein wichtiger Hinweis auf mangelnde Narkosetiefe, bei einem deutlichen Blutdruckabfall ist die Narkose relativ zu stark.
- **Herzfrequenz:** Bei mangelnder Narkosetiefe sind eine Tachykardie als auch ein abrupter Abfall der Herzfrequenz möglich.

- **Atmung, Augenreaktionen, Muskeltonus:** Die verstärkte, vertiefte Atmung, gesteigerter Lidschlußreflex und Erhöhung des Muskeltonus sind Zeichen einer abnehmenden Narkosetiefe. Allerdings sind diese Zeichen bei Kombinationsnarkosen mit Muskelrelaxanzien zur Beurteilung der Narkosetiefe ungeeignet. Dagegen besteht bei auftretendem Tränenfluß und Schwitzen immer der Verdacht auf eine mangelnde Narkosetiefe, v.a. wenn gleichzeitig ein Blutdruckanstieg und/oder eine Tachykardie zu beobachten sind.

Die Beurteilung der Narkosetiefe durch die Narkosestadien nach Guedel (Kap. 4.5.1.5) eignet sich ausschließlich für reine Inhalationsnarkosen ohne Verwendung von Hypnotika, Opioiden oder Muskelrelaxanzien. Die routinemäßige Beurteilung der Narkosetiefe mittels EEG hat sich noch nicht durchsetzen können.

Spezielle Untersuchungsverfahren sind in Abhängigkeit des Patientenzustandes und Eingriffes auszuwählen. In Tabelle 5.7-1 ist eine Übersicht der möglichen Untersuchungs- und

Tab. 5.7-1 Alphabetische Auflistung der Narkoseüberwachungsmethoden. Der jeweiligen Untersuchungsmethode sind die Bedeutung (Information), das entsprechend überwachte Organsystem und die möglichen Konsequenzen sowie das Einsatzgebiet zugeordnet.

Untersuchungsmethode	Information	Überwachte(s) Organsystem(e)	Mögliche Konsequenzen	Einsatzgebiete
– arterielle Blutdruckmessung (invasiv)	– Blutdruck kontinuierlich – Reaktion auf Beatmung – Herzauswurfleistung	– Herz – Herz-Kreislauf	– Therapie von Hypovolämie – Änderung der Narkoseführung – Gabe von Katecholaminen	– Herz-, Thorax- und Gefäßchirurgie – lang dauernde Eingriffe mit großem Blutverlust
– Auskultation der Lunge	– Atemgeräusch – Tubuslage	– Lunge	– Korrektur der Tubuslage – absaugen – Medikamente z.B. β-Mimetika, Kortikoide, Theophylline bei Bronchospasmus	– jede Narkose
– Ausscheidung mittels Blasenkatheter	– Urinausscheidung – indirekt Nierenperfusion – Volumensituation	– Niere – Herz-Kreislauf	– Volumensubstitution – Gabe von Diuretika – Gabe von Katecholaminen	– Eingriffe, die länger als 4 h dauern – Eingriffe mit deutlicher Beeinträchtigung der Herz-Kreislauf-Funktion, z.B. durch größere Volumenverschiebungen

Tab. 5.7-1 *Fortsetzung*

Untersuchungsmethode	Information	Überwachte(s) Organsystem(e)	Mögliche Konsequenzen	Einsatzgebiete
– Blutdruckmessung (nichtinvasiv)	– Blutdruck diskontinuierlich	– Herz – Herz-Kreislauf	– Volumenzufuhr – Narkose vertiefen oder verflachen – Gabe von Katecholaminen	– jede Narkose
– Blutgasanalyse	– Oxygenierung – Säure-Basen-Haushalt – Ventilation	– Lunge – Herz-Kreislauf – Säure-Basen-Haushalt	– Veränderung des Beatmungsmusters (Frequenz, Zugvolumen, PEEP, FiO_2, Inspirations-/ Exspirationsverhältnis)	– alle Eingriffe bei Patienten mit eingeschränkter Herz-Kreislauf- oder Lungenfunktion – bei vorbestehenden Störungen – bei Eingriffen an Herz, Lunge oder Gehirn – bei größeren Volumenverschiebungen – Eingriffe, die länger als 2 h dauern
– CO_2-Messung (Kohlendioxidgehalt in der **Ausatemluft** in Kombination mit CO_2-**Konzentration im Blut**)	– Aussage über Lungenperfusion – evtl. vermehrte CO_2-Produktion	– Lunge – Herz – Herz-Kreislauf – Stoffwechselaktivität	– Ventilation steigern – bei Lungenembolie (Thrombus, Luft, Fett) oder maligner Hyperthermie spezifische Therapie einleiten	– längere Eingriffe zur Vermeidung einer Hyperventilation – bei Gefahr der Luftembolie – zur Steuerung der Beatmung bei Eingriffen, die eine Hyperventilation erfordern – bei Spontanatmungsnarkosen in Intubation
– EEG	– Hirnaktivität – Narkosetiefe	– Gehirn	– Narkosesteuerung durch Messung der Aktivität des zentralen Nervensystems	– derzeit überwiegend für Studien verwendet; im klinischen Alltag noch nicht akzeptiert
– EKG	– Herzfrequenz und Herzrhythmus kontinuierlich	– Herz	– Änderung der Narkosetiefe – Volumengabe – Elektrolytsubstitution	– jede Narkose

Tab. 5.7-1 *Fortsetzung*

Untersuchungs-methode	Information	Überwachte(s) Organsystem(e)	Mögliche Konsequenzen	Einsatzgebiete
– Elektrolyt-bestimmung	– Zustand des Elektrolyt-haushalts	– Elektrolyte	– Elektrolytersatz oder auch Diurese	– bei allen Opera-tionen mit Blut- und Flüssigkeits-verlusten – bei präoperativ bereits bestehen-den Störungen – bei Herzrhythmus-störungen
– evozierte Potentiale	– Reaktion des Gehirns auf externe Reize (u.a. Schmerz, Ton, Licht)	– Reizleitungs-systeme der Peripherie bis ins Gehirn	– Änderungen der Narkosetiefe	– z.B. Operationen im Rückenmarks-bereich
– Hb-Bestimmung	– Gehalt an Hämoglobin	– Sauerstoff-transport-kapazität des Blutes	– Gabe von Erythro-zytenkonzen-traten oder Vollblut	– bei allen Opera-tionen mit Blutver-lusten von minde-stens 5% des Körpergewichts – bei präoperativ be-reits bestehender Anämie
– Inspektion der Haut	– Zyanose bei Hypoxie – Blässe bei Schock – Schwitzen bei flacher Narkose	– Herz-Kreislauf – Lunge – Gehirn	– Volumenzufuhr – Beatmung ändern – Gabe von Katecholaminen – Narkose vertiefen oder verflachen	– jede Narkose
– intrakranielle Druckmessung	– Veränderungen des intrakraniel-len Drucks	– Hirn und Herz-Kreislauf	– Gabe von Barbituraten – operative Entlastung	– bei Eingriffen an Patienten mit möglicher Hirn-druckveränderung
– Palpation des Pulses	– Pulsfrequenz diskontinuierlich – Durchblutung der Peripherie	– Herz-Kreislauf	– Volumenzufuhr – Beatmung ändern – Narkose vertiefen	– jede Narkose
– präkordiale Ultraschall-Doppler-Sonden zur Detektion von Luftembolien	– Einstrom von Thromben, Luft oder Fett in das rechte Herz	– Herz	– Beendigung des Eingriffs – Luft aus dem Herzen absaugen – Kompression der Jugularvenen	– Neurochirurgie und Orthopädie – immer wenn das Operationsfeld oberhalb des Herzens liegt und die Gefahr des Ein-dringens von Luft über große Venen oder offene Kno-chenvenen besteht

5

Tab. 5.7-1 *Fortsetzung*

Untersuchungs-methode	Information	Überwachte(s) Organsystem(e)	Mögliche Konsequenzen	Einsatzgebiete
– Pulmonalis-katheter	– Füllungszustand des linken Herzens – HZV – Widerstand des Pulmonal- und Körperkreislaufs – Kenngrößen des Herzens	– Herz – Herz-Kreislauf	– differenzierte Therapie einer Herz- und/oder Kreislaufinsuffizienz mit Volumen, Diuretika, Vaso-dilatatoren und Katecholaminen	– bei Patienten mit eingeschränkter Ventrikelfunktion (EF < 35 %) – bei Eingriffen, bei denen mit der Entwicklung einer akuten Herzinsuffizienz zu rechnen ist
– Pulsoxymetrie	– Oxygenierung des Hämoglobins	– Lunge – Herz – Herz-Kreislauf	– Änderung der zugeführten O_2-Konzentration	– jede Narkose
– Relaxometrie	– Muskelrelaxation	– Bewegungs-apparat	– Gabe von Muskelrelaxan-zien oder Antagonisten	– lang dauernde Eingriffe mit Relaxation – wenn postoperativ eine frühe Extubation erforderlich ist – bei Patienten mit Myasthenia gravis oder anderen muskulären Erkrankungen
– spirometrische Messung der Atemvolumina	– Atemzugvolumen – Atemwegsdruck – Atemminuten-volumen	– Lunge	– Änderung der Ventilations-parameter	– jede Narkose mit Beatmung
– Temperatur-sonde (rektal und ösopha-geal)	– Erkennung von Hypo- und Hyperthermie	– Herz-Kreislauf – Stoffwechsel – Körper-temperatur	– Entschluß zur Nachbeatmung – Einwickeln mit Watte – Gabe angewärmter Lösungen – Kühlung – Abbruch des Eingriffs	– alle Eingriffe bei Säuglingen und Kleinkindern – Eingriffe, bei denen die Gefahr der Hypothermie besteht (kalter Saal, lange Operationszeiten etc.)
– transösopha-geales Echo	– Kontraktions-verhalten des Herzens	– Herz	– Gabe von Katecholaminen und Vasodilatatoren	– Herzchirurgie – Eingriffe bei schwerst herzinsuffizienten Patienten (EF < 20 %)
– ZVD-Messung	– venöser Füllungszustand	– Herz-Kreislauf	– Gabe von Volumen oder Diuretika	– bei allen Eingriffen mit massiver Volumenverschiebung – wenn die Gabe von vasoaktiven Substanzen oder häufige Blutentnahmen erforderlich sind

Überwachungsmethoden dargestellt. Die genauere Beschreibung einzelner Verfahren ist in Kapitel 7.5 enthalten.

M Grundsätzlich ist bezüglich der einzusetzenden Monitoringmaßnahmen zu beachten, daß eine **Entscheidung über** die erforderliche **Therapie** nur selten aufgrund eines einzelnen Faktors getroffen werden kann. Vielmehr sollten möglichst **mehrere Informationen** verglichen und zugeordnet und damit die Diagnose bestätigt werden. ◼

5.8 Narkoseführung

Eine Anästhesie macht diagnostische oder therapeutische Eingriffe möglich, die sonst schmerzhaft wären, wobei aufgrund der Anforderungen für die Narkose unterschiedliche Grade an Analgesie, Amnesie, Relaxation und Reflexdämpfung erforderlich sind. Entsprechend können die vielfältigen Narkosemethoden allein oder kombiniert zum Einsatz kommen. Sind grundsätzlich mehrere Narkoseverfahren möglich, orientiert sich die Wahl des Narkoseverfahrens an den Wünschen des Patienten und der Erfahrung des Anästhesisten.

5.8.1 Inhalationsanästhesie

Bei der Inhalationsanästhesie wird das Anästhetikum in gasförmiger Form zugeführt und über die Alveolen in die Blutbahn aufgenommen. Die Aufnahme und der Weitertransport des Anästhetikums ins Gehirn erfolgen unter Umgehung des großen venösen Körperkreislaufs. Dabei ist die Applikationsart (Maske, Kehlkopfmaske oder Trachealtubus) für die Wirksamkeit von sekundärer Bedeutung, da die Aufnahmegeschwindigkeit eines Inhalationsanästhetikums von der **Blutlöslichkeit** abhängt. Das heißt, je besser die Blutlöslichkeit, um so höher ist der Blutspiegel des Anästhetikums. Das Blut ist jedoch nicht Wirkort, sondern Speicher- und Transportmedium. Der Übertritt vom Blut in den Wirkort Gehirn findet erst statt, wenn die **Sättigungsgrenze** im Blut erreicht ist. Schlecht blutlösliche Inhalationsanästhetika wirken daher sehr schnell und gut lösliche langsam. Die Details über die Bedeutung des Blut-Gas-Verteilungskoeffizienten, das Gleichgewicht der Partialdrücke etc. finden sich in Kapitel 4.5. Weitere, nicht vom Anästhetikum abhängige Faktoren für die Aufnahme eines Inhalationsanästhetikums sind das Atem-

minutenvolumen, die inspiratorische Gaskonzentration und das Herzzeitvolumen des Patienten (Tab. 5.8-1).

Neben der **Anflutungsgeschwindigkeit** spielt die **Wirkstärke** des Anästhetikums eine große Rolle für den klinischen Einsatz. Sie wird definiert durch die MAC (minimale alveoläre Konzentration), bei der 50% aller Patienten keine Abwehrreaktion auf einen bestimmten chirurgischen Stimulus mehr zeigen (Kap. 4.5).

Narkosestadien nach Guedel

Im Verlauf der Narkose durchläuft der Patient verschiedene **Narkosestadien,** die nach dem Erstbeschreiber Guedel benannt sind (Tab. 5.8-2). Aufgrund von Beobachtungen, die er während Äthernarkosen machte, erstellte der amerikanische Anästhesist Arthur Guedel 1920 ein Schema zur Einteilung von Narkosestadien zur Orientierung über die Tiefe der Äthernarkose. Diese Stadien werden klassischerweise nur bei einer Äthernarkose ohne Prämedikation beobachtet, können jedoch auch bei Anwendung von Inhalationsanästhetika beobachtet und benannt werden. Bei der Applikation von Opiaten und/oder Muskelrelaxanzien sind die Guedel-Stadien jedoch nicht mehr sinnvoll verwendbar, da sowohl die Pupillenreaktionen als auch die motorischen Reflexe blockiert sind. Dazu kommt, daß Guedel die kardiovaskulären Funktionen in seinem Schema nicht berücksichtigte, sondern nur Atmung, die Pupillen, Augenbewegungen, vegetative Reflexe und den Muskeltonus beim unprämedizierten Patienten.

■ **Stadium I:** Das Stadium der Amnesie und Analgesie oder Rauschstadium reicht vom Beginn der Äthernarkose bis zum Bewußtseinsverlust. Hierbei werden die am höchsten entwickelten Hirnteile zuerst und am stärksten betroffen (Denken, zeitliche und örtliche Orientierung), Amnesie und zunehmende Schmerzfreiheit folgen. Die Schmerztoleranz steigt, der Patient reagiert noch auf starke Schmerzreize, weiß aber nichts mehr davon.
■ **Stadium II:** Zu den Merkmalen des „Exzitationsstadiums (Erregungsstadium)" gehören u.a.: Bewußtseinsverlust, weite Pupillen, gesteigerte Lichtreaktion und Tränenfluß. Bei ansonsten regelmäßiger, automatischer Atmung (bis zum Beginn des Toleranzstadiums) können äußere Reize vermehrtes Schlucken und Atemstörungen (Atemanhalten, Husten, unregelmäßige Atmung) bis hin zum Laryngospasmus auslösen.

Tab. 5.8-1 Einfluß verschiedener Faktoren auf die Aufnahme und Verteilung von Inhalations-anästhetika bei der Narkoseeinleitung.

Beeinflussende Faktoren	Auswirkung auf Aufnahme und Verteilung von Inhalationsanästhetika
– Zunahme des Atemminutenvolumens	– schnellere Aufsättigung der Alveolen mit Anästhetika – schnellerer Übertritt ins Blut, dadurch raschere Narkose-vertiefung
– Abnahme des Atemminutenvolumens	– langsamere Aufsättigung der Alveolen mit Anästhetika – verzögerter Übertritt ins Blut, dadurch verzögerte Narkose-vertiefung
– Zunahme der inspiratorischen Gaskonzentration	– schnellere Narkosevertiefung
– Abnahme der inspiratorischen Gaskonzentration	– langsamere Narkosevertiefung
– Zunahme des Herzzeitvolumens	– pro Zeiteinheit wird mehr Anästhetikum aus der Lunge ins Blut aufgenommen, daher langsamerer Anstieg der Anästhetika-konzentration in Lunge und Blut – durch vermehrte Durchblutung von Darm, Muskulatur und Haut flutet das Anästhetikum langsamer im ZNS an, was zu einem verzögerten Beginn der Narkose führt
– Abnahme des Herzzeitvolumens	– es fließt weniger Blut durch die Lunge, daher wird weniger Anästhetikum an das Blut abgegeben, und die alveoläre Konzentration steigt rascher an – das Blut fließt v.a. ins Gehirn, daher rascherer Narkoseeintritt

Tab. 5.8-2 Narkosestadien nach Guedel.

Narkosestadium	Allgemeine Kennzeichen	Beachte
Stadium I: Amnesie, Analgesie	– Spontanatmung erhalten – Reflexe und Pupillen normal	– schmerzarme Eingriffe und/oder Verbandwechsel möglich
Stadium II: Exzitation	– Bewußtseinsverlust – überschießende motorische Aktivität – übersteigerte Reaktion auf innere und äußere Reize – Wandern der Bulbi	– Kieferklemme/Laryngospasmus möglich – Reflexsteigerung – erhöhte Sympathikusaktivität – vermehrte Salivation und Sekretion
Stadium III: Toleranz	– Abnahme der Atemfrequenz und des Atemzugvolumens – Reflexe deutlich vermindert – Lidschlußreflex erlischt – Kornealreflex erlischt (Planum 3)	– jegliche operativen Eingriffe möglich – bei zunehmender Narkosetiefe Blutdruckabfall
Stadium IV: Intoxikation	– Pupillen maximal weit und lichtstarr – Atmungs- und Herz-Kreislauf-Versagen	– zerebrale Intoxikation – Lähmung der vegetativen Zentren – sofortige Reanimation erforderlich

Tab. 5.8-3 Beobachtbare Veränderungen in den Narkosestadien nach Guedel.

	Stadium I	Stadium II	Stadium III Planum I	Stadium III Planum II	Stadium III Planum III	Stadium III Planum IV	Stadium IV
Pupillenweite	eng	maximal weit, nicht entrundet	eng	eng–mittel	mittel	weit	
Atmung (auf Schmerzreize)	gesteigert			normal		abnehmend	
Muskeltonus		erhöht	normal		aufgehoben		
Bulbusbewegungen	wenig	extrem			aufgehoben		
Tränenfluß	keiner	erhöht			keiner		
Schluckreflex	nein	verstärkt			nein		
Würgreflex	nein	verstärkt			nein		
Gefahr des Erbrechens	nein		ja		nein		
Pupillenreaktion auf Licht	nein			ja		nein	
Lidreflex		ja			nein		

M Das Stadium II ist auch bei **Kombinationsanästhesien** noch deutlich erkennbar. Der Patient ist zu diesem Zeitpunkt von äußeren Reizen abzuschirmen, im Raum sollte Ruhe herrschen. Manipulationen am Patienten sind zu unterlassen. Das Exzitationsstadium kann mehr oder weniger stark ausgeprägt sein und tritt bei der Narkoseausleitung erneut, aber meist weniger stark, auf. Es sollte schnell durchlaufen werden. Eine Prophylaxe ist evtl. durch die Prämedikation möglich. **■**

■ **Stadium III:** Das „chirurgisches Toleranzstadium" wird in mehrere Phasen (Planum 1 bis 4) unterteilt, wobei dawischen fließende Übergänge bestehen. Bereits zu Beginn des Stadiums III verändern Reize (z.B. ein Hautschnitt) die noch vorhandene automatische Atmung nicht mehr, der Lidschlußreflex erlischt, Intubation wäre ohne Muskelrelaxierung möglich. Die Atmung wird von Planum 1 bis Stadium IV flacher: mit zunehmender Narkosetiefe kommt es zu einem diaphragmal-abdominalen Atemtyp, im Planum 3 erlischt die Interkostalatmung, im Planum 4 die Zwerchfellatmung. Große Operationen sind in diesem Stadium gut möglich.

■ **Stadium IV:** Beim „Stadium der Asphyxie" kommt es zur Intoxikation des gesamten Gehirns mit Stillstand der Zwerchfellatmung bis zum Tod. Durch Lähmung der vegetativen Zentren im Hirnstamm versagen Atmungs- und Kreislaufregulation.

A Die Stadien III/-3 bis IV sind *toxisch* und müssen unbedingt vermieden werden. Die heutigen Anästhesien streben Narkosen im Bereich des Stadiums III/1–2 an. ◄

5.8.1.1 Einleitung der Inhalationsnarkose

Eine reine Inhalationsnarkose ohne Anwendung von intravenösen Anästhetika kann nur per Maske eingeleitet werden, es sei denn, der Patient ist bereits präoperativ intubiert, was eine Differenzierung in der Vorgehensweise erforderlich macht. Das im weiteren beschriebene Vorgehen bei der Inhalationsanästhesie ist in Tabelle 5.8-4 zusammengefaßt.

5

Tab. 5.8-4 Vorgehen bei einer Inhalationsanästhesie. Die Dosisangaben gelten für die Aufrechterhaltung eines Toleranzstadiums während der eigentlichen operativen Maßnahme.

Phase	Maßnahme	Beachte
Prämedikation	– Sedierung (Dormicum® 5 mg) – Analgesie (Dipidolor® 7,5 mg) – Parasympathikolyse (Atropin 0,5 mg)	– um zu starke Sekretproduktion zu vermeiden, ist eine Parasympathikolyse bei reiner Inhalationsanästhesie besonders sinnvoll
Narkoseeinleitung	– Maske aufsetzen, mit 100% O_2 beatmen, langsam auf 70% Lachgas steigern – Frischgasfluß 6–10 l/min – Inhalationsanästhetikum nach 60–90 sec zusetzen, von 0,3 bis maximal 2,5 Vol.-% steigern – Spontanatmung ab Guedel-Stadium III übernehmen – Intubation ab Stadium III, Planum 2, möglich oder Verwendung von Muskelrelaxanzien ab Planum 1	– immer auf ausreichende Oxygenierung achten – Maske nach Bewußtseinsverlust fest auf Mund und Nase pressen
Narkoseaufrechterhaltung	– Frischgasfluß reduzieren (2–3 l/min) – Orientierung an Kreislaufreaktionen auf chirurgischen Reiz – orientierende Konzentrationen der Inhalationsanästhetika für chirurgische Eingriffe bei 70% Lachgas: Halothan 0,7–1,5 Vol.-% Enfluran 1,2–2,5 Vol.-% Isofluran 1,5–2,5 Vol.-%	– blutdrucksenkende Wirkung der Inhalationsanästhetika wird durch operative Stimulation aufgewogen
Narkoseausleitung	– Patient nach Beendigung des wesentlichen operativen Geschehens (z.B. Fasziennaht bei intraabdominellen Eingriffen) wieder spontan atmen lassen – rechtzeitiges Beenden der Inhalationsanästhetikazufuhr vor geplanter Extubation, orientierende Werte: Halothan 20–25 min Enfluran 15–20 min Isofluran 10–15 min Lachgas 60–120 sec	– richtiger Zeitpunkt für das Beenden der Narkosemittelzufuhr ist v.a. durch klinische Erfahrung erlernbar (nebenstehende Werte dienen lediglich der Orientierung)

Einleitung mit Inhalationsanästhetika

Da diese Einleitung einige Minuten dauert und mit unangenehmen Empfindungen für den Patienten verbunden sein kann sowie zu stärkerer Salivation führt, wird sie bei Erwachsenen nur selten angewendet. Bei **Kindern** ist die Narkoseeinleitung mit Inhalationsanästhetika jedoch oft üblich, da eine Gefäßpunktion für Kinder traumatisierender erscheint. Typische **Indikationen bei Erwachsenen** sind z.B.:

- starkes Bronchialasthma
- Lungenblutung
- Patienten mit voraussichtlich schwierigen Intubationsverhältnissen, wenn mangels Instrumentarium keine bronchoskopische Intubation möglich ist

Bei der Inhalationsanästhesie wird dem ausreichend sedierten und mit Atropin prämedizierten Patienten nach Abschluß der Vorbereitungen (Identifikation, Anschluß an Überwachungsmonitor, Blutdruckmessung, bei Erwachsenen i.v. Zugang) ein Lachgas-Sauerstoff-Gemisch mit mindestens 30% O_2 und einem Frischgasfluß von mindestens 6 l/min über eine fest aufgesetzte Maske insuffliert. Nach 60 bis 90 Sekunden erfolgt die zunehmende Beimischung von Halothan, Enfluran oder Isofluran (Halothan für Einleitung per Inhalation am besten verträglich). Danach wird die Konzentration schrittweise von 0,3 bis zu 2,5 Vol.-% gesteigert, wobei ein **zu schneller Anstieg** der Konzentration zu willkürlichen Abwehrmaßnahmen oder zu unwillkürlichen Reflexen wie Husten, Würgen und Laryngospasmen sowie zum Erbrechen führen kann.

Nach der Intubation kann mit dem operativen Eingriff begonnen werden. Der Zeitbedarf für die Narkoseeinleitung per Inhalation ist mit 10 bis 15 Minuten zu veranschlagen.

Einleitung der Inhalationsnarkose mit Hypnotika

Um die Einleitungszeit und das Narkosestadium II (Glottisverschluß möglich) zu verkürzen, wird, sofern keine Kontraindikationen bestehen, die Narkose mit einem Barbiturat, Etomidat, Benzodiazepin oder Propofol (Tab. 5.8-5) intravenös eingeleitet. Dabei beginnt die Inhalationsnarkose praktisch erst mit der Phase der Narkoseaufrechterhaltung. Auch hier sind anfangs hohe inspiratorische Konzentrationen des Inhalationsanästhetikums nötig, um das Blut und andere Kompartimente, in dem sich das Narkosemittel verteilt, aufzusättigen.

5.8.1.2 Aufrechterhaltung einer Inhalationsnarkose

Zum Aufrechterhalten der Narkose kann der Frischgasfluß reduziert werden. Bei Verwendung eines Kreisteils (Kap. 5.4.5) bzw. eines halbgeschlossenen Systems (Kap. 5.4.3) sollten 2 bis 3 l/min ausreichend sein. Kommt ein geschlossenes System (Kap. 5.4.4) zur Anwendung, ist ein Reduzieren des Frischgasflusses bis auf die Aufnahme und den Verbrauch des Patienten möglich. Bei lang dauernden Narkosen sind dies zwischen 300 und 1 000 ml pro Minute.

Für das Beimischen der Inhalationsanästhetika gelten Richtwerte (s.a. Tabelle 5.8-4), die genaue Dosierung wird jedoch vom klinischen Zustand des Patienten bestimmt. Solange die Pupillen eng sind, der Licht- und Kornealreflex erhalten und die Atmung gleichmäßig und tief ist, besteht eine ausreichende **Narkosetiefe.**

Ist die **Narkose zu tief,** kommt es bei Spontanatmung zu abflachender Atmung, weiter werden die Pupillen in Mittelstellung und Verlust von Licht- und Kornealreflex. Die **zu flache Narkose** kündigt sich ebenfalls durch Erweiterung der Pupillen bei erhaltenen Reflexen und Ein- bzw. Auswärtsschielen der Pupillen an.

Während des operativen Eingriffs kann der Patient spontan atmen oder assistiert bzw. kontrolliert beatmet werden. Empfehlenswert ist die **assistierte Atmung** bei mittellangen Eingriffen, da hier keine Ausschaltung des Atemantriebs durch Hyperventilation erfolgt, was bei einer kontrollierten Beatmung eher vorkommt. Die ausschließlich **spontane Atmung** sollte kurz dauernden Eingriffen (bis maximal 60 Minuten) vorbehalten bleiben, um Atelektasen und evtl. Hypoventilationen zu vermeiden.

Tab. 5.8-5	Narkoseeinleitung mit Hypnotika.	
Präparat	**Vorteile**	**Nachteile**
– Barbiturate	– gute Reflexabschirmung – tiefe Narkose	– kardiodepressorische Wirkung
– Benzodiazepine	– ruhige, tiefe Hypnose zur Intubation	– lange Wirkdauer
– Etomidat	– keine negative kardiodepressorische Wirkung	– keinerlei Reflexabschirmung – kurze Wirkdauer
– Disoprivan®	– sichere, tiefe Narkose	– kardiodepressorische Wirkung

5.8.1.3 Ausleitung einer Inhalationsnarkose

Die Guedel-Stadien sind in der Ausleitungsphase nicht so ausgeprägt zu beobachten, auch das Beurteilen der Pupillenweite, Pupillenreaktion und Bulbusbewegung spielt eine geringe Rolle. Allerdings sind **Muskelkontraktionen,** die zum Beißen auf den Tubus und zu tonischen Muskelaktivierungen führen, typisch für das Exzitationsstadium bei der Ausleitung.

Zur rechtzeitigen Ausleitung gehört eine an den Eigenschaften des Anästhetikums orientierte Reduzierung und Beendigung der Zufuhr des Inhalationsanästhetikums (s.a. Tabelle 5.8-4). Die Zufuhr volatiler Anästhetika ist zwischen 10 und 20 Minuten und Lachgas etwa zwei bis fünf Minuten vor dem beabsichtigten Erwachen abzustellen. Gleichzeitig ist der Frischgasfluß wieder anzuheben, um die ausgeatmeten Narkosegase aus dem Patiententeil des Narkosesystem zu entfernen.

Ist der Patient intubiert, muß die **Extubation** bei vorhandener Spontanatmung entweder in Narkose (Stadium III, Planum 1) oder wach erfolgen. Ist die Extubation in Narkose geplant, sollte sie erst nach Beendigung der Lachgaszufuhr vorgenommen werden (Zufuhr von volatilen Anästhetika noch möglich), um die Lachgasdiffusionshypoxie (Kap. 4.5) zu vermeiden.

M Nach einer Extubation in Narkose ist der Patient möglichst in **Seitenlage** zu bringen und bis zum vollständigen Erwachen zu überwachen, da mögliche Komplikationen wie Aspiration, Laryngo- oder Bronchospasmus rechtzeitig erkannt und behandelt werden müssen. ■

Das endgültige Erwachen aus Inhalationsnarkosen kann verzögert sein und hängt v.a. von der Narkosedauer und zusätzlich gegebenen intravenösen Narkosemitteln ab. Der **Nachschlaf** ist um so ausgeprägter, je länger die Narkose war und je mehr zusätzliche Anästhetika gegeben wurden. Häufig kommt es zu einem ausgeprägten **Muskelzittern,** das weniger auf einen Abfall der Körpertemperatur als vielmehr auf eine Exzitation im Bereich des Rückenmarks zurückzuführen ist.

A Die Extubation darf keinesfalls in der Exzitationsphase erfolgen, da es sonst nahezu zwangsläufig zum Laryngo- oder Bronchospasmus kommt. ◄

5.8.2 Neuroleptanästhesie

Die Neuroleptanästhesie wurde 1959 entwickelt und umfaßt folgende Charakteristika:
- Verwendung von Analgetika vom Opiattyp zur Analgesie
- Verwendung von Neuroleptika (v.a. Droperidol) zur Sedierung
- Relaxierung bei Bedarf
- mechanische Beatmung mit Luft-Sauerstoff- oder Sauerstoff-Lachgas-Gemisch

Operative Eingriffe am wachen Patienten sind mit dieser Technik möglich, wenn auf Lachgas und Relaxanzien verzichtet wird. Dabei muß man bei erhaltener Spontanatmung das Neuroleptikum in ausreichender Menge geben, und das Opioid darf nicht zu hoch dosiert sein. Diese Anästhesieart ist allerdings nicht oft erforderlich. Im weiteren Verlauf ist das Vorgehen bei der Neuroleptanästhesie erläutert und daneben noch in Tabelle 5.8-6 zusammengefaßt.

5.8.2.1 Einleitung der Neuroleptanästhesie

Die Kombination von **Analgesie und Sedierung** ist bei einer geplanten Neuroleptanästhesie wichtig, da die ausreichende Reflexdämpfung besonders schwierig ist. Eine Prämedikation mit einem Benzodiazepin führt zu einem besseren intraoperativen Schlafzustand. Daneben ist bei präoperativen Schmerzen ein Opioid, z.B. Piritramid, zu verabreichen. Zur Sedierung appliziert man bei der Narkoseeinleitung in der Regel großzügig Droperidol.

A **Droperidol** besitzt ausgeprägte vasodilatierende Eigenschaften. Deshalb ist ein Volumenmangel vor der Narkoseeinleitung auszuschließen bzw. zu therapieren und zunächst eine **Testdosis** Droperidol unter **Blutdruckkontrolle** zu geben, um einen kritischen Blutdruckabfall zu vermeiden. ◄

Nach der Gabe der **Testdosis** von 2,5 mg Droperidol kann die Dosis bis auf 25 mg Droperidol gesteigert und durch ein Opiat ergänzt werden. Klassisch ist die Gabe von Fentanyl mit initial bis zu 1,5 mg und anschließender **Relaxierung.** Bei einer Relaxierung mit Succinylcholin ist am besten bereits vor der Droperidolgabe eine geringe Menge eines nichtdepolarisierenden Relaxans zu geben, da Succinylcholin **Muskelfaszikulationen** mit postoperativen Muskelschmerzen verursacht. Durch die Gabe eines nichtdepolarisierenden Relaxans lassen sich diese Symptome vermeiden bzw. reduzieren.

Tab. 5.8-6 Vorgehen bei der Neuroleptanästhesie.

Phase	Maßnahme	Beachte
Prämedikation	– Sedierung (Dormicum® 5 mg) – Analgesie (Dipidolor® 7,5 mg)	– ausreichende vegetative Dämpfung besonders wichtig
Narkose-einleitung	– 500 ml Ringer-Lactat infundieren – Neuroleptikum: 5–25 mg Droperidol langsam i.v. – Analgetikum: 0,2–1,0 mg Fentanyl langsam i.v. – ggf. Hypnotikum: 20 mg Etomidat i.v. – Beatmung mit 100% O_2 – Relaxierung mit Succinylcholin oder nichtdepolarisierendem Relaxans – Intubation – Hyperventilation (pCO_2 33–38 mmHg) und Beatmung mit N_2O/O_2 im Verhältnis 2 : 1	– nach Gabe des Opiats kann Thorax-starre auftreten, dann sofort relaxieren und Atmung über Maske sichern
Narkose-aufrecht-erhaltung	– 0,1–0,3 mg Fentanyl alle 20–40 min – DHB nur alle 2 h wiederholen – Relaxierung nach Bedarf	– Orientierung der Repetitionsgaben an operativen Erfordernissen – zu späte Gabe des Analgetikums führt zu deutlich gesteigertem Gesamtopiatbedarf
Narkose-ausleitung	– letzte Opiatgabe 20–40 min vor Operationsende – Antagonisierung erst, wenn bereits Wirkverlust von Opiat, Relaxans oder Benzodiazepin erkennbar ist – 2–5 min vor geplantem Erwachen Lachgaszufuhr abstellen	– Narkoseüberhang vermeiden, deshalb möglichst keine Antagonisie-rung bis zum Erwachen

5

Die Übernahme der Beatmung erfolgt zunächst durch die Sauerstoffzufuhr über Maske, dabei wird der Patient zum tiefen Atmen aufgefordert. Setzt nach der Relaxierung die Atmung aus, kann die Intubation erfolgen.

Zur Induktion der Narkose kann man vor der Relaxierung alternativ ein Hypnotikum (z.B. Etomidat oder Propofol) geben und die initiale Dosis von Droperidol und Fentanyl reduzieren. Klassisch ist jedoch die ausschließliche Verwendung von Neuroleptika und Opiaten zur Narkoseeinleitung.

5.8.2.2 Aufrechterhaltung einer Neuroleptanästhesie

Die Beatmung während der Narkose sollte unter Zugabe von Lachgas erfolgen, dadurch läßt sich die Menge an Analgetika und Neuroleptika deutlich reduzieren, und die Narkoseausleitung kann rascher erfolgen. Für die sinnvolle Narkoseführung ist es wichtig, bereits vor Beginn der schmerzhaften Stimuli eine **ausreichende Analgesie** zu erreichen, da durch die schmerzbedingten Sympathikusreaktionen die Schwelle für eine ausreichende Analgesie steigt. Dies macht hohe Opioiddosen erforderlich, was wiederum die postoperative Atemdepression verlängert.

Bei **abdominellen und thorakalen Eingriffen und Operationen im Bereich des Kopfes** ist unbedingt eine Relaxierung erforderlich, da im Gegensatz zu den Inhalationsanästhetika Opiate und Neuroleptika keine muskelrelaxierende Eigenwirkung haben.

Die Kombination von Neuroleptikum, Lachgas und Opiat gewährleistet den **intraoperativen Schlaf.** Dabei hat Droperidol eine lange Wirkdauer und ist allenfalls alle zwei bis drei Stunden nachzugeben. Die Dosierung von Fentanyl (bzw. anderen Opiaten) erfordert Erfahrung. Als Anhaltspunkt können eine Anfangsdosis von 0,01 bis 0,02 mg/kg KG und eine Repetitionsdosis von 0,1 bis 0,3 mg Fentanyl alle 20 bis 40 Minuten gelten. Dabei sind die Konstitution, der Allgemeinzustand des Patienten und die Art des operativen Eingriffs ebenfalls zu berücksichtigen.

M Kriterien für eine **zu flache Narkose** sind Zeichen der sympathikoadrenergen Aktivierung wie Schwitzen, Tränenfluß, Anstieg von Herzfrequenz und Blutdruck sowie unwillkürliche Abwehrbewegungen. ■

Eine **Überdosierung von Fentanyl** während der Narkose läßt sich kaum feststellen, da es im Gegensatz zur Überdosierung von Inhalationsanästhetika nicht zu einer Kreislaufdepression kommt. Erst am Ende des Eingriffs fällt eine Blockierung des Atemantriebs aufgrund der Opiatwirkung auf.

5.8.2.3 Ausleitung der Neuroleptanästhesie

Die letzte Gabe von Fentanyl sollte spätestens 30 Minuten vor der geplanten Narkoseausleitung erfolgen. Dadurch läßt sich die Blockierung der Spontanatmung oft vermeiden. Auch die leichte Hyperventilation ist zu reduzieren, so daß der CO_2-Antrieb wieder zum Tragen kommen kann. Besteht kein Relaxansüberhang, erwacht der Patient nach Abstellen der Lachgaszufuhr innerhalb von zwei bis fünf Minuten, ist ansprechbar und toleriert den Tubus noch gut. Liegen die Sauerstoffsättigung und CO_2-Werte unter Zufuhr von Raumluft im Normbereich (Kapnometrie und Pulsoxymetrie), kann die Extubation meist gefahrlos erfolgen.

Die Ursachen für ein **verzögertes Erwachen** nach Beendigung der Lachgaszufuhr können ein Relaxans- oder Opiatüberhang, eine Hypnose aufgrund der Zufuhr von Benzodiazepinen oder andere, operationsbedingte Gründe sein. Liegen Zeichen eines Relaxanzienüberhangs vor (Anstieg von Herzfrequenz und Blutdruck nach Abstellen der Lachgaszufuhr), ist ein **Antagonisieren** des Muskelrelaxans sinnvoll. Ebenfalls möglich ist die Antagonisierung der Opiat- und Benzodiazepinwirkung, so daß außer bei operationsbedingter Bewußtlosigkeit ein Erwachen nach einer Neuroleptanästhesie erzwungen werden kann.

A Bei einer **Antagonisierung** ist die Gefahr, die aus unterschiedlich langer Wirkdauer von Agonisten und Antagonisten erwächst, nicht zu unterschätzen. Eine erneute Narkose, Muskelrelaxation oder Atemdepression nach Verlust der Antagonistenwirkung ist immer möglich. Antagonisten sollten nur eingesetzt werden, wenn bereits erste Hinweise auf den Wirkverlust des jeweiligen Agonisten vorliegen. ◄

5.8.3 Grundlagen der „balanced anesthesia"

Der Begriff der „balanced anesthesia" ist nicht einheitlich definiert. Hier wird in Übereinstimmung mit vielen anderen Autoren des deutschsprachigen Raums die „balanced anesthesia" als anwendungsorientierte **Kombination** sämtlicher zur Verfügung stehender **Allgemeinanästhetika** mit dem Ziel der Risikominimierung und Nutzenoptimierung für den Patienten definiert.

Diese Narkoseform bietet die Möglichkeit, die Vorzüge der verschiedenen Medikamente in einer Kombination zu nutzen, was eine möglichst **streßarme Narkoseeinleitung,** gleichmäßige Narkoseführung und eine sichere Narkoseausleitung auch für **Risikopatienten** bei größeren Eingriffen gewährleistet. Dieses Verfahren ist ganz besonders für kardiovaskuläre Risikopatienten mit kardialer Dysfunktion, koronarer Herzerkrankung und für multimorbide Patienten geeignet. Eine Spontanatmung während der Narkose ist durch die Opiate nicht möglich, des weiteren eignet sich die Kombination unterschiedlicher Pharmaka gut für lang dauernde Eingriffe. Somit ist die Beatmung nahezu zwangsläufig mit einer Intubation verbunden.

Je mehr Medikamente zum Einsatz kommen, desto schwieriger wird die Einschätzung der Wirkung der einzelnen Komponenten bei nicht planmäßigem Narkoseverlauf.

M Grundsätzlich sollten **möglichst wenig Kombinationen** zur Anwendung kommen, wobei neben Sauerstoff, Lachgas und Fentanyl (bzw. anderes Opiat) entweder ein Inhalationsanästhetikum oder ein Hypnotikum (Benzodiazepinboli, Propofolinfusion) zu verwenden ist. ■

Eine Muskelrelaxation ist nur bei operationsbedingter Notwendigkeit nach der Narkoseeinleitung indiziert.

Tab. 5.8-7 Komponenten der „balanced anesthesia".

Gewünschte Wirkung	Pharmakon	Beachte
Analgesie	– Opiate – Lachgas	– aufgrund der fehlenden Kreislaufwirkung sind Opiate die idealen Analgetika für starke Schmerzen – deutliche Reduzierung des Opiatbedarfs ist mit Lachgas möglich
Hypnose	– Etomidat – Propofol – Barbiturate – Benzodiazepine – Inhalationsanästhetika	– fast jedes Anästhetikum wirkt hypnotisch – bei möglichst schneller, nebenwirkungsarmer Narkoseinduktion ohne lange Wirkdauer keine Barbiturate, Benzodiazepine und Inhalationsanästhetika verwenden
Relaxation	– Muskelrelaxanzien	– auch Inhalationsanästhetika haben geringen muskelrelaxierenden Effekt, klinisch durch verlängerte Wirkdauer der Muskelrelaxanzien bemerkbar
Amnesie	– Propofol – Lachgas – Inhalationsanästhetika – Benzodiazepine	– Grad der erzielbaren Amnesie ist schwer zu beurteilen (unter fast allen Anästhesien wurde vereinzelt über Erinnerungen an den Eingriff berichtet) – intraoperativ sollte eine Narkosevertiefung bei jeder unklaren Tachykardie oder Hypertonie erfolgen
vegetative Dämpfung	– Inhalationsanästhetika	– neben Barbituraten sind Inhalationsanästhetika die einzigen Narkosemittel, mit denen jede beliebige Narkosetiefe und damit eine vegetative Dämpfung zu erreichen ist – kardiodepressorische Wirkung der Barbiturate ist jedoch ausgeprägter

Die Komponenten der „balanced anesthesia" sind in Tabelle 5.8-7 zusammengefaßt, die Phasen der Narkose mit dem Einsatz unterschiedlicher Pharmaka und die Vorgehensweise finden sich in Tabelle 5.8-8.

5.8.3.1 Einleitung der „balanced anesthesia"

Nach der Prämedikation, Identifikation des Patienten im Operationssaal, Anschluß an Moni-

Tab. 5.8-8 Vorgehen bei der „balanced anesthesia".

Phase	Maßnahme
Prämedikation	– Sedierung (Dormicum® 5 mg) – Analgesie (Dipidolor® 7,5 mg)
Narkoseeinleitung	– Hypnose: Propofol, Barbiturate, Benzodiazepine, Etomidat – Analgesie: Fentanyl – Relaxation: Muskelrelaxanzien
Narkoseaufrechterhaltung	– Amnesie und vegetative Dämpfung: Lachgas/Inhalationsanästhetikum – Hypnose, Analgesie und Relaxation wie oben
Narkoseausleitung	– Inhalationsanästhetikum: 15–20 min vor gewünschtem Erwachen beenden – Lachgas: Zufuhr 5 min vor Erwachen beenden – Opiate: letzte Gabe 30–45 min vor Extubation – Benzodiazepine: Antagonisierung erst bei Hinweis einer nachlassenden Wirkung; Dormicum® letztmalig 45–60 min vor Narkoseende

5

toring und Punktion der initial notwendigen Gefäße wird der Patient präkurarisiert und erhält das Opioid (Fentanyl 0,15 bis 0,4 mg). Danach erfolgt die Narkose mit dem Hypnotikum (z.B. Etomidat, Barbiturat, Benzodiazepin, Propofol). Sobald die Reflexe erloschen sind und eine Maskenbeatmung möglich ist, kann die Relaxierung erfolgen (Succinylcholin, nichtdepolarisierendes Relaxans).

Nach der Intubation, der Lagekontrolle und dem Fixieren des Tubus wird der Patient an das Kreisteil angeschlossen und mit 50 bis 70% Lachgas in Sauerstoff beatmet. Sind für das invasive Monitoring noch zusätzliche Venenkatheter etc. erforderlich, ist das Legen nun möglich. Etwa 20 Minuten nach der initialen Gabe zur Einleitung und vor dem eigentlichen Operationsbeginn sollte eine erneute Gabe des Opiats erfolgen.

5.8.3.2 Aufrechterhaltung der „balanced anesthesia"

Nach Anschluß an das Kreisteil (Frischgasfluß 3 l/min) wird eine geringe Menge des Inhalationsanästhetikums beigegeben. Bei milder Hyperventilation (pCO_2 zwischen 35 und 38 mmHg) sind Vaporeinstellungen für Halothan von 0,3 bis 0,8 Vol.-%, für Enfluran von 0,5 bis 1,0 Vol.-% und für Isofluran von 0,6 bis 1,2 Vol.-% ausreichend. Dabei ist vorausgesetzt, daß abhängig von der Schmerzhaftigkeit des Eingriffs immer eine **rechtzeitige Fentanylgabe** von 0,1 bis 0,2 mg etwa alle 30 bis 50 Minuten erfolgt.

Die **Relaxierung** richtet sich nach dem Bedarf und der Erfahrung mit dem jeweiligen Muskelrelaxans, dabei ist das Überwachen mittels Relaxometrie (Kap. 4.1) optimal (leider oft nicht verfügbar). Wird im Narkoseverlauf eine **Narkosevertiefung** notwendig, ist dies durch zusätzliche Opiatgabe oder bei rechtzeitigem Bemerken durch Erhöhen der Vaporeinstellung zu erreichen.

5.8.3.3 Ausleitung der „balanced anesthesia"

Vor dem Operationsende ist die Zufuhr von Opiaten und Inhalationsanästhetika rechtzeitig zu beenden. Die Inhalationsanästhetikazufuhr wird spätestens 10 bis 15 Minuten vor dem gewünschten Erwachen gestoppt und mit einem hohen Frischgasfluß (6 bis 10 l/min) möglichst

rasch ausgewaschen. Die letzte Fentanylgabe sollte ca. 30 bis 45 Minuten vor dem gewünschten Erwachen verabreicht werden. Die Lachgaszufuhr ist bei der Hautnaht zu beenden. Die letzten zehn Minuten vor dem Erwachen ist eine Hyperventilation zu vermeiden, so daß der CO_2-Partialdruck im Blut auf über 40 mmHg ansteigen und dadurch das Atemzentrum stimulieren kann. Antagonisieren sollte man nur, wenn bereits Anzeichen für eine Rückkehr der jeweiligen Organfunktion zu bemerken sind. Nach der Extubation am wachen Patienten bei suffizienter Atmung erhält der Patient noch so lange Sauerstoff über die Maske, bis er ruhig und gleichmäßig atmet.

5.8.4 Grundlagen der Regionalanästhesie

Fast jeder Abschnitt des Körpers inkl. der meisten inneren Organe kann durch eine Regionalanästhesie betäubt und schmerzfrei gemacht werden. Für die Wahl des Narkoseverfahrens (Allgemeinnarkose und/oder Regionalanästhesie) sind äußere Einflüsse wie Überwachungsmöglichkeiten, aber auch der körperliche Zustand und die Psyche des Patienten entscheidend.

Abgesehen von der schwer nachweisbaren Beeinflussung höherer kortikaler Funktionen wirkt die Regionalanästhesie im wesentlichen auf die Impulsleitung im ersten Neuron. Die Regionalanästhesie wird in der Schmerzdiagnostik und -therapie angewandt, um die Schmerzrezeptoren, die sog. Nozizeptoren, auszuschalten. Lokalanästhetika hemmen die afferenten nozizeptiven Impulse (A-Delta- und C-Fasern; s.a. Kap. 3.3) und beeinflussen die Motoneuronen. Insbesondere für die Schmerztherapie hilfreich ist, daß die reflektorisch vermehrte motorische Aktivität im Zusammenhang mit Schmerzzuständen reduziert bzw. ausgeschaltet werden kann.

Grundsätzlich lassen sich die Regionalanästhesien in **körpernahe** (Betäubungen im Bereich einzelner Extremitäten oder am Stamm) und **körperferne** sog. rückenmarksnahe **Anästhesien** (Spinalanästhesie bzw. Periduralanästhesie) unterteilen. Dabei ist die **Ausbreitung der Anästhesie** u.a. von folgenden Faktoren abhängig:

- Durchmesser der Nerven
- Myelinisierung
- Leitgeschwindigkeit

Aufgrund der unterschiedlichen Dicke der Nervenfasern mit und ohne Myelinscheide fallen zuerst die relativ dünneren, ohne Myelinscheiden versehen, vom Rückenmark abgehenden Nerven aus. Dies geschieht auch bei geringeren Konzentrationen des Lokalanästhetikums. Dadurch entstehen segmentale Unterschiede in der Ausbreitung der Blockierung, hinsichtlich der Motorik, der Sensibilität und des sympathischen Nervensystems. **Funktionsverluste** nach Gabe von Lokalanästhetika treten in folgender Reihenfolge auf:

- Schmerz
- Temperatur
- Berührungsempfinden
- Reflexunterdrückung
- Muskeltonus

Da bei den Regionalanästhesien im Zusammenhang mit der Verabreichung von Lokalanästhetika (Kap. 4.4.1) sowohl Nebenwirkungen als auch mögliche Komplikationen vorkommen, sind für eine sichere Regionalanästhesie **grundlegende Vorbereitungen** (s.a. Tab. 5.8-9, 5.8-10) erforderlich.

Tab. 5.8-9 Notwendiges Material und Assistenz bei einer Regionalanästhesie.

Material	Bemerkung/Beachte
– Rasierer (unsteril)	– Entfernen der Haare im Punktions- und/oder Infiltrationsbereich
– Blutdruckdoppelmanschette – Esmarch-Binde	– nur für die intravenöse Regionalanästhesie nötig
– Desinfektionslösung	– gründliches Einsprühen und Antrocknenlassen vor Abdeckung, Einwirkzeit beachten
– Handschuhe (steril)	– dem Arzt nach dem Händewaschen anreichen
– Abdecktuch/Lochtuch (steril)	– bei Papierabdecktüchern sind patientenseitige Klebeflächen gut zur Fixierung geeignet
– Kompressen/Tupfer (steril)	– erst nach Abdecken des Punktionsgebiets anreichen
– 10er-Kanüle (steril)	– für Hautquaddel
– Impflanzette	– zum Durchstechen der elastischen Haut, dadurch läßt sich die Kanüle mit mehr Gefühl vorschieben (v.a. bei Plexus-axillaris-Blockaden)
– spezifische Kanüle(n) – Katheter für kontinuierliche Blockaden (steril) – evtl. kurze Perfusor- oder Adapterleitungen	– je nach Technik erforderliche Kanüle zum Aufsuchen des Zielgebiets – zum Einführen von Kathetern und zur Injektion des Lokalanästhetikums
– 20-ml-Spritzen (steril)	– zum Aufziehen und Spritzen des Lokalanästhetikums
– Kochsalzlösung 0,9% aus dem Kühlschrank (steril zur Entnahme anreichen)	– zum Auslösen von Parästhesien
– Lokalanästhetikum (steril zur Entnahme anreichen)	– bis zu 80 ml, Konzentration nach Absprache mit dem Arzt
– Nervenstimulator – Masse-Elektrode (unsteril) – sterile Stimulations-Elektrode (optional)	– Masse-Elektrode bereits vor Desinfektion befestigen – Patienten über Parästhesien vorab informieren – Anreichen der Stimulationselektrode und Befestigen am Gerät – Einstellen des Nervenstimulators in Abstimmung mit dem Arzt

5

Tab. 5.8-10 Sicherheitsmaßnahmen bei der Regionalanästhesie.	
Maßnahmen	**Bemerkung/Beachte**
Überprüfen des Narkosegeräts	– Sauerstoffverabreichung und Beatmung müssen bei Bedarf immer möglich sein
Masken, Tuben und Intubationsbesteck bereitlegen	– bei rückenmarksnahen Blockaden immer erforderlich
Medikamente vorbereiten	– Vagolytikum: Atropin, 0,5 mg/ml – Vasopressoren: Akrinor® 1 Amp. auf 5 ml oder Dopamin 1 mg/ml – Antikonvulsiva: Valium® 10 mg oder Rivotril® 1 mg
EKG und Blutdrucküberwachung	– v.a. bei Gabe großer Mengen an Lokalanästhetika und bei rückenmarksnahen Blockaden ist mit kardialen Reaktionen (Brady-/Tachykardie und Blutdruckabfall) zu rechnen
Anlegen eines venösen Zugangs	– Gabe von Volumenersatz und Medikamenten

M Der Patient muß vor der Blockade eindeutig über die möglichen Komplikationen informiert sein, die Komplikationen sind auf dem Aufklärungsbogen zu vermerken. Der Patient sollte neben der allgemeinen Einwilligung auch die Aufklärung über die Komplikationen durch seine Unterschrift bestätigen. ■

Bei jedem Patienten ist nach Eintreffen im Vorbereitungsraum der Blutdruck zu messen, ein EKG anzulegen und ein sicherer intravenöser Zugang zu schaffen, um ggf. Volumen und/oder Medikamente geben zu können. Es sollten immer Atropin (bei Bradykardien), Vasopressoren (z.B. Dopamin, Akrinor®, bei Hypotension) und Antikonvulsiva (z.B. Rivotril®, Valium® bei Krampfanfällen) griffbereit sein. Nach Sichern der Überwachungs- und Notfalltherapiemöglichkeiten ist der Patient erneut über die vorgesehenen Maßnahmen zu informieren und, sofern notwendig, entsprechend zu lagern.

5.8.4.1 Regionalanästhesien im Bereich der oberen Extremität

Die obere Extremität wird über den Plexus brachialis sensibel in-

nerviert. Dem Nervenverlauf entsprechend kann eine Blockade als **supraklavikulärer, axillärer** oder **interskalenärer Block** erfolgen. Wie bei fast allen Regionalanästhesien hängt der Erfolg entscheidend von den anatomischen Kenntnissen (Kap. 3.3.2.1) einschließlich der segmentalen Versorgungsareale der Nerven ab (Abb. 5.8-1).

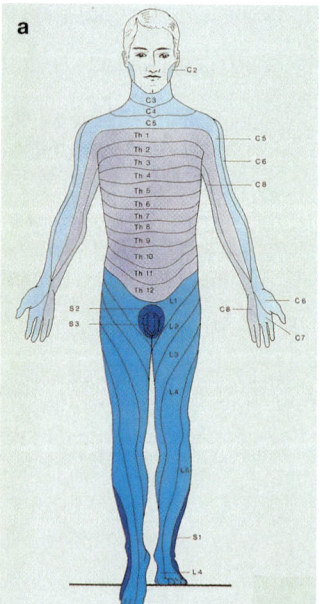
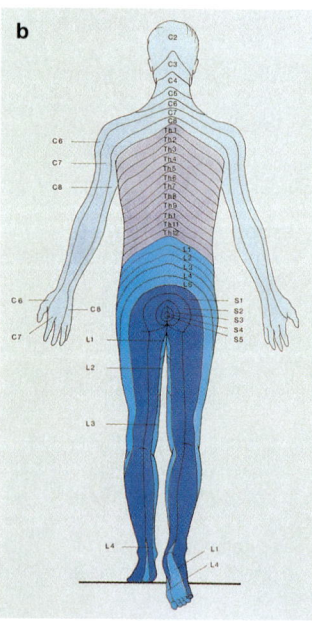

Abb. 5.8-1 Segmentale Versorgungsareale für die sensible Innervation der Körperoberfläche des Menschen (spinale Dermatome). Die Dermatome werden nach den sie jeweils versorgenden Rückenmarkssegmenten benannt. **a)** Vorderansicht. **b)** Rückansicht.

Der Plexus brachialis wird hauptsächlich aus fünf segmentalen Nerven gebildet, die den Spinalnervenwurzeln (vordere Äste) von C_5, C_6, C_7, C_8 und Th_1 entstammen. Hinzu kommen Nervenfasern von C_4 und Th_2. Die Nerven verlaufen als Einheit zusammen mit der A. subclavia durch die hintere Skalenuslücke. Kurz vor Erreichen der Skalenuslücke ist anatomisch eine Dreispaltung sichtbar:

- Truncus superior (C_5 und C_6)
- Truncus medius (C_7) und
- Truncus inferior (C_8 und Th_1)

Die drei Trunci ziehen hinter dem Schlüsselbein über die erste Rippe in die Achselhöhle. In Höhe der A. axillaris besteht der Plexus brachialis aus drei Strängen, den **Fasciculi** (lateralis, medialis und posterior). Diese drei umgeben die Arterie, wobei zwei von ihnen seitlich und einer hinter der Arterie verläuft. Aus diesen Strängen geht eine Vielzahl von peripheren Nerven ab:

- N. radialis (Fasciculus posterior)
- N. medianus (Fasciculus lateralis und medialis)
- N. ulnaris (Fasciculus medialis)
- N. axillaris (Fasciculus medialis)
- N. musculocutaneus (Fasciculus lateralis)

Außerdem entspringen hier noch zwei kleine Hautnerven, der N. cutaneus antebrachii med. und der N. intercostobrachialis.

Supraklavikulärer Block

Die **Indikationen** zum supraklavikulären Block sind Operationen im Bereich des gesamten Arms sowie der Hand (Abb. 5.8-2).

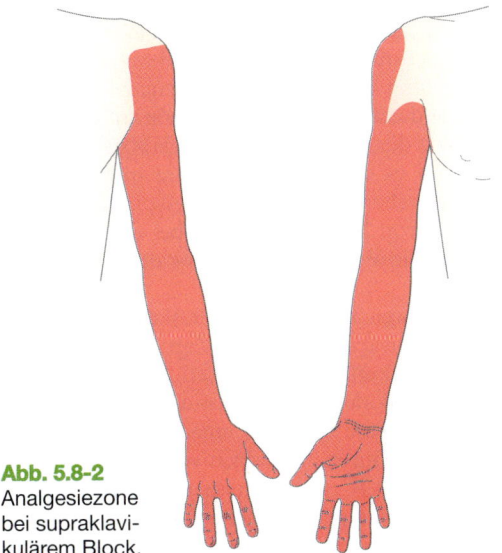

Abb. 5.8-2
Analgesiezone bei supraklavikulärem Block.

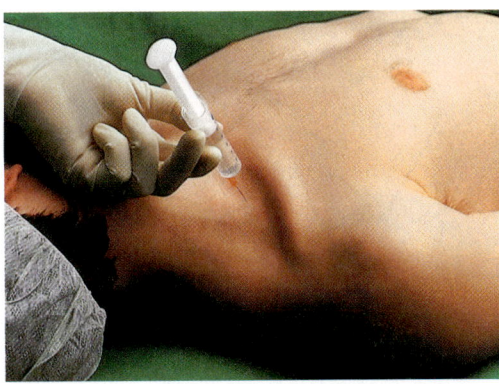

Abb. 5.8-3 Technik nach Kulenkampff bei der supraklavikulären Plexusblockade. Der Kopf des Patienten ist 90° zur Gegenseite gedreht, die Punktionsstelle ist unmittelbar medial der Kreuzung von Schlüsselbein und V. jugularis externa und ca. 1,5 cm lateral des Ansatzes des M. sternocleidomastoideus. Die Stichrichtung ist senkrecht zur Haut. Nach Erreichen der ersten Rippe werden durch vorsichtiges Bewegen der Nadel Parästhesien ausgelöst.

Praktisches Vorgehen: Dort wo das Nervengeflecht über die erste Rippe tritt (Abb. 5.8-3), ist die beste Stelle zur supraklavikulären Blockade (Technik nach Kulenkampff). Der Patient wird möglichst flach auf den Rücken gelagert und der Kopf auf die entgegengesetzte Seite gedreht (Abb. 5.8-4). Etwa 1 cm oberhalb und lateral von

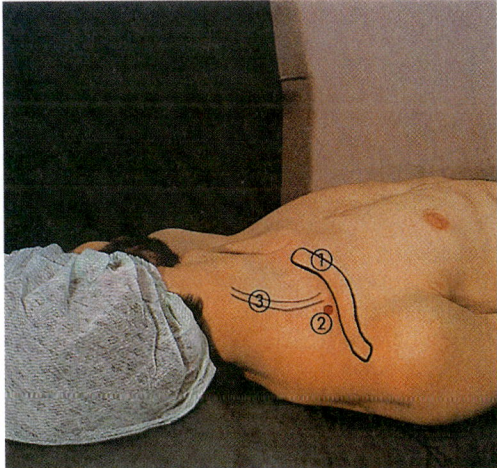

Abb. 5.8-4 Lagerung des Patienten zur rechtsseitigen supraklavikulären Plexusblockade. Markiert sind neben der Punktionsstelle das Schlüsselbein (1), die evtl. sichtbare Pulsation der A. subclavia (2) und die V. jugularis externa (3).

5

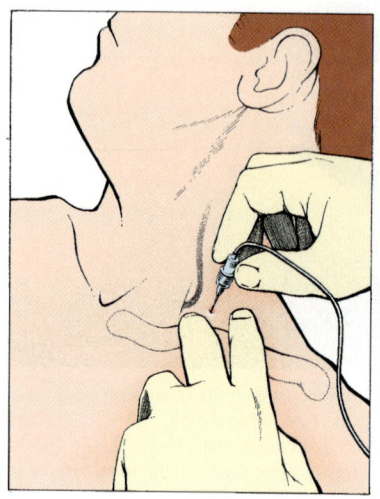
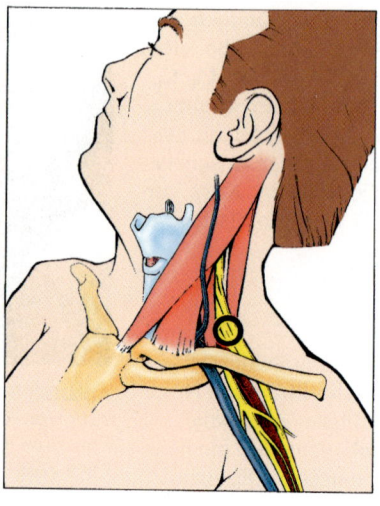

Abb. 5.8-5 Supraklavikuläre Plexusblockade. Als Orientierungspunkte bei der Punktion dienen A. subclavia und erste Rippe. Punktiert wird in Höhe der Schlüsselbeinmitte 1 bis 2 cm seitlich des M. sternocleidomastoideus in Richtung erste Rippe.

der Mitte des Schlüsselbeins wird in einem Winkel von ca. 80° durch die Haut gestochen. Das Ziel ist die erste Rippe. Die Kanüle sollte nicht länger als 5 cm sein (Abb. 5.8-5). Nach dem Auftreffen auf die Rippe wird die Nadel vorsichtig auf der Rippe bewegt, bis Parästhesien auslösbar sind. Diese sollten in allen Fingern, also im Versorgungsbereich aller drei Hauptstämme, spürbar sein. Nach negativem Aspirationstest injiziert man das Lokalanästhetikum. Kommt es vor dem Knochenkontakt zu Parästhesien in allen Fingern, ist bereits nach Aspiration die Applikation des Lokalanästhetikums an dieser Stelle möglich.

Dosierung: 20 bis 40 ml Lokalanästhetikum (z.B. Bupivacain 0,5%; s.a. Kap. 4.4.2).

Nebenwirkungen/Komplikationen: Bekannte Nebenwirkungen sind u.a. die **Rekurrensparese** und eine **Phrenikusparese,** die beide reversibel sind. Die wichtigste und typische Komplikation ist der **Pneumothorax.** Er kommt durchschnittlich bei ca. 2% der Patienten vor, wobei die Verletzung der Pleura visceralis und des Lungenparenchyms durch die Kanüle entsteht. Besonders gefährdet sind schlanke Patienten (hochstehende Lungenspitzen) und Patienten mit Lungenemphysem. In den meisten Kliniken wird daher routinemäßig ein Thoraxbild postoperativ nach einem supraklavikulären Block angefertigt. Symptome wie Luftnot, Schmerzen beim Atmen, aber auch kontinuierlicher Hustenreiz sind ein Muß zur **Röntgenkontrolle.**

Kontraindikationen: Ein bereits bestehender kontralateraler Pneumothorax, kontralaterale Lähmungen des N. recurrens und des N. phrenicus sowie manifeste Gerinnungsstörungen.

Interskalenäre Blockade

Operationen am Schlüsselbein, der Schulter und der Außenseite des Oberarms sind die wichtigsten **Indikationen.** Ein weiteres Einsatzgebiet stellt die Schmerztherapie dar.

Anatomie: Der interskalenäre Raum, der von den Trunci durchzogen ist, wird durch die Faszien des M. scalenus anterior und medius, die prävertebrale Halsfaszie sowie die Querfortsätze gebildet. Der Zugang zu diesem Raum befindet sich in Höhe C_6 (Höhe des Krikoids; Abb. 5.8-6).

Praktisches Vorgehen: Der Kopf des Patienten wird auf die der Punktion abgewendete Seite gedreht und der laterale Rand des M. sternocleidomastoideus in Höhe des Krikoids ertastet. Etwa 0,5 bis 1,5 cm lateral hiervon ist die „interskalenäre Furche" zwischen M. scalenus anterior und M. scalenus medius tastbar. Nach Betäuben der Hautoberfläche wird in Krikoidhöhe in die Vertiefung eine stumpfe Plexusnadel nach medial und etwas kaudal in Richtung auf den Querfortsatz des sechsten Halswirbels vorgeschoben. Kommt es zu einer Parästhesie unterhalb der Schulterebene, kann nach Aspiration (Ausschluß von Blut und Liquor) bei unveränderter Nadellage die Injektion des Lokalanästhetikums erfolgen.

Dosierung: 30 bis 40 ml Lokalanästhetikum (z.B. Bupivacain 0,5%; s.a. Kap. 4.4.2).

Nebenwirkungen/Komplikationen: Wie beim supraklavikulären Block kann sowohl eine **Rekurrensparese** als auch eine **Phrenikusparese** eintreten. Durch Aufsteigen von größeren Mengen des Lokalanästhetikums im interskalenären Raum ist eine sympathische Grenzstrangblockade möglich, welche sich durch ein **Horner-Syn-**

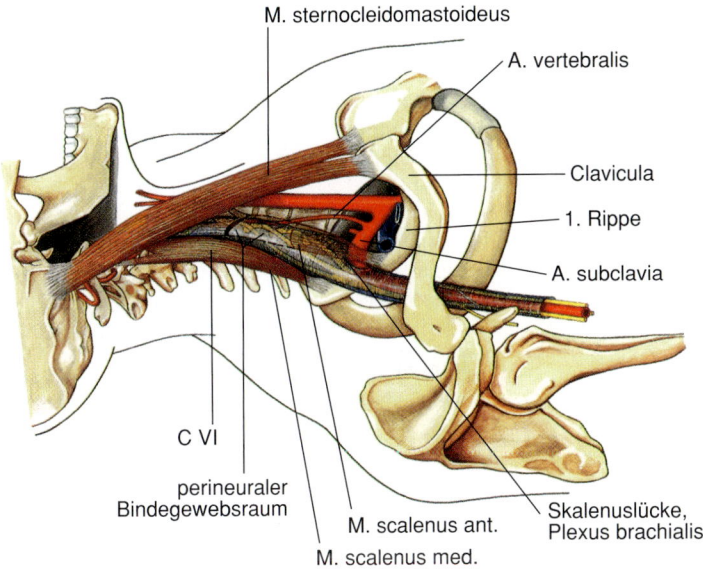

M. sternocleidomastoideus

A. vertebralis

Clavicula

1. Rippe

A. subclavia

C VI

perineuraler Bindegewebsraum

M. scalenus ant.

M. scalenus med.

Skalenuslücke, Plexus brachialis

Abb. 5.8-6 Anatomie des Plexus cervicobrachialis bei der Lagerung zur interskalenären Blockade. Der perineurale Bindegewebsraum in der interskalenären Region ist ähnlich wie der Periduralraum vorgegeben, so daß ein „Auffüllen" dieses Raums von einer einzigen Punktionsstelle aus möglich ist. Die Ausdehnung der Blockade ist v.a. vom injizierten Volumen des Lokalanästhetikums abhängig.

drom (Ptosis, Miosis, Enophthalmus) bemerkbar macht. Diese Nebenwirkungen sind zwar unangenehm, aber reversibel. Gefährlich sind **Injektionen in „falsche" Stellen**. Dazu zählen die intravasale Injektion mit möglicher ZNS-Intoxikation, die subarachnoidale Injektion, wobei es dadurch zu einer hohen Spinalanästhesie kommt, und die peridurale Injektion mit der Möglichkeit der hohen Periduralanästhesie.
Kontraindikationen: Kontralaterale N.-recurrens- oder N.-phrenicus-Parese und manifeste Gerinnungsstörungen.

M Da hauptsächlich die Nerven im oberen Teil des Plexus brachialis „betäubt" werden, kann es vorkommen, daß die Ober- und Unterarminnenseite nicht ausreichend analgetisch werden. ■

Axilläre Blockade
Die **Indikationen** zur axillären Blockade sind je nach Höhe der Blockade Eingriffe im Bereich der Hand, des Unter- und des Oberarms. Auch hier ist eine Anwendung im Rahmen der Schmerztherapie möglich. Die Analgesiezone nach kompletter Blockade ist in Abbildung 5.8-7 dargestellt.
Anatomie: Wie bereits beschrieben, zieht der Plexus brachialis über die 1. Rippe in die Achselhöhle. In Höhe der A. axillaris besteht der Plexus brachialis aus drei Strängen, die die Arterie umgeben, zwei von ihnen seitlich, einer hinter der Arterie (Abb. 5.8-8). In dieser Höhe geht eine Vielzahl von peripheren Nerven aus diesen Strängen ab. Die Nerven und Gefäße sind von einer festen Faszie umkleidet, wobei jedoch zwei kleine Nerven, der N. cutaneus antebrachii med. und der N. intercostobrachialis außerhalb der Faszie verlaufen.
Praktisches Vorgehen: Am 90° abduzierten Arm ist die A. axillaris in Höhe der vorderen Achselhöhle ertastbar. Direkt über der Arterienpulsation wird nach Betäuben der Haut eine stumpfe Plexusnadel nach kranial vorgeschoben, bis ein federnder Widerstand zu bemerken ist (Abb. 5.8-9). Die stumpfe Kanülenspitze ist nun direkt auf der Gefäßnervenscheide. In den

5

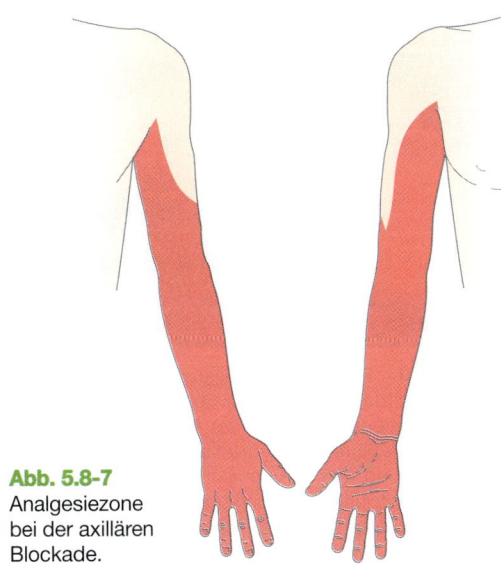

Abb. 5.8-7
Analgesiezone bei der axillären Blockade.

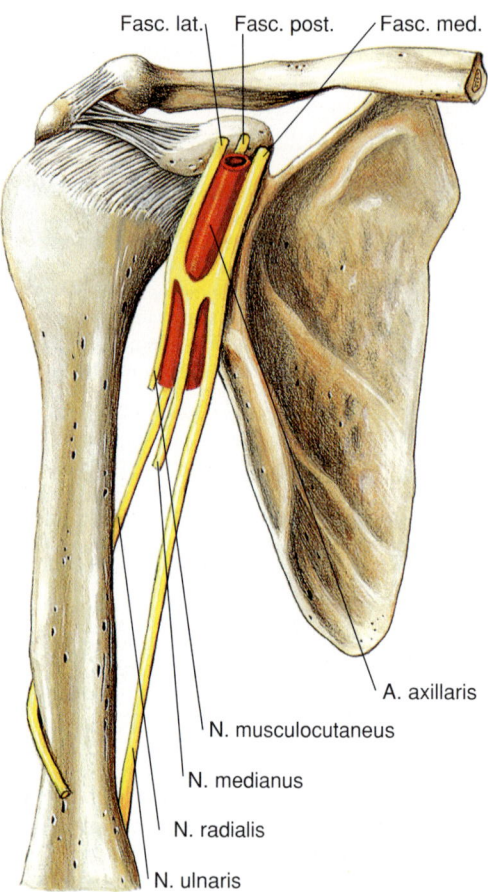

Fasc. lat. Fasc. post. Fasc. med.

A. axillaris

N. musculocutaneus

N. medianus

N. radialis

N. ulnaris

Abb. 5.8-8 Anatomie des Plexus brachialis im Bereich der Axilla.

Dosierung: 30 bis 40 ml Lokalanästhetikum (z.B. Bupivacain 0,5%; s.a. Kap. 4.4.2).
Nebenwirkungen/Komplikationen: Auch ohne Durchstechen der Arterie kann es zu einem **Hämatom** kommen, was sich durch Kompression im Bereich der Einstichstelle weitgehend vermeiden läßt.
Kontraindikationen: Jegliche Art von Entzündungen im Oberarm sind als Kontraindikation für eine axilläre Blockade anzusehen. Falls präoperativ bereits Nervenläsionen im Arm bestehen, ist das geplante Vorgehen sorgfältig zu überdenken.

M Meist werden stumpfe Nadeln benutzt und das Lokalanästhetikum ohne Auslösung von Parästhesien injiziert. Oft kommen auch spitze Kanülen (z.B. 12er-Nadeln) zur Anwendung. Die Applikation des Lokalanästhetikums erfolgt nur nach Auslösung von Parästhesien. Bei spitzen Nadeln besteht die Gefahr einer Nervenschädigung durch das wiederholte „Einstechen" in das Perineurium. ■

Intravenöse Lokalanästhesie

Die intravenöse Lokalanästhesie eignet sich v.a. für Eingriffe am Unterarm, am unteren Teil des Oberarms und an der Hand (z.B. Radiusreposition). Weitere **Indikationen** sind Eingriffe am

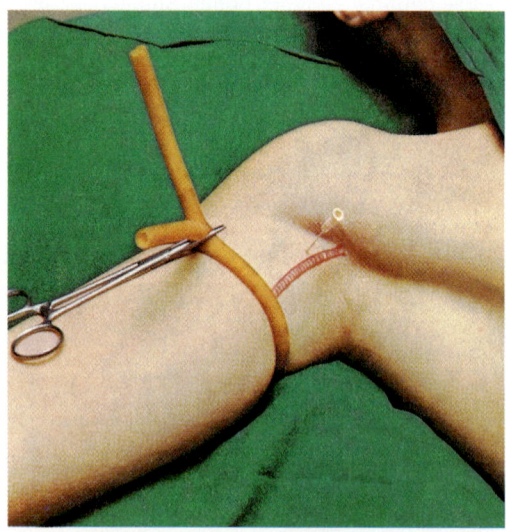

Abb. 5.8-9 Technik der axillären Plexusblockade. Markiert ist der Verlauf der A. axillaris. Die Einstichstelle liegt möglichst weit in der Axilla und kranial des Gefäßes. Die Punktionstiefe ist sehr gering; die distale Ausbreitung des Lokalanästhetikums kann durch Kompression der Gefäßnervenscheide (hier mittels eines Gummischlauches) reduziert und somit die Ausbreitung der Blockade verbessert werden.

meisten Fällen kann man die Arterienpulsation mit der Kanüle ertasten. Die Kanüle wird nun ruckartig durch die Faszie hindurchgedrückt und einige Millimeter vorwärtsgeschoben. Nach negativer Aspiration injiziert man ca. ein Drittel des Lokalanästhetikums, was meist für den N. radialis ausreicht. Das gleiche Vorgehen erfolgt kaudal und dorsal der Arterie, um den N. ulnaris zu erreichen. Der N. medianus wird durch tangentiales Anlegen der Kanüle an die Arterie (nach Durchstoßen der Faszie) und Auffüllen des „Raumes" mit Lokalanästhetika „getroffen". Eine Varianz dieser Methode ist der Durchstich der Arterie und Spritzen des Lokalanästhetikums hinter der Arterie, um so die Nerven zu erreichen. Außer der Einzelgabe eines Lokalanästhetikums ist auch eine kontinuierliche axilläre Blockade möglich. Dazu wird über die Kanüle ein dünner Katheter in die Gefäßnervenscheide eingeführt.

Unterschenkel bzw. im Fußbereich. Auch zur Schmerztherapie, besonders bei sympathisch unterhaltenen Schmerzzuständen, ist die i.v. verabreichte Lokalanästhesie geeignet.

Praktisches Vorgehen: Zunächst erfolgen die Punktion und Kanülierung einer nahe dem zu versorgenden Bereich liegenden Vene zur späteren Injektion des Lokalanästhetikums. Um eine **Blutleere** zu erzeugen, wird die Extremität hochgehalten und Richtung Herz „ausgestrichen". Zur Verstärkung der Blutleere kann man die Extremität noch mit einer Esmarch-Binde wickeln. Am Oberarm werden zwei Blutdruckmanschetten angebracht und die proximale (obere) zuerst aufgeblasen. Dabei muß der Druck in der Manschette deutlich über dem systolischen Blutdruck (über 50 mmHg) des Patienten liegen. Anschließend erfolgt die Injektion des Lokalanästhetikums über die Braunüle, dann wird die Verweilkanüle gezogen und die Injektionsstelle wegen der Stauung länger als normal komprimiert. Nach ca. fünf bis zehn Minuten hat sich die Analgesie bis unterhalb der proximalen Manschette ausgebildet, jetzt wird zuerst die distale Manschette auf das gleiche Druckniveau aufgeblasen und erst anschließend die proximale Manschette geöffnet. Die Manschette sollte jetzt keinerlei Schmerzen mehr verursachen, da sie sich im betäubten Gebiet befindet.

M Das Öffnen der Manschette bei Ende des operativen Eingriffs geschieht durch schrittweises Reduzieren des Manschettendrucks über mehrere Minuten. Dabei muß immer ein EKG-Monitor angeschlossen sein, um mögliche Zeichen der Kardiodepression zu erkennen. ■

Zwei bis vier Minuten nach dem Öffnen der Manschette ist die Sensibilität und damit auch der Wundschmerz sowie kurz danach die Motorik wieder komplett vorhanden.

Dosierung: 20 bis 40 ml Lokalanästhetika (z.B. Mepivacain 0,5% oder Lidocain 0,5%; s.a. Kap. 4.4.2).

A Wegen möglicher **toxischer Nebenwirkungen** sollten langwirkende Lokalanästhetika unbedingt vermieden werden. ◄

Nebenwirkungen/Komplikationen: Da nach Öffnen der Manschette größere Mengen an Lokalanästhetika in den Kreislauf gelangen, kann es rasch zur **toxischen Reaktion** kommen (s.a. Kap. 4.4.1). Bei auftretenden Nebenwirkungen (Kap. 4.4.1) wird die Manschette sofort wieder geschlossen.

A Je nach Menge des applizierten Lokalanästhetikums und Geschwindigkeit des Öffnens sind kardio- und neurotoxische Reaktionen (Krampfanfälle und Asystolie) möglich, die entsprechend aggressiv zu therapieren sind. ◄

Kontraindikationen: Infektionen im Bereich der gesamten Extremität.

Bei sehr sensiblen Patienten, aber auch bei Kindern und Jugendlichen, ist die i.v. Anästhesie relativ kontraindiziert, da diese zusätzlich sediert werden wollen oder müssen, was eine verlängerte Überwachung notwendig macht. Damit geht aber der Vorteil der i.v. Anästhesie (schnelle, nichtinvasive Methode und schnelle Erholung des Patienten) verloren.

M Wie erwähnt verlaufen zwei kleine Hautnerven außerhalb der Oberarmfaszie. In einigen Fällen werden diese durch die intravenöse Applikation des Lokalanästhetikums nicht erfaßt, die aufgeblasene Manschette verursacht einen **Tourniquet-Schmerz.** Hier muß um die Manschette herum ein „Ring" aus Lokalanästhetika gespritzt werden. ■

Blockaden einzelner Nerven der oberen Extremität

Die **Indikationen** zu den im folgenden Abschnitt aufgeführten selektiven Nervenblockaden sind Eingriffe im sensiblen Versorgungsgebiet des jeweiligen Nervs oder die Ergänzung zu inkompletten Blockaden, d.h., daß der Patient im Operationsbereich nicht komplett schmerzfrei ist. Bei lege artis vorgenommenen Blockaden sollten eigentlich weder **Nebenwirkungen** noch **Komplikationen** auftreten. **Kontraindikationen** sind für alle selektiven Nervenblockaden gleich. Dazu zählen Entzündungen im Bereich der Einstichstelle, bereits bestehende Nervenschäden, die je nach Blockade nur in der Lokalisation differieren, und Gerinnungsstörungen.

Nervus-ulnaris-Blockade

Anatomie: Der Nerv zieht über das Ellenbogengelenk im Sulcus n. ulnaris, dorsal vom Epicondylus med. humeri. Von dort verläuft er weiter an der Beugeseite des Unterarms. Die Analgesiezone ist in Abbildung 5.8-10 dargestellt.

Praktisches Vorgehen: In Rückenlage wird der innenrotierte Oberarm im Ellenbogen leicht gebeugt. Nach Ertasten des Sulcus ulnaris und dem Setzen einer Hautbetäubung wird eine kleine Nadel (z.B. 22 G) 1 bis 2 cm tief in den Sulcus-

5

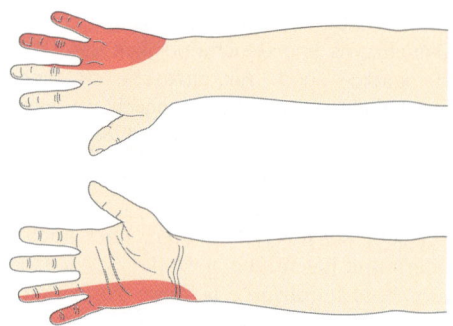

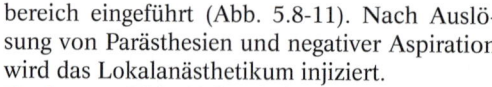

Abb. 5.8-10 Analgesiezone bei der Blockade des N. ulnaris.

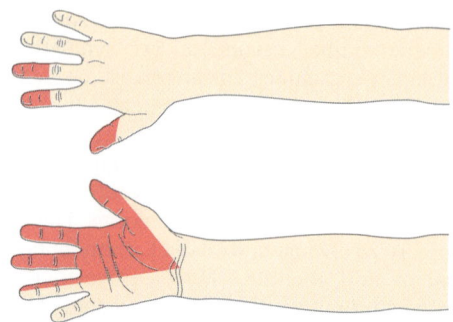

Abb. 5.8-12 Analgesiezone bei der Blockade des N. medianus.

bereich eingeführt (Abb. 5.8-11). Nach Auslösung von Parästhesien und negativer Aspiration wird das Lokalanästhetikum injiziert.

Dosierung: 2 bis 5 ml Lokalanästhetika (z.B. Lidocain 1%, Bupivacain 0,5%; s.a. Kap. 4.4.2).

Nervus-medianus-Blockade

Anatomie: Der N. medianus verläuft an der Innenseite des Oberarms in die Beugeseite des Ellenbogengelenks medial der A. brachialis und weiter in die Loge der Unterarmbeuger. Die entsprechende Analgesiezone ist in Abbildung 5.8-12 dargestellt.

Praktisches Vorgehen: In Rückenlage wird der Arm abduziert, der Ellenbogen bleibt gestreckt. Am besten findet man den N. medianus, indem man sich eine Verbindungslinie zwischen beiden Epikondylen vorstellt (Abb. 5.8-13). Unmittelbar davor, ulnar der A. brachialis, wird nach Setzen einer Hautbetäubung wiederum mit einer kleinen Nadel (z.B. 22 G) ca. 0,5 cm tief eingegangen. Auch hier erfolgt die Injektion des Lokalanästhetikums nach Auslösen von Parästhesien und negativer Aspiration.

Dosierung: 5 ml Lokalanästhetikum (z.B. Lidocain 1%, Bupivacain 0,5%; s.a. Kap. 4.4.2).

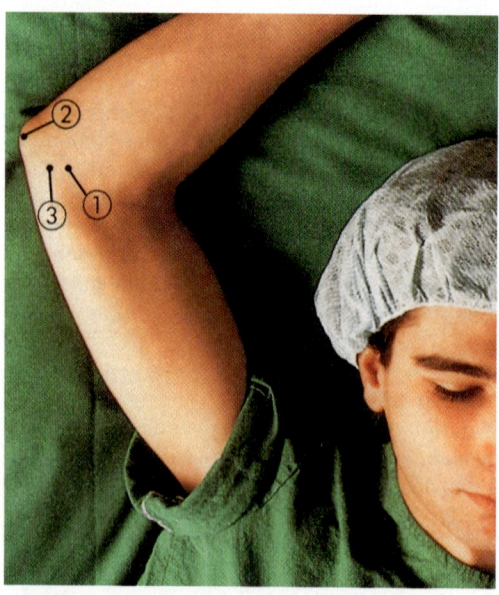

Abb. 5.8-11 Lagerung zur Blockade des N. ulnaris. Markiert sind das Olekranon (Ellenbogen) und der mediale Epikondylus des Oberarmknochens. Die Einstichstelle liegt im Bereich des gut tastbaren Sulcus ulnaris.

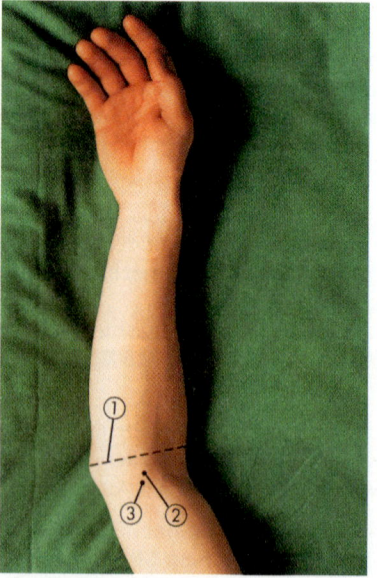

Abb. 5.8-13 Lagerung zur Blockade des N. medianus. Markiert sind die Verbindungslinie der beiden Epikondylen des Oberarms (1) und die A. brachialis (2). Die Einstichstelle (3) zur Punktion liegt unmittelbar medial (ulnar) der A. brachialis.

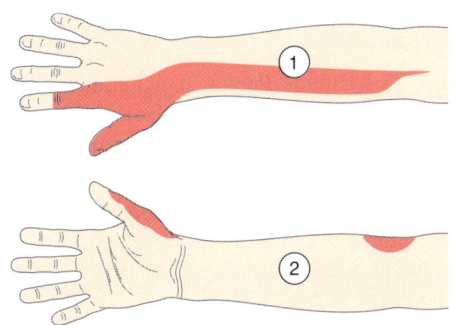

Abb. 5.8-14 Analgesiezone bei der Blockade des N. radialis. Dargestellt sind das Innervationsgebiet des N. radialis (1) und des N. cutaneus antebrachii lateralis (2).

Nervus-radialis-Blockade

Anatomie: Der Nerv verläuft in der Mitte des Oberarms im Sulcus n. radialis. Er zieht vor dem Ellenbogengelenk abwärts und liegt zwischen dem M. brachioradialis und dem Bizeps. Im weiteren Verlauf (etwa in Höhe des Radiusköpfchens) teilt er sich in zwei Äste. Die Analgesiezone ist in Abbildung 5.8-14 dargestellt.

Praktisches Vorgehen: Die Lagerung entspricht der zur Blockade des N. medianus. Man sucht sich in Höhe der Ellenbeuge die Vertiefung zwischen Bizepssehne und Ansatz des M. brachioradialis. Nach Setzen einer Hautbetäubung wird die Kanüle in Richtung auf den lateralen Epicondylus geführt (Abb. 5.8-15), nach Knochenkontakt ca. 0,5 cm zurückgezogen und 2 bis 4 ml Lokalanästhetika injiziert. Danach erfolgt ein erneutes Vorschieben der Kanüle um 2 bis 3 cm, jetzt wird die Kanüle jedoch parallel zum Knochen geführt. Auch hier werden ca. 5 ml Lokalanästhetikum und beim Zurückziehen nochmals 5 ml im Bereich des Subkutangewebes zu injiziert.

Dosierung: Insgesamt 10 bis 15 ml Lokalanästhetikum (z.B. Lidocain 1%, Bupivacain 0,5%; s.a. Kap. 4.4.2).

5.8.4.2 Rückenmarksnahe Regional-anästhesien

Die Schmerzausschaltung bei Eingriffen an der unteren Extremität und bei Operationen im Unterbauch ist durch die rückenmarksnahe Blockade der Nerven ab dem unteren Thoraxmark (Th$_8$ bis S$_5$) sehr gut möglich. Entsprechend der segmentalen Ausbreitung werden neben den afferenten somatischen und viszeralen

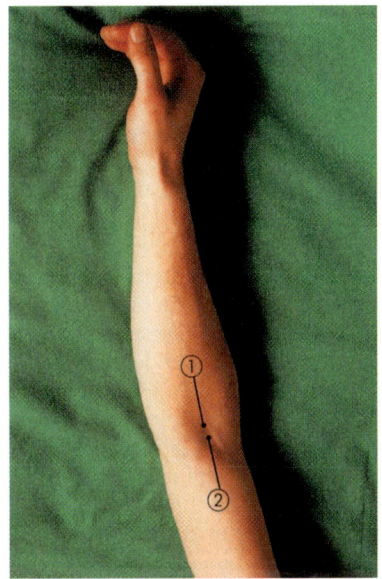

Abb. 5.8-15 Lagerung zur Blockade des N. radialis. Markiert sind der Spalt zwischen der Bizepssehne und dem M. brachioradialis (1) sowie die Einstichstelle (2) zur Punktion.

sensorischen Stimuli aus dem Operationsgebiet auch efferente, sympathische Impulse geblockt und nicht mehr zum Erfolgsorgan weitergeleitet. Durch die rückenmarksnahe Leitungsanästhesie kommt es also neben der **Schmerzausschaltung** zusätzlich zu einer **Sympathikusblockade,** die eine teilweise oder komplette Unterdrückung der adrenergen, katabolen Antwort auf die intraoperative und postoperative Streßsituation bewirkt. Dies wird als besonderer Vorteil dieser Methode gewertet, ist jedoch auch für die ausgeprägten **kardiovaskulären Wirkungen** (Bradykardie, Hypotension) verantwortlich.

Die rückenmarksnahen Regionalanästhesien lassen sich in Spinalanästhesie und Peri- oder Epiduralanästhesie (PDA) unterscheiden. Beiden Verfahren ist gemeinsam, daß die Blockaden ihren Ansatzpunkt im Bereich der Spinalnerven bzw. -wurzeln haben.

Spinalanästhesie

Unter dem Einfluß einer Spinalanästhesie werden schmerzhafte Reize im Bereich der Spinalnervenwurzel unterbrochen. Je nach Art des Lokalanästhetikums und dessen Konzentration kommt es sowohl zu einer motorischen, sensiblen und sympathischen Blockade. Die **Hauptindikationen** zur Spinalanästhesie sind Eingriffe

5

an den unteren Extremitäten, dem Beckenbereich sowie dem unteren Abdomen. Auch nicht nüchterne Patienten und Patienten mit Stoffwechselerkrankungen oder mit beeinträchtigter Leber- und Nierenfunktion können von der Spinalanästhesie profitieren. Viele Kliniken setzen die Spinalanästhesie anstatt einer PDA im geburtshilflichen Bereich ein.

Anatomie: Das Rückenmark ist der im Wirbelkanal liegende Teil des ZNS. Durch wachstumsbedingte Unterschiede ist das Rückenmark kürzer als die Wirbelsäule. Das Rückenmark endet etwa zwischen dem 1. und 2. Lendenwirbel, daher ist bei (Lumbal-)Punktionen zwischen dem 3./4. oder 4./5. Lendenwirbel die Verletzungsgefahr des Rückenmark am geringsten (Abb. 5.8-16). Die Dura mater spinalis bildet den sog. Duralsack um das Rückenmark, der länger als das eigentliche Rückenmark ist. In diesem Raum befindet sich der Liquor. Die Pia mater spinalis endet mit dem Rückenmark (s.a. Kap. 3.3.1.4).

Praktisches Vorgehen: Die Spinalanästhesie erfolgt entweder im Sitzen oder in Seitenlage. In **sitzender Position** wird der Patient nach vorn gebeugt („Kinn an die Brust"), er stützt sich mit den Unterarmen auf den Oberschenkeln ab

und soll den Rücken herausstrecken („Katzenbuckel"). In **Seitenlage** umfaßt eine vor dem Patienten stehende Person den Patienten (eine Hand im Kniebereich, eine im Halsbereich) und beugt den Kopf in Richtung Knie, so daß auch hier ein Katzenbuckel entsteht.

M Um so stärker der sog. **Katzenbuckel,** um so besser wird die Lendenlordose aufgehoben, und die Foramina interlaminaria sowie die Interspinalräume vergrößern sich. ■

Die Punktion erfolgt nach vorheriger Desinfektion, Abdeckung und Infiltration der Haut mit Lokalanästhetika am besten zwischen L_3/L_4 oder L_4/L_5 (Abb. 5.8-17). Dazu werden die beiden Cristae iliacae getastet und eine imaginäre Linie zwischen beiden gezogen. Diese Linie berührt meist den Dornfortsatz L_4. Man tastet nun den darunter- oder darüberliegenden Dornfortsatz und führt eine **Führungskanüle** mit einem größeren Durchmesser (ca. 3 cm lang) sowie später die **Spinalnadel** (G 24, 25 oder 26 mit liegendem Mandrin) senkrecht zur Rückenebene in Mittellinie zwischen den Dornfortsätzen ein. Die Nadel wird mit beiden Händen geführt. Die linke Handoberfläche stützt sich am Rücken des Patienten ab, mit den Fingern wird der vordere

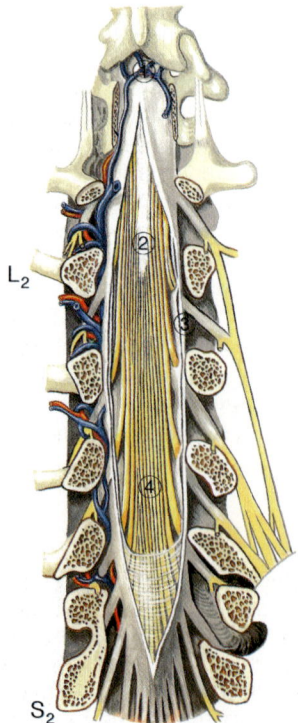

Abb. 5.8-16 Anatomie des lumbalen Rückenmarks. Der Conus medullaris reicht bis in Höhe von L_1/L_2. Die Cauda equina besteht aus den lumbalen und sakralen Nerven, die in den intervertebralen Zwischenräumen durch das umgebende, dichte Periduralvenengeflecht aus dem Spinalraum austreten. 1. peridurales Venengeflecht; 2. Conus medullaris (kaudale Ausdehnung variabel); 3. eröffnete Dura mater und Arachnoidea; 4. Cauda equina.

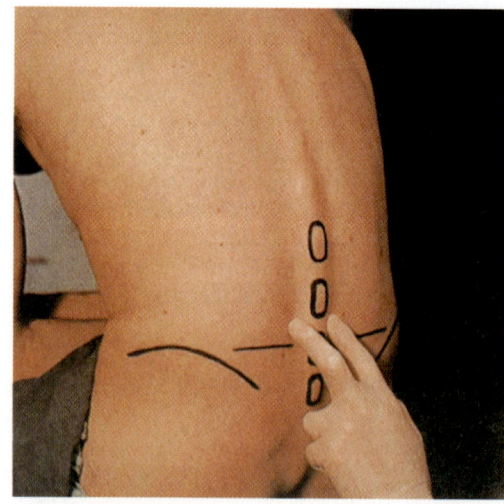

Abb. 5.8-17 Sitzende Lagerung zur Punktion für die Spinalanästhesie. Markiert sind die Dornfortsätze der Lendenwirbel L_2 bis L_4 und die beiden Beckenschaufeln. Deren Verbindungslinien schneiden den Dornfortsatz des 4. Lendenwirbelkörpers. Die Medianebene kann bei schlanken Patienten gut ertastet werden. Bei adipösen Patienten wird die Dornfortsatzspitze während der Infiltrationsanästhesie genau lokalisiert.

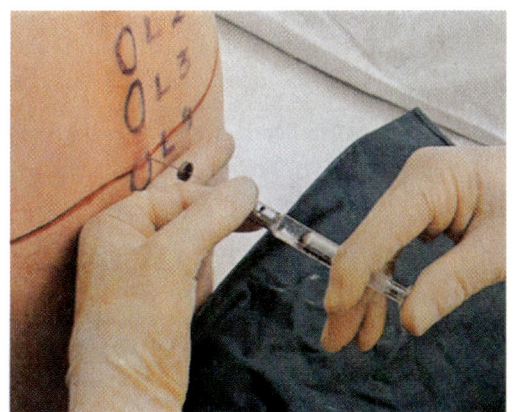

Abb. 5.8-18 Abstützen der Punktionskanüle bei der Spinalanästhesie. Markiert sind die Dornfortsätze der Lendenwirbel L_2 bis L_4. Die Punktionsstelle liegt an der Oberkante des unteren Wirbelkörperdornfortsatzes mit kranialer Stichrichtung. Die Spritze wird erst nach Punktion des Spinalkanals (hier in Höhe von L_3/L_4) aufgesetzt. Nach Aspiration von Liquor erfolgt die Applikation des Lokalanästhetikums.

Teil der Nadel „gestützt" (Abb. 5.8-18). Die rechte Hand hält und bewegt die Spinalnadel am hinteren Ende. Je dünner die Nadel (G 26 oder G 29), um so schlechter läßt sie sich in der Tiefe führen.

Unterhalb der Haut wird zuerst das Lig. supraspinale, dann das Lig. interspinale durchstochen. Nach etwa 2 bis 3 cm kommt das Lig. flavum, der Widerstand beim Punktieren mit der Spinalnadel ist deutlich spürbar. Die Dura liegt im Durchschnitt 4 bis 6 cm in der Tiefe. Mit zunehmender Erfahrung ist auch der Durchstich durch die Dura spürbar.

Bei den heute gebräuchlichen Spinalnadeln ist der Bereich des Konus durchsichtig. Nach Durchstechen der Dura wird der Mandrin entfernt. Liegt die Nadel im Spinalraum, erscheint nach einigen Sekunden **Liquor** im Konus. Manche Anästhesisten lassen ein bis zwei Tropfen aus der Kanüle tropfen, andere setzen beim Sichtbarwerden des Liquors bereits die Spritze mit dem Lokalanästhetikum auf und versuchen, Liquor zu aspirieren. Der Liquor bildet Schlieren im Lokalanästhetikum, was deutlich sichtbar ist. Tropft zuerst Blut aus der Nadel, und wird dann aber Liquor sichtbar, ist keine Veränderung der Nadellage erforderlich. Ist nur Blut sichtbar, deutet dies auf eine **Gefäßverletzung** hin, dann ist nach Zurückziehen der Spinalnadel neu zu stechen. Bei eindeutiger Identifikation der spinalen Lage kann die Injektion des Lokalanästhetikums erfolgen.

Nicht immer gelingt die Spinalanästhesie beim ersten „Stich". Oft kommt es zu **Knochenkontakt.** Dies erfordert ein Zurückziehen der Nadel bis fast zur Einstichstelle und einen erneuten Versuch mit minimal geänderter Stichrichtung. Durch Wasserverlust (Eintrocknen) kommt es mit zunehmendem Alter zu einer **Verknöcherung des Lig. supraspinale.** Dies macht es manchmal unmöglich, mit einer dünnen Spinalnadel bis zur Dura vorzudringen, dann wird seitlich der Mittellinie (ca. 1,5 cm) eingegangen, um das Ligament zu umgehen (mediale Stichrichtung).

Bei Patienten, die einen **ausgeprägten Flüssigkeitsmangel** haben, ist es möglich, daß selbst bei korrekter Lage der Nadel im Spinalraum kaum oder kein Liquor zurückfließt. Man fordert den Patienten auf, einige Male zu husten, dies erhöht den intraspinalen Druck und sollte nun einige Tropfen Liquor hervortreten lassen. Äußert der Patient bei liegender Spinalnadel Parästhesien (meist ins Bein ziehend), liegt die Nadel an der Nervenwurzel an und sollte neu plaziert werden.

Dosierung: Zwischen 1 und 2 ml hyperbare Lösung oder 3 bis 5 ml isobare Lösung (z.B. Bupivacain 0,5%, Carticain 4%, Lidocain 5%; s.a. Kap. 4.4.2). Die **Analgesiezeit** kann meist durch Zugabe von Vasokonstriktoren deutlich verlängert werden (s.a. Kap. 4.4.2).

Nebenwirkungen/Komplikationen: Oft tritt nach dem Setzen der Spinalanästhesie eine **Vasodilatation** des Gefäßsystems ein. Durch die zunehmende Ausbreitung der Blockierung im Bereich der Motorik und der Sensibilität kommt es auch zu einem größeren Ausfall des sympathisch abhängigen Gebietes. Als Folge davon, vergrößert sich die Vasodilatation erheblich. Dadurch vermindert sich der venöse Rückstrom, der bei partieller Nervi-accelerantes-Blockierung auch nicht durch eine erhöhte Herzfrequenz kompensiert werden kann und einen **arteriellen Blutdruckabfall** zur Folge hat. Die Therapie der Wahl besteht in der ausreichenden Gabe an Infusionsflüssigkeit (zur venösen Auffüllung) in einer Größenordnung von 10 ml/kg KG. Die präoperative Gabe vermindert und verhindert den Blutdruckabfall bereits im Vorfeld. Reicht dies nicht aus, werden nach Gabe ausreichender Volumenmengen vasopressorisch wirksame Alpharezeptoren-stimulierende Pharmaka (Akrinor®, Dopamin) und bei Bedarf Atropin appliziert.

Eine der bekanntesten Nebenwirkungen der Spinalanästhesie ist der **postspinale Kopfschmerz,** der bei 5 bis 40% der Patienten auftritt. Betroffen sind v.a. jüngere Patienten (15 bis

5

30 Jahre), Männer häufiger als Frauen. Der Kopfschmerz setzt einige Stunden nach der Anästhesie ein. Charakteristisch ist, daß der Schmerz beim Flachliegen auf dem Rücken fast nicht vorhanden ist und erst beim Aufrichten des Oberkörpers massiv auftritt. Als Haupterklärung des postspinalen Kopfschmerzes wird das Liquorverlustsyndrom angesehen. Durch das Verwenden einer dicken, scharf geschliffenen Spinalnadel kommt es nicht nur zur Durchschneidung der Ligamente beim Durchtritt, es bleibt vermutlich auch eine Öffnung zurück, die sich nicht sofort verschließt. Dadurch können geringe Mengen an Liquor ausfließen, die wahrscheinlich für die Kopfschmerzen verantwortlich sind. Bei Verwendung kleiner, stumpfer Kanülen mit seitlicher Öffnung, die die Ligamente beiseiteschieben, ist die Kopfschmerzrate um ein Vielfaches geringer, jedoch nicht gänzlich verschwunden. Dies läßt noch auf weitere, bisher unbekannte Pathomechanismen schließen. Die **Therapie** des postspinalen Kopfschmerzes besteht in der Verabreichung von Volumen (trägt zur Neubildung von Liquor bei) und Flachlagerung. Meist sind die Kopfschmerzen nach ein bis zwei Tagen verschwunden. Verschwindet der postspinale Kopfschmerz nach mehreren Tagen nicht, sollte man einen **„Patch"** versuchen. Hierbei werden nach Einführen einer Spinalnadel in Höhe der alten Einstichstelle entweder 5 bis 8 ml vorher abgenommenes Eigenblut des Patienten oder 5 bis 10 ml Humanalbumin injiziert. Die Injektion sollte möglichst an der Duragrenze erfolgen, da man damit das evtl. noch vorhandene „Loch" abdichten möchte.

Kontraindikation: Gerinnungsstörungen, Schock, Sepsis, Entzündung im Punktionsbereich sowie eine dekompensierte Herzinsuffizienz sind als absolute Kontraindikation der Spinalanästhesie anzusehen. Relative Kontraindikationen sind:
- diabetische Polyneuropathie
- vorausgegangene Laminektomien
- mangelnde Kooperationsbereitschaft

- psychische Gründe oder Ablehnung der Methode („ich möchte nichts hören und nichts sehen")
- Kinder bis etwa 13 Jahre

Auch Patienten, die der deutschen Sprache nicht mächtig sind und somit das Vorgehen und die möglichen Komplikationen bei der Aufklärung nicht verstehen, sollten nur bei absolut dringender medizinischer Indikation eine Spinalanästhesie erhalten.

M Das notwendige Anästhesieniveau richtet sich nach dem Operationsort. Je nach Auswahl und Menge des Lokalanästhetikums (iso-, hyper- oder hypobare Lösung; s.a. Kap. 4.4.1) läßt sich durch **Änderung der Lagerung** die Ausbreitung der Anästhesie (einseitig, beidseits oder nur in den unteren Extremitäten) steuern (Abb. 5.8-19). ■

Periduralanästhesie

Zu den **Indikationen** der Periduralanästhesie (Epiduralanästhesie) zählen v.a. die sog. „schmerzlose" Geburt, Entbindung durch Sectio caesarea, allgemeine Schmerztherapie über einen längeren Zeitraum (Tage bis Monate), Gelenkmobilisation, aber auch die Differentialdiagnose in der Schmerztherapie (noch bestehende Schmerzen nach einer PDA sind nicht auf periphere, sondern zentrale Prozesse zurückzuführen).

Anatomie: Der Epiduralraum (Periduralraum) ist der Raum zwischen den beiden Durablättern (s.a. Kap. 3.1.1). Während das äußere Blatt das Periost des Wirbelkanals bildet, stellt das innere Blatt die Dura mater spinalis dar. Der Periduralraum endet kaudal mit dem Lig. sacrococcygeum. Er enthält Venenplexus, Fett und Bindegewebe.

Praktisches Vorgehen: Entsprechend der Spinalanästhesie kann die Periduralanästhesie ebenfalls im Sitzen oder in Seitenlage (bei der Geburt Linksseitenlage zur Vermeidung eines Kava-Kompressionssyndroms) vorgenommen werden. Bei **sitzender Position** muß der Patient einen Katzenbuckel machen (Abb. 5.8-20).

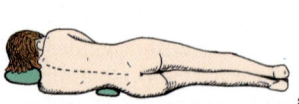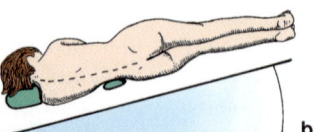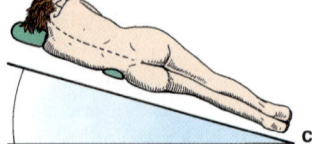

Abb. 5.8-19 Lagerung des Patienten für die einseitige Spinalanästhesie. Die Lagerung orientiert sich am verwendeten Lokalanästhetikum.
a) Die Flachlagerung ist bei hypobaren Lokalanästhetika sinnvoll.
b) Kopftieflage wird ebenfalls bei der Applikation von hypobaren Lokalanästhetika vorgenommen.
c) Bei hyperbaren Lokalanästhetika kommt die Kopfhochlagerung in Frage.

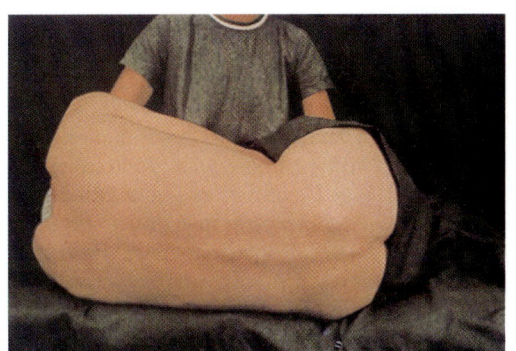

Abb. 5.8-20 Periduralanästhesie. Die Rechtsseitenlage zur lumbalen Periduralanästhesie ist für den Patienten deutlich bequemer als die sitzende Position. Durch eine optimale Lagerung (wie dargestellt) wird die Punktion des Periduralraums wesentlich erleichtert.

Nach mehrmaliger Hautdesinfektion und sterilem Abdecken werden in die Einstichstelle 3 bis 5 ml Lokalanästhetikum im Hautniveau und bis zu einer Tiefe von ca. 2 bis 3 cm infiltriert. Nach ca. 30 Sekunden erfolgt die Punktion mit einer sog. **Touhy-Nadel** (mit Mandrin) in Höhe L$_2$/L$_3$, L$_3$/L$_4$ oder L$_4$/L$_5$. Auch hier wird die Nadel einschließlich der Spritze mit beiden Händen geführt. Während sich die linke Handoberfläche am Rücken des Patienten abstützt, halten und führen die Finger den vorderen Teil der Nadel. Mit Hilfe der rechten Hand hält man anfangs nur die Nadel am hinteren Ende, nach Aufsetzen der Spritze auf die Touhy-Nadel wird mit der rechten Hand der Kolben der Spritze, bei gleichzeitigem langsamem Vorschieben der Nadel, bewegt. Durch ständigen Druck auf den Kolben der aufgesetzten Spritze werden wiederum das Lig. interspinale und das Lig. flavum durchstochen und der Periduralraum durch einen plötzlichen, typischen „loss of resistance" identifiziert. Erfolgt die **Identifikation mit Luft,** ist unbedingt darauf zu achten, daß nur geringste Mengen an Luft (max. 1 cm^2 Luft) verwendet werden.

A Auf keinen Fall darf die gesamte, in der Spritze vorhandene Luft injiziert werden, da sonst die Gefahr einer **Luftembolie** besteht. ◄

Nach der Identifikation mit Luft kann man zusätzlich 2 bis 3 ml NaCl 0,9% injizieren (Aufweitung des Periduralraums). In vielen Zentren erfolgt die **Identifikation des Periduralraums** nicht mit Luft, sondern mit **NaCl 0,9%**. Dabei wird ebenfalls unter stetigem Druck auf den Spritzenkolben die Nadel langsam vorwärts bewegt, bis plötzlich der federnde Widerstand (loss of resistance) verschwindet. Auch die **Methode des hängenden Tropfens** ist möglich. Dabei bringt man einen Tropfen NaCl 0,9% auf die Öffnung der Kanüle, der beim Eindringen der Nadel in den Epiduralraum aufgrund des dort herrschenden Unterdrucks eingesogen wird. Die Kanüle darf dann nicht mehr vorgeschoben werden.

Ist keine „single-shot"-(Einmaldosis-)Anästhesie vorgesehen, ist das Applizieren multipler Gaben von Lokalanästhetika durch **Einlegen eines Katheters** in den Periduralraum möglich (Abb. 5.8-21). Nach Vorschieben des Plastikkatheters

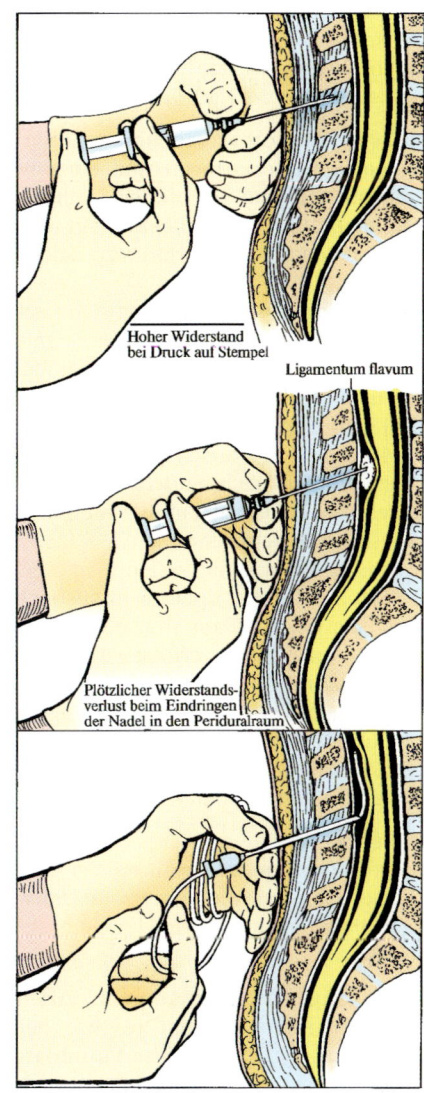

5

Hoher Widerstand bei Druck auf Stempel

Ligamentum flavum

Plötzlicher Widerstandsverlust beim Eindringen der Nadel in den Periduralraum

Abb. 5.8-21 Einführen des Katheters zur kontinuierlichen lumbalen Periduralanästhesie.

in den Epiduralraum (Katheter sollte sich leicht vorschieben lassen) und negativer Aspiration spritzt man eine Testdosis von 2 bis 5 ml Lokalanästhetikum in den Periduralraum. Tritt keine Spinalanästhesie ein (Beine lassen sich leicht heben), wird nach erneuter Aspiration die vorgesehene Volldosis verabreicht.

M Periduralkatheter sind mit **Markierungen** versehen, der Katheter sollte ca. 5 bis 7 cm im Epiduralraum liegen (also Nadellänge plus 5 bis 7 cm). Kann der Katheter nur schwer vorgeschoben werden bzw. tritt ein Stopp auf, darf er nicht einfach wieder zurückgezogen werden, da es beim Zurückziehen zum Abscheren an der geschliffenen Kanülenspitze kommen kann, wenn der Katheter bereits über die Nadelspitze hinweggeschoben war. Der Katheter ist mit der Nadel zu entfernen. ■

Bei jeglicher Art von Knochenkontakt wird die Touhy-Nadel zurückgezogen und ein erneuter Versuch mit minimal geänderter Stichrichtung vorgenommen. Der Knochenkontakt entsteht meist durch den oberen Dornfortsatz oder einen Wirbelbogen.

Dosierung: Die Dosierung richtet sich nach Art der Operation bzw. der Stärke der Schmerzen und beträgt ca. 8 ml Bupivacain 0,25% (ausreichend für die schmerzarme Geburt) und etwa 15 bis 18 ml Bupivacain 0,5% (zur Sectio; s.a. Kap. 4.4.2).

Einige Minuten nach Spritzen der Volldosis verspüren die Patienten ein Wärmegefühl, die Anästhesie setzt meist schon nach 10 bis 15 Minuten ein. Ist die Anästhesie (Höhe und Effektivität) nach 20 Minuten noch nicht ausreichend, so kann eine weitere Gabe (halbe Erstdosis) erfolgen. Nachinjektionen erfolgen bei der PDA zur schmerzarmen **Geburt** in der Regel alle 2 bis 2,5 Stunden, bei der Sectio in der Regel nach Abnabelung des Kindes, da durch den Druckverlust im Periduralraum nach der Entbindung rasch die Wirkung der ersten Dosis nachläßt.

M Unter den Wehen sollte kein Lokalanästhetikum gegeben werden, da sich durch die Erhöhung des Drucks unter den Wehen im Periduralraum das Lokalanästhetikum zu weit nach kranial ausbreiten könnte. ■

Nebenwirkungen/Komplikationen: Als mögliche Nebenwirkung kommt es, wie bei der Spinalanästhesie auch, zu einer **Vasodilatation** des Gefäßsystems. Diese tritt jedoch zeitlich verzögert auf. Eine zunehmende Ausbreitung der Blockierung im Bereich der Motorik und Sensibilität, die auch von der Menge der applizierten Lösung abhängt, bringt einen größeren Ausfall des sympathisch abhängigen Gebietes mit sich, und die Vasodilatation vergrößert sich erheblich. Der venöse Rückstrom vermindert sich, was nicht durch eine erhöhte Herzfrequenz zu kompensieren ist. Als Folge kommt es zu einem arteriellen Blutdruckabfall. Die **Therapie** entspricht dem Vorgehen bei der Spinalanästhesie (Volumen und b.B. vasopressorisch wirksame Pharmaka).

Mögliche Komplikationen sind von der Methode (Punktion des Periduralraums) und vom Lokalanästhetikum abhängig. Durch Verletzung der Dura mater mit der Punktionskanüle kann es zu schweren **postspinalen Kopfschmerzen** kommen. Bleibt die Punktion des Spinalraums unbemerkt und wird die entsprechende Lokalanästhetikadosis zur Periduralanästhesie appliziert, ist mit einer **hohen Spinalanästhesie** zu rechnen, die äußerst dramatisch verlaufen kann. Hierbei kommt es meist in schneller Folge (30 bis 60 Sekunden) zu einer kompletten Lähmung von Beinen, Armen und Atmung. Weiterhin sind Krampfanfälle, Blutdruckabfall, Schock und Herzstillstand möglich. Nur durch sofortige Intubation, Beatmung und Kreislaufunterstützung ist das Leben des Patienten zu retten. Handelt es sich um eine Schwangere, ist auch das Kind vital bedroht, so daß eine Notsectio erforderlich ist.

Kontraindikation: Auch hier sind Gerinnungsstörungen, Schock, Sepsis, Entzündung im Punktionsbereich sowie eine dekompensierte Herzinsuffizienz als absolute Kontraindikation der Periduralanästhesie anzusehen. Bei Patienten, die wegen Sprachschwierigkeiten Aufklärung nicht verstehen, sollte nur, falls medizinisch unbedingt notwendig, eine PDA erfolgen.

5.8.4.3 Spezielle Verfahren in der Regionalanästhesie

Plexus-coeliacus-Blockade

Die Zöliakusblockade wird bei Oberbauchschmerzen infolge maligner Prozesse insbesondere bei Pankreaskarzinomen angewendet. Während sie früher auch bei der chronischen Pankreatitis eingesetzt wurde, erfolgt heute die **Indikationsstellung** deutlich zurückhaltender, da die Langzeitergebnisse (Schmerzfreiheit im Monatsbereich) nicht den Erwartungen entsprachen.

Anatomie: Der Plexus coeliacus liegt vor der Aorta in Höhe des 12. BWK und 1. LWK. Er besteht aus den beiden Ganglia coeliaca, die den Truncus coeliacus sowie die davon abgehenden A. lienalis und A. hepatica in individuell sehr unterschiedlicher Form umschließen. Die Ausdehnung beträgt 3 bis 4 cm in der Länge und 2 bis 5 cm in der Breite, ist allerdings sehr variabel.

Praktisches Vorgehen: Die Blockade ist sowohl durch einen hinteren als auch durch einen vorderen Zugang möglich. Durch **computertomographische Führung** kann die Punktion bei beiden Zugangswegen exakt vorgenommen und dokumentiert werden, was gerade bei vorliegender Verdrängung der normalen intraabdominellen Strukturen durch maligne Prozesse äußerst hilfreich ist. Ist die CT-Steuerung nicht möglich, erfolgt die Lagekontrolle der Nadelspitze beim hinteren Zugang indirekt durch **Kontrastmittelinjektion** unter Durchleuchtung und beim Zugang von vorn ultraschallkontrolliert.

M Eine „blinde" Technik ohne Kontrolle der Kanülenspitze durch bildgebende Verfahren ist aus heutiger Sicht absolut kontraindiziert. ■

In vielen Häusern punktiert man den Plexus coeliacus in Vollnarkose, was für den Patienten schonender ist, aber einen deutlich höheren Personalaufwand erfordert.

Beim **hinteren Zugang** sind folgende Variationen möglich:

- einseitige Punktion in Bauchlage
- beidseitige Punktion in Bauchlage
- einseitige Punktion in Seitenlage
- transaortale Punktion

Die Einstichstelle befindet sich 7 bis 9 cm paravertebral der Interspinallinie direkt unterhalb der 12. Rippe. Nach der Lagerung des Patienten (Abb. 5.8-22) und Desinfektion der Haut schiebt man eine 12 bis 15 cm lange Kanüle in ventraler, medialer und kranialer Richtung auf den Körper des 1. LWK zu. Nach Knochenkontakt wird die Kanüle leicht zurückgezogen und lateral vorgeschoben, um gerade am Wirbelkörper vorbeizukommen. Die Nadel wird dann nochmals um ca. 3 cm vorgeschoben, wobei bei linksseitiger Punktion eine mehrmalige CT-Kontrolle mit Kontrastmittel erfolgen sollte, um nicht die Aorta zu punktieren. Ist mit Hilfe des Kontrastmittels eine Anreicherung unmittelbar vor der Aorta sichtbar, wird nach negativer Aspiration das Lokalanästhetikum bzw. das Neurolytikum appliziert.

Beim **vorderen Zugang** in Rückenlage erfolgt zunächst die native CT-Kontrolle. Lassen sich Aorta und Truncus coeliacus gut darstellen, punktiert man etwa zwei Querfinger unterhalb

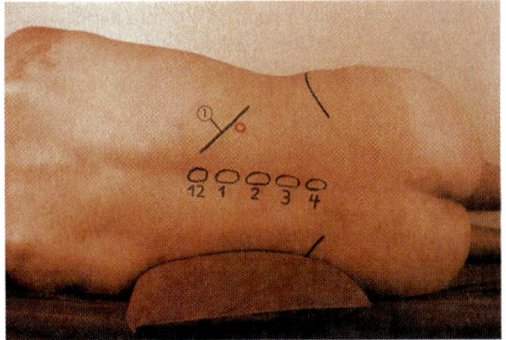

Abb. 5.8-22 Lagerung für die hintere Punktion des Plexus coeliacus. Durch das Lagerungskissen ist die Wirbelsäule gestreckt und erleichtert die Orientierung. Markiert sind die Dornfortsätze der Wirbel Th$_{12}$ bis L$_4$, die 12. Rippe rechts (1) und die beiden Beckenschaufeln sowie die Einstichstelle (unterhalb der 12. Rippe, 7 bis 10 cm paravertebral).

des Xiphoids. Die ca. 15 cm lange Nadel (22/25 G) wird unter Ultraschallsteuerung oder CT-Kontrolle vor der Aorta in Höhe des Truncus coeliacus plaziert. Idealerweise sollte die Nadelspitze an der Aufzweigung von A. lienalis und A. gastrica sinistra bzw. A. hepatica liegen. Ist auch hier mit Kontrastmittel eine Anreicherung unmittelbar vor der Aorta sichtbar, erfolgt nach negativer Aspiration die Applikation des Lokalanästhetikums bzw. des Neurolytikums.

Dosierung: Pro Seite 10 bis 15 ml Lokalanästhetikum (z.B. Bupivacain 0,5%; s.a. Kap. 4.4.2) oder ein Gemisch aus Neurolytikum und Lokalanästhetikum.

Nebenwirkungen/Komplikationen: Unmittelbar nach Blockade kann es durch Volumenverschiebungen im Splanchnikusgebiet zum **Blutdruckabfall** kommen. Das sehr seltene Auftreten einer **Querschnittslähmung** wird auf eine mechanische Kompression der rückenmarkversorgenden A. Adamkiewicz (A. radicularis magna) durch das Lokalanästhetikumdepot zurückgeführt. Man vermutet, daß beim Vorliegen einer malignen Raumforderung in dieser Region das injizierte Lokalanästhetikum einen kompletten mechanischen Verschluß der Arterie bewirken kann. Bei blinder Punktion, aber auch bei Punktionen unter Bildwandlerkontrolle, ist eine Punktion großer Gefäße, der oberen Nierenpole und den unteren Pleuraspitzen möglich.

Kontraindikationen: Ausgeprägte Hypovolämie, präterminaler Zustand und eine Infektion im Punktionsbereich sind als Kontraindikation anzusehen.

Ganglion-cervicothoracicum-Blockade (Ganglion-stellatum-Blockade)

Sympathisch unterhaltene Schmerzen, Reflexdystrophie im Bereich der oberen Extremität, des Schultergürtels und des Kopfes, aber auch Durchblutungsstörungen in diesen Bereichen gelten als **Indikationen** für die Stellatumblockade.

Anatomie: Das Ganglion stellatum ist die Verschmelzung des Ganglion cervicale inferius mit dem ersten thorakalen Grenzstrangganglion. Das Ganglion stellatum liegt vor dem Querfortsatz des 6./7. HWK mit großen individuellen Variationen.

Praktisches Vorgehen: Am sichersten und einfachsten erfolgt die Punktion von vorn (nach Nolte). Der Patient befindet sich in Rückenlage, der Kopf ist leicht angehoben. Die Einstichstelle liegt 1 bis 2 cm lateral des Ringknorpels (Abb. 5.8-23). Die A. carotis wird mit dem tastenden Finger nach lateral verschoben. In der Tiefe kann man dann den Querfortsatz des 6. Halswirbelkörpers tasten. Die 5 cm lange Nadel (22 G) wird medial des palpierenden Fingers bis zum Knochenkontakt vorgeschoben. Die **Stichrichtung** muß unbedingt **senkrecht** sein, da bei schräger Punktion die Gefahr einer Injektion in eine Wurzeltasche oder die Punktion der A. vertebralis deutlich erhöht ist. Nach Knochenkontakt wird die Nadel um 1 bis 2 mm zurückgezogen und nach negativer Aspiration das Lokalanästhetikum injiziert. Eine intravasale Injektion des Lokalanästhetikums wird durch sorgfältige Aspiration in zwei Ebenen ausgeschlossen.

M Der Patient wird sofort aufgesetzt, um ein Abfließen des Medikaments nach kaudal zu den thorakalen Ganglien zu erreichen. ■

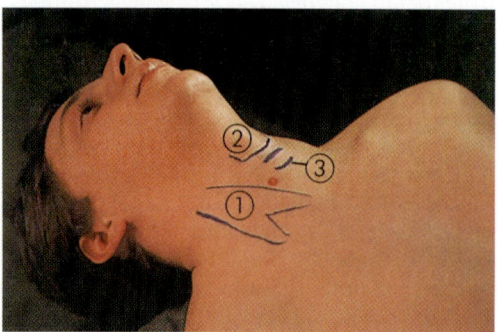

Abb. 5.8-23 Lagerung zur Blockade des rechten Ganglion stellatum. Als Orientierungspunkte sind der M. sternocleidomastoideus (1), der Schild- (2) und Ringknorpel (3) sowie die Punktionsstelle zwischen Ringknorpel und Muskel markiert.

Dosierung: 5 bis 10 ml Lokalanästhetikum (z.B. Bupivacain 0,25%; s.a. Kap. 4.4.2).

Nebenwirkungen/Komplikationen: **Horner-Syndrom** (Ptosis, Miosis, Enophthalmus), **konjunktivale Injektion** und **vermehrter Tränenfluß** sowie das **Guttmann-Zeichen** (Anschwellen der Nasenschleimhaut) treten praktisch regelmäßig auf und werden zur Erfolgskontrolle herangezogen. Die **Blockade des N. phrenicus** ist ebenfalls sehr häufig, führt in der Regel jedoch zu keinen subjektiven Beschwerden. Durch **Blockade des N. recurrens** kann es zu Heiserkeit kommen. Selten kommt es zu einer **Hämatombildung**, die einige Tage anhält und durch das Fremdkörpergefühl bzw. die Schluckbeschwerden äußerst unangenehm für den Patienten ist. Diese Begleiterscheinungen sind mit den Patienten vor der Blockade ausführlich zu besprechen.

A Durch die anatomische Nähe zu den Hirngefäßen kann es bei sehr viel geringeren Dosen zu **lebensbedrohlichen toxischen Lokalanästhetikareaktionen** kommen, als dies bei anderen Blockadetechniken der Fall ist. Krampfanfälle sind die häufigste Komplikation der Stellatumblockade. **Hohe Spinal- und Epiduralanästhesien** wie die Punktion der A. vertebralis entstehen praktisch nur bei fehlerhafter Technik (Injektion ohne sicheren Knochenkontakt, schräge Punktionsrichtung). ◄

Pneumothorax, Punktion von **Trachea** oder **Ösophagus** sind sehr selten. Wegen der Gefahr einer Mediastinitis ist nach einer Punktion des Ösophagus eine stationäre Aufnahme und Antibiotikatherapie erforderlich.

Kontraindikationen: Kontralaterale Paresen des N. phrenicus und N. recurrens sowie ein kontralateraler Pneumothorax sind eine absolute Kontraindikation der Stellatumblockade. Auch nach Lungenresektionen der Gegenseite und grenzwertig kompensierter pulmonaler Insuffizienz darf die Blockade wegen der weiteren Beeinträchtigung der Ventilation durch die Phrenikusparese nicht zur Anwendung kommen. Auch eine höhergradige AV-Blockierung gilt als Kontraindikation. Die Nn. accelerantes, über die die sympathische Innervation des Herzens erfolgt, entspringen aus den Segmenten Th_1 bis Th_4. Bei der Stellatumblockade können diese Nerven komplett mitblockiert werden, so daß eine bestehende Überleitungsstörung verstärkt wird.

Beidseitige Stellatumblockaden sind ebenfalls kontraindiziert, da es sonst zu tödlicher Stimmband- und Zwerchfellähmung kommt.

Lumbale Grenzstrangblockade

Durchblutungsstörungen, sympathisch unterhaltene Schmerzzustände und sympathische Reflexdystrophie der unteren Extremität sind die **Hauptindikationen** einer lumbalen Grenzstrangblockade. Die Symptome einer arteriellen Verschlußkrankheit in frühen Stadien (I bis II) bessern sich in den meisten Fällen ebenfalls durch die Sympathikolyse.

Anatomie: Der sympathische Grenzstrang verläuft paarig an der lateralen Vorderkante der Wirbelkörper der gesamten Wirbelsäule. Häufig sind das zwölfte thorakale und das erste lumbale Ganglion verschmolzen. Gelegentlich liegen die Ganglien als sog. „Psoasganglien" im M. psoas.

Praktisches Vorgehen: Grenzstrangblockaden werden ausschließlich im lumbalen Bereich in Höhe L_1 bis L_3 vorgenommen. Der Patient liegt mit der betroffenen Seite nach oben (Abb. 5.8-24). Nach Hautbetäubung erfolgt die Punktion ca. 5 cm lateral der lumbalen Dornfortsätze nach ventral und medial mit einer 12 bis 15 cm langen Nadel. Kommt es zu Knochenkontakt mit dem Querfortsatz, wird die Nadel kranial oder kaudal am Querfortsatz vorbei auf den Wirbelkörper vorgeschoben. Nach dem Vorbeigleiten der Nadelspitze an der Wirbelkörpervorderkante injiziert der Anästhesist unter **Durchleuchtungskontrolle** 1 bis 2 ml **Kontrastmittel.** Bei korrekter Nadellage zeigt sich eine strangförmige Kontrastmittelkontur vor dem Wirbelkörper medial des M. psoas. Bei fehlerhafter Injektion in den M. psoas erscheint eine gefiederte Kontrastmittelzeichnung und in der a.p. Aufnahme eine seitliche Ausbreitung des Kontrastmittels.

Dosierung: 10 bis 15 ml Lokalanästhetikum (z.B. Bupivacain 0,25%; s.a. Kap. 4.4.2).

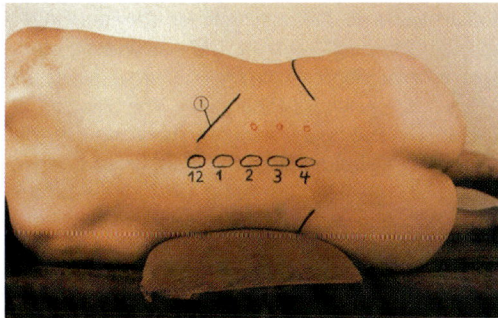

Abb. 5.8-24 Linke Seitenlage zur rechtsseitigen lumbalen Grenzstrangblockade. Markiert sind neben den möglichen Punktionsstellen die Dornfortsätze der Wirbelkörper Th_{12} bis L_4, die 12. Rippe links und die beiden Beckenschaufeln.

Nebenwirkungen/Komplikationen: Hypotension, ausgelöst durch Vasodilatation, ist durch prophylaktische Volumengabe meist zu verhindern. Durch Abfließen des Lokalanästhetikums über den Ramus albus kann eine **Spinalwurzelblockad**e auftreten. Die **Punktion von Aorta oder V. cava** ist möglich. Bedrohliche Situationen entstehen jedoch nur, wenn dies übersehen wird und fälschlicherweise eine intravasale Injektion erfolgt.

M Parästhesien durch Kontakt der Nadel mit Nervenwurzeln kommen häufig vor und sind für den Patienten unangenehm, aber harmlos. ◀

Kontraindikationen: Es gibt keine speziellen Kontraindikationen zur lumbalen Grenzstrangblockade.

Regionalanästhesie in Kombination mit neurolytischen Blockaden

Schlecht beherrschbare Tumorschmerzen und begrenzte Lebenserwartung des Patienten sind manchmal die Voraussetzung zur Anwendung einer schmerztherapeutischen Blockade (v.a. bei der Plexus-coeliacus-Blockade), da oft eine bessere Schmerzreduktion bzw. -ausschaltung zu erreichen ist. Ist das Ergebnis der vorübergehenden Blockade für den Patienten akzeptabel, muß über eine permanente Schmerzausschaltung nachgedacht werden. Die Lösung dazu liegt nicht in der beliebigen Wiederholung einer Lokalanästhetikagabe, sondern in der Ausschaltung des betreffenden schmerzverursachenden Plexus mit Hilfe einer **Neurolyse** (nervenzerstörende Therapie). Bereits seit 1931 gibt es Untersuchungen über die intrathekale Anwendung von Alkohol zur Behandlung von unerträglichen Schmerzen. Später wurden noch andere Substanzen wie z.B. das heute noch verwendete Phenol eingeführt.

Praktisches Vorgehen: Vor dem Einsatz von Neurolytika ist eine diagnostische Nervenblockade mit Lokalanästhetika in gleicher Weise vorzunehmen, wie die neurolytische Blockade geplant ist. Dabei sollten die technischen Voraussetzungen identisch sein mit denen der späteren Neurolyse. Die Konzentration des Lokalanästhetikums muß zur Testblockade so gewählt werden, daß die Nervenleitung vollständig unterbrochen wird. Bei der Neurolyse verwendet der Anästhesist dann die gleiche Konzentration, wenn auch mit weniger Volumen (v.a. weil die Neurolytika initial einen Brennschmerz verursachen).

M Werden Plastikspritzen verwendet, ist zunächst das Lokalanästhetikum und erst unmittelbar vor der Applikation der **Alkohol** aufzuziehen, da dieser **sofort** das **Plastik angreift.** Innerhalb einer Minute wird die Führung des Kolbens immer schwerer, so daß am besten **Glaskolbenspritzen** zur Neurolyse zur Anwendung kommen. ■

Insgesamt benutzt man zur chemischen Zerstörung von Nerven fast ausschließlich Äthanol (50 bis 96 Vol.-%) als Neurolytikum.

A Chemische **Neurolytika** sind nicht nervenspezifisch; sie **können** in Abhängigkeit von der Konzentration auch **umliegende Strukturen zerstören.** Eine Injektion von Äthanol oder Phenol in (oder direkt an) die Aortenwand kann daher z.B. zu einer **Aortenwandruptur** führen. Deshalb muß die Lage der Kanülenspitze vor Injektion des Neurolytikums unbedingt mit Hilfe eines Kontrastmittels entweder im CT oder mit anderen bildgebenden Verfahren überprüft werden. Auch das Volumen sollte so klein als möglich sein. ◄

Alkohol hat kurz nach der Injektion einen lokalanästhetischen Effekt und wirkt zuerst auf die nichtmyelinisierten C-Fasern. Anschließend entsteht durch Proteindenaturierung eine nichtreversible, nichtselektive Blockade aller Fasern.
Dosierung: Bei einer neurolytischen Plexuscoeliacus-Blockade beträgt das Injektionsvolumen pro Seite ca. 10 ml Äthanol 96%ig und 10 ml Bupivacain 0,5%.
Nebenwirkungen/Komplikationen: Bei Patienten, bei denen die Neurolyse nicht in Allgemeinanästhesie erfolgt, kommt es oft bei Beginn der Injektion zu einem kurzen, heftigen **Brennschmerz.** Bei ca. 10% der Patienten, insbesondere bei kachektischen Patienten, tritt ein therapiebedürftiger **Blutdruckabfall** auf. Auch eine **motorischen Schwäche** beider Beine, die zwei bis vier Tage anhalten kann, und kurzfristige Blasenschwäche sind möglich. Durch Blockade der sympathischen Nervenanteile klagen 5 bis 10% der Patienten über **Diarrhö,** die in der Regel nach Tagen, gelegentlich aber auch erst nach Wochen verschwindet. Weiterhin sind **Punktionen der großen Gefäße** wie Aorta, V. cava, A. coeliaca, A. renalis möglich, bleiben aber bei Verwendung dünner Kanülen und Lagekontrolle vor dem Applizieren des Neurolytikums folgenlos. Punktionen der Pleura oder des Peritoneums sind selten, die der Niere eher häufiger, aber ebenfalls ohne Folgen.

Vereinzelte, in der Literatur beschriebene **Paraplegien** scheinen wohl darauf zu beruhen, daß eine Injektion des Neurolytikums in die A. radicularis magna (Adamkiewicz-Arterie) erfolgte. Diese Arterie entspringt anatomisch nicht konstant (80% der Fälle) auf der linken Seite aus einer Interkostalarterie und erreicht in 10% der Fälle das Rückenmark zwischen L_1 und L_2. Eine versehentliche Injektion des Neurolytikums in diese Arterie scheint durch keine der Techniken mit Sicherheit auszuschließen zu sein.
Kontraindikationen: Ein präterminaler Zustand und eine Infektion im Punktionsbereich sind als Kontraindikation anzusehen. Patienten mit ausgeprägter Hypovolämie müssen vor der eigentlichen Neurolyse ausreichend Volumen erhalten. Bis auf wenige Ausnahmen sollten chemische Neurolysen an peripheren, gemischten Nerven unterbleiben, da die Gefahren von postneurolytischen Neuritiden oder Deafferenzierungsschmerzen beträchtlich sind. Diese Zurückhaltung vor nervenzerstörenden Maßnahmen muß insbesondere bei chronischen Schmerzen aus nichtmalignen Ursache gelten.

5.9 Aufwachraum

Aufwacheinheiten sind **Funktionseinheiten,** die der Betreuung von Patienten nach diagnostischen und therapeutischen Eingriffen in Allgemein- bzw. Regionalanästhesie dienen. Der Patient verbleibt so lange im Aufwachraum, bis er wieder im Vollbesitz seiner Schutzreflexe ist und unmittelbare Komplikationen von seiten der Atmung und des Kreislaufs nicht mehr zu erwarten sind.

M Die unmittelbar **postoperative** und **postanästhesiologische Phase** gilt für den operativen Patienten als der Zeitabschnitt des Klinikaufenthalts mit den meisten Gefahren. Die Anwendung atem- und kreislaufdepressiver Medikamente sowie die Möglichkeit einer postoperativen Komplikation erfordern die kontinuierliche Überwachung des Patienten. Dabei gehören die langfristige Überwachung und Aufrechterhaltung gestörter Vitalfunktionen nicht zu den Aufgaben einer Aufwacheinheit, sondern sind der Intensivstation vorbehalten. ■

5.9.1 Organisation und Einrichtung im Aufwachraum

Ausgehend von den USA wurden in Deutschland nach und nach Aufwacheinheiten zur Betreuung von frisch operierten Patienten eingerichtet. 1968 forderte die DGAW (Deutsche Gesellschaft für Anästhesie und Wiederbelebung) die Einrichtung eines Aufwachraums (AWR), der als Überwachungsraum ohne Stationscharakter und eigene Betten definiert wurde. Der Aufwachraum unterliegt definitionsgemäß und in Absprache der Deutschen Gesellschaft für Anästhesie mit den Gesellschaften der operativen Fächer in Deutschland der Leitung der Anästhesie.

Ein wesentlicher Faktor für die Qualität des Aufwachraums ist die **Strukturqualität,** d.h. die räumliche, apparative und insbesondere die personelle Voraussetzung, unter der sich die Patientenversorgung vollzieht. Damit verbunden ist die **Qualitätssicherung,** in deren Rahmen die Maßnahmen zur Sicherung und Verbesserung der Patientenversorgung regelmäßig zu überprüfen sind.

5.9.1.1 Personalbedarf

Die Erfordernisse einer angemessenen Personalbesetzung werden häufig, aber oft ohne die nötige Konsequenz diskutiert. Zur **Personalbedarfsermittlung** für den Funktionsbereich Anästhesie werden zur Zeit immer noch die Anhaltszahlen der Deutschen Krankenhausgesellschaft aus dem Jahre 1969 unter Fortschreibung auf die 40-Stunden-Woche zugrunde gelegt. Diese Zahlen berücksichtigen den pflegerischen Personalbedarf im Rahmen der tariflichen Wochenarbeitszeit von 5 × 7,7 Stunden bei einer durchschnittlichen Ausfallquote von 15%. Für den Bedarf an Anästhesiepflegekräften in der Aufwacheinheit geht man von einer 20minütigen Pflegezeit pro Überwachungspatient und Stunde aus, was einem Verhältnis von Pflegekraft zu Stellplatz von 1 : 3 entspricht.

Bei dem Versuch, entsprechende Anhaltszahlen zur personellen Struktur der Aufwacheinheiten festzulegen, sind vor allem die zu versorgenden Patientengruppen, aber auch die komplexen Strukturen von Überwachungsmaßnahmen (invasives Monitoring) in Abhängigkeit von operativen Eingriffen und den Gepflogenheiten des Hauses zu beachten. So erfordert die postoperative Überwachung von Säuglingen und Kleinkindern über das Minimalmonitoring hinaus die ständige klinische Überwachung und psychische Betreuung und läßt sich keinesfalls auf 20 Minuten pro Patient reduzieren, ohne die kleinen Patienten in unverantwortlicher Weise zu gefährden. Die Aufnahme von Patienten mit hohem Risiko, bzw. hohem therapeutischem Aufwand, bedingt ebenfalls eine Zunahme des notwendigen Pflege- und Überwachungsaufwandes. Die Anzahl an notwendigem Pflegepersonal ist auch abhängig von der Dauer der **Betriebsbereitschaft** eines Aufwachraums. Die Betriebszeiten des Aufwachraums hängen von den Betriebszeiten der Operationseinheit sowie dem Ablauf der Operationsprogramme ab. Werden akut zu operierende Patienten (nachts), die häufig besonders gefährdet sind, in die postoperative Überwachung miteinbezogen, würde eine 24stündige Funktionsbereitschaft des Aufwachraums resultieren, was bisher aus ökonomischen Gründen sehr selten realisiert wurde.

M Die Betreuung der Patienten in der Aufwachphase umfaßt ein breites Spektrum. Dies unterstreicht v.a. die Notwendigkeit einer ausreichenden und qualifizierten Besetzung von Pflegepersonal. Wird durch eine unzureichende Personalbesetzung die Patientensicherheit beeinträchtigt, ist der Krankenhausträger laut höchstrichterlicher Rechtsprechung verpflichtet, das operative Leistungsangebot einzuschränken. ■

5.9.1.2 Stellplatzkapazität und Raumbedarf

Für die Errechnung des Bedarfs an Stellplätzen gelten folgende Richtwerte, die wahlweise einzusetzen sind:

- ein bis zwei Stellplätze pro Operationstisch
- vier bis fünf Stellplätze je 100 operative Betten
- 50 bis 60% der durchschnittlichen Tagesoperationszahl

Der Flächenbedarf eines Stellplatzes beträgt 10 bis 12 m² nach Angaben des Deutschen Krankenhausinstitutes vom Februar 1982. Hinzu kommt eine Funktionsfläche von 30 bis 50%.

5.9.1.3 Apparative Ausstattung

Der Aufwachraum ist apparativ so auszustatten, daß eine intensive Überwachung der Patienten sowie die Wiederherstellung und eine kurzfristige Aufrechterhaltung gestörter Vitalfunktionen jederzeit ohne Verzug möglich sind. Zur **Grundausstattung** für einen Stellplatz zählen ein EKG-Monitor, der fast immer standardmäßig mit einem Pulsoxymeter und/oder einer automatischen Blutdruckmessung ausgerüstet ist, Blutdruck- und Temperaturmeßgerät, eine Sauerstoff-Druckluftversorgung, Sekretabsaugvorrichtung sowie elektrische Anschlüsse. Beatmungsgeräte, Infusionspumpen und ein Defibrillator sind ebenfalls unbedingt erforderlich. Eine **Erweiterung über den Standard** hinaus sollte Geräte zur Blutbild-, Blutzucker-, Elektrolytbestimmung, Blutgasanalyse und ein fahrbares Röntgengerät beinhalten.

5.9.2 Pflege und Überwachung im Aufwachraum

Selbstverständlich orientieren sich die Pflegehandlungen im AWR an den im Kapitel 7.3 beschriebenen pflegerischen Grundlagen. Daneben ergibt sich die **spezielle Pflege** aus der zurückliegenden Operation, dem Anästhesieverfahren, den Vorerkrankungen des Patienten sowie aus weiteren besonderen Zuständen wie z.B. Schwerhörigkeit, Taubheit, Blindheit oder bestehende Parästhesien. Auch die **Überwachung des Patienten** sowie die Ausführung verordneter **Therapiemaßnahmen** sind Aufgabe des Pflegepersonals. Das **Basismonitoring** richtet sich primär auf die Vitalfunktionen, insbesondere auf das respiratorische und kardiovaskuläre System aus. Es besteht in der klinischen Überwachung des Patienten sowie der Messung von Puls, Blutdruck und der Registrierung der Atemfrequenz in Zehn-Minuten-Intervallen. Ist ein **erweitertes Monitoring** notwendig, wird der Aufwachraum leider oft zweckentfremdet und passager als Intensiveinheit genutzt.

Die **Überprüfung des Arbeitsplatzes** und der im Aufwachraum vorhandenen **Geräte** zählt ebenfalls zum Aufgabenspektrum des Pflegepersonals und erfolgt am besten mittels folgender Checkliste:
- Funktionsfähigkeit des Beatmungsgeräts testen: Alarmeinrichtung auf Funktionsfähigkeit kontrollieren, Kontrolle mittels Testlunge, Dichtigkeit des Patientensystems prüfen, ggf. Patientensystem auswechseln
- Notfallwagen prüfen (Funktionskontrolle der Intubationsspatel, vorhandene Größen von Guedel-Tuben und Intubationstuben, Magill-Zange, Gel, Pflaster, Blockspritze, Notfallmedikamente, Ambu-Beutel, Magensonden verschiedener Größen, Sekretbeutel, Zubehör für Verweilkanülen)
- Defibrillator testen
- kontrollieren, ob Bettgitter vorhanden sind

5.9.2.1 Übergabe des Patienten

Während der Betriebszeit des Aufwachraums (in der Regel von 7.00 bis 20.00 Uhr) werden alle Patienten nach operativen Eingriffen durch den zuständigen Anästhesisten in den Aufwachraum begleitet und an eine Pflegekraft, bzw. bei Komplikationen an den für den Aufwachraum zuständigen Anästhesisten, übergeben.

Die vollständige **Krankenakte** begleitet den Patienten. Der **Dokumentationsbogen** für die Behandlung im Aufwachraum ist eine wichtige Urkunde der perioperativen Betreuung. Auf eine **vollständige** und **exakte Protokollierung** ist zu achten.

Die zu dokumentierenden **Übergabekriterien** (s.a. Abb. 5.3-7) sind:
- Name und Alter des Patienten
- vorgenommener Eingriff mit evtl. Besonderheiten
- Anästhesieverfahren
- Medikamentenbedarf
- Verlauf der Ausleitungsphase
- Gabe von Antagonisten
- Intubationsschwierigkeiten
- intraoperative Komplikationen, z.B. Rhythmusstörungen
- Beatmungsschwierigkeiten
- hoher Volumenverlust bzw. Volumenersatz

Des weiteren sind die **vorbestehenden Erkrankungen** wesentlich für die Beurteilung postoperativer Auffälligkeiten:
- Herzinfarkt
- Hyper- bzw. Hypotonie
- bronchopulmonale Störung
- metabolische Probleme
- Allergien
- körperliche Einschränkungen wie Schwerhörigkeit, Taubheit, Blindheit etc.
- Lähmungen bzw. Versteifungen
- psychische Erkrankungen
- bestehende Infektionen, z.B. Hepatitis, HIV

Um die postoperative Überwachung und Therapie zu gewährleisten, sind die **Anordnungen von besonderen Maßnahmen** bezüglich Medikation, Infusionstherapie, Transfusion, spezieller Lagerung, Kontrolle der Diurese, neurologischer Prüfung etc. ebenfalls in die Übergabe zu integrieren.

5.9.2.2 Überwachung und Pflege nach der Übernahme des Patienten

Nach der Übernahme des Patienten entsteht beim Anschließen des Patienten an den **EKG-Monitor,** die **Pulsoxymetrie** und **Blutdruckmessung** nach Riva-Rocci der erste Kontakt mit dem Patienten. Dabei verschafft sich das Pflegepersonal einen Eindruck vom **Wachheitsgrad** und von der **Kooperationsbereitschaft** des Patienten. Mittels der in der Übergabe gewonnenen Informationen über die **spezielle Patientensituation** und des persönlichen Eindrucks werden die Pflegehandlungen für den Patienten geplant, Patientenwünsche sind selbstverständlich soweit möglich zu berücksichtigen.

Da Patienten oft unterkühlt aus dem Operationssaal kommen, sollten ein angewärmtes Bett und warme Wäsche und/oder eine Wärmedecke oder ein Warmluftgebläse zur Verfügung stehen. Der **Ausgleich des Wärmeverlusts** dient dem Wohlbefinden des Patienten und verhindert den Anstieg des Sauerstoffverbrauchs durch Kältezittern. Ist die Körpertemperatur zu niedrig, muß der Patient nachbeatmet werden. Aus diesem Grund zählen die **Beobachtung** der **Hautfarbe** und **Atmung** sowie die Kontrolle der **Körpertemperatur** zu den ersten Maßnahmen. Die **Sauerstoffsättigung** wird mit der Pulsoxymetrie ermittelt. Vor allem bei älteren Patienten ist oft bereits beim Transport in den Aufwachraum ein Abfall der Sauerstoffsättigung möglich. Wird eine Zufuhr von Sauerstoff erforderlich, ist darauf zu achten, daß ein Anfeuchten des Sauerstoffs erfolgen muß.

Zur Kontrolle von Blut- und/oder Sekretverlusten sind vorhandene **Drainagen** zu **sichern** (bei Bedarf neu zu fixieren) und die Inhaltsmenge zu markieren. Bei allen Sonden und Drainagen inkl. Blasenverweilkathetern ist auf einen ungehinderten Ablauf zu achten. Zum rechtzeitigen Erkennen größerer Blutverluste dient auch die **Inspektion** der **Wundverbände.** Daneben sind die **intravenösen Zugänge** zu prüfen und evtl. neu zu fixieren.

Die **Schmerzbeobachtung** und -beurteilung ist ebenfalls wichtig, da viele Komplikationen durch eine gezielte Schmerztherapie vermeidbar sind. Des weiteren hat der Patient ein Recht auf Schmerzfreiheit, deshalb sollte die Schmerztherapie (s.a. Kap. 5.11) bereits in der Aufwachphase beginnen, um dem Patienten ein streßfreies Erwachen zu ermöglichen.

Eine **adäquate Lagerung** beeinflußt die Atemfunktion und die Schmerzreaktion positiv, deshalb werden alle Patienten im Aufwachraum, sofern keine Kontraindikationen vorliegen, in leichter Oberkörperhochlagerung (ca. 30°) gelagert. Spezielle Lagerungen sind bei der Versorgung der intensivmedizinischen Patienten in Kapitel 8 beschrieben.

Zu den **erweiterten Maßnahmen** der **postoperativen Überwachung** im Aufwachraum gehören:
- ZVD-Messung
- Kontrolle der Extremitätenpulse bei gefäßchirurgischen Eingriffen

- neurologische Kontrolle (Pupillengröße, Motorik, Sensibilität und Beurteilung der Sprache) nach neurochirurgischen Eingriffen am ZNS und/oder Karotisoperation

5.9.2.3 Therapiemaßnahmen

Bei den im AWR erforderlichen Therapiemaßnahmen handelt es sich meist um Reaktionen auf Veränderungen (Medikamentenapplikation) und die adäquate Schmerztherapie. Wurden bei der Übergabe des Patienten Anordnungen getroffen, sind diese fortzuführen. Die angeordneten Therapiemaßnahmen werden in der Regel vom Anästhesiepflegepersonal ausgeführt. Ist jedoch aufgrund der Patientensituation eine Nachbeatmung oder ein unterstützendes Spontanatmungsverfahren bzw. eine differenzierte Kreislauftherapie mit Transfusion, Plasmaersatz und Gabe von Vasodilatanzien bzw. Katecholaminen erforderlich, ist eine kontinuierliche **ärztliche Überwachung** notwendig.

5.9.2.4 Verlegung auf Station

Sind folgende Voraussetzungen erfüllt, kann der Patient auf die Normalstation verlegt werden:
- suffiziente Atmung
- ausreichende Schutzreflexe
- keine Nachblutungen
- ausreichende Analgesie
- Kreislaufstabilität

Die Übergabe an das Personal der Nachsorgestation erfolgt in schriftlicher und mündlicher Form, wobei das Aufwachraumprotokoll Auskunft über die letzten Blutdruck- und Pulswerte sowie die Medikamentenapplikation und pflegerischen Besonderheiten gibt. Neben dem Verlauf sind insbesondere die weiteren Therapie-, Überwachungs- und Pflegemaßnahmen zu übermitteln.

5.9.3 Mögliche Komplikationen in der postoperativen Phase

Die nachstehend aufgeführten Ereignisse können grundsätzlich bei jedem postoperativen Patienten auftreten und erfordern zur Abwendung eine schnelle Therapie.

M Das Erkennen von Veränderungen und Beobachten zählt zum Aufgabenspektrum des Pflegepersonals und ist als wichtige und verantwortungsvolle Aufgabe einzuordnen. ■

5

5.9.3.1 Atemstörungen

■ **Obstruktion:** Ursachen für postoperative Obstruktion (Verschluß) der Atemwege können sein: die mechanische Verlegung der Atemwege, der Tonusverlust der Zungenmuskulatur, Ansammlung von Schleim, Sekret oder Fremdkörper sowie Ödembildung und/oder Blutung nach chirurgischem Eingriff am Hals (z.B. Strumektomie, Karotisoperation). **Zeichen** für eine Obstruktion sind Schnarchen oder Rasselgeräusche bei Sekretansammlung. Bei schweren Atemstörungen kommen inspiratorischer Stridor, Einziehung der Interkostalräume und heftige Bauchatmung hinzu. Die **Therapie** erfolgt mittels raschen Freimachens der Atemwege durch Seitenlage, Anwendung des Esmarch-Handgriffs, Einlegen eines Guedel- oder Wendl-Tubus und Sekretabsaugung. Bei chirurgischer Ursache sind eine Reintubation und erneute chirurgische Intervention erforderlich.

■ **Laryngospasmus, Larynxtrauma:** Am häufigsten werden Larynxtraumata und Laryngospasmus durch schwierige Intubationen hervorgerufen, die mit starken Manipulationen beim Einführen des Tubus einhergingen. Dies kann rasch zum Larynxödem führen. Besonders gefährdet sind Kinder. Die **klinischen Zeichen** des Laryngospasmus sind Stridor, Atemnot, Angst und Zyanose. Die Aufhebung des Laryngospasmus ist meist mit einer 100%-O_2-Maskenbeatmung möglich. Falls nicht, besteht die **Therapie** in der Gabe von depolarisierenden Muskelrelaxanzien in geringer Dosis. **Prophylaktisch** können unmittelbar nach einer schwierigen Intubation Kortikosteroide intravenös gegeben werden. Zusätzlich ist im Aufwachraum die Applikation von abschwellenden Medikamenten über O_2-Vernebler möglich. Sollte die Schwellung trotz aller Maßnahmen zunehmen, erfolgt evtl. eine Reintubation bis zur Abschwellung.

■ **Giemen und Brummen:** Die Atemgeräusche Giemen und Brummen **sind Symptome** eines zunehmenden Tonus in der Bronchialmuskulatur bei gleichzeitiger Gegenwart von Schleim in den tieferen Luftwegen und lassen auf einen möglicherweise beginnenden Bronchospasmus schließen. Sie können ausgelöst werden durch eine mechanische Reizung des Tracheobronchialsystems wie Tubusreiz, Sekretstau und/oder Aspiration. Betroffen sind oft Patienten mit Asthma bronchiale, chronischer Bronchitis und starke Raucher. Die **Behandlung** erfolgt durch die Beseitigung der Ursache z.B. mittels Absaugen, O_2-Zufuhr oder wenn nötig durch die Einleitung einer bronchospasmolytischen Therapie mit Dosier-Aerosol (Berotec®), Inhalation von Broncho- und Sekretolytika, Gabe von Bronchodilatatoren wie Aminophyllinen (Euphyllin®), Terbutalin (Bricanyl®) oder anderen β-wirksamen Medikamenten. Diese Medikamente können allerdings Tachykardien, Arrhythmien und Hypoxie verursachen. Bei Patienten mit Asthma bronchiale kann eine gute psychische Betreuung oft einen Asthmaanfall verhindern.

■ **Zentrale Atemdepression:** Der Auslöser der sog. zentralen Atemdepression, d.h. Hypoventilation durch Beeinträchtigung des Atemzentrums, sind fast ausschließlich Pharmaka, besonders Opioide, Barbiturate, Benzodiazepine und Anästhetika. Volatile (flüchtige) Narkotika führen durch ihren zentralen Angriffspunkt zur alveolären Hypoventilation, verstärkt wird dies durch ihre ebenfalls muskelrelaxierende Wirkung. Die Gefahr besteht in der verminderten Ansprechbarkeit des Atemzentrums. Es kommt nicht zu einer Ventilationssteigerung durch den erhöhten CO_2-Reiz, und die subjektive Empfindung der Atemnot fehlt. Die **Symptome** einer opioidbedingten Atemdepression sind eine niederfrequente Atmung und Hyperkapnie, welche mittels einer Blutgasanalyse gesichert wird. Die **Therapie** orientiert sich an der Ursache. Während eine Überdosierung durch Pharmaka mit Antidota meist zu antagonisieren ist, ist dies bei den volatilen Anästhetika nicht möglich. Hier hilft nur eine Unterstützung der Atmung mittels Maskenbeatmung, ist diese nicht ausreichend, muß eine Reintubation erfolgen.

M Wird ein Antidot (bei Opioiden) wie Naloxon verabreicht, ist die kurze Wirkzeit von 30 Minuten zu beachten und evtl. eine Hälfte der Dosis i.v. und eine Hälfte i.m. zu verabreichen. Die atemdepressive Wirkung von Opioiden kann länger als die Wirkung des Antagonisten anhalten, der Patient sollte daher über den Zeitraum der Wirkung im Aufwachraum verbleiben. ■

Nebenwirkungen der Therapie sind die evtl. Aufhebung der Analgesie sowie Übelkeit, Erbrechen und Tachykardie.

■ **Periphere Atemlähmung:** Die periphere Atemlähmung (Muskelschwäche) wird durch Relaxanzienüberhang, Myasthenia gravis (Kap. 3.3.3.15), Adipositas permagna, neuromuskuläre Erkrankungen etc. verursacht. Die Hauptursache der sog. peripheren Atemlähmung ist jedoch meist der Relaxanzienüberhang, der fast immer auf einer Überdosierung basiert. Bei normaler Dosis können aber auch Nierenfunktionsstörungen, Wechselwirkungen mit manchen Antibiotika und Störungen im Elektrolythaushalt zu einer verlängerten Wirkung von Relaxanzien führen (Kap. 4.1). Im Vergleich zum Opiatüberhang ist eine schnelle flache Atmung mit kleinen Volumina das **Kennzeichen** des **Relaxanzienüberhangs.** Der Patient ist nicht in der Lage, den Kopf zu heben oder probeweise die dargebotene Hand zu drücken, da die grobe Kraft fehlt. Auch ein effektiver Hustenstoß ist nicht möglich. Die Überprüfung der Muskelfunktion kann mit einem Nervenstimulator erfolgen. Dies ist jedoch nicht erforderlich, wenn der Patient z.B. den Kopf heben und die Hand drücken kann, da hier der klinische Eindruck die Gerätediagnostik ersetzt. Nach Diagnosestellung sollte die **Therapie** in einer nachträglichen Antagonisierung mit Cholinesterasehemmern wie z.B. Mestinon®, Prostigmin® kombiniert mit Atropin (parasympathomimetische Wirkung) erfolgen.

■ **Mechanische Ursachen der Hypoventilation:** Oft ist eine Ateminsuffizienz nach Thorax- und Oberbaucheingriffen zu beobachten. Besonders gefährdet sind adipöse Patienten, da ihre funktionelle Residualkapazität durch den Zwerchfellhochstand und die eingeschränkte Zwerchfellbeweglichkeit vermindert ist. Abfallende Sauerstoffsättigung und unregelmäßiges Atemmuster, Unruhe, mögliche Zyanose und kardiovaskuläre Instabilität sind **Zeichen** der Ateminsuffizienz. Läßt sich die Ursache durch **Therapiemaßnahmen** wie Lagerung, O₂-Gabe und mögliche Antagonisierung nicht beseitigen, ist eine Reintubation notwendig. Anschließend muß eine Übernahme des Patienten auf die Intensivstation erfolgen.

■ **Diffusionshypoxämie:** Bei Beatmung mit N₂O wird nach Beendigung der Lachgaszufuhr der Sauerstoffgehalt in den Alveolen durch die rasche Rückdiffusion von Lachgas in die Alveolarluft deutlich reduziert, dies kann zu einer **Hypoxie** führen. Gefährdet sind besonders Patienten mit einem niedrigen Atemminutenvolumen im Vergleich zur funktionellen Residualkapazität, weil dann die Luft in der Lunge nur langsam ausgetauscht wird. Die Gefahr besteht für fünf bis zehn Minuten nach Ende der Lachgaszufuhr. Die **Therapie** besteht in der Gabe von reinem Sauerstoff und der Aufforde-

rung, tiefe Atemzüge zu machen. Mit diesen Maßnahmen ist die Lachgasdiffusionshypoxie beim kooperativen Patienten praktisch immer zu überwinden, ansonsten ist eine Maskenbeatmung oder Reintubation erforderlich.

■ **Ventilations-Perfusions-Störungen:** Durch Lagerung, Hämodynamik, Oberbauch- und Thoraxeingriffe kommt es bei Patienten mit eingeschränkter kardialer Leistungsfähigkeit häufig zu Problemen bei der Oxygenierung, die auf das Auftreten von Ventilations-Perfusions-Störungen zurückzuführen sind. Hierbei entsteht durch Mikroatelektasen, Lungenödem, Pneumothorax oder Störung der Lungendurchblutung ein **funktioneller Rechts-links-Shunt** in der Lunge, woraus eine vermehrte venöse Beladung des arteriellen Blutes resultiert. Da es als Resultat dieser Störungen zu einer **Hypoxämie** kommt, wird auch hier eine abfallende Sauerstoffsättigung sichtbar, der Patient fällt durch Unruhe, eine mögliche Zyanose und kardiovaskuläre Instabilität auf. Kleinere Störungen normalisieren sich meist innerhalb drei bis fünf Tagen von allein. Ansonsten orientieren sich die **Therapiemaßnahmen** an den Ursachen. Neben der Sauerstoffgabe muß zunächst die weitere Diagnostik zum Ausschluß eines Lungenödems oder eines Pneumothorax erfolgen, da diese einer sofortigen ärztlichen Therapie bedürfen.

5.9.3.2 Störungen der Herz-Kreislauf-Funktion

■ **Postoperative Hypotonie:** Volumenmangel, vasodilatierende Substanzen, Herzinsuffizienz und Herzrhythmusstörungen können zum Bild der Hypotonie beitragen. Von den genannten Ursachen ist meist der Volumenmangel für Blutdruckabfälle verantwortlich. Die **klassischen Zeichen** sind niedrige Blutdruckwerte, Tachykardie, niedriger ZVD, Abnahme der Urinproduktion und die kalte Peripherie bis zur Zentralisation. Die **Therapiemaßnahmen** orientieren sich an den Ursachen und können in der Gabe von Volumen, der Blutstillung und bei Bedarf der Substitution von Gerinnungsfaktoren bestehen. Herzrhythmusstörungen sind im EKG schnell zu erkennen und entsprechend der Ursache (Kaliummangel, Schmerzen, Hypoxie) zu behandeln. Bei Tachykardien kann symptomatisch die Gabe von Isoptin® oder Brevibloc® erfolgen.

■ **Postoperative Hypertonie:** Im Aufwachraum sind in erster Linie unbehandelte Schmerzen als Ursache der Hypertonie zu nennen. Weitere Ursachen können Hyperkapnie, Hypoxie, bestehender unbehandelter oder schlecht eingestellter Hypertonus, aber auch Miktionsstörungen sein. Die **Therapie** besteht zunächst in der Ursachenbekämpfung. Ist der Patient noch nicht in der Lage, auf die Nachfrage nach vorhandenen Schmerzen zu antworten, kann der Versuch einer „Blindgabe" (geringe Dosierung) von Analgetika erfolgen. Wenn Schmerz als Ursache weitgehend ausgeschlossen ist, sollte eine O_2-Gabe, Oberkörperhochlagerung, Blutgasanalyse zum Ausschluß von Hypoxie und Hyperkapnie erfolgen. Falls die Hypertonie persistiert, sind Antihypertensiva wie Adalat® oder Urapidil® zu applizieren.

5.9.3.3 Flüssigkeits- und Elektrolytstörungen

Nach jedem Eingriff, der mit Volumenverlusten oder Flüssigkeitsverschiebungen einherging, ist mit Störungen im Wasser- und Elektrolythaushalt zu rechnen. Eine konsequente Überwachung der Laborwerte, des ZVD, aber auch die klinische Beobachtung helfen rasch, einen Eindruck über Hypo- oder Hyperkaliämien oder über Flüssigkeitsmangel bzw. Hyperhydratation zu gewinnen.

5.9.3.4 Unterkühlung und Muskelzittern/Temperaturanstieg

Bei einer **Körpertemperatur unter 36 °C** sollte ein Patient nicht wach bzw. extubiert werden, da der Sauerstoffbedarf durch das Frieren deutlich erhöht ist. Aber auch bei Temperaturen, die darüberliegen, tritt häufig massives Frieren und Zittern auf. Neben der bereits erwähnten physikalischen Wärmung kann als **Therapiemaßnahme** die Applikation von Medikamtenten wie Ajan® erfolgen, es beeinflußt das Temperaturzentrum und hebt somit das Gefühl des Frierens schnell auf. Auch nach Gabe von Tramal® scheint ein ähnlicher Mechanismus zu existieren. Die Gabe dieser Medikamente verändert jedoch nicht die erniedrigte Temperatur, so daß weiterhin auf eine Vermeidung von Temperaturverlusten und auf eine ausreichende Wärmezufuhr zu achten ist. Ein **Temperaturanstieg** sollte immer besonders ernst genommen werden, weil sich eine maligne Hyperthermie (Kap. 6.16), ein akutes septisches Streuen eines Infektionsherdes

und das zentral anticholinerge Syndrom durch Temperaturanstiege äußern können. Kinder reagieren auf eine Atropinüberdosierung rasch mit einer Hyperthermie. Spätestens bei einem Temperaturanstieg **über 39 °C** ist der Operateur zu informieren und in Absprache das weitere Vorgehen und die **Therapie** festzulegen. Je nach Situation kann zugewartet oder symptomatisch therapiert (500 mg Acetylsalicylsäure oder 500 mg Novalgin®) bzw. bei Verdacht auf ein anticholinerges Syndrom Anticholium® (1 bis 2,5 mg) verabreicht werden.

A Die Verabreichung von **10 mg Anticholium®** kann **tödlich** sein. ◄

Evtl. ist bei Patienten mit infektiösen Herden auch die Abnahme einer Blutkultur indiziert.

5.9.3.5 Störungen des Bewußtseins

Störungen des Bewußtseins gehen mit einem **verzögerten Erwachen** einher. Die Ursachen können besonders bei erhöhter zerebraler Empfindlichkeit anästhesiebedingt (Überdosierung von Anästhetika) sein. Eine Hyperventilation bei älteren Menschen mit Störung der Hirndurchblutung führt ebenfalls zu einer prolongierten Aufwachphase. Zerebral bedingt sind diese Störungen des Bewußtseins bei hypoxischen Gehirnschäden, Hirnödem, zerebraler Ischämie und intrazerebraler Blutung. Internistische Auslöser können Leber- und Nierenerkrankungen, endokrine Erkrankungen (z.B. Hypoglykämie) und Elektrolytentgleisung sein. Die **Therapie** richtet sich nach den Befunden und dem klinischem Bild.

5.9.3.6 Übelkeit und Erbrechen

Moderne Narkoseverfahren und Medikamente haben die Inzidenz von Übelkeit und Erbrechen deutlich reduziert. Erbrechen kündigt sich meist durch ein Abblassen des Teints und durch tiefe, unregelmäßige Atemzüge, verbunden mit Schluckversuchen an. Die Patienten sollten aufgefordert werden, langsam, ruhig und gleichmäßig zu atmen. Meist ist auch noch genügend Zeit, das Erbrechen mit der Gabe eines Neuroleptikums (z.B. DHB) oder eines $5-HT_3$-Serotoninantagonisten (Anemet®) oder, falls Schmerzen bestehen, mit einem Analgetikum abzuwenden. Falls Patienten im AWR erbrechen, verstehen sich eine einfühlsame Betreuung und Hilfe beim Reinigen der verschmutzten Wäsche von selbst.

5.9.3.7 Nachblutung

Bei Nachblutungen sind immer die Chirurgen zu informieren. Daneben müssen rechtzeitig eine Kontrolle von Hb und Hk sowie das Bestellen von Blutkonserven erfolgen. Durch adäquate **Volumentherapie** ist das Ausmaß eines Blutverlustes meist schnell deutlicher zu erkennen als durch die Aufrechterhaltung des Blutdrucks mittels Katecholaminen.

5.10 Nachvisite

Sofern die Kriterien für die postoperative Verlegbarkeit eines Patienten erfüllt sind (Kap. 5.9.2.4), ist eine weitere medizinische Versorgung durch die Anästhesieabteilung nicht erforderlich.

Diese Betrachtungsweise ist aber nur oberflächlich richtig, denn im Rahmen des Qualitätsmanagements und der damit verbundenen Qualitätssicherung ist eine abschließende postoperative Visite wünschenswert. Somit ist die Betreuung eines Patienten nach der Verlegung aus dem Aufwachraum zur Allgemeinstation nicht beendet.

Bei der Nachvisite wird der Patient befragt, mit welchen **subjektiven Eindrücken** er sich an die Narkose erinnert und ob **Nachwirkungen** auftraten, die in Verbindung mit der Narkose gebracht werden könnten (Zufriedenheitsgrad).

Die regelmäßige **postoperative Beurteilung** und **Dokumentation** der Untersuchungen lassen Rückschlüsse auf die **Qualität einer Narkoseabteilung** zu. Als Beispiel sei hier die Kontrolle bzw. Erfassung von postoperativem Kopfschmerz nach Spinalanästhesien genannt. Die unmittelbar postoperativ von einem Anästhesisten erhobene Diagnose postspinaler Kopfschmerz garantiert dem Patienten eine rasche und adäquate Hilfe zum einen, und andererseits bietet sie einer Narkoseabteilung ein schnelles Feedback der Versorgungsqualität und Hinweise auf mögliche Änderungen im Anästhesieverfahren.

Bei dem in Zukunft zu erwartenden wirtschaftlichen Kostendruck auf die Kliniken sind solche Erhebungen nicht nur aus medizinischer, sondern auch aus Marketing- und betriebswirtschaftlicher Sicht interessant.

Ungeachtet dieser betriebswirtschaftlichen und/oder medizinisch-wissenschaftlichen Betrachtungsweise bietet die anästhesiologische Nachvisite jedem Patienten die Gelegenheit, „seinen Anästhesisten" nochmals zu sprechen, und gleichzeitig hat der Anästhesist die Möglich-

keit, z.B. bei **postnarkotischem Erbrechen** ein adäquates Antiemetikum zu verabreichen. Im Vordergrund der Nachsorge von operierten Patienten steht jedoch meist die **postoperative Analgesie** (Kap. 5.11).

5.11 Grundlagen der Schmerztherapie

Sowohl im anästhesiologischen als auch im intensivmedizinischen Bereich sind wir täglich mit dem Problem Schmerz konfrontiert. Dabei handelt es sich hauptsächlich um die **postoperative Schmerztherapie,** die leider oft noch insuffizient ist. Immer größer wird jedoch auch die Zahl der sog. **chronischen Schmerzpatienten,** die in einer Schmerzambulanz behandelt werden. Im intensivmedizinischen Bereich handelt es sich um eine verlängerte postoperative Schmerztherapie, die gerade bei frischoperierten und nachbeatmeten Patienten zur Vermeidung möglicher Komplikationen (Ausschüttung von Streßhormonen etc.) unbedingt notwendig ist.

5.11.1 Probleme der postoperativen Schmerztherapie

1990 wurden von einer „Working Party des Royal College of Surgeons and Anaesthetists" **Richtlinien** über Methoden zur Diagnose, Therapie und Erfolgskontrolle sowie Vorschläge der praktischen Organisation für die **postoperative Schmerztherapie** entwickelt. Einige der Erkenntnisse, die damals gewonnen wurden, haben leider immer noch uneingeschränkt Gültigkeit. So sind z.B. Ärzte und Pflegepersonal nach wie vor nicht genügend über die Möglichkeiten der Schmerztherapie ausgebildet und glauben immer noch, daß sie und nicht der Patient, den es betrifft, die Autorität für den Schmerz sind und daß postoperativer Schmerz sich nicht vermeiden läßt.

Obwohl die pharmakologischen und apparativen Voraussetzungen vorhanden sind, wird immer noch nicht entsprechend gehandelt. Auch hat sich in Vergleichsstudien zur postoperativen Schmerztherapie die Zahl der Patienten, die ungenügend analgesiert sind, also Schmerzen leiden (15 bis 45%), zwischen den Jahren 1952 und 1990 nicht signifikant geändert.

Als **Hauptursache** der **schlechten** postoperativen **Analgesiequalität** wurden fehlende oder unzureichende ärztliche Anordnungen sowie mangelnde Erreichbarkeit eines verantwortlichen Arztes beschrieben.

Anfang 1993 veröffentlichten die Berufsverbände der Deutschen Anästhesisten, Chirurgen und Orthopäden eine Vereinbarung zur Organisation der postoperativen Schmerztherapie, in deren Präambel steht, daß „erhebliche Defizite bei der Realisierung des Anspruchs der Patienten auf eine angemessene Schmerzbehandlung unverkennbar" seien.

Die postoperative Schmerztherapie entspricht auf breiter Basis gegenwärtig weder den Bedürfnissen der Patienten noch den Möglichkeiten der modernen Medizin.

Das Ergebnis einer ersten gemeinsamen Tagung nach dieser Entschließung war die Feststellung, daß die Methoden für eine effektive postoperative Schmerztherapie heute verfügbar sind und die Gründe für die Defizite eher in der fehlenden Ausbildung von Ärzten und Pflegepersonal sowie in einer mangelnden Organisation zu sehen sind, also absolut vergleichbar mit den von den englischen Kollegen ermittelten Problemen.

Zur Realisierung einer **effektiven postoperativen** Schmerztherapie bedarf es also weder neuer Analgetika noch neuer Verfahren. Sie läßt sich durch **Beachtung** einiger **elementarer Regeln**

erreichen, wozu allerdings ein Grundwissen der Schmerzphysiologie und Schmerzpharmakologie vorausgesetzt werden muß. Die wichtigste Forderung muß jedoch sein, sich mehr mit dem individuellen Patienten zu beschäftigen, was natürlich mehr Zeitaufwand bedeutet.

5.11.2 Schmerzdefinition

„Schmerz ist eine unangenehme sensorische und gefühlsmäßige Erfahrung, die mit akuter oder potentieller Gewebeschädigung einhergeht oder in Form solcher Schädigung beschrieben wird" (Definition 1986 lt. IASP: International Association for the Study of Pain). **Schmerz** ist **immer subjektiv** oder nach IASP-Definition: **„Pain is what the patient says it is."**

M Schmerz ist ein individuelles Phänomen, das letztendlich von der gesamten Persönlichkeit des Menschen abhängig ist. ■

5.11.3 Schmerzphysiologie und ihre Beeinflussungsmöglichkeit

Nozizeptive Reize werden über bekannte anatomische Bahnen (Abb. 5.11-1) im Bereich des Rückenmarks geleitet, wobei es je nach Ebene

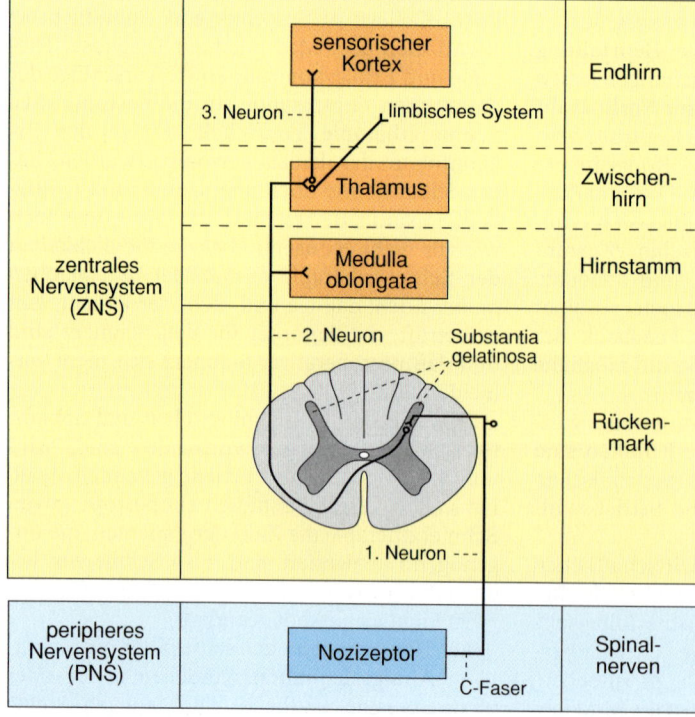

Abb. 5.11-1 Verlauf eines Schmerzreizes von Nozizeptor bis in den sensorischen Kortex. Schematisch werden hier Ursprung, Verlauf und Umschaltung der aufsteigenden, schmerzleitenden Bahnen dargestellt. Die Reizung eines Nozizeptors (z.B. in der Haut) führt zu einer Weiterleitung über das 1. Neuron in das Rückenmark, wo eine Umschaltung in das 2. Neuron erfolgt. Über Hirnstamm und Zwischenhirn, wo eine Beeinflussung der Weiterleitung stattfinden kann, wird der Schmerzreiz eigenständigen Verarbeitungszentren im sensorischen Kortex zugeleitet.

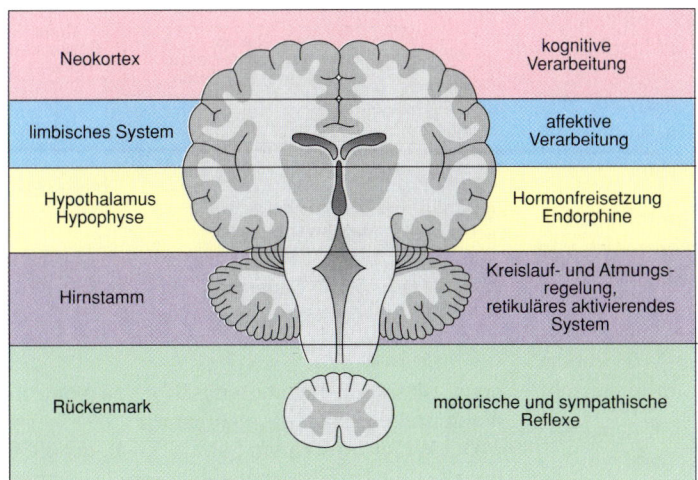

Abb. 5.11-2 Teilfunktion der zentralnervösen Integration von Schmerzwahrnehmung und Schmerzverhalten. Auf jeder dargestellten Ebene kann sowohl die Weiterleitung des Schmerzreizes beeinflußt (verstärkt oder abgeschwächt) werden als auch eine Reaktion nach peripher erfolgen. Zum Beispiel beim Rückenmark: Kommt man versehentlich mit der Hand auf die Herdplatte, wird zunächst der Schmerzreiz weitergeleitet. Sobald der Schmerzreiz im Rückenmark ankommt, wird ein Reflex ausgelöst und die Hand zurückgezogen.

(Abb. 5.11-2) zu physiologischen, neurophysiologischen, aber auch psychologischen Auswirkungen kommen kann (Kap. 3.3.2.6). Die Bildung von z.B. Prostaglandinen, Histamin, Bradykininen erhöht die Empfindlichkeit der Nozizeptoren. Wenn die Nozizeptoren auf diese Art sensibilisiert sind, werden Reize verschiedenster Art, die sonst kaum Beachtung finden, in Aktionspotentiale umgewandelt, die über sensible/afferente Fasern zentralnervös geleitet werden. Somit kann durch die Entstehung **von schmerzauslösenden Mediatoren** z.B. die Bildung nozizeptiver Aktionspotentiale verhindert oder zumindest eingeschränkt werden. Die sog. **antipyretisch-antiphlogistischen Analgetika** sind vereinfacht auch als **Prostaglandinsynthesehemmer** zu bezeichnen. **Opiate** hingegen **blockieren** im Hinterhorn des Rückenmarks die **synaptische Übertragung** von Aktionspotentialen. Vergleichbare Reaktionen laufen auch an höheren Anteilen der Schmerzbahn ab, überall existieren Synapsen.

Aufgrund dieses Ablaufs sind **Schmerzunterbrechungen bzw. Schmerzausschaltungen** an vielen Stellen durch analgetisch wirksame Substanzen möglich (Abb. 5.11-3):

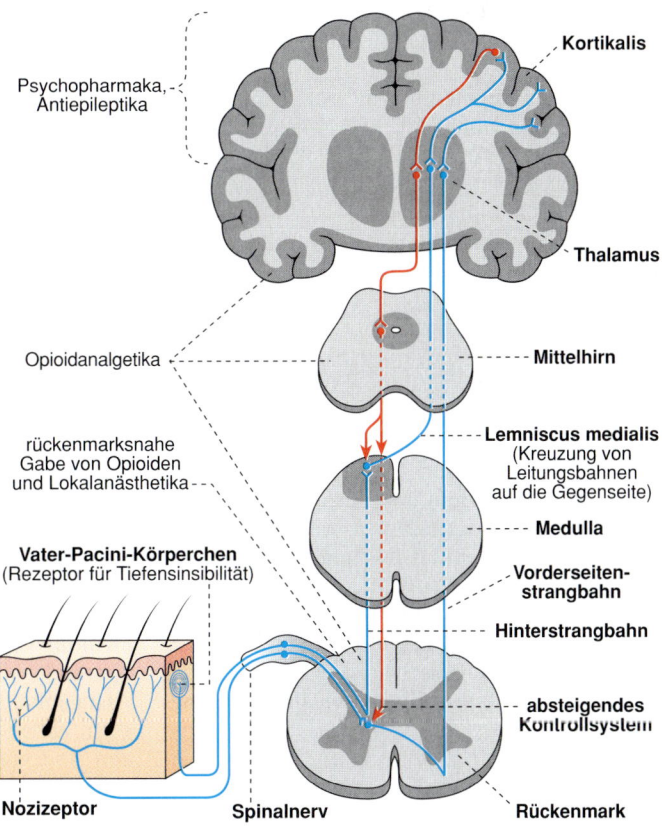

Abb. 5.11-3 Mögliche Wirkorte von Pharmaka zur Beeinflussung eines Schmerzreizes. (Rot: absteigende Bahnen; blau: aufsteigende Bahnen).

- Dämpfung der Nozizeption im peripheren Bereich durch z.B. antipyretische Analgetika und Lokalanästhetika
- Dämpfung des afferenten Impulsstroms, d.h. Entstehung und Weiterleitung im Bereich der peripheren Nerven u.a. durch Lokalanästhetika
- Dämpfung der nozizeptiven Impulsübertragung im Hinterhorn des Rückenmarks und dessen Nähe, z.B. durch Lokalanästhetika und Opioide
- Aktivierung zentraler, auf die nozizeptive Erregungsübertragung hemmend wirkender Neuronen durch Opioide und antipyretische Analgetika

5.11.4 Pharmakologische Therapie-möglichkeiten

Für die Behandlung von Schmerzen hat die Pharmakotherapie die größte Bedeutung, wobei die zugrundeliegende **Schmerzursache** (akuter oder chronischer Schmerz) die Art der Therapie bestimmt.

Bei **akuten Schmerzen** sind Analgetika meist nur kurzfristig notwendig. Wichtig ist es, eine ausreichende Schmerzlinderung schnell zu erzielen, was in vielen Fällen oft nur mit einer i.v. Gabe von Opioiden möglich ist. Parallel zur Analgetikaapplikation müssen eine Abklärung der Ursache und eine kausale Therapie stattfinden.

Demgegenüber erfordern **chronische Schmerzen** meistens eher eine längerfristige Analgetika-therapie, dabei sind bestimmte **Grundregeln** bei der Behandlung zu beachten. So sind Medikamente in oraler Darreichungsform zu bevorzugen, die im Falle von Dauerschmerzen nicht nach Bedarf, sondern regelmäßig nach festen Zeitabständen eingenommen werden müssen. Nur so läßt sich ein ausreichender Analgetika-plasmaspiegel erreichen, ohne den eine kontinuierliche Schmerzreduktion bzw. -freiheit nicht zu erzielen ist. Zum Erfolg der Therapie gehört sowohl beim chronischen als beim akuten Schmerz eine **kontrollierte Dosisanpassung.** Diese beeinhaltet die Kontrolle der Therapie (ausreichend/nicht ausreichend?, Wirkung/Nebenwirkung?) und die daraus erforderliche Anpassung an die jeweilige Schmerzsituation. Ärzte und das Pflegepersonal haben immer noch Angst vor Nebenwirkungen der Schmerzmittel oder gar vor der Entwicklung von Abhängigkeit. So vertraut man auf traditionelle Dosierungssche-

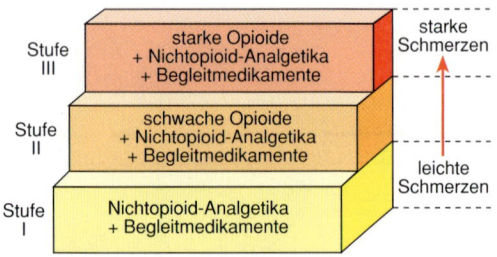

Abb. 5.11-4 WHO-Stufenplan zur medikamentösen Therapie chronischer Schmerzen.

mata, ohne den Behandlungserfolg zu kontrollieren und die Therapie abzupassen.

Der **WHO-Stufenplan** (Abb. 5.11-4), der 1986 für die Tumorschmerztherapie erstellt wurde, dient vor allem in der Behandlung des chronischen Schmerzes als **Orientierungshilfe** bezüglich der Analgetikaauswahl entsprechend den vorhandenen Schmerzen.

Dabei werden nicht nur Analgetika eingesetzt, die nach verschiedenen Gesichtspunkten klassifiziert und eingeteilt werden, sondern auch andere Pharmaka, z.B. Kortikosteroide, Antidepressiva und Antikonvulsiva. Diese sog. **Adjuvanzien** (Begleitmedikamente) sind bei speziellen Schmerzsyndromen entweder als alleinige Medikation oder zusätzlich zu einem Analgetikum indiziert.

Für die therapeutischen Belange hat sich eine Unterteilung der Analgetika in **Opioide** und **nichtopioide Analgetika** bewährt.

5.11.4.1 Opioide

Indikationen: Eine Indikation für Opioide besteht eigentlich bei **allen Schmerzzuständen,** die mit schwächer wirkenden Analgetika nicht ausreichend zu therapieren sind. Dies sind meist postoperative, aber auch chronische Schmerzen. Die erforderliche **Dosis** von Opioiden kann beliebig **an** den **aktuellen Schmerz adaptiert** werden. Sie beginnen rascher zu wirken und erreichen ihr Wirkungsmaximum früher als die überwiegend enteral verabreichbaren nichtopioiden Analgetika.

Im Falle **akuter** z.B. **postoperativer Schmerzen** sind vor allem parenteral zu applizierende Präparate, wie Tramadol, Pethidin, Morphin, Piritramid und Buprenorphin indiziert.

Die Ursachen von **chronischen Schmerzen** sind häufig Tumoren. Für eine längerfristige Medikation bei Tumorpatienten, aber auch bei Patienten mit anderen chronischen Schmerzen werden in erster Linie oral verfügbare Opioide mit möglichst langer Wirkungszeit eingesetzt. In vielen Fällen läßt sich das Behandlungsergebnis dadurch verbessern, daß **zusätzlich** zum Opioid ein **nichtopioides Analgetikum** verordnet wird. Pharmakologisch unsinnig ist es, verschiedene Opioide miteinander zu kombinieren, vor allem wenn es sich bei dem einen Präparat um einen reinen Agonisten (Morphin) und bei dem anderen um einen partiellen Agonisten (Buprenorphin) handelt.

Opioide in **parenteraler Darreichungsform** werden bei Patienten mit chronischen Schmerzen erst dann eingesetzt, wenn eine orale Medikation nicht möglich oder unzureichend ist.

Von den schwachen Opioiden in **oraler Darreichungsform** sind für die Behandlung chronischer Schmerzen vor allem Codein, Tramadol (u.a. Tramundin®), Dextropropoxyphen (Develin®) und Dihydrocodein (DHC®) geeignet. Diese Präparate haben alle einen **Ceiling-Effekt,** d.h., eine Steigerung der Dosis bringt keine weitere Schmerzreduktion. In einem solchen Fall ist die Medikation auf potentere Opioide, wie Morphin, Buprenorphin oder Levomethadon, umzustellen.

Angesichts der guten Behandlungserfolge bei Karzinompatienten wird zunehmend v.a. Morphin auch bei nicht tumorbedingten Schmerzen verordnet, wenn eine kausale Behandlung nicht möglich ist und/oder mit anderen symptomatischen Therapieverfahren kein zufriedenstellendes Ergebnis erzielt werden konnte. Beispiele hierfür sind Phantomschmerzen nach Amputationen, die Herpes-zoster-Neuralgie und entzündliche oder degenerative Erkrankungen des Bewegungsapparates. Gerade diese Forderung „bei chronischen Schmerzen, die anders nicht zu behandeln sind, stellt Morphin das beste Mittel dar", die von der WHO bereits 1986 gestellt wurde, stößt sowohl im stationären, vor allem aber im ambulanten Bereich, noch auf Unverständnis und Bedenken.

Klassifizierung: Eine **Unterteilung** der verschiedenen Opioide kann nach mehreren Gesichtspunkten erfolgen. Dazu zählen die **Wirkstärke, Affinität** an verschiedene Typen und Subtypen von Opiatrezeptoren, **Unterschiede in** den **Effekten,** die durch die Rezeptorbesetzung ausgelöst werden (intrinsic activity), und das pharmakokinetische Verhalten (Kap. 4.3). Die pharmakokinetischen Parameter fallen teilweise recht variabel aus. Manche Substanzen (z.B. Alfentanil) halten sich nur kurz im Organismus

auf, während andere wiederum extrem lange verweilen und somit ein Kumulationspotential aufweisen (z.B. Methadon).

Buprenorphin stellt eine Besonderheit dar. Obwohl die kinetischen Parameter für eine rasche Elimination sprechen, hält die Wirkung lange an, weil die Affinität von Buprenorphin zu den Opiatrezeptoren sehr hoch ausfällt. Buprenorphinmoleküle bleiben demnach noch an die Rezeptoren gebunden, wenn ein großer Teil der Dosis bereits ausgeschieden und/oder verstoffwechselt ist (Kap. 4.3, 4.3.1.5).

Applikationsarten: Die **intravenöse Gabe** ermöglicht eine optimal kontrollierbare Analgesie. Dabei ist eine minimale analgetische Blutplasmakonzentration des Opioids am schnellsten möglich.

Durch eine **Initialdosis** (loading dose) wird die analgetisch wirksame Menge des Opioids ermittelt (Tab. 5.11-1).

Nach Anwendung einer analgetisch wirksamen Opioiddosis ist es relativ einfach und sicher möglich, mittels **niedrigdosierten Nachinjektionen** im Sinne einer Titration oder einer **kontinuierlichen Infusion** (Tab. 5.11-1) eine befriedigende Konstanz zu erreichen.

M Hierbei spielt die **Eliminationshalbwertszeit** eine wichtige Rolle, da diese den Nachschub limitiert. Ist dieser größer als die Ausscheidung, erhält der Patient zuviel Opioide, ist die Elimination größer, ist der Patient unterdosiert. ■

Kommt es trotz Dosisanpassung zu plötzlich durchbrechenden Schmerzen, wird eine **Zwischendosis** in Höhe von etwa der Hälfte der Initialdosis gegeben, die bei Bedarf nach zehn Minuten wiederholt werden kann. Dieser Zeitabstand ist sicherheitshalber zu beachten, weil Opioide wie Piritramid, Morphin und Pethidin bis zum Eintreten des Wirkungsmaximums etwa 5 bis 15 Minuten benötigen.

Zu den neueren intravenösen Analgesietechniken zählt die sog. **patientenkontrollierte Analgesie** (PCA, On-demand-Analgesie). Hierbei wird es dem Patienten selbst überlassen, Zeitpunkt und Dosis von Schmerzmittelinjektionen zu bestimmen. Moderne PCA-Pumpen (Abb. 5.11-5) sind programmierbare Infusionssysteme, bei denen vom Arzt gewisse Sicherheitsgrenzen wie Einzelbolus (demand), Geräterefraktärzeit, bedarfsunabhängige Dauerinfusion und gegebenenfalls Stundenmaximaldosen festgelegt werden. Der Patient kann das Gerät über einen Druckknopf aktivieren.

5

Tab. 5.11-1 Dosisempfehlung postoperativ einsetzbarer Opioide. Die Werte der Tabelle sind eine Orientierung über Initialdosierung, Erhaltungsdosierung und Dosisintervall. Sie gelten für den normalgewichtigen Erwachsenen mit 75 kg KG, der kein Risikopatient ist (Dosierungen teilweise minimal auf- oder abgerundet).

Zentral wirksame Analgetika	Applikationsart	Initialdosis (loading dose) (mg/kg)	Initialdosis in mg (loading dose) 75 kg KG Patient	Erhaltungs- dosis (mg/kg/h)	Dosis- intervalle (h)
Buprenorphin	– sublingual	0,006	0,45	0,004	5–8
	– subkutan, intramuskulär	0,004	0,3	0,002	5–8
	– intravenös	0,002–0,004	0,15–0,3	0,002*	
Morphin	– oral	0,5–1	35–75	0,5–1	4
	– subkutan, intramuskulär	0,15	10	0,1–0,2	4
	– intravenös	0,1–0,2	7,5–15,0	0,02–0,05 *	
Nalbuphin	– intramuskulär	0,15–0,3	10–23	0,1–0,2	3–4
	– intravenös	0,15–0,25	10–20	0,1–0,2	
Pethidin	– subkutan, intramuskulär	1,5–2	110–150	1,0–1,5	3
	– intravenös	0,75–1,5	55–110	0,3–0,6 *	
Pentazocin	– oral	0,6–1,0	45–75	0,5–0,8	3–4
	– subkutan, intramuskulär	0,4–0,65	30–50	0,4–0,7	3–4
	– intravenös	0,4–0,65	30–50	0,4–0,7*	
Piritramid	– intramuskulär	0,1–0,2	7,5–15	0,1–0,2	3–5
	– intravenös	0,08–0,18	6–13,5	0,15*	
Tramadol	– oral	1,4–2	100–150	0,5–1,0	1,5–4
	– subkutan, intramuskulär	1,5	100	1,0	1,5–4
	– intravenös	1–1,8	75–135	0,25–0,5*	

* Diese Dosierung bezieht sich auf kontinuierliche intravenöse Applikation und nicht auf die Dosierung bei der patientenkontrollierten Analgesie mittels PCA-Pumpe.

Niedrige **Einzeldosierungen** und **Sperrzeiten** (Tab. 5.11-2), die dem Opioid angemessen sind, geben dem Patienten eine ausreichende Sicherheit für die individuelle Kontrolle seiner Schmerzen. Die Sperrzeit richtet sich nach der PCA-Einzeldosis und dem Wirkungsspektrum des verwendeten Opioids. Eine hohe Einzeldosis verlangt eine längere Sperrzeit und umgekehrt.

Tab. 5.11-2 Dosisempfehlung für die intravenöse PCA mit Opioidagonisten unter Angabe der Sperrzeiten und des Opioidverbrauchs in 24 Stunden. Opioidagonistendosis.

Opioidagonisten	Dosis (mg)	Sperrzeiten (min)	Opioidverbrauch (mg/70 kg/Tag)
Alfentanil	0,1–0,2	6–8	8,3
Fentanyl	10–34 µg	8–15	0,77
Morphin	0,5–2,5	8–15	50
Pethidin	5–25	8–15	294
Piritramid	1–2,5	8–15	55

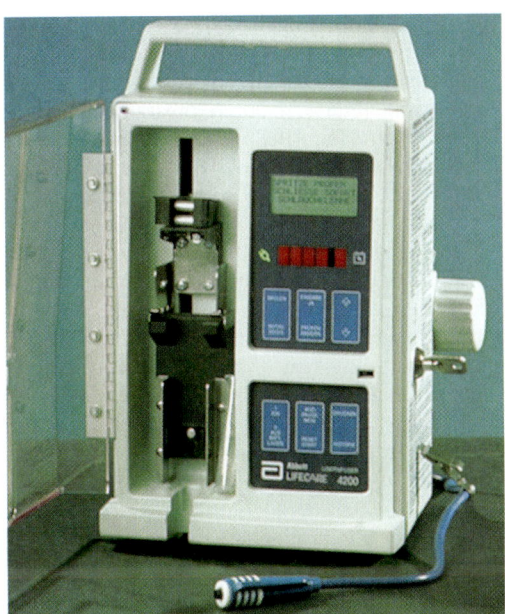

Abb. 5.11-5 PCA-Pumpe zur patientenkontrollierten Analgesie.

Durch die vom Patienten selbst kontrollierte, d.h. gesteuerte und applizierte Analgesie konnte gezeigt werden, daß der Verbrauch an Analgetika einzelner Patienten um den Faktor 5 differieren kann. Die Gründe dafür sind z.B. Angst, die Art des chirurgischen Eingriffs, das Alter oder die Reaktion des Organismus auf die Operation. Auch die **Aufklärung** ist sehr wichtig. Gut über die PCA aufgeklärte Patienten haben einen deutlich geringeren Opioidverbrauch. Wenn der Patient das System der PCA (Selbstanforderung) nicht versteht und Anforderungen unter- oder übertreibt, ist er ungeeignet für die PCA.

In der postoperativen Routine auf den chirurgischen Stationen spielt die **intramuskuläre Einzelinjektion** eine große Rolle. Die intramuskuläre Gabe erreicht jedoch nicht die Effektivität einer intravenösen Gabe. Allerdings kann eine intramuskuläre Schmerztherapie durchaus erfolgreich sein, wenn folgende Faktoren beachtet werden:

- Dosierung nach Allgemeinzustand des Patienten
- Effektivitätskontrolle der Schmerztherapie
- Wahl des Analgetikums
- Einzeldosis und **rechtzeitige Nachinjektion**
- Zeitintervall sowie **Dosis individuell anpassen** und kontrollieren

Eine Sonderform der Opioidapplikation ist die **spinale bzw. epidurale Verabreichung,** die fast ausschließlich von Anästhesisten vorgenommen wird. Dabei entsteht aufgrund der Interaktion mit Opioidrezeptoren im Hinterhorn des Rückenmarks eine Analgesie.

Hinsichtlich der **Analgesiedauer** ist das mehr hydrophile Morphin den stärker lipophilen Opioiden Fentanyl, Alfentanil, Buprenorphin deutlich überlegen. Dosierungen von 1 bis max. 5 mg Morphin mit und ohne zusätzliche Lokalanästhetika sollten wegen möglicher **Nebenwirkungen,** wie späte Atemdepression, nicht überschritten werden.

Präparateauswahl

- **Morphin** (Kap. 4.3.1.5): In **oraler Darreichungsform** ist Morphin als wäßrige Lösung, als Retardtablette (MST®), als Langzeitretardtablette (MS Continus long®) und als retardierte Morphintrinksuspension (MST® Retard-Granulat) erhältlich. Daneben stehen als **rektale Darreichungsform** auch Morphinsuppositorien (MSR®) zur Verfügung.
  Bei **tumorbedingten Schmerzen** ist Morphin v.a. als **Retardtablette** das Mittel der Wahl beim Einsatz stark wirkender Opioide. Entsprechend der vorhandenen Schmerzintensität wird die Dosis festgelegt und bei zunehmenden Schmerzen erhöht. In Einzelfällen können Tagesdosen von mehr als 1000 mg Morphin notwendig sein.

M Morphin-Retardtabletten (MST®) müssen als Ganzes geschluckt und dürfen **nicht zermörsert** und aufgelöst werden, da dann der Retardeffekt verlorengeht. Außerdem sind sie aufgrund ihrer **langsamen Resorptionskinetik** nicht geeignet, Schmerzspitzen abzufangen, die unter einer Dauermedikation auftreten können. ■

Hierzu wird entweder ein Nichtopioidanalgetikum wie z.B. Metamizol eingesetzt oder, falls dies nicht ausreichend sein sollte, Morphinlösung oder -trinksuspension bzw. Morphinsuppositorien gegeben.

- **Buprenorphin** (Kap. 4.3.1.5): Das Opioid Buprenorphin hat als **Sublingualtablette** eine Wirkungsdauer von sechs bis acht Stunden und ist ebenfalls für eine **Langzeittherapie** geeignet. Durch die sublinguale Applikation des Medikaments ist eine Anwendung z.B. bei Tumorpatienten mit Schluckstörung möglich. Im Vergleich zu Morphin gibt es jedoch auch bei Buprenorphin einen **Ceiling-Effekt,** der bei einer Tagesdosis von 4 bis 5 mg auftritt. Dieser ist bei allen partiellen Agonisten üblich. Zunehmende Schmerzen können daher nur

5

bis zu einer bestimmten Schmerzintensität mit Buprenorphin therapiert werden.

- **Fentanyl** (Kap. 4.3.1.5): Fentanyl ist ein sehr stark wirkendes Analgetikum, welches hauptsächlich in der Anästhesie Verwendung findet. In Einzelfällen wird es zusätzlich zum Lokalanästhetikum gegeben. Bei der **Verabreichungsform** als **Pflaster** (Durogesic®) wird dieses auf die Haut geklebt, wobei die beste Resorption im Bereich des vorderen rechten und linken Thorax stattfindet. Durch die Resorption wird eine konstante Menge an Fentanyl über einen Zeitraum von zwei bis drei Tagen verabreicht. Der Vorteil ist ein konstanter Wirkspiegel. Die Obstipation ist im Vergleich zu anderen Opioiden weniger ausgeprägt.

M Bei der Fentanylapplikation in Pflasterform ist zu beachten, daß der **Wirkungseintritt** erst nach ca. acht Stunden erfolgt, da das Gewebe unter dem Pflaster zunächst aufgesättigt werden muß. Derselbe Zeitraum wird im Falle einer Überdosierung benötigt, bis nach Entfernen des Pflasters das im Gewebe befindliche Fentanyl resorbiert ist. ■

- **Levomethadon:** Es ist wie Morphin ein reiner Opiatagonist und hat vor allem im angloamerikanischen Raum weite Verbreitung in der Behandlung chronischer Schmerzen gefunden. Levomethadon wird außer in der Schmerztherapie auch zur Substitution bei Heroinabhängigen verwendet (L-Polamidon®). Es hat eine hohe orale **Bioverfügbarkeit,** ist jedoch **schlecht steuerbar.** Die **Plasmahalbwertszeit** variiert sehr stark von Patient zu Patient. Als Folge davon kann es leicht zu Kumulation mit **Nebenwirkungen** kommen. Im Hinblick auf mögliche Symptome einer Überdosierung, wie Sedierung oder Verwirrtheit, müssen die Patienten besonders sorgfältig überwacht werden.

Nebenwirkungen: Die Angst vor einer evtl. iatrogen erzeugten Abhängigkeit ist bei Schmerzpatienten nicht relevant. Auch die opiatabhängige Atemdepression läßt sich bei Beachtung gewisser Richtlinien vermeiden.

Die **Spontanatmung** wird durch sog. Atemregulationszentren im Hirnstamm gesteuert. Atemnot führt normalerweise zu einem Anstieg des pCO_2 im arteriellen Blut oder im Liquor, der zu einem lokalen pH-Abfall führt. Diese Veränderungen führen zu einer Stimulation der Atmung. Opiate beseitigen die Atemnot, indem sie die Empfindlichkeit der zentralen Chemorezeptoren auf CO_2-Anstieg bzw. pH-Abfall senken. Damit entfällt ein wesentlicher Reiz für die Atemregulation.

Eine der Hauptaufgaben der Medulla oblongata des Hirnstamms ist die Aufrechterhaltung des **Wachzustandes.** Fast alle internen und externen Afferenzen verlaufen durch dieses Gebiet und lösen verschiedene Reflexe aus. Beim Einschlafen nimmt die Aktivität der Formatio reticularis deutlich ab, die auch als Stimulus für die Atemregulation gilt. Für den physiologischen Schlaf liegen die oberen Normalwerte für den $paCO_2$ teilweise bei 50 bis 55 mmHg. Wenn unter dem Einfluß von Opiaten also ein Teil der Atemregulation gehemmt wird, muß es andere Formen von Steuerung geben. Ein wacher Patient atmet nach normalen Opiatdosen zwar etwas weniger, aber noch ausreichend. Ein Patient, dessen Formatio reticularis durch Schmerz besonders stimuliert wird, atmet unter analgetischen Dosen normal. Ein Schmerzpatient, der durch Opiate schmerzfrei geworden ist und einschläft, weist ein dem Gesunden ähnliches Atmungsverhalten auf. **Gefahren** bestehen dann, wenn **Opiate überdosiert** werden, d.h. eine Dosis appliziert wird, die über den aktuellen Bedarf hinausgeht, **und/oder** wenn der Patient **zusätzlich** noch **sediert** wird. Der physiologische Schlaf ist dabei offensichtlich nicht besonders gefährlich. Ein pharmakologisch erzwungenes Einschlafen, wie es sich im Rahmen einer zusätzlichen Sedierung ergeben kann, stellt dagegen ein Risiko dar.

A Eine **übermäßige Vigilanzreduktion** ist bei einer Opiodtherapie unbedingt zu **vermeiden.** ◀

Die **Auswirkungen** auf das **Herz-Kreislauf-System** und die **Bronchien** sind bei den meisten Patienten klinisch nicht relevant. Die **Tonuserhöhung an** den **Hohlorganen** kann dagegen zu Spasmen führen, die wegen der gleichzeitig bestehenden Analgesie häufig fehldiagnostiziert werden. Klinische Bedeutung bei der Dauermedikation haben v.a. die **Obstipation** sowie **Übelkeit** und **Erbrechen,** so daß prophylaktisch Laxanzien (z.B. Lactulose) und Antiemetika (z.B. Metoclopramid) bzw. Neuroleptika (Haloperidol®) entsprechend dem WHO-Stufenschema eingesetzt werden müssen. Eine effektive Prophylaxe bez. der Übelkeit und des Erbrechens ist bis heute nicht bekannt. In Einzelfällen ist ein Therapieabbruch erforderlich.

Jedes Opioid kann potentiell eine **psychische Abhängigkeit** auslösen. Diese Gefahr ist allerdings **beim Schmerzpatienten** auch unter einer Dauermedikation, besonders wenn Opioide mit langer Wirkungsdauer oral verwendet werden, als nicht existent anzusehen. Mit diesen Präparaten läßt sich niemals der schnelle Anstieg der Opioidkonzentration im Gehirn erreichen, der für das Auftreten suchtauslösender, psychotroper Effekte verantwortlich zu machen ist. Ein weiterer wichtiger Aspekt ist die **regelmäßige Gabe** der Analgetika. Dadurch wird verhindert, daß der Patient immer wieder in das „Loch" Schmerz hineinfällt und, um wieder schmerzfrei zu werden, ein Verlangen nach der nächsten Medikamentendosis entwickelt.

Neben der Abhängigkeit wird sehr häufig vor **Toleranz** als einem weiteren Problem bei der Opioidmedikation gewarnt. Toleranz bedeutet, daß bei regelmäßiger Verabfolgung eines Opioids Dosissteigerungen in immer kürzer werdenden Abständen erforderlich sind, um eine gleichbleibende analgetische Wirkung zu erzielen. Eine notwendige Anpassung der Opioiddosis bei einem Schmerzpatienten ist meist kein Indiz für Toleranz, sondern für eine Veränderung der Schmerzsymptomatik, z.B. ein fortschreitendes Tumorwachstum bei einem Krebspatienten.

5.11.4.2 Nichtopioide Analgetika

In der Gruppe der nichtopioiden Analgetika wird eine Reihe von Substanzen zusammengefaßt, die drei verschiedenen Stoffklassen entstammen s.u. Ihre klinische Wirkung ist unterschiedlich. Die Gemeinsamkeit besteht darin, daß sie **nicht am Opiatrezeptor** angreifen, andererseits sind aber **zentrale Effekte** nachweisbar. Daher sollte die früher gebräuchliche Bezeichnung periphere Analgetika nicht mehr verwendet werden.

M Während es bei den Opioiden nur bei einigen einen **Ceiling-Effekt** gibt, ist ein solcher **bei allen nichtopioiden Analgetika** vorhanden. ■

Indikationen: Die **antipyretischen Analgetika** sind im Rahmen einer **Monotherapie** bei postoperativen Schmerzen fast immer zu schwach wirksam. Da jedoch nachgewiesen werden konnte, daß die **Kombination** eines nichtsteroidalen Antirheumatikums mit einem Opioid den Gesamtverbrauch des Opioids reduziert, ist die postoperative Anwendung von nichtopioiden Analgetika in Kombination immer noch gerechtfertigt.

Die primäre Indikation zum Einsatz nichtopioider Analgetika ergibt sich insbesondere bei knochenchirurgischen Eingriffen. Aber auch andere Beschwerden wie muskuloskeletale Schmerzen durch einseitige Körperhaltung lassen sich deutlich besser mit nichtopioiden Analgetika therapieren. Hier ist der Einsatz von Opioiden nicht gerechtfertigt und häufig schlecht wirksam.

Sofern eine spasmolytische Komponente gefordert wird, sollten nichtopioide Analgetika wie Metamizol verwendet werden. Bei Eingriffen an den Hohlorganen (Galle, Nierenbecken, Ureter) oder in ihrer Nachbarschaft haben sich Spasmolytika als Zusatzmedikation zu Opiaten sehr bewährt. Ihre Indikation sollte großzügig gestellt werden, zumal Opiate den Tonus der Hohlorgane steigern und deshalb zu Spasmen führen können.

Klassifizierung: Die oben erwähnten drei Stoffklassen umfassen folgende Wirkstoffe:

- Anilinderivate, von denen eigentlich nur **Paracetamol** zu erwähnen ist
- Pyrazolonderivate, als Monosubstanz spielt praktisch nur noch **Metamizol** eine Rolle
- Derivate schwacher Karbonsäuren (z.B. **Salicylate),** davon leiten sich viele neuere nichtsteroidale Antirheumatika (NSAID: nonsteroidal anti-inflammatory drug oder NSAR: nichtsteroidale Antirheumatika) ab

Pharmaka der letzten beiden Gruppen besitzen neben dem analgetischen und antipyretischen Effekt auch antiphlogistische Wirkungen. Metamizol hat darüber hinaus eine spasmolytische Komponente (Tab. 5.11-3).

Tab. 5.11-3 Wirkungsspektrum nichtopioider Analgetika.

	Metamizol	Acetylsalicylsäure	Paracetamol
analgetisch			
antipyretisch			
antiphlogistisch			
spasmolytisch			

Applikationsarten: Unter den vielen nichtsteroidalen antiinflammatorischen Substanzen auszuwählen, ist nicht leicht. Neben der notwendigen Wirkdauer kann die gewünschte Applikationsart ein Einsatzkriterium sein. Tabelle 5.11-4 gibt u.a. die Dosierungen, die möglichen Applikationswege sowie die mittleren Halbwertszeiten einiger bekannter Medikamente wieder. Präparate mit langer Halbwertszeit brauchen oft nur ein- oder zweimal täglich verabreicht zu werden. Acetylsalicylsäure, Metamizol, und Diclofenac sind in Deutschland **parenteral** und **oral** verabreichbar. Einige antipyretische Analgetika sind, wie aus der Tabelle ersichtlich ist, auch als **Suppositorien** zu applizieren. Alle nichtsteroidalen Antirheumatika werden nach oraler bzw. rektaler Gabe sehr rasch und in ausreichendem Maße resorbiert, so daß die **parenterale Applikation** nur in Ausnahmefällen erfolgen sollte.

Präparateauswahl

■ **Anilinderivate:** Das einzige in der Bundesrepublik Deutschland zugelassene Analgetikum aus dieser Gruppe ist Paracetamol. Es hat eine der Acetylsalicylsäure vergleichbare analgetische Potenz und wirkt ebenfalls **antipyretisch,** verfügt allerdings über **keine antiphlogistischen** Eigenschaften. Der genaue Wirkungsmechanismus des Präparates ist unbekannt. Treten unter der Schmerztherapie mit Acetylsalicylsäure gastrointestinale Nebenwirkungen auf, kommt Paracetamol als Ersatz in Frage. Es ist auch für die Schmerztherapie bei Säuglingen und Kindern geeignet und zeichnet sich grundsätzlich durch **gute Verträglichkeit** und **geringe Nebenwirkungen** aus.

■ **Pyrazolonderivate:** Die Pyrazolonderivate haben **analgetische** und **antipyretische** Eigenschaften. Zusätzlich ist eine **spasmolytische**

Tab. 5.11-4 Dosisempfehlungen nichtopioider Analgetika. Die angegebenen Maximaldosierungen beziehen sich auf Kurzzeittherapien. (CSD: Carbonsäurederivat; NSA: nichtsteroidales Analgetikum).

Nichtopioide Analgetika	Applikations- art	Dosis (mg)	Dosis- intervalle (h)	Maximaldosis (mg/Tag)	Halbwerts- zeit (h)
Acetylsalicylsäure (CSD/NSA)	– oral – intravenös	500–1 000	4–6	5 000	3–4
Diclofenac (CSD/NSA)	– oral – rektal – intramuskulär	50–100	8–12	200	1,5–2
Ibuprofen (CSD/NSA)	– oral – rektal	200–400	4–6	2 400	2
Indometacin (CSD/NSA)	– oral – rektal	25–50	6–10	200	5–10
Metamizol (Pyrazolon)	– oral – rektal – intravenös – intramuskulär	500–1 500	4–6	6 000	3–6
Naproxen (CSD/NSA)	– oral – rektal	250–500	8–12	1 000	13
Paracetamol (Anilinderivat)	– oral – rektal	500–1 000	6–8	4 000	2–4
Piroxicam (CSD/NSA)	– oral – rektal – intramuskulär	10–20	8–12	40	38
Flupirtin	– oral – rektal	100–200 150–300	6–8	600 900	

Wirkung vorhanden. Das Hauptpräparat dieser Gruppe ist Metamizol, welches oral, rektal und als Injektionslösung eingesetzt werden kann. Es wirkt stärker analgetisch als Paracetamol und Acetylsalicylsäure. Das Haupteinsatzgebiet sind Schmerzen nichtentzündlicher Genese (z.B. Migräne, Menstruationsbeschwerden) und wegen seiner spasmolytischen Wirkungskomponente kolikartige Schmerzen. Eine weitere Indikation, v.a. für die orale Darreichungsform, ist der Tumorschmerz.

■ **Derivate schwacher Karbonsäuren:** Die nichtsteroidalen Antirheumatika sind von ihrem chemischen Aufbau her Säuren und haben außer **analgetischen** und **antipyretischen** auch **starke antiphlogistische** Eigenschaften. Sie sind das Mittel der Wahl bei allen akuten und chronischen Schmerzzuständen, bei denen das nozizeptive System über eine Freisetzung von Prostaglandinen aktiviert wird. Dies sind vor allem Entzündungsschmerzen (z.B. akuter Gichtanfall, chronische Polyarthritis). Darüber hinaus sind sie bei Tumorschmerzen, insbesondere beim Vorliegen von Knochenmetastasen, indiziert.

Acetylsalicylsäure, die auch als Lösung zur intravenösen Injektion zur Verfügung steht, ist bei allen akuten entzündlichen Schmerzen indiziert. Für die **Akuttherapie** sollten die kurzwirksamen NSAR (z.B. Diclofenac, Ibuprofen) eingesetzt werden. Damit läßt sich schnell ein ausreichend hoher Wirkstoffspiegel erreichen. Für die **Dauermedikation** sind vor allem NSAR mit langer Halbwertszeit, z.B. Piroxicam (Felden®, Brexidol®), geeignet.

■ **Nichtklassifiziertes nichtopioides Analgetikum:** Im Rahmen der Schmerztherapie wird ein weiteres Pharmakon, das Flupirtin (Katadolon®) verwendet. Es weist keine strukturelle Ähnlichkeit mit anderen nichtopioiden Analgetika und/oder Opioiden auf. Der genaue Wirkungsmechanismus dieses Medikaments ist weitgehend unbekannt. Es hemmt nicht die Prostaglandinsynthese und hat daher **keine antiphlogistischen Eigenschaften.** Von seiner analgetischen Potenz ist Flupirtin den schwachen Opioiden vergleichbar und zeigt ebenfalls einen zentralen Angriffspunkt. Flupirtin hat eine ausgesprochen **muskelrelaxierende Wirkung.**

Nebenwirkungen: Gemeinsame Nebenwirkungen der antipyretisch-antiphlogistischen Analgetika hängen mit der Zyklooxygenase- und Prostaglandinsynthesehemmung zusammen. Prostaglandin schützt normalerweise die Magenschleimhaut, beim Wegfall kommt es zu **Magen-Darm-Beschwerden, Übelkeit** und **Magenschmerzen,** aber auch **okkulten Blutverlusten, Ulzerationen des Magens** und lebensbedrohlichen **Blutungen.** Daher ist v.a. bei einer Ulkusanamnese eine Prophylaxe (H_2-Rezeptor-Blocker) wichtig.

Prostaglandin E_2 erschlafft die Bronchialmuskulatur, daher ist mit **pseudoallergischen Reaktionen** und **Bronchospasmus** (u.a. „Salicylatasthma") zu rechnen, so daß bei Asthmatikern Vorsicht geboten ist.

Die Hemmung der Zyklooxygenase führt zu einer **Unterdrückung** der physiologischen **Thrombozytenaggregation.** Diese Beeinträchtigung der Gerinnung wird gelegentlich als Argument gegen den postoperativen Einsatz der antipyretischen Analgetika angeführt, insbesondere wenn gleichzeitig heparinisiert wird. Die meisten Untersuchungen können dies jedoch nicht bestätigen.

Neben den allgemeinen Nebenwirkungen gibt es **stoffklassenspezifische Nebenwirkungen.** Beim **Metamizol** (Pyrazolonderivat) sind schwere Blutbildveränderungen, besonders die toxische Agranulozytose, die mit einer Inzidenz von 1 : 1 000 000 auftritt, bekannt. Auch allergische Reaktionen sind beschrieben. Eine zu schnelle i.v. Injektion zu hoher Dosen von Metamizol kann zu Kreislaufdepression bis hin zum Kreislaufschock führen. Bei den **Derivaten schwacher Karbonsäuren** (NSAR) besteht die Gefahr einer Kumulation und der verzögerten Ausscheidung des Pharmakons. Bei älteren Patienten sowie bei Patienten mit verminderten Plasmaproteinen und eingeschränkter Leber- und Nierenfunktion sollte daher auf diese Präparate verzichtet werden. Weitere Nebenwirkungen der NSAR sind Hautreaktionen unterschiedlicher Ausprägung.

M Zusätzlich zu den Nebenwirkungen sind **Interaktionen mit anderen Pharmaka** zu beachten, insbesondere mit oralen Antikoagulanzien und Antidiabetika. Die Antidiabetika werden von den NSAR aus ihrer Plasmaeiweißbindung verdrängt, so daß eine erhöhte Blutungsgefahr bzw. die Gefahr einer Hypoglykämie besteht. ■

Für **Acetylsalicylsäure** gelten **Anwendungsbeschränkungen** bei Kindern bis zu zwölf Jahren und einer gleichzeitig vorliegenden Virusinfektion, da ein kausaler Zusammenhang zwischen der Einnahme des Medikaments und der Entwicklung des **Reye-Syndroms** vermutet wird. Alle genannten **Beschwerden** sind **unabhängig von** der **Einnahmeform.** Insofern haben die **nichtopioiden Analgetika** nicht nur ihre Indikation, sondern auch ihre **Kontraindikationen.** Dazu zählen:

- Erkrankungen des Magen-Darm-Trakts (Verwendung von Metamizol möglich)
- Asthma bronchiale (Verwendung von Metamizol möglich)
- manifeste Gerinnungsstörungen
- Erkrankungen des blutbildenden Systems
- Nierenerkrankungen mit Ausscheidungsverminderungen (Kreatinin > 1,5 mg/dl)

5.11.4.3 Lokalanästhetika

Indikationen: Die Einsatzmöglichkeiten von Lokal- und Regionalanästhesieverfahren zur postoperativen Schmerzbehandlung reichen von der einfachen Wundinfiltration bis zur kontinuierlichen Applikation über einen Katheter. Eine postoperative regionale Analgesie mit Katheterverfahren und kontinuierlicher Applikation des Lokalanästhetikums (LA) erlaubt eine gleichmäßige und effektive Analgesie bei minimalen systemischen Nebenwirkungen. Da Lokalanästhetika konzentrationsabhängig auf die verschiedenen Nervenfasern wirken (Kap. 4.4), ist es möglich, mit geringen Konzentrationen eine differenzierte Analgesie zu erreichen. Die Dosis wird an den Schmerz titriert und weicht von den zu einer Anästhesie üblichen Dosierungen völlig ab.

Klassifizierung: Die einfachste Klassifizierung von Lokalanästhetika ist die Unterscheidung nach ihrer Wirkdauer (lang, mittel und kurz anhaltend). In Tabelle 5.11-5 sind die terminale Eliminationshalbwertszeit und mittlere Wirkdauer einiger Lokalanästhetika dargestellt. Das langwirkende **Bupivacain** ist das **Lokalanästhetikum der Wahl. Etidocain** ist vergleichbar lang anhaltend analgetisch, blockiert aber die Motorik stärker. Es ist daher zur postoperativen Analgesie ungeeignet. Beim kürzer wirksamen **Mepivacain** oder **Lidocain** ist die terminale Eliminationshalbwertszeit kürzer als der mittlere analgetische Zeitraum. Daher kann es nach mehreren Nachinjektionen zu einer systemischen Kumulation im Plasma kommen, die entsprechende Nebenwirkungen (Kap. 4.4.1.3, 4.4.2) auszulösen vermag.

Da nur Analgesie erforderlich ist, kann das Lokalanästhetikum in einer niedrigen Kon-

Tab. 5.11-5 Terminale Eliminationshalbwertszeit und mittlere Wirkungsdauer einiger Lokalanästhetika.

Lokal-anästhetika	Eliminations-halbwertszeit (h)	Wirkungs-dauer (min)
Bupivacain	2,7	180–600
Etidocain	2,7	180–600
Mepivacain	1,9	120–240
Prilocain	1,6	120–240
Lidocain	1,6	90–240

zentration eingesetzt werden. Wird allerdings bei Bupivacain eine Konzentration von 0,065% unterschritten, ist die analgetische Wirkung nicht mehr ausreichend. Dies kann durch die **gleichzeitige Gabe eines Opioids** wieder behoben werden. Beide Bestandteile, das Bupivacain und das Opioid, wirken offenbar synergistisch, während eine Einzeldosis bei Unterschreitung gewisser Niedrigstdosierungen ihre Wirkung verliert. Die Vorteile dieser Mischung sind die minimale Kreislaufbeeinflussung sowie die geringe motorische Blockade, was für die postoperative Mobilisierung und die Thromboseprophylaxe wichtig ist.

Applikationsarten: Periphere Einzelblockaden (Finger, axillärer Plexus, Interkostalblockaden) können die unmittelbar postoperative Situation günstig beeinflussen. **Intermittierende Interkostalblockaden** können bei Rippenfrakturen hilfreich sein, bedeuten aber wegen der am Tage nötigen Mehrfachinjektionen eine Belastung für den Patienten. Sollte der Patient eine Bülau-Saugdrainage haben, kann Bupivacain auch darüber gegeben werden. Allerdings ist die Saugung nach der Injektion für 20 Minuten zu unterbrechen.

Gegenüber den früher häufiger angewendeten Einzelinjektionen in verschiedene Körperregionen hat sich die **Injektion durch Regionalkatheter** (Plexus-, Epidural-, Interpleuralkatheter) durchgesetzt, und zwar mit kontinuierlichen oder intermittierenden Gaben. Hierbei ist der kontinuierlichen Verabreichung der Vorzug gegenüber repetitiven Einzeldosen zu geben, weil sich ein Gleichgewicht zwischen intraneuraler, perineuraler und systemischer Kinetik des Lokalanästhetikums ergibt. Dadurch können Konzentrationsspitzen und damit verbundene mögliche Nebenwirkungen vermieden werden. Bei Niedrigkonzentration, unter 0,125%iges Bupivacain, sollte zu Beginn der Therapie eine einmalige Gabe einer höher konzentrierten Bupivacainlösung erfolgen. Dadurch wird eine **schnelle Aufsättigung** im Nerven und in seiner unmittelbaren Umgebung erreicht, welche die nozizeptive Erregung rasch dämpft.

Normalerweise reichen 5 bis 15 ml einer 0,25%igen Bupivacainlösung über einen Periduralkatheter, um eine ausreichende Schmerzreduktion ohne zusätzliche Gabe von Opioiden zu erreichen. Durch Zugabe eines Opioids (hauptsächlich Morphin) kann sowohl die analgetische Potenz, aber auch die Wirkdauer gesteigert werden.

Die Applikation von **lokalanästhetikahaltigen Salben, Aerosolen** und die **Perfusion des Operationsgebietes** mit Lokalanästhetika hat sich bisher klinisch nicht ausreichend durchsetzen können, obwohl günstige analgetische Effekte beschrieben sind.

Präparateauswahl: Wie bereits oben dargestellt, ist **Bupivacain** das Lokalanästhetikum der Wahl für alle chronischen Schmerzen, die mit Lokalanästhetika behandelt werden können.

Nebenwirkungen: Die meisten Nebenwirkungen bei der Anwendung von Lokalanästhetika sind **dosisabhängig** (Kap. 4.4.1.3) und betreffen das **Herz-Kreislauf-System** und das **Gehirn.** Sympathikolyse, Bradykardie, Rhythmusstörungen, Sedierung, aber auch gesteigerte zerebrale Erregbarkeit sind aus der Regionalanästhesie bekannt und gelten grundsätzlich auch als potentielle Risiken der regionalen Analgesie. Die prä- und postoperative Anwendung der Kathetertechniken macht es jedoch möglich, mit sehr geringen LA-Konzentrationen und -dosierungen zu arbeiten, da nicht eine Anästhesie, sondern Analgesie erforderlich ist.

5.11.4.4 Begleitmedikamente in der Schmerztherapie

Die im weiteren Verlauf aufgeführten Medikamente gehören zu den Begleitmedikamenten des WHO-Stufenplans.

Psychopharmaka

Psychopharmaka sind bei akuten Schmerzen nur selten indiziert, sie haben jedoch einen festen Platz in der Behandlung **chronischer** Schmerzen. **Antidepressiva** sind Mittel der Wahl bei Schmerzen im Rahmen einer endogenen Depression. Aber auch organisch begründete Schmerzen mit einer psychischen Komponente oder einer sich entwickelnden reaktiven Depression können durch eine Medikation mit Antidepressiva deutlich gebessert werden, z.B. Spannungskopfschmerzen, aber auch Tumorschmerzen. Bei den genannten Krankheitsbildern haben Antidepressiva eine **indirekte analgetische Wirkung,** die auf einer Beeinflussung der affektiven Schmerzkomponente beruht. Darüber hinaus haben Psychopharmaka unabhängig von ihrer antidepressiven Wirkung auch **direkte analgetische Effekte,** besonders bei **neuropathischen Schmerzen,** die ursächlich auf eine Schädigung peripherer oder zentraler Nerven zurückzuführen sind. Der Patient empfindet diese als Dysästhesien, Parästhesien und intensives Brennen, z.B. bei diabetischen Polyneuropathien, Herpes-zoster-Neuralgien, sympathischen Reflexdystrophien und Nerveninfiltration oder -kompression durch Tumorwachstum.

Mit Antidepressiva lassen sich bei diesen Beschwerdebildern häufig bessere therapeutische Ergebnisse erzielen als mit Analgetika, bzw. die unzureichende Wirkung einer alleinigen Analgetikamedikation kann komplettiert werden. Anwendung finden fast ausschließlich trizyklische Antidepressiva. Welches Präparat im Einzelfall zu bevorzugen ist, hängt u.a. auch von der psychischen Gesamtkonstellation des Patienten ab. Bei einer Hemmung psychischer Affekte werden vorwiegend **antriebssteigernde Antidepressiva** wie Imipramin (Tofranil®) gegeben, bei agitierten Patienten hingegen eher **dämpfende Pharmaka,** z.B. Amitriptylin (Saroten®).

Bei einzelnen Patienten kann die abendliche Gabe eines Retardpräparats ausreichend sein. Im Unterschied zu den antidepressiven Effekten, die erst nach zwei bis drei Wochen nachweisbar sind, tritt die analgetische Wirkung meist mit einer kürzeren Latenz von nur drei bis sieben Tagen auf.

Wegen der **Nebenwirkungen** der Antidepressiva wie Müdigkeit, Tachykardie, Schwitzen und Mundtrockenheit, die besonders zu Beginn der Behandlung auftreten, sollte die Dosis allmählich gesteigert werden.

Antikonvulsiva

Die typische **Indikation** für Antikonvulsiva ist die idiopathische Trigeminusneuralgie. Aber auch andere neuropathische Schmerzen mit anfallsartigem Charakter, z.B. nach Amputationen, bei diabetischer Polyneuropathie, Herpes zoster oder eine Tumorinfiltration von Nervengewebe, sprechen gut auf eine derartige Medikation an. Hauptsächlich kommen Carbamazepin oder Phenytoin zum Einsatz, da diese seit Jahrzehnten benutzt werden und somit Vor- und Nachteile gut bekannt sind. Aus anderen pharmakologischen Gruppen findet Clonazepam, ein Benzodiazepin, Verwendung.

Da die **Nebenwirkungen** wie Überleitungsstörungen (Herz-Kreislauf), allergische Reaktionen (Haut), Schwindel, Tremor, Apathie und Sedierung (ZNS) relativ früh auftreten, sollte auch hier eine einschleichende Dosierung erfolgen.

Kortikosteroide

Kortikosteroide haben antiphlogistische und antiödematöse Eigenschaften und verfügen daher auch über eine **indirekte analgetische Wirkung.** Die **Indikation** für Kortikosteroide besteht z.B. bei Tumorerkrankungen, intrazerebraler Metastasierung mit Hirndruckerhöhung, ausgedehntem Lymphödem und einer Kompression des Rückenmarks bzw. großer Nervenstämme. In diesen Fällen bewirkt Kortison lokal eine Druckentlastung und damit auch Schmerzlinderung. Wahrscheinlich spielt neben der Beseitigung des Ödems jedoch die Hemmung entzündlicher Vorgänge für die Analgesie ebenfalls eine Rolle. Kortikoide haben auch einen **stimmungsaufhellenden Charakter.** Ein Einsatz in dieser Richtung ist vor allem bei Tumorpatienten im Endstadium überlegenswert.

Das Mittel der ersten Wahl für eine Kortisonmedikation beim Tumorpatienten ist Dexamethason. Die erforderliche **Dosis** ist abhängig von der jeweiligen klinischen Situation. Bei Langzeittherapie sollte die sog. **Cushing-Schwelle,** d.h. die Dosis, bei der die Nebenniere nach kurzer Zeit ihre eigene Produktion einstellt, nicht überschritten werden. Bei Prednisolon ist dies die Dosis von 7,5 mg/Tag, bei anderen Präparaten die entsprechende Äquivalenzdosis.

Calcitonin

Calcitonin ist ein Polypeptidhormon aus der Schilddrüse, welches v.a. für die Behandlung von **Knochenschmerzen** bei Metastasen, aber auch bei der Osteoporose und dem Morbus Paget empfohlen wird. Klinische Verwendung findet fast ausschließlich das synthetisch hergestell-

te Lachs-Calcitonin, das mit 100 bis 200 IE intravenös gegeben wird. Der therapeutische Nutzen des Präparates ist allerdings nicht unumstritten, da der Anteil der Non-Responder, also der Patienten, die keine Schmerzlinderung durch Calcitonin erfahren, bei 40 bis 50% liegt.

Biphosphonate

Biphosphonate greifen in den Calciumstoffwechsel ein und **verhindern** die **Osteoklastentätigkeit.** Dadurch wird u.a. eine Calciumfreisetzung aus dem Knochen unterbunden, es findet kein weiterer Knochenabbau statt. Vor allem beim Vorliegen von **Knochenmetastasen** und der **tumorinduzierten Hyperkalziämie,** aber auch beim **Morbus Paget** hat sich der Einsatz von Clodronat (Ostac® und Bonefos®) oder Pamidronat (Aredia®) bewährt. Beide Präparate liegen oral, aber auch als i.v. verabreichbare Substanz vor.

5.11.5 Zusätzliche Therapiemethoden in der Schmerztherapie

Neben der medikamentösen Therapie steht zur Behandlung von Schmerzen noch eine Vielzahl von Therapieverfahren und Methoden zur Verfügung:

- **Akupunktur:** Mit dieser Methode werden gute Erfolge u.a. bei der Behandlung von Migräne, Kopfschmerzen und Schmerzen im Bereich des Bewegungsapparates erzielt.
- **Transkutane elektrische Nervenstimulation (TENS):** Durch die Anwendung der transkutanen elektrischen Nervenstimulationen können u.a. bei der Behandlung von Myopathien, Rückenschmerzen, Spannungskopfschmerz, aber auch im Bereich des postoperativen Schmerzes deutliche Verbesserungen erzielt werden.
- **Entspannungsverfahren:** Hierzu zählen das autogene Training, die progressive Muskelrelaxation nach Jacobsen und auch das Biofeedback. Mit diesen Methoden sind u.a. Schmerzen durch Myopathien, Rückenschmerzen und Spannungskopfschmerz, die sich hauptsächlich auf muskuläre Verspannung zurückführen lassen, aber auch zum Erlernen von Relaxation bei Spannungszuständen gut beeinflußbar.
- **Kognitiv-verhaltenstherapeutisches Verfahren:** Dieses Verfahren ist keine Schmerzbehandlung im herkömmlichen Sinne, sondern ein Schmerzbewältigungstraining.

- **Krankengymnastik:** Die **aktive Krankengymnastik** dient der Normalisierung von Tonus und Haltung. Dazu gehören u.a. das isometrisches Muskeltraining, die dynamische isotonische Muskelkontraktion, die funktionelle Bewegungslehre nach Klein-Vogelbach und die Brügger-Technik. Die **passive Krankengymnastik** schließt manuelle Dehnungen, passive Bewegung von Gelenken, aber auch die Elektrotherapie (Ultraschall, Stanger-Bad, Magnetfeld etc.) ein.
- **Psychologische Verfahren:** Sie beinhalten einerseits Tests zur Diagnosefindung, andererseits aber auch Gesprächstherapien zur akuten und chronischen Behandlung.

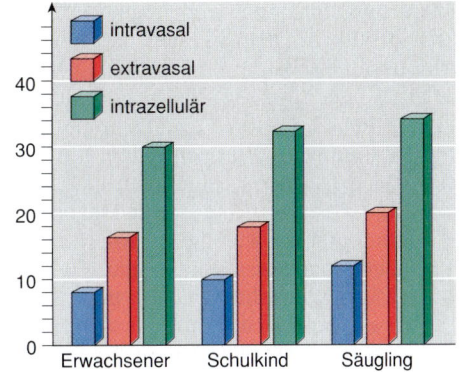

Abb. 5.12-1 Prozentuelle Verteilung des Körperwassers beim Erwachsenen und Kind.

5.12 Intraoperative Infusionstherapie

Infusionslösungen sind sterilisierte, pyrogenfreie wäßrige Lösungen, die parenteral appliziert werden und der **Erhaltung** oder **Wiederherstellung des normalen Wasser- und Elektrolyt-** sowie des **Säure-Basen-Haushalts** dienen. Die intraoperative Infusionstherapie ersetzt bereits bestehende Flüssigkeitsdefizite sowie Verluste an Körperflüssigkeiten, die während der Operation entstehen, und gewährleisten zusätzlich den individuell unterschiedlichen Erhaltungsbedarf der Patienten. Dazu stehen verschieden zusammengesetzte Infusionslösungen zur Verfügung, die im Kapitel 5.12.2 beschrieben sind. Lösungen, die überwiegend oder ausschließlich zur parenteralen Ernährung verwendet werden, sind nur am Rande erwähnt, eine ausführliche Beschreibung findet sich Kapitel 7.6.

5.12.1 Physiologische Grundlagen der Infusionstherapie

Der **Wassergehalt** des menschlichen Organismus ist abhängig vom Alter, Geschlecht und der körperlichen Beschaffenheit (z.B. Fettgehalt). Entsprechend haben adipöse Patienten einen relativ geringeren Wassergehalt als schlanke oder muskulöse Menschen. Bei Frauen bestehen ca. 50%, bei Männern etwa 65% und bei Kindern ca. 70 bis 80% des Körpergewichts aus Wasser. Dieser Gesamtwasseranteil des Organismus verteilt sich auf verschiedene Räume (Abb. 5.12-1), den Intra- und Extrazellulärraum, wobei der Extrazellulärraum wiederum in Intravasalraum und interstitiellen Raum zu unterteilen ist.

M Der **Flüssigkeitsdurchsatz** eines Menschen, bezogen auf das Körpergewicht, nimmt mit dem Alter ab und beträgt bei Erwachsenen, absolut gesehen, rund 100 bis 150 ml pro Stunde. ∎

Zwischen Extrazellulärraum (EZR) und Intrazellulärraum (IZR) bestehen ausgeglichene **Druckverhältnisse;** zwar können sich osmotische, onkotische und hydrostatische Drucke unterscheiden, jedoch ergibt sich in der Summe ein Gleichgewicht. Durch nervale und hormonelle Regelmechanismen wird der konstante osmotische Druck des inneren Milieus hauptsächlich über die Tätigkeit der Niere erreicht. Pathologische Veränderungen zeigen sich zuerst im EZR und betreffen abhängig von der Art der Störung entweder zunächst den interstitiellen oder den Intravasalraum. Die Veränderungen wirken sich aufgrund der engen Verbindung zwischen diesen beiden Räumen aber immer auch auf das zunächst nicht betroffene Kompartiment aus. Im IZR wirken sich die entstehenden Veränderungen erst sekundär aus.

In engem Zusammenhang mit dem Wasserhaushalt steht die **Homöostase,** d.h. die Konstanz des inneren Milieus. Dazu zählen:
- Isotonie (konstanter osmotischer Druck)
- Isoionie (konstante Zusammensetzung der Elektrolyte)
- Isohydrie (konstante Wasserstoffionenkonzentration)

Um die Homöostase zu erhalten, werden Unregelmäßigkeiten in Qualität und Quantität der Nährstoffe, die durch ihre osmotische Aktivität ebenfalls einen Einfluß auf die plasmaosmotischen Drücke haben, durch die Funktion von Darm und Leber ausgeglichen. Die im Überschuß aufgenommenen Energieträger werden als Makromoleküle in Depots gespeichert und sind so osmotisch inaktiv.

Neben Wasser sind die **Elektrolyte** mengenmäßig die für die Isotonie und Isoionie wichtigsten Bestandteile. Die wichtigsten **Kationen** (positiv geladene Ionen) sind Natrium-(Na^+-), Kalium-(K^+-), Calcium-(Ca^{2+}-) sowie Magnesium-(Mg^{2+}-)Ionen und die wichtigsten **Anionen** (negativ geladene Ionen) sind Bikarbonat-(HCO_3^--), Chlorid-(Cl^--)-, Phosphat-(PO_4^{2-}-) und Sulfat-(SO_4^{2-}-)Ionen, organische Säuren und Proteine.

Wesentliche **anästhesierelevante Störungen im Elektrolythaushalt** betreffen v.a. den Kaliumhaushalt. Bei einer **Hyperkaliämie** sind allgemeine, kardiale und neurologische Veränderungen zu beobachten. Zu den Allgemeinsymptomen zählen Müdigkeit und Schwäche, während am Herzen Bradykardie, Arrhythmie bis zum Kammerflimmern, aber auch ein diastolischer Herzstillstand beobachtet werden. Neurologische Symptome umfassen Störungen der Sensibilität bis hin zu schlaffen Lähmungen auch an der Atemmuskulatur.

Die **Hypokaliämie** ist ebenfalls durch Allgemeinsymptome, renale Symptome und v.a. kardiale Symptome gekennzeichnet. Müdigkeit bis hin zum Koma, schlaffe Lähmung der Muskulatur und Einschränkung der Konzentrationsfähigkeit der Niere sind die nicht-kardialen Zeichen der Hypokaliämie. Am Herzen führt die Hypokaliämie zu Tachykardie, v.a. ventrikulären Extrasystolen, und einer vermehrten Digitalisempfindlichkeit (polytope ventrikuläre Extrasystolen bei Patienten, die digitalisiert sind, sind typisch für eine Hypokaliämie).

M Zur Deckung des **täglichen Normalbedarfs** an Wasser und Elektrolyten benötigt ein Erwachsener etwa:
- 2 000 bis 2 500 ml Wasser (entsprechend 4 ml/kg/h für jedes seiner ersten 10 kg KG, 2 ml/kg/h für jedes seiner zweiten 10 kg KG und 1 ml/kg/h für jedes weitere kg KG)
- 100 bis 120 mmol Natrium (entsprechend 1,5 mmol/kg KG)
- 50 bis 70 mmol Kalium (entsprechend 1,0 mmol/kg KG)
- 100 bis 120 mmol Chlorid (entsprechend 1,5 mmol/kg KG) ▪

Zum Normalbedarf müssen **Verluste** aus Fisteln und Ableitungen (Magen, Darm) sowie Verluste durch Erbrechen, Durchfälle, Fieber und Verdunstung über eröffnete Körperhöhlen (intra-

operativ) addiert werden. Ebenso sind **Defizite,** die durch die fehlende Zufuhr von Flüssigkeit während der präoperativen Nüchternperiode entstanden sind, in die Berechnung einzubeziehen. So ist das **Errechnen des perioperativen Volumenbedarfs** z.B. folgendermaßen möglich:
- **1. Schritt:** Wie ist der Grundbedarf? (z.B. 70 kg KG = 40 + 20 + 50 ml/h = 110 ml/h)
- **2. Schritt:** Wie lange ist der Patient nüchtern/wie lange fehlt der Grundbedarf? (z.B. 8 h = 880 ml)
- **3. Schritt:** Wie hoch ist der Volumenverlust durch Sonden usw.? (z.B. 300 ml)
- **4. Schritt:** Wieviel Volumen fehlt zum Operationsbeginn? (880 + 300 ml = 1 180 ml)
- **5. Schritt:** Wie schnell soll das Defizit ersetzt werden? (z.B. in 2 h)
- **6. Schritt:** Welche Infusionslösung soll gegeben werden? (z.B. Ringer-Lösung)
- **7. Schritt:** Festlegung des Infusionsbedarfs:
  - 1. Stunde: 1 180 ml dividiert durch 2 (h) + 110 ml = 700 ml (zusätzlich der Verluste, die in der ersten Operationsstunde anfallen)
  - 2. Stunde: 1 180 ml dividiert durch 2 (h) + 110 ml = 700 ml (zusätzlich der Verluste innerhalb der zweiten Operationsstunde)
  - 3. Stunde: 110 ml/h = 110 ml (zusätzlich der Verluste innerhalb der dritten Operationsstunde)

Die **Regulation** des Wasser- und Elektrolythaushalts erfolgt durch Zellen im Bereich der Hypophyse, welche den osmotischen Druck registrieren. Bei Reizung dieser Zellen durch Anstieg des osmotischen Drucks kommt es zur Abgabe von **Adiuretin** (ADH), was eine verstärkte Wasserrückresorption aus dem Primärharn in der Niere bewirkt. Gleichzeitig wird der Körper durch das **Auftreten von Durstgefühl** veranlaßt, Flüssigkeit aufzunehmen.

Ein weiteres Hormon, **Aldosteron,** greift in den Wasser- und Elektrolythaushalt ein und stammt aus der Nebennierenrinde. Aldosteron bewirkt eine vermehrte Rückresorption von Natrium aus dem Primärharn. Ist das gesamte Extrazellulärvolumen vermehrt, so wird wenig Aldosteron und wenig ADH ausgeschüttet, d.h. viel Urin und Na ausgeschieden und damit die Flüssigkeitsmenge im EZR vermindert.

5.12.2 Bestandteile der Infusionslösungen

Grundsätzlich lassen sich **isotone Lösungen** (gleicher osmotischer Druck wie das Plasma), hypertone (höhere Konzentration) und **hypotone Lösungen** (niedrigere Konzentration) unterscheiden. Zur Gewährleistung der jeweiligen Konzentration sind die Infusionslösungen unterschiedlich zusammengesetzt. **Elektrolytlösungen** verfügen über teilweise unphysiologische Zusammensetzungen, die nur bei bestimmten Mangelsituationen und unter intensiver Kontrolle gegeben werden dürfen. **Nährstofflösungen** wie Kohlenhydrat-, Eiweiß- und Fettlösungen sind zur parenteralen Ernährung vorgesehen. Lediglich bei Kindern kommen perioperativ häufig Kohlenhydratlösungen zum Einsatz, da ihr Stoffwechsel aktiver ist und Energiemangelsituationen so eher vermeidbar sind.

- **Kohlenhydrate:** Kohlenhydratlösungen dienen als **Energiequelle** und können in Form von Glukose von jeder Zelle des Körpers genutzt werden. Bei den perioperativ eingesetzten, reinen Kohlenhydratlösungen wird typischerweise nur 5%ige Glukoselösung verwendet. Sie beinhaltet je Liter Lösung einen Energiegehalt von 200 kcal und ist aufgrund der Menge der gelösten Teilchen plasmaisoton. Neben Glukose sind auch Lävulose und Sorbit gebräuchlich. Obwohl die Glukose am stärksten von einer adäquaten Insulinsekretion abhängig ist, wird sie trotzdem in der perioperativen Infusionstherapie bevorzugt eingesetzt, da Fruktose und andere Zuckeraustauschstoffe gelegentlich tödliche Unverträglichkeitsreaktionen hervorrufen können. Höherkonzentrierte Kohlenhydratlösungen (s.a. Kap.

7.6) werden perioperativ nur selten verwendet und kommen z.B. bei Hyperkaliämien zusammen mit Insulin zum Einsatz.

- **Aminosäuren:** Aminosäuren sind die **Bausteine für** den **Auf- und Umbau der Gewebeeiweiße** im Körper. Aminosäurelösungen werden intraoperativ nicht angewandt (s.a. Kap. 7.6).
- **Fette:** Sie sind ebenfalls wichtige **Energie- und** auch **Bausteinlieferanten** im Körper. Auch sie werden bei der intraoperativen Infusionstherapie nicht eingesetzt und sind deshalb im Kapitel 7.6 beschrieben.
- **Elektrolyte und Spurenelemente:** Elektrolyte sind **keine Kalorienträger,** haben aber für den normalen Ablauf vieler Stoffwechsel- und Körperfunktionen eminente Bedeutung (Tab. 5.12-1). Inzwischen ist eine Vielzahl von Spurenelementen bekannt, die bei längerer parenteraler und enteraler Ernährung beim Intensivpatienten unbedingt ersetzt werden müssen (Kap. 7.6). Eine Substitution von Spurenelementen ist nach heutigem Wissen allerdings auch bei lang dauernden operativen Eingriffen nicht erforderlich.

5.12.3 Infusionslösungen

5.12.3.1 Kristalloide Lösungen

Kristalloide Lösungen enthalten kristallisierbare Substanzen. Bis zu 80% der kristalloiden Lösung können ungehindert aus dem Gefäßsystem

Tab. 5.12-1	Physiologische Bedeutung der Elektrolyte.
Natrium	– wichtigstes Kation im EZR – beteiligt am Potential erregbarer Membranen – hauptverantwortlich für die Tonizität des EZR – **Hyponatriämie** führt zur Verarmung an Körperwasser, Benommenheit, RR-Abfall und evtl. Krämpfen – **Hypernatriämie** verursacht trockene Schleimhäute, rotes Gesicht, Fieber, Durst und eingeschränkte Harnmenge
Kalium	– 98% des Gesamtkaliums sind im Zellinneren – große Bedeutung für neuromuskuläre Erregungsvorgänge, für Eiweißsynthese und Kohlenhydratverwertung – **Hypokaliämie** führt zu Depressionen, Muskelschwäche, Schwäche der Atemmuskulatur, Magen-Darm-Atonie, kardialen Arrhythmien, Entwicklung einer Alkalose, EKG-Veränderungen – **Hyperkaliämie** entsteht durch Niereninsuffizienz, Azidose, vermehrten Zelluntergang (Verbrennung, Polytrauma) und verursacht Teilnahmslosigkeit, Verwirrtheitszustände, Taubheit und Parästhesien, Durchfälle, Muskelkrämpfe und charakteristische EKG-Veränderungen

Tab. 5.12-1 *Fortsetzung.*	
Calcium	– 99% in Knochen und Zähnen – Einfluß auf Erregbarkeit von Zellen (Nervenzellen, Skelettmuskulatur, Herzmuskel) – bedeutsam für Blutgerinnung – **Hypokalziämie** entsteht bei Nebenschilddrüsenunterfunktion, Massivtransfusion (Auswirkung des Zitratstabilisators, der ionisiertes Calcium bindet und damit die Blutgerinnung in den Konserven unterbindet) und führt zu Parästhesien und tetanusartigen Krämpfen; eine akute Hypokalziämie muß wegen der Gefahr einer Atemlähmung rasch behoben werden – **Hyperkalziämie** entsteht durch größere Vit.-D-Gabe und Nebenschilddrüsenüberfunktion sowie exzessive Calciumzufuhr; die Symptome sind Hypertonie, Tachykardie, Adynamie bis hin zum Koma und bei längerem Bestehen auch Nierensteinbildung
Magnesium	– neben Kalium das wichtigste Kation im Zellinneren – in Knochen, Muskeln, Nervensystem – unentbehrlich für enzymatische Vorgänge – hemmt die Erregungsübertragung an der motorischen Endplatte (Gegenspieler von Calcium) – setzt Tonus der glatten Muskulatur und des Myokards herab – dämpft das ZNS – **Hypomagnesiämie** findet sich häufig bei alkoholkranken Menschen, führt zu zellulären Kaliumverlusten mit Herzrhythmusstörungen, Muskelkrämpfen und bei chronischen Zuständen v.a. im Kindesalter zu Wachstumsstörungen – **Hypermagnesiämie** ist häufig bei Niereninsuffizienz und/oder bei zu großer Magnesiumzufuhr; nur bei hohen Magnesiumspiegeln von über 5,0–7,5 mval/l kommt es zu klinisch faßbaren Symptomen, die sich in Reflexverlusten und Muskellähmungen äußern
Chlorid	– wichtigstes Anion des Plasmas – bedeutsam für die Ausbildung von Potentialen an erregbaren Membranen – isolierte **Störungen des Chloridhaushalts** sind selten, meist liegen schwerwiegende Veränderungen des Kalium- und/oder Säure-Basen-Haushalts (Azidose/Alkalose) vor

in das Gewebe diffundieren, nur max. ein Drittel bis ein Viertel des applizierten Volumens verbleibt intravasal. Daher sind kristalloide Lösungen **nicht für** eine **längere Therapie geeignet.**

Elektrolytlösungen wie NaCl 0,9%, Ringer, Ringer-Lactat und **niedermolekulare Kohlenhydratlösungen** wie Glukose und Lävulose sind kristalloide Lösungen. Sie dienen prinzipiell immer dazu, den Erhaltungsbedarfs des Körpers an Flüssigkeit zu ersetzen. Auch Defizite, die sich aus einer längeren Nüchternperiode und durch Verluste an Körperflüssigkeiten ohne Blutverluste ergeben, werden am besten durch kristalloide Lösungen ersetzt. Dabei hat die **Ringer-Lactat**-Lösung eine Elektrolytzusammensetzung, die den Bedürfnissen des Erwachsenen in der Regel am besten entspricht und **bei Er-** wachsenen bevorzugt eingesetzt werden sollte. Bei **Kindern** sollte der Basisflüssigkeitsersatz mit **Halbelektrolytlösung** wie z.B. TutoPäd® erfolgen. Die Zusammensetzungen einiger kristalloider Lösungen sind in Tabelle 5.12-2 zusammengefaßt.

5.12.3.2 Kolloidale Lösungen

Kolloidale Lösungen bestehen aus großen, hochmolekularen, in Wasser gelösten Substanzen, die die **Blutbahn nicht verlassen** können. Sie binden große Flüssigkeitsmengen und sind zum **Ersatz intravasaler Verluste** (Blut und Serum) geeignet. Ist ein Blutverlust von mehr als 10% und weniger als 25% aufgetreten, so kann meist auf die Gabe von Blut verzichtet werden,

Tab. 5.12-2 Zusammensetzung verschiedener Elektrolytlösungen.

Lösung	Natrium in 1 000 ml (mmol/l)	Kalium in 1 000 ml (mmol/l)	Glukose in 100 ml (g)	Osmolarität ml
Glukose 5%	–	–	5,5	hypoton
Lävulose 5%	–	–	–	hypoton
NaCl 0,9%	154	–	–	isoton
Ringer	147	4	–	isoton
Ringer-Lactat	130	4	–	isoton
HG5	70	2,5	5,5	hypoton
Tuto OPG	100	18	5,5	hypoton

womit sich auch die Gefahr der Infektion und Antikörperbildung durch Verabreichung von Blutprodukten reduziert. Der Ersatz der verlorenen Blutmenge erfolgt 1:1 mit kolloidalen Lösungen.

Kolloidale Lösungen stehen als künstliche Plasmaexpander und als natürliche Volumenersatzmittel zur Verfügung.

Plasmaexpander

Es gibt künstliche bzw. körperfremde Plasmaexpander wie z.B. HAES, steril 10% (Hydroxyäthylstärke), Dextrane und Haemaccel®. Beim Verabreichen von Plasmaexpandern ist der **Volumeneffekt größer** als die zugeführte Menge (bis 1:2), da Plasmaexpander ein hohes Wasserbindungsvermögen besitzen und somit onkotisch bedingt Volumen aus dem Extrazellulärraum (EZR) im Intravasalraum (IVR) binden (d.h. in die Blutgefäße „ziehen"). Dadurch wird das Volumen im IVR zu Lasten des EZR vergrößert. Im folgenden sind verschiedene Plasmaexpander und ihre wichtigsten Eigenschaften aufgeführt:

- **Dextrane:** Dextrane unterscheiden sich in ihrer Verweildauer im Blut. Hochmolekulare Dextrane haben eine **Plasmahalbwertszeit** von sechs bis acht Stunden und niedermolekulare Dextrane von drei Stunden. Dextrane werden über einen Zeitraum von bis zu zehn Tagen ausgeschieden und teilweise in der Leber und Milz gespeichert. Durch das Wasserbindungsvermögen besteht die **Gefahr der Dehydrierung,** daher sind gleichzeitig Elektrolytlösungen zu verabreichen. Die **Dosierung** sollte 15 ml/kg KG/24 h nicht überschreiten.
  Als **Nebenwirkung** ist die **anaphylaktische Reaktion** gefürchtet. Sie tritt auf, wenn im Blut Antikörper gegen Dextrane vorhanden

sind. Deshalb sind **vor der Gabe** von Dextranen prophylaktisch **20 ml Promit®** zu verabreichen. So werden Antikörper gegen Dextrane abgefangen, anschließend kann die Gabe der Dextrane innerhalb von 10 bis 15 Minuten erfolgen.
Wegen der Gefahr der Anaphylaxie, der Verstärkung der Blutungsneigung (Agglutinationsfähigkeit der Thrombozyten nimmt ab) und der evtl. negativen Folgen auf die Nierenfunktion sollten Dextrane **intraoperativ nicht zur Anwendung kommen.**

- **Haemaccel®:** Dieses Gelatinepräparat hat eine **Plasmahalbwertszeit** von zwei bis drei Stunden und wird ebenfalls bei schweren Volumenverlusten zum Einsparen der Fremdblutgabe verwendet. Die **Fähigkeit zur Wasserbindung** ist wesentlich geringer als bei Dextran. Haemaccel® wird über die Niere ausgeschieden und bewirkt eine osmotische Diurese. Die **Maximaldosierung** beträgt 20 ml/kg KG/24 h. Gelegentlich kommt es zu **anaphylaktischen Reaktionen.**

- **Hydroxyäthylstärke:** Zum Ersatz von Blutverlusten ist Hydroxyäthylstärke besser geeignet als Dextran und Haemaccel®. Es führt zu einer **verbesserten Mikrozirkulation** und dient auch zur **Thromboseprophylaxe.** Die **Plasmahalbwertszeit** beträgt zwölf Stunden, die Ausscheidung erfolgt über die Niere, wobei eine teilweise Verstoffwechselung im Körper möglich ist. Auch hier ist die **Volumenwirksamkeit geringer** als bei Dextranen, jedoch sind die **Nebenwirkungen** (Anaphylaxie und Gerinnungsstörungen) seltener.
  Hydroxyäthylstärke gibt es z.B. als HAES® steril 10% (isoton) und Plasmasteril® 6% (isoton). Bei der Gabe von Hydroxyäthylstärke sollte eine **Tagesdosis** von 15 bis 20 ml/kg KG nicht überschritten werden.

Natürliche Volumenersatzmittel

Zu den natürlichen bzw. körpereigenen Plasmaersatzmitteln zählen Blut und Blutbestandteile, also z.B. Humanalbuminlösungen, Erythrozytenpräparate, Thrombozytenpräparate, Frischplasma und Plasmafraktionen, Vollblut und Frischblut. Verliert ein Erwachsener mehr als 25% seines Blutvolumens, so ist eine alleinige Therapie mit Infusionslösungen und kolloidalen Lösungen nicht mehr sicher möglich und die Zufuhr von Blut (Kap. 5.13) indiziert.

Humanalbumin wird aus gemischten Spenderplasmen gewonnen und besteht zu 95% aus Albumin. Durch Hitzebehandlung ist es HIV- und hepatitissicher. Die **Plasmahalbwertszeit** beträgt 19 Tage. Es kann unabhängig von der Blutgruppe des Empfängers appliziert werden. Alle anderen natürlichen Volumenersatzmittel besitzen zelluläre Bestandteile und/oder sind nur unter Beachtung der jeweiligen Blutgruppe zu verabreichen, daher ist eine gesonderte Betrachtung (Kap. 5.13) erforderlich.

5.12.4 Praktisches Vorgehen bei der perioperativen Infusionstherapie

Der Ausgleich akuter Flüssigkeitsverluste und -Defizite sowie die Deckung des aktuellen Erhaltungsbedarfs erfolgen durch kristalloide Lösungen und kolloidale Volumenersatzmittel. Nach Errechnen des **akuten Gesamtflüssigkeitsbedarfs** (Kap. 5.12-1) wird das bestehende Defizit innerhalb von zwei bis vier Stunden ersetzt und der jeweils pro Stunde neu erforderliche Grundbedarf addiert. Dabei ist die Beachtung der **hämodynamischen Verträglichkeit** der zugeführten Volumenmenge das entscheidende Kriterium für die Geschwindigkeit und die evtl. erforderliche Drosselung der Volumenzufuhr. Neben der Messung des **ZVD** bei Patienten mit deutlichen Volumendefiziten lassen sich aus der **Urinmenge** und Farbe, aus dem **Hydratationszustand** von Haut und Schleimhäuten und aus den Veränderungen von **Blutdruck** und **Puls** Rückschlüsse über die Veränderungen des Volumenstatus ziehen.

M Die Ziele der perioperativen Infusionstherapie sind:
- Ausgleich präoperativer Flüssigkeitsdefizite (z.B. durch Nahrungskarenz, Erbrechen)
- Ersatz intraoperativer Verluste von Körperflüssigkeiten (z.B. Verluste bei offenem Abdomen)
- Deckung des Erhaltungsbedarfs (4 ml/kg für die ersten 10 kg KG + 2 ml/kg für die zweiten 10 kg KG + 1 ml/kg für jedes weitere kg KG pro Stunde ■

Als Folge einer Volumentherapie, die nicht im Gleichgewicht zwischen Flüssigkeitsbedarf und -ersatz steht, kommt es zu einem Flüssigkeitsmangel (Dehydratation) bzw. Flüssigkeitsüberschuß (Hyperhydratation, Kap. 3.8), was unbedingt zu vermeiden ist. Die wesentlichen **Symptome** bei **Volumendefizit** sind Durst (wacher Patient), trockene Schleimhäute sowie verminderte Kapillar- und Venenfüllung. Tachykardie und Hypovolämie sind die wichtigsten kardiovaskulären Symptome. Durch die Gabe der berechneten Flüssigkeitsmenge innerhalb einer vom Patienten tolerierten Zeitspanne kann das perioperative Risiko deutlich gesenkt werden.

Bei **Hypervolämien** kommt es durch die Überlastung von Intravasal- und Interzellulärraum zu Symptomen wie Ödemen, Atemnot und Lungenstauung. Therapeutisch wird die kardiale Belastung durch Diuretika, Tieflagerung der Beine und im Extremfall durch eine Akutdialyse vermindert.

Störungen im Elektrolythaushalt mit ihrer Symptomatik sind im Kapitel 5.12.1 (s.a. Tab. 5.12-1) erläutert.

Bei der Auswahl der Behandlungsalternativen von **Hyperglykämien** sind die aktuelle Symptomatik und deren Dringlichkeit zu berücksichtigen. Grundsätzlich sind drei Methoden zur Therapie der Hyperglykämie bzw. ihrer Folgen möglich:

- **Antagonisierung der elektrischen Effekte von Kalium an der Zellmembran:** Dies ist v.a. in Reanimationssituationen oder bei rasch zunehmenden EKG-Veränderungen, die auf eine Hyperkaliämie zurückgeführt werden, sinnvoll. Hier hat die Gabe von Calciumchlorid (10 ml $CaCl_2$-Lösung bei 70 kg KG) die rascheste Wirkung.
- **Verschiebung von Kalium aus dem Extra- in den Intrazellulärraum:** Durch gleichzeitige Gabe von Glukose und Insulin (100 ml Glukose 20% oder 40% mit 10 bis 20 IE Alt-Insulin in 30 Minuten i.v.) wird Kalium zusammen mit Glukose in die Zellen aufgenommen und somit die Konzentration des extrazellulären Kaliums reduziert. Dieses Verfahren eignet sich, wenn keine absolute Dringlichkeit besteht und z.B. die Zeit bis zur Dialyse überbrückt werden soll.
- **Definitive Entfernung von Kalium aus dem Körper:** Hier ist mit Diuretika, durch enterale Verabreichung von kaliumbindenden Arzneimitteln (Resonium®) oder durch Dialyseverfahren Kalium aus dem Extrazellulärraum zu eliminieren.

M Da intraoperativ v.a. Diuretika zur Behandlung der Hyperkaliämie in Frage kommen und der Kaliumspiegel durch den pH-Wert ebenfalls beeinflußt wird, ist, wie bei allen erwähnten Therapieverfahren, eine engmaschige Kontrolle des Kaliumspiegels und der Blutgase (z.B. alle 15 Minuten) indiziert. ■

Bei **Hypokaliämien** wird durch Gabe von Kaliumlösungen der Kaliumspiegel angehoben. Hierbei ist zu beachten, daß die orale Gabe von Kalium sicherer ist als die ungezielte intravenöse Gabe. Läßt sich die intravenöse Applikation nicht vermeiden, dürfen nicht mehr als 20 bis 30 mmol Kalium pro Stunde substituiert werden. Da Kalium Venenschmerzen verursachen kann, ist das Verabreichen über einen zentralen Venenkatheter, oder, falls dies nicht möglich ist, die Gabe zusammen mit einer geringen Menge eines Lokalanästhetikums sinnvoll.

A Bei **Hyperglykämien** und **Hypokaliämien** darf Glukose nur unter **strenger Indikation** und unter vorsichtiger Gabe von Insulin bzw. Kalium eingesetzt werden, da bei Hypokaliämie die Gabe von Glukose zu einem weiteren Absinken des Kaliumspiegels führt. ◄

M Die schnelle i.v. Injektion von Kaliumlösungen kann **tödliche Folgen** haben (Kammerflimmern, Herzstillstand) und ist ein Kunstfehler. Bei Kaliumspiegeln über 2,5 mmol/l ist die intravenöse Zufuhr auf maximal 30 mmol/h zu begrenzen. ■

5.13 Transfusionskunde

5.13.1 Der Beginn der Transfusionskunde

Im 17. Jahrhundert wurden die ersten Blutübertragungen vorgenommen. Da die Ursachen von Unverträglichkeitsreaktionen noch nicht bekannt waren, endeten sie meist tödlich. Erst 1901 entdeckte **Landsteiner** die Blutgruppen und Blutgruppeneigenschaften und klassifizierte sie nach dem AB0-System. Die Entdeckung des Rhesus-Faktors gelang Landsteiner und Wiener 1940. Danach begann die Entwicklung der modernen Transfusionskunde.

M Vor jeder Transfusion, mit der immer noch nicht zu 100% ausschließbaren Gefahr einer HIV- bzw. Hepatitisinfektion, sollte immer noch die Frage gestellt werden, ob der zu erwartende Nutzen der Blutübertragung in einem vernünftigen Verhältnis zu den möglichen Transfusionsrisiken steht. ■

5.13.2 Blutgruppensysteme

Blutgruppen sind durch **Antigene** und die dagegen gerichteten **Antikörper** gekennzeichnete Systeme des menschlichen Blutes. Antikörper entstehen durch den Kontakt mit den entsprechenden Antigenen, was entweder spontan bereits nach der Geburt geschieht (diskutiert wird z.B. eine Aufnahme mit der Nahrung) oder erst später durch Kontakt mit Blut bzw. Blutprodukten. Auf der molekularen Ebene sind die Blutgruppenantigene Glykoproteine auf der Zellmembran von Erythrozyten, Thrombozyten oder Leukozyten, die nach Eindringen in einen fremden Organismus beim Vorliegen von Antikörpern zu einer schweren, manchmal sogar tödlichen **Antigen-Antikörper-Reaktion** führen.

Wie bei allen anderen Körpermerkmalen, die zu einer Antikörperbildung führen können, kommt es auch bei den Blutgruppen nur durch eine **immunologische Auseinandersetzung mit körperfremden Antigenen** bzw. Antigenen, die der Körper fälschlicherweise als fremd erkennt, zur Bildung von Antikörpern. Im Serum der betreffenden Blutgruppe befindet sich danach ein Antikörper, welcher bei erneutem Kontakt mit anderen Blutgruppen eine **Agglutination** auslöst. Die blutgruppenspezifischen Antikörper sind Immunglobuline, die nach parenteraler oder enteraler Zufuhr von Antigenen entstehen. Der Mensch besitzt bei seiner Geburt keine selbstgebildeten Antikörper, sondern nur die durch die diaplazentare Übertragung von der Mutter stammenden Antikörper.

Innerhalb eines Blutgruppensystems liegen mindestens zwei unterschiedliche Antigene vor, von denen mindestens ein Antigen zu einer Antikörperbildung fähig ist. Da von beiden Eltern die jeweiligen Antigene geerbt werden, ist eine Vielzahl von Antigenkombinationen innerhalb von komplizierteren Blutgruppensystemen möglich.

Es gibt mehrere Blutgruppensysteme mit insgesamt ungefähr 300 bekannten Blutgruppenantigenen. Die wichtigste klinische Bedeutung fällt in den Bereich der Antigene des AB0- und des Rhesus-Systems.

Beim klinisch wichtigsten Blutgruppensystem, dem AB0-System, gibt es nur drei Antigene, von denen ein Antigen, die Blutgruppe 0, praktisch nie zu einer Antikörperbildung führt (in weniger als 1 von mehreren Millionen Fällen).

5.13.2.1 AB0-System

Diese Blutgruppen werden nach **A, AB, B und 0** unterteilt. Die jeweiligen Buchstaben hinter der Blutgruppe bezeichnen die Blutgruppensubstanz und werden auch **Antigene** genannt.

Die **AB0-Blutgruppenantigene** befinden sich auf fast allen Körperzellen, klinisch relevant sind sie an der **Oberfläche der Erythrozytenmembran.**

Innerhalb der ersten Lebensmonate entwickelt der Organismus eines Neugeborenen reguläre **Antikörper gegen** die **Blutgruppenantigene A und B,** wenn er diese Antigene nicht selbst auf seiner Erythrozytenmembran besitzt. Dies liegt daran, daß die dem AB0-System zugrundeliegenden antigenen Glykoproteine auch in vielen anderen Organismen vorkommen und so ein Kontakt durch Nahrungsaufnahme zwangsläufig entsteht. Es können die Antikörper A und die Antikörper B unterschieden werden. Hieraus ergeben sich folgende **Kombinationsmöglichkeiten:**

- **Blutgruppe A:** besitzt **Antigen A** auf den Erythrozyten und **Antikörper B** im Serum
- **Blutgruppe B:** besitzt **Antigen B** auf den Erythrozyten und **Antikörper A** im Serum
- **Blutgruppe 0:** besitzt **keine Antigene** A oder B auf den Erythrozyten, aber **Antikörper A und B** im Serum.
- **Blutgruppe AB:** besitzt beide **Antigene A und B** auf den Erythrozyten, aber **keine Antikörper** gegen A oder B im Serum

Die Antigen-Antikörper-Reaktion, wie sie sich im Laborversuch bei der Zugabe von Testseren zeigt, ist in Abbildung 5.13-1 schematisch dargestellt.

5.13.2.2 Rhesus-System

Ein weiteres Blutgruppensystem und damit ein zusätzlicher Unterscheidungsfaktor für Blutkonserven ist der Rhesus-Faktor, der als antikörperhervorrufendes Antigen **bei etwa 85 %** aller weißen Menschen vorkommt. Menschen, die über diesen Faktor verfügen, werden als Rhesus-positv (Rh) und die übrigen 15 % als rhesus-negativ (rh) bezeichnet.

Die **klinische Bedeutung** besteht darin, daß die Rhesus-Faktoren ebenfalls antigen wirksam sind und die Antikörperproduktion stimulieren.

Rhesus-Antikörper sind nicht von vornherein im Serum des rh-negativen Menschen vorhanden, sondern werden **erst durch Kontakt mit Rh-positiven Blut gebildet,** d.h., es sind sog. irreguläre Antikörper.

Die Rhesus-Antigene befinden sich ebenfalls auf der **Erythrozytenmembran,** jedoch nicht auf anderen Membranen des Körpers. Ihre Benennung erfolgt als Weiterführung der Buchstabenfolge AB mit **C,D,E** für **Rhesus-positiv** und **c,d,e** für **rhesus-negativ** (die große oder kleine Schreibweise drückt die jeweilige Dominanz aus). Es gibt also sechs verschiedene Rhesus-Antigene (genaugenommen sind es nur fünf, da d nicht antigen wirksam wird). Am wichtigsten sind die Antigene, die mit dem Buchstaben D/d gekennzeichnet sind.

Folgende **Rhesus-Antigen-Kombinationen** spielen eine Rolle für das Verständnis des Rhesus-Systems:

- cDe (großes D): bedeutet **Rh-positiv**
- cde (kleines d): bedeutet **rh-negativ**

D.h., nur wenn alle drei Rhesus-Faktoren „klein" sind, ist der Träger eindeutig rhesus-negativ, also auch als rhesus-negativer Spender geeignet.

Die Kombinationen **CdE, cdE und Cde** be-

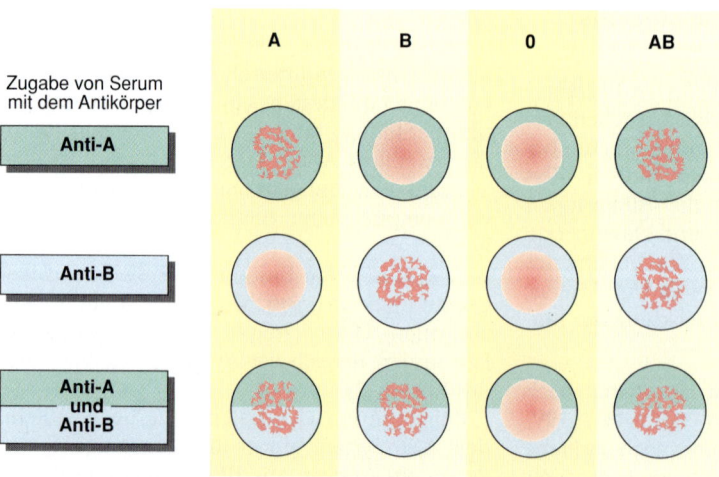

Erythrozyten der Blutgruppe

Zugabe von Serum mit dem Antikörper

Anti-A

Anti-B

Anti-A und Anti-B

Abb. 5.13-1 Schematisch dargestellte Agglutinationsreaktion bei Zugabe von Testseren mit den Antikörpern des AB0-Systems.

deuten, daß der Mensch **als Empfänger** von Blut **rh-negativ** ist, aber **als Spender Rh-positiv** eingestuft werden muß, da C und E dominieren und zur Bildung von Rhesus-Antikörpern führen können. Träger dieser Antigenkombinationen sollten nur rhesus-negatives Blut (cde) erhalten.

Bei **50% aller Fehltransfusionen** muß mit einer **Antikörperbildung im Rhesus-System** gerechnet werden. Auch ca. **5% aller Schwangerschaften** führen zu einer Rhesus-Antikörperbildung, dabei **entwickelt** eine **rh-negative Mutter,** deren Kind Rh-positiv ist, weil es vom Vater eines oder mehrere der Rhesus-Antigene C, D oder E erbte, **Rhesus-Antikörper.** Das **zweite Kind** kann dadurch unmittelbar **gefährdet** werden. Die Therapie besteht in der Verabreichung von Immunglobulin Anti-D zur Verhinderung der Bildung von Rhesus-Antikörpern nach der ersten Entbindung, weil erst unter der Geburt nennenswerte Mengen kindlichen Blutes in den mütterlichen Kreislauf eingeschwemmt werden und die Antikörperbildung veranlassen. Durch **Anti-D-Gabe** werden die Antigene (Rh-Faktoren) auf den kindlichen Erythrozyten maskiert und lösen danach keine Antikörperbildung bei der Mutter mehr aus.

Bekommt ein Rh-positiver Mensch rh-negatives Blut transfundiert, so tritt keine Reaktion auf.

5.13.2.3 Kell-(Cellano-)System

Es ist nach zwei Frauen namens Kellacher und Cellano benannt, da bei ihnen dieser Antikörper zum ersten Mal festgestellt wurde.

Das Kell-System ist ein noch nicht solange bekanntes Blutgruppensystem und **stark antigen wirksam.** Oft werden Kell-Antikörper nach Massivtransfusionen gebildet. Eine Sensibilisierung des Empfängers kann nur dann garantiert verhindert werden, wenn er ausschließlich Kell-negatives Blut erhält. Für den praktischen Umgang gilt, daß etwa ein Anti-Kell-Schaden bei 200 000 Geburten und etwa 1 000 Transfusionen vorkommt.

5.13.3 Kreuzproben

Die Deutsche Gesellschaft für Transfusionsmedizin hat die sogenannte Kreuzprobe vor jeder Transfusion von Blut **zwingend vorgeschrieben.** Die Kreuzprobe kann auch als Probetransfusion im Reagenzröhrchen angesehen werden und

wird als Major- und Minor-Test durchgeführt. Nur im Notfall darf eine Transfusion von ungekreuztem, aber blutgruppengleichem Blut erfolgen. Eine diesbezügliche Steigerung (absolute Notsituation) ist die Transfusion von Blut der Gruppe 0, rhesus-negativ und Kell-negativ.

Im **Major-Test** werden im Laborversuch Erythrozyten der Konserve mit dem Serum des vorgesehenen Empfängers gemischt, um eine Kompatibilitätsprüfung vorzunehmen. Im **Minor-Test** werden Erythrozyten des Empfängers mit dem Serum der Konserve gemischt, um das Auftreten einer Agglutination auszuschließen.

Ein **Antikörpersuchtest (Coombs-Test)** ist vorzunehmen, wenn kein befriedigendes Ergebnis bei Major- und Minor-Test registriert werden konnte. Dabei wird das Serum mit antigenreichen Erythrozyten auf irreguläre, blutgruppenspezifische Antikörper (Wärme- und Kälteantikörper) untersucht.

Beim **Kreuzprobenschnelltest** handelt es sich um eine Kreuzprobe (Major-Minor-Test) mit verkürzter Inkubationszeit. Unabhängig davon erfolgt parallel die komplette Kreuzprobe.

Liegen zwischen zwei Transfusionen mehr als drei Tage, so muß eine neue Kreuzprobe mit frischem Empfängerblut vorgenommen werden, um die Möglichkeit einer Reaktion durch evtl. **zwischenzeitlich gebildete Antikörper** auszuschließen. ◄

5.13.4 Die Blutspende

Die Gewinnung und Transfusion von menschlichem Blut und den daraus hergestellten Arzneimitteln ist in der BRD eindeutig gesetzlich geregelt. Vor allem der wissenschaftliche Beirat der Bundesärztekammer beschäftigt sich intensiv mit der Produktsicherheit und Indikationsstellung.

5.13.4.1 Auswahl von Blutspendern

Ein wichtiger Faktor für die Infektionssicherheit von Blut und Blutpräparaten ist die Auswahl geeigneter Blutspender, da das Blutspenderkollektiv die Inzidenz transfusionsmedizinisch relevanter Infektionen bestimmt. Der Auswahl geeigneter Blutspender dienen:

- Befragung zur Erfassung möglicher Infektionsrisiken
- klinische Untersuchung des Blutspenders

- vertraulicher Selbstausschluß (d.h., der Spender, der sich unter einem evtl. Gruppenzwang zu einer Blutspende entscheidet, kann nach der Blutabnahme die Freigabe selbiger verweigern)
- Testung

5.13.4.2 Vorgehen bei der Blutspende

Nach vorheriger Prüfung der Spendetauglichkeit und gründlicher ärztlicher Untersuchung erfolgt die Blutentnahme über eine großkalibrige venöse Kanüle. Das Blut wird in einem **geschlossenen Abnahmeset**, d.h., es besteht eine direkte Verbindung der Kanüle mit dem Blutbeutel, in den Konservenbeutel geleitet. Die **Konserve** ist **mit** der **Blutgruppe,** dem **Rhesus-Faktor** und **Untergruppen** gekennzeichnet und das **Entnahmedatum** sowie das **Verfallsdatum** müssen eindeutig zu erkennen sein. Die **spenderbezogenen Daten,** wie Name, Vorname etc., sind **verschlüsselt** auf der Konserve und dem Begleitröhrchen (Pilot- oder Kreuzröhrchen) angebracht.

5.13.5 Blut- und Plasmapräparate

Aus Blutspenden gewonnene Produkte können prinzipiell in zwei unterschiedliche **Produktgruppen** unterteilt werden:
- Präparate aus Einzelspenden oder Kleinpools
- Präparate durch Fraktionierung aus Plasmapools

Zur ersten Gruppe zählen die zellulären Blutkomponenten (Erythrozyten- und Thrombozytenkonzentrate), das Frischplasma und auch das Vollblut, welches allerdings nur noch in Ausnahmefällen indiziert ist. Für die zweite Gruppe ist charakteristisch, daß deren Präparate aus einer großen Zahl von Einzelspenden (Plasmapool) gewonnen werden. Das Zusammenführen von mehr als 1 000 Einzelspenden ist erforderlich, um eine gleichmäßige Qualität der Produkte zu gewährleisten. Dabei besteht die Gefahr, daß eine einzige erregerhaltige Plasmaspende den gesamten Plasmapool kontaminieren kann. Dieser Nachteil wird u.a. durch die vielstufigen Herstellungsverfahren abgemildert, dem sich die einzelnen Präparate während ihrer Produktion unterziehen müssen. Klassische Präparate aus Plasmapools sind Immunglobuline, Humanalbumin und Gerinnungsfaktoren.

Blutkonservenbestandteile

In den industriell vorgefertigten Konservenbeuteln ist bereits ein **Stabilisator** in einer Menge von ca. 70 ml fertig abgefüllt. Als Beispiel sei hier der CPDA-1-Stabilisator genannt; er besteht aus Zitronensäure, Natriumphosphat, Adenin und Dextrose in pyrogenfreiem Wasser gelöst. Die Kombination dieser Präparate dient als **Nährstoff für** die **Erythrozyten,** und das Zitrat **verhindert** durch die Bindung von Calcium die **Blutgerinnung.**

Allgemeine Information zu Lagerung von Blutprodukten

Grundsätzlich wird Vollblut bei einer **Temperatur** von +2 °C bis +6 °C in einem erschütterungsfreien Kühlschrank (verhindert die Hämolyse) gelagert. In diesem Zusammenhang sei noch erwähnt, daß von einer **Unterbrechung der Kühlkette** auszugehen ist, wenn die Konserventemperatur einmalig +10 °C überschritten hat. Spezielle Lagerungsverfahren sind bei dem jeweiligen Blutprodukt beschrieben.

Dokumentationspflicht nach Verabreichung von Blutprodukten

Vollblut und Erythrozytenkonzentrate sind bei ihrer Verabreichung mit der gegebenen **Menge** und der entsprechenden **Konservennummer** zu dokumentieren. Für alle anderen Produkte, die aus Blut gewonnen werden, besteht **Chargendokumentationspflicht.**

5.13.5.1 Vollblut

Die Vollblutkonserve besteht aus etwa **500 ml Blut mit allen Blutbestandteilen.** Die **Qualität** der Konserve **fällt mit** ihrem **Alter.** Die **Gerinnungsfaktoren** bleiben bis auf die Faktoren V und VIII **relativ stabil.** Die **Thrombozyten** sind **äußerst empfindlich** und daher zum Zeitpunkt der Transfusion praktisch inaktiv. Die **Überlebensrate von Erythrozyten** ist trotz der Stabilisatoren auf $1/_3$ ihrer physiologischen Lebenszeit begrenzt (entspricht also max. 40 Tagen). Durch längere Lagerung fällt das Enzym 2,3-Diphosphoglyzerat (DPG) im Erythrozyten ab, was zu einer Linksverschiebung der O_2-Dissoziationskurve führt (Kap. 3.7). Auch die Granulozyten und Leukozyten sind nach maximal einer Woche nicht mehr aktiv, können jedoch eine Antikörperbildung induzieren.

In den meisten Blutspendezentralen wird Vollblut in Erythrozytenkonzentrat und Plasmakonzentrat verarbeitet. Der Gebrauch von Vollblut ist in den Hintergrund gerückt. Vollblut sollte im Gegensatz zu Erythrozytenkonzentraten nur mit einem sogenannten **Mikrofilter** (Porengröße 10 bis 40 μm) transfundiert werden, um Mikroaggregate zurückzuhalten.

5.13.5.2 Erythrozytenkonzentrate (EK)

Das Konzentrat hat ein **variables Volumen** von 200 bis 250 ml, es wird durch ein Separationsverfahren aus Vollblut gewonnen. Sein durchschnittlicher **Hämatokrit** liegt mit 70% weit über dem der Vollblutkonserve. Die **Lagerung** erfolgt bei +2 bis +6 °C. Zur Transfusion von Erythrozyten wird ein Besteck mit **Standardfilter** (Porengröße 170 bis 230 μm; DIN 58360) verwendet, um größere Zellaggregate oder Gerinnsel zurückzuhalten. Sogenannte Mikrofilter (Porengröße 10 bis 40 μm) sollten bei der Transfusion von Erythrozytenkonzentraten nicht mehr zur Anwendung kommen, da die meist verwendeten Buffy-coat-freien Erythrozytenkonzentrate keine bedeutsamen Mengen an Mikroaggregaten enthalten und deren klinische Bedeutung nicht gesichert ist.

Folgende **Präparate** können zur Verfügung gestellt werden (Tab. 5.13-1):

- **Buffy-coat-freies EK:** Es enthält den größten Teil der Erythrozyten einer einzelnen Blutspende. Nach Zentrifugation des Vollblutes werden der Buffy-coat (Leukozyten und Thrombozyten) und das Plasma abgetrennt.

- **Buffy-coat-freies EK in additiver Lösung:** Es enthält alle zellulären Bestandteile eines Buffy-coat-freien EK, jedoch weniger Plasma und weniger Stabilisator. In der Herstellung wird zunächst das Plasma entfernt, und anschließend werden die Erythrozyten in additiver Lösung aufgeschwemmt. Additive Lösungen setzen sich z.B. aus Natriumchlorid, Glukose, Adenin und meistens Mannitol zusammen. Sie verbessern die Aufrechterhaltung des Energiehaushalts und der Membranstabilität von Erythrozyten während der Lagerung und ermöglichen eine längere Verwendbarkeit der EK.

- **Leukozytendepletierte EK:** Die Erythrozytenkonzentrate werden mittels eines speziellen Leukozytenfilters oder spezieller präparativer Verfahren von Leukozyten befreit. Dadurch ist das Risiko einer Immunisierung gegen leukozytäre Antigene stark vermindert und die Gefahr einer Übertragung von bestimmten, intrazellulären Viren (z.B. Zytomegalievirus) weitgehend eliminiert.

- **Gewaschene EK:** Durch mehrmaliges Aufschwemmen und Zentrifugieren der Erythrozyten wird der größte Teil des Plasmas, der

Tab. 5.13-1 Zusammenfassung verschiedener Erythrozytenkonzentrate. Angegeben sind das Volumen, der Hämatokritanteil, die Erythrozyten- und Leukozytenmasse, der Plasmaanteil und die Lagerfähigkeit.

Präparate	Volumen (ml)	Hämatokrit (%)	Erythrozytenmasse (%)	Leukozyten (%)	Plasma (%)	Lagerungsfähigkeit (Tage)
Buffy-coat-freies EK	200–250	60–80	ca. 90	< 50	20–30	28–35
Buffy-coat-freies EK in additiver Lösung	250–350	50–70	> 80	< 20	< 15	42–49
leukozytendepletierte EK	200–350	50–80	> 80	< 1	< 20	keine (bei geöffnetem System)
gewaschene EK	200–300	50–70	> 80	< 5	< 1	keine (bei geöffnetem System)
kryokonservierte EK	200–300	50–70	ca. 50	< 1	< 1	10 Jahre

5

Leukozyten und der Thrombozyten entfernt. Dieses Präparat ist nicht lagerungsfähig und unterliegt einer höheren Kontaminationsgefahr. Gewaschene EK sind nur bei Patienten indiziert, die eine nachweisbare Unverträglichkeitserscheinung gegen Plasmaproteine haben.

■ **Kryokonservierte EK:** Sie werden aus zunächst gewaschenen Erythrozyten gewonnen, dann unter Zusatz eines Gefriermittels (meistens Glyzerin) tiefgefroren und bei – 80 °C oder darunter gelagert. Nach dem Auftauen muß das EK erneut gewaschen und umgehend verwendet werden.

■ **Bestrahlte EK:** Vor der Transfusion werden die Erythrozytenkonzentrate mit Gammastrahlen bestrahlt und somit die Lymphozyten inaktiviert. Dadurch wird eine evtl. Graft-versus-host-Reaktion der Lymphozyten bei immunsupprimierten Patienten, z.B. Patienten nach Knochenmarktransplantation, verhindert.

5.13.5.3 Thrombozytenkonzentrat

Zur Herstellung eines Konzentrats benötigt man Frischblut, die Separation erfolgt mit einer Differentialzentrifuge. Vom Blut eines Spenders (500 ml) können ca. 50 ml Thrombozyten gewonnen werden. Um eine therapeutische Wirkung zu erzielen, sind aufgrund der geringen Menge Thrombozyten von sechs bis zehn Spendern zu gewinnen und zu transfundieren. Thrombozyten, die in einem sterilen, geschlossenen System in spezielle, gasundurchlässige Plastikbeutel **aus Vollblutspenden** gewonnen sind, können **bis zu fünf Tage bei 22 °C ± 2 °C** gelagert werden. Thrombozyten **aus** einem **Pool** müssen **innerhalb von zwölf Stunden** nach Herstellung **zur Anwendung kommen.** Die Thrombozytenverabreichung erfolgt mit einem speziellen **Filtermedium.**

5.13.5.4 Gefrorenes Frischplasma (GFP oder FFP)

Das Plasma wird bei der Zellseparation einer Vollblutkonserve neben dem Erythrozytenkonzentrat gewonnen. Da keine Erythrozyten mehr enthalten sind, ist bei der Transfusion nur auf die **Blutgruppenidentität** zu achten.

Unmittelbar nachdem das Plasma hergestellt ist, wird es **schockgefrostet.** Die **Verwendbarkeit** ist **von** der **Lagerungstemperatur abhängig.** Bei einer Lagerungstemperatur von – 30 °C beträgt die Lagerungszeit ein Jahr, bei Lagerungstemperaturen von – 40 °C und tiefer zwei Jahre.

FFP **enthält alle Gerinnungsfaktoren,** die im aufgetauten Präparat noch 80% ihrer ursprünglichen Aktivität besitzen. Kurz **vor Gebrauch** ist das Plasma schonend im Wasserbad bei +37 °C oder einem speziellen Mikrowellengerät **aufzutauen.** Keinesfalls darf die Temperatur +37 °C überschreiten. Gelegentliches Schwenken (nicht Schütteln) beim Auftauen ist angebracht. FFP muß unmittelbar nach dem Auftauen transfundiert und darf nicht mehr eingefroren werden. Die Gabe von FFP erfolgt durch ein Besteck mit **Standardfilter** (Porengröße 170 bis 230 mm; DIN 58360).

5.13.5.5 Gerinnungspräparate

Unter Verwendung besonderer Trenntechniken erfolgt die Herstellung spezieller Gerinnungsfaktoren aus Einzelplasmaspenden oder gepooltem Plasmakonzentrat. Beispielhaft und ohne den Anspruch auf Vollständigkeit sind hier einige genannt.

Humanalbumin

Albuminpräparate werden durch alkoholische Fällung aus humanem Poolplasma gewonnen. Albumin ist **frei von Isoagglutininen und Blutgruppensubstanzen,** und die Applikation ist unabhängig von der Blutgruppe des Empfängers möglich. Zur **Virusinaktivierung** wird das Präparat mindestens zehn Stunden bei +60 °C pasteurisiert. Humanalbumin weist eine annähernd **plasmaisotone Elektrolytkonzentration** auf. Die **pharmakologischen Eigenschaften** des Albumins lassen sich mit den Stichworten Volumenwirkung, kolloidosmotischer Effekt und Transportfunktion charakterisieren. Die **Lagerung** von Humanalbuminpräparaten kann lichtgeschützt bei Raumtemperatur erfolgen. Die Lagerungsfrist beträgt fünf Jahre, sofern die Lagerungstemperatur +5 bis +3 °C, bzw. drei Jahre, wenn die Raumtemperatur +25 °C nicht überschreitet. Humanalbumin ist in einer Konzentration von 4- bis 5%iger Lösung und 20- bis 25%iger Lösung erhältlich.

PPSB

Die Faktoren des Prothrombinkomplexes II, VII, IX und X sowie die Proteine C und S werden aus großen, kryopräzipitatarmen Plasmapools durch

Ionenaustausch-Chromatographie in Kombination mit verschiedenen Fällungsverfahren isoliert. PPSB ist nur in Hinsicht auf den **Faktor-IX-Gehalt standardisiert,** so daß die Konzentrate zwangsläufig eine von den physiologischen Verhältnissen abweichende Zusammensetzung aufweisen. Die **Lagerung** erfolgt bei +2 °C bis +8 °C. Die mit Aqua ad inj. aufgelöste Trockensubstanz ist als gebrauchsfertige Lösung sofort zu verbrauchen.

Faktor VIII

Humanfaktorenkonzentrate werden aus großen Plasmapools hergestellt, darüber hinaus sind gentechnisch hergestellte Faktor-VIII-Konzentrate im Handel. In beiden Produkten ist der Gerinnungsfaktor VIII in hoher Konzentration enthalten. Faktor VIII ist ein Akutphasenprotein, das vorwiegend in der Leber gebildet wird. Er ist der Cofaktor der Serinprotease Faktor IXa, die im Intrinsic-System der Gerinnung den Faktor X zu Faktor Xa aktiviert. Ist dieser Faktor vermindert, spricht man von einer Hämophilie A, wobei die Blutungsgefährdung mit dem Ausmaß der Aktivitätsminderung korreliert. Der Vererbungsmodus ist rezessiv geschlechtsgebunden. Die Prävalenz wird mit 1:10 000 Knabengeburten angegeben. Die **Lagerungstemperatur** der Faktorenkonzentrate sollte +4 °C bis +8 °C betragen. Die **Haltbarkeit** ist der Packung zu entnehmen. Die aufgelöste Trockensubstanz ist direkt zu verabreichen.

Fibrinogenkonzentrat

Das Ausgangsmaterial stammt aus großen Pools humanen Plasmas. Das einzige in Deutschland verfügbare Konzentrat **enthält** als wirksamen Bestandteil **Humanfibrinogen** sowie als Stabilisator Humanalbumin. Fibrinogenkonzentrat soll bei einer **Lagerungstemperatur** von +4 °C bis +8 °C aufbewahrt werden. Die **Haltbarkeit** ist der Packung zu entnehmen, nach Auflösung der Trockensubstanz ist die Lösung sofort zu verbrauchen.

Antithrombin III

Humane Antithrombin-III-Konzentrate werden aus großen Plasmapools durch Affinitäts- oder Ionenaustausch-Chromatographie und weitere Reinigungsprozesse hergestellt. Der **wirksame Bestandteil** ist menschliches **Antithrombin III.** Die **Lagerung** erfolgt bei einer Temperatur zwischen +2 °C und +8 °C. Die **Haltbarkeit** ist der Packungsbeilage zu entnehmen.

Humane Immunglobuline

Durch Äthanol-Kälte-Fraktionierung werden Immunglobuline aus menschlichem Plasma hergestellt. Die Präparate enthalten auch eine geringe Menge anderer Proteine, insbesondere anderer Inmmunglobulinklassen. Grundsätzlich ist eine Unterscheidung zwischen normalen und spezifischen Immunglobulinen möglich, wobei jeweils **intramuskulär (imIg)** und **intravenös (ivIg) verabreichbare Präparate** zur Verfügung stehen.

Normale Immunglobuline werden aus verschieden großen Plasmapools hergestellt, unterliegen Qualitätskriterien der Europäischen Pharmakopöe (Richtlinien der europäischen Apothekerschaft) und müssen je nach Applikationsmöglichkeit eine **bestimmte** Proteinkonzentration aufweisen. Die Gewinnung **spezifischer Immunglobuline** erfolgt von selektierten Spendern mit höheren Titern bestimmter Antikörper.

Die **Lagerungstemperatur** von Immunglobulinen soll +2 °C bis +8 °C betragen. Manche Produkte können bei +2 °C bis +25 °C gelagert werden. Die **Haltbarkeitsdauer** ist vom Hersteller auf der Packung vermerkt.

5.13.6 Praxis der Transfusions- behandlung

Blutspendedienste und Labors in Krankenhäusern benötigen für die Bestimmung der Blutgruppen und für die Kreuzprobe **10 ml nichthämolytisches Empfängerblut.** Eine **Voraussetzung für die risikoarme Übertragung** von Blut ist die genaue Konservenauswahl unter Berücksichtigung der blutgruppenserologischen Befunde, wie sie bereits angesprochen wurden. Die **Dosierung** einer Blutzufuhr richtet sich nach dem angestrebten Zweck und muß dem Grundsatz folgen „so viel wie nötig, so wenig wie möglich". Die Gabe von Blut sollte vorher durch Laboruntersuchungen begründet werden (Blutbild, Elektrolyte, Thrombozyten, Gerinnungsstatus). Bei massiver Transfusion sind regelmäßig Laborkontrollen vorzunehmen.

M Vor allen Transfusionen muß der Patient über die Risiken **aufgeklärt** werden. Verweigert ein Patient (z.B. Zeugen Jehovas) die Transfusion trotz ausdrücklicher Information über evtl. Folgen, so darf keine Transfusion erfolgen (dies wäre Körperverletzung). Wird zur Transfusion bei Kindern die Erlaubnis der Eltern verweigert, so kann das Vormundschaftsgericht eingeschaltet werden. Im Notfall (Lebensgefahr) kann der Arzt auch eine Transfusion gegen den Willen der Eltern geben. ■

5.13.6.1 Infektionssicherheit von Blut

Zu den möglichen Risiken der Anwendung von Blut- und Blutprodukten gehört die Möglichkeit der Übertragung von Viren und Bakterien. Die **Infektionsrisiken sind** durch strikte Einhaltung der Sorgfaltspflicht und des Hygienestandards sowie die gezielte Spenderauswahl **reduziert.** Hinzu kommen eine verbesserte Labortestung und die Virusinaktivierung von Blutderivaten. Eine weitere Möglichkeit, das Infektionsrisiko zu reduzieren, ist die bereits eingeführte **Quarantänelagerung,** bei der die Blutkonserven mindestens 72 Stunden vom Zeitpunkt der Entnahme bis zur Transfusion eingelagert werden. Hiermit wird sichergestellt, daß entscheidende Tests vor der Transfusion abgeschlossen sind.

5.13.6.2 Vorbereitung und Vorgehen bei der Transfusion

Die **Verordnung** und **Applikation** von Blutkonserven erfolgt durch einen **Arzt (kann nicht delegiert werden).** Die Vorbereitung und das praktische Vorgehen sind in Tabelle 5.13-2 zusammenfassend dargestellt.

A Es dürfen **niemals Medikamente** in eine Konserve injiziert werden.
Parallel zur Transfusion dürfen **nur kompatible Lösungen** infundiert werden. Eine Vermischung der Transfusion mit z.B. Ringer-Lactat führt durch das darin enthaltene Calcium zur Koagelbildung, hypotone Lösungen (Glukose 5%) führen zur Hämolyse, hypertone Lösungen (Natriumbikarbonat 8,4%) dagegen zur Dehydratation und Einkerbung der Erythrozyten. ◄

Gut verträglich ist Blut mit isotoner Kochsalzlösung und Humanalbumin.

5.13.6.3 Komplikationen der Bluttransfusion

Treten Komplikationen bei einer Transfusion auf, ist sie sofort zu stoppen. Die häufigste Ursache ist eine Unverträglichkeit im AB0-System durch die **Verwechslung von Blutkonserven** oder durch **vertauschtes Kreuzblut.** Die Schwere der Symptome ist von der transfundierten Menge inkompatiblen Blutes abhängig. Eine massive Antigen-Antikörper-Reaktion verursacht eine **hämolytische Reaktion,** bei der die

Erythrozyten des Empfängers zerstört werden. Zwischenfälle aufgrund einer **Rhesus-Unverträglichkeit** verlaufen akut **meist weniger dramatisch.** In Tabelle 5.13-3 sind die Symptome des Transfusionzwischenfalls und die primären Verhaltensregeln aufgelistet.

M Alle Reaktionen, Störungen und Komplikationen während und nach einer Transfusion sind **genau** zu **dokumentieren.** Der Patient ist über alles aufzuklären. Evtl. sind Eintragungen in einem Gesundheitspaß vorzunehmen, um den Patienten vor einer erneuten Transfusionsunverträglichkeit zu schützen. ■

Neben der Unverträglichkeitsreaktion im AB0-System gibt es weitere **klinisch wichtige Störungen,** die sowohl nach einer Massivtransfusion als auch nach der Gabe einzelner Transfusionen auftreten können:

- **Fieber:** Pyrogene verursachen gelegentlich Fieber, die **Behandlung** ist symptomatisch.
- **Bakterielle Reaktionen:** Sie können durch verunreinigte Blutkonserven entstehen. Die **Behandlung** ist bei Fieber, Schüttelfrost und Blutdruckabfall symptomatisch bzw. wird durch die Gabe eines Breitbandantibiotikums ergänzt.
- **Allergische Reaktionen:** Sie werden meist durch eine Allergie des Empfängers gegen die transfundierten Eiweiße ausgelöst. Die **Therapie** besteht in der Erhaltung der Vitalfunktionen und der Verabreichung eines Antihistaminikums und ggf. Kortikoiden. Eine gründliche Ursachenforschung ist zu betreiben, so daß bei künftigen Transfusionen ggf. plasmafreie, gewaschene Erythrozyten verabreicht werden.
- **Infektionen:** Trotz aller Untersuchungen und Kontrollen kann sich nach einer Blutübertragung eine **Hepatitis** entwickeln. Die Inkubationszeit beträgt 4 bis 154 Tage, und die Erkrankung ist serologisch zu diagnostizieren. Bei der Übertragung von Gerinnungsfaktoren aus Plasma verschiedener Spender (gepooltes Spenderplasma) ist das Risiko besonders hoch.
Das Risiko einer Infektion mit dem **HIV-Virus** ist zwar als sehr gering einzustufen, aber aufgrund der dreimonatigen Nachweisbarkeitsgrenze besteht dieses Risiko leider bei 1 : 300 000 bis 1 : 3 000 000 Konserven.
Die Infektion mit **anderen Viren** (Zytomegalievirus, Epstein-Barr-Virus) ist sehr selten, aber dennoch möglich.

Tab. 5.13-2 Umgang mit Konserven und Vorbereitung sowie Vorgehen bei der Transfusion.

Maßnahme/Vorgehen	Beachte
Lagerung von Blutkonserven – Blut bei einer Temperatur von 2 °C im Kühlschrank lagern	– erschütterungsfreier Kühlschrank – Lagerungszeit beachten, sie ist abhängig von zugesetzten Stabilisatoren (mind. 21 Tage)
Blutkonserventransport – Blutkonserven in dafür vorgesehenen Kühlboxen oder -taschen transportieren – Kühlkette nicht unterbrechen	– Kühlkette gilt als unterbrochen, wenn die Temperatur des Blutes einmalig auf +10 °C angestiegen ist
Aufwärmen von Blutkonserven – zum Aufwärmen stehen verschiedene Geräte wie Plasmatherm-Mikrowelle oder Durchlauferwärmer zur Verfügung	– Geräteeinweisung mit Schulung der verschiedenen Umgangspraktiken (MedGV)
Konservenbegleitschein und Konserve vergleichen – Patientenidentität überprüfen – Daten des Empfängers mit Daten auf dem Konservenschein vergleichen – Konservennummer auf Begleitschein mit Etikett der Konserve und Pilotröhrchen vergleichen – Unterschrift des Arztes auf dem Begleitschein – AB0-Identität des Empfängers mit Bedside-Karte feststellen	– Arzt ist zur Identitätskontrolle vor der Transfusion verpflichtet – je nach krankenhausspezifischen Regelungen kann bei der Transfusion von mehreren Konserven hintereinander bei nachfolgender Transfusion die Kontrolle der Konserve ausreichend sein
Händedesinfektion	– Einwirkzeit beachten
Richten der Transfusion – Konserve mit dem zur Verfügung stehenden Gerät auf Transfusionstemperatur bringen (mind. Raumtemperatur) – Mikrofilter an Konserve anbringen	– MedGV beachten – Geräteeinweisung muß erfolgt sein – mit zunehmender Lagerungszeit häufen sich Zelltrümmer und Mikroaggregate, deshalb Mikrofilter verwenden und luftfrei füllen
Verabreichen der Transfusion – ärztliche Tätigkeit	– die Bluttransfusion gilt als Transplantation (Übertragung von lebendem Gewebe), daher ist das Anhängen einer Konserve ausschließlich die Aufgabe eines Arztes (Delegation nicht möglich) – Blutkonserven getrennt von anderen, nicht kompatiblen Infusionslösungen verabreichen – bei Kindern zu transfundierende Blutmenge genau berechnen und über Spritzenpumpe verabreichen
– Tropfgeschwindigkeit am Anfang sehr langsam – Beobachtung des Patienten auf mögliche Reaktion wie z.B. Übelkeit, Hautveränderungen, Kreislaufreaktionen – Transfusionsdauer einer einzelnen Konserve sollte 4 h nicht überschreiten – evtl. Fließeigenschaft durch Zugabe von NaCl-Lösung 0,9% im Verhältnis 1 : 2 verbessern	– die ersten Minuten der Transfusion erfolgen unter Anwesenheit eines Arztes, weitere Überwachung obliegt dem Pflegepersonal – zu lange Transfusionsdauer erhöht das Risiko der Keimvermehrung
abschließende Arbeiten	– Material entsorgen – Händedesinfektion
Dokumentation – genaue Aufzeichnung der Konservennummer, Beginn und Ende der Transfusion sowie evtl. Besonderheiten und Name des transfundierenden Arztes	– Aufbewahrung der Konserve über 24 h nach Transfusionsende – Begleitscheine in Patientenakte

5

Tab. 5.13-3 Merkmale und primäre Verhaltensregeln bei einem Transfusionszwischenfall.

Merkmale	Maßnahme/ Pflegerisches Vorgehen	Beachte
wacher Patient: – Rötung des Gesichts und evtl. der Brust – Schüttelfrost und Fieberanstieg – Rücken- und Brustschmerzen – Übelkeit und Erbrechen – Tachypnoe,-kardie, – RR-Abfall	**Transfusion sofort abbrechen** – Arzt verständigen – beim Patienten bleiben, beruhigen – fortlaufende Vitalzeichen-kontrolle – evtl. fiebersenkende Maß-nahmen (Wadenwickel, kühlende Waschung) – evtl. juckreizstillende Medi-kamente verabreichen – evtl. zweite Decke, Patient gut zudecken – bei Bedarf Hilfestellung bei Erbrechen	– 25–50 ml Blut reichen aus, um eine schwere hämolytische Reaktion auszulösen (häufigste Ursache ist die versehentliche Übertragung einer Blutkonserve der falschen Blutgruppe, seltener eine Fehlbestimmung der Blutgruppe) – Rhesus-Unverträglichkeiten verlaufen nicht so dramatisch – die für die Reaktion verantwortliche Konserve darf in keinem Fall verworfen werden, sondern ist für spätere Untersuchungen aufzubewahren
sedierter Patient: – Hämoglobinurie – Gerinnungsstörungen – RR-Abfall, evtl. Tachykardie, Tachypnoe – diffuse Blutungen	**Transfusion sofort abbrechen** – Arzt verständigen – Dokumentation	– in Narkose oder unter Sedie-rung fehlen die subjektiven Symptome und z.T. auch die Temperaturveränderungen – alle Reaktionen und Maß-nahmen müssen dokumentiert werden

- **Störungen der Blutgerinnung:** Die **Verdün-nungsthrombozytopenie** entsteht durch die Zufuhr von nicht ausreichend funktionsfähi-gen Thrombozyten, deshalb sollten nach 10 bis 15 Transfusionen, dem Verlust entspre-chend, Thrombozyten zugeführt werden.
Der **Mangel an Gerinnungsfaktoren** ist selte-ner, kann aber auftreten, da Konservenblut, welches älter als drei Wochen ist, nur noch we-nig aktive Gerinnungsfaktoren enthält. Durch die **Gabe von Frischplasma** (FFP) ist der Aus-gleich des Mangels möglich.
Beim Auftreten einer **Verbrauchskoagulo-pathie** (Kap. 3.7) ist die **Wiederherstellung** des **zirkulierenden Blutvolumens** die Grund-voraussetzung einer erfolgreichen Therapie.
- **Abfall der Körpertemperatur:** Die Zufuhr von kaltem Konservenblut ist unbedingt zu ver-meiden. Bei großer Blutvolumengabe und evtl. mangelnder Anwärmung der Konserven kann die Körpertemperatur absinken. Eine **stetige Erwärmung** in einem Durchlauferwärmer ver-langsamt diesen Prozeß, kann ihn aber je nach Transfusionsmenge nicht verhindern. Evtl. muß der Patient mit Infrarotlampen und Wär-medecken behandelt werden.

- **Azidose und Hyperkaliämie:** Der pH-Wert in der Konserve fällt mit zunehmender Lagerung ab, so daß bei der Zufuhr mehrerer Blutkonser-ven eine metabolische Azidose entstehen kann. Die massive Transfusion von Blut führt dem Empfänger auch größere Mengen Kalium (aus den Erythrozyten) zu. Eine Azidose begünstigt eine Hyperkaliämie, die zu EKG-Veränderun-gen (spitze T-Welle) führen kann. Bei der ra-schen Gabe mehrerer Transfusionen sind die **regelmäßige Kontrolle** und **entsprechender Ausgleich** der Elektrolyte und die Ermittlung des Säure-Basen-Status dringend angezeigt.
- **Hypokalziämie:** Das in einer Blutkonserve enthaltene Zitrat führt bei rascher Transfusion mehrerer Konserven zu einem Abfall des ioni-sierten Calciums im Serum. Im EKG können QT-Intervall-Verlängerungen auftreten, und der ZVD steigt an. **Prophylaktisch** sollte 1 g Calcium (10 ml Calciumglukonat 10%) nach der fünften Konserve substituiert werden, anschließend nach jeder zweiten Konserve weitere 0,5 g. Diese Faustregel gilt für Voll-blut. Erythrozytenkonzentrate fallen nicht unter diese Regelung, da in ihnen der Anteil an Zitrat entsprechend reduziert ist.

5.13.6.4 Therapie der Unverträglichkeitsreaktion

Durch die Gabe von **Hyperimmunglobulin** kann eine frühzeitig erkannte Transfusionsreaktion abgemildert werden, da dadurch Antigen-Antikörper-Komplexe gebunden und ihre Auswirkungen auf das Komplementsystem und die Histaminfreisetzung drastisch reduziert werden. Die **Hauptkomplikation** einer hämolytischen Transfusionsreaktion ist das **akute Nierenversagen** und eine **gestörte Gerinnung.** Die Therapie muß deshalb darauf ausgerichtet sein:

- Transfusion **sofort abbrechen,** Konservenbeutel einschließlich Transfusionsbesteck aufbewahren, damit die Blutbank eine **erneute Kreuzprobe** vornehmen kann
- Kreislaufreaktionen mit **Volumenersatz** und evtl. Katecholaminen behandeln
- **Kortikosteroide** in hohen Dosen verabreichen
- **forcierte Diurese** sofort einleiten
- Urin mit Natriumbikarbonat intravenös verabreicht **alkalisieren**
- Patienten **Sauerstoff zuführen** bzw. beim beatmeten Patienten FiO$_2$ (inspiratorische Sauerstoffkonzentration) erhöhen
- **Laborkontrollen:** Blutbild, Elektrolyte, Gerinnungsstatus, Hämoglobinkonzentration im Serum und im Urin, erneute Kreuzprobe mit neu entnommenem Empfängerblut, Blutgasanalyse mit Säure-Basen-Status

5.13.7 Fremdbluteinsparende Maßnahmen

Durch die Tatsache, daß immer weniger Blutkonserven zur Verfügung stehen und das Risiko einer Bluttransfusion nicht unerheblich ist, sollte jede Möglichkeit genutzt werden, um Blut einzusparen. Neben dem sparsamen Verbrauch, d.h. gezielte, kritische Indikationsstellung für alle Blutprodukte, sind sowohl der **Verbrauch** als auch die **Nebenwirkungen** durch die Verwendung von autologem (eigenen) Blut zu **vermindern.**

Umfangreiche Prozesse haben dazu geführt, daß der Bundesgerichtshof folgenden Spruch (Urteil VI ZR 40/91 vom 17.12.1991) gefällt hat: „Patienten sind immer dann über das Risiko einer Infektion mit Hepatitis und AIDS bei der Transfusion von Fremdblut aufzuklären, wenn es für den Arzt ernsthaft in Betracht kommt, daß bei ihnen intra- oder postoperativ eine Bluttransfusion erforderlich werden kann. Darüber hinaus sind solche Patienten auf den Weg der Eigenblutspende als Alternative zur Transfusion von fremdem Spenderblut hinzuweisen, soweit für sie die Möglichkeit besteht."

Neben der kritischen Indikationsstellung einer geplanten Transfusion selbst sind die Möglichkeiten von blutsparenden Operationstechniken konsequent einzusetzen.

5.13.7.1 Präoperative Blutentnahmen

Hierbei handelt es sich in erster Linie um die Gewinnung von Blut und Blutbestandteilen, die für einen elektiven Eingriff zur Verfügung gehalten werden sollen. Auch autolog verwendetes Blut ist ein Arzneimittel. Für seine Retransfusion bedarf es deshalb einer strengen ärztlichen Indikationsstellung. Vor der Transfusion ist ein Bed-side-Test als **AB0-Identitätstest** von der Deutschen Gesellschaft für Transfusionsmedizin dringend empfohlen.

Ähnlich den Ausschlußkriterien für eine Fremdblutspende wird der Blutspender untersucht und seine Spendetauglichkeit festgestellt. Bei der **Eigenblutspende** werden diese **Kriterien** erweitert:

- Anämie (Hb < 11 g/dl)
- akute Infektionen
- kardiozirkulatorische Insuffizienz (z.B. manifeste Herzinsuffizienz, akuter Myokardinfarkt)
- schlechter Allgemeinzustand
- organisationsbedingte Beschränkungen (Kontrastmittelgabe i.v. in den letzten 24 Stunden vor der Eigenblutspende, weitere invasive Maßnahmen am gleichen Tag)

Eigenblutspende/Verwandtenspende
Bei planbaren Eingriffen muß dem Patienten die Möglichkeit eröffnet werden, in einer Blutbank oder einem entsprechenden Zentrum eine Eigenblutspende vorzunehmen. Voraussetzung ist, daß aus ärztlicher Sicht keine Kontraindikationen bestehen, d.h., die genannten Kriterien müssen erfüllt sein.

Oft äußern Patienten den Wunsch, daß ihre Angehörigen, Blutgruppenidentität vorausgesetzt, für sie Blut spenden. Viele Transfusionsmediziner betrachten diese Art der Blutspende kritisch, da die Spender unter erheblichem moralischem Druck stehen und die Freiwilligkeit bezweifelt wird.

5

Tiefkühlkonservierung von Eigenblut (–196 °C)

Hierbei wird dem Erythrozytenkonzentrat vor der Tiefkühlung ein Glyzerin-Sorbit-Gemisch zugesetzt. Der Nachteil ist, daß das wiederaufgetaute Blut einem Waschvorgang unterzogen werden muß. Eine langfristige Kombinationsmöglichkeit besteht in der Tiefkühlkonservierung von Erythrozytenkonzentraten und der Eigenplasmalagerung, das durch die Plasmapherese gewonnen werden kann.

Plasmapherese

Bei der Plasmapherese wird über unterschiedliche Separationsverfahren Vollblut in Erythrozytenkonzentrat und Plasma getrennt. Die Zellen werden dem Körper zurückgeführt und das Plasma tiefgefroren. Vorteil der Plasmapherese ist der Gewinn einer großen Menge an **hochwertigem autologem Plasma** mit physiologischem Gehalt aller Gerinnungsfaktoren. Durch die präoperative Plasmapherese kann evtl. auf die intraoperative Transfusion von homologem Blut und Plasma verzichtet werden. Die Belastung bei der Gewinnung des Plasma für den Patienten ist gering. Nachdem eine periphere Vene punktiert ist, wird über ein Schlauchsystem mittels einer Rollerpumpe Blut in eine Zentrifuge gebracht. Durch Zentrifugation und Filtration trennen sich die festen Bestandteile vom Plasma. Das Plasma wird in einen Sammelbeutel gefüllt und die festen Blutbestandteile über die Punktionsnadel zurückgeführt. So können bis zu 2 700 ml Plasma in drei Sitzungen gewonnen werden.

Leap-frog-Verfahren

Eine weitere Maßnahme im Bereich der Eigenblutspende ist das Leap-frog-Verfahren (auch Bocksprungtechnik genannt). Es ist eine Möglichkeit, das Alter der zum Operationstermin bereitgestellten Eigenblutkonserven herabzusetzen. Bei der ersten Blutentnahme wird eine Konserve entnommen. Bei der zweiten und jeder folgenden Abnahme werden zwei Konserven entnommen und eine der bereits gelagerten Konserven retransfundiert. In Tabelle 5.13-4 ist die Methode schematisch dargestellt.

Normovolämische Hämodilution

Neben präoperativer Eigenblutspende und der intraoperativen Autotransfusion (Kap. 5.13.7.2) bietet die präoperative Hämodilution unmittelbar vor der Operation eine weitere Alternative zur homologen Bluttransfusion. Die physiologi-

Tab. 5.13-4 Leap-frog-Verfahren. Nachdem an den Entnahmetagen die Rücktransfusionen erfolgen, sind am Bedarfstag die 5 bis 15 Tage alten Einheiten D, E, F und G verfügbar.

Tage vor Bedarf	Entnahme der Einheiten	Rück-transfusion
28	A	
19–21	B + C	A
10–14	D + E	B
5–7	F + G	C

schen Konsequenzen werden für den Patienten als sicher beschrieben, hinzu kommen besondere Vorteile bezüglich der Mikrozirkulation. Methodisch ist die **Aufrechterhaltung** der **Normovolämie** von herausragender Bedeutung.

Die **Vollblutentnahme** von ca. 20 ml/kg KG erfolgt **unmittelbar vor oder nach Narkoseeinleitung,** der Blutverlust wird mit Elektrolytlösungen und/oder plasmawirksamen Präparaten (z.B. Hydroxyäthylstärke) ausgeglichen.

Die Grenzen der Hämodilution sind in erster Linie durch die Abnahme der Sauerstofftransportkapazität, aber auch durch eine Dilutionskoagulopathie festgelegt. Bei kardial und koronar eingeschränkten Patienten ist die Methode wegen der verminderten Anzahl von Sauerstoffträgern kontraindiziert.

5.13.7.2 Intraoperative maschinelle Autotransfusion

Die in der Vergangenheit benutzten Autotransfusionsgeräte haben dem Patienten Antikoagulanzien in größerer Menge, freies Hämoglobin und aktivierte Gerinnungsfaktoren retransfundiert. Beim Einsatz eines Cell-Saver® sind diese Gefahren ausgeschlossen. Immer mehr **Gründe** sprechen **für** die **intraoperative maschinelle Autotransfusion** (IAT):

- steigender Blutbedarf
- Minderung bzw. Ausschluß einer Krankheitsübertragung, insbesondere AIDS und Hepatitis
- schnelle Verfügbarkeit des patienteneigenen Blutes

Das **Funktionsprinzip** eines Cell-Saver® (Abb. 5.13-2) ist im folgenden kurz zusammengefaßt. Das **Blut** wird über einen Absaug-Antikoagula-

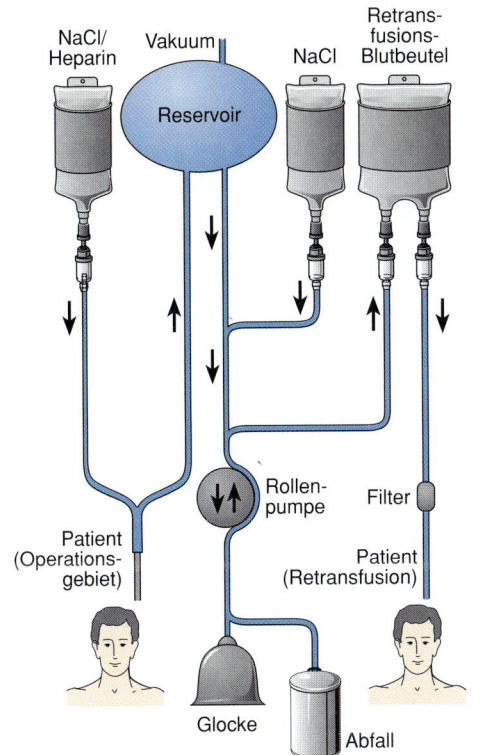

Abb. 5.13-2 Funktionsprinzip des Cell-Savers®.

Abhängig vom Hämatokrit ist eine Menge von 500 bis 1 000 ml Blut erforderlich, um die mit 4 800 Umdrehungen pro Minute zentrifugierende Glocke zu füllen und ein entsprechendes Erythrozytenkonzentrat herzustellen. Nach Füllung der Glocke läuft das hämolytische Plasma in den Abfallbeutel über. Anschließend erfolgt ein Waschvorgang mit 1 000 ml NaCl 0,9%. Heparin, freies Hämoglobin, aktivierte Gerinnungsfaktoren und Zelltrümmer werden durch das Waschen eliminiert. Nach Beendigung des Waschvorgangs wird das **Erythrozytenkonzentrat in** den **Retransfusionsbeutel** gepumpt. Die Retransfusion der autologen Erythrozyten erfolgt über einen **Transfusionsfilter.**

Sämtliche Bewegungen des Blutes werden durch eine Rollerpumpe ausgeführt. Über einen vorprogrammierten Mikroprozessor werden drei Schlauchklemmen, Zentrifuge und Rollerpumpe automatisch gesteuert und die einzelnen Arbeitsabläufe koordiniert. Eine manuelle Steuerung des Geräts ist ebenfalls möglich. Die Qualität des autolog gewonnenen Erythrozytenkonzentrats ist besser als die einer homologen Blutkonserve.

M **Kontraindiziert** ist der Einsatz eines Cell-Saver® bei Operationen in infiziertem Wundgebiet, am eröffneten Darm und in der Tumorchirurgie. ■

tionsschlauch mit aufgesetztem Saugeranschluß unter einem Maximalsog von 600 mmHg **aus** dem **Operationsgebiet in** ein **Reservoir** gesaugt, wobei eine ständige Heparinisierung (Standardlösung 1 000 ml NaCl 0,9% plus 30 000 IE Heparin, Mischverhältnis Blut : Standardlösung = 5 : 1) erfolgt.

5.13.7.3 Postoperative Autotransfusion

Bei größeren Blutverlusten über Wunddrainagen wird das Drainageblut über einen Cell-Saver® aufbereitet und dem Patienten zurücktransfundiert. Um eine Keimbesiedelung zu vermeiden, ist zwingend auf ein geschlossenes und steriles Absaugsystem zu achten. Eine kontinuierliche Heparinisierung ist ebenfalls zu gewährleisten.

6

SPEZIELLE ANÄSTHESIE

L. LATASCH, K. RUCK, W. SEIZ

(zusätzliche Autoren sind im Inhaltsverzeichnis genannt)

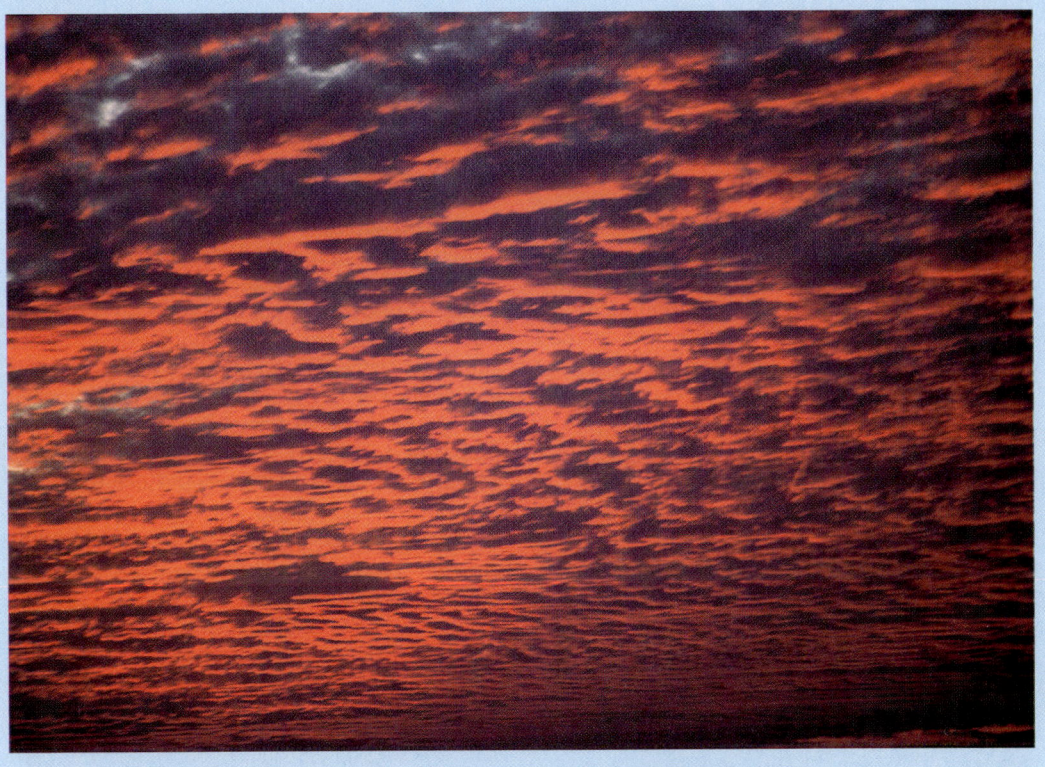

6 SPEZIELLE ANÄSTHESIE

6.1 Anästhesie in der Allgemein- und Abdominalchirurgie

In den letzten hundert Jahren entwickelten sich aus der Allgemeinchirurgie viele verschiedene Spezialfächer. Somit werden in der Allgemein- und Abdominalchirurgie intraabdominelle Eingriffe, Operationen am Rumpf sowie an den endokrinen Organen (Nebenniere, Schilddrüse) vorgenommen.

6.1.1 Anästhesiologische Grundlagen der Allgemein- und Abdominalchirurgie

Eingriffe ohne Eröffnen der Bauchhöhle sind mit lokal- oder regionalanästhetischen Methoden meist gut möglich. Intraabdominelle Eingriffe erfordern in der Regel eine Vollnarkose, die aufgrund der prä-, intra- und postoperativ befürchteten Einflüsse auf die Magen-Darm-Motilität und der Stimulation des autonomen Nervensystems mit Regurgitation und Erbrechen als Intubationsnarkose zu führen ist. Bei minimalchirurgischen Eingriffen wird das Abdomen mit CO_2 aufgebläht, um die Bauchdecke von den inneren Organen abzuheben (Verletzungsgefahr), was ebenfalls eine Intubationsnarkose erfordert.

6.1.1.1 Prämedikationsvisite und Prämedikation

Das Beurteilen von Hypovolämie und Störungen im Elektrolythaushalt ist die wichtigste Voraussetzung für eine sichere Anästhesie. Insbesondere Erkrankungen des Verdauungstrakts durch evtl. Flüssigkeitsverluste (Erbrechen, Fisteln), Flüssigkeitssequestrationen, Unmöglichkeit der Nahrungsaufnahme für längere Zeit und/oder Fieber können großen Einfluß auf den Wasser- und Elektrolythaushalt haben. Hinzu kommen erhebliche Volumen-, aber auch Elektrolytverluste durch die Darmentleerung, die aufgrund der geforderten Stuhlfreiheit durch Verabreichen großer Mengen einer nicht resorbierbaren Flüssigkeit (z.B. Golytely®) in Verbindung mit einem Laxans (z.B. X-Prep®, Klean-Prep®) erfolgt. Als Resultat sind die meisten dieser Patienten, bedingt durch die Grunderkrankung und/oder die

Darmentleerung, hypovolämisch bzw. hypokaliämisch.

Hypovolämien führen fast immer zu einem Blutdruckabfall in der Einleitungsphase, begünstigen intraoperativ Herz-Kreislauf-Störungen und erhöhen die Empfindlichkeit gegenüber zusätzlichen intraoperativen Volumenverlusten. Sie sind präoperativ auszugleichen. Besteht vor intraabdominellen Eingriffen eine präoperative Nüchternphase, so ist die **parenterale Flüssigkeitstherapie** mit einer Zufuhr von 2000 bis 3000 ml bereits bei der Prämedikationsvisite anzuordnen. Ist eine parenterale Flüssigkeitsgabe für einen Tag erforderlich, können Elektrolytlösungen wie Ringer-Lösung und/oder Glukose-Elektrolyt-Lösungen (z.B. HG 5 oder Normofundin®G-5) verwendet werden. Bei länger dauernder Nüchternphase ist eine **parenterale Ernährung** (Kap. 7.6) über ZVK erforderlich, um den Patienten nicht durch eine katabole Stoffwechsellage zu gefährden.

Neben der Hypovolämie ist die **Hypokaliämie** bedeutsam, da sie das Entstehen von Herzrhythmusstörungen begünstigt.

A Ein **Serumspiegel unter 3,0 mmol/l** verbietet eine elektive Narkose und muß immer therapiert werden. Dies gilt auch für den Notfall, wobei hier die Therapie parallel zur Narkosevorbereitung und -einleitung erfolgt. ◄

Herz-Kreislauf-Probleme sind Hauptursachen der perioperativen Mortalität. Daher müssen alle kardial gefährdeten Patienten (Hypertonie, Herzinsuffizienz, klinisch relevante Herzrhythmusstörungen) gründlich untersucht werden. Weist der Patient **kardiale Störungen** auf, sollte, sofern keine vitale Indikation zum Eingriff besteht, die mögliche Verbesserung der kardialen Grundkrankheit im Vordergrund stehen, um die Anästhesie beim operativen Eingriff ohne zusätzliche Gefährdung möglich zu machen. In Zweifelsfällen ist immer ein internistisches Konsil anzufordern.

Die **Prämedikation** richtet sich nach der Situation des Patienten. So sind z.B. Patienten, bei denen die präoperative Nahrungs- und Flüssigkeitskarenz nicht eingehalten werden kann, besonders durch perioperative Aspiration gefährdet. Dazu zählen außer den **Notfallpatienten** auch alle Patienten mit akutem Abdomen, selbst wenn diese seit Stunden nichts zu sich genommen haben. In diesen Fällen sollen **keine vigilanzbeeinträchtigenden Medikamente** verordnet werden, um das Aspirationsrisiko durch einen evtl. Bewußtseinsverlust bereits vor Erreichen des Operationssaals zu vermindern.

Bei **elektiven Eingriffen** ist die Gabe eines Benzodiazepins (z.B. Dormicum® p.o.) zur Nacht und 60 bis 90 Minuten vor Narkoseeinleitung angezeigt.

Beim Vorliegen akuter **Schmerzen** ist die präoperative Applikation von Analgetika (z.B. Dipidolor®) bzw. Spasmolytika (Buscopan®) gerechtfertigt. Daneben darf der Patient aber keine Anxiolytika oder Sedativa erhalten, da die Kombination eine **Atemdepression** verursachen kann.

◣ Bei bewußtseinsgetrübten Patienten ist die Gabe von Analgetika, Spasmolytika oder Sedativa kontraindiziert. Die Applikation dieser Pharmaka kann zu einer Relaxierung des Sphinkters im Mageneingangsbereich führen, was die **Gefahr** einer **Regurgitation** von Magensaft in der Einleitungsphase verstärkt. ◂

6.1.1.2 Narkosemittel

Für eine **Regionalanästhesie** oder **Kombinationsnarkose** mit Intubationsanästhesie kommen langwirksame Lokalanästhetika wie Bupivacain in Frage. Für **Vollnarkosen** sind die Inhalationsanästhetika wegen der sehr guten Reflexdämpfung und der positiven Wirkung auf die Bronchialmuskulatur immer eine gute Wahl für die Basisnarkose. Allerdings ist eine zusätzliche Ergänzung durch eine **analgetische Komponente** (Fentanyl, Sufenta®) erforderlich.

◣ Bei jedem Verdacht auf einen bestehenden **Leberschaden** ist die Gabe von **Halothan** kontraindiziert. ◂

Bei Eingriffen, die bis zu 60 Minuten dauern, sollten kurzwirksame Muskelrelaxanzien Verwendung finden. Für operative Eingriffe mit einer Dauer über 60 Minuten ist Pancuronium ein geeignetes Muskelrelaxans. Daneben ist auch jedes kurzwirksame, nichtdepolarisierende Muskelrelaxans geeignet.

6.1.1.3 Besonderheiten der Narkose-einleitung

Bei der Narkoseeinleitung **nüchterner Patienten** kann nach den allgemeinen Richtlinien (Kap. 5.8) verfahren werden. Das Legen von Arterien- und Venenkathetern (z.B. bei Leberteilresektion) kann, sofern die arterielle Blutdruck-

überwachung zur Narkoseeinleitung nicht erforderlich ist, nach Einleiten der Narkose erfolgen. Die Vollnarkose bei Kombinationsanästhesie beginnt, nachdem die motorische Blockade und die hämodynamischen Auswirkungen der Lokalanästhesie abschließend zu beurteilen sind. Die Zeit, die zwischen der Verabreichung des Anästhetikums und der Narkoseeinleitung liegen sollte, kann mit folgenden Richtwerten angegeben werden:

- Periduralanästhesie ca. 20 bis 30 Minuten
- Spinalanästhesie 10 bis 12 Minuten

Ileus-Einleitung (Crash-Intubation)
Bei allen **nichtnüchternen Patienten** und bei Patienten mit akuten Erkrankungen (z.B. Ileus, Ulkusperforation) ist bei der Narkoseeinleitung mit Regurgitation, Erbrechen und Aspiration zu rechnen. Daher erfolgt die Ileuseinleitung mit Crash-Intubation:

- **Vorbereitung außerhalb des Operationsbereichs:** Bereits auf der Station bzw. in der Ambulanz ist der Mageninhalt möglichst über eine **Magensonde** abzuleiten. Dadurch wird der intragastrale Druck reduziert, auch wenn eine völlige Magenentleerung nicht garantiert ist. Das Alkalisieren des Magensaftes erfolgt durch die orale Gabe von 30 ml einer **Natriumzitratlösung** (Zubereitung durch Krankenhausapotheker, da nicht kommerziell erhältlich) ca. zehn Minuten vor der Einleitung, um bei einer evtl. Aspiration die Gefahr der ARDS-Entstehung zu mindern. Zusätzlich ist die Gabe von **Antiemetika** und **Antazida** möglich, deren Wirksamkeit umstritten ist.
- **Vorbereitung im Operationsbereich:** Der Narkosearbeitsplatz wird durch ein leistungsfähiges Absauggerät ergänzt. Die Absaugkatheter sollten ein großes Lumen aufweisen, um Flüssigkeit und Nahrungsmittelreste schnell absaugen zu können. Es sind Tuben unterschiedlicher Stärke mit Führungsstab und aufgesetzter Blockerspritze vorzubereiten. Zur Sicherheit sollten mindestens zwei Laryngoskope bereitliegen und neben dem eigentlichen Narkoseteam sollte eine dritte Person für evtl. Komplikationen anwesend sein.
- **Vorgehen bei Narkoseeinleitung und Crash-Intubation:** Nach dem Einschleusen des Patienten und Anschließen an EKG und Pulsoxymeter sowie dem Anlegen einer Infusion erfolgt zunächst die **Oberkörperhochlagerung** des Patienten, was die passive Regurgitation verhindert. Manche Anästhesisten bevor-

6

zugen auch eine **Oberkörpertieflagerung,** was zwar die Regurgitation fördert, jedoch die Aspiration erschwert. Bei der Oberkörperhochlagerung ist zusätzlich ein Hocker zum Draufstehen für den intubierenden Anästhesisten bereitzustellen. Nach dem Lagern des Patienten erfolgt die **Präoxygenierung** mit mindestens sechs bis zehn tiefen Atemzügen über eine dichtsitzende Maske, wobei der Patient immer wieder zum tiefen Durchatmen aufzufordern ist. Nach nochmaligem **Absaugen** des Mageninhalts und der Vorgabe eines nichtdepolarisierenden **Muskelrelaxans** als „priming dose" (Kap. 4.1.1) werden in rascher Folge das **Hypnotikum** und das Relaxans gegeben (z.B. 100 mg Brevimytal® und 100 mg Succinylcholin). Nach dem Verabreichen des Hypnotikums sollte der **Sellick-Handgriff** ausgeübt werden. Dabei preßt ein Helfer den Kehlkopf des Patienten mit Druck gegen die Wirbelsäule, was den Ösophagus verschließt und die Wahrscheinlichkeit des Eindringens von Regurgitationsflüssigkeit in den Pharynx und von dort in die Luftwege deutlich vermindert. Zwischen der Verabreichung des Hypnotikums und der Gabe des Relaxans erfolgt **keine Zwischenbeatmung.** Nach Erschlaffen der Muskulatur, dem das Zucken der mimischen Muskulatur vorausgeht, wird schnell intubiert.

Nach der Intubation ist der **Tubus sofort** zu **blocken** und die korrekte **Lage** umgehend zu **prüfen.** Anschließend wird der **Patient horizontal gelagert** und die Narkose wie üblich fortgeführt, wobei beim Vorliegen eines Ileus oder einer Darmperforation **kein Lachgas** zur Anwendung kommen darf, da es sehr schnell in luftgefüllte Räume diffundiert. Dies führt z.B. bei einem Ileus zum gewaltigen Aufdehnen des Darms, der nur schwer auf sein altes Volumen reduziert werden kann.

Während des gesamten Vorgangs ist der Patient auf **Zeichen** einer bevorstehenden **Regurgitation** bzw. bevorstehenden **Erbrechens** zu beobachten. Als Zeichen gelten beim wachen Patienten heftiges Atmen, Schlucken, Würgen oder Tränen. In solchen Fällen ist das Vorgehen wie folgt zu ändern:

- Absauger anstellen
- keine Hypnotika applizieren
- Patient ruhig zu langsamem Atmen anhalten
- keine Verabreichung von Antiemetika, da die Wirkung, selbst bei intravenöser Gabe, zu spät einsetzt

- **Maßnahmen bei Erbrechen/Aspiration und schwieriger Intubation:** Eine vorhersehbare **schwierige Intubation** sollte dazu führen, daß die erfahrensten Anästhesisten und Anästhesieschwestern/-pfleger zumindest zur Unterstützung des eigentlichen Narkoseteams zur Verfügung stehen. Die Intubation kann entweder unter Spontanatmung und tiefer Inhalationsnarkose oder mittels Fiberoptik (Kap. 5.4.1.5) erfolgen.

Bei **Erbrechen** während des Intubationsversuchs ist der Tubus in den Ösophagus vorzuschieben und zu blocken, um den Mageninhalt aus der Trachea fernzuhalten. In diesem Fall muß der zweite Tubus für die Intubation der Trachea sofort zur Verfügung stehen.

Bei erfolgter **Aspiration** ist zunächst die Aspiration zu behandeln, bevor der operative Eingriff beginnen kann. Dabei ist eine Intubation dringend erforderlich (notfalls Tracheotomie), um die notwendige Beatmung mit 100% O_2 und PEEP zu ermöglichen. Wurde nur Flüssigkeit aspiriert, bringt eine Bronchoskopie keine akuten Vorteile und soll unterbleiben. Bei zusätzlicher Aspiration von festem Material sind die Fremdkörper möglichst mittels eines flexiblen Bronchoskops zu entfernen, um Abszesse und/oder Atelektasen zu verhindern. Dabei ist auf die ausreichende Oxygenierung zu achten. Zum Vermeiden eines **Mendelson-Syndroms** (Kap. 6.8.3.8) besteht die Therapie der Wahl in einer großzügigen Lavage der Lunge mit physiologischer Kochsalzlösung. Daneben ist der Patient sofort oder postoperativ auf die **Intensivstation** zu verlegen.

- **Narkoseausleitung und Extubation:** Das Risiko des postoperativen Erbrechens ist noch höher einzuschätzen als das Erbrechen bei der Narkoseeinleitung. Um eine Aspiration zu verhindern, erfolgt die **Extubation** nach einer Ileuseinleitung in Seitenlage und nur im Wachzustand, nach Rückkehr der muskulären Kraft und Reflexe und nach nochmaligem Absaugen des Mageninhalts.

6.1.1.4 Besonderheiten der Narkoseführung

Die Narkoseführung richtet sich nach dem Operationsverlauf und den individuellen Reaktionen des Patienten.

Die Tiefe der Narkose ist am besten mit Inhalationsanästhetika zu steuern, wobei initial eine tiefe Narkose angestrebt wird. Später kann man die Zufuhr des Inhalationsanästhetikums reduzieren. Das Aufrechterhalten der Narkose ist mit einer Anästhetikakonzentration von 0,5 bis 1,5 Vol.-% (gilt nur bei Halothan, Isofluran und Enfluran) unter Zugabe von 50 bis 70% Lachgas möglich. Bereits beim Verdacht bzw. beim Bestehen von luftgefüllten Körperhöhlen ist Lachgas kontraindiziert, was höhere Konzentrationen der Inhalationsanästheika erforderlich macht. Wird die Gabe von Lachgas reduziert bzw. ganz unterbrochen, ist die Narkoseführung in allen Fällen durch Zugabe von Propofol oder Benzodiazepinen möglich. Die Steuerung von Propofol ist ausgezeichnet, allerdings ist es im Vergleich zu Lachgas, Benzodiazepinen oder Neuroleptika nicht sehr wirtschaftlich.

6.1.1.5 Monitoring

EKG und Pulsoxymeter gehören zur Standardüberwachung jedes allgemeinchirurgischen Eingriffs. Ist bei Operationen mit hohem Blutverlust zu rechnen, erfolgt das Legen eines ZVK zur regelmäßigen ZVD-Überwachung, daneben ist eine arterielle Kanüle zur direkten Blutdruckmessung angebracht. Ist dies nicht möglich, ist das Verwenden eines automatischen Blutdruckmeßsystems anzuraten. Um evtl. große Flüssigkeitsmengen in kurzer Zeit infundieren zu können, sind am besten zwei großlumige Braunülen zu legen. Bei Eingriffen, die länger als zwei bis drei Stunden dauern, bzw. bei Operationen mit evtl. großen Blutverlusten (über 500 bis 700 ml) ist zur Überwachung der Ausscheidung und damit der adäquaten Organperfusion ein Blasenkatheter erforderlich. Bei Leberteilresektionen und Lebertransplantationen ist wegen evtl. massiver Volumenverschiebung ein Rechtsherzkatheter zur Überwachung angebracht.

6.1.1.6 Besondere intraoperative Maßnahmen

Die gute **Relaxation** der Bauchmuskulatur ist immer erforderlich, wobei die Konstitution des Patienten, das Operationsgebiet und die Narkosetiefe wichtige Faktoren sind. So sind bei zunehmender Muskelmasse, geringer Narkosetiefe und schmerzhaften Eingriffen größere Mengen an Relaxanzien erforderlich.

Bei Eröffnen des Abdomens mit der dafür erforderlich großzügigen Relaxation der Bauchmuskeln sowie den entsprechenden intraabdominellen Manipulationen durch den Chirurgen

ist mit einer **Druckerhöhung** im Thorax und mit **Atelektasenbildung** zu rechnen. Dies ist durch die Applikation eines PEEP zwischen 4 und 8 cmH$_2$O teilweise zu verhindern. Mittels Pulsoxymetrie und Blutgasanalyse können **Veränderungen im pulmonalen Ventilations-Perfusions-Verhältnis,** wie sie bei ausgedehnten intraabdominellen Eingriffen zu erwarten sind, erkannt und entsprechende Therapiemaßnahmen eingeleitet werden.

Bei zu **geringer Reflexdämpfung,** wie es bei Neuroleptanästhesien hin und wieder vorkommt, führt der Zug an den Eingeweiden aufgrund einer Vagusreizung manchmal zu **Bradykardien.** Durch Reduktion des Zuges bzw. durch Gabe von Atropin läßt sich dieses Problem fast immer in den Griff bekommen. Die Gabe von Betarezeptorenstimulatoren ist selten erforderlich. Durch Stimulation des Peritoneums sind auch **Tachykardien** möglich. Hier besteht die Therapie in einer Narkosevertiefung durch Erhöhen der inspiratorischen Konzentration des Inhalationsanästhetikums oder einer zusätzlichen Opioidgabe.

Bei der minimalinvasiven Chirurgie (z.B. Cholezystektomie) sind häufig intraoperative **Umlagerungen** erforderlich. Dabei muß der negative Einfluß auf die Hämodynamik (Blutdruckabfall durch Verringerung des venösen Rückstromes), der durch die Lagerung und durch den erhöhten intraabdominellen Druck entsteht, durch konsequente, engmaschige Blutdruckkontrolle, am besten mittels automatischer Blutdruckmessung) rechtzeitig erkannt und behandelt werden.

Weitere intraoperative Besonderheiten sind wechselnder Flüssigkeitsbedarf, dem akuten Verlust entsprechend, und **Wärmeverluste** durch die eröffnete Bauchhöhle mit Exposition der Därme und dadurch bedingter erhöhter Verdunstung. Auch **Beatmungsprobleme** durch geblähtes Abdomen oder verminderte Compliance sind nicht selten, so daß die Beatmung verstärkt zu kontrollieren und evtl. den veränderten Bedingungen anzupassen ist. Durch ein erhöhtes Atemzugvolumen und Applikation von PEEP kann dem Entstehen von Atelektasen vorgebeugt werden.

6.1.1.7 Besonderheiten der Narkoseausleitung

Nach Leberteilresektion, größerer Darmresektion, Eingriff am Magen und bei Patienten mit

6

schwerwiegenden kardialen oder pulmonalen Begleiterkrankungen sollte die Extubation nicht im Operationssaal erfolgen, sondern der Patient intubiert und beatmet auf die Intensivstation verlegt werden. So ist nach dem Stabilisieren der Körpertemperatur und Abklingen der Relaxation ein relativ streßarmes Erwachen möglich bzw. kann nach größeren intraoperativen Blutverlusten mit entsprechendem Abfall der Körpertemperatur die **Nachbeatmung** erfolgen.

Ist eine Nachbetreuung auf der Intensivstation nicht möglich, sind im Aufwachraum optimale Voraussetzungen für eine sichere Überleitung auf die Normalstation zu gewährleisten. Dazu gehört, daß der Patient im **Aufwachraum** in ein aufgewärmtes Bett gelegt und mit Wärmedecken oder Infrarotlampen langsam aufgewärmt wird (Vorsicht vor Verbrennungen). Die Patienten dürfen erst erwachen, wenn sie hämodynamisch stabil, gut oxygeniert und normotherm sind. Die **Extubation** sollte im Operationssaal wie im Aufwachraum erst erfolgen, wenn der Patient ausreichend atmet, einfache Kommandos befolgen kann und ein Relaxansüberhang ausgeschlossen ist. Eine **Antagonisierung von Relaxanzien** sollte sehr zurückhaltend und nur unter vorheriger Atropinverabreichung erfolgen, da durch die Antagonisierung eine vermehrte Acetylcholinproduktion, damit eine Stimulation des parasympathischen Nervensystems und so eine Erhöhung der Dickdarmperistaltik entstehen.

6.1.1.8 Spezielle Komplikationen

Die **Aspiration** während der Narkoseein- und -ausleitung bei nichtnüchternen Notfallpatienten ist eine gefürchtete Komplikation. Kommt es zu einer Aspiration bzw. wird eine Aspiration vermutet, ist die Beatmung sofort auf reinen Sauerstoff umzustellen. Zusätzlich erfolgt so lange eine Lavage der Lunge mit physiologischer Kochsalzlösung, bis klare Flüssigkeit abzusaugen ist. Entschließt man sich bei sicher nachgewiesener Aspiration zur intravenösen Gabe eines Antibiotikums, reicht in den meisten Fällen eine einmalige Applikation.

Bei hypovolämischen Patienten kann es während der Narkoseeinleitung zu dramatischen **Blutdruckabfällen** kommen. Ein kritischer, langfristiger Blutdruckabfall ist durch Volumengabe und mit dem vorsichtigen Verabreichen von inotropen Substanzen (z.B. 1 mg Dopamin i.v.) zu therapieren.

Intraoperativ ist v.a. bei Leber-, Magen- und Nebennierengriffen mit **großen Blutverlusten** zu rechnen. Hier muß bei der Prämedikationsvisite auf die ausreichende Bestellung von Blutkonserven geachtet werden. Vor der Narkoseeinleitung sollte gekreuztes Blut in ausreichender Menge vorliegen.

6.1.2 Spezielle Anästhesie in der Allgemein- und Abdominalchirurgie

Bei den nachfolgend aufgeführten Eingriffen sind die Besonderheiten der intra- und perioperativen Betreuung kurz dargestellt.

6.1.2.1 Abdominothorakale Ösophagusresektion

Dieser sehr ausgedehnte Eingriff wird bei Ösophaguskarzinom im mittleren Drittel mit Eröffnung beider Körperhöhlen, Resektion der regionalen Lymphknoten und Zwischenschaltung (Interposition) eines Dünn- oder Dickdarmsegments (evtl. auch Magenhochzug) vorgenommen.

Intraoperativ besteht die Gefahr der **Lungenverletzung,** eines hohen **Blutverlustes** und der **Beeinträchtigung der Beatmung.**

Patienten mit bestehender Alkoholerkrankung sind zusätzlich durch **Alkoholentzug** gefährdet. Bei starken Rauchern kommen **Nikotinentzug** sowie evtl. **pulmonale Veränderungen** als Risikofaktor hinzu. Zur Verbesserung der **postoperativen Schmerzbekämpfung** empfiehlt sich die Kombination der Narkose mit einer lumbalen oder besser thorakalen Epiduralanästhesie.

Zur Intubation ist oft ein **Doppellumentubus** gewünscht, damit die rechte Lunge während des Eingriffes temporär aus der Beatmung ausgeschaltet werden kann.

Bei diesem Eingriff sind **alle** zur Verfügung stehenden **Monitoringmaßnahmen** (Kap. 7.5) gerechtfertigt und erforderlich.

6.1.2.2 Appendektomie

Die Appendektomie zählt zu den häufigsten Eingriffen. Bei einer akuten Appendizitis muß eine **Ileus-Einleitung** (Kap. 6.1.1.3) erfolgen, da das Risiko des Erbrechens hoch ist. Der Eingriff ist in der Regel relativ kurz (15 bis 45 Minuten). Die Extubation sollte frühzeitig erfolgen, um ein **Husten** des Patienten zu **vermeiden.**

6.1.2.3 Dickdarmoperationen

Durch die ausgeprägte Vaskularisierung des kleinen Beckens und des Anus ist die Gefahr von starken **Blutungen** sehr hoch. Auch sind evtl. bestehende **Elektrolytstörungen** durch die vorangegangene Darmspülung präoperativ auszugleichen, was bereits bei der Narkosevorbereitung zu beachten ist. Falls massive Blutverluste zu erwarten sind, ist eine arterielle Drucküberwachung indiziert. Werden Eingriffe im Analbereich (z.B. Fistelrevision) in **Lokalanästhesie** vorgenommen, kann es bei der Sphinkterdehnung (Einsetzen des Spreizers) reflektorisch zu **Bradykardie** bis **Asystolie** kommen. Wird diese Anästhesieart trotz des Risikos gewählt, muß der Anästhesist gerade bei ruckartiger Dehnung auf ein solches Ereignis vorbereitet sein und die entsprechenden Medikamente bereit haben.

6.1.2.4 Endoskopische Eingriffe

Wegen geringerer Komplikationen und der schnelleren postoperativen Mobilisation werden zunehmend endoskopische Eingriffe vorgenommen. Was der Operateur für positiv hält, bietet jedoch teilweise erhebliche Probleme von seiten der Anästhesie. Die Operation beginnt mit der **CO_2-Insufflation** in den Bauchraum, um die Bauchdecken von den inneren Organen abzuheben und die Verletzungsgefahr beim Einbringen der endoskopischen Instrumente zu verringern. Bei der Cholezystektomie z.B. werden die Patienten dann in eine **extreme Kopftieflage** gebracht, wodurch die Bauchorgane auf die Lunge drücken. Das CO_2 beginnt in den Lungenbereich (Alveolen) zu diffundieren, wo es teilweise das O_2 verdrängt. Bei adipösen Patienten resultieren daraus **hämodynamische Instabilität** (HZV fällt bis zu 40%) und teilweise ausgeprägte **Beatmungsschwierigkeiten.** Das O_2 fällt ab, um dies abzufangen, erhöht man die inspiratorische Sauerstoffkonzentration bis auf 100%, d. h., das Lachgas wird in einem solchen Fall reduziert bzw. komplett abgestellt. Um eine Sauerstoffsättigung über 95% zu erreichen, ist teilweise eine PEEP-Beatmung notwendig.

Auch der Zeitpunkt der Extubation orientiert sich an der Sauerstoffsättigung; gegebenenfalls ist der Patient so lange nachzubeatmen, bis sich die Sättigung deutlich bessert (über 95%) und bei niedrigem Sauerstoffanteil (ca. 30%) stabil bleibt.

Treten bei endoskopischen Operationen nicht beherrschbare **intraoperative Blutungen** auf, erfolgt die Laparotomie mit den entsprechenden Konsequenzen (Relaxierung, Narkosevertiefung) für die Anästhesie.

6.1.2.5 Herniotomie

Bei der Herniotomie sollte die **Extubation** so schonend wie möglich vorgenommen werden, um die frische Naht zum Verschluß der Bruchpforte nicht übermäßig zu belasten. Optimal ist eine Extubation in tiefer Narkose unter Spontanatmung. Durch den fehlenden Hustenreiz ist eine Regionalanästhesie für eine Herniotomie besonders gut geeignet.

6.1.2.6 Ileus-Operation

Mechanische Hindernisse oder eine toxische Paralyse des Darms sind Ursachen eines Ileus. Es kommt zu **starken Volumenverlusten in** den **Darm** (sog. dritter Raum), die präoperativ abgeschätzt und zumindest teilweise ausgeglichen werden müssen. **Elektrolytverschiebungen** und **Eiweißverlust** führen zu erhöhter Empfindlichkeit gegenüber den gebräuchlichsten Anästhetika, was in der Dosierung zu berücksichtigen ist. Die Narkoseeinleitung in Form der **Ileus-Einleitung** muß mit größter Sorgfalt und gemäß den erwähnten Vorsichtsmaßnahmen (Kap. 6.1.1.3) erfolgen, um den Patienten sicher zu versorgen. Eine Magensonde zum Ableiten der Magensekrete ist obligat, außerdem ist ein Blasenkatheter erforderlich, um die renale Perfusion abschätzen zu können. Die **Extubation** darf nur beim vollständig wachen Patienten erfolgen (postoperatives Erbrechen).

6.1.2.7 Leberteilresektion

Bei der operativen Entfernung von Lebertumoren (Karzinom, Hämangiom, Echinokokkuszyste oder Metastasen) kommt es wegen der extrem guten Durchblutung häufig zu **ausgeprägten Blutverlusten.** Deshalb ist außer bei malignen Lebertumoren ein Cell-Saver® einzusetzen, um Fremdblut zu sparen.

Durch Abklemmen der A. hepatica während des Eingriffs wird die **Leberdurchblutung eingeschränkt** und damit die meisten Pharmaka in dieser Zeit kaum weiter abgebaut. Der Plasmaspiegel von Medikamenten mit kurzer Wirkdauer ist hier nur schlecht vorherzusehen. Daher ist bei der Verwendung von Opiaten und intravenösen Anästhetika mit einer verlängerten Narkosedauer nach Ende des Eingriffs zu rechnen.

6

Inhalationsanästhetika sind nur bei unbeeinträchtigter Leberfunktion erlaubt.

Zur intraoperativen **Überwachung** gehören in jedem Fall eine arterielle Kanüle, ein ZVK und mehrere großlumige Kanülen, regelmäßige Messungen von Blutbild, Gerinnungsparametern, Elektrolyten und Blutzucker sind intraoperativ notwendig.

Bei Resektion des rechten Leberlappens kommt es in Verbindung mit dem Abklemmen der V. cava zu ausgeprägten **Volumenverschiebungen,** teilweise tritt eine erhebliche **Hypotonie** ein. Um dies frühzeitig zu erfassen und entsprechende Gegenmaßnahmen treffen zu können, wird nach der Einleitung ein Swan-Ganz-Katheter (Kap. 7.5.2.5) zur Überwachung gelegt.

6.1.2.8 Magenoperationen

Eingriffe am Magen sind primär erforderlich bei Magenkarzinomen, blutenden Ulzera, die durch Laserung nicht zu stillen sind, und bei Magenausgangsstenosen (nach langjähriger Ulkuserkrankung). Die medikamentöse Therapie mit H_2-Rezeptoren-Blockern und Protonenpumpenhemmern hat die Notwendigkeit chirurgischer Eingriffe wegen Ulzera deutlich reduziert.

Zur Narkoseeinleitung bei bestehender Stenosesymptomatik oder bei akutem Eingriff wegen Magenperforation muß eine **Ileus-Einleitung** erfolgen. Bei den resezierenden Mageneingriffen ist neben den allgemein üblichen **Überwachungsmaßnahmen** ein Venenkatheter und bei schlechtem kardialem Zustand des Patienten eine arterielle Drucküberwachung sinnvoll.

6.1.2.9 Schilddrüseneingriffe

Strumaresektionen und Thyreoidektomien sind wegen der Gefahr der **Luftembolie,** der **Verletzung großer Gefäße** und der damit verbundenen Blutungsgefahr sowie der möglichen **Rekurrensverletzung** mit großen intra- und postoperativen Risiken behaftete Eingriffe.

Falls eine bestehende Struma die Atemwege einengt, was im Verdachtsfall präoperativ durch ein HNO-Konsil abzuklären ist, sollten verschiedene Tubusgrößen bereitliegen. Wegen der Gefahr der **Luftembolie** muß immer ein PEEP (4 bis 8 cmH$_2$O) appliziert werden.

Bei der **Extubation** ist von seiten des Operateurs häufig eine laryngoskopische Inspektion der Stimmbandbeweglichkeit erwünscht. Dafür muß die Extubation in noch bestehender Narkose bei Spontanatmung unter Sicht erfolgen, wobei unter ungünstigen Bedingungen ein Laryngospasmus induziert werden kann. Deshalb sind Tubus und Medikamente zur Reintubation bereitzulegen.

6.1.2.10 Operation nach Whipple und Lebertransplantation

Bei diesen beiden Eingriffen ist eine **Maximalüberwachung** (EKG, Pulsoxymetrie, automatische Blutdruckmessung, arterieller Blutdruck, mindestens zwei sehr dicke Braunülen, Swan-Ganz-Katheter, Temperaturüberwachung, Überwachung der Relaxation usw.) notwendig. Daneben haben beide Eingriffe eine hohe perioperative Sterblichkeit und eine nur schlecht kalkulierbare Operationsdauer.

Die Narkoseeinleitung macht meist keine Schwierigkeiten, dagegen ist der intraoperative Verlauf deutlich anspruchsvoller. **Blutdruckschwankungen** aufgrund wechselnder operativer Stimuli sind nur durch eine ständige arterielle Blutdruckmessung situationsgerecht zu erfassen. Postoperativ wird der Patient in jedem Fall, d.h. auch bei scheinbar stabiler Kreislaufsituation **nachbeatmet,** bis eine Normalisierung der Beatmung und Vitalparameter (Blutdruck, Herzfrequenz) und der wichtigsten Laborparameter eingetreten ist. V.a. die Gerinnungswerte sind nach einer Lebertransplantation oft nicht kurzfristig zu stabilisieren. Insbesondere der auftretende **Blutverlust** und **Gerinnungsstörungen** (bei Lebertransplantationen) erfordern eine differenzierte und häufige Blutbild- und Blutgerinnungskontrolle. Die möglicherweise erforderliche Substitution von Blutprodukten (zwischen 10 und 100 Konserven Frischblut) und Gerinnungsfaktoren muß mit der zuständigen Blutbank abgesprochen sein, so daß die Konserven schnell verfügbar sind.

Postoperativ sind die Patienten in jedem Fall in tiefer Bewußtlosigkeit auf die **Intensivtherapiestation** zu verlegen, wo in Extremfällen noch eine lange Weiterbehandlung erforderlich ist.

6.2 Kardioanästhesie

6.2.1 Anästhesiologische Grundlagen der Herzchirurgie

Eine häufige **Indikation** zur herzchirurgischen Operation ist die koronare Herzerkrankung

(KHK). Bei der KHK verhindern arteriosklerotisch verengte Koronargefäße eine ausreichende Versorgung des hinter der Stenose gelegenen Herzmuskelareals. Als Folge der dadurch bedingten Minderdurchblutung kommt es zu einer regionalen Minderperfusion des Herzmuskels, die symptomlos (stille Ischämie) oder mit pektanginösen Beschwerden verbunden sein kann und im Extremfall zum Myokardinfarkt führt. Die Stenose einer Herzkranzarterie ist operativ korrigierbar, indem mit einem autologen Venentransplantat eine künstliche Umgehung (Bypass) von der Aorta zur poststenotischen Arterie hergestellt wird. Diese Operationstechnik wird als **aortokoronarer Venenbypass** (aortocoronary vein bypass, ACVB) bezeichnet.

Andere sehr häufig vorgenommene Operationen am Herzen sind z.B. **Korrekturen** von angeborenen bzw. erworbenen **Veränderungen der Herzklappen,** insbesondere Stenosen und Insuffizienzen der Aorten- und Mitralklappe. Hierbei erfolgt meist ein Ersatz der erkrankten Klappe durch eine Klappenprothese. **Fehlbildungen** am Herzen (u.a. Fallot-Tetralogie) und an den großen Gefäßen (offener Ductus Botalli) sind wegen der hämodynamischen Auswirkungen meist schon während des frühen Kindesalters operativ zu versorgen.

6.2.1.1 Prämedikationsvisite und Prämedikation

Im Hinblick auf den chirurgischen Eingriff sind die **Ergebnisse der Voruntersuchungen,** wie Herzkatheterbefund, EKG, Lungenfunktion und Röntgen-Thoraxaufnahme zu berücksichtigen, um ein genaues Bild über den Patienten und dessen Belastbarkeit zu erhalten. Die präoperative anästhesiologische Visite (s.a. Kap. 5.2) sollte u.a. eine ausführliche **Anamnese** und gründliche **körperliche Untersuchung** mit besonderer Berücksichtigung der Gefäßverhältnisse (Venen- und Arterienstatus mit Allen-Test; Kap. 7.5.2.2) sowie die Erfragung der **Medikamenteneinnahme** (Nitroverbrauch, Schlaftabletten etc.) beinhalten. Bei der Prämedikationsvisite ist auch abzuklären, ob Medikamente wie Marcumar®, und ASS (wegen der erhöhten Blutungsneigung) bereits einige Tage vor der geplanten Operation abgesetzt wurden und ob genügend **Blutkonserven** für den Patienten bereitstehen.

Im Gespräch mit dem Patienten versucht der Anästhesist, den **psychischen Zustand** (Angst, Unsicherheit, Unruhe) des Patienten zu eruieren, um dies bei der Prämedikations- und Narkoseplanung berücksichtigen zu können. Der Patient ist über das erforderliche Narkosemanagement sowie das intra- und postoperative invasive Monitoring und dessen mögliche Folgen und Risiken seinen Wünschen entsprechend aufzuklären.

Zur **Prämedikation** kommen Medikamente mit ausreichend sedierender und anxiolytischer Wirkung zur Anwendung. Dazu gehören Benzodiazepine (Dormicum®) und Neuroleptika (z.B. Atosil®, Psyquil®). Der Patient erhält zur Nacht ein geeignetes Präparat, um streßfrei durchzuschlafen, und am darauffolgenden Operationstag eine Prämedikation, die ihn vor den mit dem Eingriff und seiner Vorbereitung verbundenen Ängsten schützen soll. Die Prämedikationssubstanzen können intramuskulär oder oral verabreicht werden. Zusätzlich ist darauf zu achten, daß der Patient am Operationstag seine herzunterstützende Medikation weiter einnimmt. Falls eine antianginöse oder Antikoagulanzientherapie erforderlich ist, erfolgt diese durch Nitropräparate bzw. Heparin.

6.2.1.2 Narkosemittel

Die Wahl des richtigen Anästhetikums für Patienten mit Herz-Kreislauf-Erkrankungen ist umstritten, jedoch sind die **Anforderungen an die Narkosemittel** klar definiert:

- keine Beeinträchtigung des myokardialen O_2-Gleichgewichts durch Blutdruckanstieg, Blutdruckabfall oder Tachykardie beim Koronarkranken
- Aufrechterhaltung einer ausreichenden Myokardkontraktilität und Sympathikusaktivität bei globaler Herzinsuffizienz oder funktionell bedeutsamen Herzklappenfehlern

Des weiteren ist zu beachten, daß eine Dämpfung der Myokardkontraktilität und des sympathikoadrenergen Tonus oft erforderlich ist, um die **Zunahme des Sauerstoffbedarfs** des Herzens **und** andere unerwünschte **kardiovaskuläre Reflexreaktionen** auf anästhesiologische (z.B. endotracheale Intubation) und operative Stimuli (z.B. Sternotomie) zu **verhindern.**

M Bei Patienten mit globaler Herzinsuffizienz oder schwerem Herzklappenfehler dürfen der kompensatorisch erhöhte Sympathikotonus und die Myokardkontraktilität jedoch nicht beeinträchtigt werden, damit es zu keinem Abfall des Herzzeitvolumens kommt. Die Folge wäre eine Mangeldurchblutung der Organe (z.B. Niere). ■

Naturgemäß können weder Inhalationsanästhetika noch intravenöse Anästhetika oder Opioide gleichzeitig alle Anforderungen erfüllen, was eine Kombination erforderlich macht. Beim Einsatz aller Narkotika müssen unter klinischen Bedingungen zahlreiche **Faktoren** berücksichtigt werden, die **die Wirkung** und das Auftreten von unerwünschten **Nebenwirkungen beeinflussen:**

- Injektionsgeschwindigkeit und Dosis
- Interaktion mit Prämedikationssubstanzen (Kap. 5.2.3), Begleitmedikation, anderen Anästhetika, Opioiden, Sedativa und Hypnotika, Muskelrelaxanzien usw.
- vorliegende Hyper- oder Hypokapnie
- veränderter Volumenstatus des Patienten, insbesondere Hypovolämie
- reduzierter Allgemeinzustand
- Alter und Geschlecht
- chirurgische Stimulation

In folgender Aufzählung sind die verwendbaren Pharmaka mit ihren Besonderheiten für die Kardioanästhesie kurz beschrieben:

- **Intravenöse Anästhetika** (Kap. 4.2): In der Herzchirurgie werden i.v. Anästhetika überwiegend für die Einleitung der Narkose verwendet. Die kontinuierliche Infusion von i.v. Anästhetika ist eher die Ausnahme. Wie bei den Inhalationsanästhetika entstehen die kardiovaskulären Wirkungen der i.v. Anästhetika durch direkte und indirekte Wirkungen auf das autonome Nervensystem. Folgende Substanzen kommen zum Einsatz:
  - **Etomidat**
  - **Midazolam**
  - **Propofol**
- **Opioide** (Kap. 4.3): Intravenöse Anästhetika allein sind für herzchirurgische Eingriffe nicht ausreichend und müssen mit Opioiden kombiniert werden. Hierbei ist die Veabreichung von **Fentanyl/Sufentanil** möglich. Beide Substanzen haben keinen negativen Einfluß auf die myokardiale Kontraktilität, eine gute kardiovaskuläre Stabilität ist auch bei hoher Dosierung möglich. Beide Pharmaka wirken nur analgetisch und nicht hypnotisch oder muskelrelaxierend.
- **Inhalationsanästhetika** (Kap. 4.5): Die Anwendung bietet in bestimmten Situationen Vorteile gegenüber reinen Opioidanästhesien, da eine sehr gute Reflexdämpfung zu erreichen ist. Folgende Substanzen kommen zur Anwendung:
  - **Lachgas**
  - **Enfluran**
  - **Isofluran**

6.2.1.3 Besonderheiten der Narkoseeinleitung

M Trotz Prämedikation ist es möglich, daß **Patienten** besonders vor herzchirurgischen Eingriffen in der Einleitungsphase noch **aufgeregt** und **ängstlich** sind. Unter Umständen weisen sie Zeichen wie Tachykardie und Hypertonie auf. In diesem Fall ist es ratsam, Midazolam, Diazepam oder Flunitrazepam zur stärkeren Anxiolyse und Sedierung intravenös zu verabreichen. Die Dosierung muß allerdings streng nach Wirkung erfolgen. ■

Pektanginöse Beschwerden müssen mit Nitrospray oder Nitrolingual-Kapseln behandelt werden. Die Gabe von Nitroglycerin bewirkt eine Weitstellung der venösen Gefäße und reduziert so den Rückstrom zum Herzen, d.h., das Herz muß weniger Pumpleistung erbringen und wird somit entlastet, was einen geringeren Sauerstoffbedarf bedeutet.

Die **Narkoseeinleitung** stellt eine besonders **kritische Phase** dar. Deshalb sollte noch vor der Narkoseeinleitung eine direkte arterielle Druckmessung angelegt werden. Die Plazierung eines Bi- oder Trilumenkatheters kann nach der Narkoseeinleitung erfolgen. Ein Schenkel eines ZVK sollte zur Applikation von Medikamenten, ein zweiter zur kontinuierlichen Venendruckmessung verwendet werden.

In allen Fällen einer kardialen Dysfunktion (entweder EF < 35% oder CI < 2,2, l/min/m^2 oder Wedge-Druck < 18 mmHg) muß ein Pulmonaliskatheter eingeführt werden, mit dem das HZV, der Druck in der A. pulmonalis sowie der pulmonal-kapilläre Verschlußdruck (Wegde-Druck) gemessen werden können.

Das **Vorgehen** bei der Narkoseeinleitung könnte somit wie folgt aussehen:

- **Vorbereitung:** Die aufgeführten Maßnahmen dienen in erster Linie der Überwachung (s.a. Kap. 6.2.1.5) des Patienten:
  - Anschluß an EKG-Monitor mit fünfpoliger Ableitung zur besseren ST-Strecken-Analyse
  - Legen eines peripheren Zugangs in Lokalanästhesie, Beginn der Infusionstherapie mit Ringer-Laktat-Lösung
  - A.-radialis-Punktion (vorher Allen-Test), Anschluß der arteriellen Druckmessung
  - Bestimmung von Blutgasen, Hb und Elektrolyten
  - Legen eines Bi- oder Trilumenkatheters
  - bei kardialer Dysfunktion Legen eines Pulmonaliskatheters in Lokalanästhesie
  - präoxygenieren

■ **Applikation der Anästhetika:** Folgende Medikamentenkombination und -dosierung ist möglich:
– Fentanyl (50 µg/kg KG)
– Dormicum® (5 bis 15 mg bei 70 kg KG) oder Etomidat (10 bis 20 mg bei 70 kg KG)
– Pancuronium (0,07 mg/kg KG, bis 8 mg initial)

Alle Medikamente werden langsam und unter ständiger Beobachtung des Blutdrucks und der Herzfrequenz appliziert.

■ **Intubation und weitere Versorgung:** Nach erfolgter Intubation werden ein Dauerkatheter, eine Magensonde, eine ösophageale und eine rektale Temperatursonde gelegt. Die weitere **Narkoseführung** ist von der Zeitdauer bis zum Hautschnitt und v.a. von der Reaktion des Patienten auf die Narkoseeinleitung abhängig. In der Regel vergehen von der Einleitung bis zum Hautschnitt (dem nächsten schmerzhaften Stimulus), zwischen 10 und 20 Minuten. In diesem Zeitraum der geringen Stimulation sind häufig ausgeprägte **hypotone Phasen** möglich, da für die vorhergehende Intubation eine ausreichend tiefe Narkose erforderlich war. Oft ist mit Beinhochlagerung die hypovolämiebedingte Abnahme des HZV zu therapieren. Reicht dies nicht aus und führt auch eine Narkoseverflachung (Beatmung ohne Zugabe von Lachgas) nicht zu einem Blutdruckanstieg, so ist eine drohende **kardiale Minderperfusion** durch die rechtzeitige Volumengabe und/oder das Verabreichen von inotropen Substanzen (0,2 bis 1 mg Dopamin langsam i.v.) zu **verhindern.**

6.2.1.4 Besonderheiten der Narkoseführung

Rechtzeitig vor dem Hautschnitt und der Sternotomie muß die **ausreichende Dosierung der Narkosemittel** erfolgen, da es sich hier um äußerst schmerzhafte Reize handelt. Dazu gehört auch die angemessene Verabreichung von Opioiden (Fentanyl oder Sufentanyl®), die ausschließlich der **Analgesie** dienen. Bestehen Kontraindikationen gegen hohe Opioidgaben, kann der analgetische Effekt auch durch eine Dosiserhöhung von Inhalationsanästhetika erreicht werden. Hier ist dann allerdings auf mögliche Nebenwirkung durch die erhöhte Dosierung zu achten (Kap. 4.5). Werden keine Inhalationsanästhetika zum Ausschalten des Bewußtseins eingesetzt, kann die Verabreichung von Benzo-

diazepinen (z.B. Dormicum®) oder die kontinuierliche Gabe von Propofol erfolgen. In diesem Fall wird die benötigte Menge an Analgetika deutlich höher sein als bei gleichzeitiger Verabreichung von Inhalationsanästhetika.

Normalerweise orientieren sich die **Repetitionsgaben von Anästhetika** an physiologischen Veränderungen wie Blutdruckanstieg und/oder Anstieg der Herzfrequenz. Dies ist jedoch im Fall der Sternotomie irreführend. Aus zahlreichen Untersuchungen ist bekannt, daß Blutdruck- und Herzfrequenzanstiege unmittelbar nach der Sternotomie nicht nur eine Reaktion auf Schmerz widerspiegeln. Erfolgte also vor der Sternotomie eine ausreichende Analgetikagabe, kann trotz eines Blutdruck- und Herzfrequenzanstiegs (aufgrund der Sternotomie) zunächst auf eine sofortige zusätzliche Analgetikaverabreichung verzichtet werden, da diese Reaktionen unmittelbar nach der Sternotomie wieder rückläufig sind. Nicht vergessen werden sollte auch die ausreichende Dosis an **Relaxanzien,** so daß eine Relaxierung über einen längeren Zeitraum gewährleistet ist.

6.2.1.5 Monitoring

Essentiell für die sichere Narkoseeinleitung und Narkoseführung herzchirurgischer Eingriffe mit extrakorporaler Zirkulation ist das Überwachen des arteriellen Blutdrucks (Punktion der A. radialis nach vorherigem Allen-Test).

M Ohne **arterielle Drucküberwachung,** die notfalls durch Freilegung einer Arterie zu sichern ist, darf keine herzchirurgische Narkose erfolgen. ■

Bei allen Patienten mit kardialer Dysfunktion (s.a. Kap. 6.2.1.3) ist ein Pulmonaliskatheter zur Diagnostik und Therapie akuter Veränderungen unabdingbar. Die Basisüberwachung mittels EKG, ZVD, Temperatursonden (ösophageal und rektal) und das Überwachen der Nierenfunktion mittels Blasenkatheter (stündliche Bilanzierung der Ausscheidung) sind bei jedem Patienten in der Herzchirurgie obligat.

6.2.1.6 Besondere intraoperative Maßnahmen

Erst durch die extrakorporale Zirkulation sind seit 1953 erfolgreiche Eingriffe am offenen Herzen möglich.

Funktionsprinzip der Herz-Lungen-Maschine (HLM):

6

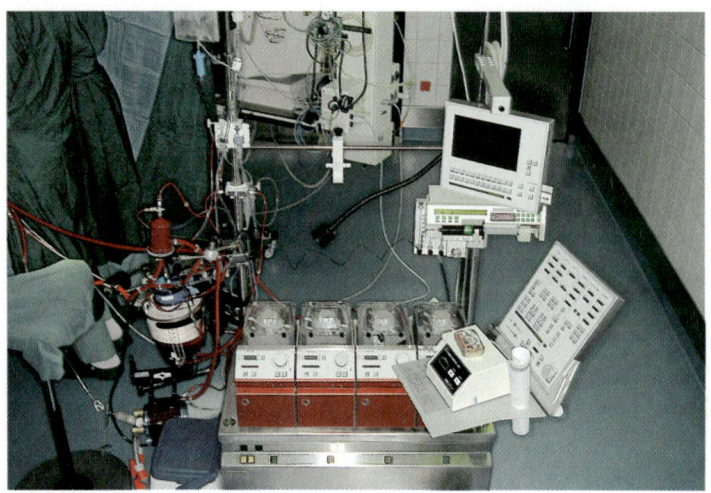

Abb. 6.2-1 Herz-Lungen-Maschine im Einsatz.

Eine in die Konsole eingebaute Batterie versorgt das System mit Energie, falls externe Stromnetze ausfallen sollten.

Über ein Bedienpanel können sämtliche der Sicherheit der Perfusion dienenden Kontrollinstrumente aktiviert werden. So stoppt zum Beispiel ein Ultraschallsensor die arterielle Pumpe, falls der Blutspiegel im Oxygenator unter einen kritischen Level abfallen sollte. Ein Bildschirm dient der Anzeige der von den Pumpen und den sicherheitsrelevanten Kontrollinstrumenten erfaßten Daten.

Die Herz-Lungen-Maschine (Abb. 6.2-1) wird durch den Kardiotechniker gesteuert und ersetzt während des Eingriffes die **Pumpfunktion des Herzens,** die **Lungenfunktion** und **Teile der Nierenfunktion** (Wasser- und plasmaidentische Elektrolytausscheidung). Sie setzt sich aus folgenden Komponenten zusammen:

- Pumpsystem
- Schlauchsystem
- Oxygenator
- Reservoir

Die Herz-Lungen-Maschine besteht aus einer fahrbaren Konsole, auf der in der Regel vier Rollenschlauchpumpen plaziert sind, die unterschiedliche Funktionen während des Bypasses übernehmen. Die Rollenschlauchpumpen führen den Blutstrom tangential in einem starren Gehäuse mittels peristaltischer Verdrängung durch einen Schlauch. Die vier verschiedenen Pumpen sind: Die sog. **arterielle Pumpe,** die das oxygenierte Blut aus dem arteriellen Reservoir des Oxygenators durch die Aortenkanüle in die Aorta bzw. Femoralarterien fördert. Eine **Saugerpumpe,** die das im Operationsgebiet anfallende Blut aufnimmt und eine weitere, die Blut durch einen sog. „Vent-Katheter" aus dem linken Ventrikel zu dessen Entlastung absaugt. Beide Saugerpumpen pumpen anschließend das Blut in den Oxygenator zurück. Die **vierte Pumpe** wird entweder für die Gabe der Kardioplegie oder zur Hämokonzentrierung verwendet.

Jede Pumpe und ein Kontrollmonitor an der HLM arbeiten über eigene Mikroprozessoren.

Zur Abkühlung und Wiedererwärmung des Patienten wird ein **Hypo/Hyperthermiegerät** eingesetzt. Es ist während des Bypasses über ein Schlauchsystem mit dem Wärmetauscher des Oxygenators verbunden.

Bevor das Schlauchsystem der HLM mit den zuvor in der Aorta und dem venösen System des Patienten plazierten Kanülen konnektiert wird, muß eine ausreichende **Heparinisierung** erfolgen. Die übliche Heparindosis beträgt initial 300 bis 400 IE Heparin/kg KG. Das Heparin darf nur nach vorheriger Aspirationskontrolle durch einen zentralvenösen Katheter injiziert werden, um eine absolut sichere Plazierung zu gewährleisten. Vor und während des Bypasses wird die Gerinnungsfähigkeit des Blutes durch die „activated clotting time (ACT)" ermittelt. Mit einem ACT-Meßgerät wird in routinemäßigen Abständen dieser Wert bestimmt, der bei hundertprozentiger Heparinisierung mindestens 400 bis 500 Sekunden beträgt.

Extrakorporale Zirkulation

Nach Sternotomie, Blutstillung und Eröffnung des Perikards erfolgt die **Kanülierung des venösen Systems** entweder über zwei Kanülen, die jeweils in die obere und untere Hohlvene geschoben werden, oder über eine Zweistufenkanüle (36 F), durch die das Blut aus der unteren Hohlvene und aus dem rechten Vorhof entnommen wird. Die **arterielle Kanülierung** erfolgt an der Aorta ascendens unmittelbar proximal der perikardialen Umschlagsfalte. Nach der Kanülierung werden die Kanülen durch Konnektoren mit der sog. arteriellen und venösen Linie des Schlauchsets an der Herz-Lungen-Maschine verbunden. Während der extrakorporalen Zirkulation (EKZ) fließt das venöse Blut durch die Zweistufenkanüle und den damit verbundenen Schlauch über ein Gefälle in das Reservoir. Dieses Reservoir ist mit einem Schlauch verbunden, durch den das Blut mittels Rollerpumpen in den Oxygenator gepumpt wird. Nach dessen Passage ist das Blut oxygeniert und fließt durch einen Filter mit 40 μm Porengröße (sog. arterieller Filter, soll Mikrobläschen und Gewebstrümmer zurückhalten) über die Aortenkanüle in die Aorta des Patienten zurück (Abb. 6.2-2).

Während der EKZ wird der **Hämatokrit** auf Werte zwischen 20 und 30% **gesenkt.** Damit wird die Blutzelltraumatisierung vermindert und die Mikrozirkulation verbessert. Der Sauerstoffverbrauch des Körpers wird durch **Abkühlung** der Körperkerntemperatur auf Temperaturen zwischen 26 und 30 °C stark reduziert. Zur zusätzlichen **Myokardprotektion** können die Koronararterien mit einer speziellen Mischung aus oxygeniertem Blut und einer stark kaliumhaltigen Lösung, der sog. Blutkardioplegie, perfundiert werden, um einen Herzstillstand mit stark erniedrigtem myokardialem Energiebedarf zu induzieren.

■ **Bypass-Beginn:** Nach Starten der arteriellen Pumpe wird der Fluß im HLM-Schlauchsystem nur langsam gesteigert, da sonst eine zu rasche Ausspülung der Koronararterien durch die kristalloide Priming-Lösung eintreten kann. Nach einer guten Durchmischung von

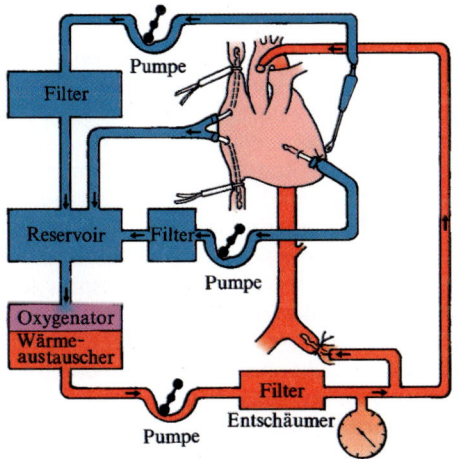

Abb. 6.2-2 Schemazeichnung der extrakorporalen Zirkulation.

Blut und Maschinenfüllung wird die Flußrate durch Erhöhen der Umdrehungszahl der arteriellen Pumpe unter gleichzeitigem Öffnen einer Drosselklemme an der venösen Linie an das zuvor berechnete HZV des Patienten adaptiert. Während dieser Phase wird der Patient durch das am Wärmetauscher des Oxygenators angeschlossene Hypothermiegerät moderat abgekühlt (Temperatur rektal ca. 28 bis 32 °C).

Das Blut aus dem venösen System des Patienten fließt über Gefälle in das venöse Reservoir des Oxygenators. Die meisten herzchirurgischen Zentren setzen **Membranoxygenatoren** ein, die eine gaspermeable Membran zwischen dem Gasstrom und dem Blutstrom besitzen. Durch den **Differenzdruck** getrieben, diffundiert das Gas von der Seite der Membran mit hohem Partialdruck zu der Seite mit niedrigem Partialdruck. Je größer die Differenz ist, um so größer ist die Rate des Gasaustausches. Der Diffusionsdruck ist die Differenz der Gasdrücke eines bestimmtem Gases zwischen beiden Seiten der Membran. Bei Membranoxygenatoren wird der O_2- und CO_2-Transfer mit Hilfe eines Gasreglers gesteuert. Das Durchsatzvolumen für das Gas ist hierbei über ein Flowmeter einstellbar. Durch einen Drehregler können Luft und O_2 gemischt werden. Die Sauerstoffkonzentration (FiO_2) ist damit von 21 auf 100% regelbar.

Ein Ultraschallsensor am venösen Reservoir stoppt ebenfalls die Rollerpumpe, wenn der Blutspiegel unter einen kritischen Level absinkt.

■ **Bypass-Steuerung** (Flußrate und Perfusionsdruck): Die **Flußrate** des Blutes während der extrakorporalen Zirkulation sollte bei 2,4 l/m² Körperoberfläche eingestellt werden. Die Höhe des anzustrebenden Drucks in der A. radialis ist variabel. Bis zu einem **Perfusionsdruck** um 50 mmHg ist die glomeruläre Filtration in der Niere ausreichend. Somit ist auch während der Bypass-Phase eine Urinproduktion möglich. Selbst kurzfristige, niedrigere Perfusionsdrücke werden bei voller Flußrate in der Regel problemlos toleriert. Besonders in den ersten Minuten des Bypasses resultiert der **niedrigere Perfusionsdruck** aus einer erheblichen peripheren Vasodilatation und einem hämodilutiven Effekt durch Beimischung des Priming-Volumens.

Verantwortlich für **niedrige Flußraten** sind meist Fehllagen der venösen Kanülen (geringerer Abfluß), oder eine Exsikkose des Patienten vor der Operation, die einen intraoperativen Volu-

6

menverlust simulieren kann. Wenn die Lagekorrektur der Kanülen nicht zu einem verbesserten Rückstrom des Blutes in den Oxygenator führt, ist zusätzlich eine Volumengabe in Form von Ringer-Laktat-Lösung in den Oxygenator möglich. Dabei ist jedoch ein Hämoglobinwert von 6 bis 7 g% nicht zu unterschreiten. Kann trotz dieser Maßnahme bei voller Flußrate der arterielle Mitteldruck nicht in der gewünschten Höhe gehalten werden, ist die Gabe von Vasokonstriktoren erforderlich. **Hochdruckphasen** während des Bypasses können in den meisten Fällen durch Vertiefen der Narkose oder durch die Gabe von Antihypertensiva beeinflußt werden.

- **Bypass-Ende:** Zum Ende des Eingriffes am offenen Herzen wird langsam die Blutzufuhr vom Herzen zum Oxygenator und damit schrittweise die arterielle Pumpleistung reduziert. Durch Transfundieren des Blutvolumens aus dem Oxygenator kommt es bei einem suffizient arbeitenden Herzen zu einem deutlich meßbaren **Anstieg der Auswurfleistung.** Befinden sich die hämodynamischen Parameter im Normbereich, kann der Bypass beendet werden. Kommt es in dieser Phase zu einem **myokardialen Pumpversagen,** ist dies durch Absinken des arteriellen Mitteldrucks und gleichzeitiges Ansteigen der pulmonalen und venösen Füllungsdrücke erkennbar. In dieser Situation darf keine weitere Reduzierung der Pumpleistung der HLM erfolgen. Bei einer ausgeprägten **Schädigung des Myokards** ist eine Therapie mit positiv-inotropen Substanzen indiziert, bis eine Druck- und Rhythmusstabilisierung erreicht ist. Je nach Grad der **Hämodilution** wird das im Oxygenator verbleibende Blut nach Beenden der extrakorporalen Zirkulation mit einem Cell-Saver® (Kap. 5.13.7.2) aufbereitet. Diese Maßnahmen und das sorgfältige Zurücksaugen des Blutes in den Oxygenator minimieren den Fremdblutbedarf während eines herzchirurgischen Eingriffs.

Myokardprotektion

Der Begriff Myokardprotektion umfaßt alle Maßnahmen, die den Zustand des Herzens vor, während und nach dem jeweiligen Eingriff mit der Herz-Lungen-Maschine optimieren helfen. Für die meisten Herzoperationen ist es notwendig, die Koronarzirkulation zu unterbrechen und das Herz stillzustellen. Folge dieses Durchblutungsstillstandes durch die Abklemmung der Aorta kann eine **verzögerte Erholung** oder eine

irreversible Schädigung des Herzmuskels sein. Die Myokardzelle kann während des Sauerstoffmangels nur noch aus dem Glukoseabbau für kurze Zeit unzureichend Energie gewinnen. So entstehen aus einem Glukosemolekül in Anwesenheit von Sauerstoff 38 Moleküle Adenosintriphosphat (ATP), welches Hauptenergieträger aller Zellen ist. In Abwesenheit von Sauerstoff entstehen durch Abbau der Glukose zu Milchsäure dagegen nur noch zwei Moleküle ATP. In der Zelle kommt es damit zu einem Nährstoff- und Energiemangel und zu einer Azidose. Daraus resultieren im Extremfall ein Zellödem, Muskelstarre und schließlich eine Autolyse.

Ziel der Myokardprotektion ist es, die erwähnten negativen Einflüsse zu verhindern bzw. zu antagonisieren und die energetische Situation des Herzens während der Ischämie zu verbessern, um somit den Energieverbrauch zu drosseln. Die **energieverbrauchenden Faktoren** des Myokards sind im wesentlichen Stärke und Frequenz der Kontraktion. Durch die Unterbrechung der elektrischen und mechanischen Aktivität des Herzens werden diese Faktoren ausgeschaltet. Die Unterbrechung wird durch eine **pharmakologische Herzlähmung,** die sog. **Kardioplegie,** erzielt. Zu den heute verwendeten Kardioplegika (sehr kaliumreich) zählen u.a. die kardioplegische Lösung nach Brettschneider und die Blutkardioplegielösungen nach Buckberg. Diese Lösungen werden entweder über die Aortenwurzel, die Koronarostien oder den Koronarsinus (retrograde Gabe) appliziert.

Herzunterstützungssysteme

Bei einer schweren myokardialen Schädigung vor oder nach einem herzchirurgischen Eingriff mit HLM kommen die intraaortale Ballonpumpe, die Zentrifugalpumpe oder Kunstherzsysteme zur Unterstützung der Pumpleistung des Herzens zum Einsatz.

Bei optimaler konventioneller Therapie sind die in Tabelle 6.2-1 genannten Kreislaufparameter eine **Indikation** für den Einsatz eines Herzunterstützungssystems. **Ausschlußkriterien** für deren Einsatz sind schwere neurologische Schäden, die durch eine Kreislaufdepression entstanden sind, generalisierte zerebrovaskuläre Insuffizienz, pulmonale Hypertonie durch Lungenerkrankungen sowie Sepsis.

- **Intraaortale Ballonpumpe** (IABP): zur **mechanischen Kreislaufunterstützung.** Das Ziel ist eine **Entlastung der Pumparbeit** des linken Herzens bei gleichzeitiger Erhöhung des

Tab. 6.2-1 Beim Vorliegen folgender Kreislauf-parameter ist der Einsatz eines Herzunter-stützungssystems indiziert.

Parameter	Grenzwerte
Ejektionsfraktion	unter 20–25%
Blutdruck	systolisch unter 80 mmHg
zentraler Venendruck	über 15 mmHg
LAP (linker Vorhofdruck)	über 15–18 mmHg
SvO$_2$ (gemischt-venöse Sättigung)	unter 50%

Sauerstoffangebots. Das Legen des Ballons ist relativ unkompliziert und erfolgt in fast allen Fällen in Seldinger-Technik retrograd über die A. femoralis. Direkt unterhalb des Abganges der A. subclavia wird der Ballon plaziert. Zu Beginn der Diastole wird Heliumgas von der Pumpkonsole durch einen Schlauch in den Ballon gepumpt. Dadurch wird der Ballon aufgeblasen und zu Beginn der Systole wieder entleert. Die Steuerung der Inflations- und Deflationszeitpunkte des Ballons erfolgt durch eine **EKG-getriggerte Automatik** an der Pumpkonsole. Diese Automatik reagiert selbständig auf alle Herzrhythmusveränderungen des Patienten. Durch die Verdrängung des Blutes aus dem oberen Teil der Aorta verstärkt der Ballon die Windkesselfunktion und damit die Perfusion der herznahen Gefäße, so daß sich die Herzmuskeldurchblutung bessert.

■ **Zentrifugalpumpe:** Wesentlich schonender für die Blutzellen ist der Einsatz einer Zentrifugalpumpe als arterielle Pumpe. Der Pumpenkopf gleicht einem Schaufelrad, dem das Blut axial zu- und tangential abströmt. Bei Drehzahlen von bis zu 4000 U/min wird ein Förderstrom bis 10 l Blut/min erreicht. Die Pumpe wird vorwiegend zur Langzeitunterstützung des rechten oder linken Ventrikels bei Low-output-Syndrom nach Abgehen von der HLM eingesetzt. Bei **Linksherzunterstützung** wird eine Kanüle in den linken Vorhof eingelegt. Von dort strömt das Blut durch einen Schlauch zum Pumpenkopf und wird durch eine in der Aorta ascendens positionierte Kanüle gepumpt. Dadurch wird der Ventrikel primär entlastet. Der Flow in diesem System

variiert je nach Schweregrad der myokardialen Schädigung. Tritt eine Erholung des Myokards ein, kann der Flow so weit reduziert werden, daß ein Abgehen von der Pumpe möglich ist. Bei einer **Rechtsherzunterstützung** wird ähnlich verfahren (Kanülierung des rechten Vorhofes und Pumpen des venösen Blutes in die A. pulmonalis).

6.2.1.7 Besonderheiten der Narkoseausleitung

Über den Zeitpunkt der **Extubation** nach herzchirurgischen Eingriffen bestehen teilweise konträre Meinungen (z.B. Nachbeatmung oder Extubation nach dem Eingriff). Die Tendenz geht wieder zur **Nachbeatmung,** da eine erhöhte Komplikationsrate zwei bis drei Tage nach der Operation bei den früh Extubierten sichtbar wurde.

Generell sind die Patienten erst dann zu extubieren, wenn keine katecholaminbedürftige Herzinsuffizienz mehr vorliegt, die Körperkerntemperatur über 35,5 °C liegt und bei ausreichender Spontanatmung eine suffiziente Oxygenierung und Kohlendioxidabatmung bestehen. Für den Körper am schonendsten ist es, **keine Antagonisierung** der applizierten Pharmaka wie Muskelrelaxanzien, Benzodiazepine und Opioide vorzunehmen. Am besten wird der Patient so lange nachbeatmet, bis die Wirkung dieser Medikamente abgeklungen ist.

6.2.1.8 Spezielle Komplikationen

Komplikationen nach extrakorporaler Zirkulation

Häufig kommt es nach extrakorporaler Zirkulation zu Problemen, die sowohl mit der kardialen Grunderkrankung als auch mit der Dauer der EKZ zusammenhängen. Durch die Hämodilution ist postoperativ eine **Überwässerung** möglich, die zu generalisierten Ödemen führt. Bei der notwendigen diuretischen Therapie ist auf Hypovolämie und Elektrolytstörungen zu achten.

Lange extrakorporale Zirkulationzeiten bergen die Gefahr eines ARDS-ähnlichen Syndroms, der sog. **Postperfusionslunge.** Die Behandlung ist symptomatisch und entspricht derjenigen des ARDS (Kap. 8.1.1).

Häufig bestehen postoperativ auch **plasmatische Gerinnungsstörungen** und Thrombozytopenien bzw. -pathien, die bei schwerwiegender

Ausprägung zu vermehrten Nachblutungen führen. Die Gerinnungsstörungen sollten nach genauer laborchemischer Analyse therapiert werden.

Früher häufig auftretende **Durchgangssyndrome** (Bewußtseinsstörung mit starker Agitiertheit), die wahrscheinlich durch eine zerebrale Minderperfusion aufgrund zeitweise niedriger Perfusionsdrücke verursacht wurden, sind deutlich zurückgegangen. Treten diese dennoch auf, ist die Therapie rein symptomatisch. Wichtig ist eine kontinuierliche neurologische Überwachung des Patienten.

Relativ selten kommt es zu **Leber-** und **Nierenversagen,** dessen Ursache meist multifaktoriell ist (Minderperfusion, Sepsis, Myokardinfarkt, vorbestehende Organschäden).

Endokarditis
Durch das zunehmend invasive Monitoring steigt die Gefahr einer **katheterbedingten Endokarditis** (Kap. 3.1.3). Katheter sollten daher nur solange wie notwendig liegen. Die **maximale Liegedauer** eines Swan-Ganz-Katheters sollte den Zeitraum von 72 Stunden nicht überschreiten. Kommt es zur Endokarditis, sind meist Staphylokokken oder gramnegative Bakterien nachweisbar. Bei deutlichen postoperativen Temperaturanstiegen, Leukozytosen, protrahierter Schocksymptomatik oder arteriellen Embolien ist die Gewinnung von Blutkulturen erforderlich. Die hochdosierte Antibiotikagabe und das Entfernen möglicher Fremdkörper sind Hauptbestandteil der Therapie.

Herzrhythmusstörungen
Zu den Ursachen postoperativer Herzrhythmusstörungen zählen u.a. Schmerzen, Hypoxie, Hyperkapnie, Digitalisüberdosierung bzw. -intoxikation, Hypovolämie, Hypokaliämie, Myokardinfarkt, Perikarditis, Anämie, Lungenembolie, Alkalose, Azidose, Störeinflüsse durch Schrittmacherkabel und flottierender Pulmonaliskatheter. Die Therapie erfolgt kausal. Bei Tachy- oder Bradyarrhythmien, die für hämodynamische Störungen (Blutdruckabfall, Abfall des HZV, Rückgang der Urinproduktion) verantwortlich sind oder zu Zeichen der Myokardischämie (ST-Strecken-Senkung) führen, ist der Zeitpunkt einer medikamentösen Intervention gegeben. Bei bradykarden Rhythmusstörungen gibt man Glycopyrrolat (Glycopyrronium Curamed®) oder Alupent®), bei tachykarden Rhythmusstörungen ist die Gabe von Isoptin®, Beta-

blockern, Xylocain® oder Digitalis angezeigt. Bei erfolgloser Therapie der Tachykardien ist die nächste Therapiestufe die Kardioversion.

Thromboembolien
Arterielle Embolien stammen meist aus dem Herzen, wo es bei Herzrhythmusstörungen (absolute Arrhythmie bei Vorhofflimmern) zur Thrombenbildung im linken Vorhof, linken Ventrikel oder an Herzklappenprothesen kommen kann. Die Therapie besteht in der Gabe von Antikoagulanzien, um ein weiteres Wachstum eines Embolus zu verhindern. Bei Patienten mit Kunstklappenersatz ist eine lebenslange Antikoagulanziengabe erforderlich, da sonst ein Auftreten von arteriellen Embolien vorprogrammiert ist.

Durch den perioperativ verminderten Blutfluß in den großen Venen (verminderte Muskelpumpe, Erhöhung des venösen Drucks im Beckenbereich, Störungen im Gerinnungs- und Fibrinolysesystem) sind **venöse Thrombenbildungen** in Bein- und Beckenvenen mit nachfolgender Embolisierung in V. cava und schließlich in die Lungenarterie möglich. Die **postoperative Lungenembolie** wird zunächst mit Heparin, später mit Marcumar® behandelt. Bei massiven Lungenembolien kann außer der Trendelenburg-Operation (operative Entfernung des Embolus aus der Lungenarterie mittels Sternotomie) auch eine Lysetherapie erfolgen, wenn dies vom operativen Eingriff her verantwortbar scheint.

Bei mehrfacher Embolisierung aus tiefen Bein- oder Beckenvenen in die Lunge wird bisweilen ein **Vena-cava-Schirm** (Kap. 6.3, s.a. Abb. 6.3-1) eingepflanzt, der Emboli auffangen und damit eine evtl. tödliche Verlegung der Lungenstrombahn verhindern soll. Auch hier muß, wie bei jeder Implantation eines Fremdkörpers, direkt in den Blutstrom antikoaguliert werden.

6.2.2 Spezielle Kardioanästhesie

6.2.2.1 Aortenklappenstenose

Die Aortenklappenstenose (s.a. Kap. 3.1.3) ist meist Folge rheumatischer Erkrankungen. Bei der Aortenstenose kommt es zu einer Abnahme der Klappenöffnungsfläche, wobei die Stenose bei einer Fläche unter 1 cm^2 hämodynamisch relevant wird; unter 0,4 cm^2 ist sie dringend operationsbedürftig. Typischerweise leiden Patienten mit Aortenstenosen an **Angina-pectoris-Beschwerden** und werden durch **Synkopen** auffällig. Diese Ohnmachtsanfälle treten bei Belastung auf, da durch eine periphere Vasodilatation der Widerstand und damit der Blutdruck deutlich abfallen. Erfolgt der Klappenersatz vor der kardialen Dekompensation, ist die Prognose meist gut.

In der präoperativen Phase müssen v.a. **Tachykardien vermieden** oder schnell therapiert werden. Dies erfordert u.a. eine ausgeprägte anxiolytisch wirkende Prämedikation. Digitalisierte Patienten bedürfen einer engmaschigen Kontrolle der Elektrolyte (v.a. Kalium).

Für die **Narkoseeinleitung** ist die Kombination von Etomidat (aber auch Propofol oder Midazolam) und Fentanyl bzw. Sufentanil gut geeignet.

Intraoperativ sollten keine Inhalationsanästhetika oder wenn, dann nur in geringer Konzentration appliziert werden, um den negativen Einfluß auf die Kontraktilität des Herzens zu vermeiden. Ziele der **Narkoseführung** sind die Vermeidung einer myokardialen Ischämie und der intraoperativen, kritischen Verschlechterung der Ventrikelfunktion, die durch Hypotonie, Tachykardie sowie Hypertonie verursacht werden. Die **arterielle Hypotonie** führt zu einem kritischen Abfall des koronaren Perfusionsdrucks, obwohl der intraventrikuläre Druck wegen der Stenose weiterhin hoch bleibt und dadurch die koronare Perfusion drastisch reduziert wird. Die initiale Therapie besteht in der Gabe von Vasopressoren (z.B. Arterenol®) bzw. bei hypovolämisch bedingter Hypotonie in vorsichtigen Volumengaben.

Die **Tachykardie** erhöht den Sauerstoffverbrauch, da sich dadurch die Koronarperfusion verschlechtert und die diastolische Füllung abnimmt. Um dies zu vermeiden, ist eine ausreichende Narkosetiefe notwendig.

Bei einem **Hypertonus** ist der Blutdruck vorsichtig zu senken, da eine zu starke oder unkontrollierte Blutdrucksenkung zu einer kardialen Dekompensation führen kann. Die Blutdrucksenkung sollte durch eine vorsichtige Narkosevertiefung vorgenommen werden. Arterielle Vasodilatatoren können zu massiven Blutdruckabfällen führen, die schwer zu beherrschen sind. Die Dosierung muß daher äußerst vorsichtig erfolgen.

M Nitroglycerin ist bei Patienten mit Aortenstenose **kontraindiziert,** weil eine unkontrollierte Senkung des Preload zu einer Dekompensation des Herzens führen kann. ■

Nach Ersatz der Herzklappe kann es zu massiven systemischen Hypertonien kommen, die nur mit Vasodilatatoren behandelt werden können.

6.2.2.2 Aorteninsuffizienz

Nach rheumatischen Erkrankungen und Endokarditiden kann eine Schlußunfähigkeit der Aortenklappe resultieren (s.a. Kap. 3.1.3). Dadurch kommt es zu einer Regurgitation von Blut aus der Aorta in den linken Ventrikel mit Dilatation und Hypertrophie der Muskulatur. Durch die **Kompensationsmöglichkeiten** des Körpers (periphere Vasodilatation, Tachykardie und Kontraktilitätssteigerung bei Belastung) treten die Symptome einer Herzinsuffizienz erst relativ spät auf. Meist besteht zu diesem Zeitpunkt bereits eine deutliche Schädigung des linken Ventrikels. Dadurch ist die **Prognose** bei Patienten, die operativ versorgt werden müssen, meist weniger gut als bei Aortenstenosen.

Die **Prämedikation** sollte vorsichtig erfolgen, bei **akuter** oder **dekompensierter Aorteninsuffizienz** ist sie **kontraindiziert.** Sollten Parasympathikolytika notwendig werden (Herzfrequenz unter 60 bis 70 Schlägen/min) ist Glycopyrrolat (Glycopyrronium Curamed®) anstelle von Atropin indiziert, evtl. muß Alupent® verabreicht werden.

Ziel der **Narkoseführung** ist in erster Linie die Sicherung des Cardiac output. Da bei Abnahme der Herzfrequenz auch das Herzzeitvolumen sinkt, müssen Bradykardien unbedingt vermieden werden. Für die **Narkoseeinleitung** ist die Kombination von Etomidat (aber auch Propofol oder Midazolam) und Fentanyl bzw. Sufentanyl gut geeignet.

Intraoperativ sollten auch hier keine Inhalationsanästhetika bzw. nur in geringer Konzentration appliziert werden, da sie einen negativen Einfluß auf die Kontraktilität des Herzens aufweisen.

Zur zusätzlichen **Überwachung** ist ein Pulmonaliskatheter sinnvoll, da hiermit das Herzzeitvolumen und die intraventrikulären Füllungsdrücke laufend kontrollier- und evtl. korrigierbar sind. Da der periphere Widerstand nicht ansteigen darf, wird bei **Blutdruckanstieg** konsequent mit Vasodilatatoren und einer Vertiefung der Narkose gegengesteuert. Auch ein Abfall des Preload muß unbedingt verhindert bzw. durch Volumengabe behandelt werden.

6

Ein **hoher Preload** ist **essentiell** für die Aufrechterhaltung eines ausreichenden Schlagvolumens.

M Da Nitroglycerin in hoher Dosierung den Preload senkt, sollte es vorsichtig verwendet werden. ■

Die Gabe von Katecholaminen ist bei Patienten mit schlechter Ventrikelfunktion erforderlich, muß aber sehr vorsichtig erfolgen, um einen zu starken Anstieg des peripheren Widerstandes vor einer evtl. Dekompensation zu vermeiden.

Nach dem Klappenersatz steigt der periphere Widerstand für das Herz an, und die Patienten sind durch eine **akute Dekompensation** (mehr als bei einer Aortenstenose) bedroht. Neben der Gabe von Vasodilatatoren zur Senkung des Afterload ist auch ein optimaler Preload wichtig (Volumenzufuhr), um individuell die geeigneten Füllungdrücke zu erzielen. Da eine erhöhte Herzfrequenz sinnvoll ist, muß ein Schrittmacher gelegt werden.

6.2.2.3 Mitralklappenstenose

Die meist rheumatisch bedingte Mitralklappenstenose (s.a. Kap. 3.1.3) führt zu einem Rückstau des Blutes in den linken Vorhof und zu einer verminderten Füllung des linken Ventrikels. Nur durch einen hohen Druck im linken Vorhof kann ein ausreichender Blutfluß und damit eine Aufrechterhaltung des HZV erreicht werden. Dies führt zu einer Dilatation des Vorhofs mit Störung der Erregungsleitung (absolute Arrhythmie) und zur Gefahr der Vorhofthrombenbildung. Ein akuter Anstieg des Vorhofdrucks (z.B. bei Tachykardie, Aufregung und körperlicher Belastung) kann zu einer Dekompensation mit Lungenödem führen.

Die **Prämedikation** muß v.a. gewährleisten, daß Tachykardien vermieden werden. Wegen der erhöhten Empfindlichkeit wird bei dieser Patientengruppe die notwendige, anxiolytisch wirkende Prämedikation vorsichtig vorgenommen. Digitalisierte Patienten bedürfen einer engmaschigen **Kontrolle der Elektrolyte** (Hypokaliämie vermeiden).

Ein Ziel der **Narkoseführung** ist das Vermeiden einer Tachykardie (Gefahr der Dekompensation).

Für die **Narkoseeinleitung** ist die vorsichtige Gabe von Etomidat in Kombination mit Fentanyl bzw. Sufentanyl ein relativ sicheres Verfahren. **Intraoperativ** sollten Inhalationsanästhetika vermieden oder nur in geringer Konzentration appliziert werden, um den negativen Einfluß auf die Kontraktilität des Herzens auszuschließen. Bei schwerer pulmonaler Hypertonie ist Lachgas kontraindiziert.

Eine evtl. auftretende **Hyperkapnie** oder **Azidose** sollte sofort behandelt werden, da beides den pulmonalarteriellen Druck steigert. Nach dem Klappenersatz tritt häufig eine **myokardiale Insuffizienz** ein, die durch positiv-inotrope Substanzen behandelt werden muß. Die Volumengabe sollte vorsichtig erfolgen, da der linke Ventrikel nur an eine geringe Füllung adaptiert ist.

6.2.2.4 Mitralklappeninsuffizienz

Durch die Schlußunfähigkeit der Mitralklappe (s.a. Kap. 3.1.3) kommt es zu einer Schlagvolumenbelastung des linken Ventrikels und zusätzlich durch den Rückstau von Blut in die Lungenstrombahn zu einer mäßigen bis deutlichen Druckbelastung des rechten Ventrikels. Wegen der massiven Dehnung des linken Vorhofs kommt es schnell zu Störungen der Reizbildung und Reizleitung sowie zur Tachyarrhythmie. Da ein entsprechender Herzfrequenzanstieg bei Arbeit nicht mehr erfolgen kann, ist der Anstieg des HZV bei Belastung inadäquat.

Die Klappeninsuffizienz führt zu einer Kombination **aus niedrigem Afterload und hohem Preload.** Als Folge kommt es zu einer Erniedrigung des koronaren Perfusionsdrucks und zu einer geringen Toleranz gegen akute hämodynamische Veränderungen. **Bradykardien** führen zu einer Ventrikeldilatation, zu vermehrter Regurgitation und zu einer weiteren Abnahme des HZV und müssen vermieden werden.

Da Patienten mit Mitralinsuffizienz oft nur über einer geringe hämodynamische Kompensationsfähigkeit verfügen, sind Pharmaka in der **Prämedikation** vorsichtig zu dosieren. Benzodiazepine scheinen am besten für diese Patientengruppe geeignet. Besteht bereits eine Dekompensation, wird ganz auf eine Prämedikation verzichtet.

Sollten ähnlich wie bei der Aortenklappeninsuffizienz zur Aufrechterhaltung eines Sympathikotonus **Parasympatholytika** notwendig werden (Herzfrequenz unter 60 bis 70 Schlägen/min), ist auch hier, anstelle von Atropin, Glycopyrrolat (Glycopyrronium Curamed®) und bei Bedarf Alupent® indiziert.

Für die **Narkoseeinleitung** ist Etomidat in Kombination mit Fentanyl bzw. Sufentanyl geeignet. Zur besseren **Überwachung** und hämodynamischen Steuerung ist ein Pulmonaliskatheter indiziert. Auch hier sollten Inhalationsanästhetika intraoperativ nicht bzw. nur in geringer Konzentration zur Anwendung kommen (negative Einfluß auf die Kontraktilität des Herzens möglich). Zur Sicherung der myokardialen Kontraktilität darf die **Narkose nicht zu tief** geführt werden, evtl. sind positiv-inotrope Substanzen erforderlich. Der **systemische Gefäßwiderstand** ist unbedingt niedrig zu halten. Dazu kommen Vasodilatatoren (NTG, Nipruss® etc.) zur Anwendung, da die Senkung des Afterload den Druckgradienten zwischen Vorhof und Ventrikel vermindert, während durch Reduktion der Vorlast die Ventrikelgröße abnimmt. Das Ergebnis ist ein reduzierter Sauerstoffverbrauch des Herzens. Herzfrequenzen unter 70/min sollten intraoperativ vermieden werden.

Patienten mit **akuter Mitralinsuffizienz** oder mit zusätzlicher fixierter pulmonaler Hypertonie bzw. einer begleitenden KHK sind besonders für ein **postoperatives Low-output-Syndrom** prädisponiert. Die **kardiale Dekompensation** tritt meist bereits im Operationssaal auf und muß aggressiv pharmakologisch therapiert werden (hohe Dosen von Katecholaminen und evtl. Phosphodiesterasehemmstoffen). Auch eine intraaortale Ballonpumpe ist bisweilen erforderlich.

6.3 Anästhesie in der Gefäßchirurgie

Bei gefäßchirurgischen Eingriffen werden im wesentlichen die durch Arteriosklerose oder Verletzung bedingten Veränderungen an Gefäßen rekonstruiert, um wieder einen ausreichenden Blutfluß in die abhängigen Gebiete herzustellen.

6.3.1 Anästhesiologische Grundlagen der Gefäßchirurgie

Die Patienten weisen häufig arteriosklerotisch bedingte Begleiterkrankungen auf, was in der Anästhesie zu berücksichtigen ist. Die Kombination von latenter Hypovolämie, starrem Gefäßsystem und eingreifenden Manipulationen an den Gefäßen kann zu **dramatischen Blutdruckschwankungen** führen.

6.3.1.1 Prämedikationsvisite und Prämedikation

Gefäßchirurgische Patienten leiden häufig unter kardiovaskulären, metabolischen und pulmonalen **Begleiterkrankungen** (Tab. 6.3-1). Bei der Prämedikationsvisite sind daher die Symptome einer KHK wie Angina pectoris oder Herzrhythmusstörungen sowie Zeichen zerebraler oder renaler Funktionseinschränkungen gezielt zu erfragen. Neben den allgemeinen **präoperativen Untersuchungen** (Kap. 5.2) sind bei Eingriffen am arteriellen Gefäßsystem ein Belastungs-EKG, eine Blutgasanalyse und die Erhebung eines neurologischen Status erforderlich. Eine Dopplersonographische Untersuchung beider Karotiden ist ebenfalls bei vielen Eingriffen empfehlenswert. Zur Stabilisierung des Patientenzustandes sind bei Bedarf entsprechende präoperative Therapiemaßnahmen einzuleiten.

Bereits bei der Prämedikationsvisite ist das Bereitstellen einer ausreichenden Menge an **Blutkonserven** zu veranlassen, da eventuelle Blutverluste bei gefäßchirurgischen Operationen besonders rasch eintreten.

Zur **Prämedikation** sind Benzodiazepine und zusätzlich bei Schmerzen Piritramid geeignet. Eine **Atropingabe** ist nicht erforderlich bzw. **bei KHK kontraindiziert,** da eine Tachykardie induziert werden kann.

6.3.1.2 Narkosemittel

Bei Eingriffen am arteriellen Gefäßsystem der Beine sind sowohl Verfahren der Regional- als auch eine Allgemeinanästhesie mit geringen Mengen Inhalationsanästhetika und ausreichender Fentanylgabe möglich. Dabei bietet die Regionalanästhesie den Vorteil, daß durch die periphere Vasodilatation ein sehr guter Blutfluß distal des Operationsbereiches gewährleistet ist. Eingriffe an der Aorta und an den Karotiden sind nur in Vollnarkose möglich, wobei bei Aorteneingriffen Allgemeinanästhesie- mit Regionalanästhesieverfahren kombiniert werden können. Wegen seiner guten Steuerbarkeit und Reflexabschirmung ist Isofluran als Inhalationsanästhetikum gut geeignet.

6.3.1.3 Besonderheiten der Narkoseeinleitung

Aufgrund der peripheren Vasodilatation und Kardiodepression kommt es bei der Narkoseein-

6

Tabelle 6.3-1 Häufige Begleiterkrankungen bei gefäßchirurgischen Patienten mit Symptomen und Konsequenzen für die Anästhesie. Die Zuordnung erfolgt den betroffenen Organsystemen entsprechend.

Organsystem	Erkrankungen	Symptome	Konsequenzen
Herz-Kreislauf-System	– koronare Herzerkrankung (Z.n. Myokardinfarkt) – Herzinsuffizienz – Herzrhythmusstörungen	– stabile und instabile Angina pectoris – Myokardischämien – Ödeme – geringe Belastbarkeit – Brady- und Tachy-arrhythmien	– tiefe Narkose ohne Blutdruckabfall – NTG bereitstellen – Rechtsherzkatheter – Diuretika – Elektrolythaushalt eng-maschig überwachen – auf Kardioversion vorbereitet sein
Lunge	– chronisch-obstruktive Lungenerkrankung	– Bronchospastik – produktiver Husten – pulmonale Infekte	– präoperatives Atemtraining – Euphyllin® bereitstellen
Niere	– Niereninsuffizienz	– Kreatininerhöhung	– Anpassen der Dosierung von renal eliminierten Pharmaka
Endokrinium	– Diabetes mellitus (oft zusammen mit Hypercholesterinämie)	– Hyper- und Hypoglykämien	– engmaschige Blutzuckerkontrollen
ZNS	– Karotisstenose – Z.n. TIA, PRIND, Apoplex	– neurologische Defizite (Sehstörungen, Sprach-störungen, Lähmungen)	– Blutdruck während der Narkose hochnormal halten – intraoperative Blut-verluste aggressiv behandeln

leitung häufig zu schweren **Blutdruckabfällen.** Daher ist bereits bei der Narkoseeinleitung auf einen ausreichenden Volumenersatz zu achten. Wegen der Gefahr des Blutdruckabfalls durch periphere Vasodilatation bei Regionalanästhesien müssen mindestens 500 ml HAES 10% oder 750 ml Ringer-Lösung infundiert sein, bevor die Spinal- oder Periduralanästhesie ausgeführt wird. Blutdruckabfälle, die sich auch durch Volumengabe nicht bessern, müssen mit **Vasopressoren,** z.B. Dopamin (1 mg in 10 ml), Akrinor® (1/2 bis 1 Ampulle) oder Arterenol® (1 : 10000 verdünnt, milliliterweise verabreicht), therapiert werden.

M Für den Fall eines kritischen Blutdruckabfalls bei der Narkoseeinleitung sind bei gefäßchirurgischen Eingriffen immer **Vasopressoren bereitzulegen.** ■

Bei kardial beeinträchtigten Patienten kann die erhöhte Volumenzufuhr evtl. zu einer solchen Belastung führen, daß eine **kardiale Dekompensation** eintritt. Deshalb ist auf entsprechende Zeichen wie Unruhe, Dyspnoe, Angina pectoris oder Lungenödem zu achten. Aber auch **überschießende Blutdruckanstiege** durch den Reiz der Intubation sind möglich. Deshalb sollte Fentanyl zur Narkoseeinleitung relativ großzügig und das eigentliche Hypnotikum vorsichtig nach erwünschter Wirkung und Kreislaufreaktion dosiert werden.

M Erfahrungsgemäß drohen bei Gefäßpatienten massive **Blutdruckabfälle** bei Überdosierung des Hypnotikums oder grundsätzlich bei Verwendung von Barbituraten, während bei Unterdosierung von Opiaten erhebliche Blutdruckanstiege auftreten können. ■

Nach der Narkoseeinleitung kann die **Relaxierung** sowohl mit Succinylcholin als auch mit nichtdepolarisierenden Relaxanzien erfolgen.

6.3.1.4 Besonderheiten der Narkoseführung

Die Zeit nach der Intubation bis zum Beginn des operativen Eingriffs ist oft durch **hypotone Phasen** gekennzeichnet. Durch vorsichtige Volumengabe und evtl. Verabreichung von Vasokonstriktoren (1 mg Dopamin, Akrinor®, 10 mg Arterenol®) sollte der arterielle Mitteldruck nicht unter 60 bis 70 mmHg abfallen.

Bei Patienten mit Neigung zu **hypertonen Entgleisungen** während des Eingriffs (oft erkennbar an hohen Blutdruckspitzen bei der Intubation) ist die langsame Applikation von 150 bis 450 µg Clonidin über Perfusor oder in 500 ml Ringer-Laktat zu empfehlen. Durch eine Dosierung von z.B. 100 bis 300 µg/h läßt sich die „alpine Anästhesie" (stark schwankende Blutdruckwerte) häufig besser in den Griff bekommen.

Eine zu flache Narkose führt beim Hautschnitt unweigerlich zu Blutdruckkrisen. Zur Aufrechterhaltung der Anästhesie sollten bevorzugt Inhalationsanästhetika verwendet werden, da damit die Narkoseführung besser den verschiedenen Narkosetiefen anzupassen ist. Auf ein **ausreichendes Beatmungsvolumen** ist zu achten, um einer zerebralen Minderperfusion vorzubeugen, die bei gefäßchirurgischen Patienten aufgrund arteriosklerotischer Veränderungen äußerst ungünstig wäre. Sowohl eine Hypo- als auch eine Hyperventilation ist bei diesen Patienten zu vermeiden.

M Beim Abklemmen und Wiedereröffnen großer Blutgefäße, insbesondere der Aorta, verändern sich der periphere Widerstand und damit die Nachlast des Herzens **innerhalb weniger Sekunden** um oft mehr als 50%. Dem muß die Narkoseführung durch gute Blockade vegetativer Reaktionen, Kontrolle des Volumenstatus und Sicherung vor übermäßiger kardialer Belastung Rechnung tragen. ■

6.3.1.5 Monitoring

Ist bei einer Operation mit einem hohen **Blutverlust** und starken **Volumenschwankungen** zu rechnen, ist zusätzlich zu den allgemeinen Monitoring-Maßnahmen (Kap. 5.6, 7.5) ein ZVK zur regelmäßigen Überwachung des ZVD zu legen. Zwei großlumige Kanülen zur schnellen Volumengabe sind sinnvoll. Eine arterielle Kanüle zur direkten Blutdruckmessung ist bei allen arteriellen Eingriffen angebracht, wobei

daneben auch die Anwendung eines automatischen Blutdruckmeßsystems zu empfehlen ist. Eine pulsoxymetrische Überwachung ist Standard. Ein Blasenkatheter zur Überwachung der Ausscheidung und damit der adäquaten Organperfusion wird gelegt, wenn man mit Blutverlusten von über 500 bis 700 ml rechnet bzw. bei einer Operationsdauer über zwei Stunden.

6.3.1.6 Besondere intraoperative Maßnahmen

Bei gefäßchirurgischen Eingriffen erfolgt vor dem Abklemmen von Gefäßen eine **Antikoagulation** mit Heparin, so daß sich im Bereich der abgeklemmten und nicht durchbluteten Regionen keine Thromben bilden können. Dazu werden zwei bis drei Minuten vor dem Abklemmen (Absprache mit dem Operateur) 5 000 bis 10 000 IE Heparin appliziert, was in der Regel gut vertragen wird. Das **Abklemmen der Bauchaorta** führt fast immer zu schwerwiegenden **kardialen Belastungen** (s.a. Kap. 6.3.1.4). Deshalb ist zur Entlastung des Herzens eine Dilatation der Gefäße der oberen Extremitäten und der Kollateralen im Rumpfbereich durch Verabreichen eines Vasodilatators (NTG, Nipruss®) anzustreben. Zusätzlich sollte der Operateur zunächst möglichst eine nur teilweise Abklemmung vornehmen, damit die Belastung des Herzens und die Toleranz des Patienten abzuschätzen sind. Die Narkoseführung muß dem durch Blockade vegetativer Reaktionen, Kontrolle der Volumensituation und gleichzeitiger Sicherung vor übermäßiger kardialer Belastung Rechnung tragen.

Beim **Eröffnen** der abgeklemmten Gefäße nach Gefäßrekonstruktion kann es zu schweren **Blutdruckabfällen** kommen (v.a. bei Eröffnung der Aorta). Durch vorheriges Abstellen der Vasodilatatoren (falls gegeben), Volumengabe (möglichst unter ZVD- oder noch besser Wedge-Druck-Kontrolle), Verzicht auf weitere Lokalanästhetikagaben bei Regionalanästhesien ab etwa 60 Minuten vor voraussichtlicher Eröffnung und rechtzeitige Narkoseverflachung müssen diese Blutdruckabfälle aufgefangen werden.

Zum Operationsende ist in Absprache mit dem Operateur die **Antikoagulation** mit Protamin® zu **antagonisieren,** wobei zwischen 0,75 und 1 ml Protamin® pro 1 000 IE Heparin **langsam i.v.** verabreicht werden.

6.3.1.7 Besonderheiten der Narkose-ausleitung

Die Narkoseausleitung erfolgt v.a. unter Beachtung des Blutdrucks. Dabei kann mit Clonidin oder Ebrantil® der Blutdruck prophylaktisch bzw. akut schnell gesenkt werden.

Das Verlegen des Patienten auf die Intensivstation in Narkose ist lediglich bei Eingriffen an der Brust- oder Bauchaorta erforderlich. Bei anderen Eingriffen sollte der Patient im Operationsaal wach werden und anschließend die Extubation erfolgen.

6.3.1.8 Spezielle Komplikationen

Bei gefäßchirurgischen Eingriffen drohen sowohl während als auch nach dem Eingriff massive **Nachblutungen** aus den eröffneten arteriellen Gefäßen. Da die Gefäßnähte bei Blutdruckkrisen besonders gefährdet sind, muß eine **Blutdruckkrise** schnell erkannt und behandelt werden.

M Ist bei Eingriffen an Karotis, Aorta oder Beinarterie eine arterielle Drucküberwachung nicht möglich, steigt die Gefahr einer Nachblutung aufgrund der eingeschränkten Überwachungsmöglichkeiten stark an. ■

6.3.2 Spezielle Anästhesie in der Gefäßchirurgie

Die wichtigste Aufgabe des Anästhesisten während gefäßchirurgischer Eingriffe ist das **Aufrechterhalten einer stabilen Kreislaufsituation** trotz wechselnder Narkosetiefe oder operativer Stimuli und oft akuter Blutverluste. Dies ist überaus schwierig und gelingt nur selten vollständig. Daneben gibt es zusätzliche Besonderheiten, die bei den einzelnen Eingriffen aufgeführt sind.

6.3.2.1 Thrombendarteriektomie der Karotis

Bei signifikanten **Stenosen** der A. carotis interna oder A. carotis communis kommt es zur zerebralen Minderperfusion mit der Gefahr von neurologischen Defiziten bis hin zum Apoplex. Die Thrombendarteriektomie (TEA) des stenotischen Bereichs führt zu einer Wiederherstellung eines ungehinderten Blutflusses und verbessert deutlich die Prognose der betroffenen Patienten.

Ist bereits ein zerebraler Insult aufgetreten, darf wegen der Gefahr von Hirnblutungen oder zunehmenden ischämischen Bezirken ein operativer Eingriff innerhalb der ersten vier bis sechs Wochen nach dem Ereignis nicht vorgenommen werden.

Die **invasive Blutdruckmessung** ist für die sichere Anästhesie schon zur Narkoseeinleitung notwendig, da bereits in dieser Phase mit starken Blutdruckschwankungen zu rechnen ist. Durch Vorgabe von Clonidin und vorsichtige Volumentherapie vor der Einleitung sind diese Schwankungen teilweise zu verhindern. Um eine Normoventilation zu gewährleisten, sollte möglichst eine Kapnometrie eingesetzt werden.

Die **Narkoseeinleitung** erfolgt mit Opiaten, Hypnotika und Relaxanzien (s.a. Kap. 6.3.1.3).

Nach Präparation der A. carotis folgt generell eine **Heparinisierung.** Die Abklemmung der Arterie sollte frühestens 90 Sekunden nach der Heparingabe vorgenommen werden. Zum **Schutz des Gehirns vor Hypoxie** sollte eine tiefe Narkose mit ausreichend hohem Blutdruck (120 bis 150 mmHg systolisch) und ggf. der zusätzlichen Verabreichung von Hypnomidate® vor dem Abklemmen erfolgen. Bei **Blutdruckabfall** kann die Gabe von Volumen, Akrinor® (0,5 bis 1,0 ml) oder Dopamin (0,5 bis 1,5 mg), notwendig werden. Bei **Bradykardie** durch Karotissinusreiz werden die Operateure aufgefordert, die chirurgischen Manipulationen kurz zu unterbrechen. Tritt dadurch keine Besserung ein, ist Atropin, Alupent® oder Suprarenin® einzusetzen, um wieder eine normale Herzfrequenz zu erzwingen.

Für die Zeit der Entfernung des arteriosklerotisch veränderten Gewebes überbrückt man die Karotis durch einen **temporären Shunt** oder läßt sie abgeklemmt (selten). Das **Einschwemmen arteriosklerotischer Plaques** während der Manipulationen an der Karotis ist nicht zu verhindern (1 bis 5% der Fälle), was meist postoperativ durch entsprechende neurologische Symptome auffällt.

Nach Verschluß der Karotis erfolgt die **Antagonisierung des Heparins** mit Protamin® (s.a. Kap. 6.3.1.7), die Hautnaht ist erst nach Blutungsstillstand möglich. Der Patient kann noch im Operationssaal extubiert werden.

Postoperativ verbleibt der Patient für 24 Stunden auf einer **Überwachungseinheit,** da **Komplikationen** wie Rhythmusstörungen und Nachblutungen durch Blutdruckkrisen, die ein rasches Eingreifen erfordern, nicht selten sind. Nachblutungen führen durch Kompression des Kehlkopfes rasch zu einer respiratorischen Insuffizienz und müssen durch eine Intubation und operative Hämatomausräumung sowie Blutstillung behandelt werden. Um ein sich evtl. entwickelndes **neurologisches Defizit** schnell zu erfassen, sollte innerhalb des ersten Tages nach dem Eingriff auf folgende Symptome ganz besonders geachtet werden:

- verwaschene Sprache
- beginnende Lähmungen
- wechselnde Bewußtseinslagen

Ein operatives Vorgehen ist hier nur selten möglich, jedoch kann frühzeitig die Notwendigkeit einer neurologischen Rehabilitation erkannt werden.

6.3.2.2 Bauchaortenaneurysma

Bauchaortenaneurysmen sind meist arteriosklerotisch bedingte Erweiterungen im Bereich der Bauchaorta. Sie rupturieren häufig spontan, was meist zum Tod des Patienten führt. Daher ist eine operative Versorgung der oft durch Zufall entdeckten Aneurysmen sinnvoll. Auch bei elektiven Eingriffen an der Bauchaorta besteht neben der Gefahr einer schweren **Organinsuffizienz** (postoperatives Nierenversagen und ARDS) ein hohes perioperatives **Letalitätsrisiko.** Es ist daher außerordentlich wichtig, daß intraoperativ die hämodynamische Stabilität weitestgehend aufrechterhalten bleibt. Vor allem beim Abklemmen der Aorta führt der abrupt ansteigende Afterload zu einer akuten Linksherzbelastung. Beim Wiedereröffnen der Aorta können saure Metaboliten, Kalium und evtl. toxische Substanzen eingeschwemmt werden, was zu einer generellen Myokarddepression führt. Somit sind das Abklemmen bzw. das Wiedereröffnen der Aorta die kritischsten intraoperativen Phasen.

Bei **Dekompensationszeichen** wie Abfall des arteriellen Blutdrucks mit gleichzeitigem Anstieg des pulmonal-kapillären Verschlußdrucks bzw. Abfall des Herzzeitvolumens besteht die jeweils adäquate Therapie zur Unterstützung der Herzmuskelfunktion im Einsatz von Volumen, Katecholaminen oder Vasodilatatoren. Um eine hämodynamische Instabilität rechtzeitig erkennen und eingesetzte Therapiemaßnahmen überprüfen zu können, sind folgende **Maßnahmen zur Überwachung und Therapie** erforderlich:

- periphervenöser Zugang und ZVK
- arterielle Kanüle
- Blasenkatheter
- Pulsoxymetrie
- Swan-Ganz-Katheter
- Cell-Saver® (fremdblutsparende Maßnahme)
- EKG-Monitor mit ST-Strecken-Analysemodul

Für die Narkose eignet sich eine **Kombinationsnarkose** aus Allgemein- und Regionalanästhesie. Hiermit ist auch eine gute postoperative Schmerztherapie ohne atemdepressive Wirkung möglich, außerdem erholt sich die Darmfunktion bei Sympathikusblockade durch die Lokalanästhesie schneller. Als **Narkosemittel** für die Allgemeinanästhesie eignet sich am besten das Inhalationsanästhetikum Isofluran in Kombination mit niedrigen Dosen Dormicum® und/oder DHB unter Zugabe von Opiaten. So lassen sich sowohl die **Narkosetiefe** als auch die **periphere Vasodilation** (zunächst auch ohne Vasodilatator) gut steuern. Sofern mit einem geschlossenen System gearbeitet wird, ist auch Desfluran eine gute Alternative.

Intraoperativ wird Volumen so lange substituiert, bis eine Erhöhung des Wedge-Drucks keine weitere Zunahme des Herzzeitvolumens bewirkt. Die sonstigen **intraoperativen Maßnahmen** orientieren sich an den Operationsphasen:

- **Operationsphase vor dem Abklemmen der Aorta:** Der Patient erhält systemisch Heparin (10 000 IE) über einen zentralen Venenkatheter. Das Abklemmen der Aorta erfolgt erst 90 bis 120 Sekunden nach der Heparingabe.
- **Operationsphase, in der die Aorta abgeklemmt ist:** Bereits vor Beginn der rekonstruktiven Chirurgie steigt der periphere Widerstand bis zu 50%. Daher sollte zunächst eine **Teilabklemmung** und erst bei guter Toleranz des Patienten die vollständige Abklemmung erfolgen. Kommt es bereits während der Teilabklemmung zu **kardialer Ischämie, Bradykardie,** massivem **Blutdruckanstieg** oder **Abfall** des **Herzzeitvolumens,** müssen hochdosiert Vasodilatatoren (NTG, Natriumnitroprussid) gegeben werden. Während des Abklemmens sind HZV und Wedge-Druck je nach Veränderung der Hämodynamik engmaschig (u.U. alle fünf Minuten oder noch häufiger) zu überwachen. Bei **Anstieg des Wedge-Drucks** während des Abklemmens um mehr als 5 mmHg gibt man Vasodilatatoren. Bei einem **kritischen Abfall des HZV** um mehr als 40% oder unter 2 l/min/m² wird mit der Gabe von Dopamin in inotroper Dosierung begon-

nen. Ist dies alleine nicht ausreichend, um den Kreislauf zu stabilisieren, muß der Einsatz von Dobutrex® oder Suprarenin®, evtl. auch in Kombination mit Perfan®, erfolgen. Die Wirkung von Inotropika und Vasodilatatoren ist mittels der invasiv gemessenen Hämodynamikparameter zu kontrollieren. Nach dem Abklemmen der Aorta sollte kein Lokalanästhetikum in den Periduralkatheter nachgegeben werden, da zum Zeitpunkt der Wiedereröffnung der Aorta keine ausgeprägte Sympathikolyse bestehen soll.

■ **Operationsphase mit Eröffnung des Aneurysmasackes:** Hierbei kann es evtl. zu **massiven Einblutungen** aus mit der Aorta verbundenen Lumbalarterien kommen, was das Verändern der Narkosetiefe, den sofortigen Ausgleich eines massiven Blutverlusts und die Therapie mit Vasodilatatoren und/oder positiv-inotropen Substanzen erforderlich macht.

■ **Operationsphase mit Wiedereröffnung der Aorta:** Das Eröffnen der abgeklemmten Aorta nach Einnähen der Aortenprothese sollte ebenfalls schrittweise geschehen. Nach der Reperfusion der unteren Körperhälfte kommt es zu einer **Volumenverschiebung** in die Beine, zum **Einschwemmen von Metaboliten** in den Organismus mit massivem **Blutdruckabfall** und oft zu **Hyperkaliämie** und **Azidose.**

Vor dem Eröffnen ist daher die Dosierung von evtl. verabreichten Vasodilatatoren zu reduzieren und ein Perfusor mit einer inotropen Substanz vorzubereiten. Bereits vor dem Öffnen und im Verlauf der ersten 5 bis 15 Minuten nach Freigabe der Reperfusion lassen sich eventuelle Veränderungen im Säure-Basen- und Elektrolythaushalt durch regelmäßige entsprechende Laborkontrollen erkennen. Eine Azidose ist mit Bikarbonat, die Hyperkaliämie mit einer Mischung aus Glukose und Insulin (100 ml 40%ige Glukose mit 20 IE Insulin) zu therapieren.

Wegen der evtl. massiven **Blutverluste** sind mindestens sechs bis acht Erythrozytenkonzentrate für den Eingriff bereitzustellen. Nach Abschluß der Operation werden die Patienten **intubiert** und **beatmet auf** die **Intensivstation** verlegt, wo sie nach Erreichen einer Normothermie und stabiler Kreislaufparameter wach zu extubieren sind. Die häufigsten postoperativen **Komplikationen** sind Nachblutungen, das akute Nierenversagen und eine akute respiratorische Insuffizienz bis hin zum ARDS.

6.3.2.3 Akute Gefäßverschlüsse

Bei akuten arteriellen Gefäßverschlüssen müssen häufig auch nichtnüchterne Patienten anästhesiert werden. Dementsprechend ist eine **Ileus-Einleitung** (Kap. 6.1.1.3) zur Prävention der Aspiration notwendig. Nach der Narkoseeinleitung sind eine arterielle Kanüle, ein ZVK und ein Blasenkatheter zur **Überwachung** zu legen. Die Patienten sind meist hypovolämisch und hämokonzentriert. Der Ausgleich des **Volumendefizits** ist wegen des zu erwartenden intraoperativen Blutverlusts unbedingt nötig, aber wegen der häufigen Koinzidenz mit einer Herzinsuffizienz vorsichtig vorzunehmen. Nach der Reperfusion des verschlossenen Gefäßabschnitts kommt es zum Einschwemmen vasoaktiver Substanzen und Kalium in den Organismus mit **Blutdruckabfall, Hyperkaliämie** und **Azidose.** Die Überwachung und Therapie entsprechen der Wiedereröffnungsphase bei Bauchaortenaneurysmen (regelmäßige Laborkontrollen, Therapie der Hyperkaliämie und Azidose; s.a. Kap. 6.3.2.2). Wegen eines drohenden Blutverlustes sind mindestens zwei **Erythrozytenkonzentrate** bereitzustellen.

6.3.2.4 Rekonstruktive Eingriffe an den Beinarterien bei Arteriosklerose

Diese Eingriffe sind meist sehr langwierig und sollten in **Regionalanästhesie** oder in einer Kombination von **Regionalanästhesie und Allgemeinanästhesie** erfolgen. Durch die Sympathikusblockade bei Verwendung von Lokalanästhetika kommt es zu einer maximalen peripheren Sympathikolyse, die den Blutfluß durch die rekonstruierten Gefäße deutlich verbessert. Die zusätzliche Vollnarkose kann unter diesen Bedingungen sehr flach gehalten werden, weil der Schmerz bereits durch die Regionalanästhesie suffizient ausgeschaltet ist. Da es sich meist um **elektive Eingriffe** handelt, sollten die Patienten gut vorbereitet, nicht hypovolämisch und nüchtern zum Eingriff erscheinen. Postoperativ ist die Verlegung auf eine Normalstation meist gut möglich.

6.3.2.5 Varizen-Stripping

Die Varizenoperation ist sowohl in **Lokal-** als auch in **Regional-** und **Allgemeinanästhesie** möglich. Aufgrund der geforderten, möglichst schnellen postoperativen Mobilisation ist eine

Spinalanästhesie, bei der die Patienten aus Sicherheitsgründen postoperativ 24 Stunden flach liegenbleiben sollen, nicht das Verfahren der ersten Wahl. Bei Allgemeinanästhesien hat sich dagegen jedes Verfahren bewährt. Da die intraoperative chirurgische Stimulation nicht sehr stark ist, bietet sich z.B. eine Inhalationsnarkose ohne Einsatz von Opiaten an.

6.3.2.6 Tiefe Bein- und Beckenvenenthrombose

Die Ursachen für tiefe Bein- und Beckenvenenthrombosen sind z.B. Malignome, Frakturen und Hämokonzentration nach langer Flüssigkeitskarenz sowie rheologische Veränderungen während der Schwangerschaft. Bei tiefen Bein- und Beckenvenenthrombosen ist eine Embolisierung der Thromben in die Lunge mit tödlichem Verlauf möglich.

Therapeutisch kommen sowohl **konservative Verfahren** wie Heparinisierung, Lyse mit Uro- oder Streptokinase sowie mit Actilyse®, ReoPro® oder Refludan® als auch ein operatives Vorgehen in Frage.

Die Indikation zum **operativen Vorgehen** stellt sich bei drohender Lungenembolie, wobei neben der Entfernung des thrombotischen Materials mittels Fogarty-Katheter auch der Einbau eines Vena-cava-Schirms zur Embolieprophylaxe (Abb. 6.3-1) erfolgen kann.

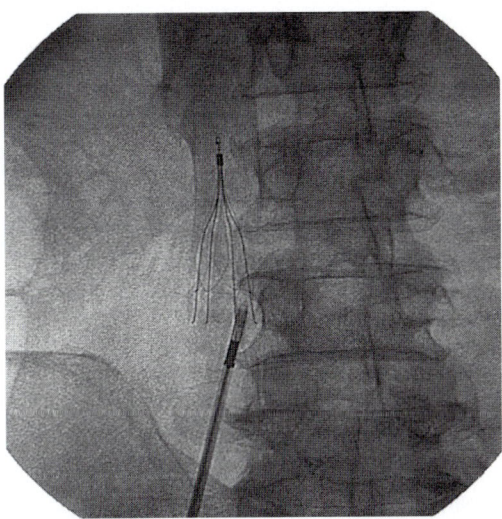

Abb. 6.3-1 Vena-cava-Schirm. Schirmartiger Filter, der über einen Kavakatheter in der unteren Hohlvene plaziert wird und losgerissene Thrombusteile auffangen soll.

Beide Eingriffe können mit einem größeren **Blutverlust** verbunden sein, so daß drei bis sechs Erythrozytenkonzentrate bereitzustellen sind. Bei Patienten, die hämodynamisch stabil sind, kann primär auf ein arterielles Druck-Monitoring verzichtet werden. In jedem Fall sind zur **Überwachung** und Verabreichung von Medikamenten und Volumen großlumige Braunülen und ein Venenkatheter zu legen. Bei der **Narkoseeinleitung** ist darauf zu achten, daß der Patient nicht hustet, da dies evtl. ein Losreißen von Thrombusmaterial bewirken kann. Nach der Intubation erfolgt die **Beatmung** mit einem PEEP von mindestens +5 cmH$_2$O, um eine Thrombuseinschwemmung in die Pulmonalstrombahn zu verhindern.

Verläuft der Eingriff ohne massiven Blutverlust, ist eine **Extubation** im Operationssaal am wachen Patienten möglich. Ansonsten ist der Patient intubiert und beatmet auf die Intensivstation zu verlegen, wo er nach Stabilisierung und verzögert erwachen kann.

6.4 Anästhesie in der Thoraxchirurgie

In diesem Kapitel wird das Vorgehen bei nichtkardialen thoraxchirurgischen Eingriffen behandelt.

6.4.1 Anästhesiologische Grundlagen der Thoraxchirurgie

In der Thoraxchirurgie werden die **physiologischen Verhältnisse** der intra- und postoperativen Phase durch folgende Faktoren **beeinträchtigt:**

- die Lunge ist meist bereits präoperativ beeinträchtigt
- zusätzliche pulmonale Veränderung entstehen durch den Eingriff
- die Pleurahöhle wird eröffnet

Die Häufigkeit von präoperativen Störungen und postoperativen Komplikationen wie Bronchialobstruktion, Atelektasen, Pneumonie und Lungenödem ist wesentlich größer und erfordert eine korrekte präoperative Einschätzung und evtl. Therapie sowie intensive postoperative Überwachung und Physiotherapie.

Das Operationsgebiet in der Thoraxchirurgie liegt im Bereich der oberen und unteren Atemwege und steht somit in unmittelbarer Konkurrenz zum Arbeitsfeld der Anästhesie.

6

6.4.1.1 Prämedikationsvisite und Prämedikation

Bei der Prämedikationsvisite stehen Einschränkungen des kardiorespiratorischen Systems im Vordergrund, da bereits die Grunderkrankung (Operationsindikation) im Bereich der Atemwege lokalisiert oder zumindest in unmittelbarer Nähe ist. Durch **Anamnese**, körperliche **Untersuchung** und das **Beurteilen** der vorliegenden **Voruntersuchungen** zur Funktionseinschränkung von Herz und Lunge macht sich der Anästhesist mit der Erkrankung des Patienten vertraut und klärt ab, ob der präoperative Allgemeinzustand des Patienten noch verbesserungsfähig ist. Klinische **Symptome** bei Funktionseinschränkungen der Lunge sind:

- Husten
- Auswurf
- Dyspnoe
- kein gezielter Hustenstoß möglich

Ist der Patient **Raucher,** führt bereits das Absetzen des Rauchens 24 Stunden vor dem Eingriff zu einer Reduktion des sonst pathologisch erhöhten Carboxyhämoglobins im Blut mit Normalisierung der Sauerstoffdissoziationskurve. Wird das Rauchen mehr als eine Woche vor einem operativen Eingriff beendet, führt dies zu einer deutlichen Reduktion der Bronchialsekretion, Verbesserung der postoperativen Bronchialtoilette und zur Verringerung der postoperativen Mortalität. Dies sollte der Patient wissen, um seine Kooperationsbereitschaft zu stärken.

Der Anästhesist erfragt die **Belastbarkeit** des Patienten, um das Operationsrisiko abschätzen zu können. Kann der Patient z.B. mehr als eine Etage am Stück Treppensteigen, so ist er erfahrungsgemäß ausreichend belastbar. Es ist davon auszugehen, daß die Belastung der Narkose vertragen wird, sofern nicht durch den operativen Eingriff selbst weitere Funktionsverschlechterungen zu erwarten sind (z.B. durch Lungenresektion). Ist selbst das Ersteigen einer Etage nicht möglich, so ist mit einem erhöhten Risiko während der Operation und mit einer verzögerten postoperativen Erholung zu rechnen.

Häufig liegen **pulmonale Erkrankungen** vor, die das anästhesiologische Vorgehen beeinflussen:

- **Pneumothorax** und/oder große **Blasen** oder **Zysten im Lungengewebe:** Sie verbieten den Einsatz von Lachgas, da sich das Volumen dieser Hohlräume während des Eingriffs drastisch vergrößern und die gesunde Lungenstruktur komprimieren kann.

- **Bronchiektasen:** Finden sich im Röntgenbild Bronchiektasen, ist mit der Freisetzung und dem Abhusten großer Sekretmengen zu rechnen, die unter Umständen den Tubus völlig verlegen können, wenn sie sich unbemerkt ansammeln und eindicken.
- **Verdrängung der Trachea:** Verdrängungen z.B. durch Tumoren im unteren Hals- und oberen Mediastinalbereich sind im Röntgenbild zu erkennen; Intubationschwierigkeiten sind möglich.
- **Rechtsherzbelastung und Veränderungen in der Oxygenierungsfunktion:** Sie sind anhand der Befunde präoperativer Diagnostik (EKG, BGA) zu erkennen. Ist die kapilläre Sauerstoffsättigung in Ruhe unter 90% abgefallen, ist mit einem deutlich erhöhten Risiko perioperativer pulmonaler Komplikationen zu rechnen. Eine präoperative atemgymnastische Behandlung ist hier unbedingt anzuraten.
- **Obstruktion:** Bei den Lungenfunktionstests ist die Einsekundenkapazität der klinisch wichtigste Parameter für das Vorliegen einer Obstruktion. Das maximal eingeatmete Volumen (Normalwert bei Männern 25 ml/kg KG, bei Frauen 20 ml/kg KG) kann im Normalfall innerhalb einer Sekunde zu 75 bis 90% ausgeatmet werden. Unter 75% liegt eine klinisch relevante Obstruktion vor.
- **Einschränkung der Lungenfunktion:** Ein Patient mit ausreichend normaler Lungenfunktion kann seinen Atem für mindestens 15 Sekunden anhalten. Durch das **Testen des Atemanhaltens** ist leicht ein genereller Überblick über die Atemfunktion möglich, allerdings ist dieser Test sehr unspezifisch und läßt keine Aussage über die Lokalisation einer Störung zu. Fallen bei diesem einfachen Test pathologische Befunde auf, ist eine weitere Abklärung (BGA, Lungenfunktionstest und ggf. atemgymnastische Vorbehandlung) anzuraten.

Aus dem Beurteilen der in der Anamnese erhobenen Befunde einschließlich der Voruntersuchungen ergibt sich die Notwendigkeit einer evtl. Vorbereitung des Patienten durch **präoperative Therapiemaßnahmen** (Tab. 6.4-1) zum Minimieren des operativen Risikos.

Nach der Anamnese und Untersuchung des Patienten legt der Anästhesist die **Prämedikationspharmaka** fest, wobei wegen der evtl. Atemdepression auf Opioide möglichst zu verzichten ist. So kommen v.a. Benzodiazepine zur

Tab. 6.4-1 Therapiemaßnahmen zur Verbesserung des operativen Risikos in der Thoraxchirurgie beim Vorliegen pathologischer Veränderungen.

Symptome bzw. pathologische Veränderungen	Therapiemaßnahmen	Therapieziel
– Husten – Auswurf – Dyspnoe	physikalische Maßnahmen: – Atemgymnastik – Rauchen beenden – Flüssigkeitszufuhr erhöhen (bei Auswurf) medikamentöse Maßnahmen: – schleimlösende Medikation (z.B. Acetylcystein)	– Reduktion der postoperativen Häufigkeit von Atelektasen und Pneumonie
– Bronchialobstruktion (asthmaähnliche Beschwerden, Giemen und Brummen bei der Auskultation)	Einstellung auf Bronchodilatatoren: – Berotec DA® – Bricanyl® s.c.	– verbesserte Narkoseführung durch Verringerung der Gefahr und Schwere von Bronchospasmen – postoperativ schnellere Entwöhnung vom Respirator, weniger Pneumonien
– Rechtsherzbelastung (EKG-Befunde, invasive Diagnostik)	physikalische Maßnahmen: – Atemgymnastik – Rauchen beenden medikamentöse Maßnahmen: – Diuretika (Vorsicht HKT-Anstieg) – Digitalisierung – Vasodilatatoren (NTG, Nipruss®) – begleitende Ateminfekte antibiotisch angehen – keine atemdepressive Begleitmedikation	– Senkung des Risikos des Lungenversagens – Reduktion einer bestehenden pulmonalen Hypertonie – Senkung kardialer Komplikationen (Dekompensation, perioperativer Infarkt)
– eingeschränkte Lungenfunktion	physikalische Maßnahmen: – Atemgymnastik	– Lungenfunktion optimieren, Risiko der Nachbeatmung senken

6

Sedierung in Frage. Eine Blockade des Parasympathikus durch Atropin oder Glycopyrrolat ist bei Eingriffen mit Doppellumentuben zu empfehlen, da der Durchmesser der beiden getrennten Tuben geringer ist als der eines normalen Tubus und dadurch das intraoperative Absaugen von Bronchialsekret erschwert sein kann.

Zum Abschluß der Prämedikationsvisite legt der Anästhesist die notwendigen **Monitoring-Maßnahmen** fest und **klärt** den **Patienten** über den Ablauf **auf.** Bei der Planung des Operationstermins ist darauf zu achten, daß ein **Intensivüberwachungsbett** zur postoperativen Überwachung bereitzustellen ist.

6.4.1.2 Narkosemittel

Die **volatilen Anästhetika** haben eine ausgeprägte bronchodilatatorische und reflexdämpfende Wirkung. Dies ist in der Thoraxchirurgie besonders erwünscht, da durch Manipulation an Lunge und Atemwegen starke Reize gesetzt werden. Die beste Wirkung innerhalb der volatilen Anästhetika ist Halothan zuzuschreiben, gefolgt von Enfluran und Isofluran. Natürlich sind die Einschränkungen in der Anwendung der Inhalationsanästhetika (Kap. 4.5) zu beachten, so daß beim Vorliegen von Kontraindikationen gegen eines oder mehrere Inhalationsanästhetika auf andere Mittel zurückzugreifen ist.

Idealerweise werden die Inhalationsanästhetika zu Beginn des Eingriffs mit Fentanyl supplementiert, im späteren Narkoseverlauf ist das Reduzieren der Opioidgabe möglich. Eine postoperative Nachbeatmung ist in der Regel nicht erwünscht, deshalb sind Benzodiazepine oder Neuroleptika nur vorsichtig zu dosieren, um das postoperative Erwachen nicht zu verzögern.

6.4.1.3 Besonderheiten der Narkoseeinleitung

Während der Narkoseeinleitung ist v.a. auf die **kardiale** und **pulmonale Beeinträchtigung** der Patienten Rücksicht zu nehmen. Hinzu kommt abhängig vom operativen Eingriff die Intubation mit einem Spezialtubus. Bei Resektion infizierter Lungenteile (Bronchiektasen), einseitiger Lungenblutung oder schwierigen operativen Verhältnissen (z.B. Verwachsungen, infiltrierte Tumoren kann die **Ein-Lungen-Beatmung** (s.a. Kap. 6.4.1.6) notwendig werden, was die Intubation mit **doppellumigen Endotrachealtuben** erforderlich macht. Entsprechend den anatomischen Erfordernissen des rechten und linken Hauptbronchus wurden Tuben (Kap. 5.5.1.4) zur Intubation des linken Bronchus (Carlens-Tubus) bzw. des rechten Hauptbronchus (White-Tubus: „White goes right") entwickelt. Sog. Robertshaw-Tuben stehen ebenfalls für die rechts- bzw.

linksseitige Intubation zur Verfügung. Die Intubation mit einem Doppellumentubus erfordert eine besonders **tiefe Narkose,** weil der Intubationsvorgang (Kap. 5.5.1.5) meist länger als gewöhnlich dauert und der Tubus besonders tief in die Atemwege einzuführen ist. Eine großzügige Gabe von Fentanyl (0,3 bis 0,5 mg) und das Verabreichen eines mittellang wirkenden Hypnotikums (Disoprivan 15 bis 30 mg) sind daher zur Narkoseeinleitung zu empfehlen. Die **auskultatorische Lagekontrolle** bei linksseitiger Intubation nach erfolgter Intubation ist in den Tabellen 6.4-2, 6.4-3 und 6.4-4 dargestellt. Daneben ist eine **bronchoskopische Lagekontrolle** sinnvoll. Dabei orientiert sich der Arzt an der Trachealbifurkation (bei durchsichtigen Tuben zu erkennen), am Abgang des Oberlappenbronchus rechts sowie an dem markierten Bronchialcuff, der aus bronchoskopischer Sicht vom trachealen Tubus aus korrekterweise im intubierten Hauptbronchus zu sehen ist.

Viele Eingriffe der Thoraxchirurgie finden in **Seitenlage** (Abb. 6.4-1) statt, so daß nach erfolgreicher Intubation und Lagekontrolle des Tubus und dem Legen aller Katheter eine vorsichtige **Umlagerung** erfolgen muß. Die Lagerungsmerkmale bei Seitenlage und das Vorgehen beim Umlagern sind im Kapitel 5.3.3.2 ausgeführt. Nach der Umlagerung des Patienten ist v.a. bei der Intubation mit einem Doppellumentubus die

Tab. 6.4-2 Befund der auskultatorischen Lagekontrolle bei linksseitiger Intubation mit Doppellumentubus bei **korrekter Tubuslage.** Der Tubus soll im linken Hauptbronchus liegen. Die Abhörgeräusche sind bei aufgeblasenem und entleertem Tracheal- bzw. Bronchialcuff differenziert nach rechter und linker Lunge dargestellt. Die Auskultationsdiagnostik findet in der dargestellten Reihenfolge statt.

Trachealcuff	Bronchialcuff	Rechte Lunge	Linke Lunge	Diagnose
– aufgeblasen	– entleert	– Atemgeräusch bei Beatmung über rechten und linken Tubus hörbar	– Atemgeräusch bei Beatmung über rechten und linken Tubus hörbar	– korrekte Lage möglich
– aufgeblasen	– aufgeblasen	– Atemgeräusch bei Beatmung über rechten Tubus hörbar – Atemgeräusch bei Beatmung über linken Tubus nicht hörbar	– Atemgeräusch bei Beatmung über linken Tubus hörbar – Atemgeräusch bei Beatmung über rechten Tubus nicht hörbar	– korrekte Lage wahrscheinlich
– entleert	– aufgeblasen	– kein Atemgeräusch bei Beatmung über rechten Tubus hörbar, es entweicht beatmungssynchron Luft aus dem Mund des Patienten	– Atemgeräusch bei Beatmung über den linken Tubus gut zu hören, es entweicht keine Luft aus dem Mund des Patienten	– korrekte Lage gesichert (wenn die beiden vorherigen Tests erfolgreich waren)

Tab. 6.4-3 Befund der auskultatorischen Lagekontrolle bei linksseitiger Intubation mit Doppellumentubus bei zu tiefer Tubuslage. Die tracheale Öffnung des Tubus liegt hier bereits im linken Hauptbronchus. Abweichungen vom Befund zur korrekten Tubuslage sind durch Fettdruck hervorgehoben. Die Abhörgeräusche sind bei aufgeblasenem und entleertem Tracheal- bzw. Bronchialcuff differenziert nach rechter und linker Lunge dargestellt. Die Auskultationsdiagnostik findet in der dargestellten Reihenfolge statt.

Trachealcuff	Bronchialcuff	Rechte Lunge	Linke Lunge	Diagnose
– aufgeblasen	– entleert	– Atemgeräusch bei Beatmung über linken und rechten Tubus **abgeschwächt**	– Atemgeräusch bei Beatmung über linken und rechten Tubus **gut hörbar**	– zu tiefe Lage möglich
– aufgeblasen	– aufgeblasen	– Atemgeräusch bei Beatmung über den rechten Tubus **abgeschwächt bis nicht hörbar**	– Atemgeräusch bei Beatmung über linken Tubus **gut hörbar** – Atemgeräusch bei Beatmung über rechten Tubus **nicht hörbar**	– korrekte Lage unwahrscheinlich
– entleert	– aufgeblasen	– kein Atemgeräusch bei Beatmung über rechten Tubus hörbar, es entweicht beatmungssynchron **nur wenig** Luft aus dem Mund des Patienten	– Atemgeräusch bei Beatmung über den linken Tubus gut zu hören, es entweicht **keine** Luft aus dem Mund des Patienten	– korrekte Lage unwahrscheinlich

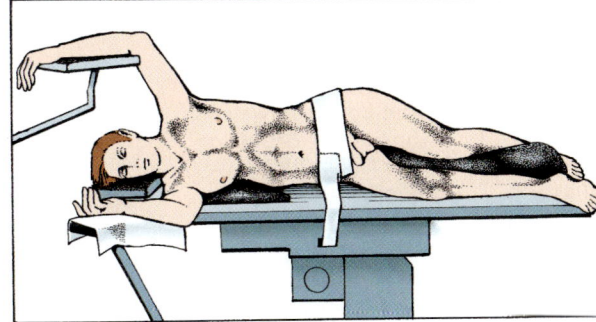

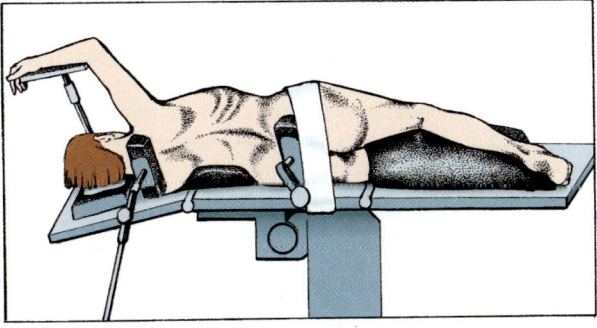

Abb. 6.4-1 Spezielle Seitenlagerung für thorakale Operationen. Die Polsterung von Kopf, Schulter, Ellenbogen, Hüfte und Knie ist sorgfältig vorzunehmen, um Lagerungsschäden zu vermeiden.

korrekte Tubuslage nochmals bronchoskopisch zu verifizieren.

6.4.1.4 Besonderheiten der Narkoseführung

Nach dem Fixieren des Tubus wird mit der Gabe des Inhalationsanästhetikums begonnen. Dabei sind initial bis zu 1,5 Vol.-% Halothan und bis zu 2,5 Vol.-% Isofluran in jeweils 50% Lachgas/Sauerstoff zu applizieren. Nach Operationsbeginn und Eröffnen des Thorax lassen sich der individuelle Bedarf an Analgetika und die erforderliche Narkosetiefe besser einschätzen und durch Regulierung der Zufuhr des Inhalationsanästhetikums steuern.

6.4.1.5 Monitoring

Zur Basisüberwachung zählen EKG, Pulsoxymetrie, unblutige automatische RR-Messung und die Messung der Körpertemperatur. Die endexspiratorische CO_2-Messung ist sehr hilfreich, wenn

6

Tab. 6.4-4 Befund der auskultatorischen Lagekontrolle bei linksseitiger Intubation mit Doppellumen-tubus bei zu flacher Lage des Tubus. Der Bronchialcuff liegt hier zumindest teilweise in der Trachea; Abweichungen vom Befund zur korrekten Tubuslage sind durch Fettdruck hervorgehoben. Die Abhörge-räusche sind bei aufgeblasenem und entleertem Tracheal- bzw. Bronchialcuff differenziert nach rechter und linker Lunge dargestellt. Die Auskultationsdiagnostik findet in der dargestellten Reihenfolge statt.

Trachealcuff	Bronchialcuff	Rechte Lunge	Linke Lunge	Diagnose
– aufgeblasen	– entleert	– Atemgeräusch bei Beatmung über rechten und linken Tubus hörbar	– Atemgeräusch bei Beatmung über den linken Tubus **abge-schwächt** hörbar – Atemgeräusch bei Beatmung über rechten Tubus **abgeschwächt** hörbar	– zu flache Lage möglich
– aufgeblasen	– aufgeblasen	– Atemgeräusch bei Be-atmung über den linken Tubus **unterschiedlich gut hörbar** – Atemgeräusch bei Beatmung über den rechten Tubus **abge-schwächt oder nicht hörbar** (Verlegung des rechten Hauptbronchus durch Bronchialcuff)	– Atemgeräusch bei Beatmung über linken Tubus **abgeschwächt** bis gut hörbar – Atemgeräusch bei Beatmung über rechten Tubus **abgeschwächt** bis nicht hörbar	– korrekte Lage unwahrschein-lich
– entleert	– aufgeblasen	– Atemgeräusch bei Beatmung über rechten Tubus **nicht hörbar, es entweicht beatmungs-synchron Luft** aus dem Mund des Patienten; bei Beatmung über den linken Tubus Atemge-räusch **hörbar**	– Atemgeräusch bei Beatmung über den linken Tubus **abgeschwächt** bis gut zu hören; **atem-synchrones Entweichen von Luft bei Beatmung über linken Tubus möglich**	– korrekte Lage nicht möglich

eine Nachbeatmung vermieden werden soll. Ist aufgrund der geplanten Operation mit einem hohen Blutverlust zu rechnen, legt man dem Patienten einen zentralen Venenkatheter zur regel-mäßigen Überwachung des ZVD. Schätzt der Operateur oder Anästhesist den zu erwartenden Blutverlust auf über 500 bis 700 ml, ist die Über-wachung der adäquaten Organperfusion mittels Ausscheidungskontrolle erforderlich. In diesen Fällen und bei einer Operationsdauer von mehr als zwei Stunden ist ein Blasenkatheter zu legen. Eine arterielle Kanüle zur direkten Blutdruck-messung ist bei allen Lungenlappenresektionen und Lungenresektionen angebracht. Über die ar-terielle Kanüle ist die Überwachung der Oxyge-nierung am besten möglich, was besonders bei Patienten mit eingeschränkter Lungenfunktion

und einer arteriellen Sauerstoffsättigung unter 90% indiziert ist. Um auf Kreislaufreaktionen und/oder Blutverluste schnell mit ausreichender Volumensubstitution reagieren zu können, sind am besten zwei großlumige Braunülen zu legen. Bei Patienten mit schwerster Einschränkung der kardiopulmonalen Funktion ist außerdem ein Pulmonalarterienkatheter indiziert.

6.4.1.6 Besondere intraoperative Maßnahmen

Bei der funktionellen Trennung beider Lungen-hälften durch spezielle Tuben (z.B. bei Lungen-resektion) kann die Beatmung der Lungen-hälften unabhängig voneinander erfolgen (sog. Ein-Lungen-Anästhesie). Die Indikationen sind in Tabelle 6.4-5 zusammengefaßt. Da die **Ein-Lungen-Anästhesie** meist in Seitenlage des Patienten erfolgt und die zu operierende Lunge oben liegt, wird während der Ausschaltung dieser Lungenhälfte von der Beatmung nur die untenliegende Lunge beatmet. Dadurch nimmt der **intrapulmonale Rechts-links-Shunt** mit venöser Beimischung in das arterielle Blut deutlich zu. Verantwortlich hierfür ist die simple Tatsache, daß das Blut der Schwerkraft entsprechend vermehrt die untenliegende Lunge durchblutet, während gleichzeitig weniger Luft in dieser Lunge zur Verfügung steht, da die obenliegende, operativ zu versorgende Lunge nicht beatmet wird. Dies hat einen Abfall der arteriellen Sauerstoffsättigung in Einzelfällen bis hin zur Hypoxie zur Folge. Die CO_2-Abatmung dagegen ist meist nicht beeinträchtigt, da die Diffusionskapazität der Lunge für CO_2 20mal besser als für O_2 ist.

Bei **niedriger Sauerstoffsättigung** (unter 95%) ist für die Zeit der Ein-Lungen-Anästhesie die **untenliegende Lunge** des Patienten mit reinem Sauerstoff zu beatmen. Sinkt die Sättigung noch weiter ab, ist eine Insufflation von Sauerstoff mit einem Frischgasfluß von 1 bis 2 l/min in die ausgeschaltete, **obenliegende Lunge** möglich. Noch effektiver ist es, wenn mit einem separaten Narkosegerät zusätzlich ein PEEP von 3 bis 5 cmH_2O (obenliegende Lunge) eingestellt wird.

Verlangt die Operationstechnik jedoch das vollständige Kollabieren der obenliegenden Lungenhälfte bzw. soll diese reseziert werden, läßt sich dieses Verfahren natürlich nicht einsetzen. Fällt die arterielle **Sauerstoffsättigung unter 85 bis 90%,** ist die Beatmung der untenliegenden Lunge durch PEEP und durch Verlängern der Inspirationszeit zu optimieren bzw. die obenliegende Lunge intermittierend zu beatmen. Bleibt die **Sättigung über 95%,** ist eine Reduzierung des O_2-Anteils im Frischgas durch das Zumischen von Luft oder Lachgas möglich.

Insgesamt ist die Phase der Ein-Lungen-Anästhesie auch wegen den **hämodynamischen Auswirkungen** (z.B. Reduktion des venösen Rückstroms durch Mediastinalverlagerung) möglichst kurz zu halten.

6.4.1.7 Besonderheiten der Narkoseausleitung

Nach dem operativen Eingriff wird der Patient auf den Rücken gedreht und der Doppellumentubus in Narkose gegen einen Normaltubus ausgetauscht. Ist eine postoperative **Extubation** des Patienten geplant, ist die Gabe von Halothan etwa 15 Minuten und die Gabe von Isofluran etwa zehn Minuten vor Operationsende zu beenden. Soll der Patient **in Narkose auf** die **Intensivstation** verlegt werden, kann die Gabe der

Tab. 6.4-5 Indikationen für die Ein-Lungen-Anästhesie mit den entsprechenden Vorteilen.

Indikationen	Vorteile der Ein-Lungen-Anästhesie
– bronchopleurale Fistel	– Reduktion des Verlustes an Atemvolumen durch das Leck
– Infektionen der erkrankten Lungenhälfte	– Verhinderung der Ausbreitung von Infektionen (z.B. bei Abszessen) von der betroffenen auf die gesunde Lunge. Auch bei den Manipulationen während des Eingriffs ist die gesunde Lunge weitgehend gegen eine Keimverschleppung geschützt
– Lungenblutungen	– verbesserte Beatmung der nichtbetroffenen Lunge bzw. differenziertes Beatmen in Abhängigkeit von den chirurgischen Maßnahmen
– Ösophagusresektion, Pneumonektomien, Lobektomien	– Operationsbedingungen können deutlich verbessert werden (relative Indikation)
– Riesenzysten	– Verhütung der Ruptur einer Riesenzyste mit dem Entstehen einer bronchopleuralen Fistel durch die Möglichkeit, den Beatmungsdruck auf der betroffenen Seite zu senken
– thorakale Aortenaneurysmen	– Möglichkeit, Operationsbedingungen deutlich zu verbessern (relative Indikation)

6

Narkosemittel bis zum Operationsende erfolgen. Auf das Antagonisieren der Opiate ist zu verzichten, da thoraxchirurgische Eingriffe meist mit erheblichen **postoperativen Schmerzen** verbunden sind. Bei einem Opiatüberhang sollte man den Patienten eher in Ruhe im Aufwachraum oder auf der Intensivstation erwachen lassen.

6.4.1.8 Spezielle Komplikationen

Durch die Seitenlage des Patienten verschlechtert sich das Ventilations-Perfusions-Verhältnis der Lunge, und Sauerstoffpartialdruck sowie O_2-Sättigung im arteriellen Blut fallen ab. Ursache hierfür ist die vermehrte Durchblutung der unteren Lunge bei gleichzeitig schlechterer Belüftung, während bei der obenliegenden Lunge eine bessere Belüftung mit schlechterer Durchblutung besteht. Diese Kombination führt zu einer vermehrten venösen **Beimischung** von **sauerstoffungesättigtem Blut** in das arterielle Blut und so zu Sättigungsabfall. Bei einer Ein-Lungen-Anästhesie ist dies noch deutlicher ausgeprägt, da die ausgeschaltete Lunge durchblutet, aber nicht mehr belüftet ist.

M Bei allen Operationen ist der **Oxygenierungsstatus engmaschig** zu **überwachen,** um auf Veränderungen rechtzeitig durch Erhöhung des Sauerstoffanteils im Frischgas, Verlängerung der Inspirationszeit, apnoische Oxygenierung der obenliegenden Lunge bei Ein-Lungen-Anästhesie und in Extremfällen mit Abbruch des Eingriffs reagieren zu können. ■

Gegen Ende des Eingriffs, beim Transport des Patienten in den Aufwachraum bzw. auf die Intensivstation und in der postoperativen Phase besteht die Gefahr eines **Pneumothorax,** so daß die **Überwachung der Drainagen** unabdingbar ist. Dabei ist das freie Spielen des Spiegels im Wasserschloß (s.a. Kap. 7.3) zu beachten. Die **Symptome** bei Pneumothorax sind beim beatmeten Patienten Tachykardie in Verbindung mit Hypotension und Anstieg des Beatmungsdrucks. Beim wachen, spontanatmenden Patienten sind neben der Tachykardie v.a. Unruhe mit Tachypnoe, Zyanose und Schulterschmerzen zu beobachten. Die Diagnose ist durch eine Röntgenaufnahme zu sichern. Entwickelt sich eine **Spannungspneumothorax,** bei dem sich zunehmend Luft im Pleuraspalt sammelt, kommt es aufgrund eines mangelnden venösen Rückstroms rasch zur **respiratorischen Insuffizienz** und zum **Schock.** Hier ist die Diagnose klinisch

durch Perkussion des Thorax (hypersonorer Klopfschall), extrem gestaute Halsvenen sowie die massive Zyanose zu stellen. Nach gestellter Diagnose muß der Überdruck rasch durch eine **notfallmäßige Thoraxdrainage** beseitigt werden. Dazu lagert man den Patienten in Rückenlage und führt in der Medioklavikularlinie (oberhalb der Mamillen) eine dicke Braunüle am Oberrand der dritten Rippe in Richtung Pleurakuppe ein und zieht den Mandrin beim Entweichen der Luft zurück. Später muß dann die endgültige Versorgung mittels einer Thoraxdrainage erfolgen.

6.4.2 Spezielle Anästhesie in der Thoraxchirurgie

6.4.2.1 Lobektomie, Pneumonektomie

Für diese Eingriffe wird der Patient in **Seitenlage** gelagert und zur Verbesserung der Operationsbedingungen meist mit einem **Doppellumentubus** intubiert. Entsprechend kommt es intraoperativ zu den beschriebenen Veränderungen der Oxygenierung. Der **Blutverlust** kann bis zu 2 l betragen, daher sind Blutersatzmittel in ausreichender Menge bereitzustellen. Postoperativ sind die Patienten möglichst **rasch** zu **extubieren,** um die frischen Nähte im Bronchusstumpf nicht zu lange mit hohen Beatmungsdrücken zu belasten und um damit die Entwicklung einer Bronchialfistel zu vermeiden. Sind intraoperativ **Atelektasen** aufgetreten, sollte die Lunge vor dem Pleuraverschluß mehrmals großzügig unter Druck gebläht werden, um die Atelektasen wieder zu beseitigen. Das Ausdehnen der Lunge kann bis zu einer Minute in Anspruch nehmen. Auf der untenliegenden Lungenseite muß wegen der ungünstigen Verhältnisse (größerer intrathorakaler Druck, erhöhte Durchblutung mit Resorption von Luft aus den Alveolen) damit gerechnet werden, daß eine vollständige Eröffnung der Atelektasen überhaupt nicht gelingt. Auf die positive Wirkung dieser Lungenblähung sollte aber dennoch nicht verzichtet werden.

6.4.2.2 Bronchopleurale Fisteln

Bei bronchopleuralen Fisteln ist ein **Doppellumentubus** zur seitengetrennten Beatmung (s.a. Kap. 6.4.1.6) sinnvoll, v.a. wenn große Fistelvolumina vorliegen. Bis zum Eröffnen des Thorax ist besonders auf die bereits liegende **Thoraxdrainage** zu achten, da ein plötzlicher Verschluß der Drainage rasch zu einem Spannungspneumothorax führt. Nach operativem Verschluß der Fistelung sind bis zur Spontanatmung möglichst beide **Lungen getrennt** zu **beatmen,** wobei auf die operierte Seite niedrigere Beatmungsdrücke anzuwenden sind. Der Patient wird **in Narkose** unter Spontanatmung **extubiert,** um möglichst geringe Drücke auf die verschlossene Fistelstelle einwirken zu lassen.

6.4.2.3 Lungenabszeß und Bronchiektasen

Wegen der Gefahr, infektiöses Gewebe oder Sekret auf die untenliegende Lungenhälfte zu übertragen, ist hier unbedingt die Intubation mit einem **Doppellumentubus** erforderlich. Durch die Manipulationen während des Eingriffs lösen sich meist große Mengen an infektiösem Material. Dies kann den Tubus verlegen und teilweise auch in die Blutbahn eingeschwemmt werden. Auf die entsprechenden Reaktionen wie Tachykardie, Temperaturanstieg oder Bronchospasmen durch die mögliche **Endotoxineinschwemmung** muß man vorbereitet sein. In Absprache mit den Chirurgen ist eine **perioperative Antibiotikaprophylaxe** erforderlich.

6.4.2.4 Bullae

Große Lungenblasen (Bullae) werden operativ entfernt, da eine Ruptur die Gefahr eines Spannungspneumothorax beinhaltet. Auch hier ist der **Doppellumentubus** sinnvoll, um bei evtl. Ruptur der Blase die Lunge seitengetrennt beatmen zu können und die Operationsbedingungen zu erleichtern. **Lachgas** darf bei diesem Eingriff vor Entfernung der Bullae **nicht eingesetzt werden,** weil das rasche Eindringen des Lachgases in luftgefüllte Räume zur Ruptur der Bullae führen kann. Das Bereitstellen von Blutprodukten ist nicht nötig.

6.4.2.5 Bronchiallavage

Bei **Proteinosen,** die mit Verlust von Eiweiß über die Lunge einhergehen, ist intermittierend eine Lavage der Lunge erforderlich, die in Allgemeinanästhesie erfolgt. Dabei wird die Lunge wiederholt mit physiologischer Kochsalzlösung gespült und Untersuchungsmaterial gewonnen. Oft wird gleichzeitig noch eine endoskopische Bronchiallavage vorgenommen, um möglichst alle Segmentbronchien beurteilen und spülen zu können. Der Patient befindet sich für diesen Ein-

griff in **Rückenlage,** so daß schwerwiegende Störungen des Ventilations-Perfusions-Verhältnisses nicht zu erwarten sind. Die Intubation mit einem **Doppellumentubus** ist beim Vorliegen von einseitigen Infektionen, z.B. Lobärpneumonien, erforderlich.

6.4.2.6 Lungenblutung

Bei schweren Lungenblutungen besteht eine massive **respiratorische Insuffizienz,** so daß die **Intubation** möglichst **im Wachzustand** vorzunehmen ist, um die Atmung nicht völlig dekompensieren zu lassen. Nach der Intubation mit einem normalen Tubus und anschließender Stabilisierung der Atmung ist bei Bedarf die **Umintubation** mit einem Doppellumentubus vorzunehmen. Zuvor wird die **Blutung** mittels Bronchoskop **lokalisiert** und das **Vorgehen bestimmt.** Alle Lungenblutungen, die im Operationssaal anzutreffen sind, sind potentiell behandelbar, sofern die korrekte Diagnose rechtzeitig gestellt und der Patient optimal betreut wird. Dies bedeutet also schnelle Diagnose, raschen Transport in den Operationssaal, schonende Narkoseeinleitung unter Sicherung der Atmung, Thorakotomie, Lokalisierung der Verletzung und fachgerechte Rekonstruktion von Gefäßen und Bronchien.

6.4.2.7 Thorakale Ösophagusresektion

Bei der transthorakalen Ösophagusresektion werden eine Laparotomie und eine Thorakotomie (in Rechtsseitenlage) zur Resektion des Ösophagus mit Magenhochzug oder Darminterposition vorgenommen. Bei diesem Eingriff ist zur Verbesserung der Operationsbedingungen ebenfalls ein **Doppellumentubus** sinnvoll. Die seitengetrennte Beatmung wird nur während der Phase der Ösophagusresektion und des Magenhochzugs notwendig. Der Eingriff dauert lange, geht mit großen Blutverlusten einher und ist äußerst kreislaufbelastend. Neben direkter arterieller Blutdruckmessung, Swan-Ganz-Katheter, mehreren großlumigen Kanülen und dem Legen einer lumbalen oder thorakalen Periduralanästhesie sind **Monitoring-Maßnahmen** wie Pulsoxymetrie, Kapnometrie, Temperaturmessung, ZVD-Messung, Legen eines Blasenkatheters und stündliche intraoperative Bilanzierung erforderlich.

Die **Periduralanästhesie** sollte für den Eingriff selbst wegen der hohen Blutverluste nicht mit der maximal möglichen Dosierung erfolgen. Intra-

6

operativ reicht die Anwendung von niedrigdosierten Lokalanästhetika (z.B. 15 bis 20 ml Bupivacain 0,25% bei thorakaler PDA) aus, um eine Basisanalgesie zu erreichen. Mit einem intraoperativen **Blutverlust** zwischen 2 und 4 l ist zu rechnen, dementsprechend müssen bis zu zehn Erythrozytenkonzentrate zur Verfügung stehen.

Bei der transthorakalen Ösophagusresektion sind spinale Lähmungen und ein postoperatives Lungenversagen als **Komplikationen** möglich. Vermutlich liegt dies an der Verletzung und Durchtrennung kleinerer Gefäße, die direkt aus der Aorta zum Rückenmark und zur Lunge ziehen. Da auch intraoperative Phasen der **Hypotension** für diese schwerwiegenden und oft tödlichen Komplikationen verantwortlich gemacht werden, ist alles zu tun, um zu keinem Zeitpunkt kritische Blutdruckabfälle oder klinisch relevante Einschränkungen des HZV bei diesem Eingriff auftreten zu lassen. Nur durch die **ständige Überwachung** des ZVD, des Wedge-Drucks, des HZV und der Urinausscheidung läßt sich der hämodynamische Zustand des Patienten ausreichend beurteilen. Die **Interaktion mit den Chirurgen,** um rechtzeitig wichtige Änderungen im operativen Verlauf zu erfahren, ist lebensnotwendig für den Patienten. So kann bei abzusehenden Blutungen rechtzeitig erwärmtes Blut zur Verfügung stehen und das Auftreten von hypovolämischen Phasen vermieden werden.

Postoperativ ist der Patient intubiert und beatmet auf die **Intensivstation** zu **verlegen** und mindestens so lange **nachzubeatmen,** bis eine Normothermie erreicht ist, gute Blutgase vorliegen und die Blutungen weitgehend zum Stillstand gekommen sind.

6.4.2.8 Trachealrekonstruktion

Dieser Eingriff birgt ein **hohes Anästhesierisiko,** da die krankheitsbedingt beeinträchtigten Atemwege teilweise völlig unterbrochen werden müssen. Eine zuvor insuffiziente Verbindung zwischen oberen und unteren Atemwegen verschlechtert sich zeitweise noch weiter. Um das operative Ergebnis der Trachealrekonstruktion nicht zu gefährden, muß der Patient möglichst **unmittelbar postoperativ** wieder **spontan atmen** können, da der Tubus als Fremdkörper eine Nahtinsuffizienz provozieren könnte. Deshalb ist auf eine **Prämedikation** möglichst zu **verzichten** bzw. nur eine geringe Dosis zu verordnen. Auch sollte möglichst **keine Gabe von Muskelrelaxanzien** erfolgen und **Opioide nicht**

hoch **dosiert** werden. Die **Narkoseeinleitung** sollte per Inhalation erfolgen, die Spontanatmung muß erhalten bleiben. Eine **Lokalanästhesie der Trachea** erleichtert den Verzicht auf Opioide. Bei der Gabe des Lokalanästhetikums sind die Obergrenzen der Dosierung zu beachten, da Lokalanästhetika über die Schleimhäute rasch resorbiert werden und zu toxischen Nebenwirkungen führen können.

Der Eingriff beginnt mit einer Tracheobronchoskopie, anschließend erfolgen das Freilegen der Trachea, die Resektion der erkrankten Stelle und die Anastomosierung der beiden Trachealstümpfe. Die Tracheobronchoskopie erfolgt durch den Chirurgen, anschließend wird der Patient mit einem Spiraltubus intubiert. Nach Eröffnen der Trachea ist dieser Tubus bis oberhalb der Resektionsstelle zurückzuziehen und durch einen Tubus, der vom Operateur in die distale Trachea eingeführt wird, zu ersetzen. Dieser distale **Tubus** ist aus dem Operationsfeld **steril zum Beatmungsgerät** zu führen und dient zur **Beatmung während** der **Resektionszeit.** Nach der Anastomosierung der Rückseite der Trachea wird der erste Tubus wieder über die Anastomosierungsstelle vorgeschoben und die Beatmung darüber fortgeführt. Bei der **Narkoseführung** ist zu beachten, daß der Patient während der gesamten Operationszeit kurzfristig wieder selbst atmen können sollte, sofern das operative Vorgehen dies erforderlich macht. Durch **assistierte Beatmung** mit **zeitweiliger Hyperventilation** kann in den besonders kritischen Phasen wie beim Austausch des distalen und proximalen Tubus während der Resektion und Reanastomosierung der **Atemantrieb** des Patienten **ausgeschaltet** werden.

Nach Operationsende ist der Tubus nur so lange zu belassen, bis der Patient wach genug ist, um seine Atemwege selbst schützen und ausreichend atmen zu können. Nach der Extubation wird der Patient auf die Intensivstation verlegt, wo mindestens vier bis sechs Tage eine **postoperative Überwachung** erfolgen sollte.

6.5 Anästhesie in der Urologie

Die Patienten, die in der operativen Urologie versorgt werden, entstammen nahezu jedem Lebensalter. Bei Kindern dominieren angeborene **Fehlbildungen** oft in Kombination mit anderen Erkrankungen. Im höheren Lebensalter überwiegen **Nierensteine,** gut- und bösartige **Tumo-**

ren der Nieren und ableitenden Harnwege sowie der Prostata. Die Urologie ist das Spezialfach mit den häufigsten Organtransplantationen (terminales Nierenversagen).

6.5.1 Anästhesiologische Grundlagen der Urologie

Die Akzeptanz für Spinal- und Periduralanästhesien steigt mit zunehmendem Lebensalter, und die Gefahr postspinaler Kopfschmerzen scheint mit dem Alter abzunehmen. Neben der Lokalisation urologischer Eingriffe sind dies die Gründe, warum viele Operationen in **Regionalanästhesie** erfolgen. Bei großen Eingriffen in der Urologie (v.a. Tumorchirurgie der Harnblase) bietet sich eine **Kombination von Vollnarkose und Regionalanästhesie** (PDA) an, da dadurch der intraoperative Bedarf an zentralwirksamen Substanzen und die sympathoadrenerge Aktivierung reduziert und auch die postoperative Schmerzbehandlung optimiert werden können.

6.5.1.1 Prämedikationsvisite und Prämedikation

Bei **Kindern** (s.a. Kap. 6.11) mit Fehlbildungen ist insbesondere auf relevante **Begleiterkrankungen** (vorwiegend Erkrankungen des Herzens oder der Atemwege) bzw. begleitende Fehlbildungen zu achten. Begleiterkrankungen erhöhen das Operationsrisiko. Im Zweifelsfall ist ein Pädiater einzuschalten, um Vorschläge für eine risikomindernde präoperative Therapie zu erhalten.

Bei **Erwachsenen** und hier v.a. bei älteren Patienten liegen häufig Hypertonie, Herzinsuffizienz, koronare Herzerkrankung, Diabetes mellitus, chronisch-obstruktive Lungenerkrankung oder eine eingeschränkte Nierenfunktion als **Begleiterkrankungen** vor. Bei guter Einstellung der jeweiligen Erkrankung ist eine präoperative Besserung nicht zu erwarten und daher das Einholen eines Fachkonsils nicht erforderlich. Beim Vorliegen bisher unbekannter oder anscheinend nicht ausreichend therapierter Begleiterkrankungen ist zu entscheiden, ob eine präoperative Behandlung eine Besserung mit klinisch relevanter Senkung des Operations- und Narkoserisikos erwarten läßt. Dann muß eine Vortherapie erfolgen.

Die Patienten sollten wichtige **Begleitmedikamente** (s.a. Kap. 4.7, 5.2) bis einschließlich der morgendlichen Dosis am Operationstag **einnehmen.**

Die Prämedikationsvisite dient neben dem Erfassen des Gesundheitszustandes auch dazu, den operativen **Eingriff** im Hinblick auf die Erfordernisse eventueller Begleiterkrankungen **zeitlich festzulegen.** So ist es z.B. sinnvoll, Diabetiker möglichst früh am Tag zu operieren, um ein Entgleisen ihres Stoffwechsels (Hyper- und/oder Hypoglykämien) zu vermeiden.

> **M** Diabetiker bleiben am Morgen des Operationstages nüchtern, eine Insulingabe erfolgt nicht. In der **perioperativen** Phase sind wiederholte **Blutzuckermessungen** und entsprechende Glukose-, Insulin- bzw. Antidiabetikagaben erforderlich. ∎

Da operative Eingriffe an Nieren, Harnblase und Operationen bösartiger Tumoren im Bereich der Harn- und Geschlechtsorgane regelmäßig mit einem hohen Blutverlust einhergehen, ist das Bereitstellen der entsprechenden Anzahl von **Blutkonserven** erforderlich.

Die medikamentöse **Prämedikation** sollte bei einer geplanten Regionalanästhesie nur mit einem Anxiolytikum (angstlösend) oder Sedativum erfolgen, so daß der Patient während der Spinal- oder Periduralanästhesie noch kooperativ ist und nach Anlegen der Anästhesie über die Ausbreitung Auskunft geben kann. Bei geplanten Vollnarkosen kann die medikamentöse Prämedikation so gewählt werden, daß der Patient tief sediert oder schlafend in den Operationssaal kommt. Leidet der Patient unter Schmerzen, ist ein Opioid (z.B. Dipidolor®) zu verordnen.

6.5.1.2 Narkosemittel

Für **Regionalanästhesien** sollte bei längeren Eingriffen Bupivacain®, bei nur kurzen Eingriffen auch Scandicain® oder Meaverin® verwendet werden (Kap. 4.4). Bei **Vollnarkosen** sind prinzipiell alle Inhalationsanästhetika und Hypnotika sowie Opioide geeignet. Die Gabe von **Enfluran** ist bei Patienten mit **eingeschränkter Nierenfunktion** zu **vermeiden,** da bei der Metabolisierung Fluoridionen anfallen, die in höherer Konzentration als nephrotoxisch gelten.

6.5.1.3 Besonderheiten der Narkoseeinleitung

Bei **Kombinationsanästhesien** (gleichzeitige Periduralanästhesie und Vollnarkose) ist ausreichend **Zeit** für die Narkosevorbereitung und

6

-einleitung einzuplanen. Zunächst wird mit der Anlage der Periduralanästhesie (PDA) begonnen. Danach orientiert sich der Anästhesist in Kooperation mit dem Patienten über die Höhe der Anästhesie. Ist die Ausbreitung der PDA bekannt und sind ca. 20 Minuten nach „Hochspritzen" der PDA die erwarteten Kreislaufreaktionen (Bradykardie, Blutdruckabfall) aufgetreten und nötigenfalls behandelt, so kann das Einleiten der Vollnarkose erfolgen.

M Weist der Patient keine Zeichen einer **Herzinsuffizienz** auf, ist die Vorgabe von 500 bis 1 000 ml Elektrolytlösung parallel zur Anlage der PDA sinnvoll. Liegt eine symptomatische Herzinsuffizienz vor und ist eine Kombinationsanästhesie geplant, so wird für die PDA weniger Lokalanästhetikum gegeben und dieses am besten mit einem Opiat oder Clonidin zumindest teilweise substituiert (Kreislaufreaktionen sind auf epidurales Opiat und/oder Clonidin geringer als bei Lokalanästhetika). ■

Nach Einleiten der Vollnarkose sind meist folgende Maßnahmen vorzunehmen:
■ Legen eines zentralen Venenkatheters (ZVK) und einer arteriellen Kanüle
■ Patienten entsprechend der Operation (z.B. Seitenlagerung; s.a. Kap. 5.3) lagern
■ Vorbereiten des evtl. notwendigen intraoperativen Lagerungswechsels (z.B. Tubus besonders gut fixieren, Augen vor Druckstellen schützen, Haltevorrichtungen bei geplanter Seitenlagerung anbringen)
Insgesamt sind für das Vorbereiten einer Kombinationsanästhesie vom Zeitpunkt des Eintreffens des Patienten im Narkoseeinleitungsraum mindestens 60 Minuten einzurechnen.

Bei reinen **Regionalanästhesien** wird die Spinalanästhesie bevorzugt, da sie technisch einfacher ist und auch deutlich schneller anschlägt. Bei urologischen Patienten besteht durch Begleiterkrankungen mit Volumenverlust, evtl. diuretische Therapie und/oder aufgrund des hohen Alters häufig eine relative Hypovolämie, die sich bei der Narkoseeinleitung mittels Spinalanästhesie in drastischen **Blutdruckabfällen** manifestieren kann. Bereits zwei bis fünf Minuten nach Anlegen der Anästhesie ist mit deutlichen Blutdrucksenkungen zu rechnen, deshalb ist vor dem Anlegen ausreichend Flüssigkeit (500 bis 1 000 ml Elektrolytlösung) zu substituieren. Nach der Injektion des Lokalanästhetikums wird der Patient für mindestens eine Viertelstunde lückenlos überwacht und v.a. auf **Bradykardie** und **Hypotonie** (Zeichen einer ausgeprägten Sympathikus-

blockade) geachtet. Beim Auftreten der Symptome sind die Beine des Patienten hochzulagern und bei Bedarf Atropin (0,5 bis 1,0 mg zur Behandlung einer Bradykardie) und Akrinor® bzw. Effortil® (eine halbe bis ganze Ampulle, verdünnt als Antihypotonika) zu verabreichen. Bei ausgeprägter Hypotonie und/oder Bradykardie wird Dopamin (1 mg i.v.) oder in lebensbedrohlichen Situationen Suprarenin® (0,05 bis 0,1 mg i.v.) eingesetzt.

A Beim Hochlagern der Beine zur Bekämpfung der Hypertonie besteht die Gefahr, daß sich die Anästhesie nach kranial ausbreitet. Deshalb sind Atmung und die weitere Ausbreitung der Anästhesie genau zu beobachten. Beim **Aufsteigen der Anästhesie** über das Niveau der Brustwarzen (Th$_4$) muß die Intubation vorbereitet werden. ◄

Für das Einleiten einer **Vollnarkose** bei urologischen Patienten gelten die üblichen Richtlinien wie in Kapiteln 5.8 und 6.1 beschrieben. Bei Patienten mit **terminaler Niereninsuffizienz** oder **Querschnittslähmung** (Anlage von Fisteln, Nierensteine etc.) ist die Gabe von Succinylcholin kontraindiziert, da die Gefahr einer massiven Kaliumfreisetzung mit nachfolgendem Herzstillstand besteht. Hier wird zur Relaxierung ausschließlich ein nichtdepolarisierendes Relaxans, etwa Tracrium® (0,3 bis 0,6 mg/kg KG), verabreicht.

6.5.1.4 Besonderheiten der Narkoseführung

Bei **Spinalanästhesien** ist eine eigentliche Narkoseführung nicht möglich, da nach Verabreichen des Lokalanästhetikums keine Möglichkeit einer weiteren Gabe besteht. Es ist hier um so wichtiger, das richtige Lokalanästhetikum und die richtige Lagerung zu wählen. Auf Wunsch des Patienten ist eine zusätzliche Sedierung während des Eingriffs möglich.

M Aufgrund der mangelnden Beeinflußbarkeit der Spinalanästhesie darf der Patient während des Eingriffs nicht ohne anästhesiologische Betreuung sein. ■

Bei der **Katheter-Epiduralanästhesie** (PDK) ist eine mehrmalige Gabe des Anästhetikums möglich. Die weitere **Dosierung** der Lokalanästhetika orientiert sich an der Halbwertszeit, dem subjektiven Empfinden des Patienten und der Kreislaufsituation. Beim Einsatz von Bupivacain sollte nach ca. zweieinhalb bis drei Stunden die

Hälfte der ursprünglich gegebenen Menge nachgegeben werden, bei Meaverin® und Scandicain® dagegen bereits nach ein- bis eineinhalb Stunden.

Das Führen der **Vollnarkose** ist stark von der Art des Eingriffs und dem erwarteten bzw. tatsächlichen **Blutverlust** abhängig. Kommt es zu einem **Blutdruckabfall,** ist dieser häufig durch einen Blutverlust hervorgerufen. Die Therapie besteht in der Volumensubstitution (auch mit Blut) und vorübergehendem Senken der Konzentration des Inhalationsanästhetikums mit Erhöhen des Sauerstoff- bzw. Reduzieren des Lachgasanteils. Durch diese Narkoseverflachung läßt sich der hämodynamisch bedingte Blutdruckabfall kurzfristig abfangen, eine definitive Behandlung muß jedoch in der adäquaten Volumentherapie bestehen.

6.5.1.5 Monitoring

Bei allen Operationen, bei denen mit einem hohen Blutverlust zu rechnen ist (Tumorchirurgie, Eingriffe an den Nieren und an der Blase), ist ein ZVK zu legen und der ZVD regelmäßig zu überwachen. Auch eine arterielle Kanüle zur direkten Blutdruckmessung kann angebracht sein. Ist dies nicht möglich, ist ein automatisches Blutdruckmeßsystem einzusetzen. Mindestens eine, besser zwei großlumige Braunülen (1,7 bis 2,0 mm) sind zur schnellen Volumengabe sinnvoll. Ebenso ist bei allen Eingriffen, bei denen mit einem Blutverlust über 500 bis 700 ml zu rechnen ist oder die länger als zwei bis drei Stunden dauern, ein Blasenkatheter zu legen. Damit kann die Ausscheidung als wichtigstes Kriterium der adäquaten Organperfusion überwacht werden.

Das Abschätzen des Blutverlustes ist v.a. bei urologischen Eingriffen, die mit **Spülflüssigkeiten** arbeiten, nicht leicht und kann nur grob erfolgen. Wichtig sind das klinische Beurteilen von **Blutdruck, Herzfrequenz** und peripherer **Temperatur** sowie deren zeitliche Veränderung in Verbindung mit dem geschätzten Volumenverlust von seiten des Operateurs. Mehrere intraoperative Messungen des Hb und des HKT lassen zumindest einen Trend erkennen.

Ein Blutverlust von 15 bis 20% kann mit kolloidalen Volumenersatzmitteln behandelt werden. Darüber hinausgehende Verluste sind in der Regel mit Blut (Erythrozytenkonzentrate oder Vollblut) zu ersetzen.

Kann es im Verlauf eines Eingriffs durch Injektion von Luft in die Harnblase (um diese bei Eingriffen mit Eröffnen der Harnblase auf Dichtigkeit zu prüfen) zu einer **Luftembolie** kommen, ist, wie in Kapitel 6.6 beschrieben, eine Überwachung mit Ultraschalldetektor und Rechtsherzkatheter oder zweitem zentralem Venenkatheter sinnvoll.

6.5.1.6 Besondere intraoperative Maßnahmen

Typisch für die Urologie sind der Einsatz von Endoskopen und das Darstellen des Operationsgebietes mit bildgebenden Verfahren (z.B. Röntgen bei Eingriffen an Niere oder Ureter), was besondere intraoperative Lagerungen und intraoperatives Umlagern des Patienten erfordert. Daneben werden oft **Spüllösungen** verwendet, die unter Umständen zu einer bedrohlichen Verdünnung des Blutes und damit zu schweren Nebenwirkungen führen können.

Typische Lagerungen in der Urologie sind insbesondere die seitliche Taschenmesserlage und die Steinschnittlage. Das Operations- und das Anästhesieteam sind gleichermaßen für die korrekte Lagerung verantwortlich. Für die **seitliche Taschenmesserlagerung** oder Nierenlagerung werden die Patienten nach Einleitung der Narkose auf die Seite gedreht und das Operationsfeld durch Einsatz eines Nierenbänkchens besonders exponiert. Wie bei allen Lagerungen des Patienten in Narkose ist auf die Sicherung der Atemwege zu achten.

Auch hier kommt es durch die Seitenlage zu einer **Störung des Ventilations-Perfusions-Verhältnisses** (Kap. 6.4.1). Diese Störung äußert sich in einer Hypoxämie, d.h. eine kontinuierliche Überwachung mittels Pulsoxymetrie ist unbedingt erforderlich. Durch die **Tieflagerung der Beine** kommt es regelmäßig zu einer relativen Hypovolämie, so daß die Gabe von Volumen anzuraten ist. Da evtl. auch der Einsatz von Vasopressoren (Akrinor®, Dopamin) nötig werden kann, sind diese rechtzeitig vorzubereiten.

M Bei der **Nierenlagerung** (Abb. 6.5-1) sind der Schulter-Arm-Nervenplexus und der Nervus peronaeus am Unterschenkel durch Lagerungsschäden besonders bedroht. Die Schäden können bis hin zur Lähmung von Schulter-Arm-Region oder den Füßen reichen. ◼

Deshalb sind folgende **Lagerungsmerkmale** zu beachten:

◼ gute Abpolsterung (Schulter, Arm, Unterschenkel)

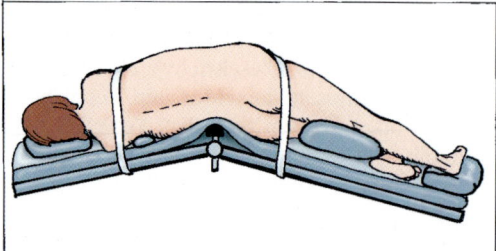

Abb. 6.5-1 Seitliche Taschenmesserlage von hinten. Kopf, Thorax und Beine sind durch Kissen geschützt. Der Patient wird durch Lederbänder in seiner Position gehalten.

■ obenliegenden Arm so lagern, daß Ellenbogen weder über Schulterhöhe angehoben noch hinter Mittellinie des Körpers verlagert ist
■ aufeinanderliegende Hautteile (z.B. an den Beinen) sorgfältig abpolstern
■ Kopf auf weichen Gummiring lagern

Bei der **Steinschnittlage** kommt es durch die Hochlagerung der Beine zu einer Autotransfusion von 500 bis 1500 ml Blut. Bei Patienten mit eingeschränkter Herzfunktion muß daher beim **Hochlagern der Beine** nach Narkoseeinleitung auf Zeichen der Herzdekompensation geachtet werden (Bradykardie, Blutdruckabfall). Entsprechend droht nach **Rückverlagerung der Beine** am Operationsende eine Hypovolämie (Tachykardie, Blutdruckabfall). Grundsätzlich sind alle Lagerungsmaßnahmen so langsam auszuführen, daß sie, falls notwendig, gestoppt oder rückgängig gemacht werden können.

Unabhängig von den hämodynamischen Auswirkungen, die auch von der Autoregulation des Patienten abhängen und sich daher unterschiedlich stark bemerkbar machen, muß bei der Steinschnittlagerung auch mit einer **Beeinträchtigung des respiratorischen Systems** gerechnet werden. Bei Spontanatmung (Regionalanästhesie) wirkt sich die Abnahme der Compliance und der Vitalkapazität durch die Lagerung (Verdrängung der Lunge durch die Bauchorgane) dann besonders stark aus, wenn die Regionalanästhesie über das Niveau von Th4 hochgestiegen ist. Durch alleinige Überwachung des Patienten mittels Pulsoxymetrie kann eine drohende Dekompensation oft nicht rechtzeitig erkannt werden. Daher ist der Patient immer wieder auf tiefes Durchatmen anzusprechen. Dies muß natürlich mit dem Operateur abgestimmt sein, damit nicht etwa eine Verletzung der Harnblase bei tiefer Inspiration eintritt.

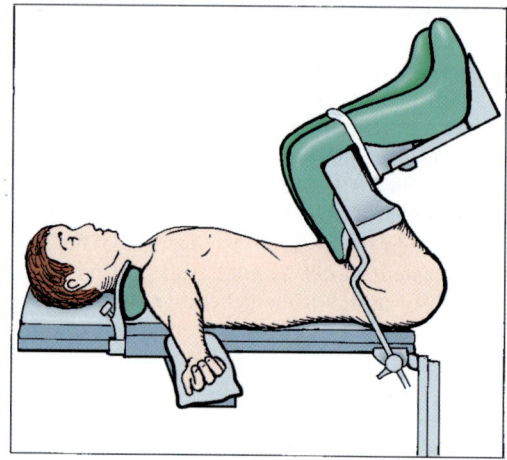

Abb. 6.5-2 Steinschnittlagerung für endoskopische Eingriffe. Beine, Schultern und Arme müssen durch Polster besonders geschützt werden.

Da das Operationsgebiet in oder über Herzhöhe liegt, besteht grundsätzlich die Möglichkeit einer Luftembolie, was bei den Monitoring-Maßnahmen zu berücksichtigen ist (Kap. 6.5.1.5).
■ **Lagerungsmerkmale der Steinschnittlage** (Abb. 6.5-2):
– Patient liegt in Rückenlage mit gebeugten Hüften und Knien
– Oberschenkel gespreizt und nach außen rotiert
– periphere Nerven der Unterschenkel vor Druckschäden schützen (unbedingt N. peronaeus abpolstern)
– Patient wegen Verwendung von Spülflüssigkeit auf stark saugfähige Unterlage betten

6.5.1.7 Besonderheiten der Narkoseausleitung

Bei **Maskennarkosen** sollte nach Abstellen des Lachgases mindestens zwei bis vier Minuten nachbeatmet bzw. bei beginnender Spontanatmung assistiert beatmet werden. Auch bei **Intubationsnarkosen** sollte ein großer Teil des Lachgases ausgewaschen, d.h. abgeatmet sein, bevor die Extubation erfolgen kann. Meist ist eine **Nachbeatmung** nur bei größeren Eingriffen, die mit deutlichem intraoperativen Blutverlust und entsprechendem Abfall der Körpertemperatur verbunden waren, erforderlich. In diesem Fall ist der Patient im Aufwachraum oder auf der Intensivstation in ein vorgewärmtes Bett zu legen und mit Wärmedecken oder Infrarotlampen langsam aufzuwärmen (Vorsicht vor Verbrennungen). Ist eine Nachbehandlung auf der **Intensivstation** erforderlich, wird der Patient intubiert und sediert (um den Sauerstoffbedarf zu senken) verlegt. Erst dort beendet man die Gabe von Hypnotika, so daß der Patient bei stabiler Hämodynamik, guter Oxygenierung und normaler Körpertemperatur erwachen kann. Die **Extubation** ist postoperativ immer erst dann vorzunehmen, wenn der Patient ausreichend atmet, einfache Kommandos befolgen kann und ein Relaxansüberhang ausgeschlossen ist.

6.5.1.8 Spezielle Komplikationen

Zu den Komplikationen, die in der Urologie intraoperativ oder postoperativ auftreten können, zählen das TUR-Syndrom, Luftembolien v.a. bei der Blasenchirurgie und das Vena-cava-Kompressionssyndrom.

Das **TUR-Syndrom** ist in Kapitel 6.5.2.10 bei der **transurethralen Prostataresektion** beschrieben.

Die **Luftembolie** entsteht iatrogen bedingt, wenn bei rekonstruktiven Harnblasenoperationen die Harnblase nach dem Verschluß mit Luft gefüllt wird, um undichte Stellen zu erkennen. In einigen Fällen kann die Luft über eröffnete Venensinus direkt in das Gefäßsystem eindringen und unter Umständen eine tödliche Luftembolie verursachen. Die Symptome und Prävention sind in Kapitel 6.6 beschrieben.

Das **Vena-cava-Kompressionssyndrom** tritt auf, wenn beim Umlagern oder bei intraoperativer Bauchlage durch Abknicken der Wirbelsäule die V. cava komprimiert wird, so daß der venöse Rückstrom eine kritische Menge unterschreitet und ein dadurch bedingter Kreislaufstillstand auftritt. Um dieses Ereignis schnell erkennen zu können, ist eine entsprechende Überwachung mit der Pulsoxymetrie erforderlich. Die Therapie besteht im sofortigen Aufheben der abgeknickten Lagerung bzw. bei Bauchlage in einem Anheben des Rumpfes von der Unterlage. Ist dies nicht ausreichend, um den Kreislauf wieder in Gang zu bringen, muß der Patient zur notwendigen Reanimation auf den Rücken gedreht und der operative Eingriff unverzüglich unterbrochen werden.

Bei jeder Art von Anästhesie ist die **Temperaturregulation** entweder **beeinträchtigt** (Vollnarkose) oder der **Wärmeverlust** durch Sympathikolyse **erhöht**. Bei Eingriffen an den Harnwegen werden zusätzlich oft Spüllösungen ver-

wendet, deshalb ist hier besonders häufig mit dem **Auskühlen** der Patienten zu rechnen. Durch folgende Maßnahmen ist dem entgegenzuwirken:

- angewärmte Infusionslösungen verwenden
- Operationssaal aufheizen
- Abdecken des Patienten mit wärmenden Textilien oder Folien
- bei lang dauernden Eingriffen Temperatur messen, um Unterkühlung festzustellen und zu stark ausgekühlte Patienten noch in Narkose (und Beatmung) aufwärmen zu können

Des weiteren kann als Komplikation nach endoskopischen Eingriffen an der Blase eine **Blasenperforation** auftreten, die sich erst nach Erwachen der Patienten in starken abdominellen Schmerzen mit deutlichen peritonitischen Zeichen (Abwehrspannung), in Übelkeit und durch Erbrechen äußert. Bei Regionalanästhesien sind die Symptome aufgrund der anhaltenden Anästhesie nicht in dieser Klarheit zu erwarten. Deshalb ist bei vermehrter Blutung aus dem Spülsystem oder komplettem Stopp der Produktion von Urin und Drainageflüssigkeit der Urologe zu informieren. Im Falle der Blasenperforation muß zur operativen Versorgung eine Laparotomie in Intubationsnarkose erfolgen.

6.5.2 Spezielle Anästhesie in der Urologie

Bei den aufgeführten urologischen Eingriffen bestehen einige Unterschiede gegenüber dem Vorgehen bei der allgemeinen Chirurgie. Daneben ist unter Umständen auch bei nicht explizit genannten Eingriffen mit Abweichungen vom üblichen Vorgehen zu rechnen.

6.5.2.1 Extrakorporale Stoßwellenlithotripsie (ESWL)

Das Zertrümmern von Nieren- und Harnleitersteinen durch fokussierte Stoßwellen ersetzt zunehmend die operative Entfernung. Die Frequenz der Stoßwellen ist mittels EKG herzfrequenzgesteuert. Bei den meisten Patienten ist das Anheben der Herzfrequenz mit Atropin bis auf 100/min unbedenklich, darüber hinaus sollte allerdings keine weitere medikamentöse Intervention erfolgen.

Pro Behandlung werden insgesamt etwa 2 000 Stoßwellen appliziert, so daß mit einer Dauer

6

von rund 30 Minuten pro Sitzung zu rechnen ist. Eine **intravenöse Analgesie** ist ausreichend. So genügt die intravenöse Gabe von Dipidolor® (5 bis 10 mg) oder Nubain® in Kombination mit z.B. Atosil® als Prämedikation in den allermeisten Fällen. **Vollnarkosen** kommen für die ESWL nur in Ausnahmefällen in Frage und bedürfen einer aufwendigeren Vorbereitung, weil der Patient während des Eingriffs durch seinen Aufenthalt im Lithotriptor nicht sofort für Interventionen erreichbar ist.

6.5.2.2 Hodentorsion

Die Hodentorsion tritt am häufigsten zwischen der Pubertät und dem frühen Erwachsenenalter auf. Durch das Verdrehen des Samenstrangs kommt es zur nachfolgenden Mangeldurchblutung des Hodens und Infarzierung des Organs innerhalb von vier bis sechs Stunden. Daher besteht eine dringliche Operationsindikation, wobei die **mangelnde Nüchternheit** des Patienten das anästhesiologische Hauptproblem darstellt. Nach dem Legen einer Magensonde, Absaugen des Mageninhalts und anschließendem Entfernen der Sonde erfolgt die Narkoseeinleitung wie bei der **Ileus-Einleitung** beschrieben (Kap. 6.1.1.3).

6.5.2.3 Millin-Operation (suprapubische Prostatektomie)

Ist eine transurethrale Resektion einer gutartigen Prostatavergrößerung aufgrund der Größe des Organs zu gefährlich (Gefahr der Blutung, TUR-Syndrom), muß die Prostata offen reseziert werden. Dabei schält man die Prostata unter Sicht aus, eine direkte Anastomose zwischen Harnblase und Harnröhre erfolgt nicht. Wegen der Gefahr der starken **Blutung** sind zwei ausreichend große Venenzugänge und ein ZVK erforderlich. Die Kombination einer Vollnarkose mit einer lumbalen PDA ist zur besseren **postoperativen Schmerztherapie** sinnvoll.

6.5.2.4 Nierenbeckenplastik

Dieser Eingriff bei **Säuglingen und Kleinkindern** dient dem Beheben von Abflußstörungen aus dem Nierenbecken bei angeborenen Fehlbildungen bzw. Anlagevarianten der Niere (z.B. Einzelnieren oder Hufeisennieren). Wegen der Länge des Eingriffs (zwei bis fünf Stunden) kommt es zum **starken Auskühlen** der Kinder,

sofern keine Gegenmaßnahmen wie Einwickeln in Watte, Wärmematte oder angewärmte Infusionen ergriffen werden. Die Operation erfolgt in **Seiten- oder Rückenlage,** auch **intraoperative Umlagerungen** sind möglich. Dem Sichern der Atemwege ist daher große Aufmerksamkeit zu widmen.

Die Niere selbst ist ein sehr gut durchblutetes Organ, daher ist entsprechend der Länge des Eingriffs mit einem großen **Blutverlust** zu rechnen. Durch Monitoring-Maßnahmen wie automatische Blutdruckmessung, zentralen Venenkatheter und regelmäßige Laborkontrollen ist das rechtzeitige Erkennen einer drohender Dekompensation rechtzeitig möglich.

6.5.2.5 Orchidopexie

Die Orchidopexie ist die operative Therapie eines sonst nicht korrigierbaren Hodenhochstandes. Dieser Eingriff wird meist bei Jungen im Alter zwischen drei und zehn Jahren vorgenommen. Das Mobilisieren der Hoden und Fixieren im Skrotum erfolgt in **Allgemeinnarkose.** Während des oft diffizilen Eingriffs ist ein **Husten oder Pressen** des Patienten durch tiefe Narkose oder die Gabe von Muskelrelaxanzien sicher zu **vermeiden,** da sonst eine Verletzung des Samenstrangs möglich ist.

6.5.2.6 Perkutane Nephrolitholapaxie

Hierbei wird das Nierenbecken in Vollnarkose perkutan punktiert und durch das Aufdehnen mit zunehmend größeren Bougies ein Zugang für das Pyeloskop geschaffen. Mit dem Pyeloskop zerstört und entfernt der Operateur unter Sicht Nierenbeckensteine mit einer Ultraschallsonde.

Durch die Spüllösung kann es zur **Hypervolämie** kommen. Wesentlicher sind jedoch die Gefahr der starken **Blutung** und die **Perforation in** die **Brusthöhle** mit Hydro-, Pneumo- oder Hämatothorax. Die Operation erfolgt in **Bauchlage,** so daß durch Beeinträchtigen des venösen Rückstroms mit hämodynamischen Auswirkungen bis zum hypovolämen Schock zu rechnen ist. Daher sind Beatmungsdruck und Kreislaufparameter engmaschig zu erfassen und in ihrem zeitlichen Verlauf zu beobachten, da sich Perforation in die Brusthöhle oder eine Blutung oft erst an einem zunehmenden Beatmungsdruck und/oder an einem langsamen Abfall des Blutdrucks zeigen.

6.5.2.7 Radikale Prostatektomie

Beim Vorliegen eines Prostatakarzinoms wird die Prostata mitsamt dem umliegenden, gut vaskularisierten Gewebe entfernt und die Harnblase direkt mit der Harnröhre anastomosiert. Durch die Lagerung in **leichter Kopftieflage** kann es zu Lagerungsschäden im Schulterbereich (daher gut abpolstern) und zur Luftembolie kommen, so daß immer ein prophylaktischer PEEP von + 5 cmH$_2$O anzuwenden ist. Wegen des Durchtrennens der die Prostata umgebenden Venenplexus kommt es häufig zu sehr starken **Blutungen.** Ein ZVK, arterielle Kanüle und die Kapnometrie sind zur Überwachung daher unbedingt zu fordern. Zur besseren **postoperativen Schmerzbehandlung** ist die Anlage einer PDA sinnvoll.

6.5.2.8 Radikale Lymphadenektomie (RLA)

Bei Hodentumoren kommt es sehr rasch zu einer Metastasierung entlang den parailiakalen, parakavalen und paraaortalen Lymphbahnen. Ergänzend zur Chemotherapie ist das Entfernen der evtl. befallenen Lymphgefäße ein wichtiger Bestandteil der Behandlung. Durch die vorhergegangene Chemotherapie kann unter Umständen die **Lungenfunktion verschlechtert** sein (nach Therapie mit Bleomycin® kann eine Lungenfibrose entstehen). Dies ist bei der Prämedikationsvisite abzuklären und evtl. eine Prüfung der Lungenfunktion anzuordnen. Bei einem zeitlichen Abstand von weniger als vier Wochen seit dem Chemotherapieende darf **kein Succinylcholin** zum Einleiten der Narkose appliziert werden (Hyperkaliämiegefahr).

Bei der **Kombination** einer **Vollnarkose mit** der **PDA** ist die Narkoseführung intraoperativ sehr vereinfacht und durch die gute postoperative Schmerztherapie für den Patienten das beste Verfahren. Bestehen **Lungenschäden,** so muß die Flüssigkeitsgabe restriktiv erfolgen. Wegen der langen Operationsdauer mit möglichem großem **Flüssigkeits- und Wärmeverlust** sind ein ZVK und eine Temperatursonde sowie die Kapnometrie unerläßlich.

6.5.2.9 Tumornephrektomie

Bei Nierentumoren wird die Niere in seitlicher Taschenmesserlage (s.a. Abb. 6.5-1) freigelegt und evtl. nach vorhergehender Embolisation der Nierenarterie mitsamt den Gefäßen und dem Ureter entfernt. Wegen der **Seitenlagerung** und des **Abknickens des Körpers** kommt es zu einem starken Ungleichgewicht der Lungenbelüftung und -durchblutung und zu venösen Abflußstörungen. Eine arterielle Kanüle sowie ein zentraler Venenkatheter sind zur Überwachung des Patienten unerläßlich. Durch die Gabe von 50% Sauerstoff und Anwendung eines PEEP in Höhe von mindestens + 5 cmH$_2$O wird die pulmonale Situation verbessert. Die **Oxygenierung** ist möglichst bald nach dem Lagern des Patienten und während des Operationsverlaufs mittels arterieller oder kapillärer Blutgasanalyse (BGA) zu **überprüfen.**

Ist die befallene Niere die einzige noch funktionierende Niere, wird der Patient dialysepflichtig, so daß die **Volumentherapie** nur sehr vorsichtig erfolgen sollte. Bleibt die kontralaterale Niere erhalten und funktionsfähig, so ist auf eine ausreichende intraoperative Urinproduktion zu achten. Wegen der postoperativ zu erwartenden **Schmerzen** und zur besseren intraoperativen Analgesie ist eine hohe lumbale (L1/2) oder eine thorakale PDA (Th10) sinnvoll. Postoperativ sollten die Patienten einen Tag auf der **Intensivstation** überwacht werden, wo die Extubation erfolgen kann.

6.5.2.10 Transurethrale Prostataresektion (TUR-Prostata)

Prostataadenome und -karzinome können transurethral mit der Elektroschlinge abgetragen werden. Dieser Eingriff kann sowohl in Spinal-, Periduralanästhesie als auch in Vollnarkose erfolgen. Die durch die Elektroschlinge entfernten Tumorbestandteile spült man durch eine **Spüllösung,** die nicht elektrisch leitfähig sein darf, d.h. gegenüber den Plasmaelektrolyten hypoton ist, aus der Harnröhre und Blase aus. Das Hauptkomplikationsrisiko der TUR liegt im **Einschwemmen der Spüllösung** in den Körperkreislauf. Beim **TUR-Syndrom** führt die Aufnahme der Spüllösung (kohlenhydrathaltige Lösung, deren Zuckeranteil schnell verstoffwechselt wird) über venöse Shunts zu einer **Hyponatriämie, Hypokaliämie** und **Hypochlorämie.** Die ZNS-Symptomatik (Tab. 6.5-1) äußert sich mit Gähnen, Unruhe und Erregung bis hin zu Somnolenz und Koma aufgrund eines sich entwickelnden Hirnödems. Die Volumenüberladung führt zu Bradykardie und Hypertonie.

6

Tab. 6.5-1 Symptomatik und Therapie des TUR-Syndroms.

Klinische Symptome des TUR-Syndroms	Laborwerte	Therapie
– Gähnen – periphere Zyanose – Zittern, Unruhe – Erregung, Verwirrung – Somnolenz, Koma – Bradykardie, Arrhythmie – Hypertonie	– Natrium < 120 mmol/l – Kalium < 3,0 mmol/l	– Eingriff abbrechen – Lasix® 40–80 mg i.v. – langsame Gabe von KCl und NaCl

M Ein schweres **TUR-Syndrom** entwickelt sich bei Natriumwerten unter 115 mmol/l und muß rasch durch das Abbrechen des Eingriffs, forcierte Diurese, notfalls auch durch Intubation und Beatmung bzw. Nachbeatmung behandelt werden. ■

Da das frühe Erkennen des TUR-Syndroms lebensrettend für den Patienten sein kann, setzen manche Ärzte der Spülflüssigkeit Äthylalkohol zu. Hierbei werden ca. 100 g Äthylalkohol in die Spülflüssigkeit appliziert und in der Exspirationsluft des Patienten mittels eines Alkoholmeßgeräts die exspiratorische Äthanolkonzentration gemessen. Bei Patienten mit einer Einschwemmung konnten eindeutig erhöhte Promillespiegel (ca. 0,4 Promille) gemessen werden, die parallel zur Hyponatriämie vorhanden waren.

Da sich beim Einschwemmen der Spüllösung in den Körperkreislauf die ersten Symptome meist im Bereich des Nervensystems zeigen, wird allgemein eine **Spinal- oder Periduralanästhesie** zur Früherkennung des TUR-Syndroms bevorzugt.

Neben dem TUR-Syndrom kann es v.a. postoperativ zu schweren **Nachblutungen** und selten auch zu **Blasenperforationen** kommen. Nachblutungen treten nach einer transurethralen Prostataresektion relativ häufig auf. Häufig sind damit **Gerinnungsstörungen** verbunden bzw. die Ursache für die Nachblutung. Dies ist durch die massiv erhöhte Freisetzung von Aktivatoren der Gerinnung, die aus der Prostata stammen, zu erklären.

Eine **Hypothermie** ist ebenfalls eine typische Nebenwirkung, da die Spüllösung auch über den Patienten rinnen kann und so eine schnellere Wärmekonvektion vom Patienten zur Umwelt erfolgt. Bei **Notfalloperationen** sind der Mangel an Blutkonserven und die fehlende Nüchternheit weitere Probleme.

6.5.2.11 Zystektomie und Ileumneoblase

Beim Blasenkarzinom ist das Entfernen der Harnblase und der umliegenden bindegewebigen Anteile indiziert. Um eine Reservoirfunktion zu erhalten, wird aus Dünndarm eine neue Blase gebildet, die durch plastische Maßnahmen auch eine Art Verschlußmechanismus hat. Bei Entfernung von Harnblase und Prostata ist mit **starken Blutverlusten** zu rechnen. Nach Entfernen der Blase wird eine Neoblase gebildet und entweder mit der Harnröhre oder mit der Haut anastomosiert.

Die **Operationsdauer** beträgt bis zu acht Stunden. Wegen der erheblichen postoperativen Schmerzen ist eine **Kombinationsanästhesie** aus Vollnarkose und PDA indiziert. Intraoperativ sollte die PDA entweder gar nicht oder nur mit Opiaten aufrechterhalten werden, um den bereits erheblichen Blutverlust durch eine vollständige Sympathikusblockade (typisch bei Lokalanästhetika) nicht noch weiter zu verstärken. Auch der **Wärmeverlust** ist zu bedenken und durch Lagern auf einer Wärmematte, Einpacken in Watte und Gabe angewärmter Infusionslösungen möglichst gering zu halten.

Dieser Eingriff erfordert sämtliche **Monitoring-Maßnahmen** (außer Rechtsherzkatheter). Dazu zählen ZVK, arterielle Kanüle, zwei große Venenzugänge, Temperaturüberwachung ösophageal und rektal, Magensonde, Pulsoxymetrie und Kapnometrie. Postoperativ ist mit einem mehrtägigen Aufenthalt auf der **Intensivstation** zu rechnen.

6.5.2.12 Nierentransplantation (NTX)

Der endgültige Ausfall der Nierenfunktion ist unbehandelt tödlich. Zwar kann mit der Hämodialyse das Leben der betroffenen Patienten erhalten bleiben, die Lebensqualität ist jedoch durch die häufigen Dialysen und dialysebedingte Nebenwirkungen stark beeinträchtigt. Eine dauerhafte Verbesserung der Situation ist nur durch eine Nierentransplantation von lebenden (meist verwandten) oder hirntoten (meist unverwandten) Spendern zu erreichen. Im Interesse der Überlebensfähigkeit des transplantierten Organs kommen nur Dialysepatienten mit einer optimalen Vorbehandlung und guten Einstellung für den Eingriff in Frage. Dennoch sind die niereninsuffizienten Patienten auch nach dem Eingriff nicht sofort in der Lage, wieder ausreichend Urin zu produzieren und zu konzentrieren. Darauf ist bei der Auswahl und Gabe der Narkosemedikamente Rücksicht zu nehmen. Auf eine **medikamentöse Prämedikation** wird verzichtet, die **Narkoseeinleitung** kann über den meist punktierten Shunt erfolgen. Zum **Relaxieren** ist auf Succinylcholin wegen der Kaliumfreisetzung zu verzichten. Disoprivan® und Tracrium® sind besonders gut geeignet. Zusätzlich ist die Gabe von Fentanyl bis 0,3 mg zur Einleitung sinnvoll. Isofluran in einer Lachgas-Sauerstoff-Mischung mit einer geringen Supplementierung von Fentanyl (0,05 bis 0,15 mg pro Stunde) sind die geeignetsten Medikamente zur **Narkoseführung.**

Üblicherweise sind keine größeren Blutverluste zu erwarten, dennoch wird oft **intraoperativ** ein **Erythrozytenkonzentrat** gegeben, da durch eine Induktion einer unspezifischen Immunsuppression ein signifikantes Verlängern der Transplantatüberlebenszeit möglich scheint. Von den meist bei diesem Eingriff anwesenden Nephrologen werden einige Minuten vor dem Einpflanzen des Spenderorgans ein **Kortikoid** sowie eine **immunsuppressiv wirkende Substanz** verabreicht. Vor Freigabe der renalen Durchblutung des Spenderorgans gibt man 40 bis 80 mg Furosemid als Bolus i.v. sowie Dopamin in einer niedrigen Dosierung als Dauerinfusion, um die **Urinproduktion** anzuregen. Da der Patient nach Abschluß des Eingriffs möglichst spontan atmend auf die nephrologische Station verlegt werden sollte, muß die **Extubation** im Operationssaal (bzw. Ausleitungsraum) erfolgen. Evtl. ist eine **Antagonisierung** des Tracrium® mit Prostigmin® oder Neostigmin® erforderlich, auch wenn schon längere Zeit seit der Intubation vergangen ist. Für die Dauer der Wirkung von Relaxanzien ist das Verteilungsvolumen, welches bei Dialysepatienten stark von Gesunden abweicht, von großer Bedeutung. Daher ist mit verlängerter Wirkung zu rechnen.

M Da postoperativ eine **sofortige Dialyse** über die liegenden Shunts möglich ist, stellt eine evtl. **Überwässerung** kein großes Problem dar, ist aber trotzdem durch Beschränkung der Volumenzufuhr auf den Basis- und Ersatzbedarf (maximal 75 bis 100 ml/h einer 5%igen Glukose- oder auch einer Halbelektrolytlösung) zu vermeiden. ■

6.5.2.13 Notfälle in der Urologie

Bei allen traumatisch bedingten Notfallsituationen wie Nierenverletzungen, Blasenverletzungen, Harnröhrenabrissen bei Beckenfraktur und Penisverletzungen ist ein **sofortiges operatives Vorgehen** erforderlich. Die wesentlichen Probleme sind die **mangelnde** präoperative **Nahrungs- und Flüssigkeitskarenz,** eine sich oft entwickelnde schwere **Hypovolämie** (bis hin zum hypovolämischen Schock) und die **mangelnde Zeit** für umfassende Vorbereitungen. Die ausreichende Bestellung der **Blutkonserven** (vier bis acht Konserven bei Nieren- und Blasenverletzungen) ist unbedingt zu kontrollieren und notfalls nachzuholen. Die Narkoseeinleitung erfolgt nach der Prinzipien der **Ileus-Einleitung** (Kap. 6.1.1.3).

Die **postrenale Anurie** (Harnverhalt) tritt als Komplikation urologischer und nephrologischer Erkrankungen auf (Tab. 6.5-2). Aufgrund der be-

Tab. 6.5-2 Ursache und Therapie der postrenalen Anurie.

Ursachen der postrenalen Anurie	Lokalisation der Ursache	Therapie
– Prostataadenom	– subvesikal	– suprapubische Fistelung und nach Stabilisierung Prostataresektion
– Harnröhrenverschluß durch Striktur	– subvesikal	– Schlitzung der Harnröhrenverengung
– doppelseitige Harnleitersteine – beidseitige Harnleiter-kompression durch Tumoren	– supravesikal	– Ureterolithotomie – Nierenfistelung

stehenden Vorerkrankungen und des sich meist verzögert entwickelnden Harnverhaltes liegen als Hauptprobleme **Elektrolytstörungen** (v.a. Hyperkaliämie) und eine **metabolische Azidose** vor. Der Allgemeinzustand des Patienten ist oft schlecht. Daher hat die Korrekur begleitender schwerer Störungen (Elektrolytstörung und metabolische Azidose) Vorrang vor der operativen Versorgung. Nach Stabilisierung des Patienten kann der notwendige Eingriff erfolgen.

6.6 Neurochirurgie

Zu den neurochirurgischen Operationen zählen intrakranielle Eingriffe, operative Versorgung von Erkrankungen und Verletzungen des Rückenmarks sowie Eingriffe am peripheren Nervensystem (Tab. 6.6-1). Darüber hinaus ist der Neurochirurg häufig auch für die Bandscheibenchirurgie verantwortlich. Neben der Anästhesie bei operativen Eingriffen sind durch die zunehmende Bedeutung apparativer Untersuchungsmethoden bei der Diagnostik und Lokalisation von pathologischen Prozessen wie Tumoren, Blutungen, Hirnödem und Hydrozephalus auch Narkosen im CT, bei intrakraniellen Angiographien und Kernspintomographien erforderlich.

6.6.1 Anästhesiologische Grundlagen der Neurochirurgie

Die **Hirndurchblutung,** der **Hirnstoffwechsel** und der **intrakranielle Druck** sind in der Neurochirurgie für den Verlauf und das Ergebnis des operativen Eingriffs mitentscheidend. Die Grundlagen zur Physiologie und Pathophysiologie sind im Kapitel 3.3 besprochen.

6.6.1.1 Prämedikationsvisite und Prämedikation

Präoperativ muß der Anästhesist auf evtl. vorhandene **Veränderungen der Bewußtseinslage,** des **Hirndrucks** (Erhöhung) und auf umschriebene **neurologische Ausfälle** achten. Wie bei allen operativen Eingriffen sind ausgeprägte **Elektrolytstörungen** und eine **Dehydratation** präoperativ zu beheben, um schwerwiegende Blutdruckabfälle, Herzrhythmusstörungen oder nicht vorherzusehende Reaktionen auf Muskelrelaxanzien zu vermeiden. Speziell bei Patienten, die zur Hirndruckbehandlung längere Zeit Kortikoide oder Diuretika erhalten haben, sind Hypokaliämien häufig. Hyponatriämien dagegen sind bei parenteraler natriumarmer Ernährung zur Verminderung der Wassereinlagerung zu finden. Beide Veränderungen führen bei zu

Tab. 6.6-1 Typische neurochirurgische Eingriffe mit den anästhesiologischen Besonderheiten.

Lokalisation	Operationsbeispiel	Anästhesiologische Besonderheiten
– Gehirn	– Hirntumoren	– oft Hirndruckproblematik, evtl. extreme (sitzende) Lagerung mit Gefahr der Luftembolie
	– Hirnblutungen (Aneurysma)	– künstliche Hypotension, evtl. Hypothermie, starker Blutverlust
	– Liquordrainage	– kurzer Eingriff, evtl. ist schnelles postoperatives Erwachen gefordert
	– Schädel-Hirn-Verletzungen	– Hirndruckprobleme
– Wirbelsäule/Rückenmark	– zervikaler Bandscheibenvorfall	– Rückenlage, Blutung, Strahlenbelastung
	– lumbaler Bandscheibenvorfall	– Bauchlagerung/Seitenlagerung, Blutung
	– Rückenmarkstumoren	– Bauchlagerung, lange Operationsdauer, starker Blutverlust, Rückenmarksschwellung
– peripheres Nervensystem	– Armplexuschirurgie und Nerventransplantation	– lang dauernde Eingriffe (Temperaturverlust, genaue Bilanzierung, Blasenkatheter)

rascher perioperativer Korrektur zu Rhythmus-störungen und/oder ausgeprägten Volumenver-schiebungen.

Zentralwirksame Pharmaka in der Prämedikation wie **Sedativa** oder **Opioide** sind bei **bewußtseinsgetrübten Patienten kontraindiziert,** da eine besondere Empfindlichkeit vorliegen kann. Atemdepression, CO_2-Anstieg und eine Verstärkung eines bestehenden Hirnödems wären die Folge. Liegt präoperativ kein erhöhter Hirndruck vor, erfolgt die normale Prämedikation (Kap. 5.8).

6.6.1.2 Narkosemittel

Bei **extrakraniellen Eingriffen** ist die Auswahl der Anästhetika nicht eingeschränkt, sofern keine Begleiterkrankungen vorliegen, die zu berücksichtigen sind (z.B. erhöhte Transaminasen). Bei **intrakraniellen Eingriffen** sollte die Intubation in möglichst tiefer und schmerzfreier Narkose erfolgen. Jede schmerzhafte Manipulation, z.B. die nasotracheale Intubation, führt bei zu flacher Narkose zum Blutdruckanstieg mit Anstieg des zerebralen Perfusionsdrucks. Daher ist eine ausreichende Analgesie durch Opiate wie Fentanyl oder Sufentanil bereits vor der Intubation erforderlich. Zur Narkoseeinleitung werden Barbiturate (Brevimytal®, Trapanal®) bevorzugt, aber auch die Gabe von Benzodiazepinen und Etomidat ist möglich.

6.6.1.3 Besonderheiten der Narkose-einleitung

Neben der ausreichenden **Analgesie,** die einen zu starken Blutdruckanstieg vermeiden soll, ist bei der Narkoseeinleitung auch darauf zu achten, daß **keine Hypoxie** entsteht, da diese ebenfalls zu einem starken Hirndruckanstieg führen kann. Bei erhöhtem Hirndruck ist die zerebrale Perfusion vermindert, so daß eine Hypoxie sehr viel schneller zu irreversiblen Hirnschäden führen kann.

Die **Atemwege** müssen bei intrakraniellen Eingriffen äußerst **sorgfältig gesichert** sein, da aufgrund der sterilen Abdeckung von Kopf, Hals und der Brust intraoperativ auch in Notfällen kaum die Möglichkeit besteht, schnell am Tubus zu manipulieren. Bei allen Intubationen im neurochirurgischen Bereich empfehlen sich **verstärkte Spiraltuben** (z.B. Woodbridge-Tuben), die auch bei häufigen Manipulationen am Kopf nicht abknicken.

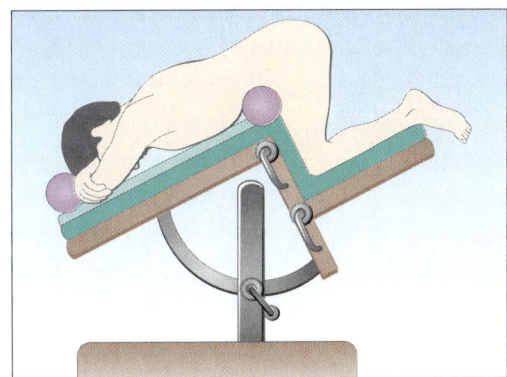

Abb. 6.6-1 Knie-Ellenbogen-Lage. Lagerung bei lumbaler Bandscheibenoperation.

Nach dem Einleiten der Narkose sind oft spezielle **Lagerungsmethoden** (s.a. Kap. 5.3.3.2) mit folgenden Besonderheiten notwendig:

- **Rückenlage:** Für die meisten Eingriffe die Lagerung der Wahl. Im Gegensatz zu allgemeinchirurgischen Eingriffen sind jedoch der Kopf und damit die Atemwege des Patienten nur schwer zugänglich.
- **Bauchlage** (Knie-Ellbogen-Lage): Sie wird bei Eingriffen an der lumbalen Wirbelsäule (Bandscheibenoperation), der thorakalen Wirbelsäule (Blutungen und Tumoreingriffen) und häufig auch bei Eingriffen an der Halswirbelsäule (Operation von Tumoren) verwendet (Abb. 6.6-1). Bei der Bauchlage ist immer eine **kontrollierte Beatmung** erforderlich, besondere Gefahren bestehen v.a. beim Drehen des Patienten, hierbei kann es über die **Kompression der V. cava** und einen dadurch verminderten venösen Rückstrom zum Herzen zu einem akuten Kreislaufstillstand kommen. Auch **Druckschäden** durch unsachgemäßes Lagern und mangelnde Polsterung an Orbita, Axilla, Beckenschaufeln und Plexus cervicalis sind möglich.
- **Seitenlage:** Bei Operationen an Bandscheiben und u.a. für temporoparietale Eingriffe am Schädel. Hier ist insbesondere der Plexus cervicalis durch Lagerungsschäden gefährdet.
- **Sitzende Position:** Sie ist für Eingriffe an der hinteren Schädelgrube (Kleinhirn, Hirnstammbereich) erforderlich (Abb. 6.6-2). Neben **Druckschäden** am N. ischiadicus als typischer Lagerungsschaden ist das Auftreten von **Luftembolien** (extrem hohe Wahrscheinlichkeit) eine besondere Gefahr der sitzenden Position. Auch **Blutdruckabfälle** sind wegen der eingeschränkten oder fehlenden Kreislauf-

6

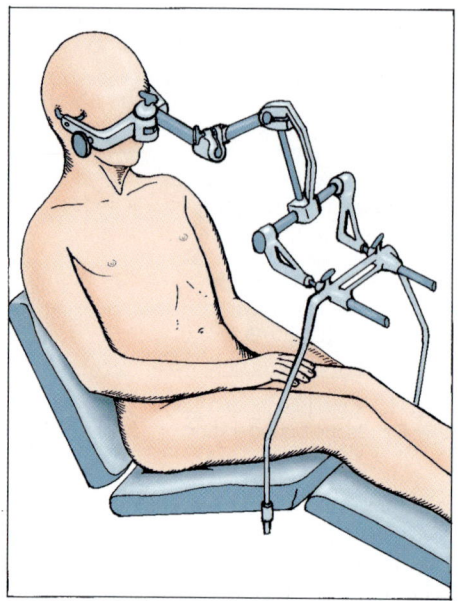

Abb. 6.6-2 Sitzende Lagerung mit eingespanntem Schädel für Eingriffe an der hinteren Schädelgrube.

regulation in Narkose und wegen der Manipulationen im Bereich des Kreislaufzentrums im Gehirn bei manchen Eingriffen eine typische Komplikation. Bei einem Blutdruckabfall in sitzender Position, der bei wechselnder Stimulation und Narkosetiefe eintreten kann, werden die Beine gewickelt, Volumen gegeben und Vasopressoren appliziert.

Fast bei allen Eingriffen am Schädel muß der Kopf in einer festen Position fixiert werden. Dabei wird der Kopf des Patienten durch das **Einspannen des Schädels** in einen Rahmen immobilisiert und der Schädel durch mehrere Metalldorne, die in Höhe des Os temporale eingebracht werden, gehalten. Diese Manipulation ist äußerst schmerzhaft, daher muß zu diesem Zeitpunkt bereits eine ausreichende Analgesie bestehen.

◢ Sobald der Schädel eingespannt ist, darf der Operationstisch nicht mehr in sich selbst bewegt werden, da es sonst zu einem **Wirbelsäulenabriß** im Halsbereich mit kompletter Querschnittslähmung kommen kann. ◂

6.6.1.4 Besonderheiten der Narkoseführung

Das Aufrechterhalten der Narkose erfolgt mit einer **„balancierten Technik"** (Kap. 5.8.3). Dazu

verwendet man Sauerstoff, Lachgas, Fentanyl bzw. Sufentanyl®, Dehydrobenzperidol® oder Benzodiazepine bzw. Propofol sowie Muskelrelaxanzien. Besteht keine Hirndruckgefahr, können auch Inhalationsanästhetika gegeben werden. Dabei sollte bei Isofluran z.B. eine Konzentration von 0,5 bis 1,0 Vol.-% in 60% N_2O bei intrakraniellen Eingriffen nicht überschritten werden, um die Steigerung der Hirndurchblutung mit nachfolgendem Hirndruckanstieg zu vermeiden. Auf eine **ausreichende Hyperventilation** ist bei Patienten mit erhöhtem Hirndruck zu achten. Die Hyperventilation ist geeignet, den Hirndruck intraoperativ zu senken, wobei ein Unterschreiten der pCO_2-Werte unter 30 mmHg in den wenigsten Fällen sinnvoll ist.

◢ Bei einem **pCO_2 unter 25 mmHg** droht eine Gefäßkonstriktion mit **zerebraler Mangeldurchblutung** und dem Verlust der zerebralen Gefäßautoregulation. ◂

Nach intrakraniellen Eingriffen ist bei vielen Patienten eine sofortige postoperative **Extubation** nicht möglich. Da mit Neuroleptika eine gute **Tubustoleranz** erzielt wird, wird Dehydrobenzperidol® in der Neuroanästhesie sehr häufig verwendet.

6.6.1.5 Monitoring

Die Überwachungsmethoden richten sich nach den möglichen Komplikationen (s.a. Kap. 6.6.1.8), die sicher und schnell erkannt werden sollen:

- EKG (Herzrhythmusstörungen)
- automatische Blutdruckmessung, (Blutdruckschwankungen häufig)
- intrakranielle Druckmessung bei erhöhtem Hirndruck
- präkordiale Ultraschall-Doppler-Sonden (Erkennen von Luftembolien, wenn Operationsfeld über Vorhofebene liegt)
- zentraler Venenkatheter oder Pulmonaliskatheter mit Druckmessung zur Überwachung der Hämodynamik, z.B. bei ausgeprägten Blutverlusten und zum Absaugen bei Luftembolien
  - Temperatursonde
  - Blasenkatheter
  - CO_2-Messung (immer bei Hyperventilation und bei Gefahr der Luftembolie)
  - Pulsoxymetrie
  - intermittierende Messung der Blutgase, Elektrolyte, Hb-Werte und der Osmolarität

Für die blutige Druckmessung empfiehlt sich die Punktion der A. radialis. Für das Einlegen des zentralen Venenkatheters eignet sich die V. sub-clavia, da bei einem Jugularvenenkatheter die Gefahr der Gefäßeinengung mit Verminderung des venösen Blutabflusses aus dem Gehirn besteht.

6.6.1.6 Besondere intraoperative Maßnahmen

Spezielle Lagerungen und intraoperative künstliche Hypothermie, Hypotension und Osmotherapie sowie die daraus resultierenden Komplikationen beeinflussen neben den pathophysiologischen Besonderheiten die Narkoseführung in der Neurochirurgie.

- **Kontrollierte Hypotension:** Bei manchen neurochirurgischen Operationen, z.B. beim Verschluß (Clipping) von Aneurysmen ist für eine begrenzte Zeit ein extrem niedriger Blutdruck erforderlich, der häufig auch die Toleranzgrenze eines arteriellen Mitteldrucks von 50 mmHg unterschreitet. In diesen Fällen ist dafür zu sorgen, daß zur Senkung des Sauerstoffbedarfs im Gehirn vor dem Einsatz von Natriumnitroprussid, Nitroglycerin oder einem Calciumantagonisten (Applikation aller Medikamente mittels Perfusor) eine **tiefe Narkose,** am besten auch unter Einsatz von Barbituraten gewährleistet ist. Obligat ist bei der kontrollierten Blutdrucksenkung der Einsatz von direkter arterieller Blutdruckmessung, ZVK, Blasenkatheter und mehreren großlumigen Kanülen.
- **Kontrollierte Hypothermie:** Die Hypothermie wird nur noch selten angewendet, weil durch die kontrollierte Hypotension und verbesserte Operationstechniken meist ein ausreichender zerebraler Schutz gewährleistet ist. Ziel der kontrollierten Hypothermie ist das Erhöhen der Ischämietoleranz des Gehirns durch Absenken der Körpertemperatur auf minimal 32 bis 33 °C. Sie ist zusätzlich zur kontrollierten Hypotension bei schwer zugänglichen und rupturgefährdeten Aneurysmen indiziert. Zur Temperaturabsenkung kann u.U. neben der Abkühlung mit Eisbeuteln auch die Herz-Lungen-Maschine verwendet werden.
- **Osmotherapie:** Durch Flüssigkeitsentzug aus dem Interstitium in den intravasalen Raum kann das intrakranielle Volumen verkleinert werden, was den Hirndruck senkt und für den Neurochirurgen günstigere Arbeitsbedingungen bietet. Die Osmotherapie wird mit 40%igem Mannitol (100 bis 250 ml) bei einer Infusionsgeschwindigkeit von 10 ml pro Minute vorgenommen. Auf die Flüssigkeitsbilanz, den Elektrolythaushalt und die Plasmaosmolarität ist bei mehrmaligem Anwenden von Osmotherapeutika unbedingt zu achten, da massive Entgleisungen des Wasser- und Elektrolythaushalts drohen.

6.6.1.7 Besonderheiten der Narkoseausleitung

Bei **extrakraniellen** Eingriffen erfolgt eine normale Narkoseausleitung. Nach **intrakraniellen** Eingriffen entscheidet die Schwere des Eingriffs darüber, ob eine unmittelbare postoperative Extubation möglich oder der Patient intubiert und beatmet auf die Intensivtherapiestation zu verlegen ist. Bei einer Auskühlung des Patienten nach langer Operation und bei instabilen Kreislaufverhältnissen ist eine **Nachbeatmung** auf der Intensivstation erforderlich.

Entschließt sich der Anästhesist zur **Extubation,** ist in jedem Fall ein plötzlicher **Druckanstieg** zu **vermeiden.** Entsprechend erfolgt die Extubation in noch ausreichend tiefer Narkose, damit der Patient nicht gegen den Tubus hustet bzw. preßt. Sollte die Spontanatmung noch nicht ausreichend sein, ist eine assistierte Beatmung per Maske vorzunehmen.

Alle **Störungen der Atmung,** insbesondere Hypoxie und Hyperkapnie, führen ebenfalls zu einem Anstieg des Hirndrucks und sind bei Patienten nach intrakraniellen Eingriffen unbedingt zu vermeiden. Ist bei Patienten postoperativ eine genaue **neurologische Überwachung** erforderlich, muß eine Verlegung auf eine Intensivstation erfolgen.

6.6.1.8 Spezielle Komplikationen

Luftembolie

Durch Eindringen von Luft (ab 50 ml) über einen offenen Venensinus oder eine offene Knochenvene in das venöse Gefäßsystem kann es durch Bildung von Schaum im rechten Herzen zu einem faktischen **Kreislaufstillstand** kommen. Besonders gefährlich sind Eingriffe in sitzender Position und Bandscheibeneingriffe bei thorakalen Tumoren.

Klinisch fallen beim narkotisierten Patienten meist erst spät ein drastischer **Blutdruckabfall** und ein **Herzfrequenzanstieg** auf. Danach entwickeln sich sehr schnell **Herzrhythmusstörungen** und **schwerste Zyanose.** Der deutliche ZVD-Anstieg ist ein Spätsymptom und erst bei massiven hämodynamischen Auswirkungen zu erkennen.

6

Mit den beschriebenen Monitoring-Methoden kann eine Luftembolie bereits in der Frühphase erkannt und die Behandlung schneller eingeleitet werden. Zu den **Zeichen** (Tab. 6.6-2) gehören ein Abfall der endexspiratorischen CO_2-Konzentration, ein Anstieg des arteriellen paO_2 und als wichtigstes Zeichen ein im Ultraschall vor dem Herzen feststellbares sog. **Mühlen- oder Maschinengeräusch.**

Bei einem **offenen Foramen ovale** ist eine arterielle Luftembolie möglich, so daß eine sog. paradoxe Embolie eintritt. Hier embolisiert in das Venensystem eingetretene Luft nicht nur in die Lunge, sondern in den großen Körperkreislauf, wobei meist das Gehirn betroffen ist. In diesem Fall kommt es nachfolgend zu einem zerebralen Perfusionsausfall, der sich in Form einer **transitorischen ischämischen Attacke** mit vorübergehenden Ausfällen bis zum Vollbild eines Apoplex manifestieren kann. Mit einem unvollständig verschlossenen Foramen ovale ist bei etwa 20 bis 25 % der Patienten zu rechnen.

Zu den **Präventionsmaßnahmen** zählt v.a. die Beatmung mit **PEEP.** Die **Doppler-Messung** läßt eingedrungene Luft meist anhand des typischen Geräuschs erkennen. Werden durch einen zentralen Venenkatheter unter hoher Geschwindigkeit z.B. 10 ml Kochsalzlösung appliziert, so ist das Geräusch auch ohne Gefahr für den Patienten zu provozieren. Die **CO_2-Messung** dient dazu, eine langsame Abnahme des Herzzeitvolumens mit Abfall des ausgeatmeten CO_2 nachzuweisen. Oft machen kleinere Luftembolien, die sich nicht durch den Doppler erkennen lassen, durch einen CO_2-Abfall in der Exspirationsluft auf sich aufmerksam. Der **Pulmonaliskatheter** dient sowohl zur Diagnostik als auch zur Therapie. Durch Absaugen von Luft oder Schaum ist die Luftembolie bewiesen und kann meist auch dadurch behandelt werden.

Die **Therapie** läßt sich in folgende Schritte unterteilen:
- Kompression der Halsvenen, falls die Luftembolie von einer eröffneten Kopfvene stammt
- Chirurgen benachrichtigen, damit er das Operationsfeld unter Wasser setzt (somit wird ein weiterer Lufteintritt von außen verhindert)
- Luft über zentralen Venenkatheter oder pulmonalen Katheter so lange abziehen, bis keine Luft bzw. kein Schaum mehr kommt
- Chirurg sucht und verschließt das zur Luftembolie führende Leck
- falls Lachgas für die Narkose verwendet wurde, Lachgas sofort abstellen, damit keine Expansion der in das Blutgefäßsystem eingedrungenen Luftblasen durch Lachgas stattfindet
- PEEP-Beatmung bis zu 20 cmH$_2$O

Hirnödem

Häufig kommt es nach operativen Eingriffen am Kopf bzw. nach Schädel-Hirn-Traumen zu einer Zunahme des intrakraniellen Drucks. Abhängig von der Höhe des Drucks kann die Kompression der Stammhirnanteile zum Tod durch Lähmung vegetativer Zentren führen. Daher ist die neurologische Einschätzung von Patienten mit evtl. erhöhtem Hirndruck sehr wichtig.

Folgende Parameter dienen zur **Einschätzung des neurologischen Status** (s.a. Kap. 7.5):
- Bewußtseinslage und motorische Reaktion (Glasgow-Koma-Skala)
- Pupillenweite und Pupillenreaktion
- Korneareflexe
- Augenbewegungen (Nystagmus)
- Atemfunktion
- Herzfrequenzmuster
- arterielles Blutdruckverhalten

Die hirnabschwellende Therapie hat zwei Bausteine. Dazu zählen die **physikalischen Maß-**

Tab. 6.6-2 Zeichen der Luftembolie.

Zeitlicher Verlauf	Symptome
frühe Zeichen (auffällige Labor- oder apparative Befunde)	– Maschinengeräusch im Doppler – Abfall der endexspiratorischen CO_2-Konzentration bei verzögerten, mehreren kleinen Luftembolien – Anstieg des $paCO_2$
späte Zeichen (klinische Symptomatik)	– Blutdruckabfall – Herzrhythmusstörungen – Zyanose – Herz-Kreislauf-Stillstand

nahmen wie Oberkörperhochlagerung (30 bis 45°) und Hyperventilation (pCO$_2$ um 30 mmHg). Die **medikamentöse Therapie** beinhaltet die Schmerzausschaltung durch Opioide, Sedieren mit Barbituraten, Relaxieren bei Gefahr von Pressen und Husten, Ausschwemmen mit Diuretika und antiödematösen Behandlungsversuch mit Kortikoiden. Die Prognose hängt von der Schwere der auslösenden Ursache ab. Häufig sind dauerhafte Spätfolgen zu erwarten.

Intraoperativer Hirndruckanstieg

Zur Senkung eines akuten intraoperativen Hirndruckanstiegs sind folgende Maßnahmen möglich:

- Senken des pCO$_2$ auf Werte zwischen 25 und 30 mmHg
- Gabe von Osmotherapeutika (z.B. Mannit 20% 250 ml)
- Diuretika (Lasix® 20 bis 80 mg)
- Liquordrainage aus den Seitenventrikeln
- Barbiturate (0,1 bis 0,3 g Luminal®) oder Etomidat (mehrmals bis zu 20 mg i.v.)

6.6.2 Spezielle Neuroanästhesie

6.6.2.1 Eingriffe an der hinteren Schädelgrube

Eingriffe in sitzender Position führen besonders leicht zu **Luftembolien** und zum **Blutdruckabfall,** da das Operationsfeld oberhalb der Herzebene liegt und die Kreislaufregulation in Narkose gestört ist. Bei Stimulation im Bereich der Kreislaufzentren durch operative Maßnahmen kann es zu Herzrhythmusstörungen und Blutdruckschwankungen kommen, so daß die Operation kurzfristig unterbrochen werden muß.

Eine der schwersten **intraoperativen Komplikationen** ist die Schädigung des Hirnstamms. Sie führt zu Kompressionsischämie, der Patient erwacht nicht mehr, die Schluckreflexe sind durch den Hirndruck im Hirnstammbereich gestört, was zu einer Aspiration führen kann. Ist das Atemzentrum betroffen, fällt die spontane Atmung komplett aus.

Daneben sind **postoperative Frühkomplikationen** wie Hirnödem, Nachblutungen, Hirnstamm- und Kleinhirninfarkt mit Blutdruckanstieg und Bradykardie sowie Bewußtseinsstörungen möglich. Dadurch ergeben sich die folgenden **anästhesiologischen Besonderheiten:**

- Narkoseeinleitung erfolgt mit Barbituraten und einem Opioid

- vorsichtige Lagerung mit Einspannen des Schädels nach Einleiten der Narkose (s.a. Kap. 6.6.1.3)
- alle Monitoring-Maßnahmen kommen zur Anwendung (s.a. Kap. 6.6.1.5)
- intraoperativ ist tiefe Narkose (Fentanyl/Sufentanyl, Dormicum®, Isofluran) notwendig
- Blutdruckschwankungen vermeiden bzw. sofort medikamentös behandeln
- Patienten postoperativ auf einer neurochirurgischen Intensivstation nachbeatmen

6.6.2.2 Aneurysma-Operation

Eine umschriebene Aussackung in der Wand der Hirnarterien führt bei einer Ruptur zu einer Subarachnoidalblutung mit Hirndruckanstieg, Gefäßspasmen, Ischämie und tiefer Bewußtlosigkeit. Die einzige Überlebenschance des Patienten besteht in der operativen Versorgung des Aneurysmas.

Initial müssen die meist tief bewußtlosen Patienten intubiert und kreislaufstabilisiert werden. Nach Bereitstellen von ausreichenden Blutmengen (vier bis zehn Erythrozytenkonzentrate) ist der operative Eingriff möglichst früh nach Auftreten des Symptomatik vorzunehmen. Die folgenden **Besonderheiten in der Anästhesie** entsprechen auch weitgehend denen bei operativen Eingriffen an Angiomen und arteriovenösen Shunts:

- erneute Ruptur oder Ruptur weiterer Aneurysmen verhindern, Blutdruckanstiege und schnellen Abfall des Liquordrucks vermeiden
- bei akutem lebensbedrohlichem Blutverlust Blutdruck noch weiter senken, evtl. Kompression der Karotis von außen erforderlich
- falls nach Eröffnen des Schädels das Gehirn unter Druck steht und aus dem Bohrloch zu quellen droht, pCO$_2$ weiter senken; auch die Gabe von Barbituraten oder Etomidat kann zur Drucksenkung beitragen
- während chirurgischer Phase kontrollierte Hypotension mit arteriellen Mitteldrücken bis auf 50 mmHg vornehmen, dazu tiefe Narkose (Fentanyl/Sufentanyl, Dormicum®, Isofluran) und zusätzlich Vasodilatatoren (Nipruss®, Nitroglycerin, Nimotop®S, Adalat®) verwenden

6.6.2.3 Hirntumoren

Bei operativen Eingriffen an Hirntumoren ist die **Hirndrucksymptomatik** zu beachten. In aller Regel ist davon auszugehen, daß der Patient

6

postoperativ zur **Nachbeatmung** auf die Intensivtherapiestation verlegt werden muß. Auf die **postoperativen Hauptprobleme** wie neurologische Dysfunktionen, Störungen im Wasser-Elektrolyt-Haushalt und v.a. stark angestiegenen Hirndruck ist zu achten.

6.6.2.4 Akute traumatische Querschnittslähmung

Hier ist immer mit **Störungen der Herz-Kreislauf-Funktion** und der **Atmung** zu rechnen. Bei einer **akuten Querschnittslähmung** (oberhalb C4/C5) bestehen Reflexlosigkeit, Empfindungslosigkeit, Urin- und Stuhlretention, Kombination von Bradykardie und RR-Abfall sowie erhöhte Empfindlichkeit gegenüber Volumenverschiebung. Die frühe bzw. sofortige operative Frakturstabilisierung soll die baldige Mobilisierung ermöglichen.

Im **Spätstadium** (ab dem zehnten Tag) kommt es zu einer Steigerung der Aktivität des autonomen Nervensystems, daher ist die Verwendung von depolarisierenden Muskelrelaxanzien absolut kontraindiziert.

Auf eine **Prämedikation** wird verzichtet, um Bewußtsein und Atmung des Patienten nicht weiter zu beeinträchtigen. An **Monitoring-Maßnahmen** sind EKG, Pulsoxymetrie und eine automatische Blutdruckmessung unverzichtbar. Bei der **Intubation** ist besonders auf eine stabile Lagerung des Kopfes zu achten und ein Überstrecken unbedingt zu vermeiden. Ideal ist die Intubation entweder unter Zuhilfenahme eines Endoskops oder am wachen Patienten nach Betäuben des Rachenraums mit Lokalanästhetika, da bei beiden Methoden ein Überstrecken des Kopfes nicht erforderlich ist.

A ◢ Auf die Gabe von Succinylcholin muß in jedem Falle verzichtet werden, da die Gefahr einer massiven **Hyperkaliämie** mit therapieresistentem **Herzversagen** auch **unmittelbar nach dem Ereignis** nicht ausgeschlossen werden kann. ◂

Die postoperative **Extubation** erfolgt erst, wenn der Patient ausreichend atmet und kreislaufstabil ist.

6.6.2.5 Schädel-Hirn-Verletzungen

Patienten mit Schädel-Hirn-Traumen sind häufig **nicht nüchtern,** und eine Ileus-Einleitung (Kap. 6.1.1.3) ist erforderlich. Daneben besteht häufig eine **Hirndrucksymptomatik.**

Die operative Versorgung sollte schnellstens erfolgen, dabei ist zur Einleitung ein einfaches **Monitoring** mit EKG, automatischer Blutdruckmessung und Pulsoxymetrie ausreichend. Alle weiteren Monitoring-Maßnahmen wie arterielle Blutdruckmessung, Venenkatheter, Blasenkatheter können intraoperativ vorgenommen werden.

Wichtig ist ein **tiefe Narkose,** um einen weiteren Hirndruckanstieg mit evtl. Substanzverlust zu vermeiden. Der Blutdruck sollte intraoperativ keinesfalls die Normwerte unter- oder überschreiten. Eine leichte **Hyperventilation** zur Druckentlastung ist anzustreben. Falls zusätzlich noch weitere Verletzungen (z.B. ein stumpfes Bauchtrauma) bestehen, kann es auch zu schweren Blutdruckabfällen und Schockzuständen kommen.

6.6.2.6 Intrakranielle Blutungen

Alle intrakraniellen Blutungen sind operativ zu behandeln, da nur so bleibende Schäden bzw. Hirndruckanstieg, Bewußtlosigkeit und Atemstillstand zu vermeiden sind.

- **Epidurales Hämatom** (Abb. 6.6-3a): Bei bis zu 5% aller Schädel-Hirn-Traumen kommt es zu einem epiduralen Hämatom. Die Blutung entsteht meist durch Zerreißen der A. meningea media. Der **typische Verlauf** einer epiduralen Blutung, der jedoch nur bei einem Drittel der Patienten in dieser Form anzutreffen ist, sieht wie folgt aus:
  - kurzer Bewußtseinsverlust (selten länger als 60 bis 120 Minuten) nach dem Trauma
  - danach erwacht der Patient, seine Vitalfunktion stabilisieren sich rasch
  - innerhalb von weiteren zwei bis zwölf Stunden kommt es zu Kopfschmerzen, zunehmender Bewußtseinstrübung und Pulsfrequenzabfall
  - einseitige Pupillenerweiterung tritt auf
  - Bewußtseinstrübung setzt sich bis zur tiefen Bewußtlosigkeit fort
  - es kommt zu schweren Herzrhythmusstörungen (meist Bradykardie), schließlich Herz-Kreislauf-Versagen und Atemstillstand (die unbehandelt tödlich sind)

Die Diagnose wird durch das CT schnell und sicher gestellt. Die einzig mögliche und lebensrettende **Therapie** besteht in einer raschen operativen Entlastung der Blutung und einer Blutstillung. Erfolgt die Operation, bevor durch Atemlähmung oder Herz-Kreislauf-Störung irreversible Schäden aufgetreten sind, ist die Prognose sehr gut.

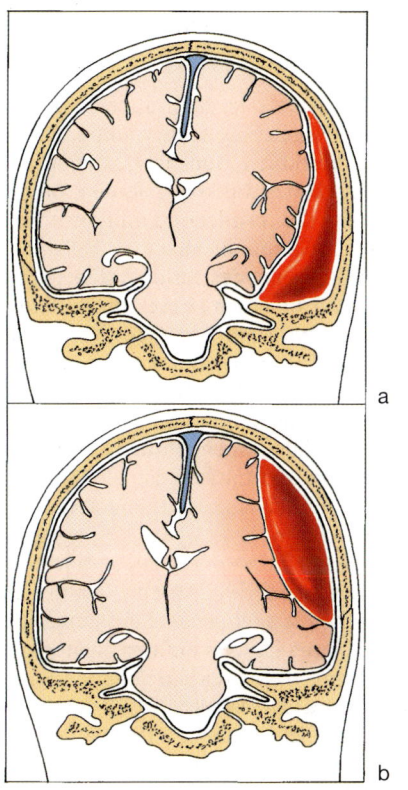

Abb. 6.6-3   Intrakranielle Blutungen.
a) Epidurales Hämatom. Die Blutung liegt zwischen Knochen und Dura mater.
b) Subdurales Hämatom. Die Blutung liegt zwischen Dura mater und Gehirn.

■ **Subdurales Hämatom** (Abb. 6.6-3b): Meist entwickelt sich das subdurale Hämatom ohne primäre Bewußtlosigkeit innerhalb von 72 Stunden nach dem initialen Trauma. Danach tritt rasch eine tiefe Bewußtlosigkeit auf, es kommt zur Halbseitensymptomatik und zu massiven Pupillenerweiterungen. Auch hier wird die Diagnose im CT gestellt, und wie beim epiduralen Hämatom besteht die einzig mögliche **Therapie** in der operativen Versorgung. Die Prognose ist deutlich schlechter als beim epiduralen Hämatom, da meist weitere Hirnverletzungen vorliegen.

■ **Intrazerebrales Hämatom:** Je nach Art und Schwere der Ursache kommt es teilweise zu einem akuten Verlauf. Aber auch eine langsame Entwicklung der Bewußtseinsstörung bzw. Bewußtlosigkeit ist möglich. Die **Therapie** besteht nach vorangehender Diagnose durch CT oder Kernspintomographie im Einlegen einer Drainage in den Blutungsbereich.

In aller Regel wird bei der operativen Versorgung von intrakraniellen Blutungen auf eine **Prämedikation** verzichtet, um das Bewußtsein des Patienten nicht weiter zu beeinträchtigen. Bewußtseinsgetrübte Patienten sind frühzeitig zu intubieren und **kontrolliert** zu **beatmen,** um eine schleichende Hypoxie zu vermeiden und eine Hirndrucksenkung zu erreichen. Die **Narkoseeinleitung** erfolgt mit Barbituraten und einem Opioid. Intraoperativ sind starke **Blutdruckschwankungen** zu vermeiden und Husten und Preßversuche der Patienten zu unterbinden. Sinnvoller ist es, die Wirkdauer der eingesetzten Anästhetika abzuwarten, anstatt diese zu antagonisieren. Dies kann u.U. eine **Nachbeatmung** erforderlich machen.

6.6.2.7 Diagnostische Eingriffe

Zur Diagnostik und Lokalisation pathologischer Prozesse werden in der Neurologie und Neurochirurgie in großem Umfang bildgebende Verfahren eingesetzt, zu denen v.a. bei Kindern häufig eine Narkose angefordert wird. Liegt eine **Hirndrucksymptomatik** vor, ist dies während der Narkose mit entsprechender Beatmung, Hyperventilation und bei Verwendung von volatilen Anästhetika mit einer niedrigen Dosierung zu berücksichtigen.

Die **Narkose im Kernspintomographen** ist besonders problematisch. Aufgrund der starken magnetischen Kräfte im Untersuchungsraum sind für Narkose und Überwachung metallische Gegenstände nicht verwendbar. Vor Beginn der Narkose ist ein sorgfältiges Durchsehen aller Instrumentarien auf Metallanteile notwendig. Dazu gehören Gegenstände wie Stethoskope und Verbandsscheren aber auch die Armbanduhr, die nicht in den Untersuchungsraum genommen werden dürfen.

Meist werden modifizierte intravenöse Narkosen (Dormicum®, Droperidol, Ketanest®) vorgenommen. Inzwischen stehen von seiten der Industrie (wenn auch noch sehr teuer) geeignete Beatmungs- und Überwachungsgeräte zur Verfügung. Sind diese Geräte nicht vorhanden, müssen Monitore und das Beatmungsgerät ca. 4 bis 5 m vom eigentlichen Kernspintomographen aufgestellt werden. Die **Leitungen** und **Beatmungsschläuche** zum Patienten sind zu **verlängern.** Bedingt durch diese Verlängerungen, ist bei der Beatmung auf einen erheblich vergrößerten Totraum zu achten. Auch die automatische Blutdruckmessung ist mit einem Verlängerungsschlauch von 4 bis 5 m nicht mehr exakt.

6

6.7 Anästhesie in der Hals-Nasen-Ohren-Heilkunde und Kieferchirurgie

In der operativen Hals-Nasen-Ohren-Heilkunde (HNO) werden Patienten aller Altersgruppen behandelt, selten jedoch Kinder unter einem Jahr. Typische Eingriffe sind Tonsillektomien, Kieferhöhlenoperationen, Eingriffe an den Stimmbändern und die Operationen im Rahmen der Tumorchirurgie.

In der operativen Kieferheilkunde sind zusätzlich auch sehr kleine Patienten v.a. mit Fehlbildungen im Lippen-, Kiefer- und Gaumenbereich anzutreffen. Zu den typischen Eingriffen in der Kieferchirurgie zählen:

- Eingriffe im Rahmen der Tumorchirurgie
- plastisch-chirurgische Eingriffe
- Versorgung von Unterkiefer- und Jochbeinfrakturen
- Abszeßspaltungen

6.7.1 Anästhesiologische Grundlagen der HNO- und Kieferchirurgie

Bei nahezu allen Eingriffen und schmerzhaften diagnostischen Maßnahmen, die in der HNO- und der Kieferchirurgie vorkommen, wird eine **Allgemeinanästhesie** angefordert. Dabei ist die zusätzliche Verwendung von **Lokalanästhetika** mit dem **Zusatz von Vasokonstriktoren** häufig, was den Bedarf an systemischen Analgetika und die örtliche Blutungsneigung deutlich herabsetzt.

Durch die Nähe des Tubus zum Operationsfeld kommt der **Atemwegssicherung** allergrößte Bedeutung zu. Der Operationsbereich ist während des Eingriffs nie frei erreichbar, entsprechend führt die Notwendigkeit des Zugangs zu den Atemwegen in Notfällen zwangsläufig zu großen Problemen. Diese Tatsache ist bei der Tubuswahl, Tubusfixierung und der Tubusausleitung aus dem Operationsfeld zu beachten.

M Die Atemwegssicherung ist grundsätzlich mit dem Operateur abzusprechen. Häufig empfiehlt sich aufgrund der besseren Übersicht für den Operateur eine nasotracheale Intubation. ■

Bei der Verwendung von Lasern ist zu beachten, daß der Laserstrahl oft in unmittelbarer Nähe des Tubuscuffs an den Stimmbändern benötigt wird und daher mit Cuffzerstörung zu rechnen ist (s.a. Kap. 6.7.2.4).

6.7.1.1 Prämedikationsvisite und Prämedikation

Bei **Kleinkindern** ist der präoperative Befund an den Atemwegen besonders wichtig, da sie häufig chronisch erkältet sind. Im Zweifelsfall ist mit den Pädiatern abzuklären, ob eine präoperative Besserung des bronchopulmonalen Zustandes möglich und sinnvoll ist.

Zur Minderung des perioperativen Risikos bei Kleinkindern sollten diese mindestens sieben Tage infektfrei sein. Auf diese Forderung kann nur im Notfall verzichtet werden, da bei Infektionen immer eine leichte Schwellungsneigung im Lungenbereich besteht.

Besonders männliche **Patienten mittleren Alters** sind oft nikotinabhängig und trinken regelmäßig Alkohol, was sich v.a. nach längeren Eingriffen (Tumorchirurgie) in Form eines postoperativen Delirs oder einer postoperativen Pneumonie bemerkbar machen kann. Durch die entsprechende präoperative Anamnese und Befunderhebung ist man auf evtl. später auftretende Probleme besser vorbereitet und kann schneller und gezielter reagieren.

Patienten **in höherem Alter** haben bei bestehenden Begleiterkrankungen ein deutlich erhöhtes Narkoserisiko. Bei Patienten mit **kardialen Begleiterkrankungen** wie Hypertonie, KHK und Herzinsuffizienz ist meist genügend Zeit vorhanden, um das Operationsrisiko durch eine adäquate präoperative Behandlung zu senken. Die Wahrscheinlichkeit einer bestehenden **pulmonalen Begleiterkrankung** ist im Vergleich zu anderen Altersgruppen ebenfalls erhöht, wobei hier jedoch eher die Emphysemkrankheit und die chronische Obstruktion dominieren. Die chronische Bronchitis hingegen ist häufig im mittleren Lebensalter zu finden. Besteht der Verdacht auf eine pulmonale Funktionsstörung, ist diese präoperativ mittels BGA und Funktionstests abzuklären.

M Bei geplanten Eingriffen mit längerer Operationsdauer wird bei Patienten mit eingeschränkter Lungenfunktion präoperativ **Atemgymnastik** zur Vorbereitung angordnet. ■

Patienten, die bereits präoperativ gelernt haben, mit dem Bird-Respirator und/oder Giebel-Rohr umzugehen, kommen postoperativ wesentlich leichter damit zurecht, und die Rekonvaleszenz kann somit verkürzt werden.

Um die **Speichelsekretion** zu **reduzieren,** wird in der Prämedikation Atropin oder Robinul® appliziert, wobei Robinul® u.a. aufgrund der längeren Wirkungsdauer besser geeignet ist. Als **Sedativa** eignen sich Benzodiazepine (u.a. Dormicum® und Rohypnol®) oder Phenothiazine (z.B. Atosil®). Da sich die **orale Prämedikation** zunehmend durchsetzt, kann die Applikation der Anticholinergika nach Legen eines intravenösen Zugangs erfolgen. Die Gabe von Analgetika zur Prämedikation ist nur selten erforderlich.

6.7.1.2 Narkosemittel

Obwohl nahezu alle Narkosemittel unter Beachtung der durch die Begleiterkrankungen und Operationsdauer vorgegebenen Restriktionen eingesetzt werden können, sind für die Narkoseeinleitung Barbiturate oder Disoprivan® und für die Narkoseaufrechterhaltung volatile Anästhetika zu empfehlen. Hierbei ist jedoch zu berücksichtigen, daß im operativen Kieferchirurgie- und HNO-Bereich zur Minderung der Blutungsneigung häufig Adrenalin, wenn auch in stark verdünnter Konzentration, lokal appliziert wird. Dabei ist besonders in Verbindung mit Halothan, aber auch mit anderen volatilen Anästhetika (Enfluran und Isofluran) eine **Sensibilisierung des Myokards** mit Arrhythmie möglich. Eine Sensibilisierung ist zwar abhängig von der applizierten Menge, jedoch ist eine Arrhythmie auch bei geringer Dosierung nicht völlig auszuschließen.

Insgesamt ist in der HNO- und Kieferchirurgie eine **tiefe Narkose** erforderlich, um starke Schmerzreize und/oder die ausgeprägte Stimulation von Schutzreflexen zu verhindern.

6.7.1.3 Besonderheiten der Narkoseeinleitung

Der Prozentsatz von Patienten mit schwierigen Intubationsverhältnissen ist in der HNO- und Kieferklinik deutlich höher als in anderen Fachgebieten. Folgende Faktoren, auf die bereits bei der Prämedikationsvisite zu achten ist, gelten als **Hinweis für** evtl. **Intubationsschwierigkeiten:**

■ kurzer, dicker Hals
■ hochstehender Kehlkopf
■ kleine Mundöffnung
■ Adipositas
■ Retrognathie (Schneidezähne des Unterkiefers stehen deutlich hinter den Schneidezähnen des Oberkiefers zurück)

Aber auch durch Entzündungen oder Weichteilschwellung nach Voroperationen sowie durch Tumoren ist mit Einengungen oder anatomischen Abweichungen (Kehlkopfeingang zur Seite verzogen) der Atemwege zu rechnen. Im Zweifelsfall ist präoperativ eine Kehlkopfspiegelung und bei Verdacht auf Luftröhrenverengung eine Tracheazielaufnahme anzufertigen.

Patienten mit solchen **Veränderungen oder Störungen** dürfen nur relaxiert werden, wenn das Beatmen mit der Maske gut möglich ist. Evtl. muß eine **fiberoptische Intubation** unter suffizienter Lokalanästhesie im Wachzustand erfolgen (Kap. 5.5.1.5). Bei voroperierten Patienten oder Tumorpatienten ist die Intubation durch erhöhtes Blutungsrisiko, narbige Verwachsungen und die damit verbundenen schlechteren Sichtverhältnisse häufig erschwert.

Bei dem intravenösen Verabeichen der **Anticholinergika** nach oraler Prämedikation ist der Wirkungseintritt (Herzfrequenzanstieg) vor Applikation der Anästhetika abzuwarten.

Bei längerdauernden, insbesondere tumorchirurgischen Eingriffen legt man zur **Überwachung** des Patienten unmittelbar nach der Narkoseeinleitung eine arterielle Kanüle, einen zentralen Venenkatheter und einen Blasenkatheter. **Magensonden** sollten bei Tumoren im Pharynxbereich durch HNO-Ärzte intraoperativ **unter Sicht** gelegt werden, um eine Verletzung des Tumors mit nachfolgender, meist heftiger Blutung zu vermeiden.

Das **Relaxieren** des Patienten ist bei Eingriffen im Kopf- und Halsbereich oft nicht notwendig. Sollen z.B. intraoperativ motorische Nerven stimuliert werden, um durch Zucken der zugehörigen Muskeln die Nerven zu identifizieren, ist dies bisweilen sogar unerwünscht.

6.7.1.4 Besonderheiten der Narkoseführung

Inhalationsanästhetika sind bei Eingriffen im Kopf- und Halsbereich gut einsetzbar. Bei kurzen Eingriffen kommen **kombinierte Narkoseverfahren** mit Hypnotika (z.B. Disoprivan®) und Fentanyl in Frage, wobei auch der Einsatz von Succinylcholin zum Verlängern einer nur kurz gewünschten Relaxierung möglich ist. Bei **länger dauernden Eingriffen** ist der Einsatz von nichtdepolarisierenden Muskelrelaxanzien möglich, was jedoch nur selten erforderlich ist. **Lachgas** kann immer verwendet werden und ist nur bei bestimmten Eingriffen in der HNO-Chirurgie

6

wie Tympanoplastik unerwünscht, da es eine schlechte Blutlöslichkeit aufweist und durch die **Volumenexpansion im Mittelohr** zum Abheben der Plastik führen kann.

6.7.1.5 Monitoring

Durch den schlechten Zugang zu den Atemwegen besteht im Vergleich zu anderen Fachgebieten eine deutlich höhere Gefährdung der Patienten. Daher ist die **Oxygenierung** besonders gut zu **überwachen,** und Pulsoxymetrie und EKG-Überwachung sind obligat. Bei einer Operationsdauer von mehr als zwei bis drei Stunden und bei Kindern bis zum zwölften Lebensjahr ist eine Temperaturüberwachung dringend zu empfehlen. Ein zentraler Venenkatheter und Blasenkatheter ist bei kardial vorgeschädigten Patienten und grundsätzlich bei allen Operationen mit voraussichtlich hohem Blutverlust (mehr als 15 bis 20%) sinnvoll. Daneben muß ein Blasenkatheter auch bei einer Operationsdauer von mehr als drei bis vier Stunden gelegt werden.

In der Kieferchirurgie und operativen HNO werden teilweise **Knochen eröffnet,** die über dem Herzniveau liegen und so eine potentielle **Eintrittspforte für Luft** darstellen. Hier ist mit einer Luftembolie zu rechnen und ein Doppler-Meßgerät auf dem Brustkorb des Patienten in Höhe des rechten Herzens (3. bis 4. ICR rechts parasternal) anzubringen. Damit ist eingedrungene Luft gut zu erkennen. Des weiteren ist in solchen Fällen ein bis in den rechten Vorhof eingeführter ZVK erforderlich, damit evtl. eingedrungene Luft abgesaugt werden kann.

6.7.1.6 Besondere intraoperative Maßnahmen

Bei der **Tracheotomie** ist der Patient zunächst oral oder nasal zu intubieren und der Tubus nach dem Eröffnen der Luftröhre und kurzfristigem Anreichern der Atemluft mit 100% O_2 unter Sicht zurückzuziehen, aber noch nicht vollständig aus der Trachea zu entfernen. Dann führt der Operateur eine Trachealkanüle ein und setzt eine sterile Verlängerung auf. Darüber wird der Patient beatmet. Der Tubus ist nach dem Sichern der Atemverhältnisse zu entfernen. Gelingt das Einführen der Kanüle nicht sofort, kann der noch in der Trachea liegende Tubus wieder vorgeschoben und zur Beatmung verwendet werden.

Bei diagnostischen und therapeutischen **Eingriffen an den Stimmbändern** wünschen sich die Operateure Tuben mit kleinem Durchmesser, damit sie einen guten Überblick über die Glottiszone erhalten. Aufgrund der stark zunehmenden Beatmungswiderstände ist ein Innendurchmesser von 5 bis 6 mm bei Erwachsenen aber möglichst nicht zu unterschreiten. In der HNO-Chirurgie werden auch sog. **Jet-Ventilatoren** eingesetzt, damit besteht die Möglichkeit, kleinste Tuben, die sog. **Jet-Kanüle,** zu verwenden. Durch Applizieren kleiner Sauerstoff-Luft-Volumina unter hohem Druck in hoher Frequenz wird die Versorgung der Lunge mit Frischgas sichergestellt. Der Gasfluß beträgt hierbei beim Erwachsenen um 15 l/min (150 bis 300 ml/kg KG/min). Die richtige Einstellung des Sauerstoff-Luft-Verhältnisses ist durch Bestimmen der Sauerstoffsättigung mittels Pulsoxymetrie zu verifizieren. Um **Barotraumen** (druckbedingte Gewebs- und v.a. Lungenschäden) zu vermeiden, ist ein guter Abfluß nach außen zu gewährleisten. Je enger der Spalt zwischen der Spitze der Jet-Kanüle und der Trachea ist, desto größer ist die Gefahr, daß das Atemgas zwar in die Lunge gelangt, aber nicht mehr aus ihr entweichen kann. Neben einer sich verschlechternden Oxygenierung droht wegen des Druckanstiegs in der Lunge auch eine Abnahme des venösen Rückstroms zum Herzen und damit ein Abfall des Herzzeitvolumens.

6.7.1.7 Besonderheiten der Narkoseausleitung

Beim Einsatz von Inhalationsanästhetika sollten je nach vorhergegangener Narkosedauer 5 bis 15 Minuten vor dem gewünschten Erwachen die Gabe des Inhalationsanästhetikums und zwei bis fünf Minuten vorher die Lachgaszufuhr beendet werden. Sobald der Patient anfängt, spontan zu atmen, ist mit dem baldigen Erwachen zu rechnen. Der **Mund- und Rachenraum** wird **abgesaugt.** Falls eine **Rachentamponade** eingelegt war, ist diese zu **entfernen** und der **Rachenraum** visuell zu **kontrollieren.** Die **Extubation** am wachen Patienten ist vorzuziehen, wenn im Mund- und Rachenraum Blutungen bestehen und eine Aspiration von Blut oder die Auslösung eines Laryngospasmus zu befürchten ist.

6.7.1.8 Spezielle Komplikationen

Die typische Komplikation ist die nur schwer zu stillende intranasale oder intraorale **Blutung,** die

die Gefahr eines starken, evtl. unbemerkten Blutverlustes, der pulmonalen Aspiration und des Broncho- und Laryngospasmus in sich birgt.

A Bei allen intranasalen und intraoralen Eingriffen ist aufgrund der Gefahr von Blutungen bereits im Aufwachraum auf Zeichen einer **Nachblutung** zu achten. ◀

Typische Zeichen sind Blässe, verzögerte Aufwachphase, Unruhe, Blutung aus dem Mund, Tachykardie und Tachypnoe sowie sichtbares, starkes Schlucken. Durch vorsichtiges Auswischen des Mundes kann hier bisweilen festgestellt werden, ob immer wieder neues Blut in den Mund gelangt oder ob die intraorale Blutung zum Stehen kommt.

Kommt es bei gleichzeitiger Anwendung von volatilen Inhalationsanästhetika und dem Gebrauch von Adrenalin zu **Herzrhythmusstörungen,** liegt dies meist an einer Sensibilisierung des Myokards. Dann ist die Konzentration des Inhalationsanästhetikums zu verringern und zusätzlich Isoptin® zu verabreichen.

6.7.2 Spezielle Anästhesie in der HNO-Chirurgie

Viele Eingriffe im Kopf- und Halsbereich zeigen Besonderheiten. Nachstehend sind die Charakteristika und evtl. daraus resultierende Folgen für das Anästhesiemanagement aufgeführt. Die Beschreibung des operativen und anästhesiologischen Vorgehen bei Lippen-Kiefer-Gaumen-Spalten und Tonsillektomie erfolgt nicht hier, sondern in Kapitel 6.11.2.7.

6.7.2.1 Abszeßspaltung

Oft kommen Patienten erst in weit fortgeschrittenem Zustand mit ödematös verschwollenem Gesicht zur Aufnahme. Durch die operative Abszeßeröffnung und das Einlegen von Gummilaschen kann die Erkrankung rasch versorgt werden. Dabei ist wegen der erheblichen Schmerzen und teilweise engen Nachbarschaft zu großen Gefäßen (A. carotis externa) meist eine **Vollnarkose** erforderlich. Häufig ist eine orale Intubation unter Sicht wegen des Abszesses nicht möglich und eine **transnasale, bronchoskopische Intubation** am wachen Patienten erforderlich. Vor Einführen des Bronchoskops wird der Nasen-Rachen-Raum durch Applizieren von abschwellenden und lokalanästhetisch wirkenden Nasentropfen betäubt und der Patient präoxygeniert. Die Gabe von geringen Mengen eines Sedativums (z.B. 1 bis 2,5 mg Dormicum®) kann die transnasale, bronchoskopische Intubation erleichtern.

Nach erfolgter Intubation, dem Sichern und Verifizieren der Tubuslage wird ein schnell wirkendes Anästhetikum mit kurzer Wirkdauer gegeben (Disoprivan® ist dafür optimal geeignet). Die Gabe von **Opiaten** erfolgt ebenfalls erst nach der Intubation, um den Atemantrieb des Patienten während des Intubationsvorgangs nicht auszuschalten.

Erfolgt die Abszeßspaltung im Mundbereich, ist die Mundöffnung postoperativ meist noch genauso eingeschränkt, und der Patient ist möglichst nur **nach** vollständigem **Erwachen** zu **extubieren.**

6.7.2.2 Adenotomie

Das Entfernen der hyperplastischen Rachenmandel bei Kindern dauert nur wenige Augenblicke und wird oft mit einer Tonsillektomie kombiniert. Trotz der kurzen Operationszeit ist eine **Intubationsnarkose** erforderlich. Dabei ist eine **intravenöse Anästhesieform** sinnvoll. Bevorzugt der Anästhesist volatile Anästhetika, verlängert sich damit sowohl die Einleitungs- als auch die Ausleitungsphase.

Wegen der Gefahr von intraoperativen Blutungen wird der **Rachenraum** bei nicht geblocktem Tubus **tamponiert.** Erst nach sorgfältiger **Blutstillung** und visueller Inspektion des Rachenraums erfolgen das Absaugen, Ziehen der Tamponade und Entfernen des Tubus unter Blähen der Lunge.

6.7.2.3 Direktoskopie (Stützautoskopie)

Bei vielen Veränderungen an den Stimmbändern wie Granulomen, Zysten, Epitheldysplasien oder Tumoren wird durch das Einführen eines **starren Rohrs** in den Larynx eine gute Sicht auf die Stimmbänder erzielt. Das Direktoskop wird auf der Brust des Patienten abgestützt und fixiert, somit hat der Operateur freie Sicht auf das Operationsgebiet. Die **Beatmung** erfolgt über einen **dünnen Tubus** oder mit Hilfe eines Hochfrequenz-Jet-Ventilators (Kap. 6.7.1.6). Beim Einsatz der **Jet-Beatmung** ist kein Zusatz von Inhalationsanästhetika möglich, so daß ausschließlich Opiate, Hypnotika und Muskelrelaxanzien zur Narkose in Frage kommen.

6

6.7.2.4 Laserbronchoskopien

Bei Laserbronchoskopien **darf weder Lachgas noch reiner Sauerstoff gegeben werden,** da sich durch die Laserstrahlen Gewebe des Patienten entzünden oder sogar explosionsartig verbrennen kann.

Zum Einsatz sollten **nur** noch **aluminiumbeschichtete Tuben** kommen, die selbst nicht brennbar sind. Die inspiratorische Sauerstoffkonzentration ist auf 30 bis 40% O_2 in der Luft zu begrenzen. Auf den Schutz der Augen von Patient und Personal ist zu achten.

6.7.2.5 Laryngektomie

Bei Kehlkopfkarzinom wird der Kehlkopf vom Hypopharynx und von der Trachea abgetrennt und ein Tracheostoma angelegt. Wie bereits in Kapitel 6.7.1.6 beschrieben, ist ein Tubuswechsel (vom oralen oder nasalen Tubus zum Trachealtubus) nötig. Die Laryngektomie erfolgt in tiefer Narkose. Bezüglich der **Anästhetika** gibt es **keine Einschränkung,** sofern vorhandene pathophysiologische Veränderungen (z.B. erhöhte Transaminasen) berücksichtigt werden.

6.7.2.6 Operative Eingriffe bei Nachblutungen

Nachblutungen sind grundsätzlich bei allen Eingriffen möglich, aber nach Tonsillektomien und transnasalen Eingriffen an den Kieferhöhlen besonders häufig. Dabei kommt es bei meist protrahiertem Verlauf zur massiven **Hypovolämie,** und mit großen Mengen an verschlucktem, geronnenem **Blut im Magen** ist zu rechnen.

Vor der Narkoseeinleitung sollte versucht werden, eine **Magensonde** zu **legen,** um evtl. vorhandenes und absaugbares Blut aus dem Magen zu entfernen. Ist ein Legen der Sonde nicht sofort möglich, ist keine weitere Zeit zu vergeuden. Ob bei liegender Magensonde oder ohne Sonde, die Narkoseeinleitung erfolgt nach ausreichender **Oxygenierung** wie bei der Ileus-Einleitung (Kap. 6.1.4). Aufgrund der Blutung ist bei der Intubation mit **schlechten Sichtverhältnissen** zu rechnen.

M Der Operateur sollte bereits zur Narkoseeinleitung anwesend sein, damit, falls weder intubiert noch mit Maske beatmet werden kann, sofort die Tracheotomie möglich ist. ■

6.7.2.7 Neck-dissection

Zum Verhindern der Metastasierung bei malignen Tumoren im Kopf- und Halsbereich entfernt man einen Teil der Halseingeweide mitsamt Muskeln, Gefäßen und Lymphbahnen. Zusammen mit dem Primärtumor werden alle Gewebe der Halseingeweide reseziert, die Lymphgefäße enthalten. Dies sind neben der V. jugularis interna und dem M. sternocleidomastoideus das gesamte subkutane Fettgewebe und der N. accessorius.

Bei der **funktionellen Neck-dissection** (kleinere Variante der Neck-dissection), bleiben der Muskel und die V. jugularis interna erhalten.

Der Eingriff führt oft zu **starken Blutverlusten,** das Bereitstellen ausreichender Mengen Blutkonserven gehört daher zur Narkosevorbereitung. Maligne Tumoren im Kopf- und Halsbereich kommen sehr oft bei Männern mit hohem **Alkohol- und Nikotinkonsum** vor. Bei diesen Patienten ist eine erhöhte Prämedikationsdosis zu verordnen und postoperativ auf Zeichen von Pneumonie und Alkoholentzugsdelir (bereits innerhalb der ersten 24 Stunden) zu achten.

Das Präparieren von Tumor und Halseingeweiden ist zeitaufwendig, eine Operation von bis zu zehn Stunden ist durchaus möglich. Daneben können starke Blutungen aus Tumor- und Halsregion auftreten. Deshalb sind bei diesen Eingriffen alle **invasiven Monitoring-Maßnahmen** (bis auf einen Rechtsherzkatheter) einzusetzen. Dazu gehören die Kreislaufüberwachung mit arterieller Druckmessung, zentraler Venenkatheter, Blasenkatheter, rektale Temperatursonde und mindestens eine, besser zwei großlumige Kanülen.

Für die **Narkoseführung** eignen sich sowohl volatile Anästhetika als auch die reine Neuroleptanästhesie. Aufgrund des großen und lang dauernden Eingriffs werden die Patienten nach der Operation auf eine Intensivstation verlegt und nachbeatmet.

6.7.2.8 Parazentese

Bei chronischer Otitis media wird das Trommelfell eröffnet und ein kleines Röhrchen zur Sicherung des Sekretabflusses eingelegt. Der Eingriff ist kurz und wenig schmerzhaft; bei guter Abstimmung ist eine **Maskennarkose** möglich.

6.7.2.9 (Septo-)Rhinoplastik

Formfehler der Nase oder seitliche starke Verlagerung des Nasenseptums führen zu kosmetischen Problemen und zu behinderter Nasenatmung. Bei der operativen Korrektur ist die Narkose sowohl mit **intravenösen Anästhetika** als auch mit **Inhalationsanästhetika** möglich. Eine Relaxierung ist nicht notwendig.

6.7.2.10 Tympanoplastik

Bei chronischer Otitis media oder einem Cholesteatom kann das verschlechterte Hörvermögen durch plastischen Wiederaufbau mittels Keramik- oder Kunststofftransplantaten verbessert werden. Intraoperativ ist **auf** die Gabe von **Lachgas zu verzichten,** da es nur schlecht im Blut löslich ist und häufig durch die Volumenexpansion im Mittelohr zum Abheben der Plastik führen kann. Postoperativ sind häufig verstärkte **Übelkeit** und **Erbrechen** möglich, weshalb die Gabe von DHB oder Anemet® bereits intraoperativ anzuraten ist (verhindern Erbrechen).

6.8 Anästhesie in Gynäkologie und Geburtshilfe

6.8.1 Anästhesiologische Grundlagen der Gynäkologie

In der gynäkologischen Chirurgie werden operative Eingriffe an der Brust und Axilla sowie im Bereich des unteren Abdomens, der Vagina und des Dammes vorgenommen. Die Operationsdauer ist dabei sehr unterschiedlich. Neben ausgesprochen kurzen Eingriffen, z.B. Kürettage und gynäkologische Untersuchung, kommen auch äußerst lange Operationen (z.B. Operation nach Wertheim) vor. Dementsprechend unterschiedlich sind auch die **Anforderungen** an das anästhesiologische Vorgehen:

- kurzfristige Bewußtseinsausschaltung bei kurzen ambulanten Eingriffen mit und ohne ausgeprägte Analgesie
- mehrstündige Eingriffe mit und ohne Relaxierung (Brust-, Bauchchirurgie)
- Eingriffe mit großer Volumenverschiebung bei unterschiedlicher Operationsdauer (z.B. Ausräumung einer Extrauteringravidität mit massiver Blutung und einer Operationszeit von meist weniger als 60 Minuten oder Exenteration mit einer Operationsdauer von vielen Stunden)

Die häufigste Narkoseart in der Gynäkologie ist die Vollnarkose (psychologische Gründe), obwohl bei abdominellen Eingriffen auch regionalanästhetische Verfahren möglich sind. In Absprache mit den Patientinnen kann bei langen abdominellen Eingriffen zusätzlich ein Periduralkatheter für die intra- und postoperative Schmerztherapie gelegt werden. Spinalanästhesien finden in der onkologischen Gynäkologie bei der Radiumeinlage Verwendung, da nach Stabilisieren des Kreislaufs nach Anlage der spinalen Anästhesie ein Überwachen der Patientin auch aus der Distanz und damit ohne Strahlenbelastung für das Anästhesiepersonal möglich ist.

6.8.1.1 Prämedikationsvisite und Prämedikation

Bei der Auswahl der Prämedikationssubstanzen sollte der Anästhesist Wert auf eine gute **Sedierung** (Anxiolyse) und ausgeprägte **antiemetische Wirkung** legen. Patientinnen, die bereits am Vortag sehr aufgeregt erscheinen, sollten am Vorabend ein Sedativum oder Schlafmittel einnehmen.

Die orale Prämedikation, die mit einer kleinen Menge Flüssigkeit eingenommen wird, setzt sich immer mehr durch. Exemplarisch finden Atosil®, Tranxilium®, Dalmadorm®, Dormicum® etc. als Sedativum bzw. Schlafmittel Verwendung. Psyquil® wirkt anxiolytisch und antiemetisch und ist bei älteren Patientinnen gut geeignet.

6.8.1.2 Narkosemittel

Sofern keine organspezifischen Kontraindikationen bestehen, sind alle gängigen Inhalationsanästhetika wie Desfluran, Isofluran und Enfluran einsetzbar. Bei **kurzen Eingriffen** sind kurzwirksame Hypnotika wie Etomidat und Propofol besonders geeignet, wobei oft eine Kombination mit einem stark wirksamen Opioid erforderlich ist. Selbstverständlich können auch bei lang dauernden Eingriffen anstatt der Inhalationsanästhesie Propofol und Fentanyl, neuerdings auch Ultiva® über einen Perfusor appliziert werden (deutlich teurer).

6.8.1.3 Besonderheiten der Narkoseeinleitung

Oft sind die **Patientinnen,** die notfallmäßig operativ zu versorgen sind, **nicht nüchtern.** Hier muß die Narkoseeinleitung mit einer Crash-

Intubation (Kap. 6.1.1.3) erfolgen, um einer möglichen Aspiration vorzubeugen.

Liegt eine starke äußere **Blutung** oder der Verdacht auf eine intraabdominelle Blutung vor, sind mehrere großlumige Zugänge erforderlich und alle zur Einleitung benutzten Pharmaka deutlich zu reduzieren (teilweise bis 50% der ursprünglichen Dosis). Die Patientinnen werden präoxygeniert. Damit gewinnt der Anästhesist Zeit für den Intubationsvorgang. Als Präoxygenierung reichen bereits fünf bis acht tiefe Atemzüge von Sauerstoff unter einer relativ dicht abschließenden Maske aus.

PONV (Post Operative Nausea and Vomiting) wird durch mehrere Faktoren besonders angeregt. Dazu zählen u.a. Eingriffe im gynäkologischen Bereich, Abdominaleingriffe, Eingriffe an den Augen, aber auch das Verwenden von Lachgas. Deshalb ist bei allen **Zervixdehnungen** (Kürettagen, Abortabrasionen) vor Narkosebeginn nochmals ein **Antiemetikum** (z.B. DHB 1 bis 2 ml) zu geben, um möglichst postoperative Übelkeit und Erbrechen zu verhindern.

6.8.1.4 Besonderheiten der Narkoseführung

Probleme bei der Narkoseführung sind auch hier meist bei Patientinnen mit **Vorerkrankungen** zu erwarten. Dazu zählen u.a. kardiale, pulmonale und renale Erkrankungen. Gängige Eingriffe wie abdominale Uterusexstirpation oder Mamma-PE bei sonst gesunden Patientinnen bieten üblicherweise keine Besonderheiten.

Bei **starker Blutung** (Tumorchirurgie, Extrauteringravidität) kann bereits eine normale Narkosetiefe zu deutlichem **Blutdruckabfall** führen, da die Narkose die normalen Autoregulationsmechanismen des Kreislaufs (Engstellung der Gefäße, Tachykardie etc.) in ihrer Wirksamkeit beeinträchtigt. Hier muß eine sorgfältige Überwachung von Herzfrequenz, Blutdruck, Sauerstoffsättigung, ZVD und Ausscheidung erfolgen und rechtzeitig mit der Volumengabe begonnen werden.

6.8.1.5 Monitoring

Selbst bei **Minimaleingriffen** wie Kürettagen oder Untersuchungen in Narkose sind EKG, Pulsoxymetrie und ständige Blutdrucküberwachung zu fordern.

Bei allen Operationen, bei denen mit **hohem Blutverlust** zu rechnen ist, ist ein ZVK mit regel-

mäßiger Überwachung des ZVD zu legen. Auch eine arterielle Kanüle zur direkten Blutdruckmessung kann angebracht sein. Ist dies nicht möglich, ist ein automatisches Blutdruckmeßsystem notwendig. Mindestens eine, besser zwei großlumige Braunülen zur schnellen Volumengabe sind sinnvoll. Zum Überwachen der Ausscheidung und damit der adäquaten Organperfusion ist bei Eingriffen, bei denen mit einem Blutverlust über 500 bis 700 ml zu rechnen ist, ein Blasenkatheter zu legen. Ein Blasenkatheter ist grundsätzlich bei einer Operationszeit von mehr als zwei bis drei Stunden erforderlich.

6.8.1.6 Besondere intraoperative Maßnahmen

Bei Eingriffen an Brust und Axilla ist die normale **Rücken- bzw. Seitenlage** (Kap. 5.3.3.2) nötig. Hier kann es bisweilen etwas schwieriger sein, den Arm der Patientin für Blutdruckmessung und Infusion zu erreichen, so daß vorab eine entsprechende Sicherung der Zugänge und Blutdruckmeßsysteme nötig ist.

Bei abdominellen und transvaginalen Operationen ist die **Steinschnittlage** (Kap. 6.5.1.6) die Lagerung der Wahl. Daneben wird die **Trendelenburg-Lage** (Kopf tief, Beine tief) und die Kopftieflage (Kopf tief, Beine hoch) für Laparoskopien verwendet.

Die **Kopftieflage** kann häufig Beatmungsbzw. Oxygenierungsprobleme verursachen, da der Zwerchfellhochstand die Lunge in ihrer Dehnbarkeit deutlich einschränkt.

Auch die **CO_2-Insufflation** (Kap. 6.5.1.10) in das Abdomen stellt die Anästhesie manchmal vor größere Probleme. Die Sättigung fällt, und der Beatmungsdruck steigt, daneben ist aus vielen Untersuchungen bekannt, daß es zu einem Abfall des Herzzeitvolumens (bis zu 30%) und zu Diffusionsstörung der Lunge kommt.

6.8.1.7 Besonderheiten der Narkoseausleitung

Nach Abstellen des Lachgases sollte bei **Intubations- und Maskennarkosen** noch mindestens zwei bis vier Minuten nachbeatmet oder bei beginnender Spontanatmung assistiert beatmet werden. Bei größeren intraoperativen Blutverlusten mit entsprechendem **Abfall der Körpertemperatur** ist eine **Nachbeatmung** erforderlich, und die Patientin wird im Aufwachraum in ein vorgewärmtes Bett gelegt und mit Wärmedecken oder Infrarotlampen langsam aufgewärmt (Vorsicht vor Verbrennungen).

Meist ist aufgrund des geplanten Eingriffs bereits abzusehen, ob eine **Nachbehandlung** auf der **Intensivstation** erforderlich sein wird. Zur Verlegung bleibt die Patientin intubiert und sediert, um den Sauerstoffbedarf zu senken. Erst auf der Intensivstation beendet man bei stabiler Hämodynamik, guter Oxygenierung und ausreichender Körpertemperatur die Gabe von Hypnotika, so daß die Patientin erwachen kann. Die **Extubation** sollte erst erfolgen, wenn die Patientin ausreichend atmet, einfache Kommandos befolgen kann und ein Relaxansüberhang ausgeschlossen ist.

6.8.1.8 Spezielle Komplikationen

Bei allen Operationen im Beckenbereich (auch bei Kürettagen bzw. Abortindiktionen durch Prostaglandine) besteht postoperativ ein besonders hohes **Thrombose- und Embolierisiko** (u.a. durch vermehrte Freisetzung von thrombogenen Substanzen aus dem Uterus). Daher ist die **massive Lungenembolie,** die oft schon in den ersten 24 Stunden nach dem Eingriff auftritt, die häufigste perioperative Todesursache bei gynäkologischen Patientinnen.

6.8.2 Spezielle Anästhesie in der Gynäkologie

6.8.2.1 Radiumeinlage bei Zervix- und Korpuskarzinom

Patientinnen, die zur Bestrahlung eines inoperablen Karzinoms eine Radiumeinlage erhalten, benötigen eine **Analgesie,** da die Dehnung der Zervix sehr schmerzhaft ist. Der Eingriff wird hinter Bleiglaswänden vorgenommen. Aus technischen Gründen bietet sich die **Spinalanästhesie** an, da nach Stabilisierung des Kreislaufs das Überwachen durch die Bleiglaswände möglich ist. Wie bei jeder Spinalanästhesie, ist auf eine ausreichende Volumengabe bereits vor Applikation des Lokalanästhetikums zu achten.

6.8.2.2 Kurzeingriffe (Abrasio/Abruptio)

Diese Eingriffe dauern nur wenige Minuten, sind aber oft **sehr schmerzhaft** und können wegen der starken Stimulation von Hohlorganen (Zervix) leicht zu **intraoperativem Erbrechen** bei zu flacher Narkose führen.

Die Narkose kann mit einem Barbiturat oder Disoprivan® sowie einem stark wirksamen Opiat eingeleitet und unter Maskenbeatmung (evtl. 1 bis 3% Isofluran, 70% Lachgas in Sauerstoff) fortgeführt werden. Nach Dilatation der Zervix beendet man die Zufuhr des Inhalationsanästhetikums, da der Hauptstimulus des Eingriffs vorüber ist. Sofern erforderlich, kann die Gabe von Succinylcholin (max. 1,5 mg/kg KG) erfolgen, um eine Relaxierung zu erreichen. Bei einem schnell arbeitenden Operateur reichen bei den Kurzeingriffen oft schon die zur Einleitung intravenös verabreichten Anästhetika für den gesamten Eingriff aus.

6.8.2.3 Laparoskopien und minimalinvasive Chirurgie

Laparoskopien dauern zwischen 30 und 60 Minuten. Dabei wird durch Insufflation von CO_2 der Bauchraum aufgetrieben, die Bauchdecke hebt sich ab, und die Beckenorgane werden sichtbar. Zeitweise sind **extreme Kopftieflagen** erforderlich, um die Eingeweide in Richtung Zwerchfell zu verdrängen. Durch Anstieg des intraabdominellen Drucks und die Lagerung kommt es häufig zu einer erheblichen **Verminderung der pulmonalen Compliance,** was v.a. bei Patientinnen mit bestehender Obstruktion oder bei Adipositas **Beatmungsprobleme** verursachen kann. Daher muß bei Laparoskopien die Oxygenierung immer mittels **Pulsoxymetrie** überwacht werden. Die CO_2-Insufflation kann in einzelnen Fällen zu einem deutlichen Anstieg des pCO_2 führen. In diesem Fall ist das Beatmungsvolumen bzw. die Atemfrequenz unabhängig vom Körpergewicht so lange zu steigern, bis wieder normale Werte bestehen.

6.8.2.4 Lang dauernde Eingriffe

Lang dauernde Operationen (z.B. Operation nach Wertheim) erfordern immer die **Intubation** und maschinelle **Beatmung.** Eine **Relaxierung** ist bei mammachirurgischen Eingriffen nur zur Intubation erforderlich, auch bei den meisten gynäkologischen Eingriffen ist der Bedarf an Muskelrelaxanzien im Gegensatz zu Oberbaucheingriffen eher gering. Bei ausgedehnten mamma- oder tumorchirurgischen Eingriffen und bei Extrauteringravidität ist mit starkem **Blutverlust** zu rechnen. Entsprechend muß zum Operationsbeginn eine ausreichende Anzahl gekreuzter Blutkonserven vorhanden sein.

6

Zur **Überwachung** sind oft ein ZVK, eine Temperatursonde und ein Blasenkatheter erforderlich.

6.8.3 Anästhesiologische Grundlagen der Geburtshilfe

Operative Eingriffe bzw. Anästhesien können bei Schwangeren aus folgenden Gründen erforderlich werden:
- Cerclage
- zur schmerzarmen Geburt
- Kaiserschnitt (Sectio caesarea)
- Zangengeburt (Forceps)
- manuelle Nachtastung
- Nachblutungen (z.B. bei Uterusatonie)
- Kürettagen bei Aborten

Darüber hinaus sind bei Schwangeren alle anderen operativen Eingriffe möglich, wobei wegen der mit der Operation und der Anästhesie verbundenen Risiken für Mutter und Kind möglichst nur dringliche Eingriffe vorzunehmen sind. Grundsätzlich wird das Anästhesiemanagement durch die typischen physiologischen Veränderungen in der Schwangerschaft sowie das Ziel, Gefahren zu vermeiden, bestimmt.

Bedeutung der Anästhesie für die Morbidität schwangerer Frauen

Neben schwangerschaftsbedingten Erkrankungen (ektopische Schwangerschaft, Hypertension, Lungenembolie, zerebrovaskulärer Insult) gehört die Anästhesie mit 10 bis 15% zu den häufigsten Todesursachen bei Schwangeren. Das Risiko einer tödlichen Komplikation bei einer Allgemeinnarkose wird bei Schwangeren etwa zehnmal höher als im Vergleich bei Regionalanästhesie angegeben. Ursachen der anästhesiebedingten Todesfälle sind:
- pulmonale Aspiration bei Narkoseeinleitung und/oder schwieriger Intubation
- Hypoxie durch Fehlintubation
- versehentliche Spinalanästhesie bei geplanter Periduralanästhesie durch Veränderung der anatomischen Verhältnisse im Bereich der Wirbelsäule

Physiologie der Schwangerschaft und Auswirkungen auf die Anästhesie

Wichtige anästhesierelevante **physiologische Veränderungen** der Schwangeren setzen etwa ab der 26. Schwangerschaftswoche ein und betreffen folgende Organe bzw. Funktionen:

- Erhöhung des Herzzeitvolumens (v.a. durch Zunahme der Herzfrequenz, weniger des Schlagvolumens)
- Zunahme des zirkulierenden Blutvolumens um 1 bis 1,5 l
- Zunahme des Erythrozytenvolumens
- Zunahme des Sauerstoffverbrauchs (ca. 20%)
- Verminderung der Vitalkapazität (es kann weniger tief maximal durchgeatmet werden)
- Verminderung der funktionellen Residualkapazität (die Luft kann weniger lang angehalten werden)
- Verminderung des exspiratorischen Reservevolumens (der Hustenstoß ist abgeschwächt)
- Zunahme von Atemfrequenz (gering) und Atemzugvolumen (deutlich)
- Zunahme des Atemminutenvolumens (ca. 50%)
- Abnahme der Leberfunktion (durch Zunahme des venösen Druckes wird die Perfusion kleiner)
- Abnahme der glomerulären Filtration der Niere (entsprechend dem Mechanismus der abnehmenden Leberfunktion)
- verminderte Cholinesteraseaktivität (Abnahme der Leberfunktion)
- Vena-cava-Kompressionssyndrom, der wachsende Uterus komprimiert die großen intraabdominellen Gefäße, und durch Abnahme des venösen Rückstroms kommt es zum Abfall von HZV und Blutdruck

Diese physiologischen Veränderungen bedingen ein deutlich erhöhtes Risiko von **Erbrechen, Regurgitation** und **Aspiration.** Nachstehend sind die schwangerschaftstypischen Veränderungen in den verschiedenen Organsystemen im Detail beschrieben:
- **Veränderungen in Respirationstrakt und der Atmung:** Die vermehrte Durchblutung und Schwellung der Schleimhäute des Nasopharynx, Kehlkopfes, der Trachea und der Bronchien führt zu **behinderter Nasenatmung** sowie bei Manipulationen zu vermehrter **Blutungsgefahr.** Durch das Verlagern des Zwerchfells durch den graviden Uterus nach oben nimmt das Residualvolumen der Lunge ebenso wie die funktionelle Residualkapazität (FRC) um rund 20% ab. Dadurch und durch den erhöhten Sauerstoffverbrauch kommt es bei einer Apnoe deutlich schneller zu einer **Hypoxie.** Durch die geringere Residualkapazität verläuft auch die **Narkoseeinleitung und -ausleitung** mit Inhalationsanästhetika deutlich **schneller.** Das Atemminutenvolumen

(AMV) nimmt bis zum Ende der Schwangerschaft um rund 50% zu. Der pO_2-Wert einer Schwangeren unter Atmung von Raumluft liegt bei 104 bis 110 mmHg, der pCO_2 bei 32 bis 34 mmHg. Durch den zusätzlichen Sauerstoffbedarf des Kindes und v.a. durch zusätzliche Atem- und Herzarbeit ist die Zunahme des Sauerstoffverbrauchs um rund 20% zu erklären. Unter der Geburt kommt es durch Wehenschmerz, Angst und Aufregung häufig zu einer massiven **Hyperventilation.** Durch die Abnahme des pCO_2 kann es zur zerebralen Vasokonstriktion bei der Mutter, zur Abnahme der Uterusdurchblutung und Linksverschiebung der Sauerstoffbindungskurve mit erschwerter Abgabe von Sauerstoff in der Plazenta und ins fetale Gewebe kommen, was durch gute **psychische Betreuung** und adäquate **Schmerzbehandlung** (z.B. mittels PDA) meist zu verhindern ist.

■ **Veränderungen im Herz-Kreislauf-System:** Das **HZV** nimmt von der 8. bis zur 30. Schwangerschaftswoche um rund 30 bis 40% zu und bleibt dann bis zur Geburt stabil. Das **Schlagvolumen** und die **Herzfrequenz** steigen um jeweils 15 bis 30% an. Der Preload nimmt trotz Zunahme des Plasmavolumens nicht zu, da sich die Dehnbarkeit der venösen Gefäße ebenfalls erhöht. Die Nachlast sinkt, insgesamt nimmt der systolische **Blutdruck** wenig (bis 10%), der diastolische Blutdruck deutlich ab (15 bis 25%). In der Schwangerschaft sind Blutdruckwerte über 140/90 mmHg pathologisch und abzuklären. Durch den graviden Uterus und seine lagebedingten Auswirkungen auf den venösen Rückstrom zum Herzen ist das Herzzeitvolumen stark von der Körperlage abhängig. In Linksseitenlage wird die V. cava am wenigsten komprimiert, so daß das HZV am höchsten ist. Die **Kompression der V. cava** (Abb. 6.8-1) durch den Uterus kann zu massivem Blutdruckabfall bis hin zum Schock führen (sog. aortokavales Syndrom).

Im Gegensatz zu vielen anderen Organen gibt es **keine Autoregulation der Uterusdurchblutung.** Bei jeder Hypotension fällt die Uterusdurchblutung ab. Es kann zu einer fetalen Hypoxie kommen, die nur durch Normalisieren des mütterlichen Kreislaufes behandelt werden kann.

Unter der Geburt beeinflußt die Wehentätigkeit u.a. durch die damit verbundenen Schmerzen die mütterliche Herzarbeit durch Zunahme des HZV deutlich. Am ausgeprägtesten ist der HZV-Anstieg unmittelbar nach der Ausstoßung

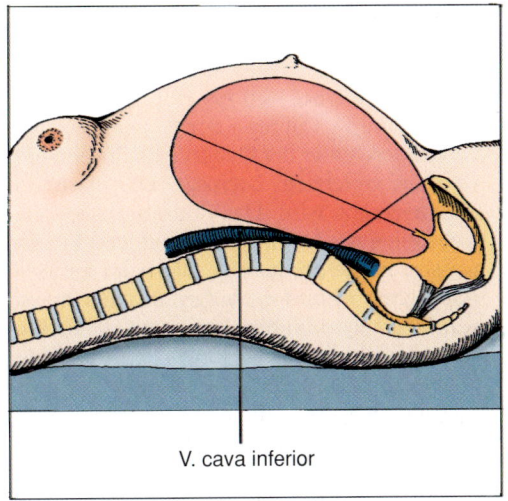

V. cava inferior

Abb. 6.8-1 Aortokavales Syndrom. Durch Kompression der V. cava inferior entsteht in Rückenlage eine Behinderung des venösen Rückstroms zum Herzen.

der Plazenta und kann bis zu 100% gegenüber dem alterstypischen Normalwert einer nichtschwangeren Frau betragen. Während der Wehen kommt es zur Zunahme des arteriellen Blutdrucks und Abnahme der mütterlichen Herzfrequenz. In der frühen **postpartalen Phase** ist das HZV noch deutlich erhöht. Nach 24 bis 72 Stunden sind die Werte der Frühschwangerschaft erreicht; nach sechs bis acht Wochen ist das HZV wieder normal.

■ **Blutvolumen und Zusammensetzung:** Da während der Schwangerschaft das Gesamterythrozytenvolumen um 20 bis 30% und das Plasmavolumen um 30 bis 40% zunehmen, kommt es zu einer **relativen Hämodilution.** Der Hämatokrit und der Hb-Wert nehmen gegen Ende der Schwangerschaft um 20 bis 30% ab. Als noch normal gelten Hb-Werte bis minimal 12 g% bzw. HKT-Werte bis 33%.

Das vermehrte Blutvolumen gewährt einen Schutz vor den Blutverlusten unter der Geburt, die normalerweise zwischen 400 und 600 ml betragen. Die Plasmaproteine im Blut werden durch die Zunahme des Blutvolumens verdünnt, was zu einer **Abnahme des kolloidosmotischen Druckes** und **Ödembildung** führt.

■ **Blutgerinnung:** Bei den Thrombozyten ergibt sich während der Schwangerschaft keine Änderung in Zahl und Funktion. Dagegen steigt die Aktivität mehrerer Gerinnungsfaktoren deutlich (Faktoren VII, VIII und X) oder zu-

6

mindest etwas (Faktoren II und IX). Die deutlichste Veränderung im Gerinnungshaushalt tritt im Fibrinogengehalt auf, er steigt von normal 300 mg% auf 400 bis 600 mg% an. Die **Fibrinolyse** ist während der Schwangerschaft vermindert, unter der Geburt jedoch verstärkt, weil aus verletztem Uterusgewebe Plasminogen freigesetzt wird. Das Eindringen von Gewebeteilen des Uterus (oder auch von Fruchtwasser) in die mütterliche Blutbahn kann zu schwersten Blutungen aufgrund einer massiven Fibrinolyse führen. Insgesamt ist die **Gerinnungsfähigkeit** des Blutes **während der Schwangerschaft** deutlich **gesteigert** (Hyperkoagulabilität), was die Schwangere vor Blutverlusten v.a. nach der Geburt schützt. Die erhöhte Gerinnungsfähigkeit begünstigt jedoch auch das Auftreten von **thromboembolischen Komplikationen** während und kurz nach der Schwangerschaft. Eine Lungenembolie ist in Industrieländern derzeit die häufigste Todesursache bei schwangeren Frauen und Wöchnerinnen.

■ **Serumcholinesterase:** Die Aktivität der Serumcholinesterase ist um bis zu 50% vermindert. Der Abbau von Acetylcholin im synaptischen Spalt ist vermindert, was sich in einer deutlich **verkürzten Wirkdauer nichtdepolarisierender Muskelrelaxanzien** bei Schwangeren manifestiert.

■ **Serumelektrolyte:** Sie liegen bei Schwangeren meist im unteren Normbereich. Dies hat keine klinische Relevanz.

■ **Veränderungen im Magen-Darm-Trakt:** Schwangere neigen zu vermehrtem Erbrechen, weil der intragastrale Druck bei zunehmender Verdrängung durch den Uterus ansteigt, die Motilität im Magen-Darm-Trakt abnimmt und auch der Tonus des Magenverschlußsphinkters sinkt. Die aufgeführten Faktoren begünstigen die Regurgitation bei Narkosen und damit die Magensaftaspiration mit ihren schwerwiegenden Folgen:
– verzögerte Magenentleerung
– erhöhter Mageninnendruck
– vermindertes Magenverschlußdruck
– vermehrte Übelkeit

■ **Physiologie von Uterus und Plazenta:** Der uteroplazentare Kreislauf dient der Zufuhr von Sauerstoff und Substraten für das Kind und dem Abtransport von CO_2 und Stoffwechselzwischen- bzw. -endprodukten in den mütterlichen Kreislauf. Der uteroplazentare Kreislauf besteht aus einem mütterlichen und

einem fetalen Anteil, die unabhängig voneinander sind, aber in engstem Kontakt miteinander stehen. Die **Gesamtdurchblutung der Plazenta** liegt am Geburtstermin bei 500 bis 700 ml/min. Die Durchblutungsmenge hängt vom Druck in der A. uterina, vom uterinen Venendruck und vom plazentaren Gefäßwiderstand ab. Ein Abfall des arteriellen Blutdruckes z.B. durch Verminderung des venösen Rückstroms bei der Schwangeren, der Anstieg des Venendrucks z.B. durch starke Uteruskontraktion oder die Zunahme des plazentaren Gefäßwiderstands führen zu einer **Abnahme der plazentaren Perfusion** durch mütterliches Blut mit einer **Abnahme der Sauerstoffversorgung** des Kindes.

Das mütterliche Blut fließt mit einem Druck von rund 10 mmHg in den intervillösen Räumen der Plazenta, wo der Gas- und Stoffaustausch stattfinden, und ist nur durch zwei Zellagen vom fetalen Blut getrennt (Zytotrophoblast, fetale Kapillaren). Am Geburtstermin hat der intervillöse Raum ein Volumen von rund 200 ml. Der Sauerstoffvorrat des darin enthaltenen Blutes reicht aus, das Kind für maximal zwei Minuten mit Sauerstoff zu versorgen. Drei Mechanismen können unter der Geburt zu einer **Abnahme des intervillösen Blutgehalts** führen und das Kind unmittelbar gefährden:

■ Anstieg des Drucks durch Wehen, besonders bedrohlich ist ein Wehensturm, bei dem Wehen zu lange dauern, um wieder ausreichend neues, oxygeniertes Blut in die intervillösen Räume einfließen zu lassen

■ Abfall des Drucks in uterinen Arterien durch Hypotension (häufig aortokavale Kompression)

■ Verletzung der Plazenta mit Blutung aus eröffneten intervillösen Räumen

Das sauerstoffarme Blut des Kindes fließt über die beiden **Nabelarterien** in die fetalen Villi in der Plazenta, über deren etwa 15 m² große Austauschfläche O_2 aufgenommen und CO_2 abgegeben wird. Das sauerstoffreiche Blut strömt über die **Nabelvene** in den kindlichen Kreislauf zurück.

■ **Uterusaktivität:** Uterine Kontraktionen sind vor der Eröffnungsphase nicht erwünscht, da jede länger dauernde Kontraktion die Sauerstoffversorgung des Kindes beeinträchtigt. Die Uteruskontraktionen dienen am Geburtstermin dem Eröffnen der Zervix und Austreiben des Kindes. Eine fehlende Uterusaktivität nach der Geburt (Uterusatonie) kann zu lebensbedrohlichen Blutungen führen, die im Extremfall zu Uterusexstirpation zwingen

Tab. 6.8-1 Einfluß verschiedener Medikamente auf die Uterusaktivität.

Uterusdilatierend	Keinen Einfluß auf Uterusaktivität	Uteruskontrahierend
– alle Inhalationsanästhetika außer Lachgas – Alkohol – Lokalanästhetika (Amidtyp) – Adrenalin – β_2-Stimulanzien (Partusisten®)	– Lachgas – Barbiturate – Opiate	– Ketanest® (ab 2 mg/kg KG) – Oxytocin (Syntocinon®) – Prostaglandine (Nalador®)

können. Während die Eröffnungsphase durch Lokalanästhetika nicht beeinträchtigt wird, führt eine Regionalanästhesie durch Hemmen unwillkürlicher Preßreflexe bisweilen zu einer Verlängerung der Geburt. Der Einfluß verschiedener Medikamente auf die Uterusaktivität ist in Tabelle 6.8-1 dargestellt. Solange das Kind nicht abgenabelt ist, bedeuten extrem starke Wehen immer die Gefahr der kindlichen Hypoxie. Durch Wehenhemmer kann die plazentare Durchblutung verbessert werden. Indiziert sind die Wehenhemmer bei:
– zeitlich zu früher Wehentätigkeit
– drohendem Abort
– Hemmung der Wehentätigkeit bis zu einer notwendigen Sectio
– vor geburtshilflichen Maßnahmen wie Wendungen

Mittel der Wahl ist der β_2-Agonist Partusisten® als Dauerinfusion in einer Dosierung von 0,5 bis 3 µg/min. Partusisten® hat **Nebenwirkungen,** die bei kardialen Risikopatientinnen bedrohlich werden können: Die Herzfrequenz steigt um 20 bis 40%, der Blutdruck fällt wegen einer peripheren Vasodilatation um 10 bis 20% während das Herzzeitvolumen bis zu 50% ansteigen kann. Daneben kann es zu einer ausgeprägten Abnahme der glomerulären Filtration mit Wasserretention kommen, was wegen des niedrigen kolloidosmotischen Drucks zu einem bedrohlichen Lungenödem führen kann. Der Einsatz von Partusisten® erfordert eine strikte **Flüssigkeitsrestriktion** und ist bei gleichzeitiger Gabe von Glukokortikoiden (z.B. zur Beschleunigung der Lungenreifung des Kindes) oder beim Bestehen einer Präeklampsie nicht ungefährlich, da auch Glukokortikoide zu einer Flüssigkeitsretention führen.

Für praktisch alle geburtshilflichen Eingriffe sind sowohl Allgemeinnarkosen als auch Regionalanästhesien (Tab. 6.8-2) möglich.

Die Wahl der Anästhesie ist sehr stark von den Erfahrungen des Anästhesisten und den Wünschen der Patientin abhängig. Wegen des deutlich höheren Aspirationsrisikos sollte man in der **Spätschwangerschaft** auf die Allgemeinanästhesie verzichten. Die Vollnarkose, die immer eine Intubationsnarkose sein muß, findet jedoch weiterhin Verwendung, wenn bei einer unmittelbar bevorstehenden, dringenden operativen Entbindung nicht genügend Zeit für eine Regionalanästhesie bleibt oder wenn Kontraindikationen gegen eine Regionalanästhesie bestehen.

M Die Vorteile der Allgemeinanästhesie sind der geringere Zeitaufwand und das Fehlen der für die PDA typischen Sympathikusblockade. Demgegenüber steht das erhöhte Risiko einer Regurgitation und Aspiration. Außerdem treten die hämodynamischen Effekte deutlich rascher ein. Bei Gabe von Opiaten, Benzodiazepinen und Barbituraten ist mit einer kindlichen Atem- und Kreislaufdepression zu rechnen. ■

■ **Indikationen** der Allgemeinanästhesie sind:
– Notsectio
– Zangengeburt
– manuelle Plazentalösung, Nachtastung, Nachblutungen
– Blutungen mit Hypovolämie jeder Genese (v.a. Placenta praevia, Abruptio placentae)

6

Tab. 6.8-2 Narkoseverfahren in der Geburtshilfe.

Allgemeinanästhesieverfahren	Regionalanästhesieverfahren
– intravenöse Kurznarkose	– lokale Infiltration des Damms für die Episiotomie
– Inhalationsnarkose	– Pudendusblockade
– Intubationsnarkose	– parazervikale Blockade
	– tiefe Spinalanästhesie
	– Kaudalanästhesie
	– lumbale Periduralanästhesie

6.8.3.1 Prämedikationsvisite und Prämedikation

Viele **Sorgen einer Schwangeren,** insbesondere der Erstgebärenden, sind durch einen einfühlsamen Umgang zu reduzieren. Im Vordergrund steht die **Angst** vor Unbekanntem im Kreißsaal. Neben der Angst um sich selber und das Kind spielen Furcht vor Schmerzen, vor Fehlbildungen des Kindes, vor Komplikationen während der Geburt und natürlich vor einer evtl. erforderlichen Narkose eine wichtige Rolle. **Offenheit im Umgang** mit den Schwangeren wirkt sich meist positiv auf das Entstehen einer vertrauensvollen und damit **angstarmen Atmosphäre** aus. Ist genügend Zeit zur Prämedikationsvisite vorhanden, so unterscheidet sich das Vorgehen zunächst nicht von anderen Fachgebieten. Auf das Verordnen von Medikamenten zur Sedierung ist jedoch zu verzichten.

Bei dringlichen oder Noteingriffen erhebt der Anästhesist eine Kurzanamnese (kardiale und pulmonale Situation, Allergien, bisherige Erfahrungen mit Anästhesien), und etwa drei bis fünf Minuten vor dem Einschleusen in den Operationssaal erhält die Patientin peroral 30 ml 0,3 molares Natriumzitrat (von der Krankenhausapotheke zubereitet) zum **Neutralisieren von Magensaft.** Oft geht die Prämedikation im Notfall direkt in die Narkoseeinleitung über.

6.8.3.2 Narkosemittel

Um schnell eine tiefe Narkose zu erreichen, nimmt man für die **Narkoseeinleitung** bei Schwangeren Barbiturate. Als **Analgetikum** wird zunächst nur Lachgas (bis zu 50% in O_2) eingesetzt. Erst nach der Abnabelung des Kindes erfolgt die Gabe von Opiaten, wenn nicht z.B. kardiale Erkrankungen der Mutter die Gabe eines Opioids zur Vertiefung der Anästhesie und somit Vermeidung eventueller Sympathikusreaktionen (Tachykardie, Hypertonie, HZV-Anstieg) erfordern.

M Werden **Opiate vor der Abnabelung** des Kindes gegeben, ist mit einer Hypoventilation oder gar Apnoe des Kindes zu rechnen und entsprechende Behandlungsmaßnahmen (Maske, Intubation, Beatmung und Antagonisierung) für das Kind vorzubereiten. ■

Vor Abnabelung des Kindes oder bei nichtgeplanter Entbindung ist die Gabe von **Inhalationsanästhetika** in geringen Mengen (0,5 MAC) möglich. **Nichtdepolarisierende Muskelrela-**

xanzien wirken verkürzt (geringere Aktivität der körpereigenen Cholinesterasen), bei wiederholter Gabe von Relaxanzien kommt es jedoch leicht zu einem **Relaxansüberhang,** so daß nach der Extubation auf Zeichen der respiratorischen Insuffizienz (flache, schnelle Atmung, Unfähigkeit, den Kopf anzuheben) zu achten ist.

6.8.3.3 Besonderheiten der Narkoseeinleitung

Die Narkoseeinleitung für geburtshilfliche Allgemeinanästhesien erfolgt erst im Operationssaal, um das Kind möglichst kurze Zeit den Anästhetika auszusetzen.

M Hochschwangere sind bei Allgemeinnarkosen v.a. durch Hypoxie, Hyperkapnie und respiratorische Azidose gefährdet. Bei nur 30 Sekunden Apnoe fällt der pO_2 auf 50 bis 60 mmHg ab. Es muß daher bei jeder Schwangeren vor Narkoseeinleitung mit reinem Sauerstoff und dicht sitzender Maske ausreichend lange in Linksseitenlage (Vermeiden des Kava-Syndroms) präoxygeniert werden, um Mutter und Kind vor einem Sauerstoffmangel zu schützen. ■

Zeitverluste bei der Intubation sind unbedingt zu vermeiden, daher erfolgt die Narkoseeinleitung mit Crash-Intubation (Kap. 6.1.4.1). Erst wenn absolut sicher ist, daß eine Tubusplazierung erfolgen kann, bekommt der Operateur das Kommando zum Schnitt.

In Tabelle 6.8-3 ist beispielhaft das Vorgehen der Narkoseeinleitung zur Sectio caesarea dargestellt.

6.8.3.4 Besonderheiten der Narkoseführung

Nach der endotrachealen Intubation wird bis zur Abnabelung des Kindes mit 50% **Sauerstoff** und 50% **Lachgas** beatmet. Droht die Patientin vorher zu erwachen, ist zusätzlich ein Hypnotikum und evtl. auch bereits ein Opioid in Abhängigkeit von der klinischen Einschätzung des Zustandes der Patientin zu verabreichen. Beim Einsatz von **Inhalationsanästhetika** ist die Dosis deutlich zu verringern (u.a. verstärkte Empfindlichkeit durch den erhöhten Progesteron- und Endorphinspiegel) und zu beachten, daß die Aufnahme und Abgabe von Inhalationsanästhetika wegen der geringeren FRC und des höheren AMV deutlich schneller verläuft. Die Tiefe und die Dauer der Narkose vor der Abnabelung des Kindes sind möglichst gering zu halten, da Inha-

Tab. 6.8-3 Narkosevorgehen bei Sectio caesarea.

Phase	Maßnahme
• Prämedikation	– Aspirationsprophylaxe: 5–15 min vor dem Einschleusen in den Operationssaal 30 ml 0,3molares Natriumzitrat peroral – i.v. Zugang legen (ein bis zwei großlumige Braunülen) – Lagerung: 20–30°-Linksseitenlage – Oxygenierung mit 100% O_2 über 5 min – evtl. Präkurarisierung
• Narkoseeinleitung (nach Abwaschen des Operationsgebiets)	– 100 mg Brevimytal® und 100 mg Succinlycholin (schnelle Injektion) – keine Maskenbeatmung – Sellick-Handgriff – Intubation
• Phase I der Narkoseaufrechterhaltung (vor Abnabelung)	– Lachgas und Sauerstoff je 50% – AMV 10 l/min – Enfluran oder Isofluran ca. 0,5 Vol.-% – 1 min vor Abnabelung 100% O_2
• Phase II der Narkoseaufrechterhaltung (nach Abnabelung)	– DHB®, Fentanyl, Disoprivan® u.a. – nach Plazentaablösung Uterotonika (Oxytocin, Ergotamin)
• Narkoseausleitung	– Zufuhr von Inhalationsanästhetika rechtzeitig beenden – bei Bedarf Antagonisierung der Opioide und Muskelrelaxanzien – Auswaschen des Lachgases mit 100% O_2

lationsanästhetika ebenfalls die Plazenta passieren und dort in das kindliche Blut übertreten. Hilfreich sind Inhalationsanästhetika in folgenden Situationen:

- tetanische Kontraktionen des Uterus (Wehensturm)
- innere und äußere Wendung
- manuelle Lösung einer Plazentaretention
- Steißlage
- Mehrlingsgeburt

6.8.3.5 Monitoring

Obligat sind das regelmäßige Messen des Blutdrucks, die EKG-Überwachung und der Anschluß eines Pulsoxymeters. Invasives Monitoring mit arterieller Drucküberwachung und/oder ZVK bleibt Patientinnen mit schweren kardialen Begleiterkrankungen vorbehalten.

6.8.3.6 Besondere intraoperative Maßnahmen

Typisch für die geburtshilfliche Anästhesie ist die Gabe von **uterustonisierenden Medikamenten** nach der Abnabelung und Ausstoßung der Pla-

zenta. Syntocinon® und Methergin® bewirken eine Kontraktion der Uterusmuskulatur und damit ein Verschließen der eröffneten Blutgefäße. Die Hauptnebenwirkung dieser Arzneimittels ist die Tachykardie.

Bei mit **β-Mimetika** behandelten Schwangeren **innerhalb der letzten drei Tage** ist bei der Anästhesie folgendes zu beachten:

- bei Periduralanästhesien nur sehr vorsichtige Volumenzufuhr
- sorgfältige Bilanzierung bei Volumenzufuhr
- keine Gabe von Atropin, um massive Tachykardien zu vermeiden
- keine Gabe von DHB (dadurch würde der periphere Widerstand noch weiter fallen)

6.8.3.7 Besonderheiten der Narkoseausleitung

Das Lachgas wird bei der Hautnaht abgestellt, alle intravenösen Anästhetika, falls erforderlich und möglich, antagonisiert und die Patientin im Wachzustand extubiert. Das Verlegen einer noch bewußtlosen Patientin auf die Intensivstation ist selten erforderlich. Falls nach **intraoperativen Komplikationen** mit schweren kardialen Er-

6

krankungen oder nach einer Aspiration eine Intensivtherapie notwendig ist, ist die Patientin in tiefer Narkose (Sauerstoffbedarf minimieren) unter ärztlicher Begleitung auf die Intensivstation zu verlegen und dort nachzubeatmen.

6.8.3.8 Spezielle Komplikationen

Da es im Bereich des Gastrointestinaltrakts zu vermehrter Bildung von Magenflüssigkeit, Zunahme der Azidität durch Erhöhung des Gastrinspiegels, Zunahme des gastralen Drucks und zur Abnahme des Tonus im unteren Ösophagussphinkter kommt, stellen **Regurgitation,** **Erbrechen** und **Aspiration,** große Gefahren für Schwangere dar.

Die Aspiration mit tödlichem Ausgang unter der Geburt ist unter der Bezeichnung **Mendelson-Syndrom** bekannt (typisches ARDS). Als besonders gefährlich gelten aspirierte Mengen über 0,4 ml/kg KG bei einem pH-Wert unter 2,5. Da bei Schwangeren die Hauptgefahr einer Vollnarkose die Aspiration von saurem Mageninhalt ist, ist dieses **Risiko** durch mehrere, voneinander unabhängige Maßnahmen zu **minimieren:**

- Entfernen von Mageninhalt mittels Magensonde, falls ausreichend Zeit vor der Narkoseeinleitung vorhanden
- Gabe eines Antazidums (Natriumzitrat) an jede zu operierende schwangere Frau
- Präoxygenieren mit reinem Sauerstoff mit mindestens fünf bis acht tiefen Atemzügen
- Crash-Induktion mit Druck auf den Ringknorpel (Krikoiddruck), der erst nach Blocken des Tubus beendet wird

Die Aspiration von klarer Flüssigkeit mit einem pH-Wert unter 2,5 führt zu einer chemisch verursachten Pneumonie, die sekundär auch zu einer Besiedelung mit Mikroorganismen führt. Nach einer Magensaftaspiration unter der Geburt ist folgende **Therapie** erforderlich:

- Intubation, falls nicht bereits erfolgt
- Oxygenierung mit reinem Sauerstoff
- gründliches Absaugen von Trachea und Bronchien unter Beachtung der Sauerstoffsättigung, Pulsoxymetrie ist unumgänglich
- Spülen des Bronchialbaums mit physiologischer Kochsalzlösung, wenn festes oder halbfestes Material aspiriert wurde; kein Spülen bei Aspiration von klarem Sekret
- Operation schnellstmöglichst beenden
- Kortikoidgabe (500 mg Urbason® i.v.)
- Verabreichen von Aminophyllin bei spastischer Komponente

Die prophylaktische Gabe von Antibiotika ist sinnlos. Die Patientin sollte so rasch als möglich auf eine Intensivstation verlegt werden. Das weitere Vorgehen ist abhängig von der Schwere der Aspiration und den sich ergebenden Störungen im Gasaustausch.

6.8.4 Spezielle Anästhesie in der Geburtshilfe

6.8.4.1 Vollnarkosen im Kreißsaal

Kreißsäle verfügen in der Regel nicht über alle anästesietypischen Geräte zur Vollnarkose. Dort werden bei Nachtastungen, manuellen Plazentalösungen oder Zangenentbindungen Narkosen oft ohne Vorwarnung und nur für kurze Zeit nötig. Schwangere im Kreißsaal sind meist unter deutlich stärkerem Streß als im Operationssaal, haben stärkere Schmerzen, sind nicht auf eine Narkose vorbereitet. Insgesamt zählen Maskennarkosen und i.v. Kurznarkosen im Kreißsaal zu den Anästhesien mit der höchsten Gefahr von schwersten Komplikationen. Man sollte nie das Wohl der Mutter zugunsten eines schnellen, unüberlegten Vorgehens vergessen. Grundsätzlich bleibt es dem Anästhesisten überlassen, ob er eine Maskennarkose vornimmt oder auf einer Intubation besteht.

6.8.4.2 Regionalanästhesie in der Geburtshilfe

Regionalanästhesien erleichtern eine schmerzarme Geburt und können auch zum Aussschalten der Schmerzen bei operativen Entbindungen eingesetzt werden. Die Anforderungen ergeben sich aus der Physiologie des Schmerzes unter der Geburt. In der **Eröffnungsphase** entstehen die Hauptschmerzen durch die Zervixdilatation und werden durch die Segmente Th_{10} bis L_1 vermittelt. In der **Austreibungsphase** entstehen die Hauptschmerzen durch die Uteruskontraktionen sowie durch die Dehnung von Vagina und Damm. Hier sind die Segmente S_2 bis S_5 die Vermittler der Schmerzen. Durch Blockade der Segmente Th_{10} (Nabel) bis S_5 können somit die Schmerzen der Eröffnungs- und der Austreibungsphase ausgeschaltet werden (Abb. 6.8-2).

Für eine **Sectio** muß der Schmerz bis hin zum Segment Th_4 (Mamillen) sicher ausgeschaltet sein (s.a. Kap. 5.8.4), dazu ist die kontinuierliche Periduralanästhesie (PDA) am besten geeignet. Hierbei wird durch einen entsprechend geform-

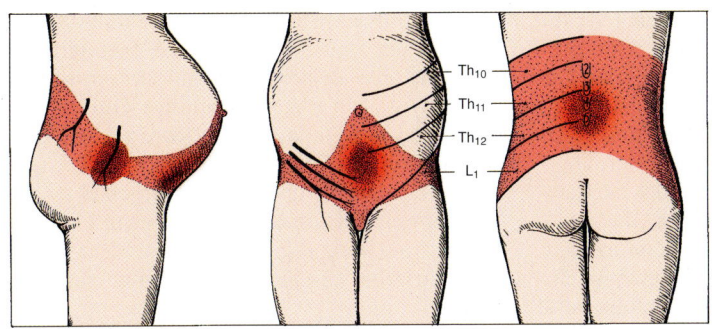

Abb. 6.8-2 Schmerzzonen in der Eröffnungsphase der Geburt.

ten Mandrin nach Aufsuchen des Periduralraums ein dünner Plastikkatheter in den Periduralraum eingelegt und nach Bedarf Lokalanästhetikum appliziert.

Die PDA führt je nach Menge und Konzentration des Lokalanästhetikums zu einer für die schmerzarme Geburt und die Sectio ausreichenden Analgesie, ohne daß die Schwangere das Geburtserlebnis vollständig verliert. Dabei ist zu beachten, daß der durch den **Zug am Omentum majus** (Netz) verursachte Reiz (bei Austupfen des Abdomens wird das Netz angehoben) auch bei der Verwendung einer hohen Lokalanästhetikakonzentration oft noch von den Patientinnen verspürt wird und eine kurzfristige starke Übelkeit verursachen kann. Als **Kontraindikationen für die PDA** gelten:

- drohende kindliche Asphyxie (PDA dauert zu lang)
- Ablehnung durch die Patientin
- Infektion im Bereich der Punktionsstelle am Rücken
- uterine Blutungen (Verstärkung der Blutung, Hypotension)
- Therapie mit Antikoagulanzien (Thromboplastinzeit unter 60%)
- extreme Adipositas
- Hypovolämie, Schock, Anämie (Hb unter 10 g%)
- bestehende Erkrankungen des Rückenmarks oder ausgeprägte Rückenschmerzen

6.8.4.3 Anästhesie und Schwangerschaft

Der Anteil der nichtgeburtshilflichen operative Eingriffe während der Schwangerschaft wird auf 0,2 bis 2% aller Schwangeren geschätzt, wobei hier auch Kürettagen nach Fehlgeburten, die keinen Einfluß auf Fehlbildungen haben, mitgezählt sind. Die Abortrate bei Patientinnen, die wegen

eines Eingriffs an den Extremitäten anästhesiert wurden, unterscheidet sich statistisch nicht von der bei Patientinnen ohne Operationen. Hingegen ist die Abortrate (nicht die Fehlbildungsrate) nach abdominellen Eingriffen erhöht. Dabei weisen Eingriffe an den Ovarien und am Uterus bei Schwangeren eine deutlich höhere Abortrate als sonstige abdominelle Operationen auf.

Auch schwere und lang dauernde Eingriffe wie ein Herzklappenersatz unter Einsatz der Herz-Lungen-Maschine mit der Notwendigkeit, eine Vielzahl von Medikamenten zu applizieren, lassen keinen negativen Effekt auf das Neugeborene erkennen. Bei den intravenösen Anästhetika gelten die Opioide sowie Phenothiazine und Benzodiazepine als nahezu völlig sicher und zuverlässig.

Inhalationsanästhetika sind im Vergleich zu intravenösen Anästhetika genauso sicher und haben ebensowenig teratogene oder abortive Wirkungen.

6.9 Anästhesie in der Augenheilkunde

6.9.1 Anästhesiologische Grundlagen der operativen Augenheilkunde

Bei **Elektiveingriffen** in der Augenheilkunde sind die Patienten meist sehr alt oder sehr jung. Bei Säuglingen und Kleinkindern sind z.B. Strabismus, Ptosis, kongenitale Katarakte, retrolentale Fibroplasien sowie Tränengangsstenosen die häufigsten Indikationen für operative Eingriffe, während die Kataraktextraktion bei sehr alten Patienten im Vordergrund steht. Netzhauteingriffe sind meist bei besonderen Risikogruppen, z.B. bei Diabetikern, erforderlich. Als **Notfalleingriffe** dominieren Verletzungen bei jungen Erwachsenen, die nach Unfällen häufig noch unter Alkoholeinfluß stehen.

M Die meisten Eingriffe in der operativen Augenheilkunde sind bei kooperativen Patienten gut in Lokalanästhesie möglich. Da jedoch auch bei völliger Schmerzfreiheit Manipulationen am Auge häufig subjektiv als unangenehm empfunden werden, ist oft eine Sedierung unter anästhesiologischer Überwachung oder eine Narkose angebracht. ■

Eine wichtige physiologische Grundlage ist die **Bedeutung des Augeninnendrucks**. Der physiologische Druck im Augapfel beträgt beim Gesunden 10 bis 20 mmHg und stabilisiert das Auge, so daß die Funktion von Linse und Netzhaut als optisches System aufeinander abgestimmt bleibt. Obwohl nur 0,2 bis 0,4 ml Kammerwasser pro Auge vorhanden sind (das restliche Volumen des Auges wird von Hornhaut, Bindehaut, Linse, Glaskörper und Netzhaut eingenommen), bestimmt dieses den Innendruck im Auge und damit die Durchblutung der Netzhaut sehr stark. Dieser wird im wesentlichen von der aktuellen Produktion des Kammerwassers in den Ziliarfortsätzen, seinem Abfluß über den sog. Schlemm-Kanal im Kammerwinkel (das Kammerwasser wird pro Tag 15mal umgesetzt, so daß die Abstimmung zwischen Produktion und Abfluß sehr wichtig ist) und den von außen auf das Auge wirkenden Kräften (Muskelkontraktionen, direkter Druck) reguliert.

Durch **Abflußbehinderung** beim Glaukom erhöht sich der Druck auf die Netzhaut und den Sehnerv, was letztlich zu deren Atrophie und zum Erblinden führt. Durch Erweiterung der Pupille kann der Abfluß des Kammerwassers verbessert und dadurch der Augeninnendruck gesenkt werden. Bei eröffnetem Auge führt **eine plötzliche Druckerhöhung** zu einem Verlust des Augeninhalts und damit des Auges.

6.9.1.1 Prämedikationsvisite und Prämedikation

Bei der Prämedikationsvisite ist das Beurteilen vorliegender **Begleiterkrankungen** besonderes wichtig. Bei Säuglingen und Kleinkindern sind ehemalige Frühgeborene überrepräsentiert, die in ihrer kindlichen Entwicklung nicht dem kalendarischen Alter entsprechen. Hier ist insbesondere die **Lungenfunktion** zu beurteilen. Um evtl. intra- oder postoperativ auffällige Werte der Oxygenierung bewerten zu können, ist in Zweifelsfällen eine präoperative Blutgasanalyse anzufordern. Bei älteren Patienten ist v.a. mit **kardialen Begleiterkrankungen** zu rechnen. Sowohl die koronare Herzerkrankung als auch Herzinsuffizienz und Hypertonie sind kritische Begleiterkrankungen, da die Patienten in Lokalanästhesie längere Zeit ruhig liegen müssen und dabei eine nicht geringe psychische Belastung auszuhalten haben. Patienten mit Herzinsuffizienz sind häufig nicht in der Lage, flach zu liegen.

Anhand der Vorbefunde und Anamnese entscheidet der Anästhesist, ob eine **präoperative Therapie** der Begleiterkrankungen nötig und möglich ist. Um das perioperative Operations- und Narkoserisiko zu senken, wird v.a. bei akuten pulmonalen Erkrankungen, schlecht eingestellter Hypertonie und beim Vorliegen einer dekompensierten Herzinsuffizienz eine präoperative Therapie nötig sein. Im Zweifelsfall muß ein konsiliarisches Gutachten durch einen Facharzt erfolgen.

M Durch die tatsächliche bzw. vermeintliche Gefahr des Erblindens und die Angst vor Schmerzen sind alle Eingriffe am Auge mit einer großen **psychischen Belastung** verbunden. Die entsprechende Aufklärung durch den Ophthalmologen muß durch eine suffiziente medikamentöse Prämedikation des Anästhesisten ergänzt werden. ■

Ein wesentliches **intraoperatives Risiko** ist das Auftreten eines okulokardialen Reflexes (Kap. 6.9.1.8), der durch die Gabe eines Parasympatholytikums wie Atropin oder Glycopyrrolat zu verhindern oder zumindest in seiner Häufigkeit zu reduzieren ist. Es ist allgemein akzeptiert, daß die in der intramuskulären Prämedikation verwendeten Mengen von **Atropin** (0,005 bis 0,02 mg/kg KG) keine Erhöhung des Augeninnendrucks verursachen. Werden die Prämedikationssubstanzen, wie zunehmend üblich, oral verabreicht (z.B. Dormicum®, 5 mg p.o.), wird auf die intramuskuläre Gabe von Atropin verzichtet. Die intravenöse Applikation erfolgt dann während der Narkosevorbereitung im Operationssaal, wobei der Wirkungseintritt des Parasympatholytikums abzuwarten ist. Intramuskulär (bei der Prämedikation) verabreichtes Atropin hat nur eine Halbwirkzeit von ca. 60 bis 90 Minuten und reicht somit bei längerer Operationsdauer nicht aus. Hier ist die Verwendung von Glycopyrrolat zu empfehlen, welches eine Halbwirkzeit von ca. vier Stunden aufweist.

6.9.1.2 Narkosemittel

Die Auswahl der Narkosemittel wird primär vom **Zustand des Patienten** bestimmt. Prinzipiell sind alle Hypnotika zur Narkoseeinleitung geeignet. Ist das Auge eröffnet, oder jegliche Steigerung des Augeninnendrucks zu vermeiden, ist während der Intubation **auf** die Gabe von **Succinylcholin** zur Relaxierung zu **verzichten.** Die mit diesem Medikament verbundenen Muskelfaszikulationen am Auge würden zu einem deutlichen Augeninnendruckanstieg führen. In diesen Fällen muß zur Intubation mit einem kurzwirksamen, nichtdepolarisierenden Relaxans (z.B. Rocuronium) relaxiert werden. Zur Narkoseunterhaltung werden Inhalationsanästhetika (z.B. 60% N_2O, 40% O_2 und volatiles Anästhetikum), intravenöse Anästhetika (Disoprivan®) und Opiate als Schmerzmittel verwendet.

6.9.1.3 Besonderheiten der Narkoseeinleitung

Die Besonderheiten der Narkoseeinleitung orientieren sich an der Situation des Patienten. So ist z.B. bei Säuglingen und Kleinkindern mit **vorgeschädigter Lunge** die Narkoseeinleitung unter genauer Überwachung der Oxygenierung erforderlich, da selbst kurzfristige Apnoe-Phasen rasch zu einer Hypoxämie führen können. Mit zunehmendem Alter kommen Patienten, die an **Hypertonie** leiden, häufig trotz antihypertensiver Begleitmedikation mit systolischen Werten über 200 mmHg in den Operationssaal. Hier muß durch vorsichtige Sedierung (falls noch nicht ausreichend) oder durch Gabe von Antihypertensiva (z.B. langsam 150 bis 600 µg Catapresan® in 500 ml Ringer-Lösung) der Blutdruck gesenkt werden.

A Eine Narkoseeinleitung bei bestehenden systolischen Blutdruckwerten über 160 mmHg ist risikoreich und sollte nur Notfällen vorbehalten bleiben. ◄

Notfallpatienten mit **Augenperforation** stellen besondere Anforderungen an die Narkoseeinleitung. Eine klassische **Crash-Intubation** mit schneller Gabe von Barbiturat und Succinylcholin gefährdet das verletzte Auge durch die Augeninnendruckerhöhung. Dies kann im Extremfall zu einer Luxierung des Augeninhalts mit Verlust des Auges führen. Wird hingegen ein **nichtdepolarisierendes Muskelrelaxans zur Intubation** appliziert, muß bis zum sicheren Eintritt der Relaxierung eine ausreichend lange Beatmung erfolgen. Hierzu sind Zeiten von eineinhalb bis zwei Minuten erforderlich (s.a. Kap. 4.1). Dabei besteht die Gefahr einer Magensaftregurgitation mit möglicher Aspiration. Auch das vorherige Legen einer Magensonde zum Absaugen des Mageninhalts und das Entfernen der Magensonde vor der Narkoseeinleitung, können das Risiko des Erbrechens nur vermindern, aber nicht völlig ausschalten. Zusätzlich kann der Patient durch Würgen und Husten beim Legen

der Magensonde einen erhöhten Augeninnendruck entwickeln.

6.9.1.4 Besonderheiten der Narkoseführung

Mit Ausnahme des okulokardialen Reflexes führen Eingriffe am Auge nur zu geringen physiologischen Beeinflussungen, so daß die Narkoseführung primär vom Allgemeinzustand des Patienten und von der Operationsdauer abhängig gemacht werden kann. Patienten mit Hypertonie, Herzinsuffizienz und koronarer Herzerkrankung sind oft exsikkiert und reagieren dadurch häufig auf die Narkoseeinleitung mit einem **Blutdruckabfall**. Die Korrektur durch eine flache Narkose löst dieses Problem nur kurzfristig, da nach Operationsbeginn wieder eher **hohe Blutdruckwerte** auftreten. Bei diesen Patienten ist es besser, die antihypertensiven Medikamente über Perfusor zu applizieren und Blutdruckabfällen durch die Gabe kolloidaler Volumenersatzmittel vorzubeugen. Treten intraoperativ pathologische **EKG-Veränderungen** auf, muß bei dieser Patientengruppe an evtl. bestehende Elektrolytverluste (Diuretikatherapie) gedacht werden.

6.9.1.5 Monitoring

Um die Sicherheit der Patienten zu gewährleisten, sind Pulsoxymetrie sowie EKG- und Blutdrucküberwachung bei Eingriffen in Vollnarkose und Lokalanästhesie unverzichtbar. Die **Überwachung** muß bereits **vor Narkoseeinleitung** und vor Gabe von Lokalanästhetika **beginnen.**

A Typische Todesfälle in der operativen Augenheilkunde treten bei schlechter Überwachung während der Anlage einer retrobulbären Lokalanästhesie auf. ◄

Beim Retrobulbärblock appliziert der Augenarzt das Lokalanästhetikum mit einer sehr langen Kanüle neben und hinter dem Augapfel. Das Lokalanästhetikum dringt in Einzelfällen durch den Optikuskanal in den Liquor ein, dadurch entsteht eine rasche, oft komplette Lähmung aller efferenten Nerven und damit eine Sympathikuslähmung mit raschem Kreislaufversagen und Atemstillstand. Solche Ereignisse, die sich durch Bradykardie, Blutdruckabfall und Herzstillstand manifestieren, müssen durch die Überwachungsmaßnahmen sofort erkannt werden, um die erforderlichen Reanimationsmaßnahmen rechtzeitig einleiten zu können.

6

6.9.1.6 Besondere intraoperative Maßnahmen

Bei allen Eingriffen in **Lokalanästhesie,** für die die Unterstützung der Anästhesie zur intraoperativen Überwachung angefordert wird (sog. Stand-by-Eingriffe), ist ganz besonders auf eine ausreichende Sauerstoffzufuhr zu achten. Zur **Sauerstoffgabe** (Flowrate von 2 bis 4 l/min) befestigt man eine O_2-Sonde am Kinn des Patienten. Häufig liegt bei diesen Patienten ein schlecht eingestellter oder akut erhöhter **Bluthochdruck** vor, so daß die Gabe von Catapresan® (s.a. Kap. 6.9.1.3) hilfreich sein kann, um kardiale Ischämien zu vermeiden. Gleichzeitig hat Catapresan® auch beruhigende und angstlösende Eigenschaften, die bei Lokalanästhesien am Auge hilfreich sind.

Bei **Allgemeinnarkosen** im Bereich der Netzhautchirurgie kann eine **Umlagerung** des Patienten (Kap. 5.3.3) während des Eingriffs notwendig werden, deshalb muß der Tubus entsprechend fixiert sein.

6.9.1.7 Besonderheiten der Narkoseausleitung

Bei Anästhesien mit Inhalationsanästhetika kann die Zufuhr des volatilen Anästhetikums etwa 10 bis 15 Minuten vor dem voraussichtlichen Extubationszeitpunkt beendet werden. N_2O wird zwei bis drei Minuten vorher abgestellt und unter Zufuhr von 100% Sauerstoff aktiv abgeatmet.

Die **Extubation** ist entweder vor Erreichen des Exzitationsstadiums oder nach Erwachen des Patienten vorzunehmen.

M Eine Extubation im Wachzustand ist meist mit Husten und Würgen (Erhöhung des Augeninnendrucks) des Patienten verbunden. Deshalb ist diese Methode bei allen Operationen, die keine Steigerung des Augeninnendrucks vertragen, kontraindiziert. ■

Ist eine Extubation eines relativ wachen Patienten notwendig, kann die Tubustoleranz durch Gabe von DHB vor der Extubation verbessert werden.

6.9.1.8 Spezielle Komplikationen

Als Folge des **okulokardialen Reflexes** sind intraoperative Bradykardien in der Augenheilkunde typisch.

A Bei Druck oder Zug am Auge kommt es zu einer starken Dämpfung des Herz-Kreislauf-Zentrums im Hirnstamm, die sich in Bradykardie, Herzrhythmusstörungen und Blutdruckabfall bis zum Herzstillstand äußern kann. ◄

In diesem Fall muß das Operationsteam sofort die Manipulation am Auge unterbrechen. Um die Bradykardie aufzuheben und einen wirksamen Schutz für weitere Manipulationen zu bieten, wird zusätzlich sofort Atropin intravenös (0,5 bis 2 mg bei Erwachsenen, bis zu 0,1 mg/kg bei Kleinkindern) appliziert.

6.9.2 Spezielle Anästhesie in der operativen Augenheilkunde

In diesem Abschnitt sind v.a. Eingriffe aufgeführt, die typischerweise nicht unter alleiniger Lokalanästhesie erfolgen.

6.9.2.1 Eingriffe am Tränengang bei Kindern

Meist handelt es sich um kurze Eingriffe bei Kleinkindern unter einem Jahr. Bei diagnostischen Sondierungen und guter Abstimmung zwischen Anästhesist und Ophthalmologe kommt eine **Maskennarkose** in Frage. Hierzu können in Kombination mit Sauerstoff und Lachgas über die Maske **intravenöse Pharmaka** oder auch **volatile Anästhetika** verwendet werden. Bei allen unklaren Situationen oder geplanten rekonstruktiven Eingriffen am Tränengang ist allerdings eine **Intubationsnarkose** erforderlich.

6.9.2.2 Operationen an Bindehaut, Hornhaut und Linse

Bei allen Eingriffen ohne Eröffnung des Auges ist eine **Intubationsnarkose** mit typischer Narkoseeinleitung (z.B. Barbiturat, Succinylcholin) möglich. Nach der Intubation ist die Narkose **ohne Relaxierung** weiterzuführen. **Husten und Pressen** (Steigerung des Augeninnendrucks) sollten intraoperativ vermieden werden, eine Gefahr des Augenverlustes (s. Augenperforation, Kap. 6.9.13) besteht jedoch nicht.

6.9.2.3 Kataraktoperation

Der graue Star ist eine Erkrankung des hohen Alters. Bei der Kataraktoperation wird der durch Kalkeinlagerung getrübte Linsenkern entfernt und durch eine Kunstlinse ersetzt. Entsprechend dem Alter der Patienten kommt als **Begleiterkrankung** häufig eine deutlich eingeschränkte kardiale Leistungsfähigkeit mit herabgesetztem Herzzeitvolumen hinzu. Mit einer verlängerten Anschlagzeit aller verabreichten Medikamente ist daher zu rechnen.

Die Kataraktextraktion wird meist in **Lokalanästhesie** (Retrobulbärblock) vorgenommen. Der Patient muß während der Operation flach und ruhig liegen. Die damit verbundene **psychische Belastung** und die meist bestehenden Begleiterkrankungen veranlassen die Ophthalmologen häufig dazu, trotz Lokalanästhesieverfahren einen Anästhesisten (Stand-by-Verfahren) anzufordern. Die Verantwortung für das Überwachen der Vitalparameter übernimmt somit der Anästhesist. Für die Gewährleistung der Patientensicherheit ist eine entsprechende Untersuchung und Vorbereitung im Rahmen der **Prämedikationsvisite** erforderlich.

Die Retrobulbärblockaden werden fast ausschließlich durch den Operateur vorgenommen, wobei die bereits erwähnten Komplikationen bei der anästhesiologischen **Überwachung** (Kap. 6.9.1.5) zu beachten sind. Der Eingriff selbst dauert zwischen 30 und 60 Minuten. Solange das **Auge eröffnet** ist, darf der Patient weder pressen, husten noch würgen.

Da die Kataraktoperation am abgedeckten, sedierten und teilweise nicht ansprechbaren Patienten erfolgt, ist das **Pulsoxymeter** eines der wichtigsten Überwachungsgeräte. Bei einem **Abfall der O$_2$-Sättigung** ist der Patientenzustand sofort abzuklären. Durch Ansprache des Patienten (Einschlafen des Patienten mit Rückfallen der Zunge) und Rücksprache mit dem Operateur (Zug am Auge) kann u.U. bereits die Ursache gefunden werden. Läßt sich keine Ursache finden, fällt die Sättigung weiter ab und ist durch Stimulierung des Patienten keine Besserung zu erreichen, ist der Eingriff zum Freilegen der Atemwege zu unterbrechen.

Blutdrucksteigerungen sind v.a. in Lokalanästhesie häufig, da die Patienten meist unter starkem, emotionalem Streß stehen.

Die Therapie besteht in adäquater Sedierung und der Gabe von Antihypertensiva (z.B. 150 bis 600 µg Catapresan® in 500 ml Ringer-Laktat) bei Bedarf. Um das Operationsergebnis nicht zu gefährden, muß auch postoperativ Husten, Pressen und Würgen sicher vermieden werden.

6.9.2.4 Periphere Iridektomie bei Glaukom

Bei einem Glaukom (Augeninnendrucksteigerung mit der Gefahr des Erblindens) wird zur dauernden Druckentlastung im Augeninnenraum eine Verbindung zwischen der Augenvorderkammer und dem Subkonjunktivalraum geschaffen. Das zuviel gebildete Kammerwasser kann so abfließen und im Sklerabereich resorbiert werden, was eine Senkung des Augeninnendrucks bewirkt.

Bei der Narkoseeinleitung ist durch eine **tiefe Narkose** und **sichere Relaxierung** vor der Intubation jede weitere Steigerung des bereits pathologisch erhöhten Augeninnendrucks zu vermeiden. Perioperative **Blutdruckanstiege** führen zu einer Erhöhung der Kammerwasserproduktion und sollten möglichst vermieden bzw. schnell behandelt werden.

Die **Extubation** erfolgt in ausreichender Spontanatmung in Narkose, da nach dem Eingriff Husten, Pressen, Würgen und Erbrechen zu einer Luxierung der Iris führen können.

6.9.2.5 Netzhauteingriffe

Bei Netzhautablösungen, die v.a. Diabetiker betreffen, wird versucht, durch transsklerale Kryokoagulation abgelöste Netzhautabschnitte an der Sklera anzuheften. Weitere Techniken sind kleinere Kollagenplomben, die die Sklera und Netzhaut verbinden, oder sog. Cerclagen, bei denen gürtelförmig Kollagen um den Bulbus vernäht wird. Bei allen Operationstechniken ist mit einer **Operationsdauer von mehreren Stunden** zu rechnen.

6.10 Anästhesie in der Orthopädie und Traumatologie

In die Zuständigkeit der Orthopäden und Traumatologen fallen Eingriffe am Bewegungsapparat, also an Skelett, Muskeln, Gelenken, Sehnen und Bändern. Häufig erfolgt die Trennung im operativen Bereich so, daß akute Verletzungen und ihre Folgen durch den Traumatologen, angeborene Fehlbildungen und langfristige Veränderungen, wie z.B. arthrotische Prozesse und deren Folgen, durch den Orthopäden versorgt werden.

6

Zu den **typischen Patienten** in der **Traumatologie** zählen Patienten mit Verletzungen des knöchernen Skeletts, bei denen zum Zeitpunkt der Verletzung keine weiteren körperlichen Einschränkungen bestehen, ältere Patienten, die aufgrund osteoporotischer Veränderungen mit Abnahme der Knochenstabilität eine erhöhte Verletzungswahrscheinlichkeit aufweisen, und Kinder nach Unfällen

Demgegenüber ist das Spektrum der **Patientenmerkmale in der Orthopädie** besonders bezüglich des Alters und der Begleiterkrankungen größer und läßt sich schwerpunktmäßig wie folgt zusammenfassen:

- Kinder aller Altersgruppen mit angeborenen Fehlbildungen im knöchernen Bereich (evtl. mit zusätzlichen körperlichen Anomalien)
- ältere Patienten mit schwerwiegenden arthrotischen Veränderungen (Begleiterkrankungen an Herz, Lunge etc.)

6.10.1 Anästhesiologische Grundlagen der Orthopädie und Traumatologie

Die Narkosevorbereitung, Narkose und Nachsorge gestalten sich entsprechend dem körperlichen Zustand des Patienten. Allgemein eignet sich die **Regionalanästhesie** sehr gut für die operative Versorgung an den Extremitäten. Extremitäteneingriffe bis Oberarmmitte oder Oberschenkelmitte bei einer Operationsdauer unter vier Stunden können ebenfalls gut in Regionalanästhesie erfolgen. Das Legen eines Plexus- oder Periduralkatheters wird dann erforderlich, wenn die Operationszeit die Wirkdauer einer Lokalanästhetikaeinzeldosis übersteigt. Eingriffe über vier Stunden und Operationen an der Wirbelsäule werden hauptsächlich in Vollnarkose vorgenommen, obwohl im Einzelfall Regionalanästhesien möglich sind.

Daneben beeinflussen folgende Faktoren die Auswahl des Narkoseverfahrens:

- intraoperative Lagerungsart, Möglichkeiten des Zugangs zum Patienten und Operationsdauer (unbequeme Lagerung, z.B. bei Extensionen oder Bauchlage ist häufig Vollnarkose angezeigt)
- Art des Eingriffs (sind große Blutverluste zu erwarten?)
- psychischer Zustand und Wunsch des Patienten
- prä- und postoperative Schmerzen

6.10.1.1 Prämedikationsvisite und Prämedikation

Das Beurteilen des Zustandes des Patienten muß insbesondere auch die Folgen einer **präoperativen Immobilisierung** berücksichtigen. Insgesamt führt diese zu einem deutlichen Risikoanstieg. Selbst nach kurzfristiger Immobilisation kommt es zu **Einschränkungen der allgemeinen Leistungsfähigkeit,** wobei eine genaue Einschätzung der kardialen und pulmonalen Belastbarkeit ohne zusätzliche Untersuchung unmöglich sein kann. Bettlägerige Patienten verlieren schnell ihre kardiopulmonale Leistungsfähigkeit, und die Häufigkeit pulmonaler Infekte nimmt zu. Da bei längerer Immobilisation bzw. bei einer Querschnittslähmung die Gefahr der **Freisetzung von Kalium** bei Gabe von Succinylcholin besteht, muß präoperativ unbedingt die Dauer einer evtl. bestehenden Immobilisierung eruiert werden.

Inzwischen wird bei vielen elektiven Eingriffen bereits mehrere Wochen vor dem geplanten Eingriff **Eigenblut** oder **Eigenplasma** gewonnen (s.a. Kap. 5.13.7.1). Ist dies der Fall, muß auch bei sonst gesunden und jungen Patienten ein aktuelles Blutbild vorhanden sein. Der Anästhesist hat sich davon zu überzeugen, daß die abgenommenen Konserven vorhanden und verwendungsfähig sind.

Oft kann es durch degenerative und/oder entzündliche Erkrankungen zu Einschränkungen der Lungenfunktion kommen. Dazu zählen Morbus Bechterew, Skoliosen, chronische Polyarthritis oder spastische Erkrankungen. Der Grad der **Einschränkung der Atemfunktion** muß richtig eingeschätzt werden, um ggf. rechtzeitig einen Überwachungs- oder Nachbeatmungsplatz auf der Intensivstation bereitzuhalten.

Neben diesen typischen Begleiterkrankungen sind selbstverständlich auch alle sonstigen, v.a. die wichtigen kardialen **Begleiterkrankungen** angemessen zu beachten. Bei allen **schmerzhaften Prozessen**, die zum operativen Eingriff führen, ist bei der medikamentösen Prämedikation auf eine ausreichende **Analgesie** zu achten, damit der Patient nicht bereits durch das Umlagern an der Schleuse zum Operationssaal unnötige Schmerzen hat.

6.10.1.2 Narkosemittel

Bei **Regionalanästhesien** kommen meist langwirkende Lokalanästhetika in Betracht, da diese auch noch postoperativ analgetisch wirken. Neben der Wirkungsdauer eines Lokalanästhetikums ist bei Anästhesien der unteren Extremität auch die **Anschlagdauer** zu berücksichtigen. Dies gilt v.a. dann, wenn die Patienten kardial nur eingeschränkt leistungsfähig sind oder keine ausreichende Flüssigkeitssubstitution erhalten haben.

A Bei schneller Anschlagzeit, z.B. nach Verwendung von Ultracain®, entwickelt sich die Sympathikusblockade oft so rasch, daß kaum noch Zeit zur Gegenregulation bzw. zum therapeutischen Eingreifen besteht, was zu schwerem **Blutdruckabfall** führen kann (s.a. Kap. 5.8.4). ◀

Deshalb ist bei Patienten mit **eingeschränkter kardialer Funktionsreserve** die **Periduralanästhesie** einer Spinalanästhesie vorzuziehen oder ganz auf regionalanästhetische Verfahren zu verzichten.

Auch bei **Vollnarkosen** wird die Wahl der Narkosemittel von der Operationsdauer, den intraoperativen Besonderheiten, vom kardiopulmonalen Zustand und vom Volumenstatus bestimmt. Da **Eingriffe** an den Knochen und Gelenken äußerst **schmerzhaft** sind, muß bei der alleinigen Gabe von Inhalationsanästhetika eine sehr tiefe Narkose mit hoher Konzentration des Inhalationsanästhetikums erfolgen. Durch eine zusätzliche Supplementierung mit Opioiden kommt man jedoch mit geringeren Konzentrationen aus.

6.10.1.3 Besonderheiten der Narkoseeinleitung

In der Traumatologie sind oft akute Eingriffe bei **nichtnüchternen Patienten** erforderlich (z.B. Amputationen, offene Frakturen). Hier ist eine Ileus-Einleitung (Kap. 6.1.1.3) erforderlich.

Bei Patienten mit **arthrotischen Veränderungen im Halswirbelbereich** ist mit einer deutlich eingeschränkten Bewegungsfähigkeit im Halsbereich zu rechnen. Dies ist vor einer Intubation in Betracht zu ziehen, und evtl. ist das Instrumentarium für eine endoskopische Intubation bereitzustellen. Diese Patienten sollten möglichst wach intubiert werden, um im Notfall die Spontanatmung zu erhalten.

6.10.1.4 Besonderheiten der Narkoseführung

Die Narkoseführung orientiert sich an dem oft sehr hohen **Blutverlust** und an der **Schmerzhaftigkeit** des Eingriffs. Ein genaues Verfolgen des operativen Verlaufes ist unerläßlich. Nicht nur die sichtbaren Blutverluste im Sauger sind zu berücksichtigen, ebenso wichtig sind die sog. „unsichtbaren Blutverluste" (Blut in den Abdecktüchern), die in Einzelfällen das Mehrfache des offenen Blutverlustes betragen. Der Operateur sollte über den Blutverlust, die Beeinträchtigung des Kreislaufs und die Notwendigkeit der Gabe von Blutkonserven informiert werden.

6.10.1.5 Monitoring

Ist das Beurteilen der Leistungsfähigkeit anamnestisch nicht möglich, muß die Indikation zur **invasiven Überwachung** bei längeren oder stark blutenden Eingriffen großzügig gestellt werden. Dazu gehören ein ZVK zur regelmäßigen Überwachung des ZVD, die arterielle Kanüle zur direkten Blutdruckmessung und ein Blasenkatheter zum Überwachen des Volumenhaushalts und der Nierenfunktion. Ist eine direkte arterielle Blutdruckmessung nicht vorgesehen, so ist ein automatisches Blutdruckmeßsystem anzuraten. Mindestens eine, besser zwei großlumige Braunülen zur schnellen Volumengabe sind sinnvoll.

6.10.1.6 Besondere intraoperative Maßnahmen

In der Extremitätenchirurgie kommt häufig eine **Blutsperre** (Tourniquet) zum Einsatz, die den Eingriff in Blutleere ermöglicht. Wegen der mit der Dauer der Ischämie zunehmenden Gefahr einer Muskelnekrose sollten die Ischämiezeiten auf 90 bis 150 Minuten beschränkt sein.

M Durch das Unterbrechen des Blutflusses distal der Blutsperre erreichen intravenös applizierte Pharmaka (z.B. Muskelrelaxanzien, Antibiotika) diesen Bereich nicht, was evtl. eine Gabe vor Anlegen und Aufpumpen des Tourniquets verlangt. ◼

Bei einer Peridural- oder Spinalanästhesie ist die **Schmerzausschaltung** so gut, daß die Patienten die Manschette nie spüren. Im Gegensatz dazu ist bei einem axillaren Block damit zu rechnen, daß die Schmerzen nicht komplett ausgeschaltet sind, so daß bisweilen eine zusätzliche Lokalanästhesie oberhalb der Druckmanschette in Form eines Ringwalles notwendig ist. Reicht auch das nicht aus, so müssen zentral wirksame Opioide gegeben und evtl. sogar eine Vollnarkose eingeleitet werden.

6

Bei Operationen, die zu einem **Blutverlust** von über einem Liter führen können, ist der Einsatz eines Cell-Saver® ratsam, um den möglichen Fremdbluteinsatz zu reduzieren.

6.10.1.7 Besonderheiten der Narkoseausleitung

Aufgrund der vorher erforderlichen Narkosetiefe kann sich die Narkoseausleitung verzögern. Daher ist rechtzeitig, d.h. bereits vor oder beim Verschluß der Faszien, die Zufuhr des Inhalationsanästhetikums zu beenden bzw. die Gabe der i.v. Anästhetika zu reduzieren. Besteht z.B. im Ausleitungsraum die Möglichkeit einer Nachbeatmung, ist dies in jedem Fall sinnvoller als das Antagonisieren der verwendeten Pharmaka.

Bei **Maskennarkosen** ist nach Beendigen der Lachgaszufuhr noch mindestens zwei bis vier Minuten nachzubeatmen. Bei beginnender Spontanatmung kann die assistierte Beatmung erfolgen. Auch bei Intubationsnarkosen muß zunächst ein großer Teil des Lachgases „ausgewaschen" werden, bevor man die Patienten extubiert.

Bei größeren intraoperativen Blutverlusten, die auch zu einem entsprechenden **Abfall der Körpertemperatur** geführt haben, ist meist eine **Nachbeatmung** erforderlich. Bei einer erforderlichen Nachbehandlung auf der **Intensivstation** (z.B. instabile Kreislaufverhältnisse) bleibt der Patient intubiert und sediert. Vor dem Transport aus dem Operationssaal gibt man bei Bedarf nochmals ein Opioid und/oder Hypnotikum, um eine ruhige und streßarme Verlegung zu gewährleisten.

Lachgas ist bis nach dem Abdecken des Patienten zuzuführen, da meist eine **Extubation im Operationssaal** unerwünscht ist und die Zeit bis zum Aufwachraum so noch gut überbrückt werden kann. Atmet ein Patient ausreichend und kann er einfache Kommandos befolgen, erfolgt die Extubation im Ein- bzw. Ausleitungsraum. Ein Relaxansüberhang muß selbstverständlich ausgeschlossen sein.

6.10.1.8 Spezielle Komplikationen

Die typische Komplikation traumatologischer und orthopädischer Eingriffe sind der **Blutverlust** und die Gefahr einer **Lungen- bzw. Fettembolie** beim Einsetzen von künstlichen Gelenkimplantaten unter Verwendung von Knochenzement (Palacos®). Häufig kommt es dabei drei bis fünf Minuten nach Einbringen des Palacos® zu einem Blutdruckabfall.

Durch das Warmwerden des Knochenzements nach dem Einbringen in die Knochenhöhle kommt es u.a. zur Ausdehnung und Komprimierung des umgebenden Gewebes. Dieses verdrängt Knochenzementstückchen und Fett in die Blutbahn, was bis zu einem Verschluß der Lungenstrombahn durch Embolisierung führen kann. Ist eine Embolie eingetreten, entwickelt sich innerhalb ein bis zwei Minuten eine schwer behandelbare Bradykardie, die schnell in eine Asystolie übergehen kann. Für den Anästhesisten ist es daher notwendig, den Zeitpunkt der Wirkung von Palacos® zu kennen. Der Operateur sollte das Warmwerden des Palacos® ansagen. Dem Blutdruckabfall kann man durch eine größere Gabe von Volumen (200 bis 500 ml) vor Einbringen des Palacos® vorbeugen, zusätzlich können kurzfristig die Narkose abgeflacht und der Sauerstoffanteil bis auf 100% erhöht werden.

Medikamentös muß alles vorbereitet sein, was zu einer **Reanimation** notwendig ist (Suprarenin®, Dopamin, Atropin etc.). Da sich die Patienten zu diesem Zeitpunkt im sterilen Operationsbereich befinden, ist es notwendig, daß bei einer Asystolie die Operateure sofort mit der Wiederbelebung beginnen.

6.10.2 Spezielle Anästhesie in der Orthopädie

6.10.2.1 Hüftgelenksersatz

Beim Hüftgelenksersatz, der meist bei Patienten über 65 Jahren aufgrund arthrotischer, degenerativer Veränderungen (Abb. 6.10-1) erforderlich wird, sind große **Volumenverluste** möglich. Daher sollten zur Vorbereitung bereits mehrere großlumige Braunülen gelegt werden. Eine arterielle Blutdrucküberwachung oder ein ZVK ist üblicherweise nicht notwendig. Auch wenn Eigenblutkonserven oder ein Cell-Saver® zur Verfügung stehen, sollten zwei bis vier Erythrozytenkonzentrate gekreuzt sein.

Die **Art der Narkose** ist weniger von der operationsbedingten Notwendigkeit als vielmehr von den jeweiligen Anästhesie- und Chirurgieabteilungen abhängig. Untersuchungen zur postoperativen Mortalität haben gezeigt, daß regionalanästhesiologische Verfahren insgesamt gesehen keine Vorteile gegenüber der Vollnarkose bieten. Der Vorteil einer Regionalanästhesie mit PD-Katheter liegt in der Möglichkeit und Steuer-

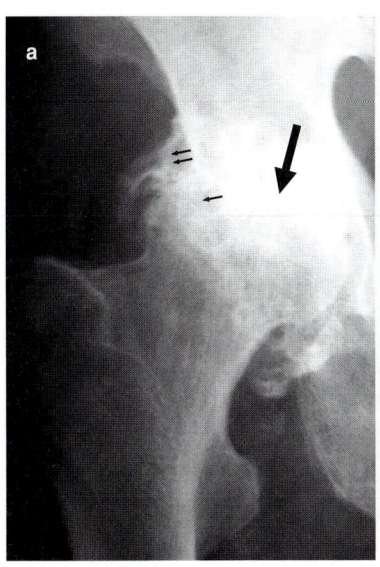 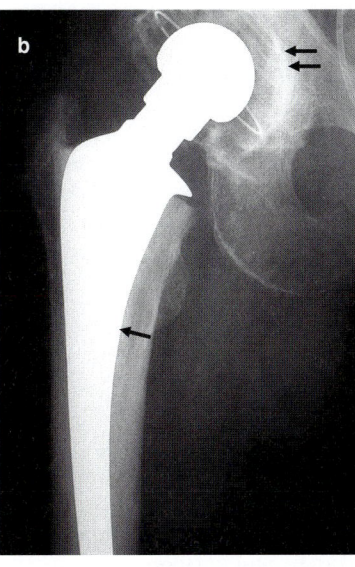

Abb. 6.10-1 Röntgenaufnahme eines operativ versorgten Hüftgelenks.
a) Typisches, präoperatives Röntgenbild mit degenerativen Veränderungen im Gelenkspalt (Pfeil).
b) Postoperative Darstellung der Hüftgelenks-Totalendoprothese. Die Prothese ist mit Knochenzement im Oberschenkelknochen implantiert (einfacher Pfeil). Der Doppelpfeil zeigt auf den Röntgenschatten der Kunststoffpfanne, die als Ersatz der eigenen Hüftpfanne ebenfalls implantiert wurde.

barkeit einer guten postoperativen Analgesie. Bei Vollnarkosen ist im Notfall die Steuerung des Patienten deutlich besser.

Da ausgeprägte **postoperative Blutverluste** innerhalb der ersten zwölf Stunden möglich sind, ist der Patient postoperativ engmaschig zu überwachen. Spätestens sechs Stunden nach der Operation beginnt man mit einer **Antikoagulation,** um eine Lungenembolie (häufige Todesursache nach Hüftgelenksersatz) zu verhindern.

6.10.2.2 Kniegelenksersatz

Dieser Eingriff ist in **Blutsperre** möglich, so daß intraoperativ nur ein geringer Blutverlust auftritt. Wenn es die Konstitution des Patienten erlaubt, kann der Eingriff in **Regionalanästhesie** erfolgen. Zur allgemeinen **Überwachung** ist ein Pulsoxymeter unerläßlich. Sofern es nicht durch den präoperativen Zustand des Patienten (Begleiterkrankungen etc.) erforderlich wird, ist kein invasives Monitoring nötig.

Eine mögliche kritische Phase während der Anästhesie besteht zum Zeitpunkt des **Öffnens der Blutsperre.** Hier kann es durch Umverteilung (Einströmen von Blut in die Extremität und Freisetzung von sauren Metaboliten), aber auch durch den Knochenzement (Kap. 6.10.1.8), zu massivem Blutdruckabfall kommen.

Postoperativ können Patienten nach Kniegelenksersatz stark **nachbluten,** so daß auch hier eine entsprechende Überwachung erforderlich ist.

6.10.2.3 Bandscheibenoperation

Bandscheibenoperationen im Bereich der LWS und BWS finden überwiegend in Bauchlage statt. Bei Eingriffen im HWS-Bereich entscheidet der Operateur über den Zugangsweg (entweder von vorn oder von hinten), entsprechend erfolgt eine Bauch- oder Rückenlage.

Die **Bauchlagerung** findet in Absprache zwischen Chirurgie und Anästhesie statt (s.a. Kap. 5.3.3.2). Dabei ist unbedingt darauf zu achten, daß Augen, Oberbauch und die aufliegenden Arm- und Beinpartien gut abgepolstert bzw. gesichert sind, so daß keine Drucknekrosen auftreten können. Der nach unten hängende Tubus muß besonders sorgfältig gesichert werden, wünschenswert ist eine freie Zugänglichkeit.

Nur selten ist ein **Blutersatz** erforderlich, trotzdem sollten aus Sicherheitsgründen zwei Erythrozytenkonzentrate zur Verfügung stehen. Zur **Überwachung** sind Pulsoxymeter, Blutdrucküberwachung und EKG-Ableitung ausreichend. Sofern keine Einschränkung durch Begleiterkrankungen besteht, ist jede Art der **Vollnarkose** erlaubt. Postoperativ können die Patienten sofort extubiert werden.

6.10.2.4 Marknagelungen der langen Röhrenknochen

Marknägel dienen der Stabilisation von Frakturen am Oberschenkel oder Oberarm. Mehrere Nägel werden in die Markhöhle eingeschlagen

6

und in der Spongiosa der Epiphysen fixiert. Es besteht die Gefahr einer Fettembolie v.a. bei Frakturen des Oberschenkels. Pulsoxymeter, Blutdrucküberwachung und EKG gelten als Standard. Sowohl **Vollnarkose** als auch **regionalanästhesiologische Verfahren** mit leichter Sedierung des Patienten sind möglich.

6.10.2.5 Beckenfrakturen

Bei Frakturen im Beckenbereich ist häufig ein konservatives Vorgehen möglich. Bei Mitbeteiligung der Hüftgelenkspfanne oder der Harnwege muß jedoch eine operative Versorgung erfolgen. Da Lagerung und Zugangsweg auch vom Operateur abhängig sind, ist eine genaue **Absprache über** die **Lagerung** bereits für die Narkose- und Monitoring-Planung essentiell. Wegen der guten Durchblutung des Beckens ist ein hoher **Blutverlust** zu erwarten und entsprechend sind mindestens vier bis sechs Erythrozytenkonzentrate bereitzustellen. Auch die durch das Frakturhämatom bestehende **Hypovolämie** darf nicht unterschätzt werden. So können ohne weiteres 1 bis 2 l Blut im Beckenbereich verlorengehen. Eine arterielle Blutdruckmessung, ein ZVK, die Anlage mehrerer großlumiger Braunülen und die Lagerung auf einer Wärmematte wegen hoher **Volumentransfers** und einer **langen Operationsdauer** sind unbedingt erforderlich.

6.10.2.6 Skoliose-Operation

Skoliosen sind knöchern fixierte, seitliche Verkrümmungen der Wirbelsäule mit zusätzlichen Rotationsfehlstellungen der Wirbelkörper. Skoliosen treten meist bis zum 20. Lebensjahr auf, wobei die Ursache überwiegend ungeklärt ist. Skoliosen führen aufgrund der Deformation des Brustkorbs zu schweren **Beeinträchtigungen von Atmung und Kreislauf.** Die operative Versorgung ist bei höhergradigen Krümmungen indiziert. Oft bestehen **Intubationsschwierigkeiten** (Versteifung oder Verkrümmung der HWS), so daß eine bronchoskopische Intubation vorgenommen werden muß.

Wegen des Abklemmens der Arterien, die das Rückenmark mit Blut versorgen, können postoperativ **Rückenmarksschäden** auftreten. Die Rückenmarksfunktion wird daher intraoperativ mittels sensorisch evozierter Potentiale durch Neurologen, Neurochirurgen oder die Anästhesisten überwacht. Auch ein **intraoperativer Auf**wachtest kann notwendig sein, bei dem der Patient nach Aufrichtung der Wirbelsäule am Tubus erwachen soll und seine Beine auf Aufforderung bewegen muß. Dazu sind **i.v. Anästhesien** (klassische NLA) mit Lachgaszusatz am besten geeignet, wobei 30 Minuten vor dem geplanten Aufwachtest keine Opioide und fünf Minuten vorher kein Lachgas mehr gegeben wird. Ist der Patient in der Lage, die Beine zu bewegen, erhält er sofort wieder eine Narkose, und der Eingriff wird abgeschlossen. Ist ein Bewegen der Beine nicht möglich, muß das Ausmaß der Korrektur der Wirbelsäulenverkrümmung reduziert werden und erneut ein Aufwachtest erfolgen.

Wegen teilweise sehr starker **Blutungen** kommt der Cell-Saver® zum Einsatz, daneben muß ausreichend Blut zur Verfügung stehen (vier bis acht Erythrozytenkonzentrate).

6.11 Kinderanästhesie

Kinder benötigen bei invasiven diagnostischen oder operativen Eingriffen häufig eine Narkose. Die Spanne der möglichen Indikation zur Narkose reicht von sehr kurzen Prozeduren (Tränengangssondierung, Knochenmarkspunktionen) über typisch kinderchirurgische Operationen (Zirkumzision, Herniotomie) bis hin zu großen, lang dauernden und komplizierten chirurgischen Eingriffen (z.B. Wilms-Tumoren, Kraniosynostosen-Operation), die sowohl an den Chirurgen als auch an das Anästhesieteam sehr hohe Anforderungen stellen. Meist ist das **Risikopotential** von Narkosen im Kindesalter **deutlich höher** als bei entsprechenden Eingriffen beim Erwachsenen, dieses ist durch die physiologischen Besonderheiten des Kindes zu erklären.

6.11.1 Anästhesiologische Grundlagen der Kinderanästhesie

„Ein Kind ist nicht die Miniaturausgabe eines Erwachsenen". Bei Kindern gibt es im Vergleich zum Erwachsenen anatomische und physiologische Besonderheiten, deren Kenntnis eine Voraussetzung zur sicheren Narkosedurchführung ist. Die Unterschiede zum Erwachsenenalter sind um so größer, je jünger die Kinder sind. Die Besonderheiten im Kindesalter betreffen die Atmung, das Herz- und Kreislaufsystem, die Nierenfunktion mit Wasser- und Elektrolythaushalt sowie die Wärmeregulation.

Besonderheiten der Atmungsorgane

Die **Zunge** ist bei kleinen Kindern relativ groß und fällt während einer Narkose leicht zurück. Zusätzlich neigen Kinder wegen des stärkeren Vagotonus zu einer vermehrten **Speichelsekretion,** die durch Atropingabe in der Prämedikation verhindert werden kann. Der **Kehlkopf** liegt weiter vorn und etwa einen Halswirbelkörper höher (ca. 3. Halswirbelkörper) als beim Erwachsenen. Die Epiglottis ist lang und U-förmig, was das Einstellen der Stimmritze mit dem Laryngoskop erschweren kann. Die engste Stelle des Kehlkopfs stellt nicht die Stimmritze dar, sondern findet sich subglottisch in Höhe des Ringknorpels. Die Wahl der Tubusgröße orientiert sich an dem Durchmesser dieser Stelle.

Die **Trachea** ist kurz, und der Abgang der beiden Hauptbronchien ist gleichwinklig, eine einseitige Intubation sowohl in den linken als auch in den rechten Hauptbronchus ist möglich. Der Durchmesser der Luftröhre ist sehr gering (beim Neugeborenen ca. 6 mm), zusätzlich ist die

Schleimhaut der Atemwege gefäßreich und leicht verletzlich, so daß es schon nach geringer Traumatisierung zu einer Blutung oder erheblichen Schleimhautschwellung kommen kann. Wegen des nicht sehr ausgeprägten Hustenreflexes ist auch die **Aspirationsgefahr** sehr viel **größer** als beim Erwachsenen.

Das **Atemminutenvolumen** ist bei Kindern, bezogen auf das Körpergewicht, mehr als doppelt so hoch als bei Erwachsenen. Kinder regeln diese Größe allerdings fast nur über eine Änderung der Atemfrequenz, wohingegen das Tidalvolumen nahezu konstant bleibt. Die **Größe des Totraums,** bezogen auf das Körpergewicht, ist bei Erwachsenen und bei Kindern gleich, allerdings verändert sich der Totraum durch die Anästhesiegeräte und das Zubehör ganz erheblich und muß in der Kinderanästhesie besonders beachtet werden. Tabelle 6.11-1 vergleicht die Atmungsparameter und physiologischen Besonderheiten von Erwachsenen und Neugeborenen.

Tab. 6.11-1 Normwerte physiologischer Parameter der Atmung bei Neugeborenen und Erwachsenen.

Physiologische Parameter	Neugeborene	Erwachsene	Relation
Körpergewicht (kg)	3,5	70	1 : 20
Körperoberfläche (m^2)	0,21	1,90	1 : 9
Trachealdurchmesser (mm)	8	18	1 : 2,5
Vitalkapazität (ml/kg)	33	52	1 : 1,5
Atemzugvolumen (ml/kg)	6–8	7	1 : 1
Totraum (ml/kg)	2	2	1 : 1
Atemminutenvolumen (ml/kg/min)	150–200	90	2 : 1
Atemfrequenz in Ruhe (1/min)	60	15	4 : 1
Sauerstoffverbrauch in Ruhe (ml/kg/min)	6	3	2 : 1
Sauerstoffverbrauch gesamt (ml/min)	20	210	1 : 11
PaCO$_2$ (mmHg)	35	40	1 : 1
PaO$_2$ (mmHg)	60	100	1 : 1,5

Besonderheiten von Herz- und Kreislaufsystem

Im Neugeborenenalter und bei Säuglingen ist das Herz noch relativ groß und liegt aufgrund des hochstehenden Zwerchfells schräg im Thorax. Änderungen im **Herzzeitvolumen** (HZV) werden bei jungen Kindern nur über eine Variation der Herzfrequenz erreicht. Das **Schlagvolumen** (SV) bleibt weitgehend konstant.

Der systolische und diastolische **Blutdruck** kann in jeder Altersstufe unblutig gemessen werden. Die Normwerte liegen bei kleinen Kindern deutlich unter denen des Erwachsenen und sinken nochmals während der Narkose. Als Richtlinie der unteren Normwertgrenze kann beim Neugeborenen ein mittlerer arterieller Blutdruck von 50 mmHg, beim Frühgeborenen von 30 mmHg gelten. Diese Werte sollten während der Narkose nicht unterschritten

Tab. 6.11-2 Normwerte von Herzfrequenz und Blutdruck (systolisch und diastolisch) bei Kindern verschiedener Altersstufen.

Alter	Herz- frequenz (Schläge/min)	Systolischer Blutdruck (mmHg)	Diastolischer Blutdruck (mmHg)
Neugeborene	130	70	50
3 Monate	120	80	50
1 Jahr	110	90	65
5 Jahre	100	95	50
10 Jahre	90	110	60

Substanzen mehr freies Wasser, und durch den erhöhten Grundumsatz fallen zusätzlich mehr harnpflichtige Substanzen an. Dadurch ist ein wesentlich höherer Wasserumsatz pro Zeiteinheit erforderlich, um einen Konzentrationsanstieg der auszuscheidenden Substanzen im Blut zu vermeiden. Daraus erklären sich die geringe Reserve und die schnelle Dekompensation bei Störungen im Wasser- und Elektrolythaushalt.

werden. In Tabelle 6.11-2 sind Blutdruck und Herzfrequenz der unterschiedlichen Altersgruppen dargestellt.

Das zirkulierende **Blutvolumen** wird für alle Altersgruppen mit 80 bis 90 ml/kg KG berechnet. Der **Hämoglobingehalt** beträgt beim Neugeborenen um 20 g/dl, fällt mit drei Monaten auf 10 g/dl ab und steigt ab dem vollendeten ersten Lebensjahr auf 11 bis 15 g/dl an. Gerade Neugeborene **reagieren** sehr **empfindlich auf Blut- und Volumenverluste.** Das HZV wird nur über die Herzfrequenz beeinflußt, da eine Adaptation des SV auf verschiedene Füllungsdrücke nicht möglich ist. Die Herzfrequenz und das Herzzeitvolumen nehmen ab, und der Blutdruck sinkt. Die Registrierungen von Blutdruck, Herzfrequenz und pulsoxymetrischer Sättigung dienen als sichere Parameter zum Erkennen von Volumenmangel und Hypoxämie, die schnell zu einer Bradykardie führen können.

Nierenfunktion sowie Wasser- und Elektrolythaushalt

Die **Volumina der Flüssigkeitsräume** stehen im Kindesalter in einem anderen Verhältnis zueinander als beim Erwachsenen (s.a. Abb. 5.12-1). Während beim Erwachsenen der Anteil des Wassers am Gesamtkörpergewicht 60% beträgt, liegt der Flüssigkeitsanteil beim Neugeborenen und Kleinkind bei ca. 75%. Insbesondere der extrazelluläre Flüssigkeitsanteil ist sehr hoch. Dies führt zu einem höheren Verteilungsvolumen für Medikamente. Zusätzlich spielt die **Unreife** der **Nierenfunktion** im Kleinkindesalter eine Rolle. Durch die noch unzureichend ausgebildete Konzentrationsfähigkeit der Nieren benötigen diese zur Ausscheidung harnpflichtiger

Besonderheiten der Thermoregulation

Die Körperoberfläche bei Säuglingen und Kleinkindern ist in bezug auf das Körpergewicht größer, daher ist die **Wärmeabstrahlung erhöht.** Zusätzlich verfügen diese Kinder noch nicht über die Möglichkeit, ihre **Wärmeproduktion** durch Muskelzittern zu **regulieren.** Ihnen bleibt als Gegenregulation nur die Erhöhung des Stoffwechselumsatzes (u.a. im sog. braunen Fettgewebe), dessen Kapazität in diesem Alter eingeschränkt ist. Unter Narkosebedingungen werden diese Effekte verstärkt, weil durch Dämpfung der autonomen Regulation Kompensationsmechanismen ausgeschaltet werden und aufgrund der Wirkung einiger Narkotika durch eine Vasodilatation zusätzliche Wärme über die Haut verlorengeht. Das Abwaschen des Operationsgebietes mit kalten Desinfektionslösungen, Verdunstung über eröffneten Körperhöhlen sowie die Beatmung verstärken die **Hypothermie.**

M Durch das Aufheizen des Operationssaals auf ca. 24 °C, Lagern der Kinder auf Wärmematten und sorgfältigen Schutz vor jedem unnötigen Wärmeverlust sowie Wärmelampen sollte die Körpertemperatur bei 36,0 bis 37,5 °C gehalten werden. ■

Da aber auch bedrohliche **Temperaturanstiege** intraoperativ zu beobachten sind (flache Narkose, zu starke Abdeckung, Atropinüberdosierung, maligne Hyperthermie), ist bei Kindern bis zum Alter von zehn Jahren immer eine Temperaturüberwachung zu fordern.

6.11.1.1 Prämedikationsvisite und Prämedikation

In der **Anamnese** informiert sich der Anästhesist durch **Befragen der Eltern** über mögliche Besonderheiten in der Krankengeschichte des kleinen Patienten wie Vorerkrankungen, vorherige Anästhesien und evtl. dabei aufgetretene Komplikationen sowie Allergien und Infekte. Bei der **körperlichen Untersuchung** wird der Auskultation von Herz und Lunge sowie der Inspektion der Zähne und des Rachens besondere Beachtung geschenkt. Kinder erkranken häufiger als Erwachsene an einem **Infekt der oberen Luftwege,** und die Komplikationsrate während einer Narkose ist bei Kindern noch vier Wochen nach dem Infekt deutlich erhöht.

Ein weiterer wichtiger Punkt ist die **psychologische Vorbereitung** des Kindes auf die bevorstehende Narkose und Operation. Schon die fremde Klinikumgebung stellt für die Kinder einen Ausnahmezustand dar und führt bei vielen von ihnen zu erheblichen **Ängsten.** Säuglinge bis zu einem Alter von ca. sechs Monaten registrieren die Trennung von den Eltern nicht so stark, wenn eine andere **Bezugsperson,** z.B. eine Krankenschwester, sich ihrer annimmt. Kinder über sechs Monate können die auf sie zukommende Situation nicht richtig einschätzen und sehen darin eine große Gefahr. Diese Situation bessert sich ab einem Alter des Kindes von ca. vier Jahren. Ab diesem Zeitpunkt wird die Trennung von den Eltern eher verstanden und Erklärungen besser akzeptiert.

Der Anästhesist versucht während der präoperativen Visite im Aufklärungsgespräch, das **Vertrauen des Kindes** zu erlangen, und erklärt ihm, je nach Alter, in einfachen Worten den Ablauf der Narkoseeinleitung mit den dazugehörigen Vorbereitungen.

Besondere Aufmerksamkeit wird Kindern geschenkt, die aufgrund ihrer Grunderkrankung häufig Narkosen erhalten (z.B. bei malignen Erkrankungen, Verbrennungen, chronischen Infektionen bei Knochenbrüchen). Diese Kinder wünschen häufig die Betreuung von bestimmten Pflegepersonen und Anästhesisten, was beachtet werden sollte.

Nach Erhebung der Anamnese wird in Abhängigkeit vom Umfang des Eingriffs die notwendige **präoperative Diagnostik** angeordnet. Für Routineeingriffe ist die präoperative Bestimmung eines kleinen Blutbildes sowie des Urinstatus ausreichend, auch das Messen der rektalen Temperatur ist sinnvoll. Bei größeren chirurgischen Eingriffen ist die Diagnostik auf die Bestimmung von Elektrolyten, Blutgasen und Säure-Basen-Haushalt zu erweitern. Je nach Operation wird die Blutgruppe bestimmt sowie Kreuzblut für Blutkonserven abgenommen.

Da alle intravenösen Anästhetika, bezogen auf das Körpergewicht oder die Körperoberfläche, dosiert werden, müssen Körpergröße und Körpergewicht bekannt sein.

Zur Prämedikationsvorbereitung im Kindesalter gehört auch das Beachten der **präoperativen Nüchternheit.** Auch ausreichende Fastenzeiten bieten keinen Schutz vor Regurgitation. Im Gegensatz zum Erwachsenen wird bei Kindern die **Nahrungskarenz** präoperativ an ihre speziellen Bedürfnisse angepaßt. In Absprache mit den betreuenden Kinderärzten und Chirurgen sollte letztendlich das individuelle Vorgehen bestimmt werden:

- **Säuglinge unter fünf Monate:** erhalten bis sechs Stunden präoperativ ihre Milchmahlzeit und können bis vier Stunden vorher klare Flüssigkeit wie gezuckerten Tee oder Glukoselösung zu sich nehmen.
- **Kinder über fünf Monate:** erhalten ihre letzte Mahlzeit acht Stunden präoperativ, können aber ebenfalls bis vier Stunden vor der Operation klare Flüssigkeit (gezuckerten Tee, Glukoselösung oder Wasser) zu sich nehmen.
- **Neugeborene:** Hier scheint selbst ein letztes Stillen zwei bis drei Stunden vor der Narkoseeinleitung die Gefahr der Regurgitation von Mageninhalt nicht zu erhöhen.

Die **medikamentöse Prämedikation** dient dazu, die bereits angesprochenen Ängste der Kinder zu vermindern. Zusätzlich wünschenswert sind eine Sedierung der Kinder sowie eine Unterdrückung unerwünschter autonomer Reflexe. Auch präoperative Schmerzen sollen gelindert werden, da dadurch u.a. die Narkoseeinleitung und -führung erleichtert wird. Zum Beispiel kann man zur **Sedierung** Benzodiazepine (Valium®, Dormicum®), Neuroleptika (DHB®, Atosil®) oder Barbiturate (Brevimytal®) verabreichen. Zur **Analgesie** dienen Opiate (Dipidolor®, Dolantin®), und für die vagale **Reflexdämpfung** werden Atropin und Scopolamin verwendet, da besonders bei Manipulationen an den Atemwegen schnell Arrhythmien und Bradykardien auftreten.

M Welche Substanz zur Anwendung kommt, ist sowohl von der Art des Eingriffs wie von den Präferenzen des prämedizierenden Anästhesisten abhängig. ■

Es sollten aber **drei Dinge beachtet** werden:
- Kinder unter sechs Monaten erhalten in aller Regel keine Prämedikation

- Applikation der Prämedikationssubstanzen so schonend wie möglich, deshalb möglichst auf intramuskuläre Injektion verzichten; statt dessen rektale Gabe bzw. bei älteren Kindern orale Prämedikation bevorzugen
- Gabe von Atropin im Rahmen der Prämedikation zur Verminderung der Speichelsekretion und Unterdrückung autonomer Reflexe wird kontrovers diskutiert. Meist wird routinemäßig kein Atropin mehr gegeben (bei explizit gewünschter anticholinerger Prämedikation Atropin in einer Dosis von 0,02 mg/kg i.m. verabreichen)

6.11.1.2 Narkosemittel

In aller Regel ist die Allgemeinanästhesie für Kinder das adäquate Narkoseverfahren. Es werden die gleichen Anästhetika (Kap. 4.2) wie bei Erwachsenen verwendet, wobei teilweise, bezogen auf das Körpergewicht, deutlich unterschiedliche Dosierungen benötigt werden (z.B. bei Barbituraten). Dies gilt auch für andere in der Kinderanästhesie verwendete Pharmaka (Tab. 6.11-7).

6.11.1.3 Besonderheiten der Narkose-einleitung

Narkosezubehör
Das Narkosezubehör für die Kinderanästhesie ist den anatomischen und funktionellen Besonderheiten der unterschiedlichen Altersgruppen angepaßt.

Hier kommen **Masken** zur Anwendung, die sich der kindlichen Gesichtsform gut anpassen und einen minimalen Totraum aufweisen. Rendell-Baker-Masken (Abb. 6.11.-1) werden am häufigsten verwendet (Tab. 6.11-3).

Pharyngeale Tuben gibt es in unterschiedlichen Größen entsprechend der Altersstufe. Nasopharyngeale Tuben (Wendl-Tuben) finden in der Kinderanästhesie wenig Anwendung. Oropharyngeale Tuben (Guedel-Tuben) für Kinder sind in Größen von 000 bis 2 verfügbar.

M Die Größe des pharynealen Tubus soll das Zurückfallen der Zunge verhindern und die Atemwege freihalten. ■

Endotrachealtuben in der Kinderanästhesie verfügen über einige Besonderheiten, um den physiologischen Gegebenheiten der unterschiedlichen Altersgruppen gerecht zu werden. Die verwendeten Endotrachealtuben müssen sehr dünnwandig sein, um bei den kleinen anatomi-

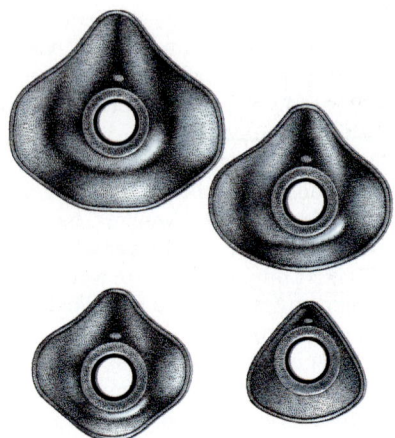

Abb. 6.11-1 Rendell-Baker-Masken in verschiedenen Größen. Der Vorteil dieser Masken ist der extrem kleine Totraum.

schen Verhältnissen nicht noch zusätzlich den Atemwegswiderstand zu erhöhen. Bis zu einer Tubusgröße von Innendurchmesser (ID) 5,5 mm bzw. bis zum Alter von sieben Jahren werden nur **nichtblockbare Tuben** verwendet, um durch die Blockermanschette keine Schleimhautläsionen zu verursachen. Durch **Rachentamponade** mit feuchter Gaze kann der durch die fehlende Blockung unvermeidliche Verlust an Atemgas verhindert und damit die Kontrolle über die tatsächlich applizierten Atemvolumina verbessert werden.

Die Wahl der Tubusart (s.a. Kap. 5.5.1.4) hängt stark von der Art des Eingriffs ab. **RAE-Tuben** (s.a. Abb. 5.5-11) z.B. sind perfekt dem Verlauf des Zungengrundes angepaßt, können nach ventral gut abgeleitet werden und stören bei Eingriffen am Kopf nur wenig. Sie werden daher z.B. gerne bei kieferchirurgischen Eingriffen verwendet. Bei Eingriffen am Kehlkopf sind **Spiraltuben**

Tab. 6.11-3 Anwendung der Rendell-Baker-Masken unter Berücksichtigung der Maskengröße, des Alters und des Totraums.

Masken-größe	Lebens-alter	Totraum (ml)
0	Frühgeborene	ca. 2
1	Neugeborene	ca. 4
2	1.–3. Lebensjahr	ca. 8
3	4.–8. Lebensjahr	ca. 15

Tab. 6.11-4 Verwendete Größen von Endotrachealtuben bei Kindern bis zum ersten Lebensjahr.

Lebensalter	Gewicht (kg)	Innen- durchmesser (ID in mm)	Außen- durchmesser (Charrière)
Neugeborene	3,5	3,5	14
6 Monate	8	4	16
1 Jahr	10	4,5	18

vorzuziehen, bei voraussehbarer Nachbeatmung sollten Tuben aus gut gewebeverträglichem Material, z.B. **PVC-Tuben,** gewählt werden.

Die **Tubusgröße** (Tab. 6.11-4) ist so zu wählen, daß die subglottische Region ohne Widerstand passiert werden kann. Die Berechnung für die entsprechenden Innen- und Außendurchmesser erfolgt entsprechend den nachstehenden Formeln:

- Auswahl des **Innendurchmessers:** ID (in mm) = 4,5 + (Alter [in Jahren]/4)
- des **Außendurchmessers:** AD (in Charrière) = 18 + Alter (in Jahren)

Ein guter Anhalt für die Wahl der richtigen Tubusgröße ist auch die Dicke des kleinen Fingers des Kindes.

Für die Intubation werden die errechnete Tubusgröße sowie eine Größe darüber und eine darunter bereitgelegt, um bei eventuellen Problemen sofort eine alternative Tubusgröße zur Hand zu haben. Obwohl bei Kindern wegen der Gefahr der Kehlkopfverletzung ein **Führungsstab** nicht routinemäßig eingesetzt werden soll, muß dieser immer griffbereit liegen.

Die **Lagekontrolle** des Tubus kann u.a. mittels folgender Faustregel erfolgen: Wird der Innendurchmesser mit 30 multipliziert, so ergibt sich die Strecke, die der Tubus (bei oraler Intubation), gemessen ab der Zahnreihe, eingeführt werden kann, um im unteren Drittel der Trachea zu enden. Bei nasaler Intubation werden 2 cm hinzugezählt (ein 5er-Tubus wird danach also 15 cm bei oraler bzw. 17 cm bei nasaler Intubation eingeführt).

In der Kinderanästhesie stehen **gerade und gebogene Spatel** für die Intubation von Frühgeborenen, Neugeborenen und Säuglingen zur Verfügung. Die geraden Spatel gewährleisten oft ein besseres Einstellen und Fixieren der Glottis, wobei der Übergang von geraden auf gebogene Spatel im Säuglingsalter beginnen kann. Die Spatelgrößen werden mit 0 bis 3 angegeben und sind entsprechend der Tabelle 6.11-5 den ver-

schiedenen Lebensaltern zuzuordnen.

Für die Narkosen im Kindesalter stehen unterschiedliche **Narkosesysteme** zur Verfügung (s.a. Kap. 5.4.6). Narkosegeräte wie Servo, Sulla oder Cicero lassen sich durch Umbaumaßnahmen oder Änderung der Grundeinstellungen für die Kinderanästhesie verwenden. Für Neugeborene und Säuglinge stehen spezielle Kinderrespiratoren wie der Stephan oder Babylog zur Verfügung.

Vorgehen bei der Narkoseeinleitung

Die Vorgehensweisen richten sich nach der Güte der Prämedikation sowie dem Alter und der Kooperation der Kinder. Unabhängig von der Art der Einleitung muß das für eine Intubation notwendige Narkosezubehör (Tab. 6.11-6) gerichtet und auf seine Funktionsfähigkeit hin überprüft sein, bevor mit der Narkoseeinleitung begonnen wird, da Komplikationen in der Kinderanästhesie besonders häufig in der Einleitungsphase auftreten. So kommt es bei mangelnder Narkosetiefe und schmerzhafter Stimulation oft zu Laryngospasmen, Bronchospasmen und zu Arrhythmien, die ohne die Möglichkeit der raschen Intubation große Probleme bereiten.

- **Einleitung per Inhalation:** Als Inhalationsanästhetikum bietet sich noch immer Halothan an, da es die Atemwege bei der Inhalation nicht reizt. Mit dem Inhalationsanästhetikum Sevofluran (Kap. 4.5.6) steht eine zusätzliche Substanz zur Verfügung. Die **Maskeneinlei-**

Tab. 6.11-5 Spatelgrößen für Laryngoskope bei Kindern unter Berücksichtigung der Spatelart (gebogen/gerade).

Lebensalter	Gerade Spatel	Gebogene Spatel
Frühgeborene	0	
Neugeborene	1	
Säuglinge	1	1
Kleinkinder (1–6 Jahre)		2
Schulkinder (6–14 Jahre)		3

6

Tab. 6.11-6 Vorbereitung zur Narkose bei Kindern.

Maßnahme	Vorbereitung Material
• Legen eines intravenösen Zugangs	– Auswahl verschiedener Venenverweilkanülen (Neugeborene 22–24 G, Kleinkinder 20–22 G, Schulkinder 18 G und größer) – Verband und Zügel
• Intubation	– Narkosemaske (am besten zwei unterschiedliche Größen zur Auswahl) – Endotrachealtubus (errechnete Größe, sowie eine Nummer größer und kleiner) – Führungsstab – Guedel-Tubus (zwei Größen zur Auswahl) – Magill-Zange – Absauger mit dem für das Alter passenden Absaugkatheter – Magensonde
• Medikamente bereitstellen	– Atropin – Einleitungshypnotika (z.B. Trapanal®, Brevimytal®, Dormicum®, Propofol, Ketanest®) – Muskelrelaxanzien (Succinylcholin, z.B. Pantolax®) zur Intubation, ggf. Norcuron® oder ähnliches zur Präkurarisierung oder falls der Eingriff eine Relaxierung erforderlich macht) – Analgetika (z.B. Fentanyl) – Neuroleptikum (DHB, nur in besonderen Fällen, wenn z.B. starke antiemetische Komponente erforderlich)

tung kann am liegenden oder sitzenden Kind erfolgen. Man beginnt mit einem niedrigen Frischgasfluß eines Sauerstoff-Lachgas-Gemisches (z.B. O_2 : N_2O wie 1 : 2 l/min). Der Fluß wird langsam gesteigert und das Inhalationsanästhetikum in steigender Konzentration zugemischt. Wenn das Kind schläft, wird die Maske fest aufgesetzt (Abb. 6.11-2) und langsam begonnen, das Kind assistiert zu beatmen. Erst dann legt man den intravenösen Zugang.

M Wichtig ist es, den Kindern die Maske nicht sofort dicht auf das Gesicht aufzusetzen, sondern nur in Gesichtsnähe zu halten. Es hat sich bewährt, die Kinder während dieser Form der Narkoseeinleitung mit dem Beatmungsbeutel spielen zu lassen, um sie etwas ablenken zu können. ■

■ **Intravenöse Einleitung:** Sie ist die sicherste Einleitungsmethode, aber mit dem Nachteil der **schmerzhaften Venenpunktion** im Wachzustand verbunden. Mögliche **Punktionsstellen** im Kindesalter sind Venen an Handrücken, in der Ellenbeuge, im Knöchelbereich sowie am Fußrücken. Die Venenpunktion am Kopf bietet sich bei Neugeborenen und Säuglingen an, birgt aber immer das Risiko, daß die Verweilkanüle durch die Manipulationen am Kopf herausrutscht. Zur Venenpunktion im Kindesalter stehen je nach Größe des Kindes unterschiedliche Venenverweilkanülen zur

Verfügung. Als **Medikamente** zur intravenösen Einleitung (s.a. Tab. 6.11-9) werden am häufigsten Brevimytal® und Trapanal®, bei Kindern ab drei Jahren auch Dormicum® oder Disoprivan® verwendet. Ketanest® eignet sich für nahezu alle Eingriffe, die in Spontanatmung erfolgen. Allerdings ist die Hypersalivation und die Gefahr der Reflexsteigerung gegeben.

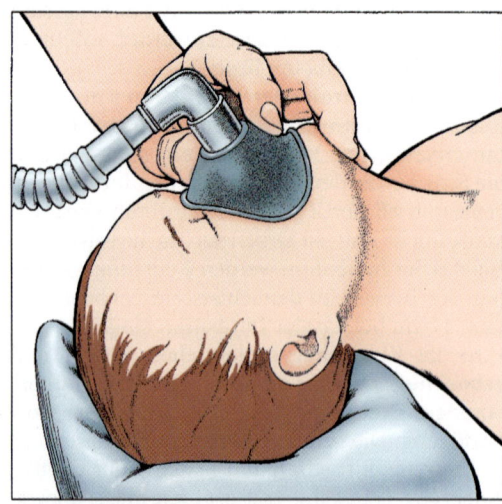

Abb. 6.11-2 Fixieren der Beatmungsmaske zur Narkoseeinleitung per Inhalation und zur assistierten Beatmung beim Kind.

M Möchten die Kinder die Punktion genau sehen, sollte diesem Anliegen nach der Vorwarnung, daß es jetzt einen „kleinen Stich" gibt, nachgekommen werden. ■

- **Intramuskuläre Einleitung:** Diese Methode kommt kaum noch zur Anwendung. Medikament der Wahl für eine dennoch notwendige intramuskuläre Einleitung ist Ketanest® in einer Dosierung von 3 bis 5 mg/kg KG. Mit einem Wirkungseintritt ist nach etwa zwei bis fünf Minuten zu rechnen.
- **Rektale Einleitung:** Auch diese Methode wird selten benutzt. Sie unterliegt einer sehr **großen Streubreite** im Wirkungseintritt und Wirkungsausmaß. Zur rektalen Einleitung verwendet man vorrangig Brevimytal® in einer Dosis von 20 bis 25 mg/kg Kg, wobei die Lösung in einer Spritze aufgezogen und über einen geeigneten Adapter rektal appliziert wird. Nach ungefähr zehn Minuten schläft das Kind, und das weitere Narkosemanagment kann wie sonst üblich erfolgen.

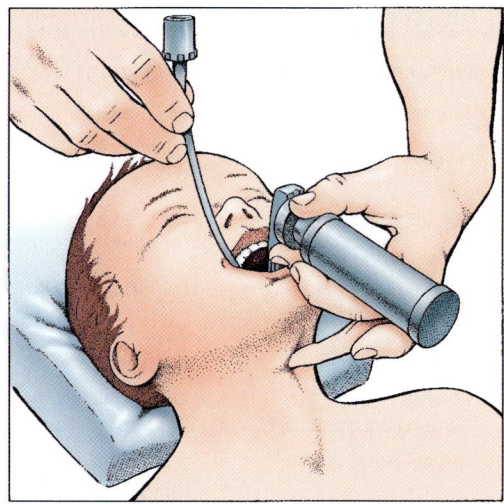

Abb. 6.11-3 Technik der endotrachealen Intubation beim Kleinkind. Die linke Hand hält das Laryngoskop. Mit dem Kleinfinger kann durch Druck auf den Kehlkopf die Einstellung der Stimmritze verbessert werden.

Endotracheale Intubation

Als Grundregel gilt, daß bei Kindern unter einem Jahr immer eine Intubationsnarkose vorgenommen wird, weil nur so eine sichere Kontrolle der Atemwege gewährleistet ist. Für alle anderen Kinder ist die Wahl des Verfahrens abhängig von der Größe des operativen Eingriffs, dem Operationsgebiet und der Erfahrung des Anästhesisten.

Die orale oder nasale Intubation kann nach einer intravenösen Einleitung und der Gabe eines Muskelrelaxans oder in einer tiefen Inhalationsnarkose erfolgen. Auch hier besteht die Möglichkeit einer zusätzlichen Relaxierung.

Die Kinder werden vor der Intubation zwei bis drei Minuten präoxygeniert, und der Kopf wird durch Lagerung auf einem vorbereiteten Schaumstoffkissen in eine Schnüffelstellung gebracht. Bei der **oralen Intubation** (Abb. 6.11-3) führt man das Laryngoskop in die Mundhöhle ein und verdrängt die Zunge nach links. Der Tubus wird von der rechten Seite in die Trachea vorgeschoben. Während der Laryngoskopie ist immer auf die Schonung der Zähne zu achten. Nach der Intubation wird die korrekte Tubuslage kontrolliert und der Tubus gemeinsam mit einem in der Größe passenden Guedel-Tubus fixiert. Nach der Fixation erfolgt die nochmalige Kontrolle der korrekten Tubuslage.

Bei der **nasotrachealen Intubation** ist das Vorgehen bei der Laryngoskopie identisch (s. orale Intubation). Der gut angefeuchtete Tubus wird durch die größere Nasenöffnung eingeführt, unter Drehbewegungen vorsichtig vorgeschoben, bis er den Rachenraum erreicht, und der Tubus mit Hilfe einer Magill-Zange weiter bis in die Trachea plaziert.

Bei schwierigen Intubationsverhältnissen besteht auch die Möglichkeit einer **blinden nasotrachealen Intubation.** Voraussetzung hierfür ist eine Inhalationsnarkose ohne Muskelrelaxierung beim spontan atmenden Kind. Diese Art der Intubation ist jedoch Ausnahmesituationen vorbehalten und wird durch die Möglichkeit der **bronchoskopischen Intubation** selbst bei sehr kleinen Kindern nur noch selten vorgenommen.

6.11.1.4 Besonderheiten der Narkoseführung

Das bevorzugte Anästhesieverfahren für Kinder ist die Allgemeinnarkose mit Inhalationsanästhetika. Die Regionalanästhesie spielt eine untergeordnete Rolle. Allerdings werden auch bei Kindern häufiger periphere Blockadetechniken und Regionalanästhesien mit Allgemeinnarkosen kombiniert, um v.a. postoperativ eine adäquate Schmerztherapie zu erzielen.

Häufig in der Kinderanästhesie verwendete Pharmaka sind in Tabelle 6.11-7 dargestellt.

6

Tab. 6.11-7 Dosierungsempfehlungen für in der Kinderanästhesie häufig verwendete Pharmaka.

Medikamente	Dosierung
Adrenalin (Suprarenin®)	– bei Reanimation von Säuglingen 0,01–0,03 mg/kg
Alcuronium (Alloferin®)	– zur Vollrelaxierung 0,2 mg/kg i.v. – Wiederholungsdosis 0,04 mg/kg i.v.
Atracurium (Tracrium®)	– zur Vollrelaxierung 0,3–0,6 mg/kg i.v. – Wiederholungsdosis 0,1–0,2 mg/kg i.v.
Atropin (Atropinsulfat Braun®)	– 0,01–0,02 mg/kg i.v.
Piritramid (Dipidolor®)	– 0,1 mg/kg i.v. oder 0,2 mg/kg i.m.
Fentanyl (Fentanyl Janssen®)	– Initialdosis 0,005–0,01 mg/kg i.v. – Wiederholungsdosis 0,001–0,002 mg/kg i.v.
Ketamin (Ketanest®)	– Initaldosis 1–3 mg/kg i.v. – Wiederholungsdosis 0,5 mg/kg i.v. oder 5–6 mg/kg i.m.
Lidocain (Xylocain®)	– 1 mg/kg i.v.
Methohexital (Brevimytal®)	– 1–2 mg/kg i.v.
Midazolam (Dormicum)®	– 0,1–0,2 mg/kg i.v. zur Einleitung
Nalbuphin (Nubain®)	– 0,1–0,25 mg/kg i.v.
Naloxon (Narcanti®)	– Initialdosis 0,005 mg/kg – Wiederholungsdosis (bei unzureichender Wirkung) ca. die Hälfte der Initialdosis
Natriumbikarbonat	– BE × ein Drittel × kg = ml Natriumbikarbonat 8,4% – Natriumbikarbonat muß mit Glukose 5% 1 : 1 verdünnt werden – initial zunächst Hälfte der errechneten Menge infundieren – nur bei dringender Indikation mit 2–3 mmol/kg blind puffern
Neostigmin (Prostigmin®)	– Initialdosis 0,03 mg/kg i.v.
Pancuronium	– Initialdosis 0,08–0,1 mg/kg i.v. – Wiederholungsdosis 0,02 mg/kg i.v.
Pethidin (Dolantin®)	– 0,5 mg/kg i.v. oder 1 mg/kg i.m.
Phenobarbital (Luminal®)	– 5–10 mg/kg i.v.
Prednisolon (Solu-Decortin H®)	– Initialdosis 3 mg/kg i.v. – im anaphylaktischen Schock 10 mg/kg i.v.
Promethazin (Atosil®)	– 0,5 mg/kg i.v. oder 1 mg/kg i.m.
Propofol (Disoprivan®)	– zur Einleitung 2–2,5 mg/kg i.v. – als Infusion 0,1–0,2 mg/kg/min (große Variationsbreite)
Succinycholin (Pantolax®, Lysthenon®)	– Initialdosis 1,5–2 mg/kg i.v. – Wiederholungsdosis 0,25 mg/kg i.v.; (2 mg/kg i.m.)
Thiopental (Trapanal®)	– 3–5 mg/kg i.v.
Vecuronium (Norcuron®)	– Initialdosis 0,08–0,1 mg/kg i.v. – Wiederholungsdosis: 0,03–0,05 mg/kg i.v.
Volumenzufuhr	– bei Hypovolämie und Schock 3–5 ml/kg Humanalbumin 5% im Bolus (5–10 milliliterweise) – bei Bedarf wiederholen

M Die **generelle Anwendung von Opiaten** in der Kinderanästhesie auch für kurze Eingriffe soll hervorgehoben werden, da noch oft die Meinung vorherrscht, daß Kinder nicht über ein ausgeprägtes Schmerzempfinden verfügen. Aus diesem Grund wird sowohl die **intra-** als auch **postoperative Analgesie** für diese Patienten häufig vernachlässigt. ■

Auch für Kinder besteht bei einer Inhalationsanästhesie die Möglichkeit, eine zusätzliche Analgesie durch die Gabe von Opiaten (z.B. Fentanyl oder Rapifen®) oder partiellen Opiatantagonisten (z.B. Nubain®) zu erzielen, um dadurch ein schmerzfreieres Aufwachen zu ermöglichen.

Die am häufigsten angewendete Anästhesieform ist die **Inhalationsanästhesie** mit einem Sauerstoff-Lachgas-Gemisch im Verhältnis von 1 : 2 bis 1 : 1, kombiniert mit einem Inhalationsanästhetikum. Diese Narkoseform kann je nach Höhe der eingestellten inspiratorischen Inhalationsanästhetikakonzentration in Spontanatmung (für kleine, kurze Eingriffe) oder unter assistierter bzw. kontrollierter Beatmung erfolgen.

Folgende Faktoren sind bei der Inhalationsanästhesie **zu beachten:**
- je kleiner die Kinder, um so schneller werden die Inhalationsanästhetika aufgenommen
- für kleine Kinder wird eine höhere minimale alveoläre Konzentration (MAC) benötigt
- blutdrucksenkenden Effekten der Inhalationsanästhetika ist besondere Aufmerksamkeit zu schenken
- je nach Art des Eingriffs kann zusätzlich eine Muskelrelaxierung, z.B. mit Pancuronium® oder Norcuron®, erfolgen

Als **intravenöse Narkosetechnik** wird beim Kind die **Neuroleptanästhesie** mit Fentanyl, DHB®, Sauerstoff-Lachgas und einem Muskelrelaxans (z.B. Pancuronium® oder Norcuron®) angewandt. Dieses Verfahren kann in allen Altersgruppen eingesetzt werden und hat sich gerade in der Anästhesie von Neugeborenen bewährt. Bei über drei Jahre alten Kindern besteht je nach Größe des Eingriffs die Möglichkeit einer totalen intravenösen Anästhesie (TIVA) mit Disoprivan® (Propofol), Fentanyl, Sauerstoff – Lachgas und einem Muskelrelaxans (z.B. Tracrium®).

6.11.1.5 Monitoring

Das **präkordiale Stethoskop** (besser noch ein Ösophagusstethoskop) ist trotz vieler technischer Verbesserungen eines der besten Überwachungsinstrumente und für die Kinderanästhesie unverzichtbar. Es gibt für Kinder spezielle, sehr flache Stethoskope, die auf der Brustwand festgeklebt werden und das Überwachen von Herzfrequenz und Beatmung intraoperativ ermöglichen. Die Auskultation gibt Auskunft über Beatmung und Herzfunktion, insbesondere über die Herzfüllung.

Das **EKG** gehört bei jedem Kind zum Standard-Monitoring und gibt gemeinsam mit der Blutdruckmessung Auskunft über die wichtigsten Kreislaufparameter sowie deren Veränderung bei Schmerzreizen oder Volumenmangel. Wichtig für die korrekte **Blutdruckmessung** ist die Auswahl der richtigen Größe der Blutdruckmanschette. Als Faustregel gilt: Die Manschettenbreite sollte zwei Drittel bis drei Viertel der Länge des Oberarms betragen. Eine automatische Blutdruckmessung ist immer einer manuellen Messung vorzuziehen.

Das Überwachen der **Körpertemperatur** sollte auf jeden Fall bei größeren operativen Eingriffen erfolgen. In der Neugeborenen- und Säuglingschirurgie gehört die Messung der Körpertemperatur zur Routine, weil hier die Temperatur schnell in kritische Bereiche sinken bzw. ansteigen kann.

Die **Pulsoxymetrie** gibt jederzeit Auskunft über die Oxygenierung des Kindes und registriert zusätzlich die Pulsfrequenz. Je nach Alter des Kindes und Herstellerfirma des Pulsoxymeters stehen für die Kinderanästhesie unterschiedliche Meßaufnehmer zur Verfügung.

Die **Kapnometrie** ist eine zusätzliche Möglichkeit des Narkose-Monitorings, die zwar nicht unbedingt nötig, aber häufig sehr hilfreich ist. Sie bietet eine weitere Kontrolle der Beatmung und zeigt Veränderungen im Atemzeitvolumen und im Atemmuster auf.

Je nach Größe und Art des operativen Eingriffs stehen als **erweitertes Monitoring** in der Kinderanästhesie die Messung des ZVD, die intraarterielle Druckmessung sowie das Überwachen der Ausscheidung zur Verfügung.

6.11.1.6 Besondere intraoperative Maßnahmen

Der **intraoperative Flüssigkeitsbedarf** wird durch mehrere Faktoren beeinflußt. Intraoperativ kommt es neben Blutverlusten auch zu zusätzlichen Flüssigkeitsverlusten durch die verstärkte Perspiratio insensibilis, die Verdunstung im Operationsgebiet, Flüssigkeitsaustritte in den dritten Raum (extravasale und extrazelluläre Ge-

6

Tab. 6.11-8 Intraoperativer Basisbedarf an Volumen bei Kindern, bezogen auf die Operationsdauer und das Körpergewicht. Angegeben sind die Infusionsmenge der ersten Operationsstunde und die Menge für jede weitere Stunde.

Lebensalter	Erste Operationsstunde (ml/kg)	Weitere Stunden (ml/kg/h)
Kinder < 3 Jahren	25	4
Kinder > 3 Jahren	15	4

biete, also Interstitium, Lumina von Hohlorganen, Körperhöhlen) sowie zu Feuchtigkeitsverlusten, ausgelöst durch trockene Narkosegase. Ebenso spielt das Alter der Kinder eine wichtige Rolle.

M Neugeborene und Säuglinge tolerieren Volumenverluste wesentlich schlechter als Klein- und Schulkinder. ■

In Tabelle 6.11-8 ist ein einfaches Schema zur **Errechnung der Flüssigkeitssubstitution** (intraoperativer Basisbedarf) dargestellt. Je nach Eingriff wird wegen des Flüssigkeitsverlustes aus dem eröffneten Operationsfeld noch ein **zusätzlicher Ersatzbedarf** (Tab. 6.11-9) erforderlich. Zur Deckung des Basisbedarfs und des Ersatzbedarfs ist für Neugeborene die Mischung einer 5%igen Glukoselösung mit einer 0,25%igen Kochsalzlösung sinnvoll. Ältere Kinder erhalten eine Vollelektrolytlösung in 5%iger Glukoselösung.

Als **Parameter** für eine ausreichende Volumensubstitution dienen der systolische Blutdruck, die Herzfrequenz und die Urinausscheidung. Der ZVD ist, falls ein zentraler Zugang liegt, eine sehr sichere Kenngröße für die Volumentherapie.

Durch den **höheren Anteil** des **fetalen Hämoglobins** am Gesamthämoglobin ist es sehr wichtig, bei Neugeborenen und Säuglingen den Hämoglobinwert ausreichend hoch zu halten, um genügend Sauerstoffträger zur Verfügung zu stellen. Da diese Kinder einen Ausgleich ihres Volumenverlustes durch kristalloide oder kolloidale Lösungen allein nur kurzzeitig kompensieren, ist es häufig erforderlich, relativ frühzeitig mit einer Transfusion zu beginnen.

M Generell sind Blutverluste genau zu registrieren und können bis zu einem Blutverlust von 15% durch 5%iges Humanalbumin ersetzt werden. Bei größeren Blutverlusten ist eine Bluttransfusion notwendig. ■

In der Neugeborenenanästhesie wird hauptsächlich die manuelle **Beatmung** angewandt. Sie erfolgt im **halboffenen System** mit einer hohen Atemfrequenz und niedrigen Atemzugvolumina. Ansonsten beatmet man Kinder mit einem umgerüsteten Narkosegerät (z.B. Sulla 808V, Cicero) maschinell. Je nach Ausstattung des Monitorings und Größe des Eingriffs sollte die Beatmung durch Bestimmung einer arteriellen oder kapillären Blutgasanalyse kontrolliert werden. Unabhängig von der Beatmungsform sollte der **pCO$_2$** im Blut nicht unter 30 mmHg absinken, da ansonsten mit einer deutlich verlängerten Aufwachphase zu rechnen ist.

Auch ein unerwünschter **Temperaturabfall** kann als Folge einer Hyperventilation eintreten. Eine **Auskühlung** der Kinder während der Operation ist zu **verhindern.** Da bei Neugeborenen und Säuglingen der Kopf prozentual einen großen Anteil der Körperoberfläche darstellt, ist der Kopf intraoperativ mit Tüchern oder Watte vor Auskühlen durch Verdunstung zu schützen. Auch bei größeren Kindern und länger dauernden Eingriffen ist es günstig, der Hypothermie durch ein Einwickeln der nicht operierten Körperteile entgegenzuwirken.

Tab. 6.11-9 Intraoperativer Zusatzbedarf an Volumen bei verschiedenen Eingriffen, bezogen auf die Operationsdauer und das Körpergewicht. Als Operationen mit mildem Trauma gelten kleine periphere Eingriffe, mittlere Traumen treten bei Thoraxeingriffen auf, und schwere Traumen betreffen große abdominalchirurgische Eingriffe.

Eingriff	Basisbedarf (ml/kg/h)	Zusatzbedarf (ml/kg/h)	Gesamtinfusionsrate (ml/kg/h)
mildes Trauma	4	2	6
mittleres Trauma	4	4	8
schweres Trauma	4	6	10

6.11.1.7 Besonderheiten der Narkose-ausleitung

Je nach Länge der vorausgegangenen Operation wird ca. 10 bis 20 Minuten vor dem gewünschten Erwachen der Kinder die Zufuhr des volatilen Anästhetikums beendet. Auch Lachgas benötigt zwischen zwei und fünf Minuten zum Abfluten und muß daher entsprechende Zeit vorher abgestellt werden, wobei die **Lachgasdiffusionshyp-oxie** nicht vergessen werden sollte (Kap. 4.5).

Sobald die kleinen Patienten ausreichend spontan atmen, kann an die Extubation gedacht werden. Die Kinder sollten davor allerdings peripher ausreichend warm sein. Die letzten zwei Minuten vor der Extubation wird in jedem Falle nur noch mit 100% Sauerstoff beatmet, der Rachen gründlich abgesaugt und der Tubus, unter leichtem Überdruck durch den Atembeutel, entfernt. Kinder können wach oder schlafend extubiert werden. Abhängig ist die Wahl des jeweiligen Verfahrens vom Alter des Kindes, der Lokalisation des Eingriffs (bei Operationen im Kopf- und Halsbereich Kinder möglichst wach extubieren) und der Erfahrung des Anästhesisten. Um einen Laryngospasmus zu verhindern, muß eine **Extubation im Exzitationsstadium** unbedingt vermieden werden.

Nach der Extubation wird das Kinn des Kindes nach vorn gezogen, angehoben und Sauerstoff über die Maske zugeführt. Nach der Operation werden die Kinder in den **Aufwachraum** gebracht und so lange überwacht, bis sie ausreichend wach sind.

A Das genaue Beobachten der Kinder ist in den ersten postoperativen Stunden äußerst wichtig. Einerseits kann ein Kind wegen eines Narkoseüberhangs oder der Wirkung eines schmerzstillenden Medikaments wieder das Bewußtsein verlieren und durch eine **Atemwegsverlegung** bedroht sein. Andererseits besteht bei zu wachen Kindern oder Kindern mit **ungenügender Analgesie** die Gefahr, daß sie durch noch **unkoordinierte Überaktivität** aus ihrem Bett fallen und sich verletzen. ◄

Neben der Beachtung und Kontrolle der Vitalparameter und der motorischen Aktivität kommt auch der individuellen **postoperativen Infusionstherapie** eine große Bedeutung zu. Hierbei gilt folgende Regel zur Deckung des Basisbedarfs:

- für die ersten 10 kg KG 4 ml/kg/h
- für die zweiten 10 kg KG 2 ml/kg/h
- für alle weiteren 10 kg 1 ml/kg/h Flüssigkeitsersatz

Ein Kind mit 32 kg KG erhält also 72 ml/h 5%ige Glukoselösung mit Elektrolytzusatz z.B. Tutofusin® Päd (erste 10 kg = 40 ml/h + zweite 10 kg = 20 ml/h + weitere 12 kg = 12 ml/h, insgesamt 72 ml/h).

Auch Kinder haben ein Recht auf eine adäquate Schmerztherapie. Zur postoperativen Schmerztherapie nach kleinen Eingriffen ist die Gabe eines **nichtopioiden Analgetikums** wie z.B. Benuron®-Zäpfchen ausreichend. Hier hat es sich bewährt, den Kindern schon nach der Narkoseeinleitung das erste Suppositorium zu verabreichen, so daß zum Operationsende bereits eine Analgesie vorhanden ist. Säuglinge erhalten 125 mg, Kleinkinder 250 mg und Schulkinder 500 mg Benuron®. Nach größeren Eingriffen sollte zur postoperativen Schmerztherapie ein **zentral wirkendes Analgetikum** (z.B. Piritramid, Pethidin, Morphin) intravenös oder intramuskulär verabreicht werden.

6.11.1.8 Spezielle Komplikationen

Die Komplikationen (s.a. Kap. 6.16) in der Kinderanästhesie sind besonders gefürchtet. Laryngospasmen und Bronchospasmen treten weitaus häufiger auf als bei Erwachsenen (Vagusdominanz). Die physiologische Reserve besonders der Atmung ist geringer, auch völlig gesunde Kinder werden sehr viel schneller zyanotisch und drohen eher zu ersticken als Erwachsene.

Laryngospasmus
Beim Laryngospasmus kommt es durch die Kontraktion der Kehlkopfmuskulatur mit Verschluß der Stimmritze zu vergeblichen Spontanatmungsbemühungen des Patienten mit paradoxen Atembewegungen. Sehr schnell treten Zyanose und weitere Komplikationen wie Herzrhythmusstörungen auf. Zur Therapie muß die Narkose schnell vertieft werden, eine Relaxation mit Succinylcholin ist meist erforderlich, und eine Maskenbeatmung mit 100% Sauerstoff wird vorgenommen. Um den Magen nicht zu überblähen und damit weitere Komplikationen zu provozieren, muß möglichst drucklimitiert beatmet werden.

Bronchospasmus
Durch maximale Konstriktion der Bronchialmuskulatur, verursacht durch zu flache Narkose oder allergische Reaktion (oft auf Antibiotika oder Pallakos®-Knochenzement), kann es zum Bronchospasmus kommen. Erschwerte, pfeifen-

de Spontanatmung oder plötzliche deutliche Zunahme der Beatmungsdrücke während der Narkose sind die Symptome. Wegen der Umverteilung von Ventilation und Perfusion kommt es oft zu einer Zyanose und/oder einer Hyperkapnie. Neben dem Bronchospasmus, der auskultatorisch gut zu erkennen ist, kann auch eine **Tubusabknickung** zu einem Anstieg des Beatmungsdrucks führen. Die Auskultation weist den Weg zur richtigen Diagnose. Beim Bronchospasmus müssen neben dem Vertiefen der Narkose und der Gabe von Bronchodilatatoren bei Allergien Antihistaminika und Kortikoide injiziert werden.

Maligne Hyperthermie

Bei der malignen Hyperthermie (s.a. Kap. 6.16.1) kommt es zum starken Temperaturanstieg aufgrund exzessiver muskulärer Aktivierung. Typisch ist die Auslösung durch Triggersubstanzen (u.a. Halothan, Succinylcholin). Besonders gefährdet sind Patienten mit bekannten Muskelerkrankungen und Osteogenesis imperfecta. Es kommt nach Applikation einer Triggersubstanz zu Tachykardie, Zyanose, Tachypnoe, denen meist unmittelbar ein Temperaturanstieg folgt. Treten diese Symptome nach Exposition gegenüber Inhalationsanästhetika oder Succinylcholin auf, liegt der Verdacht einer malignen Hyperthermie (MH) nahe. Weitere Befunde sind Hyperkapnie, Hypoxie, CK-Anstieg bis teilweise weit über 1 000 U/l, Hyperkaliämie, Azidose und evtl. Hämolyse.

Bei Verdacht auf MH sollte sofort das gesamte Narkosegerät gewechselt werden, da im Schlauchsystem sehr viel Triggersubstanz gelöst sein kann. Danach Gabe von Dantrolen® (1 bis 2 mg/kg KG in drei bis zehn Minuten, dann weitere Dosen von 1 mg/kg KG je nach Verlauf). Es wird mit 100% Sauerstoff beatmet, die Narkose mit Fentanyl/Benzodiazepinen fortgeführt, das Kind gekühlt und die Operation so schnell wie möglich beendet. Die Nachbetreuung und weitere Gabe von Dantrolen® muß auf einer Intensivstation erfolgen.

6.11.2 Spezielle Kinderanästhesie

Oft kommt es bei Kindern in den verschiedenen Altersgruppen zu bestimmten typischen Eingriffen. In der **Früh- und Neugeborenenperiode** spielen v.a. angeborene, nicht oder kaum mit dem Leben zu vereinbarende Erkrankungen eine wichtige Rolle, die oft eine rasche Intervention erfordern. Typische Eingriffe im **Säuglingsalter** sind ebenfalls aufgrund angeborener Fehlbildungen oder entsprechender Veranlagung notwendig. Im **Kleinkindesalter** dominieren Eingriffe an Kopf und Hals, im Urogenitalbereich und leider auch die operative Versorgung bösartiger Tumoren. **Schulkinder** weisen ein ähnliches Operationsspektrum wie Erwachsene auf.

Altersspezifische Grundlagen der Kinderanästhesie

Als **Frühgeborene** werden die Kinder bezeichnet, die vor der 37. Schwangerschaftswoche geboren werden. Unabhängig von der Art des operativen Eingriffs ist bei diesen Kindern die **Anästhesie** mit einem **höheren Risiko** verbunden. Dies liegt zum einen an den Körpermaßen der Frühgeborenen und zum anderen an der Unreife aller Organsysteme. Bei Frühgeborenen kommt es als Ausdruck der Unreife häufig zum Auftreten von **Apnoe** und **Bradykardie.** Diese Apnoe- und Bradykardieneigung kann im Anschluß an eine Narkose z.B. durch einen Überhang von Anästhetika noch verstärkt sein. Weitere Schwierigkeiten sind **Beatmungsprobleme** durch eine bestehende oder als Residuum vorhandene unreife Lunge (sog. hyalines Membransyndrom) und die durch Beatmung mit hohen Sauerstoffkonzentrationen verursachte **retrolentale Fibroplasie,** die zur Erblindung der Kinder führt.

Vorgehen bei Frühgeborenen

Es sollte das Narkosezubehör in den kleinsten Größen bereitgelegt und der Operationssaal auf 26 bis 30 °C aufgeheizt werden. Daneben gibt es spezielle fahrbare Wärmetische, die als Operationstisch verwendbar sind. Das Auskühlen der kleinen Patienten muß unter allen Umständen verhindert werden. Die Kinder sollten mit der gerade notwendigen inspiratorischen Sauerstoffkonzentration beatmet werden (wenn möglich Kontrolle durch kapilläre BGA). Sauerstoffkonzentrationen über 60% sollten für niemals mehr als 60 Minuten gegeben werden, wenn keine Messung des arteriellen Sauerstoffpartialdrucks möglich ist. Der paO_2 soll 100 mmHg nicht überschreiten. Falls sich die Verwendung von Lachgas verbietet (z.B. bei Ileus), ist die Beatmung dieser Kinder mit einem Sauerstoff-Luft-Gemisch sinnvoll.

Frühgeborene gehören **immer** auf eine Intensivstation. Es empfiehlt sich, Frühgeborene nach der Operation intubiert zu lassen und erst einige Stunden postoperativ auf der Intensivstation zu extubieren.

M Intraoperativ sollte Glukose infundiert werden, um der Hypoglykämieneigung der Frühgeborenen entgegenzuwirken. Eine genaue Bilanz der Flüssigkeitszufuhr ist erforderlich, um eine Volumenüberladung zu vermeiden. Alle Medikamentengaben sind daher immer mitzubilanzieren. ∎

Vorgehen bei Neugeborenen

Die Neugeborenenperiode umfaßt den Zeitraum von der Geburt bis zum 28. Lebenstag. Ein Neugeborenes wiegt zwischen 2500 bis 3500 g. Als unreife Neugeborene werden termingerecht (ab der 37. Schwangerschaftswoche) geborene Kinder mit einem Geburtsgewicht unter 2500 g bezeichnet. Obwohl diese Kinder zur Geburt reifer sind als Frühgeborene, gilt es auch hier, einige Besonderheiten zu beachten. Im Zusammenhang mit einer Narkose kann es auch bei Neugeborenen zu gehäuftem Auftreten von **Bradykardie und Apnoe** kommen. Diese Neigung bleibt bis zu einem Gestationsalter von 60 Wochen bestehen.

Für die Narkosevorbereitung, das Narkosemanagement und den Wärmeschutz, gelten die schon bei den Frühgeborenen erwähnten Besonderheiten. Die intraoperative Überwachung erfolgt wie im Kapitel 6.11.6 beschrieben. Neugeborene sollten nach einer Anästhesie auf einer Intensivstation überwacht werden.

Vorgehen bei Kleinkindern und Schulkindern

Die **Atemphysiologie** und das **vegetative Nervensystem** reagieren deutlich empfindlicher als bei erwachsenen Patienten.

6.11.2.1 Analatresie

Hierbei handelt es sich um eine Hemmungsfehlbildung im Bereich der Verbindung zwischen Rektum und After. Es existieren verschiedene Schweregrade von nur einer dünnen Membran (tiefe Analatresie) bis hin zu einem Verschluß der normalen Verbindung durch Bindegewebe und Muskulatur (hohe Analatresie). Höhergradige Analatresien sind recht oft mit einer rektourethralen Fistel bei Jungen bzw. einer rektovaginalen Fistel bei Mädchen assoziiert. Die Häufigkeit liegt bei 1 : 4000. Die Kombination mit anderen Fehlbildungen (Herzfehler, Ösophagusatresie, urogenitale Dysplasien) ist häufig.

Bei der körperlichen Untersuchung nach der Geburt fällt der unperforierte Anus und evtl. der fehlende Mekoniumabgang auf. Schwieriger ist es, die Höhe der Fehlbildung festzustellen. Ohne operative Versorgung verläuft die Erkrankung tödlich.

Eine **tiefe Analatresie** kann man durch einen einfachen Eingriff eröffnen. Bei der **hohen Analatresie** wird zunächst eine Kolostomie angelegt. Die endgültige Versorgung mittels einer anorektalen Plastik erfolgt im Alter von drei bis neun Monaten, wobei der Mastdarm durch das Sphinkterorgan durchgezogen und mit dem After anastomosiert wird. Nicht immer ist die Schließmuskelfunktion zu retten.

Der Ausgleich bestehender **Flüssigkeitsverluste** muß präoperativ erfolgen. Wie bei jeder intestinalen Obstruktion wird eine Magensonde gelegt und vor Narkoseeinleitung der Mageninhalt abgesaugt. Nach der sog. **Ileus-Einleitung** (Kap. 6.1.1.3) sollte **keinesfalls Lachgas** gegeben werden, um ein weiteres Aufblähen des Darms zu verhindern. Die größten Probleme für die Anästhesie ergeben sich aus der **Darmüberblähung** mit Behinderung der Atmung und durch die Flüssigkeitsverluste in den Darm und die Darmwand („third space"). In spät erkannten Fällen drohen zusätzliche Probleme durch Mangeldurchblutung des Darms mit **Durchwanderungsperitonitis** und **gastrointestinalen Blutungen.** Der Eingriff ist sehr schmerzhaft, eine ausreichende **Analgesie** mit zentralwirkenden Opioiden ist in jedem Fall angebracht. **Postoperativ** sollte ein **Intensivtherapieplatz** zur Verfügung stehen, die Größe des Eingriffs erfordert meist eine **Nachbeatmung.**

6.11.2.2 Offener Ductus Botalli

Es handelt sich um einen fehlenden Verschluß des embryonalen Shunts zwischen A. pulmonalis und Aorta abdominalis (typisches Maschinengeräusch), der sich normalerweise spätestens neun Wochen nach der Geburt schließt. Bei großen Shunts kommt es schon in den ersten Lebenstagen zur **Stauung im Lungenkreislauf** mit hoher Infektanfälligkeit für Bronchitiden und Pneumonien. Unbehandelt kommt es zu Minderwuchs, Rechtsherzinsuffizienz und nach der Shuntumkehr zu einem zyanotischen Herzfehler mit geringer Lebenserwartung. Daher soll jeder offene Duktus verschlossen werden, die Prognose bei der frühen Operation ist sehr günstig.

Operativ versorgt wird der offene Ductus Botalli durch Duktusligatur oder Durchtrennung der Verbindung und Stumpfvernähung. Jeder **Anstieg** des **pulmonalarteriellen Widerstands** im Zusammenhang mit der Anästhesie durch Hypoventilation oder Hypoxämie muß unbedingt vermieden werden. Es kommt sonst zu einer Shuntumkehr mit einer systemischen Hypoxie. Der Eingriff ist nur kurz und führt weder intra- noch postoperativ zu schwerwiegenden physiologischen Veränderungen.

6.11.2.3 Omphalozele, Gastroschisis

Die Omphalozele ist ein Hervortreten von Baucheingeweiden in die Nabelschnurbasis, die sich nach außen vorwölbt. Die vorgefallenen Baucheingeweide sind von einer dünnen Membran bedeckt. Sind die Eingeweide mit einer Membran überzogen, handelt es sich um eine Omphalozele, ansonsten um eine Gastroschisis.

Obwohl die Eingeweide postpartal sofort mit einer Folie abgedeckt werden, kommt es zu einem **Wärmeverlust.** Zusätzlich treten bei diesen Kindern erhebliche **Verschiebungen** im Wasser- und Elektrolythaushalt auf. Bei der Operation werden die hervorgefallenen Eingeweide in das Abdomen zurückverlagert. Bei größeren Defekten ist ein Verschluß des Defekts in einer Sitzung meist nicht möglich, so daß mehrere Operationen notwendig sein können.

Postpartal wird eine Magensonde gelegt und der Mageninhalt abgesaugt. Erforderlich sind außerdem ein zentralvenöser Zugang und die Bestimmung von Blutbild, Elektrolyten und Blutzucker. Zusätzlich wird Kreuzblut abgenommen und Blut zur Transfusion bereitgestellt. Die **Intubation** erfolgt entweder **im wachen Zustand oder** als **Ileus-Einleitung** (Kap. 6.1.1.3). Intraoperativ sollte für die Beatmung **kein Lachgas** verwendet werden, um ein zusätzliches Aufblähen der Darmschlingen zu vermeiden. Als Anästhetika können Barbiturate zur Einleitung, Fentanyl und Esmeron® verwendet werden. Für

die Beatmung und die Narkoseaufrechterhaltung wird dem Sauerstoff-Luft-Gemisch ein volatiles Inhalationsanästhetikum beigemischt.

Bei der Zurückverlagerung der Eingeweide in die Bauchhöhle kommt es bisweilen zu einer Kompression der unteren Hohlvene mit einer **Behinderung des venösen Rückstroms.** Die typische Folge einer Hohlvenenkompression ist die **Bradykardie** und der **Blutdruckabfall** bis hin zum **Herz-Kreislauf-Stillstand.** Bereits intraoperativ, aber häufiger postoperativ, führt die Verdrängung des Zwerchfells nach oben zur **Einschränkung** der **funktionellen Residualkapazität** und damit zur Atembehinderung. Wegen der Größe des Eingriffs ist eine postoperative **Nachbeatmung** immer notwendig.

6.11.2.4 Ösophagusatresie

Die Ösophagusatresie (Abb. 6.11-4) ist eine angeborene fehlende Durchgängigkeit der Speiseröhre. Mit einer Häufigkeit von 1 : 800 bis 1 : 2000 ist die Ösophagusatresie recht häufig. Meist liegt die Fehlbildung in Höhe der Trachealbifurkation. Luftröhre und Speiseröhre stehen häufig durch eine Fistel (ösophagotracheale Fistel) miteinander in Verbindung. Durch Regurgitation und Aspiration kommt es rasch zu einer Pneumonie. Da die Kinder nicht oral ernährt werden können, verlieren sie bei fehlender parenteraler Ernährung rasch an Gewicht.

M Eine Ösophagusatresie muß innerhalb von 48 Stunden erkannt und operativ versorgt werden. Eine unversorgte Fehlbildung führt zum Tod. ∎

Da die Kinder zwar schlucken können, aber der Speisebrei nicht in den Magen transportiert werden kann, fällt die **Regurgitation** bei gutem Appetit des Kindes auf. Bereits die normale Speichelproduktion kann nicht durch Schlucken be-

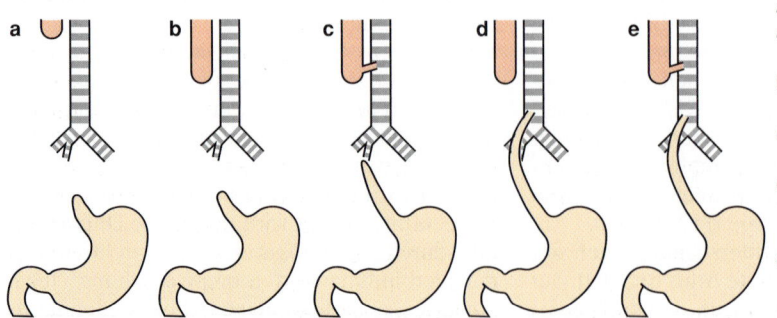

Abb. 6.11-4 Klassifizierung von Ösophagusatresien nach Vogt.
a) Anlage der Speiseröhre als solider Strang.
b) Kurzer oberer und unterer Blindsack.
c) Trachealfistel zum oberen Blindsack.
d) Trachealfistel zum unteren Blindsack (mit 90% häufigste Form).
e) Trachealfistel zum oberen und unteren Blindsack.

wältigt werden, so daß Kindern mit einer Ösophagusatresie ständig schaumiger Speichel aus Mund und Nase läuft. Die Verdachtsdiagnose muß durch eine radiologische Untersuchung oder durch eine Ösophagoskopie bestätigt oder ausgeschlossen werden.

Bei der operativen Versorgung erfolgt in einer einzigen Sitzung primär eine Verbindung der beiden Ösophagusstumpfenden mit Unterbindung der Fistel. Bei zu großem Abstand der beiden Stümpfe muß zunächst durch Bougieren des oberen Stumpfendes der Abstand beider Enden verringert werden, so daß später die Anastomosierung leichter und ohne zu starke Zugbelastung möglich ist. Um die Anastomose zu sichern, wird eine **Magenfistel** angelegt, über die anfangs die enterale Ernährung erfolgen kann.

Meistens endet der obere Teil des Ösophagus blind, und es besteht eine Fistel zwischen dem unteren Ösophagusende und der Trachea. Daraus ergeben sich auch die drei Hauptprobleme dieser Kinder, nämlich die pulmonale **Aspiration,** die **Verlegung der Atemwege** und die **Überblähung des Magens** durch verschluckte Luft.

Die Kinder sind wach zu intubieren, und die **Tubusspitze** muß bei Vorliegen einer ösophagotrachealen Verbindung **über die Fistel hinaus** vorgeschoben werden. Nach der erfolgreichen Intubation sind die Kinder gründlich endotracheal abzusaugen. Als Narkoseform wird die intravenöse Anästhesie bevorzugt. Während der Operation ist der korrekten Tubuslage besondere Beachtung zu schenken. Postoperativ werden die Kinder auf der **Intensivstation** nachbeatmet und versorgt.

6.11.2.5 Kongenitale Pylorusstenose

Die kongenitale Pylorusstenose entsteht durch eine hochgradige Hypertrophie des M. sphincter pylori, die zu einer Obstruktion des Magenausgangs führt. Typischerweise sind von dieser Erkrankung Jungen im Alter von drei bis sieben Wochen betroffen.

Die Pylorusstenose führt zu schwallartigem Erbrechen, Flüssigkeitsverlust und einer hypochlorämischen Alkalose. Die Alkalose ist auf den Salzsäureverlust (durch das Erbrechen) zurückzuführen. Schwallartiges Erbrechen von Kindern im ersten Lebensquartal ist immer auf eine Pylorusstenose verdächtig und erfolgt meist kurz nach den Mahlzeiten. Eine Verdickung bzw. Kontraktion des Pylorus kann häufig gesehen und ertastet werden. Eine radiologische Bestätigung vervollständigt das Bild.

Die extramuköse Längsspaltung des Pylorusmuskels wird als **Weber-Ramstedt-Operation** bezeichnet und dauert nur wenige Minuten. Durch die Möglichkeit der parenteralen Flüssigkeitssubstitution und Ernährung ist der Eingriff nicht als Notfalleingriff erforderlich. Daher verbleibt ausreichend Zeit, um die **Alkalose** und den starken **Wasserverlust** präoperativ annähernd auszugleichen.

Vor der Narkoseeinleitung wird der **Mageninhalt** noch einmal gründlich **abgesaugt** (Magensonde liegen lassen). Die Intubation erfolgt wie bei einer **Ileus-Einleitung** (Kap. 6.1.1.3). Die Narkose wird als Inhalationsanästhesie geführt. Am Ende der Operation extubiert man das Kind wach und in Seitenlage.

6.11.2.6 Leistenhernie

Als Leistenhernie wird eine Ausstülpung des Peritoneums (Bruchsack) bezeichnet, die entlang dem Samenstrang oder dem Mutterband durch den Leistenkanal auftritt und sich bis in den Hodensack bzw. die großen Schamlippen erstrecken kann. Jungen sind etwa zehnmal häufiger als Mädchen betroffen, nach dem dritten Lebensjahr werden die Leistenhernien seltener.

Durch Eindringen von Eingeweiden in den Bruchsack besteht die **Gefahr einer Inkarzeration** (Einklemmung von Darminhalt im Bruchsack) und der Unterbrechung der Blutversorgung mit nachfolgender Perforation und kotiger Peritonitis. Fieber, Verdauungsstörungen und Schmerzen sind die Symptome.

Bei der operativen Versorgung wird der Bruchsack eröffnet, der Bruchinhalt in den Bauchraum reponiert und der Bruchsack entfernt sowie das Peritoneum anschließend wieder verschlossen. Die **Bassini-Plastik** besteht in einer Vernähung des schrägen, inneren Bauchmuskels mit dem Leistenband und soll die Bruchpforte weitgehend verschließen.

Die **Narkose** muß **tief** genug sein, um die durch den Zug am Peritoneum drohenden Reflexe sicher zu vermeiden. Bei der **Extubation** soll allzu starkes Husten und Würgen vermieden werden, um die frische Wunde nicht unnötig zu belasten. Bei länger bestehenden inkarzerierten Hernien ist mit **Dehydrierung** und **Elektrolytentgleisung** zu rechnen und eine entsprechende Flüssigkeitsersatztherapie bereits präoperativ zu beginnen.

6

6.11.2.7 Lippen-Kiefer-Gaumen-Spalte

Durch mangelnde Verschmelzung von Lippen, Zwischenkieferknochen und Nasenboden kommt es zu schweren Fehlbildungen im Mund und Gesicht (Abb. 6.11-5). Es sind verschiedene Ausprägungen möglich, die im einfacheren Fall auf die Lippen begrenzt sind (Hasenscharte) und in ausgeprägten Fällen von der Lippe bis zum Gaumenzäpfchen reichen (Wolfsrachen). Die Spaltenfehlbildungen sind direkt zu sehen, die genaue Ausdehnung ist durch Inspektion des Mund-Rachen-Raums zu erkennen.

Ein fehlender Verschluß von Lippen-Kiefer-Gaumen-Spalten führt zu schweren **Störungen** in der **Entwicklung** der Kinder. Obwohl die betroffenen Kinder ein normales intellektuelles Potential haben, entwickeln sich unversorgte Kinder erfahrungsgemäß fast immer deutlich schlechter. Eine operative Versorgung soll daher unbedingt vor dem zweiten Lebensjahr abgeschlossen sein.

Zunächst wird der Defekt der Lippe im dritten bis vierten Lebensmonat verschlossen. Besteht auch eine Kiefer- und Gaumenspalte, ist zusätzlich eine Kunststoffplatte zur Deckung des Defekts anzufertigen, um eine normale Ernährung und Sprachentwicklung zu ermöglichen. Falls notwendig, können weitere Eingriffe nach 12 und nach 18 bis 24 Monaten erfolgen.

Es ist **immer** eine **Intubation** nötig, wobei sich die vorgeformten **RAE-Tuben** als besonders praktisch und für den Chirurgen am wenigsten störend erwiesen haben. Liegen zusätzliche Fehlbildungen wie z.B. ein Pierre-Robin-Syndrom vor, können extreme **Intubationsschwierigkeiten** auftreten. Die Fixierung des Tubus und der Monitoring-Instrumente ist sehr wichtig, um das Kind sicher zu anästhesieren. **Intraoperative Tubusdislokationen** können katastrophale Folgen haben, da es kaum möglich ist, in dieser Situation das Kind wieder zu intubieren. Wie bei vielen Eingriffen am Kopf verwendet der Operateur adrenalinhaltige Lokalanästhetika, um die Blutung zu kontrollieren und ein sauberes

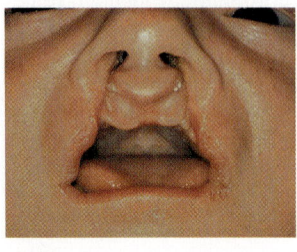

Abb. 6.11-5
Beidseitige Lippen-Kiefer-Gaumen-Spalte beim Säugling.

Operationsfeld zu erhalten. In der Kombination mit volatilen Anästhetika, kann es zu einer Myokardsensibilisierung mit dem Auftreten von **Arrhythmien** kommen. Die Therapie besteht in der Gabe von Isoptin®. Die **Extubation** erfolgt beim spontan atmenden, wachen Kind, das danach sofort auf die Seite gedreht wird, um eine Provokation eines Laryngospasmus durch Blut oder Sekrete möglichst zu vermeiden.

6.11.2.8 Kongenitale Zwerchfellhernie

Durch fehlenden Verschluß des Zwerchfells in der frühen Embryonalperiode kommt es zu einem Zwerchfelldefekt mit nachfolgender Verlagerung von Teilen der Eingeweide in den Thorax. Die meisten Zwerchfellhernien beschränken sich auf die linke Körperhälfte. Die verlagerten Eingeweide führen aufgrund mechanischer Verdrängung der Lunge zu einer Behinderung der Lungenentwicklung (die Lunge auf der verdrängten Seite ist meist hypoplastisch) mit nachfolgender Ateminsuffizienz und einer Mediastinalverschiebung.

Leitsymptom ist die schwere **Ateminsuffizienz.** Bei der Auskultation der Lunge sind evtl. Darmgeräusche zu hören. Auch im Röntgenbild sind die verlagerten Eingeweide im Bereich des Thorax zu erkennen.

Zur Narkoseeinleitung wird das Kind mit dem **Oberkörper erhöht** gelagert, eine **Magensonde** gelegt (Vorsicht beim Legen wegen möglicher Verletzungsgefahr) und der **Mageninhalt abgesaugt.** Die Kinder dürfen **nicht mit der Maske beatmet** werden, um eine weitere Ausdehnung von Magen und Eingeweiden mit unvermeidlicher weiterer Verschlechterung der Atemfunktion zu verhindern. Auch hier wird für die Aufrechterhaltung der Narkose **kein Lachgas** verwendet. Während der Operation ist der Beatmungsdruck stetig zu kontrollieren.

Nach der Diagnosestellung muß **sofort** die **Intubation** am wachen Kind erfolgen, um ein drohendes Fortschreiten der respiratorischen Insuffizienz zu vermeiden. Bei der Operation wird nach Eröffnen des Abdomens und Rückverlagerung der Eingeweide in den Bauchraum der Zwerchfelldefekt plastisch gedeckt.

6.11.2.9 Appendizitis

Bei der Appendizitis handelt es sich um eine Entzündung des Wurmfortsatzes. Bei Kleinkindern kommt es häufiger als in anderen Altersgruppen zur Perforation beim Vorliegen einer Appendizitis, eine Peritonitis ist nur durch frühzeitige Operation zu verhindern.

Rechtsseitige Unterbauchschmerzen, Erbrechen, Leukozytose zwischen 10 000 und 20 000 sowie eine Temperaturdifferenz zwischen rektaler und axillärer Messung (über 0,5 °C) sprechen für eine Appendizitis.

Bei der Appendektomie wird die Appendix nach Eröffnen des Bauchraums freigelegt, abgetrennt und der verbleibende Stumpf mittels einer Tabakbeutelnaht versenkt. Bei einem Durchbruch des Wurmfortsatzes wird der Bauchraum ausgiebig gespült und eine Drainage eingelegt.

Der Ausgleich evtl. bestehender **Flüssigkeits- und Elektrolytdefizite** ist bereits präoperativ erforderlich. Eine **Magensonde** sollte unbedingt **präoperativ** gelegt werden. Die Narkoseeinleitung erfolgt wie bei allen akuten Erkrankungen im Bauchraum mit einer **Ileus-Einleitung** (s. Kap. 6.1.4.1). Die Narkoseführung bietet keine Besonderheiten. Die **Extubation** soll nur nach Rückkehr der Schutzreflexe, am besten beim wachen Kind, erfolgen.

6.11.2.10 Tonsillektomie

Bei der Tonsillektomie werden hyperplastische Gaumenmandeln entfernt, die durch das Auftreten multipler bakterieller Infekte scheinbar ihre Abwehrfunktion verloren haben. Als Spätfolge der eitrigen Anginen kann es zu rheumatischem Fieber oder Endokarditiden kommen. Die Tonsillektomie gehört zu den häufigsten Eingriffen im Kindesalter. Mit einem Zungenspatel wird die Zunge nach unten verlagert und das Operationsgebiet dargestellt. Nach dem Zurücklegen des Kopfes erfolgt die Inzision im vorderen Gaumenbogen. Das gesamte Tonsillengewebe innerhalb der Tonsillenkapsel wird entfernt. Die Blutstillung erfolgt mit Ligaturen und Elektrokoagulation. Das Operationsgebiet ist außerordentlich gut vaskularisiert, auch große Gefäße wie z.B. die A. carotis interna verlaufen nur knapp 1 cm entfernt. Daher darf der Eingriff auf keinen Fall während einer akuten Entzündung erfolgen.

Durch die empfindliche Trachealschleimhaut von Kleinkindern, sollte auch bei kurzen Eingriffen wie Tonsillektomien die Intubation nur mit einem **ungeblockten Tubus** erfolgen. Dieser wird zur Trachea hin mit einer **Rachentamponade** (z.B. feuchte Mullbinde) abgedichtet, um eine mögliche Blutaspiration zu verhindern. Nach Einlegen des Zungenspatels muß die **Tubuslage** nochmals genau **kontrolliert** und evtl. korrigiert werden. Vor der **Extubation** überzeugt sich der Anästhesist von einer ausreichenden Blutstillung im Operationsfeld und extubiert das Kind erst nach sorgfältigem Absaugen des Mund-Rachen-Raums, Entfernung der Rachentamponade und dem Einsetzen einer suffizienten Spontanatmung mit Rückkehr des Husten- und Schluckreflexes. Nach der Extubation werden die Kinder sofort auf die Seite gelegt und erhalten noch einige Zeit Sauerstoff über eine locker aufgesetzte Maske.

M Nachblutungen nach Tonsillektomien gehören zu den dramatischsten Komplikationen und können noch bis ca. 14 Tage nach dem Eingriff auftreten. ■

6.12 Anästhesie bei diagnostischen Eingriffen

Diagnostische Eingriffe werden zunehmend in Vollnarkose vorgenommen. Dafür verantwortlich sind Faktoren wie:
- zunehmende Invasivität
- vermehrte Anwendung in allen Altersstufen
- zunehmende Anforderung an die Qualität bildgebender Verfahren, die durch evtl. Unruhe der Patienten beeinträchtigt wird

Typisch für alle **Narkosen** bei diagnostischen Eingriffen ist, daß sie **außerhalb des operativen Bereichs** stattfinden und z.B. Röntgenräume in aller Regel nicht entsprechend eingerichtet sind. Häufig sind fahrbare Narkosegeräte einzusetzen und alle für eine Narkose und evtl. erforderlichen Notfallmaßnahmen vorgesehenen Medikamente und Ausrüstungsgegenstände umständlich mitzuführen. Die Erreichbarkeit von Anästhesiekollegen aus dem pflegerischen und ärztlichen Bereich ist häufig eingeschränkt.

6.12.1 Anästhesiologische Grundlagen diagnostischer Eingriffe

M Wegen der oft kurzen Eingriffe und der anschließenden Überwachung der Patienten, die den üblichen Anforderungen nicht immer entsprechen kann, ist es äußerst ratsam, Narkoseverfahren zu verwenden, die eine postnarkotische Vigilanzstörung und/oder Ateminsuffizienz weitgehend vermeiden. ■

6

6.12.1.1 Prämedikationsvisite und Prämedikation

Bei Notfallpatienten finden diagnostische Eingriffe häufig ohne Anmeldung statt (z.B. Schädel-CT bei Kopfverletzungen, Angiographien bei akuten, v.a. inneren Blutungen). Bei geplanten diagnostischen Eingriffen kommen die Patienten oft erst am Tag der Untersuchung in die Klinik oder werden kurzfristig zur Narkose angemeldet. Sofern ausreichend Zeit zur Verfügung steht, sollte stets eine **Prämedikationsvisite** erfolgen, da der Anästhesist nur so evtl. Besonderheiten bezüglich der Situation des Patienten in Erfahrung bringen kann. Außerdem ist die beruhigende Wirkung, die ein Aufklärungsgespräch auf den Patienten hat, nicht zu unterschätzen. Bei der Visite ist insbesondere auf bestehende pulmonale und kardiale **Begleiterkrankungen,** auf die **präoperative Nüchternheit** und auf weitere relevante Erkrankungen (Diabetes mellitus, Hirndruck) zu achten. Auch bereits aufgefallene Besonderheiten bei früheren Narkosen sind abzufragen. **Minimalanforderung an Laborwerte** sind ab dem 40. Lebensjahr (s.a. Kap 5.2.2) ein kleines Blutbild und Serumelektrolyte sowie ein Blutzucker.

Eine medikamentöse **Prämedikation** kann entfallen, wenn der Patient einen psychisch stabilen Eindruck vermittelt und aufgrund seines körperlichen Zustandes keine Schmerzen auf dem Transport zu erwarten sind. Ist eine Sedierung angezeigt, so ist eine intramuskuläre Anxiolyse vorzunehmen.

M In diesem Zusammenhang muß unbedingt nochmals nachgefragt werden, wann der Patient das letzte Mal gegessen, getrunken oder geraucht hat. Nicht ausreichend ist die Frage „Sind Sie nüchtern", da diese Formulierung mißverstanden werden kann. ■

6.12.1.2 Narkosemittel

Bei stabiler Kreislaufsituation empfiehlt sich Disoprivan® bzw. Etomidat zur **Narkoseeinleitung,** diese sollten mit Fentanyl supplementiert werden. Bei kritischer hämodynamischer Situation ist die Fentanylgabe bis zur Stabilisierung zurückzuhalten. Bei kurzen Eingriffen oder Eingriffen, die keine Vollrelaxierung erfordern (z.B. Schädel-CT) kann auf nichtdepolarisierende Muskelrelaxanzien verzichtet werden.

Zur **Narkoseaufrechterhaltung** ist Disoprivan® (Einzelgaben oder Perfusor) mit und ohne zusätzliche Opioidapplikation (z.B. Remifentanilperfusor) geeignet, da mit dieser Art der intravenös gesteuerten Anästhesie ein **schnelles Erwachen** gewährleistet ist. Bei länger dauernden Eingriffen kann der Anästhesist auch die Gabe von Inhalationsanästhetika in Erwägung ziehen, sofern eine adäquate Nachüberwachung vorhanden ist.

6.12.1.3 Besonderheiten der Narkoseeinleitung

Die Narkoseeinleitung darf erst erfolgen, wenn alle anästhesiologischen Vorbereitungen abgeschlossen sind und sowohl die Routinemedikamente und Geräte als auch die für Notfälle notwendigen Geräte und Pharmaka griffbereit sind. Ist bei **Patienten,** die **nicht nüchtern** sind, eine Vollnarkose erforderlich, gelten die Prinzipien der Ileus-Einleitung (Kap. 6.1.1.4). Eine endotracheale Intubation ist in diesen Fällen also immer erforderlich.

M Nüchterne Patienten erhalten in möglichst ruhiger Umgebung die Einleitungsmedikamente. ■

Zur **Beatmung** bei diagnostischen Eingriffen stehen folgende Möglichkeiten zur Verfügung, je nach geplanter Untersuchung und Untersuchungsdauer:
■ Beatmung mit Maske
■ Beatmung über Tubus
■ Beatmung über Larynxmaske (s. Kap. 5.5.2)
Bei der Larynxmaske ist allerdings zu beachten, daß sie nur eingesetzt werden kann, wenn keine Umlagerung während des Eingriffs erforderlich ist, da sonst eine Maskenluxation (z.B. bei Kopfdrehung) droht.

6.12.1.4 Besonderheiten der Narkoseführung

Ist nach dem Eingriff eine Verlegung des Patienten auf Station geplant, muß das Ziel der Narkoseführung ein rasches postoperatives Erwachen mit ausreichender Vigilanz und Atemfunktion sein. Dazu ist möglichst immer Lachgas (rasche An- und Abflutungszeit, gute analgetische Eigenschaften) zu verwenden. Bei Verwendung von Disoprivan® wird nach der ersten Einleitungsdosis von 1 bis 2,5 mg/kg KG entweder ein Perfusor mit einer Rate von 20 bis 60 ml/h angeschlossen oder intermittierend Boli (25 bis 50 mg als i.v.

Einzelgabe) gegeben. Die Verwendung eines Perfusors ist anzuraten, da dadurch die Narkose gleichmäßiger geführt und insgesamt weniger Disoprivan® benötigt wird.

Bei **Narkosen mit volatilen Anästhetika** ist Isofluran zu empfehlen, da die Kombination aus An- und Abflutungszeit, Preis und Verträglichkeit am günstigsten erscheint. Zu Anfang der Narkose ist Isofluran höher dosiert (1,5 bis 2,5 Vol.-%) zu verabreichen und nach Erreichen einer für den Eingriff ausreichenden Narkosetiefe auf Konzentrationen zwischen 0,8 und 1,5 Vol.-% zu reduzieren. Durch die Gabe eines potenten Analgetikums (z.B. Fentanyl, Sufentanil) kann die Dosis des Inhalationsanästhetikums deutlich gesenkt werden.

6.12.1.5 Monitoring

Zur Überwachung gehören selbstverständlich ein EKG-Gerät und die regelmäßige Blutdruckmessung. Ein automatisches Blutdruckmeßsystem ist anzuraten. Die Pulsoxymetrie sollte heute obligat sein, da z.B. durch die Abdunkelung bei Röntgendiagnostik oder Endoskopien das Beurteilen des Hautkolorits und damit auch der Oxygenierung oft nicht möglich ist. Bei **Kindern** bis zum 12. Lebensjahr sollte auch bei diagnostischen Eingriffen eine Temperaturüberwachung erfolgen. Die Gefahr der Hypothermie und einer malignen Hyperthermie ist bei Kindern deutlich erhöht.

6.12.1.6 Besondere Maßnahmen während diagnostischer Eingriffe

Typisch für viele bildgebenden Verfahren sind **Umlagerungen,** also Kopfhoch-, Kopftief- oder Bauchlage während der Untersuchung. In solchen Fällen ist immer eine **Intubationsnarkose** anzuraten, da nur so die Atemwege gesichert sind.

6.12.1.7 Besonderheiten der Narkoseausleitung

Bei **Maskennarkosen** ist der Patient nach Abstellen des Lachgases noch mindestens zwei bis vier Minuten nachzubeatmen, bzw. bei beginnender Spontanatmung muß eine assistierte Beatmung erfolgen. Bei **Intubationsnarkosen** muß ein Großteil des Lachgases vor der Extubation abgeatmet sein, und die Extubation darf sicherheitshalber erst erfolgen, wenn der Patient ausreichend atmet und Kommandos befolgen kann.

6.12.1.8 Spezielle Komplikationen

Neben den typischen Narkosezwischenfällen (Kap. 6.14) sind weitere Komplikationen infolge der Grunderkrankung möglich. Dazu zählen im wesentlichen der **erhöhte Hirndruck** bei Patienten mit Schädel-Hirn-Traumen, der u.U. zu schweren Kreislaufstörungen führt (zuerst Hypertonie und Tachykardie; im weiteren Verlauf und als sehr schlechtes prognostisches Zeichen Bradykardie) und **Broncho- bzw. Laryngospasmen** bei Patienten mit pulmonalen Erkrankungen, speziell nach Maskennarkosen.

6.12.2 Spezielle Anästhesie bei diagnostischen Eingriffen

6.12.2.1 Bronchoskopie

Bronchoskopien werden meist zu diagnostischen Zwecken z.B. bei chronischen Bronchopneumonien oder akuter tiefer Atemwegsobstruktion vorgenommen oder bei der Aspiration von Fremdkörpern. Bronchoskopien können mittels **flexiblen Fiberglasendoskops** oder **starren Bronchoskops** (Metallröhrenbronchoskop) vorgenommen werden.

Zur **Prämedikation** sollte neben einem Sedativum (z.B. 5 mg Dormicum®) auch Atropin oder Glycopyrronium Curamed® und das Betamimetikum Bricanyl® (eine halbe Amp. s.c.) appliziert werden.

M Bei kardialen Begleiterkrankungen ist wegen der Gefahr der Tachykardie auf die Gabe von Bricanyl® zu verzichten. ■

Bei einer Bronchoskopie ist eine **Abnahme der Sauerstoffsättigung** innerhalb von wenigen Augenblicken möglich, deshalb ist zur Überwachung ein **Pulsoxymeter** unerläßlich. Ein Verzicht darauf stellt einen klaren Kunstfehler dar und ist nicht akzeptabel.

Zur **Narkoseeinleitung** ist ein Barbiturat oder Disoprivan® und zur **Narkoseführung** Inhalationsanästhetika (gute Reflexdämpfung und bronchodilatatorische Wirkung) geeignet.

M Auf Lachgas sollte bei Bronchoskopien verzichtet werden, da die Lachgasdiffusion aus dem Blut in die Alveolen die Behandlung aller akuten Verschlechterungen der Oxygenierung behindert. ■

6

Kommt es zu einer **Abnahme der Sauerstoffsättigung,** gehören die Unterbrechung der Untersuchung, die Gabe von 100% Sauerstoff und die Verminderung der Inhalationsanästhetikumkonzentration zur sofortigen Therapie. Ergibt sich die Notwendigkeit, die Untersuchung zu diesem Zeitpunkt komplett abzubrechen, wird die Zufuhr aller Gase außer Sauerstoff beendet.

Kommt es während der Untersuchung als Folge **vagaler Reflexe** zu einer übermäßigen Sekretproduktion oder auch zu einer Bradykardie, kann selbstverständlich das bereits in der Prämedikation verabreichte Parasympatholytikum nochmals (jetzt intravenös) verabreicht werden. Wegen der sofortigen Wirkung ist hier **Atropin** dem Glycopyrrolat vorzuziehen.

- **Vorgehen bei Fiberglasbronchoskopien:** Hier werden die Patienten wie üblich oral oder nasal intubiert und das Fiberglasbronchoskop über eine Schleuse in den Tubus eingeführt. Die Beatmung durch den Tubus kann wegen der Lumenverkleinerung durch das Bronchoskop etwas erschwert sein, üblicherweise bestehen aber keine Probleme, den Patienten adäquat zu oxygenieren. Nach Entfernen des Bronchoskops wird die Narkose ausgeleitet und der Patient extubiert, sobald er wach und kreislaufstabil ist.
- **Vorgehen bei Bronchoskopie mittels starren Bronchoskops:** Bei der starren Bronchoskopie wird der Patient nach der Narkoseeinleitung und Präoxygenierung durch den Untersucher selbst mit dem Bronchoskop intubiert und über einen seitlichen Anschlußstutzen beatmet. Im Gegensatz zum flexiblen Bronchoskop eignet sich das starre Bronchoskop sehr gut zum Entfernen größerer Fremdkörper und zur gezielten Probeentnahme aus den Atemwegen. Die Beatmung ist erschwert, und bei Verwendung von Inhalationsanästhetika läßt sich eine Leckage mit Austritt des Anästhetikums in die Umgebungsluft nicht vermeiden. Die Inhalationsanästhetika sind auch hier die Narkosemittel der Wahl, da eine gute Reflexdämpfung und Bronchodilatation erreicht werden.

Zur Narkoseausleitung wird der Patient schon vor Erreichen eines flachen Narkosezustands extubiert und soll entweder ohne Tubus bzw. nach Reintubation mit einem weichen Kunststofftubus (z.B. Portex®-Tubus) erwachen.

M Das Erwachen des Patienten mit liegendem starrem Metallbronchoskop ist außerordentlich unangenehm und gefährdet die Zähne des Patienten. ■

- **Vorgehen bei Laserbronchoskopien** (Kap. 6.7.2.4): Bei Laserbronchoskopien darf **weder Lachgas noch** reiner **Sauerstoff** gegeben werden, da sich durch die energiereichen Laserstrahlen das Gewebe des Patienten entzünden oder dieses sogar explosionsartig verbrennen kann.

6.12.2.2 Mediastinoskopie

Bei der Mediastinoskopie wird das starre Mediastinoskop durch einen Schnitt am Jugulum und stumpfes Präparieren bis in den Bereich des Lungenhilus vorgeschoben. Anschließend werden Gewebeproben von Lymphknoten zur Diagnostik, z.B. bei Bronchialkarzinomen, Lymphomen und in Ausnahmefällen auch bei Lungentuberkolose, gewonnen.

Aufgrund der starken **Stimulation von Schmerzfasern** und **kardiovaskulären Reaktionen** ist eine Mediastinoskopie nur in Vollnarkose möglich.

Zur Narkosevorbereitung gehören die genaue Abklärung der häufig bestehenden **pulmonalen oder kardialen Begleiterkrankungen** des Patienten, eine adäquate präoperative Stabilisierung und das Kreuzen von **Blutkonserven** wegen der erhöhten Blutungsgefahr. Die **Prämedikation** sollte aus einem Sedativum (z.B. 5 mg Dormicum® p.o.) und einem Broncholytikum (z.B. eine halbe Amp. Bricanyl® s.c.) zusammengesetzt sein (sofern gegen das Betamimetikum keine Kontraindikationen wie z.B. KHK bestehen).

Zur **Narkoseüberwachung** gehören ein EKG-Gerät, Pulsoxymeter, ZVK und die automatische Blutdruckmessung. Die **Einleitung der Narkose** erfolgt mit der Gabe von Fentanyl in Kombination mit einem Barbiturat oder Propofol. Da während des Eingriffs starke Bewegungen im Kopf-Hals-Bereich möglich sind, sollte mit einem **Spiraltubus** (z.B. Woodbridge) intubiert werden.

Während des kurzen Eingriffs ist eine **tiefe Narkose** notwendig, da v.a. durch die Nähe zu den großen Gefäßen (Aorta, Pulmonalarterie und V. cava) eine entsprechende Blutungsgefahr besteht, die durch mögliche Bewegungen des Patienten noch erhöht werden kann.

Um die starke **sympathische Stimulierung** abzufangen, ist die Aufrechterhaltung der Narkose mit einem Inhalationsanästhetikum oder der intravenösen Gabe von z.B. Disoprivan® über Perfusor und zusätzlicher Opioidgabe als Boli oder auch über Perfusor möglich. Die Absprache mit dem untersuchenden Arzt ist wichtig, um rechtzeitig zusätzlich Opioide zu geben bzw. die Narkose auszuleiten.

Neben Blutungen sind Bronchospasmus, Pneumothorax, Luftembolie und Verletzungen des Ösophagus als weitere mögliche **Komplikationen** zu nennen.

6.12.2.3 Endoskopie

Narkosen bei Endoskopien sind grundsätzlich wie andere Narkosen in der Allgemeinchirurgie (Kap. 6.1) zu führen. Allerdings ist der Patient wegen der Abdunkelung oft für längere Zeit nicht sichtbar, was die **Pulsoxymetrie** und ein **aufgeklebtes Stethoskop** zur Narkoseüberwachung sinnvoll macht. Die Dauer der Untersuchung ist oft nicht im voraus einzuschätzen, was beim Vorbereiten der Narkosemittel und in der Zeitplanung zu berücksichtigen ist, so daß eine Verlängerung der Narkose jederzeit möglich ist.

6.12.2.4 Computertomographie

Das Problem der Anästhesie bei Computertomographien (CT) besteht ähnlich wie bei der Kernspintomographie (Kapitel 6.6) darin, daß während der Untersuchung der Zugang zu Patienten erschwert ist. Allerdings ist in der Regel das Platzangebot größer und immer die Überwachung durch metallhaltige Meßgeräte möglich.

Bei einer Intubation des Patienten im CT-Raum ist die spezifische Raumsituation zu berücksichtigen. Alle Medikamente sind vorzubereiten, Absaug- und Narkosegeräte müssen ausreichend nahe am Kopf des Patienten stehen, und der Tisch für den Patienten muß weit aus der Röntgenröhre herausgefahren werden. Sofern eine **Hirndruckproblematik** existiert, sind Inhalationsanästhetika zur Narkoseführung nicht geeignet.

6.13 Anästhesie in der ambulanten Chirurgie

Immer mehr chirurgische Eingriffe werden unter ambulanten Bedingungen vorgenommen (Tab. 6.13-1). Eingriffe mit einer Operationsdauer von mehr als 60 bis 90 Minuten oder mit bestehender Nachblutungsgefahr sowie intrathorakale Eingriffe schließen eine ambulante Narkoseführung weitgehend aus.

M Bei ambulanten Operationen müssen die medizinischen und rechtlichen Voraussetzungen (Kap. 6.13.1.1, 6.3.1.9) für die Narkose, also die Prämedikationsvisite, die Narkoseeinleitung und -führung sowie die Gewährleistung einer entsprechenden Sicherheit des Patienten nach Abschluß des Eingriffs und der Entlassung nach Hause, in gleicher Weise erfüllt sein wie bei stationären Patienten. ■

6.13.1 Anästhesiologische Grundlagen in der ambulanten Chirurgie

Die **Ziele** bei einer ambulanten Anästhesie sind:
■ den Patienten intraoperativ möglichst schmerz- und streßarm halten
■ rasches Wiedererlangen des Bewußtseins
■ baldige, sichere Entlassung nach dem Eingriff
Dies ist bei der Anästhetikaauswahl zu berücksichtigen. Entsprechend sind Substanzen mit langer Wirkdauer, langer Halbwertszeit, starker Plasmaeiweißbindung oder unklarem Metabolismus zu vermeiden.

6

Tab. 6.13-1 Vorteile der ambulanten Anästhesie.

Vorteile für den Patienten	Ökonomische Vorteile	Vermeiden von Komplikationen
– Reduktion der Trennungsangst bei Kindern	– Kostenersparnis für Kostenträger bei Abrechnung nach Behandlungstagen	– Reduktion der Inzidenz nosokomialer Infektionen
– Verbleiben in der gewohnten Umgebung	– Kostenersparnis für das Krankenhaus bei pauschaler Abrechnung	– Reduktion der Inzidenz von Thrombosen und Embolien durch rasche Mobilisierung
– normales Essen und Trinken kurzfristig nach dem Eingriff wieder möglich		– keine längerfristige Infusionstherapie notwendig

6.13.1.1 Prämedikationsvisite und Prämedikation

Eine **präoperative Untersuchung** sollte bereits einige Tage vor dem geplanten Operationstermin stattfinden. Akute Erkrankungen, gravierende Begleiterkrankungen oder vorauszusehende Schwierigkeiten beim operativen Eingriff oder der Anästhesie sind Kontraindikationen für einen ambulanten Eingriff. Die **präoperative Diagnostik** orientiert sich am geplanten Eingriff und dem Allgemeinzustand sowie dem Alter des Patienten. Bei Erwachsenen unter 35 bis 40 Jahren ohne Beschwerden oder Begleiterkrankungen sind EKG und Labordiagnostik nicht unbedingt erforderlich. Bei Kindern sollte der Hb-Wert kontrolliert werden. Bei Erwachsenen über dem 40. Lebensjahr sind ein Hb-Wert, Kalium- und Blutzuckerbestimmung und ein EKG zu fordern.

Sämtliche Befunde und die körperliche Voruntersuchungen sollten zum Zeitpunkt des Eingriffs maximal vier bis acht Wochen alt sein. Bei Patienten, die pathologische Befunde aufweisen, sind diese Befunde wenige Tage vor dem Eingriff erneut zu kontrollieren.

Beim **Prämedikationsgespräch** informiert der Anästhesist den Patienten darüber, daß eine Entlassung aus der Klinik oder dem ambulanten Operationszentrum keinesfalls ohne Begleitung möglich ist. Es sollte gewährleistet sein, daß der Patient postoperativ für 12 bis 24 Stunden nicht allein zu Hause ist. Auch muß der Patient wissen, daß sein Reaktionsvermögen am nächsten Tag noch beeinträchtigt ist, so daß er kein Fahrzeug führen darf.

M Der Patient bzw. der Sorgeberechtigte muß in der Lage sein, die prä- und postoperativen Anweisungen zu befolgen, um keine unnötige Gefährdung des Patienten zu riskieren. ■

Beim Prämedikationsgespräch achtet der Anästhesist des weiteren auf eine ausreichende Information über den Operations- und Anästhesieverlauf, um die Angst des Patienten vor dem Eingriff zu senken.

Bezüglich der **präoperativen Nüchternheit** wird dem Patienten mitgeteilt, daß maximal acht Stunden vor dem Eingriff die letzte (kleine) Mahlzeit erfolgen sollte. Klare Flüssigkeit (in kleinen Mengen) sind bis ca. vier Stunden vor dem Eingriff erlaubt, und Medikamente sind einzunehmen. Am Operationstag selbst darf zu keinem Zeitpunkt Alkohol oder Nikotin konsumiert werden.

Die Aufklärung schließt mit der Einverständniserklärung zum geplanten Anästhesieverfahren ab. Die medikamentöse **Prämedikation** am Operationstag entfällt. Am Abend vor der Operation kann ein Benzodiazepin (z.B. Dormicum®) zum besseren Einschlafen verabreicht werden.

6.13.1.2 Narkosemittel

Sowohl **regionalanästhesiologische Verfahren** (Ausnahme rückenmarksnahe Anästhesien) als auch **Allgemeinanästhesien** mit geringen Mengen Inhalationsanästhetika und Opiaten in Kombination mit Disoprivan® sind bei ambulanten Eingriffen die Mittel der Wahl. In den letzten Jahren haben sich Disoprivan® als Hypnotikum, Lachgas in Kombination mit einer niedrigen Konzentration eines Inhalationsanästhetikums (z.B. Isofluran) und eine niedrigdosierte Gabe von Rapifen® oder Fentanyl als die besten Bestandteile einer ambulanten Anästhesie erwiesen.

6.13.1.3 Besonderheiten der Narkoseeinleitung

Obwohl die Patienten nüchtern zum Eingriff kommen sollen, ist die Nüchternheit vor Narkosebeginn nochmals zu erfragen. Aufgrund fehlender oder nicht ausreichender Prämedikation ist bei der Narkoseeinleitung mit einer erhöhten Nüchternsekretion von Magensaft zu rechnen. Zum **Neutralisieren des Magensafts** ist die Gabe von Natrium citricum zwar nicht obligat, aber sehr zu empfehlen (Folgen einer evtl. Aspiration vermindern). Eine **Intubation** ist bei kurzen Eingriffen bis zu 10 bis 15 Minuten in der Regel nicht erforderlich. Stehen allerdings Operateur und Anästhesist in Konkurrenz, was den Zugang zu den Atemwegen betrifft (z.B. bei Tonsillektomie) oder sind die Atemwege z.B. bei Eingriffen am Hals oder am Gesichtsschädel intraoperativ schlecht zugänglich, ist eine Intubation in jedem Fall indiziert. Zur **Narkoseinduktion** ist Disoprivan® in Kombination mit Succinylcholin oder einem kurzwirksamen nichtdepolarisierenden Relaxans wie Tracrium® geeignet. Fentanyl (0,05 bis 0,2 mg) sollte zur Intubation, aber danach nicht mehr gegeben werden.

6.13.1.4 Besonderheiten der Narkoseführung

Die Narkose soll tief genug geführt werden, um physiologisch (Endokrinium) möglichst streßarm zu sein. Um die postoperative Entlassung nicht zu gefährden, muß die großzügige Anwendung von Opiaten, die hochdosierte Gabe von Inhalationsanästhetika oder von nichtdepolarisierenden Muskelrelaxanzien unterbleiben, da auch eine evtl. Antagonisierung den späteren **Rebound-Effekt** bei hochdosierter Opiat- oder Relaxansgabe nicht ausschließt. Dafür sind die Plasmaeiweißbindung des Agonisten und dessen Wirkdauer verantwortlich, die oft höher ist als die des Antagonisten, und so noch nach der Entlassung des Patienten eine erneute Beeinträchtigung des Bewußtseins des Patienten eintreten könnte. Die **ausreichende Narkosetiefe** für ambulante Eingriffe ist meist mit Disoprivan® und Lachgas, bei zusätzlich leichter Hyperventilation auch mit geringer Gabe von Opiaten (maximal 0,2 mg Fentanyl) und niedriger Isoflurandosis (unter 1,5 Vol.-%) zu erreichen. Ist eine Anästhesievertiefung erforderlich (starker Schmerzreiz), ist dies durch Erhöhen der Disoprivan®-Dosis oder der Isoflurankonzentration möglich.

6.13.1.5 Monitoring

Eine EKG-Überwachung, nichtinvasive, am besten automatische Blutdruckmessung und die Pulsoxymetrie sind immer einzusetzen. Zusätzlich ist die Kapnometrie und Temperaturüberwachung bei Kindern sinnvoll.

6.13.1.6 Besondere intraoperative Maßnahmen

Intraoperative Besonderheiten wirken sich meist auf physiologische Parameter aus. Oft verursacht dies eine verlängerte Erholungszeit. In diesem Fall ist von einer ambulanten Anästhesie abzusehen.

Wird bei Analdehnungen oder dem Einrichten von Knochenbrüchen eine kurzfristige **komplette Relaxierung** erwünscht, kann Succinylcholin nachgegeben werden. Dabei ist die Gesamtmenge von 2 mg/kg KG (einschließlich der Dosis zur Intubation) nicht zu überschreiten.

Der **Flüssigkeitsersatz** orientiert sich an der präoperativen Nüchternperiode und am Körpergewicht des Patienten. Die Gabe von jeweils 4 ml/kg/h für die ersten 10 kg der Körpermasse, von 2 ml/kg/h für die zweiten 10 kg und 1 ml/kg/h für jedes weitere kg der Körpermasse sind ein guter Anhaltspunkt. Bei Kindern bevorzugt man Halbelektrolytlösung mit Glukose, bei Erwachsenen Ringer-Lösung.

6.13.1.7 Besonderheiten der Narkoseausleitung

Die **Narkosemittelzufuhr** ist spätestens zehn Minuten vor dem geplanten Erwachen zu beenden. Lachgas kann noch zwei bis fünf Minuten vor dem Erwachen gegeben werden. Die **Extubation** sollte bei ambulanten Eingriffen immer am wachen Patienten erfolgen. Eine Ausnahme sind Adenotomien und Tonsillektomien, wobei hier ohnehin eine intensive **postoperative Überwachung** der meist kleinen Patienten erforderlich ist.

6.13.1.8 Spezielle Komplikationen

Spezielle intraoperative Komplikationen sind bei geeigneten Eingriffen und guter Vorbereitung der Patienten nicht zu erwarten. Postoperative Komplikationen sind zu vermeiden, indem die Patienten, wie es Voraussetzung sein sollte, erst nach kompletter Erholung vom Eingriff entlassen werden.

6.13.1.9 Postoperative Nachsorge und Entlassungskriterien

Die meisten typischen Narkosekomplikationen, also Aspiration, Atemstillstand oder Herzrhythmusstörungen, sind auf eine **ungenügende Überwachung** der Patienten in den ersten beiden postoperativen Stunden zurückzuführen. Daher werden die Patienten für einen Zeitraum von zwei bis acht Stunden nach dem Eingriff in einem Aufwachraum überwacht.

Die **Entlassungskriterien** sind in Tabelle 6.13-2 aufgeführt. Sind intraoperativ kurz oder mittellang wirkende Lokalanästhetika verabreicht worden, ist eine Entlassung schon zwei Stunden nach Operationsende möglich. Nach einer Allgemeinanästhesie sollte der Patient postoperativ mindestens vier Stunden in einem entsprechend ausgerüsteten Aufwachraum verbleiben.

Die Patienten erhalten zur Entlassung ein **Informationsblatt,** dem sowohl die operationsspezifischen Besonderheiten, z.B. Wiedervorstellung bei Nachblutung, als auch das anästhesiebezogene Verhalten bei Schmerzen, Schwindel, Übelkeit, Erbrechen oder Halsschmerzen beschrieben sind. Dazu gehört auch die Telefonnummer der Ambulanz, so daß bei Rückfragen sowohl der Operateur als auch der Anästhesist zu erreichen sind. Insbesondere sind die Patienten darauf aufmerksam zu machen, daß sie am Operationstag zu Hause noch liegen und sich nicht belasten sollen.

6

Tab. 6.13-2 Kriterien zur Entlassung nach der Narkose bei ambulanten Patienten.

Entlassungskriterien nach Regionalanästhesie	Entlassungskriterien nach Vollnarkosen
– Rückkehr der Sensorik im anästhesierten Bereich	– keine Übelkeit und kein Erbrechen
	– keine Zeichen einer Restrelaxierung
	– keine Zeichen eines Opiatüberhangs
– stabile Vitalfunktionen – keine Nachblutung – volle Orientierung zu Person, Zeit und Ort – Begleitung nach Hause gesichert	
– Patienten sind mit Anweisungen für das weitere Verhalten und mit Informationen zur Kontaktaufnahme im Notfall (Telefonnummern) versorgt	

6.13.2 Spezielle Eingriffe in der ambulanten Chirurgie

Besondere Eingriffe, die nur ambulant vorgenommen werden könnten, gibt es nicht. In Tabelle 6.13-3 sind auszugsweise auch ambulant zu führende Eingriffe aufgelistet. Die Besonderheiten der Anästhesie zu diesen Eingriffen gelten analog zu den in den entsprechenden Kapiteln (Kap. 6.1 bis 6.12) beschriebenen Vorgehensweisen.

Tab. 6.13-3 Exemplarische Liste ambulant durchführbarer Eingriffe, geordnet nach Fachgebieten.

Eingriff	Fachgebiet/Kapitel
– Abszeßspaltung – Herniotomie – Weichteileingriffe	Allgemeinchirurgie (Kap. 6.1)
– Meatotomie (Harnröhrenschlitzungen) – Zirkumzision – Hydrozelen- und Varikozelenoperation	Urologie (Kap. 6.5)
– Tonsillektomien (Vorsicht Nachblutung) – Einsetzen von Paukenröhrchen	Hals-Nasen-Ohren-Heilkunde (Kap. 6.7)
– Zahnsanierung – Abszeßspaltung	Zahnheilkunde (Kap. 6.7)
– Abrasio – Laparoskopie – Schwangerschaftsabbruch	Gynäkologie (Kap. 6.8)
– Tränengangssondierung – Kataraktextraktion – Schieloperation	Augenheilkunde (Kap. 6.9)
– Einrenken einer Luxation – Einrichten einer geschlossenen Fraktur – arthroskopische Operationen	Orthopädie, Traumatologie (Kap. 6.10)
– Adenotomie – Herniotomie – Orchidopexie	Kinderchirurgie (Kap. 6.11)
– Bronchoskopie – Computertomographie – Kernspintomographie – Ösophago- und Gastroskopie	diagnostische Untersuchungen (Kap. 6.12)

6.14 Reanimation

Der Begriff **Reanimation** ist abhängig vom primären Ort der Schädigung wie folgt zu differenzieren:

■ Wiederbelebung der Atmung
■ Wiederbelebung des Herzens und des Kreislaufs
■ Wiederbelebung des Gehirns

Der Beginn von Reanimationsmaßnahmen ist durch das akute Eintreten eines nicht vorhersehbaren Ereignisses gekennzeichnet, dem ein Atem- oder Kreislaufstillstand vorausgeht. Dabei spielen verschiedenste **exogene** und **endogene Ursachen** eine Rolle.

Grundsätzlich ist die Existenz des menschlichen Lebens auf die Zufuhr von Sauerstoff angewiesen. Wird also an irgendeiner Stelle diese Zufuhr unterbrochen, kommt es unausweichlich zum Tod.

Entsprechend ist das **Ziel** einer jeden Reanimation, die Herzaktion in Gang zu bringen und zu unterhalten sowie die kontinuierliche Zufuhr von Sauerstoff zu ermöglichen. Der Erfolg der Reanimation ist nur dann gegeben, wenn die Wiederbelebung in möglichst kurzer Zeit eingeleitet wird. Die Begrenzung auf fünf Minuten ist bedingt durch die **Ischämietoleranz** des Gehirns. Die Ischämiezeiten anderer Organe sind weniger relevant, da sie über der Ischämiezeit des Gehirns liegen.

Im Zweifelsfall muß aber mit der Reanimation begonnen und diese so lange fortgeführt werden, bis durch ausreichende Zusatzinformationen (Reanimationsbeginn, Pupillenkontrolle etc.) genügend Entscheidungshilfen gegeben sind, um eine erfolglose Reanimation abbrechen zu können.

Insbesondere bei **stark unterkühlten** Personen (Beinahe-Ertrinken, Einbrechen im Eis, Unfallopfer im Winter, Lawinenopfer) kommt es zu einer Reduzierung der Stoffwechsellage, so daß eine Wiederbelebung noch nach einem längeren Zeitintervall (teilweise bis zu 30 Minuten) zu erwarten ist.

Eindeutige Todeszeichen (Totenflecke, Totenstarre, Fäulniserscheinungen) sind selbstverständlich eine **Kontraindikation** zur Reanimation. Bei gesicherter prolongierter Hypoxie lebenswichtiger Organe (Multiorganversagen) oder einem unheilbar kranken Patienten ist ein Wiederbelebungsversuch ebenfalls nicht sinnvoll, die letztliche Entscheidung liegt jedoch beim Arzt.

6.14.1 Ursachen eines akuten Herz-Kreislauf-Stillstands

Wie bereits erwähnt gibt es verschiedene Ursachen für einen Herz-Kreislauf-Stillstand, die sich wie folgt zusammenfassen lassen:

■ **Respiratorische Ursachen:**
  – Verlegung der Atemwege (z.B. durch Fremdkörper, Erbrochenes)
  – zentrale Atemdepression (z.B. durch Anästhetika)
  – periphere Ateminsuffizienz (z.B. bei neurologischen Erkrankungen)
■ **Kardiale Ursachen:**
  – plötzlicher Herztod (z.B. KHK)
  – bradykarde Arrhythmien (z.B. totaler AV-Block)
  – Rhythmusstörungen
  – Myokardinfarkt
  – akute Lungenembolie, Perikardtamponade
■ **Kreislaufversagen:**
  – neurogener Schock
  – anaphylaktischer Schock
  – hypovolämischer Schock
■ **Sonstige Ursachen:**
  – Stromunfall
  – Hypothermie
  – Ertrinken
  – Vergiftungen

6.14.2 Feststellen eines akuten Herz-Kreislauf-Stillstands

Durch die technischen Überwachungsmöglichkeiten unterscheidet sich das Feststellen eines Herz-Kreislauf-Versagens in der Klinik bzw. Intensivstation von der Situation im außerklinischen Bereich. Bei einem monitorüberwachten Patienten mit einem Herz-Kreislauf-Versagen ist die Zeitspanne von der Diagnosestellung bis zum Beginn der Wiederbelebungsmaßnahmen viel kürzer. Da aber nicht alle Patienten in einem Krankenhaus mit einem Überwachungsmonitor ausgestattet sind, ist in Tabelle 6.14-1 eine Ausschlußdiagnostik zum Erkennen eines Herz-Kreislauf-Stillstands zusammengefaßt.

6.14.3 Soforttherapie
(ABCD der Wiederbelebung)

Die Sofortmaßnahmen sind hauptsächlich darauf ausgerichtet, **irreversible Hirnschäden** zu **verhindern** und einen **Minimalkreislauf** mit oxygeniertem Blut herzustellen und zu **gewährleisten.**

6

Tab. 6.14-1 Leitsymptome bei leblosen Patienten mit Verdacht auf Herz-Kreislauf-Stillstand.

Leitsymptome	Verdachtsdiagnose
Bewußtlosigkeit: – Patient reagiert nicht auf Ansprache, wobei Schmerzreaktionen vorhanden sein können – beim Herz-Kreislauf-Stillstand tritt die Bewußtlosigkeit nach 6–20 sec ein	– hirnorganische Erkrankung, Intoxikationen, Stoffwechsel-erkrankungen, Trauma
fehlende Atmung: – Atemstillstand mit fehlenden Atembewegungen beim Tasten von Thorax und Abdomen – keine hör- und fühlbaren Luftströmungen aus Mund oder Nase	– Herz-Kreislauf-Stillstand, Fremdkörperaspiration, Tod
Pulslosigkeit: kein tastbarer Puls an der A. carotis oder A. femoralis Hypotonie: systolischer Blutdruck < 90 mmHg	– Herz-Kreislauf-Stillstand – Schock
Anisokorie: ungleich weite Pupillen **Lichtstarre Pupillen:** keine Reaktion auf Lichtreize (kein sicheres Zeichen eines Herz-Kreislauf-Stillstands)	– SHT, intrazerebrale Raumforderung – Intoxikation, Medikamentenwirkung

M Nach Feststellen des Herz-Kreislauf-Versagens darf der Patient nicht mehr verlassen werden. Der Helfer orientiert sich, beginnt mit den Erstmaßnahmen, ruft Hilfe und setzt die Reanimation entsprechend dem ABCD der Wiederbelebung fort, bis weitere Helfer eintreffen. ■

Das seit langem gebräuchliche System „ABC" der Wiederbelebung ist von einer Organisation in sog. „Blocks" (Tab. 6.14-2) abgelöst worden.

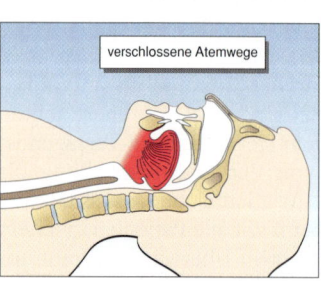
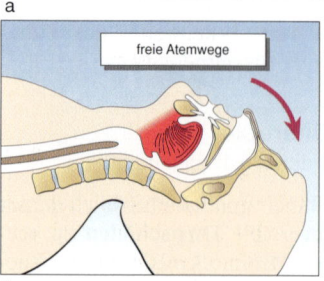

Abb. 6.14-1 Verschlossene und freie Atemwege.
a) Beim Bewußtlosen können die Atemwege durch die zurückgesunkene Zunge verlegt sein.
b) Durch Überstrecken des Kopfes wird der Zungengrund von der Pharynxhinterwand abgehoben und die oberen Atemwege freigemacht. Oft reicht dies bereits aus, eine ausreichende Atmung zu ermöglichen.

Beide Systeme beschreiben dasselbe. Aufgrund der stark eingeprägten Methodik des ABCs der Wiederbelebung wird im folgenden Text das klassische Verfahren erläutert.

6.14.3.1 Atemwege freimachen

Da die Zunge bei einem bewußtlosen Patienten nach hinten in den Hypopharynx fällt und somit den Kehlkopf blockiert (Abb. 6.14-1a), ist es zunächst erforderlich, die Atemwege freizumachen (Abb. 6.14-1b). Die sicherste Methode zum Freihalten der oberen Luftwege ist der Dreifachhandgriff, sog. Esmarch-Handgriff (Abb. 6.14-2). Sind die Atemwege durch Fremdkörper (z.B. Blut, Erbrochenes etc.) blockiert, müssen diese, falls kein Absauger vorhanden ist, mittels Zeige- und Mittelfinger entfernt werden.

6.14.3.2 Beatmung

Sollte bei einem Patienten nach Freimachen der Atemwege keine Spontanatmung eintreten, muß er beatmet werden. Dazu stehen verschiedene Techniken zu Verfügung.

Technik der Mund-zu-Mund-Beatmung
(Abb. 6.14-3a, b, c)
Der Helfer kniet seitlich am Kopf des auf dem Rücken liegenden Patienten, überstreckt den

Tab. 6.14-2 Basismaßnahmen der kardiopulmonalen Reanimation entsprechend der Organisation in logischen Einheiten (sog. „Blocks").

Logischer Block	Kommentar
diagnostischer Block der kardiopulmonalen Reanimation	– Bewußtseinslage überprüfen – lautes Ansprechen, Schütteln an der Schulter – Atmung überprüfen (5–10 sec) – Rückenlage, Überstrecken des Kopfes, Unterkiefer anheben, sichtbare Verlegung entfernen, Ohr über Mund und Nase, Thoraxbewegung beobachten – Kreislauf überprüfen (5–10 sec), Karotispuls tasten
Basismaßnahmen der kardiopulmonalen Reanimation	– Beatmung – Herzdruckmassage (Druckpunkt: zwei Finger oberhalb des Xyphoids, zweite Hand gekreuzt auf die erste; Parameter: Drucktiefe 4–5 cm; Druckentlastungsverhältnis: 1:1; Herzfrequenz: 80–100/min – Kombination mit Beatmung im Verhältnis: 5:1 bei initial zwei Beatmungen – Pause bei Beatmung, nach Intubation keine Pause mehr
erweiterte Maßnahmen der kardiopulmonalen Reanimation	– EKG-Diagnose (VF, Asystolie) – Defibrillation (dreimal 200, 200–300, 360 J) – Intubation – i.v. Zugänge, evtl. endobronchiale Applikation – Pharmakotherapie: Adrenalin, Lidocain, $NaHCO_3$, Atropin, Calcium, (Dopamin)
Applikationswege für Pharmaka während der kardiopulmonalen Reanimation (nicht unterhalb des Zwerchfells applizieren, also nicht in die V. femoralis)	– i.v. Zugang (V. jug. ext./Kubitalvene): Bolusinjektion und 20 ml NaCl 0,9% – endobronchiale Applikation: zwei- bis zweieinhalbfache Dosis mittels Katheter (Vorteile: frühe Applikation, Applikation am Wirkort, schnelle Wirkung, anhaltende Wirkung, keine Überdosierung) – evtl. ZVD oder intraossäre Applikation
Pharmaka während der kardiopulmonalen Reanimation	– Adrenalin in Standarddosierung: 1 mg i.v. alle 3–5 min (dreimal hintereinander); mittlere Dosierung: 2–5 mg i.v. alle 3–5 min; hohe Dosierung: 0,1 mg/kg KG alle 3–5 min; eskalierende Dosierung: 1–3–5 mg i.v. im 3-min-Intervall (eskalierende Dosierung hat nach mehreren Untersuchungen keinen signifikanten Effekt im Reanimationsergebnis) – Lidocain 1,5 mg/kg KG, bei Bedarf nach 3–5 min nochmals 1,5 mg/kg KG – $NaHCO_3$ 1 mval/kg KG (nicht über Tubus) – Atropin 1 mg – Dopamin (nach der Reanimation) 5–20 µg/kg/min

6

Kopf des Patienten und verschließt mit Daumen und Zeigefinger seiner auf der Stirn des Patienten liegenden Hand die Nase. Der Helfer atmet tief ein, öffnet den Mund des Patienten um ca. 1 cm und bläst schließlich die eigene (Aus-) Atemluft in den Mund des Patienten. Zur Kontrolle der Wirksamkeit wird der Brustkorb beobachtet und mit einer Atemfrequenz von zwölf Atemzügen pro Minute fortgefahren.

Technik der Mund-zu Nase-Beatmung (Abb. 6.14-4a, b, c)
Hierbei wird ebenfalls der Kopf überstreckt und der Unterkiefer dabei angehoben. Der Daumen der Hand, die das Kinn umgreift, schließt die Unterlippe gegen die Oberlippe. Der Mund des Helfers umschließt fest die Nase des Patienten und bläst die (Aus-)Atemluft in dessen Nase. Dann weiter wie bei der Mund-zu-Mund-Beatmung.

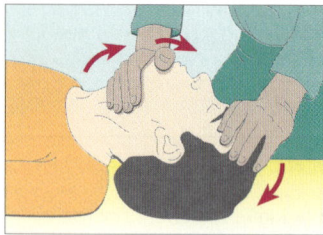

Abb. 6.14-2
Freihalten der Atemwege durch Überstrecken des Kopfes, Vorschieben des Unterkiefers und Öffnen des Mundes.
a) Der Retter kniet seitlich neben dem auf dem Rücken liegenden Patienten. Eine Hand liegt auf der Stirn, die andere am Kinn.

b) Esmarch-Handgriff. Nach dem Überstrecken des Kopfes nach hinten wird der Unterkiefer vorgeschoben. Dazu ist ein Umgreifen erforderlich, um mit Mittel-, Ring- und Kleinfinger beider Hände den Unterkiefer nach vorn zu schieben. Gleichzeitig öffnen die Daumen den Mund.

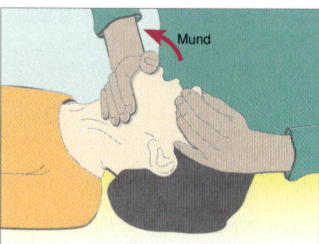

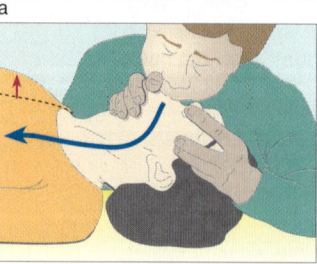

Abb. 6.14-3
Atemspende Mund-Mund.
a) Der Helfer kniet seitlich und öffnet den Mund des Patienten und verschließt die Nase.
b) Im eigenen Atemrhythmus wird die Atemspende gegeben.
c) Die Atembewegungen des Patienten werden regelmäßig beobachtet.

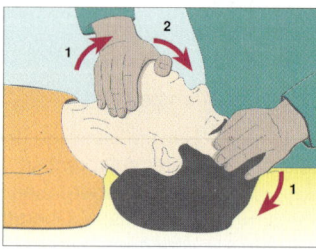

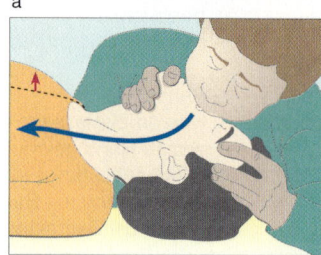

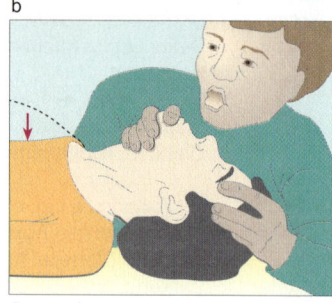

Abb. 6.14-4
Atemspende Mund-Nase.
a) Der Helfer kniet seitlich und überstreckt den Kopf des Patienten (1). Der Mund des Patienten wird geschlossen (2).
b) Der Mund des Helfers wird fest über der Nase des Patienten aufgesetzt und die Atemspende im eigenen Rhythmus gegeben.
c) Die Atembewegungen des Patienten werden regelmäßig beobachtet.

Technik der Atemspende bei Säuglingen und Kleinkindern

Die Beatmungstechnik bei Säuglingen und Kleinkindern ist eine Kombination aus den beiden beschriebenen Verfahren. Zuerst beugt der Helfer den Kopf des Kindes vorsichtig nach hinten, ohne ihn zu überstrecken (Abb. 6.14-5). Anschließend wird der eigene weitgeöffnete Mund über Nase und Mund des Kindes aufgesetzt. Die Beatmungsstärke und -menge sind der kindlichen Lunge anzupassen. Atemfrequenz beim Säugling 40/min, Kleinkind 30/min, Schulkind unter 12 Jahren ca. 20/min.

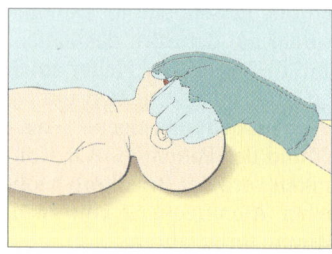

Abb. 6.14-5
Vorsichtiges Überstrecken des Kopfes zur Atemspende beim Säugling und Kleinkind.

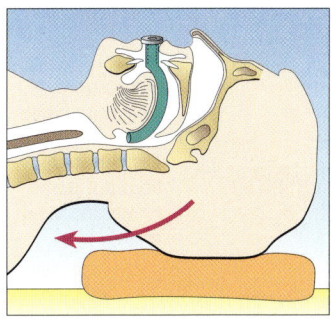

Abb. 6.14-6
Korrekte Lage des Guedel-Tubus bei richtiger Größe und Plazierung zum Freihalten der Atemwege.

Beatmung mit Hilfsmitteln

Die Beatmung mit Maske unter Verwendung eines **Beatmungsbeutels,** z.B. Ambu-Beutel, hat den großen Vorteil, daß unter Zusatz von Sauerstoff beatmet werden kann und kein direkter Körperkontakt notwendig ist. Vor der Beatmung mit einer Maske ist das Einführen eines **Guedel-Tubus** von Vorteil, um die Atemwege freizuhalten. Der Guedel-Tubus wird mit der Biegung nach oben oberhalb der Zunge vorbeigeschoben und dabei während der Passage des harten Gaumens um 180° gedreht. Die richtige Größe des Guedel-Tubus ist einfach zu ermitteln, indem die geschätzte Tubusgröße seitlich an das Gesicht gehalten wird (Mundwinkel bis geschätzter Zungengrund).

Ist der Guedel-Tubus positioniert (Abb. 6.14-6), wird die Maske auf Mund und Nase gesetzt. Mittel-, Ring- und Kleinfinger umfassen das Kinn hakenförmig und ziehen den Unterkiefer nach oben, während Zeigefinger und Daumen die Maske abdichten. Mit der zweiten Hand wird der Beutel so lange zusammengedrückt, bis der Thorax sich eindeutig hebt (Abb. 6.14-7).

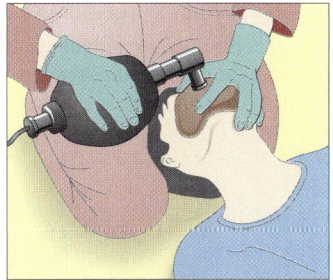

Abb. 6.14-7 Beatmung mit Maske und Atembeutel. Der Helfer kniet hinter dem Patienten und preßt mit der einen Hand (meist links) die Maske fest auf das Gesicht des Patienten. Mit der anderen Hand wird der Atembeutel gegen den eigenen Oberschenkel (Widerlager) gepreßt.

Endotracheale Intubation

Die endotracheale Intubation (Kap. 5.5) ist so früh wie möglich anzustreben, da sie die wirksamste Beatmung ermöglicht. Die Intubation sollte nicht länger als 15 bis 20 Sekunden dauern.

6.14.3.3 Zirkulation

Die sofortige Aufnahme der Herzdruckmassage ist indiziert, wenn der Herzstillstand sicher z.B. durch fehlenden Karotispuls diagnostiziert ist. Während eine Herzdruckmassage nur bei gesichertem Herzstillstand erfolgen sollte, um nicht Herzrhythmusstörungen zu provozieren, soll die künstliche Beatmung bereits bei vermutetem Atemstillstand begonnen werden.

Externe Herzmassage beim Erwachsenen
(Abb. 6.14-8a, b)
Der Patient wird in flacher Rückenlage auf eine harte Unterlage gelegt, der Druckpunkt, der drei Querfinger oberhalb des Schwertfortsatzes liegt, ertastet und mit der externen Herzmassage begonnen. Eine Hand wird oberhalb des Druckpunkts aufgelegt und der andere Handballen darüber aufgesetzt. Um eine Druckübertragung auf die Rippen zu vermeiden, werden die Finger

Abb. 6.14-8 Technik der externen Herzmassage beim Erwachsenen.

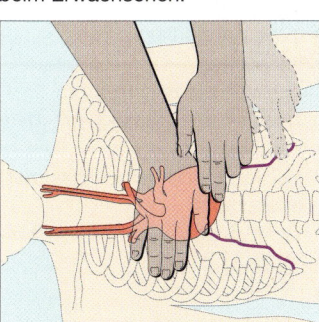

a

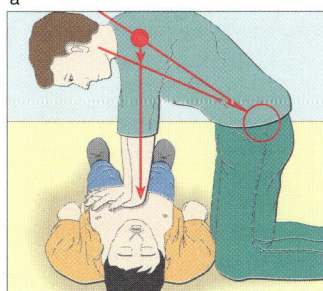

b

a) Aufsuchen des Druckpunkts durch Ertasten des Schwertfortsatzes und Auflegen von drei Fingern.
b) Aufsetzen des Handballens, so daß die Finger parallel zu den Rippen zeigen. Der andere Handballen wird über die erste Hand gelegt. Die Finger und der Ellenbogen sind gestreckt, und die Schultern sind senkrecht über dem Druckpunkt. Das Brustbein wird 3 bis 5 cm in Richtung der Wirbelsäule gedrückt.

6

beider Hände entweder angehoben oder ineinander verkrallt. Mit durchgestreckten Armen und senkrecht über dem Druckpunkt befindlichen Schultern erfolgen kräftige Massagestöße, so daß das Brustbein um ca. 3 bis 5 cm eingedrückt wird. Danach erfolgt die Entlastungsphase, ohne die Handballen vom Druckpunkt abzuheben. Die Herzfrequenz sollte zwischen 80 und 100/min liegen und nicht länger als fünf Sekunden (außer zur Intubation 10 bis 20 Sekunden) unterbrochen werden. Während der Herzmassage muß der Patient beatmet werden, zur Ventilation sollte eine kurze Unterbrechung der Druckmassage erfolgen. Nach der Intubation kann auch simultan mit der Kompression beatmet werden.

Der Wechsel zwischen Beatmung und Herzdruckmassage richtet sich nach der Anzahl der Helfer.

■ **Ein-Helfer-Methode:** Zwei langsame Beatmungen im Wechsel mit 15 Kompressionen. Nach vier Zyklen kontrollieren, ob der Karotispuls tastbar ist.

■ **Zwei-Helfer-Methode:** Initial zwei langsame Beatmungen und fünf Kompressionen, anschließend im Verhältnis 1 : 5 fortfahren. Nach zehn Zyklen den Karotispuls ertasten.

M Zusammenfassung wichtigster Schritte der Herzdruckmasssage:

■ Patient auf eine feste, harte Unterlage legen
■ Aufsuchen des Druckpunkts
■ genaue Plazierung der Handballen
■ kräftige rhythmische Stöße
■ senkrechte Druckrichtung auf den Thorax
■ Hände langsam hochheben (Kontakt mit dem Brustkorb aufrechterhalten)
■ Brustkorb dehnt sich aufgrund seiner Elastizität aus (Blutfüllung des Herzens)
■ Beine des Patienten hochlagern (bessere rechtsventrikuläre Füllung) ■

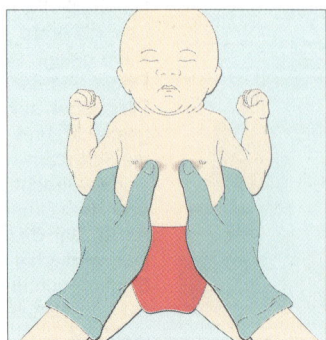

Abb. 6.14-9
Reanimation beim Säugling. Die Druckmassage erfolgt mit den um den Thorax gelegten Händen.

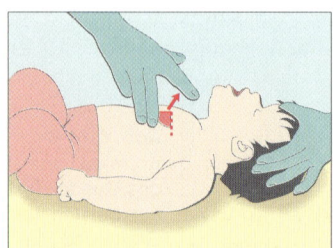

Abb. 6.14-10
Herzdruckmassage beim Kleinkind. Der Druckpunkt liegt auf der Höhe der Mamillen.

Technik der externen Herzmassage beim Säugling und Kleinkind

Beim **Säugling** sollen der Brustkorb von vorn oben oder von vorn unten mit beiden Händen umfaßt und die Daumen parallel auf das Sternum in Höhe der Brustwarzen aufgelegt werden, während die Handflächen auf dem Rücken des Kindes liegen (Abb. 6.14-9). Beim **Kleinkind** wird der Daumenballen in der Mitte zwischen Brustbeinende und der Verbindungslinie zwischen den beiden Brustwarzen (Abb. 6.14-10) und die zweite Hand auf die Mittelhand zur Verstärkung der Herzdruckmassage aufgelegt. Bei **Schulkindern** kann entsprechend den Größenverhältnissen meist schon wie bei Erwachsenen vorgegangen werden (Abb. 6.14-11).

M Das Verhältnis zwischen Beatmung und Druckmassage beim Säugling und Kleinkind kann 1 : 5, 2 : 10 oder 3 : 15 betragen. Entsprechend den bereits angeführten Beatmungsfrequenzen ergeben sich Kompressionsraten zwischen 100 und 200/min. Bei der Druckmasssage variiert die Einpreßtiefe zwischen 1 cm beim Säugling, ca. 2 cm beim Kleinkind und ca. 3 cm beim Schulkind. ■

Präkordialer Faustschlag

Ein präkordialer Faustschlag, d.h. ein Schlag aus ca. 20 bis 30 cm Höhe auf die Mitte des Sternums, soll mechanische Energie in organisierte elektrische Energie umwandeln. Die Methode sollte man nur anwenden, wenn das Ereignis unmittelbar beobachtet wird und es sich nicht um

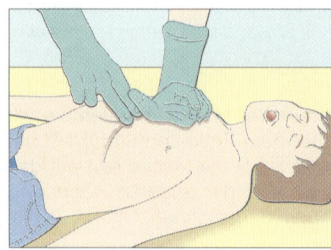

Abb. 6.14-11
Herzdruckmassage beim Schulkind. Der Druckpunkt liegt zwei bis drei Querfinger über dem Schwertfortsatz des Brustbeins.

einen durch Hypoxie oder durch hypolämischen Schock verursachten Herzstillstand handelt. Der präkordiale Faustschlag kann u.U. auch zu **Komplikationen** führen. So ist z.B. ein Übergang einer Kammertachykardie oder Bradykardie in Kammerflimmern möglich.

Anwendung findet der präkordiale Faustschlag bei Asystolie, AV-Block oder Arrhythmien sowie zur Unterbrechung einer Kammertachykardie. Ist der präkordiale Faustschlag erfolglos, muß unmittelbar mit den bekannten Methoden der Herz-Kreislauf-Wiederbelebung begonnen werden.

6.14.3.4 Drugs/Medikamente zur Reanimation, weiterführende Maßnahmen

Die Langzeiterfolge nach einer Reanimation werden durch Pharmaka (s.a. Kap. 4.9) verbessert, deshalb muß bei einer Reanimation schnellstmöglichst ein intravenöser Zugang gelegt werden. Gelingt dies nicht, ist ersatzweise die intratracheale Gabe von Medikamenten über den Tubus möglich. Dabei muß im Vergleich zur i.v. Applikation die Dosis um das Zwei- bis Dreifache erhöht werden. Beim Kind kann die Medikationsapplikation in normaler Dosierung auch intraossär (z.B. direkt in den Tibiakopf) erfolgen. In Tabelle 6.14-3 sind die wichtigsten Pharmaka aufgezeigt.

EKG und Elektrotherapie

Nach dem Beginn der Basismaßnahmen sollte der Patient so rasch wie möglich an einen EKG-Monitor angeschlossen werden, um die Art des Herzstillstands festzustellen. Mögliche EKG-Befunde bei Herz-Kreislauf-Stillstand sind:
- Kammerflimmern oder -flattern
- Asystolie
- elektromechanische Entkopplung

Während bei Asystolie und elektromechanischer Entkopplung Medikamente die Mittel der Wahl sind, hilft bei **Kammerflimmern oder -flattern** in erster Linie die elektrische Defibrillation (s.a. Kap. 7.5.3.2). Ziel der **Defibrillation** ist das Wiederherstellen eines normalen Rhythmus. Dabei wird durch Verabreichen eines Stromstoßes dem natürlichen Schrittmacher des Herzens (Sinusknoten) die Möglichkeit zur Wiedererlangung der Kontrolle gegeben. Die Defibrillationselektroden bringt man so an, daß der Strom durch eine möglichst große Myokardmasse fließt. Eine Elektrode ist rechts parasternal unterhalb der Klavikula, die andere über der Herzspitze im 5. Interkostalraum (ICR) anzubringen.

A ▶ Vor der Defibrillation ist **Elektrodengel** auf die Elektroden zu geben, um Verbrennungen der Haut zu vermeiden. Weiterhin darf es keinen direkten Körperkontakt der Helfer mit dem Patienten oder dem Bettrahmen (falls aus Metall) geben, da sonst Strom übergeleitet werden könnte. ◀

Tab. 6.14-3 Reanimationsmedikamente. Die wichtigsten Medikamente in der Behandlung eines Herz-Kreislauf-Stillstands während der Reanimation mit ihren Hauptwirkungen und zu berücksichtigenden Besonderheiten.

Medikament	Wirkung	Besonderheit/Beachte
Sauerstoff	– verbessert das Sauerstoffangebot für Gehirn und Herz	– nur schädlich in der Langzeitanwendung (reduzieren nach Blutgasanalysen)
Katecholamine (Adrenalin)	– Adrenalin ist das Medikament der Wahl zur Wiederherstellung der Zirkulation – 1 ml unverdünntes Adrenalin entspricht 1 mg, zur Reanimation wird 1 ml Adrenalin auf 10 ml 0,9%ige NaCl-Lösung verdünnt (d.h. 1 ml = 0,1 mg Adrenalin) und in Dosen von 0,5–1,0 mg alle 3–5 min i.v. verabreicht – bei länger bestehendem Herz-Kreislauf-Stillstand können evtl. auch höhere Dosen von Adrenalin erforderlich werden (3–5 mg alle 3–5 min oder 0,1 mg/kg KG) – bei Kindern initial 0,01 mg/kg KG geben, bei Wiederholung 0,1–0,2 mg/kg KG alle 3–5 min	– bei Verwendung von Adrenalin zur Wiederherstellung der Zirkulation sind die Steigerung des O_2-Verbrauchs des Herzens und Tachyarrhythmien möglich – außerdem kann es zu extremen Blutdruckanstiegen kommen – sonstige Nachteile von Katecholaminen sind Hyperglykämie, Einschränkung der Mikrozirkulation (Dekubitusgefahr)

6

Tab. 6.14-3 *Fortsetzung*

Medikament	Wirkung	Besonderheit/Beachte
Lidocain (Xylocain®)	– Lidocain wirkt durch Verlangsamung des Inonenaustausches durch die Zellmembran, wodurch es zu einer Verzögerung der Bildung und Fortleitung von Reizen kommt – es findet Anwendung zur Prophylaxe gegen erneutes Flimmern und zur Therapie von ventrikulären Extrasystolen und Kammertachykardien – Lidocain ist im Handel als 2% = 5 ml oder 1% = 50 ml Lösung erhältlich – Dosierung 1–2 mg/kg KG, nach 10 min 0,5 mg/kg KG – nach mehreren erfolglosen Defibrillationen kann durch die Gabe von Lidocain evtl. ein positiver Effekt auf die Reizleitung des Myokards erzielt werden	– Nachteile sind Erbrechen und Bradykardie
Atropin	– bei Sinusbradykardie und AV-Block auf Knotenebene ist Atropin das Medikament der ersten Wahl – die Dosis kann bis zu 3 mg betragen	– Nachteile sind Tachykardie, Wärmestau, Mundtrockenheit, Glaukom
Natriumbikarbonat 8,4% (NaHCO$_3$)	– Natriumbikarbonat sollte nur bei Hyperkaliämie, vorbestehender metabolischer Azidose und Intoxikation mit trizyklischen Antidepressiva oder Phenobarbital eingesetzt werden – nach langen Kreislaufstillstands- oder Reanimationszeiten kann es zu einer schweren Azidose kommen, die die Ansprechbarkeit auf elektrische Defibrillation und auf Katecholamine erniedrigt – dennoch ist die Anwendung von NaHCO$_3$ 8,4% zur Neutralisierung der Azidose nur eine weiterführende und keine obligate Reanimationsmaßnahme – NaHCO$_3$ sollte nur nach BGA-Kontrolle gegeben werden, da eine Azidose zur Wiederbelebung des Herzens günstiger ist als eine Alkalose – die maximal zu verwendende Dosis beträgt 1 ml/kg KG	– eine Blindpufferung, wie früher vorgenommen, ist heute absolut obsolet – regelmäßige Kontrolle der Blutgase und des Säure-Basen-Haushalts sind erforderlich
Calcium	– Calcium ist bei Hyperkaliämie, Hypokalzämie und Intoxikation mit Calciumantagonisten indiziert – initial werden 0,1 ml/kg KG der 10%igen Calciumglukonatlösung appliziert	– Kontrolle der Elektrolyte erforderlich
Infusionslösungen	– glukosehaltige Lösungen sollten unter Reanimationsbedingungen nicht gegeben werden, es sei denn, es besteht der Verdacht einer Hypoglykämie – um den Verdacht einer Hypovolämie auszuschließen, wird zwischen 3–6 ml/kg KG einer 0,9%igen NaCl-Lösung, Ringer-Laktat-Lösung oder 5%iger Albuminlösung als Bolus verabreicht	

Begonnen wird mit 150 bis 200 Joule (J). Ist dies erfolglos, so wird beim zweiten Defibrillationsversuch auf 300 bis 400 J erhöht. Bei Kindern erfolgt die Defibrillation mit einer Energie von initial 2 J/kg KG, bei Wiederholung mit 4 J/kg KG. Die medikamentöse Zusatztherapie besteht aus der Verabreichung von Adrenalin und Lidocain, eine evtl. Azidose muß parallel dazu ausgeglichen werden.

6.14.4 Erfolg der Reanimation

Der Erfolg und die Effektivität der Reanimation sind mit den Kriterien zu beurteilen, die auch zum Feststellen des Kreislaufstillstands herangezogen wurden. Am auffälligsten ist eine positive Veränderung durch engerwerdende Pupillen und das verbesserte Hautkolorit zu erkennen. Während der Reanimation kann eine effektive Kompression durch eine tastbare Pulsation an der Karotis beurteilt werden. Die deutlichsten Zeichen einer erfolgreichen Reanimation sind das Eintreten stabiler Herzaktionen, das Auftreten einer spontanen Atmung und das Wiedererlangen des Bewußtseins.

6.14.5 Abbruch der Reanimation

Unter Reanimationsbedingungen läßt sich der biologische und damit definitive Tod bzw. Hirntod nicht ausreichend sicher feststellen. Deshalb können folgende **Kriterien** zur Beendigung der Reanimationsmaßnahme herangezogen werden:
- 30 Minuten dauernde, korrekte Reanimation ohne Zeichen des Erfolgs, d.h. keinerlei elektrische Aktivität des Herzens, anhaltende Zeichen elektromechanischer Entkopplung, anhaltendes Kammerflimmern mit Verlangsamung der Flimmerfrequenz und fortschreitender Amplitudenabnahme
- wenn sich im nachhinein herausstellt, daß zwischen Kreislaufstillstand und Reanimationsbeginn, bei normaler Körpertemperatur, mehr als 30 Minuten vergangen sind (bei Intoxikationen, unterkühlten Patienten und Beinahe-Ertrunkenen gibt es kein Zeitlimit, hier entscheidet letztendlich der Arzt)

6.14.6 Komplikationen der Reanimation

Nur 10 bis 20% der Patienten, die außerhalb einer Klinik reanimiert werden, erleben die Einlieferung in die Klinik. Verantwortlich dafür sind sowohl die zu spät einsetzende Wiederbelebung durch die Ersthelfer als auch die dem Herz-Kreislauf-Stillstand zugrundeliegenden Ursachen. In der Klinik begonnene Reanimationen sind bis zu 50% erfolgreich, wobei die Langzeitüberlebensrate nochmals reduziert ist (ein Viertel bis die Hälfte).

Alle anderen, ursächlich mit den Reanimationsmaßnahmen zusammenhängenden Komplikationen sind in ihrer Bedeutung an der Möglichkeit einer erfolglosen Reanimation zu relativieren. So sind Rippenbrüche nach allgemeiner Überzeugung die notwendige Folge einer ausreichend kräftigen Herzdruckmassage. Auch Druckstellen, Blutergüsse und Quetschungen sind nach erfolgreichen Wiederbelebungen häufig anzutreffen.

6.14.7 Nachbehandlung nach Reanimation

Die große Mortalität nach einer erfolgreichen Reanimation (auch in der Klinik) ist auf die Grunderkrankung und den Hirnschaden durch einen Ausfall der zerebralen Perfusion zurückzuführen. Dies bedeutet, daß in der Nachbehandlung eine konsequente Optimierung und Weiterbehandlung der Grunderkrankung und der Versuch, die Hirnfunktion soweit als möglich zu erhalten und wiederherzustellen, erforderlich sind.

Die **zerebrale Durchblutung** ist bei einem Herzstillstand unterbrochen und durchläuft nach einer erfolgreichen Wiederbelebung drei Phasen:
- initial unterschiedliche Perfusion in nicht vorhersehbaren Regionen (Minuten)
- Hyperämie mit Gefahr des Hirndruckanstiegs (erste Stunde nach Wiederherstellen des Kreislaufs)
- generelle, globale Minderperfusion (am ersten Tag)

Durch die nur passagere Hyperperfusion besteht nach einer Reanimation selten die Gefahr eines sofortigen, dauerhaften Hirndruckanstiegs (dieser tritt erst in den nächsten Tagen auf). So sind in der **initialen Phase** nach der Reanimation die Optimierung der Oxygenierung und der Hämodynamik die Ziele der **Überwachung und Nachbehandlung.** Die konkreten Parameter, der Bereich der gewünschten Größe sowie die entsprechenden Maßnahmen sind in Tabelle 6.14-4 aufgeführt.

Wichtig ist, daß der Blutdruck weder zu stark abfällt noch durch den Einfluß der verwendeten Katecholamine extrem ansteigt. Der mittlere arterielle Druck sollte zwischen 90 und 110 mmHg

6

Tab. 6.14-4 Unterstützung stabiler Organfunktionen während der Nachbehandlung von reanimierten Patienten.

Organbereich	Zielparameter/Zielbereich	Maßnahme
Oxygenierung	– PaO$_2$ über 100 mmHg	– O$_2$-Maske – Beatmung
Ventilation	– PaCO$_2$ 25–35 mmHg	– Hyperventilation in den ersten 2–6 h
Hämodynamik	– ausreichendes Blutvolumen, ZVD > 5–8 cmH$_2$O	– Gabe von Volumen
	– mittlerer arterieller Druck (MAP) 90–110 mmHg	– Gabe von Volumen, Katecholaminen (oder Vasodilatatoren bei Hypertonie, eher selten)
	– Hypotonie, Hypertonie vermeiden	– s.o.
	– Hämatokrit 30–35%	– Volumengabe zur Verdünnung bei Hämokonzentration oder Erythrozytenkonzentrate bei Hämodilution
Stoffwechsel	Osmolarität 270–300 mOsm	– tägliche Kontrolle des Wertes – Gabe von freiem Wasser (Glukoselösung) bei Überschreiten, Diuretika oder NaCl-Konzentrate bei Unterschreiten der Schwelle
	Glukose 100–300 mg%	– Glukose bzw. Insulin nach Bedarf
	Elektrolyte Normalbereich	– Substitution nach Bedarf
	Körpertemperatur Normalbereich	– Kühlung/Wärmung nach Bedarf
ZNS	Hirndruck ICP < 15 mmHg	– Kopfteil des Bettes 20–40° – Verabreichung von Barbituraten – Einmalgabe (1–2 g) von Kortikoiden

eingestellt sein. Wegen der beeinträchtigten Autoregulation der zerebralen Durchblutung muß jeder Blutdruckabfall bemerkt und sofort behandelt werden. Dies ist die wichtigste Überwachungsaufgabe in der Nachbehandlungsphase.

M Jede Phase eines Blutdruckabfalls vermindert die Chance des Patienten, zu überleben. ■

Eine Überwachung des Hirndrucks hat laut vergleichenden Untersuchungen keinen positiven Einfluß auf das Überleben, jedoch sollen alle Maßnahmen, die den **Hirndruck senken,** zur Anwendung kommen.

Ein **Abfall des Blutzuckerspiegels** ist wegen der Abhängigkeit des Gehirns von Glukose unbedingt zu vermeiden. Der Serumspiegel sollte zwischen 100 und 300 mg% (d.h. zwischen 5 und 15 mmol/l) betragen.

6.15 Anästhesiologische Besonderheiten bei Organexplantation

Transplantate können auf zwei Wegen gewonnen werden. Die Entnahme bei **Lebendspendern** betrifft fast ausschließlich paarig vorhande Organe und wird in der Bundesrepublik nur im gegenseitigen Einverständnis zwischen Empfänger und Spender vorgenommen. Diese Art der Transplantation ist jedoch extrem selten und kann teilweise mit erheblichen Risiken für den Spender verbunden sein. Daher hat sich hauptsächlich die Organexplantation bei **hirntoten Spendern** durchgesetzt. Der **Bedarf an Organen** ist groß, und es stehen längst nicht genügend Organe zur Verfügung. 25% der Erwachsenen, die auf ein Herz warten, versterben während der Wartezeit.

Die Entnahme von Organen Verstorbener zum Zwecke der Transplantation ist nach geltendem Recht an zwei **grundlegende Voraussetzungen** gebunden:

- Tod des Spenders muß unzweifelhaft eingetreten sein
- ausdrückliche Einwilligung in die Organentnahme muß vorliegen

Eine gesetzliche Definition des Todes und des Todeszeitpunkts gibt es im deutschen Recht nicht. Der eingetretene und festgestellte Hirntod gilt als maßgebliches Kriterium für den Tod des Menschen. Die medizinischen Methoden der **Feststellung des Hirntods** sind gesetzlich nicht geregelt. Als Standard („rechtlich gebotener Sorgfaltsmaßstab") gelten aber die „Kriterien der Feststellung und Dokumentation des Hirntodes", eine Stellungnahme (Richtlinien) des Wissenschaftlichen Beirates der Bundesärztekammer (Kap. 8.1.3). Seit dem 1. Dezember 1997 gibt es ein Transplantationsgesetz, das versucht noch juristisch offene Fragen zu klären.

Der Leichnam ist durch das den Tod überdauernde sog. **postmortale Persönlichkeitsrecht** aus Artikel 2 Abs. 2 Grundgesetz geschützt. Grundsätzlich bedarf daher jeder Eingriff in einen Leichnam einer Rechtfertigung. Für die Organentnahme ist dies in erster Linie die **Einwilligung des Spenders,** die er zu Lebzeiten z.B. durch einen Spenderausweis erklärt hat. Liegt weder eine solche positive Erklärung noch ein Widerspruch vor, ist die Frage der Organentnahme abhängig von dem Einverständnis der Angehörigen (z.B. Lebenspartner, Kinder, Eltern oder Geschwister). Dabei haben Angehörige kein eigenes Entscheidungsrecht, sie dürfen lediglich, als Inhaber des sog. Totensorgerechts, eine **Entscheidung im Interesse des Verstorbenen** treffen. Korrekt muß die Frage an die Angehörigen also lauten, ob eine solche Maßnahme im Sinne des oder der Verstorbenen wäre.

Dennoch ist die gesetzliche Lage nicht so eindeutig. Da bisher in der Bundesrepublik keine einheitliche gesetzliche Organentnahmeregelung existiert, ist ein vorhandener **Spenderausweis,** der den Willen des Spenders zu Lebzeiten dokumentiert, im Todesfall Organe zu spenden, für den behandelnden Arzt **rechtlich nicht bindend.** Er ist jedoch als starker Hinweis der Spendewilligkeit zu sehen.

Um einen Mißbrauch mit Organen zu verhindern, ist in Westeuropa eine zentrale Koordinationsstelle zwischen Spender und Empfänger geschaltet. Es handelt sich dabei um **Eurotransplant in Leiden.** Von hier werden nach einem Kriterienkatalog (Kompatibilität, Wartezeit etc.) die postmortal entnommenen Organe in (aus) der BRD, Österreich und den Beneluxstaaten zugewiesen.

6.15.1 Umgang mit Angehörigen

Die Situation für den betreuenden Arzt und das Pflegepersonal ist zwiespältig. Der Arzt muß einerseits den Angehörigen vermitteln, daß der Tod (Hirntod) des Patienten bevorsteht, andererseits aber oft kurzfristig bzw. unmittelbar die Frage der Organspende ansprechen, da die Zeit drängt. Handelt es sich hier um einen Prozeß, der sich über Tage hinzieht, findet eine gewisse Adaptation der Angehörigen statt, die es einem erleichtert, mit ihnen über die Frage einer evtl. Organentnahme zu sprechen.

Das Gespräch mit den Angehörigen und hier vor allem die Frage nach der Erlaubnis zur Organentnahme ist eine **ethisch-moralische Frage** für beide Seiten, es sollte jedoch bei allem Schmerz nicht vergessen werden, daß mit Spenderorganen Leben zu retten sind. Gerade dieser Punkt ist vielen Angehörigen eine Entscheidungshilfe.

Das Gespräch mit den Angehörigen sollte von erfahrenen Ärzten geführt werden, da Angehörige eine Stütze brauchen. Selbstverständlich ist, daß alle **Fragen der Angehörigen** zu beantworten sind. In dem Gespräch darf nie der Eindruck entstehen, eine Entscheidung unter Zeitdruck treffen zu müssen. Aus der Erfahrung hat sich gezeigt, daß es sehr sinnvoll sein kann, auf Standardfragen schon im Verlauf des Gesprächs einzugehen. So ist z.B. den Angehörigen eindeutig zu vermitteln, daß der Tod zweifelsfrei festgestellt wurde und daß durch die Organentnahme keine Entstellung stattfindet. Wenn zu verspüren ist, daß eine Organspende nicht gewünscht wird, sollte man darauf verzichten, die Angehörigen mit aller Kraft zu überzeugen.

M Der **Umgang** mit den Angehörigen muß immer **unabhängig von** ihrer **Entscheidung,** pro oder kontra Organentnahme, sein. Das Pflegepersonal sollte über das Gespräch mit den Angehörigen und dessen Inhalt informiert werden, um auf evtl. Fragen vorbereitet zu sein. ■

Haben sich die Angehörigen für eine Organ-spende entschlossen, muß ihnen ausreichend Zeit gegeben werden, sich von dem Toten zu verabschieden. Besteht der Wunsch auf Beistand eines Seelsorgers, ist dies zu ermöglichen.

M Da es sich bei der Pflege eines Patienten zur Organentnahme nie um einen Routinefall handelt und jeder Mensch seine eigenen Gefühle zu dieser Situation entwickelt, ist es fast unmöglich, eine Pauschallösung für die daraus entstehenden Konflikte anzubieten. Ganz selbstverständlich ist, daß alle Pflegemaßnahmen bis zur Organexplantation mit derselben Sorgfalt verrichtet werden wie sonst auch. ■

6.15.2 Voraussetzungen zur Explantation

Vor der Explantation, die für die Anästhesie bzw. Intensivtherapie ein bestimmtes Schema beeinhaltet, ist die Diagnose des Hirntodes medizinisch und juristisch abzusichern (Kap. 8.1.3).

Nach Erteilung der Explantationserlaubnis laufen bereits viele Vorbereitungen, die Arbeit der Anästhesie beginnt allerdings erst nach Erstellung des Hirntodprotokolls.

Zur Voraussetzung der Explantation müssen folgende **Kriterien** erfüllt sein:

■ Hirntodfeststellung
■ Einwilligung zur Explantation (welche Organe?)
■ Ausschluß einer tumorbedingten Erkrankung
■ Ausschluß einer Verbrauchskoagulopathie
■ Ausschluß einer systemischen Infektion
■ negative Virusserologie (Hepatitis, Zytomegalie, HIV etc.)
■ Alter des Patienten liegt unter 60 Jahren

Erkrankungen wie therapierefräktärer Hypertonus oder insulinpflichtiger Diabetes mellitus sind **Kontraindikationen** zur Organentnahme. Da oft nicht alle Kriterien erfüllt werden können, hängt es vom zu entnehmenden Organ ab, welche der Voraussetzungen unbedingt erfüllt sein müssen. Die **organspezifischen Entnahmevoraussetzungen** sind:

■ **Herz:** Es liegt kein Thorax- oder Polytrauma vor, und es hat keine Reanimation stattgefunden. Die Herzanamnese ist unauffällig, falls möglich, sollte eine Echokardiographie erfolgen. Der Patient hat normale Laborwerte (CK, CKMB etc.) und ist maximal 50 Jahre alt.

■ **Niere:** Der Patient weist keine pathologische Nierenanamnese auf und hat keine möglicherweise nierenschädigenden Medikamente eingenommen. Die Diurese sollte pro Stunde nicht unter 1 ml/kg KG liegen und der Serumkreatininwert (bei Aufnahme) unter 1,2 mg/dl sein. Daneben muß eine bakterielle Besiedelung des Peritonealraums ausgeschlossen und der Patient soll nicht älter als 60 Jahre sein.

■ **Leber:** Es liegt weder eine Lebererkrankung in der Anamnese noch ein Polytrauma oder ein protrahierter Schockzustand vor. Eine bakterielle Besiedelung des Peritonealraums und eine Koagulopathie sind auszuschließen. Als weitere Bedingungen sind normale Laborwerte (Transaminasen, LDH, Bilirubin etc.), keine Einnahme leberschädigender Medikamente und Alter bis max. 50 Jahre zu nennen.

■ **Lunge:** Besonders wichtig sind anatomisch vergleichbare Daten wie Thoraxgröße und Umfang in Relation zu bestimmten anatomischen Punkten (Mamillenhöhe, Axillarlinie etc.), annähernd vergleichbares Körpergewicht und Größe. Es darf kein Thorax- oder Polytrauma vorliegen und keine Lungenerkrankung in der Anamnese vorhanden sein. Als weitere Voraussetzungen sind physiologische Beatmungsdaten zu fordern, d.h. bei einem FiO_2 von 0,4 (Sauerstoffbeatmungsanteil von 40%) muß der PaO_2 über 100 mmHg und bei einem FiO_2 von 1,0 (also 100% Sauerstoff) über 300 mmHg liegen. Für das Alter existieren bisher keine definitiven Richtlinien.

■ **Pankreas:** Der Patient darf kein Diabetiker sein und keine Alkoholanamnese aufweisen. Daneben dürfen kein Abdominaltrauma und keine bakterielle Besiedelung des Peritonealraums vorliegen, weiterhin sollte der Patient nicht älter als 50 Jahre sein.

6.15.3 Therapie während der Vorbereitungsphase

Die Explantation beginnt auf der Intensivstation. Lag bisher der Hauptgesichtspunkt auf der zerebralprotektiven Wirkung, steht jetzt die **organerhaltende Therapie** im Vordergrund. Dazu gehören:

■ keine weitere Entwässerung, negative Flüssigkeitsbilanz möglichst neutralisieren und ausgleichen
■ Hyperventilation in eine Normoventilation ändern

- Regulierung des Kreislaufs, systolischer Blutdruck möglichst über 100 mmHg, Herzfrequenz nicht unter 60 Schläge/min
- der zentralvenöse Druck (ZVD), der das intravasale Volumen widerspiegelt, sollte nicht unter 10 cmH$_2$O fallen
- Abfall der Körpertemperatur vermeiden
- metabolische Veränderungen (z.B. Hypokaliämien, Hyperglykämien) schnellstmöglichst ausgleichen

Der z.Zt. gültige **allgemeine „Therapiestandard"** sieht folgendes vor:

- **Beatmung:** Die Normoventilation sollte so ausgeführt werden, daß der PaO$_2$ > 100 mmHg ist. Zum Vermeiden von Atelektasen kann ein leichter PEEP (positiver endexspiratorischer Druck) von ca. 5 bis 7 mmHg verwendet werden.
- **Kreislauf:** Im Vordergrund steht die ausreichende Substitution von Flüssigkeit. Kristalloide Lösungen zur Aufrechterhaltung des Kreislaufs und kolloidale Lösungen wie Humanalbumin zur Stabilisierung des kolloidosmotischen Drucks sind zulässig. Dopamin wird in einer „Nierendosis" von 0,5 bis 5 µg/kg/min appliziert. Kommt es trotz dieser Maßnahmen zu einem Blutdruck- oder Pulsabfall, wird zunächst die Dopamindosis erhöht. Reicht dies nicht aus, muß der Einsatz von Vasopressoren oder Katecholaminen erfolgen.
- **Temperatur:** Da der Hypothalamus ausfällt, ist der Körper nicht mehr in der Lage, die normale Körpertemperatur aufrechtzuerhalten. Bei einem Abfall der Körpertemperatur sollten Wärmedecken und angewärmte Infusionen zum Einsatz kommen. Die Anwendung von Wärmedecken ist jedoch nicht unproblematisch, da die Wärmeabgabe eine „offene" Peripherie erfordert. Werden jedoch Katecholamine appliziert, kommt es zu einer Verengung der Gefäße der Hautoberfläche. Bei einem direkten Hautkontakt ist daher die Gefahr von Verbrennungen gegeben.
- **Metabolische Veränderungen:** Hyperglykämien sollten mit Insulin therapiert werden. Kommt es zu einem Diabetes insipidus, wird ADH (Minirin®) verabreicht. Dies sollte sich aber auf Kleinstdosen beschränken, da ADH die Koronardurchblutung reduziert und den pulmonalarteriellen Druck erhöht. Eine regelmäßige Kontrolle der Elektroyte wird durch die vermehrte Urinausscheidung notwendig, Verluste sind kontinuierlich zu substituieren.

6.15.4 Überwachung während der Explantation

Um die Überwachung des Patienten zu gewährleisten, sind eine arterielle Kanüle, ein zentraler Venenkatheter (ZVK) und Blasenkatheter sowie eine Temperatursonde (rektal und ösophageal) erforderlich.

6.15.5 Anästhesie während der Explantation

Eine Anästhesie, wie sie üblicherweise vorgenommen wird, ist während der Explantation nicht notwendig. Die physiologischen Werte werden denen der Intensivstation angepaßt. Der **systolische Blutdruck** ist möglichst über 100 mmHg zu halten, und der **ZVD** sollte 8 mmHg nicht unter- und 12 mmHg nicht überschreiten. Falls der **Hb-Wert** unter 10 g/100 ml fällt, sollte Blut verabreicht werden. Sinkt der **Hämatokrit** unter 30%, ist meist die Gabe von Erythrozytenkonzentraten erforderlich. Die stündliche **Diurese** sollte über 100 ml liegen und der arterielle pO$_2$ nicht unter 100 mmHg fallen.

M Die Zufuhr von z.B. Dopamin oder Katecholaminen über Perfusor darf nicht unterbrochen werden (auch nicht während des Transports). ■

Zur Erleichterung einer großen Laparotomie können bei Bedarf nichtdepolarisierende **Muskelrelaxanzien** appliziert werden. Durch nozizeptive Stimuli (spinaler Reflexbogen) kann es zu **Blutdruckanstiegen** und **Tachykardien** kommen. Einige Anästhesisten geben daher vor der Laparotomie prophylaktisch Fentanyl, andere warten und steuern dann mit Isofluran oder bei Bedarf auch mit z.B. NTG (Nitroglycerin) gegen. Das Prinzip besteht in der Weitstellung der Gefäße, dadurch kommt es nachfolgend zu einer Senkung des Blutdrucks. Zur Explantation sollten großlumige Braunülen gelegt werden, damit auftretende Kreislaufschwankungen, die auf einem Volumenmangel beruhen, schnell therapiert werden können.

Der Anästhesist richtet sich bei Gabe bestimmter Medikamente (Heparin, Prostaglandine etc.) in der Regel nach der Zeitvorstellung des Chirurgen (abhängig vom Explantationsverlauf). Nach Entnahme der Organe ist die Anästhesie beendet. Das Beatmungsgerät, alle Perfusoren und Infusionen werden abgeschaltet. Dennoch darf nicht vergessen werden, daß es sich um einen Menschen handelt, der auch im Tod einen respektvollen Umgang verdient.

6

6.16 Narkosekomplikationen

Zu den wichtigsten Narkosekomplikationen zählen die maligne Hyperthermie und Lagerungsschäden.

6.16.1 Maligne Hyperthermie

Die maligne Hyperthermie bezeichnet ein klinisches Syndrom, das zu Beginn, während der Narkose aber auch erst einige Stunden danach auftreten kann.

Ausgelöst (getriggert) wird die maligne Hyperthermie hauptsächlich durch volatile Anästhetika und depolarisierende Muskelrelaxanzien (Halothan, Enfluran, Isofluran, Desfluran, Sevofluran und Succinylcholin), wobei eine genetische Disposition des Patienten hauptverantwortlich ist. Streß kann mitverantwortlich sein.

Pathophysiologisch kommt es zu einem Anstieg der Calciumkonzentration in den Zellen der quergestreiften Muskulatur (Skelettmuskulatur). Die Zellmembranen werden für Calcium durchlässig (Ursache unbekannt), Calcium strömt unkontrolliert aus dem Extrazellulärraum und aus den intrazellulären Speichern in das Myoplasma. Der Zustand entspricht einer andauernden Depolarisation der quergestreiften Muskulatur.

Der Muskelstoffwechsel steigt auf ein Vielfaches seiner normalen Aktivität, daraus resultiert ein massiv **erhöhter ATP- und Sauerstoffverbrauch, die Produktion von CO_2, Laktat** (metabolische Azidose) **und Wärme erhöht** sich.

Aus den genannten pathophysiologischen Abläufen lassen sich die Phänomene wie Muskelrigidität, Temperaturanstieg und metabolische Azidose erklären. Durch den erhöhten ATP-Verbrauch steht für zelluläre energieverbrauchende Prozesse nicht mehr genügend ATP zur Verfügung. Es kommt zu einer **Zerstörung der quergestreiften Muskulatur.**

Durch die Schädigung der Zellmembran kommt es zu laborchemischen Veränderungen, wobei einige der Werte bis zum 1 000fachen der Norm erhöht sein können:

- Hyperkaliämie
- Erhöhung der Kreatinkinase (CK)
- Transaminasenanstieg
- LDH-Erhöhung
- Myoglobinurie

Die maligne Hyperthermie ist durch **Tachykardie, Tachypnoe** und evtl. beginnende **Muskelrigidität** vor allem im Kieferbereich (Masseter-

spasmus) charakterisiert. Je nach klinischer Verlaufsform können **weitere Symptome** hinzukommen, die sich alle auf den **Hypermetabolismus** zurückführen lassen. Dazu gehören beim **fulminanten Verlauf** der rasche Temperaturanstieg (bis zu 1 °C alle zwei bis fünf Minuten) und bei der **schweren Verlaufsform** die Veränderungen der Hautfarbe, wobei zuerst eine Rötung auftritt, die dann zunehmend fleckig wird. Verantwortlich dafür sind massive körpereigene Katecholaminausschüttungen. Kommt es zu einer Hypoxie mit vermindertem Herzzeitvolumen, gehen diese Hautveränderungen rasch in eine **Zyanose** über. Als erstes Frühzeichen ist oft nur ein **Anstieg** des **endexspiratorischen CO_2** zu registrieren.

Abortive Verlaufsformen machen sich meist durch Tachykardie, Arrhythmie und/oder leichten Temperaturanstieg „bemerkbar". Da diese Symptome aber auch Zeichen einer zu oberflächlichen Narkose sein können, ist die Diagnosestellung hier wesentlich schwieriger.

Wird das Symptom frühzeitig erkannt und entsprechend therapiert, ist zu erwarten, daß die Episode ohne bleibende Schäden überlebt wird. Bei nicht rechtzeitigem Erkennen der MH bzw. zu später Einleitung der Therapie ist mit einer Mortalität von ca. 75% innerhalb der ersten 24 Stunden zu rechnen.

Die **medikamentöse Therapie** erfolgt durch die sofortige Gabe von Dantrolen (Dantrolen i.v. Rhöm-Pharma). Dantrolen inhibiert (blockiert) die Freisetzung von Calcium aus dem sarkoplasmatischen Retikulum, ohne gleichzeitig die Rückresorption zu behindern (intrazellulärer Calciumstoffwechsel). Wichtig ist, daß ein **ausreichendes Herzzeitvolumen** (HZV) besteht, so daß die Perfusion der Skelettmuskulatur gewährleistet bleibt.

Die **pharmakologischen Besonderheiten** von Dantrolen lassen sich folgt zusammenfassen:
Dosierung: i.v. Applikation initial von etwa 2,5 mg/kg KG, weitere Dosen sollten nach klinischem Zustand (endexspiratorischem CO_2) titriert werden. Eine Gesamtdosis von 10 mg/kg KG sollte nur in Ausnahmefällen überschritten werden.
Wirkeintritt: i.v. unter fünf Minuten bzw. 30 bis 90 Minuten nach oraler Verabreichung. Innerhalb von 30 Minuten nach i.v. Gabe ist eine Wirkung zu erwarten (HF und AMV sinken, Normalisierung der BGA etc.)
Maximaleffekt: i.v. ca. eine Stunde bzw. 4 bis 6 Stunden nach oraler Gabe

Wirkdauer: i.v. ca. drei Stunden bzw. ca. acht Stunden nach oraler Gabe

Elimination: Die Elimination erfolgt sowohl hepatogen als auch renal

Unter länger dauernder Dantrolentherapie (über einige Wochen) sind gewisse **Vorsichtsmaßnahmen** einzuhalten. Dazu gehört die regelmäßige Kontrolle der Leberwerte, da vereinzelt Hepatitiden beschrieben wurden. Hierbei sind Frauen im Alter über 35 Jahre, die regelmäßig Östrogene einnehmen, besonders gefährdet.

Calciumantagonisten sind wegen der Auslösung einer Hyperkaliämie mit kardiovaskulären Nebenwirkungen während der Akuttherapie kontraindiziert.

Folgende **Behandlungsschritte** sind bereits bei Verdacht auf eine MH vorzunehmen:

- sofortige Beendigung der Zufuhr des verwendeten Inhalationsanästhetikums bzw. Abbrechen der begonnen Einleitung
- Hyperventilation mit 100% O_2 (15 bis 20 l/min) und Erhöhung des Atemminutenvolumens auf etwa das Zwei- bis Dreifache der Norm
- Auswechseln des gesamten Schlauchsystems einschließlich der Absorber; falls möglich, Austausch des gesamten Beatmungsgeräts und über ein offenes System beatmen (wegen des möglichen Zeitverlustes wird dies jedoch nicht von allen für notwendig erachtet)
- Legen eines großlumigen i.v. Zugangs und, sofern möglich, einer arteriellen Kanüle
- Magensonde zur Gabe von gekühlter Flüssigkeit legen (Temperatursenkung)
- Austauschen aller Infusionsflüssigkeiten, in denen möglicherweise Kalium enthalten sein könnte
- Senkung der Kerntemperatur durch gekühlte i.v. Flüssigkeiten, Eiswasser über die Magensonde und/oder eine rektal eingeführte Sonde sowie Kühlung des Patienten von außen
- Kühlung bei Erreichen von 38 °C einstellen, da die Temperatur auch nach Entfernen der Kühlmaßnahmen noch weiter abfällt („afterdrop") und somit möglicherweise eine Hypothermie entsteht
- bei Azidose $NaHCO_3$ infundieren
- weniger ausgeprägte Hyperkaliämien mit Resonium® therapieren, ist schnelle Senkung erforderlich, $NaHCO_3$ und Insulin (0,15 Einheiten/kg KG) in Kombination mit 20%iger Dextrose geben; anschließend sind genaue Laborkontrollen notwendig, da durch diese Maßnahme Kalium nur intrazellulär verschoben wird und nach einiger Zeit wieder rückflutet

- Arrhythmien mit Lidocain oder Betablocker (z.B. Esmolol i.v.) therapieren
- auf ausreichende Urinausscheidung achten, sollte das in Dantrolen® enthaltene Mannitol (3 g/Flasche) keine ausreichende Diurese in Gang setzen, zusätzlich Furosemid applizieren

Eine **intensivmedizinische Überwachung** für mindestens 24 Stunden ist in jedem Fall angebracht. Über die nächsten Tage müssen die folgenden **Laborparameter** bis zur Wiederkehr in den Normbereich kontrolliert werden: Kalium, Calcium, CPK, LHD, GOT, GPT, arterielle Blutgase, Gerinnungsstatus etc.

Während in den ersten 24 Stunden Dantrolen weiterhin i.v. zu verabreichen ist, kann, soweit möglich, ab dem zweiten Tag nach Auftreten der malignen Hyperthermie, Dantrolen auch oral (4 bis 8 mg/kg KG, verteilt auf drei Gaben tgl.) gegeben werden. Die alleinige orale Applikation von Dantrolen wird heute nicht mehr propagiert. Sollte sie aber dennoch im Sinne einer Prophylaxe erfolgen (bei Patienten, die „gefährdet" erscheinen), ist der Patient wegen der muskelrelaxierenden Wirkung streng zu überwachen. Die Wirkung kann etwa mit der einer „Priming-Dosis" (Kap. 4.1.1) von Muskelrelaxanzien verglichen werden, auch hier gibt es vereinzelt Patienten, die so sensibel reagieren, daß sie in Atemnot geraten können.

Anästhesiologische Besonderheiten bei MH-gefährdeten Patienten und Narkosemanagement bei aufgetretener MH

Zur Fortführung der Narkose, aber auch zur Anästhesie gelten inzwischen als relativ sicher:

- Opiate
- Barbiturate
- Benzodiazepine
- Propofol
- Ketamin
- nichtdepolarisierende Muskelrelaxanzien (u.a. Pancuronium, Atracurium, Vecuronium)
- Lokalanästhetika (sowohl vom Ester- als auch Amidtyp)
- Lachgas

A▶ **Absolut kontraindiziert** sind dagegen volatile Anästhetika und depolarisierende Muskelrelaxanzien. Da bisher noch Unklarheit bezüglich der Unbedenklichkeit bei MH-gefährdeten Patienten gegenüber trizyklischen Antidepressiva, den Butyrophenonen (Haldol und DHB) und den Phenothiazinen herrscht, sollten auch diese nicht verwendet werden. ◀

6.16.2 Lagerungsschäden

Jede Narkose verursacht Immobilität und Ausschaltung natürlicher Schutzmechanismen wie z.B. Schmerz. Dadurch sind verschiedene Schäden durch unsachgemäße Lagerung möglich.

Nach Einleitung der Narkose, die primär immer in Rücklage erfolgt und Abschluß aller anästhesiologischen Vorbereitungen wird der Patient in die entsprechende Operationslagerung gebracht.

Für die Lagerung ist der Operateur verantwortlich. Die Lagern sollte jedoch im Team erfolgen, zumal alle an der Operation beteiligten Disziplinen (Anästhesie, Pflegepersonal und Operateur) eine Mitverantwortung übernehmen.

Im Rahmen der operativen und anästhesiologischen Aufklärung muß mit allen Patienten über die Risiken, die in unmittelbarem Zusammenhang mit der Lagerung stehen, gesprochen werden.

6.16.2.1 Nervenschädigungen

Nachfolgend sind mögliche Schäden bei den verschiedenen Lagerungsmöglichkeiten erläutert, wobei der Schwerpunkt auf der **Verhinderung von Lagerungsschäden** liegt. Physiologische Veränderungen finden sich in den speziellen Anästhesiekapiteln. Die Lagerungsmerkmale und Abbildungen sind im Kapitel 5.3.3 enthalten.

Mögliche Schäden bei Lagerung der Arme
Bei unsachgemäßer Lagerung der Arme können Nervenschäden am Plexus brachialis und am N. ulnaris entstehen. Da eine Plexusschädigung meist durch Zerrung des Armes entsteht, sind folgende **Vorsichtsmaßnahmen** einzuhalten:
- ausgelagerten Arm immer fixieren, um ein Herunterfallen zu verhindern (im Extremfall kann es zu einem Ausriß des Plexus brachialis kommen)
- Oberarm nie über 90 Grad auslagern
- leichte Beugung des Ellenbogens und Handrücken in Pronationsstellung
- Arm nicht unter Thoraxniveau lagern (Stauungsgefahr)
- evtl. Polsterung des Ellenbogens (Ulnarisläsion)

Werden bei einer Operation beide Arme an den Körper angelagert, ist unbedingt darauf zu achten, daß u.a. der N. ulnaris gut abgepolstert gelagert wird. Empfehlenswert sind hierbei Polstermanschetten, die den Ober- und Unterarm umschließen und eng am Körper fixiert werden.

Mögliche Schäden bei Lagerung der Beine
Besonders das Fibulaköpfchen muß gepolstert werden, um eine Peronaeusläsion und Drucknekrosen zu verhindern. Insgesamt sind jedoch alle Auflageflächen der Beine, insbesondere Knie- und Schienbeinbereich, adäquat abzupolstern, um möglichen Druckulzerationen vorzubeugen.

6.16.2.2 Augenschäden

Dem Schutz der Augen ist besondere Aufmerksamkeit zu widmen. Ein länger dauernder Druck auf das Auge kann zu Durchblutungsstörungen und damit zur Erblindung führen. Die Augenlider sollten geschlossen sein. Um ein Austrocknen der Hornhaut zu verhindern, wird eine Augensalbe (z.B. Bepanthen®) eingebracht. Bei manchen Operationslagerungen, z.B. Operationsabdeckung oder Bauchlage, können die Augen nicht ständig kontrolliert werden. Dann sind sie nach Einbringen einer Augensalbe mit Pflaster zu verkleben und evtl. durch Polsterungsmaßnahmen (z.B. Augenkompressen) vor Druck zu schützen.

Besonders gefährdet sind die Augen des Patienten in Bauchlage, wobei auch in Rückenlage auf ein unachtsames Abstützen der Arme eines Chirurgen oder das unbemerkte Aufliegen eines Beatmungsfilters oder der Beatmungsschläuche zu achten ist.

6.16.2.3 Druckulzerationen

Schädigungen durch Druckulzerationen können bei jeder Art der Lagerung auftreten und werden durch Faktoren wie **mangelnde Durchblutung** und **Hypothermie** begünstigt. Als **gefährdete Zonen** können je nach Lagerungsart folgende Körperstellen genannt werden, wobei diese Bereiche durch ausreichende Polsterung zu schützen sind und die korrekte Lagerung auch während der Operation kontrolliert werden muß:
- Fersen
- Knöchel
- Kniescheiben
- Beckenkamm
- Steiß
- Schambein und äußeres Genitale
- Bauch
- Schulterblätter und Schulter
- Gesichtsschädel (Kinn und Nase), Hinterhaupt und Ohren (Seitenlage)

ALLGEMEINE
INTENSIVMEDIZIN/-PFLEGE

L. LATASCH, K. RUCK, W. SEIZ

(zusätzliche Autoren sind im Inhaltsverzeichnis genannt)

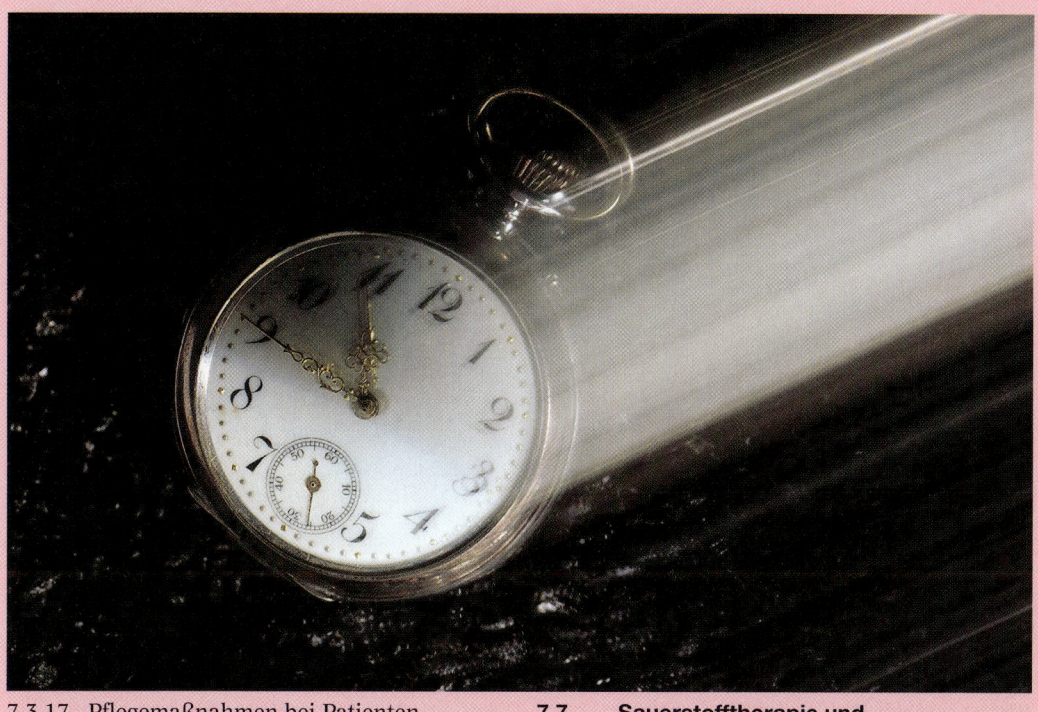

7 ALLGEMEINE INTENSIVMEDIZIN/-PFLEGE

7.1 Psychodynamik der Intensivmedizin/-pflege

Ein kranker Mensch kann auf unterschiedlichen Wegen Patient einer Intensivstation werden. Entweder machen Art und Schwere der Erkrankung eine sofortige Aufnahme auf einer Intensivstation notwendig, oder die Erkrankung bewirkt eine Art „Karriere". Ist z.B. die häusliche Pflege nicht mehr gewährleistet, so kommt der Kranke in ein Krankenhaus und wird damit zum Patienten. Wenn sich sein Zustand so verschlechtert, daß er auf einer normalen Station nicht mehr versorgt werden kann, verlegt man ihn auf die Intensivstation. Verbessert bzw. stabilisiert sich der Gesundheitszustand, so erfolgt die Rückverlegung. Geht es dem Patienten aber zunehmend schlechter, so daß keine Besserung mehr möglich ist und der Patient dem Tode nahe ist, kann er nicht mehr weitergereicht werden. So wie die „Zuständigkeit" für Alte und Kranke häufig an die Klinik abgetreten wird, so wird die „Zuständigkeit" für das Sterben oft der Intensivstation zugeschoben.

M Die Intensivmedizin spielt eine besondere Rolle im Rahmen der Medizin und ist dadurch gekennzeichnet, daß sie sich auf **Situationen besonderer Gefahr,** besonders **großer Not** und besonderer Dringlichkeit spezialisiert hat. ■

In diesem Kapitel werden psychologische Gesichtspunkte, d.h. der Aufwand an „psychischen Kosten" der Intensivmedizin/-pflege, der Verbrauch an seelischen Kräften und der Umgang mit Ressourcen näher betrachtet. Einige wesentliche Besonderheiten der Intensivmedizin/-pflege haben ihren Hintergrund in bewußten und unbewußten Annahmen und Haltungen derer, die dort arbeiten, und die Realisierung der Intensivmedizin macht besondere seelische Anstrengungen notwendig.

Sowohl die Patienten wie auch das Personal in der Intensivmedizin sind sich der **Ausnahmesituation** bewußt, in der sie sich befinden. Mit „Personal" sind sowohl Krankenpflegepersonal, Ärzte und all diejenigen gemeint, die den überwiegenden Teil ihrer Arbeitszeit auf der Intensivstation verbringen und im direkten Kontakt mit den Patienten stehen. An dieser Stelle sei vorausgeschickt, daß es für jeden der Mitarbeiter eine große psychische Leistung darstellt, unter den Arbeitsbedingungen der Intensivmedizin längerfristig die **seelische Stabilität** und **psychische Gesundheit** aufrechtzuerhalten. Die Schwierigkeit der Aufgabe besteht in der Notwendigkeit, in neuen, unvorhergesehenen, oft dramatischen Situationen nicht nur fachliche Kompetenz zu beweisen, sondern die Kraft aufzubringen, die seelische Balance für sich selbst und für die Teamarbeit immer wieder neu herzustellen und dabei den schwerkranken Patienten und den besorgten Angehörigen gegenüber zugewandt zu bleiben.

7.1.1 Situationsanalyse

Die folgenden Überlegungen zur Psychodynamik der Intensivstation und zur Betrachtung der psychischen Situation von Patienten und Personal entstammen Beobachtungen, die auf einer internistischen Intensivstation gemacht wurden. Eine Verallgemeinerung der Beobachtungen ist nach Ansicht des Autors auch für andere intensivmedizinische Einrichtungen zulässig. Vorausgeschickt sei noch, daß zunächst **widersprüchlich erscheinende Phänomene** beschrieben sind, deren Zusammenhang und Hintergrund aber mit Hilfe der psychologischen Betrachtungsweise verstanden und erklärt werden können.

7.1.1.1 Die territoriale Abgrenzung

Das erste, was bei einem Besuch einer Intensivstation auffällt, ist ihre scharfe **Abgrenzung** durch hygienische Maßnahmen, manchmal strenge Begrenzung der Besuchszeit usw. **gegen die „Außenwelt".** Diese Abgrenzung ist für viele Außenstehende, z.B. Angehörige von Patienten oder Personal anderer Stationen, deutlich wahrnehmbar. Die äußere Geschlossenheit spiegelt auch den Versuch wider, eine **innere Geschlossenheit,** z.B. durch Hinweise auf die fachliche Kompetenz oder besondere Hygienemaßnahmen, zu schaffen oder aufrechtzuerhalten.

M Der **Zusammenhalt** aller auf der Intensivstation Tätigen ist oft in der Arbeit, der Fortbildung und Freizeit sehr eng. Die **soziale Distanz** ist bei zahlreichen und engen Binnenkontakten vergleichsweise gering. ■

Dies gilt nicht nur für das Personal, sondern ist oft auch gegenüber den Patienten beobachtbar.

Es existiert also eine positive Einstellung gegenüber den Mitgliedern der Intensivstation, hier „**Innenwelt**" genannt, die sich vorwiegend in starkem Kontaktbedürfnis äußert. Die Mitglieder der Intensivstation setzen ihre Möglichkeiten der Abgrenzung gegen die „**Außenwelt**" ständig ein. Die Gruppe wird also nach „außen" hin „geschlossen" gehalten. Bei Kontakten mit der „Außenwelt" ist vom Personal der Intensivstation gelegentlich ein ungeduldig-kritischer Unterton wahrnehmbar, der auf eine Haltung der Wachsamkeit und Prüfung an der Grenze schließen läßt; man verhandelt mit „den anderen".

Wie sind die scharfe Abgrenzung der Intensivstation nach „außen", das intensive Binnenklima und die Rolle der „Besonderheit" zu verstehen? Die folgenden Aussagen über die psychologische Notwendigkeit der **Aufspaltung** in einerseits „gut" und „böse" andererseits bedürfen einer besonderen Begründung. Diese Spaltungstendenz gibt es nicht nur in der Intensivmedizin, sondern auch auf der persönlichen Ebene wie in allen Gruppen, Institutionen bis hin zu verschiedenen Nationen. Sie **festigt** den **Zusammenhalt** nach innen auf Kosten der Beziehungen nach „außen". So gibt es auch auf der Intensivstation eine Tendenz, die „Außenwelt" als „böse" anzusehen, wohingegen die „Innenwelt" bevorzugt als „gut" betrachtet wird. Diese Spaltung in „innen und außen", in „gut" und „böse" weist auf ein **Ambivalenzproblem** hin.

Mit Ambivalenz wird eine seelische Grundfunktion bezeichnet, die es ermöglicht, zwei einander widersprechende Sichtweisen zu prüfen und sich dann für die eine oder die andere Möglichkeit zu entscheiden. Wenn beispielsweise eine Entscheidung nicht sofort getroffen wird, so entsteht eine Spannungssituation. Diese Spannung kann sich steigern, da nicht jeder zu treffende Entschluß durch Ja oder Nein schnell entschieden werden kann. Es gibt ein Für und Wider, ein Einerseits und ein Andererseits und ein Sowohl-Als-auch. Dies macht das **Aushalten von Spannung** notwendig, und somit kann Ambivalenz zur seelischen Belastung werden.

Ein weiteres Beispiel aus dem normalen Berufsalltag soll dies noch verdeutlichen. Wenn in der Arbeit nicht nur erfreuliche, sondern auch unerfreuliche Aspekte auftreten, wäre es angenehmer für die eigene seelische Einstellung, wenn eine spannungsarme, eindeutige Position bestünde und der eigene Arbeitsplatz und die eigene Arbeit ausschließlich als „gut" angesehen

werden kann. Die eigenen Zweifel und unerfreulichen Beobachtungen und Erlebnisse lassen diese erwünschte Eindeutigkeit und Klarheit aber nicht zu. Die **Wahrnehmung von unerfreulichen Aspekten** der eigenen Tätigkeit führt zu unlustvollen Spannungen, die kritische Fragen und eine Überprüfung der eigenen Situation notwendig machen. Dies bedeutet jedoch innere Arbeit, Nachdenken, Nachfühlen, Prüfen, Entscheiden, also innere Aktivitäten, die Aufmerksamkeit und nicht unerhebliche Kraft- und Zeitaufwand kosten. Alldies müßte jedoch, um zur Intensivstation zurückzukehren, in einer Situation aufgebracht werden, die die volle Konzentration, alle Kraft und die ganze Aufmerksamkeit für die Arbeit und den Patienten erfordert. Bereits hier zeigt sich für das Personal der Intensivmedizin ein Konflikt. Wie weit kann und darf ich in der Wahrnehmung und Lösung meiner inneren Spannungen für mich selbst sorgen? Wie weit muß ich meine ganze Kraft und Aufmerksamkeit in den Dienst des anderen stellen?

Um die **seelische Leistungsfähigkeit** des einzelnen nicht zu überfordern, setzen hier unbewußte **psychische Abwehrmechanismen** ein, die vor der Wahrnehmung ablenkender, unlustvoller oder gar unerträglicher innerer Spannungen schützen und die Aufrechterhaltung der Arbeitsfähigkeit fördern. Diese seelischen Abwehrvorgänge werden Spaltung und Projektion genannt. Mit **Spaltung** ist die gerade beschriebene Trennung in „gut" und „böse" gemeint, die nur scheinbar für klare Verhältnisse sorgt, weil sie die Welt in zwei einfache Kategorien einteilt, obwohl die Dinge vielfältig und kompliziert sind. Die **Projektion** ist ein seelischer Vorgang, der eine Verlegung von inneren Impulsen nach außen beschreibt. Zum Beispiel: Man ärgert sich und kann oder möchte diesen Ärger jedoch nicht wahrhaben, weil er sich im Moment störend auswirken könnte. Das kann zu einer inneren Situation führen, die etwa heißen könnte „nicht ich bin meiner Umwelt böse, sondern meine Umwelt ist böse mit mir". Dieser Vorgang führt subjektiv zu einer Entlastung, denn der Ärger ist – scheinbar – nach außen verlagert, er ist damit aber nicht aus der Welt und wirkt weiter. Für diese Verlagerung ist eine klare Grenze erforderlich. Diesseits der Grenze liegt das „Gute", jenseits das „Böse". Eine solche vereinfachende Einteilung entlastet von inneren Spannungen, was sowohl für das Einzelwesen wie auch für die Gruppe gelten kann.

7

M Spaltung und Projektion sind allgemeine Funktionsprinzipien der Seele, die nicht nur in der Intensivmedizin vorkommen. Allerdings gibt es Hinweise darauf, daß ihnen bei der Verarbeitung von psychologischen Abläufen auf der Intensivstation eine besondere Bedeutung zukommt. ■

7.1.1.2 Betrachtung der Patientensituation

Die genannte Abwehr durch Spaltung und Projektion ist jedoch auf der Intensivstation nur begrenzt möglich. Sie ist beim Umgang mit dem Patienten nicht immer aufrechtzuerhalten. Dies hat Konsequenzen, die bei näherer Betrachtung der Patientensituation deutlich werden.

Da es die **Aufgabe der Intensivstation** ist, für die Erhaltung des Lebens zu kämpfen, wird klar, daß mit jedem Patienten, ganz besonders aber mit jedem vital bedrohten Patienten Elemente hereingetragen werden, die auf der Intensivstation bekämpft werden sollen. Somit ist also der **Patient** als **Repräsentant** des zu **Bekämpfenden,** nämlich Krankheit und Tod, anzusehen. Als Mitglied der „Außenwelt" durchbricht der Patient die Grenze um das „Territorium" Intensivstation und schafft, wiederum sowohl auf der realen wie auf der psychodynamischen Ebene, immer neue **Verbindungen nach „außen".** Die scharfe Abgrenzung gegen das „Außen" macht ihn jedoch zum Repräsentanten des Feindes, des abzuwehrenden „Bösen", womit die Vermeidung von Kontakten zu ihm und seine Ausstoßung erforderlich werden. Diese Ausstoßungstendenz erzeugt beim Patienten das Gefühl des Fremdseins auf der Intensivstation und hindert ihn gleichzeitig daran, sich dem Binnenmilieu angleichen zu können. Diese Gegensätze sind durch die Abwehrmechanismen Spaltung und Projektion zwar nicht entstanden, durch deren Wirkung werden die Gegensätze jedoch akzentuiert oder verschärft, jedoch keinesfalls gemildert. Dadurch wird die Spannung erhöht und nicht gedämpft.

7.1.1.3 Patient und Intensivstation im Wechselspiel ihrer Bedürfnisse

Im Wechselspiel der Bedürfnisse stellt sich die Situation des Patienten als besonders schwierig dar, weil er in Beziehung zur Intensivstation eine Doppelrolle zu spielen hat, von deren verschiedenen Aspekten er sowohl die Vorzüge, z.B. die „totale Versorgung" aber auch deren Nachteile,

z.B. das **Ausgeliefertsein** an eine technisch orientierte Umgebung, zu spüren bekommt. Als Mitglied der „Innenwelt" – wie anfangs beschrieben – wird die Notwendigkeit starker **Anpassung** an ihn herangetragen, die mit einem engen, durch die technischen Bedingungen der Versorgung bestimmten Kontakt und damit maximaler Angleichung an das Binnenmilieu einhergeht.

Dieses Angebot einer symbiotisch behütenden Gemeinschaft kommt seinen regressiven Bedürfnissen und Wünschen entgegen, solange er todkrank ist. Die oft raschen Fortschritte seiner Genesung können jedoch von der Intensivstation als Institution im ungünstigen Fall nicht mitvollzogen werden, sie „braucht" den Patienten als Todkranken mit der daraus resultierenden Abhängigkeit. Die Wiederherstellung seiner körperlichen und psychischen Funktionen fördert jedoch gerade durch die angestrebte Genesung naturgemäß Ausstoßungstendenzen. Diese haben wieder eine objektive Seite – wenn er gesund genug ist, für sich selbst zu sorgen und seine Autonomie aktiv zu vertreten, braucht er keine intensivmedizinische/-pflegerische Versorgung mehr.

In der Regel vollzieht sich diese **Trennung** reibungslos, aber hier gilt es, auch den Konfliktfall zu beschreiben und zu betrachten. Grundsätzlich haben die Ausstoßungstendenzen auf beiden Seiten eine gute subjektive Begründung. Widersetzt sich der Patient den vielfältigen Restriktionen und damit der passiven Versorgung zugunsten einer aktiven Selbstfürsorge, sind Konflikte zwischen ihm und der Aufgabendefinition der Intensivstation unvermeidlich.

Phase der Abhängigkeit

Soweit es nicht eine Überwachungsaufgabe z.B. nach operativen Eingriffen ist, führt immer eine schwere, oft lebensbedrohliche Erkrankung des Patienten zur Aufnahme auf die Intensivstation. Diese Situation bringt körperliche Beeinträchtigung, Schmerzen und oft auch Todesangst für den Patienten mit sich; manchmal kommt er im Bewußtsein der ungünstigen Prognose und in Kenntnis der geringen Überlebenschance auf die Station. Oft führen Störungen des Bewußtseins dazu, daß er nicht wahrnimmt, was mit ihm und um ihn herum geschieht.

In dieser Situation empfängt ihn die Intensivstation, und es läuft ein gut eingespieltes **Versorgungsprogramm** ab, das seine ganzen verfügbaren technischen Möglichkeiten für eine umfassende Behandlung zur Erhaltung des Lebens und zur Besserung des Zustandes einsetzt. Schmerzlinderung, Beruhigung und Erleichterung werden angestrebt, ohne daß der Patient aktiv beteiligt sein muß. Er ist durch diesen großen und oft wirksamen Einsatz in einer Weise mit seiner Umgebung verbunden, die eine **symbiotisch-beschützende Gemeinschaft** darstellt, die am besten mit dem Ausdruck „Verschmelzung" zu charakterisieren ist. Dieser gewissermaßen „paradiesische" Zustand vollkommener Übereinstimmung zwischen den vitalen Bedürfnissen des Patienten und der für ihn geleisteten Fürsorge kann nur kurze Zeit anhalten und stellt ein äußerst störanfälliges System dar.

M Die Maßnahmen der Intensivstation dienen nicht nur den **körperlichen Funktionen,** sondern auch in weitem Ausmaß der **Angstbindung** des Patienten. Viele der Patienten sind sich der Schwere ihrer Erkrankung und der Lebensgefahr, in der sie schweben, durchaus bewußt, auch wenn sie dies oft nicht zu erkennen geben oder zu überspielen versuchen. Es besteht eine absolute Abhängigkeit des Patienten von der Intensivstation und ihrem Personal. **■**

In anderen Krankenhausbereichen hat der Patient je nach Gesundheitszustand eher die Möglichkeit, auf die Behandlungsmaßnahmen Einfluß zu nehmen bzw. sich ungestört zu bewegen. Auf der Intensivstation ist seine **Freiheit** weitgehend **eingeschränkt,** so daß er sich nicht im Bett aufrichten oder umdrehen kann, ohne daß die zu seiner Überwachung und Behandlung eingesetzten Apparaturen optische und akustische Signale auslösen. Die Intensivstation erwartet vom Patienten entsprechend seiner Situation der Hilflosigkeit und Hilfsbedürftigkeit zugunsten seines Wohls und der raschen Gesundung widerspruchsloses, vielleicht sogar **kommentarloses Sich-Fügen** in alle diagnostischen und therapeutischen Maßnahmen. Als Laie kann er nicht wissen, was in seiner Situation gut oder schlecht für ihn ist. Diese Unwissenheit wird von seiten des Personals mit der gleichen Selbstverständlichkeit vorausgesetzt wie die Unfähigkeit zu jeder Art von Selbsthilfe, so unbedeutend sie auch sein mag. Für gewisse Zeit wird dies bei den meisten schwerkranken Intensivpflegepatienten auch zutreffen, doch bleibt es nicht so.

Übergangsphase zwischen Abhängigkeit und Unabhängigkeit

Mit zunehmender Besserung des Allgemeinzustandes gewinnt der Patient an Selbständigkeit und kann wieder Empfindungen und Wünsche äußern. Bereits dadurch gerät aber das Zusammenspiel von umfassender Fürsorge und totaler Hilflosigkeit in Unordnung.

M Die symbiotische Einheit droht zu zerfallen, wenn der **Patient** die Position der Passivität und **Abhängigkeit verlassen** möchte, um mehr **Eigenständigkeit** zu entfalten. **■**

Das Personal hat aber manchmal die Tendenz, den beschriebenen Zustand der Symbiose aufrechtzuerhalten, in dem sich psychodynamisch gesehen Macht von seiten der Intensivstation und Ohnmacht von seiten des Patienten scheinbar in reiner Form gegenüberstehen. Mit dem Versuch der Aufrechterhaltung von totaler Kontrolle und lückenloser Überwachung, die ja in der Tat in der Akutphase die Aufgabe der Intensivstation darstellt, gerät in der Übergangsphase mit einer erfolgreichen Zustandsverbesserung des Patienten das Personal der Intensivstation in Widerspruch zu seinen eigenen therapeutischen Bemühungen, die dem Patienten die Rückgewinnung der Selbstbestimmung ermöglichen sollen.

Der Patient hat sich durch die Besserung seines Zustandes von seiner Situation der absoluten in eine **relative Abhängigkeit** weiterentwickelt, die mehr Eigenständigkeit auf seiten des Patienten möglich und neue und andere Verhaltensweisen auf seiten des Personals nötig macht. Diese neue Situation erfordert auf dem Hintergrund der gemeinsam überstandenen Lebensgefahr die **Fähigkeit zur Angsttoleranz,** also Mut auf beiden Seiten.

Der Patient, der die enge symbiotische Beziehung durch Übernahme von mehr Eigenverantwortung und Selbstbestimmung lockern möchte, wird ungewollt dann zum Störenfried, wenn er sich der Kontrolle durch die Apparate und einzelnen Aspekten der Fürsorge und Überwachung durch das Personal widersetzt. Da es sich um einen Patienten mit vitaler Gefährdung handelt, hat das Personal, wegen seiner hohen Bereitschaft zur Übernahme der Verantwortung für den Patienten, ein starkes **Kontrollbedürfnis** und gerät bei geringen Unregelmäßigkeiten in Alarmbereitschaft. Dieses Kontrollbedürfnis des überwachenden Personals der Intensivstation hat eine vernünftige und realistische Seite, schließlich gehört es zu seinen Aufgaben, den Patienten zu überwachen und Störungen frühzeitig zu erkennen.

Die von der Routine abweichenden **Wünsche des Patienten** werden vom Personal manchmal

7

als störend empfunden und führen gelegentlich – in Abhängigkeit von der Intensität der jeweils wirksamen Affekte – zu Konflikten. Die Reaktionen auf die Abweichungen, die der Patient wünscht oder fordert, erscheinen deshalb manchmal als hart, die Einschränkungen manchmal als unangemessen. Ist ein Patient kräftig genug, um auf seinen Wünschen zu beharren, und versucht er gar, ihre Erfüllung durchzusetzen, so wird er unter Umständen hart auf Forderungen hingewiesen, die von medizinischer Seite aufgestellt worden sind.

M Der Patient löst mit seinen Wünschen aus, daß das Personal gereizt reagiert, manchmal Ärger und Wut empfindet und dies gelegentlich auch zum Ausdruck bringt, da die Bedürfnisse des **Personals** nach **Sicherheit im medizinisch-technischen Bereich** den Bedürfnissen des Patienten nach Unabhängigkeit und Selbstbestimmung widersprechen. ∎

Offenbar ist es im **Stadium der Besserung** außerordentlich schwierig, die seelischen Bedürfnisse des Patienten angemessen zu berücksichtigen. Aus vielerlei Gründen wird manchmal in so geringem Maße auf die emotionalen Bedürfnisse der Patienten eingegangen, daß diese alle ihnen zur Verfügung stehenden Mittel einschließlich rahmensprengender Verhaltensweisen wie z.B. das Herausreißen von Infusionsschläuchen u.ä. einsetzen müssen, um diesbezüglich zu ihrem „Recht" zu kommen.

M Kommt es zu **Meinungsverschiedenheiten** mit dem **Patienten** oder gar zu Auseinandersetzungen, dann ist das ein Hinweis auf einen weiteren Konflikt. Es ist kritisch zu prüfen, ob die technisch-medizinischen Notwendigkeiten eine weitere Einschränkung des Patienten unverzichtbar machen, oder ob Lockerungen im Behandlungsregime technisch möglich und medizinisch vertretbar sind, damit sie einem emotionalen Bedürfnis des Patienten – nach mehr Freiheit und Selbstbestimmung – entgegenkommen. Die fremdbestimmte, „totale" Versorgung könnte oder müßte jetzt zugunsten einer den Möglichkeiten und dem Urteilsvermögen des Patienten angepaßten Mitsprache aufgegeben werden. ∎

Phase der Unabhängigkeit

Mit der sich anbahnenden Genesung wird der Patient also unabhängiger und braucht bald nicht mehr die Intensivpflege, in dem Maße wie ihn die Intensivstation als zunehmend eigenständiges und unabhängiges Individuum nicht brauchen kann.

M Der Patient entwickelt sich allmählich „zur Unabhängigkeit hin". Das heißt für die Intensivstation, daß der Patient sich in weiteren Bereichen als bisher selbst versorgen kann und manches selbst entscheiden kann und will, womit weitere **Konflikte zwischen aktiver Selbstfürsorge** und **passiver Versorgung** gebahnt sind. ∎

Mit dieser Entwicklung des Patienten hält die Intensivstation im ungünstigen Falle nicht Schritt, die Institution ist träge, weil sie für Schwerstkranke eingerichtet ist und sich ihre Aufgabenstellung an ihnen orientiert. Wenn der Gesundheitszustand eine weitere intensivmedizinische/ -pflegerische Betreuung notwendig macht, ist im günstigen Falle das Erweitern der **Entscheidungsspielräume** des Patienten eine angemessene Reaktion. Dies dient einerseits der Konfliktvermeidung, andererseits der Förderung der Autonomie und der Genesung des Patienten. Diese Autonomie des Patienten steht aber in einem grundsätzlichen und im Prinzip unaufhebbaren **Widerspruch** zum Konzept der Intensivmedizin.

Die weitere Genesung weist auf die sich ankündigende **Loslösung und Trennung** hin. Die Trennung wird gerade im Hinblick auf die hohe Intensität gemeinsamer Erlebnisse und überstandener Gefahren oft als besonders schmerzlich erlebt, bilden solche Situationen doch in besonderem Maße Möglichkeiten für den Ausbau persönlicher Beziehungen. Mit der Entlassung von der Intensivstation steht beiden Teilen eine meist endgültige Trennung bevor. Um den **Trennungsschmerz** zu verkleinern, bildet das Personal in diesem Stadium zum eigenen psychischen Schutz eine Tendenz aus, die Patienten anonym zu halten, um damit der Möglichkeit oder Notwendigkeit zu entgehen, eine engere und festere persönliche Bindung entstehen zu lassen. Diese Tendenz zeigt sich manchmal in den Fragen über die weitere Liegezeit oder auch in ärgerlichen Reaktionen auf den Patienten. Zu dieser Anonymität zwischen Patient und Personal, die durch den raschen Ablauf und die große Häufigkeit von Trennungen potentiell an die Grenzen persönlicher Überforderung führen kann, trägt auch der Schichtdienst mit raschem Personalwechsel sowie die „Funktionspflege" im Gegensatz zur personenbezogenen Pflege bei.

7.1.1.4 Psychologische Wirkung der technischen Geräte

Die psychologische Wirkung der technischen Geräte auf der Intensivstation, die hier nur gestreift werden kann, ist für Personal und Patienten durchaus unterschiedlich.

M Für das Personal sind sie **Arbeitsmittel,** die je nach Bedarf eingesetzt, gesteuert, bedient und gewartet werden können und damit in erster Linie einen sachlich-funktionalen Aspekt haben. Für den Patienten sind sie **fremd, undurchschaubar** und manchmal **unheimlich,** das Symbol einer fremden Macht. ■

Diese Macht der Technik kann als wohltuend, zuverlässig und beschützend empfunden werden, dann wird der Patient sich ihr beruhigt anvertrauen. Sie kann aber auch, gerade weil sie in ihren Wirkungen und Auswirkungen für den Patienten nicht einschätzbar ist, bedrohlich wirken und dann die ohnehin schon vorhandene Angst auf der Intensivstation verstärken. Welche Wirkungen die Technik entfaltet, ist im Einzelfall davon abhängig, welche inneren Voraussetzungen der Patient mitbringt und welche Erlebnisse seine innere Situation aktuell bestimmen.

7.1.1.5 Betrachtung der Personalsituation

Die Aufnahme eines lebensbedrohlich Erkrankten auf die Station verwandelt das Gleichmaß stetiger Bemühung schlagartig in erhöhte Betriebsamkeit. Kommt es zu Reanimationsmaßnahmen, gleichgültig, ob überraschend oder vorhersehbar, so entfaltet sich manchmal eine **stürmische Aktivität,** deren Heftigkeit nicht immer gerechtfertigt erscheint.

Aktivität
Die Aktivität ist offenbar ganz allgemein Teil der Atmosphäre von Intensivstationen. Auch der Arbeitsenthusiasmus auf Intensivstationen wird in der Literatur immer wieder lobend hervorgehoben und hat als sog. **„overenergetic treatment"** (überaktive Behandlung) Eingang in das Schrifttum gefunden.

Die von Intensivpersonal oft genannten Begründungen für die Arbeitsplatzwahl lassen erkennen, daß die gegenüber normalen Krankenstationen erhöhte Aktivität wesentlich motivierend wirkt. Die Gründe hierfür liegen wohl in der mehrfachen Funktion der Aktivität als Beitrag zum Versuch der psychischen Bewältigung von starken oder gar unerträglich erscheinenden Gefühlen. In der Entladung von aggressiven Spannungen, der Befriedigung von aggressiven Impulsen, der fortbestehenden Angst und der Unsicherheit hinsichtlich der eigenen Fähigkeiten finden sich die wesentlichen Merkmale der **„kontraphobischen Haltung"** (übersetzt etwa: vorwärtsstürmenden Haltung) wieder, einer Haltung, die aktive Veränderungen dem passiven Erleiden vorzieht.

M Die Bevorzugung der Aktivität zeigt sich auch anfänglich im Verhalten gegenüber Sterbenden (s.a. Kap. 7.9) und tritt in der manchmal gewalttätig wirkenden Hektik von Reanimationsmaßnahmen offen zutage. ■

Reanimation und Todesangst
Die Reanimation ist ein häufig sich wiederholender Vorgang, der immer wieder Ängste mobilisiert. Ängste vor dem Tod und vor dem eigenen Versagen. Schafft man es, schafft man es nicht? Sind es eigene Fehler oder ist es die Schwere der Erkrankung oder eine Schicksalsfügung, daß der Patient nicht weiterlebt?

Die Reanimation als ständige **Herausforderung** an die eigenen Fähigkeiten führt zu einer permanenten Testsituation, einem Gefühl von „auf dem Prüfstand stehen" vor sich selbst und vor anderen. Sie kann ein erhebendes **Gefühl der Befriedigung** über die eigene Tüchtigkeit und Lust am Vollzug der Reanimationsmaßnahmen verschaffen, wenn der Patient weiterlebt. Wenn er aber stirbt, können **Gefühle des Versagens** auftreten, oder man beruft sich darauf, daß der Tod hier letztlich unvermeidlich war.

Aus den dabei vorgenommenen Handlungen wird deutlich, daß die Reanimation sich mehr noch als die übrigen Intensivmaßnahmen zur **Aggressionsentladung** eignet.

M Die mit den Reanimationsmaßnahmen verknüpften Handlungen und die Konzentration auf die Aktivitäten lenken ab von den Empfindungen, den eigenen und denen anderer, der Patienten und der mitarbeitenden Kollegen. Der **Handelnde schützt sich** so vor der Wahrnehmung der Emotionen und bewirkt damit in gewissem Maße die Bewältigung der Angst und möglicher Schuld- und Insuffizienzgefühle, solange er handeln kann. ■

So ist es kein Widerspruch anzunehmen, daß der Versuch, eine **unbewußte Angst vor dem Tode,** vor der Trennung, d.h. frühkindliche Angst vor dem Verlust eines Menschen, zu bewältigen, dazu führen kann, einen Arbeitsplatz zu suchen, wo das gefürchtete **Trennungserlebnis** besonders häufig ist. In der Tiefe der Seele werden Trennung und Tod gleichgesetzt, wobei Tod immer mit Trennung einhergeht, nicht aber Trennung mit Tod gleichzusetzen ist.

Die Intensivstation mit dem raschen Wechsel der Patienten und der häufigen Konfrontation mit dem Tod bietet in der Tat eine so hohe Anzahl von Trennungserlebnissen wie sonst kaum eine Krankenstation. Mit dem Aufsuchen der ängstigenden Situation wird im Rahmen der Arbeitsplatzwahl eine Bewältigung der Trennungsängste auf dem Wege der „aktiven Wiederholung des passiv Erlebten oder der prophylaktischen Vorwegnahme des Gefürchteten" versucht. Die angstlindernde Funktion dieses Vorgangs ist etwa so zu formulieren: „Ich fürchte den Tod nicht nur nicht, ich habe sogar täglich mit ihm zu tun."

Die Konfrontation mit dem Tod kann insofern als **„Flucht in die Realität"** angesehen werden, als sich mit jeder Reanimation bestätigt, daß zumindest der die Reanimation Ausführende überlebt. Damit ist die Realität nicht ganz so schrecklich, wie die Ängste befürchten lassen.

M Die These, daß „Panik, Flucht und Angriff in Wirklichkeit dasselbe sind", scheint in dem Ablauf von Reanimationsmaßnahmen Unterstützung zu finden, da diese Maßnahmen, für den distanzierten Beobachter erkennbar, viel von den Vorgängen der Panik, der Flucht und des planlosen Angriffs enthalten. ■

Die Reanimation ist eine der täglichen Extremsituationen, in denen sich die auf der Intensivstation Arbeitenden durch ihre Identifikation mit dem Patienten (dem Gefühl, er ist wie ich und ich bin wie er) immer von neuem durch die Angst vor dem Tod des Patienten und damit also gleichzeitig durch die Angst vor dem eigenen Tod bedroht sehen müssen. Neben der körperlichen Anstrengung, die nach einer Reanimation empfunden wird, hinterlassen diese Abläufe oft ein starkes Gefühl von Schwäche, Erschöpfung und Hilflosigkeit.

Passivität auf der Intensivstation hieße Zulassen des Todes. Zulassen würde bedeuten, sich dem Tode kampflos auszuliefern, ihn als unausweichliche Realität zu akzeptieren. Gerade das aber ist offenbar sehr schwer erträglich und wird auf der Intensivstation in der Tendenz vermieden, nicht nur weil es psychisch schwer zu ertragen ist, sondern v.a. auch, weil es dem Arbeitsauftrag der Intensivmedizin/-pflege widerspricht.

Überarbeitung
In der Fachliteratur wird die Ansicht geäußert, daß auf der Intensivstation „das medizinische und pflegerische Personal sich in gewissem Maße durch Selbstauslese rekrutiert".

Die Entscheidung für oder gegen die Arbeit in der Intensivmedizin/-pflege könnte mit der Entscheidung für oder gegen die Anerkennung des Todes (s.a. Kap. 7.9) zusammenhängen und mit der (meist unbewußten) Wunschphantasie verknüpft sein, eine neue Realität ohne Trennung und Tod schaffen zu wollen. Wenn dies so ist, wird erneut ein tiefes **Dilemma** für das Personal der Intensivstation deutlicher sichtbar.

Einerseits ist es aufgefordert, den Tod mit ganzem Einsatz und allen der modernen Technik zur Verfügung stehenden Mitteln zu bekämpfen, also zur Entfaltung aller denkbaren und sinnvollen Aktivitäten, um den Tod abzuwenden. Auf der anderen Seite ist es für alle Menschen notwendig und unausweichlich, den Tod als natürliche Gegebenheit hinzunehmen und zu akzeptieren. Dessen Akzeptanz macht aufwendige innere **Verarbeitungs-** und **Trauerprozesse** notwendig, die aufgrund der raschen Abfolge von Patienten und Aufgaben im Rahmen der gegenwärtigen Arbeitsbelastung selbstverständlich nicht ohne weiteres geleistet werden können.

Das Dilemma zwischen dem Kampf gegen den Tod auf der einen Seite und der Notwendigkeit, ihn als eine Gegebenheit des individuellen Lebens zu akzeptieren auf der anderen Seite, kann oft zu schweren seelischen Belastungen führen, die bei vielen Mitarbeitern mit der Zeit zu einem sog. **„Burn-out-Syndrom"** (dem Gefühl des „Ausgebranntseins") führen können.

Die einseitige Betonung des Rationalen, die in der industrialisierten Welt in vielen Bereichen zur Umwandlung und teilweisen Zerstörung der natürlichen Umwelt des Menschen geführt hat, ist auch in Struktur und Organisation des Krankenhauses erkennbar und setzt dort ihre Wirkung fort, indem sie von Patient und Personal gleichermaßen die **Nichtachtung des Emotionalen** verlangt. Dies aber wird an einem Ort, der wie kaum ein zweiter die Menschen täglich mit starken, ja extremen Emotionen konfrontiert, zu einer unerfüllbaren Forderung. Die Intensivstation wird notgedrungen Ort der „Elite" unserer Gesellschaft, die noch bereit und mit höchstem persönlichem Einsatz auch in der Lage ist, sich mit dem Problem des Todes zu konfrontieren. Allerdings kann sie das nur um einen hohen Preis und unter dem Druck der dargestellten Konflikte.

M Es ist bekannt, daß für viele die Arbeit auf der Intensivstation nur begrenzte Zeit zu ertragen ist. Die Gründe hierfür liegen in den maximalen **emotionalen Anforderungen** und der extremen **psychischen Beanspruchung** einerseits und den im Vergleich dazu äußert **geringen Möglichkeiten** für den einzelnen Mitarbeiter, unter den beschriebenen Bedingungen diese seelischen **Belastungen** angemessen **zu verarbeiten.** ■

Manche Autoren empfehlen, Intensivschwestern/-pfleger nach zwei Jahren zu versetzen, andere befürchten bei Ärzten Kurzschlußhandlungen aus Überforderung nach zweieinhalb bis drei Jahren. Auch werden **Nachteile der Intensivbehandlungsstation** – z.B. die psychische Belastung der Patienten, Kontinuität medizinischer Verantwortlichkeit evtl. durch häufigen Schichtwechsel alle acht Stunden unterbrochen; psychische Überlastung des Pflegepersonals, „Verschleiß" der Ärzte, „Elitebewußtsein" des Personals provoziert Animosität bei Außenstehenden, Gefahr des „overenergetic treatment"; Senkung des Ausbildungsniveaus auf anderen Stationen, hohe Kosten, Querinfektion – durchaus gesehen und meist von Außenstehenden kritisch diskutiert.

Von den erwähnten Nachteilen betrifft der Großteil offensichtlich psychische Faktoren. Es stellt sich die Frage, ob nicht eher die **Arbeitsbedingungen** geändert werden müßten, als daß Arbeitskräfte dem sog. „Burn-out-Syndrom" erliegen an einem Arbeitsplatz, von dem bekannt ist, daß er mit schwersten psychischen Belastungen verbunden ist.

Der Mangel an Rückhalt in der Gemeinschaft, die die Konfrontation und Auseinandersetzung mit dem Tod der Intensivstation zuspielt und überläßt, ist spätestens dann unter Beweis gestellt, wenn das Individuum seine Arbeitsfähigkeit verliert, wobei ein Autor zu bedenken gibt: „Das Phänomen der ‚Überarbeitung' verdient besonders deshalb Beachtung, da ungewiß ist, ob ‚Überarbeitung' ein Symptom von Unruhe, Getriebenheit und Angst ist oder ob sie die Angst verursacht, die damit einhergeht" (Soddy 1961).

Ein anderer bringt die Phänomene der „Überarbeitung" mit den Anstrengungen in Verbindung, die zur Bewältigung von Angst aufgebracht werden müssen: „Hinter solchen Versuchen, die

Angst zu verdrängen oder zu verleugnen, können die ‚überspannte Natur' der Haltung, allgemeine Erschöpfung und symptomatische Handlungen oder Träume die Tatsache verraten, daß die Angst weiterhin wirksam ist" (Fenichel 1934).

In diesen Feststellungen wird die Frage aufgeworfen, ob die Erschöpfung zu Angst führt oder die Angst zur Erschöpfung.

Wahrscheinlich sind diese Zusammenhänge nicht im Sinne einer linear-kausalen Ursache-Wirkungs-Beziehung zu sehen, sondern als Kreisprozesse vorstellbar, in denen sich vielfältige Einflüsse gegenseitig verstärkend in eine positive oder negative Richtung („Circulus vitiosus") bewegen. Es ist zu vermuten, daß ein Mensch den Belastungen der Arbeit auf einer Intensivstation dann nicht mehr gewachsen ist, wenn einer oder mehrere der genannten Konflikte, die Liste ist natürlich keineswegs vollständig, von seinen seelischen Kräften nicht mehr aufgefangen werden können oder ungelöste persönliche Konflikte zum Schwingen bringen.

Ebenso wäre denkbar, daß ein Zusammentreffen von beruflichen und privaten Problemen, die auch Respekt und Beachtung verdienen, einen Menschen zeitweilig überfordern kann, besonders wenn die Anforderungen an den Arbeitseinsatz und die seelischen Kräfte so groß sind wie in der Intensivmedizin/-pflege.

7.1.1.6 Der Tod auf der Intensivstation

Größte Schwierigkeiten für das Personal löst ein Patient regelmäßig dann aus, wenn er allen Hoffnungen und Bemühungen zum Trotz verstirbt (s.a. Kap. 7.9). Es kommen jedoch nur solche Patienten zur Aufnahme, deren Tod in naher Zukunft zu befürchten ist. Gleichzeitig sind alle Intensivpflegemaßnahmen darauf ausgerichtet, den Patienten so bald wie möglich gebessert wieder auf eine Allgemeinstation zu verlegen.

M Welche Richtung die Entwicklung des Patienten nimmt, ob sein Gesundheitszustand sich bessert oder verschlechtert, immer mündet der Ablauf in die **Trennung** von der Intensivstation und seinem Personal auf die eine oder andere Weise. ■

Diese Trennung kann vom Personal oft innerlich **vorweggenommen** werden, ehe sie sich real vollzieht. Entweder wird der Genesende mit seinen Bedürfnissen abgelehnt und ausgestoßen oder der Sterbende wird verlassen. Bei Patienten, deren Zustand sich akut verschlechtert oder deren baldiger Tod vorhersehbar ist, wird der zuständige Stationsarzt regelmäßig mit der Frage konfrontiert, was jetzt noch zu tun sei und ob bei diesen Patienten noch „alles versucht" werden sollte. Gemeint sind damit Reanimationsmaßnahmen. Patienten, deren baldiger Tod mit ausreichender Sicherheit bevorsteht, werden allerdings dann gelegentlich ignoriert, bis der Tod eingetreten ist.

M Trennungssituationen können, wie in vielen Alltagssituationen, offenbar ein so schweres Problem darstellen und rufen manchmal eine so hochambivalente Haltung hervor, daß das Personal eine ganze Reihe von seelischen **Bewältigungsmechanismen mobilisieren** muß, um auftauchende bewußte und unbewußte **Ängste** zu **ertragen.** ■

Der Patient steht damit im Brennpunkt von Konflikten und der Ambivalenz des Intensivpersonals, da er einerseits schon allein durch sein Dasein auf der Intensivstation Trennung impliziert, andererseits aber seine Existenz unabdingbare Voraussetzung für die Arbeit der Intensivmedizin/-pflege ist. Nur bei ihm kann die Spaltung in „innen und außen", in „gut und böse" nicht wirklich aufrechterhalten werden, weil er weder das eine noch das andere ist. Weil er weder nur nach „außen", noch nur nach „innen" gehört, sondern durch den natürlichen Ablauf seiner Entwicklung die Grenzen überschreitet, zunächst von „außen nach innen", dann von „innen nach außen".

7.1.1.7 Folgerungen

Es wäre aber einseitig, alle genannten Schwierigkeiten und Konflikte nur auf der Intensivstation zu sehen. Das häufig beschriebene **„Elitebewußtsein"** des Intensivpflegepersonals hat auch seine Berechtigung, die in dem Zusammentreffen von großer Arbeitsbelastung mit einer vor allem außerordentlich großen psychischen Belastung zu sehen ist. Auf die **Sonderstellung der Intensivmedizin** innerhalb der Medizin und auf ihre Bedeutung für die Gesellschaft wurde bereits hingewiesen. Die Wechselwirkung zwischen Medizin und Gesellschaft wurde schon 1970 hervorgehoben: „Daß das Sterben gegenwärtig nicht mehr als eine zentrale menschliche Aufgabe erscheint, die der einzelne für sich und welche die Gemeinschaft mit ihm aktiv zu lösen hat, ist natürlich auch weitgehend eine Folge der Entseelung der Medizin – so wie man umgekehrt unterstellen kann, daß die vollständige Vergegenständlichung von Krankheit und Sterben in der naturwissenschaftlichen Medizin der unbewußten gesellschaftlichen Tendenz folgt, die Unheimlichkeit eines Ereignisses zu verdecken, zu dessen emotionaler Bewältigung die menschlichen Energien zur Zeit nicht auszureichen scheinen" (Richter 1970).

Wie sich an der „Karriere" des kranken Menschen und an den Zielen der Intensivstation zeigt, trägt unsere Gesellschaft **unerfüllbare Forderungen** an das Gesundheitswesen heran, sie möchte von Krankheit und Tod freigehalten werden. Mit diesen Ansprüchen ist das Gesundheitswesen überfordert, somit kann es nicht ausbleiben, daß das Personal zur psychophysischen Erschöpfung getrieben wird. So wird dann auch verständlicher, warum das Gesundheitswesen bisher von der Gesellschaft immer mehr Geld forderte mit dem Hinweis, daß es eine (unerreichbare) Leistung mit den bisherigen Mitteln nicht erbringen kann.

Wie ist nun eine **Verbesserung der** inneren und äußeren **Arbeitsbedingungen** für das Personal von Intensivstationen zu erreichen? Eine Änderung im Arbeitsbereich der Intensivmedizin/-pflege wird nicht leicht sein, da der Druck desselben gesellschaftlichen Problems auf der Intensivstation lastet, welches ihre Einrichtung notwendig gemacht hat. Das Personal der Intensivstation stellt damit die Gruppe dar, die sich des gesellschaftlichen Problems annimmt und die sich mit ihm auseinandersetzt. Dies geschieht allerdings mit dem beschriebenen hohen persönlichen Einsatz und zu hohen, nicht nur finanziellen, sondern v.a. psychischen und oft gesundheitlichen Kosten, die in hoher Personalfluktuation und im „Ausfall" (Erkrankungen) der einen oder anderen Arbeitskraft ihren Ausdruck finden.

M Das zentrale Problem der psychischen Belastung läßt sich vereinfacht vielleicht so formulieren: Wie weit kann und darf das **Personal** (auf der seelischen Ebene) **für sich selbst sorgen**, wie weit muß es seine ganze Kraft in den Dienst des anderen, v.a. des Patienten stellen? ■

Die unvermeidbare seelische Belastung für das Personal der Intensivmedizin liegt in der Notwendigkeit, sich mit Konflikten auseinanderzusetzen, die in der Natur der intensivmedizinischen/-pflegerischen Aufgabenstellung liegen und durch die Arbeit in diesem Bereich extrem verschärft werden. Wichtige Konfliktsituationen sind vorne ausführlich beschrieben. Entscheidungen und Konflikte könnten besser nach sorgfältiger fachlicher Abwägung des Für und Wider in Zusammenarbeit **mit dem Patienten** auf der Grundlage einer tragfähigen, einen Dialog ermöglichenden Beziehung mit gegenseitiger Abstimmung getroffen und gelöst werden. Für deren Zustandekommen fehlen jedoch auf der Intensivstation offensichtlich aus strukturellen und den oben beschriebenen organisatorischen und seelischen Gründen meistens wichtige Voraussetzungen.

7.1.2 Möglichkeiten zur Verbesserung der Problemverarbeitung und Konfliktbewältigung

Die Erfahrungen haben gezeigt, daß das Vernachlässigen oder gar Mißachten emotionaler Belastungen am Arbeitsplatz die Arbeitsfähigkeit und Arbeitsfreude langfristig einschränken kann. Daraus ergibt sich, daß den seelischen Aspekten der Arbeit mehr Aufmerksamkeit zugewandt werden sollte als bisher. Dies kann auf den im folgenden beschriebenen Ebenen geschehen.

7.1.2.1 Individuelle Selbstfürsorge

Hier geht es darum, die **eigenen seelischen Kräfte** zu **pflegen** und aufrechtzuerhalten. Gerade von Menschen, die für ihre Arbeit leben und in ihrem Beruf aufgehen, wird die Forderung nach einer angemessenen Selbstfürsorge manchmal als unerlaubter „Egoismus" zurückgewiesen. Dieser Sichtweise kann man mit dem Argument begegnen, daß nur derjenige, der gut für sich selbst und seine Kräfte sorgt, auch in der Lage ist, anderen etwas zu geben.

M Die **Gefahren** der übertriebenen **Selbstlosigkeit** liegen in einer vorzeitigen Erschöpfung der Kräfte und in dem Verlust an Lebens- und Arbeitsfreude. ■

Gefühle der Lustlosigkeit und Erschöpfung sollten nicht als vorübergehende „Schwäche" abgetan werden, sondern sie sind ein wichtiges **Warnsignal** und mögliche Vorboten von schwereren Einschränkungen oder gar die Ankündigung einer Erkrankung mit der Entwicklung von Symptomen. Das Leiden unter der Arbeit, soweit es die „normale Unlust" übersteigt, sollte zum Anlaß genommen werden, seine Situation zu überdenken und Gegenmaßnahmen zu überlegen. Hier kommt zunächst die Frage nach einem angemessenen **Gegengewicht zur Arbeitsbelastung** in der Freizeit und der allgemei-

nen Lebensführung auf, die alltägliche Möglichkeiten der Entspannung einschließt. Sollten die eigenen Möglichkeiten, seine seelische Situation zu verbessern und sein inneres Gleichgewicht zu halten, nicht ausreichen, ist das Aufsuchen von professioneller Hilfe empfehlenswert. Man sollte diesen Schritt nicht scheuen, denn es geht zunächst nur darum, sich fachlich kompetent beraten zu lassen. Es muß nicht immer eine lange Psychotherapie sein, es gibt inzwischen vielfältige Möglichkeiten und Behandlungsverfahren, innere Schwierigkeiten zu überwinden. Dazu gehören Beratungsgespräche und kürzere Kriseninterventionen, aber auch leicht zu erlernende psychotherapeutische Maßnahmen wie Entspannungsübungen. Grundsätzlich kommt auch eine Psychotherapie als Einzel- oder Gruppenbehandlung in Frage. Das Aufsuchen einer Psychotherapie ist derzeit zu Unrecht leider noch oft mit einem Makel behaftet. Diese Sichtweise ist ebenso bedauerlich wie ungerecht.

M Die **Seelenpflege** sollte die gleiche Selbstverständlichkeit und Wertschätzung erhalten wie die **Körperpflege**. ■

Dringend abzuraten ist von der längerfristigen Einnahme von Psychopharmaka, um „besser zu funktionieren", da sich damit an den Spannungsursachen nichts ändert und langfristige Schäden (Suchtentwicklung) zu befürchten sind.

7.1.2.2 Beziehungspflege

Unregelmäßige Dienstzeiten und Schichtarbeit belasten nicht nur den Betroffenen, sondern auch seine Familie und die Beziehungen zu **Angehörigen** und **Freunden,** wenn die Zeiten der möglichen Gemeinsamkeit dadurch nennenswert verkürzt werden. Die körperlichen und seelischen Belastungen des Arbeitslebens sind besser zu ertragen, wenn man sich damit nicht alleine fühlt. Freundschaften, eine verläßliche Partnerschaft, eine fürsorgliche Familienatmosphäre können viel von den inneren Spannungen auffangen und zu deren Verarbeitung beitragen. Tragfähige Beziehungen sind besonders dann wichtig, wenn die psychischen Belastungen so groß sind wie in der Intensivmedizin/-pflege.

M Der Einsatz für die Arbeit und das Engagement für das berufliche Fortkommen sollten nicht dazu führen, die privaten Beziehungen zu vernachlässigen, obwohl gewisse zeitlich bedingte Einschränkungen meistens unvermeidbar sind. ■

7

7.1.2.3 Gruppenarbeit

Inzwischen hat sich eine Form von Gruppenarbeit durchgesetzt, die auf den Psychoanalytiker Michael Balint zurückgeht und deshalb **Balint-Gruppe** genannt wird. Solche Balint-Gruppen gibt es für viele Berufszweige wie Ärzte, Zahnärzte, Krankenschwestern/-pfleger, Studenten, Lehrer, Sozialarbeiter, Erzieher, Richter und andere Berufsgruppen, die mit Menschen zu tun haben und deshalb mit psychischen und sozialen Konflikten konfrontiert werden. Das Prinzip dieser Gruppen besteht darin, daß eines der Mitglieder über einen „Problemfall" aus seinem Arbeitsfeld berichtet. Die Reaktionen auf diesen Bericht, die Gedanken und Einfälle der Gruppenmitglieder sowie die sich entwickelnde Gruppendynamik in der Sitzung bilden die Grundlage für die Gruppe und ihren Leiter, Vorstellungen über die wirksamen bewußten und unbewußten Konflikte sowie deren Lösungsmöglichkeiten zu entwickeln. Der Berichtende kann seine eigenen Reaktionen auf den „Problemfall" überdenken, sich und sein Verhalten besser verstehen und mit neuen Lösungsmöglichkeiten in die nächste Begegnung gehen.

Für die Angehörigen von Kranken oder Verstorbenen gibt es inzwischen, wie für viele Patienten mit körperlichen, seelischen oder psychosomatischen Erkrankungen, themenbezogene **Selbsthilfegruppen,** die es ermöglichen, das eigene Leid zu teilen, mitzuteilen und sich damit nicht so allein zu fühlen. Diese Gruppenerfahrungen helfen nicht nur, ein Ereignis oder eine Krankheit besser zu verarbeiten, sondern sie können sich auch günstig auf den Krankheitsverlauf auswirken.

M Der **Rückhalt in einer Gemeinschaft** gehört mit zu den wichtigsten seelisch stabilisierenden Einflußfaktoren für jeden Menschen. ■

7.1.2.4 Teamsupervision

Gute Beziehungen am Arbeitsplatz können die Arbeit leichter und reibungsloser machen und damit zum Wohlbefinden aller Beteiligten beitragen. Bewußte und unbewußte Konflikte zwischen den Mitarbeitern wirken sich am Arbeitsplatz wie der berühmte „Sand im Getriebe" aus und binden oft viel seelische Energie, die anderswo fehlt. Solche Beziehungsschwierigkeiten in der Arbeit sind in der letzten Zeit unter dem Stichwort „Mobbing" bekanntgeworden. Die

Hilfe in diesem Bereich kann und sollte institutionalisiert werden und in einer kontinuierlichen Supervision auf der Intensivstation durch einen interessierten und ausgebildeten Berater bestehen. Die Aufgabe des Supervisors besteht darin, im Spannungsfeld zwischen **Organisationsberatung** (strukturelle und Rollenkonflikte) einerseits und **Selbsterfahrung** (persönliches Erleben und individuelle Konflikte) andererseits durch Bewußtmachen und **Klären** dieser **Konflikte** und ihrer gegenseitigen Beeinflussung eine **Verbesserung der Arbeitsatmosphäre** herbeizuführen. Eine solche Supervisionstätigkeit wurde bereits auf Intensivstationen erprobt und auch für Krebsstationen beschrieben. Die möglichen und erreichbaren Änderungen sind eindrucksvoll, die Erfolge ermutigend. So war z.B. eine geringere Fluktuation des Personals und eine verbesserte Arbeitszufriedenheit festzustellen.

Günstige Veränderungen der inneren und äußeren Arbeitsbedingungen für das Personal kommen damit unmittelbar auch den Patienten und ihren Angehörigen zugute.

7.2 Krankenhaushygiene

Menschliches Leben als Teil der Natur bedeutet unausweichlich auch die Auseinandersetzung mit einer Vielzahl von Infektionserregern. Hierbei gibt es Erkrankungen, die sich epidemisch verbreiten, und andere, die offensichtlich erst in Krankenhäusern entstehen. Viele Krankheitserreger gelten heute zwar als ausgerottet oder beherrschbar, aber aus der Kenntnis kausaler Zusammenhänge sehen wir in den allgemeinen hygienischen Bedingungen der Spitäler die Hauptursachen für die Entstehung und Verbreitung von Infektionskrankheiten. Die besonders um die Wende zum 19. Jahrhundert häufig auftretenden „Spitalkrankheiten" kommentierte ein zeitgenössischer Arzt wie folgt: „Kann es wohl einen größeren Widerspruch geben als eine Spitalkrankheit, ein Übel, welches man erst da bekommt, wo man sein eigenes loszuwerden gedenkt?"

7.2.1 Krankenhausinfektionen

Die Begriffe Spitalinfektion, Hospitalinfektion, Krankenhausinfektion oder nosokomiale Infektion sind Synonyma für im Krankenhaus erworbene Infektionen. Sie treten erst infolge ärztlicher oder pflegerischer Tätigkeiten auf und haben nicht selten schlimmere Folgen als die Grunderkrankung. Nosokomiale Infektionen sind somit Inbegriff von Vorgängen, die weder in der Ära von Koch und Semmelweis, noch in der Ära der Antibiotika, noch in der heutigen Zeit umfassend beherrscht werden konnten.

Gemäß der Richtlinie des Bundesgesundheitsamtes (BGA) für Krankenhaushygiene und Infektionsprävention wird eine **Krankenhausinfektion** wie folgt **definiert:** „Eine Krankenhausinfektion ist jede durch Mikroorganismen hervorgerufene Infektion, die im kausalen Zusammenhang mit einem Krankenhausaufenthalt steht, unabhängig davon, ob Krankheitssymptome bestehen oder nicht." „Eine epidemische Krankenhausinfektion liegt dann vor, wenn Infektionen mit einheitlichem Erregertyp in zeitlichem, örtlichem und kausalem Zusammenhang mit einem Krankenhausaufenthalt nicht nur vereinzelt auftreten."

Epidemiologie

In der Bundesrepublik Deutschland erkranken schätzungsweise pro Jahr 1,2 Millionen Patienten an Krankenhausinfektionen. Etwa 5 bis 8% dieser Erkrankungen enden letal. Im Durchschnitt bedingt eine Krankenhausinfektion eine Verlängerung der Verweildauer um 12,5 Tage. Wird ein Pflegesatz von 450 DM zugrunde gelegt, so resultiert daraus ein volkswirtschaftlicher Schaden von ca. 6,7 Milliarden DM pro Jahr nur durch verlängerten Krankenhausaufenthalt. Wenn man davon ausgeht, daß 30% der Infektionen vermeidbar sind, so ergäben sich Einsparungen von über zwei Milliarden DM jährlich. Die Einzelfallkosten, verursacht durch verlängerte Verweildauer, Folgebehandlung, Arbeitsausfall oder Rente, können bis zu 400 000 DM betragen.

M Etwa 30% der Krankenhausinfektionen sind durch geeignete hygienische Konzepte vermeidbar. ◼

Erreger und Übertragungswege

Als Erreger von Krankenhausinfektionen kommen Viren, Bakterien sowie einige Protozoen und Pilze in Betracht. **Erregerreservoire** sind die üblichen und oftmals als solche nicht erkannten Biotope von Mikroorganismen. Dies sind unter anderem: Normalflora von Patienten, Personal und Besuchern, gesamte unbelebte Umwelt, darunter kontaminiertes Wasser (z.B. durch Pseu-

domonaden, Legionellen), Lebensmittel sowie Gegenstände in der Umgebung des Patienten.

Ohne entsprechende Maßnahmen können grundsätzlich alle Erreger aus ihren angestammten oder vorübergehenden Lebensbereichen direkt in andere Bereiche übertragen werden, im weiteren können sich durch Verschleppung Infektketten bilden, an deren Ende Patienten oder das Personal stehen. Somit besteht in allen Lebensbereichen ein **allgemeines Infektionsrisiko,** welches bei Patienten mit verminderter Abwehrlage erhöht ist. Erreger können über die Luftwege, den Magen-Darm-Trakt oder die verletzte Haut in den Makroorganismus eindringen. Handelt es sich um eine Infektion mit patienteneigenen Erregern durch sog. Translokation, so bezeichnet man dies als **endogene Infektion.** Im Gegensatz dazu wird der Infektionsmechanismus durch patientenfremde, d.h. von außen kommende Erreger als **exogene Infektion** bezeichnet. Derzeit sind ca. 20 bis 40% der Krankenhausinfektionen exogenen Ursprungs. In der Statistik überwiegen allerdings die endogenen Infektionen mit einem Anteil von 60 bis 80%.

Seit vielen Jahren ist zu beobachten, daß der Anteil bestimmter Infektionsarten am Gesamtgeschehen der Krankenhausinfektionen offensichtlich konstant ist.

◼ Die **Infektionsarten** verteilen sich wie folgt:
  – Harnwegsinfektionen ca. 38%
  – Wundinfektionen ca. 22%
  – Infektionen der unteren Atemwege ca. 15%
  – andere Infektionen ca. 25%
◼ Als **Übertragungswege** kommen grundsätzlich in Frage:
  – **Kontaktinfektion:** Direkter Kontakt mit kontaminiertem Material wie z.B. Blut, Sekrete, Exkrete, Kanülen, Instrumente, Infusionslösungen und Verbandmaterial.
  – **Schmierinfektion:** Indirekte Übertragung durch kontaminierte Instrumente, Geräte, Flächen, Kleidung, Wäsche, Reinigungsutensilien, Geschirr, Möbel, Geld, Apparaturen etc.
  – **Tröpfcheninfektion:** Übertragung durch Aerosole, die u.a. beim Niesen, Sprechen und Husten entstehen.
  – **Staubinfektion:** Übertragung durch die Luft, z.B. verursacht beim Bettenmachen.

Risikobereiche

Einige pflegerische, diagnostische oder therapeutische Maßnahmen bedingen ein Infektionsrisiko, das vergleichsweise überschaubar ist und dem entsprechend leicht begegnet werden kann, wie etwa bei Injektionen. Andere Maßnahmen können eine **Mehrfach-Exposition** nach sich ziehen, bei der mehrere Übertragungsarten und verschiedene Erreger endogener und exogener Herkunft eine Rolle spielen können. Entsprechend komplex muß dann der Umfang der hygienischen Maßnahmen sein. So entstehen z.B. bei einem liegenden Venenkatheter **Infektionsrisiken** durch:

- Hautflora des Patienten an der Einstichstelle
- kontaminierte Hände des Personals
- kontaminierte Desinfektionsmittel
- infiziertes intrakutanes Kathetersegment
- kontaminierte Infusionslösung (z.B. bei Zugabe von Medikamenten)

Weiter sollte in Überlegungen zum Risikopotential und zu einem evtl. festgestellten **Infektionsgeschehen** die Tatsache einbezogen werden, daß nicht jeder Mensch, der Erreger trägt, selbst infiziert ist. Ist es aber zu einer Infektion gekommen, so kann diese entweder **erkannt** werden oder auch **inapparent** verlaufen. Demzufolge kann eine Krankenhausinfektion auch vorliegen, ohne daß sie als solche diagnostiziert wurde.

Manche Bereiche bzw. Gegenstände bedürfen einer besonders kritischen Betrachtung bezüglich ihres **Risikopotentials,** wie z.B. Sanitärbereiche, Reinigungsutensilien, Raumluft, Katheter und komplizierte medizinisch-technische Geräte. Andere Bereiche wiederum sind in ihrer hygienischen Relevanz leichter überschaubar, und Infektionsrisiken sind mittels einfacher Maßnahmen wie durch konsequente effektive Händehygiene zu minimieren.

90% aller exogenen Infektionen werden mit den Händen übertragen. **Keimbesiedelte Hände** bringen die Erreger entweder direkt zu Patienten oder in die Umgebung sowie auf Flächen oder Instrumente, von wo sie zu Patienten gelangen oder zunächst von anderen Händen aufgenommen und weitergetragen werden.

M Hände des ärztlichen und pflegerischen Personals sind mit Abstand die wichtigste **Ursache** bei der Verbreitung **von exogenen Infektionen.** ■

Im Vergleich zu den Händen bergen ordnungsgemäß aufbereitete Kleidung, Instrumente und medizinisch-technische Geräte ein eher geringes Risiko der exogenen Infektion, es sei denn, diese Gegenstände sind durch Hände kontaminiert oder nach zunächst ordnungsgemäßer Aufbereitung rekontaminiert worden.

Bezüglich exogener Infektionen sollte **Gegenständen**, die konstruktionsbedingt hygienischen Maßnahmen schwer zugänglich sind oder nacheinander an verschiedenen Patienten eingesetzt werden, ein besonderes Augenmerk gelten. Ein gutes Beispiel hierfür sind die Bronchoskope, die zum Teil nicht sterilisierbar sind, sondern chemisch desinfiziert werden müssen. Wegen unsachgemäßer Aufbereitung (aufgrund von Zeitmangel Unterschreitung der Einwirkzeit) werden immer wieder multiresistente Staphylokokken (St. aureus) durch ein Bronchoskop auf mehrere Patienten übertragen.

Medizinisches sowie pflegerisches **Personal** ist nicht selten, ohne selbst Krankheitssymptome zu zeigen, **Träger relevanter Erreger.** Beispielsweise ist St. aureus bei bis zu 50% des Krankenhauspersonals auf der Haut und im Nasen-Rachen-Raum verbreitet. Es ist somit wahrscheinlich, daß bei nahezu jeder medizinischen oder pflegerischen Maßnahme St. aureus übertragen werden kann. So konnte man z.B. als Ursache bei unerklärlichen postoperativen Wundinfektionen auf einer ansonsten vorbildlichen neurochirurgischen Abteilung den St. aureus ermitteln, der von den unbedeckten Hautpartien der Träger abrieselte oder in Abhängigkeit von der Nutzungsdauer mehr und mehr durch den Mundschutz freigesetzt wurde. Nachfolgend war zu ermitteln, daß ein **Mundschutz** nach ca. drei Stunden für Mikroorganismen durchlässig wird. Daraus resultieren unter anderem folgende Maßnahmen:

- **Mundschutz** rechtzeitig **wechseln**
- Mundschutz **ausreichend befestigen** und nicht zeitweilig herabhängen lassen (Abb. 7.2-1)
- **Sprechen** so weit wie möglich **reduzieren**

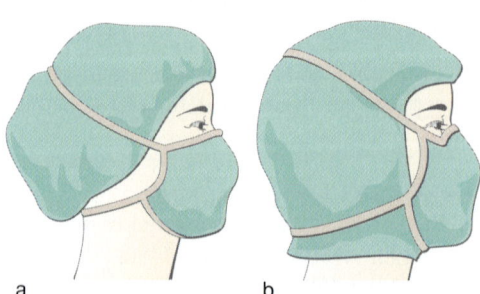

a   b

Abb. 7.2-1   Kopf- und Mundschutz.
a) Ordnungsgemäß angelegter Kopf- und Mundschutz.
b) Ordnungsgemäß angelegter Mund- und Haar-/Bartschutz.

Im Vergleich zu anderen Krankenhausbereichen besteht für Patienten auf Intensivstationen ein stark **erhöhtes Infektionsrisiko.** In Abhängigkeit von der Patientenklientel und der Verweilzeit beträgt die Rate nosokomialer Infektionen im Durchschnitt 80%. Einzelne Publikationen berichten von Infektionsraten bis zu 96% bei langer Verweilzeit auf Intensiveinheiten. Dabei ist nicht die Dauer der Intensivbehandlung an sich für das Entstehen von Infektionen verantwortlich, sondern vielmehr die Dauer von invasiven Eingriffen, welche die primären Abwehrsysteme Haut und Schleimhaut ausschalten. Daneben besteht aufgrund der Schwere der Erkrankung bei Intensivpflegepatienten in der Regel eine erhöhte Infektdisposition. Als weitere Faktoren sind Immobilisierung, gestörte Atmung, Gabe von Sedativa etc. zu nennen. Durch Antibiotikaprophylaxe bzw. unkritischen oder inadäquaten Einsatz von Antibiotika kann es zur Selektion höher resistenter und damit schwerer therapierbarer Erreger kommen. Alle diese Faktoren bedingen das erheblich höhere Infektionsrisiko von Intensivpflegepatienten, was eine besonders hohe Qualifikation und weitreichende Anstrengungen des ärztlichen und pflegerischen Personals auch im Bereich der Hygiene erfordert.

7.2.2 Aufgaben und Ziele der Krankenhaushygiene

Krankenhaushygiene ist ein Teilgebiet der Hygiene. Ihre Aufgaben sind das **Erkennen, Verhüten** und **Bekämpfen** von Krankenhausinfektionen durch funktionell-bauliche, betrieblich-organisatorische und hygienische Maßnahmen im technischen Bereich sowie im Ver- und Entsorgungsbereich. Neben der kurativen Medizin versteht sich die Krankenhaushygiene als **medizinische Prävention.** Sie will im wesentlichen zusätzliche Leiden verhindern, ärztliches und pflegerisches Personal vor Infektionsrisiken schützen, zur Kostensenkung beitragen und ökologische Gesichtspunkte berücksichtigen.

Daneben ist die Krankenhaushygiene auch aus **juristischem Blickwinkel** zu betrachten, denn zunehmend kommt es aufgrund vermeintlich unterlassener oder falsch angewandter Methoden der Infektionsverhütung zu haftungsrechtlichen Auseinandersetzungen zwischen geschädigten Patienten und Kostenträgern einerseits und den Krankenhäusern andererseits. Im Zuge von strafrechtlichen Verfahren muß in der Regel der ärztliche Leiter darlegen, daß alles getan wurde, um die konkrete Infektion zu verhüten, während bei zivilrechtlichen Verfahren (Schadensersatz etc.) der Krankenhausträger in der Verantwortung steht.

7.2.3 Rechtliche Grundlagen und Orientierungshilfen

Im Bemühen um die Verbesserung der Krankenhaushygiene sind viele wissenschaftliche Erkenntnisse, Empfehlungen, Informationen, Verordnungen und Gesetze veröffentlicht worden. Jedoch sind die besonderen, teilweise bereichsübergreifenden Aufgaben der Krankenhaushygiene bisher nicht in eine verbindliche und bundesweit gültige Rechtsform gefaßt. Bedeutung für die Realisierung der Hygiene im Krankenhaus hat unter anderem die **„Richtlinie für Krankenhaushygiene und Infektionsprävention"** des BGA (Bundesgesundheitsamt) erlangt. Diese hat zwar lediglich empfehlenden Charakter, bietet aber unabhängig davon eine Orientierungshilfe bei der Organisation der Infektionsprophylaxe. Darüber hinaus haben mit der Zeit Teile des Inhalts durch Urteile im Haftungsrecht gesetzesähnliche Verbindlichkeit erlangt. Weiter sind die Unfallverhütungsvorschriften für den Gesundheitsdienst zu nennen, in denen es beispielsweise heißt: „Der Unternehmer hat für die einzelnen Arbeitsbereiche entsprechend der Infektionsgefährdung Maßnahmen zur Desinfektion, Reinigung und Sterilisation sowie zur Ver- und Entsorgung schriftlich festzulegen und zu überwachen."

Eine wichtige Grundlage für den Einsatz chemischer Desinfektionsmittel sind die **Desinfektionsmittel-Listen** des BGA und der DGHM (Deutsche Gesellschaft für Hygiene und Mikrobiologie). Auch das **Bundesseuchengesetz,** einige **Ländergesetze** über den Gesundheitsdienst, **Landeskrankenhausgesetze** und die Inhalte der ständig neu erscheinenden **Veröffentlichungen** aus Medizin, Forschung, Industrie und öffentlichen Gesundheitsdiensten sind zu berücksichtigen.

Einige dieser Veröffentlichungen besitzen lediglich Informationscharakter, sind zum Teil interpretationsbedürftig, von nichtdefinierter Verbindlichkeit oder stellen Meinungen von einzelnen Personen dar und sind deswegen nicht kritiklos direkt in die Praxis umsetzbar. Für die praktische Arbeit bedarf es einer kompletten **Hygieneordnung** für jedes Krankenhaus, die

7

praxisnahe und alltagsbezogene Anleitungen und Informationen zur Infektionsprophylaxe beinhalten soll. Die Hygieneordnung soll im Sinne einer Dienstanweisung Verantwortlichkeiten regeln und dem Personal in der Routine ein hygienisch einwandfreies Arbeiten nach aktuellen Methoden ermöglichen. Die Hygienekommission bzw. der Krankenhausvorstand muß eine Hygieneordnung für verbindlich erklären. In ihr soll auch die Überwachung der darin festgelegten Maßnahmen im Sinne der Qualitätssicherung geregelt werden.

7.2.4 Hygienestatus

Häufigkeit und Art nosokomialer Infektionen repräsentieren die Güte eines Hygienesystems im Krankenhaus bzw. in einer Abteilung. Allerdings sind neben den Hygienemaßnahmen weitere Faktoren, welche die Häufigkeit und Art nosokomialer Infektionen bedingen, von Bedeutung:

- **Patientenspezifische Faktoren:** Sind im wesentlichen durch Alter, Abwehrlage, Art und Schwere der Grunderkrankung bis hin zu psychischen Einflüssen gekennzeichnet. Durch die steigende Lebenserwartung und die damit verbundene Erhöhung des Durchschnittsalters der Patienten im Krankenhaus auf über 65 Jahre ist damit zu rechnen, daß mehr infektionsgefährdete Patienten ins Krankenhaus gelangen und somit auch die Zahl nosokomialer Infektionen absolut ansteigen wird.
- **Erregerspektrum:** In Abhängigkeit von antibiotischen Therapien und anderen teilweise unbekannten Faktoren findet ein ständiger Wechsel des Erregerspektrums statt. Folglich werden auch nosokomiale Infektionen durch einen ständigen Erregerwechsel gekennzeichnet sein.
- **Schlechte baulich-technische und organisatorische Bedingungen:** Zu enge Zimmer und zu wenig Personal können das Risiko für die Entstehung von Infektionen erhöhen. Personelle Unterbesetzung z.B. zieht in der Regel ein Vernachlässigen hygienisch bedeutsamer Verhaltensweisen nach sich.
- **Komplizierte operative Eingriffe:** Bei Eingriffen v.a. an besonders alten oder immungeschwächten Patienten kann eine Erhöhung nosokomialer Ineektionen resultieren.
- **Personal:** Das Personal steht häufiger im Zusammenhang mit der Entstehung von Infektionen als andere Faktoren. **Wissensdefizite** oder **mangelnde Akzeptanz** begünstigen Unterlas-

sungen und Fehler bei der Pflege und Behandlung. Es muß jedoch erklärte Aufgabe aller im Krankenhaus Beschäftigten sein, einen hohen Hygienestatus zu erreichen. Ärzte und Pflegekräfte sind keinesfalls dadurch entlastet, daß sich Hygieniker und Hygienefachkräfte hauptamtlich mit Hygiene befassen. Vielmehr fällt dem direkt mit Patienten arbeitenden Personal eine Schlüsselrolle beim Vermeiden von Krankenhausinfektionen zu. Es gibt kaum Arbeitsabläufe, die nicht parallel zu ihrer primären Bedeutung auch von hygienischer Relevanz sind. Tatsächlich sind nicht alle Krankenhausinfektionen vermeidbar, aber es liegt zum überwiegenden Teil am Verhalten des Personals, daß Infektionen, die nach heutigem Stand der Hygiene als vermeidbar gelten, auch wirklich vermieden werden. **Grundvoraussetzung** einer erfolgreichen **Infektionsvermeidung** sind hinreichende Ausbildung und Weiterbildung sowie das Anwenden anerkannter Hygienestandards und effektiver Methoden. Keine Akzeptanz dürfen Argumente wie „Das haben wir schon immer so gemacht" finden.

M Persönliche Disziplin, Engagement, Motivation und Einsicht sind die wesentlichen Voraussetzungen, um Risiken für Krankenhausinfektionen zu erkennen, sich adäquat zu verhalten und damit diese Risiken zu begrenzen. ■

7.2.5 Grundsätzliche Konzepte der Infektionsverhütung

Konsequentes Verhindern von Kontaminationen und Expositionen sowie die ordnungsgemäße Desinfektion und Sterilisation sind von großer Bedeutung. Darüber hinaus hat sich gezeigt, daß durch die Zusammenarbeit von Hygieniker und Hygienefachkraft mit gegenüber der Hygiene aufgeschlossenen Ärzten und Pflegekräften gute Ergebnisse zu erzielen sind.

Einige **wichtige Begriffe** sind in der Hygiene häufig anzutreffen, deshalb werden sie kurz erläutert. Unter **Aseptik** werden Maßnahmen mit dem Ziel der Keimarmut oder Keimfreiheit (z.B. das Verwenden sterilisierter oder desinfizierter Gegenstände, Tragen von Mundschutz, Hauben, Bereichskleidung und steriler Handschuhe) verstanden. Der mit solchen Maßnahmen erreichte Zustand wird als **Asepsis** bezeichnet.

Antiseptik umfaßt Maßnahmen zur Bekämpfung vorhandener oder möglicher Infektionen am Infektionsherd bzw. an der Eintrittspforte (z.B. Behandeln einer Wunde mit Antiseptika, Desinfizieren der Haut und Schleimhaut vor invasiven Eingriffen). Der dadurch erreichte Zustand wird **Antisepsis** genannt.

Desinfektion ist das gezielte Abtöten oder Inaktivieren bestimmter unerwünschter Mikroorganismen in definierten Mengen durch irreversible Eingriffe in deren Struktur oder Stoffwechsel. Ziel von Desinfektionsmaßnahmen ist es, Gegenstände, Körperteile oder Bereiche in einen Zustand zu versetzen, daß von ihnen keine Infektionsgefahr ausgeht. Bei allen Desinfektionsmaßnahmen muß sich das Verfahren nach den praktischen Gegebenheiten richten, insofern sind die Anforderungen an die Verfahren unterschiedlich.

7.2.5.1 Physikalische Desinfektionsverfahren

Bei physikalischen Desinfektionsverfahren werden üblicherweise thermische Verfahren eingesetzt. Diese arbeiten bei Temperaturen von 75, 95 oder 105 °C. Die Einwirkzeit ist abhängig von der gewählten Temperatur (niedrige Temperatur erfordert längere Einwirkzeit). Nicht alle Materialien sind ausreichend hitzestabil, um sie zur Abkürzung der Einwirkzeit höheren Temperaturen auszusetzen.

Grundsätzlich sind möglichst physikalische Verfahren in geschlossenen Systemen zu bevorzugen, da es sich hierbei um technisch steuerbare, gut reproduzierbare Prozesse handelt, welche weitgehend frei von individuellen Anwendungsfehlern sind. In der Regel werden diese Verfahren mit Reinigungsverfahren in Waschmaschinen kombiniert. **Anwendungsgebiete** sind z.B. die Desinfektion und Reinigung von chirurgischem Instrumentarium in entsprechenden Waschmaschinen.

7.2.5.2 Chemische Desinfektionsverfahren

Bei den chemischen Desinfektionsverfahren wird das Abtöten von Mikroorganismen durch **Einwirken mikrobizider Wirkstoffe** erreicht. In den meisten chemischen Desinfektionsmitteln sind neben Hilfsstoffen mehrere solcher Wirkstoffe enthalten. Desinfektionsmittel wirken auf Mikroorganismen durch:
- Adsorption (Anlagerung oder Verdichtung)
- Störung des Wachstums
- Enzymhemmung

- Zerstörung der Hülle
- Gerinnung von Eiweiß
- Unterbindung wichtiger chemischer Reaktionen in den Zellen

Das **Tauchbad** wird vornehmlich für die Desinfektion und Reinigung von Instrumenten eingesetzt. Der **Desinfektionserfolg** kann teilweise ausbleiben, wenn z.B. durch unvollständiges Eintauchen oder Luftblasen nicht alle Oberflächen des Desinfektionsgutes benetzt werden. Unsicher ist der Desinfektionserfolg besonders bei engen Hohlkörpern, hier ist eine aktive Spülung notwendig. Da die Desinfektionswirkung mit dem Grad der Verschmutzung abnimmt, sollten die Gebrauchslösungen von Tauchbädern in festgelegten und auf Prüfwerten basierenden Abständen erneuert werden. Gemäß der BGA-Richtlinie ist die **Lösung täglich** zu **wechseln**. Längere Standzeiten sind zwar aus wirtschaftlichen und ökologischen Gründen wünschenswert, jedoch nur dann möglich, wenn gutachterlich belegt ist, wie lange eine Lösung selbst bei sichtbarer Verschmutzung eingesetzt werden darf. Prüfverfahren, mit denen der Grad der Belastung der Lösung ohne großen Aufwand festzustellen ist, sind derzeit nicht verfügbar. Soll über die Desinfektion hinaus auch eine **Reinigungswirkung** erreicht werden, so kann man kombinierte Desinfektionsreiniger einsetzen. Es ist darauf zu achten, daß die verwendeten Instrumentendesinfektionsmittel über die Anforderungen der DGHM-Richtlinie hinaus auch gegen Hepatitis-B-Viren wirksam sind. In jedem Fall sind die angegebenen **Dosiervorschriften** und **Einwirkzeiten** genau einzuhalten.

Bei der **Scheuer-/Wischdesinfektion** für Flächen fördert der mechanische Effekt den gewünschten Desinfektionserfolg, indem auch in Schmutz eingehüllte Keime dem Desinfektionsmittel zugänglich gemacht werden. Deswegen ist dieses Verfahren für die Desinfektion von Arbeitsflächen, Mobiliar, Wänden und Fußböden vorzuziehen. Dabei wird ein entsprechendes Reinigungsutensil (Tuch, Mop) mit Desinfektionsmittellösung getränkt und die zu desinfizierenden Areale damit abgerieben. Es ist darauf zu achten, daß die gesamte Oberfläche sichtbar benetzt ist. Dieser Flüssigkeitsfilm darf keinesfalls durch Trockenreiben entfernt werden, sondern muß verbleiben und ungestört antrocknen.

Abgesehen von der Anwendung bei der Hautdesinfektion eignet sich die **Sprühdesinfektion** für die Desinfektion von schwer zugänglichen Gegenständen und kleinen Flächen. Es ist aber

7

zu bedenken, daß beim Einsprühen von kleinen Teilen ein nicht unerheblicher Teil des Desinfektionsmittels im Raum verlorengeht. Bei der Sprühdesinfektion fehlt im Unterschied zur Scheuer-/Wischdesinfektion der mechanische Effekt, so daß in Schmutz eingehüllte Keime unter Umständen nicht inaktiviert werden. Außerdem ist die **vollständige Benetzung** des Desinfektionsgutes nicht immer gewährleistet. Deshalb ist möglichst eine **Sprüh-/Wischdesinfektion** vorzunehmen (z.B. bei der Hautdesinfektion explizit vorgeschrieben). Im übrigen kann bei der Sprühdesinfektion eine besondere Exposition für das Personal durch die Aerosole entstehen.

Das **Verdampfen** von Desinfektionsmitteln (z.B. Raumdesinfektion durch Formaldehyd) ist nur bei sachgemäßer Anwendung durch geschultes Personal eine sichere Methode. Die Raumdesinfektion durch Verdampfen erfolgt nur auf Anweisung des Amtsarztes beim Vorliegen von meldepflichtigen Krankheiten, die aerogen übertragbar sind. Eine Raumdesinfektion bei Auftreten von anderen (nicht meldepflichtigen) Infektionskrankheiten sollte unterbleiben.

Laufende Desinfektion, Desinfektion nach Kontamination und Schlußdesinfektion

Die chemische Desinfektion erfolgt entweder laufend (nach vorgegebenen Intervallen routinemäßig und prophylaktisch), nach Kontamination oder als sog. Schlußdesinfektion. Mit **laufender Desinfektion** sind die von der Hygienekommission festgelegten routinemäßigen Desinfektionsmaßnahmen an Flächen, Betten, Wäsche, Händen etc. durch das Reinigungspersonal bzw. durch die Pflegekräfte gemeint. **Bei** sichtbarer oder vermuteter **Kontamination** mit z.B. Blut, Sekreten, Exkreten obliegt die notwendige Desinfektionsmaßnahme zumeist dem pflegerischen Personal. Dabei sind grobe Verunreinigungen vor der eigentlichen Desinfektion mit Handschuhen und Zellstoff o.ä. zu entfernen.

Die **Schlußdesinfektion** ist angezeigt nach Entlassung, Tod oder Verlegen von Patienten, die an Krankenhausinfektionen oder anmeldepflichtigen Infektionskrankheiten einschließlich Tuberkulose erkrankt waren. Sie soll alle Bereiche oder Räume, die der Behandlung des Infektionskranken gedient haben so aufbereiten, daß sie ohne Infektionsgefährdung für einen nachfolgenden Patienten nutzbar sind. Die Schlußdesinfektion wird im allgemeinen als Scheuer-/Wischdesinfektion an allen Oberflächen und Gegenständen vorgenommen. Statt Scheuer-/Wischdesinfektion kann unter den genannten besonderen Bedingungen eine Raumdesinfektion mittels Verdampfen von Formaldehyd angeordnet werden.

Wirkstoffe der chemischen Desinfektion

Viele der marktüblichen Desinfektionsmittel oder Desinfektionsreiniger sind Verbindungen aus verschiedenen Substanzen. Häufig verwendete Wirkstoffe sind Alkohole, Aldehyde und Tenside. Die Zusammensetzung ist der Produktbeschreibung zu entnehmen. Dort sind auch Angaben zur Konzentration, Einwirkzeit und Anwendung sowie Aussagen über den Gefährdungscharakter gemäß Gefahrstoffverordnung enthalten.

Alkohole sind nicht allergisierend, können jedoch die Haut irritieren und austrocknen. Daher sind in alkoholhaltigen Händedesinfektionsmitteln meist rückfettende und hautpflegende Zusätze enthalten. Auf Schleimhäuten können alkoholische Substanzen schmerzhaft wirken. Alkohol verdunstet schnell und hat einen angenehmen Geruch. Alkohol kann Sporen enthalten, daher ist er ggf. sporenfrei zu machen. Sterile Instrumente dürfen nicht in Alkohol gelagert werden. Da konzentrierter Alkohol und Alkohol in starken Verdünnungen nicht wirksam sind, benutzt man Verdünnungen zwischen 50 und 80%, häufig in Kombination mit anderen Wirkstoffen.

M Alkohol darf wegen der **Explosionsgefahr** nicht auf elektrische Geräte und in den Raum versprüht werden. ■

Desinfektionsmittel auf **Aldehydbasis** sind hoch wirksam, werden jedoch wegen toxikologischer Bedenken mehr und mehr gegen Präparate mit anderen Wirkstoffen ausgetauscht. **Formalin** ist eine Lösung von Formaldehyd in Wasser. Zum Einsatz kommen Konzentrationen, die mit den publizierten Ergebnissen von Tierversuchen nicht in Zusammenhang gebracht werden sollten. Viel höhere Konzentrationen als die, die bei Desinfektionsmaßnahmen mit formaldehydhaltigen Lösungen aufgenommen werden, entstehen z.B. beim Rauchen. Werden aldehydfreie Desinfektionsmittel auf Intensivstationen eingesetzt, ist darauf zu achten, daß sie hinsichtlich der geforderten Wirksamkeit (DGHM-Liste) zugelassen sind.

Tenside sind quarternäre Verbindungen, z.B. mit Ammonium, Aminen, Diaminen und Guanidinen. Es sind oberflächenaktive Stoffe, die durch Anreicherung an den Grenzen zwischen zwei Medien ein Senken der Grenzflächenspannung bewirken. Tenside wirken oft erst bei hoher Konzentration oder langer Einwirkzeit.

M Manche Bakterien (z.B. Pseudomonas) können sich in Gebrauchslösungen von Tensiden vermehren. Als alleiniges Mittel zur Desinfektion sind Tenside im allgemeinen nicht geeignet. ■

Toxizität der Wirkstoffe
Die üblicherweise angewendeten gebrauchsfertigen Mittel oder Konzentrate sind geprüft und so abgestimmt, daß sie allgemein keine Schädigungen erwarten lassen. Dies gilt natürlich v.a. für Präparate, die für die Anwendung auf Händen, Haut und Schleimhaut vorgesehen sind. Bei anderen Mitteln muß unter Umständen eine geringe Aggressivität für Haut und Schleimhaut sowie bei manchen Substanzen eine allergisierende Wirkung in Kauf genommen werden.

M Fehler im Umgang mit Desinfektionsmitteln erhöhen die Belastung der Umgebung. Werden z.B. Desinfektionsmittellösungen mit warmem Wasser hergestellt statt mit kaltem, so steigert sich die üblicherweise hinnehmbare Beeinträchtigung um ein Vielfaches. Das Tragen von Handschuhen bei jeglichem Umgang mit Flächen- und Instrumentendesinfektionsmitteln verhindert den direkten Kontakt. ■

Fehlerquellen bei Desinfektionsmaßnahmen
Handhabungsfehler bewirken eine Verringerung des Effektes von Desinfektionsmaßnahmen. Daher sind die entsprechenden Vorschriften unbedingt einzuhalten, um folgende Fehlerquellen auszuschließen:

- **Seifenfehler:** Desinfektionsmitteln darf man keine Seifen oder Reinigungsmittel zusetzen, da es sich um abgestimmte und geprüfte Zusammenstellungen, die nicht verändert werden dürfen, handelt. Ist ein Erhöhen der Reinigungsleistung erforderlich, ist auf kombinierte Reinigungs- und Desinfektionsmittel zurückzugreifen.
- **Eiweißfehler:** Sekrete, Exkrete und Blut können die Wirkung von Desinfektionsmitteln beeinträchtigen, da die Keime unter ungünstigen Bedingungen von der sie umgebenden Eiweißsubstanz abgeschottet werden. Deswegen hat möglichst eine Scheuer-/Wischdesinfektion zu erfolgen. Die Desinfektionsmittel sind regelmäßig bzw. entsprechend ihrer Belastung zu erneuern.

- **Dosierfehler:** Unterdosierungen sind wirkungsvermindernd oder fördern die Resistenzbildung. Überdosierungen sind kostensteigernd und belasten unnötig die Umwelt. Die sog. **Schuß-Methode** darf nicht angewendet werden. Desinfektionsmittel werden entweder als gebrauchsfertige Lösungen oder als Konzentrate geliefert. Aus den Konzentraten sind unter Beachtung der Herstellerhinweise gebrauchsfertige Lösungen zu erstellen. Um eine korrekte Dosierung zu erreichen, sind Dosierhilfen wie Meßbecher, Dosierpumpen, Dosiertabellen und Mischgeräte zu benutzen. Bei **dezentralen Desinfektionsmittel-Mischgeräten** ist darauf zu achten, daß die vorgesehenen Mindestentnahmemengen in der Praxis eingehalten werden. Die Mindestentnahmemengen sollten außen an den Geräten gut sichtbar angebracht sein. Des weiteren sind die Geräte regelmäßig auf Funktion und Dosiergenauigkeit zu kontrollieren. Eine mikrobiologische Untersuchung in halbjährlichen Abständen ist gemäß BGA-Richtlinie gefordert.
- **Weitere Fehlerquellen:** Während der Reinigung und Desinfektion nehmen Wischtücher und Mops Mikroorganismen auf. Werden die Utensilien nicht desinfiziert und womöglich feucht gelagert, können Mikroorganismen überleben und sich evtl. sogar vermehren. Solche kontaminierten Utensilien stellen eine Infektionsgefahr dar und sind nach Gebrauch einer thermischen oder chemothermischen Waschdesinfektion zuzuführen.

7.2.5.3 Chemothermische Verfahren

Chemothermische Verfahren sind eine Kombination aus physikalischen und chemischen Desinfektionsverfahren.

7.2.5.4 Sterilisation

In sterilem (keimfreiem) Zustand müssen alle Stoffe, Gegenstände und Präparate sein, die in keimfreies Gewebe eingebracht bei der Wundversorgung verwendet werden. Diese Anforderung wird durch den Einsatz von sterilen Einmalartikeln oder die Aufbereitung von Mehrfachartikeln durch Sterilisationsprozesse verwirklicht. Zu den üblichen physikalischen und chemischen Verfahren gehören die Dampfsterilisation sowie die Sterilisation mittels Äthylenoxid oder Formaldehyd.

7

Fehlerquellen bei der Sterilisation

Bei korrekter Sterilisation erfolgt eine quantitativ ausreichende Reduktion auch der resistentesten Mikroorganismen einschließlich der Sporen. Analog zur Desinfektion kann ebenfalls die Wirksamkeit der Sterilisation beeinträchtigt werden. So stellt z.B. unzureichende Vorreinigung des Sterilisationsgutes den Sterilisationserfolg in Frage. Grundsätzlich besteht auch die Gefahr der Kontamination oder Rekontamination von sterilem Material, woraus ein Infektionsrisiko resultiert.

Wiederaufbereitung von Einmalartikeln

Das Wiederaufbereiten von Einmalartikeln für den erneuten Gebrauch ist aus rechtlichen und praktischen Gründen problematisch, da die Artikel vom Hersteller ausdrücklich für den einmaligen Gebrauch bestimmt sind. Trotzdem ist es grundsätzlich zulässig, wenn bestimmte Bedingungen in standardisierten Verfahren erfüllt werden. So müßten unter anderem folgende Faktoren gewährleistet sein:
- Zuverlässigkeit des Wiederaufbereitungsverfahrens
- Funktionsfähigkeit und Anwendungssicherheit der Artikel
- Integrität des Materials

Diese Auflagen des BGA (in Anlage zur Ziffer 7.1 der BGA-Richtlinie) sind derzeit nicht zu realisieren, so daß eine Wiederaufbereitung im allgemeinen nicht in Frage kommt.

7.2.6 Organisation und Dokumentation der Krankenhaushygiene

Im allgemeinen ist der **ärztliche Leiter** eines Krankenhauses für die Hygiene verantwortlich, was u.a. bedeutet, daß dieser bei Hygienefehlern strafrechtlich belangt werden kann. Die Organisation der Hygiene ist seine Aufgabe, wobei er durch die **Hygienekommission** unterstützt wird. Dieser Kommission (ärztlicher Leiter ist Vorsitzender) sollten der Verwaltungsleiter, der Krankenhaushygieniker, die hygienebeauftragten Ärzte, die Hygienefachkräfte und die leitende Pflegekraft angehören. Es ist sinnvoll, über diesen Personenkreis hinaus auch die leitende Pflegekraft und den leitenden Arzt der Intensivstation hinzuzuziehen, da die meisten nosokomialen Infektionen auf Intensivstationen zu registrieren sind.

Gemäß BGA-Richtlinie sollen in Krankenhäusern beratende Hygieniker tätig sein, wobei Krankenhäuser der Maximalversorgung und Universitätskliniken einen hauptamtlichen Hygieniker und eine Hygienefachkraft pro 300 Betten beschäftigen sollen. Es besteht auch die Möglichkeit, krankenhausexterne Hygienefachkräfte für die entsprechenden Aufgaben zu verpflichten.

Krankenhauspersonal sollte die Tätigkeit von Hygienefachkräften als Hilfestellung für die eigene pflegerische und medizinische Arbeit verstehen. Um z.B. die hygienischen Verhältnisse der Intensivstation laufend analysieren zu können und gemeinsam mit dem ärztlichen und pflegerischen Personal der Station zu erörtern und Verbesserungsvorschläge zu erarbeiten, ist ein besonders enger Kontakt zwischen der Hygienefachkraft und dem Intensivpersonal erforderlich. Der Informationsfluß muß aufrechterhalten bleiben, um auch Details berücksichtigen zu können. Letztlich steht und fällt die gesamte Hygienearbeit mit der **Kommunikation,** deshalb ist es besonders auf größeren Stationen vorteilhaft, wenn bestimmte Pflegekräfte als Ansprechpartner für die Hygienefachkraft fungieren. Die **Hygienefachkraft** soll mindestens einen Tag pro Woche für den Intensivbereich einplanen, um den folgenden **Aufgabenkatalog** bewältigen zu können:
- regelmäßige Begehungen
- Überwachen von Pflegetechniken und Arbeitsabläufen bei Desinfektionsmaßnahmen und Ver- und Entsorgung aller Güter
- Mitwirken beim Aufdecken von Krankenhausinfektionen
- Mitwirken bei epidemiologischen Untersuchungen
- Personalschulung, praktische Anleitung
- Beratung bei Betriebs- und Bauplanung sowie bei Planungen von technischen Einrichtungen

M Für **Optimierungsmaßnahmen** im Bereich der Krankenhaushygiene und der **Qualitätssicherung** sind Kenntnisse über Art und Häufigkeit der Krankenhausinfektionen von wesentlicher Bedeutung. Der Aufwand für solche Infektionserfassungen ist auf Intensivstationen erheblich, da ein sehr hoher Prozentsatz der Intensivpatienten von Krankenhausinfektionen betroffen ist. Die erfolgreiche Erfassung ist abhängig von der **Kooperationsbereitschaft** des Pflegepersonals, der Ärzteschaft und der Verwaltung. ■

Statistische Auswertungen von Hospitalinfektionen sind erst dann sinnvoll und aussagekräftig, wenn nicht nur rein quantitativ aufgelistet wird, wie häufig Hospitalinfektionen vorkommen, sondern wenn gleichzeitig aufgeschlüsselt ist, welche Faktoren die Häufigkeit dieser Infektionen beeinflussen. Deshalb sind vielfältige Daten zu sammeln und miteinander zu vergleichen, was in der Regel voraussetzt, daß ein entsprechendes EDV-System vorhanden ist. Da das Erfassen prospektiv erfolgen soll, ist für jeden Patienten mit Krankenhausinfektion ein Infektionserfassungsbogen zu führen bzw. sind die Daten direkt in das EDV-System einzugeben. Die weitere Bearbeitung erfolgt entweder durch das ärztliche oder durch das Pflegepersonal unter Einbeziehung der Hygienefachkraft.

Bei **Verdacht auf** eine **Krankenhausinfektion** ist mikrobiologisches Probematerial zu entnehmen und das Ergebnis in die statistische Erhebung einzubeziehen. Je nach Fragestellung kann es notwendig sein, mit dem mikrobiologischen Labor Absprachen bezüglich einer Erregerfeintypisierung zu treffen. Unterteilt nach den wichtigsten Infektionsarten (Harnwege, Atemwege, Wunden, Katheter etc.) soll die Erfassung während der ganzen Behandlungsphase vorgenommen werden. Sobald der Patient die Intensivstation verläßt, sind die Erfassungsbögen abzuschließen. Je nach Größe der Intensivstation erfolgt alle ein bis drei Monate hausintern oder extern eine Auswertung der gesammelten Daten. Die Ergebnisse sind dem gesamten Personal zugänglich zu machen und besonders unter dem Aspekt kritisch zu erörtern, ob Häufungen bestimmter Infektionsarten bei bestimmten Patientengruppen vorhanden sind und welche Ursachen hierfür in Frage kommen. Verbesserungsvorschläge sollen aufgenommen und ggf. verarbeitet werden.

7.2.7 Spezielle Methoden der Infektionsverhütung

7.2.7.1 Personalschutz

M Werden die allgemeinen Hygienemaßnahmen zur Verhütung von Krankenhausinfektionen festgelegt, beachtet und konsequent eingehalten, verringert sich grundsätzlich auch das Risiko von Personalinfektionen. ■

Bei Mißachtung der allgemeinen Hygienemaßnahmen sowie der besonderen Schutzvorkehrungen kann es zur Übertragung von Infektionen insbesondere von blutübertragbaren **Virusinfektionen** kommen. In letzter Zeit wird eine Zunahme von Tuberkuloseerkrankungen (Tbc) bei Krankenhauspersonal beobachtet, was einerseits sicherlich auf die allgemeine Zunahme von Tuberkuloseerkrankungen zurückzuführen ist, andererseits auf einen möglicherweise nicht angemessenen Umgang mit Tbc-Patienten schließen läßt. Auch ist mit der Gefahr zu rechnen, daß andere **Erreger nosokomialer Infektionen** wie z.B. pathogene Staphylokokken, hämolysierende Streptokokken oder gramnegative Naßkeime auf das Personal übertragen werden.

Unter den möglichen Übertragungsrisiken sind die wichtigsten und folgenträchtigsten die **Nadelstichverletzungen,** die eine direkte Aufnahme (Inokulation) von blutübertragbaren Erregern zur Folge haben können. Bereits die Aufnahme geringster Mengen von Blut oder Serum kann ausreichen, um Infektionen zu übertragen. Zu den gefährlichsten blutübertragbaren Infektionen für medizinisches Personal zählen HIV, Hepatitis B und C. Derzeit ist die Gefährdung durch das Hepatitis-B-Virus epidemiologisch gesehen am größten. Jedoch auch andere virale Infektionserreger wie das Hepatitis-D-Virus oder das Epstein-Barr-Virus können übertragen werden. Dagegen sind die meisten Bakterien und Pilze bei einer Übertragung durch Stichverletzungen nicht relevant. Protozoen wie die Erreger der Malaria sowie Clostridien oder Staphylokokken sind jedoch übertragbar.

Die Wahrscheinlichkeit der **Serokonversion** nach einmaliger parenteraler Exposition ist bei den in Frage kommenden Erregern unterschiedlich. Dabei hängt das Risiko stark von der Menge des inokulierten Blutes und vom Stadium der Erkrankung des Spenders ab. Stichverletzungen dürfen keinesfalls ignoriert oder bagatellisiert werden, vielmehr sind die nachfolgend empfohlenen Maßnahmen konsequent einzuhalten.

7

Vermeiden von Verletzungen

Bei den alltäglichen Verrichtungen im Stationsalltag ist immer die Gefahr einer Stichverletzung durch eine mit Blut, Körperflüssigkeiten oder Medikamenten kontaminierte Nadel oder einen anderen verletzungsfähigen Gegenstand gegeben. Nadelstichverletzungen sind die häufigsten Personalverletzungen im Krankenhaus (ca. 50% aller beobachteten Arbeitsunfälle). Seriöse Schätzungen gehen davon aus, daß sich jeder Arzt bzw. jede Pflegekraft im Durchschnitt alle 20 Monate einmal unbeabsichtigt mit einer Nadel verletzt, wobei davon auszugehen ist, daß in Deutschland maximal 10% aller Stichverletzungen als Arbeitsunfall gemeldet werden.

Ein Verletzungsrisiko besteht bei nicht bestimmungsgemäßem, nicht korrektem oder unachtsamem Umgang mit Kanülen, Hohlnadelsystemen und anderen verletzungsfähigen Gegenständen. **Fehler bei der Entsorgung** gefährden darüber hinaus auch noch andere Personenkreise. Betroffen ist v.a. Entsorgungs- und Reinigungspersonal, aber auch Personal in Wäscherei, Küche und Technik. Im § 13 der Unfallverhütungsvorschrift „Gesundheitsdienst" wird daher ausdrücklich gefordert, daß „spitze, scharfe und zerbrechliche Gegenstände aus Arbeitsbereichen, in denen Patienten stationär oder ambulant untersucht, behandelt oder gepflegt werden, nur sicher umschlossen in den Abfall gegeben werden dürfen". „Sicher umschlossen im Sinne dieser Bestimmung sind derartige verletzungsfähige Gegenstände, wenn sie sich in geschlossenen Behältnissen befinden, deren Wände von Spitzen nicht durchstochen werden können."

Glasbehälter würden diesen Anforderungen zwar genügen, sind jedoch nicht zu verwenden, da sie zerbrechlich sind. Als Einwegbehälter zur sicheren Entsorgung können z.B. entsprechend umetikettierte leere Desinfektionsmittelkanister verwendet werden. Das Einbringen von Desinfektionsmittel in die Behälter ist aus infektionsprophylaktischer Sicht nicht erforderlich. Auch auf dem Markt besteht ein breites Angebot an sicheren Entsorgungs- und Sammelsystemen, z.B. gibt es ein Recapping-System und spezielle Kanülenboxen.

M Verletzungsgefahren werden durch Sammeln in geeigneten Behältern oder mittels verletzungsvermeidender Arbeitstechniken oder Vorrichtungen minimiert. **Kanülen** sind wegen des erheblichen Verletzungsrisikos **nicht in ihre Schutzkappe zurückzustecken**. Durch dieses sog. „recapping" entstehen ca. 80% aller Nadelstichverletzungen. Kanülen und Spritzen sind unmittelbar nach Gebrauch in stich- und transportfeste, flüssigkeitsdichte und verschließbare Behälter zu werfen. ■

Verhalten nach Nadelstichverletzungen
- **Blutung der Wunde anregen:** Sofort nach der Nadelstichverletzung soll die Blutung der Wunde durch kurzzeitiges, kräftiges Ausdrücken angeregt werden. Sofern die Stichverletzung nicht nur oberflächlich war, kann ein chirurgisches Ausweiten erforderlich sein.

- **Desinfektion der Einstichstelle:** Unverzüglich danach ist der Einstichkanal tief und ohne Rücksicht auf die Schmerzschwelle für mindestens zwei (besser fünf) Minuten mit einem zur Virusinaktivierung zugelassenen Desinfektionsmittel auf alkoholischer oder Jodbasis zu desinfizieren.
- **Blutentnahme:** Durch eine Blutentnahme ist der serologische Ausgangsstatus des Betroffenen unmittelbar nach der Stichverletzung zu ermitteln. Sofern der Spender bekannt ist, soll der serologische Status dieser Person festgestellt werden.
- **Dokumentation:** Alle bedeutsamen Daten des Unfallhergangs, einschließlich der Patientendaten, sind exakt zu dokumentieren. Nach der Erstversorgung auf Station sucht der Betroffene zunächst den Durchgangsarzt auf. Zur weiteren Abklärung und Festlegung von Kontrolluntersuchungen ist baldmöglichst der Personalarzt einzuschalten.
- **Maßnahmen bei Aufnahme von gesichert infektiösem Material:** Besteht beim Spenderpatienten eine gesicherte Infektion, so sind je nach Art der Infektion besondere Maßnahmen erforderlich. Bei Verletzung oder intensivem Schleimhautkontakt mit nachgewiesen **HIV**-positivem Blut wird bei derzeitigem Kenntnisstand zusätzlich zu den obengenannten Maßnahmen eine medikamentöse Behandlung (Retrovir®) empfohlen. Zur Beweissicherung einer möglichen Berufserkrankung sollte der Serostatus des Betroffenen zum Unfallzeitpunkt festgestellt und bis zu zwölf Monate danach verfolgt werden.
Bei Kontamination mit nachweislich **Hepatitis-B**-infektiösem Material erhält der Betroffene, der nicht gegen Hepatitis B geimpft ist, gleichzeitig eine aktive und passive Immunisierung. Gegebenenfalls muß ein Anti-HBs-Schnelltest erfolgen. Bei Verletzung mit **Hepatitis-C**-positivem Material ist derzeit eine aktive oder passive Immunisierung nicht möglich. Die Kontrolle der Hepatitis-C-Antikörper und der Leberwerte wird empfohlen.

Schutzimpfung gegen Hepatitis B
In der Bundesrepublik stehen diverse **aktive Impfstoffe** (Anregung der Antikörperbildung) für Hepatitis B zur Verfügung. Je nach Präparat sind drei bis vier Schutzimpfungen notwendig. Die Impfung ist allgemein sehr gut verträglich. Zur Beurteilung des Impfschutzes muß vier Wochen nach der Erstimpfung eine Bestimmung des

Anti-HBs-Titers erfolgen. Der Zeitpunkt einer Wiederimpfung ist von diesem Titer abhängig. Eine sog. simultane aktiv-passive Impfung erzeugt einen sofortigen relativen Schutz bis zur Bildung eigener Antikörper.

7.2.7.2 Händedesinfektion

Für die **Keimreduzierung** kommen entgegen verbreiteter Meinung nur die hygienische und die chirurgische Händedesinfektion in Betracht. Die Auswahl richtet sich nach der vermuteten Keimbelastung und nach der Art der Tätigkeit.

M Das **Händewaschen** ist vom Standpunkt der Hygiene keine Standardmaßnahme der Infektionsprophylaxe, da keine kontrollierte Keimreduktion stattfindet und die **Keime nicht abgetötet**, sondern nur abgewaschen werden. Letzteres trägt im Gegenteil zur Keimverbreitung bei, da rückspritzendes Waschwasser oder keimbelastete Rückstände aus dem Siphon des Waschbeckens dessen Umgebung und die Kleidung kontaminieren können. Auch gilt es sich loszulösen vom verbreiteten subjektiven Empfinden, etwas sei erst dann sauber, wenn Wasser eingesetzt wurde. ■

Händewaschen ist also keinesfalls eine Alternative zur Händedesinfektion, sondern darf in diesem Zusammenhang nur nach einer vorangegangenen Händedesinfektion erfolgen, z.B. zum Entfernen von groben Verunreinigungen. Weiter sind die Hände vor der chirurgischen Händedesinfektion und vor Arbeitsbeginn bzw. nach Arbeitsende zu waschen. Wegen der Gefahr der Verkeimung ist auf den Gebrauch von Stückseife zu verzichten und statt dessen Flüssigseife aus Spendern einzusetzen. Die Hände sollen ausschließlich mit Einmalhandtüchern (Papier oder Tuch) abgetrocknet werden.

Kontaminationsschutz

Als Grundregel gilt: Das **Verhindern einer Kontamination** ist besser als eine nachträgliche Maßnahme. Wann immer möglich, ist daher durch den Einsatz von Instrumenten oder von Schutzhandschuhen die Exposition der ungeschützten Hände zu vermeiden. Bei besonderer Infektions- und Kontaminationsgefahr, insbesondere beim Umgang mit Blut, Sekreten, Exkreten, Stuhl etc. und kontaminierten Gegenständen, müssen die Hände durch Einmalhandschuhe geschützt werden. Diese Forderung gilt weiterhin für Verbandwechsel, beim Absaugen von Patienten sowie beim Zubereiten

und Verabreichen von Sondennahrung. Beim Umgang mit gebrauchter Bettwäsche (z.B. Abziehen) wird das Tragen von Handschuhen empfohlen.

Auch mit behandschuhten Händen soll die Berührung von kontaminierten Gegenständen etc. möglichst vermieden werden (Keimverschleppung). Nach Beendigung des Arbeitsgangs (sauber oder unsauber) sind die Handschuhe sofort abzulegen.

Aus umwelthygienischen Gründen sollten Latexhandschuhe bevorzugt werden. Bei einigen unreinen Arbeiten ist jedoch auch das Tragen von PE-Folien-Handschuhen ausreichend, wie z.B. beim Absaugen von Patienten.

Grundsätze der Händedesinfektion

Wie bereits erwähnt, spielen die Hände bei der Keimübertragung eine herausragende Rolle, weswegen einer korrekten Händehygiene zur **Unterbrechung von Übertragungswegen** entscheidende Bedeutung zukommt. Hände nehmen durch Kontakt mit kontaminierten anderen Händen, Materialien oder Gegenständen hautfremde Mikroorganismen auf, transportieren diese weiter und legen sie an anderer Stelle wieder ab. Diese Mikroorganismen werden als **transiente Flora** bezeichnet. Des weiteren beherbergen die Hände hauteigene Mikroorganismen, **residente Flora** genannt. Diese spielt nur in Bereichen mit besonders hohen hygienischen Anforderungen (z.B. Operationssaal) eine Rolle und kann durch die **chirurgische Händedesinfektion** reduziert werden. Im Vergleich zur hygienischen Händedesinfektion ist diese Desinfektionsmaßnahme effektiver und reduziert maximal sowohl die residente als auch die transiente Flora. Gleichzeitig soll der durch die Keimreduktion erreichte Status auf den Händen möglichst lange erhalten bleiben.

Als Folge von Infektionen kann sich **Infektionsflora** an den Händen aufhalten. Bei Vorhandensein von Infektionen an den Händen, z.B. bei Abzessen, ist jede ärztliche oder pflegerische Tätigkeit ausgeschlossen.

Die **hygienische Händedesinfektion** soll die Funktion der Hände als Vehikel für die Keime der transienten Flora unterbinden. Im allgemeinen wird die hygienische Händedesinfektion zur gezielten **Abtötung von Fremdkeimen** nach erfolgter oder vermuteter Kontamination oder vor sauberen ärztlichen und pflegerischen Eingriffen (außer operativen Eingriffen) vorgenommen.

7

Sollen zwecks Kostenersparnis und Abfallverminderung Handschuhe zwischen einzelnen Patientenkontakten oder zwischen verschiedenen Tätigkeiten nicht gewechselt werden, so sind die behandschuhten Hände entsprechend den Verfahren der hygienischen Händedesinfektion in einen einwandfreien hygienischen Zustand zu versetzen. Bei der **Desinfektion der Handschuhe** muß die Materialverträglichkeit vorab festgestellt worden sein, das Material darf nicht undicht oder klebrig werden.

In der Praxis bestehen manchmal **Unsicherheiten** darüber, wann eine hygienische Händedesinfektion angezeigt ist und wann sie nicht nötig ist. Im Zweifelsfall ist vorsichtshalber eine hygienische Händedesinfektion vorzunehmen, denn es spricht nichts gegen eine solche Maßnahme, aber viel dafür. **Gründe, die für eine hygienische Händedesinfektion sprechen,** sind:

- keimreduzierende Wirkung
- einfacher Vorgang durch Spender
- geringer Zeitaufwand
- nicht strapaziöser für die Haut als Waschen

M Die hygienische Händedesinfektion gehört zu den wichtigsten infektionsprophylaktischen Maßnahmen im Krankenhaus. Dadurch wird die transiente Flora inaktiviert. ■

Die nachfolgend angeführten **Standardsituationen** sollen einen Anhalt geben, wann (vor bzw. nach den Tätigkeiten) eine hygienische Händedesinfektion notwendig ist:

- vor **invasiven Eingriffen,** z.B. Legen von Blasenkatheter oder Venenkatheter, Angiographie, Bronchoskopie, Endoskopie des Magen-Darm-Kanals oder Lumbalpunktion (gilt auch, wenn bei den Eingriffen sterile Handschuhe getragen werden)
- vor und nach **Kontakt mit** dem Bereich der **Eintrittsstellen von Kathetern,** Drainagen, Dreiwegehahn u.ä.
- vor der **Wundbehandlung** und **Wundversorgung**
- vor **Kontakt mit Patienten, die** in besonderem Maße vor Infektionen **geschützt werden müssen** (z.B. bei AIDS, Leukämie, Aplasie, Polytrauma, Bestrahlung, Intensivbehandlung, sonstigen schweren Erkrankungen)
- vor jedem **Umgang mit aufbereiteter Krankenhauswäsche** (z.B. bei Wechsel der Bettwäsche)
- vor **Anlegen** bereichsgebundener **Schutzkleidung**

- vor dem **Umgang mit Lebensmitteln,** ebenso vor dem Zubereiten und Verabreichen von Sondennahrung
- nach **Kontakten** aller Art **mit Patienten, von denen Infektionen ausgehen** können, einschließlich Beatmungspatienten (auch nach flüchtigen Kontakten wie Händeschütteln)
- nach **Kontakt** mit **kontaminierten Flächen** oder **Gegenständen** (z.B. Beatmungsgeräte, Beatmungsmasken, Trachealtuben usw.), wobei eine Kontamination durch Tragen von Schutzhandschuhen möglichst zu vermeiden ist
- nach **Kontakt mit Blut, Sekreten** oder **Exkreten** etc. (auch hier Kontamination möglichst vermeiden)
- nach **körperlichen Untersuchungen**

Vorgehen bei hygienischer Händedesinfektion

Der Desinfektionserfolg wird am effektivsten durch Einreiben eines alkoholhaltigen Präparates erreicht. Die Desinfektionsmittel sind in Druckspendern, die ohne Zuhilfenahme der Hände bedient werden können, bereitzuhalten. Die Entnahme erfolgt mit dem Ellenbogen oder einer Fußpumpe. Die Entnahme aus Flaschen, die angefaßt werden müssen, sollte nur behelfsweise erfolgen. Zur Händedesinfektion so viel Desinfektionsmittel entnehmen, daß das gesamte zu behandelnde Hautareal benetzt werden kann, anschließend in beide (trockenen) Hände, besonders Handinnenflächen, Daumen- und Fingerkuppen, verreiben. Unter Umständen, z.B. bei Kontamination oder bei Verdacht auf Kontamination, auch die Unterarme desinfizieren. Die **Einwirkzeit** von 30 Sekunden ist zu beachten. Durch diese Maßnahme werden vegetative Bakterien und Pilze abgetötet, Tuberkelbakterien, die meisten Viren, manche Sporen jedoch nicht (Herstellerinformation beachten).

Wenn eine **Viruswirksamkeit** erreicht werden soll, besonders bei Hepatitis B, muß die **Einwirkzeit** auf **fünf Minuten** erhöht werden, bei Tbc Desinfektionsvorgang wiederholen. Hat ein Kontakt oder Verschmutzung mit Blut, Sekreten, Exkreten, Stuhl etc. stattgefunden, tränkt man ein Papiertuch mit ausreichend Händedesinfektionsmittel und säubert die Hände damit. Den Vorgang ggf. mehrfach wiederholen. Händewaschen, wenn gewünscht, erst nach der Desinfektion. Desinfektionsmittel nicht mit Wasser verdünnen.

M Hygienische **Händedesinfektion** dient der **Inaktivierung von Fremdkeimen** auf den Händen. Grobe Verunreinigungen erst mit desinfektionsmittelgetränktem Papiertuch entfernen, dann hygienische Händedesinfektion vornehmen. Bei Tuberkulose und resistenten Viren muß der Desinfektionsvorgang wiederholt bzw. die Einwirkzeit erhöht werden. Händewaschen verhindert keine Keimübertragung. ■

Vorgehen bei chirurgischer Händedesinfektion

Die chirurgische Händedesinfektion ist generell vor operativen Eingriffen notwendig. Auf Intensivstationen muß sie z.B. vor einer Venae sectio erfolgen. Vorab werden die Hände gewaschen und vor Anlegen der Bereichskleidung eine hygienische Händedesinfektion vorgenommen. Unmittelbar vor der chirurgischen Händedesinfektion erfolgte bislang ein mehrminütiges Waschen der Hände und Unterarme unter Einsatz von Bürsten. Neuesten dermatologischen und hygienischen Erkenntnissen zufolge kann man jedoch auf dieses Händewaschen verzichten. Sollen Hände, z.B. vor einer zweiten chirurgischen Händedesinfektion, zum Entfernen von Puderresten dennoch gewaschen werden, so soll dies mit warmem (nicht heißem) Wasser und milder Flüssigseife geschehen. Hände und Unterarme werden mit einem Textilhandtuch oder einem Papierhandtuch für den einmaligen Gebrauch abgetrocknet. Das Verwenden von sterilen Tüchern ist nicht erforderlich. Anschließend werden die Hände und Unterarme fünf Minuten lang unter laufender Zugabe von Desinfektionsmittel feuchtgehalten und eingerieben. Es gilt die sog. **„Drei-Drittel-Regel"**, d.h., jeweils etwa ein Drittel der Einwirkzeit entfällt auf:
- Hände und Unterarme (bis über Ellenbogen)
- Hände (bis auf Handschuhlänge)
- Hände- und Nagelbereiche

Wenn seit der ersten chirurgischen Händedesinfektion nicht mehr als 60 Minuten (Eingriff und Pause) vergangen sind, kann bei der zweiten chirurgischen Händedesinfektion die Desinfektionszeit auf eine Minute verkürzt werden. Dies gilt auch, wenn die Handschuhe für eine Pause ausgezogen wurden.

Unverträglichkeitsreaktionen an den Händen

Das Auftreten von Hautbrennen oder anderen Unverträglichkeiten bei der Händedesinfektion wird oft der Wirkung von Händedesinfektionsmitteln zugeschrieben. Diese Auffassung ist jedoch nicht haltbar und darf nicht dazu führen, daß die Händedesinfektion eingeschränkt wird oder unterbleibt. Richtig ist vielmehr, daß die **Ursache** solcher Hautreaktionen primär in mechanischen oder anderen Vorschädigungen der Haut begründet ist. Empfindlich für Händedesinfektionsmittel wird die Haut z.B. durch Zusatzstoffe in Seifen, Cremes und Handschuhpudern sowie durch zu häufiges Händewaschen und schlechte Qualität von Papierhandtüchern. Auch die falsche Abfolge (erst Händewaschen, dann Händedesinfektion) gehört zu den Faktoren, die eine schlechte Verträglichkeit von Händedesinfektionsmitteln verursachen, denn die Detergenzien von Waschlösungen waschen die rückfettenden pflegenden Substanzen, die meist in Händedesinfektionsmitteln enthalten sind, wieder ab.

Bei den häufig beklagten Hautreaktionen handelt es sich nur in seltenen Fällen um echte **Allergien.** Sie können ausgelöst werden von den Inhaltsstoffen der Flächen- und Instrumentendesinfektionsmittel, von Handschuhpuder oder Latex und sind weitgehend vermeidbar, indem man nicht für die Haut bestimmte Desinfektionsmittel nur geschützt berührt. Des weiteren können statt Latex- PE-Handschuhe verwendet oder Baumwollhandschuhe bzw. PE-Handschuhe unter Latexhandschuhe gezogen werden. Unter Umständen ist auf das Tragen von gepuderten Handschuhen ganz zu verzichten.

M Wenn häufiges Händewaschen unterbleibt, kann die Verträglichkeit der hygienischen Händedesinfektion gefördert werden. ■

Pflege der Hände und sonstige hygienische Schutzmaßnahmen

Für die **Hautpflege** kommen im pH-Wert der Haut angepaßte Cremes und Wasser-in-Öl-Lotionen in Frage. In Einzelfällen sind Unverträglichkeitsreaktionen auf die enthaltenen Konservierungsmittel möglich. Abgesehen von der beschriebenen korrekten Händehygiene und dem Vermeiden von Kontamination ist auf saubere, kurze und unlackierte **Fingernägel** zu achten und das Tragen von jeglichem **Schmuck** (auch Uhren und Eheringe) an Fingern, Händen und Unterarmen zu unterlassen. Diese Maßnahmen entsprechen zum einen den Unfallverhütungsvorschriften, und zum anderen wird auf diese Weise vermieden, daß unter Nagellack und Schmuckstücken eine Verkeimung stattfindet

7

und somit eine Händedesinfektion unvollständig bleibt.

Abgesehen vom Gesichtspunkt der persönlichen Hygiene sollten **Haare** während der Arbeit nicht mit den Händen angefaßt werden, da diese Keimträger sind. Im übrigen sollten Haare nicht lose herabhängen. Bei Arbeiten zu Hause sind die Hände vor Verletzungen und besonderen Keimen (Gartenerde, Tiere) zu schützen.

7.2.7.3 Haut- und Schleimhaut- desinfektion

Hautdesinfektion
Vor jedem Durchdringen der intakten Haut durch Einstiche oder Eingriffe ist sicherzustellen, daß transiente und residente Flora nicht in das Körperinnere eingebracht werden. Dies wird durch die Desinfektion des entsprechenden Hautareals erreicht. Die Hautdesinfektion wird vor Injektionen, Venenpunktionen, Punktionen von Gelenken und sterilen Körperhöhlen sowie vor operativen Eingriffen vorgenommen. Es sollten Desinfektionsmittel auf der Wirkstoffbasis von Alkoholen verwendet werden; sie können Farbstoffe enthalten, um das desinfizierte Hautareal deutlich zu kennzeichnen. Die Präparate sind keimfrei in geschlossenen Behältern aufzubewahren.

M Bei aseptischen Eingriffen arbeitet man von der Stelle des geplanten Eingriffs nach außen, bei septischen Eingriffen beginnt der Desinfektionsvorgang an der Peripherie. Die Rasur soll unmittelbar vor dem Eingriff erfolgen, da sich nach Entfernen der Haare durch die Rasur Mikroabszesse bilden, die zum Ausgangspunkt von Wundinfektionen werden können. Gegebenenfalls sind andere Methoden der Haarentfernung vorzuziehen, wie z.B. Depilanzien, bzw. die Haare sind lediglich zu kürzen, oder auf das Entfernen von Haaren wird völlig verzichtet. ■

Talgdrüsenreiche Hautregionen müssen nach neuesten Erkenntnissen länger mit Desinfektionsmittel bearbeitet werden. Dies trifft zu für Kopfhaut, Stirn, Axilla sowie für die vordere und hintere Schweißfurche des Thorax.

Unabhängig von der Arbeitstechnik, ist für die Wirksamkeit von Hautdesinfektionsmitteln entscheidend, daß das entsprechende **Hautareal vollständig** und über die gesamte Einwirkzeit **benetzt** ist. Ein vorangehendes Entfetten der Haut ist nicht erforderlich. Eine sporozide Wirkung kann mit den üblichen Methoden nicht

erreicht werden, ist im allgemeinen jedoch auch nicht nötig. Die Arbeitstechniken der Hautdesinfektion werden durch infektiologische Gründe bestimmt und unterscheiden sich nach der Art des Eingriffs folgendermaßen:

■ **Hautdesinfektion vor Injektionen und Venenpunktionen:** Das entsprechende Hautareal wird mit dem Hautdesinfektionsmittel bestrichen oder besprüht. Entgegen der BGA-Richtlinie ist das Wischen mit sterilen Tupfern nach neuesten Erkenntnissen nicht erforderlich. Die Einwirkzeit beträgt mindestens 15 Sekunden bis zu einer Minute (Herstellerinformation beachten).

■ **Hautdesinfektion vor Punktionen von Gelenken und sterilen Körperhöhlen:** Das Hautdesinfektionsmittel wird auf das entsprechende Hautareal gesprüht oder mittels steriler Tupfer aufgebracht. Die Einwirkzeit beträgt bei talgdrüsenarmen Hautregionen mindestens eine Minute, bei talgdrüsenreichen Hautregionen mindestens 10 Minuten (Herstellerinformation beachten). Während dieser Zeit ist das Hautareal durch weiteres Sprühen oder Bestreichen ständig feuchtzuhalten.

■ **Hautdesinfektion vor z.B. operativen Eingriffen, Venae sectio und Legen von peripher-zentralen und zentralen Venenkathetern:** Das entsprechende Hautareal wird über die gesamte Einwirkzeit mit Desinfektionsmittel benetzt und mit sterilen Tupfern im Wischverfahren bearbeitet. Die Einwirkzeit beträgt bei talgdrüsenarmen Hautregionen mindestens zweieinhalb Minuten, bei talgdrüsenreichen Hautregionen mindestens 10 Minuten (Herstellerinformation beachten).

Desinfektion der Schleimhaut
Erfahrungsgemäß ist auf Intensivstationen hauptsächlich vor der Blasenkatheterisierung eine Schleimhautdesinfektion erforderlich. Die Desinfektion der mikrobiell besiedelten Schleimhäute ist eigentlich ein **unlösbares Problem,** denn der Einsatz antimikrobieller Mittel verbietet sich wegen deren Toxizität, und schleimhautverträgliche und gleichzeitig wirksame Mittel sind kaum vorhanden. Eine Prüfmethodik für Schleimhautantiseptika wird derzeit entwickelt. Alkohole sind vergleichsweise wenig wirksam und sehr schmerzhaft. Am ehesten eignen sich zur Schleimhautdesinfektion wäßrige Präparate auf der Basis von PVP-jodhaltigen Verbindungen, hier sind jedoch die angegebenen **Kontraindikationen** und **Nebenwirkungsanzeigen**

sorgfältig zu beachten. Ebenfalls in Frage kommen Verbindungen, die u.a. Alkohole und Octenidine enthalten. Es ist darauf zu achten, daß das eingesetzte Präparat ausdrücklich als Schleimhautdesinfektionsmittel gekennzeichnet ist. Das entsprechende Schleimhautareal wird mit einem präparatgetränkten sterilen Tupfer mehrfach und über die gesamte Einwirkzeit (Herstellerinformation beachten) desinfiziert.

7.2.7.4 Flächendesinfektion

Auf Intensivstationen werden häufig infektionsgefährdete Patienten sowie Patienten mit Infektionen behandelt. Flächen und Gegenstände werden in gewissem Umfang unvermeidlich und **unkontrollierbar** mit pathogenen Keimen **kontaminiert.** Unser Augenmerk gilt besonders Verunreinigungen mit antibiotikaselektierten oder antibiotikaresistenten Keimen.

Zu den wichtigsten hygienischen Maßnahmen für Flächen gehören das **Vermeiden von Kontamination** und das **Desinfizieren** und **Reinigen.** Eine Reinigung als alleinige Maßnahme wird auf Intensivstationen normalerweise nicht vorgenommen. Eine Desinfektion von Flächen erfolgt entweder nach Kontamination oder nach vermuteter Kontamination sowie im Rahmen der laufenden Desinfektion und Reinigung. Die **laufende Desinfektion** (d.h. routinemäßig, prophylaktisch) soll laut BGA-Richtlinie von der Hygienekommission festgelegt werden, allerdings ist mindestens eine „tägliche Desinfektion und Reinigung von Flächen und Gegenständen" gefordert. Das Anwenden der Sprühdesinfektion sollte auf die wenigen Fälle beschränkt bleiben, wo es um den Zugang zu anderweitig schwer erreichbaren Stellen geht.

Am ehesten wird die Forderung der BGA-Richtlinie nach Desinfektion und Reinigung mit der **Scheuer-/Wischdesinfektion** verwirklicht, denn bei diesem Verfahren erfolgt die mechanische Einwirkung und die Desinfektion in einem Arbeitsgang. Es sind Einmaltücher oder gereinigte und desinfizierte wiederverwendbare Utensilien zu benutzen.

Das Desinfizieren von **Fußböden** unterscheidet sich grundsätzlich nicht von der Desinfektion anderer Flächen. Für die Ausführung wird die bekannte Zwei-Eimer-Methode nicht mehr empfohlen, es sollte hingegen die sog. **Einweg-Mop-Methode** angewendet werden. Bei dieser Methode benötigt man einen Eimer mit Desinfektionsmittellösung, darin wird das Reinigungsutensil getränkt. Nach Bearbeitung einer im Desinfektionsplan festgelegten Fläche tauscht man das benutzte Reinigungsutensil gegen ein frisches aus. Somit ist eine Kontamination der Lösung ausgeschlossen.

Anhand der einschlägigen Vorschriften bestimmt die Hygienekommission **Art** und **Einsatzkonzentration** des **Flächendesinfektionsmittels.** Im allgemeinen sind die Desinfektionsmittel so einzusetzen, daß innerhalb einer **Einwirkzeit** von einer Stunde die sog. Hospitalismuskeime inaktiviert werden. Die vom Hersteller angeführten Stundenwerte bedeuten nicht, wie vielfach angenommen, daß die behandelte Fläche für eine bestimmte Zeit nicht betreten werden darf, sondern sie geben den Zeitraum an, innerhalb dessen bei der zugeordneten Konzentration die gewünschte Keimreduktion stattgefunden hat, wobei die keimreduzierende Wirkung zu Anfang der Einwirkzeit am größten ist.

Die marktüblichen Desinfektionsmittel haben alle ein breites **Wirkungsspektrum,** d.h., sie sind bakterizid, tuberkulozid, fungizid und viruzid. Eine sporozide Wirkung ist mit den üblichen und möglichen Verfahren nicht zu erreichen. Beim Vorliegen bestimmter Infektionskrankheiten, wie **Tbc** und **Hepatitis B,** sind die vom Hersteller genannten höheren Konzentrationen anzuwenden. Auch beim Vorliegen von **meldepflichtigen übertragbaren Krankheiten** schreiben die BGA-Richtlinie bzw. das Bundesseuchengesetz den Einsatz höherer Konzentrationen vor. Dies ist jedoch nicht immer nötig, denn für die meisten Erreger solcher Krankheiten sind die genannten Einsatzgrundsätze für Hospitalismuskeime ausreichend. Dies gilt u.a. für Salmonellen, Shigellen und Meningokokken. Eine besondere Maßnahme der Flächendesinfektion ist die sog. Schlußdesinfektion.

M Die **laufende Desinfektion** von Flächen einschließlich Fußböden erfolgt **am besten** mit der **Scheuer-/Wischdesinfektion** und ist aus infektionsprophylaktischer Sicht erforderlich. Die Präparate und Konzentrationen richten sich nach der Art und Empfindlichkeit der Erreger. ■

7.2.7.5 Vorschriften bezüglich Personalkleidung

Um eine Weiterverbreitung von Krankheitserregern innerhalb des Krankenhauses und aus dem Krankenhaus heraus zu unterbinden, ist es notwendig, daß Personal, welches mit Patienten oder mit an Patienten gebrauchten Gegenständen in Berührung kommt, eine bestimmte Kleiderordnung einhält. In Abweichung von der BGA-Richtlinie wird empfohlen, auf Intensivstationen zu unterscheiden zwischen Berufskleidung, Bereichskleidung und Schutzkleidung. Welche Kleidung angelegt wird, richtet sich ausschließlich nach Art der Tätigkeit und nicht etwa nach dem Aufenthaltsort des Trägers.

Das Tragen von **privater Kleidung** wie Strickjacken, Pullis und dergleichen zusätzlich zur Krankenhauskleidung sollte bei Arbeiten an Patienten sowie reinen und unreinen Tätigkeiten **nicht gestattet** werden. Privatkleidung, die bei anderen außer den eben ausgeschlossenen Tätigkeiten getragen wird, darf nur aus Baumwolle (waschbar bei 60 °C) bestehen.

- **Berufskleidung** bezeichnet die üblicherweise getragenen „Schwesternkleider" und Arztkittel, die außerhalb der Intensivstation getragen werden. Berufskleidung ist mindestens zweimal wöchentlich und im weiteren bei makroskopisch sichtbarer Verunreinigung zu wechseln. Sie erfüllt im allgemeinen nicht die Anforderungen an Schutzkleidung.
- **Bereichskleidung** ist Kleidung, die z.B. auf **Intensivstationen** getragen wird. Es hat sich als zweckmäßig erwiesen, wenn sie sich farblich von anderer Kleidung unterscheidet. Sie ist in der Regel täglich bzw. bei Verunreinigung auch öfter zu wechseln.
- **Schutzkleidung** soll die Kontamination der Bereichskleidung und die damit verbundene Weiterverbreitung der Krankheitserreger verhindern. Sie wird daher zusätzlich zur Bereichskleidung getragen und ist zu unterscheiden in:
  - **patientenbezogene Zusatzkleidung** für alle ärztlichen oder pflegerischen Tätigkeiten an einem bestimmten Patienten (Schutzkittel)
  - Zusatzkleidung **für Schmutzarbeiten** (flüssigkeitsundurchlässige Schürze)

Grundsätzlich ist Schutzkleidung zu tragen, wenn die Gefahr der Keimverschleppung besteht. Aus Vereinfachungsgründen wird für den Alltag auf der Intensivstation jedoch **patientenbezogene Schutzkleidung** empfohlen, diese ist bei besonderen Maßnahmen oder Pflegehandlungen bzw. situationsabhängig durch Schürzen, Masken und Hauben zu ergänzen. Die patientenbezogene Schutzkleidung soll im Krankenzimmer mit der Außenseite nach außen oder vor dem Krankenzimmer in einer Schleuse mit der Außenseite nach innen aufgehängt werden. Die Schutzkleidung darf nicht außerhalb der Station und auch nicht kurzfristig in den allgemeinen Bereichen der Station (Speise- und Aufenthaltsräumen) oder bei anderen als den patientenbezogenen Tätigkeiten getragen werden und ist täglich bzw. bei grober Verschmutzung zu wechseln.

Bei Arbeiten, bei denen eine starke Verschmutzung zu erwarten ist, sind **Einmal- oder Plastikschürzen** zu tragen. Diese sind sofort nach Gebrauch zu entsorgen bzw. zu desinfizieren und zu reinigen.

M Beim Betreten des Intensivbereichs ist in der Regel die Berufskleidung gegen die Bereichskleidung zu wechseln. Beim Verlassen des Intensivbereichs ist die Bereichskleidung abzulegen. ■

Für nicht dauerhaft im Intensivbereich tätiges Personal und Personal aus technischen Bereichen gilt, daß die normalen Verkehrsbereiche in Berufskleidung betreten werden dürfen, sofern keine Patientenzimmer betreten werden oder ärztliche und pflegerische Maßnahmen erfolgen. Ist dies der Fall, ist ein Schutzkittel anzulegen. In begründeten Fällen, z.B. Notfall, darf der Intensivbereich in Bereichskleidung verlassen werden, vor erneutem Betreten des Bereichs ist dann neue, ungebrauchte Bereichskleidung anzulegen.

Schuhe sollten bereichsgebunden getragen werden und desinfizierbar sein. Beim Versorgen von Patienten, die in hohem Maße infektionsgefährdet sind, müssen die Schuhe bereichsgebunden getragen werden und dazu maschinell waschdesinfizierbar sein.

7.2.7.6 Umgang und Aufbereitung von Krankenhauswäsche

Auf Intensivstationen ist davon auszugehen, daß gebrauchte **Wäsche** mit Erregern nosokomialer Infektionen **kontaminiert** ist. Daher soll die Wäsche nach dem Abziehen vom Patientenbett noch im Patientenzimmer in geeignete verschließbare **Sammelbehältnisse** gegeben werden. Sofern das Abziehen nicht mit **Schutzhandschuhen** erfolgt, ist im Anschluß an die Arbeit eine hygienische Händedesinfektion erforderlich. Die in Säcken gesammelte Wäsche wird bis zum Transport im unreinen Arbeitsraum zwischengelagert. Der Transport zur Wäscherei erfolgt in geschlossenen Wäschesäcken. Da ein Sortieren der Schmutzwäsche in der Wäscherei nicht statthaft ist, muß in Abhängigkeit vom

Grad der Verschmutzung bzw. Kontamination unter Umständen eine getrennte Sammlung auf der Station erfolgen.

Normalerweise wird Krankenhauswäsche in einer hausinternen oder gewerblichen Wäscherei **desinfizierend gewaschen.** In besonderen Fällen (z.B. Transplantationen, Verbrennungen) kann es notwendig sein, sterile (autoklavierte) Wäsche zu verwenden. Die Aufbereitungsprozesse müssen regelmäßig hygienisch untersucht werden. Der **Umgang mit aufbereiteter Wäsche** ist so zu organisieren, daß eine Rekontamination ausgeschlossen ist. Vor direktem Kontakt mit der Wäsche ist eine hygienische Händedesinfektion vorzunehmen. Der Transport der Wäsche zum Einsatzort muß in sauberen geschlossenen Behältnissen erfolgen. Für die Lagerung auf den Stationen sollen geschlossene Schränke zur Verfügung stehen.

7.2.7.7 Desinfektion und Reinigung von Betten

Die Desinfektion und Reinigung von oft berührten Teilen des Bettgestells findet im Rahmen der **laufenden Desinfektion** statt. Dabei sollen auch andere Teile des Bettgestells auf makroskopische Verunreinigungen untersucht werden. Liegen Verunreinigungen vor, sind diese mit einem Flächendesinfektionsmittel gezielt zu entfernen. Ein regelmäßiger Wechsel eines Patientenbettes während der Liegezeit auf einer Intensivstation ist aus infektionsprophylaktischen Gründen nicht erforderlich. Verläßt dagegen der Patient die Intensivstation, so wird das gesamte Bett einschließlich Zubehör und Matratze folgenden **Aufbereitungsverfahren** unterzogen:

- **Aufbereitung der Bettgestelle:** Alle Teile der Bettgestelle werden entweder maschinell in der Bettenzentrale oder dezentral mit einer Scheuer-/Wischdesinfektion aufbereitet.
- **Aufbereitung der Matratzen:** Vom wirtschaftlichen und ökologischen Standpunkt gesehen ist es vorteilhaft, Matratzen mit wischdesinfizierbaren Schonbezügen vor Verunreinigungen und Kontaminationen zu schutzen. Ist diese Voraussetzung gegeben, ist eine Aufbereitung von Matratzen im Rahmen einer Scheuer-/Wischdesinfektion möglich. Anderenfalls werden die Matratzen nach dem evtl. Säubern von groben Verunreinigungen in der VDV-Anlage (Vakuum-Dampf-Vakuum-Anlage) desinfiziert.

- **Aufbereitung von Bettenzubehör:** Bettenzubehör wie Kissen und Decken wird entweder in der VDV-Anlage desinfiziert oder, sofern das Material es zuläßt, einem Waschdesinfektionsprozeß zugeführt.

Ist ein Transport der Betten nötig, etwa von und zur Bettenzentrale, so sind die Betten dabei mit Abdeckhauben (Textil- oder PE-Folie) zu versehen. Dasselbe gilt für aufbereitete Patientenbetten, die in den Zimmern bereitstehen.

7.2.7.8 Anforderungen an die Wasserqualität

Für Wasser, das nicht zur Injektion, Inhalation oder für Befeuchtungstherapien verwendet wird, gelten die Vorschriften der Trinkwasserverordnung. Danach dürfen pro Milliliter aufbereiteten Wassers maximal 20 KBE (koloniebildende Einheiten = Keimzahl) vorhanden sein. Escherichia coli und coliforme Keime dürfen in 100 ml nicht nachweisbar sein, gleichermaßen dürfen keine Krankheitserreger (insbesondere keine Pseudomonaden) und bei Warmwasser keine Legionellen enthalten sein.

Die Qualität des am Wasserhahn entnommenen Wassers ist in starkem Maße abhängig von der Art des Leitungssystems und weiteren technischen Einrichtungen wie Filtersystemen, Perlatoren und Druckerhöhungsanlagen. Je nach Entnahmeort bzw. Entnahmemethode kann eine bakteriologische **Wasseruntersuchung** Aufschluß über die Wasserqualität im Inneren des Leitungssystems oder am Zapfhahn geben. Beispielsweise ist über **Perlatoren** entnommenes Wasser häufiger kontaminiert, da Perlatoren oft mit Pseudomonaden besiedelt sind. Daher sollte auf Intensivstationen entweder vollkommen auf Perlatoren verzichtet werden, oder es sind entsprechende Austauschprodukte zu verwenden. Alternativ sind die Perlatoren in regelmäßigen Abständen zu demontieren, zu reinigen, zu desinfizieren oder zu sterilisieren.

In den **Siphons** von Waschbecken o.ä. sind im allgemeinen erhebliche Keimkonzentrationen vorhanden (auf Intensivstationen in hohem Prozentsatz Pseudomonaden). Diese unter Umständen vielfältige Flora kann aus dem Siphon bzw. Sperrwasser in die äußere Umgebung gelangen, wenn der Wasserstrahl direkt in den Ablauf gerichtet ist (es entsteht ein keimhaltiges Aerosol). **Überläufe an Waschbecken** sind ein Biotop für gramnegative Naßkeime, welche durch entsprechende Luftdruckveränderungen beim Wasserablauf herausgelangen können. Laut Vorschrift dürfen Waschbecken auf Intensivstationen keine Überlaufvorrichtungen besitzen.

Das **Prüfen der Trinkwasserqualität** auf Intensivstationen ist halbjährlich erforderlich, wobei auch das Warmwasser auf Legionellen zu untersuchen ist. Bezüglich der **Legionellen** ist anzumerken, daß neueren Erkenntnissen zufolge nicht mehr nur der inhalative Infektionsweg, sondern auch eine Kontaktinfektion postuliert wird. Es wurden in der Literatur einige wenige Fälle von Wundinfektionen durch Legionellen beschrieben, bei allen Patienten handelte es sich um Intensivpflegepatienten nach chirurgischen Eingriffen. Möglicherweise hat eine Übertragung über legionellenhaltiges Warmwasser beim Waschen stattgefunden.

M Wasser muß den Anforderungen der Trinkwasserverordnung genügen. Probenentnahmen sind in regelmäßigen Abständen nötig. Unabhängig von den Untersuchungsergebnissen darf **Leitungswasser niemals** zum **Füllen von Befeuchtersystemen** oder für das Ansetzen von Flüssigkeiten zur **Mundpflege** benutzt werden. Hierfür ist nur **steriles Aqua dest.** zu benutzen. Steriles Aqua dest. kann entweder hausintern hergestellt oder von der Industrie bezogen werden. Nicht bewährt haben sich Filtersysteme, da sie im Verhältnis zu den benötigten Wassermengen zu teuer sind. ■

7.2.7.9 Grundsätze der Sterilgutlagerung

Sterilgut ist trocken und staubfrei zu lagern. Die Richtwerte bezüglich Lagerdauer nach der DIN 58953, Teil 7, sind in Tabelle 7.2-1 dargestellt (eine Änderung der Lagerzeiten ist jedoch zu erwar-

Tab. 7.2-1 Richtwerte der Lagerdauer von Sterilgutverpackungen nach DIN 58953, Teil 7.

Lagerdauer von Sterilgut nach DIN bei ungeschützter Lagerung	Lagerdauer von Sterilgut nach DIN bei geschützter Lagerung
Einfachverpackung 24 Stunden	6 Wochen
Zweifachverpackung 6 Wochen	6 Monate
Dreifachverpackung 5 Jahre	5 Jahre

Tab. 7.2-2 Empfohlene Lagerzeiten von Sterilgut, sofern keine Einschränkung der Lagerbedingungen besteht.

Empfohlene Lagerzeit von Sterilgut bei ungeschützter Lagerung	Empfohlene Lagerzeit von Sterilgut bei geschützter Lagerung
Einfachverpackung 2 Wochen	3 Monate
Zweifachverpackung 3 Monate	5 Jahre
Dreifachverpackung 5 Jahre	5 Jahre

ten). In Abweichung davon gibt es empfohlene Lagerzeiten (Tab. 7.2-2). Diese gelten allerdings nur, sofern keine Einschränkung in den Lagerbedingungen besteht.

Als **geschützt** gelten die Sterilgüter, wenn sie in geschlossenen Schubladen oder Schränken gelagert werden. Hingegen wird unter **ungeschützter Lagerung** jede offene Aufbewahrung, z.B. in Regalen, verstanden. Für industriell hergestellte sterile Einmalartikel in noch nicht angebrochenen Transportverpackungen (Dreifachverpackung) gelten die vom Hersteller aufgedruckten Lagerzeiten. Die Lagerdauer einer angebrochenen Sterilgutlagerverpackung ändert sich nicht, wenn diese wieder ordnungsgemäß verschlossen wurde (z.B. Karton schließen). Makroskopisch verstaubte Sterilgutverpackungen sind vor dem Öffnen zu entstauben.

7.2.7.10 Aufbereitung von Instrumentarium und Anästhesiezubehör

Ein vollständiger Aufbereitungszyklus besteht aus **Desinfektion, Reinigung** und **Sterilisation.** Desinfektion und Reinigung erfolgen entweder manuell oder in Desinfektions- und Reinigungsmaschinen. Die maschinelle Methode ist zu bevorzugen, um eine Gefährdung des Personals beim Umgang mit kontaminierten Gegenständen auszuschalten. Bei der Beschickung der Maschine ist zu beachten, daß die Güter spülmaschinengerecht einzusortieren sind, die Maschine nicht überladen wird und daß die beweglichen Teile der Maschine nicht behindert sind. Der maschinelle Aufbereitungsvorgang besteht aus einem Reinigungsgang, an den sich entweder eine thermische Desinfektion oder eine chemische Desinfektion mittels Spülwasserzusätzen anschließt. Es ist darauf zu achten, daß das eingesetzte Verfahren nachweislich wirksam gegen Hepatitis B ist.

Auch Anästhesiezubehör soll vorzugsweise in dafür geeigneten Maschinen aufbereitet werden. Es gelten folgende **Grundsätze der Aufbereitung:**

- Bei **langzeitbeatmeten Patienten** (länger als 72 Stunden) ohne Verwendung von Filtern sind die Schläuche täglich zu wechseln und die Beatmungssysteme maschinell aufzubereiten und zu sterilisieren.
- Bei **kurzzeitbeatmeten Patienten** (unter 72 Stunden) ohne Verwendung von Filtern sind die Schläuche täglich zu wechseln und Beatmungssysteme maschinell oder manuell zu desinfizieren.
- Beim **Benutzen** von patientennahen **Beatmungsfiltern** sind die Filter täglich zu wechseln (Herstellerangaben beachten) und die Beatmungssysteme nur bei Patientenwechsel aufzubereiten.

Ist eine maschinelle Reinigung und Desinfektion nicht möglich, so sind die Gegenstände unter Beachtung von persönlichen Schutzvorrichtungen (Tragen von Handschuhen, Schürzen, evtl. Mundschutz sowie Augenschutz) **manuell** zu behandeln. Folgender **Arbeitsablauf** muß unbedingt eingehalten werden:

- Desinfektion im Tauchbad (Einwirkzeit beachten)
- Reinigen
- Abspülen
- Sterilisieren

Thermolabile Instrumente, die nicht sterilisierbar sind, wie Bronchoskope, müssen nach dem Abspülen einer Abschlußdesinfektion im Tauchbad zugeführt werden. Die eingesetzten Desinfektionsmittel müssen Hepatitis-B-wirksam sein. Beatmungszubehör (z.B. Mehrwegtuben), das in den Körper eingebracht wird, muß am Ende des Aufbereitungsprozesses steril sein. Für Zubehör, das nicht in den Körper eingebracht wird, ist eine Desinfektion ausreichend.

M Bei der maschinellen Aufbereitung und bei der **Tauchdesinfektion** besteht grundsätzlich die **Gefahr einer Rekontamination,** da die Gegenstände nach dem eigentlichen Desinfektionsprozeß weiter manuell behandelt werden (z.B. beim Nachspülen oder Trocknen). Diese Arbeitsabläufe müssen deshalb nach entsprechenden Arbeitsvorschriften hygienisch sicher gestaltet sein. ■

7.2.7.11 Grundsätze der Abfallentsorgung

Gemäß Merkblatt der Länder-Arbeitsgemeinschaft Abfall (LAGA) werden im Krankenhaus entstehende Abfälle im Hinblick auf eine sichere Handhabung und ordnungsgemäße Entsorgung verschiedenen Gruppen zugeordnet.

- **Gruppe A:** Abfälle, an deren Entsorgung aus infektionspräventiver und umwelthygienischer Sicht **keine besonderen Anforderungen** zu stellen sind. Hierzu zählen:
  - Hausmüll und hausmüllartige Abfälle, die nicht bei der unmittelbaren gesundheitsdienstlichen Tätigkeit anfallen, z.B. Zeitschriften, Papier-, Kunststoff- und Glasabfälle
  - desinfizierte Abfälle der Abfallgruppe C
  - hausmüllähnliche Gewerbeabfälle, z.B. Verpackungsmaterial und Kartonagen
  - Küchen- und Kantinenabfälle
- **Gruppe B:** Abfälle, an deren Entsorgung aus **infektionspräventiver Sicht** innerhalb der Einrichtungen des Gesundheitsdienstes **besondere Anforderungen** zu stellen sind, z.B. mit Blut, Sekreten und Exkreten behaftete Abfälle (wie Wundverbände, Gipsverbände, Einwegwäsche, Stuhlwindeln und Einwegartikel, Spritzen und die nur in speziellen Behältern zu entsorgenden Kanülen und Skalpelle). Fallen größere Flüssigkeitsmengen (Sekrete, Exkrete) an, müssen die Behältnisse unter hygienischen Gesichtspunkten entleert und der Inhalt dem Abwasser zugeführt werden.
- **Gruppe C:** Abfälle, an deren Entsorgung aus infektionspräventiver Sicht **innerhalb und außerhalb der Einrichtungen des Gesundheitsdienstes besondere Anforderungen** zu stellen sind (sog. infektiöse, ansteckungsgefährliche oder stark ansteckungsgefährliche Abfälle). Das sind Abfälle, die aufgrund §10 des Bundesseuchengesetzes (BSeuchG) behandelt werden müssen. Dies ist gegeben, wenn die Abfälle mit Erregern meldepflichtiger übertragbarer Krankheiten behaftet sind und dadurch eine Verbreitung der Krankheit zu befürchten ist. **Übertragbare meldepflichtige Krankheiten** gemäß Bundesseuchengesetz sind Cholera, Lepra, Milzbrand, Paratyphus A, B, C, Tollwut, Ruhr (bakteriell), Tularämie, Bruzellose, Typhus abdominalis, Diphtherie, Q-Fieber, Rotz, offene Tuberkulose, virusbedingtes hämorrhagisches Fieber und virusbedingte Meningitis oder Enzephalitis. Abfälle dieser Art können bei der stationären

7

oder ambulanten Diagnostik, Therapie und Pflege von betroffenen Patienten, insbesondere auf Infektions- bzw. Intensivstationen und in der Pathologie anfallen. Material, das mit erregerhaltigem Sekret oder Exkret etc. kontaminiert ist, fällt auch bei mikrobiologischen Kulturen in Labors und Instituten für Hygiene, Mikrobiologie und Virologie an. Dazu gehören normalerweise keine Verpackungsmaterialien.

- **Gruppe D:** Medizinische Abfälle, an deren Entsorgung nur aus **ethischer Sicht** zusätzliche Anforderungen zu stellen sind, z.B. Körperteile und Organabfälle.
- **Gruppe E:** Abfälle, an deren Entsorgung aus **umwelthygienischer Sicht** innerhalb und außerhalb von Einrichtungen des Gesundheitsdienstes besondere Anforderungen zu stellen sind, z.B. Chemikalien oder Desinfektionsmittelreste.

Nur noch kontaminierte Abfälle von Patienten mit den oben aufgelisteten meldepflichtigen Erkrankungen sind wie C-Müll zu behandeln. Alle anderen Abfälle sind, soweit sie nicht unter die Gruppen D und E fallen, mit dem normalen Hausmüll zu entsorgen. Abfälle von Patienten mit Virushepatitis, HIV, Salmonellosen (außer Paratyphus und Typhus) werden nicht mehr der Gruppe C zugeordnet. Kann **C-Müll** innerhalb des Hauses **thermisch desinfiziert** werden, so ist anschließend eine Entsorgung mit dem Hausmüll möglich. Für andere Abfälle ist keine Desinfektion erforderlich.

M Auf **Intensivstationen** werden die Abfälle üblicherweise dezentral in den Behandlungszimmern und -boxen gesammelt. Es sind Abfallsäcke gemäß DIN 55465 zu verwenden, wobei dafür Sorge zu tragen ist, daß die Behältnisse mit den **Müllsäcken geschlossen** werden können (Deckel/Klappmechanismus). Der **Abtransport** der gefüllten Müllsäcke ist **täglich** erforderlich. ∎

Für Abfälle der Gruppe C, die außerordentlich selten auftreten dürften, sind geeignete Tonnen gemäß DIN 30739 zu verwenden, in diese sollen nur solche Abfälle gegeben werden, die auch tatsächlich kontaminiert sind, da die Entsorgungskosten für diesen Abfall mindestens zehnmal höher sind als für Müll der Gruppen A und B.

Altmedikamente sind zur Verhinderung eines Mißbrauchs getrennt einzusammeln und in die Apotheke zurückzugeben. Aus arbeitsmedizinischen Gründen sind **Zytostatika** und die mit Zytostatika kontaminierten Infusionssysteme

etc. einer Sonderabfallverbrennung zuzuführen. Dies gilt nicht für Materialien wie Tupfer und Handschuhe, die als Abfälle beim Umgang mit Zytostatika anfallen oder nur gering mit Zytostatika kontaminiert wurden. Diese Abfälle sind zwar getrennt zu erfassen, aber wie Abfälle der Gruppe B gemeinsam mit dem Hausmüll zu entsorgen.

7.2.7.12 Anforderungen an Sondennahrung

Die meisten Intensivpflegepatienten werden entweder parenteral oder über Sonden ernährt. Sondenernährung hat den Vorteil, daß die Magensäure abgepuffert wird und eine Streßulkusprophylaxe in vielen Fällen entfallen kann. Mithin unterbleibt das durch Streßulkusprophylaxe bei Langzeitbeatmung entstehende Risiko für endogene Atemwegsinfektionen.

Sondennahrung wird entweder in Diätküchen hergestellt oder industriell vorgefertigt bezogen. In beiden Fällen müssen entsprechende **Qualitätskontrollen** eine einwandfreie bakteriologische Qualität sicherstellen.

Für den **Umgang mit Sondennahrung** sind besondere Maßnahmen festzulegen, um ein Infektionsrisiko durch **schnelles Verkeimen** zu verhindern. So ist Sondennahrung nach der Entnahme aus den Ansatz- bzw. Aufbewahrungsgebinden möglichst unmittelbar zu verabreichen. Ein längeres Stehenlassen bei Raumtemperatur kann das Keimwachstum fördern, daher ist sie im Kühlschrank aufzubewahren. Die Entnahme und das Verabreichen von Sondennahrung hat unter aseptischen Bedingungen stattzufinden. Vorher soll eine hygienische Händedesinfektion vorgenommen werden.

M Die **Magensonden** für die Ernährung sind in regelmäßigen Abständen (abhängig vom Material z.B. **alle drei bis sieben Tage**) zu **wechseln**. ∎

7.2.7.13 Baulich-technische Anforderungen zur Infektionsprophylaxe

Grundlage für die bauliche Gestaltung von Intensivstationen sind die Anforderungen der BGA-Richtlinie. Neueste Erkenntnisse im baulich-technischen Bereich können verständlicherweise nicht ohne weiteres und sofort umgesetzt werden. Somit entzieht sich dieser Komplex schnellen, flexiblen Entschlüssen und weitgehend direkter Einflußnahme durch das Pflegepersonal. Es soll deshalb an dieser Stelle nur kurz auf einige Grundsätze und solche Bestimmungen hingewiesen werden, mit denen sich im Stationsalltag häufig Berührungspunkte ergeben.

Grundsätzlich sollen Patienten entsprechend ihrer Infektionsgefährdung folgenden **Gruppen** zugeordnet und dementsprechend untergebracht werden, es sei denn, medizinische Gründe machen anderes notwendig:

- **Patientengruppe A,** d.h. Patienten, die in besonders hohem Maße infektionsgefährdet sind (z.B. nach Transplantationen, Verbrennungen, schweren Immundefekten): Die Unterbringung soll auf fachspezifischen Sondereinheiten bzw. in Einzelräumen mit Vorraum (Schleuse) erfolgen.
- **Patientengruppe B,** d.h. Patienten, die in hohem Maße infektionsgefährdet und/oder eine Infektionsquelle für andere Patienten sind (z.B. bei Tracheotomie, Beatmung): Hier ist eine Unterbringung in Einzelräumen anzustreben.
- **Patientengruppe C,** dazu zählen Patienten, die nicht besonders infektionsgefährdet sind und keine Infektionsquelle für andere Patienten darstellen (z.B. akuter Herzinfarkt, Vergiftungen): Der Unterbringung in Mehrbettzimmern steht aus infektionsprophylaktischer Sicht nichts entgegen.

Für Patienten der Gruppen A und B ist das Unterbringen in Einbetträumen anzustreben, da Mehrbetträume die Keimübertragung begünstigen. Erfolgt die Unterbringung dennoch in Mehrbetträumen, so sollen organisatorische oder funktionelle Maßnahmen eine **Keimübertragung** von einem auf den anderen Patienten innerhalb des Mehrbettraums **verhindern** (z.B. patientenbezogene Schutzkleidung, Trennwände, nicht mehrere Patienten von einer Pflegekraft betreuen lassen).

Etwa ein Drittel der vorhandenen Räume sollte Vorräume im Sinne von **Kontakt- und Luftschleusen** haben. Diese dienen der Händedesinfektion und -reinigung, dem Kleidungswechsel, der Desinfektion von Geräten sowie dem Bereitstellen von Desinfektionsmitteln und -geräten und müssen entsprechend ausgestattet sein.

Alle **Krankenzimmmer** müssen mit Einrichtungen zur Händedesinfektion und -reinigung ausgestattet sein. Umkleideräume für das Personal müssen vorhanden sein. Decken, Wände, Fußböden müssen glatt sowie fugendicht, abwaschbar und mit Desinfektionsverfahren desinfizierbar und zusätzlich flüssigkeitsdicht sein

und dürfen keine textilen Bodenbeläge haben. Heizkörper und Luftdurchlässe müssen leicht zu reinigen und naß desinfizierbar sein. **Waschbecken** dürfen keinen Überlauf, keine Stöpsel und keine Perlatoren haben, sondern nur Wasserstrahlregler. Der Wasserstrahl darf nicht in den Siphon gerichtet sein. Armaturen müssen ohne Handkontakt bedienbar sein, die Wasserentnahme muß mit Ellenbogen oder per Fußpedal zu regeln sein.

Zur Zeit **nicht behebbare bauliche Mängel** sowie räumliche Enge stellen besondere Anforderungen an die hygienische Kompetenz des Personals. Unter Umständen können organisatorische Maßnahmen wie Reduktion der Lagervorräte und hervorragende persönliche Ordnung solche Mängel für einen begrenzten Zeitraum kompensieren. Nicht eingeschränkt werden dürfen die Anforderungen an eine einwandfreie Sterilgutlagerung und ordnungsgemäße Entsorgung sowie die Forderung nach räumlicher Trennung von reinen und unreinen Arbeiten.

7.2.7.14 Spezielle Maßnahmen bei ausgewählten Problembereichen

Maßnahmen zur Verhütung von Harnwegsinfektionen

Vom pflegerischen und hygienischen Standpunkt wird davon ausgegangen, daß die **Indikation** für eine Katheterisierung ärztlicherseits ausreichend **geprüft** wird. Besonders die Liegedauer und die Tatsache, daß die Infektionshäufigkeit bei transurethraler Drainage höher ist als bei suprapubischer Drainage, sowie mögliche Alternativen wie die intermittierende Einmalkatheterisierung sind in die Überlegungen miteinzubeziehen.

Soll länger als 72 Stunden drainiert werden (gilt für transurethral und suprapubisch), sind **geschlossene Systeme** mit **Rückflußventil** zu verwenden, die mehrmals täglich auf freien Abfluß zu überprüfen sind. Grundsätzlich haben geschlossene Urindrainagesysteme den Vorteil, daß die Verbindungsstelle zwischen Katheter und Drainagesystem zum Entleeren des Beutels nicht geöffnet werden muß, so daß eine Kontamination mit exogenen Erregern nicht stattfinden kann.

Eine **Diskonnexion** von Katheter und Drainagesystem sollte grundsätzlich nur bei strenger ärztlicher Indikation und unter Einhalten **aseptischer Bedingungen** erfolgen. Dazu ist eine hygienische Händedesinfektion vorzunehmen,

7

und es sind sterile Handschuhe zu tragen. Wird die Verbindung wieder geschlossen, ist vorher ein Hautdesinfektionsmittel in die freie Mündung des Katheters zu sprühen.

Zur **Entnahme von Urin** ist die vorgesehene Einstichstelle zu benutzen. Sie muß vorher mit einem Hautdesinfektionsmittel desinfiziert werden, die Einwirkzeit ist zu beachten und eine Kontamination der Hände durch das Tragen von Handschuhen zu vermeiden.

Besteht eine Indikation zur **Blasenspülung,** ist das intermittierende Verfahren im geschlossenen System mit doppelläufigen Spülkathetern anzuwenden. Dabei sind sterile Flüssigkeiten zu benutzen, der routinemäßige Einsatz von Antibiotika und Desinfektionsmitteln zur Infektionsprophylaxe hat sich nicht bewährt.

Bei transurethraler Blasendrainage ist die **Übergangsstelle** zwischen **Katheter** und **Meatus urethrae** sauberzuhalten, da abgesonderte Sekrete Erregern als Nährboden dienen. Des weiteren ist bei Antrocknen des Sekrets die empfindliche Schleimhaut verletzungsgefährdet. Zur Katheterpflege ist es ausreichend, die Übergangsstelle bei der täglichen Körperpflege (zweimal täglich) mit einem Einmalwaschlappen zu reinigen. Zur Vermeidung einer Kontamination sind dabei Einmalhandschuhe zu tragen. Das Auftragen von keiminaktivierenden Salben und Schleimhautdesinfektionsmitteln sowie das Anbringen von Mullschleifen zur Aufnahme des Sekrets haben sich nicht bewährt.

Soll wegen einer nahenden Infektion oder aus anderen Gründen ein **Katheterwechsel** erfolgen, so sind Katheter und Drainagesystem immer komplett auszutauschen. Routinemäßige Katheterwechsel haben keinen weithin anerkannten Vorteil, jedenfalls können **Harnröhrenstrikturen** im allgemeinen so nicht verhindert werden, da diese eher durch nicht ordnungsgemäße Katheterisierungstechnik oder Verwendung ungeeigneten Kathetermaterials entstehen. Nach sieben bis zehn Tagen Liegedauer ist generell eine **suprapubische Fistel** zu legen.

Liegen **Harnwegsinfektionen mit Hospitalkeimen** vor, so sollen die betroffenen Patienten gemäß BGA-Richtlinie isoliert werden. Dies ist jedoch aus Platzgründen oft nicht möglich, so daß die bekannten Hygienemaßnahmen besonders streng einzuhalten sind, um Keimverschleppungen zu vermeiden. Vor allem müssen bei jeglichem Umgang mit dem Urindrainagesystem Schutzhandschuhe getragen werden, weiter wird an das für Intensivstationen geltende Reglement

bezüglich patientenbezogener Schutzkleidung erinnert.

M Die wichtigsten **Maßnahmen zur Prophylaxe** von Harnwegsinfektionen sind:
- suprapubische Drainage ist der transurethralen Katheterisierung vorzuziehen
- möglichst kurze Verweilzeiten
- geschlossene Systeme verwenden
- aseptische Bedingungen beim Legen des Katheters einhalten
- sorgsame Katheterpflege (zweimal täglich Reinigung mit Wasser und milder Seife, kein Zug am Drainagesystem, Schleimhautverletzungen vermeiden) ∎

Maßnahmen zur Verhütung von Atemwegsinfektionen

Exogene Atemwegsinfektionen können durch kontaminierte Befeuchtersysteme, Geräte und Zubehör für Langzeitbeatmung sowie durch hygienisch bedenkliche Arbeitstechniken verursacht werden. Bezüglich der Konstruktion von **Befeuchtersystemen** ist daher zu fordern, daß entweder eine systeminterne Vorrichtung zur Hitzedesinfektion vorhanden ist oder daß die Teile des Systems, die Luft und Wasser führen, sterilisierbar sind. Es kann auch auf industriell hergestellte geschlossene Einmalsysteme zur Befeuchtung zurückgegriffen werden.

M Die **Befeuchtersysteme** sind im Abstand von längstens **24 Stunden** zu **tauschen** bzw. **aufzubereiten,** d.h., sie werden entleert, gereinigt, getrocknet und sterilisiert. ∎

Desinfektionsmaßnahmen müssen unterbleiben. Zur Sterilisation ist das Dampfverfahren vorzuziehen, wird ausnahmsweise mit Gas sterilisiert, so sind die toxikologischen Gesichtspunkte zu bedenken. Das Aufbereitungsverfahren gilt für Ultraschallvernebler, mechanische Vernebler und für Befeuchtersysteme der Langzeitbeatmung, einschließlich der Schläuche.

Befeuchtersysteme dürfen nur mit **sterilen Flüssigkeiten** gefüllt werden. Um Kontaminationsgefahren auszuschließen, ist möglichst nur industriell hergestelltes Aqua dest. einzusetzen.

M In der Praxis ist häufig zu beobachten, daß Beatmungsgeräte routinemäßig bzw. vor einem Patientenwechsel vollständig zerlegt und aufbereitet (autoklaviert) werden. Dies ist vom hygienischen Standpunkt zweifelhaft sowie sehr zeitaufwendig und kann durch das Verwenden von patientennahen Beatmungsfiltern umgangen werden. ∎

Ausreichend keimdichte Filter haben den Vorteil, daß die aufwendige Aufbereitung des Zubehörs und der Geräte auf die Fälle von akuter Kontamination beschränkt bleibt, die routinemäßige Aufbereitung kann unterbleiben. Im weiteren entfallen die Befeuchtersysteme als Quelle exogener Infektionen. Der Einsatz dieser Filter hat allerdings zur Folge, daß das kontrollierte Befeuchten der Atemluft mittels Kaskade o.ä. nicht möglich ist. Des weiteren muß beim Absaugen oftmals ein Anspülen mit Kochsalzlösung zum Lösen von Sekreten erfolgen.

Nach derzeitigem Erkenntnisstand beseitigen patientennahe Filtersysteme nicht immer alle Risiken der Atemwegsinfektionen, da bislang mit Dichtigkeitsprüfungen noch nicht bewiesen werden konnte, daß der Durchtritt von Aerosolen und Flüssigkeit verhindert wird. Dies ist besonders hinsichtlich des Vermeidens endogener Atemwegsinfektionen von Bedeutung. So ist derzeit davon auszugehen, daß durch den Einsatz patientennaher Filter nur exogene Risiken in einem gewissen Umfang verringert werden und das Kontaminationsrisiko beim Absaugvorgang verbleibt.

Sicher nicht sinnvoll sind sog. **Gerätefilter,** da die Geräte selber ohnehin nur wenig kontaminiert werden und auch der Weg von den Geräten zum Patienten zu lang ist, um bei der Infektionsentstehung von Bedeutung zu sein.

Bei der **Streßulkusprophylaxe** ist ein pH-Wert von > 5 des Magensaftes zu vermeiden, da der Magen dann keine Barriere gegenüber aus dem Darm **aszendierenden Keimen** darstellt. Vielmehr können Darmkeime via Magen und Ösophagus in den Mund- und Rachenraum gelangen und von dort entlang dem Tubus in die Atemwege. Dadurch resultiert ein erhebliches Risiko einer endogenen Atemwegsinfektion bei langzeitintubierten und langzeitbeatmeten Patienten.

Bei der **Intubation** (nasotracheal oder orotracheal) sind Handschuhe zu tragen, und vor einer Umintubation muß eine Spülung des Nasen-Rachen-Raums erfolgen. Nach notfallmäßiger Intubation muß baldmöglichst eine Umintubation unter keimarmen Bedingungen vorgenommen werden. Liegt eine eitrige Sekretion aus der Nase vor, sollte vom hygienischen Standpunkt gesehen eine orotracheale Intubation erfolgen. Gemäß BGA-Richtlinie sind vorzugsweise **Einmaltuben** zu verwenden. Die hygienischen Kriterien für den Einsatz von wiederverwendbaren Tuben sind derzeit nicht abschließend festgelegt, Sterilität ist jedoch in jedem Fall

zu fordern. Der Tubus ist erst unmittelbar vor Gebrauch aus seiner keimdichten Verpackung zu entnehmen. Kommen Oberflächenanästhetika zur Anwendung, müssen sie keimfrei sein. Auch das Zubehör, wie Laryngoskopspatel, Führungsstab und Guedel-Tubus, muß desinfiziert bzw. sterilisiert sein.

Eine **Tracheotomie** sollte möglichst unter aseptischen Bedingungen in einem gesonderten Raum stattfinden. Nachfolgende **Verbandwechsel** und **Manipulationen** am Tracheostoma oder der Kanüle müssen unter aseptischen Bedingungen vorgenommen werden. Weiter sind die Regeln zur Verhütung postoperativer Wundinfektionen (s.u.) zu beachten, das gilt auch und besonders für den Fall einer Infektion.

Durch eine **hygienisch einwandfreie Absaugtechnik** sollen exogene Infektionen durch Keimeintrag von außen verhindert werden. Weiter ist das Risiko endogener Infektionen zu beachten, welches durch **Aufkeimen von Sekreten oberhalb des Cuffs** entsteht. Es ist daher wichtig, den Tubusblock in regelmäßigen Abständen zu lösen, den Patienten für den Absaugvorgang aufzusetzen und dafür zu sorgen, daß durch physikalische Hilfestellung (Abklopfen) das zwischen der Stimmritze und dem Cuff befindliche Sekret ablaufen und mit abgesaugt werden kann.

Der **Absaugvorgang** soll unter aseptischen Bedingungen stattfinden (sterile Handschuhe, patientengebundene Schutzkleidung, hygienische Händedesinfektion). Liegen beim Personal Infektionen der oberen Atemwege vor, so ist eine Gesichtsmaske zu tragen. Es sind sterile Einmal-Absaugkatheter zu verwenden, die während desselben Absaugvorgangs mehrfach eingeführt werden können, sofern zwischenzeitlich keine Kontamination außerhalb des Tubus stattgefunden hat. Im Anschluß an den Absaugvorgang muß der Absaugschlauch durchgespült werden. Wird die Spülflüssigkeit mehrfach täglich erneuert, ist eine Zugabe von Desinfektionsmitteln nicht erforderlich.

Bei langzeitbeatmeten Patienten und/oder bei Patienten, die mit hohen PEEP-Einstellungen beatmet werden, ist es sinnvoll, geschlossene Absaugkathetersysteme zu verwenden (Abb. 7.2-2).

Ist zum Absaugen das Anspülen zur Verflüssigung des Sekretes und das Blähen der Lunge nötig, so ist **sterile Flüssigkeit** zu verwenden (Aqua dest. oder NaCl 0,9%). Der **Ambubeutel** sollte, sofern kein Filter zwischen Ambubeutel und Tubus eingesetzt ist, möglichst **sterilisiert bzw.** mindestens **desinfiziert** sein.

7

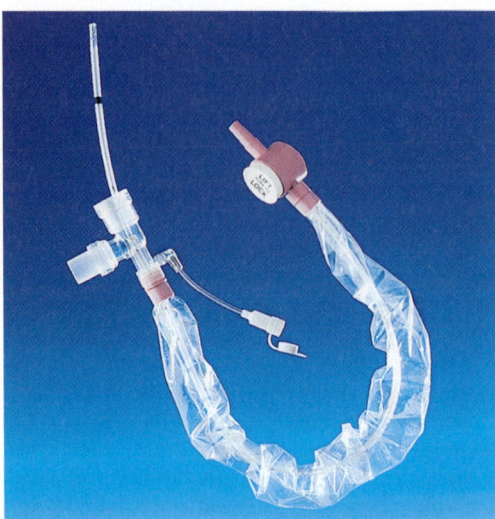

Abb. 7.2-2 Geschlossenes Absaugsystem. Mit diesem System und der dazugehörenden Kontaminationshülle ist es möglich, einen Absaugvorgang ohne Diskonnexion vorzunehmen. Ein Wechsel muß einmal in 24 Stunden erfolgen.

Bei beatmeten bzw. auch bei bewußtlosen Patienten ist eine sorgfältige **Mund- und Nasenpflege** erforderlich. Hierzu sind sterile Utensilien und Flüssigkeiten zu verwenden.

Maßnahmen zur Verhütung von Infektionen bei der Infusionstherapie

Analog zu anderen invasiven oder dauerinvasiven Therapien wird auch hier davon ausgegangen, daß die **Indikation** zum Legen eines Gefäßkatheters ärztlicherseits ausreichend **geprüft** und die Tatsache, daß sich Infektionen in Abhängigkeit von der Liegedauer entwickeln können, berücksichtigt wurde.

Vor dem **Legen peripherer Venenzugänge** ist eine hygienische Hände- und Hautdesinfektion vorzunehmen. Beim Legen peripher-zentraler und zentraler Venenkatheter sind zusätzlich sterile Handschuhe, ein steriles Abdecktuch, steriler Kittel, Mund- und Nasenschutz erforderlich.

Des weiteren ist vor allen **Manipulationen an Venenkathetern und Verbindungsstellen** mit den Infusionssystemen eine hygienische Händedesinfektion vorzunehmen. Die Katheter sind sorgfältig zu fixieren und steril abzudecken. Venenkatheter, die unter Notfallbedingungen gelegt wurden, sollten so schnell wie möglich wieder entfernt werden, da in Notfallsituationen

evtl. die hygienischen Bedingungen nicht eingehalten wurden.

Das **Abstöpseln** von peripheren Venenkathetern sollte möglichst unterbleiben. Ist ein Abstöpseln nicht zu vermeiden, sind sterile Mandrins zu benutzen. Ein Abstöpseln von zentralen Venenzugängen darf nicht erfolgen.

M Die **Verweildauer** peripherer Kunststoffdauerkanülen soll 72 Stunden nicht überschreiten. Zentrale Venenkatheter, bei denen kein Verdacht auf Infektion oder andere Komplikationen besteht, können hingegen mehrere Wochen liegen. ∎

Ein **Verbandwechsel** ist bei allen Venenkathetern in regelmäßigen Abständen (alle 24 bis 48 Stunden) erforderlich. Vom hygienischen Standpunkt stehen hierzu zwei gleichwertige Verfahren zur Verfügung, nämlich das Verwenden von Folienverbänden oder anderer steriler Verbandstoffe. Folienverbände können laut Hersteller bei intakter Einstichstelle länger belassen werden.

Unabhängig von der Verbandtechnik soll täglich durch den Verband hindurch eine sanfte **Palpation** an **der Einstichstelle** vorgenommen werden, um frühzeitig eine Schmerzempfindlichkeit feststellen zu können. Außerdem ist auf Rötungen im Umfeld zu achten. Alle Auffälligkeiten und die vorgenommenen Maßnahmen sind zu **dokumentieren.** Bei Verdacht auf Komplikationen, insbesondere Thrombophlebitiden, sind die Katheter umgehend zu entfernen und die Katheterspitzen zur **mikrobiologischen Untersuchung** einzusenden (Kap. 8.8.3.6). Zusätzlich ist aus einer anderen Vene Blut für aerobe und anaerobe **Blutkulturen** zu entnehmen.

M Infusionssysteme sind spätestens alle 48 Stunden zusammen mit den Dreiwegehähnen oder Hahnenbänken zu wechseln. Dies gilt auch für die Spülsysteme von arteriellen Kanülen. **Systeme** zur Messung **des zentralen Venendrucks** sind alle 24 Stunden zu tauschen. ∎

Werden regelmäßig große Mengen von Infusionslösungen verabreicht, geschieht dies zumeist unter Einsatz von Hahnenbänken oder Mischgebinden (z.B. Infumix®-Beutel). Hierdurch entsteht ein gewisses Infektionsrisiko, weswegen der Einsatz dieser Verfahren auf ein Mindestmaß beschränkt werden sollte.

Infusionsfilter sollen Mikroorganismen und Pyrogene zurückhalten und können vorgeschaltete Systeme gewissermaßen entlasten, so daß diese nicht so oft zu wechseln sind (Herstellerangaben beachten). Der Einsatz derartiger Filter kann im Einzelfall angebracht sein, wenn größere Mengen von Infusionen verabreicht werden sollen, erscheint hingegen als routinemäßige Maßnahme nicht sinnvoll.

Im Zusammenhang mit dem **Vorbereiten der Infusionslösungen** ist sorgfältiges **hygienisches Arbeiten** zwingend notwendig, denn Hygienemängel und Fehler können schwerwiegende Katheterinfektionen bis hin zur Sepsis verursachen. Das Vorbereiten und Lagern von Infusionslösungen sind vom hygienischen Standpunkt gesehen kritische Phasen, da eine Reihe von Kontaminationsgefahren zu beachten ist. Beim Vorbereiten von Infusionen muß grundsätzlich zunächst der **Arbeitsplatz** wischdesinfiziert und eine hygienische **Händedesinfektion** vorgenommen werden. Dann hat eine **Sichtkontrolle** des Inhalts auf Trübung oder Flockung und die Kontrolle des **Verfallsdatums** zu erfolgen. Werden Infusionsflaschen mit **Gummistopfen** verwendet, so sind diese vor dem Durchstechen mit einem Hautdesinfektionsmittel zu **desinfizieren.** Dabei ist es ausreichend, das Desinfektionsmittel aufzusprühen und die Einwirkzeit abzuwarten. Das **Zumischen von Medikamenten** darf nur unter Beachtung der Kompatibilität und erst unmittelbar vor der Applikation erfolgen. Auf pädiatrischen Intensivstationen hat es sich durchgesetzt, eiweiß- und zuckerhaltige Lösungen in sog. Laminar-Flow-Kabinen vorzubereiten, um auch eine aerogene Infektion auszuschließen. Auf ein **Lagern** von **angebrochenen oder portionierten Infusionen** muß auch bei Kühlung verzichtet werden. Das hat u.a. zur Folge, daß das weithin übliche Verfahren der morgendlichen Infusionsvorbereitung unterbleiben muß. Stundenlanges oder gar tagelanges Lagern von vorbereiteten Infusionen ist auszuschließen. Zuzumischende Medikamente sind möglichst aus **Eindosisbehältern** zu entnehmen. Kommen **Mehrdosisbehälter** (Durchstichampullen) zur Anwendung, ist folgendes zu beachten:

- Gummistopfen vor Einstich der Nadel mit einem Hautdesinfektionsmittel einsprühen, Einwirkzeit einhalten
- Lagerungshinweise des Herstellers beachten
- nur Medikamente zur weiteren Verwendung lagern, die hierfür ausdrücklich und unter Nennung von Bedingungen freigegeben sind, z.B. Insulin, Heparin, Lokalanästhetika (sofern Konservierungsstoffe zugesetzt sind)
- das Anbruchsdatum auf dem angebrochenen Behältnis vermerken

- Belüftungskanülen mit Filter verringern zwar den Eintrag von Partikeln, können aber grundsätzlich eine Verkeimung nicht verhindern
- normale Kanülen sollen nicht in den Durchstichampullen verbleiben

Der **Infusionsbeginn** und die **Dauer der Infusion** sind entsprechend in der Krankenakte zu dokumentieren. Es ist auch zu beachten, daß Infusionen aus einem Behältnis (Spritze, Flasche, Infumix®-Beutel) niemals länger als 24 Stunden laufen sollen.

Maßnahmen zur Verhütung von postoperativen Wundinfektionen

Die BGA-Richtlinie unterscheidet verschiedene **Arten von Wunden:**

- **Aseptische und diesen gleichzusetzende Wunden:** Dies sind Wunden, die nach aseptischen Eingriffen durch Naht (oder andere Methoden, z.B. Klammern) verschlossen wurden und keine Zeichen von Wundheilungsstörungen aufweisen und ohne Wundheilungsstörungen verheilen. Auch Wunden, die nach Verletzung durch Wundausschneidung und Naht (oder adäquate Methoden) versorgt wurden und ohne Wundheilungsstörungen verheilen, zählen dazu.

- **Kontaminierte und potentiell kontaminierte Wunden:** Dies sind alle offen behandelten Wunden, solange keine Zeichen einer Infektion vorliegen. Im einzelnen kann es sich dabei um offen behandelte Verletzungswunden, eröffnete Wundhämatome oder Wundserome, Verbrennungswunden, Drainageaustrittsstellen, Austrittsstellen bei Anus praeter und Tracheostoma handeln. Bei diesen Wunden besteht eine erhöhte Gefahr einer nachfolgenden Infektion.

- **Infizierte Wunden:** Hierzu zählen eröffnete Eiterherde (z.B. Abszeß, Phlegmone, Panaritium) sowie Wunden, die zunächst verschlossen waren (z.B. nach bedingt aseptischen Eingriffen über Wundversorgungen), sobald Zeichen einer Infektion auftreten und kontaminierte oder bedingt kontaminierte Wunden nach Auftreten von Zeichen einer Infektion. Von diesen Wunden geht die Gefahr einer Keimverbreitung aus.

Jeglicher **Umgang mit Wunden,** insbesondere der Verbandwechsel, muß sich nach der Art der jeweiligen Wunde richten. Grundsätzlich besteht nur bei solchen Wunden die Gefahr einer postoperativen Wundinfektion, die nicht primär geschlossen sind, sezernieren, drainiert sind, nicht

7

per primam heilen oder mechanisch belastet sind. Für **Verbandwechsel** sollte man Sets benutzen, in denen alle benötigten Instrumente und Materialien enthalten sind. Verbandtrommeln mit einem großen Vorrat von Verbandmaterial sollen nicht mehr verwendet werden, da der Inhalt bereits nach dem ersten Öffnen verkeimen kann. Da ein Verbandwagen möglichst nicht mit in die Behandlungszimmer genommen werden soll, richtet man sich am besten alle benötigten Gegenstände in einem reinen Raum auf ein Tablett. Diese Tabletts sind nach der Benutzung mittels einer Scheuer-/Wischdesinfektion aufzubereiten. Für das Entsorgen von Material und Instrumenten müssen geeignete Behälter mitgeführt werden.

Vorgehen beim Verbandwechsel, unterteilt nach der Art der Wunde:

- **Verbandwechsel bei aseptischen Wunden:** Bei aseptischen Wunden, die nicht sezernieren und nicht drainiert sind, können die Verbände am zweiten oder dritten postoperativen Tag entfernt werden, ohne daß notwendigerweise ein neuer steriler Verband erforderlich ist. Das Entfernen des Verbandes kann mit desinfizierten Händen, Handschuhen oder Instrumenten erfolgen. Die Gefahr der Entstehung von Infektionen ist bei derartigen Wunden gering.
- **Verbandwechsel bei nicht primär geschlossenen, sezernierenden oder drainierten Wunden sowie Tracheotomie:** Bei solchen Wunden muß der Verbandwechsel unter aseptischen Bedingungen stattfinden, um eine Infektion der Wunde zu vermeiden. Abhängig von der Ausdehnung und Infektionsgefährdung der Wunde muß zum Verbandwechsel waschdesinfizierte oder sterile Schutzkleidung getragen werden. Der gebrauchte Verband soll mit einem Instrument oder mit sterilen Handschuhen entfernt werden. Beim Auflegen des neuen sterilen Verbandes sind sterile Handschuhe und sterile Instrumente einzusetzen. Grundsätzlich ist darauf zu achten, daß der Verband von sezernierenden Wunden nicht durchnäßt, da sonst Keime von der Oberfläche durch den Verband auf die Wundoberfläche gelangen und sich dort schnell vermehren könnten. Die gebrauchten Verbände, Instrumente und Handschuhe sind in die mitgeführten Behältnisse abzuwerfen.
- **Verbandwechsel bei infizierten Wunden:** Bei infizierten und bei kontaminierten oder potentiell kontaminierten Wunden sollen die hygienischen Regeln v.a. ein **Verschleppen von Keimen verhindern.** Grundsätzlich sollen Patienten mit infizierten Wunden in Einzelzimmern untergebracht werden, dies gilt erst recht, wenn Spül-Saug-Drainagen angelegt sind. Wenn möglich, sollen für den Verbandwechsel sog. Verbandzimmer zur Verfügung stehen. Bei Verdacht auf Wundinfektion soll Material für eine mikrobiologische Untersuchung entnommen werden (s.a. Kap. 8.8.3.6). Beim Verbandwechsel ist Schutzkleidung zu tragen, bei der Versorgung von großflächigen und offenen Wunden sollen des weiteren Gesichtsmaske und Haarschutz getragen werden. Der gebrauchte Verband wird mit Handschuhen oder Instrumenten entfernt. Hier ist ein Handschuhwechsel erforderlich, so daß der neue Verband mit sterilen Handschuhen angelegt wird. Die gebrauchten Verbände, Handschuhe sowie die Schutzkleidung sind sofort unter Vermeidung einer Kontamination der Umgebung in geeigneten Behältern zu verschließen. Offene Drainagen sind nur noch bei absolut strenger Indikation und in Ausnahmefällen zu legen, da bei diesen eine wesentlich höhere Gefahr einer Wundinfektion besteht. In Wunddrainagesystemen können Bakterien aufsteigen, es ist deshalb darauf zu achten, daß eine innenseitige Kontamination der Systeme insbesondere beim Wechsel der Auffangbehälter vermieden wird. Neuerdings werden statt Einweg-Redon-Flaschen vermehrt wiederverwendbare Systeme eingesetzt. Die Vor- und Nachteile sind abzuwägen.

Schutzmaßnahmen bei HIV und AIDS

Neben der direkten Inokulation von HI-Viren durch Stichverletzungen ist eine **Übertragung** von HIV auch über die verletzte Haut oder Schleimhaut möglich. HIV ist bisher in Blut, Wundsekret, Samenflüssigkeit, Vaginalsekret, Speichel, Tränen, Muttermilch, Liquor, Stuhl und Urin nachgewiesen worden und kommt wahrscheinlich auch in anderen Körperflüssigkeiten, Sekreten und Exkreten vor. Epidemiologische Bedeutung für die Übertragung haben weitgehend allerdings nur Blut, Samenflüssigkeit, Vaginalsekret und Muttermilch.

Es sind daher bei HIV-infizierten und AIDS-erkrankten Patienten alle empfohlenen allgemeinen **Hygienemaßnahmen** und besonderen Schutzvorkehrungen genau einzuhalten, um das Risiko eines Kontakts mit Blut und Körperflüssigkeiten so gering wie möglich zu halten. Im Zusammenhang mit der Behandlung und Pflege von Patienten mit HIV/AIDS wird auf die grundsätzlichen Konzepte der Infektionsverhütung (Kap. 7.2.5) und die speziellen Methoden (Kap. 7.2.8.1 bis 7.2.8.12) verwiesen. Daneben sind folgende **besondere Schutzmaßnahmen** erforderlich:

■ Medizinisches **Personal** mit exsudativen Läsionen oder nässenden Dermatitiden an unbedeckter Haut soll keine Eingriffe oder pflegerischen Maßnahmen bei HIV-Infizierten oder AIDS-Patienten vornehmen.

■ Der **Serostatus** des Patienten ist an untersuchendes und weiterbehandelndes Personal weiterzugeben.

■ **Isolierung** von HIV-infizierten Patienten ist **in der Regel nicht erforderlich.** Gründe, die gegen eine gemeinsame Unterbringung von HIV-Patienten mit anderen Patienten sprechen, sind z.B. gestörtes Immunsystem oder Schwangerschaft. Eine Isolierung von HIV-infizierten Patienten ist bei profusen Durchfällen, Inkontinenz, unkontrollierten Blutungen oder bestimmten übertragbaren Krankheiten wie Pneumocystis-carinii-Pneumonie (PCP) oder offene Lungentuberkulose notwendig. Eine Schutzisolierung von AIDS-Patienten kann bei erhöhter Infektanfälligkeit erforderlich werden.

■ Das Tragen von **Handschuhen** ist bei allen Tätigkeiten obligat, bei denen ein Kontakt mit Blut, Blutbestandteilen, Körperflüssigkeiten oder Ausscheidungen zu erwarten ist, bei invasiven diagnostischen oder therapeutischen Maßnahmen sowie beim Berühren der Schleimhaut oder von nässenden oder blutenden Hautveränderungen.

■ **Mund-, Nasenschutz und Brillen** sind zu tragen, wenn mit Aerosolbildung oder Verschmutzung durch Blut, Körperflüssigkeiten oder Ausscheidungen zu rechnen ist (z.B. bei Bronchoskopie, Intubation, Absaugen).

■ Eine **flüssigkeitsundurchlässige Schutzkleidung** muß bei Arbeiten, bei denen eine Kontamination der Kleidung mit Blut bzw. Körperflüssigkeiten oder Ausscheidungen zu erwarten ist, sowie bei der Entsorgung von Fäkalien u.ä. getragen werden.

■ Bei den **Desinfektionsmaßnahmen** ist eine sichere Wirksamkeit gegenüber Hepatitis B zu gewährleisten. Demzufolge sind allgemein höhere Konzentrationen bzw. Einwirkzeiten (als in der DGHM-Liste genannt) notwendig, um Hepatitis-B-Viren und damit auch HI-Viren zu inaktivieren. Dies gilt sinngemäß auch für Instrumentendesinfektion.

■ Alkoholische Präparate sind für **Händedesinfektion** zu bevorzugen (s.a. Kontaminationsschutz, Kap. 7.2.8.2).

■ Bei der **Entsorgung von Gegenständen** des täglichen Bedarfs (Geschirr, Wäsche etc.) sind keine besonderen Maßnahmen zu beachten.

■ **Abfälle** sind der Gruppe B (Kap. 7.2.8.10) zuzuordnen, also nicht in Sonderabfallbehältnissen der Gruppe C sammeln.

Schutzmaßnahmen bei Tuberkulose

Aufgrund des Rückgangs der Tuberkulosefälle in den letzten Jahrzehnten hatte die Aufmerksamkeit gegenüber der Tuberkulose (Tbc) als Seuche deutlich abgenommen. Auch die Risiken einer Personalinfektion traten aus dem Blickpunkt. In den letzten Jahren werden jedoch auch in westlichen Ländern Tuberkuloseerkrankungen wieder bedenklich häufiger. Dies ist v.a. auf den vermehrten Reiseverkehr in und aus Risikogebieten zurückzuführen. Daneben tritt die Tbc als Begleiterkrankung von AIDS bzw. HIV auf. Weltweit werden jährlich ca. drei Millionen Todesfälle gemeldet.

Nach den Virushepatitiden ist die **Tuberkulose** bei Beschäftigten **im Gesundheitsdienst** mittlerweile die **zweithäufigste Infektionskrankheit.** Da die Übertragung insbesondere über **Tröpfcheninfektion** nach Husten oder Niesen erfolgt und bereits geringe Mengen von Tuberkelbazillen, welche durch Inhalation aufgenommen wurden, eine Infektion verursachen können, ist dem **Schutz der Atemwege** besondere Bedeutung zuzumessen. Bei Harnwegstuberkulose ist an eine Übertragungsmöglichkeit über Urin, bei Darmtuberkulose über den Stuhl und bei Hauttuberkulose über Kontakt zu denken. Andererseits ist die Empfänglichkeit bei abwehrstarken und ausreichend ernährten Gesunden der normalen Bevölkerung relativ gering. Daher erscheinen die manchmal praktizierten Maßnahmen, die über die allgemeinen Hygienemaßnahmen und sogar über die nachfolgend genannten besonderen Schutzvorkehrungen hinausgehen, wenig sinnvoll.

Im Zusammenhang mit der Behandlung und Pflege von Tbc-Patienten wird auf die grundsätzlichen Konzepte der Infektionsverhütung (Kap. 7.2.5) und die speziellen Methoden (Kap. 7.2.8.1 bis 7.2.8.12) verwiesen. Dazu gehört auch die laufende Flächendesinfektion im Patientenzimmer. Weitere **besondere Schutzmaßnahmen** sind:

■ Absonderung bzw. Isolierung von Patienten mit offener und aktiver Lungentuberkulose

7

- mit Tuberkelbakterien kontaminiertes Material als Sondermüll der Gruppe C (Kap. 7.2.8.10) zu behandeln, anderes Material ist B-Müll zuzuordnen
- bei Entlassung, Verlegung bzw. Tod des Patienten mit offener und aktiver Tuberkulose Schlußdesinfektion mittels Scheuer-/Wischdesinfektion des gesamten Behandlungsraums bzw. Patientenzimmers (Desinfektionsmittel in Tbc-wirksamer Konzentration verwenden); eine Raumdesinfektion in Form von Verdampfen findet nur auf Anordnung des Amtsarztes statt
- bei Transport des Patienten von der Station erhält der Patient eine Gesichtsmaske
- Personal in anderen therapeutischen oder diagnostischen Einheiten ist über den Infektionsstatus zu informieren
- bei Kontakt mit Tbc-Patienten entscheidet der zuständige Betriebsarzt über notwendige Untersuchungen; im allgemeinen sind solche Untersuchungen nicht notwendig (außer bei Nichteinhalten der Hygienemaßnahmen oder wenn betriebsärztlicher Dienst nicht laufend über Ergebnisse der Tuberkulintestung bei den Beschäftigten informiert war).

7.3 Grundlagen der Pflege, Prophylaxen und weitere Maßnahmen

Dieses Kapitel kann nicht alle pflegerelevanten Themen erörtern, gibt aber einen entscheidenden Überblick über die Pflege und deren Besonderheiten im intensivmedizinischen Alltag.

7.3.1 Pflegeprozeß

Als Konzept zur Beschreibung der Pflege gibt der Pflegeprozeß die Organisation der Pflegehandlungen vor und kann dabei systematisch dem Bedürfnis der Patienten nach pflegerischer Betreuung entsprechen. Der Pflegeprozeß besteht aus logisch voneinander abhängigen Überlegungs-, Entscheidungs- und Handlungsschritten, die zielgerichtet sind und im Sinne eines Regelkreises ein Feedback in Form von Beurteilung und Neuanpassung enthalten.

Bereits 1961 beschreibt I. J. Orlando den „nursing process". Modelle zur Darstellung von Handlungsabläufen in Form von Regelkreisen werden als handlungstheoretisches Gerüst auf die Pflege übertragen. **Leistung und Qualität** der Pflege sind **nachweisbar,** Ausbildung und Lehre erhalten ein hilfreiches Lern- und Lehrinstrument.

Die Weltgesundheitsorganisation (WHO) hat dieses Konzept zur Beschreibung von Pflegehandlungen übernommen (Tab. 7.3-1). Gestützt auf das Pflegekonzept der WHO wurde in der BRD 1981 eine eigenständige **Pflegestrategie** vorgestellt. Das Krankenpflegegesetz von 1985 forderte in § 4 Absatz 1 die sach- und fachkundige, umfassende, geplante Pflege des Patienten.

Der Pflegeprozeß als notwendiges Hilfsmittel scheint diesen Anforderungen gerecht zu werden. In **sechs** schlüssige **Schritte** gegliedert, verfolgt der **Pflegeprozeß** (Abb. 7.3-1) die Erfüllung umfassend geplanter Pflege. Für eine geplante Pflege ist eine schriftliche Fixierung in Form eines **Pflegeplans** notwendig, der die sechs Schritte des Pflegeprozesses beinhaltet.

Tab. 7.3-1 Pflegeprozeßmodell nach WHO 1977.

Pflegeablauf	Informationsquellen und Pflegeplanung
– Erfassen, Analysieren und Ordnen der Patientenbedürfnisse und Probleme für die Pflege	– Anamnesebogen – Beobachtung – Gesprächsführung – medizinische Daten
– Pflegeplan erstellen, um den erfaßten Bedürfnissen zu begegnen, mit lang- und kurzfristigen Pflegezielen – Ausführen der geplanten Pflege – Dokumentation	– Pflegestrukturplan – Zielformulierungen nach Grad der Erreichung von Unabhängigkeit und Gesundheit – pflegerische Kompetenz – pflegerische Maßnahmen
– Auswerten der Pflege und erreichten Ziele – Überprüfen der Effizienz der Maßnahmen	– Auswertungsgespräch mit Patienten und Pflegeteam – Rückmeldung – Vergleich von Meßdaten – Evaluationsverfahren

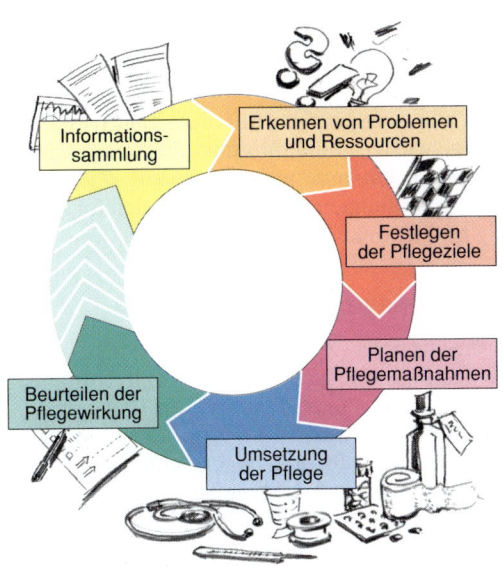

Abb. 7.3-1 Schematische Darstellung des Pflegeprozesses.

1. Informationssammlung

Die Informationssammlung hat zum **Ziel,** den **Patienten kennenzulernen.** Neben den relevanten Unterlagen (Diagnose, Krankenakte etc.) steht das Gespräch mit Patienten und/oder Angehörigen, das über Ressourcen und Einschränkungen Auskunft gibt, im Vordergrund. Ein Beispiel ist in Tabelle 7.3-2 dargestellt.

2. Erkennen von Problemen und Ressourcen

Im zweiten Schritt werden die erhobenen Anamnesedaten zur Beschreibung der **Pflegebedürftigkeit** und des **Abhängigkeitsgrades** (Grad der Unselbständigkeit bzw. Selbständigkeit) analysiert. Bei der Gewichtung der Probleme ist folgende Unterscheidung sinnvoll:

- **aktuelles,** tatsächliches Problem (d.h. Problem ist erkennbar bzw. meßbar)
- **potentielles,** mögliches Problem (d.h. Schwierigkeiten, die durch geeignete prophylaktische Maßnahmen zu vermeiden sind)
- **verdecktes,** vermutetes Problem (Annahme liegt nahe, ist dem Patienten jedoch nicht bewußt)

Die **Pflegediagnose** ist „eine klinische Beurteilung der Reaktionen von Einzelpersonen, Familien und sozialen Gemeinschaften auf aktuelle oder potentielle Probleme der Gesundheit oder im Lebensprozeß" (North American Nursing Diagnosis Association, NANDA). Die Pflegediagnose bestimmt die Pflegemaßnahmen und -ziele.

3. Festlegen der Pflegeziele

Gemäß dem Problemlösungsprozeß gehört zu jedem Pflegeproblem ein Pflegeziel. Das Ziel gibt die Pflegemaßnahmen vor und dient als Beurteilungskriterium der Pflegehandlungen, indem der Unterschied zwischen Ausgangssituation und Resultat bestimmt werden kann. Ein Pflegeziel hilft nur, wenn es **realistisch, erreichbar** und **überprüfbar** ist. Die Zielformulierung soll allgemein verständlich, kurz und knapp sein.

4. Planen der Pflegemaßnahmen

Die Pflegeplanung beinhaltet die Maßnahmen zum Erreichen des Pflegeziels. Für bestimmte wiederkehrende Pflegeprobleme können **standardisierte Pflegepläne** hilfreich sein. Sie gelten als konstante pflegerische Verordnung, unterliegen den Prinzipien des Pflegeprozesses und

7

Tab. 7.3-2 Mögliche Gesprächsstruktur für ein Aufnahmegespräch.

Gesundheitswahrnehmung: Patient beschreibt sein Krankheits- und Gesundheitsempfinden.
Ernährung: Patient beschreibt seine Ernährungsgewohnheiten.
Ausscheidung: Patient teilt Besonderheiten über die Ausscheidung über Darm, Blase und Haut mit.
Aktivitäten: Patient erzählt seine Freizeitaktivitäten, z.B. Sport und Hobby.
Schlaf: Patient beschreibt sein Schlafverhalten und seine Schlafgewohnheiten.
Selbsteinschätzung: Patient beschreibt sein Selbstbild.
Beziehung: Patient gibt Auskunft über Rollenverständnis und Beziehungen.
Sexualität: Patient beschreibt Zufriedenheit oder Unzufriedenheit mit dem Sexualleben.
Problembewältigung, Streßtoleranz: Patient beschreibt Mechanismen und Strategien im Umgang mit Problemen und Streß.
Glaube: Patient beschreibt individuelle Wertvorstellungen und Religiosität.

sollten nur Pflegestandards beinhalten, die z.B. in einem Pflegehandbuch allen Pflegenden zur Verfügung stehen. Überwiegend sind **individuelle Pflegepläne** zu erstellen, weil sich die Pflegeplanung an der Individualität der Patienten orientiert. Die Tätigkeiten, mit denen das gesetzte Ziel erreichbar scheint, sollen genau beschrieben werden. Aus dem Pflegeplan müssen Art, Quantität und zeitlicher Abstand der Pflegemaßnahmen hervorgehen.

5. Umsetzung der Pflege
Zu Betreuende und Pflegende stehen in einem intensiven **Beziehungsprozeß.** Die Gestaltung dieser Beziehung ist entscheidend für den Erfolg der Pflegehandlungen. Entsteht ein konstruktives Miteinander, so wird eine vertrauensvolle Atmosphäre Ängste und Unsicherheiten abbauen und das Wohlbefinden aller Beteiligten fördern. Eine destruktive Beziehung wird das Gegenteil bewirken. Mißtrauen, Ängste und andere Streßfaktoren führen zu einem gespannten, mitunter aggressiven Verhältnis zwischen allen Beteiligten.

M Berufliche Fortbildung und das Hinterfragen von Pflegemaßnahmen sind die Grundsteine professioneller Pflege. Das gilt nicht nur für medizinische Bereiche, sondern auch für den pflegerisch-berufspolitischen Komplex. ■

Schwierigkeiten bereitet in diesem Zusammenhang häufig ein **kundenorientiertes** Vorgehen. Weg von dem „Bittsteller" Patient und dem Samariter, hin zur Dienstleistung Pflege ist Voraussetzung für das Erkennen der Ressourcen. Bildlich gesprochen kann der Patient dort abgeholt werden, wo er sich befindet (d.h. sowohl was die körperliche Verfassung als die psychische Situation betrifft), um den weiteren Weg partnerschaftlich zu gestalten.

M Das Kennen und Verfügen über ein Arsenal anwendbarer Regeln und Techniken wird auch heute noch mancherorts höher eingeschätzt als die systematische und theoriegeleitete Aufklärung der Pflegesituation. Zu vermeiden ist das oft irrationale Festhalten an eigenen Erfahrungswerten und deren Verallgemeinerung ohne ständige kritische Rückmeldung von Kollegen. ■

6. Beurteilen der Pflegewirkung
Durch das Bewerten der geleisteten Pflege kann man die Pflegewirkung beurteilen und die Informationssammlung fortführen, was dann eine planerische Veränderung zur Folge hat. Wird das Ziel erreicht, ist die Pflegehandlung beendet. Da aber Krankheit und Genesung meist durch verschiedene Phasen gekennzeichnet sind und stetig neue Aspekte und Probleme entstehen, fließen die Erkenntnisse aus dem Beurteilen der Pflege wieder in die Informationssammlung ein, daraus resultieren neue Probleme, Ziele und Pflegehandlungen. Pflege versteht sich folgerichtig als **Entwicklungsprozeß.**

7.3.2 Pflegemodelle

Pflegemodelle eignen sich zur wissenschaftlichen Betrachtung der Pflege. Damit wird Pflege zu einer plan- und überprüfbaren Tätigkeit, Gefühl und Erfahrung werden größtenteils durch Wissen ersetzt. **Pflegewissenschaft** ist ein Instrument, das die Entwicklung zu einem eigenständigen Beruf fördert. Statusprobleme und Berufsunzufriedenheit sollen durch diese Professionalisierung abgebaut werden. Von Florence Nightingale wurde mit der Veröffentlichung „Notes on Nursing" 1860 erstmals der Zusammenhang zwischen Krankenpflege, Patient und Pflegenden hergestellt. Sie forderte schon damals, Pflege als einen eigenständigen Beruf neben der Medizin zu etablieren. In den 50er Jahren traten v.a. Pflegewissenschaftlerinnen aus den USA und England hervor. Bei den Pflegemodellen können **drei Hauptrichtungen** unterschieden werden:

- Pflegeergebnismodelle (Johnson, Levine, Rogers, Roy)
- Interaktionsmodelle (Peplau, Orlando, King)
- Bedürfnismodelle (Henderson, Orem, Addellah, Roper)

Beim Einführen eines Pflegemodells muß man zunächst die Modelle und die **Möglichkeit der Umsetzung** prüfen. Ein mögliches Bewertungsschema ist der **Nützlichkeitsindex,** der nach folgenden Kriterien fragt:

- **Sozialer Wert:** Stiftet das Modell einen gesellschaftlichen Nutzen, liegen dem Modell Wertvorstellungen zugrunde? Ist das Modell ein Leitfaden in ethischen Entscheidungen und bietet es Lösungsansätze in ethischen Konflikten?
- **Kompatibilität:** Ist das Modell mit dem Gesundheitswesen und mit den kulturellen Werten vereinbar?
- **Vollständigkeit:** Gibt es Anleitung für die Entscheidungsfindung bei der Gesundheitsförderung, der Risikokontrolle der Morbiditäts- und Krisenversorgung? Setzt es Schwerpunkte der

Betreuung, die den praktischen Anforderungen der Situation entsprechen? Ist es logisch, funktioniert es in der Praxis und hält es, was es verspricht?

- **Erforderliche Fertigkeiten:** Welche Fertigkeiten sind für das Einführen und Umsetzen einer theoretisch begründeten Pflege notwendig?
- **Umsetzbarkeit:** Sind die notwendigen Ressourcen (Humankapital, zeitliche, räumliche und Handlungsmöglichkeit) vorhanden? Ein umsetzbares Modell verfügt über das Potential der Effizienz, der Effektivität, der Adäquatheit und ist sachgerecht.

Pflegeergebnismodell

Das Pflegeergebnismodell stellt das **Ziel** der Pflege in den **Vordergrund.** Ausgangspunkt ist die Annahme, daß Pflegebedürftigkeit einen Mangel an Ausgewogenheit verursacht. Pflege und Zuwendung sind notwendig, um das Wohlbefinden durch Wiedererlangen von Stabilität und Harmonie zu erzeugen. So beschreibt Johnson den Menschen „als ein Wesen mit mehreren, untereinander idealerweise im Gleichgewicht stehenden Verhaltenssystemen" und unterscheidet dabei sieben **Verhaltenssysteme:**

- Bindungszugehörigkeit
- Nahrungsaufnahme
- Ausscheidung
- Abhängigkeit
- Aggressivität
- Leistung
- Sexualität

Interaktionsmodell

Vertreter der Interaktionsmodelle stellen die **Wechselbeziehung** zwischen Pflegenden und zu Betreuenden in den Vordergrund. Folgerichtig ist das Beantworten folgender Fragen wichtig:

- Wie gehen Patienten mit der ihnen zuteil werdenden Pflege um?
- Wie verrichten Pflegende das, was sie zu tun haben?

Pflege wird als **menschlicher Akt** verstanden, der Hilfe und Unterstützung beinhaltet. Die zwischenmenschliche Beziehung der Patienten, die Hilfe benötigen, und der Pflegenden, die Hilfe geben können, wird als Pflege definiert. Für Orlando „hilft die Krankenschwester dem Patienten, ein wahrgenommenes Bedürfnis zu befriedigen, das er allein nicht befriedigen kann. Die Pflege muß planbar sein." Auf dem Interaktionsmodell basieren die meisten gültigen Prinzipien der ganzheitlichen Pflege.

Bedürfnismodell

Bezogen auf die BRD finden das „Modell der Lebensaktivitäten" (Roper) und das „Konzept des Selbstpflegedefizits" (Orem) die meiste Beachtung. Im Vordergrund stehen die Bedürfnisse der Menschen und deren Befriedigung. Sind sie nicht mehr in der Lage, ihre Bedürfnisse zu erfüllen, wird Pflege notwendig.

Roper versteht das Leben als Entwicklung, wobei sich die **Aktivitäten des Lebens** an den jeweiligen Möglichkeiten orientieren, die durch epochale Veränderungen, z.B. Wachstum, und durch Ausgestaltung der Lebensaktivitäten z.B. soziale Auswirkungen, beeinflußbar sind. Der Mensch bewegt sich in seinem Leben zwischen den Polen der völligen Abhängigkeit und der völligen Unabhängigkeit. Die zwölf Lebensaktivitäten (LA) sind:

- für eine sichere Umgebung sorgen
- kommunizieren
- atmen
- essen und trinken
- ausscheiden
- sauberhalten und kleiden
- Körpertemperatur regulieren
- sich bewegen
- arbeiten und spielen
- sich als Mann oder Frau fühlen und verhalten
- schlafen
- sterben

Im Rahmen eines Forschungsprojekts des Bundesministeriums für Gesundheit entwickelte Krohwinkel das Modell der ganzheitlich-fördernden Prozeßpflege. Dieses Konzept (eine Modifikation des Modells der Lebensaktivitäten) bietet den Vorteil, daß es unter hiesigen Lebens- und Arbeitsbedingungen entwickelt wurde. Krohwinkel benennt die **Aufgaben** und **Verantwortungsbereiche** der Pflegenden folgendermaßen:

- direkte Pflege
- Pflegedokumentation
- Pflegeorganisation
- Mitarbeit bei Therapie und Diagnostik
- Kooperations- und Koordinationsaufgaben

Pflegeauftrag ist es, die Bedürfnisse und Ressourcen der Pflegebedürftigen in den Aktivitäten und essentiellen Erfahrungen des Lebens (AEDL) zu unterstützen, zu ermutigen, zu fördern und zu beraten.

Orem geht davon aus, daß sich jeder Mensch selbst pflegt. Ist jemand zur **Selbstpflege** nicht in der Lage, entsteht ein **Selbstpflegedefizit,** das

durch die Hilfe einer Pflegeperson ausgeglichen werden muß. Allen Menschen sind **acht** allgemeine **Selbstpflegeerfordernisse** gemeinsam:
- ausreichende Zufuhr von Luft
- ausreichende Zufuhr von Wasser
- ausreichende Zufuhr von Nahrung
- Pflege im Zusammenhang mit Ausscheidungsprozessen
- Erhaltung eines Gleichgewichts zwischen Aktivität und Ruhe
- Erhaltung eines Gleichgewichts zwischen Alleinsein und sozialer Interaktion
- Abwendung von Gefahren für das menschliche Leben und Wohlbefinden
- Entwicklung innerhalb sozialer Gruppen

7.3.3 Pflegestandard

Der Duden definiert Standard als „Maßstab, Richtschnur, Qualitätsniveau, Norm". Im Alltag wird Standard für Mindestmaß eingesetzt, obwohl der Begriff prinzipiell wertfrei ist.

In der Pflege haben sowohl Krankenhausträger als auch Pflegende das Erstellen von Pflegestandards aktiv unterstützt. Hintergrund ist ein gestiegenes Qualitätsbewußtsein, der Wunsch nach klarer Leistungsdarstellung, das Sichern des Personalschlüssels und der Pflege. Daneben trägt das Einführen der Pflegestandards zur Professionalisierung bei.

M Die WHO führte 1984 folgende **Definition** für Pflegestandard ein: „Ein Standard ist ein an einem Kriterium ausgerichtetes, erreichbares Leistungsniveau. Die tatsächliche Leistung wird daran gemessen." ■

Die Unterteilung in Struktur- und Prozeßstandards wird von der WHO vorgegeben. Standards bezüglich organisatorischer, baulich-technischer oder personeller Strukturen sind **Strukturstandards.** Pflegemaßnahmen, also Tätigkeiten auf der „Prozeßebene", werden als **Prozeßstandard** bezeichnet. Im Sinne des Qualitätsmanagements empfiehlt sich eine weitere Strukturierung in **Ergebnisstandard,** der die Veränderung des Gesundheitszustands der zu Betreuenden in bezug auf geleistete Pflegemaßnahmen beschreibt.

Mit Hilfe eines Strukturstandards wird die Vorgehensweise zum **Erstellen von Standards** erklärt. Er beinhaltet die Strukturierung des Dokuments anhand folgender zehn Kriterien:
- offizieller Briefbogen (Krankenhauslogo, Briefkopf)
- Erstellungsdatum
- Datum der Überarbeitung
- Standardart (z.B. Strukturstandard)
- Titel
- Formulierung der allgemeinen Ziele
- Formulierung der (Pflege-)Probleme
- Literaturhinweis
- erforderliches Personal (z.B. 48 Stunden/Monat bei sechs Mitgliedern der Standardgruppe)
- systematische Zuordnung der vorhandenen Ressourcen

Da die Unterhaltung einer Standard-AG ca. 25 000 DM im Jahr kostet, ist es aus wirtschaftlichen Gründen sinnvoll, Pflegehandbücher zu erstellen und einzuführen. Sie erfüllen die gebotene Sorgfalt, da sie aktualisiert und überarbeitet vorliegen. Die Standard-AG konzentriert sich auf Strukturstandards und evtl. Modifikationen der Prozeßstandards, wobei „Handlungsanweisungen" vermieden werden. Besonderes Augenmerk gilt der Beantwortung folgender Fragen:
- Sind die Inhalte vermittelbar, passen diese ins Konzept (Pflege-, Abteilungs- und Klinikkonzept)?
- Wird ein Pflegemodell deutlich?
- Findet die Achtung der Patienten Raum?
- Haben die Mitarbeiter Handlungsspielraum, ergeben sich Alternativen?
- Unterscheidet sich der Inhalt von der Lehrbuchmeinung, sind diese Abweichungen begründet?
- Ist der Inhalt banal verfaßt oder zu kompliziert?
- Stimmt das Formale (Kriterien)?

Standardisierte Richtlinien sind nur sinnvoll, wenn ihre **Effektivität nachweisbar** ist. Werden also Standards herangezogen, um pflegerisches Handeln zu organisieren, sind zwei Bedingungen zu erfüllen. Zum einen sind „Normen" nur als Bestandteil eines Gesamtkonzepts zu sehen, und zum anderen ist eine systematische Erfolgskontrolle zur Entwicklung der Standards unabdingbar.

Pflegemaßnahmen außerhalb standardisierter Planung unterliegen der gebotenen **Sorgfalt** und bedürfen einer genauen Dokumentation. **Fahrlässigkeit** liegt vor, wenn die Maßnahme nicht mit „der gebotenen Sorgfalt" erfüllt wird. Grobe Fahrlässigkeit liegt vor, wenn die Maßnahme nicht „unter besonderer Berücksichtigung der gebotenen Sorgfalt" erfüllt wird, z.B. Offensichtlichkeit, Drogen, Fieber und fehlende Dokumentation.

7.3.4 Pflegedokumentation

Verschiedene Dokumentationssysteme sind in Papierform und auch als PC-Lösung verfügbar. Gerade im Intensivbereich wird häufig auf Eigenentwicklungen zurückgegriffen, was weder mit geringeren Kosten noch mit besserer Qualität erklärbar ist. Grund ist eher eine noch weit verbreitete Planlosigkeit. Anders als im Regelstationsbereich besteht seit Januar 1998 eine Dokumentationspflicht im Sinne des Pflegeprozesses.

Die **medizinische Dokumentation** (Befunde etc.) ist etabliert und bereitet die üblichen Probleme einer Berichterstattung. Sie besteht aus dem Visitenbogen, dem Verordnungsbogen und dem Vitalzeichenbogen, in dem Medikation, Bilanz und Überwachung integriert sind.

Pflegedokumentationssysteme sollen folgendes **Leistungsprofil** erfüllen:
- Pflegeprozeßkriterien
- Dokumentation über 24 Stunden
- Übersichtlichkeit und schnelle Handhabe
- Planungs- und Berichtseinträge
- Vermeiden von Mehrfachdokumentation
- trotz verbindlicher Vorgaben mögliche Freieingaben
- Pflegezeitbilanz

Ein klassisches Dokumentationssystem soll von Haftungsansprüchen entlasten und die Leistung nachvollziehbar belegen und setzt sich aus folgenden **Rubriken** zusammen:
- Pflegeanamnese
- Pflegeproblem
- Pflegemaßnahmen
- Pflegebericht
- Figurzeichnung–Haut
- Sozialisation
- Freieintrag
- andere Berufsgruppe
- Pflegebilanz

Beispielsweise kann mit Hilfe der AEDL die Pflegeanamnese erhoben werden, dabei ist ein Vergleich mit der ärztlichen Anamnese sinnvoll, um Doppeleintragungen zu verhindern. Die Probleme, Ressourcen, Pflegeziele und das Planen der Maßnahmen finden dokumentarisch in den entsprechenden Rubriken Pflegeproblem, -maßnahmen und -bericht ihren Niederschlag. Die Figurzeichnung–Haut, Sozialisation und Freieintrag ergänzen diesen Bereich. Durch Markieren von z.B. Pilzbefall oder Hautmilieuveränderungen werden wortreiche Umschreibungen vermieden. Es sind sowohl standardisierte als auch individuelle Eintragungen möglich. Der interaktive Pflegeanteil, z.B. Wahrnehmung, Orientierung, Kommunikation und Bedürfnisforschung, wird in der Rubrik Sozialisation festgehalten. Weitere relevante Daten können im Freieintrag niedergeschrieben werden. In den Pflegeprozeß einbezogene Berufsgruppen, z.B. Krankengymnasten, können entsprechende Einträge im Bereich „andere Berufsgruppen" machen. Die Pflegebilanz ermöglicht die Erfassung der Pflegeminuten pro Patient und stellt eine Grundlage zur Personalbedarfsplanung dar.

Zur Erhaltung der Qualität ist der Einsatz von schlüssigen, auf dem Markt angebotenen Dokumentationssystemen unverzichtbar. Das ausgewählte System sollte auf Einführbarkeit überprüft werden, wobei der Anbieter, schon früh einbezogen, Fragen und Bedürfnisse checken kann.

Die Pflegedokumentation dient auch der **Qualitätskontrolle** und somit der **Qualitätssicherung**, da sie die Basis für die Übergabe darstellt. Da die Pflegedokumentation eine **Urkunde** mit evtl. rechtlicher Bedeutung ist, sind folgende weitere Elemente zu beachten:
- jede Eintragung muß mit Handzeichen oder Unterschrift versehen sein
- ärztliche Anordnungen sollten als solche gekennzeichnet sein
- die jeweilige Zeit einer Pflegemaßnahme muß zuzuordnen sein
- Bleistift, Tipp ex® oder Aufkleber zum Abdecken von Eintragungen sind unzulässig
- für Eintragungen dokumentenechten Kugelschreiber verwenden

7.3.5 Pflegequalität

Im zwanzigsten Jahrhundert wurden die ersten systematischen Qualitätskontrollen erfolgreich vorgenommen. Das Qualitätsmanagement war geboren und definierte sich als Überprüfungsinstrument der Produkte, Fertigungsprozesse und einheitlichen Produktion. In der Medizin wird im Zusammenhang mit **Qualitätsmanagement** erstmals 1980 eine Definition veröffentlicht, wobei die Begriffe Strukturqualität, Prozeßqualität und Ergebnisqualität die wesentlichen Ziele beschreiben.

Die WHO stellt als Grundsäulen des Qualitätsmanagements in der Pflege die Einarbeitung neuer Mitarbeiter, die Standardisierung und die Erfolgskontrolle heraus. Qualität ist der Grad des erreichten Erfolges der Pflege bei angemessenem Gebrauch von Mitteln. Die Pflegequalität

7

ist somit nicht nur von der unmittelbaren Pflege-handlung abhängig, sondern wird durch das Materialwesen, durch die Struktur des Krankenhauses, die Qualität der Pflegeorganisation (Dienstzeit, Hierarchie), durch das Pflegekonzept, das Pflegemodell, das Pflegeleitbild und letztlich durch die Unternehmensphilosophie beeinflußt.

Qualitätsstufen

Die Berufsgruppe der Pflegenden ist gehalten, Krankenpflege in einem definierten Rahmen anzubieten und darauf zu achten, daß eine bestimmte Norm nicht unterschritten, sondern im Gegenteil verbessert wird. Nach Einführen des Pflegeprozesses und der damit verbundenen Strukturierung der Pflege ist es möglich, Qualitätsstufen zu definieren (Züricher Qualitätstabelle):

- 3. Stufe, d.h. optimale Pflege
- 2. Stufe, d.h. angemessene Pflege
- 1. Stufe, d.h. sichere Pflege
- 0. Stufe, d.h. gefährliche Pflege

Beispielhaft sollen die **Qualitätsstufen anhand** verschiedener **Dokumentationsformen** verdeutlicht werden:

- **Gefährlich:** „Wer undeutlich schreibt, klagt sich an!" Einträge dienen der rechtlichen Absicherung. Sie sind nicht schlüssig, der Pflegeverlauf ist nicht erkennbar. Pflegeeintragungen sind allgemein formuliert, z.B. Grundpflege einmal. Die Dokumentation steht nur Pflegenden zur Verfügung.
- **Sicher:** „Sicher ist sicher!" Pflegeprobleme und -maßnahmen werden kontinuierlich eingetragen und notwendige Informationen rational dargestellt. Die Dokumentation dient als Nachweisinstrument für pflegerische und ärztliche Leistung.
- **Angemessen:** „Es könnte mehr sein!" Der Betreuungsprozeß wird unter Einbeziehung der Patienten und Angehörigen von Pflegenden dokumentiert. Mitarbeiter anderer Berufsgruppen dokumentieren ihre Tätigkeiten und Eindrücke. Die gesamten Unterlagen stehen zur Verfügung. Die Dokumentation erlaubt den Fortbestand des Betreuungsprozesses.
- **Optimal:** „Klasse ist einsam!" Die Dokumentation wird von allen am Betreuungsprozeß beteiligten Personen geführt und steht diesen jederzeit zur Verfügung. Alle Beteiligten erhalten Anleitung und Beratung im Gebrauch der Dokumentation. Sie stellt alle Informationen übersichtlich, widerspruchsfrei und schnell zugänglich dar. Das Dokument ist das wichtig-

ste Instrument zur ständigen Fortführung und erfolgreichen Anwendung des Betreuungsprozesses.

Qualitätsbewertung

Die Qualitätsbewertung wird in drei Phasen vollzogen. Zuerst findet die **Erhebung** der qualitätsrelevanten Daten statt. In der Folge geht es um die **Sicherung** der festgestellten Qualität. Erst im dritten Schritt wird eine ständige **Verbesserung** angestrebt. In den verschiedenen Phasen werden interne und externe Qualitätsbewertungen vorgenommen. Auch sind pro- oder retrospektive Verfahren möglich.

Bei der Bewertung stehen vier **Überprüfungskriterien** der Leistung im Vordergrund:

- Professionalität
- Kundenzufriedenheit
- Mitarbeiterzufriedenheit
- Kosteneffektivität

M Das Bestimmen der Qualität ist aufwendig, letztlich für den Arbeitsalltag aber sehr innovativ. ▪

Unterschieden werden indirekte und direkte **Meßmethoden.** Durch Prozeßbegleitung und Pflegevisiten kann direkt Einsicht genommen werden. Die Patientenbefragung und die Pflegefallbesprechung geben eine retrospektive, indirekte Vorstellung. Bei allen Maßnahmen gelten o.g. Überprüfungskriterien. Berufliche und persönliche Qualifikation des Prozeßbegleiters sei hier vorausgesetzt. Es bedarf gerade in der Erhebungsphase einer ausreichenden Vorbereitungszeit und eines ausgeprägten Fingerspitzengefühls, da Mitarbeiter diese Instrumente als Kontroll- und Bespitzelungsmethoden mißverstehen können.

Pflegevisite

Allgemein besteht für **Pflegedienstleitungen** eine **Fachaufsichts-** und **Kontrollpflicht.** Die Pflegevisite ist eine Möglichkeit, dieser Fachaufsicht gerecht zu werden. In der Regel wird die Aufgabe an die Stations- bzw. Abteilungsleitung oder innerbetriebliche Fortbildung (IBF) weitergegeben. Bei der Pflegevisite geht es um das Erfassen der Pflegequalität, das Aufdecken von Problemen im Pflegeprozeß und um eine positive Bestätigung der Mitarbeiter. Eine regelmäßige Pflegevisite läßt jeden Mitarbeiter an der Zielsetzung und Pflege des Hauses teilnehmen. Das Pflegeaufkommen ist zu erfassen und kann in Relation zu den Möglichkeiten der Pflegenden gesetzt werden. Schwierigkeiten des Arbeitsablaufs treten zutage und können beseitigt werden. Die Anerkennung der Pflegekompetenz eines jeden Mitarbeiters mindert Statusprobleme und Berufsunzufriedenheit.

Prozeßbegleitung

Gilt es Neuerungen in den stationären Bereich einzuführen oder sind Unzulänglichkeiten bei der Pflege erkennbar, eignet sich die Prozeßbegleitung zur Einflußnahme. Dabei handelt es sich um eine **Zusammenarbeit von Pflegenden und Pflegeexperten** über einen definierten Zeitraum. Ähnlich wie bei der Einarbeitung neuer Mitarbeiter erfolgt ein Vor- und Nachgespräch. Die im Vorgespräch vereinbarten Kriterien werden nach der Tätigkeit aufgegriffen und analysiert. Die Prozeßbegleitung ermöglicht auch die Verbreitung von Pflegekonzepten und Zielsetzungen des Hauses.

7.3.6 Körperpflege

Die Körperpflege ist ein Grundbedürfnis des Menschen. In der Regel sind Patienten auf einer Intensivstation nicht in der Lage, die tägliche Körperpflege selbst vorzunehmen, deshalb wird der Patient mindestens einmal am Tag gewaschen. Wegen der Verknüpfung mit anderen Pflegetätigkeiten (wie Verbandwechsel, Prophylaxen) ist die Körperpflege bei einem Intensivpatienten ein zentraler Prozeß im Rahmen der Pflege. Bevor Pflegende mit diesen umfangreichen Pflegehandlungen beginnen, sollten sie sich die **besondere Situation des Intensivpflegepatienten** bewußtmachen. Zu den Besonderheiten, die bei der Pflege von Intensivpatienten zu beachten sind, zählen:

- **Fixierungen:** Das sichere Fixieren von Drainagen, Kathetern sowie Beatmungsschläuchen ist bei allen Pflegehandlungen und diagnostischen Maßnahmen zu gewährleisten.
- **Kommunikationsprobleme:** Zum Beispiel muß bei wachen, aber intubierten Patienten die Kommunikation so erfolgen, daß der Patient seine Bedürfnisse und Wünsche durch Kopfnicken o.ä. zum Ausdruck bringen kann. Auch der nicht „ansprechbare" (komatöse) Patient ist über den gesamten Ablauf der Pflegemaßnahmen zu informieren, **„wortlose" Pflegehandlungen** sind zu **vermeiden.** Patienten mit Kommunikationsproblemen stellen besondere Anforderungen an Pflegende, ein hohes Maß an Empathie und Einfühlungsvermögen ist notwendig. Auf vegetative Reaktionen (Tachykardie, Schwitzen, Unruhe etc.) ist zu achten,

da sie häufig als Äußerungen von Schmerz oder Unbehagen zu interpretieren sind.

- **Eingeschränkte Lagerungsmöglichkeiten:** Bei vielen Intensivpatienten bestehen Lagerungseinschränkungen. Grundsätzlich sind die ärztlichen Anordnungen zu beachten und die **Belastungen** für den Patienten so **gering** wie möglich zu **halten** (nicht unnötig Drehen etc.). Daneben ist eine ausreichende Schmerzmedikation wichtig.
- **Geschwächte Abwehr:** Bei Patienten mit geschwächter Abwehr oder evtl. bestehenden nosokomialen Infektionen sind die hygienischen Maßnahmen zur Verhinderung einer Keimverschleppung bzw. zur Infektionsprophylaxe (s.a. Kap. 7.2) einzuhalten.

Vorgehen bei der Ganzkörperwäsche

Für Patienten der Intensivstation gelten bei der Körperpflege dieselben Grundsätze wie für Patienten der Normalstation. Das Vorgehen wird in erster Linie von der Situation des Patienten bestimmt. Die **Ziele** der Körperpflege sind auch hier **Reinigen** und Gesunderhalten der Haut und **Steigern des Wohlbefindens.** Des weiteren sollten Prinzipien der Basalen Stimulation®, Kinästhetik® oder alternative Pflegemittel wie Öle (Kap. 7.4) unter kritischer und patientenorientierter Betrachtung eingesetzt werden.

Bei der Körperpflege sind folgende **Grundsätze** zu **berücksichtigen:** Die Waschzusätze sollen pH-neutral sein, um den natürlichen Säureschutzmantel der Haut zu erhalten. Sofern möglich, sind patienteneigene Pflegeprodukte zu verwenden, da der vertraute Geruch das Wohlbefinden fördert und stimulierend wirkt. Reichen diese Waschzusätze z.B. zur Infektionsprophylaxe nicht aus, so können Waschzusätze mit bakteriziden und fungiziden Eigenschaften benutzt werden. Handtücher und Waschlappen sind sinnvollerweise von der Klinik zur Verfügung zu stellen und nach einmaligem Gebrauch in die Wäsche zu geben. In Tabelle 7.3-3 ist das Vorgehen bei der Körperpflege unter Berücksichtigung der Besonderheiten des Intensivpflegepatienten zusammenfassend dargestellt (auf Grundwissen der Krankenpflegeausbildung wurde weitgehend verzichtet).

M Das Waschen ist für den Intensivpatienten über einen längeren Zeitraum häufig die einzige Möglichkeit der Körperpflege. Der Patient vermißt oft das regelmäßige Duschen oder ein Vollbad. Ist es nicht möglich, den Patienten z.B. zu duschen, sollten Teilbäder wie ein Fuß- oder Handbad angeboten werden. ■

Tab. 7.3-3 Vorgehen bei der Ganzkörperwaschung.

Vorbereitung Patient/Material	Pflegemaßnahme	Beachte
	– hygienische Hände-desinfektion	– 30 sec Einwirkzeit
• **Patient**	– Patient informieren – Lagerungshilfsmittel entfernen – Patient sofern möglich in Rückenlage bringen	– auf Einschränkung der Lagerungsmöglichkeiten achten – sichere Fixierung von Drainagen etc. – evtl. Analgetika verabreichen
• **Material** – Schutzhandschuhe – Schutzkleidung – zwei Wasch-schüsseln – Waschlappen, Einmalwaschlappen – Handtücher – Waschzusatz – frische Patienten-wäsche	– Arbeitsfläche schaffen – Körperpflege vornehmen, dabei möglichst zu zweit arbeiten	– Patient einbeziehen, möglichst aktivieren – kein Material ins Bett bzw. auf Patienten legen – Edelstahlwaschschüsseln bieten den Vorteil der besseren Desinfektion und und ggf. Sterilisation – hygienische Grundsätze beachten, Keim-verschleppung und Kontamination vermeiden – Waschlappen und Handtücher nach einmaligem Gebrauch in die Wäsche geben – grobe Verunreinigungen mit Einmalwasch-lappen entfernen – Verbände, Drainagen und Wunden etc. sind Eintrittspforten für Keime, deshalb Verbände großflächig aussparen (sollten möglichst nicht feucht werden) und entweder Waschlappen nach jedem Waschvorgang oder Wasch-wasser nach jeder Körperregion wechseln – Waschzusatz soll hautfreundlich sein, Patientenwünsche berücksichtigen, möglichst patienteneigene Produkte verwenden – Waschtemperatur dem Wunsch des Patienten anpassen, bei trockener Haut evtl. Wasch-temperatur senken (ca. 10–15 °C unter Körpertemperatur, da geringere Wassertem-peratur die Haut weniger austrocknet) – bei Bedarf bakterizide und fungizide Wasch-zusätze benutzen – Grundsätze der Körperpflege (Intimsphäre, Zugluft etc.) beachten – Teilbäder (Fuß-, Handbad) anbieten
• **Pflegemittel und Materialien für weitere Maßnahmen** z.B.: – Salben/Creme – Bettwäsche – Verbandstoffe	– Prophylaxen je nach Patientensituation vornehmen – Haut eincremen – Betten des Patienten und Bettwäschewechsel bei Bedarf	– vor dem Kontakt mit aufbereiteter Bettwäsche Hände desinfizieren
• **abschließende Arbeiten**	– Material entsorgen – Patient lagern – Händedesinfektion – Beobachtungen, Besonder-heiten und Maßnahmen dokumentieren	

Vorgehen beim Duschen des Intensivpatienten im Bett

Um dem Patienten den ausführlichen Kontakt mit Wasser zu ermöglichen, sollte nach ärztlicher Rücksprache und unter Berücksichtigung der Patientensituation die Mühe des Duschens nicht gescheut werden. Zunächst wird der Patient auf eine spezielle „Badewanne" gelegt (Abb. 7.3-2). Liegt er auf dieser folienähnlichen Unterlage, richtet man die Seiten entweder pneumatisch oder manuell auf. Dann kann das Bett in leichte Fußtiefstellung gebracht werden, so daß das Wasser in einen bereitgestellten Behälter abfließen kann. Der Wasserzufluß erfolgt durch das Anschließen an den normalen Wasserhahn. Bei der Vorbereitung und Nachsorge gelten dieselben Prinzipien wie bei der Körperpflege des Patienten.

Hautpflege

Will man die **Ziele** der Hautpflege, wie intakte Haut, Erhalten des natürlichen Schutzmantels und Widerstandsfähigkeit gegen äußere Einflüsse, erreichen, ist zunächst das Beobachten und Beurteilen der Haut erforderlich, um Informationen über Beschaffenheit, Turgor, Hautfarbe etc. zu erhalten.

Der beste **Hautschutz** ist das Aufrechterhalten der äußeren Schutzschicht der Haut. Der aus Schweiß und Talg gebildete Säuremantel der Haut liegt in einem pH-Bereich von 4,6 bis 6,0 und bildet ein ideales Milieu für hauteigene,

nichtpathologische Keime. Durch Aufrechterhalten dieses Milieus kann die Schutzschicht erhalten werden. Körperflüssigkeiten wie Urin und Stuhl verändern den physiologischen pH-Wert der Haut und führen zu extremen Hautbelastungen (u.a. Wundsein und Dekubitus) und begünstigen ein Bakterienwachstum. Besonders in Hautfalten kommt es sehr schnell zu Rötungen, Einrissen und entzündlichen Bläschen **(Intertrigo).**

Allen **Hautveränderungen** kann durch Sauberkeit und das Verwenden von Hautpflegeprodukten, die der Hautbeschaffenheit angepaßt sind, entgegengewirkt werden. So ist z.B. sehr trockene Haut mit einer rückfettenden Waschlotion oder fetthaltigen Pflegecreme zu pflegen. Hingegen ist bei fettiger Haut eher eine neutrale Pflegecreme zu benutzen. Am besten haben sich Wasser-in-Öl-Emulsionen bewährt, da sie die Haut auch mit ausreichend Feuchtigkeit versorgen, ohne die Poren zu verschließen.

Der Kontakt von **Haut auf Haut** (z.B. unter der Brust oder einer Fettschürze am Bauch) ist unbedingt z.B. durch Einlegen von Mullkompressen zu verhindern. Bei ausgeprägten Hautveränderungen ist es ratsam, einen Dermatologen hinzuzuziehen.

Nagelpflege

Ziel der Nagelpflege ist nicht nur die **Sauberkeit,** sondern auch das **Vermeiden** von **Infektionen** und **Verletzungen** sowie das **Steigern** des **Wohlbefindens** des Patienten. Die Nagelpflege erfolgt am besten im Anschluß an ein Hand- oder Fußbad. Die Fingernägel sind in der Regel kurz und rund und die Zehennägel gerade zu schneiden, da so am wenigsten die Gefahr des Einwachsens eines Nagels besteht. Hautverletzungen sind zu vermeiden und die Wünsche des Patienten soweit möglich zu berücksichtigen. Die Behandlung von Hühneraugen und extremer Hornhaut gehört in den Aufgabenbereich von Fußpflegern.

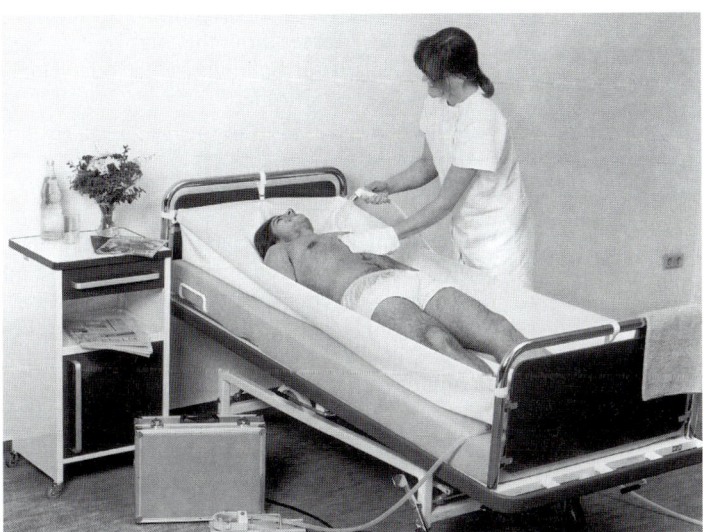

Abb. 7.3-2   Patientendusche. Durch die in jedes Bett integrierbare Kunststoffwanne kann der Intensivpflegepatient ein Duschbad erhalten.

Haarpflege

Das **Ziel** der Haarpflege ist das **Wohlbefinden** des Pa-

7

tienten und ein **gepflegtes** äußeres **Erscheinungsbild.** Daneben kann durch das Kämmen und Bürsten die Durchblutung der Kopfhaut angeregt werden. Die **tägliche Haarpflege** beschränkt sich auf das **Bürsten** und **Kämmen** der Haare, vorzugsweise nach jeder Ganzkörperwaschung bzw. nach dem Lagewechsel.

M Viele Patienten empfinden ein **Kämmen gegen die Haarwuchsrichtung** als äußerst angenehm. ■

Um Druckstellen zu vermeiden, dürfen Haare nicht mit Kämmen oder Haarnadeln aufgesteckt werden. Langes Haar kann man seitlich zusammenbinden oder zu Zöpfen flechten.

Das **Haarewaschen im Bett** ist relativ aufwendig. Zweckmäßig ist es, das Haarewaschen mit mehreren Pflegekräften vorzunehmen und den Zeitpunkt mit dem Patienten abzusprechen. Um den Patienten nicht mehrmals hintereinander größeren Anstrengungen zu unterziehen, erfolgt die Haarwäsche am besten im Zusammenhang mit der Körperpflege. Die Häufigkeit der Haarpflege ist abhängig vom Haartyp und dem Verschmutzungsgrad.

Der Patient ist zunächst über die Maßnahme zu informieren, und **bei Bedarf** sind **Schmerzmittel** zu verabreichen. Das Sichern von Endotrachealtubus, Sonden und Drainagen ist besonders wichtig. Stehen keine Hilfsmittel wie Haarwaschbecken (Abb. 7.3-3) oder Patientenlifter zur Verfügung, kann der Patient durch entsprechende **Lagerung** in eine günstige Position gebracht werden. Dabei rutscht der Patient

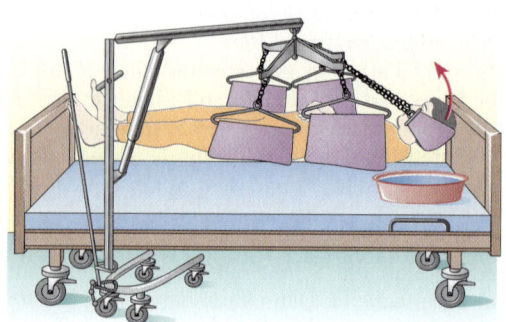

Abb. 7.3-4 Haarwäsche mit Hilfe eines Patientenlifters. Der Patient wird über das Matratzenniveau angehoben und bekommt eine Waschschüssel unter seinen Kopf gestellt. Auf eine ausreichende Kopfunterstützung ist zu achten.

fußwärts, die Knie sind in Beugestellung und mit einer Kniestütze unterstützt. Die Schulter wird auf ein Schräg- oder Nackenkissen gelagert. Diese Lagerung ist u.U. auch bei der Haarwäsche mit dem Haarwaschbecken angebracht. Beim Haarewaschen (Abb. 7.3-4) wird der Patient mit einem Patientenlifter über das Niveau der Matratze angehoben und der Kopf in einer Nackenstütze gehalten. Die Haare hängen nach hinten über eine Waschschüssel.

Das **Material zur Haarwäsche** ist bei allen Methoden etwa gleich, folgende Vorbereitungen sind erforderlich:

- genügend körperwarmes Wasser (z.B. in großer Schüssel oder Anschluß an Brause)
- Bettschutz (wasserundurchlässig)
- Ablaufbecken für Schmutzwasser oder Haarwaschbecken mit Ablauf
- Shampoo
- Handtücher
- Kamm/Bürste
- Fön

Beobachtungen wie Haarausfall, Kahlstellen, Schuppen, Veränderungen der Kopfhaut sind zu dokumentieren. Falls erforderlich, sind entsprechende Haarpflegemittel zu verwenden. Bei Druckstellen am Kopf ist der Patient möglichst nicht mehr auf diese Seite zu lagern.

Mundpflege

Die gesunde Mundflora steht im Gleichgewicht verschiedener Mikroorganismen, die sich als Belag (Plaques, d.h. Bakterienrasen) anheften. Der Belag ist reich an Bakterien, Pilzen und deren Stoffwechselprodukten (ca. 70%), der Rest

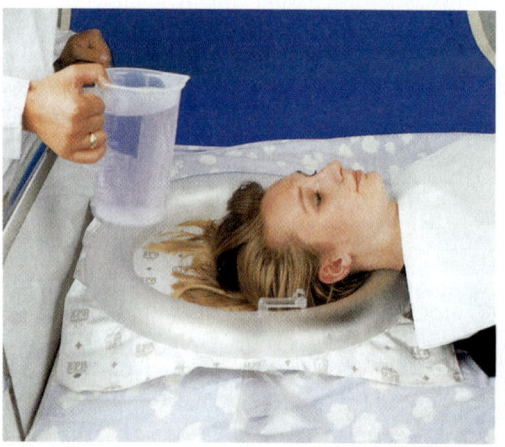

Abb. 7.3-3 Haarwaschbecken. Der Kopf der Patientin liegt in einem mit Luft gefüllten Ring. Das Schmutzwasser läuft über einen Ablaufschlauch in ein Auffanggefäß.

besteht aus Speichelbestandteilen und Wasser. Die stetige Speichelproduktion (täglich 1 bis 1,5 l) ist für eine intakte Mundschleimhaut wichtig, da sie immer angefeuchtet bleibt und u.a. die Austrittskanäle der Speicheldrüsen offengehalten werden. Bei einer **normalen Mundflora** bauen Mikroorganismen Zucker zu Milchsäure ab. Dieser Gärungsvorgang verläuft ohne Sauerstoffbeteiligung. Ein anderer Stoffwechselprozeß ist der Aufbau andersartiger Polysaccharide, die als klebrige Substanzen fest auf der Zunge haftenbleiben und entscheidend zur Dicke des Belags beitragen und somit den Sauerstoffzutritt (Vergärungsprozeß durch Mikroorganismen in Milchsäure) weiterhin verschlechtern. Die **natürliche Selbstreinigung** von Mund und Zähnen erfolgt in erster Linie durch Reibung beim Kauen fester Nahrung (Plaques werden abgescheuert).

M Bei Intensivpflegepatienten sind die physiologischen Vorgänge häufig durch Nahrungskarenz, Ernährung mit flüssiger Kost oder über Sonde beeinträchtigt. Oft ist die Abwehr geschwächt, die natürliche Mundflora durch Antibiotika gestört oder evtl. die Speichelproduktion durch Medikamente beeinflußt. ■

Diese Faktoren und die häufig hinzukommende Unselbständigkeit bei der gewohnten Mund- und Zahnpflege lassen den Intensivpatienten besonders anfällig für **Veränderungen der Mundschleimhaut** und folgende **Erkrankungen** werden:

- **Stomatitis:** Entzündliche Erkrankung der Mundschleimhaut. Die Stomatitis ist durch rote und geschwollene Mundschleimhaut gekennzeichnet. Regelmäßige Mundspülungen mit antiseptischen Lösungen und Mundpflege dienen gleichzeitig der Prophylaxe und der Therapie.
- **Soor:** Pilzbefall mit typischen weißlichen, stippchen- bis flächenförmigen, schwer abwischbaren Belägen der Mundschleimhaut. Die Behandlung erfolgt mit Antimykotika (Moronal®), die nach ärztlicher Verordnung entsprechend der Dosierungsempfehlung des Herstellers anzuwenden sind. Grundsätzlich sollte der Patient nach der Gabe von Antimykotika in Form von Suspensionen oder Lutschtabletten eine halbe Stunde nichts essen und trinken. Da ein Soor durch Abwehrschwäche und schlechte Mundpflege entsteht, ist eine regelmäßige Mundpflege notwendig.

- **Parotitis:** Entzündung der Ohrspeicheldrüse durch Nahrungskarenz und mangelnde Kautätigkeit. Die Parotitis verursacht eine stark schmerzende Schwellung der vor dem Ohr liegenden Drüse. Im fortgeschrittenen Stadium läuft eitriges Sekret in die Mundhöhle ab, und gelegentlich tritt eine Kieferklemme auf. Durch sorgfältige Mundpflege, passive und aktive Kautätigkeit läßt sich eine Parotitis verhindern. Insbesondere stark sedierte oder über einen längeren Zeitraum bewußtlose Patienten bedürfen einer passiven Bewegung der Kiefergelenke, um die Kautätigkeit zu simulieren. Wachen und kooperativen Patienten kann man ein medizinisches Kaugummi (ohne Zucker und Aromastoffe) zur Anregung der Speicheldrüsen verabreichen. Tritt trotzdem eine Ohrspeicheldrüsenentzündung auf, muß sie mit Antibiotika behandelt und evtl. operativ entlastet werden.
- **Rhagaden:** Die schmerzhaften Einrisse an den Übergangsstellen von Haut zu Schleimhaut treten meist bei Entzündungen oder Vitamin- und Eisenmangel auf. Bei vorhandenen Rhagaden sind die normalen Lippenpflegemittel durch Vitamin-B-haltige Salben zu ersetzen.
- **Herpes labialis:** Eine Virusinfektion, die zunächst mit Schwellung und Juckreiz an den Lippen beginnt. Anschließend kommt es zu Bläschenbildung und Schmerzen. Diese Virusinfektion ist besonders bei abwehrgeschwächten Patienten und bei Patienten mit Fieber zu finden. Die Behandlung erfolgt durch Applikation lokaler Virustatika (z.B. Zovirax®) auf die erkrankten Hautstellen. Um eine Keimverschleppung zu vermeiden und zum Eigenschutz des Personals, sind beim Auftragen der Salbe **Schutzhandschuhe** zu tragen.

Die **Ziele** der Mundpflege sind:
- intakte Mundschleimhaut
- Infektionen der Mundhöhle und der Speicheldrüsen vermeiden
- belagfreie Zunge und saubere und feuchte Mundschleimhaut
- beschwerdefreie Nahrungsaufnahme
- schmerzfreies Schlucken
- geschmeidige Lippen

Dazu sind regelmäßige Mundpflege entweder bei Bedarf, nach jeder Nahrungsaufnahme bzw. mindestens einmal pro Schicht sowie die **Mundinspektion** (mindestens einmal täglich) unverzichtbar. Alle Veränderungen sind zu dokumentieren. Das **Vorgehen** (Tab. 7.3-4) bei der

7

Tab. 7.3-4   Vorgehen bei der Mundpflege.

Vorbereitung Patient/Material	Pflegemaßnahme	Beachte
	– hygienische Hände- desinfektion	– Einwirkzeit beachten
• **Patient**	– Patient informieren, ent- sprechend lagern (mög- lichst sitzende Position)	– Lagerungseinschränkungen berücksichtigen – Fixierung von Tubus und/oder Sonden prüfen

• **Material**
– Zahnbürste,
  Zahnpasta,
  Zahnputzbecher
– evtl. Salviathymol
– Abwurfbehälter
– Bepanthen®-Salbe
	– Arbeitsfläche schaffen
	– Hilfestellung bei eigen-
	ständiger Mundpflege
	des Patienten (Material
	anreichen etc.)
	– Lippenpflege
	– abschließende Inspektion
	der Mundhöhle
		– kein Material ins Bett bzw. auf Patienten legen

• **Besonderheiten
beim unselbstän-
digen Patienten:**
– Handschuhe,
  Nierenschale
– Moltex®
– Mundpflegeset inkl.
  Tupfer, Klemme und
  Kompressen
– Zahnbürste,
  Spüllösung
– evtl. Absauger und
  Absaugkatheter in
  verschiedenen
  Größen
– evtl. Beißkeil
– evtl. Mundspatel und
  Lampe
	– Patient möglichst in
	Rückenlage bringen
	– evtl. vor der Mundpflege
	absaugen
	– Bettschutz auflegen,
	Handschuhe anziehen
	– Zunge, Gaumen und
	Wangentaschen mit Tupfer
	auswischen, evtl. an-
	schließend absaugen
	– Zähne putzen
	– ggf. Zahnprothesenpflege
	Zahnbürste und Zahncreme
	oder Selbstreinigungs-
	tabletten (Kukident®)
	– evtl. mit Beißkeil oder
	Spatel Mund offenhalten,
	Lampe zur bessseren Sicht
	– Unterkiefer bewegen
	(Parotitisprophylaxe)
		– Mundpflegeset täglich erneuern bzw.
		desinfizieren
		– Ansaugen der Mundschleimhaut verhindern,
		atraumatischen Katheter verwenden
		(am Saugerende abgerundeter Wulst)
		– Wischrichtung von hinten nach vorne
		– Tupfer müssen Klemme bedecken
		(Verletzungsgefahr)
		– Prothese in einer Schale aufbewahren, mit
		Namen des Patienten und der Station
		beschriften

• **Besonderheiten
beim intubierten
Patienten** (siehe
auch unselbstän-
diger Patient):
– Absauger und Ab-
  saugkatheter in ver-
  schiedenen Größen
– evtl. Laryngoskop,
  Mundspatel und
  Lampe
– Spüllösung und
  20-ml-Spritzen
– dünne Absaug-
  katheter
– Guedel-Tubus oder
  Mullbinde
	– vor der Mundpflege
	absaugen
	– Cuffdruck überprüfen
	– evtl. mit Beißschutz
	Mund offenhalten
	– zur besseren Inspektion
	evtl. Laryngoskop be-
	nutzen (epiglottischer Raum
	einsehbar und besser
	abzusaugen)
	– nach der Mundspülung den
	epiglottischen Raum über
	die Nase (sehr schwer
	zugänglich) absaugen
	– nach der Mundpflege
	Guedel-Tubus bzw. Mull-
	binde erneuern
	– Tubus fixieren
		– Ansaugen der Mundschleimhaut verhindern,
		atraumatischen Spülkatheter verwenden
		– bei zu niedrigem Cuffdruck besteht
		Aspirationsgefahr
		– sollte der Mund des Patienten nicht zu
		öffnen sein, evtl. nach Rücksprache
		Sedierung und Relaxierung

Tab. 7.3-4 *Fortsetzung*

Vorbereitung Patient/Material	Pflegemaßnahme	Beachte
• **Besonderheiten bei geschwollener Zunge:** – Kompressen, Bepanthen®-Lösung oder Kochsalzlösung	– Zunge mit getränkten Kompressen hinter die Zahnreihe verlagern und belassen	– durch Druck der Zahnreihe auf die Zunge besteht Dekubitusgefahr
• **Besonderheiten bei Soor:** – Antimykotikum, z.B. Moronal®-Lösung	– Antimykotikum nach der Mundpflege auftragen – nur auf ärztliche Verordnung anwenden	– Dosierung nach Herstellerempfehlung – nach der Anwendung 30 min nichts essen oder trinken
• **Besonderheiten bei Borken und Blutresten:** – H_2O_2 1% – Butter oder Bepanthen®-Salbe	– in Extremfällen Spülung mit H_2O_2, anschließend gründlich ausspülen bzw. absaugen bei Schluckstörungen – auf Borken auftragen und einwirken lassen	– Vorsicht Schaumentwicklung und Aspirationsgefahr – Borken und Verklebungen vorsichtig mit feuchten Tupfern oder Pinzette lösen
• **Besonderheiten bei Parotitis:** – antiseptische Mundlösungen, z.B. Betaisodona®	– Aktivieren der Kautätigkeit durch Bewegen der Kiefergelenke (aktiv oder passiv) – Massage der Backentaschen mit Tupfer	– auf Patienten- und Eigenschutz achten, d.h. Handschuhe tragen und vermehrt Tupfer wechseln (evtl. Eiteraustritt in Mundhöhle)
• **Besonderheiten bei Belägen:** – Atomiseur oder Munddusche	– insbesondere bei Patienten, bei denen eine normale Mundpflege nicht möglich ist (z.B. nach kieferchirurgischen Eingriffen) – Beläge werden „weggesprüht" bzw. abgespült	– vor dem Sprühen Absaugkatheter in Mundhöhle einlegen, um die Spülflüssigkeit abzusaugen
• **abschließende Arbeiten**	– Material entsorgen – Patient bequem lagern – Händedesinfektion – Dokumentation der Maßnahmen und evtl. Besonderheiten	

Mundpflege orientiert sich am Zustand des Patienten. Grundsätzlich müssen zur Zahnpflege die Zähne wie beim Gesunden nach der „Rot-Weiß-Technik" (vom Zahnfleisch in Richtung Zahne) geputzt werden. Ist ein Zähneputzen z.B. bei Kieferverdrahtung nicht möglich, ist evtl. alternativ ein Atomiseur (Munddusche) zu verwenden. Bei nichtkooperativen Patienten und bei Patienten, die oral intubiert sind, muß die Mundpflege mit zwei Pflegekräften erfolgen.

Bei intensivpflichtigen Patienten sind alle Formen von **Zahnprothesen** so lange entfernt zu lassen, bis der Patient vollständig wach, orientiert und schluckfähig ist. In Tabelle 7.3-5 ist eine Auswahl von **Mundpflegemitteln** zusammengefaßt.

Augenpflege
Die spezielle Pflege der Augen ist angezeigt bei allen Patienten mit fehlendem Lidschlag, übermäßiger Sekretion, starkem Lidödem oder -hämatom und Verletzungen am Auge. **Ziel** ist es, die **Augen vor Austrocknen, Ulzerationen** und **Entzündungen** zu **schützen**. Die spezielle

7

Tab. 7.3-5 Auswahlliste verschiedener Mundpflegemittel mit Indikation und Wirkung sowie die zu beachtenden Besonderheiten.

Mundpflegemittel	Indikation/Wirkung	Vorgehen/ Beachte
– Kamillentee	– entzündungshemmend	– möglichst frisch aufgebrühten Tee verwenden
– Mineralwasser	– zur Anfeuchtung – erfrischend	
– Hexoral® oder Doreperol®	– entzündungshemmend	– nicht bei Alkoholikern anwenden, da alkoholhaltig – bei zu häufiger Anwendung trocknet Mundschleimhaut aus
– Bepanthen®-Lösung	– entzündungshemmend	– gebrauchsfertige Lösung, die in regelmäßigen Abständen angewendet werden kann
– Myrrhentinktur	– wirkt austrocknend bei Aphthen	– Aphthen betupfen
– Lemmon-Glycerin-Sticks®	– erfrischend	– Wirkung wird durch gekühlte Sticks verbessert
– Salviathymol®	– entzündungshemmend – geschmacksverbessernd	– Lösung entsprechend der Gebrauchsanweisung herstellen
– Salbeitee	– bei erhöhtem Speichelfluß z.B. getränkte Kompressen in die Wangentaschen legen und 20 min wirken lassen	– zieht Mundschleimhaut zusammen, verringert Speichelfluß – entweder Aufgußbeutel oder Salbeiblätter in kleinen Portionen aufgießen; Beipackzettel beachten – bei zu häufiger Anwendung trocknet Mundschleimhaut aus

Augenpflege (Tab. 7.3-6), Inspektion des Auges und Protokollierung der Beobachtung und Pflegemaßnahmen sollten mindestens einmal pro Schicht und bei Bedarf häufiger erfolgen. Bei Augenprothesen und Kontaktlinsen gibt es einige Besonderheiten zu beachten:

■ **Umgang mit Augenprothesen:** Glasaugen müssen **einmal pro Tag gereinigt** werden. Eine zu häufige Manipulation führt zu einem Verlust der Anschmiegsamkeit der Prothese und sollte speziellen Indikationen vorbehalten bleiben. Das Vorgehen beim Herausnehmen und Einsetzen der Augenprothese läßt sich folgendermaßen zusammenfassen:
– Patient soll, wenn möglich, nach oben schauen
– Unterlid nach unten ziehen
– mit speziellem Glasstäbchen unter den Prothesenrand greifen oder durch leichten Druck die Prothese entfernen
– Prothese festhalten und entnehmen

– Prothese und Augenhöhle mit körperwarmer, steriler Kochsalzlösung oder Kamillentee reinigen (kein Leitungswasser)
– Prothese wieder einsetzen, dabei Patient nach unten sehen lassen und das Oberlid nach oben ziehen

Diese Manipulationen sollten in leichter Oberkörperhochlagerung erfolgen. Augenprothesen sind sehr zerbrechlich, deshalb ist auf eine weiche Unterlage zu achten.

■ **Umgang mit Kontaktlinsen:** Wenn möglich, sollte der Patient das Einsetzen bzw. Herausnehmen der Kontaktlinsen selbst vornehmen. In einer Akutsituation kann dies allerdings durchaus auch zur Aufgabe des Pflegepersonals gehören. Falls vorhanden, ist **zum Herausnehmen** ein spezieller **Saugstempel** zu verwenden. Alternativ kann die Kontaktlinse mit einem **sterilen Watteträger** oder einer mit **steriler** Kochsalz- oder Aqualösung getränkter **Tupferecke** von der Hornhaut abgehoben wer-

Tab. 7.3–6 Vorgehen bei der Augenpflege.

Vorbereitung Patient/Material	Pflegemaßnahme	Beachte
	– hygienische Hände-desinfektion	– Einwirkzeit einhalten
• **Patient**	– Patient informieren, möglichst in leichte Ober-körperhochlage bringen	– Lagerungseinschränkungen beachten
• **Material** – Abwurfbehälter – Handschuhe – 5- oder 10-ml-Spritze mit NaCl 0,9% – sterile Kompressen – Bepanthen®-Augen-salbe – Vidisic®-Gel oder Liquifilm®-Tränen-flüssigkeit	– Material auf Arbeitsfläche richten – Auge inspizieren – Lid spreizen, mit leichtem Druck auf den Spritzen-kolben das Auge von innen nach außen spülen und vorsichtig aus-wischen, bis Salbenreste oder Sekrete nicht mehr zu sehen sind – zum Auffangen der Spül-flüssigkeit eine Kompresse unter das Auge legen – 0,5–1,0 cm langen Salben-strang in Bindehautsack streichen – Augenlid auf dem Bulbus ohne Druck hin- und her-bewegen (Scheiben-wischereffekt)	– kein Material ins Bett oder auf Patienten legen – Wisch- und Spülrichtung immer vom Tränen-kanalausgang weg – Spritzenkonus darf Auge nicht berühren – Konus der Tube darf das Auge nicht berühren – regelmäßige Pupillenkontrolle bei halbwachen Patienten, da Salben das Beurteilen der Pupillen behindern
• **Besonderheiten bei Lid- bzw. Binde-hautödem oder eitriger Sekretion:** – feuchte (NaCl 0,9%) Augenkompressen – antibiotikahaltige Augensalbe	– auf geschlossenes Auge aufbringen – 0,5–1,0 cm langen Salben-strang in Bindehautsack streichen	– alle 4 h erneuern, bei Bedarf auch häufiger – antibiotikahaltige Salbe nur auf ärztliche Verordnung – bei Infektionen für rechtes und linkes Auge extra Salbentube benutzen
• **Besonderheiten bei fehlendem Lidschluß:** – schwachklebendes Pflaster – Uhrglasverband	– Auge mit Kompresse und Pflaster zusätzlich verschließen – alle 8 h erneuern und Auge reinigen	– Austrocknen der Hornhaut kann zu schweren Ulzerationen bis zur Erblindung führen – nur bei völliger Schließunfähigkeit der Lider muß Verband rundherum abschließen (Gefahr der Austrocknung) – Verband darf keinen Druck auf Bulbus ausüben (Gefahr von Ulzerationen) – Infektionsgefahr durch feuchte Kammer
• **abschließende Arbeiten**	– Patient lagern – Material entsorgen – Händedesinfektion – Dokumentation der Maß-nahmen und Besonderheiten	

7

den. Dabei sind Ober- und Unterlid aus-
einanderzuspreizen. Die Kontaktlinsen muß
man unbedingt getrennt (rechte und linke
Linse) **in physiologischer Kochsalzlösung
aufbewahren.** Wenn hierfür kein Spezialetui
vorhanden ist, alternativ zwei Spitzröhrchen
mit Schraubverschluß benutzen (Beschriftung
anbringen).

A ► Bei Patienten mit **erhöhtem Augeninnendruck**
muß bei der Pflege der Augen sehr vorsichtig verfahren werden, da ein starker Druck auf das Auge
reflektorisch zu einem **Herzstillstand** führen kann
(Vagusreiz). ◄

Nasenpflege und Fixieren von Tuben bzw. Sonden

Ziele der Nasenpflege sind eine saubere und
borkenfreie Nase, die **intakte Nasenschleimhaut** und das **Verhindern** von **Entzündungen**
und ggf. von **Druckgeschwüren** durch Magensonde oder Tubus. Im Bereich der Nasenpflege
können zwei Extreme auftreten: die **trockene
Nasenschleimhaut** und die damit verbundene
Borkenbildung und insbesondere bei liegendem
Tubus und/oder Sonden eine **vermehrte Sekret-
bildung.** Die Nasenpflege, wie sie in Tabelle
7.3-7 zusammengefaßt ist, wird mindestens einmal pro Schicht vorgenommen.

Tab. 7.3-7   Vorgehen bei der Nasenpflege.

Vorbereitung Patient/Material	Pflegemaßnahme	Beachte
	– hygienische Hände- desinfektion	– Einwirkzeit beachten
• **Patient**	– Patient informieren – Patient in Rückenlage bringen, Kopf leicht erhöht, und evtl. mit Kissen stützen	– Lagerungseinschränkungen berücksichtigen
• **Material** – Abwurfbehälter – Handschuhe	– Arbeitsfläche richten	– kein Material ins Bett oder auf Patienten legen
– funktionstüchtiger Absauger – Absaugkatheter (8–10 Ch)	– Sekret steril und atrau- matisch absaugen, bei starker Sekretbildung auch Mund und Rachen absaugen	– Blutungsgefahr im Nasenraum beachten – vermehrte Sekretbildung durch Tubus und Magensonde möglich
– Benzin oder Babyöl	– Tubus- und/oder Sonden- fixierung entfernen, Pflasterreste beseitigen	– versehentliche Extubation vermeiden, möglichst mit zweiter Pflegekraft arbeiten
– Kamillentee oder NaCl 0,9%	– Spülen der Nasengänge	– Tubus kann Nasennebenhöhlen verschließen, Sinusitisgefahr
– Watteträger, Öl, Kamillentee, NaCl 0,9%, Dex- panthenol®-Lösung – Bepanthen® Nasensalbe – Fixiermaterial (Pflaster, Fixomull, Mullbinde, Fertig- fixierverbände, evtl. Hautschutzplatten)	– Nasengänge mit leicht kreisenden Bewegungen von hinten nach vorn reinigen – mit Watteträgern Salbe in die vorderen Nasengänge einbringen – Tubus u. Sonde neu fixieren	– für jedes Nasenloch neuen Watteträger benutzen, um Infektionen zu vermeiden – Anbruchdatum auf Tube vermerken, Nasen- salbe nicht gleichzeitig für Augen verwenden (neue Tube nach 5–7 Tagen) – auf ausreichenden Hautschutz und Polsterung achten, Druckulzera durch „freien" Sondenaustritt verhindern – Befestigungsstelle regelmäßig wechseln
• **abschließende Arbeiten**	– Material entsorgen – Patient bequem lagern – Händedesinfektion – Maßnahmen und Besonder- heiten dokumentieren	

A Bei Patienten mit Schädelbasisverletzung und **Liquoraustritt** durch die Nase ist wegen des erhöhten Infektionsrisikos auf größere Manipulationen und das Einbringen von Salben zu verzichten. In der Akutphase ist nur eine minimale Manipulation unter aseptischen Bedingungen (nach ärztlicher Rücksprache) angezeigt. ◄

Endotrachealtuben sind so zu **befestigen,** daß eine versehentliche **Extubation auszuschließen** ist. Eine mögliche Unruhe des Patienten muß ebenso in die Überlegung der „richtigen" Fixierungsart einfließen wie der Schutz der Haut und die Möglichkeit, Druckulzerationen am Naseneingang und/oder Mundwinkel zu vermeiden. Gleiches gilt für das Fixieren der Magensonde.

Im **anästhesiologischen Bereich** werden Endotrachealtuben oder Magensonden meist mit **Pflaster** fixiert, bei Barträgern ist das Fixieren mit einer Mullbinde oder einem dünnen Verbandschlauch (Tg) möglich. Im **intensivmedizinischen Alltag** kann selbstverständlich auch mit Pflaster fixiert werden, sofern das tägliche Wechseln der Klebestellen auf der Haut gewährleistet ist und keine Unverträglichkeitsreaktionen auftreten. Der **Pflasterwechsel** erfolgt im Rahmen der Körperpflege. Nach vorsichtigem Entfernen des Pflasters werden die Haut und die entsprechenden Stellen an Tubus und Sonde von Kleberesten gereinigt. Die Neufixierung muß so angebracht werden, daß möglichst eine andere Hautpartie beklebt und ein „freier" Sondenaustritt (d.h. Sonde liegt bei dem Austritt aus dem Nasenloch nicht an Nasenwand an) zur Druckulzerationsprophylaxe beachtet wird.

Ist eine **längere Liegedauer** vorauszusehen, sollten andere Möglichkeiten erwogen werden. Dabei können Fixierungsmöglichkeiten (anstelle der industriell gefertigten, die mit einem Schaumstoff versehen sind) mit etwas Kreativität selbst gefertigt werden, indem man z.B. den Tubus mit einem Schlauchverband oder einer Mullbinde fixiert. Bei sehr beanspruchter Haut ist das Auflegen einer Hautschutzplatte (Variesive®) möglich.

M Die Tubus- und Sondenfixierung ist mindestens einmal täglich und bei Verschmutzung zu wechseln. ■

Ohrenpflege
In den meisten Fällen reicht das gründliche Reinigen der Ohrmuschel im Rahmen der Körperpflege. Verunreinigungen durch Blut oder Sekret machen beim Intensivpflegepatienten evtl. eine zusätzliche Reinigung der Ohrmuschel und des äußeren Gehörgangs mit einem dünnen Watteträger (oder verdrillter Watte bei unruhigen Patienten) notwendig. Dabei kann man als Pflegemittel **Babyöl** verwenden. Der Zugang zum Gehörgang ist durch leichten Zug an der Ohrmuschel nach hinten zu verbessern.

M Bei Patienten mit Schädel-Hirn-Trauma und Liquoraustritt aus dem Ohr darf das Reinigen nur unter aseptischen Bedingungen und nach vorheriger Rücksprache mit dem Arzt erfolgen. ■

7.3.7 Betten und Bettwäschewechsel

Das Betten inklusive Wäschewechsel des Intensivpflegepatienten erfolgt meist nach der Körperpflege. Das **Vorgehen** wird individuell dem Zustand des Patienten angepaßt. Dabei sind folgende Situationen möglich:

- Patient kann das Bett verlassen (Stadium der Rekonvaleszenz oder im Rahmen der Mobilisation)
- Patient kann sich im Liegen gut bewegen und das Becken anheben
- Patient kann auf die Seite gedreht werden
- Patient wird von mehreren Pflegekräften oder besser mit einem Patientenlifter hochgehoben

Die Methode mit dem **Patientenlifter** ist für das Pflegepersonal zwar etwas aufwendiger, gehört aber zu den rückenschonendsten Techniken. Allerdings empfinden einige Patienten diese Methode (freischwebend über dem Bett) als unangenehm.

Der grundlegende **Ablauf des Bettens** wird hier als bekannt vorausgesetzt. Einige wenige Handgriffe und **Verhaltensregeln** sollen ergänzend genannt werden, da sie u.U. bei Intensivpflegepatienten von **besonderer Bedeutung** sind:

- zum Betten ist Schutzkleidung zu tragen
- Händedesinfektion vor dem Betten und vor Kontakt mit frischer Bettwäsche
- möglichst wenig „Laufarbeit" (alles in unmittelbarer Nähe)
- Schmutzwäsche direkt in Abwurfsack entsorgen
- keine Wäsche oder Bettzeug auf das Nachbarbett legen (Keimverschleppung)
- Betten mit mindestens zwei Pflegekräften
- liegende Katheter, Sonden etc. sichern
- Beobachtung des Patienten während der gesamten Maßnahme
- bei Bedarf Schmerzmittel vor dem Betten verabreichen (ärztliche Anweisung)

7

M Beim Betten des Intensivpflegepatienten müssen Pflegende insbesondere auf vermeidbare Bewegungen der Beatmungsschläuche und des **Endotrachealtubus** achten, da sich unnötige Bewegungen bis zur Tubusspitze fortleiten und unangenehme **Hustenreize** verursachen. Durch zu häufige Bewegungen (z.B. auch bei unruhigen Patienten) kann es zu **Ulzerationen der Trachealschleimhaut** kommen. Um alle **Sicherheitsmaßnahmen** zu gewährleisten (Sichern der Ventilation, der Katheter, Sonden, Drainagen und der Patientenbeobachtung), sollte der Intensivpflegepatient immer von mindestens **zwei Pflegekräften** gebettet werden. ∎

7.3.8 Schlaf und Bewußtsein

7.3.8.1 Physiologie des Schlafes

Schlaf als Aufbau- und Erholungsphase
Der Schlaf ist eine physiologische **Bewußtseinsunterbrechung.** Während des Schlafes hält der Körper seine Funktion weiter aufrecht (Tab. 7.3-8), v.a. der Parasympathikus ist aktiv. Der **Schlaf-Wach-Rhythmus**, auch zirkadianer Rhythmus genannt, steht in engem Zusammenhang mit dem **Tag-Nacht-Zyklus.** In Untersuchungen wurde festgestellt, daß alle Lebewesen vom Einzeller bis zum Menschen rhythmischen Veränderungen ihrer Organ- und Körperfunktionen unterliegen. Diese Veränderungen sind häufig an die mit der Erddrehung verbundene 24-Stunden-Periodik gekoppelt. Deshalb wurde angenommen, daß der Organismus passiv auf die 24-Stunden-Periodik reagiert. Experimente zeigten jedoch eindeutig, daß selbst dann die rhythmischen Veränderungen der Organ- und Körperfunktionen erhalten bleiben, wenn alle Umweltfaktoren künstlich ausgeschaltet sind. Allerdings ist die Periodendauer unter diesen Umständen häufig kürzer oder länger als 24 Stunden.

Fehlt den Patienten beispielsweise die Orientierung am Tag-Nacht-Rhythmus, da eine Intensivstation immer hell erleuchtet ist, kann dies zur Folge haben, daß die „innere Uhr" des Patienten verstellt wird und um täglich eine Stunde nachgeht. Unter diesen Umständen dauert es zwölf Tage, bis der Kranke den Tag zur Nacht macht, d.h. am Tage schläft und nachts wach liegt. Viele Patienten benötigen nach dem Erwachen aus der Bewußtlosigkeit oder nach dem Verlegen von der Intensivstation einige Zeit, um ihren Rhythmus wiederzufinden bzw. neu einzustellen.

Ein weiteres Beispiel für die **rhythmischen Veränderungen der Organ-** bzw. **Körperfunktionen** ist das tägliche Schwanken der Körpertemperatur. Sie bewegt sich in einem 24-Stunden-Rhythmus um 37 °C. Die Differenz zwischen ihrem Minimum und Maximum beträgt ca. 1 bis 1,5 °C. Das Minimum wird zwischen 2.00 und 4.00 Uhr morgens, das Maximum gegen Abend erreicht. Ob der Mensch nun schläft oder wacht, die Schwankung der Temperatur bleibt

Tab. 7.3-8 Körperfunktionen während des Schlafes.	
Körperfunktionen, die im Schlaf in der Regel reduziert sind	**Körperfunktionen, die in der Regel im Schlaf gesteigert sind bzw. erhalten bleiben**
– Herztätigkeit – Blutdruck – Atmung – Durchblutung des Gehirns – Stoffwechselfunktion – Körpertemperatur – Drüsensekretion (z.B. bei Schnupfen) – Produktion des Streßhormons Kortisol aus der Nebennierenrinde – Tonus der glatten Muskulatur (Füllungsvermögen von Magen, Darm und Blase nimmt deshalb zu) – Tonus der Skelettmuskulatur (Körper sinkt in sich zusammen, Mimik erlischt, Kaumuskulatur ist entspannt, Gaumensegel erschlafft, durch gleichzeitiges Zurücksinken des Unterkiefers und Ein- und Ausatmung kann es zum Schnarchen kommen)	– Produktion des Wachstumshormons (STH: somatotropes Hormon) erreicht hohe Werte – gewisser Residualtonus (aus lat. residuus, d.h. zurückbleibend) bei einigen Muskelgruppen (Schlafstellungen werden ohne aufzuwachen geändert) – Anspannung von einigen Muskelgruppen (Augenmuskeln, die Lider geschlossen halten und Augäpfel von oben nach unten bewegen; Schließmuskeln von After und Blase; Erektion des Penis)

bestehen, wie Untersuchungen an Schichtarbeitern bewiesen haben. Eine Anpassung an den zirkadianen Rhythmus ist möglich, diese Umstellung dauert jedoch oft bis zu zwei Wochen. In den ersten Tagen der Anpassung ist häufig eine Leistungsminderung in den Stunden um Mitternacht zu beobachten, in der Zeit, in der die Temperaturkurve ihr Minimum erreicht hat. Bei Schichtarbeitern wurde festgestellt, daß es in dieser Zeit zu den meisten Fehlhandlungen und Unfällen kommt.

M Der **Schlaf-Wach-Rhythmus** und die rhythmischen Veränderungen der Organ- bzw. Körperfunktionen stehen wie oben beschrieben in engem Zusammenhang mit dem **Wohlbefinden** und der Leistungsfähigkeit von Menschen. Deshalb ist es gerade auf Intensivstationen bei schwerkranken Patienten und bei Mitarbeitern, die im Schichtdienst tätig sind, wichtig, für ausreichende, **regelmäßige Ruhephasen** zu sorgen. ■

Schlafzyklus
Verschiedene beim Menschen ableitbare Stromkurven geben Auskunft über den Schlaf (Abb. 7.3-5). Jeder Schlafzyklus ist in fünf Phasen unterteilt und dauert ca. 90 Minuten. Die Phasen eins bis vier bezeichnet man auch als **Non-REM-Schlaf** (Non-REM: keine Augenbewegungen), die fünfte Phase als **REM-Schlaf** (REM: Rapid Eye Movements, rasche Augenbewegungen). Die Zyklen wiederholen sich vier- bis fünfmal in der normalen Schlafenszeit des Menschen. Abbildung 7.3-6 zeigt ein normales Schlafprofil

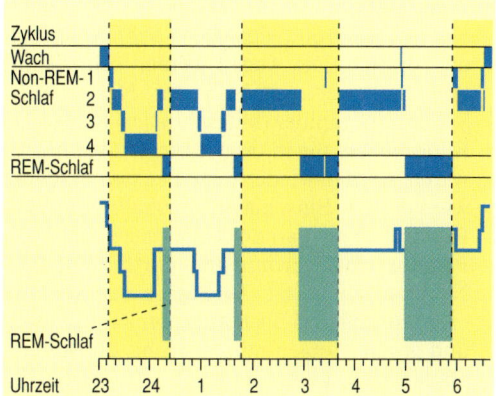

Abb. 7.3-6 Normales Schlafprofil während der Schlafphasen. Einschlafzeit: 23.10 Uhr; Aufwachzeit: 6.30 Uhr. Die Abbildung zeigt vier Schlafzyklen, die durch senkrecht gestrichelte Linien unterteilt sind. Der Tiefschlaf tritt nur in den ersten beiden Zyklen auf. Der REM-Schlaf wird in der zweiten Hälfte der Nacht länger.

während der Nacht. Die **fünf Schlafphasen** während eines Schlafzyklus lassen sich folgendermaßen definieren:

■ **Erste Phase** (Einschlafphase): Kurz vor dem Einschlafen entspannt sich der Mensch, der Körper wird nicht mehr wahrgenommen, es kommt zu flüchtigen Gedanken und zu optischen und akustischen Eindrücken. Dieser Einschlafvorgang ist wellenförmig. Der Zeitpunkt des Schlafeintritts bleibt unbemerkt. Der Schlafende kann durch einen geringen Reiz geweckt werden. Nach ca. 15 Minuten folgt die zweite Phase.

■ **Zweite Phase** (leichter Schlaf): Es tritt eine zunehmende Entspannung ein, die Gedanken sind verschwommen, traumähnlich. Die Person schläft fest, kann jedoch noch immer leicht geweckt werden.

■ **Dritte Phase** (wird zur Phase vier, zum Tiefschlaf, gezählt): Nach ungefähr 30 Minuten Schlaf tritt völlige Entspannung ein. Die meisten Körperfunktionen sind herabgesetzt, gemäßigte indirekte Reize, z.B. eine Toilettenspülung, wecken den Schlafenden nicht.

■ **Vierte Phase** (Tiefschlaf oder langsamer Schlaf): Der Schlafende ist nur durch einen direkten Reiz weckbar. Diese Phase wird auch langsamer Schlaf genannt, weil die EEG-Wellen, im Gegensatz zu den vorhergehenden Phasen und dem Wachzustand, verlangsamt sind.

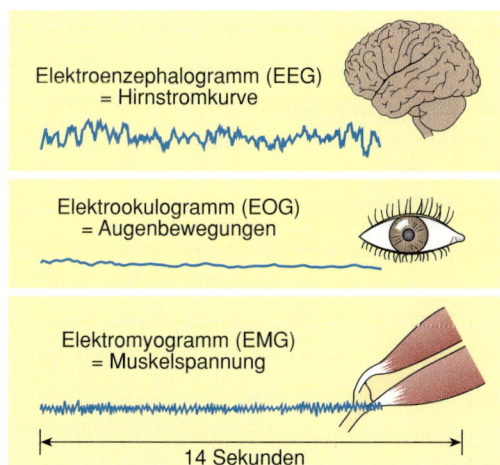

Abb. 7.3-5 Meßbare Aktivitäten mittels Stromkurven am Menschen.

■ **Fünfte Phase** (REM-, Paradox- oder rapider Schlaf): Während des REM-Schlafes träumt der Mensch. Die Augen werden schnell hin- und herbewegt, deshalb der Name REM-Schlaf bzw. rapider (blitzschneller) Schlaf. Die EEG-Wellen, die in der vierten Phase langsam waren, werden wieder schneller, fast so schnell wie vor dem Einschlafen. Deshalb wird diese Phase auch als Paradoxschlaf bezeichnet. Der Paradoxschlaf gewinnt mit Fortschreiten der Nacht an Quantität. Zu Beginn der Nacht ist er mit ungefähr 5 bis 6 Minuten am kürzesten und gegen Morgen mit ca. 15 bis 20 Minuten am längsten. In Abbildung 7.3-7 sind die Veränderungen in den Stromkurven von Gehirn, Augen und Muskeln während der Schlafphasen zusammengefaßt.

Die Bedeutung von Träumen

1960 begannen erste Untersuchungen mit **REM-Schlaf-Entzugsexperimenten.** Es stellte sich heraus, daß die Versuchspersonen die ersten drei bis vier Nächte gut ohne REM-Schlaf auskamen. Danach wurde es immer schwieriger, den REM-Schlaf auszuschalten, da die Versuchspersonen sofort nach dem Wecken wieder in den REM-Schlaf fielen:

■ nach 72 Stunden Schlafentzug schliefen sie in 4 Sekunden
■ nach 120 Stunden schliefen sie in 1 bis 3 Sekunden ein

Nach etwa einer Woche mußten die Versuche unterbrochen werden, da sich Störungen wie Aggressivität, Reizbarkeit, Angstzustände und ein seltsamer Heißhunger einstellten. Man nahm an, daß diese Zustände durch den Entzug der Träume entstanden. Nach weiteren Versuchen gab es jedoch auch Personen, bei denen keine der obengenannten Störungen auftraten.

Heute geht man davon aus, daß diese Unterschiede in engem Zusammenhang mit der Persönlichkeit der Versuchsperson stehen und nicht durch den Traumentzug bedingt sind. Eine endgültige Erklärung gibt es bis heute nicht.

Schlafbedürfnis und Ermüdungserscheinungen

Das Schlafbedürfnis ist von Mensch zu Mensch unterschiedlich und geprägt von:

■ Umwelteinflüssen, z.B. Wohnverhältnissen, Lärm, Luft
■ körperlicher Verfassung und Bewegung
■ Alter
■ individuellen Gewohnheiten, z.B. „Morgen-Menschen" oder „Abend-Menschen"

Da der Schlaf von vielen Faktoren beeinflußt wird, können nur Richtwerte für den täglichen **Schlafbedarf** angegeben werden:

■ Säuglinge bis zum ersten Lebensjahr benötigen ca. 18 bis 20 Stunden
■ arbeitende Erwachsene brauchen 6 bis 8 Stunden
■ alte Menschen schlafen etwa 6 Stunden

Zu den **Ermüdungserscheinungen** zählen körperliche Veränderungen wie:

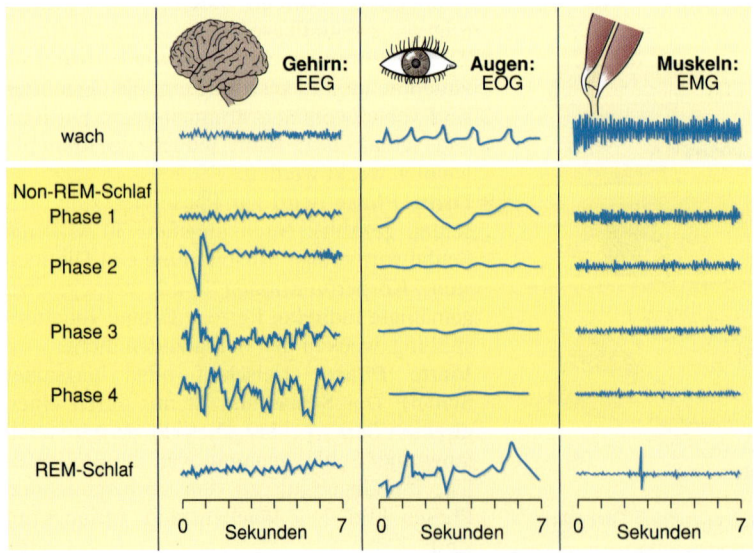

Abb. 7.3-7 Ableitung der Stromkurven eines Erwachsenen von Gehirn, Augen und Muskeln in einer Nacht. Während des Non-REM-Schlafes (Phasen 1 bis 4) nimmt in den Hirnstromkurven die Amplitude zu und die Frequenz ab, die Anspannung der Muskeln nimmt ab. In der Einschlafphase (Phase 1) erfolgen langsame, pendelförmige Augenbewegungen. Im REM-Schlaf nehmen die Bewegungen der Augen zu, das EEG sieht ähnlich wie in Phase 1 aus, und die Muskulatur ist bis auf gelegentliche Zuckungen entspannt.

Tab. 7.3-9 Einteilung der Schlafstörungen.

Schlafstörungen	Kriterien
• **Einschlafstörungen**	– Menschen, die erst nach stundenlangem Wachliegen einschlafen
• **Frühes Erwachen**	– Aufwachen vor Tagesanbruch und die Unfähigkeit, wieder einzuschlafen (häufig bei alten Menschen)
• **Durchschlafstörungen**	– mitten in der Nacht aufwachen und gar nicht oder erst gegen Morgen wieder einschlafen
• **Schlafumkehr**	– nachts wenig schlafen, dafür vermehrt tagsüber (z.B. durch Arteriosklerose oder bei Schichtarbeit)
• **Gesteigertes Schlafbedürfnis**	– in der Rekonvaleszenz (Genesungsphase), nach Anstrengung, psychisch bedingt (z.B. Flucht in den Schlaf), krankheitsbedingt (z.B. epidemische Enzephalitis, Gehirnblutung, -tumor, -ödem)
• **Kombinierte Schlafstörungen**	– Ein- und Durchschlafstörungen liegen zusammen vor

- Abnahme der Tränensekretion, Austrocknung der Hornhaut
- Eintrocknen der Tränenflüssigkeit am Tränenkanalausgang
- Abnahme der geistigen und körperlichen Leistungsfähigkeit
- Abflachung der Atmung, Anstieg des CO_2-Spiegels im Blut und Gewebe (Folge: Gähnen)

7.3.8.2 Schlafstörungen

Patienten, die auf einer Intensivstation liegen, müssen in der Regel kontinuierlich engmaschig überwacht werden. Durch diesen Kontrollmechanismus werden die Kranken oft gestört. Je schlechter es einem Patienten geht, desto mehr Ruhe benötigt er zur Genesung, aber desto häufiger muß er auch überwacht werden, damit eine Verschlechterung des Zustands sofort erkannt und behandelt werden kann. Den Patienten während der Intensivbehandlung in seinem Schlaf zu stören kann also nicht ausbleiben. Man sollte jedoch versuchen, das Ausmaß der Störungen zu minimieren.

Es gibt eine Reihe von Patienten, die mit bereits bestehenden Schlafstörungen ins Krankenhaus kommen. Hier ist es wichtig, die Ursachen und die Art der Schlafstörung (Tab. 7.3-9) zu erfassen und sie bei der Pflegeplanung mit einzubeziehen.

Ursachen für Schlafstörungen

Die Häufigkeitsrate für Schlafstörungen liegt in den westlichen Industrieländern zwischen 20 und 30%. Bei etwa der Hälfte der Betroffenen (10 bis 15%) sind die Schlafstörungen so schwer, daß sie behandelt werden müssen. Die Ursachen für den gestörten Schlaf sind vielfältig. Einige Beispiele sind in Tabelle 7.3-10 dargestellt.

Tab. 7.3-10 Ursachen für Schlafstörungen.

Psychische Ursachen	Organische Ursachen	Zivilisationseinflüsse	Äußere Einflüsse
– Kummer, Sorgen – Aufregung, Angst – Freude – verschiedene Erkrankungen, z.B. Depression, Manie	– verschiedene Krankheitsbilder, z.B. Hypothyreose, Hypertonie – Schmerzen – Fieber – starkes Schwitzen – Juckreiz – Atemnot – häufiges Wasserlassen	– übermäßiger Konsum von Genußmitteln (z.B. Alkohol, Tee, Kaffee, Nikotin) – übermäßiger Gebrauch von Medikamenten (Weckamine, Psychopharmaka, Schlafmittel) – hoher Leistungsdruck und Streß	– ungewohnte Umgebung, Geräusche – zu hohe oder zu niedrige Zimmertemperatur

7

Tab. 7.3-11 Krankenhausspezifische Faktoren, die den Schlaf beeinflussen.

Situation des Patienten	Tagesablauf und Arbeitsorganisation auf der Station	Personalsituation
– **Angst** (z.B. vor fremder Umgebung, unbekannten Menschen, in Zusammenhang mit der Erkrankung) – **eingeschränkte Bewegung** (Drainagen, Beatmungsgerät, Gips, Infusion) – **Schmerzen** – **ungewohnte Schlafstellung** (z.B. bei Extension) – **Lärm** (Mitpatienten, Personal, Überwachungsgeräte) – **neue, evtl. unangenehme Gerüche**	– Besuchszeitenregelung – Essenszeiten – Visiten – Vitalzeichenkontrollen – Lagerungswechsel	– unzureichende Schichtbesetzung (Streß und Hektik des Personals durch nicht ausreichende Schichtbesetzung übertragen sich häufig auf die Kranken; Patienten fühlen sich unsicher, sind unausgeglichen und schlafen schlechter) – Qualifikation des Personals (wirkt sich auf Sicherheitsgefühl der Patienten aus)

Schlafbeeinflussende Faktoren im Krankenhaus

Kommt ein Mensch ins Krankenhaus und muß für eine gewisse Zeit stationär aufgenommen werden, so verändert sich sein gewohnter Lebensablauf. Nicht immer fällt es den Betroffenen leicht, sich umzustellen. Die Tabelle 7.3-11 stellt einige Beispiele von schlafbeeinflussenden Faktoren im Krankenhaus dar.

Für den täglichen Umgang mit Patienten ist es notwendig, daß das Pflegepersonal die Faktoren, die das Schlafverhalten beeinflussen, kennt. Nur dann kann es individuell auf die Patienten eingehen, Ziele und Pflegehandlungen entwickeln, die das Wohlbefinden der Patienten fördern, den Kranken Sicherheit bieten und ihnen letztendlich zu einem erholsamen Schlaf verhelfen.

7.3.8.3 Pflegehandlungen zur Schlafförderung

Aufnahmegespräch

Kommt ein Patient auf die Intensivstation und ist er ansprechbar, sollten beim Erstgespräch auch das Schlafverhalten und die eventuelle Einnahme von Schlafmedikamenten erfragt werden. Ist der Patient nicht bei Bewußtsein bzw. aufgrund seiner Krankheit nicht in der Lage zu sprechen, sind die Informationen evtl. von den Angehörigen einzuholen. Dabei sind folgende **Informationen** zu **sammeln:**

■ gewohnte Umgebung beim Schlafen (Bett, Bettzeug, Lärm, Zimmertemperatur etc.)

■ Schlafverhalten („Morgen-", „Siesta-" bzw. „Abend-Mensch", Schichtarbeit, Einschlafgewohnheiten wie Lesen etc.)

■ Schlafqualität (gut/schlecht, Stimmung beim Aufstehen, z.B. „Morgenmuffel")

■ Einstellung zu Schlafmitteln, Schlafbedürfnis, Träumen etc.

■ „Schlafrituale" (z.B. der Patient trinkt immer ein Glas Tee vor dem Schlafen)

M Die Informationssammlung sollte durch weiterführende Beobachtung des Patienten in den nächsten Tagen überprüft und ergänzt werden. Zum Ausführen von konkreten Maßnahmen zur Schlaferleichterung sind alle Pflegekräfte auf diese Informationen angewiesen. ■

Beobachtung von Bewußtsein und Schlaf

Veränderungen während des Schlafes, wie verlangsamte Atmung, herabgesetzte Herzfrequenz und Blutdruck, sind physiologisch. Abweichungen sollten Anlaß zur intensiven Beobachtung des Kranken sein. Damit das **Pflegepersonal** in der Nacht Veränderungen erkennt, muß es von den Pflegekräften im Spätdienst umfassend über die einzelnen Patienten **informiert** werden.

In der Nacht sollte der Patient auch auf einer Intensivstation möglichst wenig gestört werden, allerdings stehen die Sicherheit des Kranken und damit die kontinuierliche Kontrolle im Vordergrund. Die **Überwachung** kann jedoch **vorsichtig erfolgen,** ohne daß der Patient jedesmal geweckt werden muß. Dabei ist eine kontinuierliche Monitorüberwachung, z.B. von Blutdruck, EKG und Temperatur, hilfreich. Außerdem spielen alle Faktoren der Krankenbeobachtung wie Beschaffenheit der Haut, Atmung, Körperausscheidungen, Körpertemperatur, Bewußtseinslage, Schmerz, Körpergeruch, Puls, Verhalten und Aussehen eine wesentliche Rolle.

■ **Beobachtung der Schlaftiefe:** Die Schlaftiefe und die einzelnen Schlafphasen sind durch reine Beobachtung nur schwer oder auch gar nicht zu beurteilen. Deshalb ist es wichtig, den **Patienten** während seines Aufenthalts wenn möglich **über** seinen **Schlaf** zu **befragen.**

■ **Beobachtung des Bewußtseins:** In wachem Zustand verfügt der Mensch normalerweise über ein klares, vollständiges Bewußtsein, das ihm adäquate Reaktionen auf verschiedene Situationen ermöglicht. Während des Schlafes wird das Bewußtsein für einen gewissen Zeitraum außer Kraft gesetzt, der Mensch ist jedoch zu jeder Zeit erweckbar.
Bewußtseinstrübungen vermindern u.a. das Reaktionsvermögen. Denken, Handeln und das Wahrnehmen von Reizen sowie die Reaktion auf Reize sind verlangsamt bzw. fehlen ganz. Betroffen sind Schutzreflexe, Mobilität und Sensibilität, d.h., es können nicht nur unbewußte Schutzmechanismen, sondern auch gezielte Schutzhandlungen ausfallen.

■ **Bewußtseinsstadien:** Sie lassen sich einteilen in:
– **klares Bewußtsein,** dabei ist der Patient ansprechbar, orientiert in bezug auf Zeit, Raum und Personen
– **Benommenheit,** d.h. eine leichte Bewußtseinsstörung; Orientierung, Denken und Handeln sind verlangsamt
– **Somnolenz,** kann als krankhafte Schläfrigkeit definiert werden, Patient ist durch äußere Reize, z.B. Anrufen oder Berühren, weckbar
– **Sopor,** d.h. ein tiefer, unphysiologischer (pathologischer) Schlaf; Vorstufe zum Koma; Patient lediglich durch starke äußere Reize, z.B. Schmerzreize, zu unkoordinierten Reaktionen in der Lage, Schutzreflexe nicht mehr ausreichend, Kornealreflex vorhanden
– **Koma,** d.h. tiefe Bewußtlosigkeit; Patient ist nicht erweckbar und zu keiner Reaktion in der Lage, Reflexe sind erloschen, häufig auch die Pupillenreaktion
– **Stupor,** entspricht einer geistig-körperlichen Erstarrung; alle Willensleistungen sind aufgehoben

– **Apathie,** d.h. dauernde oder vorübergehende Teilnahmslosigkeit gegenüber äußeren Eindrücken
– **Dämmerzustand,** darunter versteht man eine länger andauernde Bewußtseinseintrübung mit Unterbrechung des Bewußtseins; unvollkommene oder verfälschte Orientierung über Zeit, Ort, Personen, evtl. von Trugwahrnehmungen und Wahnvorstellungen begleitet
– **Verwirrtheit,** d.h. eine Bewußtseinseintrübung, Desorientiertheit; Patienten sind unruhig und handeln sinnlos; im fortgeschrittenen Stadium Inkontinenz möglich
– **Delirium,** d.h. reversible Desorientiertheit mit Wahnvorstellungen und Halluzinationen; der Patient ist motorisch unruhig, schwitzt, zittert und nestelt mit den Fingern
– **Halluzinationen,** d.h. Sinnestäuschungen (Nichtvorhandenes wird real wahrgenommen); Hören, Sehen, Riechen, Schmecken, Tastempfindungen und Bewegungen können betroffen sein
– **Absence,** d.h. eine kurze Bewußtseinseintrübung oder Bewußtseinsverlust
– **Synkope,** d.h. kurzer Bewußtseinsverlust für wenige Sekunden bis Minuten
– **Amnesie** ist definiert durch eine vorübergehende oder andauernde, zeitlich oder inhaltlich begrenzte Erinnerungslücke; Unterscheidung in anterograde Amnesie (betrifft Zeit nach dem Erwachen aus einer Bewußtlosigkeit; Patient reagiert in dieser Zeit „normal", kann sich später aber nicht mehr daran erinnern), kongrade Amnesie (Patient kann sich an die Zeit der eigentlichen Bewußtlosigkeit nicht mehr erinnern), retrograde Amnesie (Patient kann sich an die Zeit vor der Bewußtlosigkeit nicht mehr erinnern, es kann sich um Sekunden bis Tage handeln) und psychogene Amnesie (Gedächtnislücke entsteht durch Verdrängung, z.B. von unangenehmen Erlebnissen)

■ **Maßnahmen zur Ermittlung des Bewußtseins:** Der Kranke muß zur Bewußtseinserfassung **beobachtet** und **befragt** werden. Es wird geprüft, ob und wie er auf Umweltreize reagiert. Ist der Patient so bewußtseinsgestört, daß er auf Ansprache und leichte Berührung nicht reagiert, so werden Reflexe und gezielte **Schmerzreize** vom Arzt und/oder vom Pflegepersonal ausgelöst. Alles, was der Patient macht bzw. nicht macht, ist bei den folgenden Maßnahmen zu dokumentieren:

7

– **Patient ansprechen** und dabei **prüfen,** ob er z.B. sofort bzw. verlangsamt reagiert oder durch Berührung geweckt werden muß; öffnet er die Augen und sieht den Fragenden gezielt an (Blickkontakt)? Antwortet er verständlich?

– **gezielte Fragen** stellen, z.B. nach aktuellem Datum, Jahr, Wochentag, Namen, Geburtsdatum und Aufenthaltsort

– Patient **zu gezielten Handlungen** wie „Drücken Sie meine Hand!" „Runzeln Sie die Stirn!" oder „Öffnen Sie bitte die Augen!" **auffordern**

– **Reize** auf Patient **ausüben,** z.B. vorsichtig schütteln und laut ansprechen, an den Fußsohlen kitzeln, vorsichtig kneifen oder basal stimulieren (Kap. 7.4.2)

Sehr gezielt kann durch das Benutzen der Glasgow-Koma-Skala der Bewußtseinszustand ermittelt werden (Kap. 7.5.1.6).

M Ein Patient, der nicht reagiert, kann trotzdem etwas wahrnehmen. Deshalb sollte mit dem Kranken so umgegangen werden, wie man es sich selbst wünschen würde. ■

Maßnahmen zur Bekämpfung von Schlafstörungen

Nicht immer ist es für das Pflegepersonal möglich, auf die Bedürfnisse und Wünsche der Kranken einzugehen. Gerade wenn mehrere Patienten in einem Zimmer liegen, von denen einer intensiv zu überwachen ist, werden die anderen gezwungenermaßen gestört. **Arbeiten,** die innerhalb eines Zimmers anfallen, sollten **koordiniert** werden, damit die Patienten auch ungestörte Phasen haben. Beispielsweise können sich die Pflegenden auf einen gemeinsamen Lagerungs- oder auch Kontrollmodus einigen. Folgende Maßnahmen helfen ebenfalls, **Störungen** zu **minimieren,** und sind einem besseren Schlaf dienlich:

■ **Beseitigen von äußeren Störquellen:** z.B. grelles Licht, zu warme Zimmertemperatur, unangenehme Gerüche, Lärm

■ **Physikalische Maßnahmen:**
  – bei Bedarf Wärmezufuhr (z.B. durch Wollsocken, Wärmflasche)
  – Massagen (z.B. Fußreflexzonenmassage; Kap. 7.4.5)
  – Einreibungen (z.B. atemstimulierende Einreibungen; Kap. 7.3.14)
  – Wickel und Auflagen (Kap. 7.4.4)

■ **Gespräche führen:** Um den Patienten abzulenken oder um ihm Hilfestellung bei der Problembewältigung zu geben.

■ **Zuhören:** Viele Patienten brauchen keine Ratschläge, ihnen geht es schon besser, wenn ihnen „nur" jemand zuhört.

■ **Einschlafrituale beachten bzw. ermöglichen:**
  – vor dem Schlafen u.a. Gesichtscreme auflegen
  – Lesen oder Musikhören ermöglichen

■ **Schmerzen vermeiden bzw. lindern:** Dabei kann eine entsprechende Lagerung helfen. Schmerzmedikamente nach ärztlicher Anordnung verabreichen. Evtl. physikalische Maßnahmen anbieten.

■ **Wachsein fördern:** Dazu den Patienten tagsüber z.B. durch Gymnastik, Mobilisation aktivieren. Nachts, wenn der Patient erwacht und nicht wieder einschlafen kann, z.B. zum Aufstehen ermuntern, ein paar Schritte mit ihm gehen, auf die Bettkante setzen, eine Zeitschrift zum Lesen geben.

Nicht jede dieser Maßnahmen ist bei jedem Patienten anwendbar, es sind immer **individuelle Kontraindikationen** zu beachten. Ein Patient mit Durchblutungsstörungen oder Sensibilitätsstörungen sollte z.B. keine Wärmflasche bekommen.

M Die Pflege des Menschen ist kein starrer Prozeß, sie lebt und profitiert von Ausprobieren und Verändern.

Auch auf Intensivstationen ist der Schlaf für das Gesunden der Kranken wichtig. Nicht immer kann und darf er an oberster Stelle stehen, aber er sollte nicht unberücksichtigt bleiben. Manchmal sind es nur Kleinigkeiten, die verändert werden müssen, damit der Patient etwas mehr Ruhe hat. ■

7.3.9 Mobilisation

Art und Dauer der Mobilisation orientieren sich am Krankheitsbild und Zustand des Patienten. Die gegenseitige **Information** über die aktuelle Situation des Patienten zwischen ärztlichem, pflegerischem und therapeutischem Personal erfolgt durch die Visite, an der auch die Physiotherapeuten regelmäßig teilnehmen sollten. Daneben sind z.B. Mobilisationsgrad und spezielle Besonderheiten im Dokumentationssystem zu erfassen.

Die wichtigste Voraussetzung zur effektiven Mobilisation ist die **Motivation des Patienten.** Deshalb ist eine ausführliche Information über Sinn und Zweck der Maßnahmen erforderlich, und der Ablauf ist mit dem Patient abzusprechen. Die Mobilisation ist häufig mit großer Anstrengung und evtl. Schmerzen verbunden, daher sind **Frustration** und **Motivationsverlust** des Patienten v.a. bei Rückschritten verständlich. Reale Zielsetzung und positive Verstärkung z.B. durch Lob und Bestätigung nach jeder guten Übung helfen, Motivationsverluste zu vermeiden.

Die Mobilisation eines Patienten erfolgt in der Regel langsam mit kontinuierlicher Steigerung, dabei wird der Patient besonders auf Veränderungen der Vitalwerte oder Schmerzreaktionen beobachtet. So bald als möglich beginnt der Therapeut mit **passiven Bewegungsübungen.** Das Steigern der Mobilisation richtet sich nach der Patientensituation, wenn möglich sind die passiven Bewegungen langsam in **assistierende Übungen** umzuwandeln. Als nächster Schritt folgt die **aktive Mobilisation,** hier führt der Patient unter Anleitung selbständige Bewegungsübungen aus. Weitere Möglichkeiten, wie das Sitzen in einem Lehnstuhl oder das Gehen mit Hilfe eines Gehwagens, sind individuell einzusetzen. Die frühe Mobilisation eines Intensivpatienten (Abb. 7.3-8) ist entscheidend für die spätere Rekonvaleszenz, deshalb sollen Patienten z.B. postoperativ so schnell wie möglich aufstehen oder sich auf die Bettkante setzen. Dabei ist darauf zu achten, daß genug Platz ist und der Patient ein **sicheres Gefühl** hat (eine Pflegeperson unterstützt den Patienten am Becken, eine weitere stützt den Patienten am Unterarm oder sichert das Handgelenk).

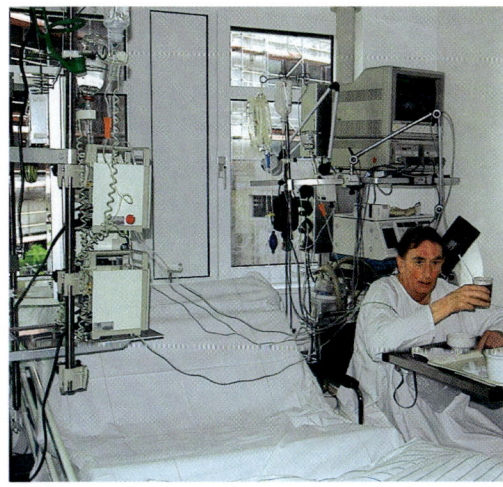

Abb. 7.3-8 Mobilisation. Hier am Beispiel eines Patienten nach koronarchirurgischem Eingriff am ersten postoperativen Tag.

M Alle Übungen zur Mobilisation sind regelmäßig mit dem Patienten zu wiederholen. Da die Physiotherapeuten in der Regel nur einmal am Tag mit den Patienten üben können, macht es Sinn, die **Mobilisationsmaßnahmen** soweit möglich **in die Pflege** zu **integrieren.** ■

7.3.10 Defäkation und Obstipationsprophylaxe

Ursachen einer **Obstipation** können Bewegungsmangel, ungewohnte oder falsche Ernährung, Nebenwirkungen von Medikamenten (z.B. Opium), Operationen im Bauchraum und Störungen des Flüssigkeits- bzw. Elektrolythaushalts sein. **Diarrhöen** entstehen beispielsweise durch Infektionen, bestimmte Arzneimittel (z.B. Antibiotika), durch psychische Einflüsse (z.B. Angst) und durch verschiedene Sondenkostarten.

Die Obstipation birgt die **Gefahr** eines Ileus, Diarrhöen können zu Störungen im Flüssigkeits- und Elektrolythaushalt führen und das Entstehen eines Dekubitus begünstigen.

Ziel der Pflege- und Therapiemaßnahmen ist es, die Gefahren zu minimieren. Dazu muß für eine **regelmäßige Stuhlentleerung** gesorgt werden. Das **Beobachten** der Defäkationshäufigkeit, der Stuhlbeschaffenheit (z.B. Farbe, Konsistenz), das Abgehen von Blähungen etc. ist regelmäßig notwendig. Darmgeräusche sollten einmal täglich abgehört werden, auf Übelkeit, Erbrechen und Schmerzen (Abwehrspannung des Bauches, geblähter Bauch) ist zu achten.

Bei länger anhaltenden Diarrhöen muß die Ursache gefunden und beseitigt werden (z.B. Umstellen der Sondenkost). Eine entsprechende Körperpflege dient zur Vermeidung von Hautläsionen. Evtl. sollte eine mikrobiologische Untersuchung des Stuhls erfolgen.

Die **Obstipationsprophylaxe** umfaßt eine ballaststoffreiche Kost, ausreichend Flüssigkeit, frühzeitige Mobilisation und zum Anregen der Peristaltik eine Darmmassage oder das Legen eines Darmrohrs. Ist dadurch keine regelmäßige Stuhlentleerung zu erzielen, muß mit einem Klysma oder Einlauf nachgeholfen werden. **Laxanzien** sind auf längere Zeit nicht zur Prophylaxe geeignet, müssen aber manchmal eingesetzt werden, wenn die beschriebenen Maßnahmen nicht anschlagen. Vor allem bei Patienten, die nicht pressen dürfen, z.B. bei Herzinfarkt, gesteigertem Hirndruck, kommen sie zum Einsatz.

7

7.3.11 Thrombose- und Embolieprophylaxe

Thrombosegefahr besteht prinzipiell bei allen immobilen Patienten. Daneben bergen einige operative Eingriffe ein besonderes Risiko. Zum Beispiel entwickelt sich im Bereich der Allgemeinchirurgie bei ca. 25% der Patienten intra- und postoperativ eine Thrombose; in der „Hüftchirurgie" liegt die Zahl bei 40 bis 60%. Als weitere Risikokofaktoren kommen erhöhtes Lebensalter, Herz-Kreislauf-Erkrankungen und Adipositas hinzu.

Die **Ursachen einer Thrombose** (Virchow-Trias) sind:

- verlangsamter Blutstrom (z.B. bei Patienten mit Bettruhe, intra- und postoperativ und bei Patienten mit Lähmungen)
- Veränderungen am Gefäßsystem (Venenentzündung, Sklerose, postoperative Veränderungen)
- Veränderungen des Blutes (Viskositätsveränderung, Blutgerinnungsstörungen, Freisetzung von Gewebsthrombokinase)

Als **Frühsymptome** treten zunächst leichte Schmerzen im Bereich der Venen, der Fußsohlen und Waden (Schmerz bei Druck auf die Fußsohle) auf. Im späteren **Verlauf** kommt es zu Rötung, Überwärmung und Schwellung der betroffenen Extremität. Die Diagnose kann durch Röntgen der Venen mit intravenöser Kontrastmittelgabe gestellt werden.

Die **Lungenembolie** ist eine gefürchtete Komplikation einer Thrombose und entsteht bei ca. 1% aller operierten Patienten. Sich wiederholende oder sehr ausgeprägte Embolien führen zu einer Verminderung des Lungenblutflusses mit nachfolgender Vergrößerung des rechten Herzens (Cor pulmonale) und können tödlich enden.

Physikalische Maßnahmen (Tab. 7.3-12) im Bereich der Mobilisation und der Thromboseprophylaxe spielen hier sinnvoll ineinander. So dienen die ersten **Bewegungsübungen** im Bett (Abb. 7.3-9 und 7.3-10) sowohl der Thromboseprophylaxe als auch der aufbauenden Mobilisation. Eine Steigerung kann durch Übungen im Sitzen (Abb. 7.3-11) erreicht werden, die Übungsdauer ist individuell dem Patienten anzupassen.

Die Verordnung der **medikamentösen Therapie** fällt in den Aufgabenbereich des Arztes. Als medikamentöse Standardmaßnahme zur Thromboseprophylaxe hat sich die Gabe von niedermolekularem **Heparin und Dihydro-**

Tab. 7.3-12 Physikalische Maßnahmen zur Thrombose- und Embolieprophylaxe.

Prophylaktische Maßnahmen	Beachte
– Beine mit **Lagerungshilfsmittel** um 20° erhöht lagern (verbessert venösen Blutfluß)	– Beine leicht gebeugt, kein Abknicken der Gefäße in Kniekehlen und Leisten
– Tragen von **AE-Strümpfen**	– Patient über die Maßnahme informieren und motivieren – passende Größe auswählen (Beinlänge und Oberschenkelumfang mit beiliegender Herstellertabelle vergleichen) – beim Anlegen Stauungen vermeiden, faltenfreier Sitz – Strümpfe trocknen Haut aus, deshalb pflegende Hautlotionen verwenden – Strümpfe nur zum Waschen ausziehen
– **Bewegungsübungen** erhöhen den Muskeltonus, somit Verbesserung des venösen Rückflusses, z.B. Füße kreisen, Füße heben und senken, Beine aufstellen und Gesäß anheben	– Patient soll sich nicht anstrengen – Bewegungseinschränkungen berücksichtigen
– **Mobilisation,** Patient soll an Bettkante sitzen, Beine baumeln lassen – falls möglich, Patienten aufstehen lassen	– Krankenbeobachtung (EKG, RR, Atmung) – liegende Drainagen, Katheter sichern

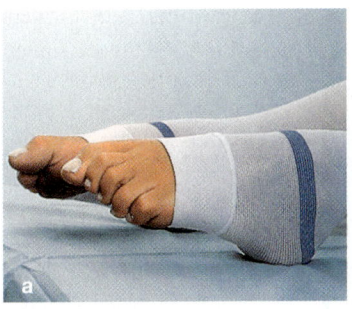
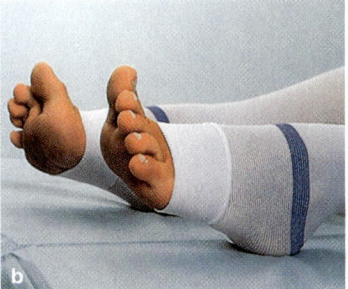

Abb. 7.3-9 Bewegungsübungen zur Thromboseprophylaxe.
a) Der Patient krallt in bequemer Rückenlage die Zehen so ein, daß sie nach vorne/unten zeigen.
b) Nach Lockerung der Zehen werden diese in Kopfrichtung des Patienten bewegt, ohne die Ausgangsposition der Füße zu verändern.

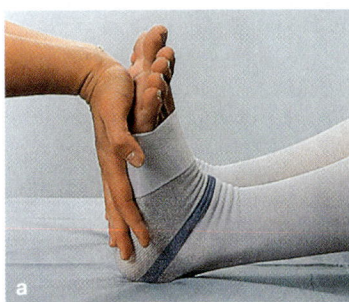
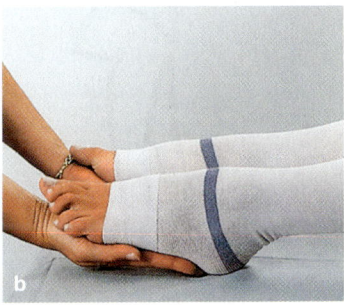
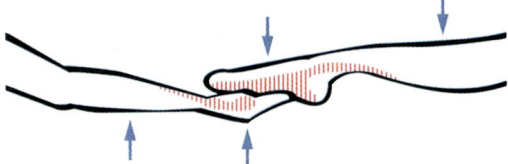

Abb. 7.3-10 Bewegungsübungen mit aktiver Unterstützung des Patienten durch das Pflegepersonal.
a) Die Hände der Pflegeperson liegen auf den Fußsohlen des Patienten, nachdem dieser die Zehen angezogen hat. Beide Füße werden gleichzeitig aus dem Fußgelenk heraus gehoben, die Fersen verbleiben auf der Unterlage.
b) Gegen den Widerstand der Hände werden die Füße nach unten bewegt, bis die Zehen nach vorne zeigen.
c) Die Pflegeperson legt die Hände mit leichtem Druck auf die gestreckten Fußrücken.
d) Beide Füße werden gegen den Widerstand der Hände angehoben, wobei die Zehen nach oben gezogen werden. Die Fersen verbleiben auf der Unterlage.

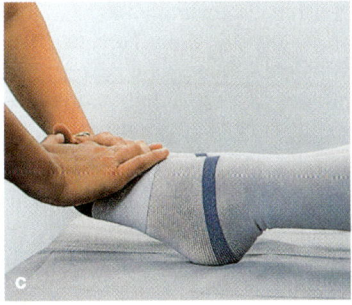
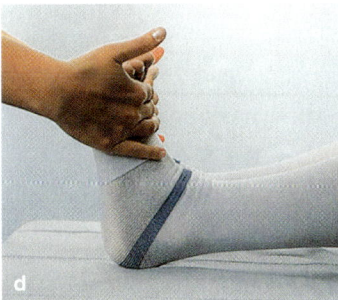
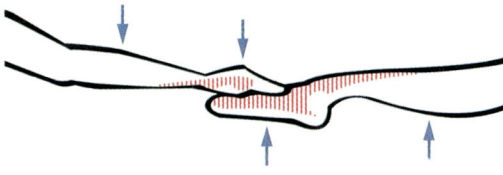

7

ergotamin (DHE – z.B. Embolex®) durchgesetzt. DHE führt durch seine venentonussteigernde Wirkung zur Erhöhung der Strömungsgeschwindigkeit des Blutes. Die einmal tägliche Gabe von Embolex® ist ebenso effektiv wie niedrigdosiertes Heparin in einer Dosis von dreimal 5 000 IE

täglich. Bei Patienten nach gefäßchirurgischen Eingriffen und auch bei vielen Intensivpatienten wird Heparin in höheren Dosen über Infusionsspritzenpumpen (je nach Körpergewicht zwischen 500 und 1 000 IE/h) verabreicht. Heparin aktiviert den Faktor Antithrombin III. AT III ist

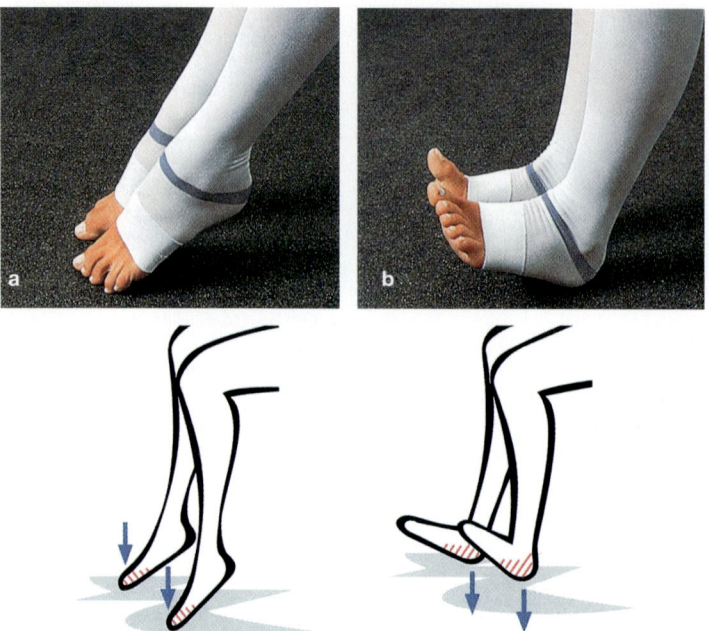

Abb. 7.3-11 Zehen-Fersen-Stand. Diese Übung kann in entspannter Sitzhaltung auf dem Stuhl oder der Bettkante gemacht werden.
a) und **b)** Die Zehen und die Fersen werden im Wechsel gegen den Boden gedrückt.

siv und werden schrittweise auf aktive Übungen umgestellt. Die Arbeit der Physiotherapeuten, die die Patienten möglichst zweimal täglich durchbewegen, muß unterstützt werden, indem die Pflegenden z.B. bei der täglichen Körperpflege (besser noch öfter) alle Gelenke des Patienten bewegen. Insbesondere bei beatmungspflichtigen, sedierten und/oder relaxierten Patienten ist schon in der **Frühphase** das **richtige Lagern** wichtig. Bei den Prinzipien der Lagerung zur Kontrakturprophylaxe sind alle **Gelenke** mit Hilfe von Kissen, Knierollen, Schienen und anderen Hilfsmitteln in einer **physiologischen Mittelstellung** zu lagern. Das Fußgelenk kann z.B. durch das intermittierende Tragen von Turn- bzw. Tennisschuhen oder durch ein Widerlager am Bett in 90°-Stellung gehalten werden, um einem Spitzfuß vorzubeugen.

M Bei Patienten mit **Streckkrämpfen**, z.B. bei Schädel-Hirn-Trauma oder Apoplex, kann der Reiz am Fuß erneut Krämpfe auslösen. Deshalb ist das intermittierende Tragen von **Turnschuhen** oder das Anbringen eines Widerlagers **kontraindiziert.** ■

ein physiologischer Hemmstoff der Thrombinbildung. Nur wenn ein entsprechender Spiegel von AT III vorliegt, kann Heparin wirken (s.a. Kap 3.7).

Eine weitere Möglichkeit der Prophylaxe ist die Applikation von **Plasmaersatzmitteln** wie Dextran- oder Hydroxyäthylstärkepräparaten.

7.3.12 Kontraktur- und Muskel- atrophieprophylaxe

Funktions- und Bewegungseinschränkungen von Muskeln und Gelenken führen bei anhaltender Immobilität zu Gelenksteife und Muskelatrophie. Durch mangelnde Bewegung oder falsches Lagern schrumpfen Bänder und Gelenkkapseln, die Muskeln verkürzen sich und ziehen sich zusammen. Andere **Ursachen** können auch entzündliche Prozesse an den Gelenken oder Verbrennungen in Gelenknähe etc. sein. Das **Ziel** der Kontrakturprophylaxe ist das Erhalten der funktionell richtigen Gelenkstellung und der Beweglichkeit.

Die beste Prophylaxe ist eine regelmäßige **intensive Bewegungstherapie,** die je nach Krankheitsbild alle Gelenke und Muskelpartien beansprucht. Anfangs erfolgen die Übungen meist pas-

Eine weitere wichtige Maßnahme ist der regelmäßige **Lagewechsel,** da dadurch auch die Gelenke in andere Positionen gebracht werden. Zum **Vorgehen** bei der Kontraktur- und Muskelatrophieprophylaxe siehe Tabelle 7.3-13.

7.3.13 Dekubitusprophylaxe und -therapie

Die Bezeichnung Dekubitus stammt aus dem Lateinischen und bedeutet frei übersetzt „darniederliegen". Der ursprüngliche Begriff „Gangraena per decubitum" blieb nur in der Abkürzung Dekubitus erhalten.

Der **Entstehungsmechanismus** eines Dekubitus läßt sich folgendermaßen zusammenfassen: Der Mitteldruck in den Arteriolen beträgt ca. 25 bis 35 mmHg. Wird die Haut über einen längeren Zeitraum einem höheren Druck ausgesetzt,

Tab. 7.3-13 Vorgehen bei der Kontraktur- und Muskelatrophieprophylaxe.

Vorbereitung Patient/Material	Pflegemaßnahme	Beachte
	– hygienische Händedesinfektion	– 30 sec Einwirkzeit
• Patient	– Patient über Notwendigkeit und Möglichkeiten der Mitarbeit informieren	– so früh wie möglich mit prophylaktischen Maßnahmen beginnen – Patienten frühestmöglich in Prozeß einbinden
• Material – Lagerungshilfsmittel	– Bewegungsübungen z.B. während des Waschens – therapeutische Lagerung in Absprache mit der Krankengymnastik, ansonsten Lagerung in physiologischer Mittelstellung – bei Bewegungsübungen Extremität mit beiden Händen fixieren, wobei eine Hand das nächstliegende Gelenk hält und die andere die verschiedenen Bewegungen ausführt – Bewegen des Hals- und Kiefergelenks – Drehung der Schultergelenke (Schultergelenk besonders kontrakturanfällig) – Beugen und Strecken der Unterarme – Drehen, Beugen und Strecken der Handgelenke – Beugen und Strecken der Finger – Beugen und Strecken der Beine im Hüft-, Knie- und Fußgelenk	– Gelenke nicht strecken oder überstrecken – Gelenke nie über einen Widerstand hinaus bewegen – mit rumpfnahen Gelenken beginnen – auf Schmerzreaktionen des Patienten achten
• abschließende Arbeiten	– Patient bequem lagern – Händedesinfektion – Maßnahmen und Besonderheiten dokumentieren	

kommt es zur Unterbrechung der Mikrozirkulation. Diese Minderdurchblutung führt zu einem kompressionsischämischen Ulkus. Der kontinuierliche Druck von 60 bis 80 mmHg auf ein bestimmtes Hautgebiet und das Zusammenbrechen der Mikrozirkulation führen u.a. zu einer Aktivierung der Gerinnungskaskade und einer Fibrinanlagerung an den Gefäßwänden. Die Gefäße werden dadurch verschlossen. Ein Gas- und Nährstoffaustausch kann nicht mehr stattfinden. Durch die Gewebshypoxie kommt es zu einer Anhäufung saurer Metaboliten. Die daraus folgende Azidose führt zu einer Gefäßdilatation, die eine weitere Verschlechterung der Blutströmung sowie eine Steigerung der Permeabilität mit Flüssigkeitsverlust aus dem Intravasalraum nach sich zieht. Die Folge sind extravasale Ödeme und Gefäßthrombosen, deren Endergebnis der Gewebsuntergang (zunächst der Oberhaut) ist. Durch den Gewebsuntergang kommt es auch zu einer lokalen Schmerzlosigkeit. Hinzu kommen Scherkräfte (Haftreibung auf der Matratze und Verschieben der Hautschichten gegeneinander), die zunächst die Oberhaut verletzen und dann auch tiefere Gewebsschichten zerstören.

Anhand der **Norton-Skala** (Kap. 8.14) läßt sich eine Risikostratifizierung zur Einschätzung der Dekubitusgefahr vornehmen. Eine klinische Einschätzung muß dabei immer das Vorliegen bestimmter **Risikofaktoren** sowie die gleichzeitige Druckeinwirkung berücksichtigen, um die Möglichkeit einer Dekubitusentstehung rechtzeitig erkennen zu können.

7

- **Bewegungseinschränkung:** Folge ist mangelnde Druckentlastung, wenn der Patient keinen selbständigen Lagewechsel vollziehen kann bzw. kein regelmäßiger Lagewechsel erfolgt.
- **Reduzierter Ernährungszustand:** z.B. bei Tumorerkrankungen, großen Operationen oder Magersucht. Die Folgen sind Kachexie und Atrophie (Verlust der Elastizität und der Polsterfunktion der Haut, besonders über den Knochenvorsprüngen).
- **Sensibilitätsstörungen:** z.B. durch Schlaf- und Schmerzmittel, Schädigung von Nerven (z.B. Querschnittslähmung) sowie neurologischen Erkrankungen (z.B. Schlaganfall)
- **Stoffwechselerkrankungen:** z.B. Diabetes mellitus und Adipositas. Nicht die Erkrankung selbst, sondern die daraus resultierenden Gefäßveränderungen mit nachfolgend schlechter peripherer Durchblutung können die Dekubitusentstehung begünstigen.
- **Herz-Kreislauf- und Bluterkrankungen:** z.B. Hypotonie, periphere Durchblutungsstörungen, Herzinsuffizienz oder Anämie. Folgen sind Zirkulationsminderung und daraus entstehende Minderversorgung der peripheren Gewebe mit Sauerstoff.

- **Inkontinenz:** z.B. beeinträchtigen aggressive Darmsäfte die Schutzfunktion der Epidermis.
- **Fieber:** Schweiß „weicht" die Haut auf, außerdem ist der Energiebedarf der Haut durch die erhöhte Körpertemperatur erheblich gesteigert, so daß sich bei mangelnder Durchblutung leichter Druckulzerationen bilden können.
- **Äußere Einwirkungen:** z.B. Druck durch Sonden, Katheter, Drainagen

Ein Dekubitus wird nach dem **Ausmaß des Gewebedefektes** beurteilt. In der Literatur erfolgt Einteilung in die **Stadien I bis IV** bzw. **I bis V.** Die individuelle Einteilung auf einer Pflegestation muß für alle Mitarbeiter einheitlich festgelegt werden. Tabelle 7.3-14 zeigt die Stadieneinteilung I bis IV und entsprechende Behandlungsrichtlinien.

7.3.13.1 Dekubitusprophylaxe

Körperstellen mit hoher Dekubitusdisposition auf einem relativ kleinen Hautbezirk sind besonders gefährdet. Hierzu zählen u.a. alle Regionen, bei denen die Haut auf eine knöcherne Unterlage gedrückt wird (Tab. 7.3-14).

Schon im Bereich der vorbeugenden Maßnahmen sollte mit festgelegten Schemata gearbeitet

Tab. 7.3-14 Stadienorientierte Behandlungsrichtlinien eines Dekubitus. Neben den aufgeführten Richtlinien ist ein regelmäßiges Beobachten und Dokumentieren der Haut und Hautveränderungen erforderlich.

Stadium/Definition	Behandlungsrichtlinien
• Stadium I: – Rötung, lokale Schwellung – Überwärmung – Epidermis intakt (Zustand bei sofortiger Intervention reversibel)	– Druckentlastung – Haut trockenhalten
• Stadium II: – Rötung, lokale Schwellung – Blasenbildung – Wundgrund feucht, rosafarben – Infektionsgefahr – Epidermis geschädigt	– Druckentlastung – Infektionsprophylaxe – Wunde trockenhalten, steril abdecken – luftdurchlässige Wundauflage
• Stadium III: – Rötung, Schwellung – tiefer Wundkrater, oft verdeckt von Nekrosen – Gefahr der Taschen- oder Fistelbildung – Infektionsgefahr – partielle Hautdestruktion – Zerstörung der Epidermis, Korium bis in die Subkutis	– Druckentlastung – Infektionsprophylaxe – evtl. Nekrosen entfernen (chirurgisch oder enzymatisch) – feuchte Wundbehandlung – Pflege der Wundränder
• Stadium IV: – siehe Stadium III, hinzu kommen Fettgewebsnekrose, Beteiligung von Faszien, Muskeln und Knochen	– Druckentlastung – Infektionsbeseitigung (lokale Desinfektion) – chirurgische Nekrosenabtragung – phasengerechte Wundbehandlung (siehe Stadium III)

werden. Sie ermöglichen eine einheitliche Dokumentation für das gesamte Personal und bieten eine Orientierung über vorzunehmende Pflegehandlungen. Die individuelle Dekubitusprophylaxe stellt hohe Anforderungen an das Pflegepersonal, und die Effektivität wird oft als Qualitätsmerkmal für die Pflege benutzt. Die wesentlichen **Maßnahmen zur Dekubitusprophylaxe** sind:

- tägliche Hautkontrolle, ggf. genaue Beschreibung jeder Hautveränderung und der entsprechenden Pflegemaßnahmen, u.U. Anfertigung von Polaroidbildern
- Druckentlastung (regelmäßiges Umlagern, frühzeitige Mobilisation, druckfreie/-arme Fixation von Sonden, Tuben etc.)
- Hautschutz (je nach Hauttyp sind rückfettende Salben oder Cremes anzuwenden, die Haut ist trockenzuhalten)
- ausgewogene Ernährung (s.u.)
- als Ergänzung durchblutungsfördernde Massagen

Die Entscheidung über mögliche **Lagerungsarten** wird im Hinblick auf weitere Probleme und die Grunderkrankung des Patienten getroffen. Hier soll nur ein kurzer Überblick der wichtigsten Lagerungsmöglichkeiten gegeben werden. Grundsätzlich ist darauf hinzuweisen, daß ein **regelmäßiges Umlagern** bei allen Lagerungsarten (außer evtl. bei Spezialbetten) erforderlich ist.

M Sobald ein Patient in seiner Bewegung eingeschränkt ist, ist die Notwendigkeit einer regelmäßigen Lagerung und Umlagerung in zweistündigem Rhythmus gegeben. ∎

Das Umlagern dient gleichzeitig auch der Kontraktur- und Pneumonieprophylaxe. Mit den verschiedenen Lagerungstechniken wird am häufigsten eine **Druckentlastung** (Abb. 7.3-12) durch **Weichlagerung** bzw. seltener eine **Druckbefreiung** durch **Hohllagerung** erreicht. In Einzelfäl-

len werden bestimmte Techniken auch zur Verbesserung des Ventilations-/Perfusionsverhältnisses der Lunge eingesetzt (z.B. bei ARDS). Bei den Lagerungsarten und dem Einsatz von **Lagerungshilfsmitteln** ist zu beachten:

- **Lagerung in schiefer Ebene:** Durch eine geringe Seitenkippung wird der Druck gleichmäßiger auf die Weichteile der aufliegenden Körperhälfte verteilt. Die Kippung ist durch Unterschieben von Keilen unter die Matratze zu erreichen.
- **30°- und 90°-Lagerung:** Um die 30°-Drehung (Abb. 7.3-12a) des Körpers zu erreichen, werden Lagerungshilfen, wie Decken, Kissen oder Lagerungskeile aus Schaumstoff hinter den Rücken des Patienten geschoben. Es ist darauf zu achten, daß zwischen den unteren Extremitäten Polster angebracht sind, um eine Haut-auf-Haut-Auflage zu vermeiden. Durch das Anbringen von Bettgittern ist u.U. das Sicherheitsgefühl für den Patienten zu erhöhen. Die 90°-Seitendrehung (Abb. 7.3-12b) ist z.B. bei Pneumoniegefahr notwendig.

M Hierbei kommt es zu einer erhöhten Druckeinwirkung auf den großen Rollhügel und den Darmbeinkamm. Treten Hautveränderungen auf, so ist zumindest zeitweise auf die 90°-Lagerung zu verzichten und alternativ die 30°-Lagerung anzuwenden. ∎

- **135°-Lagerung:** Wird meist zur völligen Druckentlastung im Rücken-, Kreuzbein- und Fersenbereich angewendet. In ihrer Form gleicht sie der stabilen Seitenlage mit entsprechender Unterstützung durch Polster und Kissen besonders im Rücken-, Kniegelenk- und Fußbereich. Diese Lage wird von vielen Patienten als sehr angenehm empfunden, da sie der natürlichen Schlafposition ähnelt.

M Patienten mit Herzbeschwerden oder eingeschränkter Atmung sind wegen des erhöhten Drucks auf den Brustkorb engmaschig zu beobachten. ∎

7

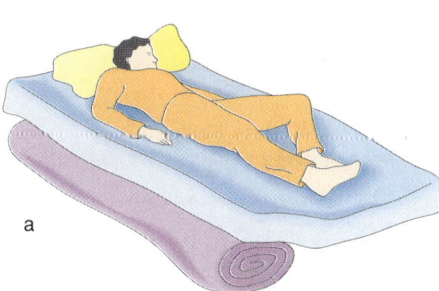

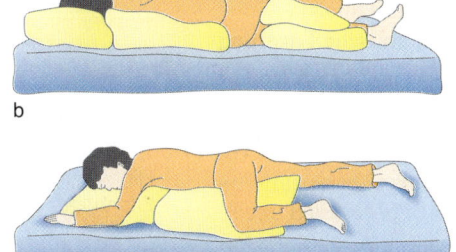

Abb. 7.3-12 Verschiedene Lagerungsmöglichkeiten bei Dekubitusdisposition.
a) Seitenlagerung 30°. **b)** Seitenlagerung 90°. **c)** Bauchlagerung.

■ **Bauchlagerung** (Abb. 7.3-12 c): Die Arme werden nach Wünschen des Patienten gelagert, meist nach oben, im Ellenbogengelenk leicht abgewinkelt, und Kopf und Bauchbereich mit einem Kissen gepolstert. Die Bauchlage entspricht in ihrer Wirkung und dem Prinzip der 135°-Lagerung. Meist treten mehr unerwünschte Nebeneffekte auf. Wache Patienten lehnen diese Lagerungsform wegen der Einschränkung von Atmung und Blickfeld oft ab.

■ **Weichlagerung:** Sie dient der Druckentlastung durch Vergrößern der Auflagefläche am gesamten Körper oder an gefährdeten Stellen. Es ist zu beachten, daß bei allen Weichlagerungen die Patienten evtl. rasch das Gefühl für ihr Körperschema verlieren, was eine schlechtere Mobilisierung zur Folge hat. Die Patienten müssen regelmäßig an Füßen bzw. Kopf berührt werden (s.a. Kinästhetik, Kap. 7.4.1), um dem vorzubeugen. Eine Druckentlastung durch Weichlagerung kann erreicht werden durch:

– zusätzliche Kissenschicht auf der Matratze
– wassergefüllte Matratzenauflagen mit unterschiedlichem Druckniveau
– pneumatische Antidekubitusmatratze; das Anwenden ist sinnvoll, bietet aber keinen Dekubitusschutz wie z.B. ein Air-fluid-Bett, trotzdem regelmäßiges Umlagern nötig
– Spezialbetten (z.B. Luftkissenbett mit wechselndem Druckniveau, Fa. Clinitron oder Medicus; Abb. 7.3-13)
– Schaumstoffplatten bzw. Schaumstoffwürfel
– Wasserkissen
– Gelkissen weisen die gleichen physiologischen Eigenschaften auf wie menschliches Fettgewebe, bilden sozusagen ein „künstliches Fettpolster", das den Druck vermindert
– Schaffell, echte Lammfelle von Merinoschafen gewonnen, eignen sich v.a. als Nässeschutz, sie basieren auf physiologischen Eigenschaften der Wollfaser (Anschaffung scheitert in der Regel am relativ hohen Beschaffungspreis)

■ **Therapeutische Lagerung in Therapiebetten:** Bei der Dekubitusbehandlung kommt auch die therapeutische Lagerung zur Anwendung. Therapeutische Lagerung bedeutet regelmäßiges Umlagern des Patienten unter Anwendung entsprechender Lagerungssysteme wie z.B Clinimat,

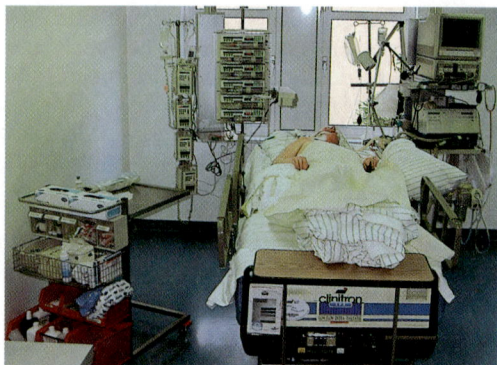

Abb. 7.3-13 Aktive Dekubitusprophylaxe in einem Intensivtherapiebett einer modular aufgebauten Patientenversorgungseinheit.

Low-flow-Betten, Air-fluid-Betten usw. Je nach Therapiebett ist eine Lageveränderung durch entsprechende Motoren am Bett (Seitenlagerung etc.) direkt möglich. Diese Betten erzeugen ein wechselhaftes Druckniveau (Massageeffekt mit besserer Hautdurchblutung). Bei einer längeren Liegedauer in solch einem Bett verliert der Patient seine Körperorientierung. Als Gegenmaßnahmen sollten die Möglichkeiten der Basalen Stimulation® und der Kinästhetik genutzt werden (Kap. 7.4).

7.3.13.2 Dekubitustherapie

Ist es trotz vielfacher Bemühungen zu einem Dekubitus gekommen, sind alle Therapiemaßnahmen sinnlos, wenn keine Druckentlastung erfolgt. Eine Wundheilung ohne Druckentlastung ist nicht möglich. Die Behandlungsrichtlinien (Tab. 7.3-15) richten sich nach den Stadien. Bei der Behandlung sind folgende Kriterien zu beachten:

■ **Absolute Druckentlastung:** Sie ist erforderlich, um Sauerstoffversorgung im Wundgebiet zu gewährleisten.

Tab. 7.3-15 Dekubitusdisponierte Körperstellen in Rücken-, Bauch- und Seitenlage des Patienten.

Dekubitusgefährdete Stellen		
in Rückenlage	**in Bauchlage**	**in Seitenlage**
– Hinterhaupt	– Stirn	– Ohrmuschel
– Ellenbogengelenke	– Jochbein	– Schultergelenk
– Wirbelsäule	– vordere Rippenbögen	– Darmbeinkamm
– Steißbeinregion, Gesäß	– Kniescheibe	– großer Rollhügel
– Ferse	– Schienbein	– Knie
		– Knöchel

Tab. 7.3-16 Phaseneinteilung und entsprechende Maßnahmen der Wundbehandlung bei Dekubitus.

Phase/Wundzustand	Ziel	Allgemeine Behandlungsrichtlinien	Spezielle Behandlungsrichtlinien	Produkte	Kontraindizierte Maßnahmen
• **Abtragungsphase:** – nekrotisches Gewebe	– saubere nekrosenfreie Wunde	– absolute Druckentlastung – Schutz vor Reibung, Mazeration und Scherkraft	– chirurgisches Débridement (Nekrosenabtragung) – enzymatische Abdauungsbehandlung	– nach Entfernen der Nekrose z.B. Varidase®, Iruxol® oder Fibrolan®	– Druckbelastung der Wunde – Belassen von Nekrose – Nekrose mit Enzymen behandeln
• **Reinigungsphase:** – Wunde eitrig mit gelblich schmierigen Belägen – lokal infiziert	– feuchter, sauberer Wundgrund – Elimierung der Wundsekrete	– absolute Druckentlastung – Schutz der Wundränder – Infektionsprophylaxe und/oder Infektionsbehandlung	– mechanisches Reinigen mit Kochsalzlösung 0,9% – enzymatische Auflösung von Wundsekreten – ggf. Antibiotika	– z.B. Varidase®, Fibrolan® – Aktivkohlefilter	– Druckbelastung der Wunde – Baden der Wunde – Verwenden von Farblösungen und Pasten, da keine Beobachtung möglich – Ringer- und Nährlösungen – Desinfektionsmittel (Vorsicht bei H_2O_2 in Kombination mit Enzymen; Wirkweise beider Produkte in Kombination nicht geklärt)
• **Granulationsphase:** – Gewebsneubildung an Hautoberfläche, leicht blutende stecknadelkopfgroße Punkte (= Kapillareinsprossung)	– feuchtes, gut durchblutetes und ernährtes Granulationsgewebe	– absolute Druckentlastung – Infektionsprophylaxe – Schutz vor Austrocknen der Wunde – Schutz vor Reibung, Mazeration und Scherkräften	– Reinigen und Behandeln mit Ringer-Lösung – Nährlösung mit Traubenzucker 5% – Salbengaze – pflanzliche, mineralische Wirkstoffe	– isotone Ringer-Lösung – 5%ige Traubenzuckerlösung – Branolind®	– Druckbelastung der Wunde – alle Substanzen, die die Wunde austrocknen könnten oder schädigend auf Granulationsgewebe wirken (Schaumstoffe, 10%ige Glukoselösung)
• **Besonderheiten bei Blasenbildung**	– blasenfreie, nichtinfizierte Haut	– absolute Druckentlastung – Abtragen bei Blasenrückbildung – Beobachten auf Füllungs- und Entzündungszeichen	– steriles Abdecken		– Druckbelastung – Blase öffnen nach Rückbildung
• **Besonderheiten bei Bildung einer Wundtasche**	– taschenfreies Wundgebiet	– absolute Duckentlastung – Infektionsprophylaxe	– lockeres Tamponieren der Wunde mit der Wundphase entsprechenden Produkten	– siehe Wundheilungsphase	– Druckbelastung – straffes Tamponieren – Baden der Wunde

7

■ **Phasengerechte Wundbehandlung** (Tab. 7.3-16).
  – in der Entzündungsphase: chirurgisches Débridement (Nekrosen), evtl. systemische Antibiotikabehandlung und lokale antiseptische Behandlung
  – in der Säuberungsphase: erneutes chirurgisches Débridement, Behandeln mit wundreinigenden, granulationsfördernden Substanzen und evtl. Einsatz von Traubenzuckerlösung
  – in der Granulationsphase: Feuchthalten des Wundgebietes (Schutz des neugebildeten Gewebes)

■ **Auswahl geeigneter Verbandstoffe:** Sie sollen Wundsekret aufsaugen, vor Druck und Fremdkörpern schützen, dürfen die Haut/Wunde nicht reizen oder mit der Wunde verkleben.

■ **Behandlung allgemeiner Erkrankungen:** Abhängig von der Grunderkrankung kann eine optimalere Einstellung eines bereits bestehenden Diabetes mellitus oder eine Verbesserung der peripheren Blutversorgung von entscheidender Bedeutung sein.

■ **Ausgewogene Ernährung:** Auf eine insbesondere die Grunderkrankung berücksichtigende Ernährung ist zu achten. Geeignet ist eiweißreiche, kohlenhydratgerechte und fettarme Kost.

7.3.14 Pneumonie- und Atelektasenprophylaxe

Die Pneumonie ist eine schwerwiegende Erkrankung, deren Verhütung mit in den Aufgabenbereich des Krankenpflegepersonals fällt. Bei der Pneumonie unterscheidet man:

■ **primäre Pneumonie,** d.h. Infektion bei vorher intaktem Lungengewebe durch verschiedenste Erreger

■ **sekundäre Pneumonie,** verursacht durch Infektion der Lunge, die aufgrund von Kreislaufstörungen der Lunge (Lungenstauung, Ödem), Aspiration, Bronchusveränderungen (z.B. Bronchialkarzinom), toxischen Ursachen, Immunsuppression oder im Krankenhaus erworbener nosokomialer Infekte entsteht

Besonders gefährdet sind bettlägrige, immobile, intubierte und beatmete Patienten sowie Patienten, die postoperativ schmerzbedingt flacher atmen und weniger abhusten.

Neben der Pneumonie ist in gleichem Maße den **Atelektasen** zu begegnen. Atelektasen sind luftleere Lungenbezirke, die am Gasaustausch nicht mehr teilnehmen, sie werden durch „Verkleben" von Lungenbezirken verursacht. Besonders gefährdet sind z.B. die hinten unten liegenden Lungenbezirke bei beatmeten Patienten.

M Bei der Pneumonie- und Atelektasenprophylaxe kommt es auf ein gutes und ergänzendes Zusammenarbeiten zwischen Arzt, Pflegekräften und Physiotherapeuten an. Spezielle atemtherapeutische Maßnahmen, wie gezielte Atemgymnastik, werden dem Patienten durch Physiotherapeuten vermittelt. ■

Das **Vorgehen** bei der Pneumonie- und Atelektasenprophylaxe ist in Tabelle 7.3-17 zusammengefaßt. Neben den physikalischen Maßnahmen und den hygienischen Möglichkeiten der Infektionsprophylaxe kann eine gezielte Atemtherapie Pneumonie und Atelektasen verhindern helfen.

M Das Pflegepersonal sollte den Patienten mehrmals täglich zu Atemübungen ermuntern. Während der Atemübung ist auf die Belastbarkeit des Patienten zu achten. ■

Genügend Papiertaschentücher bzw. Zellstoff und ein entsprechender Abwurfbehälter sind herzurichten. Die effektivsten **Möglichkeiten zur Atemtherapie** sind:

■ **Giebelrohr:** Der wichtigste chemische Reiz für das Atemzentrum ist das CO_2. Mittels Giebelrohr wird der anatomische Totraum vergrößert, das CO_2 steigt, und eine vertiefte Atmung ist die Folge. Das Giebelrohr besteht aus zusammensteckbaren Einzelelementen, deren Volumen bei etwa 100 ml liegt. Maximal sollte nicht mehr als 1 l Totraumvolumen rückgeatmet werden. Bei der Atemtherapie mit einem Giebelrohr beginnt man mit ca. 300 ml Totraumvolumenerhöhung und steigert langsam auf bis zu 500 ml mit maximal 15 bis 20 Atemzügen. Bei bestehenden Erkrankungen wie Herzinsuffizienz, Lungenemphysem und Atemnot ist das Giebelrohr zur Atemtherapie kontraindiziert.

■ **Atemstimulierende Einreibungen:** Bei dem Einsatz atemstimulierender Einreibungen (ASE) zur Pneumonieprophylaxe stehen **Bewußtmachen der Atmung** sowie **Beeinflussen** der **Atemfrequenz und -tiefe** im Vordergrund. Um eine Effektivität zu erreichen, braucht man etwas Zeit und Ruhe, und der Patient sollte sich möglichst bequem hinsetzen, so daß der Pflegende freien Zugang zum Rücken des Patienten hat. ASE können auch in Seitenlage vorgenommen werden, dann ist allerdings nur das Stimulieren einer Lungenseite möglich,

Tab. 7.3-17 Vorgehen bei der Pneumonieprophylaxe.

Vorbereitung Patient/Material	Pflegemaßnahme	Beachte
	– hygienische Händedesinfektion	– Einwirkzeit beachten
• **Patient**	– Patient informieren und entsprechend lagern, mögl. sitzend	– Lagerungseinschränkungen beachten
• **Material** – Franzbranntwein – Handtuch – ätherische Substanzen (Wick® VapoRup) – fetthaltige Hautcreme • Papiertaschentücher oder Zellstoff zum Abhusten	• Einreiben/Abklopfen: – Rücken evtl. mit Franzbranntwein oder einem Gel mit ätherischen Substanzen einreiben, anschließend Hautpflege – mit hohler Hand Rücken abklopfen, die Finger bleiben geschlossen, damit zwischen der gewölbten Hand und dem Thorax ein Luftkissen entsteht (3 min) Patient zum Husten auffordern, ggf. anschließend absaugen	– keine Flüssigkeit am Gesäß herablaufen lassen, Dekubitusgefahr – Franzbranntwein trocknet Haut aus, anschließende Rückfettung der Haut mit Creme nötig – keine Perkussion im Nieren- und Wirbelsäulenbereich – kontraindiziert bei Frakturen, thorakalen Aneurysmen – Vorsicht bei Osteoporose
– **Vibrax** – Creme oder Körperlotion (als Gleitmittel)	• Vibrax-Massage: – Massageplatten über den Thorax bewegen, sie übertragen Vibrationen auf Körper des Patienten, dadurch wird Sekret gelöst und der Transport in Richtung Trachea erleichtert – Patient zum Husten auffordern, ggf. absaugen	– keine Vibrationen im Nieren- und Wirbelsäulenbereich – kontraindiziert bei Frakturen, thorakalen Aneurysmen – Vorsicht bei Osteoporose
– **Triflow®**	• Triflow-Atmung: – soll Atelektasenbildung verhindern – Patient soll endinspiratorisch Luft anhalten – Triflow-Atmung 5 min vornehmen	– Patient soll nicht hyperventilieren
– **Inalog®**	• Atemübungen mit Inalog: – soll durch maximale Inspiration Atelektasenbildung verhindern – druckgesteuert – Gerät individuell einstellen – Dauer der Inalog-Therapie 5 min	– Inhalation möglich
– **Masken-CPAP**	– O_2 + PEEP + Flow einstellen – Maske dicht aufsetzen – PEEP überprüfen – Patient beobachten – Dauer 10 min	– Inhalation möglich

und die Stimulation der anderen Hälfte erfolgt nach dem Lagewechsel. Zu Beginn der ASE erwärmt man etwas **Hautlotion** (am besten Wasser-in-Öl-Lotion) in den Händen (die Hände sollten warm und selbstverständlich ohne Schmuck sein) und verteilt sie danach zunächst auf dem Rücken des Patienten. Die ASE erfolgen als kreisförmige Bewegungen der Handflächen von der Schulter beginnend bis zum Steiß. Dabei konzentriert man sich zunächst auf den eigenen Atemrhythmus und fordert den Patienten auf, möglichst

7

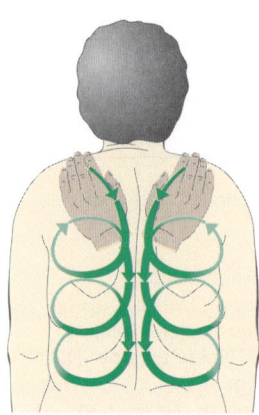

Abb. 7.3-14
Atemstimulierende
Einreibungen.
Die Einreibung
erfolgt mit der Hand
in kreisförmigen
Bewegungen.

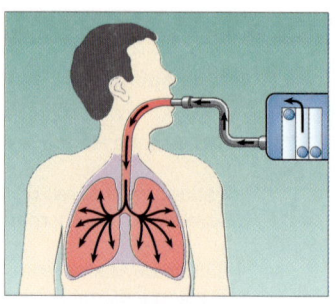

Abb. 7.3-15
Mit dem Atem-
trainer Triflow®
atmet der
Patient gegen
den Widerstand
von Kugeln ein,
was zu einer
kräftigen
Inspiration
anregt.

beim Kreisen an der Wirbelsäule mit der Einatmung zu beginnen. Die Ausatmung soll bei der Bewegung nach außen und oben erfolgen. Der Patient soll also mit den Bewegungen mitatmen. Mit **kreisförmigen Bewegungen** (Abb. 7.3-14) stimuliert man den gesamten Rücken möglichst einige Male in Folge über ca. **zehn Minuten,** dabei wird der Druck der Hände bei der Bewegung nach außen und oben etwas verstärkt. Es ist darauf zu achten, daß immer eine Hand Körperkontakt mit dem Patienten hält. Bei der Wiederholung, d.h. wenn die Hände vom Steiß wieder zur Schulter geführt werden, bleibt zunächst eine Hand in der Flanke liegen und wird erst zur Schulter geführt, wenn die andere Hand bereits dort angekommen ist. Zum Abschluß der atemstimulierenden Einreibung streicht man einmal mit der Hand vom Nacken bis zum Steiß des Patienten.

■ **Vibrax:** Die Vibrationen (Vibrax) führen zu einer Bronchialschleimlösung. Die Vibrationsstärke ist einstellbar, das Gerät wird von unten nach oben auf dem Rücken entlanggeführt, wobei darauf zu achten ist, daß von der Lungenbasis in Richtung Hauptbronchus massiert wird und die Wirbelsäulen- und Nierengegend auszusparen sind.

■ **Triflow** (Abb. 7.3-15)**:** Durch diesen Atemtrainer wird die langsame, tiefe und anhaltende Atmung zur Erweiterung der Alveolen und Sekretlösung geübt. Um einen Erfolg zu erzielen, ist der Patient in den Umgang mit dem Triflow einzuweisen, dabei wird er zunächst angehalten, auszuatmen und dann das Mundstück in den Mund zu nehmen. Anschließend erfolgt die Einatmung über den Triflow. Die Einatmung muß so kräftig sein, daß der erste Ball angehoben und möglichst lange gehalten wird. Die Ausatmung erfolgt ohne das Mundstück. Diese Übung wird nun wiederholt, wo-

bei der Patient bei der nächsten Einatmung versuchen soll, auch den zweiten und dritten Ball anzuheben. Die Übungen sollte der Patient mehrmals stündlich vornehmen.

■ **Anfeuchtung der Atemluft:** Durch einen **Ultraschallvernebler** ist bei nichtintubierten Patienten das Anfeuchten der Atemluft mit relativ einfachen Mitteln zu erreichen. Die Bedienungshinweise des Herstellers, insbesondere die hygienischen Richtlinien wie Wasserwechsel und Umgang mit benutzten Schläuchen, sind genau zu beachten und das Gerät so aufzustellen, daß der Patient mühelos das vernebelte Wasser einatmen kann (Schlauchende auf Mund-Nasen-Dreieck richten).

■ **Inhalog® und Bird-Respirator®:** Durch ein druck- oder strombetriebenes Atemtherapiegerät wie dem Inhalog® (Fa. Dräger, Abb. 7.3-16) oder dem Bird-Respirator® ist die **gezielte Inhalation** möglich. Der Patient muß

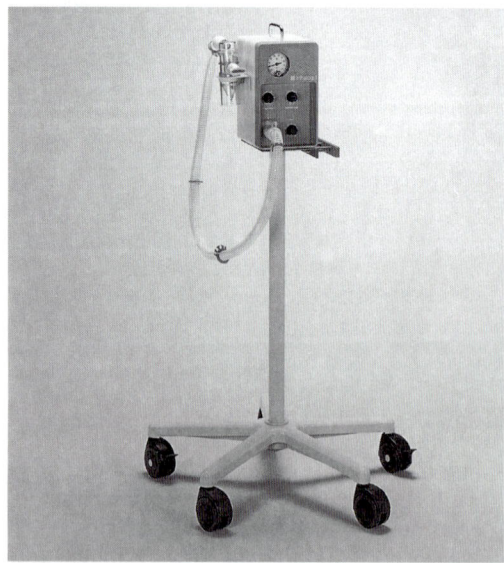

Abb. 7.3-16 Atemtherapiegerät Inhalog® der Firma Dräger.

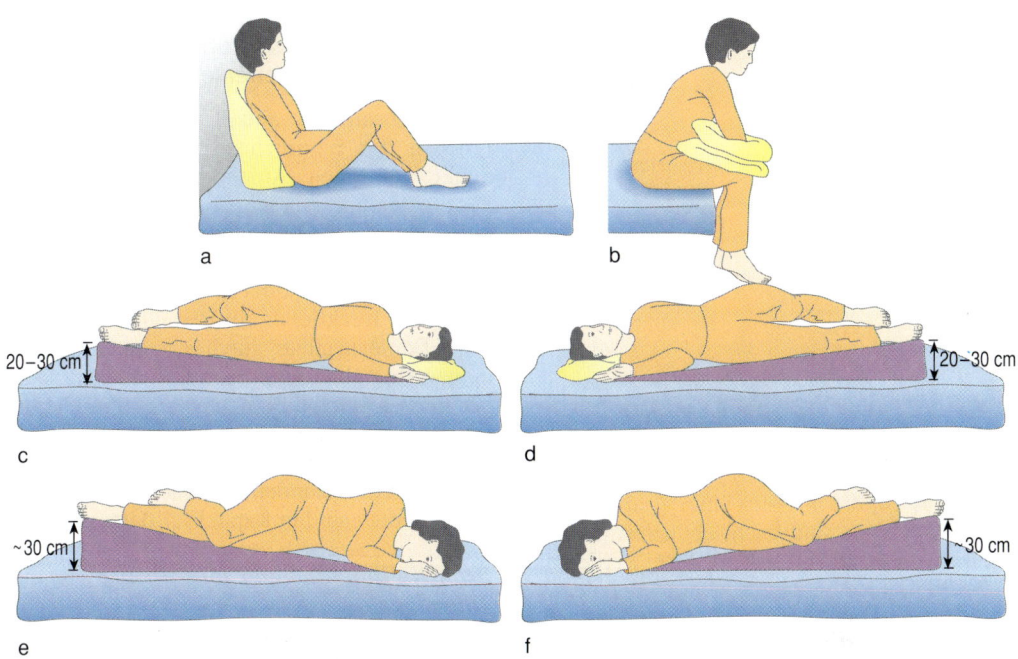

Abb. 7.3-17 Verschiedene Lagerungsvarianten zur Sekretolyse.
a) Lagerung zur Erholung zwischen den einzelnen Maßnahmen und zur Drainage anteriorer Segmente.
b) Forciertes Abhusten von Sekreten aus Hauptbronchien und Trachea.
c) Mittellappendrainage der rechten Lunge.
d) Mobilisierung linker Oberlappen.
e) Drainage von Oberlappen und posteriorer Segmente der rechten Lunge.
f) Drainage von Oberlappen und posteriorer Segmente der linken Lunge.

zur Inhalation das Mundstück fest umschließen, zusätzlich ist der Verschluß der Nase mit einer Klammer sinnvoll. In einer Vernebler-kammer können **Medikamente** zu Aerosolen aufgewirbelt und der Einatemluft zugemischt werden. Die Einstellung der Inspirations-druckgrenze ist variabel und dem Patienten in-dividuell anzupassen. Dabei besteht auch die Möglichkeit, das Gerät zu **triggern** (Bird), der Patient muß nur den Anstoß zur Inspiration bringen, das Rest-Einatemvolumen wird bis zu einer bestimmten Druckgrenze vom Gerät er-bracht. Die Atemtherapie mit dem Inhalog® oder Bird-Respirator® erfordert einen diszipli-nierten Patienten.

■ **Lagerungsdrainagen:** Durch die wechselnden Ventilationsverhältnisse, die durch regelmäßi-gen Lagerungswechsel zustande kommen, ge-lingt oft eine Sekretdrainage aus den Bron-chien. Grundsätzlich sind die Lagerungsarten (Abb. 7.3-17a bis f) bei fast allen Patienten möglich, dennoch werden sie bevorzugt bei Beatmungspatienten eingesetzt. Entsprechend

muß neben den Besonderheiten der jeweiligen Lagerungstechnik (s.a. Kap. 7.3.13) das Sichern der Beatmungsschläuche im Vordergrund ste-hen. Bevorzugte Lagerungen zur verbesserten Sekretdrainage sind die 90°-Seitenlage und die Bauchlagerung. Aber auch andere Lagerungen wie Kopftieflagerung sind möglich.

■ **Lagerungsarten:** Bei der **A-Lagerung** (Abb. 7.3-18) liegt der Patient mit den Schultern auf

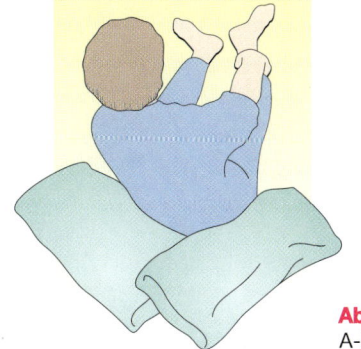

Abb. 7.3-18
A-Lagerung.

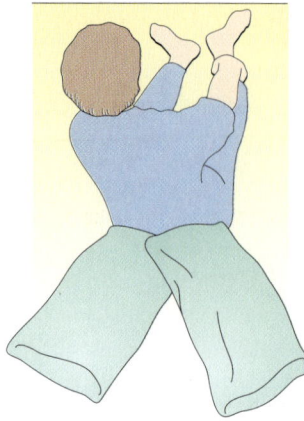

Abb. 7.3-19
V-Lagerung.

zwei Kissen, die in Form eines A angeordnet sind. Die Arme sind leicht abduziert und liegen ebenfalls auf den Kissen, dabei werden die oberen Lungenbezirke gedehnt. Bei der **V-Lagerung** (Abb. 7.3-19) sind die Flanken und der Schulterbereich durch Kissen in V-Form unterstützt. Bei der Atmung ist die Belüftung der Lungenspitzen verbessert, und der Patient kann die Flankenatmung ungehindert einsetzen. Bei der **T-Lagerung** (Abb. 7.3-20) liegt der Patient mit der Wirbelsäule und dem Schulterbereich auf Kissen, was die Atmung und Dehnung des Brustkorbs erleichtert. Es ist darauf zu achten, daß die Spitzen der Schulterblätter und die Rippenränder frei liegen.

- **Absaugen von Bronchialsekret:** Kann der Patient kein Sekret abhusten, ist das Absaugen erforderlich. Dies kann entweder mit einem Absaugkatheter (transglottisch), unter Sicht per Bronchoskop oder nach Intubation über den Tubus (Kap. 7.3.15) erfolgen.

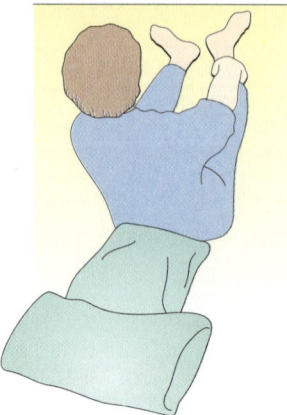

Abb. 7.3-20
T-Lagerung.

7.3.15 Pflege des intubierten oder tracheotomierten Patienten

Endotrachealtubus und Trachealkanüle überbrücken den natürlichen Luftweg. Natürliche Schutzfunktionen (Anfeuchten und Erwärmen der Einatemluft) müssen künstlich erfolgen. Aufgrund der Grunderkrankung und des Ausfalls physiologischer Schutzfunktionen ist der intubierte bzw. tracheotomierte Patient sehr anfällig gegenüber Infektionen, insbesondere der Atemwege. Daneben gilt es, durch gezielte Pflegehandlungen Komplikationen wie Druckulzerationen der Trachea durch Bestimmen des Cuffdrucks und Druckstellen der Nasenschleimhaut durch korrektes Fixieren des Tubus (Kap. 7.3.6) zu vermeiden. Weitere Besonderheiten bei der Beatmung des Patienten sind in Kapitel 7.7 dargestellt.

Bronchialtoilette und Kontrolle der Tubuslage

Da bei einem beatmeten Patienten die natürlichen **Schutzreflexe fehlen,** muß zum Freihalten der Atemwege und zur Atelektasenprophylaxe das Bronchialsekret endotracheal abgesaugt werden. Die Bronchialtoilette (Tab. 7.3-18) muß **steril** und für den Patienten schonend erfolgen. Dabei sollte möglichst ein **geschlossenes Absaugsystem** (s.a. Abb. 7.2-2) verwendet werden. Die Oxygenierung sowie die Herz-Kreislauf-Funktion sind während des Absaugens zu beobachten. Die Angabe einer exakten Zeitvorgabe, wann und wie oft abgesaugt werden muß, ist nicht möglich, allerdings sind durch fortwährende **klinische Beobachtung** klare Anzeichen (z.B. Rasselgeräusche, Anstieg des Beatmungsdrucks und starke Sekretproduktion) für die Notwendigkeit zu erkennen. Im Rahmen allgemeiner Pflegehandlungen wie dem Lagern des Patienten oder vor der Mundpflege ist eine Bronchialtoilette ebenfalls anzuraten.

Bei Sekretstau und eingedicktem Sekret ist es ratsam, in regelmäßigen Abständen eine **Bronchiallavage** unter Sicht mit einem **Bronchoskop** vorzunehmen. Dabei ist auf ausreichende Sedierung (Hustenreiz) und aseptisches Arbeiten zu achten, und die in den Bronchialbaum applizierte Spülmenge sollte auch wieder abgesaugt werden. Wird ein Swivel-Konnektor (Drehverbinder, Fa. Portex, rechtwinklig gebogen) zwischen Beatmungsverlängerung und Tubus eingebaut, muß keine vollständige Diskonnexion erfolgen, da der Konnektor eine Absaugkatheteröffnung hat. Dies ist besonders zur Infektionsprophylaxe sinnvoll.

Tab. 7.3-18 Vorgehen bei der Bronchialtoilette.

Vorbereitung Patient/Material	Pflegemaßnahme	Beachte
	– Mundschutz anlegen – hygienische Händedesinfektion	– 30 sec Einwirkzeit
• Patient	– Patient über Notwendigkeit und Vorgehen informieren – Patient möglichst in Rückenlage mit leicht erhöhtem Oberkörper lagern	– Lagerungseinschränkungen beachten
• Material – Abwurfbehälter – Absauggerät – Absaugkatheter 12–16 Ch – Fingertip – sterile Einmalhandschuhe – Silikonspray, NaCl 0,9% – evtl. Atropin, Alupent	– Ablagefläche schaffen – Gerät überprüfen – Verbindung Tubus–Reptilschlauch lockern – Patient präoxygenieren mit 100% O_2 – bei PEEP > 5 stufenweise reduzieren – Respiratoralarm inaktivieren – Absaugkatheter mit Fingertip verbinden – Handschuhe anziehen – Innenseite der Handschuhverpackung als Unterlage für Reptilschlauch bereitlegen – Absaugkatheter steril entnehmen und evtl. gleitfähig machen – Beatmungssystem diskonnektieren, steril ablegen – Absaugkatheter ohne Sog bis zu einem Widerstand einführen, eine Hand fixiert Tubus, dann unter Sog zurückziehen – durch Drehen des Kopfes kann man evtl. in den rechten bzw. linken Hauptbronchus gelangen – nach dem Absaugen Beatmungssystem wieder konnektieren – zur Atelektasenprophylaxe Lunge überblähen (z.B. Inspiration-Hold oder Handbeatmungsbeutel mit Sauerstoffanschluß)	– kein Material ins Bett oder auf Patienten legen – maximale Sogeinstellung 0,4 bar – plötzliche PEEP-Wegnahme führt zu schlagartiger Erhöhung des venösen Rückstroms mit der Gefahr der Rechtsherzbelastung und Atelektasenbildung – Absaugvorgang nicht länger als 15–20 sec – kontinuierliche Überwachung von Vitalwerten und Aussehen des Patienten (Bradykardie, Rhythmusstörung oder Tachykardie möglich) – bei Risikopatienten immer mit zwei Pflegekräften arbeiten und/oder Möglichkeit eines geschlossenen Absaugkathetersystems erwägen – bei Wiederholung des Absaugvorgangs neuen Katheter verwenden (Infektionsprophylaxe) – zum Absaugen des Nasen-Rachen-Raums neuen Katheter benutzen (Infektionsprophylaxe)
• abschließende Arbeiten – Stethoskop	– Patient evtl. abhören – Alarme wieder reaktivieren – Material entsorgen (Katheter um die Hand wickeln, Handschuh beim Ausziehen über Katheter stülpen) – Händedesinfektion – Maßnahmen und Besonderheiten dokumentieren (z.B. Bradykardie, Abfall der Sauerstoffsättigung)	– Kontamination vermeiden

7

Tab. 7.3-18 *Fortsetzung*

Vorbereitung Patient/Material	Pflegemaßnahme	Beachte
• **Besonderheiten bei der Entnahme von Bronchial- und Trachealsekret zur bakteriologischen Untersuchung:** – steriler Probenbehälter – 10 ml NaCl 0,9%	– Probenbehälter zwischen Absauggerät und Absaugkatheter anschließen – Absaugvorgang wie oben beschrieben vornehmen	– läßt sich kein bzw. nur zähes Sekret absaugen, Katheter evtl. mit NaCl 0,9% anspülen – steriles Arbeiten, möglichst mit zwei Pflegekräften – Beschriften der Probe (Patienten-daten, Inhalt, Entnahmezeitpunkt)
• **Besonderheiten bei der Bronchial-lavage:** – NaCl 0,9% – Ambubeutel mit Sauerstoffanschluß – evtl. Spülkatheter	– Kochsalzlösung in Tubus instillieren – durch Blähen mit dem Ambu-beutel in den Atemwegen verteilen – abschließend Spüllösung und gelöstes Sekret absaugen	– nur auf ärztliche Anordnung – möglichst unter Sicht mit Bronchoskop – evtl. mit Probenentnahme für bakteriologische Untersuchung verbinden
• **Besonderheiten beim endo-trachealen Absaugen nicht-intubierter Patienten:** – Sauerstoffmaske – Oberflächen-anästhesie, z.B. mit Lidocain®-Gel oder -Spray	– Oberkörper hochlagern – gleitfähigen Katheter steril in unteren Nasengang einführen – während Inspiration den Katheter in Trachea vorschieben – atemsynchrones Ein- und Ausströmen von Luft und/oder Hustenreiz des Patienten zeigt richtige Lage an	– am Katheterende horchen – erst nach richtiger Katheterlage Sog anschließen und absaugen – keine Gewalt anwenden – Patient sorgfältig vorbereiten und Maßnahme erklären – ausreichende Einwirkzeit der Ober-flächenanästhesie beachten

M Bei der **Katheterauswahl** zum endotrachealen Absaugen können normalerweise konventionelle Absaugkatheter (eine endständige und zwei seitliche Öffnungen) benutzt werden. Hat ein Patient aber **Gerinnungsstörungen** ist eine **atraumatische Spitze** (abgerundeter Wulst am Saugerende) indiziert. Bei der **Medikamenteninstillation** bzw. bei zähem Sekret ist zu beachten, daß die atraumatische Spitze und der Applikationskanal nicht größer als zwei Drittel des inneren Tubuslumens sind. ■

Bakteriologische Untersuchungen des Bronchialsekrets sind in festen Zeitabständen und beim Auftreten von Pneumoniezeichen für die Antibiotikaauswahl wichtig. Weitere Maßnahmen zur Verhütung einer Atemwegsinfektion sind in Kapitel 7.2.8.14 zu finden.

Die **Lage des Tubus** ist durch regelmäßige Auskultation bzw. Röntgen des Thorax zu überprüfen. Unruhige Patienten müssen adäquat sediert und bei Bedarf der Beatmungsmodus neu definiert werden, um eine Selbstextubation zu verhindern.

Cuffdrucküberwachung
Der Cuffdruck spielt beim intubierten, insbesondere beim langzeitbeatmeten Patienten eine überaus wichtige Rolle. Zur Vermeidung von u.a. Druckulzerationen darf der Cuffdruck die Kapillardurchblutung (maximal 25 cmH$_2$O) der Trachealschleimhaut nicht unterdrücken. Der Druck in der Blockermanschette sollte mindestens alle sechs bis acht Stunden gemessen werden, möglichst unter 20 mmHg liegen und muß ggf. korrigiert werden (s.a. Kap. 5.5).

Anfeuchten und Erwärmen der Atemluft
Die einfachste Art, die **Bildung von zähem Schleim** zu **verhindern,** ist das regelmäßige Anfeuchten und Erwärmen der Atemluft. Physiologisch geschieht dies beim Gesunden durch das Einatmen über die Nase. Bei intubierten oder tracheotomierten Patienten ist das Anfeuchten und Anwärmen der Atemluft aus mehreren Gründen unumgänglich. Bei der spontanen Atmung ist die Atemluft spätestens ab der Höhe der

Trachealbifurkation zu 100% mit Wasserdampf gesättigt und körperwarm. Bei Abnahme der Feuchtigkeit im Atemgas verdicken die Sekrete des Respirationstrakts und trocknen ein. Das Bronchialepithel und der Surfactant (Kap. 3.2.1) verlieren ihre schützende Funktion, so daß die Wahrscheinlichkeit von Ödemen, Infektionen und Funktionsverschlechterungen der Flimmerepithelien und der Lunge (Atelektasenbildung durch Inaktivierung von Surfactant) schnell ansteigt. Da durch den endotrachealen Tubus der Großteil der oberen Luftwege, die die Atemgase anwärmen und anfeuchten, überbrückt wird, muß eine künstliche Befeuchtung erfolgen.

M Durch die physikalische Tatsache, daß Gase bei zunehmender **Temperatur** mehr Feuchtigkeit aufnehmen, ergibt sich, daß das Anfeuchten der **Atemluft** nahe bei der Körpertemperatur erfolgen sollte. Temperaturen des Atemgases über 37 bis 38 °C sind dabei jedoch zu vermeiden, da ab 40 bis 41 °C das **Bronchialepithel geschädigt** werden kann. ■

Das Anfeuchten und Anwärmen der Atemluft kann durch **aktive Systeme** (Energiezufuhr an Vernebler oder Verdunster) oder **passive Systeme** (mit Kunststoffwatte gefüllte Filter) erfolgen. Die jeweilige Bedienungsanleitung bezüglich Wasserzuführung, Wechseln von Wasser und Schlauchsystem ist genau zu beachten.

Verdunster: Darunter versteht man ein mit Wasser gefülltes System, durch das die Atemgase geleitet, erwärmt und mit Feuchtigkeit angereichert werden. Eine **Schlauchheizung** im Inspirationsschenkel verhindert das Abkühlen des Atemgases und die Kondensation der aufgenommenen Wassermenge. Das feuchte Milieu in diesem System erleichtert die **bakterielle Besiedelung,** und die unterschiedlich starke Kondensation kann die Charakteristik des Beatmungssystems beeinflussen. So ist hier sowohl besonders stark auf eine einwandfreie Hygiene zu achten als auch konsequent der Beatmungsverlauf zu beobachten.

Beispiel Bennett-Anfeuchter: Die Befeuchterkammer wird mit Aqua dest. über einen Ventilmechanismus in Verbindung mit einem Infusionsgerät bis zur Markierung aufgefüllt. In der Kammer selbst steckt ein Heizstab, ähnlich einem Tauchsieder. Nun stellt man eine Schlauchverbindung zwischen Inspirationstülle und Anfeuchter her und baut jeweils zwischen den Anfeuchter und das Y-Stück und zwischen das Y-Stück und den Exspirationsschenkel eine Wasserfalle. Die Kondensatfallen muß man regelmäßig entleeren. Die Temperatur in der Be-

feuchterkammer ist stufenlos regulierbar und mit einer Alarmeinheit gegen Überhitzung geschützt.

M Auf eine direkte **Temperaturkontrolle** am Y-Stück oder im Inspirationsschlauch ist unbedingt zu achten. Das Nachfüllen von Aqua dest. muß **keimfrei** erfolgen, und ein regelmäßiger Beatmungssystem- und Anfeuchterwechsel ist angezeigt. ■

- **Vernebler:** Wasser wird in Verneblern durch Ultraschall oder das Unterdruckprinzip in feinste Wassertröpfchen zerstäubt und in das Atemsystem eingebracht. Ein Vorteil besteht darin, daß mit Verneblern **Medikamente intrapulmonal appliziert** werden können (z.B. Kortikoide, Adrenalin). Das Erwärmen der Atemgase ist mit Verneblern deutlich weniger effektiv als bei beheizten Verdunstern.
- **Filtersysteme:** Wärme-Flüssigkeits-Austauscher (HME: heat moist exchanger) sind passive Systeme, die zunehmend an Bedeutung gewinnen.

M Bei sehr niedrigen Beatmungsdrücken oder bei geringen Atemzugvolumina können HME-Filter nicht sinnvoll eingesetzt werden. Bei sehr starker Verschleimung oder Blutungen aus den unteren Atemwegen (Lunge, Bronchien, Trachea) sind sie kontraindiziert. ■

Die Filter sind mit Kunststoffwatte (z.B. Nylon®) gefüllt, wodurch bei der Exspiration Feuchtigkeit an der großen Oberfläche des Kunststoffes kondensiert und so den **Verlust an Feuchtigkeit** und **Wärme** aus den Atemwegen **reduziert.** Die Effektivität von Filtersystemen ist je nach Typ unterschiedlich. Ein nützlicher und nicht unbedeutender Nebeneffekt ist die **Bakterien- und Virenschranke,** die einige Filter aufweisen. Der Druckgradient über einem HME-Filter beträgt bis zu 5 cmH_2O, d.h., daß die auf dem Druckmonitor angezeigten Beatmungsdrücke um einen für den jeweiligen Filter typischen Wert zu reduzieren sind. Diese HME-Filter werden tubusnah eingesetzt und sind täglich zu wechseln. In der Anästhesie werden diese Filter bevorzugt eingesetzt.

A Grundsätzlich darf beim Anwenden eines Atemluftanfeuchters kein patientennaher Filter eingesetzt werden (**Filter verschließt sich**). ◄

Tracheostomapflege

Um Wundinfektionen und Druckulzerationen vorzubeugen, sind regelmäßige Verbandwechsel und Kanülenpflege erforderlich. Für die **Blockung des Cuffs** und das sichere **Fixieren** der Kanüle gelten die gleichen Regeln wie beim Endotrachealtubus (Kap. 7.3.6). Der erste **Ka-**

7

nülenwechsel erfolgt normalerweise frühestens 48 Stunden nach Anlegen eines Tracheostomas durch einen Arzt. Aufgrund der besonderen Risiken (Wundödem, Blutungsgefahr) sollte mit großer Sorgfalt vorgegangen werden.

M Für den Patienten sind die ersten Kanülenwechsel mit Schmerz und Erstickungsangst verbunden, was in der Vorbereitung des Patienten zu berücksichtigen ist. ∎

Das **Vorgehen** beim Verbandwechsel inklusive Kanülenwechsel ist in Tabelle 7.3-19 zusammengefaßt.

M Empfehlenswert ist es, als **Führungshilfe** einen Absaugkatheter oder einen Mandrin durch die Kanüle einzubringen und die neue Kanüle darüber einzuführen. Da eine rasche Rekanülierung nicht immer garantiert ist, müssen bei jedem Kanülenwechsel ein **Intubationsset** und ein **Trachealspreizer** (zum Weiten des Tracheostomas) vorhanden sein. ∎

Nach dem ersten Wechsel wird die PVC-Trachealkanüle alle zwei bis drei Tage erneut ausgetauscht und dabei je nach Größe der Tracheaöffnung bei Besserung des Allgemeinzustandes eine immer kleinere Kanüle eingesetzt. Ist der Patient auch ohne Unterstützung eines Ventilators auf eine Trachealkanüle angewiesen, werden nichtblockbare Kanülen mit auswechselbarem Innenlumen (ähnlich einer Silberkanüle) verwendet.

A Eine mögliche Obstruktion der Kanüle durch eine **Ballonhernie** ist eine lebensbedrohliche Komplikation, die einen sofortigen Kanülenwechsel erfordert. Grundsätzlich muß bei allen tracheotomierten Patienten ein **Ersatzset** mit Kanüle, Trachealspreizer, Beatmungsbeutel und Maske im Zimmer vorhanden sein, damit im Notfall die Materialien zum Kanülenwechsel vorhanden sind. ◀

Kommunikation mit intubierten oder tracheotomierten Patienten

Die **Abhängigkeit** vom Respirator und vom Pflegepersonal sowie die **eingeschränkte Kommunikationsfähigkeit** verursachen häufig Ängste und Streß. Daneben sind aufgrund von Ermüdung des Patienten, der schweren Grunderkrankung, auftretender Komplikationen, Eingriffen und evtl. Abstimmungsproblemen des Personals bei drei- bis viermal täglichen Schichtwechseln Rückschläge in der Genesung nicht selten.

M Die entsprechende Führung und Information des Patienten und der Angehörigen ist eine wesentliche Aufgabe der Pflegenden, um den Patienten und Angehörigen Mut und Vertrauen zu geben. ∎

Eine **einfühlsame Begleitung** dieser Patienten ist während der gesamten Beatmungszeit und insbesondere beim Weaning (Kap.7.7.27) unerläßlich. Um einen Patienten in dieser schwierigen Situation adäquat betreuen zu können, ist u.a. eine gute Pflegeanamnese wichtig (evtl. auch in Form einer Fremdanamnese). Wenn man weiß, was dem Patienten Sicherheit gibt, wie er in Konfliktsituationen reagiert, ob er eher resigniert oder aktiv Konflikte bewältigt, was er braucht, um sich wohlzufühlen etc., kann man auf den Patienten eingehen und zusammen mit ihm den Modus festlegen.

Auch die ständige Geräuschkulisse auf einer Intensivstation, fehlende Beleuchtungsunterschiede und unklare zeitliche Abläufe der Pflegehandlungen etc. bereiten Probleme, v.a. was die Ruhezeiten, die zeitliche Orientierung und den Schlaf-Wach-Rhythmus (Kap. 7.3.8) anbelangt. Hier sind Pflegende gefordert, die Pflegehandlungen so zu planen, daß sich der **Patient** möglichst **auf einen Ablauf einstellen** kann (z.B. Körperpflege immer zur selben Zeit) und daß auch Ruhephasen gewährleistet sind. Besonders bei wahrnehmungsgestörten Patienten kann die Basale Stimulation® (Kap. 7.4.2) unterstützend eingesetzt werden.

Eine genaue Dokumentation und die Möglichkeiten eines Logbuches in einigen Respiratoren erleichtern die lückenlose Aufzeichnung und die Übergabe des Patientenzustandes, was nicht nur Unklarheiten vermeidet, sondern auch das Sicherheitsgefühl des Patienten erhöht.

Bei **langzeittracheotomierten Patienten** besteht die Möglichkeit, die Trachealkanüle mit einem **Sprechaufsatz** zu versehen. Zum Sprechen kann der Patient die entblockte Kanüle selbst zuhalten. Auch bei nichtblockbaren Kanülen mit auswechselbarem Innenlumen lassen sich Sprechaufsätze anbringen. Trotz dieser Möglichkeiten findet die Kommunikation (s.a. Kap. 7.7.2) überwiegend auf der nonverbalen Ebene statt, sofern man Schreiben ebenfalls hierzu zählt. Zur **nonverbalen Kommunikation** zählen:

- Gebärden und Mienenspiel (Blickkontakt, Zuwendung, Gesichtsausdruck)
- Sensibilität, Tasten und Fühlen (Körperkontakt, Drücken, Anfassen, Streicheln)
- Fingersprache (Malen, Zeichen, Zeigen)

Bei Patienten, die wegen der Beatmung nicht sprechen können, aber physisch und von ihrer Bildung in der Lage sind zu schreiben, stehen nachfolgende **Kommunikationshilfsmittel** zur Verfügung:

Tab. 7.3-19 Vorgehen beim Trachealkanülenwechsel.

Vorbereitung Patient/Material	Pflegemaßnahme	Beachte
	– Mundschutz – hygienische Händedesinfektion – Handschuhe	– Einwirkzeit beachten
• **Patient**	– Patient gut über Vorgehen informieren – Patient möglichst auf den Rücken lagern – Kopf möglichst in Schnüffelposition (s. Abb. 5.5-18) – Mund-Nasen-Rachen-Raum reinigen, evtl. absaugen – Mageninhalt über Sonde absaugen – Patient präoxygenieren	– Patient hat Angst, v.a. beim ersten Kanülenwechsel
• **Material** – Abwurfbehälter – Trachealspreizer – Ersatzkanülen – Handschuhe – sterile Tupfer	– Material auf Arbeitsfläche richten – Verband, Kompressen und Fixierung (Halteband) mit Handschuhen entfernen, dabei Kanüle festhalten	– kein Material ins Bett – Kanüle während gesamter Manipulation festhalten, Gefahr der Dekanülierung
– evtl. Polstermaterial – sterile Absaugkatheter – NaCl 0,9% – H_2O_2	– grobes Sekret an den Wundrändern bei Bedarf absaugen – Wundränder mit NaCl 0,9% säubern – Blutkrusten und Borken mit H_2O_2 reinigen	
– Hautdesinfektionsmittel – sterile Handschuhe	– Hautdesinfektion – sterile Handschuhe anziehen – Cuff entblocken, Kanüle entfernen, neue Kanüle plazieren	– Einwirkzeit der Hautdesinfektion > 2 min – neue Kanüle prüfen – Kompresse nach Bedarf erneuern, Metalline nur benutzen bei trockenem Tracheostoma, da Gefahr des Sekretstaus mit Infektion
– Hautschutzcreme z.B. Mirfulan®, evtl. Betaisodona®-Salbe – sterile Schlitzkompressen oder Metalline-Kompressen (geringe Saugkraft) – Fixierband	– Inspektion der Halspartie, ggf. bei Hautreizung Hautschutzcreme bzw. bei infiziertem Tracheostoma Betaisodona®-Salbe auftragen – Kanüle steril unterpolstern – Verband fixieren	– Verband mindestens einmal täglich erneuern – nicht so fest fixieren, daß Abflußbehinderung der V. jug. interna/externa entsteht bzw. Hautläsionen auftreten
• **abschließende Arbeiten** – Stethoskop	– Lunge abhören – Material entsorgen – Händedesinfektion – Maßnahmen und Besonderheiten dokumentieren (z.B. Komplikationen, Hautbeschaffenheit)	– auf seitengleiche Atemgeräusche achten

- Papier, Stift (Unterlage)
- Schreibtafel und Kreide
- Löschtafel
- Kommunikationstafel „nach Börsig"
- Sprechtafeln „nach Kübler-Ross"

- Computer mit Schrift- und Symbolausgabe
- für ausländische Patienten gibt es Tafeln in ihrer Landessprache

Für Patienten, die nicht schreiben können, gibt es Symboltafeln (Abb. 7.3-21).

7

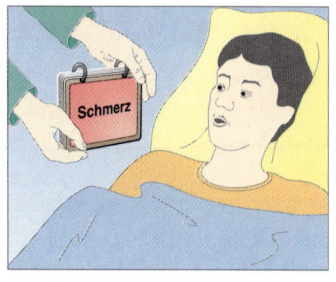

Abb. 7.3-21
Nonverbale
Kommuni-
kations-
möglichkeit
am Beispiel
einer Schrift-
tafel.

M Für Pflegende eines intubierten Patienten reicht der gute Wille allein nicht aus, um kommunizieren zu können. Auch ausreichend Zeit und Kenntnisse über Kommunikationszusammenhänge sind Voraussetzungen. Wichtig ist, daß der Kommunikationsaufbau mit Toleranz und Geduld erfolgt. ■

Weitere Pflegeschwerpunkte

Die Bewegung von beatmeten Patienten ist häufig aufgrund der Sedierung stark eingeschränkt, was Maßnahmen der **Dekubitusprophylaxe** (bezogen auf alle aufliegenden Körperregionen, also auch Hinterkopf, Füße und Hände) und der **Kontrakturprophylaxe** erforderlich macht. In Abhängigkeit von der Sedierung hat eine aktive bzw. passive, intensive Physiotherapie zu erfolgen. Beim **Betten** und **Umlagern** des Patienten sind ärztliche Anordnungen bezüglich evtl. Bewegungseinschränkungen zu beachten und **Beatmungsschläuche** sowie alle Zu- und Ableitungen zum Patienten ausreichend zu **sichern.** Bei Lagerungsmaßnahmen oder bei der Körperpflege muß man darauf achten, daß sich der **Tubus** nicht verschiebt. Eine anschließende **Lagekontrolle** (Abhören der Lunge) ist unerläßlich.

Die Mobilisation in Form von Bewegungsübungen im Bett und/oder Aufstehen dient der **Thromboseprophylaxe** und kräftigt die Muskulatur, was sich wiederum auf die Atmung auswirkt.

Da Beatmungspatienten ausgesprochen pneumoniegefährdet sind, ist die **Pneumonie-** und **Atelektasenprophylaxe** indiziert. Neben den allgemeinen Maßnahmen zur Prophylaxe kann durch **Lagerungsmaßnahmen,** die alle zwei bis vier Stunden erfolgen, der Pneumonie- und Atelektasenbildung vorgebeugt werden. Nach jedem Lagewechsel sollte eine BGA erfolgen, um evtl. Lagerungen mit starkem positivem oder negativem Einfluß auf das Ventilations-/Perfusionsverhältnis zu ermitteln. Lagerungsmöglichkeiten, die sich positiv auf das Ventilations-/Perfusionsverhältnis auswirken, sind eingehend in Kapitel 8.1 beschrieben.

Atemstimulierende Einreibungen (ASE) können bei beatmeten Patienten ebenfalls eingesetzt werden, allerdings ist darauf zu achten, daß bei nichtkooperativen (z.B. bewußtseinsgestörten) Patienten die Atemfrequenz des Patienten zu übernehmen ist, da er nicht auf Aufforderung seine Atmung der Einreibung anpassen kann. Trotzdem ist das Atemverhalten durch ASE zu beeinflussen, daneben kann man dem Patienten besonders in der Weaning-Phase seine Atmung und das Atemverhalten bewußtmachen.

Nasenpflege und **Mundpflege** sind wegen des Beatmungstubus besonders kritisch. Der Tubus sollte zweimal täglich neu fixiert und dabei der Mund und die Nase mit physiologischer Kochsalzlösung und Zusatz aromatischer und/oder entzündungshemmender Stoffe (z.B. Kamille) vorsichtig gereinigt werden. Die Mundpflege hat alle zwei bis vier Stunden zu erfolgen.

Die **Defäkation** ist für wache, aber beatmete Patienten besonders unangenehm, da durch den Tubus ein normales Pressen unmöglich ist. Durch Gabe von Laxanzien bzw. ballaststoffreiche enterale Diäten (falls möglich) ist für regelmäßigen und weichen Stuhl zu sorgen. Bei **Obstipation** muß evtl. der Enddarm manuell ausgeräumt oder ein Einlauf vorgenommen werden.

Zur **Sicherheit des Patienten** sind regelmäßige Kontrollen des Bettplatzes und der Geräte (bei Schichtbeginn und Übernahme des Patienten) erforderlich. Dies umfaßt die Kontrolle der Absaugvorrichtung, des Absaugmaterials (Vollständigkeit), Monitoreinstellungen der Alarmgrenzen. Die Respiratoreinstellung ist mit ärztlicher Anordnung zu vergleichen und die Funktionsfähigkeit des Beatmungsgerätes einschließlich Befeuchter zu prüfen (s.a. Kap. 7.7.2.7).

7.3.16 Pflegemaßnahmen bei Patienten mit Sonden

Das Kapitel befaßt sich mit den Pflegemaßnahmen bei liegender Magensonde, Dünndarmsonde und Ösophagussonde, da diese Sonden auf der Intensivstation am häufigsten vorkommen.

7.3.16.1 Magensonde

Die Magensonde erfüllt in der Anästhesie wie auch auf der Intensivstation therapeutische und diagnostische Zwecke, z.B.:

■ Aspirationsprophylaxe, z.B. bei Ileuspatienten vor Narkoseeinleitung
■ Neutralisieren des Magensaftes durch Verringern des Sekretvolumens

- Entlasten von Magen- und Darmsekreten
- Spülen des Magens bei Tablettenintoxikation oder blutendem Ulkus
- Kontrolle der Magensaftproduktion (Bestimmung von pH-Wert und Volumen)
- Kontrolle von gastrointestinalen Blutungen
- Verabreichen von Sondenkost

M Als **Kontraindikationen** gelten vorhandene Ösophagusvarizen und Ösophagusverätzungen. ■

Bezüglich der Lokalisation der Sondenspitze unterscheidet man Magensonde, Duodenal- oder Jejunalsonde. Daneben sind auch Unterschiede der Sondenart und des Sondenmaterials vorhanden. **Magenverweilsonden** bestehen in der Regel aus PVC (Polyvinylchlorid), dem ein Weichmacher beigesetzt ist. Dieser Weichmacher löst sich nach maximal sieben Tagen auf, und die Sonde wird zu einem starren Schlauch. Daher ist diese meist einlumige Sonde nur als kurzfristige Magenverweilsonde geeignet. Magenverweilsonden, speziell zur längerfristigen Anwendung, bestehen z.B. aus Silikon-Kautschuk oder Polyurethan. Diese Materialien sind ösophagus- und magenschleimhautfreundlich und verändern sich über Wochen hinaus nicht.

Weiter unterscheiden sich die Sonden in ihrer Größe, Länge und der Anzahl ihrer Lumina. Die gebräuchlichsten **Größen** sind:

- 6 bis 8 Charriere für Neugeborene
- 8 bis 10 Charriere für Kleinkinder
- 10 bis 12 Charriere für Kinder
- 12 bis 16 Charriere für Erwachsene

Vorgehen beim Legen

Das bereitzustellende Material ist abhängig vom Zustand des Patienten. Für den bewußtlosen Patienten, der nicht selbst schlucken kann, können Sonden mit Führungsmandrin verwendet werden. Diese lassen sich besser in den Ösophagus einführen und knicken nicht so leicht. Zur Narkose sollte die Sonde unter Sicht mittels Laryngoskop und Magill-Zange, eingeführt werden.

In Tabelle 7.3-20 ist das Vorgehen beim Legen einer Magensonde zusammengefaßt.

A Bei starkem **Hustenreiz und Zyanose** während des Vorschiebens der Magensonde muß diese sofort wieder zurückgezogen werden, da es zu einer Fehllage in der Trachea gekommen sein kann. Beim intubierten und beatmeten Patienten zeigt sich eine **Fehllage** durch Verlust des Tidalvolumens. ◀

Tab. 7.3-20 Vorgehen beim Legen einer Magensonde.

Vorbereitung Patient/Material	Pflegemaßnahme	Beachte
	– hygienische Händedesinfektion	– 30 sec Einwirkzeit
• **Patient**	– Patient über Maßnahme und Möglichkeiten der Kooperation informieren	– Lagerungseinschränkungen beachten
	– Oberkörper des Patienten möglichst in aufrechte Position bringen, Kopf zunächst leicht nach hinten gebeugt	
	– Patient und Bett durch Vorlage einer Unterlage (Moltex® o.ä.) schützen	
• **Material**	– Arbeitsfläche schaffen	– kein Material ins Bett
– Abwurfbehälter		
– Handschuhe	– Handschuhe anziehen	
– Watteträger, evtl. Nasivinetten®	– Reinigen der Nasenwege	
– Absaugung	– Benötigte Sondenlänge abmessen Nase-Ohr-Sternumspitze, markieren	
– evtl. Führungsdraht inkl. Gleitmittel	– Gerät überprüfen	
– Magensonde	– ggf. Magensonde innen mit Gleitmittel benetzen und Führungsmandrin einführen	

7

Tab. 7.3-20 *Fortsetzung*

Vorbereitung Patient/Material	Pflegemaßnahme	Beachte
• Material		
– z.B. Bepanthen®-Nasensalbe oder besser Xylocain®-Gel	– Magensonde außen mit etwas Salbe oder Gel gleitfähig machen	
	– Sondenkopf durch den unteren Nasengang einführen (steiles Eingehen aus Richtung Nasenspitze) und unter leichten Drehbewegungen ca. 15 cm bis zur Rachenhinterwand vorschieben	
	– Patient soll Kopf nach vorne beugen und abwechselnd schlucken und atmen	
	– Sonde jeweils beim Schlucken vorsichtig vorschieben (evtl. einen Schluck Wasser oder Tee anbieten)	– bei Vorschieben an der Sondenöffnung hören, um tracheale Fehllage zu erkennen
– evtl. Magill-Zange – evtl. Laryngoskop	– darauf achten, daß sich Sonde nicht in der Mundhöhle aufrollt, bei Schleifenbildung der Sonde Laryngoskopie und Einführen der Sonde mit Magill-Zange	– keine Gewaltanwendung, Blutungs- und Verletzungsgefahr
	– Sonde bis zur Markierung 50–55 cm (je nach Größe des Patienten) vorschieben	
– 50-ml-Magensondenspritze – Stethoskop – Fixomull – Tupfer	– Lagekontrolle durch Luftinsufflation und Auskultation über der Magengegend oder Aspiration von Magensaft	– Markierung an der Magensonde beachten
	– Reinigung des Nasengangs und Fixieren der Sonde	– Luft wieder absaugen – ergeben die Lagekontrollen keine eindeutigen Ergebnisse, Sondenlage durch Röntgenkontrolle verifizieren – Sonde ohne Zug fixieren
• abschließende Arbeiten	– Materialien entsorgen – Händedesinfektion – Dokumentation der Maßnahme (Datum, Uhrzeit), Sondengröße, Sondenlage (Markierung) und evtl. Besonderheiten	
• Besonderheiten beim narkotisierten Patienten	– Magensonde unter Sicht mittels Laryngoskop und Magill-Zange einführen	
• Besonderheiten beim Einführen der Sonden durch den Mund	– Patient soll Mund öffnen und Zunge etwas herausstrecken – Sondenspitze hinten in den Mund auf Zungengrund legen	– Zäpfchen möglichst nicht berühren (ausgeprägter Würgereflex)
• Besonderheiten bei intubierten, sedierten Patienten	– Kopf deutlich nach vorne beugen, evtl. Stabilisierung der Sonde im hinteren Rachenraum durch Fingerschienung während des Vorschiebens	– Sonde gleitet durch Zeige- und Mittelfinger

Weiterhin ist darauf zu achten, daß es nicht zu Verletzungen der Nasenschleimhaut kommt. Sonden, die zur besseren Steifigkeit in einem Gefrierschrank deponiert wurden, sollten aufgrund ihrer großen Verletzungsgefahr nicht eingesetzt werden.

Beim **Fixieren** darf die **Sonde** nicht zu fest der Nasenschleimhaut aufliegen, aber auch nicht im Nasengang hin- und herrutschen. Am günstigsten ist eine Fixierung, die das Anliegen der Sonde am Nasenflügel vermeidet. Dies kann beispielsweise durch Umpolsterung der Sonde mit Schaumstoff oder bei Druckstellen evtl. mit Varihesive®-Platten geschehen. Beim nasalintubierten Patienten hat sich die freie Fixierung der Sonde am Tubus bewährt.

Pflegemaßnahmen bei liegender Magensonde

Bei Patienten mit liegender Magensonde muß mindestens einmal täglich eine ausgiebige Nasenpflege (s.a. Kap. 7.3.6) erfolgen. Zunächst löst man die Fixierung, säubert bzw. entfettet die Hautstellen mit Pflegeöl oder Benzin, wobei die Sonde etwas zurückgezogen wird. Anschließend werden die Borken mit Vaseline aufgeweicht und die Naseneingänge mit Kochsalzlösung gereinigt (Watteträger nach hinten, nicht nach oben, und leicht drehend einführen). Dann die Nasensalbe, z.B. Bepanthen®, auf die Schleimhaut auftragen, Sonde ggf. umpolstern und neu fixieren. Um **Druckulzerationen** der Ösophagus- und der Magenschleimhaut sowie Dekubiti der Nasenflügel **vorzubeugen,** ist die Fixationsstelle etwas zu verändern. Nach der Nasenpflege und Fixierung der Sonde ist die Längenmarkierung zu kontrollieren. Wenn möglich, sollte die Kautätigkeit angeregt werden, um einer **Parotitis vorzubeugen.**

Weitere Pflegemaßnahmen sind:
- mindestens einmal pro Schicht bzw. vor Ernährung über die Sonde die Sondenlage prüfen
- einmal täglich bzw. bei Bedarf den Sekretbeutel wechseln, Inhalt messen und protokollieren
- Sondenbeutel so am Bett befestigen, daß kein Zug an der Sonde entsteht und Sekret ungehindert ablaufen kann
- Sekretableitung erfolgt permanent oder fraktioniert, je nach Arztanordnung
- Sondenwechsel je nach Material (PVC-Sonden mindestens alle sieben Tage) bzw. nach Angaben des Herstellers und bei Verstopfung

Vorgehen beim Entfernen

Zunächst sollte der Patient über die bevorstehende Maßnahme informiert werden. Nachdem der Patient in eine bequeme Oberkörperhochlagerung gebracht wurde, kann die Sonde nach Lösen der Fixierung entfernt werden. Die letzte Sondenkostgabe sollte mindestens zwei Stunden zurückliegen. Das Procedere ist beispielhaft aufgelistet:
- Einmalhandschuhe anziehen und Zellstoff bereitlegen
- Sonde abklemmen, evtl. vorher nochmals Mageninhalt absaugen
- den Patienten auffordern, ruhig und gleichmäßig durch den Mund zu atmen
- Fixierung lösen, Sonde rasch herausziehen, Handschuh darüberziehen und entsorgen
- Patient anschließend Mund mit Wasser ausspülen lassen, Nase putzen (schneuzen)
- Dokumentation

Komplikationen

Durch fortlaufende Beobachtung bei der täglichen Pflege und bei der Entsorgung des geförderten Sekrets läßt sich die Häufigkeit einiger Komplikationen sicherlich reduzieren. Trotz dieser Vorsichtsmaßnahmen können sich aber schwerwiegende Komplikationen wie Dislokation der Sonde (mit nachfolgender Aspiration), Druckstellen, Gewebsläsionen, Perforationen (meistens beim Legen der Sonde), Festkleben an der Schleimhaut oder Verstopfen und Infektion entwickeln.

7.3.16.2 Dünndarmsonden

Die Dünndarmsonden gehören zu den langfristigen Verweilsonden und unterscheiden sich in der Pflege kaum von den Magensonden (s. Kap. 7.3.16.1).

Duodenal- und Jejunalsonden sind nach Operationen im oberen Verdauungstrakt indiziert. Sie dienen in der ersten postoperativen Phase dem Ableiten von Darmsekreten und so bald als möglich dem Beginn der enteralen Ernährung.

Eine **Besonderheit beim Legen** dieser Sonden ist, daß der Patient hierfür Rechtsseitenlage einnehmen sollte, evtl. ist das Becken hochzulagern. Auf diese Weise ist ein leichteres Passieren der Sonde vom Magen in den Zwölffingerdarm möglich. Eine sichere **Lagekontrolle** der Sonde kann nur durch Röntgen erfolgen.

7

7.3.17 Pflegemaßnahmen bei Patienten mit Blasendrainage

Eine genaue Erfassung der Flüssigkeits- und Elektrolytbilanz ist u.a. bei jeder länger dauernden parenteralen Ernährung wichtig. Um dabei die Urinausscheidung exakt ermitteln zu können, müssen die Nachteile einer Blasendrainage in Kauf genommen werden. Hier kann unterschieden werden in transurethrale und suprapubische Blasendrainage.

7.3.17.1 Transurethrale Blasendrainage

Bei der transurethralen Blasendrainage wird ein Ballonkatheter durch die Harnröhre in die Blase eingeführt. Dies bietet folgende **Vor- und Nachteile:** Ein transurethraler Katheter kann jederzeit vom Pflegepersonal gelegt werden, ist somit schnell zu legen und bietet eine großlumige Abflußmöglichkeit mit geringer Verstopfungstendenz. Die Komplikationen und Nachteile wie Entzündungen mit der Gefahr der aufsteigenden Infektion und z.B. als Spätfolge auftretender Harnröhrenstriktur sind bei der Indikationsstellung abzuwägen. Die **Indikationen** sind:

- Harnverhalten
- große Operationen (Beurteilen der intraoperativen Flüssigkeitsbilanz und Nierenfunktion)
- Operationen im Bereich der Blase
- Blasenspülung oder -instillation
- Restharnbestimmung
- differenzierte Nierenfunktionsproben etc.

Zur transurethralen Blasendrainage stehen **Einmalkatheter** aus PVC und **Dauerverweilkatheter** (Nelaton, Tiemann, Couvelaire und Mercier) aus Gummi oder Silikon in verschiedenen Größen zur Verfügung, meist kommen folgende **Größen** zur Anwendung:

- Frauen: 14 bis 16 Ch
- Männer: 16 bis 18 Ch
- Kinder: entsprechend kleinere Größen (3 bis 12 Ch)

Vorgehen beim Legen

Das Vorgehen beim Legen eines Katheters ist in Tabelle 7.3-21 zusammengefaßt.

Pflegemaßnahmen bei liegender transurethraler Blasendrainage

Bei liegendem Blasenverweilkatheter besteht immer die **Gefahr** der retrograden pathogenen **Keimverschleppung.** Deshalb ist auf eine sorgfältige Katheterpflege zu achten. Harnwegsinfekte gehören noch immer zu den häufigsten nosokomialen Infektionen des Intensivpatienten und sind nicht selten Ausgangspunkt einer generalisierten Sepsis. Deshalb ist zur **Infektionsprophylaxe** folgendes zu beachten:

- Inspektion der Urethraöffnung einmal täglich, dabei auf mögliche Entzündung, Verkrustungen, Ausfluß etc. achten
- zweimal täglich und bei Bedarf den Harnröhreneingang und den Katheter mit einer Waschlotion reinigen
- unnötige Manipulationen vermeiden
- nur geschlossene Urinablaßsysteme verwenden
- zum Entleeren des Urinbeutels Schutzhandschuhe tragen
- Ableitungssystem nicht über Blasenniveau aufhängen (Rücklauf)
- evtl. Drainagesystem auf dem Oberschenkel mit Pflaster zugfrei fixieren
- beim Beutelwechsel auf Sterilität achten

Ein **Blasenverweilkatheter** wird in der Regel nur bei nahenden Infektionen oder anderen Gründen wie Verstopfung **gewechselt.** Bei einem Katheterwechsel ist auch das ansonsten geschlossene Ablaufsystem zu wechseln. Der Zeitpunkt des routinemäßigen Katheterwechsels orientiert sich an der Katheterart und den Angaben des Herstellers. Als grobe Richtlinie kann ein siliconisierter **Latexkatheter** maximal **zehn Tage** und ein **Silikonkatheter** bis zu **sechs Wochen** liegen.

M Nach sieben bis zehn Tagen sollte das Legen einer suprapubischen Fistel in Erwägung gezogen werden. ■

Komplikationen

Zu den Komplikationen der Harnblasenkatheterisierung, die trotz aller Pflegemaßnahmen nicht immer vermeidbar sind, zählen:

- Harnwegsinfektion
- Verletzungen der Harnröhrenschleimhaut
- Abflußstörungen durch Harnsediment oder Blasenstein
- Paraphimose
- Harnröhrenstriktur als Spätfolge

7.3.17.2 Suprapubische Blasendrainage

Hierbei wird ein Katheter oberhalb der Symphyse durch die Bauchdecke in die Blase eingelegt. Die **Vorteile** dieser Drainageart sind:

- verringertes Risiko einer Harnwegsinfektion
- Vermeiden von Harnröhrenstrikturen
- bessere Toleranz durch den Patienten

Als **Indikationen** zur suprapubischen Blasendrainage gelten Eingriffe oder krankhafte Pro-

Tab. 7.3-21 Vorgehen beim Legen einer transurethralen Blasendrainage. Dabei sollte am besten zu zweit gearbeitet werden, dann kann z.B. das Anreichen des Katheters, Verbinden mit dem Urinableitungssystem, Halten und Unterstützen des Patienten durch die zweite Pflegeperson erfolgen.

Vorbereitung Patient/Material	Pflegemaßnahme	Beachte
	– hygienische Händedesinfektion	– Einwirkzeit beachten
• **Patient**	– Patient informieren – Reinigung des Intimbereichs – Patient in Rückenlage bringen, Gesäß evtl. leicht erhöht, Beine gespreizt und seitlich aufgestellt – Moltex® unter das Gesäß des Patienten legen	– Intimsphäre des Patienten wahren – Lagerungseinschränkungen berücksichtigen
• **Material** – Abwurfbehälter – steril verpacktes Katheterset (Schlitztuch, 6 Tupfer, steriles Gefäß, Pinzette, Spritze mit 10 ml Aqua dest.), sterile Einmalhandschuhe (Ethiparat) – Schleimhautdesinfektionsmittel – sterile Handschuhe – Blasenkatheter (zwei verschiedene Größen) – Gleitmittel z.B. Instillagel® (beim Mann) – geschlossenes Urindrainagesystem	– Arbeitsfläche schaffen – für gute Lichtverhältnisse sorgen – Katheterset steril öffnen und zwischen die Beine des Patienten stellen – Schleimhautdesinfektionsmittel in steriles Gefäß geben – sterile Handschuhe anziehen – Genitalbereich mit Schlitztuch abdecken – Ethiparat-Handschuh über die desinfizierende Hand streifen bzw. zur Desinfektion mit Pinzette arbeiten	– kein Material ins Bett
• **Spezielles Vorgehen bei der Frau**	– Desinfektion der äußeren Genitalien, zunächst große Labien (1. und 2. Tupfer), dann kleine Labien (3. und 4. Tupfer) und zum Schluß Urethraöffnung (5. und 6. Tupfer), ein Tupfer auf Vaginaöffnung belassen – zweiten Handschuh (Ethiparat-Handschuh) ausziehen – Katheter steril entnehmen – Katheter mit Pinzette oder der Hand behutsam ohne Widerstand in Urethra einführen, bis Urin fließt – Ballon mit 10 ml Aqua dest. blocken – Katheter vorsichtig zurückziehen (bis Widerstand) – steriles Urinableitungssystem anschließen	– eine Hand spreizt die Schamlippen und mit der anderen Hand wird desinfiziert – Wischrichtung immer von Symphyse gegen Anus – keine NaCl-Lösung zum Blocken verwenden, könnte kristallisieren (ein Entblocken des Ballons wäre nicht mehr möglich)

7

Vorbereitung Patient/Material	Pflegemaßnahme	Beachte
• **Spezielles Vorgehen beim Mann**	– Vorhaut bis hinter Corona glandis zurückschieben – Desinfektion mit Pinzette und Tupfer, zunächst Glans und Harnröhrenöffnung dreimal (Tupfer 1–3), dann mit 4. Tupfer nochmals Harnröhrenöffnung desinfizieren – Penis auf sterile Kompresse oder steriles Tuch legen – Gleitmittel (Anästhetikum) instillieren – Katheter steril entnehmen – mit zweiter Pinzette Katheter ca. 4 cm vor der Spitze fassen (Ende des Katheters zwischen Klein- und Ringfinger der gleichen Hand halten) – Spitze des Katheters mit Gleitmittel beträufeln – Penis deckenwärts strecken – Katheter steril ca. 10 cm einführen – Penis senken, leicht nach vorn ziehen – Katheter weiterschieben, bis Urin fließt – Ballon mit 10 ml Aqua dest. blocken – Katheter vorsichtig zurückziehen (bis Widerstand) – steriles Urinableitungssystem anschließen – Vorhaut wieder über Eichel streifen	– Wischrichtung immer von der Harnröhrenöffnung weg (zum Körper hin) – Wirkungseintritt abwarten – ggf. Urin in einem Auffanggefäß sammeln – wird Vorhaut nicht wieder über Eichel gestreift, kann eine Paraphimose entstehen
• **abschließende Arbeiten**	– Material entsorgen – Patient bequem lagern – Händedesinfektion – Dokumentation der Maßnahme und evtl. Besonderheiten	

zesse der Urethra, chronische Blasenentleerungsstörungen aufgrund von Verletzungen und Operationen sowie Harninkontinenz bei Querschnittslähmung. Eine bestehende Blutungsneigung und Infektionen im Punktionsgebiet sind **Kontraindikationen** der suprapubischen Blasendrainage.

Vorgehen beim Legen
Das Vorgehen ist in Tabelle 7.3-22 dargestellt.

Pflegemaßnahmen bei liegender suprapubischer Blasendrainage
Bei liegendem suprapubischem Blasenkatheter sind folgende Pflegehandlungen erforderlich:

■ Harnableitung und Einstichstelle täglich auf Zeichen der Infektion und Stabilität der Fixierung kontrollieren (Abknicken vermeiden) und dokumentieren
■ aseptischer Verbandwechsel einmal pro Tag (Abb. 7.3-22)
■ Spülen mit physiologischer Kochsalzlösung bei Verstopfung des Katheters

Komplikationen
Die Komplikationen der suprapubischen Drainage sind: Verletzung von Bauchorganen und Gefäßen beim Legen, Abflußstörungen (durch Abknicken, Harnsediment etc.), Blasentampo-

Tab. 7.3-22 Vorgehen beim Legen einer suprapubischen Blasenfistel.

Vorbereitung Patient/Material	Pflegemaßnahme	Beachte
	– hygienische Händedesinfektion	– Einwirkzeit beachten
• **Patient**	– Überprüfung der Gerinnungs-parameter	– Intimsphäre des Patienten wahren
	– Patient informieren	
	– Anfüllen der Blase (Abklemmen des Blasenkatheters und orale bzw. intravenöse Flüssigkeits-zufuhr oder retrograde Füllung mittels steriler Lösung)	
	– Patient in Rückenlage bringen	– Lagerungseinschränkungen beachten
• **Material**	– Arbeitsfläche schaffen	– kein Material ins Bett
– Punktionsset (Cystofix®) mit Katheter aus Kunst-stoff (PVC), Naht- und Verbandmaterial, Fixierplatte, sterilen Handschuhen, Skalpell und Abdecktuch	– für gute Lichtverhältnisse sorgen	
	– Katheterset steril öffnen und auf einem Beistelltisch ablegen	
– Einmalrasierer	– evtl. Rasur	
– Mundschutz, steriler Kittel, sterile Handschuhe	– Mundschutz, sterile Handschuhe und sterilen Kittel anziehen	
– Desinfektionsmittel	– Hautdesinfektion	
	– Überprüfung des Füllungszustandes der Blase (Perkussion oder Ultraschall)	
	– Punktionsstelle liegt median und in der Mitte zwischen Symphyse und Nabel	
	– lokale Betäubung der Punktionsstelle	
– Lokalanästhesie (Spritze, Kanüle, Lokalanästhetika)	– Abdecken mit einem sterilen Schlitztuch	
	– Anlage des Katheters	
	– Fixierung mit Naht	
– Verbandmaterial	– steriler Verband	
– geschlossenes Urindrainagesystem		
• **abschließende Arbeiten**	– Material entsorgen	
	– Patient bequem lagern	
	– Händedesinfektion	
	– Dokumentation der Maßnahmen und evtl. Besonderheiten	

nade, Infektionen und Herausgleiten des Kathe-ters bei mangelnder Fixierung bzw. zu locker geknoteter Naht.

7.3.18 Pflegemaßnahmen bei Patienten mit Thoraxdrainage

Thoraxdrainagen sind Kunststoffkatheter, die in den Pleuraspalt zwischen Lungenfell (Pleura visceralis) und Rippenfell (Pleura parietalis) ein-geführt werden. Abhängig von der Indikation und der Lage einer Thoraxdrainage wird Luft oder Blut aus der Pleurahöhle gefördert. Somit trägt sie entscheidend zur Wiederherstellung eines negativen Drucks in der Pleurahöhle bei und bewirkt, daß sich die kollabierte Lunge wieder entfalten kann. **Indikationen** zum Legen einer Thoraxdrainage sind:

7

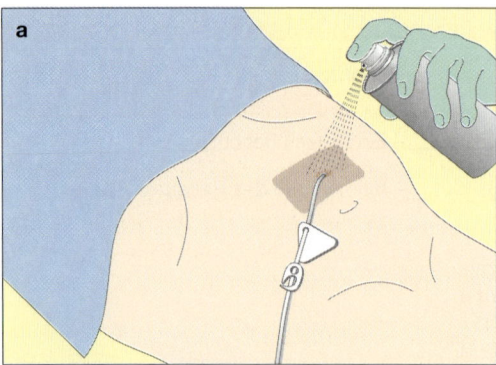

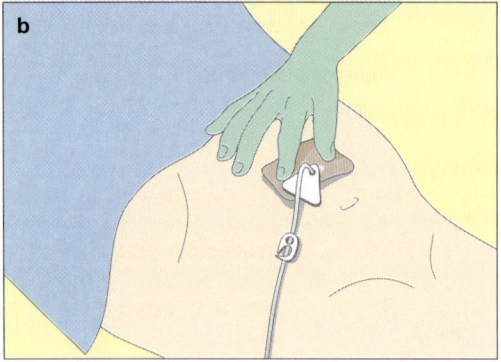

Abb. 7.3-22 Verbandwechsel bei suprapubischer Blasenfistel.
a) Hautdesinfektion.
b) Anbringen der Schlitzkompresse.

- Hämatothorax
- Pneumothorax
- Spontanpneumothorax
- Spannungspneumothorax
- Mediastinalverlagerung
- Hämatopneumothorax
- nach Operationen mit Eröffnung des Pleuraspalts

Punktionsstellen

Die Thoraxdrainage kann an verschiedenen Stellen des Thorax eingeführt werden, wobei die Punktionsstelle vom Zweck der Drainage abhängt:

- **Pneumothorax:** Der Katheter wird im zweiten oder dritten Interkostalraum in Höhe der Medioklavikularlinie eingeführt und nach oben zur Pleurakuppel vorgeschoben (Monaldi-Drainage).
- **Hämatothorax:** Der Katheter wird in der mittleren Axillarlinie oberhalb der Mamille im vierten bis sechsten Interkostalraum eingeführt und entweder nach hinten oben oder, für die Drainage der tiefen Thoraxabschnitte, nach hinten unten vorgeschoben, mit dem

Ziel, daß Blut und Sekret abgesaugt werden kann (Bülau-Drainage).

- **Hämatopneumothorax:** Haben sich nach einer Thorakotomie Blut und Luft in der Pleurahöhle gesammelt, werden unter Umständen zwei Drainagen gelegt, eine basale und eine apikale.

Ableitungssysteme

Ist der Thoraxkatheter im Pleuraspalt plaziert, wird er mit einem Drainagesystem verbunden, um die austretende Flüssigkeit zu sammeln bzw. die entweichende Luft abzusaugen. Es stehen verschiedene Ableitungssysteme wie Einflaschen-, Zweiflaschen-, Dreiflaschen- (Abb. 7.3-23a bis c) und Pleur-evac®-System zur Verfügung:

- **Einflaschendrainage mit Wasserschloß** (Abb. 7.3-23a): Die Drainage findet nur aufgrund der Schwerkraftwirkung statt. Das Prinzip des Wasserschloßsystems beruht darauf, daß nach Legen der Thoraxdrainage das Ende des Schlauches auf ein Glasröhrchen gesteckt wird, das in einem Gefäß mit Wasser steckt. Das untere Ende des Glasröhrchens muß unterhalb des Wasserspiegels sein. Das Röhrchen ist durch einen Deckel geschoben, in dem außerdem ein kurzes Röhrchen steckt, das als Verbindung nach außen dient.

M Es ist darauf zu achten, daß das Glasröhrchen, an dem die Drainage befestigt ist, stets mit seinem Ende unter Wasser ist. Dadurch kann während der Exspiration die Luft nicht von außen in den Pleuraspalt kommen, sondern bei der Inspiration nur nach außen entweichen. ■

Je tiefer das Röhrchen in das Wasser eintaucht, desto größer muß der intrapleurale Druck sein, um Luft oder Flüssigkeit herauszubefördern. Steht das Röhrchen oberhalb der Wasseroberfläche, kann Luft von außen in den Pleuraraum gesaugt werden. Bei richtiger Anwendung gilt:

- während der Inspiration steigt die Wassersäule in der Glasröhre
- während der Exspiration fällt die Wassersäule in der Glasröhre
- Blubbern weist darauf hin, daß ein Leck in der Lunge oder im Bronchus vorhanden ist
- **Zweiflaschendrainage mit Wasserschloß** (Abb. 7.3-23b): Das System kommt zum Einsatz, wenn die normale Schwerkraft nicht ausreicht, um Luft und/oder Sekret aus dem Pleuraraum zu entfernen, und die Lunge dadurch nicht zum Anliegen kommt. Die zweite Flasche dient hierbei als Saugkontrolle. Ein kurzer Schlauch in der mit destilliertem

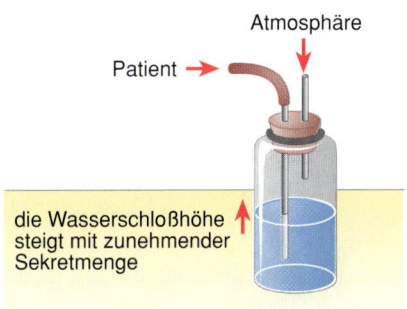

a

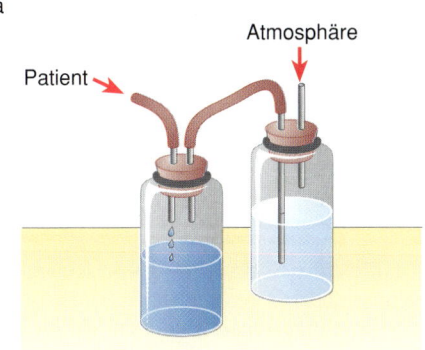

b

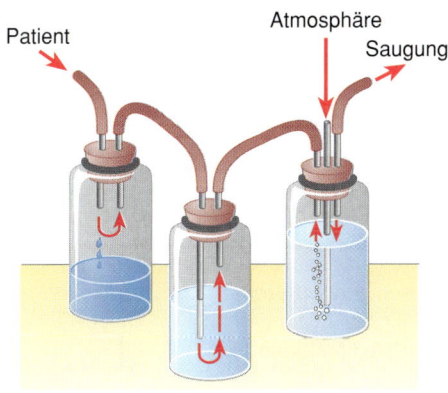

c

Abb. 7.3-23 Thoraxdrainagen.
a) Einflaschendrainage mit Wasserschloß.
b) Zweiflaschendrainage mit Wasserschloß.
c) Dreiflaschendrainage mit Wasserschloß.

Wasser gefüllten Saugflasche ist mit der Wasserschloßflasche verbunden, ein zweiter Schlauch mit der Sogquelle. In der Saug-flasche steckt ein langes Röhrchen, mit dessen Wassereintauchtiefe die Sogstärke bestimmt werden kann. Die Eintauchtiefe entspricht dem Sog in cmH$_2$O.

■ **Dreiflaschendrainagesystem** (Abb. 7.3-23c): In diesem Fall dient das erste Gefäß lediglich als Sammelgefäß für das abgesaugte Sekret, das

zweite Gefäß als Wasserschloß und das dritte Gefäß als Absaugkontrolle.

■ **Pleur-evac®-System** (Abb. 7.3-24): Es ist ein steriles geschlossenes Einmalabsaugsystem, das als Einflaschen-, Zweiflaschen- oder Dreiflaschensystem eingesetzt werden kann. Es besteht aus Sammelkammer, Wasserschloß und Saugkontrollkammer. Der Sog im Pleura-raum kann direkt am Manometer des Wasser-schlosses abgelesen werden.

Vorgehen beim Legen

Eine Thoraxdrainage wird grundsätzlich unter sterilen Bedingungen gelegt. Es ist empfehlens-wert, die Materialien in einem Set zusammen-zuführen, um schnellstmöglich auf sie zurück-greifen zu können. Abhängig von individuellen Bedürfnissen werden nachfolgende **Materialien** benötigt:

■ Bülau-Punktionsset: 11er-Skalpell, spitze Schere, zwei anatomische Klemmen, chirurgi-sche Pinzette, Nahtmaterial, Schlitzkompres-sen
■ Trokar-Katheter-Einmalset (Frau: 28 Ch, Mann: 32 Ch)
■ steriles Einmaldrainagesystem
■ steriles Abdecktuch, Lochtuch, Kompressen, Tupfer, sterile Handschuhe, steriler Kittel, Mundschutz
■ Lokalanästhetikum, Spritzen, Kanülen
■ Hautdesinfektionsmittel, Abwurf
■ Verbandmaterial

Zuerst werden die Materialien gerichtet, wobei die Vorbereitung der Drainage (Auffüllen mit Aqua etc.) gemäß den individuellen Vorschriften des Herstellers erfolgen muß. Nachdem die ste-rilen Utensilien auf einem Arbeitstisch gerichtet sind, wird der Patient über den Eingriff infor-miert und gelagert (Rückenlage oder evtl. Seiten-lage). Günstig auf die Spreizung der Interkostal-räume wirkt sich das Strecken der Arme über den Kopf aus.

Nach entsprechender Desinfektion der Hände und der Punktionsstelle wird diese mit einem Abdecktuch versehen und eine lokale Betäu-bung in Höhe der Punktionsstelle angelegt. Da-nach erfolgt die Punktion des Pleuraraums und das Anschließen an das gewählte Absaugsystem. Das Fixieren der Drainage erfolgt mit einer Ta-baksbeutelnaht. Nach ausreichender Fixierung legt man einen sterilen Verband an und kontrol-liert die Drainagelage mittels Röntgenaufnahme des Thorax. Anschließend werden die Maßnah-me und das Ergebnis dokumentiert.

7

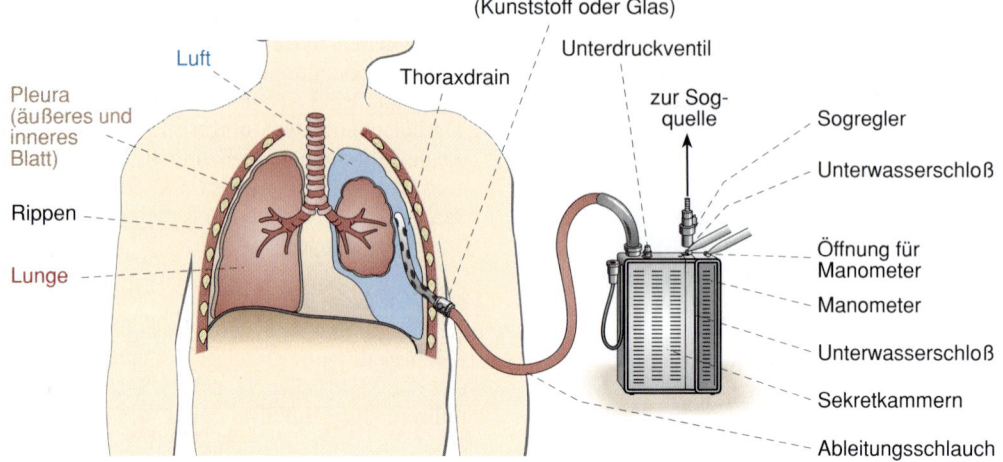

Abb. 7.3-24 Pleu-evac®-System mit Lagedarstellung der Thoraxdrainage.

Abklemmen der Thoraxdrainage

Beim Vorliegen der folgenden Situationen ist das Abklemmen der Thoraxdrainage indiziert:

- Leck im Saugsystem
- Wechsel der Sekretflasche
- Probenentnahme
- Transport des Patienten; Ausnahme stark blutende Herzdrainage, hier kann es schon nach kurzer Zeit zu einer lebensbedrohlichen Herzbeuteltamponade kommen
- 24 Stunden vor dem Ziehen der Drainage (Lunge liegt an)

Pflegemaßnahmen bei liegenden Thoraxdrainagen

Eine gute **Beobachtung des Patienten,** in erster Linie der Atmung, ist bei liegender Thoraxdrainage von großer Bedeutung, da es bei versehentlichem Eintreten von Luft in den Pleuraspalt erneut zu einem Pneumothorax oder Spannungspneumothorax kommen kann. Daneben sind folgende **Pflegehandlungen** erforderlich:

- täglicher Verbandwechsel mit sterilen Schlitzkompressen (auf gute Fixierung achten)
- Kontrolle der Punktionsstelle auf Infektionszeichen
- täglich Sekretflasche wechseln (Dokumentation von Menge, Farbe und Konsistenz)
- Durchgängigkeit der Drainage kontrollieren, besonders bei Hämatothorax und Herzdrainagen
- Klemmen müssen am Bett sein
- evtl. Drainage in regelmäßigen Abständen durchkneten (von proximal nach distal) oder

mit Hilfe einer Schlauchrolle von Koageln befreien
- kleinere Blutgerinnsel sind evtl. durch Lageveränderung des Patienten oder durch kräftiges Husten zu entfernen
- auf freien Abfluß achten (Drainageschläuche dürfen nicht durchhängen, nicht abknicken), Drainageschlauch am Bett fixieren
- Saugleistung häufig kontrollieren, in der Kontrollkammer muß ein leichtes Blubbern zu hören sein
- Flaschen immer unterhalb Patientenniveau, vor Umfallen und Zerbrechen schützen
- beim Transport des Patienten müssen die Drainagen unterhalb des Thoraxniveaus des Patienten liegen, ist dies nicht gewährleistet, Drainagen abklemmen

M Beim Umgang mit Thoraxdrainagen sind **Vorsichtsmaßnahmen** einzuhalten. Thoraxdrainagen werden z.B. zur Sicherheit immer doppelt abgeklemmt. Eine Klemme körpernah, eine weitere Klemme ca. 10 bis 15 cm entfernt. ∎

Wenn die **Thoraxdrainage** versehentlich **herausrutscht,** ist folgendes Vorgehen erforderlich:

- Tabaksbeutelnaht sofort ziehen, Einstichstelle mit Vaselinetupfer verschließen
- Arzt benachrichtigen
- Röntgenkontrolle
- engmaschige Kontrolle der Vitalparameter
- evtl. Material für das Legen einer neuen Drainage richten

Vorgehen beim Entfernen einer Thoraxdrainage

Fließt aus der Drainage kein Sekret mehr oder zeigt die Röntgenkontrolle, daß die Lunge anliegt, ist das Entfernen der Thoraxdrainage möglich:

- Patient informieren
- Verband entfernen
- Punktionsstelle desinfizieren
- Tabaksbeutelnaht lösen
- Patient anhalten, tief einzuatmen und bis zum vollständigen Entfernen der Drainage die Luft anzuhalten
- Drainage abklemmen oder unter leichtem Sog ziehen (Arzt)
- anschließend sofort die Tabaksbeutelnaht ziehen (Pflegekraft)
- Punktionsstelle mit Vaselinetupfer verschließen
- Patient nach Entfernen der Drainage sorgfältig überwachen
- Röntgenthoraxkontrolle nach zwei Stunden
- Maßnahme und Besonderheiten dokumentieren

Komplikationen

Bei Dislokation, Verstopfen oder Diskonnexion der Drainagen kann es zum Hämatothorax oder Spannungspneumothorax kommen. Auch das Durchhängen der Drainageleitung oder eine ungünstige Position des Drainageendes im Thorax kann zu diesen Folgen führen. Wichtig sind daher häufige Kontrollen der Durchgängigkeit der Drainageschläuche. Wie bei allen invasiven Maßnahmen kann es zur Infektion der Punktionsstelle oder des Pleuraraums kommen. Deshalb ist eine baldige Entfernung der Drainagen, sobald die Lunge ausgedehnt oder die Blutung zum Stillstand gekommen ist, angezeigt.

7.4 Alternative und komplementäre Methoden in der Pflege

Zu den alternativen und komplementären Methoden zählen die Basale Stimulation®, Kinästhetik, Aromatologie, Fußreflexzonenmassage, Shiatsu, Wickel und Auflagen, verschiedene Methoden der Ganzkörperwäsche, Feldenkrais und einige andere mehr. Im folgenden Abschnitt sind diese Methoden kurz erläutert und die Prinzipien dargestellt. Daneben sollte jeder,

der diese Methoden am Patienten anwenden möchte, dafür sorgen, daß er sich durch entsprechende Kurse das **professionelle Wissen** aneignet. Außerdem können die alternativen und komplementären Pflegemethoden erst dann zum Einsatz kommen, wenn sich alle Teammitglieder einer Station einig sind, daß diese Techniken eingesetzt werden.

M Alternative und komplementäre Methoden, in die Intensivpflege integriert, bringen Vorteile für das Personal und die Patienten. Für die Anwendungen benötigt man etwas **Zeit und Ruhe.** Dies spürt der Patient, und die Ruhe überträgt sich auf ihn. Er erhält Zuwendung, die seine Gesundung positiv beeinflußt. Durch die effektiven Interaktionen sind die Patienten in der Regel ruhiger und die Atmung gleichmäßiger. ■

7.4.1 Kinästhetik in der Pflege

Kinästhetik ist ein Konzept, das in der Erwachsenenpflege schon seit 1984 bekannt und inzwischen etabliert ist. Einige Kliniken verfügen bereits über festangestellte Kinästhetiktrainer. Der Begriff Kinästhetik ist von Kinästhesie, **Bewegungsempfindung,** abgeleitet. Aber auch die Ästhetik ist darin enthalten. In Kinästhetikkursen lernen die Teilnehmer, wie pflegeabhängige Menschen mit möglichst **wenig Anstrengung** bewegt werden können. Unnötiger Kraftaufwand wird vermieden, indem eigene **körperliche Fähigkeiten** erkannt und **Ressourcen des Patienten** im Pflegeprozeß eingesetzt werden. Dabei sind **Bewegungs- und Wahrnehmungsfähigkeiten** die **Grundlagen** von **Kommunikation und Interaktion.** Es gibt weder richtig noch falsch, da die Kinästhetik keine Technik darstellt, sondern sich an den Möglichkeiten von Patienten und Pflegenden orientiert.

Das Bewegungs- und Interaktionsmodell der Kinästhetik setzt sich aus den folgenden sechs ineinandergreifenden Themen oder Konzepten zusammen.

7.4.1.1 Interaktion

Mit den fünf Sinnen Sehen, Riechen, Hören, Schmecken und Tasten nimmt der Mensch Informationen auf. Dabei nimmt das **taktile System** (Tastsinn) eine besondere Stellung ein. Während die anderen Sinne gewisse Zeit benötigen, die Reize zu verarbeiten, leitet das taktile System diese unmittelbar weiter und eignet sich daher besonders für den Informationsaustausch mit wahrnehmungsgestörten Menschen. Alle Sinne benötigen für ihre Funktion **Bewegung.** Erst durch sie können Sinnesreize wahrgenommen werden. Beispielsweise kann man nur durch die Augenbewegungen sehen oder über die Zungenbewegung schmekken.

Nun gibt es aber noch einen Sinn, dessen Existenz Menschen in der Regel nur dann wahrnehmen, wenn seine Funktion eingeschränkt ist. Dies ist der sprichwörtliche sechste Sinn, der **kinästhetische oder Bewegungssinn,** der das **Körperbewußtsein** ermöglicht. Er integriert die **Tiefensensibilität,** das **Gleichgewicht,** die **Orientierung** und **vegetative Prozesse.**

Die Orientierung eines Menschen geht schnell verloren, wenn er sich nicht mehr am eigenen Körper orientieren kann. Bewegung läßt sich über drei **Aspekte** erleben:
■ Zeit (Geschwindigkeit, Rhythmik)
■ Raum (Bewegungsamplitude)
■ Anstrengung (Muskelspannung)
Diese Elemente sind **veränderbar.** Eine Bewegung langsamer auszuführen kann bedeuten, daß man weniger Kraft braucht. Manche Patienten benötigen viel Zeit, um ihre eigene Bewegung wahrnehmen zu können, andere müssen sich dazu stärker anstrengen. Dies bedingt, daß sich Pflegende den Fähigkeiten und Bedürfnissen des Patienten anpassen können müssen. Mit den drei Bewegungsaspekten eröffnen sich drei **Interaktionsformen:**
■ **Einseitige Interaktion:** Die Informationen gehen nur in eine Richtung, und der Sender kümmert sich nicht um die Reaktionen. Im Pflegealltag bedeutet dies, daß sich der Patient nicht aktiv beteiligen kann.
■ **Schrittweise Interaktion:** Hierbei gibt es einen Informationsaustausch, auf eine Aktion folgt eine Reaktion. Alle Mittel der Kommunikation wie Sprache oder Vormachen sind dabei anwendbar.
■ **Gleichzeitig-gemeinsame Interaktion:** Sie setzt Berührung und Bewegung voraus. Es ergibt sich ein unmittelbarer Austausch, wie in der Schwangerschaft, wenn z.B. das Ungeborene die Gebärmutterwand berührt und dadurch eine Bewegung bei ihm selbst ausgelöst wird. Bei einer gleichzeitigen Interaktion kann der Patient einem Bewegungsimpuls gut folgen und somit seinen Körper spüren.

7.4.1.2 Funktionale Anatomie

In der Kinästhetik wird der Körper des Menschen nach seinen Funktionen betrachtet. Die **Knochen tragen** das **Gewicht** des Körpers und geben dieses an die Unterstützungsfläche ab. **Muskeln** können nur wenig Gewicht tragen, sie **bewegen** die **Knochen** und **unterstützen** das **Skelett** dabei, Gewicht tragen zu können.

M Für Pflegende ist es wichtig, daß sie das zu bewegende Gewicht des Patienten über dessen Knochen organisieren, da sie sonst ihre eigenen Muskeln belasten und das Gewicht des Patienten tragen. Die Anspannung in ihrem Körper würde unnötigerweise steigen, und die Muskeln könnten ihrer eigentlichen Aufgabe, der Organisation des Skeletts, nicht mehr nachkommen. ■

Weiter wird in der Kinästhetik der menschliche Körper nach seinen Bewegungsfunktionen in **Massen** und **Zwischenräume** eingeteilt (Abb. 7.4-1). Zu den Massen zählen Kopf, Brustkorb, Becken, Arme und Beine. Sie können einzeln bewegt werden und geben das Gewicht an die Umgebung ab. Zwischen zwei Massen liegt ein Zwischenraum. Das sind also Hals, Achseln, Taille und Leisten. Zwischenräume sind eher weich, ermöglichen die Bewegungen der jeweiligen Massen und leiten das Gewicht von einer Masse zur anderen.

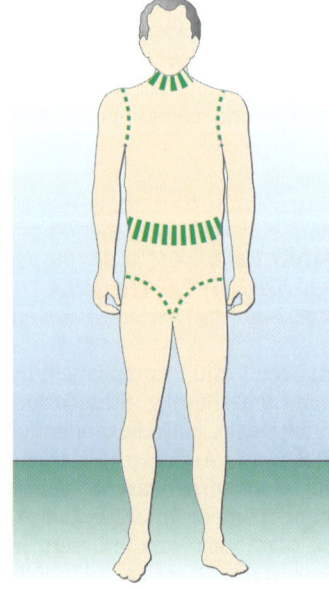

Abb. 7.4-1
Massen und Zwischenräume. Kopf, Brustkorb, Becken, Arme und Beine sind die Massen. Die Zwischenräume sind Hals, Achseln, Taille und Leisten.

M Umfaßt man eine **Masse**, kann **ein Impuls zur Bewegung** gegeben werden. Faßt man einen **Zwischenraum** an, kommt es zur Starre und zum Widerstand. Dies ist bei Hals und Taille besonders ausgeprägt. ■

Sobald sich Menschen gegenseitig anfassen, tendieren sie dazu, die Zwischenräume und somit die Bewegung zu blockieren. Zur Kontrolle der Körperteile braucht aber jeder Mensch gerade in den Zwischenräumen **Bewegungsspielraum.** Diese Grundlagen sollten auch beim **Lagern** beachtet werden. Soll ein sehr unruhiger Patient sich nicht bewegen, ist es möglich, seine Zwischenräume z.B. mit Lagerungskissen zu blockieren. Soll jedoch eine gute Beweglichkeit des Patienten trotz Rückenlage erreicht werden, sind die Massen zu unterstützen. Viele Krankenhausbetten blockieren den Patienten in seiner Bewegungsfunktion, da beim Hochstellen des Kopfteils der Patient in der Taille abknickt. Aufrechtes Sitzen ist somit nicht möglich, da das Gewicht nicht auf dem Becken (Masse) liegt, sondern die Taille (Zwischenraum) blockiert wird und daher der Bewegungsspielraum fehlt. Auch die Atmung wird dadurch beeinträchtigt.

M Beim Bewegen eines Menschen ist es wichtig, sich vorher genau zu überlegen, wo das Gewicht der zu bewegenden Person liegt. Die Masse, auf der das Gewicht liegt, ist schwer zu bewegen. Deshalb ist sie so zu organisieren, daß sich das Gewicht verteilt und der Patient ohne Anstrengung zu bewegen ist. Wenn man z.B. Becken und Brustkorb gemeinsam bewegt, steigt die Muskelanspannung im Körper samt seinen Extremitäten. ■

Dieses Wissen ist z.B. beim **Bewegen eines Patienten von einer Bettseite zur anderen** einzusetzen, und entsprechend sind alle Massen nacheinander zu bewegen. Dabei liegt der Patient in Rückenlage auf der einen Bettseite. Nun wird zuerst der Kopf vorsichtig zur Seite gelagert und dann der Oberkörper leicht zur Seite gerollt. Der Pflegende schiebt einen Arm ungefähr bis zur Wirbelsäule unter den Rücken des Patienten (Abb. 7.4-2a) und rollt den Oberkörper des Patienten darauf (Abb. 7.4-2b). Der Arm dient als Schiene und kann einfach herausgezogen werden, da er kein Gewicht trägt. Der Oberkörper des Patienten verlagert sich dadurch etwas zur Seite. Genauso geht man am Becken vor und bewegt dann die Beine in die entsprechende Lage. Je nach Patient und Bewegungsmöglichkeit kann dies in extrem kleinen oder auch in größe-

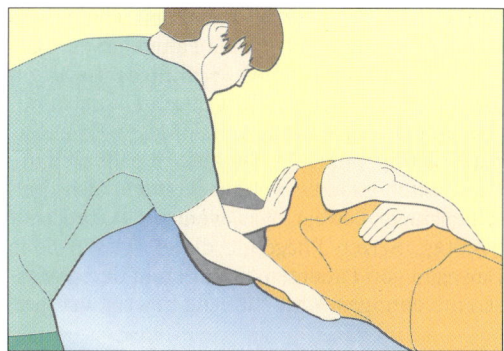

a

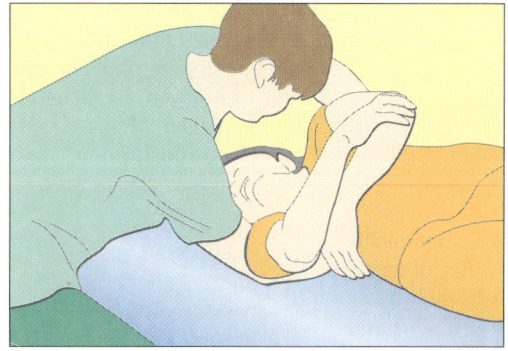

b

Abb. 7.4-2 Der Patient wird im Bett zur Seite gelagert.
a) Die Hand des Pflegenden liegt unter dem Brustkorb, etwa in der Nähe der Wirbelsäule.
b) Den Patienten auf die Hand rollen und den Arm herausziehen. Dadurch verändert der Patient seine Lage.

ren Schritten gehen. Hier ist wieder auf die Aspekte **Zeit, Raum und Anstrengung** (Kap. 7.4.1.5) zu achten.

7.4.1.3 Menschliche Bewegung

Im menschlichen Körper sind **stabile** (Haltungsbewegungen) und **instabile** Bewegungen (Transportbewegungen) wahrnehmbar. Die Haltungsbewegung hält die Verbindung der Massen aufrecht. Die Transportbewegung verändert die Beziehung der Massen zueinander. Bei jeder Bewegung sind diese zwei Bewegungsformen integriert. Gleichzeitig verfügt der Mensch über zwei Bewegungsmuster, die **zwei-** und die **dreidimensionale Bewegung. Paralleles Bewegen** (zweidimensional) geschieht durch Beugen oder Strecken einer Masse. Beide Körperseiten sind gleichzeitig beteiligt am Gewichttragen und Bewegen. Dies ist übrigens die Hauptbewegungsart

7

von Erwachsenen (z.B. Aufstehen von einem Stuhl). Es setzt eine hohe Fähigkeit zur Bewegungskontrolle voraus. **Spiraliges Bewegen** (dreidimensional) geschieht durch Drehen-Beugen oder Drehen-Strecken einer Masse. Eine Körperseite trägt Gewicht, die andere paßt sich an. Die Zwischenräume werden fließend, also dreidimensional bewegt, was weniger Muskelkraft benötigt. Setzen Pflegende dieses Wissen beim Bewegen von Patienten ein, können deren Massen mit geringem Kraftaufwand bewegt werden.

7.4.1.4 Menschliche Funktionen

Das Kind erfährt nach der Geburt zum erstenmal die Schwerkraft und lernt im Laufe des ersten Lebensjahres durch die Positionen, die es bereits im Uterus gekannt hat, sich gegen die Schwerkraft im Raum zu bewegen. Der Mensch lernt idealtypisch sieben sog. **Grundpositionen:**
- Rückenlage
- Bauchlage
- Schneidersitz
- Vierfüßlerstand
- Einbein-Kniestand
- Einbeinstand
- Zweibeinstand

M Das Verbleiben in einer Position ist die einfachste menschliche Funktionsmöglichkeit. Die Bewegung durch die Grundpositionen ist vertikale Fortbewegung und sehr komplex. Sobald eine Masse dreidimensional bewegt wird, folgen die anderen Massen spiralförmig nach. So bewegt sich der Mensch nach und nach vom Liegen zum Stehen. ■

In der Kinästhetik unterscheidet man die **Orientierung** im eigenen Körper und die Orientierung im Raum. Liegt ein Mensch, so ist oben in seinem Körper der höchste Punkt seines Kopfes, oben im Raum ist dagegen die Zimmerdecke. In der Rückenlage gibt der Körper über alle Massen Gewicht zum Boden ab, beim Stehen nur noch über die Füße. Je höher der Mensch also im Raum kommt, desto mehr verlagert sich sein Gewicht im Körper nach unten (tieferliegende Massen) und desto kleiner wird die Unterstützungsfläche für sein Gewicht. Bewegt man den Patienten nach oben im Raum, ohne sein Gewicht im Körper nach unten zu verlagern, so trägt man sein Gewicht. Also muß der Pflegende darauf achten, das Gewicht des Patienten entsprechend zu führen. Wenn ein Mensch sich aufsetzt, fließt sein Gewicht zuerst nach unten in seinem Körper. Unterstützt ein Pflegender ihn dabei, darf er nicht von seiner Position im Raum ausgehen.

Sonst würde er das ganze Gewicht des Patienten nach oben im Raum heben.

7.4.1.5 Anstrengung

Jede Anstrengung wird durch **Zeit, Raum** und **Kraftaufwand** (Bewegungselemente) bestimmt. Jede Bewegung hat als Beziehungselemente **Zug, Druck** und **Kontakt.** Anstrengung ist Voraussetzung, um eine Bewegung empfinden zu können. Bewegt man einen Menschen, so sind alle Beziehungselemente integriert. Hält man einen anderen Menschen an den Händen fest und jeder verlagert sein Gewicht vom anderen weg, so entsteht Zug, und das **Gewicht** läuft **von der Kontaktstelle weg.** Steht man Rücken an Rücken und drückt gegeneinander, so verläuft das **Gewicht auf** die **Kontaktstelle zu.**

M Um einem Patienten seine Bewegung bewußtzumachen, kann der Pflegende z.B. beim Drehen von der Rücken- in die Bauchlage durch Kontakt, Zug und Druck Impulse geben. So spürt der Patient, an welchen Körperteilen er beugen oder strecken muß. Beim Umdrehen von der Rücken- in die Bauchlage benötigt der Patient als Impuls Druck am Brustkorb, damit er diesen strecken kann, und Zug am Becken, damit er weiß, daß dort Beugung notwendig ist. ■

7.4.1.6 Gestaltung der Umgebung

Gerade im Klinikalltag ist es für die Patienten wichtig, daß die Umgebung ihren Bedürfnissen angepaßt ist. Patienten erleben ihren Körper je nach Lagerung. Liegt er schwer und unbeweglich (z.B. Zwischenräume blockiert), fühlt er sich wahrscheinlich noch kränker, als er tatsächlich ist. Der Pflegende hat die Möglichkeit, durch Unterstützung verschiedener Punkte am Körper die Lage und somit die Wahrnehmung des Patienten zu verändern.

Liegt z.B. ein Patient auf einer Weichlagerungsmatratze, sinkt er tiefer ein, seine Zwischenräume sind durch das Material blockiert. Für eine gezielte Mobilisation kann es hilfreich sein, kurzfristig ein Handtuch oder gefaltetes Bettlaken unter die Massen des Patienten zu legen, damit er nicht einsinkt und leichter bewegt werden kann.

7.4.1.7 Beispiel einer Mobilisation

Hier soll kurz das Aufstehen nach kinästhetischen Prinzipien dargestellt werden. Der Patient liegt in Seitenlage, der Pflegende bewegt die Beine des Patienten langsam nacheinander aus dem

Bett. Damit der Patient über die Seitenlage zum Sitzen kommt, erhält er Unterstützung an der Masse Becken und an der Masse Brustkorb (Abb. 7.4-3). Dabei wird der ganze Bewegungsspielraum des Patienten genutzt, der sich nach Möglichkeit mit den Armen abstützt. Der Pflegende bewegt sich mit (Abb. 7.4-4). Soll der Patient noch etwas weiter zum Bettrand kommen, greift der Pflegende an das Becken des Patienten und verlagert langsam das Gewicht von rechts nach links und geht dabei einen kleinen Schritt nach hinten. Der Patient bewegt sich dadurch schrittweise zum Bettrand (Abb. 7.4-5). Indem der Pflegende Zug auf eine Beckenseite des Patienten ausübt und gleichzeitig Druck am Brustkorb (andere Körperseite), erhält der Patient den Impuls zum spiraligen, kräfteschonenden Aufstehen (Abb. 7.4-6). Der Patient kann sich dann selbst am Bettrand abstützen und sicher stehen (Abb. 7.4-7).

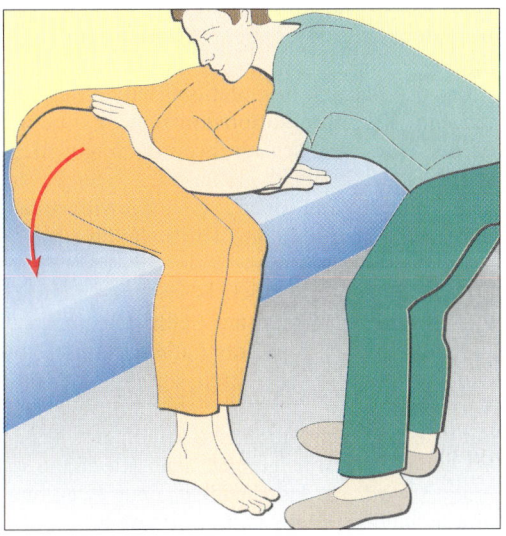

Abb. 7.4-3 Patient zur Mobilisation in Seitenlage bringen. Impuls auf das Becken geben.

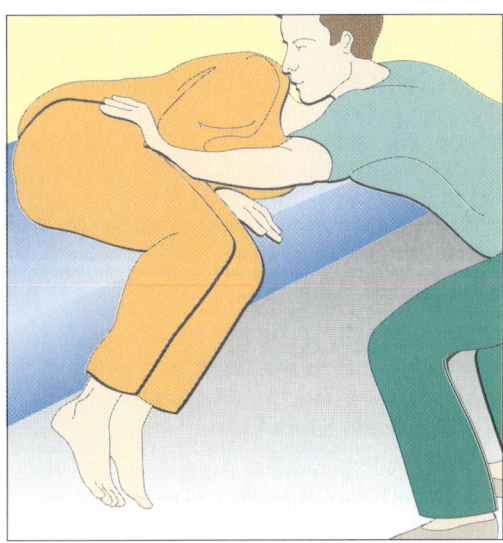

Abb. 7.4-4 Bewegungsspielraum des Patienten ausnutzen und ihn zum Sitzen bringen.

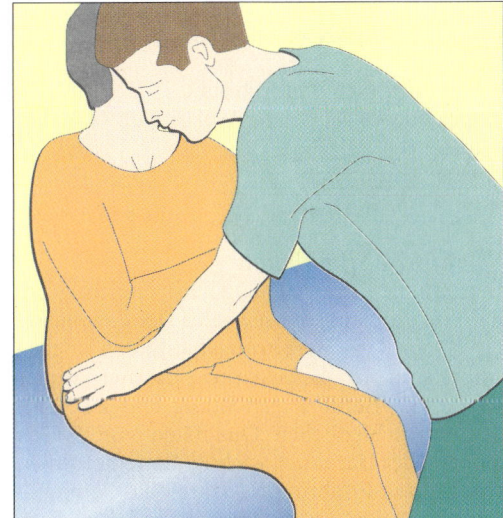

Abb. 7.4-5 Patient über kleine Schritte durch Gewichtsverlagerung zum Bettrand bringen

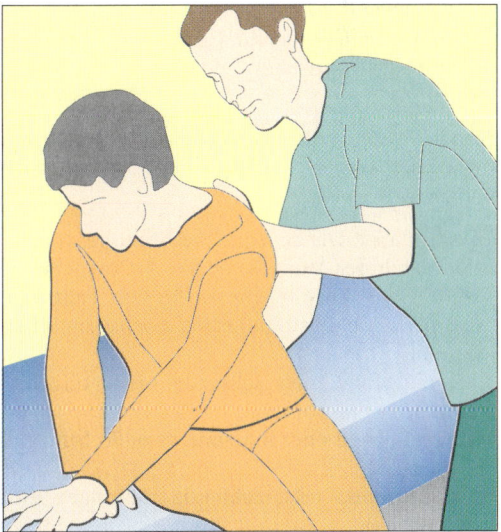

Abb. 7.4-6 Impulse am Becken und Schulterblatt führen den Patienten in eine dreidimensionale, spiralige Bewegung.

7

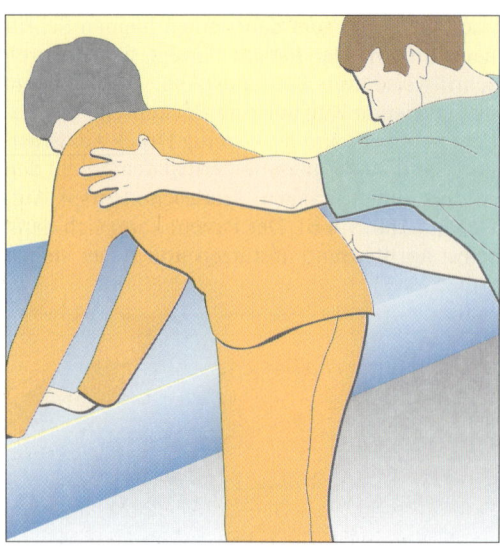

Abb. 7.4-7 Patient stützt sich am Bett ab, bevor er sich sicher aufrichtet.

7.4.2 Basale Stimulation®

In den 70er Jahren wurde das Konzept der Basalen Stimulation® entwickelt. Darunter versteht man die gezielte und systematische Stimulierung der Wahrnehmung bei stark beeinträchtigten Menschen. Bald erfolgte die Übertragung dieses Konzepts auf die Pflege. Wahrnehmungseinschränkungen können dazu führen, daß ein Mensch sein **Körperbild** („sich seines Körpers bewußt sein") verliert.

M Setzen Pflegende eine Einschränkung eines Sinnes voraus, erhält der Patient oft kein Angebot mehr, auf das er mit diesem Sinn reagieren könnte. ■

Durch mangelnde sensorische Stimulierung gewöhnt sich der Mensch an die ihn umgebende Eintönigkeit. Es gibt eine Reihe von Faktoren, die solch eine Destimulierung noch verstärken können:

- ungenügende oder fehlende orale Informationen
- ungenügende oder fehlende visuelle Informationen
- ungenügende oder fehlende räumliche Abwechslung
- Weichlagerungsmatratzen
- fehlende, zu viele oder zu intensive Geräusche
- fehlende Hautreize

Verstärkt werden können diese Faktoren durch Reize und Informationen, die der Patient **negativ** bewertet (Schmerzen, unangenehme Handlungen).

Mangelnde Stimulierung führt zu einem **psychischen** und später dann auch zu einem **somatischen Rückzug.** Die pflegerischen Maßnahmen müssen daher gezielt und eindeutig sein. Reagiert ein Patient nicht, ist er verwirrt oder aggressiv, kann dies dennoch als eine aktive Reaktion gewertet werden. Das bedeutet, daß der Patient **Stimulation** benötigt.

Bei der Basalen Stimulation® handelt es sich um ein **Kommunikationskonzept.** Es beruht darauf, daß sehr schwer beeinträchtigte Menschen vielleicht nicht mehr sehen oder hören, aber noch Vibrationen, Gleichgewichtsreaktionen und Hautkontakte wahrnehmen.

Bei der Basalen Stimulation® hat die biographische Bedeutung einen besonderen Schwerpunkt, und ein Grundsatz heißt: „Beginne bei Bekanntem." Das heißt, der Patient ist durch solche Angebote zu stimulieren, mit denen er eine Verbindung zur jetzigen Situation aufbauen kann. Damit der Patient, verknüpft mit seinen Vorlieben und Abneigungen, über alle Sinne stimuliert wird, ist das Erstellen einer Pflegeanamnese wichtig. Diese sollte folgende **biographische Erinnerungen** beinhalten:

- Beeinträchtigungen, Empfindlichkeiten
- Vorliebe oder Abneigung für bestimmte Berührungen
- individuelle Gewohnheiten bei der Körperpflege
- Lieblingsessen und -getränke
- spezielle Gerüche am Arbeitsplatz (z.B. Motoröl)
- Musikgeschmack
- Bezugspersonen

Somatische Stimulation

Berührungen müssen möglichst eindeutig und der Situation angemessen sein. Der Patient sollte verschiedene **Berührungsqualitäten** erleben. Dabei sind der Auflagedruck, die Berührungsfläche, die Berührungsrichtung und z.B. auch die unterschiedlichen Qualitäten von Waschlappen oder Handtuch wichtig. Bewegung intensiviert diese Erfahrungen. Durch das **Tempo,** in dem der Patient gewaschen wird und der Waschlappen den Körper berührt, erhält er Informationen über **Größe** und **Form** seiner einzelnen **Körperteile.**

M Schwer beeinträchtigte Patienten können schnellen und hastigen Bewegungen nur sehr schwer folgen. ■

Es ist sehr wichtig, Berührungskontakte so wenig wie möglich zu unterbrechen, denn eine anhaltende Berührung bedeutet für den Patienten Sicherheit. Das **ständige Loslassen** und **erneute Angreifen** verwirrt und verunsichert. Eine sog. **Initialberührung** kann für Patienten ein wichtiger Orientierungspunkt sein. Zum Beispiel machen Pflegende und Angehörige zusammen Berührungspunkte am Körper des Patienten aus, an denen er grundsätzlich begrüßt oder verabschiedet wird. Der Patient kann sich also auf bestimmtes Handeln verlassen. Eine plötzliche, ungezielte Berührung dagegen erschreckt ihn. Wo diese Initialberührung stattfindet, richtet sich nach den Bedürfnissen des Patienten und dem Krankheitsbild.

M Ist ein Mensch somnolent oder bewußtlos, so kann er **zentrale Berührungen,** also am Brustkorb oder an der Schulter, eher wahrnehmen. Ein ansprechbarer Mensch reagiert besser auf **periphere Berührungen,** z.B. am Arm oder an der Hand. ■

Taktile Stimulation

Bei der taktilen Stimulation erhält der Patient z.B. Gegenstände in die Hände, die er ertasten kann. Dadurch können Erinnerungen wachgerufen werden, wobei Gegenstände zu meiden sind, die der Patient nicht einordnen kann. So ist z.B. beim Waschen zu bedenken, daß der Patient sich evtl. auf die Körperwäsche einstellen kann, wenn er schon vorher einen Waschlappen in der Hand fühlt.

M Die Haut ist das größte menschliche Sinnesorgan. Bei der basalstimulierenden Ganzwaschung erhält der Patient differenzierte Informationen über seinen Körper. ■

Vestibuläre Stimulation

Gesunde Menschen bewegen sich ständig. Befindet sich ein Menschen dagegen vorwiegend in Rücken- oder Seitenlage, erfährt er wenig über seine Lage im Raum. Es ist also wichtig, daß sein vestibuläres System (Innenohr) z.B. durch **Lageveränderungen** oder **Mobilisationen** stimuliert wird. Die Stimulation muß allerdings langsam geschehen, da rasches Umlagern und Aufsetzen das Innenohr negativ beeinflussen, da es nicht ausreichend Zeit hat, die Reize zu verarbeiten.

Vibratorische Stimulation

Durch Vibrationen erfährt der Patient den Zusammenhalt seines Knochensystems. Dafür eignen sich elektrische Zahnbürsten oder ein Rasierapparat. Doch auch ein anderes Angebot kann für den Patienten sehr angenehm sein: Dabei setzt sich der Pflegende so hinter den Patienten ins Bett, daß dessen Oberkörper an ihm lehnt. Durch Töne wie **Brummen** oder **Singen** entstehen Vibrationen im Brustkorb, die der Patient in seinem Oberkörper ebenfalls spürt.

Visuelle Stimulation

Im Krankenhaus ist die visuelle Umgebung für den Patienten meist destimulierend. Das Zeigen oder Aufhängen von **Bildern** seiner engsten Angehörigen kann positiv sein. Wichtig dabei ist, daß der Patient das visuelle Angebot annehmen kann. Das heißt, die Blickrichtung muß ebenso stimmen wie die Größe des Gegenstandes und dessen Gestaltung.

Akustische Stimulation

Die akustische Welt eines Intensivpatienten ist für ihn beängstigend. **Musik** eignet sich besonders gut, dieser ungewohnten Geräuschkulisse zu entfliehen. In kurzen individuellen Zeiträumen sollte der Patient z.B. über Kopfhörer seine Lieblingsmusik hören können.

Orale Stimulation

Die orale Stimulation ist gut als Vorbereitung auf eine Mahlzeit einzusetzen. Zum Beispiel kann sich ein Patient mit seinen **Lieblingsgeschmacksstoffen** auf Lippen und Zunge über das Schmecken mit seiner Umwelt auseinandersetzen. Vielleicht hilft es dem Patienten auch, vor der Mundpflege die notwendigen Gegenstände in seiner Hand zu spüren, da es ihm den Kontext zu begreifen erleichtert.

Olfaktorische Stimulation

Die olfaktorische Stimulation kann mit dem **Schmecken kombiniert** werden. Voraussetzung für das Riechen ist aber eine funktionierende Nasenatmung.

7.4.3 Aromatologie

Der Duft von Pflanzen entsteht hauptsächlich durch ätherische Öle, die in Ölzellen oder Drüsenhaaren enthalten sind. Diese flüchtigen, durch Wasserdampfdestillation gewonnenen Stoffwechselprodukte sind in Fett löslich. Somit

7

eignen sich Oliven- oder Avocadoöl, Sahne, Milch und Joghurt besonders gut als Trägerstoff. Jedes ätherische Öl besteht aus vielen Einzelverbindungen und ist ein stark wirkendes Pflanzenprodukt, das, richtig dosiert, gut verträglich ist. Ätherische Öle eignen sich für Inhalationen, Bäder, Kompressen, Umschläge, Wickel und Massagen (Tab. 7.4-1). Vorteilhaft dabei ist, daß die Aromatologie sich mit anderen Methoden wie Basale Stimulation® kombinieren läßt. Ätherische Öle dürfen nur in Absprache mit dem Arzt eingesetzt werden.

Tab. 7.4-1 Anwendungsmöglichkeiten ätherischer Öle.

Ätherisches Öl	Wirkung	Anwendungsmöglichkeiten
Cajeput	anregend, auswurffördernd, schleimlösend, antiseptisch	**Einreiben:** Kopf, Brust und Rücken bei Rachen-Kehlkopf-Entzündungen, Bronchitis, Asthma **Inhalation:** Halsentzündungen (in Wasser, Heilerde oder Öl 10%)
Eukalyptus	antiseptisch, krampflösend, fiebersenkend, hyperämisierend	**Einreiben:** Sinusitis, Bronchitis, Asthma, Kopfschmerz **Inhalation:** Sinusitis, Bronchitis, Asthma, Kopfschmerz
Jasmin	entspannend, schmerzstillend, wehenanregend	**Einreiben:** Geburt, Hautpflege, Schlafstörungen **Inhalation:** bei Verstimmungen, gut bei Frauen
Lavendel	beruhigend, entspannend, antiseptisch, fiebersenkend	**Einreiben:** Schlafstörungen, Wunden **Inhalation:** Streß, nervöser Kopfschmerz
Lemongras	erfrischend, anregend, antiseptisch, fiebersenkend	**Einreiben:** Verdauungsbeschwerden, Blähungen **Inhalation:** Müdigkeit, Konzentrationsschwäche
Orange	fiebersenkend, desinfizierend	**Spülung:** Zahnfleischentzündung **Inhalation:** Fieber, Nervosität
Pfefferminze	kühlend, erfrischend, antiseptisch, fiebersenkend	**Einreiben:** Kopfschmerzen **Waschungen:** Fieber, Schwellungen, Hautreizungen **Inhalation:** Sinusitis, Kopfschmerz
Rosenholz	beruhigend, antiviral, anregend, antibakteriell	**Einreiben:** Herzschmerzen **Inhalation:** Raumluftverbesserung, Nervosität, Streß
Rosmarin	hyperämisierend, antiseptisch, antriebssteigernd	**Einreiben, Waschungen:** Bronchitis, Asthma **Inhalation:** Bronchitis
Teebaum	stark antiseptisch, fungizid, antiparasitär, abwehrsteigernd	**Spülung:** Vaginalinfektionen mit Trichomonaden **Betupfen:** Herpes labialis, Fußpilz, Psoriasis
Ylang-Ylang	beruhigend, erotisierend, stimmungsaufhellend	**Einreiben:** Schlaflosigkeit, Muskelverspannung **Inhalation:** aggressive Stimmung
Zitrone	erfrischend, kühlend, fiebersenkend, abwehrstärkend	**Einreiben:** fettige Haut **Inhalation:** Raumluftverbesserung, Konzentrationsschwäche

7.4.4 Wickel und Auflagen

Wickel und Auflagen lindern Symptome wie Verspannungen, Unruhe, Schmerz und Fieber und unterstützen die **körpereigenen Heilungskräfte.** Wickel werden immer mit Wärme oder Kälte und oft mit ätherischen Ölen oder anderen Pflanzenstoffen kombiniert. Die physikalischen Eigenschaften führen zu verbesserter oder verminderter Durchblutung, je nach Indikation. Selbstverständlich ist bei **bewußtlosen Patienten** oder bei Patienten mit **Sensibilitätsstörungen** beim Anwenden von Wärme oder Kälte besondere Sorgfalt angebracht. In der Tabelle 7.4-2 sind einige Anwendungsbeispiele für Wickel und Auflagen aufgeführt.

Tab. 7.4-2 Wickel und Auflagen im Überblick.

Erkrankung	Art der Anwendung	Zusatz	Temperatur	Wirkung
Blasenschmerzen	Bauchwickel oder -auflage Dampfkompresse	Kamille Wasser	heiß heiß	beruhigend krampflösend schmerzlindernd
Blähungen	Bauchauflage Bauchkompresse	Heublumen Leinsamen	heiß heiß	entspannend krampflösend schmerzlindernd
Bronchitis	Brustauflage	Heublumen	heiß	durchblutungsfördernd stoffwechselsteigernd
	Brustwickel oder -auflage	Quark	warm	schleimlösend krampflösend hustenreizlindernd
	Brustwickel oder -auflage	Senfmehl	warm	**nur bei intakter Haut anwenden** stark hautreizend, durchblutungsfördernd ableitend beruhigend sehr rasch wirksam
	Brustwickel oder -auflage	Zwiebel	warm	stoffwechselsteigernd rasche schleimlösende Wirkung
Bronchitis mit Fieber	Brustwickel nach Kneipp	Wasser	kalt	entzündungshemmend fiebersenkend abwehrsteigernd
Einschlafprobleme	Bauchkompresse	Wasser	heiß	für leicht frierende Menschen entspannend beruhigend durchwärmend
	Fußwickel oder nasse Socken	Wasser	kalt	**nur bei warmen Füßen anwenden** reaktive Hyperämie, dadurch körperliche Entspannung
Fieber	Wadenwickel	Wasser	kalt	ableitend fiebersenkend
	Ganzkörperwaschung	Wasser, Zitrone, Pfefferminze	kalt	

7

Tab. 7.4-2 *Fortsetzung*

Erkrankung	Art der Anwendung	Zusatz	Temperatur	Wirkung
Halsschmerzen, z.B. nach Extubation	Halswickel	Quark	kalt	entzündungswidrig schmerzlindernd ableitend
	Halswickel	Zitronensaft oder Zitronenschale	kalt	**nicht bei empfindlicher Haut anwenden** adstringierend ableitend
Kopfschmerzen	Stirnkompresse	Wasser	kalt	schmerzlindernd ableitend beruhigend
	Stirnkompresse	Quark	kalt	kühlend schmerzlindernd
	Stirnkompresse	Zwiebel	kalt	schmerzlindernd
Mastitis	lokale Auflage	Quark	kalt	**Kompresse nach 20 Minuten entfernen, evtl. erneuern** entzündungswidrig schmerzlindernd ableitend
Muskelschmerzen	lokale Auflage oder Wickel	Heublumen	heiß	entspannend schmerzlindernd
Pleuritis	Brustwickel oder -auflage	Senf	warm	**nur bei intakter Haut anwenden**
Pneumonie	Brustwickel oder -auflage	Senf	warm	durchblutungsfördernd ableitend beruhigend
Thrombophlebitis	lokale Auflage	Heilerde	kalt	absorbierend ableitend abschwellend schmerzlindernd
Phlebitis	Wickel oder Auflage	Quark	kalt	kühlend schmerzlindernd abschwellend entzündungswidrig
Unruhezustände, Reizbarkeit, Nervosität	Bauchwickel oder -kompresse	Kamille	heiß	beruhigend entspannend
	Dampfkompresse	Wasser	heiß	

7.4.5 Reflexzonenmassage am Fuß

Die ersten Dokumentationen dieser Methode stammen von dem amerikanischen Arzt William Fitzgerald, der um die Jahrhundertwende beob-achtete, daß verschiedene Indianerstämme bei Krankheit die Füße behandelten. Er teilte den menschlichen Körper in zehn Längszonen ein und entdeckte, daß ein Organ oder Organsystem in einer Körperlängszone einer Reflexzone am

Fuß entspricht. Die „Reflexology" verbreitete sich hauptsächlich in den USA. Ende der 50er Jahre wurde die Methode im deutschsprachigen Raum bekannt. Zum Verständnis dieser Methode erklärt man das Prinzip der **Formähnlichkeit** zwischen Fuß und sitzendem Menschen. Die Vorderseite des Menschen ist dem Dorsum am Fuß zugeordnet, die Rückseite zeigt sich an der Fußsohle, die Zehen entsprechen Kopf und Hals, Thorax und Oberbauch dem Mittelfußraum, Bauchraum und Becken dem Fußwurzelgebiet und die Beine dem distalen Ende des Unterschenkels. Die Reflexzonen am Fuß sind energiereflektierende Zonen, keine Reflexzonen im nervalen Sinne (z.B. Patellarsehnenreflex).

Die einzelnen Reflexzonen an den Füßen sind sehr differenziert. Vor jeder therapeutischen Berührung erfolgt ein **Tast-** und ein **Sichtbefund.** Verschiedene Grifftechniken sind für unterschiedliche Reflexzonen einzusetzen. Sehr effektiv und auch für Anfänger leicht zu lernen sind die **Ausgleichsgriffe.** Sie eignen sich besonders bei Intensivpatienten, die vegetativ instabil sind. Beim **Fersendehngriff** z.B. legt man die Handflächen unter beide Fersen und dehnt die Beine des Patienten in dessen Atemrhythmus. Beim **Energiekäppchen** legt der Pflegende beide Handtellerzentren auf die beiden Großzehengrundgelenke von medial und bringt die Füße des Patienten in Außenrotation. Die **Yin-Yang-Streichung** ist besonders angenehm, dabei streicht der Pflegende mit voll aufliegender Hand von proximal nach distal. Man beginnt lateral am Schienbein und fährt bis etwa 20 cm über die vier Zehen (ohne Großzehe) hinaus. Zeitgleich beginnt die andere Hand proximal des Quergewölbes plantar und fährt über die mediale Fuß-, Fersen- und Unterschenkelseite bis zur halben Länge des Schienbeins.

M Bei der Anwendung von z.B. Ausgleichsgriffen müssen sich die Pflegenden selbst in einer inneren Ruhe befinden, dann harmonisiert sich der Patient rasch wieder. ■

7.5 Monitoring

Die heutige Intensivmedizin wird stark durch die Computertechnologie und „Apparatemedizin" geprägt. Dabei muß der Betrieb aller energetisch betriebenen Geräte und Kontrollinstrumente unter Beachtung der Medizingeräteverordnung und des Medizinproduktegesetzes (MedGV, MPG; Kap. 7.10) erfolgen. Grundsätzlich läßt sich invasives und noninvasives Monitoring unterscheiden.

7.5.1 Noninvasives Monitoring

Es umfaßt alle klinischen Meß- und Kontrollmethoden, die ohne Eingriff am Patienten die Überwachung ermöglichen. Hierzu zählen:
- Blutdruckkontrolle (unblutig)
- Pulsoxymetrie
- CO_2-Kontrolle
- EKG- und Pulsüberwachung
- Kontrolle der Körpertemperatur
- Kontrolle und Beurteilen der Bewußtseinslage und des neurologischen Status
- Beurteilen der Haut (Beschaffenheit, Farbe und Turgor) und der Hautanhangsorgane (z.B. Fingernägel)
- Beurteilen der Atmung
- Beurteilen von Urin und Urinausscheidung

7.5.1.1 Blutdruckkontrolle

Die nichtinvasive Blutdrucküberwachung kann manuell oder automatisch oszillometrisch erfolgen. Bei der **manuellen Methode** wird die aufblasbare und an ein Manometer angeschlossene Gummimanschette oberhalb der Ellenbeuge (A. brachialis) bzw. in Ausnahmefällen oberhalb der Kniekehle (A. poplitea) angelegt und der systolische und diastolische Blutdruck auskultatorisch ermittelt. Bei der nichtinvasiven **oszillometrischen Methode** legt man die Blutdruckmanschette an denselben Stellen an. Das Aufblasen der Manschette erfolgt jedoch automatisch, der ermittelte Blutdruck kann von einem Display abgelesen werden. Mit dieser Methode ist es möglich, den Meßverlauf an einem Monitor graphisch darzustellen. Die Betriebsarten dieser Geräte sind variabel, d.h. die Zeit zwischen den einzelnen Meßzyklen und der Manschettendruck (Erwachsene oder Kinder) sind frei wählbar, eine Alarmüberwachung ist ebenfalls möglich.

Um **Fehler** zu vermeiden, dürfen nur passende Manschetten verwendet werden (Manschettenbreite ca. zwei Fünftel des Oberarms). Bei Patienten mit einem über eine periphere Vene applizierten Venenkatheter oder Schrittmacherkabel ist möglichst der andere Arm zum Messen des Blutdrucks zu nehmen.

7

A ▶ Nichtinvasive Druckmessungen sind nicht erlaubt bei Patienten mit Sichelzellanämie, weil am gestauten Arm die Erythrozyten hämolysieren können, ebenso wenn Hautläsionen bestehen oder zu erwarten sind. Bei Patienten mit schweren Blutgerinnungsstörungen kann es zu Hämatomen kommen. Eine absolute Kontraindikation zur Ermittlung des nichtinvasiven Blutdrucks ist der „Shuntarm" eines Dialysepatienten. ◀

7.5.1.2 Pulsoxymetrie

Die Pulsoxymetrie ist eine einfache Methode, um den **Sauerstoffgehalt des arteriellen Blutes** kontinuierlich zu messen und die Blutströmung im peripheren Gewebe zu kontrollieren.

Das Pulsoxymeter mißt die arterielle Sauerstoffsättigung, d.h. den prozentualen Anteil des oxygenierten Hämoglobins (Oxyhämoglobin) am gesamten Hämoglobingehalt. Wenn also insgesamt 99% der Hämoglobinmoleküle in den Erythrozyten des arteriellen Blutes eine Verbindung mit Sauerstoff eingegangen sind, hat das Blut eine arterielle Sauerstoffsättigung (SpO_2) von 99% und der auf dem Display angezeigte Wert lautet 99. Seit längerer Zeit schon wurde die bisherige Parameterbezeichnung SaO_2 durch die mittlerweile übliche Bezeichnung SpO_2 ersetzt. Diese Änderung betrifft nur die Bezeichnung, nicht die Funktionalität des Parameters. **SaO_2** ist die Sauerstoffsättigung des arteriellen Blutes. **SpO_2** ist die pulsoxymetrisch gemessene Sauerstoffsättigung des arteriellen Blutes.

Gemessen wird anhand der Lichtmenge, die von der Lichtquelle auf der einen Seite des Pulsaufnehmers durch das Gewebe wie Finger, Zehe oder Ohr (Abb. 7.5-1) zum Lichtempfänger auf der anderen Seite des Pulsaufnehmers gelangt. Die empfangene Lichtmenge hängt von verschiedenen Faktoren ab (z.B. Dichte der Kompartimente zwischen den Meßpunkten), die bis auf die Blutströmung in den Arteriolen konstant sind. Diese verändert sich jedoch in Abhängigkeit von der Zeit, da es sich um ein pulsierendes Signal (Systole/Diastole) handelt. Das Erkennen des Pulssignals erfolgt über ein Plethysmogramm (graphische Darstellung der Pulskurve) sowie eine numerische Erfassung der Pulsfrequenz.

Gegenüber dem nach einer Blutabnahme bestimmten SaO_2 bietet die Pulsoxymetrie folgende **Vorteile:**

- noninvasiv, daher keine Infektionsgefahr, kein Blutverlust
- kontinuierlich, unbemerkte Änderungen sind bei guter Überwachung ausgeschlossen
- schnell, daher sofortige Verfügbarkeit des Meßergebnisses

Folgende **Nachteile** bzw. **Fehler** können auftreten:

Bei Schock, niedrigem Blutdruck, schwerer Vasokonstriktion, starker Anämie, Hypothermie, Arterienverschluß proximal zum Sensor oder bei Asystolie kann das **Pulssignal ausfallen.** Die **SpO_2-Messung** wird **ungenau** bei hohen Anteilen von Dyshämoglobinen wie Carboxyhämoglobin (z.B. Rauchgasvergiftung oder Methämoglobin, das durch eine Überdosierung bzw. Vergiftung mit Nitriten zustande kommen kann).

Um Fehlerquellen zu reduzieren, sind die Hinweise des jeweiligen Herstellers zur Sensorgröße, dem Applikationsort und der Bedienung des entsprechenden Gerätes streng zu befolgen. In Tabelle 7.5-1 sind einige Fehlerquellen und die Maßnahmen zum Beheben der Fehler aufgelistet.

7.5.1.3 CO_2-Messung

Die CO_2-Messung ist nur bei intubierten Patienten, die spontan atmen oder beatmet werden, möglich. In einem CO_2-Analysegerät wird der prozentuale **Anteil des CO_2 in der Atemluft** mittels eines Luftwegeadapters und aufgestecktem CO_2-Abnehmer oder mit einer aus den Beatmungsschläuchen entnommenen Gasprobe gemessen (Abb. 7.5-2). Beide, direkte Messung oder Gasprobenentnahme, müssen möglichst nahe am Endotrachealtubus erfolgen.

Die CO_2-Messung beruht darauf, daß manche Gase wie Kohlendioxid und Lachgas infrarote

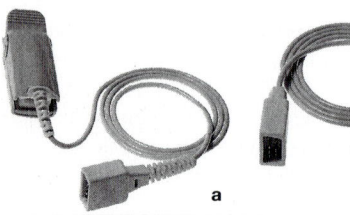
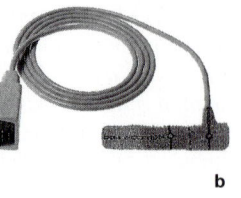
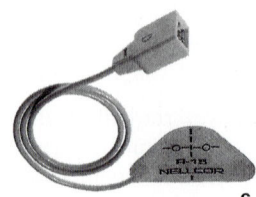

a   b   c

Abb. 7.5-1
Verschiedenartige SaO_2-Pulsaufnehmer.
a) „Fingerklammer" für Erwachsene.
b) Klebesensor für Kinder und Kleinkinder.
c) Nasenwurzelsensor für Erwachsene.

Tab. 7.5-1 Probleme, mögliche Ursachen und Störfallbehebung bei der SpO$_2$-Messung.

Mögliches Problem bei der SpO$_2$-Messung	Wahrscheinliche Ursache	Maßnahmen zur Abhilfe
– Störlicht	– Operationslampe – Bilirubinlampe – direkte Sonne etc.	– Aufnehmer mit undurch-sichtigem, nichtreflektie-rendem Material abdecken
– unruhiger, nicht-kooperativer Patient	– Aufnehmer ist für diesen Patienten ungeeignet	– Körpergewicht und Lebhaftig-keit des Patienten berück-sichtigen und den geeigneten Aufnehmer auswählen – evtl. Hand fixieren
– fehlerhafte Meßwerte	– Aufnehmer falsch angebracht – Aufnehmer haftet schlecht	– Meßort wechseln – neuen Aufnehmer anbringen
– unterschiedliche Meßwerte an verschiedenen Gliedmaßen	– intrakardialer Shunt	– Überprüfung mittels Blutprobe
– kein oder schwaches Signal	– reduzierte Blutströmung – Schock – Hypothermie – Nagellack – Bluterguß	– Ursachen entgegenwirken – Nagellack entfernen – neuen Meßort wählen

Strahlen absorbieren, während z.B. Stickstoff dies nicht tut. Die absorbierte Strahlenmenge hängt vom CO$_2$-Gehalt der Atemluft ab. Das CO$_2$-Gerät mißt die Kohlendioxidmenge im Atemstrom. Hieraus wird der endexspiratorische CO$_2$-Wert abgeleitet. Der CO$_2$-Spitzenwert am Ende der Ausatmung wird **ETCO$_2$** genannt. Des weiteren können die folgenden numerischen **Meßwerte** abgelesen werden:

■ inspiratorisches CO$_2$-Minimum (IMCO$_2$), d.h. niedrigster CO$_2$-Gehalt während der Einat-mung

■ im Atemstrom gemessene Atemfrequenz

Die **Konzentration des CO$_2$** hängt von folgen-den Faktoren ab:

■ Ausmaß der CO$_2$-Produktion des Organismus (mit zunehmendem Stoffwechsel fällt mehr Kohlendioxid an, die Konzentration im Blut und in den Alveolen steigt)

■ Geschwindigkeit, mit der CO$_2$ im Blut trans-portiert wird (bei niedrigem HZV, Schock, bei Reanimation oder Kreislaufstillstand steigt trotz evtl. niedriger Kohlendioxidproduktion die Konzentration im Blut rasch an)

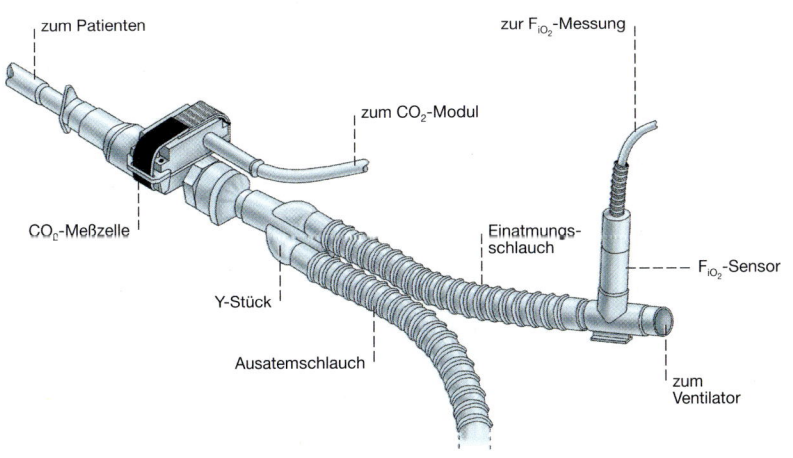

zum Patienten

zur F$_{iO_2}$-Messung

zum CO$_2$-Modul

CO$_2$-Meßzelle

Einatmungs-schlauch

F$_{iO_2}$-Sensor

Y-Stück

Ausatemschlauch

zum Ventilator

Abb. 7.5-2
Modularer Aufbau einer CO$_2$-Meßzelle, integriert in ein Narkosebeatmungs-system.

- Geschwindigkeit, mit der das CO_2 durch den Vorgang der Ventilation aus den Alveolen entfernt wird (je höher bei einem beatmeten Patienten das eingestellte Minutenvolumen ist, desto niedriger ist die endexspiratorische CO_2-Konzentration)

Solange der pulmonale Gasaustausch ungestört ist, kann mit Hilfe des CO_2-Analysators die Einstellung des Beatmungsgeräts erleichtert werden.

M Ein Abfall der endexspiratorischen CO_2-Konzentration weist auf ein zu hohes, ein Anstieg auf ein zu niedriges Atemminutenvolumen hin. ■

Ein Abfall der endexspiratorischen CO_2-Konzentration kann jedoch auch aus anderen Gründen auftreten.

- Ein **schlagartiger Abfall** der endexspiratorischen CO_2-Konzentration **gegen Null** ist gewöhnlich ein kritisches Alarmzeichen, sofern keine Funktionsstörung des Geräts vorliegt. Mögliche Ursachen sind:
  – vollständige Diskonnexion des Atemsystems
  – Ausfall des Beatmungsgeräts
  – komplette Verlegung des Tubus
- Ein **schlagartiger Abfall auf niedrigere Werte,** jedoch nicht auf Null, zeigt an, daß die Exspiration des Patienten nicht mehr vollständig gemessen wird. Ursachen hierfür sind:
  – partielle Undichtigkeit im Atemsystem, einschließlich Tubusmanschette
  – partielle Verlegung des Tubus (Beatmungsdruck steigt an)
- Ein **exponentieller Abfall** der CO_2-Konzentration innerhalb kurzer Zeit ist meist ein Hinweis auf eine schwere kardiopulmonale Störung, die umgehend erkannt und behandelt werden muß. Wichtigste Ursachen sind:
  – Lungenembolie (Luft oder Thrombus)
  – Abfall des HZV
  – Abnahme der Lungendurchblutung

A Im Alarmfall muß immer eine parallele **Ursachenforschung** betrieben werden. Das heißt, die Möglichkeiten für einen Alarm sind **zuerst beim Patienten** und dann am Gerät zu suchen. ◄

7.5.1.4 EKG-Überwachung

Das Elektrokardiogramm (EKG) ermöglicht die Überwachung von Herzfrequenz und Herzrhythmus, ohne den Patienten zu belasten. Dabei werden die elektrischen Impulse, die bei der Aktivität der Herzmuskulatur auftreten (s.a. Kap. 3.1.2), registriert. Die EKG-Abschnitte

wurden von Einthoven in Buchstaben benannt. Der Zyklus beginnt mit der **P-Zacke,** dem elektrischen Ausdruck der Vorhoferregung. Daran schließt sich das **PQ-Intervall** an, welches die Verzögerung im Übergang der Erregung auf die Ventrikel repräsentiert. Der **QRS-Komplex** entsteht durch die vollständige Erregung der Ventrikel, die **R-Zacke** wird von EKG-Monitoren zur Berechnung der Herzfrequenz verwendet. Es ist deshalb wichtig, daß sie deutlich oberhalb der Nullinie und deutlich größer als die anderen Wellen ist. Auf den QRS-Komplex folgt eine Phase ohne elektrische Aktivität, die **ST-Strecke.** Sie erscheint im normalen EKG als isoelektrische Linie. Durch den Erregungsrückgang in den Ventrikeln entsteht schließlich die **T-Welle,** die zeitlich mit der Erholungspause zusammenfällt. Je nach gewählter Ableitung können die EKG-Aufzeichnungen am Monitor auch andere Formen annehmen.

Die während der Herzaktivität entstehenden **elektrischen Impulse** weiten sich über den gesamten Körper aus. Sie können an jeder beliebigen Stelle des Körpers registriert und mit Hautelektroden abgeleitet werden. Damit die aufgezeichneten Signale vergleichbar sind, werden aber meist standardisierte Ableitungen verwendet.

Anbringen der EKG-Elektroden

Die Elektroden (Abb. 7.5-3) sind farblich markiert. Die **rote** Elektrode plaziert man auf die rechte Brustseite, die **gelbe** auf die linke Brustseite und die **grüne** unterhalb des Rippenbogens (Abb. 7.5-3 a).

Mit einem 5poligen Elektrodenkabel ist zusätzlich das Aufzeichnen der unipolaren Ableitungen nach Goldberger möglich. Sie werden mit aVL, aVR und aVF bezeichnet (Abb. 7.5-3 b).

M Um eine exakte Ableitung zu erhalten, sollten die Hautpartien, auf die die Elektroden plaziert werden, trocken sowie frei von Fett und Haaren sein. Außerdem sind die Haftelektroden nicht auf Knochen wie Rippen oder Schlüsselbein zu kleben, da sonst die Signalübertragung behindert wird (Ausnahme Schrittmacherableitung). ■

Die Besonderheiten der **EKG-Ableitung bei** einem Patienten mit **Herzschrittmacher** entstehen durch den Schrittmacherimpuls des Aggregats. Dieser Impuls kann über die normale QRS-Triggerschwelle des EKG-Monitors hinausragen. Dies würde bedeuten, daß nur die Pacer-Schläge gezählt werden, aber nicht die nachfolgenden QRS-Komplexe. Eine Alarmüberwa-

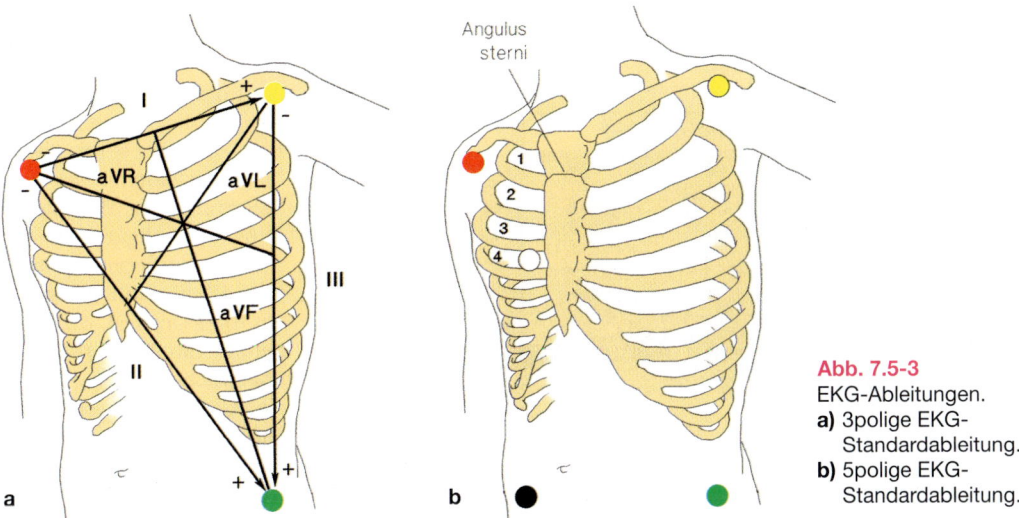

Angulus sterni

Abb. 7.5-3
EKG-Ableitungen.
a) 3polige EKG-
Standardableitung.
b) 5polige EKG-
Standardableitung.

a   b

chung wäre somit nicht gegeben. Die heutigen Monitore verfügen zwar fast alle über eine automatische Schrittmachererkennung mit nachfolgender Korrektur der QRS-Triggerschwelle, und auch eine manuelle Veränderung der Triggerschwelle am Monitor ist möglich. Trotzdem sollten die **rote** und die **gelbe** Elektrode bei einer „Schrittmacherableitung" unterhalb der Brustwarzen im 4. Interkostalraum und die **grüne** Elektrode auf das Brustbein in Höhe der 2. Rippe geklebt werden (Abb. 7.5-4). Diese Positionierung ist nur für die Ableitung I nach Einthoven zu verwenden.

Überwachungsmonitor

Trotz der auf jeder Intensivstation vorhandenen EKG-Aufzeichnungsgeräte und der damit ver-

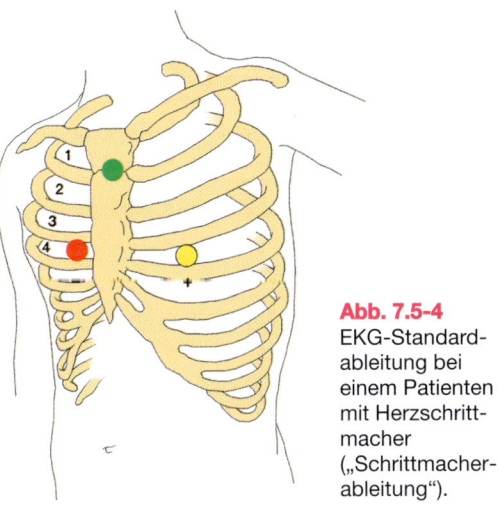

Abb. 7.5-4
EKG-Standard-
ableitung bei
einem Patienten
mit Herzschritt-
macher
(„Schrittmacher-
ableitung").

bundenen Erfassung der Pulsfreqenz ist ein regelmäßiges manuelles Pulszählen wichtig.

Die heutigen Überwachungsmonitore sind multifunktionale Geräte, die im Baukastensystem aufgebaut sind (Abb. 7.5-5). Die Konfiguration ist bei vielen Geräten vom Anwender selbst individuell nach seinen Bedürfnissen einstellbar. Durch das einfache Zuschalten oder Zustecken von Modulen sind mehrere Parameter gleichzeitig graphisch darzustellen, numerische Daten abzulesen und zu überwachen. Alle Parameter können mit einer oberen und unteren **Alarmgrenze** versehen und kontrolliert werden. Eine Trenddarstellung und optional eine Schreiber- sowie eine Arrhythmieregistrierung sind möglich. Die **Alarmhierarchie** (z.B. Herzfrequenzalarm ist höherwertig als Temperaturalarm) ist eine nützliche Hilfe beim Überwachen eines Patienten.

Im Falle einer **Alarm- oder Störungsmeldung** ist stets zuerst der Zustand des Patienten zu überprüfen. Die Möglichkeit einer „Alarmstummschaltzeit" kann ebenfalls genutzt werden, um sich in akustischer Ruhe einen entsprechenden Überblick zu verschaffen. Dabei ist jedoch darauf zu achten, daß das Alarmsignal wieder zu aktivieren ist, sobald das Problem behoben ist.

In Tabelle 7.5-2 werden einige Beispiele typischer Störungen bei der Vitaldatenüberwachung aufgezeigt. Es ist darauf hinzuweisen, daß sich jeder Anwender im Interesse der Patientensicherheit vor dem Bedienen eines Vitaldatenmonitors mit der genauen Benutzeranleitung vertraut machen muß.

7

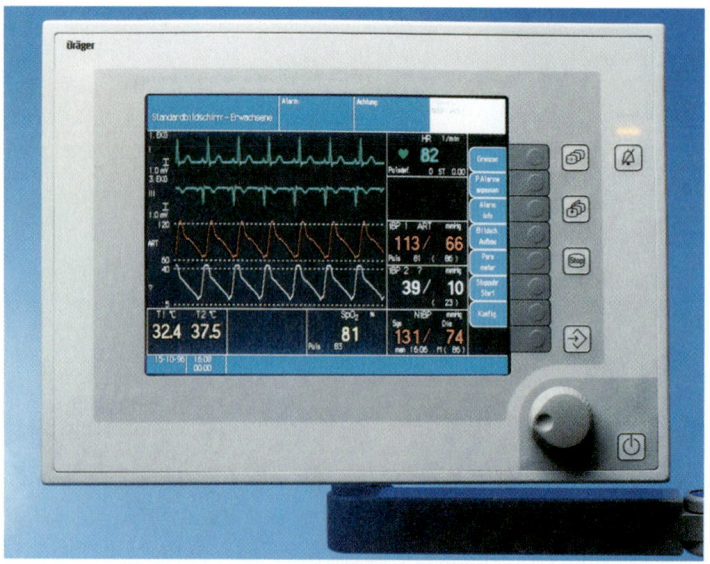

Abb. 7.5-5   Modularer Patientenüberwachungsmonitor.

7.5.1.5 Kontrolle der Körpertemperatur

Der menschliche Organismus ist bestrebt, seine Körpertemperatur ausgeglichen zu halten. Durch Stoffwechselprozesse und Muskelarbeit wird Wärme produziert. Eine Wärmeabgabe erfolgt über die Haut (ca. 90%) und wird vom Verhältnis der Körperoberfläche zur Körpermasse beeinflußt. Um einen konstanten Sollwert aufrechtzuerhalten, bedarf es der Regulation. Diese wird im **Temperaturzentrum** im Hypothalamus gesteuert. Das Temperaturzentrum erhält auf nervalem Weg ständig Meldungen über die Temperatur im Körperkern (Rumpf und Kopf), der Körperschale (Rezeptoren auf der Haut) und im Blut. Entsprechend dieser Meldung kommt es zur Steigerung der **Wärmebildung** oder **-abgabe.**

Bei allen Intensivpflege- und Überwachungspatienten ist es sinnvoll, die Temperatur **kontinuierlich** zu **überwachen.** Dabei kann ein rektal eingeführter oder auf der Haut angebrachter Fühler über ein Interface-Kabel einem Überwachungsmonitor zugeleitet werden. Durch die kontinuierliche Messung kann der **Fieberverlauf** beurteilt und die **Fieberart** unterschieden werden.

Neben der Behandlung der Grunderkrankung kann die **Behandlung des Fiebers** medikamentös und/oder durch physikalische Maßnahmen erfolgen. Die Bandbreite der physikalischen Möglichkeiten erstreckt sich von Wadenwickeln bis hin zum Kühlen von Infusionen oder das Anwenden von Kühlelementen. Die beiden letztgenannten Maßnahmen sollten allerdings nur bei gut sedierten und evtl. beatmeten Patienten zur Anwendung kommen. Medikamentös ist die Gabe von Antipyretika (Treupel®, Aspirin® oder Novalgin®) zu erwägen.

Tab. 7.5-2   Probleme, mögliche Ursachen und Störfallbehebung bei der EKG-Überwachung.

Mögliches Problem bei der Monitorüberwachung	Wahrscheinliche Ursache	Maßnahmen zur Abhilfe
– keine EKG-Anzeige	– Monitor ausgeschaltet oder nicht am Netz angeschlossen – EKG-Modul nicht eingesteckt	– Monitor an Stromversorgung anschließen – Modul einstecken – Helligkeit oder Kontrast regulieren
– Meldung des Monitors: „Elektrode ab"	– zuwenig Elektrodengel – Kabel nicht angeschlossen	– EKG-Kabel prüfen – Elektroden erneuern oder Kontaktgel verwenden
– Meldung des Monitors: „keine Pulsquelle"	– Modul für Pulsquelle nicht aktiviert (Druck oder SpO_2/Pleth) – Gerätefehler	– Modul einstecken – Aufnehmer anschließen

Auch in der **Anästhesie** hat die Veränderung der Körpertemperatur eine große Bedeutung, z.B. ein lebensbedrohlicher Temperaturanstieg bei der **malignen Hyperthermie** (Kap. 6.16.1). Auch **Hypothermien** lösen negative physiologische Veränderungen aus (Sauerstoffbedarf steigt). Hypothermien sind in der Anästhesie weitaus häufiger (fast alltäglich) anzutreffen und hauptsächlich durch Auskühlen der Patienten bei langen Operationen (niedrige Saaltemperatur und großes, offenes Operationsfeld) verursacht. Ein zu großer intraoperativer Temperaturabfall kann u.a. durch eine Wärmematte, Abdecken und Einwickeln der Extremitäten und das Applizieren von vorgewärmten Infusionslösungen verhindert werden.

Um allen mit einer Temperaturveränderung einhergehenden Komplikationen gerecht zu werden, ist es ratsam, bei jeder Narkose die Körpertemperatur zu überwachen. Bei Erwachsenen kann man bei sehr kurzen Eingriffen evtl. darauf verzichten, bei Kindern nie.

A Bei **Kleinkindern** und **Neugeborenen** kann ein Abfall der Körpertemperatur unter 34 °C oder ein Anstieg auf 3 °C über Normal (36,5 °C ± 0 °C) mit lebensbedrohlichen Komplikationen verbunden sein. ◄

Temperaturüberwachungsmethoden

■ **Rektale Temperaturüberwachung:** Ein mit einer Schutzhülle versehener Temperaturaufnehmer wird ca. 10 cm vorsichtig rektal eingeführt. Es ist darauf zu achten, daß die Temperatursonde keine Druckstellen verursacht. Obwohl diese Methode sehr verbreitet ist, muß ihre Genauigkeit zum Ermitteln der Körperkerntemperatur aufgrund der möglichen Stuhlfüllung im Enddarm in Frage gestellt werden.

■ **Ösophageale Temperaturüberwachung:** Der Temperaturaufnehmer wird wie eine Magensonde bis in den unteren Teil der Speiseröhre vorgeschoben, so daß er im Bereich zwischen Herz und Aorta descendens zu liegen kommt. Die registrierte Temperatur entspricht der zentralen Bluttemperatur.

■ **Blasentemperatur:** Die Überwachung der Temperatur in der Blase erfolgt über einen Blasenkatheter mit integriertem Temperaturfühler. Die Methode ermittelt sehr genau die Körperkerntemperatur.

■ **Temperaturüberwachung über PA-Katheter:** Wurde einem Patienten ein Swan-Ganz-Katheter gelegt, so kann über den im Katheter liegenden Thermistor die Bluttemperatur abgeleitet werden.

■ **Messen der Temperatur im äußeren Gehörgang:** Die gemessene Temperatur entspricht der Temperatur des zum Gehirn fließenden Blutes. Der Temperaturfühler ist dabei sehr vorsichtig in den äußeren Gehörgang einzubringen, um das Trommelfell nicht zu perforieren.

■ **Hauttemperaturüberwachung:** Mit speziellen auf die Haut aufgebrachten Temperaturfühlern wird die Oberflächentemperatur bestimmt. Sie ist lediglich als Vergleichsparameter zur ermittelten Körperkerntemperatur (z.B. in der herzchirurgischen Anästhesie) oder als Kontrollparameter nach Replantation einer Extremität bzw. Revaskularisierung eines Gefäßes anzusehen.

7.5.1.6 Kontrollieren und Beurteilen der Bewußtseinslage
(neurologischer Status)

Das Beobachten der Bewußtseinslage ist vor allem bei neurologisch erkrankten Patienten und bei Patienten mit Schädel-Hirn-Trauma (SHT) wichtig. Zur standardisierten Einschätzung der Schwere einer Bewußtseinsveränderung hat sich die **Glasgow-Koma-Skala** (Tab. 7.5-3) als sehr brauchbar erwiesen. Ergibt die Addition der Punktwerte eine Zahl unter acht, so ist von einer schweren Hirnfunktionsstörung auszugehen.

Tab. 7.5-3 Glasgow-Koma-Skala.

	Neurologische Funktion	Bewertung
Augen öffnen	spontan	4
	auf Ansprechen	3
	auf Schmerzreiz	2
	keine Reaktion	1
Motorische Reaktion	gezielt auf Aufforderung	6
	gezielt auf Schmerz	5
	ungezielt auf Schmerz	4
	Beugemechanismen	3
	Streckmechanismen	2
	gar keine	1
Verbale Reaktion	orientiert, prompt	5
	verwirrt	4
	inadäquat	3
	unverständlich	2
	keine	1

7

M Zur lückenlosen Beobachtung des Patienten ist es von Vorteil, wenn bereits bei der Aufnahme des Patienten eine Bewertung der Bewußtseinslage vorgenommen und dokumentiert wird. ■

Die regelmäßige Kontrolle von **Pupillengröße** und **Aussehen** sowie ihre **Reaktion** auf Licht ist bei den genannten Krankheitsgeschehen ein „Muß" in der Patientenüberwachung. Die jeweiligen Beobachtungen sind in einem festen Zeittakt vorzunehmen (z.B. akutes SHT: viertel- bis halbstündlich, später größere Zeitintervalle) und auf einem Verlaufsbogen zu dokumentieren. Veränderungen der Pupille und die entsprechenden Ursachen sind:

- **Pupillenverengung** (Miosis) entsteht durch:
  – Lichteinfall bei Kontrolle mittels Taschenlampe (physiologisch)
  – Medikamente wie Morphin, Heroin oder Augentropfen (z.B. Pilocarpin®)
  – Lähmung des N. sympathicus im Halsgebiet
- **Pupillenerweiterung** (Mydriasis) tritt auf bei:
  – Lähmung des N. oculomotorius
  – ein- oder beidseitig bei Blutungen des Gehirns
  – beidseitig bei erhöhtem Sympathikotonus (z.B. Streß)
  – nach der Gabe von pupillenerweiternden Medikamenten (z.B. Scopolamin, Atropin)
- **Pupillenentrundung** kann entweder angeboren sein oder kommt vor bei:
  – Augenkrankheiten und -verletzungen
  – Hirndrucksteigerung (z.B. Blutung)
  – nach Eintritt des Todes
- **Pupillenstarre** (Lichtstarre) ist zu beobachten:
  – z.B. bei Gehirnverletzungen (meist einseitig)
  – nach Eintritt des Todes (wird als absolute Lichtstarre bezeichnet, hierbei fehlt sowohl die Reaktion als auch die Konvergenzfähigkeit der Pupille)
- **Nystagmus** (unwillkürliche Zitterbewegung der Augäpfel): Hierfür ist meist eine Schädigung des Kleinhirns oder Multiple Sklerose die Ursache.

7.5.1.7 Beurteilen der Haut und Hautanhangsorgane

Das Beurteilen der **Hautfarbe** und ihrer **Beschaffenheit** ist ein wichtiges Kriterium in der Intensivpflege und Anästhesie. Die gesunde Haut ist elastisch, rosig und trocken. Mögliche Ursachen von Veränderungen wie Zyanose bei akutem Sauerstoffmangel, Rötung bei allergischen Reaktionen oder blasse, kaltschweißige Haut u.a. bei Schock müssen sofort erkannt und behandelt werden. Nekrosen und Blasenbildungen oder Zeichen einer Infektion der Haut sind häufig in ihrer Ursache nicht einfach zu beurteilende, bedrohliche Begleiterscheinungen bei Intensivpatienten. Auch der Beobachtung des **Nagelbettes** ist besondere Aufmerksamkeit zu widmen. Eine Dunkelverfärbung ist oft ein sicheres Indiz für eine schlechte Versorgung mit Sauerstoff oder eine Kreislaufzentralisation. Ein blasses Nagelbett kann ein Hinweis auf eine Anämie sein.

Das Beobachten und Beurteilen erfolgt zunächst bei der Aufnahme des Patienten. Dabei sind die Beschaffenheit der Haut und evtl. Veränderungen zu registrieren und zu dokumentieren. Die weitere Beobachtung auf Veränderungen erfolgt dann bei Pflegehandlungen wie der regelmäßigen Körperpflege oder dem Lagern der Patienten.

7.5.1.8 Beurteilen der Atmung

Ein wichtiges Kontrollinstrument einer nicht ausreichenden Atmung ist u.a. die Hautfarbe und die Bestimmung der Blutgase inkl. des Säure-Basen-Status. Während bei der maschinellen Beatmung meist nur die Parameter registriert werden, die das Beatmungsgerät ermittelt oder die eingestellt sind, steht bei der Spontanatmung das Beurteilen von Atemfrequenz, -rhythmus, -geräusch und Qualität der Atmung im Vordergrund.

- **Atemfrequenz:** Die normale Atemfrequenz eines Erwachsenen beträgt 12 bis 16 Atemzüge/Minute. Abweichungen werden als Bradypnoe, Tachypnoe, Hypoventilation, Hyperventilation und Apnoe bezeichnet.
- **Atemrhythmus:** Der normale Atemrhythmus ist regelmäßig. Abweichungen sind immer Zeichen einer Krankheit. Zu den pathologischen „Atmungstypen", deren Feststellung und Beurteilung mitunter entscheidend bei der Behandlung der entsprechenden Krankheitsbilder ist, zählt u.a. die **Kussmaul-Atmung**. Sie ist charakterisiert durch besonders tiefe, aber regelmäßige Atemzüge. Die Frequenz ist anfangs verringert und steigert sich zunehmend. Meist sind die Patienten schläfrig oder somnolent. Dieser Atemtyp findet sich bei schweren Stoffwechselerkrankungen, die mit Azidose einhergehen wie das Coma diabeticum (u.a. auch obstähnlicher Azetongeruch der Atemluft).

Dagegen ist die flache Atmung, die allmählich immer mehr in tiefere, oft keuchende Atemzüge übergeht, ein typisches Zeichen der **Cheyne-Stokes-Atmung.** Die anfangs tiefen Atemzüge verflachen langsam, bis eine Atempause eintritt. Es handelt sich hierbei um eine geringere Erregbarkeit des Atemzentrums auf CO_2-Anstiege, die durch Erkrankungen des Gehirns (z.B. Vergiftungszustände/Urämie) hervorgerufen wird. Das An- und Abschwellen der Atemtiefe erklärt sich durch den hohen Kohlendioxidgehalt im Blut, bei zu geringer Ansprechbarkeit des Atemzentrums. Erst wenn das Atemzentrum durch Sauerstoffmangel stark stimuliert wird, vertieft sich die Atmung. Steigt der PO_2 wieder an, kommt es erneut zur Abnahme des Atemzugvolumens und der Atemfrequenz. Physiologisch läßt sich die Cheyne-Stokes-Atmung auch nach raschem Aufstieg in große Höhen und im Schlaf beobachten. Bei der **Biot-Atmung** wird ein Zyklus gleich großer Atemzüge durch eine Atempause unterbrochen. Ihre Steuerung erfolgt über einen Sauerstoffmangel. Das Atemzentrum ist im Gegensatz zur Cheyne-Stokes-Atmung durch reines Kohlendioxid kaum erregbar. Sie ist z.B. bei erhöhtem Hirndruck, Hirntumoren oder Meningitis zu beobachten.

■ **Atemqualität:** Die Atemnot als Folge eines Traumas, bei Schmerzen oder Verlegung der Atemwege ist eine subjektive Empfindung des Patienten. Zu unterscheiden sind inspiratorische und exspiratorische Dyspnoe. Bei der **inspiratorischen Dyspnoe** ist die Einatmung meist vertieft und der Rhythmus verlangsamt. Die schwerste Form ist durch einen Stridor gekennzeichnet und kommt bei Verlegung der Atemwege zustande. Die **exspiratorische Dyspnoe** findet sich hauptsächlich bei einer Verminderung der Lungenelastizität. Die Atmung ist durch eine erschwerte und verlängerte Ausatmungszeit gekennzeichnet. Die **gemischte in- und exspiratorische Dyspnoe** findet sich bei Herzkranken.

■ **Atemgeräusche:** Physiologisch erklärbare Atemgeräusche sind Keuchen und Schnarchen. Zu den krankhaften Veränderungen zählen der in- und exspiratorische Stridor sowie Rasselgeräusche und Giemen. Beim **inspiratorischen Stridor** handelt es sich um Pfeiftöne, die während einer erschwerten Einatmung auftreten. Gründe können eine Verlegung der oberen Luftwege durch Fremdkörper oder Erbrochenes sein. Ein **exspiratorischer**

Stridor tritt bei erschwerter Ausatmung z.B. bei obstruktiven Lungenerkrankungen auf. **Rasselgeräusche** sind meist in Verbindung mit Atemnot zu hören und u.U. begleitet von schaumigem Sputum (z.B. beim Lungenödem). Das Gegenteil sind trockene Atemgeräusche, die sich als **Giemen oder Brummen** (z.B. bei Bronchitis) bemerkbar machen.

■ **Atemgeruch:** Der Geruch der Atmung ist abhängig von der Stoffwechsellage im Organismus. Bei Stoffwechselerkrankungen kann die Veränderung des Atemgeruchs ein Hinweis auf die jeweilige Erkrankung sein. Typische Geruchsveränderungen sind der **Azetongeruch** (Geruch nach sauren Äpfeln, tritt beim Coma diabeticum auf), der **Ammoniakgeruch** (ein salmiakgeistähnlicher Geruch, der auf eine schwere Lebererkrankung oder eine Urämie hinweisen kann) und der **faulige Geruch** (meist auf einen Zersetzungsprozeß im Atemsystem zurückzuführen, z.B. maligne Lungen- oder Bronchialerkrankung).

7.5.1.9 Beurteilung von Urin und Urinausscheidung

Die normale Urinmenge eines Erwachsenen beträgt ca. 1 000 bis 2 000 ml in 24 Stunden. Die Menge des ausgeschiedenen Urins ist von vielen Faktoren wie dem Flüssigkeitsangebot, den Flüssigkeitsverlusten und der Körpertemperatur abhängig. Zum Beurteilen der Nieren- und Herz-Kreislauf-Funktion ist es zwingend notwendig, die Urinausscheidung insbesondere bei allen Operationen, die länger als zwei bis vier Stunden dauern, und bei entsprechender postoperativer oder intensivmedizinischer Überwachung zu beobachten. Eine genaue, fortlaufende Kontrolle kann durch einen Blasenkatheter oder eine suprapubische Blasenfistel erreicht werden.

M Bei einer ausgeglichenen Flüssigkeitsbilanz und einem ausreichenden HZV sollte die Urinproduktion 1 ml/kg/h nicht unterschreiten. ■

Beim Beurteilen des Urins und der Urinausscheidung sind folgende Faktoren zu beachten.

■ **Urinmenge:** Eine vermehrte Urinausscheidung, die **Polyurie,** wird mit einer Urinmenge über 2 000 bis 3 000 ml/tgl. definiert. Dies ist bei einem erhöhten Flüssigkeitsangebot normal, ansonsten ist ein Diabetes mellitus oder Diabetes insipidus auszuschließen. Als **Oligurie** wird eine verminderte Urinproduktion (in

7

24 Stunden weniger als 500 ml) bezeichnet. Die Ursachen für eine verminderte Urinproduktion oder Ausscheidung sind sehr vielfältig. Es kommen Volumenmangel, Hypotonie, Herz- oder Niereninsuffizienz, chirurgische Manipulationen (z.B. Abdrücken der unteren Hohlvene), Medikamentenwirkung sowie Verlegen des Blasenkatheters in Frage. Eine **Anurie** besteht bei einer Urinproduktion unter 100 ml in 24 Stunden. Die Ursachen können vielfältig sein und sowohl von prärenalen (vor der Niere), renalen (von der Niere) oder postrenalen (nach der Niere) Störungen ausgehen.

- **Urinfarbe und -verfärbungen:** Die normale Urinfarbe ist hell- bis dunkelgelb und klar. Die Intensität der Farbe ist abhängig von der Konzentration. Pathologische Urinverfärbungen sind:
  - **rötlicher Urin,** meist durch Beimengungen von Erythrozyten verursacht (z.B. bei Nieren- und Harnleitersteinen, Tumoren im Nieren- und Harnwegsbereich oder nach einer Transfusionsunverträglichkeit)
  - **bierbrauner bis grünlich-schwarzer Urin,** größere Beimischung von Gallenfarbstoff (z.B. bei Erkrankungen der Leber) ist verantwortlich für diese Farbveränderung
  - **schlierig-flockige Trübung** (bei entzündlichen Ereignissen im Urogenitalbereich zu beobachten)
- **Uringeruch:** Der Geruch von „frischem" Urin ist unauffällig. Infolge von Zersetzungsprozessen entsteht ein stechender Ammoniakgeruch. Pathologische Veränderungen sind:
  - **faulig riechender Urin** (durch Zellzerfall bei Tumoren im Urogenitalbereich)
  - **obstartiger Uringeruch** (bei Stoffwechselerkrankungen, insbesondere bei Entgleisung des Diabetes mellitus)
  - **übelriechender Urin** (meist bei Entzündungen der Harnwege zu beobachten)
- **Urinkonzentration:** Die Konzentration des Urins wird mittels eines Urometers bestimmt. Die Ermittlung des spezifischen Gewichts (Dichte/Konzentration) kann schnell nützliche Hinweise auf eine etwaige Eiweiß- oder Glukoseausscheidung (erhöhtes spezifisches Gewicht) geben. Der **Normalwert** beträgt 1,001 bis 1,040 g/cm³.

7.5.2 Invasives Monitoring

Hierunter werden alle Meß- und Kontrollmöglichkeiten zusammengefaßt, bei denen ein Ein-

griff (z.B. Punktion einer Vene oder Arterie) an einem Patienten erforderlich ist. Aufgrund dieser Tatsache sind diese Maßnahmen bestimmten Indikationen unterworfen und bedürfen einer sorgfältigen Aufklärung und Zustimmung des Patienten. Dazu zählen:

- invasive („blutige") Blutdruckmessung
- zentrale Venendruckmessung
- Pulmonalarteriendruck- und Herzzeitvolumenmessung

7.5.2.1 Aufbau und Prinzip eines Meßsystems

Für alle invasiven Drucküberwachungen ist es wie bereits erwähnt nötig, einen Katheter in den Körper einzubringen. In den folgenden Abschnitten wird die jeweilige Vorgehensweise näher beschrieben. Allen invasiven Messungen gleich ist das Übertragen des entsprechenden Signals in ein Monitorüberwachungsgerät sowie der Aufbau und das Funktionsprinzip der Messung.

Eine **Druckmeßeinheit** setzt sich immer aus folgenden **Bestandteilen** zusammen:

- Katheter oder arterielle Kanüle
- flüssigkeitsgefülltes Druckmeßsystem
- Druckwandler (Transducer), inkl. Kabel und Druckmodul
- Verstärker
- Monitor (zur graphischen und numerischen Anzeige)

Abhängig von seiner Resonanzfrequenz und seinem Dämpfungsfaktor überträgt das mit isotoner Kochsalzlösung gefüllte Meßsystem von der Kanülen-/Katheterspitze dem Drucksignal entsprechende Oszillationen (z.B. „Pochen der Arterie gegen die Kochsalzsäule") bis zur Druckwandlermembran. Diese „Schwingungen" werden vom Transducer aufgenommen und im Verstärker in ein auf dem Monitor erscheinendes Signal umgewandelt (Abb. 7.5-6).

Der Referenzpunkt für alle Druckmessungen im Herz-Kreislauf-System ist der rechte Vorhof. Der Druckwandler ist dazu in entsprechender Höhe entweder an einen Infusionsständer, am Bett oder Operationstisch anzubringen.

Um eine genaue Messung zu erreichen, ist es wichtig, vor dem Messen einen sog. **Nullabgleich** vorzunehmen. Hierbei wird das mit Kochsalzlösung gefüllte System gegen den atmosphärischen Druck geöffnet (entsprechend wird die Meßleitung zur Katheterspitze verschlossen), der Druckaufnehmer und die Vorhofebene sind hierbei auf ein Höhenniveau zu bringen

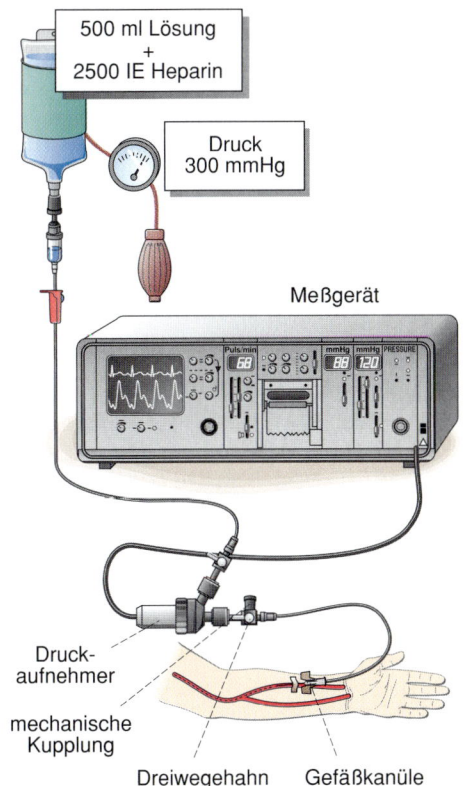

500 ml Lösung + 2500 IE Heparin

Druck 300 mmHg

Meßgerät

Druck-aufnehmer

mechanische Kupplung

Dreiwegehahn   Gefäßkanüle

Abb. 7.5-6 Bestandteile einer arteriellen Druck-meßeinheit.

(Abb. 7.5-7). Der auf den Transducer einwirkende Druck wird als Nulldruck bezeichnet und mittels eines bestimmten Knopfes am Monitor eingestellt.

7.5.2.2 Intraarterielle („blutige") Druck-messung

Das Legen eines arteriellen Katheters ist strengen **Indikationsstellungen** vorbehalten. Dazu zählen u.a.:

- intra- oder postoperative Überwachung bei Schwerstkranken
- hypertone Krise
- instabiler Kreislauf
- Langzeitbeatmung
- Überwachung der Therapie mit kreislaufwirksamen Pharmaka

Es kommen mehrere **Zugangswege** (Abb. 7.5-8) in Frage. Aufgrund der geringeren Risiken wird vorzugsweise die A. radialis (Abb. 7.5-8a) punktiert, während die Punktion der A. ulnaris, der A. brachialis sowie der A. dorsalis pedis (Abb. 7.5-8b) als zweite Wahl anzusehen ist. Auch das Punktieren der A. femoralis steht in vielen Kliniken eher im Hintergrund.

Vor der Punktion der Arterie ist der Patient eingehend über den Ablauf und die damit verbundenen Risiken zu informieren. Noch bevor mit dem Kanülieren einer Arterie im Handgelenkbereich begonnen wird, ist ein **Allen-Test** zur Kontrolle der Durchblutung (Abb. 7.5-9) vorzunehmen. Hierbei muß der Patient seine Hand zur Faust ballen. Die Blutversorgung der Hand wird nun durch das Abdrücken der A. ulnaris und der A. radialis unterbunden, bis die Hand blaß ist. Wird die „Druckstelle" über der A. ulnaris wieder freigegeben, muß in ca. fünf bis zehn Sekunden die Hand wieder rosig sein. Ist dies nicht der Fall, trägt die A. ulnaris nicht wesentlich zur Durchblutung der Hand bei, und die Punktion der A. radialis muß unterbleiben.

---

zur Kanüle (geschlossen zum Druckaufnehmer)

zur Spülung (offen zur Kanüle)

zur Atmo-sphäre (offen)

Druckwandler

zur Anzeige-einheit   **a**

zur Kanüle (offen zum Druck-aufnehmer)

zur Spülung (geschlossen)

zur Atmo-sphäre (geschlossen)

b

zur Kanüle (offen zur Spülung)

zur Spülung (offen zur Kanüle)

zur Atmo-sphäre (geschlossen)

c

Abb. 7.5-7 Transducer mit Stellung der Dreiwegehähne zum Nullabgleich.
a) Position „Nullabgleich".   **b)** Position „Spülung".   **c)** Position „Messen".

7

a

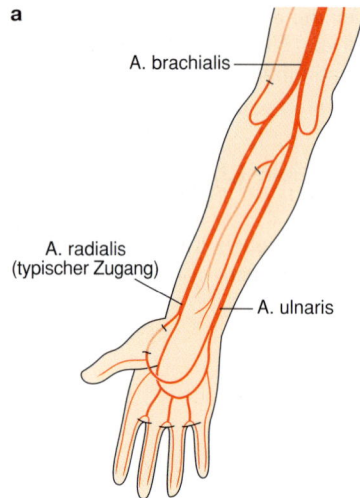

A. brachialis

A. radialis
(typischer Zugang)

A. ulnaris

b

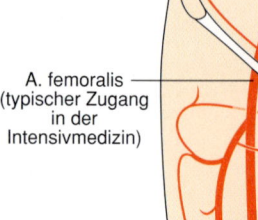

A. femoralis
(typischer Zugang
in der
Intensivmedizin)

A. dorsalis pedis
(typischer Zugang
in der
Anästhesie)

Abb. 7.5-8 Arterielle Gefäßversorgung und arterielle Punktionsstellen.
a) Die wichtigsten Punktionsstellen für arterielle Zugänge der oberen Extremität.
b) Die wichtigsten Punktionsstellen für arterielle Zugänge der unteren Extremität.

Vorgehen bei der Punktion

Im Anschluß an den Allen-Test wird nach ausreichender Hautdesinfektion die A. radialis, vorzugsweise an der nichtdominierenden Hand, punktiert. Die Auswahl der Punktionskanüle (Seldinger-Technik oder einfache Arterienkanüle) ist von Krankenhaus zu Krankenhaus verschieden. Nach dem Plazieren der Arterienkanüle kann man die Kanülenverlängerung mit dem Arterienkatheter verbinden und einen Verband über der Punktionsstelle anlegen. Danach muß die Verbindung zwischen Kanüle, Druckspülsystem, Druckwandler und Monitor hergestellt werden. Nach erfolgtem Nullabgleich sind invasive Blutdruckmessung und die arterielle Blutentnahme aus der Kanüle möglich. Die pflegerischen Aufgaben im Rahmen der Gefäßpunktion sind in Tabelle 7.5-4 stichpunktartig zusammengefaßt.

Komplikationen

Sowohl bei der Punktion der Arterie als auch bei liegendem Katheter gibt es folgende Komplikationsmöglichkeiten:
- Infektion
- Luftembolie
- Diskonnexion (Blutverlust)
- versehentliche intraarterielle Injektion (hiernach auf keinen Fall die Kanüle entfernen, um evtl. gefäßerweiternde Pharmaka verabreichen zu können)
- Gefäßruptur
- thromboembolischer Verschluß

Vorgehen bei der Druckmessung

Bei der intraarteriellen Druckmessung kann in folgenden Schritten vorgegangen werden:
- mit Kochsalzlösung gefülltes System mit der Arterienkanüle verbinden
- Drucksystem mit dem Druckwandler verbinden
- Dreiwegehahn vom Transducer zur Atmosphäre hin öffnen
- Nullabgleich vornehmen (Bedienungsanleitung des Gerätes beachten)
- Dreiwegehahn anschließend zum Patienten hin öffnen

Anschließend muß am Monitor die graphische Darstellung einer Druckkurve zu sehen sein, dazu zeigt der Monitor den systolischen Blutdruck (PS), den diastolischen Blutdruck (PD) und den Mitteldruck (PM) an.

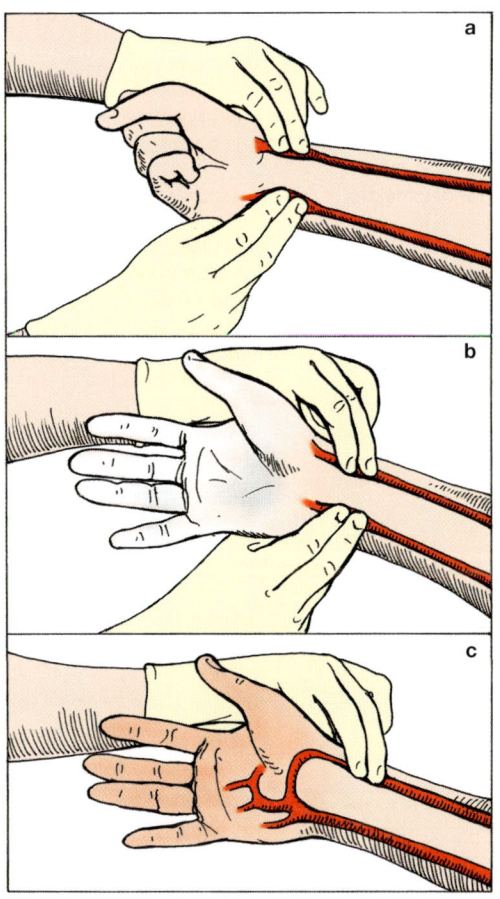

Abb. 7.5-9 Allen-Test.
a) Faustschluß und Kompression der A. radialis und A. ulnaris.
b) Abblassen der Hand nach mehrfachem Faustschluß.
c) Faustschluß öffnen und A. ulnaris freigeben, A. radialis weiterhin abdrücken. Bei intaktem Kollateralkreislauf tritt eine Rötung des Handballens bei Freigabe innerhalb von fünf bis zehn Sekunden ein.

Mögliche Störungen der Druckmessung

In Abbildung 7.5-10 sind normale und gestörte Druckkurven der arteriellen Druckmessung dargestellt. Beim Beurteilen von Veränderungen der Druckkurven ist zu berücksichtigen, daß u.U. die auf dem Monitor angezeigten Werte nicht mit der Situation des Patienten übereinstimmen. Wird z.B. ein Wert von 70 mmHg angezeigt, der Patient zeigt jedoch keine Hypotoniezeichen, oder hat die Druckkurve nicht die Form, die sie bei einer exakten Messung haben müßte, so können verschiedene Störungen vorliegen. Bei der

Ursachensuche müssen zuerst die Faktoren ausgeschlossen werden, die den Patienten betreffen, dann sind die möglichen Störquellen bei der Druckmessung zu suchen.

Ursachen für zu **niedrige Druckanzeige** sind:
- Kurve gedämpft (Luft im System)
- Transducer nicht richtig abgeglichen
- Transducer nicht in richtiger Referenzhöhe
- Transducer nicht sorgfältig aufgeschraubt

Zu den Ursachen für **zu hohe Druckanzeige** gehören:
- Transducer falsch plaziert
- Transducer nicht richtig abgeglichen

Bei **fehlender oder gedämpfter Kurvenaufzeichnung** sind die Ursachen:
- Transducer falsch angeschlossen
- Transducer defekt
- Verstärker defekt
- Luft im System
- arterielle Kanüle bzw. Katheter liegt dem Gefäß an oder ist abgeknickt

Neben den genannten möglichen Ursachen für Veränderungen der Druckanzeige sind in Tabelle 7.5-5 noch weitere Störungen mit den wahrscheinlichen Ursachen und den Maßnahmen zur Abhilfe zusammengefaßt.

Weitere Pflegeschwerpunkte

Zum Versorgen der arteriellen Kanüle gehört das aseptische Arbeiten bei jeder Manipulation. Der sterile **Verbandwechsel** mit Schlitzkompresse und Fixomull erfolgt alle 24 bzw. 48 Stunden, bei Transparentverbänden alle fünf Tage. Der Verband wird **auffällig beschriftet** (art. Zugang), um intraarteriellen Fehlinjektionen vorzubeugen. Außerdem sollten **ausschließlich rote Dreiwegehähne** als Verbindungsstücke benutzt werden. Die Zuleitung und die arterielle Kanüle selbst müssen sicher mit Pflaster fixiert werden.

7

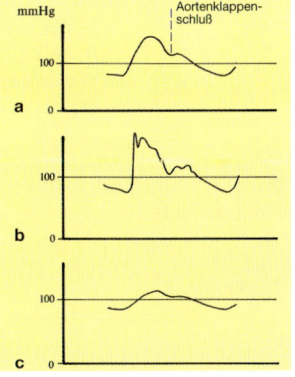

Abb. 7.5-10
Normale und gestörte arterielle Druckkurven.
a) Normaler Kurvenverlauf.
b) Verschleuderte Kurve.
c) Gedämpfte Druckkurve.

Tab. 7.5-4 Pflegerische Aufgaben bei der arteriellen Gefäßpunktion.

Vorbereitung Patient/Material	Pflegemaßnahmen/Assistenz	Beachte
• **Patient**	– Patient informieren und entsprechend lagern	– Lagerungseinschränkungen beachten
	– hygienische Händedesinfektion	– Einwirkzeit beachten
• **Material** – Abwurfbehälter – Bettschutz (Moltex®)	– Arbeitsfläche schaffen – Körperteil lagern und Moltex® unterlegen	– kein Material ins Bett oder auf den Patienten legen
– Einmalrasierer – Hautdesinfektionsmittel	– evtl. Rasur der betroffenen Stelle – Reinigung und großflächige Desinfektion der Punktionsstelle und Umgebung	– Hautläsionen vermeiden – Einwirkzeit beachten
– kleines Set mit sterilen Mullkompressen und Tupfer – sterile Handschuhe – Abdeck-/Lochtuch (steril)	– steril anreichen	– auf Sterilität beim Auspacken achten
– Lokalanästhetika (z.B. 2 ml Meaverin®) – Arterienkanülenset nach Seldinger 20 G (A. radialis 80 mm, A. femoralis 160 mm lang) oder Arterienkanüle (z.B. 20-G-Stahlnadel mit Teflonkatheter, ca. 40 mm lang) – Kanülenverlängerung mit Dreiwegehahn	– evtl. aufziehen und bereitlegen bzw. steril anreichen	– Wirkungseintritt abwarten
– 5 ml Spritze – NaCl 0,9% – Material zur Hautnaht – Verbandpflaster (steril)	– die mit Kochsalzlösung gefüllte Arterienverlängerung steril anreichen – Katheter verbinden	– Katheter trocken verbinden (keine Salben), Pflasterallergie erfragen
– Pflasterstreifen	– mit Pflaster „Zügel" anlegen	– „Zügel" außerhalb des Verbandes anbringen
– Druckmessung und Zubehör – Aufkleber „Arterie – keine Injektion" (in Rot)	– System luftleer füllen – an Arterienverlängerung anbringen	– Monitor und Transducer auf Funktion überprüfen, evtl. kalibrieren
• abschließende Arbeiten	– Material entsorgen – Patienten bequem lagern – Händedesinfektion – Dokumentation der Maßnahme	
• **Besonderheiten bei Seldinger-Technik:** – evtl. steriler Kittel, Mundschutz und Haube, zusätzl. Abdecktücher richten – sterile Ablage für Seldinger-Besteck – Seldinger-Besteck		

Tab. 7.5-5 Mögliche Störungen einer Druckmessung.		
Mögliche Störungen bei der Druckmessung	**Wahrscheinliche Ursache**	**Maßnahmen zur Abhilfe**
– **Rauschen oder Verformung in der Druckkurve**	– Bewegung der Katherspitze in der A. pulmonalis – Bewegung der Druckleitung	– Lage des Katheters korrigieren – darauf achten, daß der Patient oder die Schläuche des Beatmungsgeräts nicht die Druckleitung berühren
– **abnorm hoher systolischer Druck, Resonanzen auf der Arterienkurve**	– kleine Luftblasen im Druck- nehmer oder in der Nähe	– Aufnehmer und Schlauch- system beim Aufbau des Systems sorgfältig spülen – nach jedem Spülgang alle Luftblasen entfernen
– **Dämpfung der Arterienkurve**	– Thrombusbildung oder Restblut im Katheter nach Blutproben- entnahme – große Luftblase im Schlauchsystem – wandständige Katheterspitze – Knick im Katheter oder Arteriospasmus – Schlauch zu lang oder zu elastisch – falsche Reihenfolge bei der Bedienung der Dreiwegehähne – Druckaufnehmer und/oder Verstärkerdefekt	– Luft oder Partikel aus dem Katheter entfernen, Leitung mit frischer Lösung spülen (heparinisiert) – Luft entfernen – Katheter neu plazieren – kürzeren Schlauch verwenden oder starren Schlauch einsetzen – Leitung spülen, erneut Nullab- gleich und Kalibrierung vor- nehmen – anderen Aufnehmer verwenden, evtl. Monitor überprüfen
– **abnorm niedriger Druck**	– Druckaufnehmer liegt höher als das Herz – Verbindungen haben sich gelockert	– Lage korrigieren (Herzhöhe) – Verbindungen überprüfen, evtl. nachziehen
– **kein Druck**	– falls kein Drucksignal erscheint, ist evtl. der Druckaufnehmer oder das Kabel defekt	– Druckaufnehmer und Kabel austauschen – Dreiwegehähne prüfen

7

Beim Verbandwechsel ist die Injektionsstelle auf Infektionszeichen zu überprüfen. Die **Spül- lösung** muß ständig unter Druck gehalten wer- den (über 300 mmHg), damit es nicht zum Blutrückfluß kommt.

Zur **Blutgasanalyse** wird mit einer 2-ml-Sprit- ze, die zuvor mit Heparin durchgespült wird, 1 ml Blut entnommen. Die Spritze wird sofort mit einem Infusionsstöpsel luftdicht verschlos- sen. Die Messung im Blutgasgerät sollte umge- hend nach der Abnahme erfolgen, wobei darauf zu achten ist, daß beim Einspritzen keine Luft in den Einspritzstutzen dringt. Ist eine sofortige Untersuchung nicht möglich, kann die Spritze mit dem entnommenen Blut bei ca. 4 °C etwa zwei Stunden aufbewahrt werden.

7.5.2.3 Zentraler Venendruck

Eine der Standardüberwachungsmethoden eines Intensivpatienten ist das Messen des zentralen Venendruckes (ZVD). **Voraussetzung** hierfür ist, daß die Spitze eines Venenkatheters vor dem rechten Herzen in der oberen Hohlvene plaziert wird (s.a. Abb. 7.5-15). Dabei gibt es grundsätzlich zwei Methoden, den Venendruck zu ermitteln. Bei der **manuellen Messung** ist die Katheterspitze mit einer Wassersäule verbunden, die durch ein linealähnliches Manometer führt. Die „0"-Graduierung des Manometers muß bei der ZVD-Messung in Höhe des rechten Vorhofs angebracht sein. Die **Messung mittels Transducer** (Blutdruckmessung über Druckaufnehmer) ist aufgrund der besseren Verlaufsbeobachtung und des schnelleren Meßergebnisses der Registrierung mittels Wassersäule vorzuziehen. Außerdem beeinflussen intrathorakale Druckerhöhung (Beatmung) und Behinderung des zentralvenösen Blutstroms die Meßgenauigkeit der ZVD-Messung mittels Wassersäule mehr als bei der kontinuierlichen Methode.

M Der Normalwert des ZVD befindet sich in einem Bereich von ca. 5 bis 10 mmHg bzw. 6 bis 12 cmH$_2$O (Umrechnungsformel: 1,36 cmH$_2$O = 1 mmHg). ◼

Abweichend von der Norm kann der ZVD zu hoch oder zu niedrig sein. Wichtigste Ursache für einen **erniedrigten Venendruck** ist die Hypovolämie. Ursachen für einen **erhöhten Venendruck** sind:
- Rechtsherzinsuffizienz
- Herztamponade (z.B. postoperativ)
- Obstruktion der oberen Hohlvene (sehr hoher PEEP)
- Embolie (Luft oder Thromben)
- Hypervolämie

Vorgehen bei der ZVD-Messung über Wassersäule
Bei der Meßmethode über die Wassersäule (Abb. 7.5-11) ist wie folgt vorzugehen:
- Patient informieren, falls keine Kontraindikationen (SHT) bestehen, flach lagern
- Nullpunkt in Höhe des rechten Vorhofs einstellen, Referenzpunkt markieren
- ggf. Venenkatheter mit Kochsalzlösung durchspülen
- die im Manometer stehende Wassersäule mittels Dreiwegehahn zur Katheterspitze öffnen, Infusionszufuhr wird gleichzeitig unterbrochen
- Beatmung kurz unterbrechen (falls möglich)
- Meßergebnis am höchsten Punkt der Wassersäule ablesen (atemabhängige Schwankungen)
- nach dem Messen den Dreiwegehahn zur Wassersäule verschließen und damit Infusionszufuhr wieder öffnen

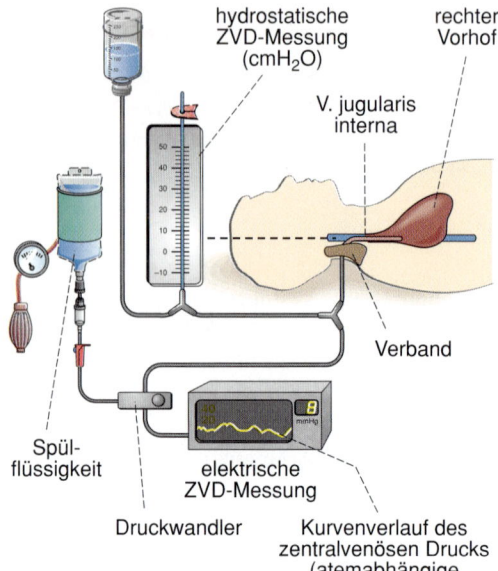

Abb. 7.5-11   Messen des zentralen Venendrucks.

- Patienten in bequeme Ausgangslage zurückbringen

Vorgehen bei der ZVD-Messung über Transducer
Die Methode gleicht im Prinzip und Aufbau der arteriellen Blutdruckmessung:
- Patient informieren, falls möglich, flach lagern
- Referenzpunkt (Nullpunkt) in Höhe des rechten Vorhofs einstellen
- bei liegendem doppellumigem Katheter ZVD-System direkt an freies Lumen anschließen
- werden beide Lumen zur Infusionstherapie benötigt bzw. bei einlumigem Venenkatheter Dreiwegehahn zwischenschalten
- von den aufgenommen Meßpunkten zeigt der Monitor den mittleren Druck

Weitere Pflegeschwerpunkte
Die Systeme zur ZVD-Messung sind alle 24 Stunden auszuwechseln (s.a. Kap. 7.2.8.14 und 7.5.24).

7.5.2.4 Zentraler Venenkatheter

Zentrale Venenkatheter (ZVK) sollten wegen der Gefahr einer Myokardirritation durch die Katheterspitze unter EKG-Kontrolle und in der Anästhesie vorzugsweise nach der Narkoseeinleitung gelegt werden. Die EKG-Überwachung

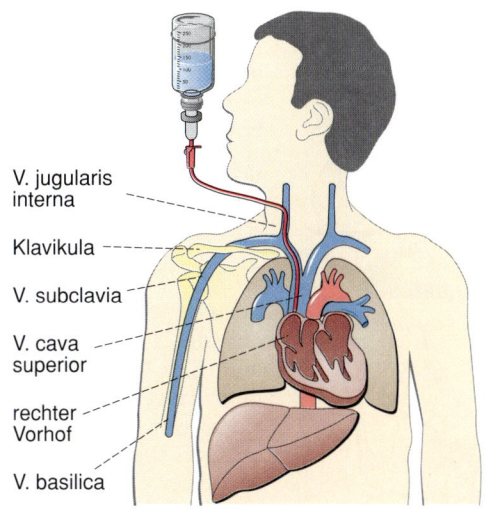

V. jugularis
interna

Klavikula

V. subclavia

V. cava
superior

rechter
Vorhof

V. basilica

Abb. 7.5-12 Möglichkeiten der Plazierung zentraler Venenzugänge.

■ massive Gerinnungsstörungen
■ Lungenemphysem (bei Punktion der V. subclavia)

Unmittelbar nach der Positionierung ist eine **Röntgenkontrolle** des Thorax vorzunehmen. Gelingt die Plazierung eines Katheters nicht, ist eine versehentliche Pleurapunktion bzw. eine Gefäßverletzung im Thoraxbereich mit einer Röntgenkontrollaufnahme des Thorax auszuschließen.

Grundsätzlich ist die Wahl des **Punktionsortes** (Abb. 7.5.12) individuell vom punktierenden Arzt bzw. von der Situation des Patienten abhängig. Die Punktion der **V. jugularis** externa oder interna (Abb. 7.5-13) ist eine der sichersten und risikoärmsten Möglichkeiten zum Legen eines ZVK. Die Komplikationsrate (Pneumo- und Hämatothorax) ist gering. Aufgrund der geringeren Gefahr einer Entzündung oder Thrombose und der damit verbundenen Möglichkeit der längeren Liegedauer ist die „zentrale" Punk-

ist sinnvoll, da die Katheterspitze beim versehentlichen Eindringen ins Herz Tachykardien oder gar Flimmern hervorrufen kann. **Indikationen** zum Legen eines zentralen Venenkatheters sind:

■ ZVD-Messung erforderlich
■ Verabreichung hochkalorischer parenteraler Ernährung
■ Zufuhr hochwirksamer Medikamente (z.B. Katecholamine, Nitroglycerin, KCl)
■ sicherer venöser Zugang über längeren Zeitraum erforderlich
■ andere Venenzugänge sind nicht möglich

Die Indikation für einen ZVK wird aufgrund der routinemäßigen Anwendung nur noch von wenigen, wenn auch sehr wichtigen **Kontraindikationen** beeinflußt:

■ Hautveränderungen an der Punktionsstelle (Entzündungen etc.)

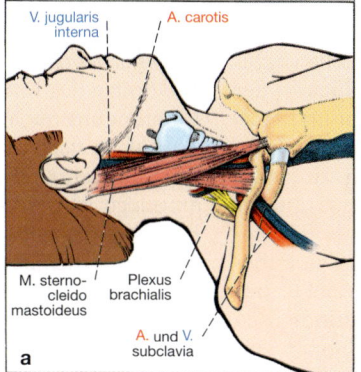

V. jugularis
interna

A. carotis

M. sternocleido
mastoideus

Plexus
brachialis

A. und V.
subclavia

a

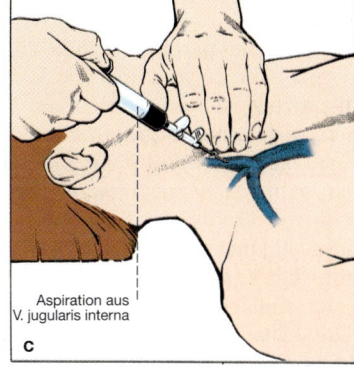

Aspiration aus
V. jugularis interna

c

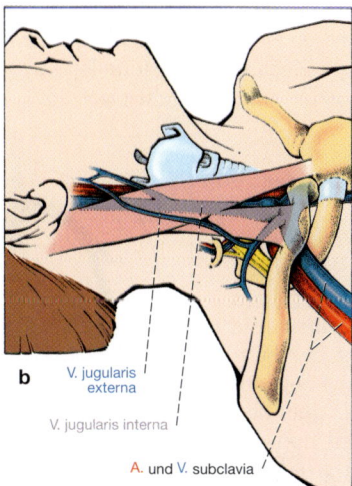

b

V. jugularis
externa

V. jugularis interna

A. und V. subclavia

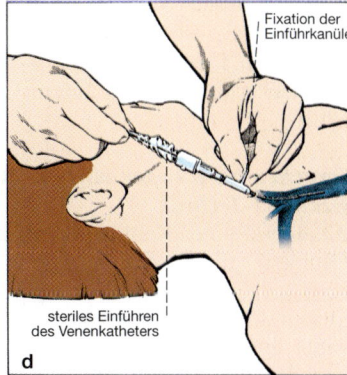

Fixation der
Einführkanüle

steriles Einführen
des Venenkatheters

d

Abb. 7.5-13 Punktion der V. jugularis.
a) und **b)** topographische Anatomie.
c) Punktion der Vene mit der Kanüle.
d) Vorschieben des Katheters.

7

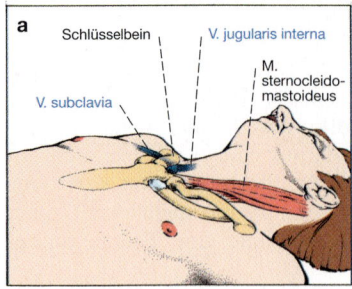

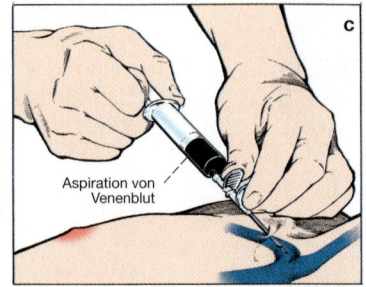

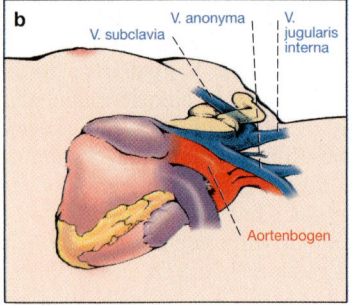

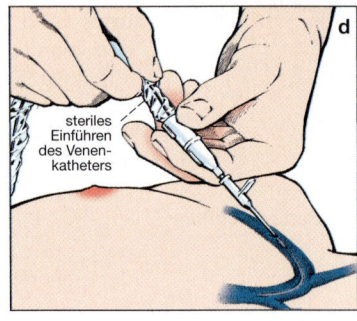

Abb. 7.5-14 Punktion der V. subclavia.
a) und b) topographische Anatomie.
c) Punktion der V. subclavia.
d) Vorschieben des Katheters.

dilatator zu verwenden, der die Punktionsstelle und das Gefäß weitet, ohne dabei größere Traumatisierungen zu verursachen. Diese Methode ist einer Hautinzision mit einem Skalpell vorzuziehen. In Tabelle 7.5-6 sind die pflegerischen Aufgaben beim Legen eines ZVK zusammengefaßt.

tion der einer peripheren Punktionsstelle vorzuziehen. Der Zugang über die **V. basilica** in der Ellenbeuge ist bei Eingriffen am Kopf und Hals oft eine Alternative zur Punktion der V. jugularis. Auch hier sind wenig Komplikationen zu erwarten, wenn man von häufigeren Fehllagen und der erhöhten Gefahr der Entzündung oder Thrombose bei längerer Liegedauer absieht. Die Punktion der **V. subclavia** (Abb. 7.5-14) sollte nur unter Aufsicht erfahrener Ärzte stattfinden, da die Gefahr eines Pneumothorax und einer Verletzung der A. subclavia besteht. Die Punktion der **V. femoralis** ist Notfallsituationen vorbehalten. Aus hygienischen Gründen und wegen einer sehr hohen Thrombosegefahr ist dieser Zugang für Venenkatheter in der Intensivmedizin ungeeignet.

Vorgehen beim Legen eines ZVK nach der Seldinger-Technik

Mit einer dünnen Kanüle (kleiner als das Katheterlumen) erfolgt die Punktion des Gefäßes. Nach Erfolgskontrolle (Blutaspiration) wird ein Führungsdraht mit weicher Spitze über die Nadel in das Gefäß eingeführt. Liegt der Führungsdraht zu ca. zwei Dritteln seiner Länge im Gefäßsystem, entfernt man die Nadel. Über den als Schiene verbleibenden Draht wird nun der Katheter in Position geschoben. Bei großlumigen Kathetern ist es ratsam, zuvor einen Gefäß-

Lagekontrolle

Die Spitze des Katheters sollte ca. 2 cm vor der Einmündung der V. cava superior in den rechten Vorhof zu liegen kommen (Abb. 7.5-15). Wird der Kathetermandrin von außen auf den Thorax aufgelegt, ist die Länge ungefähr abzuschätzen. Eine sog. **Infusionsprobe** ist unbedingt vorzunehmen. Läuft bei einer angeschlossenen Infusion, die unter das Herzniveau gehalten wird, Blut in das System zurück, liegt der Katheter sicher intravasal. Wird nun die Infusion auf normales Niveau gehalten und beginnt wieder zu tropfen, ist davon auszugehen, daß keine Arterie, sondern eine Vene punktiert ist. Bei der intraarteriellen Lage würde das Blut in die Infusion hochsteigen. Die sicherste Kontrolle ist eine

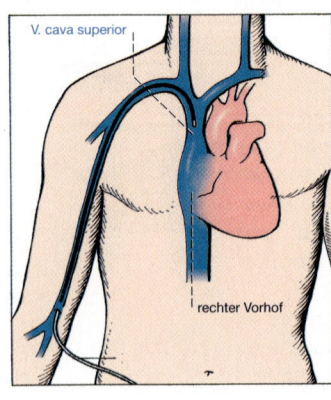

Abb. 7.5-15 Korrekte Position des zentralen Venenkatheters in der V. cava superior.

Vorbereitung Patient/Material	Pflegemaßnahmen/Assistenz	Beachte
• **Patient**	– Patient informieren und abhängig vom Punktionsort lagern	– Lagerungseinschränkungen beachten – evtl. bei beatmeten Patienten PEEP einstellen (bessere Venenfüllung)
	– hygienische Händedesinfektion	– Einwirkzeit beachten
• **Material** – Abwurfbehälter – Bettschutz (Moltex®) – evtl. Einmalrasierer	– Arbeitsfläche schaffen – Moltex® unterlegen – Punktionsstelle und Umgebung rasieren	– kein Material ins Bett oder auf den Patienten legen – Hautläsionen vermeiden
– Hautdesinfektionsmittel	– Reinigung und großflächige Desinfektion der Punktionsstelle und Umgebung	– Einwirkzeit beachten
– sterile Handschuhe, Mundschutz und Haube – steriler Kittel, Abdecktücher und evtl. Lochtuch	– steril anreichen	– auf Sterilität beim Auspacken und Anreichen achten
– Lokalanästhetikum, Spritze, Kanüle	– evtl. aufziehen und bereitlegen bzw. steril anreichen	– Einwirkzeit beachten
– Venenkatheterset – Einmalspritzen (5 und 10 ml) – sterile Tupfer und Kompressen – evtl. Skalpell – NaCl 0,9% – Nahtmaterial	– Katheter und Zubehör anreichen	– auf Sterilität beim Auspacken und Anreichen achten
– steriler Verband	– Katheter verbinden	– Katheter trocken verbinden (keine Salben), evtl. Pflasterallergie erfragen
– Pflaster	– mit Pflaster einen „Zügel" kleben	– „Zügel" außerhalb des Verbandes
– Dreiwegehahn (venös/blau) – Druckmessung/Zubehör	– vorbereiten, mit NaCl 0,9% füllen	– keine Luftblasen im System
• **abschließende Arbeiten**	– Material entsorgen – Patienten bequem lagern – Händedesinfektion – Dokumentation der Maßnahme	

Röntgenaufnahme des Thorax. Die gängigen Katheter verfügen alle über einen Röntgenkontraststreifen. Läßt sich die genaue Lage hierdurch nicht sicher ermitteln, muß der Katheter beim Röntgen mit einem Kontrastmittel gefüllt werden.

Komplikationen

Die Komplikationsrate beim Legen bzw. bei liegendem Katheter ist von vielen Faktoren abhängig. So spielt die Erfahrung des punktierenden Arztes eine Rolle, daneben sind die richtige Pflege und die Verweildauer weitere nicht zu unterschätzende Faktoren. Grob können die Komplikationen in Frühkomplikationen (d.h. Komplikationen beim Legen des ZVK) und Spätkomplikationen (Komplikationen bei liegendem Katheter) unterschieden werden.

- Zu den **Frühkomplikationen** zählen:
  - Luftembolie
  - Pneumothorax
  - Hämatothorax
  - Herzrhythmusstörungen
  - Katheterfehllage
  - Lungenembolie durch Punktion
  - Nervenschädigung
  - Gefäßperforation

■ Die **Spätkomplikationen** sind:
– Infektion
– Thrombophlebitis
– Luftembolie durch dekonnektierten Katheter
– Infusionsthorax durch paravasale Katheterlage

Weitere Pflegeschwerpunkte

Der sterile **Verbandwechsel** mit Schlitzkompresse und Fixomull erfolgt alle 24 bis 48 Stunden. Transparentverbände werden drei- bis fünftägig gewechselt. Bei allen Wechseln von Verbänden oder Dreiwegehähnen muß der Katheter zunächst mit Polyvidonlösung besprüht und wieder trocken werden. Sterile Handschuhe und ein Mundschutz sind ebenfalls sinnvoll und vermindern das Risiko einer Infektion. Die Einstichstelle ist auf Zeichen einer Infektion hin zu überprüfen. Die Zuleitung zum Katheter und der Katheter selbst sind zugfrei und sicher zu fixieren. Nach einer Blutabnahme werden die Dreiwegehähne mit NaCl 0,9% durchgespült, damit es nicht zum Verstopfen kommt. Die **Infusionssysteme** sind spätestens alle 48 Stunden mit Dreiwegehähnen und Hahnbänken zu wechseln. Weiteres siehe auch Kapitel 7.2.8.14.

7.5.2.5 Pulmonaliskatheter

Für das Beurteilen der Pumpleistung des linken Ventrikels ist es u.a. notwendig, das Fördervolumen und den Füllungszustand des Herzens genau zu kennen. Um diese und noch einige andere Parameter zu ermitteln, wird ein Pulmonaliskatheter (PA) in einen Ast der A. pulmonalis plaziert. Die **Indikationen** zum Legen eines Pulmonaliskatheters (Swan-Ganz-Katheter) sind von Klinik zu Klinik unterschiedlich. Beispielhaft sind hier einige Indikationen aufgeführt:

■ Schock
■ ARDS
■ multiples Organversagen
■ Sepsis
■ schweres Polytrauma
■ schwerste Herzinsuffizienz (kardiogener Schock, z.B. nach akutem Myokardinfarkt)

Pulmonaliskatheter nach Swan-Ganz unterscheiden sich von anderen Herzkathetern unter anderem dadurch, daß sie an der Spitze einen kleinen Ballon besitzen. Durch **Füllung des Ballons mit ca. 1,5 ml Luft** kann der Katheter mit dem Blutstrom in die Pulmonalarterie eingeschwemmt werden. Er gelangt über den rechten Vorhof in die rechte Kammer und von dort in einen Ast der Pulmonalarterie. Wird der Ballon so aufgefüllt, daß er den Pulmonalarterienast vollständig verschließt (Abb. 7.5-16), kann der **pulmonale Kapillardruck** (Wedge-Druck) gemessen werden. Zwischen dem linken Vorhof und den Lungenkapillaren gibt es keine Klappen, so daß der ermittelte Kapillardruck eine phasenverschobene, gedämpfte Version des linken Vorhofdrucks darstellt. Der pulmonale Kapillardruck entspricht also dem linksventrikulären Füllungsdruck. Neben dem Wedge-Druck können auch der **pulmonalarterielle Druck,** der **rechtsatriale Druck** und das **Herzzeitvolumen** (HZV) gemessen werden. Das kontinuierliche Überwachen der pulmonalarteriellen Bluttemperatur und des ZVD sowie die Entnahme von Blutproben aus dem rechten Vorhof und der Pulmonalarterie und das Verabreichen von Medikamenten sind ebenfalls möglich.

Werden die Meßergebnisse in einen Computer übernommen und eine Berechnungsformel, die die Körpergröße und das Körpergewicht des Patienten, die Herzfrequenz und den arteriellen Blutdruck enthält, angewendet, so ist es möglich, den **Gefäßwiderstand** im Lungenkreislauf, den Gefäßwiderstand im großen Kreislauf, den **Herzindex** und die **Schlagkraft des rechten und**

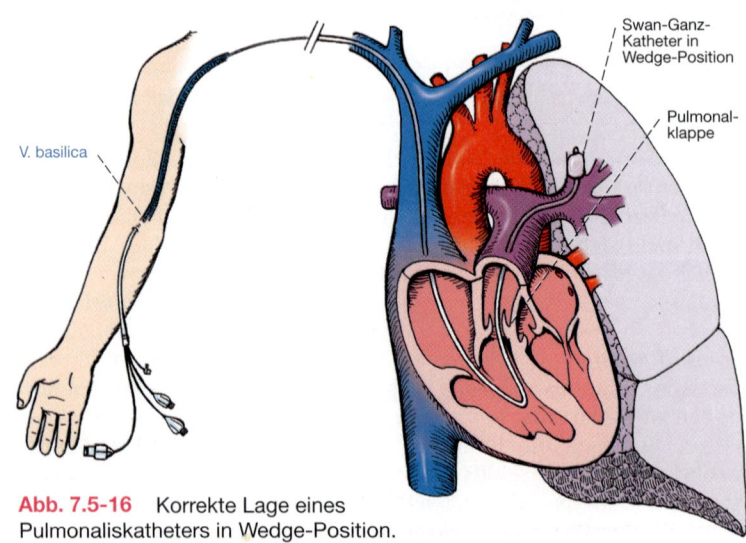

V. basilica

Swan-Ganz-Katheter in Wedge-Position

Pulmonalklappe

Abb. 7.5-16 Korrekte Lage eines Pulmonaliskatheters in Wedge-Position.

linken Ventrikels zu berechnen. Das Ergebnis dieser Berechnungen ist bei Risikopatienten Voraussetzung für eine differenzierte medikamentöse Therapie.

Zur **Kurzinterpretation** der Meßergebnisse und Berechnungen mittels Pulmonaliskatheter sei gesagt, daß das Herzzeitvolumen das Produkt aus Schlagvolumen und Herzfrequenz ist (HZV = SV × HF). Das HZV ist ein sehr wichtiger Parameter für das Beurteilen der Funktion des Herzens. Beim Erwachsenen beträgt der **Normalwert** des **Herzzeitvolumens** 4 bis 6 l/min. Beeinflußt wird das HZV von folgenden wichtigen Faktoren:

- Herzrhythmus
- Vorlast (Preload)
- Nachlast (Afterload)
- Herzfrequenz
- Kontraktilität des Myokards

Direkt proportional zum HZV ist der **Herzindex** (CI = cardiac index). Der CI beziffert das pro Minute und pro 1,73 Körperoberfläche (in m^2) geförderte Blutvolumen. Errechnet wird der CI, indem das HZV durch die (m^2 Körperoberfläche mit 1,73 multipliziert) geteilt wird. Der CI ist ein guter Parameter, um die kardiale Leistung von Patienten verschiedener Körpergrößen miteinander zu vergleichen. Der **Normalwert** liegt über 2,5 l/min/1,73 m^2.

Das **Schlagvolumen** (SV) ist die pro Herzaktion aus dem linken Ventrikel ausgeworfene Blutmenge und somit die Differenz des linksventrikulären enddiastolischen Volumens (LVEDV) und des linksventrikulären endsystolischen Volumens (LVESV). Die Formel lautet: SV = LVEDV minus LVESV. Bei Gesunden ist der **Normalwert** 60 bis 90 ml.

Der **pulmonale Verschlußdruck** (Wedge-Druck) wird **in Ruhe** mit 5 bis 6 mmHg angegeben. Beim gesunden Herzen entspricht der Wedge-Druck dem Druck im linken Vorhof. Beim Low-output-Syndrom (Kap. 3.1) kann der Wedge-Druck ein wichtiger Parameter zur Differentialdiagnostik sein.

Der systolische **Pulmonalarteriendruck** hat eine **Normwertspanne** von 15 bis 28 mmHg (Mittelwert 24 mmHg) und beim diastolischen Druck von 5 bis 16 mmHg (Mittelwert 10 mmHg). Der mittlere Pulmonalarteriendruck beträgt 10 bis 11 mmHg.

Aufbau eines Pulmonaliskatheters

Die meisten PA-Katheter werden als mehrlumige Herzkatheter eingesetzt. Je nach Bedarf ist indi-

viduell zu entscheiden, welcher Kathetertyp einzusetzen ist. Beispielhaft sei ein **vierlumiger** Katheter (Abb. 7.5-17) beschrieben:

- **Distales (PA-)Lumen:** Endet an der Katheterspitze und dient zur Messung des pulmonalkapillaren Drucks und des pulmonalkapillaren Verschlußdrucks (Wedge-Druck) sowie zur Entnahme von gemischtvenösen Blutproben.
- **Proximales (ZVD-)Lumen:** Endet ca. 29 cm unterhalb der Katheterspitze und dient zur Bolusinjektion in das rechte Atrium, zur Messung des rechtsatrialen und des zentralvenösen Drucks sowie zur venösen Blutentnahme.
- **Ballonlumen:** Das Ballonlumen endet in einem 1,5 ml großen Ballon in unmittelbarer Nähe der Katheterspitze und dient zum Füllen und Entleeren des Ballons, welcher wiederum den Kathetervorschub erleichtert (einschwemmt), und zum Verschließen eines Astes der Pulmonalarterie zur Ermittlung des Wedge-Drucks.
- **Thermistorlumen:** Endet in einem Thermistor unterhalb der Spitze und dient als elektrischer Anschluß für die Berechnung des Herzzeitvolumens und der Messung der pulmonalarteriellen Bluttemperatur.

Vorgehen beim Legen eines Pulmonaliskatheters

Das Einbringen eines PA-Katheters muß unter absolut sterilen Bedingungen erfolgen. Der Arzt muß vor der Punktion eine chirurgische Händedesinfektion vornehmen. Ein Pulmonaliskatheter wird vorzugsweise über die rechte **V. jugularis interna** eingeführt. Daneben sind alle anderen Zugangswege, wie sie beim ZVK (Kap. 7.5.2.4) üblich sind, möglich. Empfehlenswert ist es, vor dem Katheter eine „Schleuse" in das Gefäß einzubringen. Diese Schleuse, die einem „dicken" Venenkatheter gleicht, hat eine Länge von ca. 15 cm und ein Innenlumen, das ca. 0,5 French größer ist als das des Pulmonaliskatheters. Mit der Schleuse ist ein sicherer Venenzugang vorhanden, über den der PA-Katheter in das Gefäß und von dort in einen Ast der A. pulmonalis vorgeschoben werden kann. Die Benutzung einer Schleuse bietet sehr große Vorteile beim Einschwemmen des Katheters und ist auch aus hygienischer Sicht (kein Hautkontakt mit dem Katheter) heutiger Standard. Ist die Schleuse in das Gefäß eingebracht und mit einem Faden fixiert, so kann mit der Vorbereitung zum **Legen des Katheters** begonnen werden:

- Anschluß des Katheters an den HZV-Computer u.a. zur Überprüfung des Thermistors

7

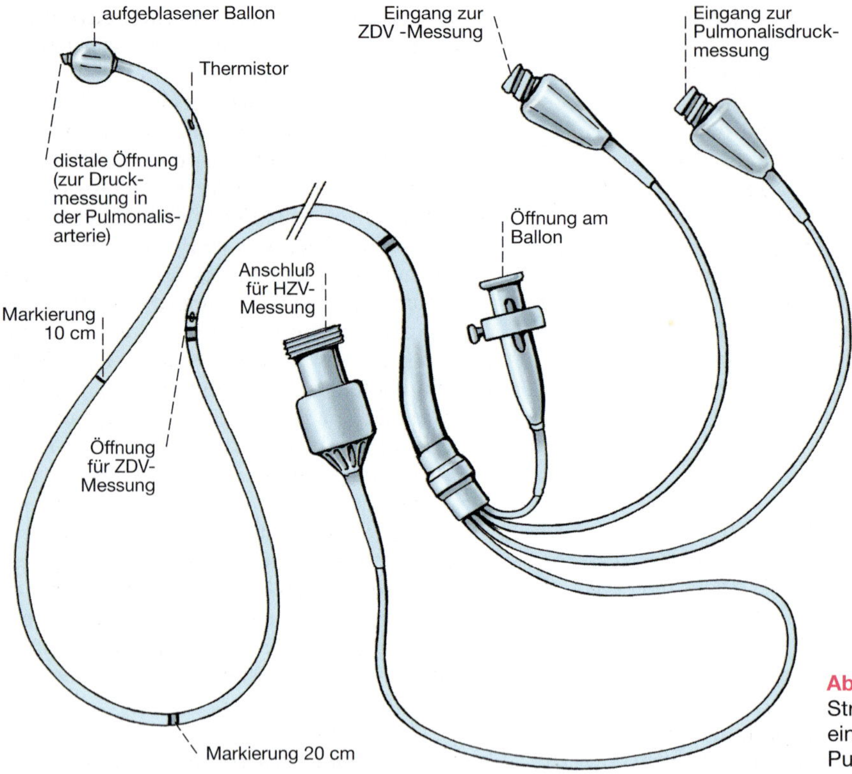

aufgeblasener Ballon

Eingang zur
ZDV -Messung

Eingang zur
Pulmonalisdruck-
messung

Thermistor

distale Öffnung
(zur Druck-
messung in
der Pulmonalis-
arterie)

Öffnung am
Ballon

Anschluß
für HZV-
Messung

Markierung
10 cm

Öffnung
für ZDV-
Messung

Markierung 20 cm

Abb. 7.5-17
Strukturaufbau
eines vierlumigen
Pulmonaliskatheters.

- Überprüfen des Ballons auf Dichtigkeit und die Fähigkeit, sich spontan zu entleeren
- Montage eines Inline-Injektat-Temperatur-Sensors an das ZVD-Lumen
- Montage der Dreiwegehähne
- Anschluß der Pulmonalisdruckmessung an die distale Katheterverbindung
- Anschluß der Druckmessung an die ZVD-Verbindung
- Füllen der Lumina mit steriler Infusionslösung (NaCl 0,9% oder Ringer)

Der Katheter darf nur unter **fortlaufender EKG-Kontrolle** eingeführt werden. Der Arzt schiebt den PA-Katheter über die Schleuse etwa 20 cm vor, dabei erscheint am Monitor eine typische ZVD-Kurve. In dieser Position füllt ein Assistent den distalen Ballon mit 1 ml Luft oder CO_2 (wegen der günstigeren Resorptionseigenschaften bei einer evtl. Ballonruptur).

Zeigt die Kurvenform am Monitor (Abb. 7.5-18), daß sich die Katheterspitze im rechten Atrium befindet, so kann der Ballon mit weiteren 0,5 ml Luft oder CO_2 gefüllt werden. Der Katheter wird nun „zügig" über den rechten Vorhof in die rechte Kammer (Abb. 7.5-18a) und von dort bis in die Pulmonalarterie (Abb. 7.5-18b) vorge-

schoben, wobei der **Druckkurvenverlauf** ständig zu **beobachten** ist. In der Pulmonalarterie wird der Katheter langsamer vorgeschoben, bis er einen Ast der A. pulmonalis verschließt (Abb.

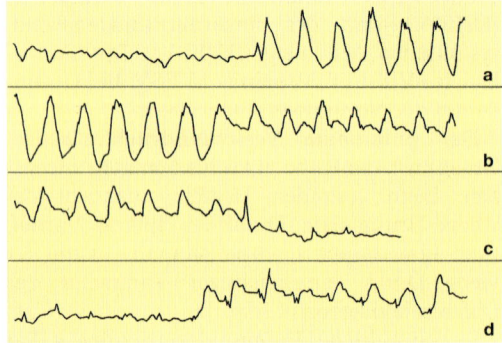

Abb. 7.5-18 Druckkurven bei der PA-Katheterisierung.

a) Druckkurvenverlauf beim Vorschieben des PA-Katheters von der ZVD/Vorhof-Position in den Ventrikel.
b) Druckkurvenverlauf des PA-Katheters vom rechten Ventrikel in die A. pulmonalis.
c) Druckkurvenverlauf des PA-Katheters in der A. pulmonalis in die Wedge-Position.
d) Druckkurvenverlauf beim Entblocken des Ballons.

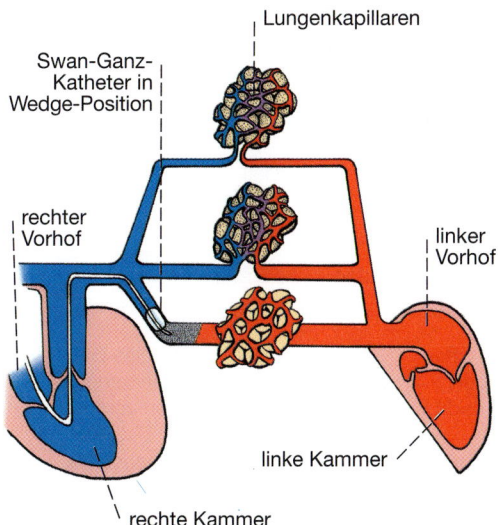

Swan-Ganz-Katheter in Wedge-Position

Lungenkapillaren

rechter Vorhof

linker Vorhof

linke Kammer

rechte Kammer

Abb. 7.5-19 Messung des Lungenkapillarenverschlußdrucks. Der Ballon blockiert den Zufluß des Blutes zur Pulmonalisarterie. Hierdurch entsteht eine (statische) Flüssigkeitssäule distal von der Katheterspitze. Der mit Flüssigkeit gefüllte Katheter und die statische Blutsäule (im Bild zwischen Ballon und Lungenkapillaren) messen den Druck in den Lungenvenen (PCWP = p_v). Da zwischen den Lungenvenen und dem linken Vorhof praktisch kein Druckgradient besteht, entspricht der Lungenkapillarenverschlußdruck (PCWP) dem linken Vorhofdruck. RV = rechter Ventrikel; LA = linker Vorhof.

7.5-18c; Wedge-Druck: PCWP). Liegt der PA-Katheter in Position, ist der Ballon zu entleeren (Abb. 7.5-18d) und erneut zu füllen, damit er garantiert in der richtigen Wedge-Position ist. Der Ballon darf während der PCWP-Messung (Abb. 7.5-19) wegen der Gefahr eines Lungeninfarkts nur ca. 10 bis 15 Sekunden geblockt sein. Zusätzlich zum Druckkurvenverlauf und zur Röntgenkontrolle sind die Zentimeter-Markierungen am Katheter eine hilfreiche Orientierung.

Sollte es Probleme beim Vorschieben des Katheters geben, ist der Ballon sofort zu entleeren und der Katheter bis in den rechten Vorhof zurückzuziehen. Ein erneuter Einführvorgang kann nun erfolgen. Die pflegerischen Aufgaben beim Legen eines Pulmonaliskatheters sind in Tabelle 7.5-7 in Kurzform dargestellt.

Messen des Herzzeitvolumens mittels Thermodilutionsmethode

Mit der Thermodilutionsmethode oder auch Kälteverdünnungsmethode kann abhängig vom Kathetertyp und der dem HZV-Computer vor-

gegebenen Injektatmenge das Herzzeitvolumen berechnet werden. Eine in Eiswasser gelagerte, sterile Kochsalzlösung wird über das ZVD-Lumen in den PA-Katheter appliziert. Vor dem Lumen muß ein Temperaturfühler angebracht und mit dem HZV-Computer verbunden sein. Zu Beginn der Injektion (meist 10 ml Lösung) nimmt der Temperaturfühler die Injektattemperatur auf. In Höhe des rechten Vorhofs mischt sich die kalte Injektatflüssigkeit mit Blut. Aus dem durch die niedrige Temperatur der NaCl-Lösung entstehenden Temperaturabfall (ständige Messung der Temperatur am distalen Ende des PA-Katheters) errechnet das HZV-Modul das aktuelle Herzzeitvolumen. Die **Messung** ist mindestens **dreimal** vorzunehmen, um einen aussagefähigen **Mittelwert** zu erzielen. Zwischen den einzelnen Messungen ist es ratsam, ein Zeitintervall von ein bis zwei Minuten einzuhalten. Empfehlenswert ist es, ein geschlossenes System zur Messung des HZV zu verwenden, d.h. ein System mit ständiger Verbindung mit der Injektatflasche, dem Katheter und der Injektatspritze (nur durch Dreiwegehähne geregelt).

Komplikationen

Beim Vorschieben des Katheters durch das Herz kann es durch Berührung des Katheters mit der Herzinnenwand leicht zu Irritationen des Myokards kommen. Diese äußern sich in Form von **Extrasystolen,** bis hin zu schweren **Arrhythmien.** Meist reicht es zur Therapie aus, den Katheter zurückzuziehen. In seltenen Fällen muß mit Medikamenten (Lidocain, Betablockern, Isoptin®) interveniert werden.

Eine seltene, aber mehrfach in der Literatur beschriebene Komplikation ist die **Verletzung der Pulmonalarterie** durch Aufblasen des Wedge-Ballons, mit oft lebensbedrohlichen Blutungen aus der Lunge oder in den Thorax. Daher ist beim Aufblasen des Ballons äußerste Vorsicht geboten, und die Wedge-Position sollte nicht länger als 10 bis 15 Sekunden gehalten werden. Wie bei jeder Katheterpositionierung kann auch hier eine **Thrombophlebitis** oder **Lungenembolie** auftreten. Steriles Arbeiten und geringe Manipulation können die Gefahr verringern. Obwohl die Katheter relativ weich und flexibel sind, kann es zu **Intimaschäden** kommen. Alle Herzkatheter können mit dem Blutstrom in die Peripherie der Pulmonalarterie wandern und sich in einem kleinen Gefäß festsetzen. Schädigungen, einschließlich eines **Pulmonalisinfarktes,** in einem verschlossenen Segment sind dann

7

Tab. 7.5-7 Pflegerische Aufgaben beim Legen eines Pulmonaliskatheters.

Vorbereitung Patient/Material	Pflegemaßnahmen/Assistenz	Beachte
• **Patient**	– Patient informieren und abhängig vom Punktionsort lagern	– Lagerungseinschränkungen beachten – evtl. bei beatmeten Patienten PEEP einstellen (bessere Venenfüllung)
	– hygienische Händedesinfektion	– Einwirkzeit beachten
• **Material** – Abwurfbehälter – Bettschutz (Moltex®) – evtl. Einmalrasierer	– Arbeitsfläche schaffen – Moltex® unterlegen – Punktionsstelle und Umgebung rasieren	– kein Material ins Bett oder auf den Patienten legen – Hautläsionen vermeiden
– Hautdesinfektionsmittel	– Reinigung und großflächige Desinfektion der Punktionsstelle und Umgebung	– Einwirkzeit beachten
– sterile Handschuhe – Mundschutz und Haube – steriler Kittel, Abdecktücher und evtl. Lochtuch	– steril anreichen	– auf Sterilität beim Auspacken und Anreichen achten
– Lokalanästhetikum, Spritze, Kanüle	– evtl. aufziehen und bereitlegen bzw. steril anreichen	– Einwirkzeit beachten
– Pulmonaliskatheterset inkl. Schleuse – evtl. Skalpell – NaCl 0,9% – Dreiwegehähne (blau/venös) – Nahtmaterial	– Katheter und Zubehör anreichen	– auf Sterilität beim Auspacken und Anreichen achten
– steriler Verband	– Katheter verbinden	– Katheter trocken verbinden (keine Salben), evtl. Pflasterallergie erfragen
– Pflaster	– mit Pflaster einen „Zügel" kleben	– „Zügel" außerhalb des Verbandes
– Druckmessung/Zubehör	– vorbereiten, mit NaCl 0,9% füllen	– keine Luftblasen im System
– Modul bzw. Monitoreinrichtung für PAP	– vorbereiten	– Kalibrierung mit der Atmosphäre
– Modul bzw. Monitoreinrichtung für HZV	– vorbereiten	– Berechnungskonstante zwischen PA-Katheter und Monitor überprüfen
– Inline-Sensor (Messung der Injektattemperatur)	– vorbereiten und evtl. steril anreichen	
– kalte Kochsalzlösung im Eiswasserbad (HZV-Messung)	– vorbereiten	– frühzeitig NaCl 0,9 % in den Kühlschrank stellen
• **abschließende Arbeiten**	– Material entsorgen – Patienten bequem lagern – Händedesinfektion – Dokumentation der Maßnahme	

wahrscheinlich. Als Vorsichtsmaßnahme dient die ständige Drucküberwachung an der Katheterspitze, um eine spontane Verlagerung der Lungenstrombahn (erkennbar am Verschwinden des pulsatilen Druckverlaufs) erkennen zu können.

Die Möglichkeit einer **Knick- oder Schlingen-
bildung** muß immer in Betracht gezogen werden, wenn der Katheter nach Eintritt in den
rechten Vorhof weitergeschoben, aber der rechte
Ventrikel nicht erreicht wird. Der Katheter ist
dann zu entblocken, vorsichtig zurückzuziehen
und erneut einzuführen. Einigen Berichten zufolge kann es bei sehr flexiblen Kathetern zu
Knotenbildung kommen. Durch Vorschieben
eines Führungsdrahtes (unter Röntgensicht) ist
der Knoten evtl. zu entwirren. Gelingt dies nicht,
kann der Knoten, sofern er kein intrakardiales
Gewebe (z.B. Papillarmuskel) umschließt, vorsichtig festgezogen und anschließend der Katheter entfernt werden. Bleibt auch diese Manipulation ohne Erfolg, ist das operative Entfernen des
Katheters erforderlich.

M Die Gefahr einer **Herzklappenschädigung** ist
durch den „Fremdkörper" sehr leicht gegeben. Die
maximale Liegedauer sollte deshalb einen Zeitraum
von 72 Stunden nicht überschreiten. ■

Weitere Pflegeschwerpunkte
Der Verbandwechsel beim Pulmonaliskatheters
ist wie beim zentralen Venenkatheter vorzunehmen. Die Fixation muß absolut sicher mit
Pflasterzügeln erfolgen. Die Katheterschleuse
wird einmal täglich desinfiziert.

7.5.3 Erweitertes invasives Monitoring

Im Hinblick auf den technischen Gesamtkom-
plex sind der Einsatz eines Herzschrittmachers
und die Möglichkeit der Defibrillation und Kardioversion ebenfalls in diesem Kapitel aufgeführt.

7.5.3.1 Herzschrittmacher

Der Herzschrittmacher (Pacemaker) ist ein Impulsgeber zur künstlichen Anregung von Herzaktionen (Elektrostimulation). Typische **Indikationen** für den Einsatz eines Herzschrittmachers
sind bradykarde Rhythmusstörungen, kompletter AV-Block und therapieresistente Tachykardien. Das Gerät kann entweder als trans-
portabler Apparat oder als ein in den Körper
einpflanzbares Kleingerät eingesetzt werden.
Der Schrittmacher (SM) besteht aus **drei Elementen:**

■ Stimulationselektrode mit Sensor
■ Impulsgeber
■ Energiequelle

Das **SM-System** hat die Aufgabe, herzeigene
Signale wahrzunehmen und das Myokard bei
Bedarf zu stimulieren. Das **SM-Aggregat** gibt
einen Impuls von definierter Stromspannung
(Impulsamplitude) und Stromdauer (Impuls-
dauer) ab. Der Impuls ist biphasisch, um eine
Elektrolyse am Sondenkopf zu verhindern. Das
SM-Aggregat hat auch die Aufgabe, herzeigene
Aktionen von anderen körpereigenen (Muskel-
potentiale) und körperfremden (Magnetfelder)
Signalen zu unterscheiden. Stimulation und
Sensing müssen sinnvoll miteinander koordi-
niert werden. Die **starrfrequenten Schritt-
macher,** die konstant z.B. 70 Impulse/min abge-
ben, werden praktisch nicht mehr verwendet
(Ausnahme sind Notfallsituationen, da schnelle
Einstellung möglich). Die heute verwendeten
Bedarfs-(Demand-)SM stimulieren das Myo-
kard bei ausgefallener Herzaktion. Je nach
Betriebsweise können empfangene Signale den
SM inhibieren oder triggern.

Für die verschiedenen **SM-Typen** gibt es einen
allgemein gültigen **Buchstaben-Code** (Tab. 7.5-8).
Am wichtigsten sind die ersten drei Buchstaben.
Weitere Zeichen, nach einem möglichen Kom-
ma, weisen auf zusätzliche Funktionen des Ge-
nerators hin. Aus den Buchstabenkombinatio-
nen lassen sich verschiedene SM-Typen (Abb.
7.5-20) ableiten.

Vorgehen beim Legen eines externen
Schrittmachers
Im Notfall wird (ähnlich der Punktion für einen
zentralen Venenkatheter) ein Gefäß punktiert,
die Stimulationssonde bis in den rechten Ventrikel eingeführt und ein Aggregat angeschlossen.
Ist ein Stimulationskatheter nicht über den
venösen Weg zu positionieren, wird eine Stimulationssonde über den Ösophagus bis in Höhe
des Herzens eingeführt. Die hierfür benötigte
Stimulationsenergie ist höher als bei der internen Stimulation. Die Energie liegt hier zwischen
50 bis 150 Joule.

Vorgehen bei der Schrittmacher-
implantation
Der Schrittmacher wird in Lokalanästhesie in
eine zuvor präparierte Hauttasche unterhalb des
Schlüsselbeins eingesetzt und die Stimulationselektrode über die V. cava zum Herzen sowie
zum Aggregat geführt und verbunden. Es besteht
auch die Möglichkeit, bei eröffnetem Brustkorb
im Rahmen einer Operation die Elektroden am
Herzmuskel anzulegen (Herzchirurgie).

7

Tab. 7.5-8 Schrittmacher-Buchstabencode.

Stimulation	Sensing	Funktionsart	Programmier-barkeit	Spezielle Funktionen
V (Ventrikel)	V (Ventrikel)	T (getriggert)	P (programmierbar bis Parameter)	B (Brust)
A (Atrium)	A (Atrium)	I (inhibiert)	M (multi-programmierbar)	N (Stimulation mit Normalfrequenz)
D (doppelt Atrium und Ventrikel)	D (doppelt Atrium und Ventrikel)	D (doppelt-atrial getriggert und ventrikulär inhibiert)		S (Scanning)
	O (kein Sensing)	O (festfrequent)	O (nicht programmierbar)	E (extern)

Pflegeschwerpunkte

Externe Schrittmacher müssen sicher am Patienten oder im Bett fixiert werden. Die Einstichstelle wird steril wie beim zentralen Venenkatheter verbunden. Der Patient sollte Bettruhe einhalten.

Am **Monitor** wird ein entstörtes EKG mit Darstellung von Schrittmacherimpulsen eingestellt. Die Schrittmachererkennung wird aktiviert. Zu **dokumentieren** ist, ob der Patient überwiegend einen Eigen- oder Schrittmacherrhythmus hat. Funktionsstörungen müssen sofort an den Arzt weitergemeldet werden. **Hinweise auf Fehlfunktion** sind:

- unregelmäßiger Puls, Synkopen und Schwindel
- Singultus bei Elektrodendislokation
- ungleicher Abstand zwischen zwei Impulsen, Abfall oder Anstieg der Herzfrequenz bei Batterieerschöpfung
- kein Schrittmacherimpuls oder Abfall der Frequenz unter die eingestellte Schrittmacherfrequenz bei Reizschwellenänderung oder Elektrodendislokation

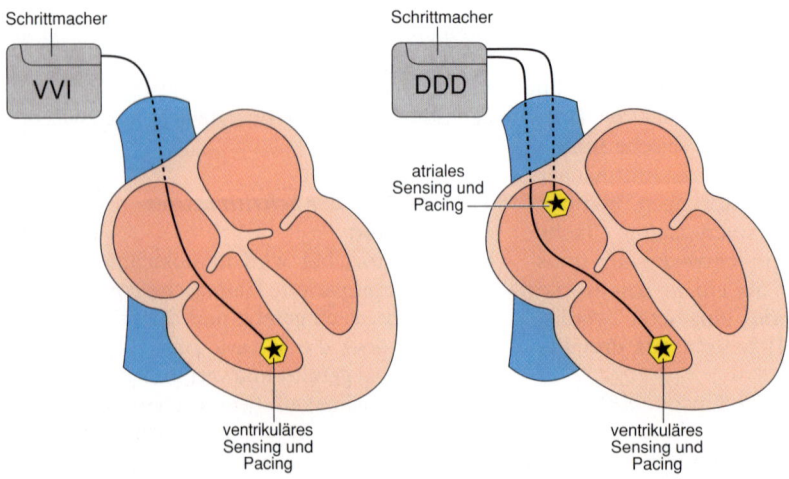

Schrittmacher

VVI

Schrittmacher

DDD

atriales Sensing und Pacing

ventrikuläres Sensing und Pacing

ventrikuläres Sensing und Pacing

Abb. 7.5-20
Schematische Darstellung des Funktionsprinzips der zwei wichtigsten Schrittmacher. (Sensing und Stimulation).
VVI: Stimulationsort und Sensing im Ventrikel, bei ventrikulärer Eigenaktion wird SM inhibiert.
DDD: Stimulationsort und Sensing im Atrium und Ventrikel, bei Eigenaktionen wird SM inhibiert, bei fehlender Eigenaktion getriggert.

M Die **Schrittmacherfunktion** kann durch folgende Faktoren **beeinflußt** werden: Elektrochirurgie und Thermokauter, Hochfrequenzreizstromgeräte, Kernspintomographie und Elektrodenbruch bei Herzdruckmassage. ■

7.5.3.2 Elektrische Kardioversion und Defibrillation

Defibrillatoren sind Geräte, die mit einer bestimmten Energie vorgeladen werden, um einen elektrischen Impuls entweder auf den geschlossenen Thorax (extern) oder bei geöffnetem Thorax direkt an das Herz (intern) abgeben. Die **Indikationen** zur Defibrillation/Kardioversion sind:
- paroxysmale supraventrikuläre Tachykardie
- Kammertachykardie
- Kammerflimmern in der Anamnese (z.B. nach erfolgreicher Reanimation)
- Vorhofflattern/Vorhofflimmern

Als **Kontraindikationen** gelten hingegen die Asystolie und die elektromechanische Entkopplung.

M Unter **Defibrillation** versteht man die Beseitigung des Kammerflimmerns oder -flatterns mittels Defibrillator. Die Abgabe des elektrischen Impulses **ohne Triggerung.** Der Impuls kann je nach Situation intern oder extern verabreicht werden. Die **Kardioversion** ist meist eine planbare Maßnahme zur Regulierung des Herzrhythmus. Die elektrische Entladung erfolgt immer **R-Zacken-synchronisiert,** d.h. außerhalb der vulnerablen Phase der Kammer (Verhinderung von Kammerflimmern). ■

Die folgenden **Materialien** sind vor einer geplanten Kardioversion herzurichten und müssen auch im Notfall (Defibrillation) schnell erreichbar sein:
- EKG-Monitor
- Defibrillator mit Aufsatzelektroden
- Kontaktgel
- Notfallintubationsset
- Sedativum
- Notfallmedikamente
- Beatmungsmöglichkeit
- Absauggerät

Vorgehen bei Kardioversion und Defibrillation

Eine kurze Zusammenfassung des Vorgehens ist in Tabelle. 7.5-9 dargestellt. Bei der Kardioversion und auch sonst, soweit möglich (z.B. bei Vorhofflimmern und noch stabilem Zustand), ist

der Patient aufzuklären. Wenn es der Zustand des Patienten zuläßt und die Behandlung geplant werden kann, sollte er sechs Stunden vor der Behandlung nichts mehr gegessen haben, Schmuck und Zahnprothesen sind zu entfernen, die Blase sollte entleert sein, ggf. wird die Haut rasiert. Anschließend ist der Patient in Rückenlage an den Monitor anzuschließen. Ein venöser Zugang muß gelegt werden, und die Medikamente zur Kurznarkose und kardiopulmonalen Reanimation sind vorzubereiten.

Das Gerät wird geladen, die Kontaktpaste auf die Aufsatzelektroden aufgetragen und beide Elektroden auf den Thorax aufgesetzt (Abb. 7.5-21) und ein elektrischer Impuls ausgelöst. Hierbei kommt es zur gleichzeitigen Depolarisation aller Herzmuskelzellen. Nach der Depolarisation erschlaffen alle Herzmuskelzellen. Der Sinusknoten als primärer Schrittmacher sollte jetzt wieder seine normale Funktion übernehmen.

Nach der Defibrillation ist eine Erfolgskontrolle durch ein EKG wichtig. Bei Mißerfolg ist eine Wiederholung mit einer höheren Stromstärke möglich. Auch bei erfolgreicher elektrischer Therapie ist eine weitere medikamentöse Therapie angezeigt.

A Die elektrische Energie wird über die Haut des Patienten weitergeleitet. Alle um den Patienten stehenden Personen müssen während der elektrischen Entladung einen entsprechenden **Sicherheitsabstand** einnehmen. ◀

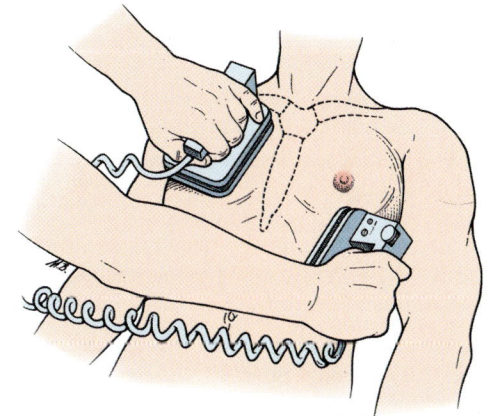

Abb. 7.5-21 Position der Elektroden bei der Defibrillation/Kardioversion. Eine Elektrode wird rechts des Sternums und eine über der Herzspitze angelegt, damit der Strom das Herz in Längsrichtung durchströmen kann.

7

Tab. 7.5-9 Vorgehen bei der Defibrillation und Kardioversion in Kurzform.

Notfallmaterial	Vorgehen	Beachte
	– in Notfallsituationen Patient nicht verlassen – Hilfe organisieren – Arzt informieren lassen	
	– präkordialer Faustschlag (bei Kammerflimmern)	– vor allen anderen Reanimationsmaßnahmen steht der Versuch, das Kammerflimmern zu durchbrechen
	– beim beatmeten Patienten Respirator 100% O_2	
– Defibrillator – Kissenelektroden für Defibrillator	– Kissenelektroden aufkleben – Defibrillator laden, Grundeinstellung 200 Joule – Defibrillation	– während Defibrillation Bett nicht berühren; Gefahr der Stromübertragung
– Notfallwagen bereithalten		
– Notfallmedikamente	– aufziehen und vorbereiten	– läßt sich das Kammerflimmern nicht durchbrechen, ist sofort mit den üblichen Reanimationsmaßnahmen zu beginnen (Kap. 6.14)
– Intubationsset	– richten – bei Intubation assistieren (Kap. 5.5)	– auf Funktion überprüfen
	– Materialien entsorgen – Händedesinfektion – Maßnahme und Besonderheiten dokumentieren	

Komplikationen

Zu den wichtigsten Komplikationen bei der Defibrillation und Kardioversion zählen:

- Herzstillstand
- Hautverbrennungen (zu wenig Gel)
- sog. defibrillatorische Rhythmusstörungen (z.B. SVES, VES) und Kammertachykardien bis Kammerflimmern

Pflegeschwerpunkte

EKG, Vitalzeichen, Bewußtseinslage und Spontanatmung werden nach der Therapie engmaschig überwacht. Der Patient sollte ausschlafen, anschließend kann er essen und trinken. Eventuelle Hautrötungen durch die Defibrillations-Pads werden mit kühlenden Salben oder Kühlelementen behandelt. Je nach Zustand kann der Patient, sobald er voll bei Bewußtsein ist, aufstehen bzw. mobilisiert werden.

7.6 Ernährung bei Intensivpatienten

7.6.1 Einführung/Grundbedarf

Eine suffiziente Ernährung ist bereits beim Gesunden außerordentlich wichtig. Nach nur 24 Stunden Fasten wird jeder müde, angespannt und gereizt. Diese Erscheinungen werden bei fast allen **Erkrankungen** durch die meist deutliche **Stoffwechselaktivierung** mit erhöhtem Abbau körpereigener Proteine, Kohlenhydrate und Fette noch verstärkt.

Der **tägliche Flüssigkeits- und Energiebedarf** eines normalgewichtigen Erwachsenen ist von seiner jeweiligen **Stoffwechselsituation** abhängig. In den Tabellen 7.6-1 und 7.6-2 sind Normalwerte des Flüssigkeits- und Energiebedarfs sowie diejenigen für einige typische Krankheitsbilder aufgelistet.

M Die benötigte Energie muß in Form von Eiweißen (Aminosäuren), Kohlenhydraten und Fetten zugeführt werden, wobei sich der prozentuale rechnerische Gehalt an Kalorien etwa 20 (15 bis 20) zu 50 (45 bis 60) zu 30 (25 bis 35) auf Eiweiße, Kohlenhydrate und Fette verteilen sollte. ▪

Werden die Kalorien einseitig, z.B. ausschließlich als Kohlenhydrate oder überwiegend als Fette, gegeben, so kann es mittelfristig zu Mangelerscheinungen und Stoffwechselentgleisungen kommen.

M Der **physiologische Verlust** (Ausfuhr) von Wasser und Elektrolyten erfolgt über den Harn (ca. 1 500 ml/tgl.), die Haut (ca. 750 ml/tgl.), den Kot (ca. 150 ml/tgl.) sowie die Lunge (ca. 550 ml/tgl.). ▪

Viele **körpereigene Proteine** haben eine sehr **kurze Halbwertszeit**, d.h., sie werden nach nur kurzem Bestehen abgebaut. Da ein Teil der frei werdenden Aminosäuren nicht sofort zur Neusynthese verbraucht, sondern „verbrannt" wird, besteht ein **konstanter Bedarf** von etwa 1 g Eiweiß pro kg KG und Tag, um das Gleichgewicht von Eiweißneusynthese und -abbau aufrecht-

zuerhalten. Im Körper werden **25 Aminosäuren** verstoffwechselt, davon kann der Organismus **acht Aminosäuren** nicht aus anderen Stoffen bilden. Sie sind essentiell und müssen immer zugeführt werden, wenn keine Mangelsymptome auftreten sollen. **Über-** und **Unterdosierung** einzelner Aminosäuren führen zu Störungen der Protein-Homöostase (Mangel an bestimmten, evtl. lebenswichtigen Proteinen) und zu einer unnötigen Stoffwechselbelastung mit nachfolgenden Veränderungen wie Hypokaliämie und Azidose.

Essentielle Fettsäuren müssen dem Körper zugeführt werden, um Mangelsymptome zu vermeiden. Fette sollten **30 bis 40% der Gesamtkalorienmenge** abdecken, damit eine harmonische Verteilung der Kalorien auf die drei Energieträger besteht.

Bei kataboler Stoffwechsellage werden pro Gramm **Stickstoffverlust** auch etwa 3 mmol **Kalium** aus dem Intrazellulärraum freigesetzt (und bei Anabolie pro Gramm Stickstoff 3 mmol Kalium in den Intrazellulärraum aufgenommen). Auch Glukose bewirkt bei Aufnahme in die Zelle einen Einstrom von Kalium in die Zelle, so daß postoperativ bzw. bei kataboler und anaboler Stoffwechsellage mit größeren Kaliumschwankungen schon aufgrund der Ernährungssituation gerechnet werden muß. Auch die Serumkonzentrationen von **Calcium, Chlorid, Phosphat** und **Magnesium** sind bei Patienten mit erhöhter Stoffwechselaktivität täglich zu überwachen, da es hier ebenfalls zu starken Verschiebungen zwischen Intra- und Extrazellulärraum kommt.

M Neben der ausreichenden **Substitution von Kalorien** in Form von Kohlenhydraten und später auch Fetten sowie Aminosäuren ist unbedingt darauf zu achten, daß kein zu starker **Kalium- und Phosphatmangel** auftritt, da sonst eine Verwertung der Nährstoffe nur eingeschränkt möglich ist (Kalium wird für den Glukosetransport in die Zelle und Phosphat zum Aufbau der energiereichen Phosphate, v.a. ATP, benötigt). ▪

Die Wertigkeit von **Spurenelementen** ist teilweise noch immer nicht ausreichend geklärt. Bekannt ist jedoch, daß z.B. Zinkmangel zu schweren Störungen der Haut- und Darmschleimhautfunktion führen kann. Dabei ist zu beachten, daß enterale und parenterale Ernährungslösungen und Diäten häufig einen Mangel an den Spurenelementen Molybdän, Selen und Chrom aufweisen.

Tab. 7.6-1 Energiebedarf eines Erwachsenen (70 kg Körpergewicht) in Ruhe, bei Belastung und bei verschiedenen Erkrankungen.

Zustand bzw. Erkrankung	Bedarf an Kilokalorien pro Tag
Grundbedarf	1 800 kcal
Postoperativer Bedarf	2 200–2 600 kcal
Bedarf bei Peritonitis, Sepsis	2 400–3 500 kcal
Bedarf bei Verbrennungen	3 000–4 000 kcal
Bedarf bei schwerer körperlicher Arbeit	5 000–7 500 kcal
Bedarf eines Extremsportlers (z.B. Triathlet)	10 000–14 000 kcal

7

Tab. 7.6-2 Dosierungsempfehlung für Wasser, Elektrolyte, Spurenelemente und Vitamine bei Erwachsenen ohne erhöhten Energiebedarf. Der Vergleich zwischen den Angaben für die „normale" Nahrungsaufnahme mit denen der künstlichen Ernährung zeigt, daß nicht von der „normalen" auf die künstliche Ernährung geschlossen werden kann.

Nahrungs-bestandteil	Aufnahme pro Tag bei normaler Ernährung	Bedarf pro Tag bei bilanzierter, künstlicher Ernährung
Wasser	1 000–1 500 ml	1 500–2 500 ml
Natrium	100–120 mmol	75–200 mmol
Kalium	50–70 mmol	75–150 mmol
Chlorid	100–120 mmol	75–150 mmol
Magnesium		5–10 mmol
Kalzium		5–10 mmol
Phosphat		15–30 mmol
Zink		0,1–0,3 mmol
Eisen	10–30 µmol	30–70 µmol
Kupfer	2–10 µmol	20–80 µmol
Mangan	5–7,5 µmol	keine Empfehlung durch internationale Fachgesellschaften
Molybdän	0,25 µmol	keine Empfehlung durch internationale Fachgesellschaften
Chrom	0,25 µmol	keine Empfehlung durch internationale Fachgesellschaften
Selen	0,5 µmol	keine Empfehlung durch internationale Fachgesellschaften
Jod	1 µmol	1–3 µmol
Vitamin A		1 800 µg
Vitamin B_1		3–4 mg
Vitamin B_2		3–5 mg
Vitamin B_6		4–6 mg
Vitamin B_{12}		1 mg i.m. alle 2 Monate
Vitamin C	100 mg	100–300 mg
Vitamin D		5 µg
Vitamin E		20–40 mg
Vitamin K		100–150 µg

Auch der Mangel an **Vitaminen,** die als Kofaktoren von biochemischen Reaktionen benötigt werden, kann zu manifesten Mangelzuständen (Skorbut bei Vitamin-C-Mangel, perniziöse Anämie bei Vitamin-B_{12}-Mangel, Blutungen bei Vitamin-K-Mangel) führen. Gefährdet sind besonders Patienten mit vorbestehenden Defiziten, wie Alkoholabhängige und Drogenabhängige, die aufgrund einer häufig anzutreffenden einsei-

tigen oder unvollständigen Ernährung längerfristig in Vitaminmangelzustände geraten können. Gefährlich ist die **übermäßige Zufuhr** der **fettlöslichen Vitamine** A, D und E, da es hier zur Akkumulation mit toxischen Erscheinungen kommen kann (s.a. Tab. 7.6-2; dort ist der tägliche Bedarf an Elektrolyten, Spurenelementen und Vitamin C bei bilanzierter Ernährung dargestellt).

7.6.2 Postaggressionsstoffwechsel

Katabolie
Beim Gesunden halten sich Auf- und Abbau von Proteinen die Waage. In der akuten Krankheitsphase überwiegt immer der Proteinabbau, es kommt zur **Katabolie** mit Verlust von Funktions- und Struktureiweißen, vermehrter Stickstoffproduktion und -ausscheidung (in Form von Harnstoff und Ammoniumchlorid). In der Rekonvaleszenzphase überwiegt bei ausreichender Ernährung der Proteinaufbau, der Stoffwechsel ist anabol.

Da in jeder Phase einer akuten schweren Erkrankung ein Mangel an geeigneten Nährstoffen zu einem noch stärkeren **Abbau körpereigener Strukturen** (zur Energiegewinnung) führt, ist die rechtzeitige, ausreichende Ernährung eine der wichtigsten Komponenten bei der Behandlung von intensivtherapiepflichtigen Patienten. Ein über längere Zeit nicht oder nur teilweise kompensierter Proteinmangel führt zu schweren Störungen im Organismus. Deshalb kommt es z.B. unter Streß von Traumen, großen operativen Eingriffen, Sepsis und Verbrennungen zum schnellen **Verlust von Proteinen mit einer kurzen**

biologischen Halbwertszeit, wie Immunglobulinen und Albumin. Die Proteine werden vermehrt abgebaut und zur Energiegewinnung verwendet.

Stickstoffbilanz

Die Verstoffwechselung der Aminosäuren und Proteine ist die einzige Quelle der Harnstoffentstehung im Körper, so daß **Harnstoff** als guter Marker für die Aktivität und den Turnover im Proteinhaushalt herangezogen werden kann. Harnstoff wird nur im Urin ausgeschieden und ist dort leicht zu messen. Stickstoff wird in Form von Aminosäuren und Eiweißen aufgenommen und in Form von Harnstoff ausgeschieden. Die **Stickstoffbilanz** wird im Hungerzustand oder beim Postaggressionsstoffwechsel negativ, d.h., es wird mehr Stickstoff ausgeschieden als aufgenommen. Bei schweren Traumen können 10 bis 20 g Stickstoff pro Tag verlorengehen, das ist äquivalent zu 60 bis 120 g Aminosäuren. Dies wiederum entspricht dem Eiweißgehalt von einem Liter Blut oder auch 250 bis 500 g Muskelsubstanz.

Mit der Zufuhr von Kalorien alleine ist der bei Hunger und in der **Postaggressionsphase** auftretende Proteinverlust (Katabolie) nicht zu kompensieren, da ein bestimmter, im voraus nicht genau zu definierender Prozentsatz an Eiweißen immer abgebaut und die frei werdenden Aminosäuren teilweise in den Zitratzyklus eingeschleust werden. Daher ist die **Zufuhr von Proteinen** bzw. von **Aminosäuregemischen** erforderlich. Dies führt zu einer Abschwächung der negativen Stickstoffbilanz und zu einer Verbesserung der Krankheitssituation.

Ziel der künstlichen Ernährung

Ziel der künstlichen Ernährung auf der Intensivstation ist es, durch Substitution von Proteinen und/oder Aminosäuren die **Stickstoffbilanz** so **wenig negativ** wie möglich **zu halten.** Üblicherweise werden zwischen 1 und 2 g Aminosäuren (bzw. Proteine) pro kg KG und Tag gegeben. Bei Leber- und Niereninsuffizienz müssen Besonderheiten beachtet werden (Kap. 7.6.3.2 und 7.6.3.3).

M Die täglich exakte Bilanzierung von Zufuhr und Ausfuhr und die Beachtung der wesentlichen Laborparametern (Glukose, Elektrolyte, Fette, Albumin) sind für eine längerfristige künstliche Ernährung unabdingbar. ■

7.6.3 Ernährungsstatus und Ernährungsformen

Der Ernährungsstatus wird von Pflegenden und Ärzten gemeinsam erhoben. Aus Pflegeanamnese und körperlicher Untersuchung sind die Entwicklung des Körpergewichts in letzter Zeit, spezielle Diätgewohnheiten, das Bestehen eines Diabetes mellitus, die Verwendung von Anabolika oder anderen Hormonen und das Vorliegen akuter Infektionen zu eruieren. Vom Arzt angeordnete spezielle Untersuchungen (anthropometrische Messungen wie Hautfaltendicke oder Oberarmumfang) werden in die entsprechenden Dokumentationsbögen eingetragen.

Die Ergebnisse aller Beobachtungen sind zu dokumentieren, Informationen bezüglich der Eßgewohnheiten, der Möglichkeit der Nahrungsaufnahme und Veränderungen (z.B. im Hinblick auf Verträglichkeit) sind an den behandelnden Arzt weiterzugeben. Da Pflegende in erster Linie die Aufgaben bezüglich der Nahrungsaufnahme erledigen, fallen ihnen auch zuerst evtl. Besonderheiten auf.

Die Ernährung eines Patienten kann **oral,** oral und **enteral,** kombiniert **parenteral** und oral, kombiniert parenteral und enteral (und evtl. oral) sowie ausschließlich parenteral erfolgen. Die Frage, ob eine **frühe enterale Ernährung** über Sonde gegenüber der parenteralen Ernährung zu bevorzugen ist, ist weiterhin aktuell. Dabei sind die Gefahren und Vorteile abzuwägen. So sind z.B. Übelkeit, Erbrechen und Gefahr der Aspiration Nachteile der enteralen Ernährung. Das Aufrechterhalten oder frühe Wiederherstellen der gastrointestinalen Funktion spricht jedoch für dieses Vorgehen. Auch das geringere Risiko von septischen Komplikationen ist ein wesentlicher Vorteil.

M Ist eine selbständige und ausreichende Nahrungsaufnahme durch den Patienten nicht mehr gewährleistet, muß neben einer Behandlung der zugrundeliegenden Ursachen spätestens nach 24 bis 72 Stunden mit der Gabe von Energieträgern und von Aminosäuren bzw. Eiweißen begonnen werden, um einer Hungersituation mit entsprechender Katabolie entgegenzuwirken. ■

Die **Indikationen** zur Anwendung **parenteraler Ernährung** sind in Tabelle 7.6-3 exemplarisch aufgeführt.

Tab. 7.6-3 Indikationen zur parenteralen Ernährung bei Intensivpatienten. Bei den relativen Indikationen zur parenteralen Ernährung ist eine orale Ernährung nicht mehr möglich, und die Voraussetzungen für eine enterale Ernährung sind nicht vorhanden (z.B. unruhige Patienten, die sich Ernährungssonden immer wieder entfernen).

Relative Indikation (Sondenernährung möglichst rasch beginnen)	Absolute Indikation (vollständige parenterale Ernährung)	Absolute Indikation (vorsichtiger Nahrungsaufbau, da Verstoffwechselung unsicher)
– zu geringer Appetit – prä- und postoperativ bei der Unfähigkeit zu schlucken, z.B. aufgrund von Tumoren, Verletzungen, Strikturen des Mundes, Pharynx, Ösophagus (transösophageale Sonden nicht möglich; PEG-Sonde zu erwägen) – schwere Unterernährung	– ständiges Erbrechen – Aspirationsgefahr – Magentumor und -ulkus – Perforationen im Bereich des Verdauungstrakts – generalisierte Peritonitis – paralytischer Ileus – Fisteln im Bereich des Dünndarms, gastrokolische Fisteln, enterovesikale Fisteln – mechanischer Ileus – schweres Trauma – Kurzdarm- und Malabsorptionssyndrom – entzündliche Darmerkrankungen (Enterokolitis, florider Morbus Crohn)	– gastrointestinale Blutungen – akute Pankreatitis – Sepsis – postoperativ nach großen bauchchirurgischen Eingriffen – akute, schwere Stoffwechselentgleisungen (Urämie, Leberversagen, schwere diabetische Stoffwechselstörung)

7.6.3.1 Orale Ernährung

Die Zufuhr von peroraler enteraler Ernährung kann bei wachen, schluckfähigen Patienten selbstverständlich oral erfolgen. Dies wird auf Intensivstationen eher selten möglich sein, da die **Grundvoraussetzungen** erhaltenes Bewußtsein und Kontrolle der Schluckmöglichkeit häufig fehlen. Sedierte, muskelrelaxierte oder mit hohen Opioiddosen behandelte Patienten sind nicht für eine orale Ernährung geeignet.

Wird eine Sondenkost oral verabreicht, sollte diese vom Geschmack her akzeptabel sein und vertragen werden. Außerdem muß bei oraler Ernährung (auch bei enteraler Ernährung über Sonde) ein regelmäßiges Abführen gewährleistet sein.

Aufgrund der schlechten Überprüfbarkeit der tatsächlichen Energiezufuhr besteht die Gefahr einer Mangelernährung. Dennoch sollten, sobald möglich, Patienten durch die **Basale Stimulation**® (Kap. 7.4.2) und durch ein **Schlucktraining** wieder an die orale Nahrungszufuhr herangeführt werden.

Allerdings kann es bei zu früher Umstellung auf orale Nahrungszufuhr zur pulmonalen **Aspiration** kommen. Neben der gurgelnden Sprache sind Husten und Dyspnoe erste Zeichen einer Aspiration. Im weiteren Verlauf kann es rasch zu Zyanose, Bradykardie und Bewußtlosigkeit kommen. Selbstverständlich muß dann der Schluckversuch bzw. die orale Nahrungsaufnahme abgebrochen und ggf. mit einer Reanimation begonnen werden.

Für ein Schlucktraining ist ganz grundsätzlich die professionelle Hilfe eines Logopäden zum Training von Mund- und Schluckmuskulatur sinnvoll. Das Training beginnt einige Stunden vor dem ersten Schluckversuch mit dem Stimulieren des Mundinnenraums durch verschiedene Flüssigkeiten mit unterschiedlicher Temperatur. Zum Anregen der Speichelproduktion eignen sich Fruchtsäfte oder Joghurt.

Zum Schlucktraining selbst sollte man den Patienten zunächst in eine **tätigkeitsangepaßte Lage** bringen, am besten soll er sitzen. Ein Abstützen des Oberkörpers und des Kopfes mit Kissen ist oft hilfreich. Der Pflegende setzt sich dem Patienten gegenüber.

Da zum Schlucktraining bei nichtintubierten Patienten die Fähigkeit, ausreichend zu husten und zu schlucken, unbedingt vorhanden sein muß, hat zunächst ein Überprüfen der Schluckfähigkeit mit etwas **Wasser** zu erfolgen. Ist das Schlucken und bei Bedarf das Abhusten von Wasser nicht möglich (z.B. Aspiration), verbietet sich zunächst ein weiteres Vorgehen. Gelingt der

Schluckversuch bereits mit Wasser, kann **andere Flüssigkeit** in kleinen Mengen gegeben werden. Zwischen den einzelnen Schlucken soll der Patient normal atmen, und die Pflegeperson soll das Schlucken genau beobachten (Aspirationsgefahr).

Als Steigerung kann im Verlauf der Übergang auf **Breikost** oder passierte Kost erfolgen. Wird auch dies gut vertragen, ist es sinnvoll, **feste Nahrung** anzubieten, da das Kauen die beste Parotitisprophylaxe darstellt. Bei zunehmender Vigilanz des Patienten und fortschreitender Schluckfähigkeit ist es sinnvoll, den Patienten Schritt für Schritt an das selbständige Essen mit Löffel und Gabel heranzuführen. Die Zufuhr von Getränken sollte entweder durch einen Strohhalm, ggf. mit Knick, oder mit einem Glas erfolgen, da viele Patienten nur schlecht aus Schnabeltassen trinken können.

M   Ist ein Schlucktraining bei einem Patienten geplant, dann sollte der Zeitpunkt auch so gewählt werden, daß ausreichend Zeit von allen Seiten vorhanden ist. Für eine streßfreie Gabe von Getränken und Nahrung ist es unabdingbar, daß der Patient **keinen Zeitdruck** spürt. ■

7.6.3.2 Enterale Ernährung über Sonde

Die **Vorteile** enteraler Diäten sind eindeutig, da sie sich leichter anwenden lassen, weniger Überwachung als die parenterale Ernährung (s.a. Kap. 7.6.3.3) benötigen und kostensparender sind. Dabei gilt eine ausreichend vorhandene, funktionstüchtige **Darmmukosa** als Voraussetzung für die Verwertung der Nahrungsstoffe. Die **Nachteile** und **Komplikationen** sind in wechselnder Häufigkeit Übelkeit, Erbrechen, Durchfälle, geblähtes Abdomen, das hyperosmolare, hyperglykämische nichtketoazidotische Koma, Glukosurie, Aspiration, Peritonitis, Hypernatriämie und Hyperkaliämie.

Wesentliche **Indikationsgebiete** sind Patienten mit Verbrennungen, Patienten nach Oberbaucheingriffen, bei denen eine Sonde plaziert werden kann, sowie Patienten im Übergang von parenteraler zu oraler Ernährung.

Folgende **Techniken** und Sonden (in den Magen oder Dünndarm) können verwendet werden, wenn der Patient nicht schlucken kann oder soll (Abb. 7.6-1):

■ nasogastrische, nasoduodenale und nasojejunale Sonde (häufigste und unkomplizierteste Methode)

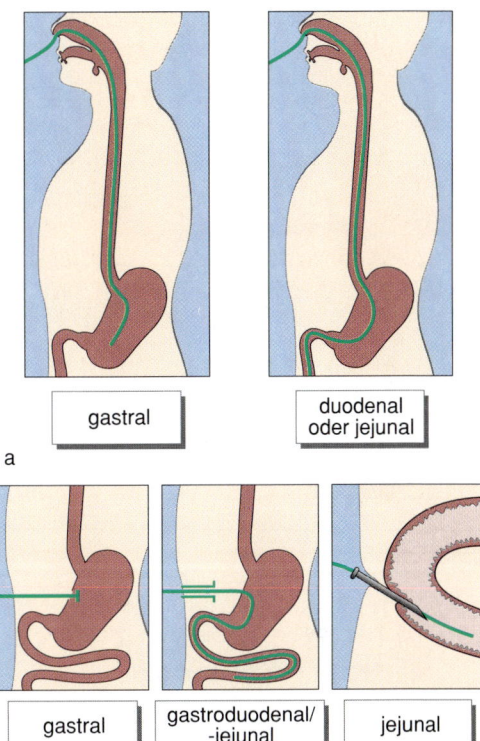

gastral | duodenal oder jejunal

a

gastral | gastroduodenal/ -jejunal | jejunal

b

Abb. 7.6-1   Zugangswege für enterale Ernährungssonden.
a) Transnasale Plazierung. Es ist die gastrale, duodenale bzw. jejunale Lage dargestellt.
b) Perkutane Plazierung. Die Sonden können transgastral oder direkt in den Dünndarm plaziert werden.

■ Moss-Sonde (gleichzeitige Drainage des Magens und intraduodenale Ernährung möglich, z.B. bei präduodenaler Striktur)
■ Pharyngostomie und gastrale bzw. duodenale Sonden (bei Tumoren, Verletzungen oder Strikturen im Gesichtsschädelbereich)
■ Gastrostomie; Witzel-Fistel oder perkutane endoskopische Gastrostomie (PEG) bei langfristiger Sondenernährung (Abb. 7.6-2)
■ perkutane endoskopische Jejunostomie (PEJ)
■ Feinnadelkatheterjejunostomie (FNKJ)

Beim **Verabreichen von Sondenkost** sind zur Vermeidung der Nebenwirkungen einige Kriterien zu beachten. So ist z.B. die **Lage der Sonde** mehrfach täglich vor jeder Sondenkostgabe durch Aspiration (pH-Wert im Magen sauer und im Duodenum alkalisch) oder Luftinsufflation zu verifizieren. Die richtige Lage einer jejunalen

7

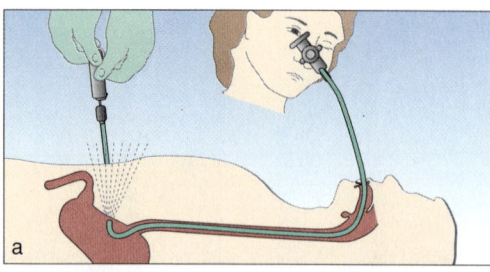
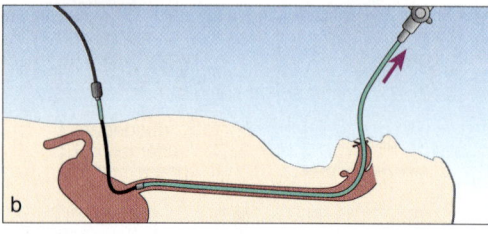
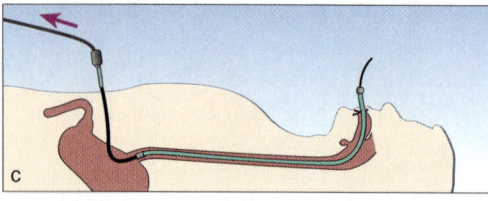
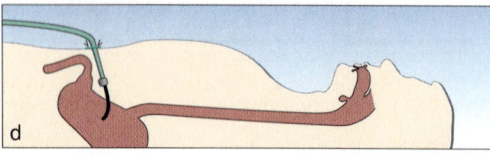

Abb. 7.6-2 Vorgehen zur Anlage einer perkutanen endoskopischen Gastrostomie (PEG) zur länger-fristigen Ernährung.
a) Gastroskopie und perkutane Punktion des Magens.
b) Entfernen des Gastroskops nach Einlegen des Führungsdrahts.
c) Über den Führungsdraht kann die Sonde einge-legt und der Führungsdraht entfernt werden.
d) Die perkutane Sonde wird an der Haut befestigt.

Sonde sollte per Röntgenaufnahme gesichert werden.

Der Patient ist zur Sondengabe möglichst in leichte Oberkörperhochlage (ca. 20 bis 30°) zu bringen. Bei intubierten/tracheotomierten Pa-tienten ist auf die ausreichende Cuffblockung zu achten. Je nach Lage der Sonde ist die **körper-warme Sondenkost** unterschiedlich zu portio-nieren.

M Bei Magensonden können bis zu 250 ml pro Portion, bei Jejunalsonden bis 50 ml pro Portion ge-geben werden. ■

Das **kontinuierliche Verabreichen** ist zu bevor-zugen, benötigt aber eine Ernährungspumpe und einen höheren Überwachungsaufwand. Dabei ist z.B. zu prüfen, ob es zur Regurgitation kommt oder ob sich die Kost im Darm sammelt.

Insgesamt ist mit der Sondenernährung nach mehrtägiger Nahrungskarenz **einschleichend** zu beginnen, da die Fähigkeit des Magen-Darm-Trakts, Nahrung aufzunehmen, schnell ver-lorengeht und wieder „antrainiert" werden muß. Das Steigern der Menge orientiert sich an der Verträglichkeit der Sondennahrung. Als Folge von Sondennahrung kann es sowohl zu Diarrhö als auch zu Obstipation kommen. Bei ausge-prägter **Diarrhö** ist die Osmolarität der Sonden-nahrung durch Verdünnung mit destilliertem Wasser oder Tee zu senken. Der Sondenkost kann zusätzlich Imodium® oder Opiumtinktur beigegeben werden. Bei **Obstipation** muß die Darmfunktion angeregt und u.U. ein Einlauf oder eine manuelle Ausräumung des Enddarms bei stark verdicktem Stuhl vorgenommen werden.

Durch die **Aspiration vor jeder Bolusgabe** ist zu erkennen, ob sich viel, wenig oder gar keine Sondenkost der vorigen Gabe ansaugen läßt. Ist kaum Flüssigkeit zu gewinnen, so kann man von einer ausreichenden Tätigkeit des Magen-Darm-Trakts ausgehen. Bei **mangelndem Weitertrans-port** der Sondenkost ist die Zufuhr für ein bis zwei Stunden zu unterbrechen. Erfolgt auch nach dieser Pause kein vollständiger Weiter-transport der Sondenkost, so muß die Menge der einzelnen Portionen bzw. die Verabreichungsge-schwindigkeit reduziert werden. Die Gabe von Paspertin® kann die Darmmotilität anregen. Das **Auskultieren von Darmgeräuschen** kann eben-falls Hinweise auf die Funktion geben.

Beim **Auftreten von Nebenwirkungen** wie z.B. Übelkeit oder Bauchkrämpfen muß die Gabe der Sondenkost reduziert oder vorüberge-hend eingestellt werden.

Glukosewerte, die deutlich über 200 mg% lie-gen, sind nicht längere Zeit tolerabel und werden mit Insulin therapiert.

M **Sondenkost** ist gegenüber **bakterieller Be-siedlung** äußerst anfällig, daher sind geöffnete Fla-schen nie länger als vier bis sechs Stunden zu verwenden. ■

Grundlage für die **praktische Dosierung** ente-raler Sondenkost sind die allgemeinen Bilan-zierungsrichtlinien, wobei eine evtl. gleichzeitige parenterale Ernährung und/oder Flüssigkeits-substitution selbstverständlich in die Bilanz mit einzubeziehen ist. Der tägliche **Flüssigkeitsbedarf** liegt bei 1 500 bis 3 000 ml, die **Kalorienmenge** zwischen 1 500 und 3 000 kcal (abhängig von der jeweiligen Stoffwechselsituation, der Gesunde benötigt etwa 1 800 kcal). Die **Kaloriendichte** der Sondenkost ist in der Regel ca. 1 kcal/ml. Die **Konzentration** der **gelösten Substanzen** beträgt 300 bis 500 mmol/l und sollte 500 mmol/l nicht überschreiten, um schwere Durchfälle zu verhindern. Wenn die Zufuhr über längere Zeit erfolgen soll, ist das **richtige Mischungsverhältnis** der einzelnen Komponenten besonders wichtig:

- Proteinanteil   15 bis 20%
- Fettanteil   25 bis 30%
- Kohlenhydratanteil   50 bis 60%

Arten der Sondenernährung

Die **selbsthergestellte Sondenkost** wird aus homogenisierten Lebensmitteln vor jeder Applikation zubereitet. Sie ist in der Zusammensetzung schlecht definiert, hygienisch problematisch und schlecht zu handhaben. Eine **nährstoffdefinierte Diät** läßt sich dagegen exakt bilanzieren und ermöglicht rationelles Arbeiten. Die Voraussetzung für den Einsatz ist eine intakte Resorptionskapazität des Darmes und eine normale Stoffwechselaktivität. Nährstoffdefinierte Diäten lassen sich wie folgt unterteilen:

- **Vollbilanzierte Diät** (Biosorbin® MCT, Nutricomp®): Sie enthält immer Elektrolyte, Vitamine, Spurenelemente und ist ballaststofffrei. Die Verabreichung ist auch p.o. möglich. Zur Resorption ist eine Gallen- und Pankreassekretion erforderlich.
- **Modifizierte** (alternative) **Diät** als Supplement: Sie dient zur Unterstützung einer inadäquaten oralen Nahrungsaufnahme (z.B. bei Proteinmangel).
- **Chemisch definierte Diät** (Elementardiät, Oligopeptiddiät, Astronautenkost): Eine chemisch definierte Diät ist aus Monosacchariden, Aminosäuren und Oligopeptiden (meist wenig Fett) zusammengesetzt. Die Resorption erfolgt unabhängig von Galle- und Pankreassekretion (z.B. Salvipeptid®, Peptisorb flüssig®, Survimed®). Indiziert sind sie bei Proteinallergie, entzündlichen Darmerkrankungen und nach abdominalchirurgischen Eingriffen.

Krankheitsadaptierte Diäten

Diese Diäten orientieren sich am **Energiebedarf** und der jeweiligen **Krankheitssituation** des Patienten. In den Sondendiäten können Mono-,

Oligo- und Polysaccharide eingesetzt werden. Laktose (Milchzucker) ist meist weniger gut geeignet, da 10% unserer Bevölkerung eine **Laktoseintoleranz** aufweist und auf eine Zufuhr von Laktose mit Durchfällen reagiert. Fettarme oder fettfreie Ernährung bedeutet eine unzureichende Zufuhr essentieller Fettsäuren, da aber viele Intensivpatienten die Fettzufuhr nicht gut tolerieren, werden häufig Diäten, die speziell die **essentiellen, mittelkettigen Fette** enthalten („MCT"), verabreicht. Die Gabe von MCT-Sondenkost kann jedoch zu abdominellen Krämpfen, Erbrechen und Durchfällen führen.

Die optimale **Proteinzufuhr** erfolgt entweder in Form von Proteingemischen oder in Form von Aminosäuregemischen. Der Proteingehalt soll dabei zwischen 1 und 3 g/kg KG/Tag liegen.

Es gibt für **traumatologische Patienten, Patienten mit Leber-, Lungen- oder Nierenversagen** spezielle Diäten mit den in Tabelle 7.6-4 aufgeführten Merkmalen. Der Nachweis, daß krankheitsadaptierte Diäten tatsächlich einen günstigen Einfluß auf die Morbidität und Mortalität von Patienten mit entsprechenden Erkrankungen haben, ist sowohl bei enteralen als auch parenteralen Ernährungslösungen nicht einfach. Manche Experten bezweifeln sogar den Wert dieser Diäten. Vom theoretischen Standpunkt jedoch ist der Wert der krankheitsadaptierten Diäten nochmals zu betonen.

Sondenpflege und Überwachung

Zur Verhinderung einer **Sondenverstopfung** muß die Sonde bei jeder Unterbrechung der Nahrungszufuhr (ca. alle sechs Stunden) und nach jeder Medikamentengabe mit klarer Flüssigkeit (10 bis 50 ml) gespült werden. Geeignet sind Tee (kein Früchtetee), Ringerlaktatlösung oder NaCl-Lösung.

Die Fixierungsstelle der Sonde an Nase oder Bauchwand ist sorgfältig zu reinigen, der Verband zur Sicherung der Sonde täglich zu wechseln (s.a. Kap. 7.3). Bei Witzel-Fistel oder PEG-Sonden muß der Verbandwechsel unter sterilen Kautelen erfolgen. Um **Druckgeschwüre an der Nase** zu vermeiden, ist mindestens einmal pro Schicht eine Nasenpflege erforderlich, dabei ist das Beobachten der Haut und Beurteilen des Hautzustandes wichtig. Veränderungen sind zu dokumentieren. Eine regelmäßige Mundpflege, Soor- und Parotitisprophylaxe sind selbstverständlich.

Der Patient ist auf Veränderungen seines Zustandes speziell im Hinblick auf Komplikationen

Tab. 7.6-4 Besonderheiten krankheitsadaptierter enteraler Diäten.

Diätart	Besonderheiten
Trauma-Diäten	– Anwendung bei Patienten mit hohem Kalorien- und Proteinbedarf – Energiewert bis zu 2 kcal/ml – hoher Eiweißanteil
Leber-Diäten	– geringerer Proteinanteil als bei anderen Standarddiäten – Bestandteile sind verzweigtkettige Aminosäuren, MCT (mittelkettige Fette) – hoher Kohlenhydratanteil – meist reduzierter Kalium-, Natrium- und Phosphatgehalt
Lungen-Diäten	– für Patienten mit ARDS, schwerer chronisch-obstruktiver Ventilations-störung und hohem pCO_2 anderer Ursache – sehr hoher Fettanteil (beim Stoffwechsel der Fette wird am wenigsten CO_2 pro kcal freigesetzt)
Nieren-Diäten	– enthalten hohen Anteil an essentiellen Aminosäuren (d.h. nur die Aminosäuren, die der Körper nicht selbst resynthetisieren kann, werden zugeführt), dadurch geringere Freisetzung von Harnstoff beim Protein-stoffwechsel – minimaler Natrium-, Kalium- und Phosphatgehalt – höchster Kohlenhydratanteil an Gesamtkalorien (im Vergleich aller Diäten) – hohe Osmolarität und hohe Energiedichte

zu beobachten. Zusätzlich ist regelmäßig die **Lunge abzuhören,** um eine sich evtl. entwickelnde Pneumonie oder spastische Geräusche aufgrund einer chronischen Aspiration zu erkennen. Das Bilanzieren von Ein- und Ausfuhr, die Kontrolle des Körpergewichts und die laborchemische Untersuchung entsprechen den Überwachungsmaßnahmen der parenteralen Ernährung (Kap. 7.6.3.2).

Komplikationen
Bei zu rascher Applikation der Sondenkost kommt es zu **Abdominalschmerzen, Erbrechen** und **Diarrhö.** Ursachen können auch Hyperosmolarität, bakterielle Verunreinigung, zu häufige oder zu große Portionen oder zu niedrige Temperatur der Sondenkost sein. Daneben kommen auch noch eine zu tief liegende Sonde, ein zu hoher MCT-Anteil oder eine Laktoseintoleranz als Auslöser dieser Symptome in Frage. Die Therapie besteht in einer „Teepause" und der Gabe pektinhaltiger Präparate (Aplona®-Pulver).
Eine schwere Komplikation ist das **hyperosmolare, hyperglykämische nichtketoazidotische Koma** (früher auch „Tube-feeding-Syndrom" genannt). Es ist gekennzeichnet durch einen Anstieg der Kreatinin-, Harnstoff- und Natriumkonzentration im Serum und eine hyper-

tone Dehydratation und war oft bei zu geringer Flüssigkeitszufuhr zu beobachten. Komatöse Patienten mit Diabetes mellitus, Pankreatitis oder Niereninsuffizienz, aber auch Patienten im schweren Postaggressionsstoffwechsel sind besonders gefährdet.

7.6.3.3 Parenterale Ernährung

Eine **vollständige parenterale Ernährung** erfolgt, sobald eine enterale Ernährung nicht mehr oder noch nicht möglich und eine längerfristige hypo-, also niederkalorische Ernährung, nicht akzeptabel ist. Die Lösungen der vollständigen parenteralen Ernährung appliziert man sinnvollerweise nur über einen **zentralen Venenkatheter** in die V. cava. Eine parenterale Ernährung, die zusätzlich zur oralen bzw. enteralen Ernährung erfolgt, kann bei bestimmten Nährlösungen in periphere Venen appliziert werden. Hochkonzentrierte Lösungen (über 800 mosm/l, dies entspricht z.B. einer 10% Aminosäurelösung) sind über periphere Venen nur wenige Minuten applizierbar. Sie sind stark venenreizend und würden innerhalb weniger Tage zu einem entzündlichen, sehr schmerzhaften Verschluß der Vene führen. Eine plasmaisotone Zuckerlösung (5%, 280 mosm/l) kann peripher verabreicht werden. Sie enthält jedoch pro Liter nur 200 kcal Energie, so daß mindestens 5 Liter Flüssigkeit zur vollständigen Abdeckung des Kohlenhydratbedarfs gegeben werden müßten. Fettlösungen sind die einzigen hochkalorischen Nährstofflösungen, die peripher verabreicht werden können. Hier ist jedoch eine Gabe von mehr als 600 bis 900 kcal nicht sinnvoll, außerdem ist der Kohlenhydratbedarf dadurch nicht abzudecken.

Bei einer längerfristig geplanten parenteralen Ernährung sind Venenkatheter, die über Armbeuge oder V. jugularis gelegt werden, nicht sinnvoll, da durch die Bewegung des Katheters gegen die Haut recht schnell entzündliche Reizungen zu erwarten sind. Es sind daher entweder Venenkatheter zu bevorzugen, die über die V. subclavia gelegt werden, oder es ist die Implantation eines Dauervenenkatheters, sog. Port-a-cath- (Broviac®) oder Hickman®-Katheter, in Erwägung zu ziehen. Diese Katheter bestehen aus sehr gewebefreundlichen Silikonkunststoffen, werden chirurgisch in Lokalanästhesie implantiert und können bei optimaler Pflege Monate bis Jahre liegen.

M Die parenterale Infusionslösung darf erst gegeben werden, wenn z.B. durch eine Thoraxaufnahme die korrekte **Lage des Katheters** nachgewiesen ist. Eine Ernährung kann nur dann sicher erfolgen, wenn die Nährlösung dorthin gelangt, wo sie hin soll. Die häufigste technische Komplikation ist die **Fehllage** des Venenkatheters mit Fehlinfusion und unter Umständen katastrophalen Folgen. ■

Über zentrale Venenkatheter wird eine Vielzahl von **Medikamenten** verabreicht. Dabei ist zu beachten, daß bei gleichzeitiger Gabe von Calciumlösungen und Natriumbikarbonat mit den meisten Ernährungslösungen ein **Ausfallen von Calcium- und Natriumsalzen** zu befürchten ist. Entsprechend sind Calciumlösungen und Natriumbikarbonat über separate Katheter oder ein zweites Lumen zu verabreichen. Ist dies nicht möglich, ist die Ernährungslösung zu stoppen, der Katheter mit Kochsalzlösung zu spülen und erst nach erfolgter Gabe der Medikamente (wieder mit Kochsalzlösung spülen) die Ernährungslösung weiter zu geben.

Ein **abruptes Unterbrechen der parenteralen Ernährung**, z.B. aufgrund noch nicht erfolgter Anordnung für den Folgetag kann zu einer Hypoglykämie führen. Deshalb ist in solchen Fällen immer eine Kohlenhydratlösung (z.B. Glukose 20%, 50 bis 100 ml/h) zu geben. Soll die **parenterale Ernährung abgesetzt** werden, ist möglichst noch für zwei Stunden eine reduzierte Energiemenge zuzuführen (z.B. Glukose 20%, erste Stunde 100 ml/h, zweite Stunde 50 ml/h), danach ist ein relativ gefahrloses Absetzen der parenteralen Ernährung möglich. Eine **Blutzuckerkontrolle** sollte aber nach einer, drei und sechs Stunden erfolgen.

Täglich sollten die **Serumspiegel** von Natrium, Kalium, Calcium, Chlorid sowie mehrfach der Blutzucker bestimmt und die Blutgase analysiert werden. Eine zweimalige Bestimmung der Serumosmolarität, von Laktat, Phosphat, Bilirubin, Gerinnungsstatus, Harnstoff, Kreatinin im Serum und Urin, der Triglyzeride und der Leberenzyme pro Woche ist mindestens erforderlich. Ein Erweitern des Untersuchungsspektrums (z.B. Ammoniak, Elektrophorese, onkotischer Druck) und der Untersuchungshäufigkeit ist immer dann zu fordern, wenn sich Hinweise auf Störungen durch die Ernährungstherapie ergeben.

M Man muß sich bezüglich der Ernährung mit dem **Beurteilen der Effektivität** auf Schätzungen und Erfahrung verlassen, da es keine ausreichenden objektiven Faktoren gibt, die eine optimale Beurteilung des Ernährungszustandes und Nahrungsbedarfs ermöglichen. ■

Als wichtige Grundlage für die **Anwendung der parenteralen Ernährungslösungen** gilt das Wissen über die für die jeweiligen Substrate Glukose, Xylit(ol), Sorbit(ol), Aminosäuren und Fette gültigen maximalen Tagesdosen, Infusion geschwindigkeiten und weitere Besonderheiten (Tab. 7.6-5). Als Beispiel der Zusammensetzung sind in Tabelle 7.6-6 einige wichtige Basislösungen und ihre Bestandteile aufgeführt.

M Die parenteral gegebenen Substrate sollten kontinuierlich zugeführt werden, da jede Unterbrechung der Zufuhr die Gefahr einer Hypoglykämie birgt. ■

In den ersten postoperativen Tagen baut man die Kalorienzufuhr von 400 kcal/Tag über 1 000 kcal/Tag bis auf 1 600 bis 2 400 kcal/Tag auf. Bei einer Menge von bis zu 1 000 kcal kann die Lösung peripher venös gegeben werden, darüber hinaus muß ein Venenkatheter verwendet werden.

Neben den für den allgemeinen Bedarf bei Patienten ohne Organinsuffizienz ausreichenden kommerziell erhältlichen Lösungen (Tab. 7.6-7),

7

Tab. 7.6-5 Bestandteile der parenteralen Ernährung mit Anwendungshinweisen bei einem Patienten mit 70 kg KG.

Substrat	Dosierung/Tag	Maximale Infusionsgeschwindigkeit	Besonderheiten
Glukose	< 6 g/kg KG (wiegt ein Patient 70 kg, so können bis 400 g gegeben werden, dies entspricht 1 600 kcal)	< 0,5 g pro kg KG/h (wiegt Patient 70 kg, entspricht dies bei einer 10%-Glukoselösung 35 g/h oder maximal 350 ml/h)	– wichtigstes energielieferndes Kohlenhydrat, v.a. für Nervenzellen, Niere, Erythrozyten – nicht bei Blutzucker > 300 mg% – hohe Dosierungen werden oft schlecht verstoffwechselt, daher Gabe von Insulin (immer mit Kaliumkontrolle, evtl. Kaliumsubstitution) oder Zuckeraustauschstoffen notwendig – ZVK bei Konzentrationen über 10% Glukose erforderlich – möglichst kontinuierlich verabreichen (Blutzuckerschwankungen)
Fruktose (= Laevulose)	< 3 g/kg KG (bei einem Patienten mit 70 kg KG können bis 200 g gegeben werden, dies entspricht 800 kcal)	< 0,25 g pro kg KG/h (wiegt ein Patient 70 kg, entspricht dies bei einer 10%-Fruktoselösung 17,5 g/h oder maximal 175 ml/h)	– nicht bei Fruktoseintoleranz (in der Anamnese Obstunverträglichkeit) – **nicht bei Kindern** anwenden
Sorbit(ol)	< 3 g/kg KG (bei einem Patienten mit 70 kg KG können bis 200 g gegeben werden; dies entspricht 800 kcal)	< 0,25 g pro kg KG/h (wiegt ein Patient 70 kg, entspricht dies bei einer 10%-Sorbitollösung 17,5 g/h oder maximal 175 ml/h)	– insulinunabhängiger Stoffwechsel – bei Diabetikern gut geeignet – **nicht bei Fruktoseintoleranz** – **nicht bei Kindern** anwenden
Xylit	< 3 g/kg KG (bei einem Patienten mit 70 kg KG können bis 200 g gegeben werden; dies entspricht 800 kcal)	< 0,25 g pro kg KG/h (wiegt ein Patient 70 kg, entspricht dies bei einer 10%-Xylitlösung 17,5 g/h oder maximal 175 ml/h)	– auch bei eingeschränkter Glukosetoleranz einsetzbar – ähnlich wie Glukose keine Kontraindikationen bekannt
Fett	< 2,0 g/kg KG (bei einem Patienten mit 70 kg KG können bis 140 g gegeben werden, dies entspricht 1 260 kcal; erfahrungsgemäß werden jedoch selten mehr als 900 kcal als Fette gut vertragen)	< 0,15 g pro kg KG/h (wiegt ein Patient 70 kg, dürfen nicht mehr als 10 g/h einlaufen; bei einer 20%-Lösung sind dies 52,5 ml/h)	– großer Energiegehalt – geringe osmotische Belastung – nicht bei Störung im Fettstoffwechsel – Applikation nur getrennt von allen anderen Lösungen und ohne Filtersystem – langsame Dosissteigerung – Blutzucker- und Triglyzeride im Serum kontrollieren – Fette nicht über 25 °C lagern

Tab. 7.6-5 *Fortsetzung*

Substrat	Dosierung/Tag	Maximale Infusionsgeschwindigkeit	Besonderheiten
Aminosäuren (AS)	**< 2 g/kg KG** (ist bei Leber- und Niereninsuffizienz auf 0,3–0,6 g essentielle bzw. verzweigtkettige AS pro kg zu reduzieren)	**< 0,1 g pro kg KG/h** (wiegt ein Patient 70 kg, so dürfen nicht mehr als 7 g/h einlaufen; bei einer 3,5%-Lösung sind dies 200 ml/h)	– AS immer abgedunkelt und bei Raumtemperatur lagern – alleinige Bausteine der Proteine – bei Stoffwechselstörungen einzelner Aminosäuren (selten) dürfen die jeweiligen Aminosäuren nicht gegeben werden – für die Verstoffwechselung ist Energie notwendig, die durch Fette oder KH zu liefern ist – die alleinige Gabe von AS ist kontraindiziert
fettlösliche Vitamine			– Applikation zusammen mit Fettlösungen über Perfusor
wasserlösliche Vitamine			– Applikation zusammen mit parenteraler Ernährungslösung

die anhand der gewünschten Kalorienzahl zu dosieren sind, besteht die Möglichkeit, **individuelle Lösungen** herzustellen. Diese stellt der behandelnde Arzt entsprechend des erforderlichen Bedarfs zusammen. Bei der Berechnung des Bedarfs wird schrittweise vorgegangen, indem zunächst das mögliche Infusionsvolumen definiert und die notwendige Gabe von Elektrolyten festgestellt wird. Danach setzt man die erwünschte Kalorienmenge, die Aminosäuren- und zuletzt die Fett- und die Kohlenhydratmenge fest und ergänzt evtl. noch mit einer Vitaminbeigabe.

Das genaue **Vorgehen bei der bilanzierten parenteralen Ernährung** bei einem unkomplizierten Fall (keine Hämofiltration, keine gemischte enteral-parenterale Ernährung, kein sonstiges Organversagen, keine akute Stoffwechselentgleisung) ist nachfolgend dargestellt. In Übertragung des hier angedeuteten Vorgehens lassen sich auch bei Organinsuffizienz die jeweiligen Erfordernisse definieren und meist durch geeignete Zusammenstellung von kommerziellen oder in der eigenen Krankenhausapotheke hergestellten Lösungen erfüllen.

Tab. 7.6-6 Beispiele von Kohlenhydrat- und Aminosäurelösungen für die Zubereitung individueller Mixlösungen zur parenteralen Ernährung.

Lösung	Energiegehalt (in kcal/l)	Bestandteile pro l (in g)
GX 20%	800	100 Glukose 100 Xylit
Glukose 10%	400	100 Glukose
Intralipid® 20	2 000	200 Sojabohnenöl
Aminofusin® 10%	400	100 Aminosäuren
Intrafusin® 15%	600	150 Aminosäuren
Nephrosteril®, bei Niereninsuffizienz	280	70 Aminosäuren
Aminosteril® N-Hepa 5%, bei Lebererkrankungen	205	50 Aminosäuren

Planungs- und Bilanzierungsprozeß eines Tages für einen Patienten mit totaler parenteraler Ernährung:

■ **1. Schritt. Planung und Definition der Zusammensetzung der Ernährung:**
   – Volumen: 3 500 ml/Tag
   – 200 mmol Natrium
   – 70 mmol Kalium
   – 1 800 kcal (außer Proteinen)
   – 80 g Aminosäuren
   – 30 mmol Phosphat

Tab. 7.6-7 Verschiedene Komplettlösungen für die parenterale Ernährung bei normaler Organfunktion. Die Dosierung erfolgt üblicherweise über die geplante Energiezufuhr. Will man z.B. 1 800 kcal zuführen, so können 3 000 ml TPE oder 650 ml Nutri Twin G verordnet werden.

Präparat	kcal/l (mit AS)	kcal/l (ohne AS)	Amino-säuren in g/l	Glu-kose in g/l	Xylit(ol) in g/l	Na-trium mmol/l	Kalium mmol/l	Chlorid mmol/l	Phos-phat mmol/l	Beachte
AKE 1100 mit Glukose	360	240	30	60	0	50	25	81	10	– peripher-venöse Gabe möglich
Combi-plasmal® 4,5% GXE	780	600	45	100	50	65	30	62	15	– nur über ZVK
Nutri Twin G	1100	800	75	200	0	40	20	38	0	– nur über ZVK
Parent-amin 2% X5-E	290	200	20	0	50	100	20	86	10	– peripher-venöse Gabe möglich
salviamin® 3,5 GX-E	660	520	35	65	65	60	30	90	12	– nur über ZVK
TPE 1800 GX	600	500	25	60	65	52	30	664	0	– nur über ZVK

Bei dieser Planung sei zunächst angenommen, daß der Flüssigkeitshaushalt des Patienten ausgeglichen ist und die verabreichte Menge von 3 500 ml auch über Stuhl, Urin, Drainageverluste und Perspiratio insensibilis wieder ausgeschieden wird.

■ **2. Schritt: Umsetzung durch konkrete Zuordnung von Lösungen:** Dabei erfolgt schrittweise die Aufstellung der zwangsläufig zu verabreichenden Medikamente und der noch zu substituierenden Bestandteile der Ernährungslösung (Tab. 7.6-8).

■ **3. Schritt: Verordnung:** Exakte Anordnung zur Zusammenstellung und Applikation der parenteralen, selbstdefinierten Ernährungslösung. Es soll aus hygienischen Gründen mindestens alle 12 Stunden eine neue Lösung zubereitet werden. Unter Berücksichtigung der praktischen Machbarkeit und von Kostenaspekten werden nicht die theoretisch exakten, sondern gerundete Werte verordnet. Die Relation der einzelnen Mix-Bestandteile sollte trotzdem weitgehend erhalten bleiben. Durch die Orientierung an praktikablen Volumina (v.a. bei teuren Mix-Bestandteilen) ist es häufig so, daß der Inhalt eines Mix-Beutels in weniger als 12 Stunden eingelaufen ist. Wenn z.B. 2 781 ml geplant sind, heißt das 116 ml/h. Hat ein Mix-Beutel 885 ml, läuft er in 7,6 Stunden ein, pro Tag sind dann 3,14 Beutel erforderlich (Tab. 7.6-9).

■ **4. Schritt: Vergleich von Plan und Verordnung (optional):** Der Vergleich der durch die Mix-Verordnung vorgegebenen Menge an Infusionslösung mit der geplanten Menge (in 24 Stunden) gibt eine zusätzliche Bestätigung der Verordnung (Tab. 7.6-10).

Ein Vergleich der zunächst geplanten Zufuhr an Elektrolyten und Nährstoffen mit den durch den verordneten Mix voraussichtlich gegebenen Mengen an Flüssigkeit, Elektrolyten, Kohlenhydraten und Aminosäuren beendet die Kontrolle der Verordnung (Tab. 7.6-11). Die Abweichungen aller Parameter von der Planung halten sich bei einer sinnvollen Angabe der Mix-Zusammensetzung in Grenzen.

Tab. 7.6-8 Planungsprozeß für das Erstellen einer parenteralen Ernährungslösung („Mix"). Alle Mengenangaben beziehen sich auf 24 Stunden.

	Volumen (ml)	Natrium (mmol)	Kalium (mmol)	Kilo-kalorien (ohne AS)	Amino-säuren (g)	Phosphat (mmol)
– geplante Zufuhr	3 500	200	70	1 800	80	30
– Beitrag durch verordnete Medikamente	500	38	2	0	0	0
– Beitrag durch Fett-lösung (separate Gabe von 288 ml = 12 ml/h Lipofundin S 20® mit 20% Fettanteil, entspricht 219 ml freien Wassers)	219	0	0	600	0	0
– **Rest** für selbst zusammengestellte Infusionslösung	2 781	162	68	1 200	80	30
– Kaliumphosphat	50	0	50	0	0	30
– Aminofusin® 10%	800	0	0	0	80	0
– Glukose 40%	750	0	0	1 200	0	0
– Inzolen HK®	18	18	18	0	0	0
– NaCl 20%	42	144	0	0	0	0
Zwischensumme	1 660	162	68	1 200	80	30
Verbleiben für Aqua pro infusionem	1 121	0	0	0	0	0
Summe (Mix) (muß Rest ergeben)	2 781	162	68	1 200	80	30
Menge pro Stunde	116	7	3	50	3	1

7

■ **5. Schritt: Bilanzierung am nächsten Tag und neue Planung:** Die Bilanzierung (Tab. 7.6-12) als Grundlage der neuen Planung erfaßt die tatsächlich gegebene Menge an Infusionslösung und die gemessene sowie geschätzte Ausfuhr. Blut und Blutbestandteile werden normalerweise nicht mit bilanziert, da die Gabe dieser Substanzen üblicherweise ebenso große Verluste ersetzen soll. Die errechneten Defizite bzw. Überschüsse bei Flüssigkeit und Elektrolyten müssen bei der neuen Planung mit berücksichtigt werden. Das genaue Vorgehen bei der Bilanzierung ist hier nur bezüglich des Flüssigkeitsvolumens dargestellt. Werden die Elektrolyte mit bilanziert, sind unbedingt Natrium, Kalium und Chlorid im Urin zu bestimmen, da hier die größten Mengen ausgeschieden werden und die Konzentrationen dieser Elektrolyte im Urin sehr schwanken. Die neue Planung und Verordnung erfolgt anschließend wie in den Schritten eins bis vier dargestellt. Die Flüssigkeitsbilanz dieses Patienten ist mit ca. 1 800 ml positiv. Sprechen auch weitere klinische Parameter (Gewicht,

Tab. 7.6-9 Anweisung zur Zubereitung der Lösung in einem Mix-Beutel. Sofern der theoretisch exakte Wert von der angegebenen Menge abweicht, steht er in Klammer.

Infusionslösung	Dosierung pro Beutel (in ml)
Aminofusin® 10%	250
+ Kaliumphosphat	15 (16)
+ Glukose 40%	250 (234)
+ Inzolen HK®	5 (6)
+ NaCl 20%	15 (13)
+ Aqua p.i.	350
Summe im Mix-Beutel	885
Infusionsgeschwindigkeit	116 ml/h

ZVD, Hautturgor, Ödeme) dafür, so ist zu entscheiden, ob dieser Effekt erwünscht oder unerwünscht ist und entsprechend bei der nächsten Planung zu berücksichtigen ist. Ebenso kann mit den Elektrolyten und mit Einschränkungen auch mit den Kohlenhydraten und Fetten verfahren werden.

Krankheitsadaptierte parenterale Ernährung

Die Bedeutung von besonders auf die Organinsuffizienz abgestimmten Ernährungslösungen wird, wie bereits erwähnt, nicht generell akzeptiert. Zwar sind aus theoretischen Überlegungen unterschiedliche Zusammensetzungen v.a. der Aminosäuren logisch. Dennoch sind in klinischen, wissenschaftlichen Maßstäben genügenden Untersuchungen eindeutige Belege für die Überlegenheit krankheitsadaptierter Nährstofflösungen nicht ausreichend dokumentiert. Daher wird in den nachstehenden Beispielen nur auf die Besonderheiten der parenteralen Ernährung bei der Niereninsuffizienz und der

Tab. 7.6-10 Vergleich der geplanten und der verordneten Volumina (Daten aus Tabellen 7.6-8 und 7.6-9 in 24 Stunden). Die verordnete Menge eines Mix-Bestandteils ergibt sich aus: Dosierung des Bestandteils pro Beutel × Infusionsgeschwindigkeit × Infusionszeit / Gesamtvolumen eines Beutels

Infusionslösung	Menge aus Planung in ml	Verordnete Menge in ml
Aminofusin®10%	800	786
+ Kaliumphosphat	50	47
+ Glukose 40%	750	786
+ Inzolen HK®	18	16
+ NaCl 20%	42	47
+ Aqua pro infusionem	1 121	1 101

Tab. 7.6-11 Vergleich der geplanten und voraussichtlich zugeführten Mengen an Wasser, Elektrolyten und Nährstoffen.

	Volumen (ml)	Natrium (mmol)	Kalium (mmol)	Kilo-kalorien (ohne AS)	Amino-säuren (g)	Phosphat (mmol)
– geplante Zufuhr durch Mix	2 781	162	68	1 200	80	30
– voraussichtliche Zufuhr durch Verordnung	2 784	166	63	1 258	79	28

Tab. 7.6-12 Bilanzierung am Folgetag als Ausgangspunkt der neuen Planung. Bei diesem Beispiel wird davon ausgegangen, daß die geplante Mix-Menge infundiert wurde.

Zufuhr		Volumen in ml
	Mix (infundierte Menge)	2 784
	Lipofundin	219
	Zusatzinfusionen (Mengen fiktiv): Medikamente 722 ml Tutofusin OPG 500 ml Glukose 5% 500 ml	1 722
	Summe Zufuhr	**4 725**
Ausfuhr	Urin	1 500
	Stuhl	250
	Perspiratio	750
	Magensonde	400
	Summe Ausfuhr	**2 900**
Bilanz		**+1 825**

Leberinsuffizienz eingegangen. Hier scheinen die theoretischen Erwägungen zur Verwendung spezieller Lösungen besonders evident zu sein.

■ **Parenterale Ernährung bei Niereninsuffizienz:** Bei fast allen akut niereninsuffizienten Patienten auf der Intensivstation, v.a. bei ansteigenden Retentionswerten, ist eine **Wasserrestriktion** erwünscht. Daneben kann ein schneller **Kaliumanstieg** letale Folgen haben. Daher ist die Gabe von Kalium und Natrium besonders sorgfältig zu überwachen und ggf. einzuschränken. Bei leichterer, noch nicht dekompensierter Niereninsuffizienz ist evtl. je nach Bilanz die Gabe von Flüssigkeit und Diuretika möglich. Bei der parenteralen Ernährung niereninsuffizienter Patienten sind **Blutzuckerwerte** von 250 bis 300 mg% keinesfalls zu überschreiten, da es besonders schnell zum hyperosmolaren Koma kommen kann (keine Ausscheidung der Glukose über die Niere möglich). Oft ist deshalb bei dieser Patientengruppe eine zusätzliche Insulinsubstituierung erforderlich. Eine im Verhältnis zu

den Kalorien geringe Menge von Aminosäuren verhindert meist eine Zunahme der **Azotämie,** deshalb werden Aminosäuren nur in einer Menge von 0,5 g pro kg KG gegeben. Viele Autoren bevorzugen die Gabe von essentiellen Aminosäuren (z.B. in Aminomel nephro®, EAS pfrimmer®, Nephroplasmal®). Allerdings ist dieses Konzept nicht unumstritten, da essentielle Aminosäuren allein nicht zur optimalen Proteinsynthese geeignet sind. Fette und Kohlenhydrate werden in üblicher Dosierung gegeben. Bei der Berechnung der Kalorienanzahl sind 1 800 bis 2 200 kcal (Nicht-Stickstoffkalorien) ausreichend.

■ **Parenterale Ernährung bei Leberversagen:** Eine Ernährung bei Leberversagen, z.B. in Zusammenhang mit einer Leberzirrhose und/oder Ösophagusvarizenblutung, ist problematisch. Wird die tägliche Proteinmenge von 40 g überschritten, kann es bereits zur **Enzephalopathie** kommen. Bei der akuten Dekompensation der Leberfunktion ist allerdings eine Enzephalopathie auch ohne jegliche Proteinzufuhr möglich. Das Muster der Plasmaaminosäuren weicht bei Leberinsuffizienz stark von der Norm ab. Die verzweigtkettigen Aminosäuren sind stark erniedrigt. Bestimmte Aminosäuren, z.B. Tryptophan und Phenylalanin, sind dagegen in ihrer Konzentration erhöht, weil sie nicht ab- oder umgebaut werden können. Sie führen über die **Bildung von falschen Neurotransmittern** zu der bekannten Enzephalopathie.

Die Leberinsuffizienzlösungen sind in ihrer Zusammensetzung den Veränderungen in der Konzentration der Aminosäuren im Plasma komplementär (d.h. viele verzweigtkettige Aminosäuren und v.a. wenig Aminosäuren mit aromatischen Resten). Präparate sind z.B. Aminofusin Hepar®, Aminonorm hepar®, Aminosteril N-Hepar® und Salviamin hepar®. Unter der Vorstellung, bei Leber- und Niereninsuffizienz die Verwertung des vermehrten endogenen Stickstoffangebots) zu unterstützen und gleichzeitig einen durch die Proteinrestriktion verursachten Eiweißmangel zu vermeiden, sind Lösungen von Gemischen der jeweils essentiellen Aminosäuren konzipiert worden. Über die Wertigkeit der Energieträger Kohlenhydrate und Fette bei Lebererkrankungen herrscht noch keine Klarheit. Manche Autoren unterstützen die Anwendung von Glukose-Nichtglukose-Kohlenhydrat-Gemischen (z.B. GLX-Gemische), während andere bevorzugt Glukose als Kohlenhydrat bei Leberinsuffi-

7

zienten verabreichen. Mit beiden Möglichkeiten sind also akzeptable Ergebnisse zu erwarten. Fettemulsionen scheinen beim Leberinsuffizienten nicht kontraindiziert.

Venenkatheterpflege und Überwachung der parenteralen Ernährung

Infusionssysteme, mit denen Nährlösungen gegeben werden, müssen alle 24 bis 48 Stunden gewechselt werden. Bei allen Manipulationen am Katheter bzw. der Venenverweilkanüle ist auf steriles Arbeiten zu achten. Die **katheterbedingte Sepsis** (Kap. 8.8) ist die häufigste und auch die gefährlichste Komplikation der parenteralen Ernährung.

Bei **Zeichen der lokalen Infektion** (Rötung, Schwellung, Eiter) ist der Katheter unverzüglich zu entfernen und die Katheterspitze in einem Nährmedium zur Analyse in ein bakteriologisches Labor zu schicken (Kap. 8.8.6.3). Bei Zeichen einer **systemischen Infektion** (Fieber, Leukozytose) muß immer auch an eine Katheterinfektion als Quelle gedacht und dieser ebenfalls gewechselt werden. Maßnahmen zur Verhütung von Infektionen im Rahmen der Infusionstherapie sind auch im Kapitel 7.2.7.14 zu finden.

Die **Infusionsrate** sollte wie angeordnet eingestellt sein und möglichst nicht verändert werden, damit der Patient die verordnete Menge an Nährlösungen erhält und auch die Bilanzierung am nächsten Tag möglichst genau erfolgen kann. Sind Unterbrechungen oder Änderungen in der Applikationsgeschwindigkeit notwendig, sind die entsprechenden Zeiten der Änderung zu dokumentieren.

■ **periphere Venenverweilkanülen:** Da bei einer Ernährung über periphere Venen hohe Flüssigkeitsvolumina gegeben werden müssen, entwickeln sich bei einer paravenösen Infusion sehr rasch größere Paravasate. Deshalb ist die **Durchgängigkeit und Lage der Venenverweilkanülen** regelmäßig zu **prüfen.** Der **Verband** der Kanüle ist alle 1 bis 2 Tage steril zu wechseln, wobei die Injektionsstelle auf Zeichen der Rötung und auf Ödeme hin zu untersuchen ist. Bei Zeichen der Venenreizung liegt vermutlich eine Reaktion auf eine zu hohe Osmolarität der Ernährungslösung vor, so daß auf eine zentralvenöse Gabe der Lösungen überzugehen ist.

■ **zentrale Venenkatheter:** Alle **Konnexionsstellen** (Dreiwegehahn etc.) sind speziell beim Verabreichen der Lösungen über eine Infusionspumpe peinlich genau auf **Dichtigkeit** zu

prüfen, um eine Diskonnexion mit nachfolgender Luftembolie oder Blutverlust zu verhindern (Weiteres s. Kap. 7.5.2.3).

Komplikationen und Nebenwirkungen

■ **bei der Gabe von Aminosäuren:** Bei der Zufuhr hoher Mengen an Aminosäuren kann es bei Patienten mit Leberzirrhose zur Enzephalopathie kommen. Eine zu großzügige Gabe von Aminosäuren führt ebenfalls zu einem Anstieg von Ammoniak und bei beeinträchtigter Nierenfunktion auch zum Anstieg der Harnstoffkonzentration im Blut. Hyperchlorämische Azidosen werden durch den hohen Chloridgehalt mancher Aminosäurelösungen verursacht.

Eine langfristige Ernährung ausschließlich mit Kohlenhydraten und Aminosäuren kann zur Verfettung v.a. der Leber führen. Die Ursache ist neben einer übermäßigen Zufuhr an Energieträgern evtl. auch eine begleitende Hyperinsulinämie.

■ **bei der Gabe von Kohlenhydraten:** Vor allem die Komplikationen der Glukoseapplikation sind wichtig. Hierbei kann es im Extremfall zum hyperosmolaren, hyperglykämischen, nichtketoazidotischen Koma kommen. Die Ursache sind schwerwiegende Veränderungen im Wasser- und Elektrolyt-Haushalt durch die hohen Glukosekonzentrationen im Blut. Septische Zustände oder die Gabe von Glukokortikoiden begünstigen die Entstehung.

Ein abruptes Absetzen hoher Mengen an Glukose kann zur sog. **Postinfusionshypoglykämie** führen. Bei bewußtseinsklaren Patienten macht sich dies durch Unruhe, Schwitzen, Heißhunger und Kreislaufregulationsstörungen bemerkbar, während bei bewußtseineingeschränkten oder sedierten Patienten nur durch die regelmäßige Blutzuckerkontrolle ein schwerer Abfall der Glukose im Blut rechtzeitig bemerkt werden kann.

Schwere Komplikationen bei Infusion von Fruktose und Sorbit sind selten, aber lebensbedrohlich, wenn eine angeborene (hereditäre) **Fruktoseintoleranz** besteht (Fruktose-1,6-diphosphatase-Mangel). Die Applikation großer Mengen an Kohlenhydraten bewirkt letztendlich auch eine **vermehrte Kohlendioxidbildung** und kann zu Schwierigkeiten beim Entwöhnen vom Beatmungsgerät führen.

■ **bei der Gabe von Fetten:** Nebenwirkungen von Fettinfusionen werden widersprüchlich beurteilt. Kommt es unter Gabe von Fett zur Hypertriglyzeridämie (pathologischer Triglyzeridgehalt im Blut über 160 mg% oder über 1,8 mmol/l), ist die parenterale Fettzufuhr zu unterbrechen. Ohne Gabe von Fetten kommt es jedoch rasch zu einem Mangel an essentiellen Fettsäuren. Der Anstieg der Triglyzeride bei hochkalorischer Ernährung mit Kohlenhydraten kann in einer vermehrten Fettbildung und Abbaustörung für Fette durch die Kohlenhydrate begründet sein. Bei Reduzieren der Kohlenhydratkalorien und Steigern der Fettkalorien kommt es dann meist zu einer Normalisierung der Serumtriglyzeridkonzentrationen.

7.6.3.4 Parenterale Ernährung bei Kindern

Grundsätzlich gilt auch bei Kindern, daß die enterale der parenteralen Ernährung eindeutig überlegen ist. Ist eine parenterale Ernährung indiziert (s.a. Tab. 7.6-3), sind nachfolgende Grundprinzipien zu beachten. Der **Stoffwechsel bei Kindern** ist bezogen auf das Körpergewicht wesentlich höher als bei Erwachsenen. Bei Säuglingen und Kleinkindern z.B. etwa dreimal höher (Tab. 7.6-13). Es fallen also mehr harnpflichtige Substanzen an, die wegen der zusätzlich auch noch geringeren Konzentrationsfähigkeit der Nieren mit entsprechend mehr Wasser ausgeschieden werden müssen.

Aufgrund des höheren Energiebedarfs können sich **Hypoglykämien** sehr viel schneller entwickeln, weshalb fastenden Kindern und auch intraoperativ eine Mindestmenge Glukose zugeführt werden sollte.

A Der Mangel an Glukose als wesentliches Substrat des Hirnstoffwechsels führt zu **Apnoe**, **Krampfanfällen** und schließlich zu **Koma** und **Hirntod**. Als Grenzwert, der nicht zu unterschreiten ist, gilt bei Kindern ein Blutzuckerwert von etwa 40 mg% entsprechend 2,2 mmol/l. ◄

Eine **Hyperglykämie** ist allerdings ebenso zu vermeiden, da die damit verbundene Hyperosmolarität zu Schäden des ZNS führen kann.

Als Kohlenhydrat sollte nur Glukose verwendet werden, um die evtl. tödlichen Folgen einer **Fruktoseintoleranz** zu vermeiden. Als Aminosäurengemische stehen für Kinder spezielle Lösungen zur Verfügung. Fette gibt man in den ersten Tagen einer parenteralen Ernährung nicht.

M Der Aufbau der parenteralen Ernährung muß langsam, d.h. in drei bis fünf Tagen, erfolgen: Zunächst sind nur 30 bis 40% der benötigten Glukosemenge zu verabreichen. Steigen die Blutzuckerwerte nicht über 200 mg%, kann man in den folgenden Tagen auf bis zu 100% erhöhen. Die Aminosäuren werden von anfangs 1 g/kg KG/Tag auf bis zu 2,5 g/kg KG/Tag gesteigert. ■

Tab. 7.6-13 Richtlinien für die tägliche Dosierung von Komponenten der parenteralen Ernährung in Abhängigkeit vom Lebensalter. Bei der Zusammenstellung einer parenteralen Ernährung gelten diese Angaben als erste Anhaltspunkte. Abhängig von bestehenden Begleiterkrankungen sind unter Umständen Modifikationen erforderlich.

Alter (Jahre)	Körpergewicht (kg)	Flüssigkeit (ml/kg KG)	Energie (kcal/kg KG)	Aminosäuren (g/kg KG)	Kohlenhydrate (g/kg KG)	Fette (g/kg KG)	Natrium (mmol/kg KG)	Kalium (mmol/kg KG)	Chlorid (mmol/kg KG)	Phosphat (mmol/kg KG)
0–1	3–10	100	65–110	1,3–2,5	7–15	3–4	3–5	2–3	3–5	0,5–0,75
1–2	7,5–15	100	65–90	1,5–2,0	10–15	2–3	3–5	2–3	3–5	0,5–0,75
2–5	15–25	70	60–75	1,5–2,0	10–12	2–3	3–5	1–3	3–5	0,5–0,75
5–9	20–40	55	50–60	1,0–2,0	8–10	1–2	3–5	1–3	3–5	0,5–0,75
9–14	30–60	45	40–50	1,0–1,5	6–10	1–2	2–4	1–3	2–4	0,4–0,75
Erwachsene	über 50	30	25–40	0,75–1,0	4–8	1–2	2–3	1–2	2–3	0,4–0,6

7

Die vier- bis sechsstündliche **Glukosebestimmung mittels Teststreifen** am Bett sollte besonders bei Kindern Standard sein, da Laborbestimmungen oft zu lange dauern und Änderungen im Stoffwechsel rasch auftreten. Bei Werten außerhalb des Bereiches von 2 bis 7 mmol (40 bis 150 mg%) ist eine Kontrolle des Blutzuckerwertes durch das Labor erforderlich. Steigt der Blutzuckerspiegel im Laufe einer konstanten parenteralen Ernährungstherapie an, muß immer auch eine Infektion (mit Abnahme der Glukosetoleranz) befürchtet werden.

7.7 Sauerstofftherapie und Beatmung bei Intensivpatienten

Eine respiratorische Insuffizienz führt zur Gefährdung der Sauerstoffversorgung im Gewebe und muß sofort erkannt und behandelt werden. In leichteren Fällen kann die Sauerstoffapplikation über Sonde oder Maske eine vorübergehende Störung der Atmungsfunktion überbrücken. Bei schwerwiegenderen Ursachen sind meist Intubation und maschinelle Beatmung erforderlich, um die Vitalfunktionen nicht zu gefährden bzw. aufrechtzuerhalten.

7.7.1 Sauerstofftherapie

Bei noch bestehender **teilinsuffizienter Spontanatmung** ist mit zusätzlicher O_2-Gabe eine bereits vorhandene oder drohende Gewebehypoxie teilweise korrigierbar, und die Symptome der Hypoxie sind hiermit zu bekämpfen. Das **Ziel** und Erfolgskriterium der Sauerstofftherapie ist das Anheben der arteriellen Sauerstoffsättigung (SaO_2) auf Werte über 90%, was einem pO_2 von über 70 mmHg entspricht. Grundsätzlich ist die Indikation zur Beatmung im Zweifelsfall großzügig zu stellen, da die Oxygenierung des Blutes mit Sauerstoff nur wenige Minuten ausfallen darf, ohne daß schwere oder gar tödliche Folgen zu befürchten sind. Die Sauerstoffapplikation kann bei Patienten mit und ohne Tubus erfolgen.

7.7.1.1 Zeichen der Hypoxie

Eine Hypoxie liegt vor, wenn die **Sauerstoffsättigung** im Blut kritische Werte unterschreitet. Werte **unter 90%** sind pathologisch und bedür-

fen einer raschen Behandlung. Dabei ist zu bedenken, daß eine Abnahme des Herzminutenvolumens zu einer Abnahme der Sauerstoffversorgung im Gewebe führt, ohne daß sich die Sauerstoffsättigung verschlechtern muß. Bei einer Alkalose wiederum verschlechtert sich die Abgabe von Sauerstoff an das Gewebe, da das Bindungsvermögen von Hämoglobin für Sauerstoff erhöht ist, so daß eine ausreichende Sauerstoffsättigung allein kein Beweis für die adäquate Gewebeoxygenierung ist. Deshalb ist auf **weitere Symptome** zu achten, die auf eine Hypoxie hinweisen können:

- Atemstörungen wie Tachypnoe, Dyspnoe und unregelmäßige Atemmuster
- Kreislaufveränderungen, besonders Zyanose, tachy- und bradykarde Rhythmusstörungen, Arrhythmien, Hypotension, hypertone Entgleisung des Blutdrucks und Anstieg des Pulmonalarteriendrucks
- Funktionsstörungen des ZNS wie plötzliche Kopfschmerzen, Verhaltensstörungen, Desorientierung, Schwindel, Übelkeit, Erbrechen und Anstieg des intrakraniellen Drucks

Eine Hypoxie führt bei Kleinkindern und älteren Patienten außerdem zu deutlichen **Störungen im Ventilations-Perfusions-Verhältnis,** so daß die venöse Beimischung zunimmt. Daraus resultiert eine besondere Empfindlichkeit gegenüber zusätzlichen Veränderungen (z.B. Hypovolämie oder Störungen im Säure-Basen-Haushalt), so daß die Hypoxie unbedingt auch aus diesen Gründen rasch behandelt werden muß.

7.7.1.2 Vorgehen beim Verabreichen von Sauerstoff

Die optimale inspiratorische O_2-Konzentration ist erreicht, wenn der arterielle pO_2 zwischen 70 und 100 mmHg liegt. Vor der Verabreichung von Sauerstoff ist es wichtig, die **Grundstörung** zu **erkennen und** sie zu **beeinflussen.** Dabei sind prinzipiell drei physiologische Störungen denkbar, die mit einer Hypoxie einhergehen. Diese sind:

- **Alveoläre Hypoventilation:** Sie ist immer mit einem Anstieg des arteriellen pCO_2-Gehalts verbunden. Ursachen können muskuläre Schwäche oder zentrale Atemlähmung sein.
- **Rechts-links-Shunt:** Ein pathologischer Rechts-links-Shunt führt zur Beimischung venösen Blutes in das arterialisierte Lungenvenenblut, das nicht in Kontakt mit ventilierten Alveolen kommt.

- **Mißverhältnis zwischen Ventilation und Perfusion:** Es verhindert eine optimale Abstimmung zwischen Atmung und Durchblutung. Eine bessere Lungenausdehnung ist evtl. durch eine Lageveränderung des Patienten möglich (Kap. 7.3.14).

Eine Sauerstofftherapie, die Art der Applikation (CPAP-Maske oder Maske mit Reservoir etc.) und die Applikationsmenge (Tab. 7.7-1) werden immer vom Arzt angeordnet. Die Applikationsart ist abhängig von der erforderlichen Effektivität der Sauerstoffgabe, der Patientensituation und der Toleranz des Patienten. Bei der Auswahl der **Applikationsart,** d.h. Atemmaske, Nasensonde oder Sauerstoff-Brille, ist die dem Patienten angemessene Größe zu wählen und auf festen, aber nicht schmerzhaften Sitz zu achten. Bei einer **Sauerstoffgabe über Nasensonde** ist das Nasenloch vorher zu reinigen und die

Sonde zweimal täglich zu wechseln. Der Patient muß aufgeklärt werden, daß er bei geschlossenem Mund einatmet, um eine effektive Sauerstoffanreicherung zu erzielen. Bei der Applikation über den Tubus mit Hilfe eines **T-Stücks** ist darauf zu achten, daß das T-Stück fest auf dem Tubus und der zuleitende Sauerstoffschlauch fest auf dem T-Stück sitzt.

Der **Sauerstoff** muß immer **angefeuchtet** (Kap. 7.3.15) sein, und die **Flußrate** der verabreichten Sauerstoffmenge ist zu **dokumentieren.** Dabei sollte die Dokumentation möglichst so erfolgen, daß Blutgase und Flußrate auf einen Blick ersichtlich sind. Eine Veränderung der Flußrate sollte nur in Abhängigkeit von klinischen Veränderungen und einer Blutgasanalyse erfolgen.

Unabhängig von der Applikationsart ist der Patient während der Sauerstoffgabe auf Wirkung

Tab. 7.7-1 Sauerstoffapplikation bei Spontanatmung. Die Art der Applikation von Sauerstoff sowie die verwendete Flowrate bestimmen die erreichbare inspiratorische Sauerstoffkonzentration und damit auch die Oxygenierung. Besonderheiten der verschiedenen Verfahren sind aufgeführt.

Art der Sauer-stoffapplikation	Flowrate (in l/min)	Erreichbare inspiratorische O_2-Konzentration (in %)	Beachte
Nasensonde	1–6	24–45	– O_2-Konzentration ist sehr vom Atemmuster des Patienten abhängig – Atemwege (Nase) müssen frei sein – bei Flowraten über 2–3 l/min ist ein Anfeuchter zu verwenden, um das Austrocknen der Schleimhäute zu vermeiden
Gesichtsmaske	6 8 10	30–35 40–45 50–55	– exakte O_2-Konzentration nicht vorhersagbar (abhängig vom Atemmuster)
Venturi-Maske	4 8	24–28 35–40	– in Abhängigkeit von der Flowrate relativ gute Einstellung der inspiratorischen O_2-Konzentration möglich
CPAP-Maske	30–50	21–100	– engsitzende Maske wird oft schlecht toleriert – sehr gut zur Eröffnung atelektatischer Bezirke der Lunge geeignet, falls der Patient gut mitarbeitet – positiv-endexspiratorischer Druck kann bei hypovolämischen Patienten zur Kreislaufdepression führen
T-Stück	zwei- bis dreifaches Atemminutenvolumen	24–100	– beim Weaning geeignet, um den Übergang zur Spontanatmung zu erleichtern

7

(Hypoxiezeichen gehen zurück) und Nebenwirkungen (wie trockene Schleimhäute, Patient fühlt sich beengt, toleriert Maske o.ä. nicht) hin zu beobachten.

M Die Flußrate sollte nur in Schritten von maximal 1 l/min geändert werden. Grundsätzlich ist zu beachten, daß bei Patienten mit einer chronisch-obstruktiven Ventilationsstörung Sauerstoff nur in langsam steigender Menge appliziert werden soll, da durch die O_2-Gabe evtl. der hypoxische Atemantrieb wegfallen und eine Apnoe auftreten kann. Bei anämischen Patienten ist zunächst die Anämie durch Gabe von Erythrozytenkonzentraten zu therapieren. Ein Hämoglobinwert von mindestens 7 bis 8 g% ist wünschenswert. ■

7.7.1.3 Komplikationen bei der Sauerstoffgabe

Absorptionsatelektasen können bereits bei der Gabe von Sauerstoff über Maske oder T-Stück auftreten. Eine Prophylaxe ist nur durch gezielte Sauerstoffapplikation mit geringstmöglichem O_2-Flow in Verbindung mit regelmäßiger Atemgymnastik möglich. Benötigt ein Patient einen hypoxischen Atemantrieb, so kann die O_2-Gabe im Extremfall zum **Atemstillstand** führen. Das **Austrocknen der Schleimhäute** und **Blasenbildung** durch fehlende Anfeuchtung des O_2 oder festsitzende Masken bzw. Schleimhautschäden durch Nasensonden gelten als Pflegefehler und sind vermeidbare Komplikationen.

7.7.2 Beatmung

Eine maschinelle Beatmung ist dann erforderlich, wenn die physiologischen Reserven eines Patienten erschöpft oder bedroht sind. **Indikationen** sind z.B. alveoläre Hypoventilation aufgrund einer Störung von Atemantrieb oder Atemmechanik und/oder wenn Erkrankungen des Lungenparenchyms vorliegen. Eine vorübergehende maschinelle Beatmung bzw. Unterstützung der eigenen Atmung ist v.a. nach operativen oder diagnostischen Eingriffen erforderlich, wenn ein Überhang von Medikamenten besteht, die nicht antagonisiert werden können oder sollen, bzw. wenn wichtige physiologische Funktionen (Temperaturhaushalt, Kreislauffunktion) noch nicht ausreichend stabil sind. Für eine längerfristige Unterstützung der Atmung bei intensivtherapiepflichtigen Patienten sind Organ-

insuffizienzen oder Organversagen die häufigsten Ursachen.
Die **Ziele** der maschinellen Beatmung sind:
- ausreichende Sauerstoffzufuhr (pO_2 erhöhen)
- Abatmen der ständig produzierten Menge an Kohlendioxid (pCO_2 verringern)
- Mindestmenge der funktionellen Residualkapazität garantieren, um Verbesserung der Oxygenierung durch Offenhalten kollapsgefährdeter und/oder Eröffnen kollabierter Abschnitte der Lunge zu gewährleisten

7.7.2.1 Indikationen für die Beatmung

Um eine klare Indikation zur Beatmung stellen zu können, muß man die Symptome, Ursachen und das gewünschte Therapieziel kennen.

M Verschlechtert sich die Lungenfunktion beim spontan atmenden Menschen, kommt es meist zuerst zur Hypokapnie, dann zur Hypoxämie (Partialinsuffizienz) und zum Schluß zu Hyperkapnie und Hypoxämie (Globalinsuffizienz). ■

Die folgenden Symptome bzw. Ursachen der respiratorischen Insuffizienz finden sich alleine oder kombiniert bei fast jedem beatmungspflichtigen Patienten auf der Intensivstation:
- **Atemdepression:** Bei der zentral bedingten Atemdepression (verursacht durch Anästhetika und Analgetika) ist das Erhöhen des Atemminutenvolumens durch Antagonisieren der Anästhetika das primäre Therapieziel. Zusätzlich können bei chronischen Zuständen theoretisch zuerst Atemstimulanzien eingesetzt werden, auch mechanische Methoden, z.B. Schaukelbetten, sind möglich. Bleiben diese Maßnahmen erfolglos, besteht die Indikation zur Intubation und Beatmung bei einem pCO_2-Wert ab 50 bis 60 mmHg.
- **Hyperkapnie:** Ein pCO_2 über 45 mmHg ist beim Gesunden bereits eine auffällige Erhöhung. Tritt eine atembedingte Erhöhung des Kohlendioxids im Blut so schnell ein, daß eine Gegenregulation über die Nieren durch vermehrtes Ausscheiden saurer Valenzen nicht möglich ist, kommt es zur respiratorischen Azidose.

M Als **Faustregel** gilt: Eine Erhöhung des pCO_2 um 12 mmHg führt zu einem Abfall des pH-Werts um 0,1 Einheiten. ■

Die dringende Indikation zur Beatmung bei Hyperkapnie besteht in folgenden Situationen:

- die Hyperkapnie tritt schnell auf und verschlechtert sich, es besteht Azidose- und Hyperkaliämiegefahr
- intrakranieller Druck ist bereits erhöht (wegen kohlendioxidbedingter Dilatation der zerebralen Gefäße nimmt die Hirndurchblutung und damit der Hirndruck weiter zu)
- pulmonalarterieller Widerstand ist erhöht und steigt bei Hyperkapnie zusätzlich an
- bereits bestehende Azidose und/oder Hyperkaliämie (akuter Herzstillstand möglich)

■ **Hyperkapnie und Hypoxämie:** Bei beginnender Verschlechterung der Lungenfunktion hyperventiliert der Patient zunächst, um den Gasaustausch zwischen Alveolen und umgebender Luft zu verbessern. Dadurch erhöht sich der alveoloarterielle Sauerstoffgradient, was anfangs zu einer Verbesserung der bereits früh beeinträchtigten Sauerstoffaufnahme führt. Bei sich weiter verschlechternder Lungenfunktion reicht dies jedoch nicht aus, um die Oxygenierung längere Zeit (scheinbar) ausreichend normal aufrechtzuerhalten, es folgt eine Hypoxämie. Obwohl CO_2 wesentlich besser als O_2 durch die Alveolarmembran diffundieren kann, ist zuletzt auch die CO_2-Abgabe beeinträchtigt. Der meist zuerst auftretende **hyperkapnisch bedingte Atemantrieb** kann bei länger (Wochen bis Monate) anhaltenden Erkrankungen wie der chronischen Obstruktion verlorengehen. Dann besteht der Atemantrieb nur noch in der Stimulation des Atemzentrums durch einen niedrigen pO_2 im Blut. Dieser **hypoxisch bedingte Atemantrieb** kann bei Sauerstoffgabe verlorengehen, was zu einem Atemstillstand mit fatalen Folgen führen kann. Wird ein Patient mit respiratorischer Globalinsuffizienz intubationspflichtig, ist die Prognose in hohem Prozentsatz infaust.

▲ Bei **Patienten mit Globalinsuffizienz** der Lungenfunktion ist große **Vorsicht bei Sauerstoffgabe unter Spontanatmung** geboten. Die Gabe von mehr als 3 l/min O_2 über Nasensonde oder Maske darf nur unter strengster Überwachung des Patienten erfolgen. ◄

■ **Verschlechterung der Bewußtseinslage:** Hier ist immer zu vermuten, daß eine zerebrale Hypoxie vorliegt, die schließlich zu irreparablen Schäden führen könnte. Durch den drohenden Verlust von lebenswichtigen Schutzreflexen, z.B. Schluckreflex (schützt vor Aspiration von Erbrochenem oder Speichel), sind weitere Komplikationen zu erwarten. Auch die nötige Mitarbeit des Patienten ist bei Veränderungen der Bewußtseinslage nicht mehr gewährleistet. Deshalb ist die Indikation zur Intubation bei bewußtlosen Patienten aufgrund der Aspirationsgefahr großzügig zu stellen. Dies gilt auch bei bewußtlosen Drogenabhängigen (Alkohol, intravenöse Drogen) im Rahmen der Notfallbehandlung, wobei hier auch unter dem Eindruck einer sich verschärfenden Rechtsprechung in Zukunft sicher vermehrt Intubationen erfolgen werden.

■ **Hypoxämie:** Tritt eine Hypoxämie trotz maximaler Sauerstoffzufuhr über Nasensonde oder Gesichtsmaske auf, bedeutet dies immer eine schwere Störung der Atmung. Dabei ist zunächst nach mechanischen Ursachen wie Lungenembolie, Pneumothorax oder Atelektasen zu suchen, und falls möglich muß eine kausale Behandlung erfolgen. Die Indikation zur raschen Intubation und Beatmung ist spätestens ab einem pO_2 von < 45 mmHg gegeben, es besteht akute Lebensgefahr. Dies gilt insbesondere bei Patienten mit kardialen Vorerkrankungen, erhöhtem Sauerstoffbedarf (Fieber) oder erhöhter Atemarbeit (Pneumonie, Atemwegsobstruktion). Sofern bei völlig bewußtseinsklaren Patienten eine lückenlose Überwachung gewährleistet ist, kann u.U. zugewartet werden.

■ **Akute Lungenerkrankungen:** Bei z.B. Pneumonie, ARDS kommt es anfänglich fast immer zur Hypokapnie. Steigt der pCO_2 auch nur gering über den Normalwert an, ist dies meist ein Zeichen deutlicher Verschlechterung, man sollte dann mit dem Beginn der Beatmung nicht lange warten.

■ **Neuromuskuläre Erkrankungen:** Bei Patienten mit neuromuskulären Erkrankungen wie Myasthenia gravis kann es v.a. nach operativen Eingriffen schlagartig zur massiven Verschlechterung der pulmonalen Situation kommen. Neben der beeinträchtigten Innervation der Atemmuskulatur besteht durch die Behandlung mit Cholinesterasehemmstoffen meist eine erhebliche Sekretüberflutung. Atemlähmung und Sekretüberflutung alleine sind jeweils bereits lebensbedrohlich, deshalb ist die sorgfältige Überwachung (neuromuskuläres Monitoring, Pulsoxymetrie, häufige Blutgasanalyse oder transkutane pCO_2-Messung) mit ggf. rechtzeitiger Intubation und Beatmung wesentlich.

■ **Thoraxtraumen:** Bei Rippenserienfrakturen kann eine Beatmung notwendig werden, wenn keine ausreichende Stabilität des knöchernen

7

Thorax besteht. Sind insgesamt mehr als sechs Rippen bzw. mehr als vier Rippen einer Seite gebrochen, ist mit einer **Instabilität** zu rechnen. Oft besteht zusätzlich die Gefahr einer Lungenverletzung durch Knochensplitter; auch ein kontusionsbedingtes Lungenversagen kann sich entwickeln. Außerdem ist bei allen Thoraxverletzungen und nach Eingriffen an der Lunge oft **die schmerzbedingte Schonatmung** für einen CO_2-Anstieg verantwortlich.

■ **Postoperative Indikationen zur Nachbeatmung:** Die verlängerte Wirkung von z.B. Relaxanzien, Opioiden und Inhalationsanästhetika kann v.a. bei extrem adipösen Patienten und bei Patienten mit Leber- und/oder Niereninsuffizienz zu einem **Narkoseüberhang** führen, was eine Nachbeatmung erfordert. Häufig ist eine Nachbeatmung auch in der sensiblen Phase (ca. vier bis zwölf Stunden) nach **extrakorporaler Zirkulation** indiziert. Dabei soll die maschinelle Beatmung den Patienten vor Hypoxämie und Entwicklung von Atelektasen schützen bzw. intraoperativ entstandene Atelektasen rückbilden.

Die **Adipositas** (Normalgewicht + mehr als 30% des Gewichts) verursacht eine Abnahme der Lungenvolumina, Hypoxämie, gesteigerte Atemarbeit und Hyperkapnie. Dies alles sind Symptome, die auch bei normalgewichtigen Patienten postoperativ auftreten. Allerdings ist bei adipösen Patienten eine rasche, lebensbedrohliche Verschlechterung möglich, was postoperativ besonders häufig eine Nachbeatmung erforderlich macht. Daneben ist auch das Entwöhnen vom Respirator aufgrund der Vielzahl von beeinträchtigten Teilfunktionen wie reduzierter funktioneller Residualkapazität, erhöhtem intraabdominellen Druck und/oder erhöhter Atemarbeit besonders schwierig.

7.7.2.2 Prinzipien maschineller Ventilation

Um ein Luftgemisch in die Lunge eines Patienten zu bewegen, muß man entweder den physiologischen Vorgang der Atmung durch Erzeugen eines **Unterdrucks** imitieren (Atemluft strömt passiv in die Lunge, sog. eiserne Lunge) oder einen **Überdruck** auf das Atemgasgemisch ausüben, um die Atemluft in die Lunge hineinzupressen (Überdruckbeatmung).

Bei der **eisernen Lunge** liegt der Patient in einem gegenüber der Umwelt luftdicht abgeschlossenen Tank, in dem für jeden Atemzyklus ein Unterdruck erzeugt wird. Entsprechend dem aufgebauten Druckgradienten strömt die Umgebungsluft in die Lunge des Patienten. Dabei sind die intrathorakalen Drücke den physiologischerweise vorhandenen sehr ähnlich. Ein Tubus ist nicht unbedingt erforderlich, wenn der Patient seine Atemwege selbst freihalten kann. Der Nachteil der Tankrespiratoren liegt in der Unhandlichkeit und der schlechten Zugänglichkeit zum Patienten. Bei schweren interstitiellen Lungenerkrankungen wie dem ARDS läßt sich der Patient mit einer eisernen Lunge meist nicht mehr adäquat oxygenieren. Noch heute wird die eiserne Lunge bei Patienten mit neuromuskulären Erkrankungen eingesetzt, die während einer Erholungsphase unterstützt durch die eiserne Lunge atmen und die gesamte Maschine auch selbst bedienen können. Bei akuten Lungenerkrankungen ist neben der schlechten Zugänglichkeit zum Patienten auch zu bedenken, daß für die betroffenen Patienten ein ausgeprägtes **Gefühl des Eingesperrtseins** besteht, das eine zusätzliche Belastung sein kann.

Bei der **Überdruckbeatmung** wird der physiologische Druckverlauf umgekehrt. Dabei ist bei Spontanatmung der Alveolardruck zu Beginn der Inspiration durch Vergrößerung des intrathorakalen Volumens so weit erniedrigt, daß Außenluft passiv in die Lunge zu strömen beginnt. Die Inspiration ist abgeschlossen, wenn kein Druckunterschied zwischen Alveolarluft und Umgebung mehr besteht. Bei der Beatmung hingegen ist der „Außendruck" zu Beginn erhöht, daher beginnt Luft unter alveolarem Druckanstieg in die Alveolen zu strömen. Zum Ende der Inspiration bricht der Druck in der Außenluft zusammen, so daß die Atemluft passiv aus der Lunge ausströmt.

Um die Atemfunktion insgesamt zu verbessern, muß die Diffusionskapazität vergrößert (Verhinderung von Atelektasen, Erhöhung der funktionellen Residualkapazität) und die Möglichkeit geschaffen werden, daß das Atemgas auch in die Alveolen gelangt (Kontaktzeit sichern). Durch eine **intrathorakale Druckerhöhung** während des gesamten Atemzyklus, den kontinuierlichen positiven Atemwegsdruck (CPAP) ist dieses Ziel zu erreichen. Da die Höhe des Atemwegsmitteldrucks entscheidend für die negativen Auswirkungen der Beatmung auf den Gesamtorganismus ist, sind die verschiedenen Modifikationen der Beatmungsformen darauf abgestellt, eine optimale Oxygenierung bei minimalen Nebenwirkungen zu erzielen.

7.7.2.3 Beatmungsformen

Einfache Beatmungsgeräte sind oft nicht auf eine Zusammenarbeit mit dem Patienten ausgelegt, und nur eine kontrollierte Beatmung, evtl. durch eine Triggermöglichkeit ergänzt, ist möglich. Bei Maschinen, die die Spontanatmung des Patienten nicht unterstützen können, muß das Mitatmen des Patienten („Atmen gegen die Maschine") häufig durch Sedieren reduziert werden. Moderne Respiratoren bieten dagegen vielfältige Einstellmöglichkeiten, um den Patienten entsprechend ihren Möglichkeiten einen Teil der Atemarbeit abzunehmen und nur unterstützend zu arbeiten. Eine Umstellung zwischen verschiedenen Beatmungsmodi bleibt möglich.

Diese Geräte arbeiten weitgehend computergesteuert und sind in ihrer Wirkungsweise im Rahmen dieses Lehrbuchs nicht umfassend zu beschreiben, hier sind nur die grundlegenden Parameter im Beatmungszyklus und die Darstellung der wichtigsten Beeinflussungsgrößen aufgenommen. Bei der maschinellen Beatmung ergeben sich gegenüber den physiologischen Verhältnissen wie bereits erwähnt Unterschiede bei Atemwegsdruck, -flow und -volumen während der In- und Exspiration.

Grundsätzlich kann man **Druck, Flow und Volumen im Beatmungszyklus** vorgeben, wobei die Faktoren voneinander abhängen.

■ **Druck:** Während der Inspiration kommt es zu einem raschen Druckanstieg, wobei am Anfang die Widerstände von Atemwegen und Geräteteilen die wichtigsten Faktoren sind. Je höher der Flow und/oder der Atemwegswiderstand sind, um so schneller steigt der Druck. Stellt das Beatmungsgerät mehr Volumen zur Verfügung als in die Lunge des Patienten strömt, kommt es zu einem kurzfristigen inspiratorischen Spitzendruck. Am Ende der Flowphase gegen Ende der Inspiration öffnen sich Lungenbezirke, die sich nach Überschreiten eines bestimmten Grenzdrucks mit Beatmungsluft füllen, und es kommt zu einer Umverteilung des Atemgases innerhalb der Lunge und zu einem geringen Atemwegsdruckabfall bereits vor Beginn der Exspiration (sog. Plateauphase). Während der Exspiration fällt der Druck zuerst schnell, dann langsamer ab, da aus einem Teil der Alveolen mit schlechter Compliance die Luft sehr schnell entströmt (rascher Druckabfall) und weitere Lungenbezirke mit besserer Compliance auch noch länger einen Volumenausstrom bei geringeren

Drücken zeigen. Der **mittlere Beatmungsdruck** ist das mittlere Druckniveau während der gesamten Zeit eines Atemzyklus.

■ **Flow:** Der Flow in Richtung Lunge ist zu Beginn der Inspiration hoch und nimmt gegen Ende der Inspiration ab. Während der Plateauphase strömt kein Volumen in die Lunge des Patienten oder aus ihr heraus. Bei Beginn der Exspiration ist der Flow in Richtung Respirator hoch und nimmt schnell ab. Der **inspiratorische Flow** kann meist in weiten Grenzen an der Maschine beeinflußt werden oder regelt sich bei modernen Respiratoren (z.B. Evita 4/ Dräger AG) in Abhängigkeit von Volumen und Zeitverhältnis selbst. Aus der individuellen Lungencompliance des Patienten ergeben sich dann die Beatmungsdrücke und -volumina. Der **exspiratorische Flow** ist sehr stark von der Compliance bzw. Resistance der Lunge abhängig und kann durch die Beatmung nur im negativen Sinne, also flowmindernd, beeinflußt werden. Diese Einschränkung des exspiratorischen Flows wird allerdings nur selten verwendet und ist für einen nicht bewußtlosen Patienten äußerst unangenehm.

■ **Volumen:** Zu Beginn der Inspiration wird zunächst die Atemluft etwas komprimiert, bevor das intrapulmonale Volumen ansteigt. Daher kommt es zu einer gegenüber der Druckzunahme verzögerten Volumenzunahme in der Lunge. Nach Erreichen des Spitzendrucks bleibt das Volumen in der Lunge während der Plateauphase konstant. Während der Exspiration sinkt das Volumen langsamer als der Druck.

Die Abbildungen 7.7-1 und 7.7-2 zeigen bei zwei Beatmungsformen die typischen Phasen für Druck und Flow, die im Atemzyklus bei kontrollierter Ventilation auftreten.

Neue Entwicklungen im Design von Beatmungsgeräten wirken sich auch im Bereich der **Hochfrequenzbeatmung** aus. Hier wird eine Beatmungsfrequenz von 3–15 Hz (= 180 bis 900 Atemzüge pro Minute) verabreicht. Die Atemzugvolumina bei der Hochfrequenzbeatmung sind häufig kleiner als der anatomische Totraum der Atemwege, so daß die Beschreibungsweise (Totraum, Lungenmechanik, Atemphysiologie), wie sie von der konventionellen Beatmung her bekannt ist, nicht mehr zutreffend sein kann.

Das **Wirkprinzip** besteht in der Vermeidung von Druckspitzen bei der Beatmung durch gleichmäßigen Druckverlauf im Atemzyklus.

7

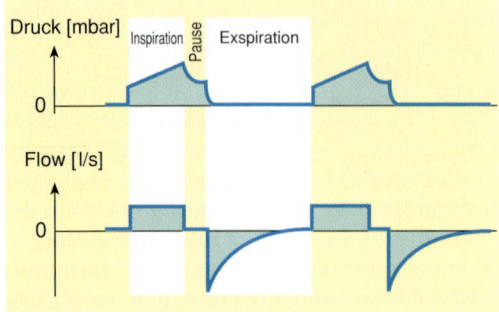

Abb. 7.7-1 Druck- und Flowverlauf bei der volumenkontrollierten, flowkonstanten Beatmung. Nach Abschluß der Inspiration entsteht in der inspiratorischen Pause durch Umverteilung der Atemluft eine sog. Plateauphase.

Die **Indikationen** zur Anwendung der Hochfrequenzbeatmung bei Lungenversagen sind wissenschaftlich noch nicht unbestreitbar belegt. Sie wird jedoch vor allem bei ARDS und bei Neugeborenen bzw. Kindern besonders bei folgenden Krankheitsbildern angewendet:

- Leckagen im Bronchopulmonalsystem (Pneumothorax, interstitielles Lungenemphysem)
- Bei Versagen der konventionellen Beatmung vor Einsatz der extrakorporalen Membranoxygenierung (die bei Neugeborenen und Kleinkindern nur äußerst schwierig durchzuführen ist)
- Reduktion der Inzidenz von Barotraumata bei der konventionellen Beatmung mit hohen Atemwegsdrücken

Der **Vorteil** der Hochfrequenzbeatmung wird darin gesehen, daß eine adäquate Oxygenierung

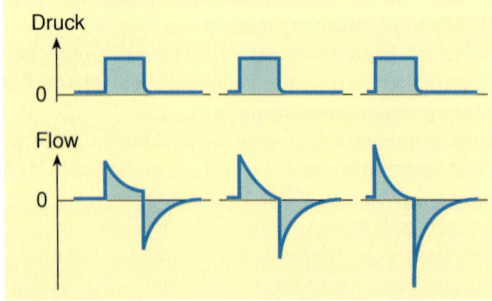

Abb. 7.7-2 Druck- und Flowverlauf bei der druckkonstanten Beatmung. Der gewünschte Druck während der Inspiration wird durch einen dezelerierenden Flow aufrechterhalten. Der Flowverlauf bei der Exspiration ist durch die Charakteristik der Patientenlunge bedingt.

beim Versagen der konventionellen Beatmung häufig weiter aufrechterhalten werden kann.

Nachteile bestehen darin, daß eine klare Indikation für die Hochfrequenzbeatmung weiter nicht besteht. So wird das Verfahren häufig probeweise eingesetzt; das Austauschen von Beatmungsgeräten bei instabilen Patienten ist jedoch mit Gefahren für diesen verbunden (v.a. weitere Verschlechterung des Zustandes). Die hohen, gleichmäßigen Atemwegsdrücke bei der Hochfrequenzbeatmung können auf das Herz übertragen werden und das HZV absenken. Die Lagerung, das Röntgen und weitere therapeutische Maßnahmen werden durch die Hochfrequenzbeatmung häufig erschwert. Zum Absaugen muß die Hochfrequenzbeatmung gestoppt werden, wobei eine akute Verschlechterung der Oxygenierung auftreten kann.

Prinzipiell sind Hochfrequenz-Jet-Beatmung und Hochfrequenz-Oszillationsbeatmung voneinander zu unterscheiden. Bei der **Hochfrequenz-Jet-Beatmung** werden geringe Luftmengen unter hohem Druck durch einen speziellen Tubus in die Trachea appliziert. Die Ausatmung erfolgt passiv.

Bei der **Hochfrequenz-Oszillationsbeatmung** (HFOV) wird die Luft im System durch eine oszillierende Membran sowohl aktiv in die Atemwege „gepreßt" als auch aktiv aus den Atemwegen durch einen Unterdruck entfernt. Die Hochfrequenz-Oszillation hat dabei – wie bereits erwähnt – jedoch eine sehr hohe Frequenz, so daß die bewegten Luftmassen pro Atemzug gering sind. Bei der HFOV sind besondere, sehr starre Atemschläuche erforderlich, um die Beatmung zu ermöglichen.

7.7.2.4 Beatmungsmodi

Je nach Art der Kooperation zwischen Patient und Maschine bzw. der Einflußmöglichkeit, die der Patient durch eigene Atemanstrengungen auf die Beatmung hat, werden verschiedene Beatmungsmodi unterschieden (Tab. 7.7-2).

7.7.2.5 Respiratorsteuerung

Drücke, Flußraten, Volumina und Zeiten der einzelnen Phasen eines Beatmungszyklus sowie die Integration der Atemzeitvolumina können bei modernen Respiratoren separat beeinflußt werden. Trotzdem hängen viele Parameter voneinander ab.

Tab. 7.7-2 Aufstellung der gebräuchlichen Beatmungsmodi. Die dargestellten Beatmungsverfahren unterscheiden sich hinsichtlich der Steuerung, der Interaktion mit dem Patienten und weiterer, jeweils gesondert erwähnter Parameter.

Beatmungsform	Beschreibung	Vorteile	Nachteile
– kontrollierte Beatmung (**IPPV:** intermittent positive pressure ventilation, **CPPV:** continuous positive pressure ventilation)	– Atemminutenvolumen oder Atemwegsdruck wird vorgegeben – Beginn der Inspiration erfolgt automatisch und von Atmungsbemühungen des Patienten unabhängig – Atemfrequenz liegt um 10–12/min – Atemzugvolumen zwischen 8–15 ml/kg KG	– keine aktive Beteiligung des Patienten erforderlich	– sehr unangenehm für wache Patienten, die spontane Atembemühungen haben
– assistierte Beatmung (**AMV:** assisted mandatory ventilation)	– eingestellt ist eine Mindestventilation – sobald der Patient selbst mitatmen möchte (triggert), wird ein eingestelltes Atemzugvolumen von der Maschine zusätzlich verabreicht	– Patient kann die Inspirationen selbst veranlassen – Kraftaufwand bei getriggerten Atemzügen für Patienten gering	– Patient kann Tiefe der Atemzüge nicht steuern
– intermittierende mandatorische Beatmung (**IMV:** intermittent mandatory ventilation)	– fixe Mindestatemfrequenz ist eingestellt – zwischen den maschinellen Atemzügen kann der Patient spontan atmen, ohne daß vollständige Atemzüge durch die Maschine appliziert werden	– Mindestventilation ist gesichert – Patient kann zusätzlich selbst atmen, ohne gegen die Maschine ankämpfen zu müssen – negative hämodynamische Auswirkungen der kontrollierten oder assistierten Beatmung sind geringer	– maschinenkontrollierte Atemhübe werden unabhängig von Atemfrequenz des Patienten auch dann verabreicht, wenn der Patient z.B. eben ausatmen möchte
– synchronisierte intermittierende mandatorische Beatmung (**SIMV:** synchronized intermittent mandatory ventilation)	– eine Mindestatemfrequenz ist wie IMV eingestellt – Patient kann innerhalb eines Zeitfensters das eingestellte Zugvolumen triggern – diese getriggerten Atemzüge werden von der Maschine nicht noch einmal gegeben – maschinelle Atemfrequenz unter 5/min ist Voraussetzung zur Extubation	– SIMV ist für Patienten deutlich angenehmer als IMV, da maschinenkontrollierte Beatmungshübe vom Patienten innerhalb eines gewissen Zeitfensters selbst ausgelöst werden können	– bei Tachypnoe des Patienten kann rasch eine Hyperventilation auftreten – sobald eine Inspiration ausgelöst ist, kann der Patient sie nicht mehr beeinflussen

7

Tab. 7.7-2 *Fortsetzung*

Beatmungsform	Beschreibung	Vorteile	Nachteile
– kontinuierliche Atmung mit positivem Atemwegsdruck (**CPAP:** continuous positive airway pressure)	– Patient atmet spontan, wobei der Atemwegsdruck ständig positiv ist; Werte zwischen 5 und 10 cm H_2O sind üblich und sinnvoll	– bei hohen Flowraten ist Atemarbeit des Patienten gering – bei Mitarbeit des Patienten gut zur Behandlung von Atelektasen geeignet	– Patient muß spontan atmen – durch erhöhten intrathorakalen Druck negative Auswirkungen auf Hämodynamik
– hochfrequente Beatmung	– hohe Atemfrequenzen mit niedrigem Atemzugvolumen – Einteilung nach Atemfrequenz in Hochfrequenzbeatmung (60–100 Atemzüge/min), High-frequency-Jet-Beatmung (100–600 Atemzüge/min) und Hochfrequenz-Oszillation (bis zu 4 000 Oszillationen/min)	– durch niedrige Atemzugvolumina ist der Atemwegsmitteldruck vermindert – geringere Inzidenz von Barotraumen	– hoher apparativer Aufwand, auch für Monitoring – Vorteile in bezug auf Verkürzung der Beatmungsdauer oder Liegezeiten oder Überlebensraten sind bei diesen aufwendigen Verfahren nicht deutlich genug erkennbar (außer bei Neugeborenen)
– druckunterstützte Atmung (**PSV:** pressure support ventilation, **ASB:** assisted spontaneous breathing)	– Spontanatmung während der Inspiration durch hohe Flowraten unterstützt, wodurch sehr viel leichter inspiriert werden kann – Druckunterstützung erfolgt so, daß der Patient mit einer Atemfrequenz unter 25/min keinen Hinweis auf Atemnot zeigt – erforderliche Druckunterstützung liegt meist zwischen 15 und 20 cmH_2O – bei einer Druckunterstützung von 5 cmH_2O kann der Patient meist gefahrlos extubiert werden	– unterstützt bei SIMV ganz wesentlich die Spontanatmung des Patienten – Patient kann sowohl In- als auch Exspiration selbst steuern – niedrige ASB-Drücke gleichen den Atemwegswiderstand am Tubus aus und vermindern die Atemarbeit – hohe ASB-Werte erlauben es, die Atemzüge zu vertiefen und verbessern so die CO_2-Elimination	– es gibt Hinweise dafür, daß durch die erleichterte Spontanatmung mit druckunterstützter Atmung das Weaning verlängert werden könnte
– druckkontrollierte Beatmung	– im Gegensatz zu volumengesteuerten Geräten stellt man einen Druck ein, wird dieser erreicht, fällt der inspiratorische Druck ab und die Exspiration beginnt	– gegenüber der druckunterstützten Atmung besteht ein Schutz gegen den Ausfall des Atemantriebs – es kann das Auftreten von zu hohen Atemwegsdrücken sicher verhindert werden	– Atemzug- und Atemminutenvolumen können nicht direkt beeinflußt werden, so daß bei sich rasch ändernder Lungencompliance oder bei Gegenatmen des Patienten sehr starke Schwankungen im Atemminutenvolumen und damit der alveolären Ventilation unbemerkt auftreten können

Tab. 7.7-2 *Fortsetzung*

Beatmungsform	Beschreibung	Vorteile	Nachteile
– positiver endexspiratorischer Druck **(PEEP)**	– zusätzlich zu allen genannten Beatmungsmustern wird zu jedem Zeitpunkt im Atemzyklus gewährleistet, daß der Druck oberhalb 0 cmH$_2$O liegt, dadurch wird Lungenvolumen erhöht (beugt Atelektasenbildung vor und verbessert Oxygenierung) – PEEP-Werte sollten zwischen 3 und 12 cmH$_2$O liegen	– Erhöhung der funktionellen Residualkapazität (FRC) mit einfachen Mitteln – Verbesserung der Oxygenierung	– Risiko des Barotraumas steigt – negative Hämodynamik – bei undrainiertem Pneumothorax kontraindiziert – Anstieg des Hirndrucks

M **Paradoxe Einstellungen,** wie z.B. eine Flowrate von 10 l/min mit einer Atemfrequenz von 12, einem Atemzeitverhältnis von 1 : 1 und einer Drucklimitierung auf 10 cmH$_2$O mit einem Atemminutenvolumen von 20 l/min, können bei einem Ventilator der neueren Generation nicht mehr vorkommen, weil die computergesteuerten Geräte die absurde Einstellung nicht mehr zulassen. Bei Geräten älterer Bauart sind die Einstellungen zwar möglich, aber sie werden nie erfüllbar sein und bergen eine nicht zu unterschätzende Gefahr für den Patienten. ■

Die Einteilung oder **Klassifizierung der Respiratorsteuerung** erfolgt danach, wie bei einem Ventilator ein Beatmungszyklus ausgelöst und beendet wird. Dabei haben sich die Bezeichnungen Drucksteuerung, Flowsteuerung, Volumensteuerung und Zeitsteuerung ergeben.

■ Bei der **klassischen Drucksteuerung** schaltet der Respirator auf Exspiration um, sobald ein am Gerät eingestellter oberer Druck im Atemwegssystem erreicht ist. Dieser Umschaltdruck ist der maximale Beatmungsdruck, der während des Atemzyklus erreicht wird. Ein wesentlicher Nachteil ist hierbei, daß sowohl Atemzug- als auch Atemminutenvolumen vom bronchopulmonalen Widerstand abhängen und daher stark schwanken können. Eine Plateauphase mit Umverteilung des Atemgases in schlechter ventilierte Regionen ist bei druckgesteuerten Geräten nicht möglich. Steigt der Widerstand im Atemsystem z.B. durch einen Bronchospasmus, wird der Umschaltdruck viel früher erreicht und die Inspiration vom Gerät beendet. Bei einer Undichtigkeit im Schlauchsystem oder bei einer Diskonnexion wird der Umschaltdruck evtl. gar nicht mehr erreicht. Bei druckgesteuerten Respiratoren ist daher das **Atemminutenvolumen häufig zu kontrollieren.**

■ Bei **flowgesteuerten Geräten** erkennt das Gerät die gegen Ende der Inspiration abnehmende Flußrate des Atemgases und bricht bei Unterschreiten eines wählbaren Flows die Inspiration ab und schaltet auf Exspiration um. Die Nachteile entsprechen denen der druckgesteuerten Respiratoren. Die Flowsteuerung spielt allerdings bei der **druckunterstützten Spontanatmung** eine wichtige Rolle. Hierbei sind Flow- und Drucksteuerung so kombiniert, daß bei Unterschreiten eines Flows von 2 bis 6 l/min oder bei Erreichen des eingestellten Unterstützungsdrucks der eingestellte Flow im Atemsystem abbricht.

■ Bei der **Volumensteuerung** ist die Inspirationsphase beendet, sobald das am Respirator eingestellte Atemzugvolumen appliziert ist. Ob das Atemgas tatsächlich in die Lunge des Patienten gelangt oder durch eine Leckage in die Umgebung entweicht, spielt dabei keine Rolle. Durch die Volumenkonstanz der Geräte führen Änderungen in der Lungencompliance zu einer Änderung der Beatmungsdrücke. Dies kann bei einer Abnahme der Compliance (z.B. Frühphase des ARDS) zu einer starken Zunahme der Beatmungsdrücke führen, was ein wesentlicher Nachteil der Volumensteuerung ist.

■ Bei **zeitgesteuerten Geräten** erfolgt die Umschaltung zwischen In- und Exspiration nach den eingestellten Zeitabschnitten. Diese Zeiten geben das Atemzeitverhältnis und die Atemfrequenz vor. Alle anderen Parameter wie Druck, Flow und Volumen können variiert werden. Meist wird die Zeitsteuerung (Einstellung über T_{insp} = Zeit der Inspiration) mit einer Volumenkonstanz und einer Druckbegrenzung kombiniert. Bei dieser komplexen Steuerung schalten die Geräte auf Exspiration um, wenn die eingestellte Atemzyklusdauer oder ein bestimmtes Druckniveau erreicht ist. Durch die Drucklimitierung würde jedoch die Volumenkonstanz gefährdet. Eine weitere Option ist deshalb die Möglichkeit eines Atemgasflows am Ende der Inspiration, der sich am eingestellten Druckniveau orientiert. Dadurch versuchen die modernen Geräte, beispielsweise bei Änderungen der Compliance trotzdem die applizierten Volumina entsprechend der eingestellten Vorgabe konstant zu halten.

Bei der kontrollierten Beatmung erfolgt die Umschaltung von Exspiration auf Inspiration automatisch entweder nach Ablauf der eingestellten Exspirationszeit (Zeitsteuerung), nach Abfall des Drucks in den Atemwegen durch Atembemühungen des Patienten (Triggerung und Drucksteuerung), durch Auftreten eines definierten Flows durch Patientenbemühung (Triggerung und Flowsteuerung) oder durch Verschieben einer bestimmten Atemgasvolumenmenge durch den Patienten (Triggerung und Volumensteuerung).

Neben diesen grundsätzlichen Faktoren existieren in unterschiedlichem Maß **weitere Funktionen** bei Beatmungsgeräten, durch deren Manipulation sich die Beatmung an die Notwendigkeiten des jeweiligen Patienten anpassen oder besser überwachen läßt:

- **Niedriger Inspirationsflow:** Er führt zu einer besseren Verteilung des Atemgases in der Lunge und in den oberen Atemwegen zu geringeren Turbulenzen und damit zu niedrigeren Beatmungsdrücken. Je niedriger der Inspirationsflow, um so geringer ist naturgemäß auch das erreichbare Atemzugvolumen.
- **Triggern:** Dabei werden die Einatmungsbemühung des Patienten vom Gerät entweder durch einen Unterdruck an einer federbelasteten Membran oder durch elektronische Drucksensoren registriert. Nach Erreichen einer einstellbaren Triggerschwelle gibt das Gerät den Inspirationsflow frei, und die Inspiration beginnt.
- **Triggerschwellen:** Während hohe Triggerschwellen die Atemarbeit stark ansteigen lassen (deshalb unbedingt zu vermeiden), führen

zu niedrige Triggerschwellen zur Selbsttriggerung des Beatmungsgerätes und zu einem unerwünschten Anstieg von Atemfrequenz und Atemminutenvolumen.

- **BIPAP®:** Biphasic Positive Airway Pressure (Fa. Dräger) ist eine druckgesteuerte Beatmungsform mit der Möglichkeit des freien Durchatmens für den Patienten sowohl auf dem oberen als auch auf dem unteren Druckniveau. Diese Beatmungsform mit wechselnden Druckniveaus ist der physiologischen Atmung sehr gut angepaßt. Am Respirator kann die Atemfrequenz frei gewählt werden. Der kontrollierte Atemzyklus erfolgt über das eingestellte obere und untere Druckniveau (PEEP), zusätzlich kann der Patient jederzeit spontan atmen. Die Floweinstellung wird vom Respirator gesteuert. Eine Veränderung der Flowanstiegszeit und damit eine Beeinflussung des Atemhubes ist jedoch möglich. Mit dieser Form ist es ohne größere Veränderungen und ohne einen Wechsel der Beatmungsmodi vorzunehmen möglich, den Patienten von der kontrollierten bis zur spontanen Atmung am Respirator zu lassen.

M Durch die Möglichkeit des freien Durchatmens für den Patienten können die Sedativa deutlich reduziert werden, wodurch sich auch die **Kommunikationsmöglichkeiten** mit dem Patienten verbessern. ■

- **IPPV mit Autoflow®:** Diese neue Beatmungsform der volumenkontrollierten und volumenkonstanten Beatmung ist eine deutliche Verbesserung der bisherigen Möglichkeiten dieses Beatmungsmodus. Durch sensible Ventiltechniken ist es gelungen, dem Patienten trotz der Volumenkonstanz die Möglichkeit zu verschaffen, auf beiden Druckniveaus (P_{max} und PEEP) in einem gewissen Umfang frei durchzuatmen. Durch ständigen meßtechnischen Abgleich mit dem Gerät und dem Respirationstrakt ermittelt der Ventilator einen optimalen Flow. Vorteile dieses Verfahrens sind neben dem freieren Durchatmen für den Patienten die Reduktion von Sedativa, die Verwendung eines optimales Flows und ein druckbegrenzter Beatmungszyklus. Bei konventioneller volumenkontrollierter Beatmung kommt es zu einem Abbruch der Inspiration bei einem Hustenstoß. Bei IPPV-Autoflow® kompensiert das Gerät diese Bemühungen des Patienten und gibt ihm so mehr Freiheit.
- **Darstellung von Druck-, Flow- und Volumenverlauf:** Die optische Darstellung von

Druck-, Flow- und Volumenverlauf während des Atemzyklus erlaubt das genaue Beurteilen der Beatmungszyklen. Oft läßt sich bereits durch das Betrachten der Druck- oder Flowkurve eine Diagnose bezüglich der Beatmung treffen. Das Einstellen der Beatmungsparameter wird dadurch erleichtert und steigert die Sicherheit des beatmeten Patienten.

■ **Apnoe-Ventilation:** Sie soll bei spontanatmenden Patienten sicherstellen, daß bei Ausfall der eigenen Atmung das Gerät mit einem Mindestatemminutenvolumen einspringt. Der praktische Wert ist eher gering, da intubierte Patienten in jedem Fall engmaschig zu überwachen sind. Man sollte sich durch Einstellen der Apnoe-Ventilation auch nicht in falscher Sicherheit wiegen.

■ **Lungenfunktionsmessung:** Bei modernen Respiratoren lassen sich in- und exspiratorische Resistance, statische, dynamische und effektive Compliance sowie die forcierte Vitalkapazität und die inspiratorische Kraft während der Beatmung bestimmen. Gleiches kann in solchen Geräten auch in Form von Kurven (Loops) dargestellt und bei therapeutischen Interventionen als Vergleichsparameter eingesetzt werden. Die gewonnenen Parameter kann man zu Therapieentscheidungen heranziehen, um z.B. abzuschätzen, ob ein Entwöhnen (Weaning) vom Respirator erfolgversprechend ist.

■ **Seufzeratmung:** Verabreichen großer Atemzugvolumina in vom Respirator vorgegebenen Abständen, was die Atelektasenbildung verhindern soll. Besser ist dies jedoch durch Umlagern des Patienten, PEEP, CPAP oder durch das Verändern des Atemzeitverhältnisses zu erreichen. Zudem besteht bei der Gabe sehr großer Atemzugvolumina die Gefahr der Lungenschädigung.

■ **Variable Flowmuster:** Die meisten Beatmungsgeräte arbeiten mit konstantem, einstellbarem Flow in der Inspiration. Daneben gibt es jedoch auch variable Flowmuster. Diese Flowformen sind der **dezelerierende Flow,** bei dem die Flowrate während der Inspiration abnimmt, und der **akzelerierende Flow,** bei dem der Flow während der Inspiration ansteigt. Ob diese Flowmuster grundsätzlich oder für bestimmte beatmungspflichtige Patienten Vorteile bieten, wird sich in der Zukunft zeigen müssen. In der derzeitigen Bewertung ist ein positiver Trend für die dezelerierenden Flows anzunehmen, insbesondere auch unter dem Gesichtspunkt der optimalen Floweinstellung bei errechneten Einstellungen durch den Respirator (Evita 4, Fa. Dräger).

■ **ASB:** Das „assisted spontaneous breathing" ist eine reine Spontanatmung am Respirator und ist erst nach überprüfter ausreichender Atembemühung des Patienten sinnvoll. Durch eine feste (statische) Druckeinstellung (Druckunterstützung) über PEEP-Niveau erhält der Patient eine Einatemunterstützung bis zu dem eingestellten Druckniveau. Eine Gefahr ist allerdings eine zu hoch eingestellte Unterstützung, die den Patienten mehr Luft inspirieren läßt, als er tatsächlich benötigt. Solch eine Einstellung ist für den Patienten sehr unangenehm, weshalb eine Druckunterstützung individuell und vorsichtig an die Gegebenheiten des Patienten angepaßt werden muß.

Abbildung 7.7-3 zeigt die Druck- und Flowverhältnisse bei synchronisierter, intermittierend-assistierter Beatmung (SIMV) mit zusätzlichen Besonderheiten wie Unterstützung der patienteneigenen Atmungsbemühungen. Aus diesen wenigen Beispielen ist zu erkennen, wie sich unterschiedliche Beatmungsformen auf Druck, Volumen und Flow in den Atemwegen auswirken können.

■ **PPS®:** Beim „proportional pressure support" (Fa. Dräger) handelt es sich um ein neues Spontanbeatmungsverfahren, bei dem im Vergleich zum ASB dem Patienten keine statische Unterstützung zukommt, sondern dieser proportional zu seinen eigenen Bemühungen vom Respirator unterstützt wird. Das Verfahren unterstützt den Patienten in Form einer Volumenassistenz oder einer Flowassistenz bzw. in Kombination von beidem. Die Einstellungen sind unter Patienten- und Ventilatorkontrolle vorzunehmen, um eine Überkompensation (run-away) zu verhindern. PPS® ist ein eingetragenes Warenzeichen der Firma Dräger und nur in Form des Intensivventilators Evita 4 erhältlich.

■ **ATC®:** Bei der automatischen Tubuskompensation (Fa. Dräger) wird individuell auf den verwendeten Tubus abgestimmt die Erhöhung des Inspirationsdrucks reguliert. Am Respirator wird lediglich die Tubus- oder Trachealkanülengröße in Form des Innendurchmessers eingestellt. Der Respirator steuert die Inspiration exakt so, daß dieser mechanische Widerstand komplett überwunden wird. Die Anwahl ist in jedem Beatmungsmodus möglich, bringt aber bei den Spontanbeatmungsformen den größten Vorteil.

7

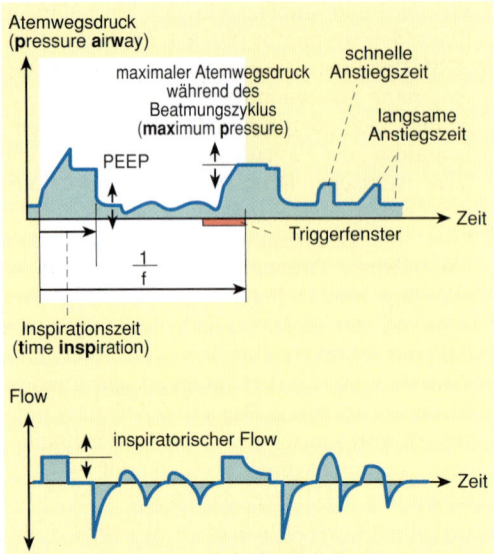

Atemwegsdruck
(pressure airway)

maximaler Atemwegsdruck
während des
Beatmungszyklus
(maximum pressure)

schnelle
Anstiegszeit

langsame
Anstiegszeit

PEEP

Zeit

Triggerfenster

$\frac{1}{f}$

Inspirationszeit
(time inspiration)

Flow

inspiratorischer Flow

Zeit

Abb. 7.7-3 Druck- und Flowverlauf bei SIMV-Beatmung mit Druckunterstützung. Erster und vierter Atemzug werden vollständig von der Maschine geliefert, wobei beim vierten Atemzug eine Druckbegrenzung wirksam wird. Die Atemzüge zwei und drei sind ohne, die Atemzüge fünf und sechs mit Druckunterstützung dargestellt. Beim fünften Atemzug ist eine schnelle Anstiegszeit (d.h. hohe Flowrate), beim sechsten Atemzug eine langsame Anstiegszeit (d.h. niedrige Flowrate) zu erkennen. Die eigentlich eingestellte Atemfrequenz ist durch 1/f gezeigt. Innerhalb des Triggerfensters fand eine Einatembemühung des Patienten statt, die das Beatmungsgerät erkannt und bedient hat. Beachte die kurzfristige Unterschreitung des PEEP-Niveaus bei den Spontanatmungsbemühungen der Atemzüge zwei bis vier.

7.7.2.6 Komplikationen, Nebenwirkungen und Nachteile bei Beatmung

Die Veränderung der Beziehung zwischen intra- und extrathorakalem Druck hat zur Folge, daß nicht wie unter physiologischen Bedingungen Luft in die Lungen strömt, sondern die Luft in die Lungen gepreßt wird. Die **Übereinstimmung** zwischen **Perfusion** und **Ventilation** ist dadurch nicht mehr gewährleistet, eine optimale Oxygenierung wird unmöglich, was sich z.B. durch den Anstieg des alveoloarteriellen Sauerstoffpartialdruckgradienten manifestiert. Auch die Verschlechterung der **lungeneigenen Reinigungsmöglichkeit** durch mangelndes Abhusten und die nicht ausreichende Zilienfunktion in den Bronchien ist ein Nachteil.

Die Rate von **Streßulzera** unter Beatmung hat durch den Einsatz von H_2-Rezeptorblockern, Protonenpumpenhemmern und anderen Substanzen (z.B. Sucralfat) deutlich abgenommen. Ein ständiges Problem ist die **Pneumonie,** die bei fast 75% aller beatmeten Patienten entsteht. Typisch ist auch der gegenüber der Spontanatmung erhöhte Atemwegsdruck, der die Hämodynamik, die Nierenfunktion und den Hirndruck ungünstig beeinflußt und zu Barotraumen an der Lunge führen kann. Die ungünstige **Beeinflussung der Hämodynamik** ist auf die Abnahme des venösen Rückstroms zum Herzen durch die intrathorakale Druckerhöhung zurückzuführen. Dadurch sinkt der Füllungsdruck des Herzens und verringert sich das Herzzeitvolumen. Durch die Abnahme des Herzzeitvolumens und den Anstieg des venösen Drucks kann es zusätzlich zu einer erhöhten Filtration von Plasmawasser in die interstitiellen Räume aller Gewebe kommen. Alle diese Veränderungen beeinträchtigen die **Nierenfunktion.** Zusätzlich bewirkt die Abnahme des Plasmavolumens eine Aktivierung des Renin-Angiotensin-Aldosteron-Systems, was zu einer weiteren Abnahme der renalen Perfusion und Filtration führt.

Da der venöse Rückstrom zum Herzen erschwert ist, steigt der **intrakranielle Druck** an. Bei hohen Atemwegsmitteldrücken und vorgeschädigtem Gehirn kann dies zu einer Verschlechterung der neurologischen Situation führen. Während der Beatmung wird der Patient möglichst auf den Rücken und in 30°-Oberkörperhochlage gelagert, mit dem Kopf in Mittelstellung. Selbstverständlich ist ein pCO_2-Anstieg zu vermeiden, und die Blutdruckkontrolle erfolgt stündlich (nichtinvasiv).

Hohe Atemwegsmittel- und hohe Spitzenbeatmungsdrücke führen zu Mikrotraumen des Lungenparenchyms. Dies kann bis zum Spannungspneu und zu Haut- und Mediastinalemphysemen führen, die einer akuten chirurgischen Intervention bedürfen. Jede dieser Veränderungen wird als **Barotrauma** bezeichnet.

Bei der Wahl der inspiratorischen **Sauerstoffkonzentration** muß sicherlich die ausreichende Oxygenierung im Vordergrund stehen. Eine Konzentration über 60% Sauerstoff in der Einatemluft hat toxische Wirkung auf das Lungengewebe. Deshalb sind regelmäßige Kontrollen der O_2-Konzentrationen im inspiratorischen Teil des Beatmungsgerätes wichtig. Auch sollte der Patient warm gehalten werden, da Zittern oder Frieren den Sauerstoffbedarf erhöht.

7.7.2.7 Vorgehen und pflegerische Aufgaben bei Beatmung

Nach der Stellung der Indikation zur Beatmung und Intubation ergeben sich folgende **Prioritäten** für die Beatmung:

- Beatmungsmuster festlegen und Patient beatmen
- Komplikationen verhindern bzw. minimieren
- Kommunikation mit dem Patienten aufbauen
- Patient sobald möglich vom Respirator entwöhnen (40% der Zeit am Respirator wird für Weaning benötigt)

Zu Beginn einer Beatmung empfiehlt es sich, die Parameter zunächst nach einem gewissen Schema einzustellen (Tab. 7.7-3) und nach der ersten Blutgasanalyse den individuellen Bedürfnissen des Patienten anzupassen. Verschlechtert sich die Atmung eines Patienten langsam, und ist er bereits intubiert, so kann man die Respiration schrittweise unterstützen (Tab. 7.7-4). Diese Schritte können in beiden Richtungen erfolgen. Bei einer kurzen Beatmungsdauer oder progredientem Verlauf einer respiratorischen Insuffizienz gilt dieses Stufenschema nur mit Einschränkungen, da der Respirator immer bedürfnisorientiert eingestellt werden muß.

M Für das effektive und sichere Beatmen soll der Respirator ein Beatmungsmuster liefern, das die eigene **Atemarbeit des Patienten** nicht steigert, sondern nutzt. ■

Tab. 7.7-3 Beispiel für Respiratoreinstellung bei Beginn einer Beatmung. Es ist zu beachten, daß alle Alarmfunktionen aktiviert sind (gilt insbesondere für Diskonnexionsalarm).

Parameter	Einstellung
– F_{iO_2}	– bei Hypoxämie immer mit 100% O_2 beginnen – nach erster Blutgasanalyse in Schritten von 20% reduzieren, falls paO_2 ausreichend hoch
– Beatmungsmodus	– kontrollierte Beatmung mit Triggerung, später ggf. Übergang zu SIMV mit Druckunterstützung
– Atemfrequenz	8–12 Atemzüge/min
– Atemzugvolumen	8–15 ml/kg KG

Tab.7.7-4 Schrittweise Unterstützung der Atmung bei zunehmender respiratorischer Insuffizienz.

Ablauf	Maßnahme
1. Schritt	– CPAP – BIPAP® – F_{iO_2} 30–60%
2. Schritt	– SIMV plus ASB oder BIPAP®
3. Schritt	– CPPV – Inspirations-/Exspirationsverhältnis 1:2 – PEEP 5–15 cmH$_2$O oder BIPAP®
4. Schritt	– CPPV – IRV (inversed ratio ventilation, Inspirations-/Exspirationsverhältnis 1:1 bis 3:1) – PEEP 5–15 cmH$_2$O

Daher sollte man, wann immer möglich, BIPAP® oder SIMV mit druckunterstützter Atmung kombinieren. Um **Barotraumen** zu **vermeiden,** ist eine **Druckbegrenzung wichtig,** und die Sauerstoffkonzentration soll nicht mehr als 24 Stunden über 60% liegen. Auch das regelmäßige Kontrollieren der Druckgrenzen und das Vermeiden von Husten und Pressen (möglichst wenig Manipulationen, vorsichtiges Absaugen) sind wichtige Maßnahmen. Ein Umkehren des Atemzeitverhältnisses mit Verlängerung der Inspiration gegenüber der Exspiration ist nur beim sedierten Patienten mit schwerem Lungenversagen indiziert.

Überwachen der Beatmung und des Patienten

Bei jeder Beatmungsform ist das häufige Überwachen der Beatmung durch Prüfen der **inspiratorischen Sauerstoffkonzentration,** des **Zug-** und **Atemminutenvolumens,** der **Atemfrequenz** und der auftretenden **Atemwegsdrücke** erforderlich. Zusätzlich ist bei jedem beatmeten Patienten die Oxygenierung mittels **Pulsoxymetrie** zu überwachen und regelmäßig eine **Blutgasanalyse** vorzunehmen. In Tabelle 7.7-5 sind die wichtigsten Überwachungsparameter zusammengefaßt.

Auch die **Alarmfunktionen** des Respirators müssen sinnvoll gesetzt, aktiviert und regelmäßig geprüft werden.

7

Tab. 7.7-5 Überwachung der Beatmung. Die verschiedenen Parameter zur Beeinflussung der Beatmung müssen regelmäßig (mindestens stündlich) überwacht und dokumentiert werden. Zu den jeweiligen Parametern sind Hinweise über eventuelle Besonderheiten aufgeführt.

Überwachungsparameter	Beachte
– inspiratorische Sauerstoffkonzentration	– möglichst unter 60% halten – Sauerstoff ist toxisch für die Alveolarzellen und kann in hohen Konzentrationen zum ARDS führen
– Beatmungsmodus	– falls möglich zu SIMV und ASB-Modus oder BIPAP® übergehen und Druckunterstützung reduzieren
– Respiratorfrequenz und Atemfrequenz des Patienten	– Tachypnoe beim Patienten kann ein Zeichen für Erschöpfung, Hypoxie, Schmerzen und Angst sein
– Atemzug- und -minutenvolumen	– sicherstellen, daß adäquate Volumina appliziert werden und keine Leckagen auftreten
– Diskonnexionsalarm	– nie ausschalten – möglichst hohen Wert unterhalb des Plateaudrucks wählen
– Überdruckalarm	– nicht ausschalten – möglichst niedrigen Wert oberhalb des Spitzendrucks wählen
– Spitzeninspirationsdruck	– zeitlicher Verlauf des Drucks gibt Hinweise auf Entwicklung der Lungencompliance im Verlauf der Therapie – Anstieg kann auch auf Tubusobstruktion durch Sekrete oder durch Abknicken hinweisen

M Der wichtigste Alarm ist der **Diskonnexionsalarm**. Er tritt auf, sobald eine vorher eingestellte Druckgrenze im Atemzyklus nicht überschritten ist. Dieser Alarm darf nur zum Absaugen abgestellt werden. ■

Sauerstoff- und Atemminutenvolumenalarm sind auf eine Unter- und Obergrenze einzustellen bzw. werden automatisch von der Maschine in Abhängigkeit von den vorgegebenen Parametern konfiguriert.

Trotz vielseitiger Alarmfunktionen sind einige Probleme mit den geräteeigenen elektronischen Alarmen nicht sofort zu erkennen. Verzögert auftretende Störungen, wie eine verlängerte oder eine zu kurze Ausatemzeit, stören die Verteilung der Atemgase in der Lunge und müssen mit den **eigenen Sinnen** entdeckt werden. Eine Störung im Atemgasbefeuchter mit Temperaturanstieg über 37 °C ist ebenfalls zu verhindern.

Neben der rein technischen Überwachung des Ventilators ist der **Patient** regelmäßig **klinisch zu überwachen.** Hierzu werden BGA-Untersuchungen, Auskultation der Lunge und die Erfolgskontrolle der Sedierung gezählt. Auch Hautfarbe und -turgor geben Auskunft über die Effektivität der Beatmung. Bei auftretender Zyanose z.B. muß unbedingt die Ursache gesucht werden, eine Auskultation der Lunge, eine BGA und die Pulsoxymetrie sind erforderlich. Kalter Schweiß ist evtl. ein Zeichen einer Hyperkapnie. Alle Veränderungen, insbesondere die des Herz-Kreislauf-Systems und der Atmung, bedürfen einer sofortigen Regulierung.

Bewußtseinslage (Reaktion auf Ansprache, Pupillenreaktion), Schmerzreize und Schutzreflexe (z.B. Hustenreflex beim Absaugen) sind v.a. als Gradmesser der Analgosedierung wichtig und entsprechend zu beobachten und zu dokumentieren.

Da die Beatmung ein komplexer Eingriff in den Organismus darstellt, ist eine globale Beobachtung des Patienten unerläßlich. Die o.a. Kriterien werden selbstverständlich durch Überwachen der Ausscheidung und allen anderen Beobachtungskriterien, wie sie in Kapitel 7.3 beschrieben sind, komplettiert.

M Durch das Überwachen und die Dokumentation der wichtigsten Beatmungsparameter sind Veränderungen im Laufe einer Beatmung schnell erkennbar und können entsprechend behandelt werden. Besteht der Verdacht, daß der Respirator nicht korrekt funktioniert, muß sofort manuell mit einem Atembeutel beatmet werden können. Deshalb muß bei maschineller Beatmung immer ein funktionstüchtiger **Ambu-Beutel** oder eine sonstige Alternative am Bett des Patienten verfügbar sein. ■

Psychische Betreuung, Kommunikation und Pflegeschwerpunkte
Siehe Kapitel 7.3.15

Vorgehen beim Weaning
Sobald die Ursache, die zur Intubation und Beatmung geführt hat, behandelt ist, sollte so früh wie möglich das Entwöhnen vom Respirator erfolgen. Da zuvor evtl. weitere Probleme im Rahmen einer längeren Intensivtherapie zu lösen sind, kann man die **Voraussetzungen** für einen erfolgreichen Entwöhnungsversuch wie folgt zusammenfassen:
- stabile hämodynamische und neurologische Situation und ausreichender Hämoglobingehalt zur Optimierung der Sauerstofftransportkapazität
- Muskelkraft des Patienten ausreichend und koordiniert, um erhöhte Atemarbeit der Spontanatmung zu ermöglichen
- Körpertemperatur, Säure-Basen- sowie Wasser-Elektrolyt-Haushalt sollten normalisiert sein
- der Patient sollte wach und kooperativ sein und zumindest auf Kommandos reagieren
- Möglichkeit der Einflußnahme auf die Patientensituation (verbal oder durch atemstimulierende Einreibungen o.ä.) muß vorhanden sein, z.B. muß man den unruhigen Patienten zum Weaning beruhigen können. Daneben gibt es eine Reihe von **Sollwerten** respiratorischer Parameter (Tab. 7.7-6), die vor Beginn des Weanings erreicht sein sollten. Das Bestimmen einiger Parameter unter Beatmung bzw. ohne Swan-Ganz-Katheter ist nicht einfach bzw. unmöglich, daher ist man oft auf die eigene Erfahrung angewiesen, um zu entscheiden, ob bei einem Patienten ein Weaning-Versuch begonnen werden kann.

Zu **Beginn der Weaning-Phase** stimuliert man den Atemantrieb des Patienten durch Absetzen oder Dosisreduktion von sedierenden und hypnotischen Medikamenten sowie durch eine evtl. Korrektur einer Alkalose und Anheben des pCO_2.

Tab. 7.7-6 Sollwerte respiratorischer Parameter vor Entwöhnung.

Parameter	Sollwert
– Vitalkapazität	– größer 10 ml/kg KG
– maximale inspiratorische Kraft	– größer 20 cmH$_2$O
– maschinelles Atemminutenvolumen	– unter 10 l/min
– alveoloarterielle Sauerstoffpartialdruckdifferenz	– unter 350 mmHg bei 100% O$_2$
– intrapulmonaler Rechts-links-Shunt	– kleiner 20%

Wurde ein Patient nicht länger als 24 Stunden am Respirator beatmet, reicht eine 30 bis 120 Minuten dauernde Phase am T-Stück unter Spontanatmung in der Regel bereits als Weaning aus.

Bei Langzeitbeatmeten mit und ohne Tracheotomie kann der Übergang von der kompletten Beatmung (CPPV) über eine SIMV-Beatmung mit Druckunterstützung beginnen. Danach ist meist eine reine druckunterstützte Atmung und später dann evtl. die CPAP-Atmung möglich. Erst nach zunehmend länger dauernder T-Stück-Atmung kann der Patient extubiert werden. Alternativ zu der beschriebenen Methode besteht bei modernen Respiratoren und insbesondere bei solchen, die in der Lage sind, den Patienten in einem BIPAP®-Modus zu ventilieren, die Möglichkeit, von Beginn der Beatmung bis zum Abtrainieren vom Ventilator den Patienten am Gerät zu belassen und ihn entsprechend mit ASB oder PPS zu unterstützen. Eine enorme Erleichterung ergibt sich auch bei der Anwendung der automatische Tubuskompensation (ATC®).

Das **Beobachten und Betreuen** während der gesamten Weaning-Phase muß patientenorientiert verlaufen. Auf jeden Fall sollte der Patient nicht alleine gelassen werden, da Angst die Atmung beeinträchtigt und zur Tachypnoe führen kann, was wiederum eine rasche Erschöpfung bedingt. Insgesamt ist darauf zu achten, daß die Atmung nicht negativ beeinflußt wird, sondern durch entsprechende Lagerung die Atemhilfsmuskulatur frei eingesetzt werden kann. Dazu eignet sich am besten eine halbsitzende Position, evtl. mit zusätzlicher Unterstützung der Arme und leichter Beintieflage. Auch Schmerzen beeinträchtigen die Atmung und verursachen u.U. eine Schonhaltung bzw. Schonatmung. Deshalb ist zum Weaning eine adäquate Schmerztherapie in Kooperation mit dem Patienten wichtig.

Um mit einem Patienten gemeinsam einen Weaning-Versuch vorzunehmen, ist ein Vertrauensverhältnis zwischen dem betreuenden Team und dem Patienten wichtig. Für den Patienten bedeutet das Entwöhnen vom Beatmungsgerät einen großen Schritt hin zur Genesung und Selbständigkeit. Trotzdem hat er Angst und leidet oft unter Motivationsverlust, v.a. bei Rückschlägen.

M Insgesamt ist der Patient während der Entwöhnung besonders zu unterstützen. Viele Patienten haben bei zunehmender Ermüdung große **Angst** und wünschen, wieder mit dem Respirator verbunden zu werden. Hier muß behutsam ein Weg zwischen zu großer Nachgiebigkeit und unangemessener Härte gefunden werden. ■

A Ein **Abbruch des Weanings** muß erfolgen, wenn es während der Entwöhnung zu starken hämodynamischen Veränderungen wie Blutdruckanstieg oder -abfall um mehr als 20 bis 30 mmHg, Arrhythmie, Herzfrequenzanstieg oder -abfall in Abhängigkeit von Alter und kardialem Zustand des Patienten kommt. Auch Zeichen der Atemnot mit Tachypnoe oder Abfall der Sauerstoffsättigung unter 90% sowie Anstieg des pCO_2 um mehr als 5 mmHg sind objektive Kriterien für eine erneut erforderliche Beatmung. ◄

Zunehmend verläßt man den empirischen Ansatz in der Beatmung und im Weaning, um standardisierte Therapierichtlinien auch hier unter strengen wissenschaftlichen Kriterien zu überprüfen. Dabei wird die Therapie nicht nur nach Surrogat-Kriterien (Ersatzkriterien; meist technisch meßbare Parameter, deren Veränderung nicht notwendigerweise proportional zu der klinischen Verbesserung ist) wie akut meßbaren Parametern (pO_2, pCO_2 oder Atemwegsdrücke) beurteilt, sondern auch die Auswirkungen der jeweiligen Therapieverfahren auf Beatmungsdauer, Verweildauer auf der Intensivstation und Überlebensrate berücksichtigt. Manche technisch interessanten Verfahren konnten dabei nicht immer ihre Überlegenheit gegenüber einfacheren Methoden zeigen. Am Beispiel der Diskussion über das erfolgreiche Vorgehen beim Weaning sei dies abschließend kurz dargestellt.

In einer wegweisenden Untersuchung Mitte der neunziger Jahre wurden 130 Patienten nach im Mittel einwöchiger IMV-Beatmung als vom Respirator entwöhnbar angesehen und randomisiert einer von vier Weaning-Strategien zugeordnet (Tab. 7.7-7). Es zeigte sich, daß mit einem hohen Maß an Wahrscheinlichkeit ein einmal pro Tag vorgenommener Versuch der kompletten Spontanatmung am Tubus am schnellsten zur Extubation führte. Im direkten Vergleich führte die assistierte Beatmung mit einmal täglichem Spontanatmungsversuch etwa dreimal schneller zur Extubation als die SIMV-Be-

Tab. 7.7-7 Erfolg von Respirator-Entwöhnungsstrategien. Anhand einer randomisierten Studie wurde die Beatmungsdauer während verschiedener Beatmungs- und Weaning-Strategien untersucht. Die rascheste Extubation war bei assistierter Beatmung mit Spontanatmungsversuchen am T-Stück möglich. Mehrfache Spontanatmungsversuche pro Tag erbrachten keine Vorteile gegenüber dem einmaligen Versuch.

Methode	Tage, nach denen eine Extubation möglich ist (Durchschnittswert)	Tage, nach denen 25% der Patienten extubiert waren	Tage, nach denen 75% der Patienten extubiert waren
– SIMV-Beatmung	5	3	11
– ASB/PSV-Atmung	4	2	12
– assistierte Beatmung und mehrfach am Tag Versuche der Spontanatmung am T-Stück	3	2	6
– assistierte Beatmung und einmal täglich ein Versuch der Spontanatmung am T-Stück	3	1	6

atmung und immerhin noch zweimal rascher als die druckunterstützte Atmung.

Diese Ergebnisse sind überraschend, da die SIMV-Beatmung als ein Beatmungsmodus gilt, der die Patienten davor bewahrt, gegen die Maschine atmen zu müssen, ihnen ein zu schnelles Ermüden erspart und so die Entwöhnungsprozedur beschleunigen soll. Auch bei der druckunterstützten Atmung wäre zu erwarten, daß dadurch die Entwöhnungsprozedur beschleunigt wird, weil der Respirator die Atemarbeit initial erleichtert und so der Patient früher mehr selbst atmen kann.

Trotzdem war der Versuch mit totaler und nicht schrittweiser Reduktion der Respiratorunterstützung bezogen auf die Geschwindigkeit der suffizienten Extubation die überlegene Methode.

Diese methodisch einwandfrei erhobenen Befunde sind nicht unwidersprochen geblieben, zeigen aber, daß auch in Zukunft mit Erkenntnissen zu rechnen ist, die die bisherigen Meinungen in der Atemtherapie kritisch hinterfragen und zu einer Stellungnahme bezüglich der Begründung von empirisch erworbenen Verhaltens- und Therapiemustern zwingen.

7.8 Strukturen einer Intensivstation

7.8.1 Räumliche Voraussetzungen

Der Flächenbedarf eines Krankenzimmers im Intensivbereich nimmt nach internationalen Standards ca. 40 bis 50 qm ein. Davon entfallen 15 bis 20 qm auf den Bettenstellplatz, 15 qm auf den Arbeitsbereich und 9 qm auf einen Schleusenbereich. Bei der Planung einer Intensiveinheit sollten Zimmer mit zwei Bettstellplätzen und ein kleines Kontingent an Einbettzimmern geplant werden, damit eine Isolierung ohne größere Einbuße von Bettenkapazitäten möglich ist.

Alle Räume müssen über eine selektiv regulierbare Klima- bzw. Luftumwälzungsanlage und große abdunkelbare Fenster verfügen. Für Wände und Decken ist eine freundliche, abwaschbare (desinfektionsmittelbeständige) Farbe zu wählen. Beleuchtung und Akustik sollen eine vertrauensvolle Atmosphäre ausstrahlen.

M Beim Einrichten des **Bettstellplatzes** stehen Übersichtlichkeit und Zugänglichkeit zum Patienten im Vordergrund. Darüber hinaus ist das Trennen von reiner und unreiner Seite aus hygienischen Gesichtspunkten erforderlich. ■

Es ist auf eine ausreichende Anzahl von Nebenräumen u.a. für die Geräteaufbereitung, Materiallagerung, sonstige Stauräume, administrative Arbeitsplätze sowie Sozial- und Besprechungsräume zu achten. Die baulichen Voraussetzungen sind in den Krankenhausbau-Richtlinien festgelegt. Trotz der Forderungen ist in den meisten Fällen die bauliche Struktur einer Klinik zu berücksichtigen. Da nicht immer von einem Neubau ausgegangen werden kann, sind Anspruch und Realität oft weit voneinander entfernt.

7.8.1.1 Schienen- und Deckenampelsysteme

Intensivpflegeplätze mit einer Reihe von Infusionsständern, bepackt mit Infusions- und Spritzenpumpen, sowie Fahrgestelle für Beatmungs- oder Hämofiltrationsgeräte sollten eigentlich der Vergangenheit angehören. Denn unabhängig von den räumlichen Bedingungen bietet eine Vielzahl von Anbietern exzellente Decken- und Schienensysteme „rund um einen Intensivarbeitsplatz" an. Diese Kompaktsysteme haben einen hohen ergonomischen Charakter. Durch genormte Schienen und individuell angepaßte Ablagen können alle gängigen Beatmungsgeräte sowie Spritzen- und Infusionspumpen den Bedürfnissen entsprechend platzsparend montiert werden.

Das Intensivbett ist somit von allen Seiten frei zugänglich. Die entstandene Bodenfreiheit ist auch aus hygienischen Gründen ein weiterer positiver Aspekt. Durch solche ergonomisch sinnvollen Systeme entsteht ein übersichtlicher Arbeitsplatz (Abb. 7.8-1), der auch eine deutliche Qualitätsverbesserung für die Pflegenden und somit für den Patienten darstellt. Aus Sicht der Arbeitsplatzsicherheit ist er dem „Spaghettisyndrom" (unkoordinierte Anhäufung von Kabeln und Leitungen) weit überlegen.

7.8.1.2 Medizinische Geräte

Medizinische Geräte sind aus der modernen Intensivtherapie nicht mehr wegzudenken. Folgende Geräte sind als Grundausstattung anzusehen:
- Monitor mit Modulen für EKG, Hämodynamikmessung (Arteriendruck, Pulmonalisdruck, HZV), Pulsoxymetrie, Temperatur und noninvasive Blutdruckmessung (NBP)
- Infusionspumpen
- Spritzenpumpen
- Beatmungsgerät
- Absauggeräte

7

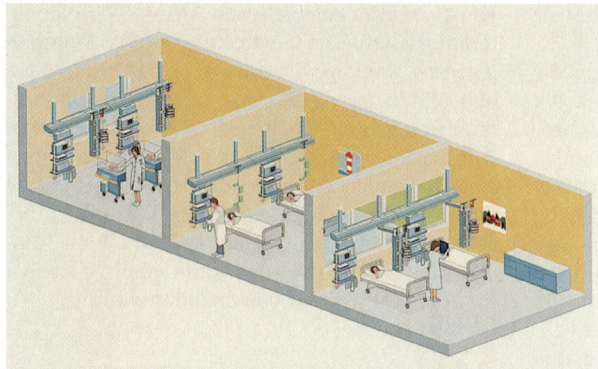

Abb. 7.8-1 Ergonomische und multifunktionale Versorgungseinheit mit verschiedenen Konfigurationen für den Einsatz auf Erwachsenen- und neonatologischen Intensivpflegestationen.

Der weitere Bedarf an medizinischen Geräten sollte individuell den Bedürfnissen einer Station angepaßt werden. Um Inspektionszyklen einzuhalten, Gerätebücher zu führen und Mitarbeiter zu schulen, ist ein Gerätebeauftragter zu bestimmen bzw. auszuwählen (s.a. Kap. 7.10). In vielen Kliniken wird diese Aufgabe von einer technischen Abteilung übernommen.

7.8.2 Personelle Voraussetzungen

Das knappe Angebot an ausreichend qualifizierten Arbeitskräften einerseits und das besondere Umfeld der Intensivmedizin/-pflege andererseits führen im Vergleich zu anderen Pflegeeinheiten zu einer höheren **Fluktuation** v.a. aufgrund der hohen Arbeitsbelastungen. Die häufig geringe Belegung von Fachweiterbildungskursen zur Intensivfachpflegekraft kann als Indiz dafür gewertet werden, daß das Interesse an einer Pflegetätigkeit auf einer Intensivstation im Bereich der Pflegenden relativ gering ist. Bedingt durch die „Multifunktionstätigkeit in der Krankenpflege" ist die Spezialisierung und Qualifizierung für die Intensivkrankenpflege erst nach Abschluß der allgemeinen Krankenpflegeausbildung möglich. Die **Zusatzqualifikation** erfolgt nach entsprechender Berufspraxis in einem zweijährigen berufsbegleitenden Kurs. Eine wirtschaftliche Verbesserung in Form eines höheren Gehaltsniveaus resultiert daraus aber nicht. Die fachmännische Praxisanleitung bzw. Prozeßbegleitung muß durch sachgerechte Fort- und Weiterbildungsangebote ergänzt werden. Die genauen Richtlinien werden auf Länderebene definiert.

7.8.2.1 Anforderungsprofil an Mitarbeiter einer Intensivstation

Eine dreijährige Krankenpflegeausbildung mit oder ohne anschließend erworbene Zusatzqualifikation für die Intensivmedizin, ist die berufliche Voraussetzung für die Arbeit auf einer Intensivstation. Hinzu kommen (wie auch in anderen Berufssparten) noch **allgemeine Attribute** wie Kontaktfreudigkeit, Teamgeist und Konfliktfähigkeit als Voraussetzungen. Auch ein ausgeprägtes Interesse an Medizintechnik und ein hohes Maß an psychischer und physischer Belastbarkeit werden erwartet. Instrumente wie Pflegeleitbild und Stellenbeschreibung sind zur Dokumentation dieser für ein langfristiges Beschäftigungsverhältnis so wichtigen „weichen Anteile" der Betriebswirtschaft geeignet. Das Pflegeleitbild stellt einen Handlungsrahmen für die Pflegenden dar, in den z.B. ein humanistisches Menschenbild, eine Pflegephilosophie, ein definiertes Gesundheitsverständnis, Zielorientierung und Zielverarbeitung sowie Fortbildungsmaßnahmen integriert werden sollten.

7.8.2.2 Stellenbeschreibung

In folgenden Punkten regelt die Stellenbeschreibung Anforderungen, Kompetenzen der Mitarbeiter und Verhältnis zwischen Vorgesetzten und Mitarbeitern:

- fachliche Qualifikation
- persönliche Qualifikation
- Benennung des Stelleninhabers
- Benennung des Vorgesetzten
- Benennung einer Stellvertretung des Vorgesetzten
- Benennung einer Person, die den Mitarbeiter vertritt
- Ziele der Stelle
- Kompetenzen und Verantwortung
- besondere Kompetenzen (Mentorentätigkeit, Gerätebeauftragter etc.)
- Einzelaufträge
- Vergütung, Inkrafttreten und Änderungsformel

Diese Punkte sollten stichpunktartig, teilweise mit Beispielen versehen, in Schriftform zusammengefaßt werden. Falls eine Stellenbeschreibung existiert, ist in diesem Zusammenhang wichtig, daß sie ein Bestandteil des Anstellungsvertrags ist und nach Unterzeichnung durch beide Vertragspartner (Arbeitnehmer und Arbeitgeber) in die Personalakte kommt.

7.8.2.3 Stellenplanberechnung

Die Stellenplanberechnungen für Intensivstationen sind in der Regel undurchsichtig und basieren auf Daten, die bis in die frühen 70er Jahre zurückreichen. Die Belegungs- und Ausfallstatistiken sind die wichtigsten Führungsinstrumente für die Beeinflussung der Stellenberechnung. Zur Stellenberechnung einer Mindestbesetzung im Intensivbereich mit weniger als acht Planbetten, d.h. einer **Intensivstation ohne Berechtigung,** werden folgende Daten benötigt:
- Planbetten
- Anhaltszahl (Berücksichtigung von Pflegeintensität, Kategorie und Dienstanteil)

- Besetzungsvorgabe (bisherige Besetzung)
- Ausfallzeiten

Aus diesen Zahlen lassen sich die zu erbringenden jährlichen Arbeitsstunden, die Netto- und Bruttojahresarbeitszeit und ein Ausfallfaktor berechnen.

Zur Stellenberechnung von **Intensivstationen mit Berechtigung** (mehr als acht Betten) werden die Zahl der Planbetten (Bettenbedarfsplan) und Angaben zur Jahresbelegung benötigt. Aus den eingesetzten Zahlen können die Durchschnittsbelegung, die Tagesbelegung sowie Anhaltszahlen und Ausfallzeiten berechnet werden.

Ohne seine Gültigkeit zu verlieren, ist das Berechnungssystem unter Hinzunahme von Anhaltszahlen seit 1985 durch die **Leistungseinheitsberechnung** abgelöst. Die DKG (Deutsche Krankenhaus-Gesellschaft) empfiehlt eine Berechnungsmethode, wie sie in Tabelle 7.8-1 bei-

Tab. 7.8-1 Leistungseinheitsberechnung. Berechnungsmethode der DKG zur Ermittlung des Personalbedarfs auf Intensivstationen am Beispiel einer Intensivstation mit 12 Betten (5 Überwachungs- und 7 Behandlungsbetten). Die Berechnungsmethode ist im Prinzip für beide Bettenarten dieselbe. Zunächst wird aus der Anzahl der Betten und der durchschnittlichen Belegung laut Mitternachtsstatistik die Belegungszahl ermittelt (1). Danach wird aus der Zahl der nicht in der Mitternachtsstatistik erfaßten Patienten (d.h. alle Patients, die im Laufe eines Jahres aufgenommen bzw. entlassen wurden) die Anzahl der doppelt belegten Betten pro Tag errechnet (2). Daraus ergibt sich die Zahl der belegten Betten, die mit Pflegezeitaufwand, Ausfallfaktor und Bruttoarbeitszeit die Anzahl der Planstellen ergibt (3). Diese Berechnungsmethode wird für Überwachungs- und Behandlungsbetten verwendet, die Summe der Planstellen ergibt den Gesamtpersonalbedarf (4).
Anhand der Muster-Stellenplanberechnung ergibt sich ein Personalbedarf von 23,2 Planstellen, der relativ knapp erscheint. Unter Berücksichtigung der Beatmungsstunden als weiterem Merkmal für Pflegeaufwand kann der Personalbedarf entsprechend erhöht werden.

Faktoren und Berechnung	Überwachung	Behandlung	Kommentar
Bettenzahl (BZ)	5	7	
Fallzahl/Jahr (FZ)	480	530	
Belegung (B%) (lt. Mitternachtsstatistik)	97%	91%	
Pflegezeitaufwand pro Patient und Tag in Minuten (Zt)	294	700	
Ausfallzeiten des Personals	20%	20%	
Ausfallfaktor (AFF)	1,25	1,25	Bei 20% Ausfallzeiten ist bei 1,25 Planstellen eine 100%ige Erfüllung der Aufgabe gegeben
Brutto-Arbeitsstunden/ Jahr pro Mitarbeiter (BAS)	2 000	2 000	

7

Tab. 7.8-1 *Fortsetzung*

Faktoren und Berechnung	Überwachung	Behandlung	Kommentar
Formeln:			
$BZ \times B\%$	4,85 Betten/Tag	6,37 Betten/Tag	Betten lt. Belegung (1)
$\dfrac{FZ}{BZ \times 365 \text{ Tage}}$	0,26 Betten/Tag	0,2 Betten/Tag	mehrfach belegte Betten (2)
Belegte Betten, gesamt (GBZ)	5,11 Betten/Tag	6,57 Betten/Tag	(1) und (2)
$\dfrac{Zt \times GBZ \times 365 \text{ Tage} \times AFF}{BAS \times 60 \text{ min}}$	5,71 Planstellen	17,48 Planstellen	(3)
Summe Planstellen	23,19 Planstellen		(4)

spielhaft aufgelistet ist. Unter Berücksichtigung der „neueren" Methode (Leistungseinheitsberechnung) werden zur Stellenberechnung von Intensivstationen mit Berechtigung Angaben zu Planbetten, Bettenbelegung, Anzahl der Überwachungsbetten und der Behandlungsbetten sowie Anzahl zusätzlicher Fälle benötigt. Unter zusätzlichen Fällen sind alle Patienten zu erfassen, die nicht in der Mitternachtsstatistik berücksichtigt werden. Ebenso sind die Ausfallzeiten, die Pflegeaufwendigkeit (maximal 700 min/Vorgang/24 h; minimal 294 min/Vorgang/24 h) und die Beatmungsstunden einzukalkulieren. Aus dem Zahlenmaterial lassen sich folgende **Daten und** der **Gesamtpersonalbedarf** ermitteln:

- Belegung
- durchschnittliche Verweildauer
- Planbetten
- Beatmungstage
- belegte Betten/Beatmung
- Fälle
- belegte Betten
- zusätzliche Planstellen
- zusätzliche Planstellen unter Berücksichtigung des Ausfalls

7.9 Sterben und Tod

Sterben und Tod sind Themen, die in unserer Leistungsgesellschaft größtenteils verdrängt werden. Beides gehört jedoch untrennbar zum Leben, genau wie die Geburt. Der Zeitgeist, die eigenen Erfahrungen und die daraus resultie-

rende Lebenseinstellung beeinflussen die **Einstellung** zum Tod. Früher, in der Großfamilie, war es völlig normal, daß die nächsten Angehörigen und auch Kinder das Sterben eines Familienmitglieds miterlebten. Heute sterben immer mehr Menschen im Krankenhaus und Altenheim. Paul Becker von der Internationalen Gesellschaft für Sterbebegleitung sagte 1995, daß 90% der Menschen in Ballungsgebieten und 60% der Landbevölkerung in Krankenhäusern und Altenheimen sterben. Ein Grund dafür ist sicher die steigende Anzahl der Singlehaushalte (von 1957 bis 1993 eine Vermehrung um 210%). Daneben wird bei schweren Erkrankungen die „allmächtige" Medizin zu Hilfe geholt. Die Behandlung auf der Intensivstation, die Möglichkeit der Wiederbelebung erwecken den Anschein, den Tod aufschieben zu können. Erfahrungen mit Sterbenden sind nur noch eingeschränkt möglich, die Sterbebegleitung wird nur noch selten erlebt. Direkte, **persönliche Erfahrungen** mit dem Sterben macht heute kaum noch jemand.

7.9.1 Definition von Tod

Das Sterben kann ein länger andauernder oder kurzer Vorgang sein, bei dem die Lebensfunktionen erlöschen. Der Tod tritt durch den Ausfall von mindestens einem lebensnotwendigen Organsystem ein (Herz, zentrales Nervensystem). Folgende Begriffe werden unterschieden:

- natürlicher Tod
- unnatürlicher Tod
- Selbsttötung
- klinischer Tod
- biologischer Tod (Hirntod)

7.9.2 Sterben auf der Intensivstation

Ärzte und Pflegende haben v.a. auf der Intensivstation vorrangig die Aufgabe, Leben zu retten. Bedingt durch die medizinische Entwicklung, geht diese Aufgabe noch weiter. Selbst nach Eintritt des Hirntodes wird der Organismus physiologisch am Leben erhalten, wenn die Organe für einen anderen Menschen benötigt werden. Intensivpersonal befindet sich in einem dauernden **Zwiespalt,** Leben zu retten und auch humanes Sterben zu ermöglichen.

Zu den Arbeitsbereichen des Pflegepersonals und der Ärzte gehört nicht nur das Betreuen von Sterbenden, sondern darüber hinaus auch das Aufklären, Trösten und Beraten von Angehörigen. Für **Pflegende** ist es besonders wichtig, sich mit Sterben und Tod auseinanderzusetzen, da sie diejenigen sind, die am häufigsten damit konfrontiert werden. Sie sind die meiste Zeit mit den Patienten zusammen und beschäftigen sich mit deren Angehörigen. Die Auseinandersetzung ist unerläßlich, um sich ein Verhalten anzueignen, das dazu befähigt, menschlich und zugleich mit einer gewissen Distanz Sterbende und deren Angehörige zu begleiten oder einen hirntoten Patienten umfassend zu pflegen.

Häufig tritt der Tod unerwartet ein, v.a. bei jungen Menschen wird dieses als besonders tragisch empfunden. Die Angehörigen werden unvorbereitet von diesem Ereignis getroffen und haben es deshalb besonders schwer, die Situation zu verkraften. Bei einer längeren Sterbeperiode fällt den Angehörigen dagegen die Adaptation an den zu erwartenden Tod leichter. Der Sterbende hat die Möglichkeit, noch Verschiedenes zu regeln. Sollte er vor seinem Tod noch ein **Testament** verfassen wollen, kann der Kranke unter folgenden Testamentformen wählen:
- **Öffentliches Testament:** Es ist nur rechtsgültig unter Anwesenheit eines Notars (§ 2232 BGB).
- **Eigenhändiges Testament:** Muß vom Erkrankten handschriftlich verfaßt und unterschrieben sein (§ 2247 BGB). Diese Testamentart kann jedoch von den Erben relativ leicht angefochten werden.
- **Nottestament:** Ist nur gültig, wenn der Notar den Betroffenen nicht erreichen kann (z.B. durch unmittelbare Todesgefahr oder Besuchverbot auf Isolierstationen). Während der Testamenterstellung müssen drei Zeugen vor Ort sein, wobei einer das Testament auf Anweisung des Kranken verfaßt. Nicht zulässige

Zeugen sind Ehepartner, Verwandte und Personen, die als Erben oder Testamentvollstrecker eingesetzt sind. Ungültig wird das Nottestament, wenn der Erkrankte nach drei Monaten noch lebt (§ 2250 BGB).

M Testierfähig sind alle Menschen mit Vollendung des 16. Lebensjahres mit Ausnahme von Personen mit geistigen Beeinträchtigungen oder Bewußtseinsstörungen (§ 2229 BGB = Bürgerliches Gesetzbuch). ■

7.9.3 Sterbebegleitung

Die Pflege bei Patienten, die nicht mehr lange zu leben haben, kann nicht nach einem starren Muster ablaufen. Jeder Mensch reagiert etwas anders, auch wenn nach Dr. Elisabeth Kübler-Ross jede Person die folgenden fünf **Sterbephasen** durchlebt:
- **Nicht-wahrhaben-Wollen** (Isolierung, Verleugnung)
- **Aggression, Zorn** (kann sich gegen sich selber richten oder, häufiger, gegen die Mitmenschen)
- **Verhandeln** mit dem Schicksal
- **Depression**
- **Zustimmung** (Akzeptieren des bevorstehenden Todes)

Diese Phasen verlaufen nicht streng chronologisch, eher ist das Überspringen und die Rückkehr zu einzelnen Phasen die Regel.

Für das **Begleiten** von unheilbar Kranken ist viel Feingefühl notwendig, der Umgang mit ihnen stellt für die Angehörigen und für die professionellen Helfer eine Herausforderung dar. Bei der Bewältigung der Aufgabe stößt man nicht selten an seine persönlichen Grenzen. Es gilt diese Hemmschwelle zu überwinden und nicht vor der Begegnung mit dem Sterbenden zu flüchten. Seine Bedürfnisse nach Anteilnahme, Akzeptanz, Zuwendung und Wahrung seiner Würde sind zu erspüren und zu erfüllen. **Offenheit** und **Ehrlichkeit** sind im Umgang mit dem Patienten und den Angehörigen unerläßlich, jedoch ist darauf zu achten, daß ihnen Raum für **Hoffnung** bleibt. **Positive Lebenserfahrungen** sollten ihm in Erinnerung gerufen werden, sie vermitteln ihm, daß sein Leben sinnvoll war, daß er Gutes und Nützliches getan hat. Dabei ist es wichtig, die **Vertrauenspersonen** des Sterbenden zu integrieren. Im Kreise der Familie erlebt der Kranke die Angst vor dem Tod meist weniger stark. Des weiteren ist genau zu

7

hinterfragen, welche **Zuwendung** und/oder **Behandlung** der Kranke benötigt, was seine Lebensqualität verbessert und sein Sterben erleichtert. Zum Beispiel benötigt er Medikamente gegen Schmerzen, Ruhe, Trost, Ansprache, jemanden, der zuhört oder der seine Aggressionen aushält.

Bei bewußtlosen und beatmeten Patienten ist das Umsetzen der genannten Aspekte schwierig. Wissenschaftliche Beobachtungen z.B. aus der **Thanatopsychologie** (Psychologie der Sterbenden oder Sterbevorgänge) geben Auskunft darüber, daß Bewußtlose anscheinend ein, wenn auch nicht genau zu analysierendes Wahrnehmungsvermögen besitzen. In einen Dialog zu treten ist dennoch nicht möglich. Man weiß nichts von dem, was der Patient will, was er fühlt. Einen Kontakt aufzubauen, ohne **Kommunikation, ohne** eine **Rückmeldung** zu erhalten, ist sehr schwierig. Dies löst oft Ratlosigkeit und Ohnmacht aus. Viele Pflegende flüchten sich dann in die tägliche Routine wie Bettenmachen und Temperaturmessen. Sie erledigen ihre Arbeit, ohne zu reflektieren, rein mechanisch. Gespräche mit Kollegen, ein gutes Arbeitsklima und eine professionelle Supervision helfen, diese Belastungen besser zu verarbeiten.

Man sollte den Mut haben, auch ohne Aussicht auf ein Feedback vom Patienten mit ihm zu kommunizieren, ihm Dinge zu vermitteln wie „Sie müssen keine Angst haben", „Sie sind nicht alleine", „Ich bin für Sie da", „Ihre Angehörigen waren heute zu Besuch", „Sie haben eine nette Familie, alle gehen so liebevoll miteinander um". Beruhigende oder anerkennende Worte trösten den Patienten, falls er in der Lage ist, doch etwas zu verstehen bzw. wahrzunehmen. Wichtig ist es auch, den Patienten auf Pflegemaßnahmen hinzuweisen: „Wir drehen Sie jetzt zur Seite. Vorsicht, es wird naß auf Ihrer Brust, ich wasche Sie jetzt." Damit gibt man ihm die Möglichkeit, sich vorzubereiten, er braucht nicht zu erschrecken. All dies ist ohne zusätzlichen Aufwand zu realisieren und kann die Situation, in der sich der Sterbende befindet, nur angenehmer machen.

Nicht jede Pflegekraft ist immer in der Lage, eine Sterbebegleitung zu übernehmen. Sterbebegleitung sollte nur die Pflegenden übernehmen, die sie machen möchten. Diejenigen, die zwar an der Pflege des Patienten beteiligt sind, sich jedoch momentan nicht in der Lage fühlen, sich mit dem Sterben dieses Patienten auseinanderzusetzen, sollten sich nicht dazu zwingen. Es gilt die persönlichen Grenzen zu akzeptieren.

In jedem Krankenhaus gibt es einen Pfarrer, Kollegen oder einen Angehörigen, den man zu Hilfe holen kann, wenn der Sterbende beispielsweise ein Gespräch oder ein **Gebet** zu sprechen wünscht. Die Frage, ob man mit einem Sterbenden beten soll, ist nicht pauschal mit ja oder nein zu beantworten. Die eigene Glaubenseinstellung, das persönliche Verhältnis und die Vertrauensbasis zwischen Pflegekraft und Patient sind ausschlaggebend. Keinesfalls sollte ein Sterbender gedrängt werden zu beten. Ist keine Absprache mit dem Patieten möglich (z.B. bei Bewußtlosigkeit), kann ein Gebet vorgelesen werden. Vorher sollte man sich jedoch bei den Angehörigen vergewissern, ob das im Sinne des Kranken ist. Schwierig zu berücksichtigen sind die vielen verschiedenen **Glaubensrichtungen** in unserer Gesellschaft, da sich die meisten Pflegenden zu wenig in dieser Thematik auskennen. Auch hier kann der Pfarrer hilfreich sein, der evtl. Glaubensträger der entsprechenden Religion kennt und sie zu Hilfe rufen kann.

M Hat sich jemand zu einer Sterbebegleitung entschlossen, muß klar sein, daß er evtl. auch über einen längeren Zeitraum der Ansprechpartner für diesen Menschen sein wird. Die persönliche Beziehung, die dabei oft aufgebaut wird, macht der Pflegeperson das Loslasssen beim Tod des Patienten häufig schwer (s.a. Kap. 7.1). ■

7.9.4 Begleitung der Angehörigen

Auch die Angehörigen machen ähnliche Phasen wie die in Kapitel 7.9.1 beschriebenen Sterbephasen durch, mit denen sie sich an den nahenden Tod des Sterbenden adaptieren. Den einen belastet dieses Wissen, und er sucht Trost und Hilfe, der andere möchte in Ruhe gelassen werden, und wieder ein anderer ist geradezu erleichtet, wenn das Leiden endlich ein Ende hat. Da man in den seltensten Fällen weiß, was die Angehörigen von einem erwarten, ist es angebracht, Zurückhaltung zu üben, bis sie von selbst auf einen zukommen oder bis z.B. durch vorsichtige Fragen oder Gesten erkundet werden konnte, **wieviel Hilfestellung** der jeweilige wünscht. Einem Angehörigen einfach leicht die Hand auf die Schulter zu legen, ohne ein Wort zu sagen, kann hilfreich sein. Nicht jeder Angehörige wird auf eine angebotene Hilfestellung so reagieren, wie man es erwartet. Wird sie abgelehnt, sollte man demnach nicht enttäuscht oder ärgerlich reagieren.

M Die Aufgabe der Pflegenden ist es, Hilfe anzubieten, sie jedoch nicht aufzudrängen. ◼

Wenn es irgendwie zu bewerkstelligen ist, sollte Angehörigen die Möglichkeit der Übernachtung gegeben werden. Auf einer Intensivstation ist dies sicher ein schwieriges Unterfangen und nicht immer machbar.

Angehörige von **hirntoten Patienten** sollten Abschied nehmen können, wobei ihre Wünsche weitgehend zu berücksichtigen sind (s.a. Kap. 6.15). Viele möchten den Verstorbenen nach der Organentnahme noch einmal sehen, andere wollen ihn „lebend" in Erinnerung behalten. Egal, in welcher Phase die Angehörigen den Verstorbenen ein letztes Mal sehen möchten, es sollte in ruhiger, abgeschirmter Atmosphäre geschehen, möglichst in einem separaten Raum ohne andere Patienten (s.a. Kap. 7.9.6). Wenn die Angehörigen es wünschen, kann ein Pfarrer hinzugerufen werden. Das Pflegepersonal sollte auf diese Möglichkeit des Beistandes hinweisen.

7.9.5 Pflege von Sterbenden

Die medizinische Therapie wird häufig reduziert bzw. auf den Bereich ausgedehnt, der dem Patienten das Sterben erleichtert (z.B. regelmäßige Gabe von Schmerzmedikamenten). Die engmaschige Kontrolle der Vitalzeichen, die auf einer Intensivstation einen wichtigen Stellenwert einnimmt, kann in größeren Zeitabständen erfolgen. Der Grad der Hilfsbedürftigkeit und der Wunsch nach Zuwendung, Ansprache und Trost nehmen mit der wachsenden Nähe zum Tod zu. Das **Wahren der menschlichen Würde** und das **Schaffen der höchstmöglichen Lebensqualität** sollten die Prinzipien beim Umgang mit Sterbenden sein.

M Sterbende benötigen keine Maximaltherapie, sondern seelische Zuwendung. ◼

Die folgenden **pflegerischen Grundsätze** sind zu berücksichtigen:
- regelmäßiges Überprüfen der Bedürfnisse des Patienten anhand der ATLs
- individuelle Bedürfnisse des Kranken erkennen und erfüllen (z.B. religiöse Bedürfnisse oder Rituale)
- angenehme und ruhige Umgebung schaffen
- unnötige Anstrengungen des Patienten vermeiden
- v.a. bei bewußtlosen Patienten häufigen Körperkontakt herstellen (z.B. Hände oder Stirn streicheln), auch Angehörige dazu motivieren

- atmungserleichternde und bequeme Lagerung
- Prophylaxen und Körperpflege den Wünschen und den Bedürfnissen des Patienten anpassen; sterbende Patienten schwitzen manchmal stark, dann sind Waschungen mit erfrischenden, wohlriechenden Substanzen zu empfehlen (z.B. Orangen- oder Lavendelextrakt)
- Augenpflege, wenn der Lidschlag nicht mehr gewährleistet ist
- Mund- und Nasenpflege, damit die Schleimhäute nicht austrocknen, evtl. Zahnprothesen entfernen, um Druckstellen vorzubeugen
- bei Schmerzen regelmäßige Schmerztherapie nach Arztverordnung
- Zeichen des nahenden Todes erkennen (motorische Unruhe, Angst, kleiner und schneller Puls, Blutdruckabfall, kalter Schweiß, weiße Hautfarbe v.a. der Nase, Hautfarbe des Körpers blaß oder marmoriert, Cheyne-Stokes-Atmung), Angehörige rechtzeitig benachrichtigen
- Dokumentation der Bedürfnisse und der beobachteten Veränderungen des Patienten

Eine besondere Situation ist die **Pflege von hirntoten Patienten,** deren Körper am Leben gehalten werden. Die medizinische Therapie, die lückenlose, kontinuierliche Überwachung steht an erster Stelle. Die Organe sollen unbeschädigt, d.h. funktionstüchtig bleiben, damit ein anderer Mensch mit ihnen weiterleben kann. Hier wird der Widerspruch, in dem sich Pflegende und Ärzte immer wieder befinden, am deutlichsten. Sie sollen Leben retten, Leben erhalten und humanes Sterben ermöglichen. Zum Verarbeiten dieser Widersprüche sind Gespräche mit Kollegen innerhalb des Teams, aber auch Balint- oder Supervisionsgruppen eine sinnvolle Ergänzung (s.a. Kap. 7.1).

7.9.6 Diagnose des Todes

Der Tod eines Menschen ist nach dem Personenstandsgesetz § 32 spätestens am Tag nach dem Todeseintritt dem Standesamt zum Eintragen in das Sterberegister zu melden. Verstirbt ein Patient im Krankenhaus, ist dies die Aufgabe der Krankenhausleitung. Zur Feststellung des Todes gibt es die sicheren und die unsicheren Todeszeichen (Tab. 7.9-1), wobei die sicheren erst nach eineinhalb bis zwei Stunden nachweisbar werden. Keinesfalls sind die unsicheren Todeszeichen als Zeichen des Todes zu werten. Nach dem Todeseintritt ist der Arzt sofort zu benachrichtigen, damit er den Tod bestätigen und den

7

Tab. 7.9-1 Sichere und unsichere Todeszeichen.

Sichere Todeszeichen	Unsichere Todeszeichen
– Totenflecken entstehen je nach Umgebungs-temperatur eine halbe bis eine Stunde nach dem Todeseintritt – Totenstarre beginnt ca. vier bis zwölf Stunden nach dem Eintrittt des Todes an Unterkiefer-, Hals- und Nackenmuskulatur und steigt abwärts; verliert sich wieder nach ca. ein bis sechs Tagen – Leichenzersetzung und -zerstörung	– Abkühlung, besonders der Extremitäten – Hautblässe – Areflexie – Atmung und Puls nicht erkennbar – auskultatorisch keine Herztöne wahrnehmbar

Leichenschauschein ausfüllen kann. Der Zeitpunkt des Exitus ist im Dokumentationssystem zu vermerken. Der Leichenschauschein wird an die zuständige Stelle in der Verwaltung weitergeleitet. Angehörige sollten vom Arzt über den Tod informiert werden.

7.9.7 Die Versorgung des Verstorbenen

Häufig erleichtert es den Angehörigen das Abschiednehmen, wenn sie den Verstorbenen noch einmal sehen können. Bei entstellten und verstümmelten Leichen ist den Angehörigen jedoch davon abzuraten.

Das Versorgen eines Toten wird häufig als unangenehm betrachtet, die Konfrontation mit dem Tod löst **Unbehagen,** Unsicherheit und Angstgefühle aus. Um die eigene Hilflosigkeit zu überspielen, werden teilweise leider makabre Bemerkungen gemacht oder gescherzt. Folgende **pflegerischen Grundsätze** sind bei der Versorgung des Toten zu beachten:

■ Augen des Verstorbenen schließen, evtl. mit feuchten Tupfern beschweren, damit sie geschlossen bleiben
■ alle Geräte und Pflegehilfsmittel wie Tuben, Venenzugänge, Blasenkatheter entfernen
■ den Leichnam wenn nötig waschen, frisieren und saubere Kleidung anziehen, dabei möglichst Wünsche des Verstorbenen oder der Angehörigen berücksichtigen
■ Identifikationsetikett mit entsprechenden Daten in der Regel am Unterschenkel bzw. am großen Zeh des Verstorbenen befestigen; ein infektiöser Leichnam muß besonders gekennzeichnet werden
■ Unterkiefer möglichst mit einer feuchten elastischen Binde hochbinden, damit der Mund geschlossen bleibt
■ den Leichnam mit einem Leinentuch bis zum Hals zudecken

■ das Abschiednehmen den Angehörigen entweder auf Station oder in einem speziell dafür vorgesehenen Raum ermöglichen
■ Nachlaß, d.h. Liste von persönlichen Sachen des Verstorbenen erstellen und Gegenstände gegen Unterschrift an Angehörige übergeben.

7.10 Medizinproduktegesetz (MPG), Medizingeräteverordnung (MedGV) und ISO-Norm

7.10.1 Medizinproduktegesetz

Seit dem 1. Januar 1995 ist in der Bundesrepublik das Gesetz über Medizinprodukte (MPG) in Kraft. Das Gesetz regelt die Herstellung und Zulassung medizinischer Produkte und Geräte und ist mit der Einführung der sog. CE-Kennzeichnung für Medizinprodukte europaweit geregelt (CE: Communauté Européenne/Europäische Gemeinschaft). Durch die europaweite Einführung des MPG ist gewährleistet, daß alle Produkte, die den neuen Regeln entsprechen, in sämtlichen Mitgliedsstaaten der EU frei auf den Markt gebracht werden können.

M Das Medizinproduktegesetz gilt für alle einzelnen oder miteinander verbundenen Instrumente, Geräte und Stoffe, die am oder im menschlichen Körper zu folgenden Zwecken eingesetzt werden:
– Erkennung, Verhütung, Überwachung, Behandlung oder Linderung von Krankheiten, Verletzungen oder Behinderungen
– Untersuchung, Veränderung von Vorgängen im menschlichen Körper oder Ersatz von anatomischen Komponenten des Menschen
– Empfängnisverhütung ■

Zu einem späteren Zeitpunkt ist geplant, das Gesetz auch auf sog. In-vitro-Diagnostika auszuweiten, d.h. für Produkte oder Substanzen, die zur Untersuchung von Proben aus dem menschlichen Körper (z.B. Blut oder Gewebe) eingesetzt werden. Produkte, die ihre bestimmungsgemäße Wirkung hauptsächlich oder ausschließlich pharmakologisch bzw. immunologisch erreichen, fallen nicht unter das MPG, sondern unter das Arzneimittelgesetz (AMG).

Rund 400 000 verschiedene Medizinprodukte sind von dem Gesetz betroffen, das gegenüber den vorherigen Bestimmungen entscheidende Vereinfachungen und Vorteile bietet. Zum Beispiel gilt statt einer Vielzahl verschiedener Gesetze und Verordnungen nun für die meisten Medizinprodukte lediglich ein einziges Gesetz. Bestimmungen aus dem Arzneimittelrecht, der Medizingeräteverordnung, dem Eich- und Meßrecht, aber auch zahlreiche bewährte Vorschriften aus dem bisherigen Recht haben Eingang in das vereinheitlichte Medizinproduktegesetz gefunden.

Vor der CE-Kennzeichnung eines Medizinproduktes durch den Hersteller muß dieses Produkt ein **Konformitätsbewertungsverfahren** durchlaufen. Im Gegensatz zu der bisherigen staatlichen Zulassung von medizinisch-technischen Geräten der Gruppen 1 und 2 der MedGV (Kap. 7.10.2) handelt es sich um eine Möglichkeit des Herstellers, die Übereinstimmung der Produkte mit den Anforderungen der genannten Richtlinien nachzuweisen. Ein wesentlicher Teil des Konformitätsbewertungsverfahrens betrifft die Produkteigenschaften. Hier muß der Nachweis erbracht werden, daß die in der Medizinprodukterichtlinie aufgeführten **„grundlegenden Anforderungen"** an Medizinprodukte erfüllt werden. In diesen sind die Kriterien zur Gerätesicherheit, Gebrauchsanweisung und Gerätebeschriftung inklusive Warnhinweise festgelegt. Die Anforderungen gelten für alle Geräte. Zusätzlich muß jedes Produkt, vergleichbar der MedGV, in eine von vier möglichen Risikoklassen eingruppiert werden.

M Die Einteilung der Medizinprodukte in die verschiedenen Klassen erfolgt nach festen Klassifizierungskriterien (auch gleichzeitig Qualitätssicherungsanforderungen), die auf der Verletzbarkeit des menschlichen Körpers basieren. Außerdem werden die potentiellen Risiken einschließlich der Herstellung und Auslegung der Produkte berücksichtigt. Darüber hinaus ist festgelegt, daß nur geschulte Personen über die Produkte informieren bzw. einweisen. ■

Erfüllt der Hersteller alle Anforderungen im Vorfeld, hat er die Möglichkeit, verschiedene Wege für das Konformitätsbewertungsverfahren (Zulassung) zu beschreiten. Hierbei gibt es ein sog. „Modulares System" (Modul A, B, D, E, F und H), welches die jeweiligen Wege für den Hersteller beschreibt.

All diese Änderungen sind jedoch nicht an einem „Stichtag" umzusetzen, teilweise waren einige der angekündigten Verordnungen zum 1.1.1995 noch gar nicht vorhanden. Um die Bestimmungen des Gesetzes und die entsprechenden Durchführungsverordnungen in die Praxis umsetzen zu können, hat der Gesetzgeber den Herstellern, Vertreibern und Anwendern von Medizinprodukten eine **Übergangsfrist** bis zum 14. Juni 1998 eingeräumt. Diese Übergangsfrist wurde am 10. Juli 1998 durch den Bundesrat auf das **Jahr 2001** ausgedehnt. Demnach können Ärzte in Praxen oder Kliniken Medizinprodukte und Zubehör, die erstmals vor dem 14. Juni 1998 in den Verkehr gebracht wurden, nach den seit 31. Dezember 1994 geltenden Vorschriften noch bis 2001 in Betrieb nehmen. Dies **gilt nicht für implantierbare Medizinprodukte** (Herzschrittmacher, Insulinpumpen etc.), für die die Frist am 31.12.1994 bereits abgelaufen war.

Bis dahin gilt weiterhin in der Bundesrepublik die Medizingeräteverordnung von 1985, medizintechnische Geräte (Produkte) können wahlweise entweder nach den bisherigen nationalen Bestimmungen oder aber europaweit nach Maßgabe des neuen Rechts in den Verkehr gebracht und betrieben werden. Ab 14. Juni 1998 gilt für die Produzenten von medizinischen Geräten das Medizinproduktegesetz (MPG). Eine endgültige Fassung des MPG für den Betreiber war bei Drucklegung des Buches noch nicht durch alle gesetzgebenden Instanzen gegangen. Es kann aber davon ausgegangen werden, daß sich wesentliche Elemente der MedGV nicht verändern werden.

7.10.2 Medizingeräteverordnung

Um die Bedeutung und Wichtigkeit dieser noch gültigen Verordnung zu unterstreichen, sind Auszüge aus dem Gesetzestext der Geräteverordnung im folgenden abgedruckt.

7.10.2.1 Auszüge aus dem Gesetzestext

Verordnung über die Sicherheit medizinisch-technischer Geräte – Medizingeräteverordnung (MedGV) vom 14. Januar 1985

7

Inhaltsübersicht

Bundesgesetzblatt, Jahrgang 1985, Teil 1

Auf Grund des § 24 der Gewerbeordnung in der Fassung der Bekanntmachung vom 1. Januar 1978 (BGBl. I S. 97), der zuletzt durch § 174 Abs. 1 Nr. 1 des Gesetzes vom 13. August 1980 (BGBl. I S. 1310) geändert worden ist, wird von der Bundesregierung nach Anhörung der beteiligten Kreise,
auf Grund des § 24 d Satz 3 Halbsatz 1 der Gewerbeordnung von der Bundesregierung
und auf Grund des § 8 a des Gerätesicherheitsgesetzes vom 24. Juni 1968 (BGBl. I S. 717), der durch Artikel 1 Nr. 9 des Gesetzes vom 13. August 1997 (BGBl. I S. 1432) eingefügt worden ist, vom Bundesminister für Arbeit und Sozialordnung nach Anhörung des Ausschusses für technische Arbeitsmittel und der beteiligten Kreise im Einvernehmen mit dem Bundesminister für Wirtschaft und dem Bundesminister für Jugend, Familie und Gesundheit mit Zustimmung des Bundesrates verordnet:

Erster Abschnitt
Allgemeine Vorschriften

§ 1 Anwendungsbereich
(1) Medizinisch-technische Geräte einschließlich Laborgeräten und Gerätekombinationen, die dazu bestimmt sind, in der Heilkunde oder Zahnheilkunde bei der Untersuchung oder Behandlung von Menschen verwendet zu werden, dürfen nur nach dieser Verordnung in den Verkehr gebracht, ausgestellt, errichtet und betrieben werden.

(2) Ausgenommen hiervon sind das Inverkehrbringen und Ausstellen von medizinisch-technischen Geräten, die nicht zur Verwendung im Geltungsbereich dieser Verordnung bestimmt sind.

§ 2 Einteilung der medizinisch-technischen Geräte
Medizinisch-technische Geräte werden in folgende Gruppen eingeteilt:
1. Gruppe 1
Energetisch betriebene medizinisch-technische Geräte, die in der Anlage aufgeführt sind.
2. Gruppe 2
Implantierbare Herzschrittmacher und sonstige energetisch betriebene medizinisch-technische Implantate.
3. Gruppe 3
Energetisch betriebene medizinisch-technische Geräte, die nicht in der Anlage aufgeführt sind und nicht der Gruppe 2 zuzuordnen sind.
4. Gruppe 4
Alle sonstigen medizinisch-technischen Geräte.

Zweiter Abschnitt
Vorschriften für das Inverkehrbringen und Ausstellen

§ 3 Allgemeine Anforderungen
(1) Medizinisch-technische Geräte dürfen gewerbsmäßig oder selbständig im Rahmen einer wirtschaftlichen Unternehmung nur in den Verkehr gebracht oder ausgestellt werden, wenn sie den Vorschriften dieser Verordnung, den allgemein anerkannten Regeln der Technik sowie den Arbeitsschutz- und Unfallverhütungsvorschriften entsprechen. Dabei muß sichergestellt sein, daß Patienten, Beschäftigte oder Dritte bei der bestimmungsgemäßen Verwendung der Geräte gegen Gefahren für Leben und Gesundheit so weit geschützt sind, wie es die Art der bestimmungsgemäßen Verwendung gestattet. Von den allgemein anerkannten Regeln der Technik sowie den Arbeitsschutz- und Unfallverhütungsvorschriften darf abgewichen werden, soweit die gleiche Sicherheit auf andere Weise gewährleistet ist.

(2) Medizinisch-technische Geräte der Gruppen 1 und 3 zur dosierten Anwendung von Energie oder Arzneimitteln müssen mit einer Warneinrichtung für den Fall einer gerätebedingten Fehldosierung ausgerüstet sein.

(3) Medizinisch-technische Geräte der Gruppen 1 bis 3 müssen deutlich sichtbar und lesbar mit folgenden Angaben gekennzeichnet sein:
1. Name der Firma des Herstellers, bei einem ausländischen Gerät auch desjenigen, der es im Geltungsbereich dieser Verordnung in den Verkehr bringt.
2. Typ und Fabriknummer

(4) Stellteile medizinisch-technischer Geräte müssen allgemein verständlich beschriftet oder mit genormten Bildzeichen versehen sein.

§ 4 Gebrauchsanweisung
(1) Der Hersteller hat für jedes medizinisch-technische Gerät eine Gebrauchsanweisung in deutscher Sprache mitzuliefern, in der die notwendigen Angaben über Verwendungszweck, Funktionsweise, Kombinationsmöglichkeiten mit anderen Geräten,

Reinigung, Desinfektion, Sterilisation, Zusammen-
bau, Funktionsprüfung sowie Wartung des Gerätes
enthalten sind.

(2) Der Hersteller hat darüber hinaus bei Geräten der
Gruppe 2 als Teil der Gebrauchsanweisung mit jedem Gerät in zweifacher Ausfertigung eine Begleit-
karte mitzuliefern, die folgende Angaben enthalten
muß:
1. Name oder Firma des Herstellers.
2. Typ, Fabriknummer und Datum, bis zu dem nach
Herstellerangaben die Implantation spätestens erfolgt sein muß.

Daneben ist Raum für folgende Eintragungen vorzu-
sehen:
1. Datum der Implantation.
2. Name der Person, die die Implantation verantwortlich durchgeführt hat.
3. Zeitpunkte und Ergebnisse nachfolgender Kontrolluntersuchungen.

(3) Absatz 1 gilt nicht für Geräte der Gruppe 4, die
ohne Kenntnis einer Gebrauchsanweisung sachgerecht gehandhabt werden können.

§ 5 Bauartzulassung
(1) Medizinisch-technische Geräte der Gruppen 1
und 2 dürfen nur in den Verkehr gebracht oder ausgestellt werden, wenn sie von der zuständigen Behörde der Bauart nach zugelassen sind.

(2) Die Bauartzulassung ist vom Hersteller zu bean-
tragen. Dem Antrag sind die für die Beurteilung des
Gerätes erforderlichen Unterlagen einschließlich
eines vom Hersteller einzuholenden Gutachtens
einer Prüfstelle beizufügen. Die Prüfstelle prüft, ob
die Bauart den Anforderungen des § 3 entspricht. Erforderliche Muster für die Bauartprüfung sind der
Prüfstelle zur Verfügung zu stellen.

(3) Die Zulassung ist zu erteilen, wenn die Bauart
den Anforderungen des § 3 entspricht.

(4) In der Zulassung sind – außer bei Geräten der
Gruppe 2 – der Umfang und die Fristen wieder-
kehrender sicherheitstechnischer Kontrollen festzulegen, soweit dies zum Schutz von Patienten, Beschäftigten oder Dritten erforderlich ist.

(5) Die zuständige Behörde bestimmt das Zulas-
sungszeichen und die sonstigen Angaben, mit denen
das Gerät zu versehen ist.

(6) Die zuständige Behörde erteilt dem Antragsteller
eine Bescheinigung über die Zulassung, aus der sich
die Einzelheiten der Zulassung ergeben. Der Hersteller hat bei der Auslieferung eines jeden Gerätes einen
Abdruck dieser Bescheinigung beizufügen.

(7) Eine Zulassung kann auch widerrufen werden,
soweit die Bauart nicht mehr den allgemein anerkannten Regeln der Technik oder den Arbeitsschutz-
und Unfallverhütungsvorschriften entspricht.

(8) Eine Bauartzulassung erlischt, wenn
1. eine in ihr gesetzte Frist verstrichen ist, ohne daß
der Zulassungsinhaber damit begonnen hat, das zugelassene Gerät herzustellen;

2. der Zulassungsinhaber von der Zulassung drei
Jahre keinen Gebrauch macht oder das Gerät seit
mehr als drei Jahren nicht mehr hergestellt hat und
die Frist nicht verlängert worden ist.

(9) Die Bauartzulassung sowie die Rücknahme, der
Widerruf oder das Erlöschen einer Bauartzulassung
sind im Bundesanzeiger bekanntzumachen.

(10) Auf Antrag des Herstellers soll die zuständige
Behörde Ausnahmen von Absatz 1 für medizinisch-
technische Geräte zulassen, die der klinischen Er-
probung am Menschen dienen, wenn die technische
Unbedenklichkeit des Gerätes nachgewiesen ist. Die
Absätze 6 bis 9 gelten entsprechend. Die Ausnahme
ist auf einen vom Antragsteller vorgeschlagenen An-
wenderkreis zu beschränken sowie auf höchstens
drei Jahre zu befristen.

Dritter Abschnitt
Vorschriften für das Errichten und Betreiben

§ 6 Allgemeine Anforderungen
(1) Medizinisch-technische Geräte der Gruppen 1, 3
und 4 dürfen nur bestimmungsgemäß, nach den Vorschriften dieser Verordnung, den allgemein anerkannten Regeln der Technik sowie den Arbeitsschutz-
und Unfallverhütungsvorschriften errichtet und betrieben werden. Sie dürfen nicht betrieben werden,
wenn sie Mängel aufweisen, durch die Patienten, Beschäftigte oder Dritte gefährdet werden können.

(2) Medizinisch-technische Geräte der Gruppe 1 dürfen außer in den Fällen des § 5 Abs. 10 nur betrieben
werden, wenn sie der Bauart nach zugelassen sind.
Ist die Bauartzulassung zurückgenommen oder widerrufen worden, dürfen vor der Bekanntmachung der
Rücknahme oder des Widerrufs im Bundesanzeiger in
Betrieb genommene Geräte weiterbetrieben werden,
wenn sie der zurückgenommenen oder widerrufenen
Zulassung entsprechen und in der Bekanntmachung
nach § 5 Abs. 9 nicht festgestellt wird, daß Gefahren
für Patienten, Beschäftigte oder Dritte zu befürchten
sind. Satz 2 gilt entsprechend, wenn eine Bauartzulassung nach § 5 Abs. 8 Nr. 2 erloschen ist.

(3) Medizinisch-technische Geräte der Gruppen 1, 3
und 4 dürfen nur von Personen angewendet werden,
die auf Grund ihrer Ausbildung oder ihrer Kenntnisse und praktischen Erfahrungen die Gewähr für eine
sachgerechte Handhabung bieten.

(4) Der Anwender hat sich vor der Anwendung eines
Gerätes der Gruppe 1, 3 oder 4 von der Funktions-
sicherheit und dem ordnungsgemäßen Zustand des
Gerätes zu überzeugen.

(5) Gehört zu einem medizinisch-technischen Gerät
ein Teil, der als überwachungsbedürftige Anlage zugleich einer anderen Verordnung nach § 24 der Gewerbeordnung unterliegt, so sind auf ihn auch die
Vorschriften der anderen Verordnung anzuwenden.

§ 7 Weitergehende Anforderungen
Die zuständige Behörde kann im Einzelfall zur Abwendung konkreter besonderer Gefahren für Patienten, Beschäftigte oder Dritte über § 6 Abs. 1 Satz 1
hinausgehende Anforderungen stellen.

§ 8 Ausnahmen

(1) Die zuständige Behörde kann auf Antrag des Betreibers für einzelne medizinisch-technische Geräte aus besonderen Gründen Ausnahmen von in § 6 Abs. 1 Satz 1 genannten Vorschriften und von § 6 Abs. 2 zulassen, wenn die Sicherheit auf andere Weise gewährleistet ist.

(2) Der Betreiber darf von den in § 6 Abs. 1 genannten Regeln der Technik, soweit sie sich auf den Betrieb des Gerätes beziehen, abweichen, wenn er eine ebenso wirksame Maßnahme trifft. Auf Verlangen der zuständigen Behörde hat der Betreiber im Einzelfall nachzuweisen, daß die andere Maßnahme ebenso wirksam ist.

§ 9 Inbetriebnahme von Geräten der Gruppe 1

Der Betreiber darf ein medizinisch-technisches Gerät der Gruppe 1 erst in Betrieb nehmen, wenn der Hersteller oder Lieferant
1. das Gerät am Betriebsort einer Funktionsprüfung unterzogen hat und
2. den für den Betrieb des Gerätes Verantwortlichen anhand der Gebrauchsanweisung in die Handhabung des Gerätes eingewiesen hat.

§ 10 Einweisung des Personals

(1) Medizinisch-technische Geräte der Gruppen 1 und 3 dürfen nur von Personen nach § 6 Abs. 3 angewendet werden, die am Gerät unter Berücksichtigung der Gebrauchsanweisung in die sachgerechte Handhabung eingewiesen worden sind. Nur solche Personen dürfen einweisen, die auf Grund ihrer Kenntnisse und praktischen Erfahrungen für die Einweisung in die Handhabung dieser Geräte geeignet sind.

(2) Werden solche Geräte mit Zusatzgeräten zu Gerätekombinationen erweitert, ist die Einweisung des Personals auf die Kombinationen und deren Besonderheiten zu erstrecken.

§ 11 Sicherheitstechnische Kontrollen

(1) Der Betreiber eines medizinisch-technischen Gerätes der Gruppe 1 hat die bei der Bauartzulassung festgelegten sicherheitstechnischen Kontrollen im vorgeschriebenen Umfang fristgerecht durchführen zu lassen. Bei Dialysegeräten, die mit ortsfesten Versorgungs- und Aufbereitungseinrichtungen verbunden sind, ist die sicherheitstechnische Kontrolle auch auf diese Einrichtungen zu erstrecken. Der Umfang und die Fristen sicherheitstechnischer Kontrollen für die Geräte der Gruppe 1, für die nach den Übergangsvorschriften gemäß § 22 Abs. 1 und 2 Bauartzulassungen nicht erforderlich sind, richten sich grundsätzlich nach den Herstellerempfehlungen über Umfang und Fristen von Inspektionen im Rahmen der Wartung und werden im einzelnen in den Prüfbescheinigungen nach § 22 Abs. 1 oder 2 von der Prüfstelle oder vom Sachverständigen festgelegt.

(2) Die sicherheitstechnischen Kontrollen dürfen nur Personen übertragen werden, die auf Grund ihrer Ausbildung, ihrer Kenntnisse und ihrer durch praktische Tätigkeit gewonnenen Erfahrungen Kontrollen ordnungsgemäß durchführen können und bei ihrer Kontrolltätigkeit weisungsfrei sind.

(3) Werden bei den sicherheitstechnischen Kontrollen Mängel festgestellt, durch die Patienten, Beschäftigte oder Dritte gefährdet werden, so hat der Betreiber die zuständige Behörde unverzüglich zu unterrichten.

§ 12 Bestandsverzeichnis

(1) Der Betreiber hat für die von ihm betriebenen medizinisch-technischen Geräte der Gruppen 1 und 3 ein Bestandsverzeichnis zu führen.

(2) In das Bestandsverzeichnis sind für jedes einzelne Gerät folgende Angaben einzutragen:
1. Name oder Firma des Herstellers,
2. Typ, Fabriknummer und Anschaffungsjahr,
3. Gerätegruppe nach § 2,
4. Standort oder betriebliche Zuordnung.

(3) Der zuständigen Behörde ist auf Verlangen beim Betreiber jederzeit Einsicht in das Bestandsverzeichnis zu gewähren.

§ 13 Gerätebuch

(1) Für medizinisch-technische Geräte der Gruppe 1 hat der Betreiber ein Gerätebuch zu führen. Andere Dokumentationen sind dem Gerätebuch gleichgestellt, sofern sie die für das Gerätebuch geltenden Anforderungen in gleicher Weise erfüllen und dem Anwender jederzeit zugänglich sind.

(2) In das Gerätebuch sind einzutragen:
1. Zeitpunkt der Funktionsprüfung vor der erstmaligen Inbetriebnahme des Gerätes.
2. Zeitpunkt der Einweisungen sowie die Namen der eingewiesenen Personen.
3. Zeitpunkt der Durchführung von vorgeschriebenen sicherheitstechnischen Kontrollen und von Instandhaltungsmaßnahmen sowie der Name der Person oder die Firma, die die Maßnahme durchgeführt hat.
4. Zeitpunkt, Art und Folgen von Funktionsstörungen und wiederholter gleichartiger Bedienungsfehler.

(3) Ein Abdruck der Bauartzulassungsbescheinigung oder der Bescheinigung nach § 22 Abs. 1 Satz 4 oder Abs. 2 Satz 4 ist beim Gerätebuch aufzubewahren.

§ 14 Aufbewahrung der Gebrauchsanweisungen und Gerätebücher

(1) Gebrauchsanweisungen und Gerätebücher für medizinisch-technische Geräte der Gruppe 1 sind so aufzubewahren, daß sie den mit der Anwendung beauftragten Personen jederzeit zugänglich sind.

(2) Der zuständigen Behörde ist auf Verlangen am Betriebsort jederzeit Einsicht in die Gerätebücher zu gewähren.

§ 15 Unfall- und Schadensanzeige

(1) Funktionsausfälle oder -störungen an medizinisch-technischen Geräten der Gruppen 1 und 3, die zu einem Personenschaden geführt haben, hat der Betreiber der zuständigen Behörde unverzüglich anzuzeigen.

(2) Die zuständige Behörde kann von dem Betreiber verlangen, daß dieser das anzuzeigende Ereignis auf seine Kosten durch einen Sachverständigen sicherheitstechnisch beurteilen läßt und ihr die Beurtei-

lung schriftlich vorlegt. Der Sachverständige wird im Einvernehmen mit der zuständigen Behörde ausgewählt. Die sicherheitstechnische Beurteilung hat sich insbesondere auf die Feststellung zu erstrecken:

1. worauf das Ereignis zurückzuführen ist,
2. ob sich das medizinisch-technische Gerät nicht in ordnungsgemäßem Zustand befand, und ob nach Behebung des Mangels eine Gefahr nicht mehr besteht und
3. ob neue Erkenntnisse gewonnen worden sind, die andere oder zusätzliche Vorkehrungen erfordern.

§ 16 Ausnahmen für nichtgewerblich betriebene Geräte

Die §§ 6 bis 15 und 22 Abs. 2 Satz 2 gelten nicht für medizinisch-technische Geräte, die weder gewerblichen noch wirtschaftlichen Zwecken dienen und in deren Gefahrenbereich keine Arbeitnehmer beschäftigt werden.

Sofern die Rede von medizinisch-technischen Geräten der Gruppe 1 ist, gehören dazu u.a.: Blutdruckmeßgeräte, Defibrillatoren, Infusionspumpen, Perfusionspumpen, Beatmungsgeräte, Inhalationsnarkosegeräte, Inkubatoren, Dialysegeräte, Herz-Lungen-Maschinen, Blutfilter, externe Schrittmacher etc.).

7.10.2.2 Erläuterungen zur MedGV und ihrer Umsetzung

Auszugsweise wurden die wichtigsten Paragraphen der MedGV aufgeführt. Wie sieht jedoch die praktische Anwendung aus? Einige der Begriffe aus der MedGV sind in der Geräteverordnung nicht definiert. Deshalb soll zunächst eine Begriffsbestimmung erfolgen. Der **Betreiber** ist der Krankenhausträger, vertreten durch den Verwaltungsdirektor oder einen anderen zu benennenden Vertreter. Der **Geräteverantwortliche** ist der Abteilungsleiter oder aber auch der Leiter der Station, auf der das medizinisch-technische Gerät eingesetzt wird. Auch er kann sich vertreten lassen durch einen Arzt, eine Pflegekraft etc. und diese zum **Gerätebeauftragten** ernennen. Der **Anwender** ist derjenige, der das Gerät einsetzt oder bedient.

Was sind nun konkret die Aufgaben der Genannten? Der **Betreiber** ist primär für das Einhalten der MedGV im Krankenhaus verantwortlich. Dazu gehören u.a.:

- Erstellen und Führen des Bestandsverzeichnisses für Geräte der Gruppen 1 und 3 (§ 12 MedGV)
- Veranlassung der Prüfung von sog. Altgeräten, die bereits zum 1.1.86 betrieben wurden (§ 22 Abs. 2 MedGV)

- Veranlassung der sicherheitstechnischen Kontrollen bei Geräten der Gruppe 1 und Unterrichten der zuständigen Behörde bei Feststellung von Mängeln, durch die Patienten, Beschäftigte oder Dritte gefährdet wurden (§ 11 MedGV)
- Prüfung des Vorliegens der Bauartzulassung oder Prüfbescheinigung (§ 6 Abs. 2 MedGV)
- Funktionsprüfung durch den Hersteller oder Lieferanten vor Inbetriebnahme von Geräten der Gruppe 1 (§ 9 Nr. 1 MedGV) veranlassen oder vornehmen
- Führen des Gerätebuches für Geräte der Gruppe 1 (§ 13 MedGV).

Der **Geräteverantwortliche** hat sicherzustellen, daß die Vorschriften der MedGV in seinem Verantwortungsbereich eingehalten werden. Die Geräteverantwortlichen sind der Verwaltung jeweils schriftlich zu benennen und dort in das Gerätebuch einzutragen.

Die Kompetenz des Geräteverantwortlichen reicht notfalls bis zur Untersagung der Benutzung von Geräten. Außerdem ist er u.a. verantwortlich für:

- Teilnahme an der Einweisung des Herstellers in die Handhabung vor Inbetriebnahme bei Geräten der Gruppe 1 (§ 9 Nr. 2 MedGV)
- Prüfung des Vorhandenseins einer Warneinrichtung gegen Fehldosierung (§ 3 Abs. 2 MedGV)
- Überprüfung der Gerätekennzeichnung (§ 3 Abs. 3 MedGV)
- Überprüfung des Vorhandenseins der Gebrauchsanweisung in deutscher Sprache (§ 4 Abs. 1 MedGV)

Der Geräteverantwortliche kann, wie bereits erwähnt, einen **Gerätebeauftragten** ernennen und diesem einen Teil seiner Aufgaben übertragen. Einige der Aufgaben des Gerätebeauftragten fallen in verschiedene Zuständigkeitsbereiche (Pflegedienst oder ärztlicher Dienst). Für beide Zuständigkeitsbereiche gilt:

- Das **Führen eines Gerätebuches** ist erforderlich. Darin werden u.a. dokumentiert:
  - Teilnahme an Ersteinweisungen von Geräten der Gruppe 1
  - Funktionsüberprüfung durch den Hersteller bzw. Lieferanten

Von seiten des Pflegedienstes werden zusätzlich Funktionsstörungen oder immer wiederkehrende Bedienungsfehler dokumentiert. Auch die Kontrolle, ob an allen Geräten eine Gebrauchsanweisung vorhanden ist, fällt in den Zuständigkeitsbereich des Pflegedienstes.

7

■ Bei **Inbetriebnahme von Neugeräten** gelten folgende Regeln:
  – bei Stationsanlieferung besteht die Pflicht der Meldung an den Geräteverantwortlichen/Betreiber und Absprache der erforderlichen Maßnahmen vor Inbetriebnahme
  – Kontrolle, ob der Hersteller bzw. Lieferant seine Pflichten erfüllt hat (Einweisung und Funktionsprüfung)
  – Bedarfsmeldungen von Einweisungs- oder Schulungsmaßnahmen an den Geräteverantwortlichen/Betreiber
■ Bei **Personenschaden** durch Gerätemängel muß dieser vom ärztlichen Dienst schriftlich an den Geräteverantwortlichen gemeldet werden.

Die **Aufgabe des Anwenders** ist die Gefahrenvermeidung für Patienten, Beschäftigte oder Dritte bei der Anwendung eines medizinisch-technischen Gerätes. Ist dies nicht auszuschließen, darf er das Gerät nicht betreiben. Er ist u.a. auch verantwortlich für:

■ Anwendung von Geräten der Gruppen 1, 3 und 4 nur bei Vorliegen der erforderlichen Sachkunde (§ 6 Abs. 3 MedGV)
■ Feststellen des ordnungsgemäßen Zustandes und der Funktionssicherheit bei Geräten der Gruppen 1, 3 und 4 vor jeder Anwendung (§ 4 Abs. 2 MedGV)
■ ordnungsgemäße Aufbewahrung der Gebrauchsanweisungen und Gerätebücher (§ 14 MedGV)

7.10.3 ISO-Norm im Bereich der Anästhesie und Intensivmedizin

Bereits schon vor der endgültigen Einführung des Medizinproduktegesetzes wurden von der Europäischen Kommission in Brüssel Vorgaben mit sog. „grundlegenden Anforderungen" (s. o.) für medizinische Geräte herausgegeben.

Im Rahmen der Anästhesie und Intensivmedizin sind für den Klinikbereich insbesondere die Normierung für Anästhesie- und Beatmungsgeräte (CEN/TC 215) wichtig, wobei die Übergangsfrist von alten nationalen zu europäischen Normen eigentlich bis Mitte 1997 abgeschlossen sein sollte.

Dieser Termin betrifft aber nur die Umwandlung auf eine gemeinsame Normierung, die Fristen zum Umsetzen der Ziele sind bedeutend länger. Das Ziel ist die europaweite Standardisierung aller Module, die das gerätetechnische Umfeld der Narkosebeatmung einschließlich des dazugehörigen Monitorings und der Anästhesiegasfortleitung regeln, d.h. ein normierter Anästhesiearbeitsplatz.

Viele der Änderungen sind bereits umgesetzt und für uns auf den ersten Blick nicht „sichtbar" (Lachgassperre, O_2-Mangelalarm etc.). Wir betrachten sie daher heute als selbstverständlich. Andere, wie die Sicherheitsfüllsysteme für Vaporen (rechteckig für Halothan, Enfluran, Isofluran und Sevofluran, zylindrisch mit Rückschlagventil für Desfluran), sind dagegen deutlich sichtbar.

Drei Bereiche, in denen es noch zu Änderungen kommen wird, tangieren uns im täglichen Umgang am Arbeitsplatz. Es sind dies:
■ Farbkennzeichnung von medizinischen Gasen
■ gasspezifische Steckverbindungen
■ gasspezifische Anschlüsse an Medizingeräten

Bereits 1957 gab es eine internationale Einigung bezüglich einer **farblichen Kennzeichnung von medizinischen Gasflaschen** (ISO recommendation R 32). Japan, Frankreich, Österreich und die Schweiz stimmten dem nicht zu. Deutschland war nicht beteiligt und entwickelte eigene Farben. 1977 kam es endlich zu einer internationalen Norm (ISO 32). Die deutschsprachigen DACH-Länder (Deutschland, Österreich, Schweiz) hielten sich jedoch an die deutschen Kennfarben (Tab. 7.10-1). Ob die generalisierte Umstellung tatsächlich eintritt, ist äußerst fraglich, da zur Umstellung eine Übergangsfrist von zehn Jahren eingeräumt wurde. Sofern es nicht zu einer generalisierten Umstellung kommt, ist die Gefahr von Verwechslungen groß.

M Die ISO 32 schreibt z.B. die Farbe Blau für Lachgas vor, diese Farbe wird heute in der BRD aber für Sauerstoff verwendet. ■

Die Farbkennzeichnung ist aber nur ein Teil der Sicherheitsmaßnahmen zur Unverwechselbarkeit. Noch wichtiger sind **normierte Steckverbindungen und Anschlüsse.** Auch hier sind Ausnahmen die Regel. So verwenden Deutschland, Italien, Frankreich, Großbritannien und Schweden verschiedene Steckverbindungen, die alle untereinander inkompatibel sind. In der ISO-Norm sind **Gassteckdosenvolumen** vorgeschrieben, die Übergangsfrist von Mitte 1997 gilt aber hier für die noch mögliche Anschaffung alter Steckdosensysteme. Die dann einsetzende Übergangsfrist (15 Jahre) zur Ausführung der neuen Norm reicht weit in das nächste Jahrtausend. Vorgesehen sind die in Abbildung 7.10-1 dargestellten Gassteckergeometrien.

Die Umstellung von gasspezifischen Geräteanschlüssen und Gasversorgungsschläuchen hat nicht so lange Zeit. Diese müssen bis 13.06.1998 umgestellt sein. Hier einigte man sich auf eine

Tab. 7.10-1 Kennfarben für medizinische Gase. Bei den Farbangaben (z.B. bei Gelb/Grau = Gelb und Grau) sind die Farben der Flaschen medizinischer Gase verschiedener Länder, die internationale Kennzeichnung (ISO 32) sowie der Vorschlag der europäischen Normierung (prEN: preliminary European Norm) aufgeführt.

Gas	Deutschland DIN 13252	Österreich ÖNORM M7375 resp. ÖNORM K 3010	Schweiz SN 057600	ISO 32	CEN Vorschlag (prEN1089-3)
Sauerstoff	Blau	Blau	Blau	Weiß	Weiß
Lachgas	Grau	Gelb/Grau	Grün/Silber	Blau	Blau
Luft	Blau/Gelb	Grau	Braun	Weiß/Schwarz	Weiß/Schwarz
Sauerstoff/ Luft	Blau/Gelb	(Blau)	–	–	Weiß/Schwarz
Vakuum	farblos durchsichtig	Weiß	Grau	–	Gelb

bestimmte **gasspezifische Gewindeverbindungsgröße,** den sog. NIST-(Non-Interchangeable Screw Threaded-)Anschluß.

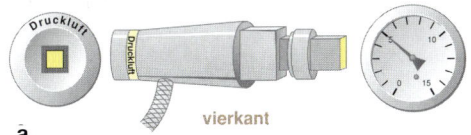

a   vierkant

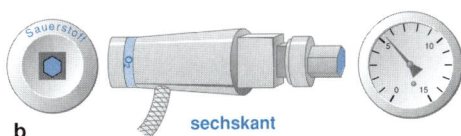

b   sechskant

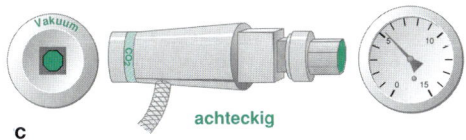

c   achteckig

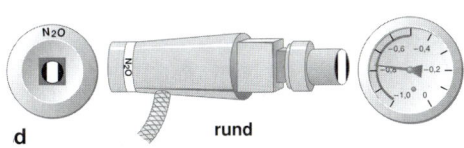

d   rund

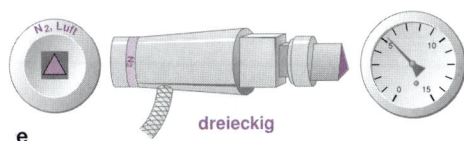

e   dreieckig

Abb. 7.10-1   Gassteckergeometrien. **a)** Druckluft. **b)** Sauerstoff. **c)** Vakuum. **d)** Lachgas. **e)** N₂, Luft

Die Umstellung von Gasanschlüssen, Farbkennzeichnung von medizinischen Geräten, Gasversorgungsschläuchen und Gassteckdosen auf Euronorm trifft Krankenhäuser und Hersteller gleichermaßen. Es bleibt abzuwarten, ob die Umstellung der nationalen Normen tatsächlich „reibungslos" vonstatten gehen wird.

7.11 Betriebsanleitung Narkose- und Beatmungsgerät

Das Gesetz über technische Arbeitsmittel (Gerätesicherheitsgesetz) und die Medizingeräteverordnung (MedGV) und das Medizinproduktegesetz (MPG) schreiben vor, daß jede Handhabung an einem medizinischen Gerät die **genaue Kenntnis und Beachtung der Gebrauchsanweisung** voraussetzt.

Zur Erleichterung für die Anwender haben verschiedene Medizingerätehersteller sog. **Checklisten** entworfen, in denen die Betriebsanleitung in gekürzter Form wiedergegeben ist. Üblicherweise verbleiben diese Listen in unmittelbarer Nähe des entsprechenden Gerätes.

In Abbildung 7.11-1 ist beispielhaft eine Kurzbedienungsanleitung für ein Inhalationsnarkosegerät und in Abbildung 7.11-2 für einen Intensivpflegeventilator abgedruckt. Diese Kurzbedienungsanleitungen sollen lediglich die tägliche Arbeit erleichtern, sie sind keine Legitimation zur Inbetriebnahme dieser Geräte. Sie dienen nur als Ergänzung und Wiederauffrischung der erworbenen Kenntnisse. Die **Schulung und Einweisung** muß **gemäß** der **MedGV** bzw. **MPG** erfolgen.

7

Dräger	**Checkliste für Inhalationsnarkosegeräte**	Datum _____
Modell _____ Fabr.-Nr. _____	● Kenntnis der Gebrauchsanweisungen ist Voraussetzung ● Nicht Zutreffendes streichen, Ergänzungen eintragen	Unterschrift

Überprüfung vor jedem Einsatz

WAS	WIE	SOLL	IST
			wenn in Ordnung, abhaken
Narkosegas Flaschenversorgung	Flaschenventile öffnen	Druck O_2 >50 bar, N_2O >30 bar	....
Zentrale Versorgung	Steckkupplungen einstecken	Schauzeichen grün (oder weiß)	....
Meßröhren	Dosierventile öffnen: zuerst O_2, O_2 offen lassen, dann N_2O	Flow vorhanden	
Narkosegasfortleitung	Steckkupplung einstecken	Schauzeichen grün	....
Narkotikafilter	Filterzustand	Filter erneuert	....
O_2-Flush (Bypass)	Schalter betätigen	Flow vorhanden	....
Vapor 19. n	Nullstellung Füllung	arretiert ausreichend	....
	Zeit seit letzter Inspektion	½ Jahr nicht überschritten (siehe Prüfplakette)	....
Sicherheitsfüllvorrichtung	Verschlußschieber	eingeschoben und festgezogen	....
Stecksystem	Anschluß	Steckadapter liegt gleichmäßig auf	....
	Verriegelung	verriegelt	....
Vapor-Umschalter	Schalterstellung	Schalterstellung richtig	....
Narkosemittel-Meßgerät	Kalibrierung (Nullpunkt)	durchgeführt	....
	Funktionsprüfung	Funktion in Ordnung	....
Beatmungsgerät	Verbindungen zum Kreissystem	fester Sitz	....
	Einschalten, Einstellungen prüfen, bei Inspiration Y-Stück verschließen	Beatmungsdruck vorhanden	....
Kreissystem	Schläuche Atembeutel Absorber Volumeter Volumeter-Heizung Atemwegsdruckmesser Meßanschlüsse Ventilscheiben (Insp. und Exsp.) Frischgasschlauch	Vollständigkeit und fester Sitz	....
Atemkalk	Zustand der Füllung	Kalk erneuert, kein Farbumschlag	....
Dichtheit für halbgeschlossenes und halboffenes System	Überdruckventil und Y-Stück verschließen, kleinsten Flow-Wert einstellen, mindestens jedoch 0,3 L/min, ggf. mit O_2-Flush vorfüllen	Druck ≥ 30 mbar für 10 Sekunden	....
Überdruckventil	Überdruckventil 20 mbar, Y-Stück verschließen, Flow 10 L/min	Druckkonstanz 20 ± 5 mbar	....
O_2-Meßgerät	Kalibrierung mit Luft	durchgeführt, Anzeige 21 Vol.-% O_2	....
	Funktionsprüfung	Funktion in Ordnung	....
Druck-Meßgerät	Kalibrierung (Nullpunkt)	durchgeführt	....
	Funktionsprüfung	Funktion in Ordnung	....

Bleibende Eintragungen (Modell, Fabrikations-Nr., Streichungen und Ergänzungen) mit wasserfestem Filzstift.
Veränderliche Eintragungen (Datum, Unterschrift und IST-Vermerke) mit **Bleistift** (mit leichtem Druck);
mit Radiergummi wieder löschbar. Checkliste mit Kette gut sichtbar am Narkosegerät anhängen.
Checkliste nicht mit Desinfektionsmitteln, Alkohol oder ähnlichen Lösungsmitteln abwischen;
eine Desinfektion im Aseptor ist möglich!

Fortsetzung umseitig

Abb. 7.11-1 Checkliste für Inhalationsgerät.

Überprüfung vor jedem Einsatz

WAS	WIE	SOLL	IST
			wenn in Ordnung, abhaken
Volumen-Meßgerät	Kalibrierung (Nullpunkt)	durchgeführt	....
	Funktionsprüfung	Funktion in Ordnung	....
Weitere Monitore	Kalibrierung	durchgeführt	....
	Funktionsprüfung	Funktion in Ordnung	....
Sekretabsaugung	Einschalten, Absaugeschlauch verschließen	Unterdruck vorhanden	....
Handbeatmungsbeutel für Notbeatmung	Vollständigkeit prüfen	vollständig	....
	Beutel prüfen	Funktion in Ordnung	....
ORC Oxygen Ratio Controller	O_2-Dosierventil schließen, N_2O-Dosierventil ganz öffnen	kein N_2O-Flow	....
	O_2-Flow 1,5 L/min einstellen N_2O-Dosierventil ganz öffnen	N_2O-Flow 3 bis 5 L/min	....
ORC-Low Flow Oxygen Ratio Controller	O_2-Dosierventil schließen, N_2O-Dosierventil ganz öffnen	N_2O-Flow 0,5 bis 0,8 L/min	....
	O_2-Flow 1,5 L/min einstellen N_2O-Dosierventil ganz öffnen	N_2O-Flow 3 bis 5 L/min	....
Ergänzungen			

Bleibende Eintragungen (Modell, Fabrikations-Nr., Streichungen und Ergänzungen) mit wasserfestem Filzstift.
Veränderliche Eintragungen (Datum, Unterschrift und IST-Vermerke) mit **Bleistift** (mit leichtem Druck);
mit Radiergummi wieder löschbar. Checkliste mit Kette gut sichtbar am Narkosegerät anhängen.
Checkliste nicht mit Desinfektionsmitteln, Alkohol oder ähnlichen Lösungsmitteln abwischen;
eine Desinfektion im Aseptor ist möglich!

ED 2184895/93

Abb. 7.11-1   Rückseite

Dräger Evita 2 Serien-Nr. _____	**Check-Liste für Intensivpflege-Ventilator Evita 2** ● Kenntnis der gültigen Gebrauchsanweisung ist Voraussetzung ● Nicht Zutreffendes streichen, Ergänzungen eintragen (Fußnote beachten)	Datum _____ _____ Unterschrift

Überprüfung vor jedem Einsatz

Was	Wie	Soll	Ist
			wenn in Ordnung, abhaken
Atemsystem	Patientensystem Flow-Sensor Temperatur-Sensor Schläuche, Wasserfallen, Anfeuchter	eingerastet bzw. festgeschraubt. eingeschoben. eingesteckt. vollständig und fester Sitz.	_____ _____ _____ _____
Elektrische Versorgung	Netzschalter EIN, Netzstecker einstecken: Drehknopf »O2-Vol.-%« auf »grünen Punkt«. Taste [IPPV] drücken:	Intervallton setzt ein. Dauerton, dann wieder Intervallton. Anzeige im Wechsel: **keine Druckluft / kein Sauerstoff** Lüftergeräusch und Sog am Lüfter an der Rückseite des Gerätes.	_____ _____
Patientenmodus auswählen: Erwachsenen oder Pädiatrie-Beatmung			
Gasversorgung	Steckkupplungen »O2« und »Luft« einstecken: Taste [Reset Check] mindestens 3 Sekunden gedrückt halten:	neue Anzeige: **Atemwegsdruck tief.** Dauerton setzt ein, alle Ziffern-anzeigen erscheinen und alle LEDs leuchten.	_____ _____
Anfeuchter Aquapor* Elektrische Versorgung Funktion	Füllstand Anfeuchter: Netzschalter EIN, Heizung einschalten,	auf »max.« weiße Lampe »Netz« leuchtet. gelbe Lampe »Heizung« leuchtet.	_____
Dichtheit des Atemsystems	Drehknopf »VT« auf 0,1 L**, bzw. für Päd.-Beatmung auf 0,04 L. Drehknopf »Insp Flow $\dot{V}_{max}$« auf 6 L/min, Drehknopf »pmax« auf 90 mbar und Taste [Reset Check] drücken, Drehknopf »TI:TE« auf 4:1 und Taste [Reset Check] drücken, alle anderen Drehknöpfe auf »grünen Punkt«. Meßwertanzeige auf [Paw] schalten, Y-Stück dichthalten und über mehrere Beatmungshübe den Spitzendruck PMax und den Plateaudruck PPlat beobachten.	Die Prüfwerte gelten für alle Anfeuchtersysteme. Wenn ein Spitzendruck PMax von 80 mbar erreicht wird, soll der Plateaudruck PPlat **höchstens 15 mbar kleiner** sein, als der Spitzendruck. Wenn der Spitzendruck PMax unter 80 mbar bleibt, soll der Plateau-druck PPlat **höchstens 10 mbar kleiner** sein, als der Spitzendruck. Ein Druckanstieg (verursacht durch den internen Spülflow im Gerät) zeigt eine gute Dichtheit.	_____

* Anfeuchter Fisher & Paykel MR 730, bzw. Aquamod nach zugehöriger Gebrauchsanweisung prüfen.
** Wenn Anzeige »VT min 100 mL« erscheint: Drehknopf »VT« geringfügig höher einstellen, bis Anzeige verschwindet.

Bleibende Eintragungen (Serien-Nr., Streichungen, Ergänzungen) mit wasserfestem (»Permanent«-) Filzstift.
Veränderliche Eintragungen (Datum, Unterschrift und IST-Vermerke) mit **Bleistift** (mit leichtem Druck!);
mit Radiergummi wieder löschbar. Check-Liste mit Kette gut sichtbar am Gerät anhängen.
Check-Liste nicht mit Desinfektionsmitteln. Alkohol oder ähnlichen Lösungsmitteln abwischen; eine Desinfektion im Aseptor ist möglich!

Fortsetzung umseitig

Abb. 7.11-2 Checkliste für den Intensivpflegeventilator Evita 2.

Überprüfung vor jedem Einsatz

Was	Wie	Soll	Ist
			wenn in Ordnung, abhaken
Abgleich			
Flow	Taste [VE -O-] drücken.	Anzeige: **Flow Abgleich**	_____
O₂	Nur wenn der Meßwert um mehr als 2 Vol.-% vom Einstellwert abweicht: Y-Stück öffnen, Taste [O2 ▼] mindestens 3 Sekunden gedrückt halten.	Anzeige: **O₂ Kalibration**	_____
Beatmungsfunktion prüfen	Drehknopf »V$_T$« auf 1,0 L bzw. für Päd.-Beatmung auf 0,04 L, »p$_{max}$« bleibt auf 90 mbar, alle anderen Drehknöpfe auf »grünen Punkt«. Prüflunge 84 03 201 anschließen. bzw. Kinderprüflunge 84 09 742 anschließen. Meßwertanzeige auf [T.VTi R.C] schalten.	Nach ca. 30 Sekunden: Atemvolumen V$_{Te}$ 900 bis 1100 mL bzw. für Päd.-Beatmung 36 bis 44 mL. Frequenz f 12 ±1 /min	_____

* Anfeuchter Fisher & Paykel MR 730, bzw. Aquamod nach zugehöriger Gebrauchsanweisung prüfen.
** Wenn Anzeige »VT min 100 mL« erscheint: Drehknopf »VT« geringfügig höher einstellen, bis Anzeige verschwindet.

Bleibende Eintragungen (Serien-Nr., Streichungen, Ergänzungen) mit wasserfestem (»Permanent«-) Filzstift.
Veränderliche Eintragungen (Datum, Unterschrift und IST-Vermerke) mit **Bleistift** (mit leichtem Druck!);
mit Radiergummi wieder löschbar. Check-Liste mit Kette gut sichtbar am Gerät anhängen.
Check-Liste nicht mit Desinfektionsmitteln, Alkohol oder ähnlichen Lösungsmitteln abwischen;
eine Desinfektion im Aseptor ist möglich!

ED 2212644/93

Abb. 7.11-2 Rückseite

8

SPEZIELLE INTENSIVPFLEGE

L. LATASCH, K. RUCK, W. SEIZ

(zusätzliche Autoren sind im Inhaltsverzeichnis genannt)

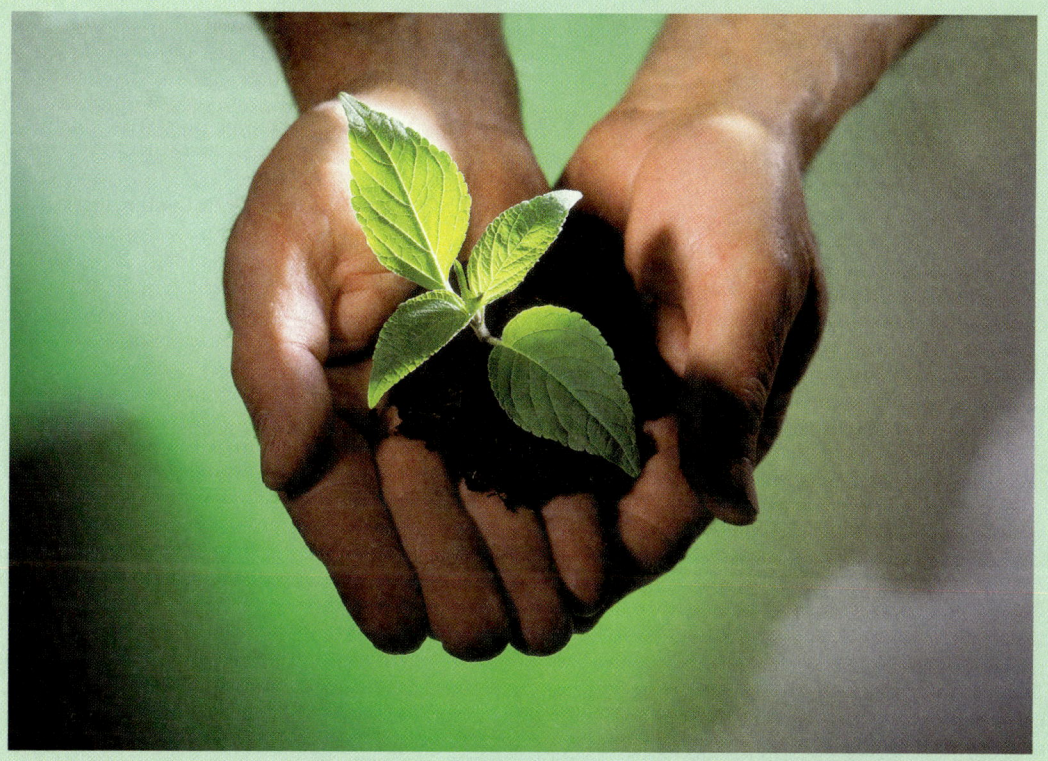

8 SPEZIELLE INTENSIVPFLEGE

8.1 Patienten mit ARDS (adult respiratory distress syndrome)

8.1.1 Patientenklientel

Erstmals wurde diese schwere, lebensbedrohliche Lungenerkrankung von Mendelson 1947 bei Schwangeren, die aspiriert hatten, und dann 1967 von Petty bei Soldaten des Vietnamkriegs beschrieben. Dabei überlebten diese Soldaten zunächst oft die schwersten Verletzungen und den Kreislaufschock, aber in der Folgezeit trat häufig eine Ateminsuffizienz auf, die unbehandelt zum Tod führte bzw. nicht zu therapieren war.

Heute ist diese Erkrankung als ARDS bzw. unter verschiedenen anderen Bezeichnungen wie Schocklunge, akute respiratorische Insuffizienz, Respiratorlunge, Sauerstofflunge, hyalines Membran-Syndrom bekannt. Dies zeigt bereits, daß das ARDS als Folge unterschiedlicher auslösender Ursachen auftritt und auf massivem Gewebsuntergang, Verbrennungen, Massivtransfusionen, Infektionen, Aspirationen und Intoxikationen beruhen kann. Die Patientenklientel ist weit gefächert, eine bestimmte Häufung bezüglich Lebensalter oder Geschlecht gibt es nicht.

Erkrankung

Beim ARDS werden sich in Zukunft sowohl im Verständnis der pathophysiologischen Abläufe als auch in der Therapie mit großer Wahrscheinlichkeit weitere Erkenntnisse ergeben, so daß nur der gegenwärtige Wissensstand dargestellt werden kann.

Die europäisch-amerikanische Konsensus-Konferenz zum Thema ARDS hat sich im Jahr 1994 auf folgende **Definitionen** der „akuten Lungenfunktionsstörung" und des ARDS geeinigt: Bei der akuten Lungenfunktionsstörung handelt es sich um einen Zustand der beeinträchtigten Oxygenierung des Blutes, definiert durch einen Quotienten aus arteriellem pO_2 und der inspiratorischen Sauerstoff-Fraktion von 300 oder weniger. Dabei spielt der während einer evtl. Beatmung angewendete PEEP oder die Veränderung des Atemzeitverhältnisses keine diagnostische Rolle. Wesentlich ist nur die erreichte Oxygenierung unter Beachtung der angewendeten inspiratorischen Sauerstoffkonzentration. Bei einem pO_2 von 100 mmHg und einer FiO_2 von 20% (0,2) ist der Quotient 500. Es liegt also keine akute Lungenfunktionsstörung vor. Bei einem pO_2 von 80 und einem FiO_2 von 33% (0,33) ist der Quotient 240; es kann, wenn die nachfolgenden Faktoren ebenfalls positiv sind, eine akute Lungenfunktionsstörung vorliegen.

Die **Diagnose** erfolgt durch das Vorliegen von bilateralen pulmonalen Infiltraten in den a.p. Röntgenaufnahmen des Thorax bei fehlenden Zeichen eines erhöhten linksatrialen Drucks (keine Zeichen einer kardial-bedingten Lungenstauung im Röntgen-Thorax oder ein Wedge-Druck unter 18 mmHg).

Das **ARDS** wird dann diagnostiziert, wenn die genannten Kriterien erfüllt sind und der Quotient aus arteriellem pO_2 und der inspiratorischen Sauerstoff-Fraktion 200 oder weniger beträgt, also z.B. bei einem pO_2 von 70 und einer FiO_2 von 50% (Quotient 140). Auch hier spielt die Höhe des PEEP keine diagnostische Rolle.

Als ARDS bezeichnet man eine akute Hypoxämie, bei der die arteriellen pO_2-Werte bei Berücksichtigung der inspiratorischen Sauerstoffkonzentration unter der altersentsprechenden Norm liegen, ohne daß dies durch eine Vorerkrankung der Lunge, einen intrakardialen Rechts-links-Shunt oder Linksherzversagen zu erklären ist. Eine gleichzeitige Hyperkapnie mit einem pCO_2 von 50 mmHg und mehr, die nicht zum Ausgleich einer evtl. bestehenden metabolischen Alkalose dient, kann ebenfalls zum Bild des ARDS gehören. Im Röntgenbild ist ein interstitielles Lungenödem erkennbar, und im Spätstadium kommt es zu einer pulmonalen Hypertension.

Klinik und Verlauf

Das ARDS ist eine relativ einförmige Reaktion der Lunge auf eine Vielzahl direkter und indirekter Ereignisse (Tab. 8.1-1), also eine unspezifische Antwort auf eine spezifische Erkrankung mit einem typischen Ablauf in vier klinischen Stadien (Tab. 8.1-2).

Die grundlegenden Prozesse, die zum ARDS führen, sind nur teilweise geklärt. Das früheste pathologische Zeichen ist das beginnende interstitielle **Lungenödem,** das im Gegensatz zum Lungenödem bei Linksherzversagen nicht auf einer Zunahme des Filtrationsdrucks in der Lungenstrombahn, sondern auf einer Zunahme der Kapillarpermeabilität für Eiweiße (besonders Albumin) in den Kapillaren der Lungengefäße

8

Tab. 8.1-1 Mit dem ARDS assoziierte Krankheitsbilder.

Direkter Einfluß	Indirekter Einfluß

– Aspiration
– Ertrinkungstrauma
– Fettembolie
– Fruchtwasser-
  embolie
– kardiopulmonaler
  Bypass
– Luftembolie
– Lungenkontusion
– Pneumonie
– Reiz- und Rauchgas-
  inhalation
– Beatmung mit zu
  hohen Sauerstoff-
  konzentrationen
  (Sauerstofftoxizität)
	– Massivtransfusionen
	– Pankreatitis
	– Schädel-Hirn-Trauma
	– Schock
	– Sepsis (bakteriell,
	  v.a. Infektion mit
	  gramnegativen
	  Keimen)

beruht. Vermittelt wird diese **Schädigung der Kapillarmembran** durch Mediatoren, zu denen aktiviertes Komplement (besonders bei bakteriellen Infektionen und Massivtransfusionen), Proteasen, Arachidonsäure, freie Radikale und andere, weniger gut definierte Substanzen zählen. Wie bei allen Entzündungsprozessen kommt dem TNF-alpha und dem Interleukin 1 auch hier eine zentrale Rolle in der Membranschädigung und dem „Anziehen" von weiteren Entzündungszellen (zunächst neutrophile Granulozyten) zu.

Parallel zur Zunahme interstitieller Flüssigkeit wandern Entzündungszellen in das Interstitium, proteinhaltige Flüssigkeit tritt in die Alveolen aus und kann gerinnen. Dabei entwickelt sich eine histologische Veränderung, die als **hyaline Membranen** bezeichnet wird. Die Alveolarzellen vom Typ I, die für die Produktion des Surfactant (Antiatelektasefaktor) verantwortlich sind, gehen zugrunde, viele Alveolen kollabieren. Kapillarthrombosen treten auf und sind für die im späten Stadium des ARDS zu beobachtende **pulmonale Hypertonie** mitverantwortlich. Aufgrund der massiven **Hypoxie** müssen Patienten in diesem Stadium immer beatmet werden. Durch die geringe Compliance der Lunge sind hohe Beatmungsdrücke erforderlich, die oft zu einem **Barotrauma** (z.B. Pneumothorax) führen. Trotz der großen Schwierigkeiten die Patienten adäquat zu oxygenieren, sterben die wenigsten Erkrankten an der Hypoxie, sondern an einem nachfolgenden **Multiorganversagen.**

In Tabelle 8.1-3 ist der pathophysiologische Ablauf des ARDS zusammengefaßt dargestellt.

Das bereits manifeste ARDS zeigt eine typische **Symptomkonstellation:**
- anamnestisch auslösendes Ereignis in den letzten 24 bis 72 Stunden
- Tachypnoe durch Abfall der FRC (funktionale Residualkapazität) und Hypoxie
- pO_2 unter 50 mmHg ohne deutlichen Anstieg nach O_2-Gabe
- anfänglicher pCO_2-Abfall und späterer pCO_2-Anstieg bei Spontanatmung
- im Rö-Thorax zeigen sich eine typische „Schmetterlingsfigur", eine diffuse Transparenzminderung mit Infiltrationen und ein positives Bronchopneumogramm.

8.1.2 Übernahme des Patienten

Eine Übernahme eines Patienten im klassischen Sinne gibt es beim ARDS nicht, da es sich meist um eine Folgeerkrankung handelt und der Erkrankte bereits auf der Intensivstation liegt. Wird ein Patient von einer Normalpflege- oder anderen Intensiveinheit übernommen, gelten die gleichen Aufnahmeregularien, wie sie z.B. im Kapitel 8.14 beschrieben sind.

Tab. 8.1-2 Klinische Stadien des ARDS.

Stadium	Symptome
I	– Anamnese eines auslösenden Ereignisses (Aspiration, Pneumonie, Schock) – keine klinischen Symptome nachweisbar
II	– Hyperventilation mit pO_2- und pCO_2-Abfall, pH-Anstieg – im Rö-Thorax noch keine pathologischen Befunde erkennbar
III	– Tachypnoe mit AF>25/min – pCO_2-Anstieg – ausgeprägter pO_2-Abfall – im Rö-Thorax interstitielles Lungenödem
IV	– therapieresistente Hypoxie – Koma – Ödeme – kardiogener Schock – hypoxisches Herzversagen

Tab. 8.1-3 Pathophysiologischer Ablauf des ARDS.

Ereignis	Folge	Klinisches Korrelat
– Aktivierung von Mediatoren	– Beginn einer vom auslösenden Ereignis unabhängigen Reizantwort der Lunge	– anfangs kein klinisches Korrelat
– Kapillarmembranschädigung	– Störung der Barrierefunktion der Kapillarmembran – interstitielles Ödem – Einstrom von Flüssigkeit in die Alveolen	– Abfall von FRC und Compliance – Gasaustauschstörungen bis zur Hypoxie – bei schwerem auslösendem Ereignis kommt es zum klinischen Bild des ARDS
– Einwanderung von Entzündungszellen ins Interstitium	– Beginn von Fibroseprozessen	– Abfall von FRC und Compliance – Gasaustauschstörungen bis zur Hypoxie – bei schwerem auslösendem Ereignis kommt es zum klinischen Bild des ARDS – Anstieg der Beatmungsdrücke
– Untergang von Alveolarzellen	– Alveolarkollaps	s.o.
– Alveolarödem	– Verlängerung der Diffusionsstrecken	s.o.
– Kapillarthrombosen	– pulmonale Hypertension	– kardiale Dekompensation
– Wegfall der Mediatoren	– evtl. Überstehen des ARDS	– lange Rekonvaleszenz mit evtl. bleibenden Schäden

8.1.3 Therapieschwerpunkte

Es gibt keine spezifischen Maßnahmen, um die Kapillarmembranschädigungen und die nachfolgenden entzündlichen Prozesse in der Lunge zu behandeln. Man muß den spontanen Heilungsvorgang abwarten und gewährleisten, daß der Patient diese Phase überlebt. Dies bedeutet, daß der **Gasaustausch** in der Lunge unterstützt, die **Gewebeperfusion** gewährleistet und der **Stoffwechsel** der Gewebe aufrechterhalten werden muß.

Nur wenige Therapieverfahren sind streng wissenschaftlich untersucht und bestätigt worden, so daß die Therapieempfehlungen in der Regel viel mehr auf der klinischen Erfahrung als auf unumstößlichen Befunden klinischer Studien beruhen. Zu beobachten ist, daß eine großzügige Volumengabe zur Therapie der Hypotension den Röntgenbefund verschlechtert, während die Gabe von **Diuretika** das Gegenteil bewirken kann. Dagegen kann die Beatmung mit PEEP oder mit anderen Methoden, die den mittleren **Atemwegsdruck erhöhen,** das Röntgenbild verbessern, obwohl die Einschränkungen des Gasaustausches bestehen bleiben.

Zur **Optimierung des Sauerstofftransports** ist folgendes zu sagen: Sauerstoffangebot und Sauerstoffverbrauch in der Peripherie sind nicht unabhängig voneinander. Bei einem abfallenden Sauerstoffangebot (durch niedrige O_2-Sättigung, niedrigen Hb-Wert oder niedriges HZV) kommt es auch ohne Ausschöpfung der physiologischen Sauerstoffverbrauchsmöglichkeit zu einem Abfall des tatsächlichen Sauerstoffverbrauchs. Daher ist eine deutliche Verminderung der Sauerstofftransportkapazität unbedingt zu vermeiden, um einen plötzlichen Einbruch des Sauerstoffverbrauchs und damit eine drastische Verschlechterung der Gewebeoxygenierung zu verhindern. Neben der Verbesserung der Oxygenierung, also dem **Steigern der arteriellen Sauerstoffsättigung,** kann nur durch **Anheben des Hb-Gehalts** des Blutes und **Erhöhen des Herzminutenvolumens** der Sauerstofftransport verbessert werden. Bei einem Hb-Wert zwischen 10 und 11 g% ist die Kombination aus O_2-Bindungsfähigkeit und Viskosität des Blutes so, daß dies die optimale Versorgung der Gewebe zuläßt. Das HZV sollte alters- und gewichtsentsprechend optimiert werden.

8

Die weitere Therapie besteht in der Behandlung der Grundkrankheit und deren Komplikationen.

8.1.3.1 Überwachung und Monitoring

Das invasive Messen des **arteriellen und pulmonalarteriellen Blutdrucks** sollte bei Patienten mit ARDS obligat sein. Durch Verwenden einer Online-Messung der pulmonalarteriellen Sauerstoffsättigung können die instabilen Patienten noch besser überwacht und bei akuten Verschlechterungen der Sauerstoffsättigung schneller behandelt werden.

Die **Herz-Kreislauf-Überwachung** nimmt neben dem **respiratorischen Monitoring** und dem blutchemischen **Labor** den größten Raum ein. Abhängig vom Stadium der Erkrankung wird gemäß der Stufeneinteilung der Herz-Kreislauf-Überwachung in den Stufen III oder IV überwacht (Kap. 8.14.3.1).

8.1.3.2 Ernährung und Flüssigkeitssubstitution

Das interstitielle und alveoläre Ödem des ARDS-Patienten beruht auf der Kapillarmembranschädigung. Es gibt jedoch Hinweise, daß das Absenken des pulmonalarteriellen Verschlußdrucks durch **Flüssigkeitsrestriktion** und/oder den Einsatz von Diuretika zu einer Verbesserung der Lungenfunktion und der Überlebensrate führt. Solange keine Hypovolämie vorliegt, sprechen die bisherigen Erfahrungen dafür, in den ersten drei bis fünf Tagen möglichst geringe Flüssigkeitsmengen zuzuführen, vorausgesetzt, die Kranken sind und bleiben hämodynamisch stabil. Im Verlauf der Erkrankung scheint die Flüssigkeitsrestriktion keine Vorteile zu bringen und sollte nicht mehr aggressiv betrieben werden, zumal die für eine hämodynamische Überwachung erforderlichen invasiven Monitoring-Maßnahmen (Pulmonaliskatheter) auch Infektions- und Verletzungsgefahren bergen.

Die **Ernährung** der Patienten erfolgt zunächst parenteral und kann bei vorhandener Darmfunktion auf enterale Ernährung mittels Sonde umgestellt werden.

8.1.3.3 Medikamentöse Therapie

Antioxidanzien und Antiendotoxine wurden in der Vergangenheit erprobt, haben sich jedoch bislang nicht bewährt.

■ **Surfactant:** Gegenüber den eindeutig positiven Hinweisen auf die Wirksamkeit von exogen zugeführtem Surfactant beim „infant respiratory distress syndrome" ist der Stellenwert von exogen zugeführtem Surfactant beim ARDS Erwachsener derzeit unklar und Gegenstand vieler klinischer Studien. Hier ist mit weiteren Erkenntnissen, die Einfluß auf die medikamentöse Therapie haben, zu rechnen.

■ **Kortikosteroide:** In der Frühphase des ARDS (erste Woche) in hohen Dosen gegebene Kortikosteroide verbessern die Prognose nicht. Allerdings scheint am Ende der ersten Woche ein Zeitfenster zu bestehen, in dem die Gabe von Kortikosteroiden einen günstigen Einfluß auf die Überlebensrate haben kann. Patienten mit Eosinophilie oder nachgewiesenen eosinophilen Granulozyten in der Bronchialflüssigkeit sollten Kortikoide ab Beginn der Krankheit erhalten.

Bei Patienten mit schwerem ARDS, das nach ein bis zwei Wochen noch keine Besserungstendenzen zeigt (keine Besserung der Beatmungsparameter, kein Anstieg des pO_2/FiO_2-Quotienten), kann man mit der Gabe von 2 bis 4 mg Prednisolon/kg KG beginnen, wenn sich nach einer sorgfältigen Untersuchung kein Hinweis auf eine unbehandelte systemische Infektion ergeben hat.

■ **Stickstoffmonoxid:** Stickstoffmonoxid (NO) kann der Atemluft von ARDS-Patienten in einer Konzentration von 5 bis 80 ppm (parts per million, 100 ppm = 0,01%) zugesetzt werden. Es führt zur deutlichen Abnahme des intrapulmonalen Shunts und des pulmonalarteriellen Drucks sowie zur Zunahme (Verbesserung) des Quotienten aus pO_2 und FiO_2. Diese ersten Hinweise auf eine Wirksamkeit von Stickstoffmonoxid in der Behandlung des ARDS sollten allerdings noch nicht zu einem unkritischen Einsatz führen. Der Nachweis für eine bessere Überlebensrate steht noch aus.

■ **Vasoaktive Substanzen:** Vasodilatatoren bergen das Risiko eines verschlechterten Gasaustausches, da evtl. schlecht belüftete Lungenregionen durch Vasodilatation besser durchblutet werden und daher die Shuntdurchblutung zunimmt. Vasopressoren haben in einigen Studien eine Besserung des Gasaustausches bewirkt, ohne daß dies zu einer höheren Überlebensrate führte. Herzkreislaufwirksame Substanzen sollten deshalb nur eingesetzt werden, wenn sich aufgrund der hämodynamischen Situation die Indikation dafür ergibt.

- **Antibiotika:** Pneumonien treten bei beatmeten Patienten besonders häufig auf. Leider ist die klinische Diagnose der Pneumonie bei ARDS schwierig, denn Fieber, Leukozytose und pulmonale Infiltrate sind häufig und kommen auch ohne Vorliegen eines Infekts vor. Trotzdem sollte beim ARDS **keine routinemäßige Gabe** von Antibiotika erfolgen, da die Gefahr besteht, evtl. resistente Keime mit einer höheren Virulenz zu züchten. Lediglich bei Patienten mit Sepsis werden Antibiotika gegeben. Bei allen anderen Grunderkrankungen des ARDS (Aspiration, Trauma, extrakorporale Zirkulation etc.) sollten Antibiotika unterstützt durch Antibiogramme nur bei zusätzlichem Vorliegen von eitrigem Sputum (z.B. mittels Bronchoskopie gewonnen) eingesetzt werden.

8.1.3.4 Lokale Therapie

Die folgenden Maßnahmen werden bei ARDS-Patienten im Rahmen der **physikalischen Atemtherapie** (s.a. Kap. 7.3, Kap. 8.14, Kap. 8.16) angewandt:
- **Vibration:** Durch feine, vibrierende Bewegungen über den betroffenen Lungenpartien während der Exspiration soll die Geschwindigkeit der ausgeatmeten Luft erhöht und dadurch das Sekret in größere Bronchien befördert werden.
- **Perkussion:** Diese Technik wird dann angewendet, wenn der Patient bereits in der entsprechenden Lagerungsposition ist. Dabei wölbt die Pflegekraft ihre Hände schüsselförmig und klopft langsam und regelmäßig über mehrere Minuten entlang von sekrethaltigen Lungenpartien. Das Sekret löst sich besser und kann leichter abgesaugt werden.
- **Abhusten:** Die Unterstützung und Technik des richtigen Abhustens ist in Kapitel 8.16 beschrieben. Beim relaxierten und sedierten Patienten entfällt der natürliche Hustenmechanismus, dennoch besteht die Möglichkeit, diese Technik anzuwenden. Hierzu wird der Patient zunächst in eine leicht erhöhte, d.h. halbsitzende Position gebracht. Der Pflegende belüftet dann die Lunge tief mit dem Atembeutel und läßt diesen anschließend schlagartig los. Während der raschen Exspiration vibriert eine zweite Pflegeperson die Thoraxwand des Patienten.
- **Endotracheales Absaugen:** Das Absaugen muß immer unter sterilen Bedingungen erfolgen. Geschlossene Absaugvorrichtungen (s.a. Abb. 7.2-2) bieten sich bei ARDS-Patienten an, da die Ventilation nicht unterbrochen wird. Zur **Sekretverflüssigung** kann das Bronchialsystem mit physiologischer Kochsalzlösung im Rahmen einer Bronchiallavage mittels bronchoskopischer Kontrolle gespült werden.
- **Atemübungen:** Atemübungen sind ein wichtiger Bestandteil der physikalischen Maßnahmen und müssen in regelmäßigen, definierten Abständen erfolgen. In Abhängigkeit vom Bewußtseinsgrad sollte frühestmöglich, noch beim intubierten Patienten, damit begonnen werden.

8.1.3.5 Respiratorische Therapie

M Bei der **maschinellen Beatmung** soll der Gasaustausch gewährleistet sein, der dem Patienten das Überleben sichert und möglichst wenig Komplikationen provoziert. Dazu gehören im wesentlichen eine akzeptable Sauerstoffsättigung, ein niedriger Beatmungsdruck und eine niedrige inspiratorische Sauerstoffkonzentration. ■

Starre Behandlungsschemata werden zugunsten eines individuellen Vorgehens verlassen. Dennoch gibt es **Grundregeln,** die zu beachten sind:
- **Beatmungsmodus:** In der Anfangsphase (nach Diagnose) des ARDS läßt sich die Intubation, falls noch nicht erfolgt, nie vermeiden. Zur verbesserten Sauerstoffsättigung im Blut übernimmt der Ventilator anfangs die Beatmung. Dabei empfiehlt sich ein drucklimitierter, volumenkontrollierter Beatmungsmodus (konventionelle oder BIPAP®-Ventilation) mit einem Zugvolumen von 6 bis 10 ml/kg KG. Kann der Patient die Maschine triggern, so wird er assistiert, andernfalls kontrolliert beatmet. Sofern es die Situation (verbesserte Beatmungsparameter, Stabilisieren der Blutgase und des sonstigen Zustandes des Kranken) nach einigen Tagen erlaubt, ist ein Übergang in den IMV- oder besser SIMV-Modus möglich. In der Frühphase ist dieser Übergang oft wenig sinnvoll, da die mittleren Beatmungsdrücke bei IMV- und SIMV-Atmung, falls keine zu hohe Druckunterstützung erforderlich ist, niedriger sind. Dies kann die hämodynamische Situation stabilisieren und das Risiko von Barotraumen vermindern. Allerdings ist die vom Patienten zu leistende Atemarbeit beim IMV- und SIMV-Modus deutlich höher, wozu

8

die Patienten in der ersten Krankheitswoche meist nicht in der Lage sind.

- **Sauerstoffkonzentration:** Reiner Sauerstoff ist toxisch und kann selbst zu einem ARDS führen. Eine Sauerstoffkonzentration von 60% oder weniger ist nicht mehr kritisch. Initial muß der Patient allerdings mit 100% Sauerstoff beatmet werden. Danach ist in den nächsten Stunden und Tagen die inspiratorische O_2-Konzentration zu reduzieren, vorausgesetzt, eine adäquate Oxygenierung ist gewährleistet.
- **PEEP:** Zu Beginn der Erkrankung sollte der PEEP um 5 cmH_2O liegen. Durch Abstimmen mit inspiratorischer O_2-Konzentration und Atemzeitverhältnis wird der niedrigst-mögliche PEEP gewählt, der eine gute Oxygenierung gewährleistet.
- **Atemzeitverhältnis:** Normalerweise nimmt die Inspiration ein Drittel und die Exspiration zwei Drittel des Atemzyklus ein. Durch Verlängern der Inspirationsphase zu Lasten der Exspiration, der „inverse ratio ventilation" kann die Oxygenierung verbessert werden. Nachteilig sind jedoch die negativen hämodynamischen Auswirkungen und die Gefahr des Air-Trappings.

A Durch Optimieren aller Beatmungsparameter sollen arterielle Sauerstoffsättigung, inspiratorische Sauerstoffkonzentration und Spitzenatemwegsdrücke bestimmte Grenzen nicht unter- bzw. überschreiten:

- SpO_2 größer 90%
- inspiratorische O_2-Konzentration unter 60%
- Spitzenatemwegsdruck nicht höher als 40 bis 45 cmH_2O ◄

Neben diesen Grundregeln ist das **Beurteilen von Therapiemaßnahmen** in der Beatmung wichtig. Durch geringere Zugvolumina versucht man die Gefahr von Barotraumen durch Absenken der Spitzen- und Mitteldrücke zu mindern. Auch hämodynamisch scheinen die kleineren Zugvolumina Vorteile zu bieten. In Abhängigkeit von der Veränderung der **Lungencompliance** kann im Verlauf der Erkrankung mehrfach ein Anpassen der Zugvolumina erforderlich werden, um die Begrenzung der Spitzendrücke zu gewährleisten.

Eine prophylaktische **PEEP-Anwendung** verhindert die ARDS-Entstehung nicht. PEEP-Werte über 5 cmH_2O beugen jedoch Atelektasen vor. PEEP-Werte um 5 cmH_2O haben meist noch keine negativen Auswirkungen auf die mittleren Beatmungsdrücke und die Hämodynamik.

M Grundsätzlich sollten PEEP-Werte nur in kleinen Schritten von 2 bis 3 cmH_2O verändert und über mehrere Stunden kontrolliert werden. Sie sollten 15 cmH_2O nicht überschreiten, da dadurch die Häufigkeit von Barotraumen zu stark ansteigt. ■

Bei vorgegebenem Zugvolumen bestimmt die **Atemfrequenz** die Abatmung von CO_2. Wegen der hohen Totraumventilation beim ARDS werden häufig Atemfrequenzen um 20 bis 25 Atemzüge pro Minute benötigt. Dabei kommt es durch die Reduktion der Atemzugvolumina bei gleichbleibender Atemfrequenz allerdings zu einer Hyperkapnie.

Die **permissive Hyperkapnie** wird vom Patienten ohne Spätfolgen toleriert, wenn keine Hirndrucksymptomatik vorliegt. CO_2-Werte von bis zu 100 mmHg sind akzeptabel, wenn die Oxygenierung ausreichend ist. Dabei auftretende respiratorische Azidosen sollten nur therapiert werden, wenn der pH-Wert unter 7,25 fällt. Die permissive Hyperkapnie kommt für Patienten in Betracht, bei denen Atemwegsspitzendrücke über 40 bis 45 cmH_2O nicht zu verhindern sind.

Mit der **Inverse-ratio-Ventilation** lassen sich ebenfalls Spitzenatemwegsdrücke senken, weil ein bestimmtes Atemzugvolumen in längerer Zeit appliziert wird. Auch Patienten mit inhomogener Verteilung der Lungeninfiltrate profitieren von einer Inverse-ratio-Ventilation, da die schlecht belüfteten Areale in längerer Inspirationszeit mit höheren mittleren Beatmungsdrücken besser zu erreichen sind. Bevor der positive Einfluß dieses Beatmungsmodus an den meßbaren Parametern der Oxygenierung sichtbar ist, vergehen mehrere Stunden. Es bedarf also etwas Geduld. Ein Umkehren der Inverse-ratio-Ventilation zu normalen Atemzeitverhältnissen führt evtl. noch nach vielen Stunden zu einer Verschlechterung der Oxygenierung. Die Inverse-ratio-Ventilation ist besonders für Patienten geeignet, die bereits einen hohen PEEP-Wert zur Oxygenierung benötigen und/oder bei denen hohe Spitzenatemwegsdrücke vorliegen.

M Die Inverse-ratio-Ventilation ist für den Kranken äußerst unangenehm, und er nimmt sie als sehr bedrohlich wahr. Daher müssen die Patienten gut sediert und evtl. relaxiert werden. ■

Die **neuromuskuläre Blockade,** insbesondere in Kombination mit Kortikosteroiden, führt oft zu einer lange anhaltenden Muskelschwäche und verzögerter Entwöhnungsphase vom Respirator. Daher sollte man Verfahren, die eine Relaxation erforderlich machen, nur nach kritischer Abwägung einsetzen.

Das **Hochfrequenzbeatmungsverfahren** (Kap. 7.7) hat sich bei der Therapie des ARDS bislang nur in Ausnahmefällen bewährt.

8.1.3.6 Besondere diagnostische und therapeutische Verfahren

Durch den zunehmenden Kapillarschaden mit nachfolgendem interstitiellem und alveolärem Ödem kommt es im Extremfall zum Bild der **„weißen Lunge"**, also zur nahezu vollständigen Verschattung. Nach den ersten radiologischen Anzeichen eines Lungenbefalls im **Röntgenthorax** entwickelt sich dieser deutliche Röntgenbefund in aller Regel innerhalb von 4 bis 24 Stunden.

Beim ARDS sind 60 bis 80% aller bei einer **Bronchiallavage** gewonnenen Zellen polymorphkernige Granulozyten (Normalwert unter 5%). Sind eosinophile Granulozyten in der Bronchiallavage nachzuweisen, lohnt sich ein Therapieversuch mit Kortikosteroiden. Vor allem aber dient die bronchoskopisch entnommene Probe dem Nachweis von pulmonalen Infektionen.

M Die Bronchiallavage darf nur unter Überwachen der Sauerstoffsättigung erfolgen. Auf das Abdichten der **Tubusschleuse,** durch die das Bronchoskop in den Tubus eingeführt wird, ist unbedingt zu achten. ■

Die **Computertomographie** kann evtl. Hinweise auf interlobäre Infekte und Lungenabszesse, v.a. auf Barotraumen geben, die im normalen Röntgenbild nicht zu erkennen sind.

A Der Transport von Patienten mit ARDS zum CT muß sorgfältig geplant, möglichst mit einem transportablen Beatmungsgerät und unbedingt mit ausreichenden Sauerstoffreserven vorgenommen werden. Hämodynamisch instabile Patienten mit ARDS sollte man grundsätzlich nicht zum CT transportieren. ◄

Der Verlauf des ARDS läßt sich mit **Messen des Gasaustausches** durch Beobachten des Quotienten aus pO_2 und FiO_2 dokumentieren. Durch die ausgeprägte Totraumventilation bei ARDS-Patienten (Lungengebiete mit schlechter Durchblutung werden dabei noch ventiliert) sind oft hohe Atemminutenvolumina zum Abatmen des Kohlendioxids erforderlich.

Die **Funktion der alveolären Kapillarmembran** kann durch Messen des Proteingehalts und das Eindringen von radioaktiv markierten Eiweißen in das Interstitium der Lunge bestimmt werden. Das **extravaskuläre Lungenwasser** (normal um 500 ml, beim ARDS bis achtmal mehr) ist durch den Indocyanin-Test zu bestimmen. Sind die Tests jeweils positiv, ist davon auszugehen, daß die Lungenfunktionsstörung durch ein ARDS bedingt ist, und keine kardiale Ursache vorliegt. Diese Tests sind aufwendig bzw. schwierig zu interpretieren und werden nur selten eingesetzt.

Als therapeutische Verfahren, die beim ARDS zum Einsatz kommen, gelten die **extrakorporalen Unterstützungsverfahren.** Hierunter fällt die extrakorporalen Membranoxygenierung zum Verbessern des Sauerstofftransports und der extrakorporalen Kohlendioxidelimination, um ein Überladen mit CO_2 zu verhindern. Diese Verfahren erfordern einen extrem hohen Aufwand. Die Auswahl der Patienten muß daher sehr sorgfältig erfolgen. Teilweise bleiben diese Verfahren Patienten vorbehalten, die für eine Lungentransplantation vorgesehen sind.

8.1.4 Komplikationen

Jeder überlebende ARDS-Patient hat einen mehrwöchigen bis mehrmonatigen Krankheitsverlauf zu erdulden. Daraus ergeben sich häufig zusätzliche Komplikationen wie erneute Lungenfunktionsverschlechterung, Tracheotomie, Pneumonie und Nierenversagen.

Nach der ersten Krankheitswoche verschwindet meist das alveoläre Ödem, und die entzündlichen Vorgänge im Lungengewebe dominieren. Durch den Rückgang des extravaskulären Lungenwassers verbessern sich die Beatmungsparameter, ohne daß jedoch die Beatmung zu schnell ohne PEEP erfolgen sollte. Es kommt sonst zu einem **Verschluß instabiler Alveolen** mit nachfolgender Abnahme der Oxygenierung. Dauern Intubation und Beatmung länger als 10 bis 14 Tage, ist an eine Tracheotomie zu denken, um **Trachealstenosen** und bleibende **Stimmbandschäden** zu vermeiden.

Häufig treten **Barotraumen,** nosokomiale **Pneumonien, Harnwegsinfekte** und streßinduzierte **Magen-Darm-Blutungen** auf. Das Verhindern und Behandeln dieser Komplikationen ist integraler Bestandteil der Therapie.

Da sich der zur Kapillarmembranschädigung führende Prozeß im ganzen Körper abspielt, kann sich bei vielen ARDS-Patienten parallel ein **Multiorganversagen** entwickeln, das oft von

8

einer initialen Infektion oder von einer sich im Krankheitsverlauf entstehenden Sepsis ableitet. Dann ist ein Unterstützen weiterer beeinträchtigter Organfunktionen notwendig. Die meisten Patienten sterben an einem Multiorganversagen. Überlebt ein Patient das ARDS bzw. Multiorganversagen können sich große Teile des funktionell lebenswichtigen Lungenalveolargewebes zu narbigem Bindegewebe umwandeln, was zu einer **Lungenfibrose** führt.

8.1.5 Pflege bei Patienten mit ARDS

8.1.5.1 Krankenbeobachtung

Durch sehr zeitaufwendige Tätigkeiten am Patientenbett sind in der Regel Veränderungen der Oxygenierung und Vitalparameter (Herzfrequenz, Blutdruck, Herzzeitvolumen) schnell zu erkennen und rasch entsprechende therapeutische Maßnahmen zu veranlassen. Bei Patienten mit ARDS steht das Überwachen der Oxygenierung (z.B. pO_2, Quotient aus pO_2/FiO_2) und der Beatmungsparameter (v.a. Spitzenbeatmungsdruck, mittlerer Atemwegsdruck, Compliance) im Vordergrund. Die Möglichkeiten der kontinuierlichen Überwachung von Hämodynamik, Sauerstoffsättigung, Respiratoreinstellung und der Vitalparameter sind ebenfalls auszunutzen.

Trotz aller technischen Überwachungs-, Kontroll- und Meßmöglichkeiten bleibt das **klinische Überwachen** der Vitalparameter und der Oxygenierung ein fester Bestandteil von Pflege und Therapie.

M Das komplexe Krankheitsbild ARDS erfordert einen ständigen Austausch zwischen Pflege- und Ärzteteam, um in Abstimmung Therapie- und Pflegekonzepte zu planen und zu koordinieren. Alle Beobachtungen sind wichtig und entsprechend zu dokumentieren. ■

8.1.5.2 Psychische Betreuung

Atmen ist die wichtigste Lebensaktivität. Atemnot verursacht existentielle Angst, Unruhe und Panik. Deshalb wird bei akuten, schweren Lungenerkrankungen die maschinelle Beatmung nicht selten als große Erleichterung empfunden. Dennoch bleibt die Angst vor erneuter Atemnot nach der Beatmung, die Lebensbedrohung und evtl. auch die Angst vor dem Sterben.

Wie nun im Einzelfall die entsprechende Unterstützung des Kranken in dieser Situation aus-

sehen kann, ist schwer zu verallgemeinern. Pflegende sollten auf jeden Fall sensibel für Äußerungen von Angst (verbal oder vegetativ) sein und Ängste ansprechen. Selbst der sedierte Patient hat Angst, auch wenn er diese nicht verbal äußern kann. Hier ist ein einfühlsames Beobachten bei allen Pflegehandlungen wichtig. Pflegende sollten nicht nur alle Maßnahmen ankündigen, sondern auch die Reaktion des Patienten wahrnehmen. Nur so kann eine Beziehung zum Kranken entstehen, die ihm das Gefühl von Sicherheit, Ruhe und Geborgenheit vermitteln kann.

Insbesondere bei relaxierten Patienten ist aufgrund der oft schlechten Einschätzbarkeit der Sedierung für eine ruhige Atmosphäre zu sorgen. Hektische Aktivitäten des Stationsalltags oder laute, nicht den Kranken betreffende Gespräche sowie Gespräche, die ihn nicht einbeziehen, sind unbedingt zu unterlassen.

Vielfach entsteht durch die länger anhaltende Sedierung und Relaxierung eine absolute Abhängigkeit vom Behandlungsteam, die der Patient stark empfindet. Diese oft empfundene „Beschützerfunktion" des Behandlungsteams wird bei Besserung des Krankheitsbildes wieder zurückgenommen, was den Patienten sehr ängstigen kann und besonders in der Weaning-Phase zu bedenken ist.

Pflegende dürfen auch nie vergessen, daß die Situation mit lebenbedrohlicher Erkrankung, Abhängigkeit von Geräten, Entwöhnung etc. für den Patienten neu und unbekannt ist. Häufig kann er Ängste und Gefühle nicht zuordnen. Dabei kann es evtl. hilfreich sein, wenn Pflegende aufgrund ihrer Erfahrung einfach nachfragen, ob dieses oder jenes Angst macht und Vorschläge machen, wie diese Angst gemindert werden kann (beruhigende Einreibungen, Besuche, Musik). Die Kommunikation muß sich selbstverständlich an der Patientensituation orientieren, meist sind die Patienten beatmet und intubiert oder tracheotomiert, was die Kommunikation erschwert (Kap. 7.3.15).

8.1.5.3 Prophylaxen

Bei ARDS-Patienten sind grundsätzlich alle prophylaktischen Maßnahmen in die Pflege zu integrieren. Die **Pneumonieprophylaxe** steht jedoch aufgrund des Krankheitsbildes im Vordergrund. Atemfördernde Maßnahmen und alle Maßnahmen, wie sie bereits bei lokaler Therapie aufgeführt sind, kommen hier zur Anwendung. Auch die Lagerungsdrainagen (s.a. Abb. 7.3-17) dienen der Pneumonie- sowie Kontrakturen- und Dekubitusprophylaxe.

Zur **Infektionsprophylaxe,** v.a. zur Vermeidung nosokomialer Infektionen, ist es wichtig, bei allen Tätigkeiten die Hygienevorschriften einzuhalten, und auch das Beachten aller Maßnahmen zur Verhütung von Harnwegsinfektion, Atemwegsinfektion, Infektionen bei Infusionstherapie etc. (Kap. 7.2.8) sind von entscheidender Bedeutung.

Daneben sind die Patienten durch die generalisierte Kapillarmembranschädigung und die damit verbundene schlechtere Perfusion extrem dekubitusgefährdet, was eine intensive **Dekubitusprophylaxe** erfordert.

8.1.5.4 Lagerung und Mobilisation

Die Atemwegsmitteldrücke bei ARDS sind deutlich höher als bei lungengesunden beatmeten Patienten. Diese Patienten entwickeln bereits innerhalb von Stunden basal und dorsal gelegene Atelektasen. Beim ARDS ist dies noch verstärkt (viel extravaskuläre Flüssigkeit führt zu einem Kollaps der Alveolen). Das Ziel der **Lagerungsdrainagen** ist, möglichst viel Sekret von den kleinen in die größeren Bronchien bzw. in die Trachea zu befördern, um es absaugen zu können. Eine weitere positive Folge von Lagerungsmaßnahmen besteht in der Mobilisation und Verschiebung von interstitieller Flüssigkeit in der Lunge, um die pulmonale Situation zu verbessern. Um diese Ziele zu erreichen, werden je nach Toleranz des Patienten Maßnahmen wie Bauch-, Seiten- und Kopftieflage, kinetische Therapie, automatische und kontinuierliche Drehung des Kranken um die Längsachse in Rotationsbetten eingesetzt. Die Art der Lagerung ist abhängig von den betroffenen Lungenpartien und der Grunderkrankung. Insgesamt sind allerdings einige Grundsätze zu beachten.

A Keine Lagerungsdrainage ohne Magensonde, ohne ärztliche Anordnung bzw. Absprache und auch nicht unmittelbar nach Verabreichen von Sondenkost. ◄

Eine besondere Herausforderung ist das Organisieren, das Vorgehen und Überwachen bei der **Bauchlagerung** von intubierten und beatmeten Patienten. Eine versehentliche Extubation ist unbedingt zu vermeiden. Verschlechtert sich die Herz-Kreislauf-Funktion akut während der Bauchlage, muß der Patient innerhalb von wenigen Augenblicken wieder auf den Rücken gedreht werden.

Im Zuge der Rekonvaleszenz ist darauf hinzuwirken, daß die aktive Mitarbeit der Patienten gefördert wird. Auch hier gilt der Grundsatz, daß aktive Methoden der **Mobilisation** einen größeren Effekt erzielen als passiv erduldete.

8.1.5.5 Besonderheiten

Die Pflege und das Überwachen des Beatmungspatienten mit ARDS verlangt von allen Pflegenden besondere Kenntnisse über physiologische und pathophysiologische Zusammenhänge der Beatmungs- und der physikalischen Atemtherapie.

Mit dem Auftreten eines Spannungspneumothorax muß bei Kranken mit ARDS immer gerechnet werden.

8.1.6 Prognose und Verlegung des Patienten

Überlebt der Patient ein ARDS, so dauert die Wiederherstellung der Lungenfunktion oft viele Monate. Aufgrund des hohen Erholungspotentials der Lunge ist eine Reduktion der Lungenfibrosierung möglich, so daß einige Patienten wieder ihre volle Leistungsfähigkeit erreichen. Insgesamt zeichnet sich in den letzten zehn Jahren eine Abnahme der Mortalität von etwa 60 auf 40% ab. Ein endgültiges Beurteilen der Prognose bei ARDS ist jedoch schwer.

Das **Verlegen** auf eine periphere Station kommt erst in Frage, wenn der Patient mindestens 48 Stunden ohne maschinelle Beatmung ausreichend spontan atmet und die Primärerkrankung ebenfalls eine Verlegung zuläßt. Der Verlegungsbericht in schriftlicher Form ist durch eine mündliche Übergabe an das Personal der Nachsorgestation zu ergänzen. Die **wichtigsten pflegerelevanten Informationen** sind z.B.:

- Bestehen Einschränkungen bezüglich Atmung, Belastbarkeit, Selbständigkeit bei der Körperpflege und Mobilisation?
- Wie ist der Kostaufbau? Wie wird der Patient derzeit ernährt (Sonde, parenteral)?
- Bestehen bleibende Lungenveränderungen?
- Wie ist die Prognose und ist der Patient darüber informiert?
- Sind weiterführende prophylaktische Maßnahmen (z.B. bezüglich Pneumonie und Atelektasen) erforderlich?
- Gibt es einen Mobilisationsplan? Wie ist der Mobilisationsgrad?
- Wie ist die psychische Situation des Patienten?
- Sind Rehabilitationsmaßnahmen erforderlich und evtl. bereits eingeleitet?

8

- Wie war der Verlauf in den letzten Tagen?
- Wann erfolgte Extubation, braucht Patient noch Sauerstoff?
- Sind weitere Kontrollen von z.B. Temperatur oder bakteriologische Untersuchungen (Abstriche, Bronchialsekret) nötig?

8.2 Patienten mit akuter oberer und unterer gastrointestinaler Blutung

8.2.1 Patientenklientel

Der Darm ist gut durchblutet und besitzt eine große Oberfläche, deshalb können sich z.B. Ösophagusvarizen, Tumoren, Minderperfusion mit Darmnekrosen oder auch Gerinnungsstörungen schnell in Form von starken Blutungen manifestieren. Oft sind alkoholkranke Patienten von Darmblutungen (v.a. Ösophagusvarizenblutungen und erosive Gastritis) betroffen, entsprechend ist mit den Komplikationen der Alkoholabhängigkeit (Alkoholentzugsdelir) zu rechnen. Bei intensivpflichtigen Patienten spielt daneben auch die gestörte Relation zwischen aggressiven (Magensäure) und protektiven Faktoren (Magenschleim, v.a. bestehend aus Mukopolysacchariden und Glykoproteinen) eine Rolle. Die H_2-Rezeptorenblocker und Protonenpumpenhemmer haben zwar zu einem massiven Rückgang der Magenblutungen geführt, diese aber nicht vollständig von der postoperativen Intensivstation verdrängen können.

M Magenerosionen entstehen häufig durch Medikamente wie Analgetika, Antiphlogistika (Ibuprofen) oder Antikoagulanzien. Daher ist bei allen Patienten, die mit diesen Medikamenten behandelt werden oder wurden, besonders auf Zeichen einer sich entwickelnden Blutung (Blut im Stuhl oder in Erbrochenem, Nachweis von Hämoglobin im Stuhl) zu achten. ■

Erkrankung

Bei Blutungen, die ihre Quelle in Ösophagus, Magen oder Zwölffingerdarm haben, spricht man von **oberen gastrointestinalen Blutungen.** Die exakte Grenze zur unteren Gastrointestinalblutung besteht in der Flexura duodenojejunalis, also im Übergang vom Zwölffingerdarm zum Jejunum. **Untere gastrointestinale Blutungen** stammen aus Läsionen distal des Treitz-Bandes, also aus Jejunum und Ileum (eher selten), Dickdarm (häufig) oder aus der anorektalen Region (>50%). Häu-

figkeit und Ursachen der gastrointestinalen Blutungen sind in Tabelle 8.2-1 aufgeführt.

Klinik und Verlauf

Bei massiven Blutungen oberhalb des Mageneingangs kommt es sofort zu **Hämatemesis,** d.h., die Patienten erbrechen frisches Blut, so daß die Diagnose einfach zu stellen ist. Dagegen führen die meisten oberen gastrointestinalen Blutungen unterhalb des Mageneinganges nicht sofort zu Erbrechen, sondern erst wenn durch den mangelnden Weitertransport die Magenkapazität überschritten wird. Dabei ist das Blut in der Regel durch die Magensäure verändert (Oxidation des im Hämoglobin enthaltenen Eisens), und das Erbrochene sieht **kaffeesatzähnlich** aus. Bei Patienten mit eingeschränkter Produktion von Magensäure kann auch normales Blut erbrochen werden. Transportiert der Magen das Blut in den Darm, erfolgt eine teilweise Verdauung des Blutes und Ausscheidung in Form von klebrigen, schwarzen **Teerstühlen** (Meläna). Bei geringer Blutung und/oder hohem Sitz der Blutungsursache kann es auch bei der unteren gastrointestinalen Blutung zu Teerstühlen kommen. In der Regel aber kommt es zum Absetzen von **hell-**

Tab. 8.2-1 Lokalisation, Ursache und Häufigkeit der gastrointestinalen Blutungen.

Lokalisation und Ursachen	Häufigkeit (in %)
obere gastrointestinale Blutung	100
• Ösophagus:	
– Ösophagusvarizen	5–20
– Refluxösophagitis	5–10
– Mallory-Weiss-Syndrom	3–5
• Magen:	
– Ulcus ventriculi	10–20
– Magenerosion	20–30
– Tumoren	2–3
• Duodenum:	
– Ulcus duodeni	20–30
• Sonstige seltene Ursachen wie:	> 5
– Hiatushernie	
– Pankreatitis	
– Gerinnungsstörungen	
untere gastrointestinale Blutung	100
• Dickdarm:	
– Kolonkarzinome/-polypen	15–30
– Divertikulose	15–20
– Gefäßprozesse	10–25
– Colitis ulcerosa	5–10
– sonstige Ursachen	15–60

roten Stühlen (Hämatochezie) oder evtl. auch zum **Stuhlverhalt.**

Bei den Blutungen sind zu unterscheiden:

- **arterielle Blutungen** bei Arrosion von Arterien durch Tumoren oder Ulzera und bei tiefen Einrissen der Magenschleimhaut (z.B. Mallory-Weiss-Syndrom)
- **venöse Blutungen,** ebenfalls bei Arrosion durch Tumoren und Ulzera
- **Sickerblutungen** bei gestörter Balance von aggressiven und protektiven Faktoren, besonders im Bereich des Magens

Ösophagusvarizen führen Pfortaderblut, das noch eine recht hohe Sauerstoffsättigung hat, wodurch die Blutung als hellrot und damit arteriell imponiert. Bei ausgeprägtem **Blutverlust** kommt es rasch zu **Hypovolämie** und **Anämie** mit Schwäche, Schwindel, Blässe und Durst. Abhängig von der Schwere der Blutung zeigen die Patienten Zeichen der Hypovolämie mit ausgeprägten lageabhängigen Puls- und Blutdruckschwankungen, Tachykardie, Hypotonie, Synkopen und nachfolgendem **Schock.** Dabei kann zu Beginn einer massiven Blutung ein scheinbar normaler Hämoglobinwert vorliegen,

da der Nachstrom von extravasaler Flüssigkeit mehrere Stunden benötigt.

M Nicht immer sind die Blutungen so deutlich erkennbar wie z.B. bei blutenden Ösophagusvarizen oder Hämorrhoiden. Daher erfordert jede unklare Anämie bei Intensivpatienten auch den Ausschluß einer okkulten Blutung im Darm. ■

8.2.2 Übernahme des Patienten

Meist werden Patienten mit oberen gastrointestinalen Blutungen intensivpflichtig. Bei der Übernahme ist zunächst das **Überwachen der Vitalparameter** besonders wichtig, um Zeichen der Hypovolämie schnell erkennen zu können. Der **Beginn der Blutung** ist zu erfragen und **Informationen** über evtl. bereits erfolgte Abnahme von **Kreuzblut** und die **Bestellung von Konserven** einzuholen. Liegen keine gesicherten Erkenntnisse über die **Blutungsquelle** vor, sind die mit der Übergabestation (z.B. Ambulanz oder Allgemeinstation) bereits vereinbarten Diagnostikverfahren und -termine zu koordinieren.

Anschließend sind die in Tabelle 8.2-2 aufgeführten **diagnostischen Maßnahmen** einzulei-

Tab. 8.2-2 Diagnostik der oberen gastrointestinalen Blutung.

Diagnostischer Bereich	Klinische Untersuchung	Laborwertkontrolle
– Kontrolle des Blutverlustes	– RR – Puls – ZVD	– Blutbild – Blutgruppe – Kreuzblut abnehmen und 4–8 Erythrozytenkonzentrate bestellen
– Beurteilen der Gerinnung	– Beobachten der Blutung (Petechien, Ekchymosen)	– Quick – PTT – Fibrinogen – AT III – Fibrinmonomerkomplex – Fibrinspaltprodukte
– Auswirkung auf Homöostase des Körpers	– Bewußtseinsstatus (Veränderungen der Vigilanz oder Orientierung) – Hautturgor	– Elektrolyte – Kreatinin – Leberwerte – Laktat
– Klassifikation der Blutung nach Forrest: Ia sichtbare arterielle Blutung Ib sichtbare diffuse oder Sickerblutung II Zeichen von früheren Blutungen III Blutung vermutlich aus Magen- oder Dünndarmulkus	– Endoskopie	

8

ten, um Blutungsort, Blutverlust und bereits aufgetretene Folgen abschätzen zu können und evtl. die Indikation für eine Blutersatztherapie zu stellen.

8.2.3 Therapieschwerpunkte

8.2.3.1 Überwachung und Monitoring

Aufgrund der drohenden oder bereits bestehenden Schocksituation ist eine lückenlose **Herz-Kreislauf-Überwachung** nötig. Die notwendige Intensität der Überwachung bei einem Patienten mit konservativer Blutstillung (Kompressionssonde) ist wesentlich größer als bei einem Patienten mit z.B. sklerosierten Ösophagusvarizen. Je nach Zustand des Patienten, der Blutungsart und der gewählten Therapieform umfassen die notwendigen Überwachungsparameter ZVD, arteriellen Druck (automatische, nichtinvasive Blutdruckmessung, bei Schock auch direkte, arterielle Messung) und **Laborwerte** wie kleines Blutbild, Elektrolyte, Gerinnungs- und Leberfunktionsparameter.

Die über Stuhl, Erbrochenes oder Sonden **verlorene Blutmenge** ist zu **dokumentieren,** damit der Verlauf der Blutung abgeschätzt werden kann.

8.2.3.2 Ernährung und Flüssigkeitssubstitution

Im Vordergrund steht bei der massiven Blutung immer die Kreislaufstabilisation. Zur **Volumensubstitution** sollten mindestens zwei großlumige Venenverweilkanülen und ein zentraler Venenkatheter gelegt werden. Zunächst können innerhalb einer Stunde bis zu 2.000 ml Volumen in Form von kristallinen Lösungen (Ringer-Laktat, NaCl 0,9%) verabreicht werden. Danach sind **Volumenersatzmittel** wie HAES (500 bis 1 500 ml/Tag) einzusetzen. Darüber hinaus ist ein Ersatz des verlorenen Blutes nur mit **Erythrozytenkonzentraten** und **Plasmapräparaten** sinnvoll. Selbstverständlich muß der Volumenersatz unter ständiger Kontrolle von Puls und Blutdruck sowie ZVD erfolgen.

M Für die Zeitdauer der Blutung besteht absolute **Nahrungskarenz.** Der Nahrungsaufbau erfolgt erst nach Sistieren der Blutung und Beginn der Darmtätigkeit. Zunächst sind nur Getränke (Tee) in kleinen Mengen erlaubt. ■

8.2.3.3 Medikamentöse Therapie

Zur Prophylaxe von Magen- und Dünndarmblutungen als Folge von Streßulzera sollte bei allen Intensivpatienten die Salzsäurebildung im Magen entweder durch einen **H$_2$-Rezeptorenblocker** (Ranitidin viermal 50 mg i.v.) oder einen **Protonenpumpenhemmer** (Antra®, zweimal 10 mg bis zweimal 20 mg i.v.) geblockt werden. Auch bei bereits bestehenden Blutungen ist diese Therapie anzuwenden.

Die Streßulkusprophylaxe hat, wie bereits erwähnt, die Häufigkeit von Ulzera und Blutungen vermindert, allerdings resultiert durch das Reduzieren der Magensäure eine vermehrte **mikrobielle Besiedelung** von Gastrointestinaltrakt und nachfolgend der Lunge (d.h. Pneumoniegefahr mit entsprechender Therapie).

Die Reinigung des Darmes und vorsichtiges Abführen erfolgen durch die Gabe von **Lactulose** (viermal 20 ml/Tag) und **Magnesiumcitrat** (Herstellung durch die Krankenhausapotheke gemäß DAB, viermal 20 ml/Tag) über Magensonde. Zur Reduktion der Darmflora verabreicht man **Neomycin®** (vier- bis sechsmal täglich 1 bis 2 g) ebenfalls über Magensonde, damit über die Antibiose die Produktion von toxischen Stickstoffverbindungen reduziert wird.

8.2.3.4 Lokale Therapie

Eine **Notfalloperation** ist immer dann erforderlich, wenn eine massive Blutung nicht gestillt werden kann, wie z.B. bei tiefen Schleimhauteinrissen im Magen oder bei Versagen der konservativen Therapie. Der operative Eingriff ist mit einer hohen Letalität verbunden, und die Narkoseeinleitung muß vorsichtig nach den Grundsätzen der Ileuseinleitung (Kap. 6.1.1.3) erfolgen.

Bei akuten Ösophagusvarizenblutungen versucht man zunächst, die Blutungsquelle mit einer **Sengstaken- oder Linton-Nachlas-Sonde** (Liegedauer sollte 72 Stunden nicht überschreiten) zu komprimieren und zu verschließen (Kap. 8.2.5.5). Endoskopisch gesicherte Ösophagusvarizen können mit Varizenverödungsmitteln unterspritzt werden. Diese **endoskopische Sklerosierung** mit verschiedenen Präparaten (Aethoxysklerol®, Histoacryl®) ist die aussichtsreichste mittelfristige Therapie bei blutenden Ösophagusvarizen und kann zusätzlich durch die systemische Gabe von Vasopressin (bis zu 1 U/min über eine periphere Vene oder bis zu 0,5 U/min über eine selektive Arteriographie) unterstützt werden. Außerdem kann ein Behandlungsversuch durch Koagulation mittels **Lasertherapie** erfolgen.

8.2.3.5 Respiratorische Therapie

Die respiratorische Therapie richtet sich nach evtl. bestehenden und zur respiratorischen Insuffizienz führenden Begleiterkrankungen. Bei der Intubation ist unbedingt das Vorgehen wie bei der Ileuseinleitung (Kap. 6.1.1.3) beschrieben zu beachten, um eine Aspiration von Blut zu vermeiden.

8.2.3.6 Besondere diagnostische und therapeutische Verfahren

Bei jeder gastrointestinalen Blutung muß man zunächst den **Blut- und Volumenverlust** abschätzen und möglichst rasch **korrigieren,** um weitere Organkomplikationen wie Schockfolgen an Niere, Lunge, Leber zu vermeiden. Bei spontanem Blutstillstand kann konservativ vorgegangen und die weitere Diagnostik abgewartet werden. Bei persistierender Blutung hängt das Vorgehen von der Art der Blutung und dem Zustand des Patienten ab. So können endoskopische und operative Eingriffe oder weiteres Zuwarten sinnvolle Handlungsalternativen sein, die der behandelnde Arzt im Einzelfall gegeneinander abwägen muß.

Parallel zur hämodynamischen Stabilisierung des Patienten bei einem hochakuten Verlauf ist **endoskopisch** die **Blutungsquelle** zu **lokalisieren** und die **Blutung,** falls möglich, zu **stillen** (Elektrokoagulation, Laser, Unterspritzung mit Adrenalin, Infusion von Vasopressin, Kompression mit Sonden).

Außer bei Patienten, bei denen die Blutungsquelle im Analbereich vermutet wird (Hautläsionen), trägt die manuelle **rektale Untersuchung** nicht zu einer Klärung des Blutungsortes bei. Die **Rektoskopie** ist die Untersuchung der Wahl. Sie bietet die höchste Wahrscheinlichkeit einer definitiven Diagnose, da anorektale Ursachen wie Polypen, Hämorrhoidalknoten oder Rektumkarzinome bei der unteren gastrointestinalen Blutung am häufigsten sind. Außerdem läßt sich mit diesem Verfahren auch die vorläufige Diagnose einer Kolitis stellen, was wiederum Konsequenzen für die Behandlung hat. Bei Bedarf muß die Rektosigmoidoskopie ausgedehnt und das Kolon mituntersucht werden. Vor der **Koloskopie** ist jedoch der Darm mit 4 bis 6 l Elektrolyt- und/oder Polyethylenglykollösung (z.B.: Golytely®) zu reinigen (Gabe über Magensonde, maximal 1 000 ml/h). Darauf erfolgt eine massive Darmentleerung, was für den Patienten sehr belastend sein kann. Vor und nach der Darmspülung ist der Elektrolytstatus (Natrium, Kalium, Chlorid, Bikarbonat) zu bestimmen, um schwerwiegende Störungen rechtzeitig behandeln zu können.

Kontinuierliche, starke Blutungen machen eine Koloskopie schwierig oder manchmal unmöglich. Dann kann eine **Angiographie** oder **radioaktiv markiertes Blut** zur Darstellung der Blutungsquelle führen. Die Angiographie zeigt Blutungen von mehr als 500 ml/h, die Methode mit radioaktiv markiertem Blut kann Blutungen bis zu 100 ml/h nachweisen.

Bariumkontrasteinläufe sind gegenüber den Koloskopien beim Erkennen von Blutungsquellen deutlich unterlegen und sollten nur noch bei Verdacht auf Darmpolypen vorgenommen werden.

Zur **Therapie** bei diffusen Sickerblutungen kann versuchsweise auch die Gabe von **Somatostatin** notwendig sein (3 mg Somatostatin in 50 ml NaCl 0,9%iger Lösung über Perfusor mit 1,2 bis 6 ml/h). Eine sichere Wirksamkeit ist umstritten.

8.2.3.7 Wichtige Krankheitsbilder, die gastrointestinale Blutungen verursachen

Hämorrhoiden und Analfissuren

■ **Blutungsursachen:** Hämorrhoiden bluten, wenn der venöse Druck auf den Gefäßwänden zu groß wird. Analfissuren bluten beim Einreißen kleiner, oberflächlich gelegener Gefäße. Ursachen sind erhöhter Pfortaderdruck oder verstärkte Darmtätigkeit und Pressen.

■ **Klinik und Verlauf:** Geringgradige Blutungen mit **erhaltener Darmmotorik** sprechen meist für Blutungen aus Hämorrhoiden oder Analfissuren. Insbesondere bei Patienten mit portaler Hypertension (z.B. bei Leberzirrhose) können Hämorrhoidalblutungen gelegentlich auch sehr massiv werden (Aufnahme auf Intensivstation und massive Bluttransfusionen erforderlich).

■ **Therapie:** Sie besteht zunächst in der Kompression mit Gazetupfer. Führt dies nicht zur Blutstillung, sollte wegen der meist beachtlichen Stärke der Blutung die Blutungsquelle koaguliert oder bei einer Rektosigmoidoskopie umstochen werden.

8

Kolonkarzinome und -polypen

- **Blutungsursachen:** Arrosion von Gefäßen („Anfressen", d.h. Zerstörung, meist durch maligne Tumoren oder Entzündung) oder Ulzeration der Darmwände durch den Tumor. Daneben sind arterielle und venöse Blutungen möglich, wenn der intravasale Druck höher ist als die Fähigkeit der Gefäßwand, diesem Druck zu widerstehen (entweder zu hoher intravasaler Druck oder zu geringe Belastbarkeit der Gefäßwand).
- **Klinik und Verlauf:** Bis zu einer evtl. Blutung klinisch meist keine Symptome, höchstens manchmal Schleimabgang. Maligne Entartung möglich. 60% der Patienten mit Kolonkarzinom sind Männer (meist zwischen dem 60. und 70. Lebensjahr).
  Bei rechtsseitiger Karzinomlokalisation entwickeln sich Symptome erst spät im Krankheitsverlauf, ein relativ früh auftretendes Zeichen ist die Anämie aufgrund chronischer geringgradiger Blutung aus dem erodierten Tumor.
  Bei linksseitiger Lokalisation sind die Passagebehinderung und damit einhergehende Zeichen (Obstipation, Zunahme des Bauchumfangs, Ileuszeichen) eher vor den Zeichen der Blutung zu erwarten.
  Ein initaler Verdacht wird durch den mehrfachen Nachweis okkulten Blutes im Stuhl erbracht.
- **Therapie:** Kolonkarzinome müssen nach entsprechender Reinigung des Darmes en bloc mitsamt den regionären Lymphbereichen chirurgisch entfernt werden. Bei akuten Blutungen muß zunächst die hämodynamische Stabilisierung abgeschlossen sein.

Rektumpolypen und -karzinome

- **Blutungsursachen:** Sie sind identisch mit den Blutungsursachen bei Kolonpolypen oder -karzinom.
- **Klinik und Verlauf:** Über zwei Drittel der betroffenen Patienten sind Männer, der Häufigkeitsgipfel liegt ebenfalls im Bereich des 50. bis 70. Lebensjahres. Auch hier ist die Blutung erst ein Spätsymptom. Daneben ist der Defäkationsmodus verändert, Schmerzen und Krämpfe sind weitere Zeichen.
- **Therapie:** Karzinome und Kolonpolypen sind chirurgisch oder endoskopisch zu exzidieren. Ist ein Tumor inoperabel, muß palliativ behandelt werden (Bestrahlung, Chemotherapie, Schmerztherapie).

Divertikulose

- **Blutungsursache:** Ruptur von Gefäßen innerhalb der Divertikula (eher selten während einer akuten Divertikulitis).
- **Klinik und Verlauf:** Divertikulose ist eine sehr häufige Blutungsquelle, meist jedoch nicht so ausgeprägt, daß chirurgisch interveniert werden muß. Allerdings kommen Fälle mit erheblicher Blutung vor. Nach einem Blutverlust, der zur Gabe von mehr als vier bis acht Erythrozytenkonzentraten führte, ist zur weiteren **Therapie** die chirurgische Intervention mit Sigmaresektion sinnvoll. Nach Lokalisation der Blutung bei Patienten mit schlechtem Allgemeinzustand und bei starker Blutung kann auch eine Embolisation durch einen Angiographiekatheter versucht werden.

Gefäßektasien (Angiodysplasien)

- **Blutungsursachen:** Sie kommen bei komplexen, angeborenen Krankheitsbildern (Morbus Osler) vor. Allerdings sind sie als Folge altersbedingter, degenerativer Prozesse wesentlich häufiger anzutreffen.
- **Klinik und Verlauf:** Diese Mißbildungen der Gefäße führen häufig zu intermittierenden Blutungen, die über Jahre hinweg immer wieder auftreten können.
- **Therapie:** Die Blutungen werden am besten durch endoskopische Laser- oder thermische Koagulation verödet. Ein chirurgischer Eingriff erfolgt nur bei massiver, unkontrollierbarer Blutung. Auch aus Fehlbildungen des Darms, z.B. einem Meckel-Divertikel, können plötzlich starke Blutungen stammen, die schwer zu diagnostizieren sind und eine Darmresektion notwendig machen.

Colitis ulcerosa

- **Blutungsursache:** Die verschiedenen Formen der Kolitis führen über eine Entzündung und Nekrose der Mukosa zur Blutung.
- **Klinik und Verlauf:** Typisch für die Colitis ulcerosa ist der schubweise Verlauf mit Erkrankungsbeginn zwischen dem 20. und 30. Lebensjahr. Symptome sind Fieber, Krämpfe, Schleim- und Blutabgang aus dem Darm, Anämie und Gewichtsverlust.
- **Therapie:** Hier sollte die Grundkrankheit so lange wie möglich konservativ behandelt werden. Die Mittel der Wahl sind Azulfidine und Kortikosteroide, wodurch sich eine Progressionsverlangsamung erzielen läßt. Im weiteren Verlauf dieser Krankheit wird meist eine operative Resektion erforderlich.

Dünndarmerkrankungen

- **Blutungsursache:** Selten kommt es aufgrund von Dünndarmprozessen wie z.B. Tumoren, vaskulären Veränderungen oder eines Meckel-Divertikels zu unteren gastrointestinalen Blutungen.
- **Klinik und Verlauf:** Diese Erkrankungen machen sich je nach Stärke und Dauer der Blutung durch Anämie (geringe Blutungsstärke, chronischer Verlauf) und Blutungen (größere Blutung, akuter Verlauf) aus dem Darm bemerkbar.
- **Therapie:** Nach Lokalisation der Blutung mittels Angiographie oder Endoskopie ist in den meisten Fällen ein operativer Eingriff zur Ausschaltung der Blutungsquelle notwendig.

8.2.4 Komplikationen

Bei der Therapie der **oberen gastrointestinalen Blutung** ist eine Vielzahl von Komplikationen denkbar, die in Tabelle 8.2-3 aufgeführt sind. Komplikationen der **unteren gastrointestinalen Blutung** entstehen meist aufgrund eines protrahierten Blutverlustes, da nicht alle akuten Blutungen sofort auffallen. So entsteht v.a. bei malignen Krankheitsbildern häufig eine schwere Anämie, die anfänglich gut kompensiert zu sein scheint.

Bei allen gastrointestinalen Blutungen besteht die Gefahr des akuten **Leberversagens,** da es durch die Blutung zu einer massiven Eiweißfreisetzung im Darm kommt (1 l Blut enthält 50 bis 80 g Protein aus dem Plasma und bis zu weitere

Tab. 8.2-3 Spezifische Komplikationen bei der Therapie mit Kompressionssonden (obere gastrointestinale Blutung).

Komplikation	Mögliche Folge	Therapie	Prophylaxe
– Aspiration von Erbrochenem und überlaufendem Speichel	– Aspirationspneumonie – ARDS	– Therapie der Pneumonie und des ARDS	– regelmäßiges Absaugen von Sonden und Mundhöhle
– Ösophagusruptur durch Ballonfehllage	– Mediastinitis – Blutung	– antibiotische Therapie – operative Versorgung	– Lagekontrolle (z.B. Rö-Thorax) – Ballondruckmessung – Markierung der Sondentiefe
– Atemwegsbehinderung durch Hochrutschen des geblockten Ballons	– Anstieg des Beatmungsdrucks – Dyspnoe	– Lagekorrektur	– Lagekontrolle
– Behinderung des venösen Rückstroms am Herzen	– Blutdruckabfall – venöse Stauung	– Lagekorrektur – bzw. Volumensubstitution	– Lagekontrolle – Druckstatus im Ballon
– Druckulzera an der Nasenöffnung und im Ösophagus	– Narbenbildung – Strikturen	– Auspolstern des Nasenganges	– Beschränkung der Liegedauer
– Ösophagitis	– Fieber – Leukozytose – Strikturen	– Entfernen der Sonde – Antibiose – Bougierung	– Beschränkung der Liegedauer
– traumatische Verletzung durch Herausziehen der Sonde bei desorientierten Patienten	– Ösophagusruptur – Wiederauftreten der Blutung	– erneutes Legen der Sonde – evtl. chirurgische Versorgung von Verletzungen	– Sedierung des Patienten

8

400 g Protein aus den Erythrozyten). Die Darm-
bakterien bauen dieses Eiweiß ab und setzen
toxische Abbauprodukte frei, die zum erwähnten
Leberversagen führen können.

8.2.5 Pflege bei Patienten mit gastrointestinalen Blutungen

8.2.5.1 Krankenbeobachtung

Eine engmaschige monitorunterstützte Kontrolle der Vitalparameter ist angezeigt. Das Beobachten der **Ein- und Ausfuhr** hat eine besondere
Bedeutung, da die exakte Bilanzierung die Basis
einer adäquaten Flüssigkeitssubstitution ist. Jede
über den Darm abgesetzte Ausscheidung ist auf
Menge, Beschaffenheit, Farbe, Konsistenz und
Geruch hin zu beurteilen.

Nicht vergessen werden darf, daß sich v.a. bei
Patienten mit Ösophagusvarizenblutung häufig
spezifische **neurologische Störungen** ergeben, die
rechtzeitig erkannt werden müssen. Dazu zählt
sowohl das Delirium tremens bei alkoholkranken
Patienten als auch die Enzephalopathie durch
Anhäufung von toxischen Stickstoffverbindungen (Ammoniak, Neurotransmittern) im Blut bei
massiver Darmblutung (Darmflora, enterohepa-
tischer Kreislauf). Der Bewußtseinszustand dieser Patienten ist daher genau zu dokumentieren.

8.2.5.2 Psychische Betreuung

Gastrointestinale Blutungen stellen besonders
für den wachen Patienten eine große psychische
Belastung dar. Die existentielle Angst und die
Furcht vor dem Unbekannten oder vor Krebs sind
äußerst quälend. Ständige Nähe des Pflegepersonals, um dem Patienten ein Gefühl der Sicherheit zu geben und ihn psychisch zu stärken und
unterstützen, ist angezeigt. Dazu gehört auch,
ruhig aufzutreten und hektische Aktionen zu unterlassen. Auf Ängste der Patienten muß eingegangen werden, evtl. kann eine gezielte Information bei allen notwendigen diagnostischen und
therapeutischen Schritten angstmindernd wirken.
Neben der psychischen Unterstüzung sollte eine
medikamentöse Streßulkusprophylaxe erfolgen,
und ggf. ist auch eine Sedierung notwendig.

8.2.5.3 Prophylaxen

Vital bedroht sind Patienten mit gastrointestinalen Blutungen v.a. durch Blutverlust, Aspiration
und Pneumonie. Durch die eingeschränkte Be-

weglichkeit in Verbindung mit Blutverlust und
häufiger Spülung des Magens mit Eiswasser
besteht ein stark erhöhtes Pneumonierisiko.
Deshalb sind je nach Situation des Patienten
pneumonieprophylaktische Maßnahmen erforderlich. Aufgrund der liegenden Sonde kann der
Patient nicht schlucken und ist Regurgitation
möglich, was wiederum wegen wechselnder
Bewußtseinslage zur **Aspiration** führen kann.
Beobachten der Bewußtseinslage und regelmäßiges Absaugen des Mund- und Rachenraums
können die Aspirationsgefahr reduzieren.

Bei liegender Sengstaken- oder Linton-Nachlas-Sonde ist der **Lagewechsel** auch beim wachen Patienten sehr **eingeschränkt.** Weiterhin ist
zu beachten, daß eine Dekubitusgefährdung evtl.
auch durch Minderversorgung der Peripherie bei
Blutverlust bestehen kann. Die **Dekubitusprophylaxe** beschränkt sich oft auf Hautschutzmaßnahmen und Weichlagerung bzw. Lagerung in
Spezialbetten.

Die **Streßulkusprophylaxe** erfolgt durch medikamentöse Reduktion der Magensäureproduktion, damit die protektiven Faktoren überwiegen.

Bei **Obstipation** (eher selten bei gastrointestinalen Blutungen) dürfen in der Akutphase keine
rektalen Einläufe erfolgen, da die Blutung dadurch evtl. verstärkt werden könnte. Hier eignen
sich z.B. nicht-resorbierbare Zuckerlösungen,
die eine sanfte laxierende Wirkung haben (z.B.
Lactulose, zwei- bis viermal täglich 20 bis 40 ml
über Sonde). Die Gabe von Lactulose und
Neomycin® erfolgt zur Darmsterilisation und
Beschleunigung der Darmpassage und hat auch
einen milden abführenden Effekt. Mangelnde
Flüssigkeitszufuhr ist eine mögliche Obstipati-
onsursache bei gastrointestinalen Blutungen
und muß korrigiert werden.

8.2.5.4 Lagerung und Mobilisation

Bei noch nicht geklärter Lokalisation der Blutung bzw. bei unkontrollierbaren Blutungen ist
strenge **Bettruhe** unerläßlich. Solange die Kompressionssonden liegen, kann sich der Patient
nur wenig bewegen, so daß für eine bequeme Lagerung zu sorgen ist. Der **Oberkörper** soll **hoch**
gelagert werden, damit der Speichel ungehindert
abfließen kann. Nach Entfernen der Kompressionssonde ist zunächst für drei bis sechs Stunden strenge Bettruhe einzuhalten. Kommt es zu
keiner Nachblutung, besteht kein Überhang von
Sedativa und ist der Patient hämodynamisch

stabil, kann mit der schrittweisen **Mobilisation** begonnen werden.

8.2.5.5 Krankheitsspezifische Pflegehandlungen

Der Umgang mit den **Kompressionssonden** stellt neben der psychischen Betreuung des Patienten die wichtigste krankheitsspezifische Pflegehandlung dar.

Grundsätzlich sind bei Ösophaguskompressionssonden Linton-Nachlas- und Sengstaken-Blakemore-Sonden zu unterscheiden. Beide dienen der Tamponade blutender Ösophagusvarizen als Unterstützung der medikamentösen Therapie.

Die **Sengstaken-Blakemore-Sonde** (Abb. 8.2-1 und 8.2-2) ist dreilumig:

- Lumen zum Aufblasen des Ösophagusballons (mit Luft) und Tamponieren der Blutung im Ösophagus
- Lumen für den Magenballon
- ein Lumen endet mit seitlichen Öffnungen (distal des Ballons) im Magen

Der Ballon der **Linton-Nachlas-Sonde** (Abb. 8.2-3 und 8.2-4) ist groß, birnenförmig und wird mit Luft (ca. 500 ml, Druck unter 45 mmHg) gefüllt. Diese Sonde hat den Vorteil, daß sie sicher ihre Position behält und außerdem aufgrund ihrer Form und Größe auch Fundusvarizen tamponiert und zusätzlich die Gefäßzufuhr der Ösophagusvarizen unterbricht.

Vorgehen beim Legen einer Ösophaguskompressionssonde (am Beispiel der Sengstaken-Blakemore-Sonde)

Neben dem Material, wie es auch zum Legen einer Magensonde benötigt wird, sind eine 50-ml-Spritze, ein Druckmanometer, zwei Klemmen, Schere und evtl. Extensionszubehör zu richten. Nach Information des Patienten und Kontrolle der beiden Ballons auf Dichtigkeit, schiebt der Arzt die mit anästhesierendem Gel versehene Sonde über den unteren Nasengang ca. 50 cm in den Magen vor. Die Lagekontrolle erfolgt durch Einspritzen von Luft. Anschließend kann man den Magenballon mit 100 bis 150 ml Luft blocken (Druck unter 100 mmHg) und mit einer Klemme abdichten. Die Sonde wird nun bis zum Übergang des Magens in den Ösophagus zurückgezogen und fixiert und dann der Ösophagusballon geblockt. Abhängig von der Größe des Ösophagus wird der erforderliche Manschettendruck von 30 bis 45 mmHg auf den Ösophagus-

ballon gebracht (ca. 20 bis 100 ml Luft) und mit einem Manometer fortlaufend überprüft. Zwecks Kompression des Ballons am Mageneingang kann man die liegende Sonde mit einem Gewicht versehen, und damit einen Zug nach außen verursachen.

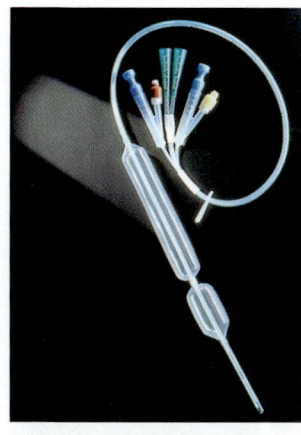

Abb. 8.2-1 Sengstaken-Blakemore-Sonde.

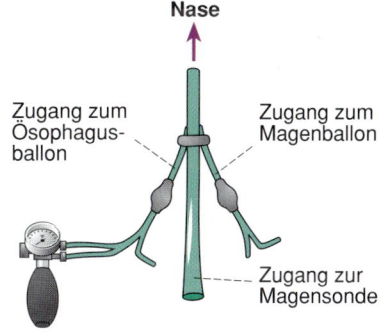

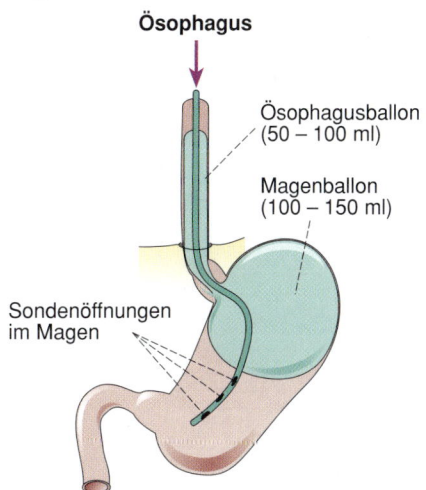

Abb. 8.2-2 Funktionsprinzip der Sengstaken-Blakemore-Sonde. Über die Zugänge zum Ösophagus- und Magenballon können diese bis zu einem Volumen von 50 bis 100 ml bzw. 100 bis 150 ml aufgefüllt werden. Über die Zugänge zu Ösophagus und Magen können Blut und Sekret abfließen.

8

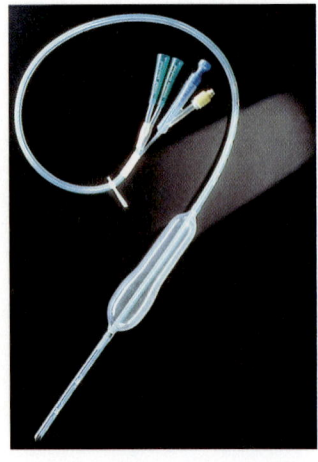

Abb. 8.2-3
Linton-Nachlas-Sonde.

Über das Lumen im Magen kann einerseits Sekret abfließen, andererseits ist das Spülen des Magens möglich. Durch Spülen des Magens wird kontrolliert, ob der Ballon dicht abschließt.

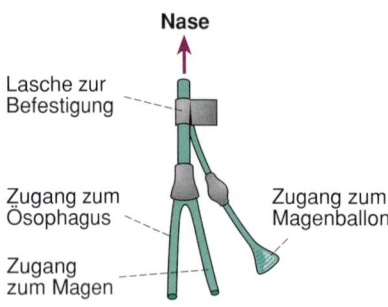

Nase

Lasche zur Befestigung

Zugang zum Ösophagus

Zugang zum Magenballon

Zugang zum Magen

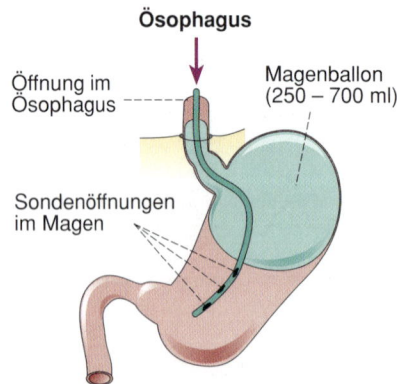

Ösophagus

Öffnung im Ösophagus

Magenballon (250 – 700 ml)

Sondenöffnungen im Magen

Abb. 8.2-4 Funktionsprinzip der Linton-Nachlas-Sonde. Über den Zugang zum Magenballon kann dieser mit Luft bis zu einem Druck von 30 bis 45 mmHg gefüllt werden. Über die Zugänge zu Ösophagus und Magen können Blut und Sekret abfließen.

M Der Druck im Ösophagusballon ist zu Anfang alle 15 Minuten, später stündlich zu messen. Nach 6 Stunden sollte der Druck für einige Minuten abgelassen werden, um Druckschäden zu verhindern. Druckveränderungen sind mit Zeitangabe zu dokumentieren. Bei erfolgreicher Kompression steht die Blutung in der Regel nach 24 Stunden. Insgesamt darf die Sonde nicht länger als drei Tage liegen. ■

Alle Beobachtungen sind genau zu dokumentieren, insbesondere die Art der verwendeten Sonde, die Füllmenge des distalen Ballons, Druckstatus des Ballons, das Zuggewicht und alle anderen Parameter.

Pflege bei liegender Ösophaguskompressionssonde

Folgende Beobachtungs- und Behandlungskriterien sind wichtig:

■ **Blutungskontrolle:** Sie erfolgt durch halbstündliches Anspülen des Magens mit 50 bis 100 ml Eiswasser und anschließendes Abziehen des Mageninhalts. Blutiger Mageninhalt wird als Blutverlust bilanziert, die Eiswassermenge wird selbstverständlich nicht mitbilanziert. Ist kein Blut in der abgezogenen Menge enthalten, ist das Sekret als Flüssigkeitsverlust durch Magensaft zu bilanzieren.

■ **Lagekontrolle:** Regelmäßige Lagekontrolle der Sonde erfolgt durch Abhören des Magens beim Anspülen. Bei unklarem Befund ist eine Röntgenkontrolle indiziert.

■ **Druckentlastung zur Verhütung von Schleimhautnekrosen:** Bei der Sengstaken-Sonde alle sechs Stunden das Zuggewicht für wenige Minuten entfernen. Bei der Linton-Nachlas-Sonde nach ca. 6 Stunden Kompression (auf Arztanordnung), spätestens aber nach 24 Stunden Ösophagusballons für etwa 5 Minuten entblocken.

■ **Druckulkusprophylaxe:** Die Sondenaustrittsstelle am Naseneingang steht unter Zug, deshalb Kontaktstellen zwischen Nasenschleimhaut und Sonde auf Druckulzeration beobachten und abpolstern.

■ **Druckstatus:** Dazu Drücke der Ballons überprüfen.

Vorgehen beim Entfernen der Ösophaguskompressionssonde

Zuerst wird der Ösophagusballon langsam entleert, die Sonde ein wenig vorgeschoben, wieder fixiert und über mindestens eine halbe Stunde der Mageninhalt auf Blutspuren kontrolliert. Ist dieser ohne Befund, wird auch der Magenballon entleert, der Rachenraum gründlich abgesaugt, die Sonde abgeklemmt und während der Ausatemphase vorsichtig, aber zügig herausgezogen.

Oft ist eine Blutung ein akutes Geschehen, d.h. der Patient hat Angst, daß nach dem Ziehen eine erneute Blutung auftreten könnte. Durch entsprechende Information ist den Bedürfnissen des Patienten Rechnung zu tragen.

▶ Jede Blutung ist potentiell lebensbedrohlich. Auch nach bereits erfolgreicher Blutstillung und Stabilisierung sind insbesondere bei Ösophagusvarizen jederzeit erneute Blutungen möglich. ◀

Komplikationen bei Ösophaguskompressionssonden

Beim Legen der Sonde kann es neben Fehlplazierung in die Trachea u.a. zu Blutungen kommen. Bei liegender Sonde können folgende Komplikationen auftreten:
- Ösophagusruptur durch Ballonsonde
- Druckschädigung der Schleimhaut bei zu hohem und zu lang anhaltendem Druck
- Verlegung des Kehlkopfs durch Hochrutschen des Ballons

Bei **ungenügender Blockung** des Magenballons, kann die Sonde hochrutschen, und eine korrekte Blutstillung ist nicht mehr gewährleistet. Außerdem kann die Sonde im Extremfall den Eingang der Trachea verschließen, was bei nichtintubierten Patienten Erstickungsgefahr bedeutet. Aus diesem Grund ist am Bett des Patienten eine Schere zu plazieren, um bei **Hochrutschen des Ballons** die Ballonzuleitung durchschneiden zu können.

Sonden, die nicht an der Nase fixiert sind, sondern durch ein Gewicht von z.B. 500 ml Infusionsflüssigkeit gehalten werden, sind entsprechend mit zugeschnittenem Schaumstoff abzupolstern. Die Sonde muß am Naseneingang markiert sein, damit ein Verrutschen sofort zu erkennen ist.

8.2.6 Prognose und Verlegung des Patienten

Obere gastrointestinale Blutungen haben bei längerem Bestehen in den meisten Fällen eine schlechte Prognose. Daher sollte man möglichst frühzeitig versuchen, die drohende Blutung zu verhindern bzw. zu stillen. Nur so können verlängerte Schockphasen, ausgeprägter Blutverlust und die damit zusammenhängende Belastung

des Gesamtorganismus verringert und die Überlebenschancen verbessert werden. Die **untere gastrointestinale Blutung** führt sehr viel seltener zu schweren, akut lebensbedrohlichen Zuständen, und die Gesamtprognose ist oft von der Grundkrankheit abhängig.

Das **Verlegen** des Patienten auf die Nachsorgestation kann nach erfolgreicher Stabilisierung von Blutung und Kreislauf unter Berücksichtigung der Grunderkrankung erfolgen. Zu dem ausführlichen Arzt- und Pflegebericht erfolgt eine umfassende mündliche Zusammenfassung der bisherigen Maßnahmen und des weiteren Procedere. **Schwerpunkte der Übergabe** sind:
- Blutverlust, Transfusionen und evtl. operative Therapie
- evtl. noch liegende Katheter und Sonden (Wann gelegt? Wann letzter Verbandwechsel?)
- Stand des Nahrungsaufbaus
- Sozialanamnese
- Alkoholabusus, Entzugssymptome
- Mobilisationsgrad
- Aufklärung des Patienten (Kennt der Patient die Blutungsursache? Weiß er über Verhaltensweisen und weitere Therapie Bescheid? etc.)

8.3 Hirntote Patienten

Traditionell wird der **Tod** als irreversibler Funktionsausfall von Herz und Lunge definiert. Nach mehreren Stunden entwickeln sich als sichere Zeichen des Todes Leichenstarre, bei weiterem Fortschreiten der Zeit kommen Totenflecken und nach einigen Tagen (abhängig von Temperatur und Umgebung) Fäulniserscheinungen hinzu.

Durch die Entwicklung der intensivmedizinischen Methoden des „life-support" kann das Versagen von Herz und Lunge bei irreversiblem Hirntod hinausgeschoben bzw. verhindert werden, obwohl das individuelle Leben des betroffenen Patienten beendet ist. Dies hat zur Notwendigkeit der Definition des Hirntodes geführt. Der Hirntod entsteht durch einen Mangel an oxygeniertem Blut am Hirngewebe, was die Folge längerer zerebraler Ischämie und/oder Hypoxie sein kann. Die häufigste Ursache hierfür ist ein Herz-Kreislauf-Stillstand.

Hirntote Patienten sind tief komatös und reagieren nicht auf äußere Reize, als Ausnahme können spinale Reflexe erhalten sein. Nicht alle bewußtlosen Patienten sind hirntot. Der irrever-

8

sible Ausfall des Großhirns, z.B. beim Coma vigile, bedeutet keinen Hirntod, da der Hirnstamm noch intakt ist.

M Hirntod wird definiert als Zustand des irreversiblen Erloschenseins der Gesamtfunktion des Großhirns, des Kleinhirns und des Hirnstamms bei einer durch kontrollierte Beatmung noch möglicher Herz-Kreislauf-Funktion. ■

Der Nachweis des Hirntodes bedeutet, daß der Patient tot ist, daß eine weitere Therapie sinnlos ist und die Therapiemaßnahmen abgebrochen werden können, es sei denn, der hirntote Patient kommt als **Organspender** in Frage. Nachfolgend ist in etwas veränderter Form (u.a. gekürzt) die **Stellungnahme** des **Wissenschaflichen Beirates der Bundesärztekammer** dargestellt, der sich intensiv mit der Feststellung des Hirntodes auseinandergesetzt hat und dessen Richtlinien allgemein Gültigkeit besitzen. Die Bundesärztekammer hat am 9. April 1982, 22. Oktober 1986 und 9. Mai 1997 Entscheidungshilfen zur Feststellung des Hirntodes veröffentlicht. Die darin dargelegten Grundlagen und die Systematik der Hirntod-Diagnostik haben sich bewährt; sie behalten ihre Gültigkeit. Die Fortschreibungen aktualisierten die Untersuchung des Atemstillstandes, des Hirnstrombildes, der evozierten Potentiale sowie die Rolle der Doppler-Sonographie zum Feststellen des zerebralen Zirkulationsstillstandes. (In der dritten Fortschreibung wird besonders das altersdifferenzierte diagnostische Vorgehen bei Kindern eingehend erläutert.)

8.3.1 Patientenklientel

Die Patienten sind häufig noch sehr jung und werden oft durch einen Unfall plötzlich aus dem Leben gerissen. Die Angehörigen trifft dieses Ereignis unvorbereitet. Unabhängig davon, ob der Patient einen Organspenderausweis hat oder nicht, muß mit den Angehörigen über eine evtl. geplante Entnahme von Organen gesprochen werden. Bei der Konfrontation mit dem Thema Organentnahme ist die Situation der Hinterbliebenen zu berücksichtigen.

8.3.2 Diagnose des Hirntodes

Die Diagnose des Hirntodes stützt sich auf das exakte Einhalten von Voraussetzungen, das Feststellen der klinischen Symptome von Koma, Hirnstamm-Areflexie und Atemstillstand sowie auf den Nachweis der Irreversibilität des Hirn-

funktionsverlustes. Dabei sind die Besonderheiten im Kindesalter zu berücksichtigen.

8.3.2.1 Voraussetzungen

Zur Hirntod-Diagnose dienen folgende Feststellungen und Untersuchungsbefunde:
- **Hirnschädigung:** Vorliegen einer akuten schweren primären oder sekundären Hirnschädigung. Primäre Hirnschädigungen sind insbesondere schwerste Hirnverletzung, (spontane) intrakranielle Blutung, Hirninfarkt, seltener auch maligne Hirntumoren oder akuter Verschlußhydrozephalus. Eine sekundäre Hirnschädigung kann die Folge von Hypoxie, von kardial bedingtem Kreislaufstillstand oder lang dauerndem Schock sein.
- **Ausschluß von Erkrankungen:** Intoxikation, neuromuskuläre Blockade, Unterkühlung, Kreislaufschock, endokrines oder metabolisches Koma als mögliche Ursache oder wesentliche Mitursache des Ausfalls der Hirnfunktion im Untersuchungszeitraum sind auszuschließen.

M Durch das genaue Erheben der Vorgeschichte und die Diagnostik muß mit einer jeden vernünftigen Zweifel ausschließenden Gewißheit sichergestellt sein, daß keiner der genannten pathogenen Faktoren, die den Eintritt der Hirnfunktionsstörungen beeinflussen könnten, vorliegt. Bei möglicher Nachwirkung therapeutisch angewandter zentral dämpfender Medikamente muß innerhalb der Hirntod-Diagnostik ein zerebraler Zirkulationsstillstand nachgewiesen werden. ■

8.3.2.2 Maßgebliche klinische Symptome bei Ausfall der Hirnfunktion

Die folgenden Kriterien sind **Grundvoraussetzungen** in der Untersuchung des Patienten zur Feststellung des Hirntodes:
- Bewußtlosigkeit (Koma)
- lichtstarre, wenigstens mittel-, meistens maximal weite Pupillen beidseits, wobei keine Wirkung eines Mydriatikums vorliegen darf
- Fehlen des okulozephalen Reflexes
- Fehlen des Kornealreflexes
- Fehlen von Reaktionen auf Schmerzreize im Trigeminusbereich
- Fehlen des Pharyngeal- und Trachealreflexes
- Ausfall der Spontanatmung

Der obligatorische **Apnoe-Test** besteht aus einer Hypoventilationsphase und einer Diskonnexionsphase. Nach vorausgehender Beatmung mit

100% Sauerstoff wird das Ventilationsvolumen auf etwa ein Viertel des Ausgangsvolumens reduziert, bis der $paCO_2$-Wert mindestens 60 mmHg erreicht hat. Danach erfolgt unter hinreichender Insufflation von Sauerstoff in den Endotrachealkatheter die Diskonnexion zur Objektivierung der Apnoe. Der Ausfall der Spontanatmung ist bewiesen, wenn innerhalb einer angemessenen Frist keine spontanen Atemzüge auftreten. Auch bei Anenzephalen muß innerhalb der Hirntod-Diagnostik der Atemstillstand nachgewiesen werden.

Das Vorliegen all dieser Befunde ist übereinstimmend von **zwei Untersuchern** festzustellen und zu dokumentieren. Beide Ärzte müssen über mehrjährige Erfahrung in der Intensivbehandlung von Patienten mit schwerer Hirnschädigung verfügen. Im Falle einer evtl. geplanten Organentnahme müssen beide Ärzte unabhängig von einem Transplantationsteam sein. Die Irreversibilität des Hirnfunktionsverlustes ist entweder durch weitere klinische Beobachtungen während angemessener Beobachtungszeit oder durch ergänzende Untersuchungen nachzuweisen, wobei dies völlig unabhängig von einer möglicherweise geplanten Organentnahme ist.

8.3.2.3 Ergänzende Untersuchungen

Alternativ kommen Null-Linien-EEG, Erlöschen der evozierten Potentiale oder zerebraler Zirkulationsstillstand in Frage. In allen Fällen müssen dafür die genannten Voraussetzungen zur Hirntod-Diagnose erfüllt sein und die klinischen Symptome des Ausfalls der Hirnfunktion vorliegen.

- **EEG:** Ergibt sich während einer kontinuierlichen EEG-Registrierung über mindestens 30 Minuten eine hirnelektrische Stille (Null-Linien-EEG), so kann, außer bei Säuglingen und Kleinkindern, der Hirntod ohne weitere Beobachtungszeit festgestellt werden. Bei Neugeborenen, Säuglingen und Kleinkindern bis zum vollendeten zweiten Lebensjahr muß wegen der physiologischen Unreife des Gehirns die EEG-Registrierung nach 24 und 72 Stunden wiederholt werden. Die Beurteilung muß durch einen erfahrenen Arzt erfolgen. Das EEG kann zur Abkürzung der erforderlichen Wartezeit von 12 Stunden zwischen den Untersuchungen dienen. Hierbei kommt es jedoch besonders auf die Erfahrung des Auswerters an. Wenn die Zuordnung des EEG („isoelektrisch" oder „nicht isoelek-

trisch") nicht eindeutig ist, darf die Diagnose Hirntod nicht gestellt werden.
- **Evozierte Potentiale:** Bei primärer supratentorieller (im Umfeld des Kleinhirns, in dem die meisten Funktionszentren sitzen) und sekundärer Hirnschädigung kann das in mehrfachen Untersuchungen festgestellte, schrittweise bilaterale Erlöschen der intrazerebralen Komponenten, Wellen III bis V, der frühen akustisch evozierten Potentiale (FAEP) die Irreversibilität des Hirnstamm-Funktionsausfalles beweisen und eine weitere Beobachtungszeit ersetzen. Dies gilt nicht bei Neugeborenen, da eine „Hirneinblutung" unter der Geburt möglicherweise Veränderungen bei der Untersuchung bewirken könnte, die jedoch oft reversibel sind. Bei sehr unreifen Frühgeborenen bis zu einem Gestationsalter von 30 Wochen p.c. (post conceptionem) liegen keine ausreichenden Daten und Erfahrungen vor.
- **Zerebraler Zirkulationsstillstand:** Primäre und sekundäre Hirnschädigungen können zu hochgradiger intrakranieller Drucksteigerung und dadurch zum zerebralen Zirkulationsstillstand führen. Dieser kann bei ausreichendem Systemblutdruck mittels Doppler-Sonographie oder durch zerebrale Perfusionsszintigraphie nachgewiesen werden. Weitere Verfahren sind die Serienangiographie der Hirngefäße und die digitale Subtraktionsangiographie. Bei Säuglingen bis zum vollendeten sechsten Lebensmonat ist die Doppler-Sonographie für das Feststellen des Hirntodes nicht anwendbar.

Liegt ein zerebraler Zirkulationsstillstand vor, kann man den Hirntod ohne weitere Beobachtungszeit diagnostizieren. Dies geschieht mit einer beidseitigen Angiographie, die den zerebralen Zirkulationsstillstand nachweisen kann. Liegen zusätzlich die klinischen Symptome des Ausfalls der Hirnfunktion vor, kann der Hirntod ohne weitere Beobachtungszeit festgestellt werden.

8.3.2.4 Zeitdauer der Beobachtung

Wenn keine ergänzenden Untersuchungen vorliegen, sind die aufgeführten Ausfallsymptome bei Erwachsenen und bei älteren Kindern nach primärer Hirnschädigung während mindestens 12 Stunden und nach sekundärer Hirnschädigung während 3 Tagen mehrmals übereinstimmend nachzuweisen. Bei Neugeborenen und

Säuglingen sowie Kindern bis zum vollendeten zweiten Lebensjahr soll in allen Fällen mit primärer Hirnschädigung die Beobachtungszeit 72 Stunden betragen.

Mit der vollständigen Feststellung und Dokumentation der Kriterien des Hirntodes ist der Tod festgestellt. „Diese Hirntodkriterien zielen bewußt darauf ab, daß die Hirntod-Diagnose in jedem Krankenhaus mit entsprechender Intensivstation im allgemeinen ohne ergänzende apparative Diagnostik erfolgen kann, was durch das Einhalten der Beobachtungszeit ermöglicht wird. Die genaue Beobachtung unabdingbarer Voraussetzungen, das wiederholte Feststellen von Koma, Hirnstammareflexie und Apnoe und eine angemessene Beobachtungszeit oder geeignete ergänzende Untersuchungen geben den beiden Ärzten, die den Hirntod dokumentieren, eine jeden vernünftigen Zweifel ausschließende Sicherheit in der Diagnose des Hirntodes. Etwaige Zweifel an der Eindeutigkeit des einen oder anderen Untersuchungsbefundes erfordern in jedem Fall weitere Beobachtung unter Fortführung der Behandlungsmaßnahmen" (Deutsches Ärzteblatt 88, Heft 49, 5. Dez. 1991).

8.3.3 Todeszeitpunkt

Durch Beatmung und entsprechende Maßnahmen zur Stützung der Herz-Kreislauf-Funktion können die Vitalparameter, trotz möglicherweise bereits erloschener Hirnfunktion, heute relativ gut aufrechterhalten werden. Da beim Hirntod der wirkliche Todeszeitpunkt nicht eindeutig feststellbar ist, dokumentiert man den Zeitpunkt, an dem die endgültigen diagnostischen Feststellungen getroffen werden.

8.3.4 Geltungsbereich und Protokollierung

Das Feststellen des Hirntodes nach den beschriebenen Kriterien gilt unter allen Bedingungen auch für eine Organentnahme. Die zur Diagnose des Hirntodes führenden klinischen und apparativen Untersuchungsbefunde sowie alle Maßnahmen, die auf ihre Ausprägung Einfluß nehmen können, müssen mit Datum, Uhrzeit sowie den Namen der untersuchenden Ärzte dokumentiert werden. Das Aufzeichnen der Befunde kann auf einem Protokollbogen (Abb. 8.3-1) oder in anderer zweckentsprechender Form erfolgen. Die Aufzeichnungen sind dem Krankenblatt beizufügen.

M Die genannten Kriterien können nur Entscheidungshilfen für den Arzt sein und sind keine rechtsverbindliche Vorschrift. Wenn von **Entscheidungshilfen** zum Feststellen des Hirntodes gesprochen wird, so soll damit ausdrücklich bekundet werden, daß die maßgebliche Grundlage der Diagnostik in der persönlichen Untersuchung und ärztlichen Beobachtung, nicht aber im Einsatz von Apparaten liegt. Die Verantwortung für die Feststellung des Hirntodes bleibt unteilbar beim Arzt. ■

8.3.5 Pflegerische Aspekte

Der irreversible, vollständige Funktionsausfall des Gehirns, einschließlich des Hirnstamms, ist die sachliche wissenschaftliche Grundlage für die Definition Hirntod. Diese Definition ist zwar eine unerläßliche Voraussetzung für das Pflegepersonal, um über die Vorgänge des Hirntodes orientiert zu sein, hilft aber nicht unmittelbar, diese Situation verarbeiten zu können.

Die Pflege des hirntoten Menschen ist jedesmal aufs neue eine Herausforderung an die Pflegenden, insbesondere auch deshalb, weil Pflegepersonal heute mehr als in der Vergangenheit mit dem Thema Sterben, Sterbehilfe und Tod konfrontiert ist.

Die pflegerischen Verrichtungen am hirntoten Patienten sind jedoch unabhängig von der geplanten Beendigung der lebenserhaltenden Therapie. Der hirntote Patient ist genau so mit Achtung und Zuwendung zu pflegen wie jeder andere schwerkranke, pflegebedürftige Patient auch.

Der Mensch ist mehr als ein naturwissenschaftliches Objekt, das man mit Wiegen, Messen und Zählen allein nicht erfassen kann:

„Was ihr nicht tastet, steht euch meilenfern. Was ihr nicht rechnet, glaubt ihr, sei nicht wahr. Was ihr nicht wägt, hat euch kein Gewicht. Was ihr nicht münzt, das, meint ihr, gelte nicht." (Goethe: Faust II,1)

8.4 Patienten mit Intoxikation

8.4.1 Patientenklientel

In Deutschland wird pro Jahr mit ca. 14 000 Todesfällen aufgrund von Vergiftungen gerechnet, das sind 2% aller Todesfälle. Da die Inzidenz mit 1 bis 2% angegeben wird, kann man die Gesamtzahl von Vergiftungen auf bis zu eine Million schätzen.

(Muster-)Protokoll zur Feststellung des Hirntodes

Name_____ Vorname_____ geb.:_____ Alter:_____

Klinik:_____

Untersuchungsdatum:_____ Uhrzeit:_____ Protokollbogen-Nr.:_____

1.   Voraussetzungen:

1.1   Diagnose_____

        Primäre Hirnschädigung:_____ supratentoriell_____ infratentoriell_____

        Sekundäre Hirnschädigung:_____

        Zeitpunkt des Unfalls/Krankheitsbeginns:_____

1.2   Folgende Feststellungen und Befunde bitte beantworten mit ja oder nein

        Intoxikation   ausgeschlossen:_____

        Relaxation   ausgeschlossen:_____

        Primäre Hypothermie   ausgeschlossen:_____

        Metabolisches oder endokrines Koma   ausgeschlossen:_____

        Schock   ausgeschlossen:_____

        Systolischer Blutdruck   _____mmHg

2.   Klinische Symptome des Ausfalls der Hirnfunktion

2.1   Koma_____

2.2   Pupillen   weit / mittelweit

                    Lichtreflex beidseits   fehlt_____

2.3   Okulo-zephaler Reflex (Puppenkopf-Phänomen)

                    beidseits   fehlt_____

2.4   Korneal-Reflex beidseits   fehlt_____

2.5   Trigeminus-Schmerz-Reaktion beidseits   fehlt_____

2.6   Pharyngeal-/Tracheal-Reflex   fehlt_____

2.7   Apnoe-Test bei art. $p_a CO_2$ _____mmHg   erfüllt_____

3. Irreversibilitätsnachweis durch 3.1 oder 3.2

3.1   Beobachtungszeit:

        Zum Zeitpunkt der hier protokollierten Untersuchungen bestehen die obengenannten Symptome seit _____ Std.

        Weitere Beobachtung ist erforderlich   ja_____ nein_____

        mindestens 12/24/72 Stunden

3.2.   Ergänzende Untersuchungen:

3.2.1 Isoelektrisches (Null-Linien-) EEG,

        30 Min. abgeleitet: ja   nein   Datum   Uhrzeit   Arzt

3.2.2 Frühe akustisch evozierte Hirnstamm-

        potentiale Welle III–V beidseits erloschen   ja   nein   Datum   Uhrzeit   Arzt

        Medianus-SEP beidseits erloschen   ja   nein   Datum   Uhrzeit   Arzt

3.2.3 Zerebraler Zirkulationsstillstand beidseits festgestellt durch:

        Dopplersonographie:_____Perfusionsszintigraphie:_____ Zerebrale Angiographie:_____

        Datum_____ Uhrzeit_____ untersuchender Arzt_____

Abschließende Diagnose:

Aufgrund obiger Befunde, zusammen mit den Befunden der Protokollbögen Nr._____, wird

der Hirntod und somit der **Tod des Patienten** festgestellt am:_____ um_____ Uhr.

Untersuchender Arzt:_____ _____

                                Name   Unterschrift

8

Abb. 8.3-1   Hirntodprotokoll (Deutsches Ärzteblatt 1994, Heft 19).

Erkrankung

Bei **Kindern** sind alle Arten von Arznei- und Haushaltsmitteln (Säuren, Laugen, Putzmittel) bedeutsam. Möglicherweise spielt bei Haushaltsstoffen die oft verharmlosende Etikettierung eine Rolle. Die akuten schweren Intoxikationen bei

Erwachsenen werden mit ca. 80% von den Suizidversuchen dominiert. Unter den verwendeten Giften überwiegen eindeutig die Arzneimittel, darunter die Hypnotika und Sedativa. In den letzten Jahren hat die Häufigkeit der Vergiftungen mit Barbituraten, unter denen die schwerwiegendsten Intoxikationen beobachtet werden, glücklicherweise abgenommen. Dagegen werden Intoxikationen mit Antidepressiva und herzkreislaufwirksamen Medikamenten, insbesondere Antiarrhythmika und Antihypertonika häufiger.

Etwa 50% aller Vergiftungen sind durch Kombinationen mehrerer Substanzen verursacht, was für Diagnostik und Therapie zunehmende Schwierigkeiten bcdcutet. In den westlichen Ländern nimmt die Bedeutung von Drogen zu, während die Intoxikationen mit Kohlenmonoxid, Pestiziden, Herbiziden oder Rodentiziden (gegen Nager wirkende Gifte) ständig abnehmen.

Die **Häufigkeit letaler Vergiftungen** teilt sich folgendermaßen auf:

- Medikamente und Haushaltsmittel 35 bis 50%
- Giftpflanzen, Alkohol, Drogen und Industriegifte jeweils 5 bis 10%

Klinik und Verlauf

Vergiftungen werden durch Kontakt mit Giften verursacht. Oftmals lassen sie sich von Krankheiten anderer Genese weder in Schwere, Verlauf oder Symptomatik unterscheiden.

M Obwohl wir alle das Gefühl haben, zu wissen, was ein Gift ist, ist eine prägnante Giftdefinition schwierig. Nach heutigem medizinischem Sprachgebrauch sind Gifte unbelebte Stoffe, die aufgrund ihrer physikalischen und/oder chemischen Wirkung erfahrungsgemäß zu Gesundheitsschäden führen können, wenn sie dem Körper absichtlich oder unabsichtlich zugeführt werden. ■

Gifte sind zu unterscheiden von den belebten Stoffen (Viren, Bakterien, Pilze), die unter Umständen ähnliche oder sogar dieselben Symptome verursachen. Paracelsus stellte im Jahre 1538 fest: „Alle Dinge sind Gift und nichts ist ohne Gift, allein die Dosis macht, daß ein Ding kein Gift ist." Die **Wirkung der Gifte** hat verschiedene Ansatzpunkte (Tab. 8.4-1). Bei schweren Vergiftungen ist selten die direkte Giftwirkung Todesursache, vielmehr kommt es aufgrund der Giftwirkung zu allgemeinen schweren Organschäden oder Komplikationen, die tödlich sein können. Diese sind z.B.:

Tab. 8.4-1 Wirkorte von Giften.

Angriffspunkt der Giftwirkung	Beispiele möglicher Gifte
– Beeinträchtigung von Enzymfunktionen	– Alkylphosphate – Schwermetalle, z.B. Blei, Quecksilber – Blausäure
– direkt schädigende Wirkung auf Zellen	– Laugen – Säuren
– Verdrängen physiologisch wichtiger Substanzen von ihrem Ort	– CO verdrängt O_2 vom Hämoglobin
– Beeinträchtigung der Proteinsynthese	– Knollenblätterpilz – Lebergifte, z.B. Chloroform, Paracetamol
– Zerstören der für die Lungenfunktion notwendigen oberflächenaktiven Substanzen der Lunge	– Chlorgas – Kampfgase, z.B. Senfgas – Reizgase – Lungengifte

- Atemlähmung
- Schock
- Aspiration
- Nierenversagen
- Leberversagen

Wichtig für die Giftwirkung sind **Faktoren, die die Giftwirkung beeinflussen.** Dazu zählen die Eigenschaften der Gifte, der Giftkontakt und die Empfindlichkeit des mit dem Gift in Kontakt kommenden Menschen:

- **Natur des Giftes und Giftmenge:** Unabhängig von anderen Faktoren haben verschiedene Stoffe erheblich unterschiedliche Giftwirkungen bei derselben Giftmenge. Zum Beispiel kann ein Erwachsener die Einnahme von 75 g Kochsalz p.o. vielleicht überleben, während mit 75 g Plutonium Zehntausende von Menschen tödliche Vergiftungen erleiden würden.
- **Einwirkungsort und Resorptionsort:** Manche Gifte, z.B. das südamerikanische Pfeilgift Kurare, sind parenteral aufgenommen ohne künstliche Beatmung tödlich. Mit Pfeilgift erlegte Tiere dagegen kann man unbedenklich verzehren, da Kurare nicht aus dem Verdauungstrakt resorbiert wird.

- **Individuelle Giftempfindlichkeit:**
  - individuelle Schwankungen: z.B. 50 ml reiner Alkohol können bei Menschen zu Volltrunkenheit oder zu kaum merklichen Veränderungen führen
  - Alter des Betroffenen
  - Vorerkrankungen
  - Enzymdefekte/-veränderungen
  - Gewöhnung (Sucht)
- **Dauer der Einwirkung:** Die Einwirkungszeit ist im akuten Fall bei bestimmten flüchtigen Substanzen von Bedeutung (Phosgen), aber v.a. bei chronischen Vergiftungen (gewerblicher Bereich, Genußgifte) ein wesentlicher Faktor.
- **Kumulation:** Von Bedeutung bei vielen Giften ist ihre Kumulation, so daß bei Überschreiten einer kritischen Menge Symptome entstehen. Oft kumuliert aber auch die Giftwirkung, der Effekt ist derselbe. Zum Beispiel fallen bei hohen Zytostatikadosen alle Haare auf einmal aus, bei anderen Giften wie dem Schwermetall Thallium kommt es zum ständigen, kaum merklichen Haarausfall, der Effekt, ein kompletter Haarverlust, bleibt jedoch derselbe.
- **Metabolismus von Giften:** Gifte unterliegen ebenso dem Metabolismus wie alle anderen Substanzen, die dem Organismus zugeführt werden. Durch diesen Stoffwechsel kann durchaus eine Verstärkung der Giftwirkung erfolgen. Folgende Beispiele sollen dies illustrieren: Bei der **Giftung** entstehen durch den enzymatischen Um- und Abbau der aufgenommenen Substanzen erst Gifte bzw. noch stärker wirksame Gifte. Beispiele hierfür sind Äthylalkohol, der zu dem giftigeren Azetaldehyd abgebaut wird oder auch die Metabolisierung von Methylalkohol zu Formaldehyd. Durch den **enterohepatischen Kreislauf** wird die Elimination von gallegängigen Giften erschwert. So ist es möglich, daß bereits ausgeschiedene Stoffe wieder resorbiert werden und erneut toxische Wirkungen entfalten (Digitalis, Alkylphosphate). Bei der **Depotbildung** von Giften wird das Gift nicht eliminiert, sondern durch Ablagerung von z.B. Schwermetallen im Fett- oder Bindegewebe angereichert, bis nach einiger Zeit Konzentrationen bestehen, die negative Auswirkungen auf den Gesamtorganismus haben (z.B. Anämie, Haarausfall, Neuropathien als typische Folgen von langjähriger Schwermetallaufnahme).

Die **Latenzzeit** zwischen Giftaufnahme und Beginn der ersten Symptomatik ist für viele Gifte von Bedeutung und kann sich wie folgt unterscheiden:

- Sekunden bei intravenöser oder inhalativer Vergiftung
- Minuten bis Stunden bei den meisten Formen der suizidalen Vergiftungen mit z.B. Barbituraten
- Tage, bei Lebergiften, Knollenblätterpilz- oder Paracetamolvergiftung
- Jahre bei karzinogenen Giften
- Generationen bei mutagenen Giften

Weist ein Patient folgende zunächst **uncharakteristische Symptome** auf, ist es therapieentscheidend, daß an eine Intoxikation gedacht wird:

- Bewußtseinsstörung bis zum Koma
- akute gastrointestinale Beschwerden
- Haut- und Schleimhautreizungen
- Arrhythmie
- Zeichen der akuten Leber- und Niereninsuffizienz

M Besonders das nichttraumatische Koma bei Kindern und Erwachsenen bis zum 60. Lebensjahr ist hochgradig verdächtig auf eine Intoxikation.

Die **Symptome** bei Intoxikationen können einzeln oder in Kombination auftreten. Typisch sind Erbrechen und Koma für die Vergiftung mit Hypnotika, Bewußtseinsstörung und Arrhythmie für Antidepressiva, Hautveränderungen und gastrointestinale Störungen für Schwermetallvergiftungen. ■

Bei der **Verlaufsform** der Vergiftungen unterscheidet man:

- perakuter Verlauf (v.a. bei Giftgasen in hoher Konzentration)
- akuter Verlauf (die meisten Formen der suizidalen Vergiftung)
- subakuter Verlauf, d.h. akuter Beginn und protrahierter Verlauf
- chronischer Verlauf (v.a. bei Umwelt- und Genußgiften)

8.4.2 Übernahme des Patienten

Um eine sinnvolle Planung der Therapiemaßnahmen abhängig von der Giftmenge und anderen Einflußfaktoren zu gewährleisten, sind zunächst die Antworten auf folgende **Fragen** hilfreich:

- Was? (Welches Gift?)
- Wann? (Wie lange hat es eingewirkt?)
- Wie? (Art der Aufnahme?)
- Warum? (suizidal, kriminell, akzidentell?)
- Wieviel? (Dosis)

8

Daneben ist die **Asservierung** von Blut und anderen Bestandteilen, die Gift enthalten könnten, für die weitere Diagnostik und für evtl. rechtliche Folgen wichtig. Auch sollte auf das Einholen einer Auskunft bei Giftnotrufzentralen nicht verzichtet werden.

8.4.3 Therapieschwerpunkte

Bei der Therapie stehen folgende Ziele und Maßnahmen im Vordergrund:
- Wiederherstellen und Aufrechterhalten der vitalen Funktionen als Basistherapie (symptomatische Therapie)
- Intubation bei insuffizienter Atmung oder Aspirationgefahr
- venösen Gefäßzugang legen
- möglichst rasches Entfernen oder Neutralisieren noch nicht resorbierter Giftstoffe

8.4.3.1 Überwachung und Monitoring

Leben und Gesundheit sind bedroht durch akute Störungen vitaler Funktionen infolge direkter Giftwirkung und Störungen der Vitalfunktion und Organschäden, die sich im Verlauf einer Intoxikation und als Folge von Komplikationen der Vergiftung einstellen können. Entsprechend muß ein Überwachen der **Vitalzeichen** (EKG, Pulsoxymetrie) und der **Ausscheidung** erfolgen. Die Monitoring-Maßnahmen sind bei Verschlechterung des Allgemeinzustandes und bei erweiterter Therapie (z.B. Beatmung) auszuweiten. Das Überwachen von EKG, peripherer Sauerstoffsättigung und nichtinvasivem Blutdruck zählt zur Basisüberwachung, die abhängig von der Schwere der Vergiftung erweitert wird. Das Beobachten und Überwachen der **Atmung**, die **neurologische Überwachung, Temperaturkontrollen** und das ständige **Überprüfen der Bewußtseinslage** und der **Vigilanz** runden die primären Überwachungskriterien ab. Alle gemessenen und beachteten Werte sind genau zu dokumentieren.

8.4.3.2 Ernährung und Flüssigkeitssubstitution

Bei Vergiftungen mit nierengängigen Substanzen wird eine **forcierte Diurese** vorgenommen, um die Elimination bereits resorbierter Gifte zu beschleunigen. Ansonsten sind die Kriterien der Ernährung und Flüssigkeitssubstitution der Vergiftungsursache und dem Zustand des Patienten anzupassen.

8.4.3.3 Lokale Therapie

Die **primäre Giftelimination** erfolgt in Abhängigkeit vom Gift und von der Gifteinwirkung durch Magenspülung, forcierte Darmentleerung, Giftentfernung bei Aufnahme über die Haut sowie in der Bergung des Vergifteten aus der vergifteten Atmosphäre. Zur **sekundären Giftelimination** dienen Hämodialyse, Hämofiltration, Peritonealdialyse, Hämoperfusion (Kap. 8.7), Plasmapherese und forcierte Diurese.

Die **Neutralisation** kann mit Antidota erfolgen, sie vermindern die Toxizität von Giften oder heben ihre Wirkung insgesamt auf. Dies geschieht aufgrund der Bildung chemischer Verbindungen mit minderer Toxizität (chelatbildende Substanzen bei Schwermetallen), der Verdrängung am Rezeptor (Opiate), des Wirkungsantagonismus (Atropin) und der allgemeinen, unspezifischen, absorbierenden Wirkung (Aktivkohle).

8.4.3.4 Respiratorische Therapie

Die respiratorische Therapie ist symptombezogen (Kap. 7.7) und orientiert sich an klinischen und laborchemischen Parametern.

8.4.3.5 Besondere diagnostische und therapeutische Verfahren

Magenspülung
Die Magenspülung wird in erster Linie bei oral zugeführten Giften vorgenommen. Ein Erfolg ist nur dann zu erwarten, wenn zwischen Gifteinnahme und dem Zeitpunkt der Spülung nicht mehr als vier bis sechs Stunden liegen. In Ausnahmefällen, z.B. Einnahme von Medikamenten, die eine verzögerte Magenentleerung bewirken, ist sie auch später noch sinnvoll.

A Kontraindiziert ist eine Magenspülung bei Vergiftung mit Säuren oder Laugen sowie bei vorbestehenden krankhaften Veränderungen der Speiseröhre und des Magens (Ösophagusvarizen, Magenresektion, Perforationen) und wegen der Rupturgefahr auch bei Kindern (Einzelfallunterscheidung). ◀

Bei manifest herz- oder ateminsuffizienten Patienten ist die Indikation streng zu stellen. Grundsätzlich sollte jeder Patient, bei dem die Gefahr einer Aspiration durch fehlende Schutzreflexe besteht, intubiert werden.

Vorgehen bei der Magenspülung

Alle Materialien, wie sie auch zum Legen einer Duodenalsonde verwendet werden, sind zu richten. Zuzüglich ist ein Magenschlauch mit einem Durchmesser von 15 bis 20 mm, ein Beißschutz, ein Plastiktrichter, Meßgefäß, Auffanggefäße, körperwarmes Wasser (ca. 50 l) und evtl. Neutralisationsmittel (z.B. Kohlekompretten) bereitzustellen. Vor der Spülung ist auf geeigneten **Eigenschutz** zu achten (Schutzbrille, Handschuhe, Gummischürze). Nach dem Legen eines venösen Zugangs und einer **evtl. Intubation** führt man den Magenschlauch ein, prüft die richtige Lage und beginnt in kleinen Portionen (200 bis 400 ml) mit der Spülung. Das Wasser wird in den Trichter gefüllt und dieser angehoben, bis es eingeflossen ist. Es ist darauf zu achten, daß **keine Luft in** den **Magen** gelangt (zwischen Ein- und Auslaufen des Wassers Schlauch mit Klemme verschließen). Wird der Trichter unter das Magenniveau gehalten, fließt die Flüssigkeit wieder aus dem Magen (Magenaushebung). Dabei ist darauf zu achten, daß die Ein- und Auslaufmenge bilanziert wird. Unter Umständen wird die gesamte Spülflüssigkeit in Auffanggefäße geleitet, um evtl. Laborproben zur genauen **Spezifikation des Giftstoffes** zu entnehmen. Den Spülvorgang wiederholt man so lange, bis klare Flüssigkeit zurückkommt. Nach der Spülung kann ein Neutralisationsmittel (z.B. 30 Kohlekompretten und 20 ml Lactulose) verabreicht werden. Zu den abschließenden Maßnahmen zählen: Patient bequem lagern, Mundhygiene, Maßnahmen und Beobachtungen dokumentieren, insbesondere ist darauf zu achten, daß eine Probe des Mageninhaltes analysiert wird. Eine engmaschige Vitalparameterkontrolle schließt sich an. In Abhängigkeit von der Gifteinwirkung sind symptomatische Therapie- und Pflegemaßnahmen erforderlich.

Komplikationen bei der Magenspülung

Eine der möglichen Komplikationen bei der Magenspülung ist die **Aspiration** von Erbrochenem oder Spülflüssigkeit. Auch **Elektrolytverschiebungen** und Blutungen können vorkommen. Relativ selten sind Kreislaufkollaps und Herzstillstand durch **Vagusreiz.** Eine besondere Gefahr stellt bei wachen Patienten die Magenspülung gegen den Willen des Patienten dar, dabei ist das Therapieteam durch die **Abwehr des Patienten** und der Patient selbst durch unkontrollierte Handlungsweisen gefährdet.

Forcierte Diurese

Eine forcierte Diurese ist nur bei nierengängigen Giften angezeigt.

Vorgehen bei forcierter Diurese

Durch Applikation von 10 bis 20 l isotoner **Infusionslösung** am Tag (bedingt eine Urinausscheidung von 400 bis 800 ml/h) mit gleichzeitiger Gabe von **Diuretika** wird versucht, die Ausscheidungsrate des Giftes zu erhöhen. Aufgrund der großen Mengen an Infusionslösungen ist es angezeigt, regelmäßige und engmaschige ZVD-Messungen und eine genaue Bilanzierung vorzunehmen. Dabei kann in den meisten Fällen nicht auf einen Blasenverweilkatheter verzichtet werden.

Komplikationen bei forcierter Diurese

Die forcierte Diurese muß zur Vermeidung von Komplikationen wie **Hypokaliämie** oder **Hypovolämie** unter engen Kontrollen der Blutelektrolyte und der Vitalparameter erfolgen. Die genaue Dokumentation von Besonderheiten, der Infusionsmenge und Ausscheidung (Bilanz) sind unabdingbar.

Forcierte Diarrhö

Vier bis sechs Stunden nach einer Magenspülung sollte ein hoher **Darmeinlauf** mit bis zu 2 l Wasser erfolgen, um Gifte, die bis in den Dickdarm gekommen sind, zu entfernen. Dazu wird der Patient auf die Seite gelagert. Der Flüssigkeit sind zerstoßene **Kohlekompretten** und **Paraffinöl** zuzusetzen. Dieser Einlauf erfolgt für weitere zwei Tage ca. drei- bis viermal täglich.

8.4.3.6 Wichtige Vergiftungen in Kurzdarstellung

Alkylphosphate (E 605)
Durch Hemmen der Cholinesterase kommt es zu einer extrem starken Acetylcholinwirkung.
- **Ursachen:** Suizidal, durch unsachgemäße Benutzung oder kriminelle Anwendung.
- **Symptome:** Bauchschmerzen, Erbrechen, Muskelzuckungen, Krampfanfälle, vermehrter Tränen- und Speichelfluß, Bradykardie, Atemlähmung, Miosis, Schock, Sprachstörungen, evtl. Lungenödem. Die Laborbestimmung der Cholinesterase ergibt extrem niedrige Werte.
- **Soforttherapie:** Sofortige Beatmung, aber keine Mund-zu-Mund-Beatmung wegen Gefahr der Selbstintoxikation. Hohe Dosen von Atropin (bis 100 mg) unter Kontrolle von

8

Herzrhythmus und Blutdruck. Absaugen von Bronchialsekret, Magenspülung und Gabe von Aktivkohle und Abwaschen der Haut bei Giftaufnahme durch die Hautoberfläche.
- **Intensivtherapie:** Atropingabe weiterführen, Hämodialyse, Beatmung u.U. über viele Tage nötig.

Atropinvergiftung
Aufnahme von Atropin oberhalb der toxischen Grenze.
- **Ursachen:** Bei Kindern durch Verzehr von Tollkirsche, Stechapfel oder Bilsenkraut. Suizidal durch Einnahme von Augentropfen oder anderen atropinhaltigen Medikamenten.
- **Symptome:** Hautrötung, Mundtrockenheit, Mydriasis, Hypertonie, Tachykardie, Fieber, Halluzinationen, Krampfanfälle, Koma, Atemstillstand.
- **Soforttherapie:** Magenspülung mit Verabreichen von Aktivkohle, evtl. Betablocker bei Tachykardie, Cholinesterasehemmer, Benzodiazepine und künstliche Beatmung bei Atemlähmung.
- **Intensivtherapie:** Atmungs- und Kreislaufüberwachung, evtl. Weiterführung der Beatmung.

Botulismus
Lebensmittelvergiftung durch das Gift von Clostridium botulinum. Acetylcholin kann nicht mehr an der muskulären Endplatte und am autonomen Nervensystem freigesetzt werden.
- **Ursachen:** Verdorbene Konserven enthalten häufig Botulinustoxin.
- **Symptome:** Allgemeinsymptome wie bei Grippe, Mydriasis, Doppeltsehen, Schluckbeschwerden, Lähmung der Atemmuskulatur.
- **Soforttherapie:** Magenspülung, Gabe von Botulinus-Antitoxin, evtl. Intubation und Beatmung.
- **Intensivtherapie:** Weiterführen von Beatmung, evtl. Gabe von Cholinesterasehemmer.

Designerdrogenintoxikation
Vergiftung mit psychedelischen oder aufputschend wirkenden Drogen.
- **Ursachen:** Einnahme der Drogen zur Erhöhung der Erlebnisfähigkeit oder zum Abbau von Hemmungen.
- **Symptome:** Halluzinationen, Erregung, Angst, Panik, Atemdepression bis Atemlähmung, extreme Hypertonie, Kreislaufstillstand, Tachykardie, Hyperthermie, Hyperreflexie.

- **Soforttherapie:** Bei Unruhe und Erregung Sedieren mit Benzodiazepinen. Bei vagotonen Symptomen Narcanti® zum Ausschluß einer Opiatintoxikation. Bei Herz-Kreislauf-Stillstand Reanimationsmaßnahmen.
- **Intensivtherapie:** Monitoring und Aufrechterhalten der Vitalfunktionen.

Digitalisintoxikation
Überdosierung von digitalishaltigen Medikamenten.
- **Ursachen:** Wegen der geringen therapeutischen Breite von Digitalis kann schon eine unregelmäßige Einnahme, eine Hypokaliämie bei Laxanzienabusus oder eine Niereninsuffizienz zu einer Digitalisintoxikation führen.
- **Symptome:** Übelkeit, Brechreiz, Verwirrtheit, Farbensehen, bradykarde oder tachykarde Arrhythmie mit polytopen ventrikulären Extrasystolen.
- **Soforttherapie:** Magenspülung bei Verdacht auf Einnahme bereits kleiner Mengen. Kalium- und Antikörpergabe bei gesicherter Digitalisintoxikation. Phenhydan® zur Kontrolle der Arrhythmie.
- **Intensivtherapie:** Kontrolle der Vitalfunktionen mit besonderer Beachtung von Herzrhythmusstörungen und der Grundkrankheit (Herzinsuffizienz).

Knollenblätterpilzvergiftung
Aufnahme von Giften des Knollenblätterpilzes (Amatoxine; Abb. 8.4-1).
- **Ursachen:** Verwechslung mit Champignons oder Tötungsabsicht.
- **Symptome:** Nach bis zu 24 Stunden ohne Symptome kommt es zu Brechdurchfall, Bauchschmerzen, Exsikkose und hypovolämischem Schock. Nach drei bis fünf Tagen tritt eine akute Leber-, Nieren- und Herzinsuffizienz durch toxische Endorganschädigung hinzu. Als Zeichen der Leberschädigung kommt es zum massiven Transaminasenanstieg. Oft tritt der Tod vor dem Abfall der Gerinnungsparameter ein.
- **Soforttherapie:** Giftentfernung nach 24 Stunden meist sinnlos; evtl. Aktivkohle geben, um den enterohepatischen Kreislauf zu durchbrechen. Flüssigkeits- und Elektrolytersatz. Bei jedem Verdacht auf eine Knollenblätterpilzvergiftung ist Silibinin (20 mg/kg in 24 Stunden) zu geben.
- **Intensivtherapie:** Flüssigkeitstherapie, Behandlung von Leber- und Niereninsuffizienz.

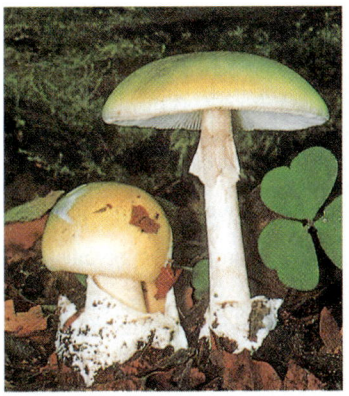

a   b

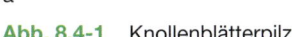

Abb. 8.4-1   Knollenblätterpilze.
a) Grüner Knollenblätterpilz.   **b)** Kegelblütiger Knollenblätterpilz.

- **Ursachen:** Im gewerblichen Bereich stattfindende Unfälle, Explosionen oder unsachgemäßer Umgang mit den Reizgasen.
- **Symptome:** Reizung aller Schleimhäute an Augen, Nase, Mund, Rachen und Atemwegen mit Husten, Atemnot, Hämoptoe, Brustschmerzen, Schock.
- **Soforttherapie:** Entfernen aus dem Gefahrenbereich, Sauerstoffzufuhr, Inhalation von Kortikoiden mittels Dosieraerosolen, Gabe von Benzodiazepinen zur Sedierung. Evtl. Intubation und Beatmung.
- **Intensivtherapie:** Bei Reizgasinhalation besteht die Gefahr, daß sich ein ARDS entwickelt. Patienten müssen unbedingt auf eine Intensivüberwachungsstation. Der Zustand kann sich innerhalb von wenigen Stunden drastisch verschlechtern.

Kohlenmonoxidvergiftung
Inhalation von Kohlenmonoxid mit Verdrängung von Sauerstoff vom Hämoglobin.
- **Ursachen:** Meist schlecht brennende Öfen, Auspuffgase von Kraftfahrzeugen.
- **Symptome:** Kopfschmerzen, Schwindel, Erbrechen, Tachykardie, Schock, Hirnödem, Somnolenz, Koma, sehr gesundes, rosiges Aussehen, Cheyne-Stokes-Atmung.
- **Soforttherapie:** Frische Luft, künstliche Beatmung, Unterstützung der Herz-Kreislauf-Funktion.
- **Intensivtherapie:** Beatmung mit 100% O_2 für 30 bis 60 Minuten. Bei Hirnödem hirndrucksenkende Maßnahmen (s.a. Kap. 8.18).

Opiatvergiftung
Aufnahme von Betäubungsmitteln.
- **Ursachen:** Überdosierung von Opiaten.
- **Symptome:** Miosis, Zyanose, Koma, Atemlähmung, Lungenödem v.a. bei Heroin.
- **Soforttherapie:** Gabe von Narcanti®, Maskenbeatmung.
- **Intensivtherapie:** Das Antidot wirkt manchmal kürzer als das Opiat (Halbwertszeit ca. 15 Minuten), daher ist ein Überwachen des Patienten erforderlich, um evtl. erneut zu antagonisieren. Meist sind die Patienten jedoch nicht einsichtig und verlassen noch während der medizinischen Behandlung das Krankenhaus.

Reizgasinhalation
Einatmen von schleimhautschädigenden Gasen wie z.B. Chlorgas, Fluorverbindungen, Mercaptan.

Schlafmittelvergiftung
Vergiftungserscheinungen des ZNS durch Schlafmittel mit Lähmung von Atem- und Kreislaufzentrum.
- **Ursachen:** Meist suizidal bei Erwachsenen, bei Kindern durch Verwechslung mit Bonbons.
- **Symptome:** Rasche Bewußtlosigkeit mit Areflexie, Hypotonie, Herzrhythmusstörungen, Hypothermie, Atemlähmung.
- **Soforttherapie:** Magenspülung mit Gabe von Aktivkohle nach Intubation bei Bewußtlosen, Beatmung und Schockbekämpfung.
- **Intensivtherapie:** Forcierte Diurese bis zu 12 l/Tag, Hämodialyse, Dekubitusbehandlung bzw. -prophylaxe.

Alkoholvergiftung
Das Überschreiten eines Blutalkoholspiegels von ca. 1,5 bis 2,5 Promille kann zu plötzlichen Bewußtseinsverlusten führen.
- **Ursache:** Akuter Alkoholabusus, meist akzidentiell.
- **Symptome:** Atemgeruch, Enthemmung, Koordinationsstörungen, Bewußtseinsstörungen, Hypotonie, Atemstörungen, Erstickungsgefahr durch Aspiration.
- **Soforttherapie:** Stabile Seitenlage bei Bewußtlosen mit erhaltener Atmung, Über-

8

wachen von Atmung und Kreislauffunktion, evtl. Magenspülung, Intubation und Beatmung bei Atemstillstand.

- **Intensivtherapie:** Überwachen der Vitalfunktionen, Glukosegabe.

8.4.4 Komplikationen

Komplikationen bei Vergiftungen sind insgesamt sehr häufig. Besonders bedrohlich sind:

- **Herz-Kreislauf-Störungen**
- **Störungen der Atemfunktion** (zentrale Störungen, Atemlähmung, Verlegung der oberen Luftwege, Lungenödem, Sauerstofftransportstörungen, Störungen der zellulären Sauerstoffverwertung)
- **Störungen der Hirnfunktion** (Bewußtlosigkeit, Krämpfe und Muskelzuckungen)
- **Störungen der Temperaturregulation**
- **Störungen im Säure-Basen-Haushalt**
- **Störungen im Wasser-Elektrolyt-Haushalt**

Bei allen Komplikationen erfolgt die Therapie entsprechend den allgemeinen Therapiegrundsätzen der Intensivmedizin. Einige Besonderheiten ergeben sich beim **toxisch bedingten Lungenödem** und seiner Prophylaxe. Hier ist Auxiloson®-Spray in höchsten Dosen erforderlich.

A Bei **Vergiftungen mit Kohlenwasserstoffen, Schnüffelstoffen und Amphetaminen** besteht die große Gefahr der Myokardsensibilisierung auf Katecholamine, so daß der Einsatz von Betablockern erwogen werden muß. Das ultrakurzwirksame Brevibloc® führt fast nie zur unbehebbaren Betarezeptorenblockade. ◄

8.4.5 Pflege bei Patienten mit Intoxikationen

Der Allgemeinzustand und damit die Pflegebedürftigkeit bei Intoxikationen ist unterschiedlich. Ganz generell beschränken sich bei einem wachen Patienten nach einer Intoxikation die Pflegemaßnahmen in der Regel auf Giftelimination, Beobachten von Bewußtseinsveränderungen und die psychische Betreuung. Hingegen steht die unmittelbare psychische Betreuung bei einem bewußtlosen und evtl. beatmeten Patienten zunächst eher im Hintergrund, dafür sind aber detaillierte Pflegemaßnahmen erforderlich.

Pflegemaßnahmen bei der **Erstversorgung** von Patienten mit Intoxikation sind in erster Linie assistierende Tätigkeiten im Rahmen der Diagnostik und Therapie (Magenspülung etc.). Das engmaschige Überwachen der Vitalfunktionen und die entsprechende Dokumentation zählen gleichfalls dazu. Sehr wichtig bei der Erstversorgung ist, daß alle im Team auf entsprechenden **Eigenschutz** achten. Hierzu zählen nicht nur Handschuhe und Gummischürze, bei ungenügender Kenntnis über das Gift ist auch auf eine ausreichende Frischluftzufuhr zu achten.

M Solange keine genaue Giftdifferenzierung stattgefunden hat, gelten alle Patientenausscheidungen als infektiös und toxisch. ■

8.4.5.1 Krankenbeobachtung

Beim wachen Patienten steht das Beobachten der **Bewußtseinslage** und der **Atmung** (Ateminsuffizienz als Zeichen der Verschlechterung) im Vordergrund. Um mögliche Bewußtseinsänderungen wahrzunehmen, kann die **Glasgow-Koma-Skala** (s. Tab. 7.5-3) dienen. Wurde im Rahmen der Therapie eine forcierte Diurese begonnen, so ist daneben die **Ausscheidung** zu beobachten und zu bilanzieren.

Wird oder ist der Patient bewußtlos, sind die Beobachtungen zu erweitern (Aussehen, Hautfarbe, Hautturgor, Ausscheidung, Atmung etc.).

M Wesentlich beim Beobachten des Patienten ist, daß Veränderungen des Allgemeinzustandes jederzeit erkannt werden, um sofort die erforderlichen Therapiemaßnahmen einleiten zu können. Mögliche Probleme sind: Schock, Kreislauf- und Ateminsuffizienz, Gerinnungsstörungen, Krampfanfälle, Entzug, etc. (s.a. wichtige Vergiftungen in Kurzdarstellung). ■

8.4.5.2 Psychische Betreuung

Bei der psychischen Betreuung von Patienten mit Intoxikationen ist zu unterscheiden, ob der Patient das Gift versehentlich oder in suizidaler Absicht ein- bzw. aufgenommen hat. Während sich bei versehentlicher Giftaufnahme die überstandene Lebensbedrohung noch auswirkt und die Verarbeitung Zuwendung und Unterstützung erfordert, steht bei suizidaler Absicht evtl. eher die Angst vor dem Leben im Vordergrund.

Bezüglich der Suizidalität können Krankenpflegekräfte zwar nicht kausal eingreifen, da sie aufgrund ihrer Ausbildung nicht in der Lage sind, umfassende professionelle psychologische Hilfe anzubieten. Dennoch ist durch Offenheit und Gesprächsbereitschaft zu signalisieren, daß sich der Patient nicht allein gelassen fühlt und eine Basis für konkrete psychologische Betreuung durch professionelle Helfer (Psychologen oder Psychiater) geschaffen werden kann.

8.4.5.3 Prophylaxen

Auch hier richten sich die Pflegemaßnahmen **nach** rein **symptomatischen Gesichtspunkten und** den **Bedürfnissen** des Patienten. Die Körperpflege und Prophylaxen stehen in engem Zusammenhang mit dem symptomatischen Erscheinungsbild der Gifteinwirkung und können alle krankenpflegerischen Maßnahmen erfordern. Einige Beispiele sind:

- bei Vergiftung mit Substanzen, die die Bewußtseinslage verändern, ist Pneumonieprophylaxe und ggf. auch Dekubitusprophylaxe erforderlich
- bei Substanzen, die die Gerinnung beeinflussen, sind Blutungen zu vermeiden (vorsichtige Mundpflege, keine Verletzungen etc.)
- bei vermehrter Sekretproduktion (z.B. Vergiftung mit E 605) muß der Patient beim Abhusten unterstützt werden
- Obstipationsprophylaxe ist generell wichtig bei Intoxikationen mit Giften, die über den Darm ausgeschieden werden
- zur Aspirationsprophylaxe sind somnolente Patienten zum Ausschlafen entweder in Bauch- oder Seitenlage zu bringen

8.4.5.4 Lagerung und Mobilisation

Die Lagerung erfolgt nach den Bedürfnissen des Patienten. Wie bereits erwähnt, ist die **Bauch- oder Seitenlage** zum Ausschlafen der Patienten zu empfehlen. Evtl. ist der Patient durch **Bettgitter** zu schützen.

In der Regel kann der Patient nach Stabilisieren der Kreislaufsituation in Begleitung mobilisiert werden. Bei Erweiterung der **Mobilisation** und Selbständigkeit ist auch an die evtl. immer noch bestehende Suizidgefährdung zu denken.

8.4.6 Prognose und Verlegung des Patienten

Die Inzidenz wurde bereits unter 8.4.1 erwähnt. Eine **Verlegung** erfolgt nach Stabilisierung der Vitalparameter und wenn kein Überhang der Giftwirkung mehr besteht bzw. zu erwarten ist.

Bei der Übergabe an das nachbetreuende Team sind folgende Punkte explizit zu nennen:
- Intoxikationsursache (Substanz, Aufnahme suizidal oder akzidentiell)

- Welche Therapiemaßnahmen sind gelaufen? Wie sieht die weitere Therapie aus?
- Ist die Giftelimination abgeschlossen?
- Gibt es noch Probleme bei der Atmung, Ausscheidung etc.?
- Ist der Patient wach und orientiert? (Einstufung evtl. anhand der Glasgow-Koma-Skala)
- Sind noch Überwachungsmaßnahmen erforderlich?
- Wie ist seine psychische Situation (sofern abschätzbar)?
- Wurde professionelle Hilfe angeboten, eingeleitet? Oder hat der Patient professionelle Hilfe abgelehnt?
- Sind Angehörige informiert? Hatte der Patient bereits Besuch?

8.5 Patienten mit Lungenembolie

8.5.1 Patientenklientel

Jeder immobilisierte Patient hat durch Verlangsamung des Blutflusses, v.a. in den tiefen Beinvenen (venöse Stase), ein erhöhtes Risiko, eine ausgedehnte Venenthrombose und in der Folge eine Lungenembolie zu entwickeln. Venenwanderkrankungen und gesteigerte Blutgerinnungsneigung, besonders im postoperativen Bereich oder nach Traumen, erhöhen das Risiko drastisch. Schwerkranke, immobile Patienten sind besonders gefährdet. Maligne Erkrankungen, angeborene Störungen der Gerinnung (Antithrombin-III-Mangel, Protein-C-Mangel, Faktor-XII-Mangel, Störung der Freisetzung von Plasminogenaktivator, Dysfibrinogenämie, Plasminogen-Mangel), Schwangerschaft und Geburt sowie starkes Übergewicht, Rauchen und die Einnahme von Antikonzeptiva sind weitere Risikofaktoren.

Erkrankung

Am häufigsten sind schwere Lungenembolien die Folge der tiefen Venenthrombose, die ihren Ursprung in den voluminösen, tiefen Beinvenen der Oberschenkel und im kleinen Becken hat. Bei tiefer Venenthrombose können sich durch plötzliche Veränderung der Druckverhältnisse im venösen System insbesondere frische Thromben, die die Blutbahn weitgehend verlegen, aber noch nicht fest an der Gefäßwand haften, leicht lösen. Eine Veränderung der Druckverhältnisse kann z.B. beim ersten postoperativen Aufstehen, nach längerer Immobilisation oder durch Pres-

8

sen beim Stuhlgang verursacht werden. Je nach Ausmaß des Gerinnsels, das im schlimmsten Fall von der Kniekehle bis zur unteren Hohlvene reichen kann, wird die Lungenstrombahn bis zu 100% verlegt. Entsprechend ausgedehnt sind die hämodynamischen und die klinischen Symptome.

Klinik und Verlauf

Die Minderdurchblutung der Lunge und die erhöhte Totraumventilation führen zu erniedrigter Sauerstoffsättigung des arteriellen Blutes, wobei der Gasaustausch des Kohlendioxids erst bei schwerer Ausprägung gestört wird. Entsprechend steigt das CO_2 später an, so daß eine blasse **Zyanose** (wegen des niedrigen Blutdrucks) mit **Normokapnie** resultiert. Dem zunächst mechanischen Verschluß folgt ein Anstieg des Blutdrucks in der Lungenarterie, der durch Freisetzen von Substanzen wie Serotonin und Prostaglandinen (z.B. Thromboxan A2) aus den Thrombozyten im Gerinnsel verursacht wird, die stark gefäßverengend wirken. Der Patient verspürt zunächst **starke Atemnot** (Dyspnoe und Tachypnoe). **Schmerzen** entstehen oft erst innerhalb von mehreren Stunden bis Tagen durch **Pleurareizung** im betroffenen Lungenabschnitt, sind atemabhängig und scharf lokalisierbar. Weitere Symptome sind **Husten** und daß der Patient **Angst, Unruhe** und **Beklemmung** verspürt.

Bei gleichzeitig bestehender KHK kann es zu akutem Herzversagen, meist unter dem Bild des akuten Herzinfarktes mit Beteiligung des rechten Ventrikels kommen. Im Vordergrund stehen beim **fulminanten Verlauf** der abrupte Kreislaufzusammenbruch mit Hypotonie, Tachykardie und ausgeprägter Schocksymptomatik. Leitsymptome sind die gleichzeitig auftretende erhebliche Dyspnoe und Zyanose. Durch den Rückstau bei Verschluß der Pulmonalarterie kommt es zur Drucküberlastung und Überdehnung des rechten Ventrikels mit akutem oder chronischem Rechtsherzversagen.

Sehr viel häufiger als klinisch registriert kommt es zu **kleineren Embolien** in den feinen Verästelungen des Lungengefäßbaumes (bei 64% der Sektionsfälle findet man kleinere und ältere Embolien). Nur in ca. 10% der Fälle entwickelt sich dabei ein Lungeninfarkt, der sowohl klinisch wie radiologisch leicht mit der Lungenentzündung zu verwechseln ist (ca. 80% verlaufen stumm), zumal sich im Verlauf auch Fieber und Entzündungszeichen einstellen. Ursache ist der lokale Verschluß der Blutversorgung des betroffenen Bronchialabschnitts. Bei wenigen Patienten werden die Thromben nicht vollständig von körpereigenen oder therapeutisch angewendeten lytischen Systemen abgetragen, sondern durch Einwandern von Bindegewebszellen fibroblastisch organisiert und verengen das Gefäßlumen durch Wanddickenzunahme nach innen.

Der Verlauf hängt entscheidend vom Ausmaß des Lungengefäßverschlusses und den Begleitumständen ab. Bei Patienten ohne Vorerkrankungen steigt der Druck in der Pulmonalarterie erst nach 50%iger Verlegung des Lumens an. Bei vorbestehenden kardiopulmonalen Erkrankungen kommt es allerdings schon bei geringerer embolischer Verlegung zum Anstieg der Rechtsherzbelastung.

M Nach großen Lungenembolien sind meist die zentralen, stammnahen Gefäße betroffen, kleinere Embolien, die langjährig unbemerkt rezidivieren können, verstopfen eher die periphere Lungenstrombahn. Eine chronische Lungenarterienhypertonie mit Rechtsherzbelastung kann sowohl durch einmalige, schwere als auch durch chronisch wiederholt auftretende kleinere Lungenembolien verursacht werden. ■

8.5.2 Übernahme des Patienten

Bei der Übernahme gelten die identischen Kriterien wie beim Herzinfarkt (Kap. 8.6.2), wobei hier noch engmaschiger auf das Monitoring der **Atemparameter** und **Blutgasanalyse** zu achten ist.

8.5.3 Therapieschwerpunkte

Zu den therapeutischen Schwerpunkten gehören das Überwachen der Hämodynamik, Sichern der respiratorischen Funktion bei gleichzeitiger Senkung des Sauerstoffbedarfs und Beseitigen des Strombahnhindernisses. Eine adäquate Schocktherapie, Infektionsprophylaxe sowie Rezidivprophylaxe (Kava-Schirm, Antikoagulation, chirurgische Sanierung) sind evtl. einzuleiten.

8.5.3.1 Überwachung und Monitoring

Zum Überwachen des Patienten sind kontinuierliches **EKG**, Erfassen **hämodynamischer** und **ventilatorischer Parameter** sowie die kontinuierliche **Pulsoxymetrie** bzw. das regelmäßige

Bestimmen des arteriellen paO_2 erforderlich. In Abhängigkeit von der Rechtsherzbelastung und der Klinik wird der ZVD kontinuierlich überwacht und ggf. der pulmonalarterielle Druck gemessen.

Zum Überwachen der **Nierenfunktion** und der Flüssigkeitsbilanz ist ein Blasendauerkatheter im Aufnahmestadium obligat.

Da immer mit einer **Kreislaufdepression** und einer evtl. erforderlichen **Reanimation** gerechnet werden muß, sind die entsprechenden Vorsichtsmaßnahmen zu treffen. Dazu gehören das Bereitstellen eines Defibrillators und das Richten der Reanimationsmedikation (u.a. Katecholamine).

8.5.3.2 Ernährung und Flüssigkeits-substitution

Die basale parenterale **Flüssigkeitssubstitution** mit isotoner Elektrolytlösung ist in der kritischen Phase der Frühhospitalisation zunächst ausreichend. Bei Schocksymptomatik und einer evtl. Reanimation können unter ständiger Kontrolle der Rechtsherzbelastung (ZVD, PAP, HZV) **kolloidale Volumenersatzlösungen** verabreicht werden. **Lösungen zur Korrektur des Säure-Basen-Haushalts** gibt man nur unter engmaschiger Kontrolle. Eine Überkorrektur einer Azidose ist zu vermeiden, da mit steigendem pH-Wert die Abgabe von O_2 im Gewebe verschlechtert wird.

Bei **enteraler Ernährung** ist dem Patienten leichtverdauliche Kost anzubieten. Bei geplanter Lysetherapie sollte der Patient zunächst nüchtern bleiben, bei komplikationslosem Verlauf kann die Nahrungsaufnahme erfolgen.

8.5.3.3 Medikamentöse Therapie

Frühtherapie
Primär ist eine adäquate **Sauerstofftherapie** wichtig. Die Luftnot ist je nach Ausprägung ein Todesangst auslösender Zustand und kann außer durch die primär therapeutischen Maßnahmen mit Morphin und Benzodiazepinen gelindert werden. Allerdings ist hier noch stärker als beim Herzinfarkt auf die mögliche Unterdrückung des Atemantriebs zu achten.

Daneben ist die **Lysetherapie** mit Streptokinase oder Urokinase oder tPA (tissue-type plasminogen activator) die wichtigste Maßnahme. Dazu besteht eine **Aufklärungspflicht** des Patienten wie z.B. vor operativen Eingriffen.

Die Lysetherapie erfolgt unter Abwägen der Risiken bei gesicherter Diagnose oder klinisch eindeutigem Verdacht. Insbesondere bei vitaler Bedrohung mit erniedrigtem systemarteriellem und erhöhtem pulmonalarteriellem Druck bei fallender Sauerstoffsättigung darf die Lysetherapie nicht verzögert werden. Die **Dosierung** richtet sich nach dem Schweregrad der Lungenembolie. Die absoluten **Kontraindikationen** gegen eine Lysetherapie sind:

- schwere allgemeine Blutungsneigung
- frische Magen-Darm- oder Hirnblutung
- akute bakterielle Endokarditis
- therapeutisch nicht beherrschbarer arterieller Hypertonus
- schwere Traumen oder große operative Eingriffe in den letzten zehn Tagen
- therapeutisch nicht beherrschbarer arterieller Hypertonus
- weitere mögliche Blutungsursachen

Langzeitbehandlung
Um die Aktivität des Gerinnungssystems in einen therapeutischen Bereich zu senken (Rezidivprophylaxe), verabreicht man anfangs **Heparin** und anschließend einen **Vitamin-K-Antagonisten** (Kumarinderivat). Die Gerinnung wird medikamentös auf ca. ein Drittel bis ein Viertel der normalen Aktivität reduziert. Zur Steuerung der Therapie sind engmaschige **Kontrollen der Gerinnungsparameter** nötig (Quick respektive INR bei Vitamin-K-Antagonisten und PTT bei Heparintherapie).

Aufgrund der potentiellen Blutungsgefahr müssen Medikamenteneinnahme und Kontrollen der Gerinnungsparameter diszipliniert erfolgen, was einen kooperativen und informierten Patienten (Risiken und Nebenwirkungen) voraussetzt.

Ungeeignet zur Antikoagulationstherapie sind Plättchenaggregationshemmer wie Acetylsalicylsäure (ASS), da sie keine ausreichend nachgewiesene Wirksamkeit bei Venenthrombosen haben und ihr Wirkungsgebiet mehr im arteriellen Gefäßsystem liegt.

8.5.3.4 Lokale Therapie

Insbesondere beim Vorliegen einer Kontraindikation zur Lysetherapie und/oder bei klinischer Verschlechterung unter Lysetherapie sollte die **pulmonale Embolektomie** erwogen werden. Sie erfolgt am besten in einer kardiochirurgischen Klinik unter Einsatz der Herz-Lungen-Maschi-

8

ne. Eine bereits begonnene Lysetherapie ist hierbei keine Kontraindikation, da der medikamentösen Lyse unmittelbar prä- und perioperativ mit antagonisierenden Substanzen entgegengesteuert werden kann.

Bei zentral gelegenem Verschluß und Versagen der bisherigen Maßnahmen kann dieser Eingriff zu akzeptablen Ergebnissen führen und lebensrettend sein. Die Risiken für einen operativen Eingriff erhöhen sich, wenn es sich um einen akuten schweren Schub bei rezidivierender Lungenembolie handelt, die mit weitgehender peripherer Embolisierung einhergeht. Hier sind die Erfolgschancen gering und das Risiko des Rechtsherzversagens nach Abgang von der Herz-Lungen-Maschine groß.

Bei chronischer pulmonaler Hypertonie durch zentral gelegene, organisierte und der Gefäßwand anhaftende Restthromben ist ein operatives Abschälen der Lungenarterienwand mit Entfernen der Ablagerungen, die sog. **bilaterale pulmonale Thrombendarteriektomie** (PTE), geeignet. In spezialisierten Zentren konnte die Mortalität mit diesem Eingriff beeindruckend gesenkt werden. Bei günstigem Operationsergebnis bilden sich der pulmonale Hochdruck und die Rechtsherzbelastung deutlich zurück, und der Gasaustausch wird signifikant verbessert. Unbehandelte Patienten mit zentraler Form der chronischen pulmonalen Hypertonie haben nach Eintreten einer Rechtsherzinsuffizienz nur eine 10%ige 5-Jahres-Überlebenschance.

Alternativ zur PTE besteht die Möglichkeit der Herz-Lungen-Transplantation, die mit hohem Operationsrisiko und lebenslanger Immunsuppressionstherapie verbunden ist.

8.5.3.5 Respiratorische Therapie

Die Beatmung erfolgt unter Normoventilation mit anfangs erhöhtem FiO_2. Hohe Beatmungsdrücke und ein positiver endexspiratorischer Druck sind aufgrund der Belastung des Herzens zu verhindern.

8.5.3.6 Besondere diagnostische Verfahren

Differentialdiagnostisch ist die Lungenembolie eindeutig von Myokardinfarkt, Perikarditis, Pneumonie sowie Pleuritis abzugrenzen. Die dazu erforderliche Diagnostik wird in folgender Reihenfolge eingeleitet:

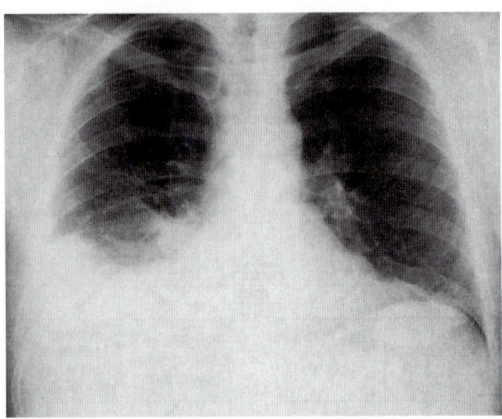

Abb. 8.5-1 Im Röntgenbild des Thorax ist die Folge einer Lungenembolie im rechten Unterlappen (Dysatelektase) zu sehen.

- Anamnese
- EKG mit Beurteilen des Lagetypwechsels (Zeichen akuter Rechtsherzbelastung)
- Blutabnahme zur Blutgasanalyse, Blutbild-, Serumelektrolyt- und Enzymwertkontrolle
- Röntgenuntersuchung des Thorax (Abb. 8.5-1)
- Ultraschalluntersuchung, um Rechtsherzbelastung beurteilen zu können
- Lungenperfusions- und Inhalationsszintigraphie mit Technetium-markierten Humanalbumin-Mikrosphären (Abb. 8.5-2)
- computertomographische Darstellung oder Kernspintomographie der Lungen
- direkte Pulmonalisangiographie oder digitale Subtraktionsangiographie

Am schnellsten und eindeutigsten ist die invasive Pulmonalisangiographie, Kernspin- und/oder

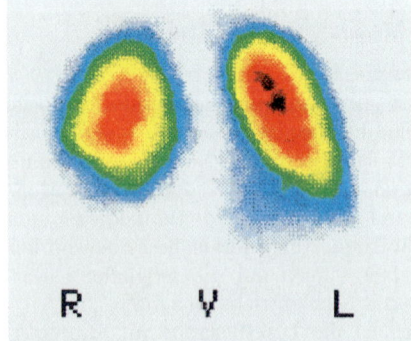

Abb. 8.5-2 Im Lungenperfusionsszintigramm (gleicher Patient wie in Abb. 8.5-1) ist ebenfalls die Lungenembolie im rechten Unterlappen zu sehen (rot ist die stärkste Aktivitätsanreicherung, blau die geringste).

Computertomographie sind als nicht-invasive Methoden am aussagekräftigsten.

8.5.4 Komplikationen

Im Verlauf der Erkrankung kann es zu **Infarktpneumonie** und/oder **Lungenabszeßbildung** kommen. Durch immer wiederkehrende kleine Embolien kommt es möglicherweise zur chronischen **pulmonalen Hypertonie.** Einer fulminanten Embolie mit Hypoxie und Schock folgen besonders in der Frühphase häufig ein **Rechtsherzversagen** durch Drucküberlastung und schwerste **Herzrhythmusstörungen.**

8.5.5 Pflege bei Patienten mit Lungenembolie

Die Pflege eines Patienten bei schwerer Lungenembolie konzentriert sich in der Akutphase fast ausschließlich auf das Überwachen der Vitalfunktionen und Kontrollen der eingesetzten Therapiemaßnahmen. Im weiteren Verlauf ist die Pflege mit der eines Patienten mit Herzinfarkt vergleichbar (s.a. Kap. 8.6).

8.5.5.1 Krankenbeobachtung

Die Schwerpunkte der Krankenbeobachtung entsprechen denen bei Patienten mit Herzinfarkt (s. Kap. 8.6.5.1) und beziehen sich auf das Beobachten von Ausscheidung, Aussehen, Haut, Bewußtsein mit dem Ziel, eine evtl. **Dekompensation** zu **erkennen.** Auch hier ist die **Schmerzbeobachtung** die Voraussetzung zur adäquaten Schmerztherapie. Daneben ist insbesondere die **Atmung** (Atemnot, Tachypnoe) zu **beobachten.**

Bei einer Lysetherapie muß zusätzlich eine stetige Beobachtung auf **Blutungszeichen** erfolgen. Die Kontrolle bei der Fibrinolysetherapie beschränkt sich nicht nur auf die Gerinnungsparameter, wichtig ist die regelmäßige Inspektion der Haut, Schleimhäute und Gelenke, der Einstichstellen von Venenkathetern sowie das Beobachten von Stuhl und Urin zur Früherkennung einer Blutung.

8.5.5.2 Psychische Betreuung

Hier besteht kaum ein Unterschied zur Betreuung von Patienten mit Myokardinfarkt (s. Kap. 8.6.5.2). Wegen der anhaltenden Luftnot und den daraus entstehenden Ängsten dürfen Patienten nicht allein gelassen werden.

8.5.5.3 Prophylaxen

Die **Pneumonieprophylaxe** in Form von vorsichtiger Atemgymnastik (keine Vibration) steht an erster Stelle der prophylaktischen Maßnahmen, gefolgt von der **Rezidivprophylaxe,** die gleichzeitig der **Thromboseprophylaxe** dient.

Die wichtigste Präventivmaßnahme ist das **Verhindern der Immobilität,** deshalb sind Frühmobilisation und Physiotherapie besonders bedeutend. Gezielte krankengymnastische Übungen müssen bereits in der Phase der Immobilisierung begonnen werden. Unterstützend wirken **Kompressionsstrümpfe,** die den Blutrückfluß positiv beeinflussen sollen. Bei nachgewiesener tiefer Beinvenenthrombose wird das Bein mit einem Kompressionsverband bis in die Leiste bandagiert (darf nicht einschnüren). Damit soll durch vermehrte Wandanhaftung das Ablösen des Thrombus verhindert und die Flußgeschwindigkeit erhöht werden. Meist sind die Kompressionsstrümpfe noch weitere sechs Monate, häufig auch lebenslang zu tragen. Da diese Strümpfe in der Regel umständlich anzuziehen sind und vor allem bei warmen Temperaturen zu einer echten Qual werden können, ist es notwendig, die Patienten zu einer konsequenten Anwendung zu motivieren.

Zusätzlich zu den physikalischen Maßnahmen erfolgt die **medikamentöse Prophylaxe** mit niedermolekularem Heparin, das das Risiko um ca. 60 bis 80% mindern kann oder mit einem Kumarinderivat.

Daneben sind **Dekubitus-** und **Obstipationsprophylaxe** je nach Allgemeinzustand indiziert. Insbesondere bei Lysetherapie ist eine Obstipation zu vermeiden. Bei einer Lysetherapie ist jegliche Verletzung zu vermeiden. Nach der Fibrinolyse ist jede Maßnahme zu unterlassen, die eine Blutung beim Patienten hervorrufen könnte, z.B. intramuskuläre und subkutane Injektionen oder exzessives Zähneputzen (keine harte Zahnbürste, keine Zahnseide etc.).

8.5.5.4 Lagerung und Mobilisation

Bei starker Atemnot werden die Patienten in bequeme Rückenlage mit leicht erhöhtem Oberkörper gebettet. Um den Einsatz der Atemhilfsmuskulatur zu erleichtern, ist das Lagern der Arme auf Kissen und in leicher Abduktion möglich.

8

In Abhängigkeit vom klinischen Bild kann schon relativ früh die **Mobilisation** eingeleitet werden. Da bei der Mobilisation ein weiterer Thrombus eine erneute Embolie verursachen kann, ist der Patient genau zu beobachten (Vitalzeichen, Schmerzen etc.). Ein gültiges Mobilisationsschema kann nicht gegeben werden, da das Steigern der Mobilisierung von passiven auf aktive Bewegungsübungen bis zum ersten Aufstehen vom Schweregrad und der aktuellen Belastbarkeit des Patienten abhängt.

8.5.6 Prognose und Verlegung des Patienten

Die Ausdehnung der Lungenembolie und der Therapiebeginn bestimmen über Erfolg oder Mißerfolg in den ersten Stunden und Tagen. Ebenso beeinflussen Vorerkrankungen und das Alter die Prognose. Die in der Literatur angegebene Mortalität bei schwerster Lungenembolie liegt zwischen 20 und 40%. Die Langzeitprognose ist jedoch gut, wenn sich keine pulmonale Hypertonie entwickelt und eine konsequente Rezidivprophylaxe betrieben wird. Die Lungenembolie rangiert in der Gesamtstatistik der Todesfälle an dritter Stelle hinter dem Herztod und dem Apoplex. Perioperativ ist die Lungenembolie in der Gynäkologie, Geburtshilfe, Urologie und Traumatologie die häufigste nicht durch die Grunderkrankung bedingte Todesursache. Das **Verlegen des Patienten** auf eine Normalpflegestation ist möglich, wenn keine Zeichen pulmonaler oder kardialer Insuffizienz mehr bestehen. Die Übergabe erfolgt in schriftlicher Form, wobei eine kurze mündliche Zusammenfassung mit z.B. folgenden **Schwerpunkten** erfolgen sollte:

■ Wie war der Verlauf? Besteht noch ein Rezidivrisiko?
■ Welche therapeutischen Maßnahmen sind erfolgt (operativ, konservativ)?
■ Sind Verbandwechsel nötig?
■ Welche Maßnahmen und Pflegehandlungen sind zur Rezidivprophylaxe erforderlich? Inwieweit ist der Patient darüber informiert?
■ Sind die Gerinnungsparameter im therapeutischen Bereich? Welche Kontrollen sind nötig? Besteht Blutungsgefahr?
■ Wie belastbar ist der Patient? Wie ist der Mobilisationsgrad? Gibt es einen Mobilisationsplan?
■ Liegen noch z.B. Venenkatheter? Wann sind diese zuletzt verbunden worden?

8.6 Patienten mit Myokardinfarkt

8.6.1 Patientenklientel

Der Herzinfarkt ist überwiegend eine Erkrankung des älteren Menschen (über 55 Jahre), wobei ein deutlich erhöhtes Erkrankungsrisiko auch bei jüngeren Menschen mit Risikofaktoren (Tab. 8.6-1) besteht. Grundsätzlich kann extreme körperliche und/oder seelische Belastung bei jedem Menschen ungeachtet des Alters und der Risikokonstellation einen Infarkt auslösen. Durch die gefäßschützende Wirkung der Östrogene ist das Erkrankungsrisiko für Frauen vor der Menopause allerdings niedriger als für gleichaltrige Männer, steigt aber nach der Menopause deutlich an und ist für beide Geschlechter im Alter gleich.

Erkrankung

Der Myokardinfarkt (s.a. Kap. 3.1) ist eine Nekrose der Herzmuskulatur durch einen **Verschluß eines Herzkranzgefäßes.**

Zu Beginn besteht eine **Ischämie,** die einen funktionellen, noch rückbildungsfähigen „Lähmungszustand" der Herzmuskulatur darstellt. Besteht die Ischämie über die vier bis sechs kritischen Stunden hinaus, kommt es zum **Absterben der Muskulatur** im betroffenen Gebiet.

Die **Größe des Infarktareals** wird durch das Ausmaß der Kollateralisierung über die verbliebenen Koronararterien sowie den Sauerstoffbedarf der Herzmuskulatur bestimmt. Letztendlich ist für das Infarktgeschehen das Verhältnis von Sauerstoffbedarf und Sauerstoffangebot im betroffenen Myokardbereich maßgeblich.

Prinzipiell kann es auch ohne vollständigen Koronarverschluß zum Absterben der Zellen kommen. Am häufigsten betroffen sind in diesem Fall die Innenschichten der Herzwand (sind am schlechtesten durchblutet).

Die Herzklappen selbst sind nicht durchblutet und somit nicht unmittelbar betroffen, aber die Nekrose der klappentragenden Muskulatur führt zur Funktionsstörung.

Die **häufigste Ursache** des akuten Koronarverschlusses ist in ca. 90% ein frischer **Thrombus,** der das Gefäß im Bereich einer bereits vorbestehenden arteriosklerotischen Stenose verschließt oder der sich aufgrund einer Ruptur einer weichen cholesterinhaltigen Plaque ausbildet. Die weiche Plaque muß zuvor keineswegs stark gefäßeinengend gewesen sein, die patho-

Tab. 8.6-1	Risikofaktoren für die Entstehung einer koronaren Herzerkrankung und eines Herzinfarktes.	
Bereich	**Faktor**	**Beeinflußbarkeit**
• Genußgifte	– langjähriger inhalativer Nikotinkonsum	– ja (Genußgift meiden)
• Ernährung und Lebensweise	– Fettstoffwechselstörungen (v.a. erhöhte LDL- und erniedrigte HDL-Cholesterinwerte)	– ja, außer bei angeborenen Fettstoffwechselstörungen (selten)
	– Bewegungsmangel	– ja (Bewegung)
• Erkrankungen	– langjähriger arterieller Bluthochdruck	– ja (Medikamente, regelmäßige RR-Kontrollen etc.)
	– Übergewicht, v.a. Stammfettsucht	– ja (Kalorienaufnahme reduzieren)
	– Diabetes mellitus	– bedingt ja (konsequentes Einhalten der Diät, Medikamenteneinnahme)
	– angeborene Erhöhung des Homocystein-Blutspiegels	– ja (entsprechende Diät)
	– Chlamydieninfektion und Zytomegalie in der Anamnese	– unklar, ob Prävention sinnvoll
• Medikamente	– Einnahme oraler Kontrazeptiva, insbesondere langjährige Einnahme in Verbindung mit Nikotinabusus	– ja (Kombination von Rauchen und Kontrakonzeption vermeiden)
• genetische Disposition	– familiäre Erkrankungshäufung	– nein

physiologischen Vorgänge sind bisher noch nicht eindeutig geklärt. In beiden Fällen kommt es jedoch zur **Funktionsstörung des Gefäßendothels.** Normalerweise laufen in einer fein ausgewogenen Balance am Endothel gleichzeitig Blutgerinnungs- und Wiederauflösungsvorgänge ab. Durch Funktionsstörung des Endothels reduzieren sich gerinnungshemmende Möglichkeiten, was zur Thrombozytenadhäsion führt.

Eine **weitere,** wenn auch seltene **Infarktursache** sind schwere **Gefäßverkrampfungen.** Zusätzlich können v.a. bei Kindern Infarkte auf dem Boden **entzündlicher Gefäßprozesse** auftreten. Inwiefern entzündliche Prozesse auch bei Erwachsenen eine Rolle spielen, ist derzeit noch nicht geklärt. Auch hier werden erhöhte Entzündungsparameter (C-reaktives Protein und Leukozyten) gefunden. Weitere infektiöse Infarktursachen wie beispielsweise das Zytomegalievirus oder Chlamydia pneumoniae werden diskutiert.

Die Lokalisation des Infarktes wird durch die anatomische Blutversorgung der Kranzgefäße bestimmt. Die **rechte Kranzarterie** (RCA) versorgt in der Regel den größten Teil des rechten **Ventrikels sowie die Hinterwand des linken Ventrikels und das hintere Septum.** Die **linke Kranzarterie teilt sich** nach kurzem Verlauf in den RIA (Ramus interventricularis anterior) und RCX (Ramus circumflexus). Der wichtige RIA, der häufig am stärksten ausgebildet ist, versorgt die Vorderwand und das vordere Septum sowie die Seitenwand. Der RCX versorgt die obere Hinterwand und geringere Anteile des rechten Ventrikels mit Blut.

Die Blutversorgung des Herzens erfolgt zumeist über beide Arterien ausgeglichen. Bei 23% der Bevölkerung überwiegt die Versorgung über die linke, bei 11% über die rechte Kranzarterie. Daneben bestehen bei 95% zarte Verbindungsgefäße zwischen den beiden Gebieten, die Anastomosen genannt werden. Verbindungsgefäße, die innerhalb desselben Versorgungsgebiets be-

8

stehen, werden Kollateralen genannt. Besonders bei chronischem Verlauf der koronaren Herzkrankheit können sich diese Verbindungsgefäße beträchtlich erweitern und wie ein „natürlicher Bypass" funktionieren. Je länger anamnestisch eine stabile Angina pectoris vorliegt, desto stärker ist meist der Anreiz zur Ausbildung von Kollateralen und Anastomosen. Diese können unter Umständen sogar ein verschlossenes Gefäß ausreichend ersetzen.

Klinik und Verlauf

Bei jeder Angina pectoris (Abb. 8.6-1), die länger als 10 bis 15 Minuten anhält und sich nicht auf Nitratgabe bessert, besteht der Verdacht auf einen akuten Herzinfarkt. Dies gilt auch dann, wenn noch keine eindeutigen EKG- oder Laborveränderungen vorliegen, die anamnestischen Hinweise auf erhöhte Koronarrisikofaktoren sind ausreichend.

Der **typische Infarktschmerz** (s.a. Abb. 8.6-1) liegt seltener als angenommen vor. In voller Ausprägung verspürt der Patient akut einen vernichtenden unerträglichen Brustschmerz, abschnürende oder **erdrückende Brustenge** mit **Todesangst.** Begleitet wird dies von einem ausgesprochenen **Schwächegefühl** sowie **vegetativen Symptomen** wie kalter Schweiß, Erbrechen, Durchfall und Schwindel. Der Schmerz strahlt oft in Arme, Hals oder Oberbauch aus (meist ist die linke Körperregion stärker betroffen).

Die Ausprägung der klinischen Beschwerden entspricht nicht immer der Schwere des Infarktgeschehens. Ein kleiner Infarkt kann oft große Schmerzen verursachen, und andererseits kann ein stummer Infarkt sehr schwer verlaufen. Retrospektiv finden sich auch beim stummen Infarkt oft Angina-pectoris-Beschwerden, die in der Anamnese als muskuläre Verspannung,

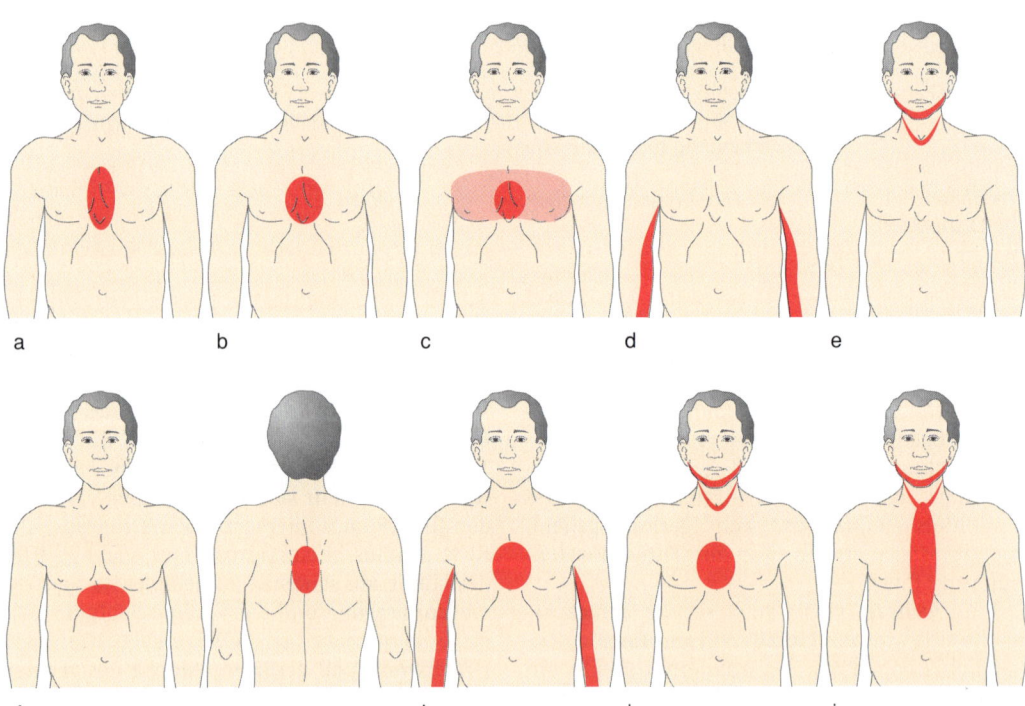

a   b   c   d   e

f   g   h   i   j

Abb. 8.6-1   Lokalisation und Ausbreitung der typischen Schmerzen bei Angina pectoris.
a) und **b)** Retrosternaler Schmerz.
c) Beidseits ausstrahlender retrosternaler Schmerz.
d) Schmerzen an den Innenseiten beider Oberarme.
e) Schmerzen im Halsbereich mit Ausstrahlung in die Zähne.
f) Schmerzen im Oberbauch.
g) Schmerzen im Rücken.
h) Schmerzen retrosternal und an den Innenseiten beider Oberarme.
i) Schmerzen retrosternal und im Halsbereich mit Ausstrahlung in die Zähne.
j) Schmerzen retrosternal mit Ausstrahlung in Hals, Kinn und Innenseite der Oberarme.

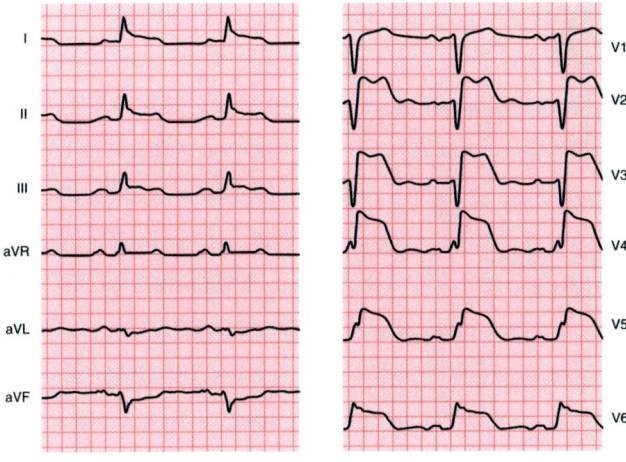

Abb. 8.6-2 EKG-Veränderung bei akutem Vorderwandinfarkt. Ausgeprägte monophasische ST-Hebung in den Ableitungen V2 bis V6 und I, II und III als Ausdruck einer ausgedehnten transmuralen Vorderwandischämie mit Seitenwandbeteiligung.

Rücken- oder Magenschmerzen bekannt wurden.

Ein Infarkt kann entweder **transmural,** d.h. alle Wandschichten der Muskulatur betreffend, oder **nicht-transmural** verlaufen. Beim nicht-transmuralen Infarkt nekrotisieren nur die schlecht durchbluteten subendokardialen Schichten, aber er kommt auch bei gut kollateralisierten Verschlüssen vor.

Recht eindeutig läßt sich ein Infarkt mittels **EKG** diagnostizieren. Beim transmuralen Infarkt bildet sich zuerst eine ST-Streckenerhöhung aus, die mehrere Tage bestehen kann. Bei Ausbildung einer bleibenden Narbe zeigt das EKG eine breite Q-Zacke und R-Abnahme. Bei nicht-transmuralem Verlauf entstehen nur Störungen im Bereich des ST-Streckenverlaufes. In den

Abbildungen 8.6-2 und 8.6-3 sind typische EKG-Veränderungen beim Vorderwand- und Hinterwandinfarkt dargestellt.

Neben den EKG-Veränderungen sind im Rahmen der **Labordiagnostik** verschiedene Parameter erhöht, diese sind in Tabelle 8.6-2 zusammengefaßt.

Im Infarktgewebe finden sich **histologische Veränderungen** frühestens sechs Stunden nach Ereignisbeginn. Im Verlauf der nächsten acht bis zehn Tage wird die Nekrose von neutrophilen Granulozyten durchsetzt und in den folgenden drei bis vier Wochen durch Monozyten abgeräumt. Dabei bildet sich Granulationsgewebe aus, das sich innerhalb von sechs Wochen nach Infarkt bindegewebig zur Narbe verfestigt.

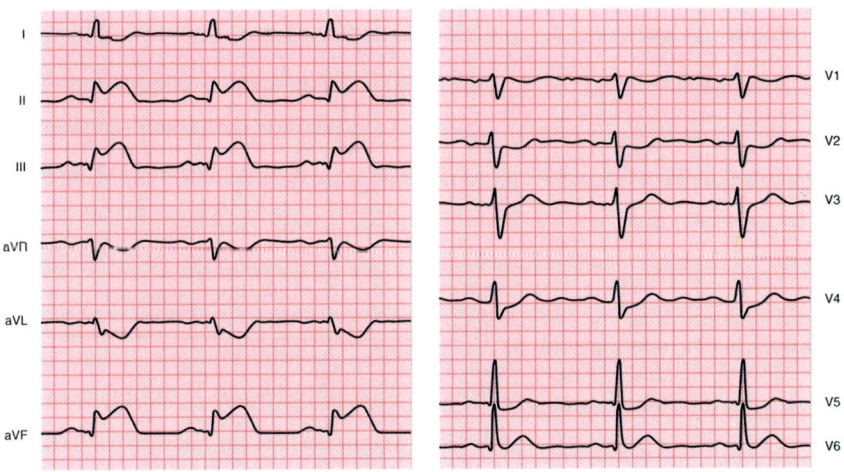

Abb. 8.6-3 EKG-Veränderung bei akutem Hinterwandinfarkt. Monophasische ST-Hebung in den Ableitungen II, III und aVF sowie die spiegelbildliche ST-Senkung in I und aVL. Die Erregungsausbreitung in V1 bis V6 ist unauffällig.

Tab. 8.6-2 Typische Laborveränderungen beim Myokardinfarkt.

Labor-parameter	Zeitpunkt der Erhöhung
– CK	– erhöht nach ca. 4 Stunden – Maximum nach ca. 24 Stunden
– GOT	– erhöht nach ca. 4 Stunden – Maximum nach ca. 2 Tagen
– LDH	– erhöht nach ca. 6 Stunden – Maximum nach ca. 36 Stunden
– CK-MB (herzmuskel-spezifisch)	– Maximum nach ca. 5 Stunden
– Troponin (herzmuskel-spezifisch)	– erhöht nach ca. 3 Stunden
– Leukozyten (unspezifisch, Zeichen der Entzündung)	– erhöht nach ca. 3 Stunden
– BSG (unspezifisch, Zeichen der Entzündung)	– erhöht nach 1–2 Wochen

8.6.2 Übernahme des Patienten

In der Anamneseerhebung (evtl. einweisender Notarzt) sind bisher eingenommene Medikamente bzw. bereits erfolgte Maßnahmen der Erstversorgung zu erfragen. Insbesondere sollten Informationen über Schmerzart, Schmerzdauer, erfolgte Schmerzmedikation und Wirkung sowie die Gabe von Nitropräparaten, die Wirkung und die aktuelle Kreislaufsituation eingeholt werden.

Die Vitalparameter wie Puls, Blutdruck und Atmung müssen permanent überwacht und gesichert sein. Die Herz-Bettlagerung mit ca. 45 Grad erhöhtem Oberkörper und Tieflagerung der Beine erleichtert die Herzarbeit. Bei Luftnot sollte Sauerstoffgabe von 2 bis 3 l/min über Nasensonde oder Maske erfolgen. Nach dem Legen eines intravenösen Zugangs sollte die Diagnose so rasch wie möglich durch ein 12-Kanal-EKG gesichert werden. Da der Patient meist ängstlich und unruhig ist, ist ruhiges und umsichtiges Handeln wichtig.

8.6.3 Therapieschwerpunkte

8.6.3.1 Überwachung und Monitoring

Erforderlich sind permanentes intensivmedizinisches Monitoring, **EKG** mit Arrhythmie-Kontrolle und Erfassen der **hämodynamischen Parameter** (RR, ZVD und ggf. pulmonalarterieller und -kapillarer Druck) sowie Pulsoxymetrie und Blutgasanalyse. Bei Patienten im Schock ist eine **Flüssigkeitsbilanz** erforderlich, dazu wird meist ein Blasenkatheter gelegt. Nur so ist rasches Intervenieren bei Verschlechterung möglich. Zu jedem Zeitpunkt muß eine kardiopulmonale Reanimation und elektrische Defibrillation bei lebensbedrohlicher ventrikulärer Arrhythmie gewährleistet sein.

8.6.3.2 Ernährung und Flüssigkeits-substitution

Eine basale parenterale **Flüssigkeitssubstitution,** die dem Elektrolythaushalt und der hämodynamischen Situation angepaßt ist, ist in der kritischen Krankheitsphase sinnvoll.

Bei unkompliziertem Infarkt kann die **Ernährung enteral** erfolgen, wobei leicht verdauliche Kost verabreicht wird. Eine entsprechende Diät bei Adipositas oder Hypercholesterinämie muß grundsätzlich in Absprache mit dem Patienten eingeleitet werden.

Im persistierenden kardiogenen Schock mit kataboler Stoffwechsellage ist eine **parenterale Ernährung** indiziert. Dabei ist insbesondere auf die Kaliumentgleisung und die damit verbundene Gefahr von malignen Herzrhythmusstörungen zu achten. Ist eine **Kaliumsubstitution** notwendig, darf die parenterale Applikation nicht zu schnell erfolgen, da irreversible Rhythmusstörungen ausgelöst werden können. Bei normaler Diurese beträgt die Infusionsgeschwindigkeit von Kalium in der Regel nicht mehr als 20 mmol/Stunde. Bei Verschlechterung der renalen Ausscheidung ist äußerste Vorsicht geboten, da der Serumkaliumspiegel schnell ansteigen kann.

8.6.3.3 Medikamentöse Therapie

Steht kein Herzkatheterlabor zur akuten PTCA zur Verfügung, ist in der Frühphase ein Versuch, den thrombotischen Koronarverschluß mit fibrinlösenden Enzymen wiederzueröffnen, am vielversprechendsten. Zur **Lysetherapie** werden Streptokinase, Urokinase und tPA (tissue-type plasminogen activator) verwendet. Mit ihnen läßt sich bei 50 bis 60% innerhalb von 90 Minuten wieder ein normaler Fluß herstellen.

Als Nebenwirkung und Komplikation der Lysetherapie sind auch unter korrekter Anwendung gefährliche Blutungen mit Todesfolge möglich. Deshalb sollte das Dosierungsschema genauestens befolgt und Kontraindikationen ausgeschlossen werden. Zusätzlich kann eine Therapie mit Streptokinase anaphylaktische Reaktionen auslösen, weshalb bereits prophylaktisch die Gabe von Glukokortikoiden erfolgen kann.

Die weitere **antithrombotische Therapie** kann mit Acetylsalicylsäure zur Thrombozytenaggregationshemmung und Heparin zur Hemmung der thrombinabhängigen Gerinnungsvorgänge erfolgen (bei Heparinallergie auch Hirudin).

Eine herzprotektive Wirkung besitzen **Betablocker** durch Blockade der körpereigenen Streßhormone Adrenalin und Noradrenalin. Dieses vermindert den kardialen Sauerstoffverbrauch durch Senken der Schlagfolge und Schlagkraft. Dadurch entsteht ein besseres Verhältnis von Sauerstoffangebot und Sauerstoffverbrauch, was die Infarktausdehnung begrenzt und sekundär vor Rhythmusstörungen schützt. Auch läßt sich dadurch die Langzeitprognose verbessern und die Häufigkeit von Reinfarkten, plötzlichem Herztod und Herzschwächen senken. Ebenfalls wird einer Herzerweiterung im Infarktnarbenbereich (sog. Remodeling) vorgebeugt. Die Dosierung muß an die Herzfrequenz und Pumpleistung angepaßt werden, da es sonst zu verlangsamter Schlagfolge, Pumpschwäche oder Blutdruckabfall kommen kann.

Nitrate wirken durch vermehrte Freisetzung von Stickstoffmonoxid am Endothel stark vasodilatierend. Besonders wirksam senken sie die Vor- und Nachlast des Herzens bei Patienten mit Herzinsuffizienz, Hypertonie und bestehender Angina pectoris. Die Dosis muß der aktuellen Kreislauf- und Blutdrucksituation angepaßt werden. Bei systolischen Druckwerten unter 100 mmHg sollte man kein Nitrat verabreichen, da durch weiteres Absenken des arteriellen Mitteldruckes eine Verschlechterung der Koronarperfusion entsteht.

ACE-Hemmer haben eine regulative Wirkung auf das beim Infarkt aktivierte Renin-Angiotensin-System, das das Zusammenspiel zwischen peripherem Gefäßwiderstand und Salz- und Wasserhaushalt der Niere reguliert. Durch Hemmen der Angiotensinsynthese (stark gefäßverengendes Plasmaeiweiß) scheinen ACE-Hemmer nach neuesten Erkenntnissen das Remodeling und die Mortalität nach Myokardinfarkt günstig zu beeinflussen. Besonders wirksam sind sie bei großen Infarkten mit nachfolgender Herzinsuffizienz sowie bei arterieller Hypertonie. Bei der Erstapplikation kann es eine übermäßige Blutdrucksenkung geben, außerdem kommt es gelegentlich zur Verschlechterung bestehender Nierenfunktionsstörungen. Entsprechend sind ggf. engmaschige Blutdruck- und Kreatininwertkontrollen im Serum indiziert.

8.6.3.4 Lokale Therapie

Perkutane transluminale Koronarangioplastie (PTCA)

Mit der invasiven Herzkathetertechnik ist eine direkte Behandlung am Ort des Infarktes möglich. Bei der Ballondilatation des Gefäßverschlusses wird der normale Blutfluß wiederhergestellt und somit in den ersten vier bis sechs Stunden die Ischämie behandelt. Die Ausbildung eines Infarktes mit Nekrose wird verhindert.

Aus diesem Grund sollte unmittelbar nach Diagnosestellung mit einer Koronarangiographie die verschlossene Koronararterie dargestellt, sondiert und der Thrombus mit dem Führungsdraht durchstoßen werden. Nach Plazieren des Dehnungsballons in der Engstelle kann das thrombotische und sklerotische Material mit hohem Druck (in der Regel 5 bis 8 Atmosphären) an die Gefäßwand gepreßt werden. Nach Ablassen des Ballons ist der Blutfluß meist bereits gebessert.

In einigen Fällen läßt sich eine Stenose nicht aufdehnen. Ursachen können Dissektion der Aderinnenhaut sowie des Zurückschnellen der gedehnten Haut (recoil) sein. Hier kann durch **Einsetzen eines Stents** (feine Metall-Gefäßstütze) die abgelederte Aderinnenhaut wieder an die Gefäßwand angelegt und somit das Flußergebnis verbessert werden. Die neu ausgebildete Aderinnenhaut überwächst den Stent innerhalb kürzester Zeit.

Das Entstehen von Frührezidivthromben nach Stenteinlage kann durch die orale Gabe von **Ticlopidin** (hemmt Plättchenanlagerung) reduziert werden. Dabei gibt man das Ticlopidin un-

8

mittelbar nach der PTCA für mindestens drei Wochen. Die wichtigsten Nebenwirkungen unter dieser Therapie sind Blutbildveränderungen und toxische Hepatitis.

Unabhängig von der Stenteinlage bildet sich jedoch in 30 bis 40% der Fälle nach PTCA eine **Rezidivstenose.** Sie entsteht durch stark vermehrte Zellteilung der glatten Muskelzellen und der mittleren Wandschicht und durch Einwanderung in das Endothel (Art überschießende Narbenreaktion). Deshalb ist in den ersten Monaten nach PTCA in regelmäßigen Abständen ein Belastungs-EKG erforderlich, um eine erneute Durchblutungsstörung erkennen zu können.

8.6.3.5 Respiratorische Therapie

Eine Respiratortherapie kommt nur bei therapierefraktärem Lungenödem oder im kardiogenen Schock in Frage. Wegen der zu erwartenden Komplikation bei längerer maschineller Beatmung darf sie nur so lange wie nötig erfolgen. Die Behandlungsrichtlinien entsprechen dabei denen der allgemeinen Beatmung auf Intensivstation (Kap. 7.7).

8.6.3.6 Besondere therapeutische Verfahren

Bei schwer aufdehnbaren, stark sklerotischen, harten Stenosen kommen alternative Verfahren wie der Rotablator oder ein seltener eingesetzter Atherektomiekatheter (DCA) zum Einsatz. Bei der **Rotablation** wird das Stenosematerial mit einem ultraschnell rotierenden (bis 250 000 U/ min), olivenförmigen Fräskopf abgetragen. Bei der **DCA** (direktionale koronare Atherektomie) hobelt man das Stenosematerial mit einem speziellen Atherektomiekatheter ab und aspiriert es über den Katheter. Beide Verfahren sind aufwendig und haben deutlich höhere Komplikationsraten (Dissektion, Nachblutung, Arrhythmie-Auslösung) als die PTCA.

8.6.4 Komplikationen

Die häufigste Komplikation ist das **Kammerflimmern,** das einem hämodynamischen Kreislaufstillstand entspricht. Der Tod tritt innerhalb von wenigen Minuten ein. Kammerflimmern ist die Hauptodesursache sowohl in der Prähospitalisationsphase als auch langfristig nach überstandenem Infarkt. Vorboten des Kammerflim-

merns sind schnelle Schlagfolgen, Salven von ventrikulären Extrasystolen oder Kammerflattern (über 250 Aktionen/min, QRS-Komplexe noch abgrenzbar), ein fließender Übergang von Kammerflattern in Kammerflimmern ist ab 350 Aktionen/min möglich.

Therapiert wird das Kammerflimmern mit elektrischer Defibrillation (200–400 J), war diese nicht oder nur kurz erfolgreich, so sollten weitere Schocks erst nach Gabe von Antiarrhythmika (z.B. Amiodaron) folgen.

Weitere Komplikation bei Ausfall großer Teile der Herzmuskulatur ist der **kardiogene Schock.** Dabei handelt es sich um ein Pumpversagen, in der Regel mit Blutdruckwerten unter 90 mmHg und inadäquater Organperfusion. Bei Versagen der linken Herzkammer entsteht ein Lungenödem, bei rechtsventrikulärer Beteiligung ist das Herzzeitvolumen reduziert ohne Lungenödem. Die Therapie des kardiogenen Schocks erfolgt mit Schleifendiuretika, positiv-inotropen Substanzen wie Dopamin, Dobutamin oder auch Phosphodiesterase-Hemmern und ggf. mit intraaortaler Ballonpumpe. Primär sollte eine PTCA oder Lyse bei akutem Infarktereignis angestrebt werden. Ein kardiogener Schock kann bei Reperfusion der verschlossenen Koronararterie noch durchbrochen werden. Gelingt dies nicht, besteht eine hohe Sterblichkeit aufgrund von Folgeerkrankungen wie Nieren- oder Multiorganversagen.

Thromboembolien im Rahmen eines Infarkts treten in der Regel an ihrem Ursprungsort, d.h. der Infarktnarbe auf. Mit der Größe der Infarktnarbe wächst das Risiko einer Thrombusentstehung. Die Thromben können innerhalb der ersten Stunden bereits zu Embolien im großen Kreislauf führen.

Das **Einreißen der Infarktnarbe** zählt zu den weiteren Komplikationen. Ein Einriß am Septum führt zum „Kurzschluß" zwischen den Herzkammern, dabei fließt das Blut dem Druckgefälle folgend von der linken in die rechte Herzkammer. Durch den deutlich erhöhten Druck im rechten Ventrikel kommt es zur Druck- und Volumenbelastung, so daß ein akutes Rechtsherzversagen und Low-output-Syndrom möglich ist. Hier ist die operative Versorgung angezeigt. Bei Durchbruch einer Infarktnarbe nach außen in den Herzbeutel entsteht meist eine tödliche **Perikardtamponade,** bei der das rechte Herz durch das Blut komprimiert wird und sich nicht mehr füllen kann. Bei Abriß eines Papillarmuskels, meist an der Mitralklappe, entsteht eine akute **Mitralklappeninsuffizienz** mit Rückstau des Blutes vor der linken Herzkammer und Lungenödem. Auch hier ist die baldmöglichste Operation lebensrettend.

8.6.5 Pflege bei Patienten mit Herzinfarkt

8.6.5.1 Krankenbeobachtung

Im Normalfall sollte der Infarktschmerz bei entsprechender Therapie nach spätestens zwei Stunden abgeklungen sein. Erneuter Brustschmerz gilt als **Postinfarktangina** und ist eine Indikation zu invasiver Diagnostik und Therapie. Treten nach einem Infarkt erneut pektanginöse Beschwerden auf, muß ein EKG mit einem 12-Kanal-Gerät geschrieben werden, da ein Reinfarkt (z.B. bei drohendem Wiederverschluß nach therapeutischer Intervention oder nach nicht-transmuralem Verlauf eine transmurale Ausdehnung) oder ein Zweitinfarkt an anderer Lokalisation drohen.

Ein entsprechendes Beobachten der **Schmerzen** und **Vitalparameter** muß engmaschig (alle 10 bis 15 Minuten) erfolgen.

Daneben ist nach invasiver Katheter-Diagnostik die **arterielle Punktionsstelle** blutungs- und thrombosegefährdet, deshalb sind Erhebung des peripheren Pulsstatus und die Inspektion des Druckverbandes mit Abtasten der Extremität und Beobachten der Hautfarbe regelmäßig notwendig. Eine Weichteilschwellung und/oder Farbveränderung der Haut kann ein Hinweis auf ein tiefliegendes Hämatom oder eine tiefe Beinvenenthrombose sein.

Nach Kontrastmittelgabe ist zur Vermeidung möglicher Nierenfunktionsstörungen auf eine ausreichende Flüssigkeitszufuhr (2 l in 4 h) sowie das Einsetzen der Urinproduktion zu achten. Bei Linksherzinsuffizienz ist eine bilanzierte Flüssigkeitszufuhr obligat, da bei verminderter Nierenfunktion und zu großer Flüssigkeitszufuhr eine Volumenüberlastung möglich ist.

Bei älteren Patienten treten nicht selten **zerebrale Durchblutungsstörungen** auf, die in der Regel rasch vorübergehen. Hier ist nach einer Fibrinolyse auch die **Einblutungsgefahr ins Gehirn** zu beachten. Neurologische Komplikationen bedürfen daher ebenfalls engmaschiger Verlaufskontrollen. Unter Vollheparinisierung und Thrombozytenaggregationshemmung können sich relativ große Blutmengen langsam und symptomarm in tiefen Muskellogen, Bauchhöh-le, Darm oder Thorax ansammeln. Dies gilt besonders wenn der Patient durch Gabe von Analgetika schmerzfrei ist. Da Hämoglobin und der Hämatokrit oft erst mit mehrstündiger Verspätung absinken, kommt dem rechtzeitigen Erkennen einer nachlassenden **Urinproduktion,** eines sich verschlechternden **Bewußtseinszustandes,** zunehmender **Unruhe** oder zunehmender **kardiovaskulärer Instabilität** große Bedeutung zu.

8.6.5.2 Psychische Betreuung

In den ersten Infarktstunden ist die Schmerzlinderung mit einem Analgetikum wie Morphin oder verwandte Substanzen elementar wichtig, hierdurch wird der Patient nicht nur ruhiger, es werden auch deutlich weniger Streßhormone wie Kortisol und Adrenalin/Noradrenalin vom Körper ausgeschüttet.

Typischerweise überwiegt in den ersten zwei Tagen bei Postinfarktpatienten eine ängstliche Grundstimmung, die mehr oder weniger stark ausgeprägt ist. Deshalb sind in diesem Zeitraum zur Linderung angstlösende Medikamente wie Benzodiazepine sinnvoll. Im weiteren Verlauf bleibt der Infarkt als vernichtendes, die Existenz bedrohendes Erlebnis in der Erinnerung, welches häufig das Verhalten und Empfinden des Patienten grundlegend verändert. So trauen sich die meisten Patienten anfangs nicht mehr, sich körperlich oder seelisch zu belasten, und haben oft düstere Phantasien über ihren beginnenden gesundheitlichen, sozialen und wirtschaftlichen Abstieg. Wenn der Patient mobilisiert wird und sich neu an die Grenzen seiner Belastbarkeit herantastet, sollte man ihn behutsam und wohlwollend darin bestärken, insbesondere wenn man den Eindruck hat, daß der Patient noch Angst hat. Ihn aber generell zu schonen, sollte genauso vermieden werden, da ihn dies in seiner Mutlosigkeit nur bestärken würde und zur unangemessenen Minderung qualitativer und quantitativer Lebensperspektiven führen kann.

Bei deutlich eingeschränkter körperlicher Belastungstoleranz ist mit weiterer psychischer Belastung zu rechnen, auch depressive Verstimmungen sind möglich. Die Ausprägung hängt stark von der Situation im persönlichen und sozialen Umfeld ab. Es ist wichtig, dem Patienten zu vermitteln, daß er die größte Gefahr, nämlich das akute Stadium, hinter sich hat und daß es mit den heute verfügbaren diagnostischen und therapeutischen Verfahren viele Möglichkeiten

8

gibt, das Risiko eines Reinfarkts deutlich zu senken.

Für manchen hat der Infarkt einen aufrüttelnden Signalcharakter, ungesunde Lebensweisen zu verändern, andere resignieren, wieder andere verdrängen das Erlebte manchmal erstaunlich schnell.

Anamnestisch läßt sich retrospektiv oft feststellen, daß das Infarktereignis häufig im Rahmen einer psychischen Überforderungssituation eingetreten ist. Insbesondere schwer lösbare Konflikte bei eingeschränktem Handlungsspielraum, sei es am Arbeitsplatz oder im partnerschaftlichen Bereich, die mit häufig ausgeprägter Leistungsbereitschaft und sozialem Konformitätsstreben kollidieren, tragen zum auslösenden Moment bei.

8.6.5.3 Prophylaxen

Die Eckpfeiler einer sinnvollen langfristigen Therapie sind gleichzeitig die Maßnahmen zur **Infarktprophylaxe**. Dazu zählen:
- regelmäßige Medikamenteneinnahme
- Ernährungsumstellung auf fett- und fleischarme sowie vitamin- und ballaststoffhaltige Kost mit Diätberatung (Angehörige evtl. integrieren)
- Minderung der koronaren Risikokonstellation durch konsequente Nikotinkarenz
- Senken der erhöhten Blutfette
- Ausdauersport, auch bei eingeschränkter Herzleistung (Puls unter 120/min)
- regelmäßige Bewegung

Weitere Prophylaxen werden je nach Situation des Patienten eingesetzt. Im Rahmen der **Obstipationsprophylaxe** ist auf regelmäßige Stuhlentleerung ohne ausgeprägtes Pressen zu achten. Die bei einem Herzinfarkt notwendige Opiatgabe führt häufig zu Obstipation, die mit Lactulose oder anderen Laxanzien behandelt werden kann.

Da der Patient anfangs eher immobilisiert wird, sind je nach Allgemeinzustand Maßnahmen der **Thrombose- und Dekubitusprophylaxe** erforderlich.

Die erhöhte **Blutungsgefahr** bei Lyse- oder Antikoagulanzientherapie verbietet i.m. Injektionen, und Verletzungen sind zu vermeiden.

Die **Pneumonieprophylaxe** erfolgt durch atemgymnastische Übungen im Rahmen der Physiotherapie. Auf Abklatschen und Vibrationen ist zu verzichten, atemstimulierende Einreibungen und bewußtes Atmen hingegen können patientenorientiert eingesetzt werden.

8.6.5.4 Lagerung und Mobilisation

Die **Herzbettlagerung** mit ca. 45° erhöhtem Oberkörper und erniedrigten unteren Extremitäten bringt eine Entlastung der Herzarbeit.

Meist müssen Patienten nach Myokardinfarkt zunächst **Bettruhe** einhalten, in dieser Zeit werden **passive Bewegungsübungen** gemacht. Daran schließen sich je nach Schweregrad und in Absprache mit dem behandelnden Arzt aktive **Bewegungsübungen** an, die entsprechend der Belastbarkeit des Patienten zu **steigern** sind.

8.6.6 Prognose und Verlegung des Patienten

Je schwerer und ausgedehnter der Infarkt bzw. je niedriger die Auswurfleistung des linken Ventrikels (EF, ejection fraction, im Normalfall 60 bis 75%), desto schlechter ist die Prognose und umgekehrt. Die Höhe der Kreatinkinase (CK) und die Größe des Infarktes entsprechen sich in der Regel wechselseitig. Allerdings kommt es bei einer Wiedereröffnung einer Infarkt-Koronararterie durch einen Auswascheffekt zu einem schnelleren und höheren Anstieg der CK, auch einhergehend mit schneller Normalisierung. Klinisch ist der Verlauf sehr unterschiedlich, er reicht vom asymptomatischen stummen Infarkt ohne Herzinsuffizienz über den Infarkt mit Herzinsuffizienz aller Stadien bis zum akuten Herztod. Unbehandelt verläuft der Herzinfarkt in 30 bis 40% aller Fälle tödlich, wobei ca. in 60% der Tod bereits in der ersten Stunde eintritt.

Sind **operative Eingriffe** innerhalb von drei Monaten **nach** einem **Infarkt** erforderlich, muß mit einer erhöhten perioperativen Sterblichkeit gerechnet werden. Dies ist unabhängig vom gewählten Anästhesieverfahren. Elektive Eingriffe in diesem Zeitraum sind kontraindiziert.

In der Regel kann das **Verlegen des Patienten** auf Normalstation erfolgen, wenn keine relevanten Herzrhythmusstörungen, keine Angina-pectoris-Beschwerden oder Atemnot vorliegen. Der Blutdruck und die Herzfrequenz sollten im Normbereich und das CK im Blut normal bzw. nur noch leicht erhöht sein. Bei der **Übergabe** an das nachbetreuende Team sind z.B. folgende **Schwerpunkte** explizit zu besprechen:
- Wie war der Verlauf? Gabe es Komplikationen?
- Wie wurde therapiert? PTCA, Antikoagulation etc.?

- Ist die Punktionsstelle abgeheilt? Gerinnung im therapeutischen Bereich?
- Besteht noch akute Blutungsgefahr?
- Bestehen noch Rhythmusstörungen?
- Gibt es Besonderheiten bezüglich Atmung und Vitalzeichenüberwachung?
- Ist eine Ernährungsumstellung erforderlich, bereits erfolgt oder sollte diese eingeleitet werden?
- Wie ist die psychische Situation des Patienten?
- Ist der Patient über Verhaltensweisen informiert?
- Wie ist der Mobilisationsgrad? Gibt es Besonderheiten bei der Mobilisation?

8.7 Patienten mit akutem und chronischem Nierenversagen

8.7.1 Patientenklientel

Das **akute Nierenversagen** ist meist Folge oder Begleiterscheinung von anderen lebensbedrohlichen Erkrankungen bzw. Zuständen wie hypovolämischer Schock, Sepsis, langdauernde operative Eingriffe und Glomerulonephritiden. Entsprechend können Patienten in jedem Lebensalter betroffen sein. In der Bundesrepublik erkranken jährlich mehr als 40 Patienten pro 100 000 Einwohner an akutem Nierenversagen (v.a. nach langdauernden operativen Eingriffen, massivem Blutverlust und schweren Unfällen). Das **chronische Nierenversagen** ist am häufigsten Folge von Nierenerkrankungen (Glomerulonephritis, interstielle Nephritits, Pyelonephritis), aber auch von systemischen Erkrankungen (Hypertonie, Diabetes mellitus, generalisierte Arteriosklerose). Entsprechend dominieren hier multimorbide, ältere Patienten.

Erkrankung

Ein **akutes Nierenversagen** entsteht durch eine plötzliche, von der äußeren Flüssigkeits- und Elektrolytbilanz unabhängige, kritische Reduktion der renalen Ausscheidungsfunktion. Die **chronische Niereninsuffizienz** ist eine über Monate bis Jahre progrediente, unbehandelt häufig tödliche Erkrankung, die durch die Unfähigkeit der Niere gekennzeichnet ist, die Konzentration harnpflichtiger Substanzen im Blut in einem normalen Bereich zu halten. Es wird dabei im wesentlichen zwischen vier Stadien der Nierenfunktionsstörung unterschieden.

Beim Nierenversagen kommt es zum Konzentrationsanstieg aller renal eliminierten Substanzen (v.a. kleinmolekulare und wasserlösliche Stoffe) im Blut. Einzelne Symptome des Nierenversagens sind direkt auf die Retention zurückzuführen, z.B. kann die Kaliumretention bradykarde Rhythmusstörungen auslösen, die mangelnde Protonenausscheidung (H^+-Ionen) verursacht eine Azidose. Die Auswirkungen des Plasmaanstieges anderer Substanzen wie Harnstoff oder Kreatinin sind nicht so offensichtlich. Das auffälligste Zeichen der Erkrankung ist die Wasserretention mit massiven Ödemen. Die Gesamtheit der Symptome, die das Vollbild eines Funktionsverlustes der Niere kennzeichnen, wird Urämie genannt.

Klinik und Verlauf des akuten Nierenversagens

In Abhängigkeit von der Ätiologie unterscheidet man prä- bzw. extrarenales, intrarenales und postrenales bzw. obstruktives akutes Nierenversagen.

- **Prä- oder extrarenales akutes Nierenversagen:** Die Ursachen sind in Tabelle 8.7-1 aufgeführt. Das prärenale akute Nierenversagen beruht auf einer renalen Hypoperfusion der noch intakten Nieren. Bei Beseitigung der Hypoperfusion folgt die spontane Erholung, es sei denn, daß durch die Minderperfusion ein Parenchymschaden bzw. eine Schockniere entstanden ist. Die meßbaren Laborparameter bei prärenalem Nierenversagen sind:
  - Natriumausscheidung unter 20 mval/l
  - Urinosmolarität über 500 mosmol/l

Tab. 8.7-1 Ursachen des prärenalen akuten Nierenversagens.

Ursachen
• **Flüssigkeits- und NaCl-Verluste durch:**
– Blutung (nach außen, im Darmtrakt)
– Verbrennung
• **Flüssigkeitsumverteilung durch:**
– Ileus
– schweres nephrotisches Syndrom, gekennzeichnet durch Ödeme
– Leberzirrhose, gekennzeichnet durch Hypoalbuminämie und Aszites
• **Herzinsuffizienz durch:**
– dekompensierte Klappenvitien
– KHK (v.a. nach Myokardinfarkt)
• **Übrige Blutdruckabfälle durch:**
– Medikamente (Antihypertensiva)
– Nebenniereninsuffizienz

8

■ **Intrarenales akutes Nierenversagen:** Tabelle 8.7-2 gibt einen Überblick über die Ursachen. Die klinisch häufigste Ursache des intrarenalen Nierenversagens ist ein Schockgeschehen. Neben der verminderten Durchblutung und der damit reduzierten renalen Perfusion werden die Nierenzellen, v.a. die sehr energiebedürftigen Tubuluszellen, hypoxisch geschädigt. Auch nephrotoxische Medikamente und arteriosklerotisch bedingte Ischämie durch Gefäßverschluß, Embolie und Thrombose können zu akutem Nierenversagen führen. Die Hypoperfusion führt über die Ischämie zur Nierenparenchymschädigung.

■ **Postrenales oder obstruktives akutes Nierenversagen:** Die Ursachen für das postrenale oder obstruktive akute Nierenversagen sind Prostatahypertrophie, Nieren- und Harnleitersteine, Tumoren, verstopfter Blasenkatheter (Pflegefehler) und medikamentös bedingte Blasenentleerungsstörung.

Tab. 8.7-2 Ursachen des intrarenalen akuten Nierenversagens.

Ursachen
● **Kreislaufbedingte Schockzustände durch:**
– Hypovolämie
– schwere Verbrennung
● **Septischer Schock durch:**
– meist bakterielle Sepsis
● **Kardiogener Schock durch:**
– Myokardinfarkt
– Herzstillstand
– Perikardtamponade
● **Akute toxische Nephropathie durch:**
– nephrotoxische Antibiotika (z.B. Aminoglykoside)
– Röntgenkontrastmittel
– Zytostatika (z.B. Cisplatin)
– Schwermetalle (z.B. Quecksilber)
● **Nierenerkrankungen wie:**
– akute interstitielle Nephritiden
– progressive Glomerulonephritis
– Systemvaskulitis mit Nierenbefall
● **Nephropathie durch Hämpigmente bei:**
– akuter Hämolyse
– akutem Muskelzerfall (Crush-Niere, Rhabdomyolyse)

Zuerst steigt die Nierendurchblutung bei Harnwegsobstruktion, fällt dann bei anhaltender Obstruktion aber innerhalb 24 Stunden ab. Der erhöhte Druck in den gestauten Harnwegen überträgt sich bis in den glomerulären Kapselraum und läßt den effektiven glomerulären Filtrationsdruck bis auf Null sinken, so daß keine weitere Filtration von Primärharn erfolgen kann. Das Beseitigen des Hindernisses führt zur prompten Erholung der Nierenfunktion, wenn es inzwischen nicht zu einer Druckschädigung des Nierenparenchyms gekommen ist.

Insgesamt ist das akute Nierenversagen (ANV) durch einen raschen, innerhalb von Stunden bis wenigen Wochen fortschreitenden Abfall der glomerulären Filtration und den Anstieg harnpflichtiger Substanzen im Blut gekennzeichnet. Diagnostische Zeichen sind **Oligurie** bis **Anurie** und **Azotämie** (Plasmaharnstoffspiegel über 60 mg/100 ml bzw. Plasmakreatininspiegel von mehr als 1,8 mg/100 ml und Entgleisen des Elektrolythaushalts). Vor Einführung der Dialyseverfahren führt die mit ANV verbundene **Hyperkaliämie** in der Regel innerhalb kurzer Zeit zum Tod.

Die **Diagnose** kann anhand der Anamnese (z.B. Einnahme von nephrotoxischen Substanzen) und der Symptome wie Gewichtszunahme, positive Flüssigkeitsbilanz (Überwässerung) und durch Beurteilen des extrazellulären Flüssigkeitsvolumens (Hautturgor, Blutdruck, Puls, ZVD, Herzgröße, Vorliegen von Ödemen) gestellt werden. Manchmal liegt zusätzlich auch ein Nierenklopfschmerz vor, der aber ein unspezifisches Zeichen ist. Das Labor gibt mit raschen Erhöhungen des Serumkreatinins (bis zu 2 mg% pro Tag), Abfall der Kreatininclearance, Bestimmen von Urinnatrium, Urinkreatinin und Urinosmolarität weitere Hinweise. Ganz typisch ist der rasche Anstieg des Serumkaliums, der häufig eine Notfalldialyse notwendig macht.

Im **Verlauf** des akuten Nierenversagens können drei Phasen unterschieden werden:

■ **oligurische Phase**, sie dauert einige Stunden bis mehrere Wochen, zur Therapie sind Wasserrestriktion, Elektrolytkontrolle (Kalium) und Akutdialysen erforderlich

■ **diuretische (polyurische) Phase**, hier gibt es kein Zeitlimit, es kommt zur Zunahme des Harnvolumens, Vorsicht wegen evtl. ausgeprägter Elektrolytverluste

■ **Restitutionsphase**, sie dauert bis zu einem Jahr

M Die typischen Symptome des akuten Nierenversagens sind gleichzeitig auch die **Komplikationen:**

– Hyperkaliämie
– Überwässerung (v.a. Lungenödem und Hirnödem mit Bewußtseinsstörung)
– periphere Ödeme
– neuromuskuläre Übererregbarkeit
– EKG-Veränderungen

Haupttodesursachen des ANV sind heute kardiovaskuläre Komplikationen, Herzrhythmusstörungen, Infektionen und akute gastrointestinale Blutungen. ■

Klinik und Verlauf des chronischen Nierenversagens

Im **Stadium der eingeschränkten Funktionsreserve** bei gut erhaltener exkretorischer und regulatorischer Nierenfunktion ist die eingeschränkte Nierenleistung nur bei Funktionsprüfungen festzustellen. Manche Patienten zeigen eine leichte Erhöhung des Harnstoffs im Blut, ohne die Normwerte zu überschreiten. Befindlichkeitsstörungen liegen zu diesem Zeitpunkt nicht vor.

Im **Stadium der kompensierten Retention** hat sich ein neues Gleichgewicht zwischen der anfallenden und ausgeschiedenen Menge an harnpflichtigen Substanzen in der Form eingestellt, daß die Serumspiegel an Harnstoff und Kreatinin über die Norm erhöht sind, meist ohne daß der Patient dies wahrnimmt. Diese Erscheinungen der Erkrankung bleiben über längere Zeit (Monate bis Jahre) konstant und lassen das Fortschreiten der Erkrankung nicht erkennen. Allgemeine körperliche Belastung wie körperliche Anstrengung, Diätfehler, Infektionen, Flüssigkeitseinschränkung oder Flüssigkeitsentzug können zum weiteren akuten Anstieg der erwähnten Laborwerte führen.

Das **Stadium der dekompensierten Retention** zeichnet sich durch eine progrediente Zunahme der Serumspiegel von Harnstoff, Kreatinin und Phosphat aus. Neben der Azotämie (Harnstoffanstieg) treten Azidose, Elektrolytstörungen (Hyperkaliämie, Hypokalziämie) und Wasserausscheidungsstörungen hinzu. In diesem Stadium ist das Glomerulusfiltrat unter 20 bis 30 ml/min abgefallen. Eine Untergruppe von Patienten leidet an einem polyurischen Nierenversagen mit verminderter Fähigkeit der Nieren, den vermindert gebildeten Primärharn zu konzentrieren. Hier tritt eine vermehrte Flüssigkeitsausscheidung auf, ohne daß jedoch die harnpflichtigen Substanzen in ausreichender Menge ausgeschieden werden. Das polyurische Nierenversagen kommt auch typischerweise in der Erholungsphase des akuten Nierenversagens vor. In diesem Stadium sind die Patienten häufig müde, wenig leistungsfähig und können zur Ödembildung neigen.

In der Endphase dieser chronischen Erkrankung, der **terminalen Niereninsuffizienz,** kommt es zur eigentlichen Urämie. Neben einem starken Abfall des Glomerulusfiltrats, meist unter 5 ml/min, bestehen deutliche klinische Zeichen des körperlichen Verfalls. Es stellen sich schließlich Oligurie (Tagesharnmengen unter 400 ml) und Anurie (Tagesharnmengen unter 100 ml) ein. Durch massive Wassereinlagerung in Verbindung mit Hyperkaliämie kommt es zum Herz-Kreislauf-Versagen mit Todesfolge.

Klinik und Verlauf der Urämie

Die Urämie wirkt sich auf den ganzen Körper, d.h. auf alle Organsysteme aus. Unter Urämie versteht man ein klinisches Syndrom, das sämtliche Symptome und Zeichen einer fortgeschrittenen globalen Niereninsuffizienz umfaßt. Die häufigsten Ursachen sind chronische Glomerulonephritis und chronische Pyelonephritis. Die **klinischen Zeichen der Urämie** sind:

■ körperliche Schwäche, leichte Ermüdbarkeit
■ neuromuskuläre Symptome (Muskelzuckungen, tetanische Anfälle) und Verlust der Muskelmasse
■ Reizbarkeit, akute Psychosen
■ Infektanfälligkeit
■ Kopfschmerzen
■ schwache Paresen durch Calciumdefizit
■ gastrointestinale Symptome
■ Singultus
■ Koma (im Endstadium)

Bei der Urämie können folgende **Veränderungen im Herz-Kreislauf-System** auftreten:

■ Hypertonie durch Störung der Flüssigkeitsregulation
■ Linksherzinsuffizienz durch Volumen- und Druckbelastung
■ Perikarditis mit typischem Perikardreiben, Herzbeuteltamponaden durch blutige Perikardergüsse

Die EKG-Veränderungen bei der Urämie sind unspezifisch, so daß sich in vielen Fällen keine für die Urämie typischen Veränderungen definieren lassen. Bei Niereninsuffizienz treten häufig Hypertonie, Perikarditis und Myokardschäden sowie Hypokalziämien und Hyperkaliämien auf,

8

die das Erscheinungsbild des EKG verändern. Am ehesten typisch sind Hyperkaliämiezeichen mit T-Wellen-Veränderungen und QRS-Verbreiterungen. QT-Zeit-Verlängerungen als Zeichen einer Hypokalziämie kennzeichnen die dadurch bedingte Abnahme der myokardialen Kontraktilität.

Am **respiratorischen System** äußert sich die Urämie durch Kussmaul-Atmung (Folge der metabolischen Azidose), Orthopnoe, Lungenödem (bei Herzinsuffizienz), Bronchitis (Abwehrschwäche durch Proteinmangel) sowie terminal in der Cheyne-Stokes-Atmung.

Die Befunde an der Lunge sind Folge einer vermehrten Flüssigkeitsansammlung im Lungeninterstitium. Im Röntgenbild des Thorax zeigen sich Verdichtungen, die sich zur Lungenperipherie hin mehr und mehr aufhellen. Die Patienten klagen über deutliche Dyspnoe und Druckgefühl auf der Brust.

Zu den **Veränderungen am Verdauungstrakt** zählen Anorexie, Foetor uraemicus, Übelkeit mit Erbrechen und Diarrhö. Der Foetor uraemicus ist ein seit dem Altertum bekanntes Zeichen der terminalen Niereninsuffizienz und wahrscheinlich die Folge der erhöhten Ammoniakbildung im Eiweißstoffwechsel. Der Foetor ist bei der chronischen Niereninsuffizienz viel deutlicher ausgeprägt als beim akuten Nierenversagen und kann differentialdiagnostisches Zeichen sein. Durch regelmäßige Mundpflege kann die Belastung für Patient und Personal gemildert werden.

Die bei urämischen Patienten häufig festgestellte Sub- oder Anazidität des Magensaftes ist auf eine gesteigerte Ammoniakproduktion und damit verminderte Protonensekretion in der Magenschleimhaut zurückzuführen. Ebenso finden sich bereits bei der chronischen Niereninsuffizienz häufig Zeichen einer Pankreatitis, die sich gelegentlich sogar in einer hämorrhagischen oder nekrotisierenden Verlaufsform äußert. Die Entstehung ist bis heute nicht geklärt.

Bei einem hohen Prozentsatz der chronisch Niereninsuffizienten kommt es zu Darmblutungen. Die Blutungen beruhen auf Ulzerationen und Nekrosen der Darmschleimhaut infolge von Infektionen, dem hohen Ammoniakgehalt im Stuhl und Durchblutungsstörungen durch Gefäßveränderungen. Mit den Blutungen ist meist auch eine Verschlechterung der Niereninsuffizienz verbunden, weil durch Abbau der im Blut enthaltenen Proteine im Darm zusätzlich große Mengen an Harnstoff und Ammoniak anfallen.

Störungen im blutbildenden System sind bei Urämie häufig ebenfalls zu finden. Dabei ist die normochrome und normozytäre Anämie typisch und korreliert in ihrer Ausprägung mit dem Schweregrad der Niereninsuffizienz. Die Anämie resultiert aus einer verminderten Erythropoese (Erythropoetin wird in der Niere gebildet und ist bei den meisten Patienten mit Niereninsuffizienz vermindert vorhanden) und einer verkürzten Erythrozytenüberlebensdauer. Durch Thrombozytopenie kommt es zur Blutungsneigung mit Purpura, Epistaxis, Hämoptysis, Meläna, Hämaturie und zu verlängerter Periodenblutung.

Typische **Hautveränderungen** sind ein schmutzig-graues, blasses Kolorit und Austritt von Harnsäurekristallen v.a. an Stirn und Wangen. Ein starker Juckreiz tritt bei vielen Patienten auf, er ist sehr belastend und kaum zu behandeln. Sorgfältige Hautpflege und kühle Umschläge oder Bäder können den Juckreiz evtl. vermindern.

Die Osteomalazie ist die wichtigste **Veränderung im Bereich des Skelettsystems.** Durch eine erworbene Vitamin-D-Resistenz wird Calcium im Darm schlechter resorbiert und an der Niere leichter ausgeschieden. Diese Vitamin-D-Resistenz führt bei Erwachsenen zur Osteomalazie und beim Kind zur Ausbildung einer renalen Rachitis. Die nachfolgende Hypokalziämie stimuliert die Nebenschilddrüse zur Freisetzung des Parathormons, das zur weiteren Knochenentkalkung führt.

Klinik und Verlauf des nephrotischen Syndroms

Das nephrotische Syndrom ist durch **Proteinurie, Hypalbuminämie, Ödeme** und **Hyperlipidämie** gekennzeichnet. Es geht zwar nicht zwangsläufig mit einer Niereninsuffizienz einher, muß aber wegen seiner Bedeutung hier erwähnt werden. Meist ist eine Glomerulonephritis die Ursache und führt über Schäden an den Glomeruli zu einem starken Eiweißverlust über die Nieren, die die beschriebenen Symptome zur Folge haben. Wegen des Eiweißmangels dieser Patienten sind Blutungen und erhöhte Infektanfälligkeit die Folge.

8.7.2 Übernahme des Patienten

Da die Patienten meist erst auf der ICU (intensive care unit) ein akutes Nierenversagen (ANV) entwickeln, stellt sich die Frage nach der Übernahme des Patienten selten. Entwickelt ein Patient auf einer Normalstation ein Nierenversagen, so ist ein kompletter Report des bisherigen Behandlungsverlaufs und der pflegerischen Besonderheiten an die Intensivstation zu übergeben. Hat der Patient ein Lungenödem oder Rhythmusstörungen, ist eine sofortige Kalium- und Blutgasanalyse erforderlich, um evtl. die Indikation zur Beatmung oder Dialyse stellen zu können.

Bei Übernahme eines Patienten mit ANV von einer anderen Intensivstation sind zusätzlich die bereits begonnenen Therapiemaßnahmen (wie z.B. Daten der letzten Dialyse) zu anzugeben.

8.7.3 Therapieschwerpunkte

8.7.3.1 Überwachung und Monitoring

Beim akuten Nierenversagen müssen Ernährung (eiweißreduzierte Diät), **Flüssigkeitsbilanz**, Elektrolytbilanz und **Säure-Basen-Haushalt** täglich exakt überwacht werden, um Komplikationen sofort zu erkennen. Jede orale und parenterale Zufuhr von Medikamenten und Nahrung muß exakt dokumentiert und der Ausfuhr in Form von Urin, Stuhl und Schweiß gegenübergestellt werden. Da die Schweißproduktion von der Temperatur abhängt (pro einem Grad Temperaturanstieg über 37,5 °C ist mit zusätzlichem Volumenverlust von 10 bis 15 ml/kg KG zu rechnen), muß auch die **Körpertemperatur** bei diesen Patienten in Intervallen von maximal vier Stunden gemessen und dokumentiert werden.

8.7.3.2 Ernährung und Flüssigkeitssubstitution

Im Stadium der vollen Kompensation ist eine Einschränkung der **Flüssigkeits- und Eiweißzufuhr** nicht erforderlich. Bei fortgeschrittener Krankheit muß jedoch die Zufuhr von Flüssigkeit und Elektrolyten der Ausscheidung angepaßt werden. Im Stadium der kompensierten Retention kann bis zu einem Serumharnstoffwert von 80 mg% die Eiweißzufuhr in normaler Höhe belassen werden, sofern keine gastrointestinalen Beschwerden (Inappetenz, Übelkeit) auftreten. Bei stärkerem Anstieg (150 mg%) ist eine Proteinrestriktion auf 0,5 bis 0,8 g/kg KG angezeigt. Bei starkem Eiweißverlust über die Niere muß allerdings zeitweise Eiweiß substituiert werden.

Bei der nephrotischen Verlaufsform (d.h. Proteinurie) der chronischen Niereninsuffizienz sollte die **Diät** hochkalorisch und reich an Eiweiß sein. Obwohl die Proteinurie unter dieser Kost ansteigt, wird dadurch die Stickstoffbilanz ausgeglichen und evtl. sogar positiv, d.h., es geht kein körpereigenes Eiweiß verloren. Aufgrund der schlechten Verträglichkeit sollte die Proteinzufuhr 1,3 bis 1,5 g pro kg KG jedoch nicht übersteigen.

Die **Ernährung** erfolgt über eine eiweiß- und kaliumarme, aber kalorisch ausreichende Kostform. Ist der Patient nicht in der Lage, ausreichend Nahrung selbständig aufzunehmen, so muß er künstlich ernährt werden. Da die Resorption aus dem Darmtrakt bei terminaler Niereninsuffizienz in Verbindung mit Begleiterkrankungen eingeschränkt ist, muß hier häufig parenteral substituiert werden.

M Die zugeführte Eiweißmenge ist grundsätzlich individuell dem Grad der Niereninsuffizienz und dem Allgemeinzustand anzupassen. Sinkt der Serumalbumingehalt unter 35 g/l, spricht dies in jedem Fall für einen Abfall des Gesamteiweißgehalts des Körpers, der ausgeglichen werden sollte. ■

Zur Flüssigkeitsbilanzierung eines Patienten ohne Nierenersatztherapie kann folgende Faustregel verwendet werden: Die **erlaubte Flüssigkeitsaufnahme** entspricht der Ausscheidung des Vortags plus der Menge an Flüssigkeitsverlusten durch Erbrechen, Durchfall usw.

8.7.3.3 Medikamentöse Therapie

Die primäre ärztliche Aufgabe besteht in der Korrektur nachgewiesener prä- oder postrenaler Störungen und dem Beseitigen der Erkrankungsursachen. Die möglichst optimale Beeinflussung des Hyperkatabolismus soll die Hauptkomplikationen verhindern. Beinahe alle Pharmaka müssen in ihrer Dosierung der eingeschränkten Ausscheidung angepaßt werden.

8.7.3.4 Lokale Therapie

Nach **Anlegen eines Shunts** bei Dialysepatienten dürfen keine komprimierenden Verbände angelegt werden. Der Shuntarm oder das Shuntbein werden in den ersten Tagen nach der Anlage hochgelagert und ruhiggestellt. Die Hautnähte können nach 10 bis 14 Tagen entfernt werden. Die erste Punktion ist nach zwei Wochen möglich. Während einer Hämodialyse ist der Arm be-

8

quem zu lagern und die Punktionskanüle sicher zu fixieren. Verbandwechsel und das Beobachten auf Nachblutung entsprechen im Prinzip den allgemeinen postoperativen Kriterien. Wichtig sind tägliche **Funktionskontrollen** durch Palpation und Auskultation mit dem Stethoskop sowie die **Infektionsprophylaxe.** Die Hautpartie um den Shunt kann mit Wasser und Seife gereinigt werden und ist an den dialysefreien Tagen zur Pflege gut einzucremen.

M Grundsätzlich sind alle diagnostischen Blutentnahmen aus dem Shunt verboten, und es sollte an dem „Shuntarm" auch keine Blutdruckmessung erfolgen. Ist der Patient immobil, ist sicherzustellen, daß der Shunt so abgepolstert wird, daß keine Einschränkung des Durchflusses auftreten kann. ■

8.7.3.5 Respiratorische Therapie

Bei der respiratorischen Therapie bei Patienten mit Nierenerkrankungen gelten die gleichen Regeln, wie sie in Kapitel 7.7 beschrieben sind.

8.7.3.6 Besondere therapeutische Verfahren

Da die konservative Behandlung beim akuten Nierenversagen praktisch keinerlei Verbesserung der Überlebensrate bietet und bei einer suffizienten **Nierenersatztherapie** nur geringe Einschränkungen bezüglich Nahrungszufuhr und medikamentöser Behandlung erforderlich sind, sind folgende Therapieverfahren möglich, um die Zeit bis zu einer Restitution der Nierenfunktion zu überbrücken.

Hämodialyse
Da die hämodynamische Belastung bei Hämodialyse nicht unerheblich ist und außerdem sehr aufwendige Installationen benötigt werden (deionisiertes Wasser), wird dieses Verfahren in der Intensivmedizin nicht routinemäßig angewendet.

Bei der Hämodialyse wird das Blut in eine künstliche Niere geleitet, in der aufgrund von Osmose und Diffusion über eine selektiv permeable Membran ein Austausch der harnpflichtigen Substanzen und ein Flüssigkeitsentzug durch das Dialysat stattfindet. Daneben findet eine Diffussion gelöster Teilchen gemäß einem Konzentrationsunterschied zwischen Blut und Dialysat statt. Je höher die Konzentration im Blut, um so schneller wandern diese Teilchen in

die Spüllösung. Kleine Moleküle wie Harnstoff, Kreatinin oder Harnsäure mit einem Molekulargewicht von weit unter 500 Dalton passieren die Membran mühelos. Größere Moleküle können die Membran nur wenig oder gar nicht durchdringen. Für den Austausch der harnpflichtigen Substanzen spielt der Druck im Blut und im Dialysat eine wichtige Rolle.

Vor Beginn der Dialyse muß zunächst ein großkalibriger, intravenöser Zugang, ein sog. Shaldon-Katheter, gelegt werden. Bei langfristiger Therapie ist die Anlage eines Shunts erforderlich.

Die Häufigkeit der Dialyse orientiert sich an den pathologischen Werten des Patienten, insbesondere Kalium- und Harnstoffkonzentration. In der Regel findet eine Hämodialyse alle zwei Tage statt und dauert drei bis fünf Stunden. Der Patient wird vor Anschluß an die Hämodialyse heparinisiert (10 000 bis 15 000 IE) und erhält während der gesamten Hämodialyse weiter Heparin, um ein Gerinnen des Blutes zu vermeiden.

Die Hauptaufmerksamkeit während der Dialyse gilt dem **Kreislaufzustand** des Patienten. Blutdruckabfall und Bewußtseinsstörungen sind häufige Nebenwirkungen, die entweder eine zu rasche Entwässerung oder eine zu schnelle Veränderung der Elektrolytkonzentrationen im Serum anzeigen. Hier muß durch Ändern des Hämodialyse-Regimes oder durch Volumenersatz reagiert werden.

Nach Abschluß der Hämodialyse wird die Heparinwirkung mit Protamin antagonisiert. Die häufigste **Komplikation** bei der Hämodialyse ist das Dysäquilibriumsyndrom (Kap. 8.7.4).

Hämofiltration
Arterielles oder venöses Blut durchströmt einen Hämofilter, durch den aufgrund eines Druckgradienten eine Ultrafiltratmenge von 8 bis 30 Litern pro Tag abgepreßt wird. Das Ultrafiltrat geht dem intravasalen Volumen verloren und ist durch eine Infusionslösung zu ersetzen. Nach Durchströmen des Hämofilters reinfundiert man das verbleibende Blut wieder in eine Vene.
■ **Arteriovenöse Hämofiltration:** Das Verfahren der arteriovenösen Hämofiltration ahmt die passive glomeruläre Filtration nach. Alle anderen Leistungen, wie z.B. die Reabsorption oder die aktive Sekretion, können die Nierenersatzverfahren nicht übernehmen.
Zur arteriovenösen Hämofiltration wird eine periphere Arterie kanüliert und das arterielle

Blut unter dem aktuellen arteriellen Blutdruck in ein Schlauchsystem geleitet. Es durchströmt einen Hämofilter (ein Bündel von Tausenden sehr feinen, semipermeablen Kunststoffkapillaren). Durch den natürlichen Blutdruck wird Plasmawasser zusammen mit niedermolekularen Bestandteilen durch die Kapillaren abgepreßt, in einem Filtratbeutel aufgefangen und gemessen.

Die abgepreßte Flüssigkeitsmenge muß nach dem Hämofilter weitgehend ersetzt werden, um ein zu rasches Dehydrieren zu vermeiden. Ein exaktes Bilanzieren ist essentiell. Auch hier muß heparinisiert werden, dies erfolgt am besten kontinuierlich in den arteriellen Schenkel des Hämofiltrationssystems. Im Gegensatz zur Hämodialyse wird die arteriovenöse Hämofiltration kontinuierlich vorgenommen. Die Methode ist weniger belastend, aber auch weniger effektiv als die Hämodialyse.

Die arteriovenöse Hämofiltration ist ohne maschinelle Unterstützung allein aufgrund des Blutflusses, der durch den arteriellen Blutdruck bewirkt wird, möglich. Da die Blutflußrate der limitierende Faktor der arteriovenösen Hämofiltration ist und die Punktion einer großen Arterie mit Risiken verbunden ist, wird zunehmend das Verfahren der pumpengestützten veno-venösen Hämofiltration durchgeführt.

■ **Veno-venöse Hämofiltration:** Hier wird das Blut über einen Doppellumenkatheter (Shaldon-Katheter) aus einer großen Vene, am besten V. jugularis interna oder V. subclavia, entnommen und nach Passage durch das Filtrationssystem wieder in dieselbe Vene reinfundiert.

Wegen des geringen venösen Drucks benötigt man eine Blutpumpe, um die Zirkulation aufrechtzuerhalten. Diese Rollerpumpe gewährleistet eine Filtrationsrate, die von der Pumpleistung des Herzens unabhängig ist. Diese veno-venöse Hämofiltration hat gegenüber anderen Verfahren für den Patienten entscheidende Vorteile. Im Vergleich zur arteriovenösen Hämofiltration muß hier keine große, stark blutungsgefährdete Arterie punktiert werden, und es besteht keine Abhängigkeit vom systolischen Blutdruck. So ist weder die Blutdruckabhängigkeit noch die größere Kreislaufdepression durch die Hämodialyse ein limitierender Faktor. In Abbildung 8.7-1 ist schematisch dargestellt, wie das Blut über eine große Körpervene entnommen und über das Schlauchsystem mittels einer Rollerpumpe in die Kapillarmembran (den Hämofilter) gepumpt wird. Noch bevor das Blut den Kapillarfilter passiert, wird vor der Pumpe mittels eines Perfusors Heparin in das Schlauchsystem gegeben. In dem Hämofilter wird das Ultrafiltrat aufgrund des von der Pumpe aufgebauten Perfusionsdrucks in ein Meßsystem abgepreßt (hinter dem Filter kann mit einer Klemme der Druckabfall im Filter beeinflußt werden). Hinter dem Hämofilter wird die Elektrolytersatzlösung über Infusomaten zugeführt. Da mit der pumpengestützten Hämofiltration Ultrafiltratmengen über 50 l pro Tag erreicht werden können, ist eine genaue Bilanzierung von erheblicher Bedeutung. Störungen aufgrund von **Bilanzierungsfehlern** sind die Hauptkomplikation. Die Symptome sind entweder Blutdruckabfall, Tachykardie und Schock bei Hypovol-

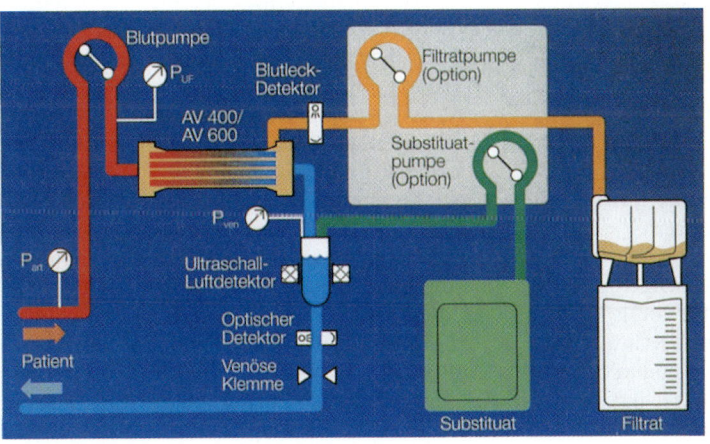

Abb. 8.7-1 Funktionsprinzip der veno-venösen Hämofiltration. Venöses Blut fließt mit Rollerpumpenunterstützung durch einen Hämofilter, in dem plasmaisotones Filtrat abgepreßt wird. Das angeordnete Substrat wird nach dem Hämofilter zugemischt. Überwachungsinstrumente messen den arteriellen, den venösen und den Filtrationsdruck sowie Luft im Blut.

8

ämie oder Blutdruckanstieg und Bradykardie bei Hypervolämie.

Vorgehen bei der Bilanzierung anhand eines Beispiels

Patient X mit akutem Nierenversagen erhält über Medikamente und parenterale Ernährung 2 000 ml Flüssigkeit und 100 mmol Natrium und 10 mmol Kalium. Er scheidet weder Urin noch Stuhl aus. Das Ziel der Hämofiltration in den ersten 24 Stunden soll ein Flüssigkeitsentzug von 3 Litern sein. Gleichzeitig soll der Natriumgehalt des Blutes nicht verändert und die Kaliumkonzentration reduziert werden. Folgende Vorgaben durch den Arzt sind gemacht:

■ Kalium wird nur bei Bedarf und ausschließlich separat, also nicht in die Elektrolytersatzlösung gegeben

■ die Ultrafiltratersatzlösung hat einen Natriumgehalt, der dem des Serums entspricht

■ 5 000 ml Flüssigkeit müssen dem Patienten in 24 Stunden entzogen werden (2 l Zufuhr und 3 l gewünschte Gewichtsabnahme), d.h. pro Stunde sind etwa 200 ml Flüssigkeit mehr abzufiltrieren als zu ersetzen

Die erste Anweisung lautet daher: **Ultrafiltratersatz/h = Ultrafiltratproduktion/h minus 200 ml**. Wenn 5 000 ml Flüssigkeit entzogen werden, gehen damit auch fünfmal 140 mmol Natrium verloren. Da 3 000 ml Flüssigkeit zu entziehen sind, müssen die restlichen zweimal 140 mmol Natrium (= 280 mmol) ersetzt werden. Weil der Patient bereits 100 mmol Natrium über sonstige Medikamente (s.o.) bekommt, sind noch 180 mmol Natrium zu geben. Idealerweise gibt man dies als Elektrolytkonzentrat in die parenterale Ernährung oder über Perfusor in einer Zeitspanne von z.B. zweimal vier Stunden.

Nach den ersten 5 bis 15 Minuten der initialen Filtration wird die Filtration der ersten Stunde hochgerechnet und auf dieser Basis der Flüssigkeitsersatz der ersten Stunde eingestellt: 200 ml Ultrafiltrat in 5 Minuten läßt 2 400 ml in der ersten Stunde erwarten, der Ultrafiltratersatz wird auf 2 200 ml pro Stunde eingestellt (= Entzug von 200 ml Flüssigkeit). Nach einer Stunde wird die tatsächliche Ultrafiltratmenge gemessen (z.B. 2 100 ml) und danach der Ultrafiltratersatz der zweiten Stunde eingestellt (in diesem Fall 1 900 ml). Bei einer rasch eintretenden Störung der Ultrafiltration wird auch der Ultrafiltratersatz angepaßt.

M Mit dieser Bilanzierung ist eine effektive Therapie des akuten Nierenversagens insofern möglich, als Flüssigkeits- und Elektrolytentgleisungen sicher verhindert werden können. Diese Komplikationen müssen weiterhin durch regelmäßige **Kreislaufkontrollen** (alle 15 Minuten) und Laboruntersuchungen (bei stabilem Verlauf drei- bis viermal täglich, sonst öfter) rechtzeitig erkannt und ggf. behandelt werden. ■

Hämodiafiltration

Als Kombination von Hämodialyse und Hämofiltration ist die Nierenersatztherapie bei gleichzeitig geringer Kreislaufbelastung besonders effektiv. Der Nachteil besteht in einem apparativ deutlich aufwendigeren Vorgehen. Ansonsten ist das Vorgehen analog zur veno-venösen Hämofiltration.

Peritonealdialyse

Die Peritonealdialyse wird beim akuten Nierenversagen selten angewandt, da die anderen Verfahren effektiver sind. Dennoch soll sie kurz erwähnt werden. Das Kapillarsystem des Peritoneums dient hier als Austauschmembran. Die Dialyseflüssigkeit wird über einen Katheter in die Peritonealhöhle infundiert und nach ein bis zwei Stunden wieder abgelassen. Die Applikation der Spüllösung und der Umgang mit diesem Katheter müssen unter sterilen Bedingungen erfolgen.

Neben der Gefahr der Infektion ist häufig ein Eiweißverlust bei der Peritonealdialyse zu verzeichnen, dem bei der Therapie der chronischen Niereninsuffizienz große Bedeutung zukommen kann.

Nierentransplantation

Nierentransplantationen spielen beim akuten Nierenversagen keine Rolle, wohl aber bei chronischem Nierenversagen, wobei die Anzahl der Patienten, die mangels geeigneter Spender auf ein Organ warten, ständig steigt.

Mehrere tausend Patienten pro Jahr werden in Deutschland nierentransplantiert. Für die postoperative Therapie sind der **Zustand des Patienten** vor der Transplantation und die Begleiterkrankungen wichtig, da das Transplantat oft erst mehrere Tage nach der Transplantation voll funktionsfähig ist. Meist haben diese Patienten eine jahrelange Dialysebehandlung hinter sich. Typisch ist z.B. die starke psychische Fixierung auf den Dialyseshunt, den viele Patienten als „zweites Herz" empfinden.

Vorbestehende Erkrankungen sind Hypertonie, Azidose, Symptome der Urämie (Gastritis, Anämie, Osteoporose) und ausgeprägte psychische Probleme.

Zur Vorbereitung einer Transplantation wird der Empfänger unmittelbar vor dem Eingriff dialysiert, so daß während des operativen Eingriffs (s.a. Kap. 6.5.2.12) der Säure-Basen-Haushalt in einem optimalen Zustand ist.

Bei der postoperativen **Übernahme** des Patienten ist nach dem intraoperativen Verlauf (Gabe von Analgetika, Muskelrelaxanzien, Kortikoiden, Immunsuppressiva und Blutersatzmitteln) zu fragen und die weitere Therapie zu dokumentieren.

Die Patienten nach Nierentransplantationen sind bis zum Einsetzen der vollen Funktion des Transplantates wie Langzeitdialysepatienten zu betrachten. In den ersten postoperativen Tagen muß mit einer akuten und lebenslang mit der chronischen **Abstoßung** gerechnet werden. Daher setzt bereits intraoperativ eine **immunsuppressive Therapie** zur Prophylaxe ein.

Im Vordergrund der postoperativen **Überwachung** stehen kardiopulmonale Parameter (ZVD sollte hoch normal sein, um einen adäquaten Füllungszustand der Gefäße zu gewährleisten). Der **Blutdruck** ist kontinuierlich zu kontrollieren (bei Abstoßung können Blutdruckspitzen auftreten). Eine Hypertonie kann Anastomosennähte gefährden, und eine Hypotonie vermindert die Nierendurchblutung, was das Transplantat gefährdet. Außerdem ist der Blutdruck ausschlaggebend für die Shuntfunktionsfähigkeit.

Das exakte Überwachen und Dokumentieren der **Urinausscheidung** und **Beobachten der Haut** auf evtl. Ödeme ist selbstverständlich. Da nach dem Eingriff sowohl eine sofortige Polyurie als auch eine Oligurie möglich ist, sind gewissenhaftes Bilanzieren und stündliches **Anpassen der Flüssigkeitszufuhr** erforderlich. Ähnlich wie bei der Hämofiltration kann z.B. die Einfuhr (E) innerhalb einer Stunde entsprechend der Ausfuhr (A) der vorhergegangenen Stunde mit einer festen Korrektur (z.B. E = A plus 10 ml) angeordnet werden.

Der **Nahrungsaufbau** kann am ersten postoperativen Tag mit Tee beginnen.

An **Medikamenten** sind für Patienten nach Nierentransplantationen Immunsuppressiva (Imurek®, Urbason®), Antimykotika (Moronal® p.o.), Diuretika (Lasix®) und selbstverständlich Analgetika obligat. Bei Nierentransplantierten werden zur Verhinderung der Organabstoßung Glukokortikoide und spezifische Immunsuppressiva (z.B. Neoral®) gegeben.

Aufgrund der Immunsuppression besteht eine erhöhte **Infektionsgefahr** für den Patienten, der durch eine entsprechende Isolierung (s.a. Kap. 8.10) vorgebeugt wird.

Der Erfolg der Transplantation läßt sich oftmals schon frühzeitig durch Kontrolle der harnpflichtigen Substanzen im Urin feststellen. Ist das Transplantat in der Lage, konzentrierten Urin zu produzieren (Konzentration von Kalium, Kreatinin, Harnstoff höher als im Serum), ist von einer günstigen Prognose auszugehen.

An **Komplikationen** nach Nierentransplantationen auf der Intensivstation sind besonders Nachblutungen und akute Abstoßungsreaktionen zu erwarten. Symptome dafür sind Schmerzen, Funktionsverschlechterung der Niere, Leukozytose und Fieber. Nachblutungen werden operativ versorgt, Abstoßungsreaktionen durch Kortikoide und Immuntherapeutika behandelt.

8.7.4 Komplikationen

Die Hauptkomplikationen bei Patienten mit Nierenversagen entstehen während der Nierenersatztherapie durch erhöhte Blutungsneigung, Dysäquilibriumsyndrom und ausgeprägte Bilanzierungsfehler mit Hypo- und Hypervolämie, v.a. bei Hämofiltration.

Besonders am Gefäßzugang kann es aufgrund der notwendigen Antikoagulation zu einer erhöhten **Blutungsneigung** kommen. Auch bei ausgedehnten Verletzungen sind Hämatome und Blutungen nicht immer zu vermeiden.

Beim **Dysäquilibriumsyndrom** kommt es durch den Entzug osmotisch wirksamer Substanzen (Harnstoff, Elektrolyte, Kreatinin) zu einer Hyposmolarität des Blutes, was nachfolgend v.a. zu zerebralen Störungen führen kann. Diese äußern sich in Übelkeit, Erbrechen und Kopfschmerzen und bei stärkerer Ausprägung durch Zeichen eines akuten Hirndruckanstieges (Verwirrtheit, Sehstörungen, Krampfanfälle). Das Dysäquilibriumsyndrom tritt meist nur nach Hämodialysen auf.

Durch den hohen Flüssigkeitsumsatz bei einer Hämofiltration kann es bereits wenige Stunden nach massiven Bilanzierungsfehlern zur extremen **Hyper- bzw. Hypovolämie** kommen. Beide Störungen äußern sich v.a. in kardiovaskulären Symptomen. Die Hypervolämie führt zunächst zu Blutdruckanstieg, Anstieg des ZVD, Brady-

8

kardie und Rechtsherzinsuffizienz mit Lungenödem und Blutdruckabfall. Bei der Hypovolämie imponieren Tachykardien, verbunden mit Schocksymptomatik.

8.7.5 Pflege bei Nierenversagen

8.7.5.1 Krankenbeobachtung

Hier sind genaues Beobachten der **Ausscheidung** und Bilanzieren wichtig, deshalb ist ein transurethraler oder suprapubischer Katheter angezeigt. Menge, Aussehen und spezifisches Gewicht des Urins werden beobachtet und dokumentiert. Eine tägliche **Gewichtskontrolle** und Messen des **ZVD** sind gleichfalls sehr wichtig.

Neben den engmaschigen Kontrollen von RR, Puls ist das Beobachten von **Atmung, Temperatur** und **Bewußtsein** indiziert. In gleichem Maße ist auf **mögliche** allgemeine **Infektionen** und im speziellen auf Infektionen der Katheter und Sonden zu achten, da sich sehr schnell eine Sepsis entwickeln kann.

8.7.5.2 Psychische Betreuung

Durch die tägliche Konfrontation (regelmäßige Nierenersatztherapie) mit der Erkrankung ist die psychische Belastung der Patienten enorm. In der Anfangsphase der Therapie wird die Dialyse oft als eine Erleichterung empfunden, da die unmittelbare Lebensgefahr abgewendet ist. Bald werden aber die täglichen Restriktionen immer deutlicher sicht- und spürbar. Neben der strengen Diät muß eine strikte Flüssigkeitseinschränkung eingehalten werden. Der Zeitplan zur nächsten Dialyse bestimmt das Leben. Diese Abhängigkeiten von Menschen und „einer Maschine" führen bisweilen zu streitsüchtigen Verhaltensweisen. Selten treten auch depressive Verhaltensmuster auf.

8.7.5.3 Prophylaxen

Die **Infektionsprophylaxe** bei Dialysekathetern (sowohl Hämo- als auch Peritonealdialyse) muß sehr sorgfältig erfolgen. Dazu gehören aseptische Punktionen nach ausreichender vorheriger Desinfektion sowie das sterile Abdecken der Punktionsnadeln während der Dialyse. Auf Zeichen der Infektion wie Rötung, Schwellung, Schmerzhaftigkeit und Sekretaustritt ist der Patient mehrmals täglich zu untersuchen.

Der Einsatz weiterer Prophylaxen wie **Thrombose-, Pneumonie-** oder **Dekubitusprophylaxe** orientiert sich am Zustand des Patienten. Auf die **Soorprophylaxe** ist bei Patienten nach Nierentransplantation besonders hinzuweisen, da durch die Immunsuppression eine besondere Disposition besteht.

8.7.5.4 Lagerung und Mobilisation

Die Lagerung und Mobilisation eines Patienten mit Nierenversagen ist grundsätzlich abhängig von seiner Grunderkrankung. Außer den Einschränkungen während der „Dialysezeit" besteht keine Immobilität. Sowohl bei Hämodialyse als auch bei Hämofiltration kann ein wacher, orientierter Patient mit stabilen Kreislaufverhältnissen alle liegenden oder sitzenden Positionen einnehmen, die ihm seine Grunderkrankung erlaubt. Bei beatmeten Patienten ist die Mobilität wesentlich stärker durch die Beatmung als durch die Dialyse eingeschränkt.

8.7.6 Prognose und Verlegung des Patienten

40 bis 50% der chirurgischen Patienten, die perioperativ ein akutes Nierenversagen entwickeln, sterben innerhalb von 30 Tagen, so daß das akute Nierenversagen trotz vielfältiger Therapiemöglichkeiten noch immer eine hochgefährliche Erkrankung ist.

Bei der **Verlegung** des Patienten auf die Nachsorgestation sind unter Berücksichtigung der weiteren Einschränkungen und Kontrollen z.B. folgende **Besonderheiten** speziell anzugeben:

- Sind weitere Nierenersatzverfahren erforderlich?
- Liegt ein Shaldon-Katheter? Wann gelegt, wann zuletzt verbunden?
- Ist die Anlage eines Shunts geplant?
- Hat der Patient einen Shunt? Wann wurde er angelegt, gibt es Probleme?
- Besteht Flüssigkeitsrestriktion? Besonderheiten der Ernährung?
- Wie ist der Hautzustand (Hautturgor, Ödeme etc.)?
- Wie ist die psychische Situation? Hat sich der Patient mit der lebenslangen Therapienotwendigkeit auseinandergesetzt? Ist evtl. professionelle Hilfe indiziert oder bereits initiiert?
- Wie ist die Ausscheidung? Sind noch Kontrollen oder spezielle Pflegehandlungen bezüglich eines evtl. liegenden Blasenkatheters nötig?

8.8 Patienten mit Sepsis

8.8.1 Patientenklientel

Die **Sepsis** (Septikämie, Blutvergiftung) entsteht durch verschiedene Erreger, die von einem Herd (z.B. Wunde, Katheter) kontinuierlich oder periodisch in die Blutbahn gelangen. Ein zunehmendes Problem ist, daß nicht die (bekämpfbare) Virulenz des verursachenden Mikroorganismus die Zunahme septischer Krankheitsbilder bewirkt, sondern andere schwerste Krankheiten, die durch verbesserte medizinische Behandlung erlebt werden. Somit sind wesentlich mehr empfänglichere **alte und abwehrgeschwächte Patienten** von dieser Erkrankung befallen. Weitere Gründe für die steigende Zahl Septikämien sind:

- steigende Zahl schwerstkranker Patienten
- steigende Zahl von Polytraumen mit massiven Weichteil- und Verbrennungsverletzungen
- Zunahme der nosokomialen Infektionen
- vermehrte Therapie mit Zytostatika, Immunsuppressiva und Kortikoiden

Von der Sepsis ist das **SIRS** (systemic inflammatory response syndrome) abzugrenzen, bei dem die auslösenden Mechanismen eine Vielzahl schwerwiegender, klinisch relevanter Faktoren oder Noxen sein können. Jedoch unterscheiden sich Sepsis und SIRS nur im Auslöser und nicht in der klinischen Manifestation des septischen Krankheitsverlaufes.

Erkrankung

Unter **Sepsis** sind die Symptome und Folgen einer bakteriellen, viralen oder von Pilzen ausgehenden Infektion mit schweren bis schwersten allgemeinen Krankheitserscheinungen (generalisierte Inflammation, Fieber, Schock, sekundäres Organversagen) zu verstehen. Zu den septischen Krankheitserscheinungen kommt es durch einen primären lokalen Herd mit dauerndem oder intermittierendem **Einschwemmen von Keimen,** deren Toxine und körpereigenen Mediatoren in die Blutbahn (Septikämie) gelangen. Zusätzlich können sekundäre Infektionsherde (septische Metastasen) entstehen. Septikämien werden von grampositiven und gramnegativen Bakterien, Pilzen und Viren hervorgerufen. Durch die Erfindung des Penicillins und der Antibiotika konnte die Zahl der durch grampositive Erreger hervorgerufenen Septikämien reduziert werden. Im Vordergrund stehen heute die durch gramnegative Erreger verursachten Septikämien, Pilz- und Virusinfektionen.

M Die Mehrzahl aller gramnegativen bakteriellen Erkrankungen werden während eines Krankenhausaufenthalts erworben. ■

Tabelle 8.8-1 zeigt die häufigsten Mikroorganismen, die als Auslöser einer Sepsis bekannt sind. Nachstehend sind einige potentielle **Infektionsquellen**, die zur Sepsis führen können, exemplarisch aufgeführt:

- **Infektionen im Urogenitaltrakt:** Durch aufsteigende Harnröhren-, Blasen-, Harnleiter- und Nierenbeckeninfektion nach z.B. Zystoskopie und Harnblasenkatheterisierung kann es zur Urosepsis kommen (50% aller Septikämien).
- **Infektionen im Gastrointestinaltrakt:** Meist durch Peritonitis bei Darmperforation, Nahtinsuffizienz, Gallenwegsinfektion, Pankreatitis oder Peritonealdialyse.
- **Infektionen im Respirationstrakt:** Im Respirationstrakt ist die Pneumonie der wichtigste Sepsisauslöser. Aber auch bei Lungenabszessen und nach Tracheotomien ist eine generalisierte Infektion möglich.

Tab. 8.8-1 Die wichtigsten Mikroorganismen als Sepsisauslöser.

- **Grampositive Bakterien:**
  - Staphylococcus aureus
  - β-hämolysierende Streptokokken
  - Pneumokokken
  - Enterokokken
  - Clostridium perfringens (Gasbrand)
- **Gramnegative Bakterien:**
  - Escherichia coli
  - Klebsiellen
  - Pseudomonas aeruginosa
  - Proteus
  - Salmonellen
  - Bacteroides (anaerobes Stäbchen)
- **Pilze:** Zunehmende Infektionsrate, oft iatrogen verursacht durch unkontrollierte Gabe von Antibiotika, wobei neben Candida albicans die Pilze Aspergillus fumigatus, flavus und niger die Haupterreger einer Pilzsepsis sind.
- **Viren:** Sie gehen meist mit einer Virämie einher und lösen Symptome an den befallenen Organen aus. Selten kommt es zum septischen Schock. Ausnahme ist bei Neugeborenen die Herpes-simplex-Sepsis.
- **Protozoen:**
  - Malariaerreger
  - Amöben
  - Schistosoma

8

- **Infektionen bei Patientinnen in der Gynäkologie und Geburtshilfe:** Tod im Kindbett und Verbluten unter der Geburt waren bis vor weniger als hundert Jahren häufigste Todesursache junger Frauen. Auch heute noch führen die unter der Geburt erlittenen Verletzungen und postpartal erworbene Infektionen bei der großen Wundfläche nach Ablösen der Plazenta immer wieder zur Sepsis. Wichtig sind auch der septische Abort, bei dem die Infektion vom absterbenden Feten auf die Schwangere übertragen wird, und die postoperative Sepsis.
- **Infektionen der Haut:** Großflächige Verbrennungen und ausgedehnte Weichteilverletzungen sind ideale Eintrittspforten und Lebensräume für Bakterien und Pilze. Ohne konsequentes chirurgisches Säubern, auch z.B. beim Dekubitus, besteht immer die Gefahr einer Sepsis.
- **Infektionen durch Transfusionen und Infusionen:** Bakteriell verunreinigtes Blut und kontaminierte Infusionen bilden ideale Nährböden für Mikroorganismen. Durch die Applikation gelangen infektiöse Agenzien direkt in die Blutbahn und lösen die Erkrankung aus.
- **Infektionen durch Fremdkörper (implantiert oder intravasal):** Alle Fremdkörper wie ZVK, Arterienkanülen, Braunülen, Gefäß-, Gelenkprothesen, Fäden, künstliche Herzklappen oder Schrittmacherelektroden werden auf ihren Oberflächen häufig von Mikroorganismen besiedelt.

M In Autopsien bei Patienten mit Sepsis finden sich fast immer Infektionsherde, wobei diese nicht immer als Auslöser, sondern zum Teil auch als septische Absiedlungen angesehen werden müssen. Dennoch ist die Suche nach einem Herd angezeigt. ■

Die wichtigsten Erkrankungen, die das **SIRS** auslösen können, sind:
- Toxinämie ohne Infektion
- Anaphylaxie
- hämorrhagisch-nekrotisierende Pankreatitis
- großer operativer Eingriff (v.a. mit Einsatz der Herz-Lungen-Maschine)
- Traumen
- schwere Hämorrhagie und Verbrennungen

Klinik und Verlauf

Anfangs zeigt die **Sepsis** nur allgemeine Symptome. Das Bild des septischen Schocks entwickelt sich erst, nachdem nicht nur zelluläre, sondern auch organische Schädigungen vorliegen (Tab. 8.8-2). Der Übergang von der Sepsis zum septischen Schock ist meist fließend und schwer zu diagnostizieren. Das septische Krankheitsbild ist primär durch seine klinische und laborchemische Symptomatik gekennzeichnet.

- **Allgemeine Symptome:** Schwächegefühl, Übelkeit, Erbrechen, Diarrhö, Bewußtseinsstörungen bis zur Bewußtseinseintrübung, hohes Fieber (intermittierendes Fieber mit Fieberzacken, meist mit Schüttelfrost), Tachykardie, Blutdruckabfall (periphere Vasodilatation), Hyperventilation, Oligurie, Ikterus, Leber- und Milzvergrößerung.

M Bei besonders abwehrgeschwächten Patienten oder Säuglingen fehlt oftmals der sonst typische Fieberanstieg. Es kann sogar zu Hypothermie kommen. ■

- **Typische Laborbefunde:** Leukozytose (Leukozyten über 10 000/mm³), Leukozytopenie (unter 4 000/mm³) oder mehr als 10% unreife Leukozytenformen mit Linksverschiebung (Bakteriämie), Thrombozytopenie, evtl. Gerinnungsstörungen, hypochrome Anämie, erhöhte BSG und Hämatokritwerte (da Flüssigkeit ins Interstitium abwandert), Elektrolytverschiebung mit Kaliumanstieg, Natrium- und Chloridabfall (bedingt durch Fieber, Erbrechen, Durchfall), Hyperlaktatämie bis zur Laktatazidose und evtl. Blutzuckerentgleisung.
- **Veränderungen der Atmung:** Hier kommt es oft zu Hyperventilation (Atemfrequenz in Spontanatmung über 20/min oder $paCO_2$ unter 32 mmHg), hervorgerufen durch toxische Endothelschädigung der Lungenkapillaren und als Kompensationsmechanismus der beginnenden metabolischen Azidose.
- **Kreislaufsymptome:** Bei der **hyperdynamen Phase** kommt es zu Blutdruckabfall (durch Vasodilatation), kompensatorischer Tachykardie, hohem bis normalem ZVD, anfangs erhöhtem PAP (Pulmonalarteriendruck), niedrigem peripherem Widerstand und zu hohem Herzzeitvolumen. Die **hypodyname Phase** äußert sich in weiterem Blutdruckabfall durch Abnahme des Herzzeitvolumens, hohem ZVD, Tachykardie und hohem peripherem Widerstand.
- **Schmerzen:** Können evtl. auf den Sepsisherd hinweisen (z.B. Rückenschmerzen bei Nierenbeckenentzündung).

Tab. 8.8-2 Klinische Kriterien der Sepsis nach einem Vorschlag der Arbeitsgruppe Sepsis der European Society of Intensive Care Medicine. Die Kriterien müssen innerhalb von acht Stunden erfüllt sein (aus: DMW 120 (14): 498–502; 1995).

I. **Infektiöse Ätiologie der Inflammation:** Diese kann mikrobiologisch gesichert sein, anhand klinischer Kriterien diagnostiziert oder auch nur nach operativen oder invasiven Maßnahmen wahrscheinlich sein.

II. **Schwere inflammatorische Wirtsreaktion (mindestens zwei Kriterien)**
- Fieber (Körpertemperatur > 38,5 °C) oder Hypothermie (< 35 °C)
- Tachykardie (Kammerfrequenz > 100/min)
- Tachypnoe (> 20 Atemzüge/min) oder Hyperventilation ($paCO_2$ < 33 mmHg/4,3 kPa)
- Leukozytose (> 12/nl) oder Leukopenie (< 4/nl) oder Linksverschiebung im Differentialblutbild (mehr als 10% unreife Formen).

III. **Zeichen der unkontrollierten Inflammation durch akute infektionsortferne Organfunktionseinschränkungen entweder als**
- **Schock:** Zumindest zwei Stunden lang bestehender systolischer arterieller Blutdruck < 90 mmHg bei Abwesenheit anderer Schockursachen, kein Ansprechen auf adäquate Volumenzufuhr (nach dem Urteil des behandelnden Arztes), Einsatz von alpha-adrenerg wirksamen Katecholaminen erforderlich, um den mittleren arteriellen Blutdruck auf > 60 mmHg anzuheben oder zu stabilisieren.

oder zumindest zwei der folgenden Kriterien:
- **Bewußtseinsveränderungen:** Reduzierte Vigilanz, Unruhe, Desorientierung, Delir, ohne Beeinflussung durch psychotrope Pharmaka.
- **Arterielle Hypotonie:** Systolischer Blutdruck zumindest eine Stunde lang < 90 mmHg bei einem zuvor normotonen Patienten oder ein anhaltender Blutdruckabfall von 40 mmHg gegenüber dem Ausgangsblutdruck bei Abwesenheit anderer Schockursachen.
- **Relative oder absolute Thrombozytopenie** (Thrombozytenabfall > 30%/24 h) oder Thrombozytenzahl < 100/nl) ohne Blutverluste als Ursache.
- **Arterielle Hypoxämie:** paO_2 < 75 mmHg/10 kPa unter Atmung von Raumluft oder paO_2 < 250 mmHg/33 kPa unter Sauerstoffgabe ohne manifeste pulmonale oder kardiale Erkrankung als Ursache.
- **Renale Dysfunktion/Oligurie:** Urinausscheidung < 0,5 ml/kg KG zumindest über zwei Stunden oder ein Abfall der Kreatinin-Clearance um mehr als 20%.
- **Metabolische Azidose:** Basenüberschuß < −5 mmol/l, der nicht anderweitig erklärbar ist oder eine Plasmalaktatkonzentration außerhalb des Referenzbereiches des jeweiligen Labors.

8.8.2 Übernahme des Patienten

In den überwiegenden Fällen liegt ein Patient bereits auf der Intensivstation, so daß sich eine spezielle Übernahme erübrigt.

Sollte ein Patient **von** einer **peripheren Station** übernommen werden, so sind genaue Angaben zum Krankheitsverlauf und zur Liegedauer eventueller Katheter, Sonden und Drainagen zu erfragen. Auch eine Auskunft über bereits eingeleitete diagnostische Verfahren (z.B. Labor) und therapeutische Maßnahmen ist einzuholen. Bei der Übernahme **aus** dem **Operationssaal** ist explizit zu klären, ob der Sepsisherd ausfindig zu machen und zu sanieren war.

Zu einer lückenlosen Übergabe zählen selbstverständlich noch alle den Patienten persönlich betreffenden Faktoren, die im Rahmen der Pflegeanamnese erhoben wurden (z.B. soziales Umfeld, Handicaps etc.).

8.8.3 Therapieschwerpunkte bei Sepsis

8.8.3.1 Überwachung und Monitoring

Zur optimalen und kontinuierlichen Überwachung der hämodynamischen Parameter ist jeder Patient mit septischem Schock in der Akutphase möglichst mit einem **Pulmonaliskatheter** zu versorgen. Wesentlich ist dabei das Messen der Füllungsdrücke, die optimiert werden müssen, das genaue und kontinuierliche Überwachen von HZV und peripherem Widerstand und die zentralvenöse Sauerstoffsättigung sowie der Ganzkörper-Sauerstoffverbrauch.

8

Aus dem Verlauf dieser Parameter läßt sich das Stadium der Sepsis sowie das Ansprechen auf die Therapie ablesen. Ein weiteres Überwachungskriterium ist die regelmäßige **laborchemische Untersuchung** des Blutes und die Abnahme von **Blutkulturen** bei z.B. plötzlichen Temperaturanstiegen. Da bei dieser Patietenklientel eine kontinuierliche Herz-Kreislauf-Überwachung und engmaschige Temperaturkontrollen selbstverständlich sind, sind auch geringgradige Veränderungen rasch zu diagnostizieren.

8.8.3.2 Ernährung und Flüssigkeits- substitution

Durch die erhöhte Permeabilität der Gefäße kommt es wie bereits erwähnt zur massiven Volumenverschiebung. Der Bedarf an Flüssigkeit ist mitunter um bis zu 25% gesteigert. Bei **Herzinsuffizienz** ist Vorsicht geboten, da schwer herzinsuffiziente Patienten auch bei Volumenmangel eine zu große Flüssigkeitszufuhr nur bedingt verarbeiten können. Hier darf die Flüssigkeitszufuhr nur langsam und unter ständiger Kontrolle der Füllungsdrücke und des HZV erfolgen. Zu Beginn der enteralen Flüssigkeitszufuhr sollten so lange nur geringe Mengen Tee gegeben werden (z.B. sechsmal 20 bis 40 ml), bis sicher ist, daß es nicht zur Regurgitation kommt.

Meist liegt ein **kataboler Stoffwechsel** (s.a. Kap. 7.6.2) vor, und der Kalorienbedarf ist schwer abschätzbar. Um die negative Stickstoffbilanz zu reduzieren, sind mehr Proteine, Aminosäuren, Fette und Kohlenhydrate zu verabreichen. Der enterale **Ernährungsaufbau** darf erst erfolgen, wenn das akute Stadium überwunden ist und die Darmtätigkeit nachweislich wieder in Gang kommt.

8.8.3.3 Medikamentöse Therapie

■ **Dopamin:** In niedriger Dosis günstig für die Nierentätigkeit wegen der Dilatation von Nierenarteriolen und dadurch verstärkter Nierenperfusion. In höherer Dosierung kommt es zur Erhöhung des HZV und Zunahme des peripheren Widerstandes durch Stimulation der Alpha-Rezeptoren. Dopamin wirkt allerdings tachykardieauslösend, man sollte daher bei sehr niedrigem peripherem Widerstand (TPR) besser Arterenol® geben. Dadurch steigt der Blutdruck ebenfalls, aber die Herzfrequenz bleibt niedriger.

■ **Dobutrex® und Suprarenin®:** Sie unterstützen die Kontraktilität des Herzens am stärksten, steigern allerdings auch durch die tachykarde Wirkung den Sauerstoffverbrauch des Herzens. Suprarenin® erhöht nur in höheren Dosen den TPR.

■ **Digitalis:** Um die Kontraktilität zusätzlich zu verbessern, werden gelegentlich auch Herzglykoside eingesetzt.

■ **Phosphodiesterasehemmer:** Der Platz der PDE-Hemmer (Wincoram®, Perfan®) bei septischem Schock ist derzeit nicht klar. Als Ultima ratio beim hypodynamen Schock mit hohen peripheren Widerständen ist ein Therapieversuch möglich.

■ **Antibiotika:** Bis zum Eintreffen des Antibiogramms wird ein der jeweiligen Intensivstation angepaßtes Antibiotikum gegeben, danach muß eine gezielte Therapie erfolgen. Bei Nierceninsuffizienz müssen die nötigen Dosierungen häufig reduziert werden.

■ **Kortikoide und Immunglobuline:** Sie sollten nur streng indiziert in der Frühphase gegeben werden, da ihre Wirkung nicht unbedingt gesichert ist.

■ **Heparin:** Um die gefürchtete intravasale Gerinnung (Verbrauchskoagulopathie) zu verhindern, sollte eine Heparinisierung erfolgen. Heparin wirkt aber nur bei ausreichendem AT-III-Spiegel, so daß häufig eine adäquate Wirkung nur bei AT-III-Substitution erwartet werden kann.

M Bei instabilen Kreislaufverhältnissen (RR < 100 mmHg systolisch, HZV unter 3 bis 4 l/min) muß nach Ausschluß anderer Ursachen ein septischer Schock angenommen und mit Katecholaminen zur Unterstützung der Herzmuskelfunktion behandelt werden. Des weiteren ist eine Therapie mit Antibiotika sehr wichtig. Dabei ist darauf zu achten, daß der Zeitabstand zwischen den Antibiotikagaben eingehalten wird (z.B. alle acht Stunden), damit ein kontinuierlicher Spiegel im Blut gewährleistet ist. ■

8.8.3.4 Lokale Therapie

Infektionsherde sind zu suchen und ggf. chirurgisch zu versorgen. Dies ist der erste und wichtigste Schritt bei jeder septischen Erkrankung. Ein mögliches weiteres Einschwemmen von Erregern, ausgehend von intravasalen Kathetern, ist zu verhindern. Deshalb entfernt man sämtliche **intravasalen Zugänge, Dauerkatheter** (auch suprapubische Blasenfisteln) und ohne operativen Eingriff entfernbare Fremdkörper und legt diese neu.

M Blutkulturen sind immer abzunehmen. Werden Katheter und Drainagen erneuert, so sind die Katheterspitzen und evtl. gewonnenes Sekret bakteriologisch zu untersuchen. ∎

Zur lokalen Therapie gehört auch das **Versorgen septischer Wunden**, z.B. die tägliche Abdominallavage im Operationssaal bei eitriger Peritonitis. Weitere lokale Maßnahmen sind Wadenwickel sowie die Möglichkeit der Kühlung bei hohem Fieber durch Abwaschen des Patienten mit z.B. Pfefferminztee (erzeugt Verdunstungskälte).

8.8.3.5 Respiratorische Therapie

Durch die mangelnde Gewebsperfusion liegt eine periphere Hypoxie mit metabolischer Azidose vor, die mit Bikarbonat therapiert wird. Bei bestehender Indikation zur Beatmung sollte frühzeitig mit PEEP beatmet werden, um ein ARDS zu vermeiden. Obwohl das Optimieren der Ventilation mit PEEP durch vermehrtes Rekrutieren von Alveolen den Shunt reduziert und damit die Oxygenierung verbessert, ist das sichere Verhindern eines Lungenversagens nicht möglich. Die Sepsis ist weiterhin eine der wesentlichen Ursachen des ARDS. Das Entwöhnen vom Respirator erfolgt erst nach befriedigender Behandlung der Grundkrankheit (s.a. Kap. 7.7.2).

Sollte der Patient nicht beatmungspflichtig sein, so ist meist die Sauerstoffgabe mittels Maske oder Sonde angezeigt.

8.8.3.6 Besondere diagnostische Verfahren

Abnahme von Blutkulturen

Hier geht es in erster Linie darum, Abnahmefehler zu vermeiden und Blutproben richtig zu transportieren, da ansonsten das Ergebnis verfälscht werden kann. Folgende Prinzipien sind zu beachten:

- ausreichende Desinfektion (Einwirkzeit) der Haut
- Blutabnahme (meist 20 ml), dabei Kontamination vermeiden, evtl. sterile Handschuhe tragen
- Gummistopfen beider Blutkulturflaschen vor dem Einstechen desinfizieren
- jeweils 10 ml Blut in anaerobe, dann in aerobe Blutkulturflasche spritzen, dabei Kanüle wechseln und aerobe Flasche belüften, indem man die Kanüle steckenläßt
- Blutkulturen beschriften (Patientendaten, Datum und Uhrzeit der Entnahme und Station)
- Blutkulturen sofort ins Labor bringen oder ansonsten bei einer Temperatur von 35 bis 37 °C aufbewahren (Brutschrank)

Das Verhältnis zwischen Blutmenge und Inhalt der Blutkulturflasche sollte 1 : 10 nicht über- oder unterschreiten. Wird zuwenig Blut entnommen, reicht evtl. die Bakterienmenge für eine erfolgreiche Anzüchtung nicht aus. Bei zuviel Blut in der Flasche, ist unter Umständen die antimikrobielle Wirkung des Blutes zu hoch, um die Bakterien in der Nährlösung wachsen zu lassen.

Bakteriologische Untersuchung von Katheterspitzen

Wenn Katheterspitzen bakteriologisch untersucht werden sollen, ist es wichtig, daß diese beim Entfernen nicht kontaminiert werden, d.h.:

- Katheter unter sterilen Kautelen entfernen (sterile Handschuhe, sterile Instrumente etc.)
- Katheterspitze mit steriler Schere abschneiden
- falls vorhanden, Katheterspitze direkt in entsprechendes Nährmedium (Amies Medium®) geben, ansonsten steriles Röhrchen mit steriler NaCl-Lösung 0,9% verwenden
- Röhrchen bzw. Nährmedium exakt beschriften und sofort ins Labor weiterleiten

Bakteriologische Untersuchung von Sputum

Das Einsenden von Sputum muß rasch erfolgen, da längere Transportzeiten (über drei Stunden) Erreger inaktivieren können. Wichtig ist, daß der Patient keinen Speichel abgibt, sondern am besten ein Morgensputum expektoriert bzw. das Bronchialsekret abgesaugt wird.

Bakteriologische Untersuchung von Urin

Zur bakteriologischen Untersuchung benötigt man bei männlichen Patienten Mittelstrahlurin (vorherige Desinfektion der Harnröhrenmündung) und bei weiblichen Patienten meist Katheterurin. Die Urinabnahme sollte frühstens drei bis vier Stunden nach der letzten Miktion erfolgen, da die Keimzahlinterpretation diesem Zeitraum angepaßt ist.

Der gewonnene Urin wird entweder auf Agarträger (z.B. Uricult®) gegeben oder in spezielle Röhrchen gefüllt (z.B. Bactostat®). Auch hier ist eine Kontamination zu vermeiden, die Urinprobe muß direkt ins Labor gebracht werden.

8

Bestimmt werden sollten Keimzahl, Erreger und Resistenz, da bereits in der physiologischen Flora Keime (niedrigere Keimzahl) existieren.

Bakteriologische Untersuchung von Wund- oder Schleimhautabstrichen etc.
Auch hierbei muß eine Kontamination des Watteträgers vermieden werden. Der Abstrich ist sofort in ein Transportmedium zu geben, damit auch Anaerobier überleben und die Probe nicht antrocknet.

8.8.4 Komplikationen

Beim **septischen Schock** kommt es zu einer maximalen peripheren Vasodilatation mit warmer trockener Haut. Der Blutdruck ist niedrig, die Frequenz ist kompensatorisch gesteigert, der Rückfluß zum Herzen vermindert. Um die Mikrozirkulation in der Peripherie zu garantieren, muß das HZV erhöht werden. Dies reicht aber schließlich nicht mehr aus, um die Peripherie ausreichend mit Sauerstoff und Substrat zu versorgen. Es kommt zu einer gestörten Stoffwechsellage. Shunts öffnen sich sowohl im kleinen als auch im großem Kreislauf. Als weitere Ursache für eine Shuntbildung kommt die Schädigung des Endothels der Gefäße hinzu, die sich durch Hyperkoagulabilität und Mikrothrombenbildung (Sludge-Phänomen), Symptome der Schocklunge, Nierenversagen etc. manifestiert.

Dieser Zustand ist noch reversibel. Trotz des hohen HZV und der Hyperventilation besteht weiterhin eine metabolische Azidose und Sauerstoffmangel im Gewebe. Dies führt im weiteren Verlauf durch die Schädigung der Organe zur Abnahme des HZV (Beginn der hypodynamen Phase) und somit zum Myokardversagen.

M Der im allgemeinen sehr schwere Verlauf des septischen Schocks muß so früh wie möglich erkannt und gezielt behandelt werden, da die Prognose meist ungünstig ist. In der Frühphase ist bei niedrigem Blutdruck das Aussehen der Patienten rosig, gleichzeitig sind Zeichen des Nierenversagens und Bewußtseinsstörungen vorhanden. ■

Bereits vor der massiven Herzinsuffizienz kann das **Multiorganversagen** bei Sepsis auftreten, zu dem auch die Minderung der körpereigenen Abwehr gezählt werden sollte, was einen nächsten septischen Schub erleichtert. Die Endothelschädigung verursacht eine erhöhte Permeabilität der Zellen, so daß intravasale Flüssigkeit in den Interzellulärraum ausströmen und die typischen

Ödeme verursachen kann (Lungenödem, Hirnödem, Ödeme am ganzen Körper). Im Intravasalraum kommt es zur Hypovolämie und zum Hämatokritanstieg. Mikrothromben verfestigen sich durch Fibrinablagerungen, irreversible Schädigungen aller Endorgane können dadurch, verstärkt durch Hypotension, Hypovolämie und abfallendes Herzzeitvolumen, initiiert und/oder beschleunigt werden.

Das Gerinnungssystem gerät durch Hyperkoagulation aus dem Gleichgewicht, es kommt zu einer **Verbrauchskoagulopathie.** Durch die überschießende Gerinnung wird aber auch die Fibrinolyse stark aktiviert, die mit Blutungen in Haut, Schleimhaut, Gastrointestinaltrakt und Nieren einhergeht.

8.8.5 Pflege bei Patienten mit Sepsis

8.8.5.1 Krankenbeobachtung

Bei der Sepsis steht das Beobachten der **Körpertemperatur** und der **hämodynamischen Parameter** im Vordergrund. Des weiteren ist auf **Wundinfektionen, Infektionszeichen** an Punktionsstellen und funktionierende Sonden und Drainagen zu achten.

Intensivpatienten mit einer bestehenden Disposition für Sepsis, SIRS und MOV zeigen häufig als Frühzeichen eine **Beeinträchtigung des Allgemeinzustandes** mit Verschlechterung der Oxygenierung, Zeichen der Hyperhydrierung, Bilanzdefizite, hämodynamische Veränderungen und Petechien (Hinweis auf Gerinnungsstörungen, deshalb Haut besonders gut beobachten). Bei manifester Sepsis, SIRS und MOV äußert sich eine Verschlechterung mit Symptomen, wie sie in Tabelle 8.8-3 aufgezeigt sind.

M Jedes neue Detail bei Organfunktionsstörungen ist der Dokumentation und Weitergabe an die Kollegen würdig und kann unter Umständen eine weitere Verschlechterung bei rechtzeitiger Intervention verhindern. ■

8.8.5.2 Psychische Betreuung

Obwohl es sich bei Patienten mit akuter Sepsis meist um bewußtlose bzw. sedierte Patienten handelt, ist auch mit diesen Patienten so umzugehen, als ob sie jede akustische Äußerung und alle sonstigen sinnlichen Wahrnehmungen erkennen können. Während der Rekonvaleszenz kommt es häufig zu **Durchgangssyndromen** mit

Tab. 8.8-3	Zeichen bei Verschlechterung des Zustandes des Patienten mit Sepsis, SIRS und MOV.		
Organsystem	**Parameter**	**Veränderung**	**Kommentar**
• Herz-Kreislauf	– Blutdruck	– Abfall unter 100 mmHg systolisch	– Vasodilatation bei septischer Streuung (prüfen, ob Peripherie warm) oder Abfall des HZV beim Übergang in die hypodyname Phase des Schocks (invasive Messung) oder Volumenverlust (Blutung, Dialyse)
	– HZV	– Abfall	– Übergang in die hypodyname Phase des Schocks oder Abfall der venösen Füllung
• Lunge	– paO_2 oder paO_2/FiO_2	– Abfall des paO_2/FiO_2 unter 150–200 mmHg	– Entwicklung eines ARDS
• Niere	– Urinproduktion	– Oligo-/Anurie	– genaue Bilanzierung, ZVD-Kontrolle, Überwachung einer veno-venösen Hämofiltration erforderlich
• Leber	– Bilirubinspiegel	– Anstieg um mehr als 1 mg/dl pro Tag	– weitere Leberdiagnostik veranlassen
• Temperatur-regulation	– Temperatur	– Anstieg oder Abfall um 1° pro Stunde oder mehr	– Blutkulturen abnehmen

deliranten Zustandsbildern. Hier ist neben dem Schutz des Patienten auch der Eigenschutz zu bedenken. Gleichzeitig darf dem Patienten aber nicht vermittelt werden, daß er „verrückt" sei, da der Kranke oft die eigene Lage erkennt, aber noch nicht adäquat handeln kann.

8.8.5.3 Prophylaxen

Da die frühe Intervention zum Überwinden der Sepsismechanismen lebenswichtig ist, kommt den Prophylaxen bereits bei allen Patienten, die eine Sepsis entwickeln könnten, große Bedeutung zu. Dazu gehört im Rahmen der **Infektionsprophylaxe** die Katheterpflege, das Vermeiden von katheterbedingten Infektionen und der rechtzeitige Wechsel aller invasiven Katheter (Venenkatheter, arterielle Katheter, Blasenkatheter).

M Entscheidend für die Sepsisprophylaxe ist das aseptische Vorgehen bei allen pflegerischen und therapeutischen Maßnahmen. Dies gilt auch, wenn ein Patient bereits an Sepsis erkrankt ist. ■

Keimverschleppungen von septischen Patienten auf andere bzw. von anderen Patienten auf solche, die bereits an einer septischen Infektion leiden, sind durch entsprechende **Hygienemaßnahmen** unbedingt zu verhüten. Ansonsten finden bei bereits vorliegender Sepsis alle gängigen Prophylaxen der Intensivpflege Anwendung. Besonders ist noch einmal auf die **Bronchialtoilette** zur Vermeidung einer Pneumonie hinzuweisen.

Bei einer evtl. Gerinnungsstörung ist eine **Blutungsprophylaxe** notwendig. Der Kranke muß vor Verletzungen geschützt werden. Liegen bereits Petechien vor, sollte man nur hautfreundliches Pflaster und Binden zum Fixieren von Verbänden und Kathetern verwenden.

8.8.5.4 Lagerung und Mobilisation

In extremen Fällen einer Sepsis bzw. bei Multiorganversagen muß mit einer so starken Permeabilitätsstörung der Kapillaren gerechnet werden, daß sowohl das interstielle Gewebe extrem angeschwollen ist, als auch ein massiver Flüssigkeitsaustritt durch die Haut und die Schleimhäute erfolgt. Beim Durchtritt von eiweißreicher Flüssigkeit durch die Haut entstehen in Falten feuchte Kammern, die ideale Nährböden für Mikroorga-

8

nismen bilden. Die **Haut** ist **trocken** zu halten und die Lagerung so vorzunehmen, daß die übermäßig **gespannte Haut** nicht noch zusätzlich belastet wird. Es kann sonst zu Mikro- und Makroeinrissen der Haut kommen, die Eintrittspforten für bakterielle Erreger und Pilze bilden. Bei **Ödemen** in Armen und Beinen sind diese hochzulagern, was die Rückbildung unterstützt.

Spezielle Lagerungen bei Sepsis und Multiorganversagen sind abhängig von der Grunderkrankung, z.B. multiple Frakturen nach Polytrauma, und von den Sepsisfolgen, wie z.B. einem ARDS.

8.8.5.5 Krankheitsspezifische Pflegehandlungen

Die mit septischen Schüben einhergehenden **Temperaturanstiege** bis über 42 °C sind mit extremer Kreislaufbelastung und drastischem Anstieg des Sauerstoffverbrauches verbunden.

M Bei Temperaturen über 42 °C kommt es auch zum Funktionsverlust wichtiger Proteine, so daß insgesamt ein **Kühlen** der Patienten spätestens ab Temperaturen von 39,5 °C dringend erforderlich ist. ■

Zum Kühlen kommen **physikalische und medikamentöse Maßnahmen** zum Einsatz. Durch den Entzug von Wärme (durch Verdunstungskälte beim Verdampfen von Wasser oder Alkohol) sowie das Aufbringen von feuchten Tüchern oder Kühlelementen kann die Körpertemperatur vorsichtig gesenkt werden. Dabei sind die Kühlelemente über den Waden oder am Stamm nahe von oberflächlich verlaufenden großen Blutgefäßen (V. iliaca, V. axillaris) aufzulegen. Weiterhin besteht die Möglichkeit, den Körper mit z.B. Pfefferminztee abzuwaschen, um einen zusätzlichen kühlenden Effekt zu erzielen.

M Bei der physikalischen Kühlung ist unbedingt darauf zu achten, daß die Patienten tief sediert sind, da ansonsten ein extremes Frieren mit Zittern und eine weitere Steigerung des Sauerstoffverbrauchs eintreten können.
Der Temperaturrückgang sollte nicht mehr als 0,5 °C pro Stunde betragen. Erfolgt die Temperaturabsenkung zu rasch oder fällt bei einer medikamentösen Fiebersenkung (z.B. 500 g Aspisol® i.v.) ein massives Schwitzen auf, kann es durch die Kreislaufbelastung zum Schock kommen. ■

Bei allen Verfahren der Kühlung ist das **kontinuierliche Messen der Temperatur** obligatorisch, wobei entweder die Bluttemperatur (Swan-Ganz-Katheter) oder die Körperkerntemperatur an verläßlichen Stellen (ösophageal, rektal oder per Blasenkatheter) gemessen und regelmäßig dokumentiert werden muß.

8.8.5.6 Besonderheiten

Die Patienten sind schwerst krank und benötigen deshalb Hilfe bei nahezu allen Verrichtungen. Die Kranken müssen in der ersten Zeit strenge Bettruhe einhalten, und es ist darauf zu achten, daß sie sich nicht zu sehr anstrengen. Alle Kraftreserven werden für den Gesundungsprozeß benötigt.

Bei jedem akuten Temperaturanstieg oder -abfall kann es sich um ein Überschwemmen des Organismus mit Toxinen, aber auch um ein septisches Ereignis mit Streuen von Erregern in die Blutbahn handeln. Deshalb muß noch während der Temperaturveränderung eine **Blutkultur** gewonnen werden.

Regelmäßiges **bakteriologisches Monitoring** (s.a. Kap. 8.8.3.6) ist bei allen septischen Patienten erforderlich und umfaßt beim Vorliegen von nachgewiesenen Infektionen die tägliche Entnahme von Proben aus der entsprechenden Organregion (z.B. Trachealsekret bei Pneumonie, Vollblut bei nachgewiesener Sepsis). Falls eine Infektion des betroffenen Organs vermutlich nicht vorliegt, aber rechtzeitig erkannt werden soll, müssen mehrmals wöchentlich Proben gewonnen werden.

Eine strenge, auch durch räumliche **Isolierung** sichtbare Trennung von anderen Patienten dient dem gegenseitigen Schutz vor dem Übertragen von Krankheitserregern.

Die beim Multiorganversagen auftretenden Organinsuffizienzen (Lungenversagen, Nierenversagen, Herzversagen) werden wie in den jeweiligen Kapiteln beschrieben behandelt.

8.8.6 Prognose und Verlegung des Patienten

Die Sepsis ist trotz aller medizinischen Fortschritte mit einer sehr hohen Letalität zwischen 25 und 60% verbunden. Neben den auslösenden Ursachen sind v.a. Alter und vorbestehende Erkrankungen maßgeblich an der unterschiedlichen Sterblichkeit beteiligt. Nur bei rechtzeitiger Diagnose und frühzeitiger Behandlung, wozu unbedingt die Herdsuche gehört, können die Patienten eine Hoffnung auf Heilung haben.

Eine **Verlegung** auf eine periphere Nachsorgestation erfolgt erst, nachdem die Grundursache der Sepsis effektiv behandelt werden konnte. Bei der Übergabe ist der gesamte Krankheitsprozeß zusammenzufassen und die noch benötigte Therapie festzulegen. **Schwerpunkte bei der Übergabe ist die momentane Situation** des Patienten:

■ Wurde der Infektionsherd gefunden?
■ Liegen Zugänge? Sind septische Wunden abgeheilt, oder sind noch Verbandwechsel nötig? Wann war letzter Verbandwechsel? Gibt es Besonderheiten beim Verbandwechsel?
■ Sind Komplikationen aufgetreten und bestehen evtl. noch Residuen wie neurologische Defekte, Niereninsuffizienz, ARDS, Herzversagen, Gerinnungsstörungen, gastrointestinale Störungen und metabolische Funktionsstörungen?
■ Ist noch bakteriologisches Monitoring erforderlich?
■ Ist der Patient fieberfrei? Sind noch engmaschige Kontrollen erforderlich?
■ Wie ist der Ernährungszustand, und wie erfolgt die Ernährung?
■ Wie ist die psychische Situation? Hatte der Patient ein Durchgangssyndrom?
■ Wie ist die Mobilität des Patienten?
■ Wie sind die geplanten Behandlungs- und Pflegeziele (idealerweise wird der Patient in die Übergabe mit eingebunden)?

8.9 Patienten mit Multiorganversagen

8.9.1 Patientenklientel

Häufig stellt die Sepsis den Auslöser für ein Versagen mehrerer Organsysteme dar. Das Multiorganversagen tritt außerdem oft nach schweren Verletzungen wie Polytraumen oder nach großen chirurgischen Eingriffen, z.B. Resektion eines Bauchaortenaneurysmas, auf. Entsprechend können Patienten in jedem Lebensalter von einem Multiorganversagen (MOV) betroffen sein.

Erkrankung

Der Ausfall von wichtigen Organfunktionen wird als Multiorganversagen bezeichnet. Das Versagen der Organe kann sequentiell oder gleichzeitig auftreten, partiell oder total erfolgen.

Die **Ursachen** des MOV sind sehr uneinheitlich. Selbst bei den meist zugrundeliegenden schweren Erkrankungen wie Intoxikationen, mangelnde Immunabwehr, massive Traumen und operative Eingriffe läßt sich eine einheitliche Ursache (z.B. Hypovolämie, hypovolämischer Schock, Endotoxinausschwemmung) nicht identifizieren, wobei jede einzelne dieser Komplikationen zu einem Multiorganversagen führen kann.

Mehrere Theorien versuchen, den sequentiellen Ablauf im Entstehen eines MOV zu erklären. Die verschiedenen Ansätze, die die pathophysiologischen Grundlagen des MOV beleuchten, sind bereits im Kapitel 8.8 (Sepsis) aufgeführt.

Klinik und Verlauf

Einige Tage nach großen Verletzungen, Traumen oder operativen Eingriffen sowie bei schwerwiegenden inneren Erkrankungen tritt ein zunächst wenig charakteristisches Bild auf. Es ist durch Fieber, Hypalbuminämie, Hyperbilirubinämie und kardiovaskuläre Instabilität im Sinne einer Hypotension bei gleichzeitig unverändertem bis erhöhtem HZV gekennzeichnet. Die Symptomatik entspricht der eines frühen septischen Bildes. Übergänge zur voll entwickelten Sepsis sind möglich. Häufig entwickeln sich jedoch sequentiell definitive Organinsuffizienzen, ohne daß septische Herde oder eine generalisierte Sepsis nachweisbar sind.

Beim Multiorganversagen sind fast immer die Nieren im Sinne einer **Oligo-Anurie** und die Lunge durch ein **ARDS** betroffen. Ein **hypodynamer Zustand** bis zum kardiogenen Schock zeigt die Beteiligung des Herzens und **Bewußtseinsstörungen** die Einschränkungen der Funktion des ZNS an. Eine **Leberinsuffizienz** führt zu Hypoproteinämie, Hyperbilirubinämie und über Hypalbuminämie zu generalisierten **Ödemen.**

8.9.2 Übernahme des Patienten

Die Patienten liegen entweder schon auf der Intensivstation, da sie in der Regel schwere Grunderkrankungen aufweisen, die wiederum Auslöser für das Organversagen sein können. Oder es sind Patienten, die einige Tage zuvor von der Intensiveinheit auf die Allgemeinstation verlegt wurden und dort ein Multiorganversagen entwickelten. Kommt solch ein Patient zurück, ist bei der Übernahme v.a. genau zu erfragen, wann die ersten Anzeichen bemerkt wurden und welche es waren.

8

8.9.3 Therapieschwerpunkte

Um ein beginnendes Multiorganversagen nicht manifest werden zu lassen, muß man prädisponierende Faktoren erkennen und rechtzeitig günstig beeinflussen. Jede beginnende Störung einer Organfunktion muß früh erkannt und konsequent behandelt werden.

Bei einer **Sepsis,** die nahezu obligater Bestandteil des Multiorganversagens ist, muß ein septischer Herd gesucht werden (s.a. Kap. 8.8). Bei **Traumata** sind ausreichender und rechtzeitiger Flüssigkeitsersatz, die baldige operative Versorgung mit Blutstillung, Abtragen avitalen Gewebes und v.a. das Einrichten und Stabilisieren von Frakturen angezeigt. Die **mangelnde Immunabwehr** vieler kritisch kranker Patienten ist Ursache von nosokomialen Infektionen, die ein weiterer Wegbereiter des Multiorganversagens sind. Eine Vielzahl von Ereignissen führt zu einer negativen Beeinflussung der Immunkompetenz. Dazu gehören Narkosen, Blutverluste, Schockzustände jeder Genese, Kortikoidtherapie u.v.a.m. Besonders negativ auf die Immunabwehr wirken sich nekrotische Bereiche im Körper aus.

Kern der Therapiegrundsätze des MOV ist es, die o.a. Begleitumstände einzudämmen bzw. zu verhindern.

8.9.3.1 Überwachung und Monitoring

Die Maßnahmen in bezug auf das Überwachen der Patienten entsprechen denen bei der Sepis und werden hier nicht explizit erwähnt.

8.9.3.2 Ernährung und Flüssigkeitssubstitution

Besteht ein **kataboler Zustand** wie bei Sepsis, Verbrennung oder nach großen operativen Eingriffen, so steigt die Gefahr einer Manifestation eines Multiorganversagens bei nicht ausreichender Ernährung stark an. Der Kalorienbedarf von 4 000 bis 5 000 kcal/Tag führt ohne ausreichende parenterale oder enterale Ernährung zu einem Abbau von körpereigenen Proteinen von bis zu 1,5 kg (100 g Eiweiß entsprechen 400 kcal und sind in 400 bis 600 g Muskelgewebe enthalten). Der Verlust einer Körpermasse von 30% innerhalb eines Monats ist dabei normalerweise über den Mechanismus der Mangelernährung bei schwerem Multiorganversagen tödlich. Eine ausgewogene Zufuhr von hochkalorischen Lösungen und Vitaminen ist angezeigt (Kap. 7.6.2).

8.9.3.3 Medikamentöse Therapie

Hier stehen die mögliche Nieren- und/oder Leberinsuffizienz im Vordergrund. Einer Niereninsuffizienz sollte durch **ausreichende,** aber nicht übermäßige **Flüssigkeitszufuhr** in Verbindung mit **Dopamin** und **Schleifendiuretika** vorgebeugt werden. Da eine Leberinsuffizienz besonders häufig nach langen Schockphasen und nach der Gabe von hepatotoxischen Medikamenten auftritt, dürfen Medikamente mit potentiell hepatotoxischer Wirkung bei kritisch kranken Patienten nur eingesetzt werden, wenn andere therapeutische Alternativen nicht vorliegen.

8.9.3.4 Lokale Therapie

Bei ausgedehnten **Wunden** sind sorgfältige Wundpflege, konsequentes Débridement nekrotischer Weichteile, Drainage von Infektionsherden und Entfernen von Fremdkörpern nach Verletzungen zur Stärkung der körpereigenen Abwehrfunktion wichtig. Da ein MOV oft mit einer Sepsis einhergeht, gelten die gleichen Regeln, wie in Kapitel 8.8.3 beschrieben.

8.9.3.5 Respiratorische Therapie

Beim MOV liegt praktisch immer eine akute respiratorische Insuffizienz vor. Die respiratorische Therapie wird sehr stark nach diesem Gesichtspunkt ausgerichtet und ist in den Kapiteln ARDS (8.1.3) und Sepsis (8.8.3) sowie im Kapitel Beatmung (7.7.2) eingehend beschrieben.

8.9.3.6 Besondere diagnostische und therapeutische Verfahren

Sie unterscheiden sich nicht von den Verfahren, die bei der Sepsis zur Anwendung kommen (s. Kap. 8.8.3).

8.9.4 Pflege bei Patienten mit Multiorganversagen

Die pflegerischen Schwerpunkte bei Patienten mit MOV und bei Patienten mit Sepsis sind identisch (s. Kap. 8.8.4).

8.9.5 Prognose und Verlegung des Patienten

Gastrointestinale Blutungen im Rahmen eines Multiorganversagens haben eine extrem schlechte Prognose, weil neben Hypovolämie, Hypoperfusion und Schock auch noch die Bildung von biogenen Aminen aus Blut im Darm eintreten wird, die einen weiteren toxischen Effekt auf ZNS, Herz und Lunge haben. Insgesamt führt das Krankheitsbild des Multiorganversagens ab drei betroffenen Organsystemen in 80 bis 100% innerhalb von wenigen Wochen trotz massivstem therapeutischem Bemühen zum Tod.

Die **Verlegung** nach MOV wird geplant, wenn der Patient vollständig bei Bewußtsein, hämodynamisch stabil und infektfrei ist. Die Übergabekriterien entsprechen im allgemeinen denen, wie sie in Kapitel 8.8 (Sepsis) beschrieben sind.

A Beim Verlegen von Patienten mit schweren Krankheitsbildern auf die Allgemeinstation ist immer daran zu denken, daß das Pflegepersonal auf die bestehende Gefahr eines Multiorganversagens hingewiesen wird. Ein intensives Beobachten des Kranken ist gerade in den ersten Tagen nach der Verlegung unerläßlich. ◄

8.10 Polytrauma

8.10.1 Patientenklientel

Die Gewalteinwirkung, die zu einem Polytrauma führt, rührt häufig aus Verkehrsunfällen, Unfällen am Arbeitsplatz oder aus kriminellen Taten her. Am häufigsten sind Kombinationen aus Verletzungen des Schädels, des Thorax, des Abdomens und der Extremitäten. Hierbei sind alle Variationen möglich. Oft handelt es sich um lebensgefährliche Verletzungen, die dann sofort operativ versorgt werden müssen.

Erkrankung
Man spricht von einem Polytrauma, wenn **mehrere Körperregionen verletzt** und zusätzlich die **Vitalfunktionen** elementar **gestört** sind (Kreislauf, Atmung, Nierenfunktion). Auch Verbrennungspatienten mit weiteren Verletzungen (z.B. Rippenserienfrakturen) gehören dazu.

Davon zu unterscheiden sind die Mehrfachverletzungen, bei denen die Vitalfunktionen zunächst nicht lebensbedrohlich gestört sind, wozu es aber im weiteren Verlauf, z.B. als Folge einer septischen Erkrankung, kommen kann.

Klinik/Verlauf
Bei einem Polytrauma sind die vitalen Funktionen meist lebensbedrohlich eingeschränkt. Die

Maßnahmen der ersten Stunden sind deshalb entscheidend für den weiteren Krankheitsverlauf. Der Patient muß erstversorgt und dann möglichst schnell und schonend in die Klinik transportiert werden. Neben der unmittelbaren Bedrohung durch die Verletzungen selbst besteht immer die Gefahr, daß als Komplikationen auch sekundäre Störungen anderer Organsysteme eintreten, wenn die Behandlung nicht ausreichend rasch oder unzureichend erfolgt.

8.10.2 Übernahme des Patienten

In der Notaufnahme entscheidet nach der Übergabe des Notarztes der verantwortliche Arzt, ob noch weitere Ärzte aus anderen Fachbereichen hinzugezogen werden müssen. Bei den Operationsvorbereitungen und diagnostischen Maßnahmen wird nur das Notwendigste berücksichtigt, damit die lebensrettende Therapie schnellstens erfolgen kann. In solch einer Situation ist ein gut eingearbeitetes Team „lebensnotwendig". Alle Maßnahmen müssen Hand in Hand gehen, jeder trägt Verantwortung für seinen Aufgabenbereich und erledigt ihn selbständig.

M Personen, die nicht unmittelbar mit dem Patienten zu tun haben, sollten die Notaufnahme verlassen, damit die anderen nicht unnötig gestört werden.
Bei allem Einsatz für den Patienten sollte man auch daran denken, die Angehörigen zu informieren. ■

8.10.3 Therapieschwerpunkte

Die **Phasen der Behandlung** des polytraumatisierten Patienten sind:
I. Reanimations- und Aufnahmephase
II. Operative Versorgung akut lebensbedrohlicher Verletzungen
III. Stabilisierung der Organfunktionen
IV. Operative Versorgung nicht lebensbedrohlicher Verletzungen
V. Erholungsphase

Phase I: Reanimations- und Aufnahmephase
Die **Behandlung am Notfallort** umfaßt das Bergen des Verletzten, seine Erstbehandlung und damit das Vermeiden eines Schocks durch Ausblutung und/oder Hypoxie und ist die Hauptaufgabe am Unfallort.

Bei der **Behandlung in der Notfallaufnahme** steht die Diagnostik der Verletzungen und die Beurteilung der Priorität für die weitere Behand-

8

lung im Vordergrund. Diese Aufgabe ist schwierig und muß durch eine gute Organisation gewährleistet werden. Wegen der Gefahr der akuten Verschlechterung des Zustandes des Patienten muß immer Reanimationsbereitschaft vorhanden sein. Die unten beschriebenen Maßnahmen müssen teilweise schon am Unfallort erfolgen (z.B. Venenzugang legen, Intubation etc.), sind aber wegen der Übersichtlichkeit nacheinander aufgeführt.

Während der ersten Phase der Diagnostik können sich akut **weitere Störungen** entwickeln, auf die unbedingt zu achten ist:

- zunehmende Kreislaufinstabilität bei verdeckten Blutungen
- Verschlechterung des Bewußtseins bei Schädel-Hirn-Traumen
- Erhöhung des Beatmungsdrucks oder akute Verschlechterung der Oxygenierung
- Vorliegen eines Pneumothorax oder Spannungspneus.

Weitere Maßnahmen sind:

- Legen von großlumigen **Braunülen** zur raschen Volumenzufuhr in Körperregionen, die voraussichtlich nicht im Bereich der chirurgischen Erstversorgung liegen.
- Legen eines zentralen **Venenkatheters** für die Erleichterung der sicheren Blutentnahme, zur Messung des Volumenstatus und zur effektiven Infusion evtl. erforderlicher kardiovaskulär aktiver Medikamente. Dabei sollte wegen der möglichen Infektionsgefahr ein peripherer Zugangsweg über die Vena basilica gewählt werden. Ein arterieller Zugang sollte wegen der großen Unruhe und der vergleichsweise wenig aseptischen Bedingungen nur dann gelegt werden, wenn das größte Problem in der Erstbehandlung des Patienten bei der Oxygenierung liegt und dauernde arterielle Blutgasanalysen notwendig erscheinen.
- Die endotracheale **Intubation** muß als Crash-Intubation erfolgen, aus Schnelligkeits- und Sicherheitsgründen kommt dafür in der Regel nur die orotracheale Intubation in Frage. Die Indikation zur Intubation ist großzügig zu stellen. Erforderlich ist sie bei bestehender oder sich entwickelnder Bewußtlosigkeit, bei jeder Form des hämodynamischen Schocks, bei allen Thorax- und Schädel-Hirn-Traumen und bei allen offenen Bauchverletzungen.
- **Analgesie** und **Sedierung** müssen als wesentlicher Beitrag zu einer verbesserten Diagnostik und damit effektiven Therapie gesehen werden. Polytraumatisierte Patienten sind auf-

grund der massiven, sympathoadrenergen Stimulierung durch Schmerz, Angst und meist auch Volumenverlust praktisch immer tachykard, haben einen massiv erhöhten Sauerstoffbedarf und -verbrauch und bedürfen neben dem menschlichen Beistand auch einer wirkungsvollen Pharmakotherapie. In erster Linie kommen für die Sedierung Benzodiazepine, für die Schmerzbehandlung zentralwirksame Opiate in Betracht. Grundsätzlich kommt nur eine i.v. Gabe in Frage. Zunächst ist niedrig und nach Wirkung zu dosieren, um zu starke Blutdruckabfälle oder bei wachen Patienten einen Atemstillstand zu vermeiden. Insbesondere bei noch wachen Patienten drohen neben dem Atemstillstand Übelkeit und Erbrechen.

Zu den **diagnostisch-organisatorischen Maßnahmen** gehören:

- Notfallabor abnehmen (kleines Blutbild, Elektrolyte, Blutzucker, BGA, Blutgruppe)
- Röntgenthorax und ggf. das Röntgen anderer Körperregionen bzw. ein CT-Schädel
- Sonographie
- Kreuzblut bestellen; bei massiven Blutverlusten ungekreuztes Blut (0 rh-negativ) anfordern
- Operationsbereich über möglichen Noteingriff informieren und möglichen Eingriff anmelden
- Beatmungsplatz auf der Intensivstation anfordern
- weitere Informationen über den Patienten eruieren (über Ausweise, Polizei)
- Da für all die Behandlungsmaßnahmen sofort oder später häufig zusätzliches Personal erforderlich ist, muß eine rechtzeitige Alarmierung von Rufdiensten erfolgen.

Phase II: Operative Versorgung akut lebensbedrohlicher Verletzungen

Die operative Versorgung sollte nach einem nachvollziehbaren, logischen System erfolgen und nicht alleine von der Spezialisierung des gerade tätigen chirurgischen Arztes abhängig sein. Die Gewichtung der Bedeutung von Organsystemverletzungen ist nicht einfach. Besonders **lebensbedrohliche Verletzungen**, die sofort versorgt werden müssen, sind:

- Leber- und Milzrupturen → Laparotomie
- Verletzung der epi- und subduralen Gefäße → Kraniotomie
- Herzbeutel-, Herzmuskel- und Bronchusverletzungen → Thorakotomien

Die **Narkose** ist schwierig, da die Patienten meist nicht nüchtern und ihre Anamnese und evtl.

Begleiterkrankungen unbekannt sind. Außerdem sind sie in der Regel kardiovaskulär instabil und haben meist beträchtliche Blutverluste erlitten.

A Succinylcholin sollte in der Akutphase nicht gegeben werden, da es die Störungen im Elektrolythaushalt des Patienten noch verstärken kann (Hyperkaliämie).

Außer bei Verdacht auf Hirnverletzungen soll die Beatmung immer mit einem PEEP (+ 5 cm H_2O) und ohne Zusatz von Inhalationsanästhetika durchgeführt werden.

Blutungen an den Extremitäten werden mit Druckverbänden gestillt und Wunden steril abgedeckt. Geschlossene Frakturen werden, wenn es die Situation erlaubt, reponiert und mit Extension oder Gipsschiene stabilisiert. ◄

Phase III: Stabilisierung der Organfunktionen

Nach der **operativen Erstversorgung** ist der Patient meist nicht mehr von akuten Verschlechterungen bedroht, allerdings reicht die Zeit im Operationssaal meist nicht aus, die Störungen zu normalisieren. Auf der **Intensivstation** erfolgt eine entsprechende Therapie, um Störungen im intravasalen Volumen, Elektrolytveränderungen oder Gerinnungsstörungen zu behandeln. Die Optimierung des Säure-Basen-Haushalts und der Oxygenierung ist anzustreben. Der häufig bestehende, deutliche **Temperaturverlust** ist langsam zu korrigieren. Ganz wichtig ist die **Prophylaxe des akuten Nierenversagens,** das außer in einer ausreichenden Volumentherapie in der Gabe von Dopamin und u.U. auch Aldosteronantagonisten bestehen kann.

M In der unmittelbaren Zeit nach der operativen Versorgung lebensbedrohlicher Verletzungen muß der Patienten so weit stabilisiert werden, daß weitere Komplikationen, die wiederum lebensbedrohlich werden können, vermieden werden. Gleichzeitig ist nach weiteren Verletzungen, die behandelt werden müssen, zu suchen. ■

Phase IV: Operative Versorgung nichtlebensbedrohlicher Verletzungen

Es besteht im weiteren Verlauf in einer **zweiten Operationsphase** die Notwendigkeit, weitere Verletzungen zu versorgen. Meistens handelt es sich dabei um bestehende Frakturen, die es zu stabilisieren gilt. Eventuell ist dafür auch eine Verlegung in geeignete Kliniken erforderlich.

Derzeit geht der Trend bei der Versorgung von Frakturen zu einer frühzeitigen definitiven Versorgung, wobei dann die Auswirkung auf die Gesamtüberlebensrate günstiger sein soll.

Weichteilverletzungen, notwendige Tracheotomien bei Langzeitbeatmung, Abszeßbildungen und zweizeitige Milz- bzw. Leberrupturen führen z.B. zur Notwendigkeit, weitere operative Eingriffe vorzunehmen.

Phase V: Erholungsphase

Hierher gehören die Entwöhnung des Patienten vom Respirator, der Aufbau der oralen Nahrungsaufnahme und die zunehmende Mobilisierung. Sicher noch immer zu gering wird die Bedeutung der psychischen Unterstützung der Patienten bewertet, die ja häufig durch die zugrundeliegenden Unfälle massivste Veränderungen in ihrer gesamten Lebensumwelt erfahren.

8.10.3.1 Überwachung und Monitoring

Der Patient wird in der ersten Zeit engmaschig überwacht. Dazu gehört das EKG-Monitoring, die kontinuierliche, invasive Blutdruckmessung, regelmäßige ZVD-Messung, Kontrolle des Flüssigkeits- und Elektrolythaushaltes (Bilanzierung), das engmaschige Überwachen der Beatmungsparameter inklusive der Blutgasanalyse und Pulsoxymetrie. In regelmäßigen Abständen werden die Pupillen, der neurologische Status und das Bewußtsein kontrolliert, um ein Eintrüben des Patienten sofort zu erkennen. Drainagen und Katheter sind zu sichern und auf Funktionsfähigkeit zu prüfen. Druck- und Wundverbände werden auf Nachblutungen hin überprüft.

8.10.3.2 Ernährung und Flüssigkeitssubstitution

Durch die Freisetzung von Streßhormonen, durch Fieber und durch die katabole **Stoffwechsellage** wird v.a. der Proteinstoffwechsel massiv gestört. Funktionsproteine werden zur Energiegewinnung verstoffwechselt und stehen nicht mehr zur Verfügung, was z.B. die Immunsuppression mit erklärt. Durch **hochkalorische Ernährung** (s.a. Kap. 7.8), Eiweißgabe (> 1 g/Tag) und durch Vitamingabe kann versucht werden, die typischen Kataboliefolgen abzuschwächen (Infektanfälligkeit, gestörte Wundheilung, respiratorische Insuffizienz durch Muskelschwäche).

8

8.10.3.3 Medikamentöse Therapie

Im Vordergrund stehen Stabilisieren der Herz-Kreislauf-Funktion mit Katecholaminen, die Analgesie und das Vermeiden von Infektionen durch Antibiotika.

- **Herz-Kreislauf-System:** Die unmittelbare Bedrohung liegt zunächst meist in einem ausgeprägten Volumenmangel, der in Abhängigkeit von seiner Schwere durch Gabe von kristalloiden Lösungen, später kolloidalen Lösungen und schließlich mit der Gabe von Blut behandelt werden muß. Bei kardial vorgeschädigten Patienten kann sich bei einer Volumenüberlastung rasch eine Linksherzinsuffizienz entwickeln, bei erhöhtem pulmonalem Widerstand auch eine Rechtsherzinsuffizienz oder Globalinsuffizienz.

  Die Kombination von sinkendem Blutdruck oder gar fallendem Herzzeitvolumen bei gleichzeitig ansteigenden oder für den jeweiligen Patienten hohen kardialen Füllungsdrücken ist ein Beweis für eine Linksherzinsuffizienz, die akut mit positiv-inotropen Substanzen (Dopamin, Dobutrex®, Suprarenin®, Perfan®) und Vasodilatatoren (NTG) behandelt werden muß.

- **Nierenfunktion:** Bei hypovolämischem Schock und Sepsis mit nachfolgendem Multiorganversagen ist die Niere das am häufigsten mit einem Organversagen reagierende Organ. Durch ausreichende Gabe von Volumen und frühzeitig Dopamin-Infusion in niedriger Dosierung muß versucht werden, einem Nierenversagen vorzubeugen.

- **Blutgerinnung:** Beim hypovolämischen Schock und ausgedehnten Weichteilverletzungen besteht die Gefahr der Induktion einer Verbrauchskoagulopathie. Die Vorbeugung kann nur in Therapie der Hypovolämie und schneller operativer Versorgung bestehen. Bei aufgetretenen Störungen werden in der Frühphase (im Operationssaal) vor allem FFP-Präparate gegeben, wobei eine Kombination von einer FFP-Konserve zu je drei Erythrozytenkonzentraten etwa ab der fünften Erythrozytenkonserve sinnvoll erscheint.

- **Infektionsabwehr/Sepsis:** Polytraumatisierte sind besonders infektgefährdet. Die gezielte Antibiotikatherapie bei Infektionen ist dennoch einer ungezielten, prophylaktischen „Generalvorbeugung" vorzuziehen. Um Infektionen und die jeweiligen Erreger rechtzeitig erkennen zu können, sind häufige mikrobiologische Kontrollen von Sputum, Trachealsekret, Urin und Blut sowie Wundabstriche erforderlich.

- **Schmerzen:** Die Gabe von Analgetika erfolgt bei wachen und leicht bewußtseinsgetrübten Patienten primär anhand der klinischen Symptomatik, d.h. der subjektiv empfundenen Schmerzfreiheit.

  Beim bewußtlosen Patienten ist die Steuerung der Analgesie schwierig, da er keine direkte Rückmeldung geben kann. Bei bewußtlosen und beatmeten Patienten kann **Fentanyl** (Kap. 4.2) über Perfusor verabreicht werden. Dabei kann man sich bezüglich der Wirkung am Kreislaufverhalten orientieren (Blutdruck- und Herzfrequenznormalisierung). Voraussetzung ist jedoch, daß der Herzkreislauf nicht durch andere Faktoren verändert wurde, z.B. durch Volumenmangel. Liegt kein Schädel-Hirn-Tauma vor, ist eine Dauerinfusion von **Ketamin** (Kap. 4.2) möglich.

8.10.3.4 Lokale Therapie

Die Verbände von Kathetern, Drainagen, Sonden und Wunden sind täglich zu wechseln. Dabei ist auf Entzündungszeichen zu achten. Oft sind die Patienten, bedingt durch Mehrfachfrakturen, mit Gipsverbänden, Schienen und Extensionen versorgt. Hier sind vor allem die richtige Lagerung, Polsterung und evtl. Schmerzen des Patienten zu beachten.

8.10.3.5 Respiratorische Therapie

Praktisch jeder Polytraumatisierte entwickelt eine Störung der Atemfunktion. Wie oben beschrieben, sollte eine Beatmung mit PEEP erfolgen. Durch Lungenkontusion, Aspiration, beatmungsbedingte Pneumonie und Atelektasen ist die direkte Ursache gegeben, die durch systemische Veränderungen (Schock, Immunsuppression, katabole Stoffwechsellage) noch verstärkt wird.

Eine maschinelle **Beatmung** ist **frühzeitig indiziert,** da durch eine sich entwickelnde Hypoxie auch die Lunge selbst anfällig für ein Organversagen wird.

8.10.3.6 Besondere diagnostische und therapeutische Verfahren

Abhängig von der Art der Verletzungen sind recht unterschiedliche Behandlungsstrategien erforderlich, die nötigen Einzelmaßnahmen dazu sind nachstehend aufgeführt.

- **Nottracheotomie:** Bei Glottisödem, Larynxfraktur oder Kieferfrakturen kann eine regelrechte Intubation unmöglich sein, so daß eine Tracheotomie erforderlich werden kann (Blutungsgefahr!).
- **Pleuradrainage:** Bei Pneumothorax, Hämatothorax und offenen Thoraxverletzungen wird in der mittleren Axillarlinie in der Höhe des 5. bis 6. ICR (Höhe der Brustwarze) an der oberen Grenze der unteren Rippe eine Drainage eingeführt. Es ist besser, zwei dünne als eine dicke Drainage einzuführen. Die Drainagen dürfen nicht abgeklemmt werden, um einen Spannungspneu zu vermeiden.
- **Peritoneallavage/Ultraschalldiagnostik:** Bei stumpfen Bauchtraumen und möglicher intraabdomineller Blutung kann eine Peritoneallavage durchgeführt werden. Ein Katheter wird im oberen Drittel zwischen Nabel und Symphyse eingeführt und mit etwa 10 ml/kg KG Ringer-Lösung gespült. Sind in der zurückfließenden Lösung mehr als 100 000 Erythrozyten/ml, so muß von einer relevanten Blutung ausgegangen werden.

Durch die wesentliche Verbesserung der Ultraschalldiagnostik ist die Peritoneallavage fast ganz in den Hintergrund getreten.

8.10.4 Komplikationen

Bei den **systemischen Auswirkungen** des Polytraumas stehen die hämodynamischen und metabolischen Veränderungen, die dann weitere Organsysteme in Mitleidenschaft ziehen und so zu einem Multiorganversagen führen können, im Vordergrund.

- Beeinträchtigung der peripheren Durchblutung mit Hautläsionen und Infektionen
- respiratorische Insuffizienz mit Entwicklung eines Lungenversagens
- Niereninsuffizienz bzw. Nierenversagen
- katabole Reaktion mit massivem Verlust an Funktionsproteinen
- Streßblutungen im Magen-Darm-Trakt
- Immunsuppression und vermehrte Infektionshäufigkeit, die zur Sepsis führen kann

8.10.5 Pflege bei polytraumatisierten Patienten

In den meisten Fällen ist die **Pflege** von Patienten mit Mehrfachverletzungen und zusätzlicher

vitaler Bedrohung sehr **aufwendig.** Es kann in der Akutphase notwendig sein, daß zwei oder auch drei Pflegekräfte den Patienten betreuen. In dieser Phase fallen viele organisatorische Aufgaben an, die Ärzte werden bei den therapeutischen Maßnahmen unterstützt, der Patient muß entkleidet, die Wunden versorgt, das gesamte Monitoring aufgebaut und überwacht, Infusionen und Medikamente hergerichtet und verabreicht werden etc. Zudem sind alle Maßnahmen peinlich genau zu dokumentieren. Für eine Person ist dies alles kaum zu leisten. **Trotz** der häufig aufkommenden **Hektik** ist es wichtig, den **Überblick** zu **behalten.** Ein oder zwei Personen müssen sagen, was zu tun ist und wer sich um was kümmert, alle anderen assistieren. In einem gut eingespielten Team weiß in der Regel jeder, was zu tun ist.

M Da die Teams auf den Intensivstationen jedoch relativ häufig wechseln, muß sich jeder darauf einstellen, daß in Akutsituationen „Befehle" entgegengenommen werden müssen. ■

8.10.5.1 Krankenbeobachtung

Alle vitalen Funktionen werden engmaschig überwacht. Hinzu kommt, daß Pflegekräfte und Ärzte in den ersten 24 bis 48 Stunden auf der Suche nach nicht sofort ersichtlichen Verletzungen sein müssen, z.B. gedeckte Frakturen, die durch Schwellungen oder Hämatome „sichtbar" werden. Auch Schmerzäußerungen des Patienten können entsprechende Hinweise geben. Des weiteren werden Sonden, Drainagen auf Funktion und mit Gips und Schienen versorgte Extremitäten auf Durchblutung, Motorik, Sensibilität und korrekte Lagerung hin überprüft.

8.10.5.2 Psychische Betreuung

Ist der Patient ansprechbar, sollte man **beruhigend** auf ihn einwirken und ihm immer wieder sagen, wo er sich befindet. Angehörige werden erst zum Patienten gelassen, wenn die Erstversorgung abgeschlossen und der Patient nicht mehr in akuter Lebensgefahr ist. Ausnahmen können ggf. bei Kindern oder Personen, die sich vor lauter Angst nicht beruhigen und deshalb nicht entsprechend versorgen lassen, gemacht werden.

Die Angehörigen selbst sind ebenfalls zu beruhigen, bevor und nachdem der Arzt sie aufgeklärt hat. Nach der Akutphase ist der Aufwand

8

psychischer Betreuung für die Patienten und Angehörigen abhängig von den **irreversiblen Beeinträchtigungen,** die der Patient erlitten hat (Querschnittslähmung, Erblindung, Verlust von Extremitäten etc.). Eventuell ist es sinnvoll, einen Psychologen hinzuzuziehen. Dies gilt vor allem für Patienten nach einem Suizidversuch.

8.10.5.3 Prophylaxen

Alle Prophylaxen kommen gemäß der Situation des Patienten zu Anwendung. Wichtig ist vor allem auch die **Infektionsprophylaxe,** da der Patient meist viele Wunden aufweist und außerdem mit vielen Draingen, Kathetern etc. versorgt ist. Aseptisches Vorgehen ist auf der Intensivstation zwingend notwendig, da die Wunden am Unfallort bereits infiziert sein können. Nach der Reanimationsphase und sobald der Patient stabil ist, sollten alle Wunden gründlich gereinigt und steril verbunden werden.

8.10.5.4 Lagerung und Mobilisation

In der **Anfangsphase** wird der Patient **nicht zweistündig umgelagert.** Dies kann erst erfolgen, wenn der Patient kreislaufstabil ist und Frakturen vor allem der Wirbelsäule ausgeschlossen sind. Bei einer Querschnittssymptomatik erfolgt eine flache Rückenlage, außerdem sollte eine Halskrawatte angelegt werden. Oft kommen nur einige Lagerungsmöglichkeiten in Frage, da der Patient mit Schienen oder Extensionen versorgt ist.

Bei der Lagerung von **Extremitäten in Schienen** muß darauf geachtet werden, daß es nicht zum Spitzfuß oder zu Nervenschädigungen kommt. An entsprechenden Stellen ist eine zusätzliche Polsterung notwendig (z.B. Wadenköpfchen). Die Ferse und der Ellenbogen z.B. sollten nicht aufliegen.

8.10.6 Prognose und Verlegung

Innerhalb der ersten sechs Stunden verstirbt mehr als ein Drittel, innerhalb der ersten 24 Stunden mehr als die Hälfte der Patienten. Bei den Komplikationen stellt das septische Multiorganversagen die Hauptursache dar. Polytraumatisierte Patienten verbleiben meist einige Wochen auf der Intensivstation. So bald wie möglich sollten sie jedoch auf Normalstation oder in spezielle Rehabilitationskliniken (z.B. für querschnittsgelähmte Patienten) verlegt werden.

8.11 Patienten nach Blitz- und Stromunfall

Jährlich ereignen sich in Deutschland ca. 700 Stromunfälle, davon sind etwa 100 tödlich. Differenziert man weiter Hochspannungs- und Niederspannungsunfälle, so verlaufen 30% der Hochspannungsunfälle und 10% der Niederspannungsunfälle tödlich. Vom Blitz getroffene Opfer überleben nur zu einem geringen Teil.

8.11.1 Patientenklientel

Die Ursachen von Elektrounfällen sind vorwiegend Fehlverhalten am Arbeitsplatz und im landwirtschaftlichen Bereich. Bei etwa 25% der Fälle sind Haushaltsgeräte, häufig in Zusammenhang mit Wasser und Feuchtigkeit, der Auslöser.

Erkrankung

Die Wirkungen, die elektrischer Strom auf die lebenden Zellen hat, sind:
- Kontraktion von Muskelgewebe
- Induktion von Kammerflimmern bzw. Asystolie
- Produktion großer Hitze aufgrund des hohen elektrischen Widerstandes des Körpers

Da der menschliche Körper sehr unterschiedliche elektrische Widerstände gegenüber Strom aufweist (Knochen leitet Strom sehr schlecht, Muskulatur mittel- und Nervengewebe sehr gut), ist bei jedem Elektrounfall abhängig von den Eintritts- und Austrittsstellen des Stroms mit einem unterschiedlichen Verletzungsmuster zu rechnen.

Klinik und Verlauf

Folgende akute Effekte des Stromes sind möglich: Durch Auslösen eines **Kammerflimmerns** oder einer **Asystolie** kann es zum sofortigen Tod kommen. **Tetanische Kontraktionen** können das Opfer an die elektrische Quelle binden und durch massive Muskelkontraktionen bis zu Frakturen oder Sehnenabrissen führen.

Ein Blitzschlag führt (sofern er überlebt wird) zu ausgedehnten **Hautverbrennungen, Trommelfellruptur, Ohren- und Augenschäden.**

Wenn die akuten Effekte durch initiale Behandlung oder spontan nachlassen, treten gehäuft **Störungen des zentralen Nervensystems** auf. Diese reichen von unspezifischen Symptomen wie Unwohlsein, Unruhe, Erregbarkeit, Schwindel bis Bewußtlosigkeit. Wahrscheinlich führt die elektrisch bedingte Freisetzung von

Katecholaminen zu einer massiven Sympathikusstimulierung mit Hypertonie und Tachykardie.

An der Muskulatur bewirken höhere Stromstärken **Koagulationsnekrosen** mit massiver Myoglobinfreisetzung, die die Gefahr eines akuten Nierenversagens bergen (Crush-Niere). Stromeinwirkungen an den Gefäßen führen zu **Blutungen** und **Thrombosen.**

8.11.2 Übernahme des Patienten

Erstversorgung am Unfallort

Bei der Bergung eines Elektrounfallopfers ist unbedingt auf **Eigenschutz** des Retters zu achten. Vor dem Bergen und Berühren des Opfers ist z.B. im Haushalt die Hauptsicherung auszuschalten. Bei Hochspannungsstrom muß zur Stromunterbrechung entsprechendes Fachpersonal angefordert werden.

A Aufgrund der muskelkontrahierenden Wirkung des elektrischen Stromes bewirkt jedes Anfassen eines unter Spannung stehenden Körpers unweigerlich, daß auch das Rettungspersonal mit der Spannungsquelle verbunden wird. Deshalb darf die Bergung erst erfolgen, wenn der Stromkreis unterbrochen ist. ◄

Ist ein Unfallopfer nach dem Bergen bewußtlos, muß als Ursache Kammerflimmern bzw. Asystolie vermutet werden, und es ist sofort die **kardiopulmonale Reanimation** einzuleiten. Dabei ist aufgrund der Myokardschädigung durch den elektrischen Strom mit längeren Reanimationszeiten zu rechnen.

Ein Unterschied in der Erstversorgung wird durch die Stromdisposition (Nieder- oder Hochspannung) bedingt. Sind nach einem Stromschlag im **Niederspannungsbereich** keine vital bedrohlichen Ereignisse aufgetreten, ist nicht mehr mit Herz-Kreislauf-Reaktionen zu rechnen. Bei einem Verletzten im **Hochspannungsbereich** hingegen muß auch nach dem Ereignis mit Herzrhythmusstörungen und weitgehenden Folgeerscheinungen (Verbrennungen) gerechnet werden. Nach einem (Hochspannungs-)Stromunfall kommt es ähnlich wie bei Verbrennungen rasch zu Volumenmangel mit **hypovolämischen Schock.** Auch droht ein **Hirnödem** durch die zerebrale Hypoxie bei Kammerflimmern oder Asystolie. Beide Komplikationen können am Unfallort durch die Gabe von Volumen und Kortikosteroiden evtl. verzögert werden. Zur weiteren Therapie ist insbesondere wegen möglicher

maligner Herzrhythmusstörungen eine rasche Aufnahme auf eine Intensivstation erforderlich. Je nach Ausmaß der verbrannten Körperoberfläche sollte eine Verlegung in ein Zentrum für Brandverletzte erfolgen.

Klinikaufnahme

Die Reihenfolge der Therapie in der Klinik ist abhängig vom Schweregrad des Stromschlags. An erster Stelle stehen ausreichende Herz-Kreislauf-Funktion und suffiziente Atmung.

M Die wichtigste Aufgabe ist das Überwachen der Herzfunktion und das Gewährleisten eines stabilen Kreislaufes. ■

Bei der Übernahme des Patienten ist zwingend darauf zu achten, daß **Informationen** vom Rettungsteam an das Klinikpersonal erfolgen. Diese sollten enthalten: Zustand des Patienten an der Unfallstelle, z.B. Bewußtlosigkeit und Dauer, Kreislaufverhältnisse und Atmung. Fundort und Lage geben evtl. Hinweise auf zu vermutende Verletzungen, Sekundärverletzungen, Art der Stromquelle und Dauer der Stromeinwirkung. Weiterhin ist es wichtig, die Maßnahmen am Unfallort, z.B. Intubation, venöse Zugänge, Medikation, Dauer der Reanimation zu kennen sowie alle verfügbaren Daten zur Anamnese des Verletzten in Erfahrung zu bringen.

Die **chirurgische Exzision** von nekrotischem Gewebe kann sofort nach der Aufnahme oder später nach einer Demarkierung vom gesunden Gewebe erfolgen. Abhängig von weiteren Verletzungen (z.B. Frakturen, Verbrennungen) und behandlungsbedürftigen Systemausfällen erfolgt die Übernahme des Patienten auf die Intensivstation.

8.11.3 Therapieschwerpunkte

Die Schwerpunkte der Therapie nach Elektrounfällen liegen in der Herz-Kreislauf-Überwachung und dem Aufrechterhalten einer ausreichenden Nierenfunktion. Sonstige in Zusammenhang mit dem Unfallereignis aufgetretene Begleiterkrankungen müssen entsprechend ihrer Symptomatik behandelt werden (s.a. Kap. 8.22.3).

8.11.3.1 Überwachung und Monitoring

Die **EKG-Überwachung** muß mindestens für 48 Stunden erfolgen. Zur Kontrolle der Nierenfunktion ist ein exaktes **Bilanzieren** erforderlich.

8

Elektrolyte sind engmaschig zu überwachen und bei Bedarf zu substituieren, da es aufgrund des hohen Flüssigkeitsbedarfes und evtl. erforderlicher Diuretikagaben zu Verschiebungen kommen kann.

A Das Aufrechterhalten eines normalen Kaliumspiegels ist oft schwierig, da die Diurese eher eine Hypokaliämie und die Verletzung der Muskulatur eher eine Hyperkaliämie verursacht. ◄

In Abhängigkeit vom Schweregrad ist stufenweise ein erweitertes **invasives Vorgehen** angezeigt (Blasenkatheter, zentraler Venenkatheter etc.). Beim Beobachten des Patienten ist zwingend auf ein mögliches **Kompartmentsyndrom** zu achten. Dabei kommt es durch muskuläre Stromverletzung zu einem Anschwellen der Muskulatur. Behindert eine Faszie, wie am Unterarm oder an den Beinen, dieses Anschwellen, sind Minderperfusion und Nekrose der Extremität die Folge. Durch Überwachen der peripheren Pulse, der Körpertemperatur und des Erscheinungsbildes kann das Kompartmentsyndrom rechtzeitig erkannt werden.

8.11.3.2 Ernährungs- und Flüssigkeitssubstitution

Durch die massive Kontraktion und thermische Schädigung besonders der Muskulatur kann eine elektrische Verletzung klinisch wie ein Crush-Syndrom erscheinen. Hier ist mit einem massiven Volumenbedarf in den ersten 48 Stunden zu rechnen. Die Gabe von Natriumbikarbonat unter Kontrolle des pH-Werts sowie von Mannitol (initial 100 ml 20%, dann 25 ml/h während der nächsten 12 Stunden) kann die Diurese anregen und ein akutes Nierenversagen evtl. verhindern. Eine **exakte Flüssigkeitssubstitution** und -bilanzierung ist essentiell, insbesondere auch vor dem Hintergrund der durch eine Verbrennung verursachten Flüssigkeitsdefizite. Beim Ausgleich dieser Defizite und bei der **Ernährung** gelten die gleichen Richtlinien wie bei Brandverletzten.

8.11.3.3 Medikamentöse Therapie

Die medikamentöse Therapie ist symptomatisch und geprägt von der Aufrechterhaltung einer ausreichenden Herz-Kreislauf- und Nierenfunktion. Die Schwerpunkte sind **Sedierung, Analgesie, Volumensubstitution** und bei Bedarf die Gabe von **Antiarrhythmika.**

8.11.3.4 Lokale Therapie

Die lokale Behandlung der **Verbrennungsmale** an den Ein- und Austrittsstellen steht hier im Vordergrund. Die Behandlung ist abhängig vom Grad der Verletzung und reicht von lokaler Therapie bis zur chirurgischen Intervention mit Abtragung von Nekrosen (Kap. 8.22.3).

8.11.3.5 Respiratorische Therapie

Ist eine respiratorische Therapie z.B. im Anschluß an eine Reanimation erforderlich, so erfolgt die Beatmung nach den allgemeinen Grundsätzen.

8.11.3.6 Besondere diagnostische Verfahren

Auch bei Patienten, die nach einem Elektrounfall keinen offensichtlichen Schaden genommen haben, ist aufgrund einer möglichen Myokardschädigung eine durchgängige EKG-Überwachung für 48 Stunden obligat. Daneben sind weiterführende diagnostische Verfahren auszuschöpfen:
- Herzenzymbestimmungen (CK, CK-MB, Troponin) in regelmäßigen Abständen
- Mehrkanal-EKG-Aufzeichnung
- Kontraktilitätskontrollen des Myokards mittels Echokardiographie

8.11.4 Komplikationen

Bei allen Elektrounfällen muß in den ersten Tagen auf die Entwicklung eines **Kompartmentsyndroms** geachtet werden. Daneben kann die massive Freisetzung von Myoglobin zusammen mit einer Azidose zu einem **Nierenversagen** führen.

8.11.5 Pflege bei Patienten nach Stromunfall

8.11.5.1 Krankenbeobachtung

Die Beobachtungselemente sind abhängig vom Schweregrad der Verletzung. Obligat ist die Kontrolle der **Herz-Kreislauf-Funktion** (u.a. EKG). Daneben sind periphere **Pulskontrolle** und Beobachten der **Hautbeschaffenheit** an den betroffenen Extremitäten wichtig, um ein Kompartmentsyndrom zu erkennen. Das genaue Bilanzieren und Beobachten der **Urinausscheidung** ist gleichfalls von großer Bedeutung.

8.11.5.2 Psychische Betreuung

Patienten nach einem Trauma stehen generell unter Schock. Das heißt, akute Angst und Lebensbedrohung stehen im Vordergrund. Dies kann sich u.U. in Alpträumen, aber auch in vegetativen Symptomen wie Tachykardie äußern. Deshalb sollten Pflegende hier sensibel für solche Zeichen sein, auf bestehende Ängste in Gesprächen eingehen und die Informationen weiterleiten, so daß ggf. eine psychologische Intervention (professionelle Hilfe) eingeleitet werden kann. In den ersten Tagen sollte immer eine Pflegeperson in unmittelbarer Nähe sein.

Eine Besonderheit sind auch Patienten, die trotz vielleicht subjektiv guten Empfindens überwacht werden müssen. Hier muß den Unfallopfern in aller Ruhe die Bedeutung der Überwachungsmaßnahmen etc. (EKG für zwei Tage) vermittelt werden.

8.11.5.3 Prophylaxen

Prophylaxen kommen in Abhängigkeit vom Schweregrad der Sekundärerkrankung zum Tragen. Die Pneumonie-, Dekubitus- und Thromboseprophylaxe richtet sich nach dem Zustand des Patienten. Bei allen Patienten sollte jedoch eine **Tetanusprophylaxe** erfolgen.

8.11.5.4 Lagerung und Mobilisation

Die selbständige **Mobilisation** des Patienten kann frühestens am dritten Tag nach dem Trauma erfolgen, bis dahin sollte der Patient **Bettruhe** einhalten. Bei Verbrennungen ist je nach Schweregrad und evtl. chirurgischer Intervention entsprechend den in Kapitel 8.22.5 beschriebenen Methoden zu verfahren.

8.11.6 Prognose und Verlegung des Patienten

Als **Spätfolgen** nach Elektrounfällen sind v.a. neurologische Schäden am Rückenmark wie inkomplette Querschnittslähmungen, aufsteigende motorische Lähmungen und amyotrophe Lateralsklerose (Muskelatrophie aufgrund des Untergangs von Motoneuronen im Vorderhorn) beschrieben. Auch Linsentrübungen mit Erblinden sind als Spätfolgen bekannt. Diese Erkrankungen können Monate bis Jahre nach dem Unfall auftreten.

Bei komplikationslosem Verlauf erfolgt die **Verlegung** des Patienten auf die Nachsorgestation frühestens nach dem zweiten Intensivbehandlungstag. Im Rahmen der **Übergabe** sollten folgende **Schwerpunkte** erwähnt werden:

- Wie ist der aktuelle Kreislaufstatus? Bestehen EKG-Veränderungen?
- Sind noch Überwachungsmaßnahmen erforderlich?
- Sind Sekundärerkrankungen aufgetreten? Wenn ja, den aktuellen Behandlungsstand und Ausblick auf evtl. geplante Maßnahmen geben (evtl. operative Versorgung etc.).
- Hat das Ereignis bei dem Patienten zu einem bisher unüberbrückbaren psychischen Trauma geführt? Ist eine professionelle Intervention begonnen oder eingeleitet worden?

8.12 Patienten nach Ertrinkungsunfall

8.12.1 Patientenklientel

Das Ertrinken wird definiert als Tod innerhalb von 24 Stunden nach Untertauchen und Eindringen von Wasser in die oberen Atemwege. Pro Jahr sterben in Deutschland rund 500 Menschen durch Ertrinken. Besonders häufig sind dabei Kinder betroffen.

Erkrankung
Bei Überleben des akuten Ereignisses um mehr als 24 Stunden spricht man vom **Beinahe-Ertrinken.** Die Häufigkeit des Beinahe-Ertrinkens ist in Deutschland mit bis zu 5 000 Fällen pro Jahr so hoch, daß immer wieder mit der notfallmäßigen Einlieferung solcher Patienten zu rechnen ist. Bei Erwachsenen stehen Ertrinkungsunfälle häufig im Zusammenhang mit Alkoholgenuß und/oder falschem Einschätzen der eigenen Leistungsfähigkeit (Erschöpfung, Hypothermie), während bei Kindern das Untertauchen im Wannenbad oder in Teichen beim Spielen die größte Rolle spielt.

M Die unmittelbare Todesursache ist das Ersticken aufgrund eines Sauerstoffmangels oder seltener ein reflektorischer Herzstillstand und/oder Laryngospasmus durch massive Vagusstimulation. ■

Klinik und Verlauf
Wenn das Ertrinkungsopfer rechtzeitig gerettet und/oder wiederbelebt wird, ergibt sich das

8

Krankheitsbild des Beinahe-Ertrinkens. Hierbei spielen **Asphyxie** und **Hypoxie** mit u.U. entsprechenden zerebralen Schäden, **pulmonale Schädigung**, evtl. auftretendes akutes **Nierenversagen** und systemische **Infekte** eine entscheidende Rolle. Eine begleitende **Hypothermie** ist fast immer zu beobachten und hat bei Ertrinkungsunfällen auch protektive Effekte auf die Hirnfunktion.

Beim Ertrinken kommt es innerhalb von fünf Minuten zu Hypoxie und Azidose. Unabhängig davon sind Bradykardie, Asystolie oder Kammerflimmern möglich. Dieses **kardiozirkulatorische Versagen** kann bereits nach wenigen Augenblicken zum Tod eines Menschen führen. Entsprechend können z.B. kurze Untertauchmanöver, die im Schwimmbad in bestimmten Altersgruppen häufig vorkommen, tödlich enden.

In der Regel kommt es jedoch nach dem Untertauchen des Kopfes zu einem willkürlichen Anhalten des Atems für maximal eineinhalb bis zwei Minuten. Bei den sich daran anschließenden Einatembemühungen dringt Wasser in die Luftröhre, was in 10 bis 20% zu einem persistierenden **Laryngospasmus** führt (trockenes Ertrinken). In 80 bis 90% der Fälle tritt dieser Laryngospasmus nicht oder nicht persistierend auf. Da Ertrinkende durch starke **Vagusaktivierung** fast immer erbrechen, aspirieren sie beim nassen Ertrinken nicht nur Wasser, sondern oft auch Erbrochenes. Das Vermischen von Wasser und Sekret in den Atemwegen führt zu einer typischen Schaumbildung, dem Schaumpilz, der nach einer Rettung die Ventilation und den Gasaustausch zusätzlich erschwert.

In beiden Fällen kommt es schließlich zu schwere Hypoxämie, Hypoxie, Azidose und Bradykardie. Präfinal treten Kammerflimmern und/oder Asystolie und schließlich der Tod ein.

Beim **Ertrinkungsunfall in Süßwasser** kommt es aufgrund der Konzentrationsdifferenz zwischen Blut und Süßwasser zu einer starken Verschiebung von Wasser aus den Alveolen in das Blut, während bei **Salzwasser-Ertrinkungsunfällen** ein Flüssigkeitsübertritt vom Blut in die Alveolen entsteht. Beim Süßwasser-Ertrinken kommt es daher zu einer Zunahme des Blutvolumens, während beim Salzwasser-Ertrinken eine Hämokonzentration zu beobachten ist. Der Surfactant der Lunge wird in beiden Fällen inaktiviert. Süßwasser-Ertrinken führt zu Hämolyse mit Anstieg der Kaliumkonzentration.

Trotz der tatsächlich meßbaren Änderungen von Blutvolumen, Hämatokrit und Elektrolytspiegel im Serum scheinen die Unterschiede nur vorübergehend zu bestehen und sind selten klinisch relevant. Auch die beim Süßwasser-Ertrinken oft diskutierte Hämolyse durch die Serumhypoosmolarität ist nur in Einzelfällen von klinischer Bedeutung.

8.12.2 Übernahme des Patienten

Bergung am Unfallort

A Versuche, die Flüssigkeit aus der Lunge zu entfernen, z.B. durch Kopftieflage oder Kompression, sind meist wenig hilfreich und können zu Erbrechen und erneuter Aspiration führen. ◄

Ist der Patient nicht mehr bei Bewußtsein und/oder hat er einen Atemstillstand, muß mit der **kardiopulmonalen Reanimation** begonnen werden. Diese kann laut Berichten oft noch nach mehr als 60 Minuten erfolgreich sein. Entsprechend darf die Reanimation nicht zu früh beendet werden.

Je nach Grad der Unterkühlung ist mit schweren **Herzrhythmusstörungen** zu rechnen. Nach Stabilisieren von Kreislauf und Atmung sollte eine **Magensonde** gelegt werden, um den intraabdominalen Druck zu vermindern und eine sekundäre Aspiration zu verhindern.

Übernahme auf die Intensivstation

Hier steht neben **neurologischen Ausfällen** fast immer die **respiratorische Problematik** im Vordergrund. Es besteht immer die Gefahr einer **Hämolyse** durch Aspiration von Süßwasser (hypotone Lösung), daher ist mit einem Nierenversagen zu rechnen. So sind die ersten Maßnahmen und Vorbereitungen auch abhängig von Bewußtseinsgrad, Atmung und Kreislauf. Die **Informationen** des Rettungs- an das Klinikpersonal umfassen den Zustand des Patienten an der Unfallstelle, Bewußtlosigkeit und Dauer, Kreislaufverhältnisse und Atmung. Auch der Fundort, die Lage und die Dauer des Aufenthalts im Wasser sowie die Maßnahmen am Unfallort (Intubation, Medikation, venöser Zugang, Magensonde, Dauer der Reanimation, Wiedererwärmung, Anamnese des Patienten) sind wichtige Informationen für das weitere Vorgehen und die Prognose.

8.12.3 Therapieschwerpunkte

Nach Beinahe-Ertrinken ist die Intensivbehandlung symptombezogen und dient insbesondere der Therapie pulmonaler und neurologischer Störungen.

8.12.3.1 Überwachung und Monitoring

Der Grad der Überwachung richtet sich nach der Schwere des Krankheitsbildes. Basis ist immer eine **Herz-Kreislauf-Überwachung** der Stufen I und II (s.a. Tab. 8.14-4). Besteht **Beatmungspflicht,** werden Überwachung und Monitoring den gegebenen Umständen angepaßt (Respiratorkontrolle und Dokumentation).

Die **invasive Hirndrucküberwachung** erfolgt bei Patienten mit schweren vitalen Störungen und langer Reanimation. Überzeugende Belege, daß dies zu einer Verbesserung des „Outcome" führt, liegen nicht vor.

8.12.3.2 Ernährung und Flüssigkeitssubstitution

Der Wasser- und Elektrolythaushalt muß aufgrund der möglichen Hyperhydratation (Süßwasser-Ertrinken) mit Hypo- und Hypernatriämie oder Dehydratation (Salzwasser-Ertrinken) mit Hypernatriämie oder akutem Nierenversagen engmaschig kontrolliert werden. Befinden sich die laborchemischen Befunde im Normbereich, bestehen keine Einschränkungen bei der Flüssigkeitssubstitution und Ernährung.

8.12.3.3 Medikamentöse Therapie

Eine spezielle medikamentöse Therapie gibt es nicht, da die Therapie primär symptombezogen ist. Abhängig vom Schweregrad ist die Gabe von **Kortikoiden** und **Diuretika** angezeigt. Bei Reanimationssituationen ist entsprechend den Empfehlungen in Kapitel 6.14 vorzugehen.

8.12.3.4 Lokale Therapie

Die lokale Therapie beschränkt sich zunächst auf das **Absaugen** von Bronchialsekret. Alle Möglichkeiten zur **ARDS-Prophylaxe** (s.a. Kap. 8.1) sollten angewendet werden. Dazu gehören neben der adäquaten Schocktherapie und Erwärmung v.a. Lagerungsmaßnahmen. Daneben kann in Einzelfällen auch die **lokale Therapie von Erfrierungen** und sonstigen **sekundären Verletzungen** notwendig werden.

8.12.3.5 Respiratorische Therapie

Ist ein Patient beatmungspflichtig, gelten die gleichen Regeln wie bei der Behandlung eines beginnenden ARDS. Die Beatmung ist in schweren Fällen erforderlich und sollte initial mit 100% Sauerstoff und einem PEEP zwischen 5 und 10 cmH$_2$O erfolgen. Die Reduktion in der Invasivität erfolgt entsprechend der Blutgasanalyse.

Das Offenhalten der Alveolen, Verbessern der reduzierten Lungencompliance und Vermindern der pulmonalen Shunts durch Eröffnen von Atelektasen sind die wichtigsten Ziele der respiratorischen Therapie. Die inspiratorische Sauerstoffkonzentration sollte so gering wie möglich gewählt werden, um keine zusätzliche Schädigung der Lunge zu provozieren. Entsprechend ist dann meist ein PEEP zwischen 10 und 15 cmH$_2$O erforderlich.

Atmet der Patient ausreichend selbst, muß dennoch für mindestens 24 Stunden eine **Überwachung** auf der Intensivstation erfolgen und auf Veränderungen in der Respiration und Oxygenierung geachtet werden. Das Überwachen und die fortlaufende Dokumentation von Atemfrequenz, Atemmuster, SpO$_2$ und BGA sind erforderlich.

8.12.3.6 Besondere diagnostische und therapeutische Verfahren

Neurologische Untersuchungen und Verlaufskontrollen müssen immer erfolgen, auch wenn primär keine hypoxischen Schäden des Gehirns bekannt sind. Besteht der Verdacht auf hypoxischen Hirnschaden, Hirnödem oder Anstieg des Hirndrucks, ist immer ein CT oder NMR erforderlich. Hat der Patient aspiriert, ist eine **Bronchoskopie** als therapeutisch-diagnostisches Verfahren angezeigt.

Patienten nach Ertrinkungsunfällen sind praktisch immer hypotherm. Diese **Auskühlung** kann bei der Erstversorgung am Unfallort meist nicht behandelt werden. In der Klinik ist dagegen eine Beatmung mit angewärmter Atemluft, die Gabe angewärmter Infusionslösungen, aber auch eine invasive Wiedererwärmung mit Peritoneallavage oder Herz-Lungen-Maschine möglich. In der Aufwärmphase ist darauf zu achten, daß bei bewußtlosen Patienten keine Wärmezufuhr über die Hautoberfläche (Wärmflasche) erfolgt.

8.12.4 Komplikationen

Lungenschädigung

Das eingedrungene Wasser führt zur Denaturierung des Surfactant und damit zu Alveolarkol-

8

laps und Schädigung der alveolokapillaren Grenzschicht. Dieser Mechanismus führt schließlich zum Bild des akuten Lungenversagens (ARDS). Die ersten Schäden lassen sich bereits wenige Minuten nach der Aspiration von Wasser nachweisen. Der weitere Verlauf entspricht dem des ARDS mit interstitiellem und alveolärem Lungenödem, der Bildung hyaliner Membranen und der Zellinfiltration in das Interstitium der Lunge. Innerhalb von 36 bis 72 Stunden kommt es zum Maximalbild mit konfluierenden oder diffusen Infiltraten im Röntgenbild. Im weiteren, oft mehrwöchigen Verlauf kann es zu einer vollständigen Rückbildung der pulmonalen Schäden oder zur interstitiellen Lungenfibrose kommen.

Hypoxische Hirnschädigung

Bei den meisten der beinahe ertrunkenen Patienten ist das Ausmaß der hypoxischen Hirnschädigung entscheidend für das weitere Leben. Die Hypoxietoleranz des Gehirns ist nur sehr kurz, durch den Zusammenbruch des oxidativen Energiestoffwechsels im Gehirn verliert die Blut-Hirn-Schranke eine wichtige Schutzfunktion. Durch Flüssigkeitsausstrom aus dem intrakraniellen Intravasalraum nimmt das Volumen des intrakraniellen und des interstitiellen Raums und damit der Hirndruck stark zu. Dies führt zu einem schnellen Rückgang der zerebralen Perfusion. Die Versorgungsgebiete der Hirnarterien im Bereich der Großhirn- und Kleinhirnrinde und der Basalganglien sind besonders betroffen. Hier sind Therapiemaßnahmen wie negative Flüssigkeitsbilanz, Mannit- und Kortikoidgabe erforderlich, um den Hirndruck zu senken.

Infektion

Unabhängig vom Verlauf besteht eine ausgeprägte Pneumoniegefahr, da das aspirierte Wasser häufig massiv bakteriell kontaminiert ist (Kolibakterien, Enterokokken, Pseudomonaden, Klebsiellen). Eine prophylaktische Behandlung mit Antibiotika ist jedoch nicht indiziert. Allerdings sollte in den ersten Tagen täglich eine Kultur des Trachealsekretes angelegt werden, so daß bei Bedarf eine gezielte antibiotische Therapie erfolgen kann.

Akutes Nierenversagen

Wegen der schweren Hypoxie kann es zu einem akuten Nierenversagen kommen (Kap. 8.7).

Herzrhythmusstörungen

Herzrhythmusstörungen sind Folge der Hypoxie und Störungen im Wasser- und Elektrolyt- sowie Säure-Basen-Haushalt. Die Behandlung erfolgt durch Korrektur der entsprechenden Störung und symptomatisch (z.B. Defibrillation bei Kammerflimmern).

8.12.5 Pflege bei Patienten nach Ertrinkungsunfall

8.12.5.1 Krankenbeobachtung

Im Vordergrund der Beobachtungen steht das Beurteilen von **Atmung, Nierenfunktion** und **Bewußtsein.** Ansonsten gelten abhängig vom Zustand und der Therapie (Beatmung) die gleichen Überwachungskriterien wie bei allen anderen intensivbehandlungsbedürftigen Patienten.

8.12.5.2 Psychische Betreuung

Das Beinahe-Ertrinken verursacht bei den meisten Patienten ein erhebliches psychisches Trauma. So entwickeln sich häufig Unruhe- und Angstzustände oder gar Wasserphobien, die z.B. beim täglichen Waschen auftreten. Der Umgang muß mit sehr viel Sorgfalt und Einfühlungsvermögen erfolgen. Insbesondere bei Kindern ist es ratsam, schon sehr früh einen Kinderpsychologen in die Behandlung einzuschalten.

8.12.5.3 Prophylaxen

Die Störung der **pulmonalen Funktionen** steht hier, wie auch beim ARDS, an erster Stelle. Entsprechend sind Lagerungsdrainagen, atemfördernde Maßnahmen, Vibration, Perkussion, Unterstützung beim Abhusten bzw. bei Bedarf endotracheales Absaugen anzuwenden.

Alle sonstigen Prophylaxen werden nach den Bedürfnissen des Patienten eingesetzt. Je nach Schweregrad ist auf eine ausreichende **Hirnödemprophylaxe** zu achten.

8.12.5.4 Lagerung und Mobilisation

Aufgrund des drohenden Hirnödems ist eine **Oberkörperhochlagerung** einzuhalten. Ansonsten werden Lagerungseinschränkungen, Lagerungsarten und Mobilisation den Bedürfnissen und Erfordernissen angepaßt und unterliegen allgemeinen intensivpflegerischen Kriterien.

8.12.5.5 Besonderheiten

Die initial immer bestehende **Hypothermie** muß auf der Intensivstation bei einer Körperkerntemperatur unter 32 °C aktiv behandelt werden, da maligne Herzrhythmusstörungen drohen. Ansonsten bietet eine Kerntemperatur, die höher als 32 °C ist, sogar einen Schutz gegen die negativen Folgen der Hypoxie. Erfolgt eine invasive Wiedererwärmung mittels Peritoneallavage, so sind die hygienischen Vorschriften einzuhalten. Die Dialyseflüssigkeit wird auf eine Temperatur von maximal 40 °C erwärmt und höchstens eine Menge von 3 % des Körpergewichtes (entsprechend 2 l beim Erwachsenen) in die Bauchhöhle verabreicht. Nach 30 Minuten wird die Flüssigkeit wieder abgelassen, zugeführte und abgelassene Menge werden bilanziert. Dabei sind die Kreislaufparameter regelmäßig zu überwachen. Sobald die Körperkerntemperatur 35 °C überschritten hat, kann man die Peritoneallavage zur Erwärmung beenden.

8.12.6 Prognose und Verlegung des Patienten

Die Prognose eines Beinahe-Ertrunkenen ist v.a. von der zerebralen Schädigung abhängig und ist bei Kindern meist wegen des schnelleren Auskühlens besser als bei Erwachsenen. Die Hauptkomplikationen nach überlebtem Beinahe-Ertrinken sind ARDS, akutes, meist hypoxisch bedingtes Nierenversagen, Herzrhythmusstörungen und Hirnödem (für Langzeitprognose am bedeutsamsten).

Die Verweildauer auf der Intensivstation ist sehr unterschiedlich. Das **Verlegen** auf die Normalpflegestation kann bei komplikationslosem Verlauf bald erfolgen. Der schriftliche Verlegungsbericht wird durch eine mündliche Übergabe ergänzt. Die **pflegerisch relevanten Punkte** sind:
- Besteht eine Hirnschädigung?
- Bestehen derzeit Auffälligkeiten bezüglich der Neurologie? Wie war der Verlauf? Sind noch Beobachtungen und Kontrollen nötig?
- Hat der Patient noch Probleme mit der Atmung? Ist eine Sauerstoffverabreichung erforderlich?
- Muß Sekret zur bakteriologischen Untersuchung abgenommen werden? Kann der Patient abhusten? Muß abgesaugt werden?
- Muß der Patient kardial überwacht werden?
- Wie ist der Mobilisationsgrad? Gibt es Lagerungseinschränkungen (Hirnödem)?

- Sind Rehabilitationsmaßnahmen erforderlich und evtl. eingeleitet?
- Wie ist die psychische Situation? Hat der Patient das Trauma überwunden?

8.13 Abdominalchirurgische Patienten

8.13.1 Patientenklientel

Patienten nach (oder vor) operativen Eingriffen im Bauchraum stellen einen großen Teil der Patienten einer chirurgischen Intensivstation. Die meisten der Patienten sind älter und in einem schlechteren Allgemeinzustand als sonstige chirurgische Intensivpatienten. Dies und die häufig bösartigen Grunderkrankungen verlängern oft den Aufenthalt der Kranken. Eine schwierige und von der Pflege her aufwendige Patientengruppe sind Alkoholkranke, die mit Krankheitsbildern wie Pankreatitis, Ösophagusvarizenblutung oder Ösophaguskarzinomen eingeliefert werden.

Erkrankungen
Tabelle 8.13-1 gibt einen Überblick über die häufigsten operativen Eingriffe im Bereich der Abdominalchirurgie.

Klinik und Verlauf
Wie oben bereits angedeutet, sind die Krankheitsverläufe in der Regel schwer, d.h. langwierig, pflegeaufwendig und zumindest zunächst unklar in der Prognose. Zum Teil stellen sich schwerwiegende Komplikationen ein, z.B. Sepsis, Entzugssyndrome, die den Patienten zusätzlich in Lebensgefahr bringen. Es ist durchaus möglich, daß der Patient während seines Aufenthalts auf der Intensivstation mehrmals operiert werden muß, was eine immense körperliche und psychische Belastung für den Kranken darstellt.

8.13.2 Übernahme des Patienten

In den meisten Fällen kommt der Patient **aus** dem **Operationssaal** auf die Intensivstation. Eine vollständige **Übergabe** des Patienten durch den Anästhesisten an den diensthabenden Arzt und die zuständige Krankenschwester auf der Intensivstation schließt den präoperativen Status, die intraoperativen Maßnahmen und Besonderheiten sowie Verordnungen und den beabsichtigten Therapieplan für die postoperative Periode aus der Sicht der Operateure ein. Die An-

8

Tab. 8.13-1 Abdominalchirurgische Eingriffe und ihre Komplikationen.

Operativer Eingriff	Chirurgisches Vorgehen	Grunderkrankung	Komplikationen
Billroth II	Resektion der distalen ⅔ des Magens und Anastomosierung mit dem Jejunum	peptisches Ulkus	Dumping-Syndrom, Anastomosen-insuffizienz, Steatorrhö
Gastrektomie mit Ösophago-jejunostomie	Entfernung des Magens mit Anastomosierung des distalen Ösophagus und proximalen Jejunums	Magenkarzinom	Anastomosen-insuffizienz, Vitamin-B_{12}-Mangel
Kolektomie	Entfernung eines Kolonsegmentes	Colitis ulcerosa, Kolonkarzinom	Störungen im Wasser- und Elektrolythaushalt
Rektumresektion	Resektion des Rektums	Rektumkarzinom	Nahtdehiszenz, Anus-praeter-bedingte Komplikationen
Pankreatiko-jejunostomie	Pankreasgang wird mit dem Jejunum anastomosiert	chronische Pankreatitis, Pankreaspseudozyste	postoperative Pankreas-saft-Leckage ins freie Abdomen mit Peritonitis
nach Whipple	Resektion von distalem Magen, Duodenum, Pankreaskopf und Gallenblase; Anastomo-sierung von Pankreas, Magenrest, Ductus choledochus communis mit dem Jejunum	Pankreaskarzinom	Lecks, Fistelbildungen, Abszesse
portokavaler Shunt	Anastomose von Pfort-ader und Vena cava	portale Hypertension	Gelbsucht, Aszites, Enzephalopathie
Leberteilresektion	Entfernung eines Lebersegmentes oder Leberlappens	gut- und bösartige Tumoren	Nachblutungen, Ikterus, Leberinsuffizienz

zahl der Drainagen und deren Lage sind zu er-fragen und die Funktion zu **überprüfen** (z.B. auch nachsehen, ob die Redon-Drainagen geöff-net sind). Außerdem sollte der Verband auf die Blutungsstärke hin kontrolliert werden.

Wird der Patient **von Normalstation** aufgrund einer aufgetretenen Komplikation **zuverlegt,** so ist besonders wichtig, wann das aktuelle Ereignis festgestellt wurde. Eine **Nüchternheit** kann bei akuten abdominellen Erkrankungen immer ver-neint werden, d.h., auch wenn der Patient seit mehr als vier bis sechs Stunden nichts gegessen haben sollte, ist mit Erbrechen zu rechnen. Wenn ein operativer Eingriff geplant ist, müssen

die bereits erfolgten Vorbereitungen erfragt und die noch ausstehenden veranlaßt werden.

Die **Aufnahme** eines Patienten **von außerhalb** ist meist durch einen akuten Notfall begründet. In der Regel wird der Kranke vom Notarzt gebracht, wobei es durchaus möglich ist, daß **Angehörige** zugegen sind. Die Angehörigen soll-ten bei der Erstversorgung des Patienten nicht dabei sein, sondern erst zum Patienten gelassen werden, wenn dessen Lage einigermaßen stabil ist. Jede Informationsquelle (Notarzt, Angehöri-ge oder der Patient selber) sollte genutzt werden, um zusätzliche Angaben zur Anamnese zu erhal-ten. Die in Tabelle 8.13-2 aufgeführten Beispiele

Tab. 8.13-2 Wichtige Fragen zur Beurteilung von Vorerkrankungen und Belastbarkeit bei abdominal-chirurgischen Intensivpatienten.

Frage	Information
Schmerzanamnese	z.B. Analgetikaabusus, Intensität und Lokalisation bestehender Schmerzen
Ausscheidungs-anamnese	Häufigkeit und Konsistenz von Stuhlgang, Urinausscheidung (Farbe, Geruch, Menge), Art von Erbrochenem
Herz-Kreislauf-System	Herzinsuffizienz, Angina, Arrhythmien
Atmung	Dyspnoe, Thoraxschmerzen
Temperatur	z.B. Fieber mit Temperaturdifferenz zwischen axillärer und rektaler Messung bei intraabdominellen Prozessen
Begleiterkrankungen	z.B. Allergien auf Antibiotika, Stoffwechselstörungen
gynäkologische Anamnese	Zyklus, Zwischenblutungen, Adnexitiden

geben einen Anhalt für die wichtigsten Vorerkrankungen, die berücksichtigt werden müssen.

8.13.3 Therapieschwerpunkte

Zu den Therapieschwerpunkten zählen v.a.:
- Wundkontrolle
- bei septischen Operationen lokale Behandlung und Infektionskontrolle
- rechtzeitiges Erkennen abdomineller und pulmonaler Infekte und entsprechende Therapie
- strenge Bilanzierung unter Berücksichtigung der Verluste über Drainagen und Sonden

8.13.3.1 Überwachung und Monitoring

Die Vitalparameter eines frisch operierten Patienten sind mindestens stündlich zu messen und zu dokumentieren. Bei Patienten mit instabiler Herz-Kreislauf-Situation richtet sich die Überwachung nach dem in Kapitel 8.14 dargestellten Stufenschema der Herz-Kreislauf-Überwachung. Das **Standardmonitoring** ist abhängig von den Begleiterkrankungen, sollte aber die Stufe II des Überwachungsschemas umfassen.

Die **Ein- und Ausfuhr** wird stündlich kontrolliert. Die Bilanzierung erfolgt mindestens alle 24 Stunden, wobei nicht nur der Urin, sondern auch Wundsekrete, Magensaft und Gallenflüssigkeit zu berücksichtigen sind.

Außerdem sollten einmal pro Tag das **Gewicht** und der **Bauchumfang** gemessen werden. Die **Darmgeräusche** sind mehrmals täglich abzuhö-

ren, und der Wind- und Stuhlabgang ist zu evaluieren.

Zu den **Laboruntersuchungen,** die als Standard gelten, gehören kleines Blutbild, Leberwerte, Blutgasanalyse und Kalium. **Verschiebungen im Elektrolythaushalt** sind häufig, deshalb muß hier besonders darauf geachtet werden. Eine Hypokaliämie kann bei abdominellen Erkrankungen z.B. durch den Verlust von Flüssigkeit durch Erbrechen, nasogastrale Sonden, durch Störungen im Säure-Basen-Haushalt und beim Ileus vorkommen.

Eine Hyponatriämie ist bei Ileostoma, nasogastralen Sonden, Drainage von Fisteln und beim Ileus zu vermuten und muß überwacht werden, die Kalziumbestimmung erfolgt zum Ausschluß einer Hypokalziämie bei akuter Pankreatitis, Peritonitis und Laktatazidose.

M Die häufigsten Störungen im Säure-Basen-Haushalt sind **metabolische Alkalose** bei Verlust von Magensäure durch nasogastrale Sonden oder Erbrechen und die **metabolische Azidose** bei schwerer Diarrhö und Verlust von Pankreas- und Duodenalsekreten, da diese Sekrete einen hohen Gehalt an Bikarbonat haben. ■

8.13.3.2 Ernährung und Flüssigkeits-substitution

Grundsätzlich muß jedem postoperativen Patienten ausreichend intravenöse **Flüssigkeit** angeboten werden, wobei an den ersten Tagen ein

8

Zusatz von 5- bis 10%iger Glukose als alleiniger Energieträger ausreichend ist.

Der **Nahrungsaufbau** richtet sich nach der Art des Eingriffs sowie dem postoperativen klinischen Verlauf und beginnt nach Einsetzen der Darmperistaltik (Geräusche, Windabgang, Stuhlgang). Der langsame Kostaufbau bei abdominalchirurgischen Patienten erfolgt meist zwischen dem dritten und achten postoperativen Tag mit Tee und steigert sich über Haferschleim und Brei zu leichter Kost. Bei Leberinsuffizienz ist eiweißarme (bevorzugt verzweigtkettige Aminosäuren bei parenteraler Ernährung), kochsalzarme und vitaminreiche Kost zu geben.

Ist der enterale Nahrungsaufbau postoperativ nur verzögert möglich, wird eine parenterale Ernährung oder die enterale Sondenernährung nötig (Kap. 7.6).

8.13.3.3 Medikamentöse Therapie

Wichtige Medikamente im Bereich der Abdominalchirurgie sind Protonenpumpenhemmer, H_2-Rezeptorenblocker und Antibiotika.

- **Streßulkusprophylaxe:** In der Behandlung von abdominalchirurgischen Patienten haben Protonenpumpenhemmer (Antra®) und H_2-Rezeptorenblocker (Sostril®) ihren festen Platz zum Verhindern von streßbedingten gastrointestinalen Blutungen.
- **Analgetika:** Sie sind bei den ausgeprägten postoperativen Schmerzen immer erforderlich, auch um die erhöhte Gefahr einer postoperativen nosokomialen Pneumonie durch Schonatmung zu vermindern. Analgetika können intravenös (v.a. Opioide) oder auch über einen liegenden Periduralkatheter (Opioide, Lokalanästhetika, Catapresan®) appliziert werden. Die Dosierung ist bei spontan atmenden Patienten so zu wählen, daß sicher keine Atemdepression auftritt.
- **Antibiotika:** Bei nachgewiesenen Infektionen und septischen Eingriffen (Operationen in bakteriell kontaminierten Arealen, z.B. Dickdarm) sind Antibiotika zum Vermeiden bzw. Behandeln einer Sepsis essentiell. Die Auswahl erfolgt nach Antibiogramm bzw. vermutetem Erreger (Kap. 4.8, Antiinfektiosa). Zusätzlich werden Antibiotika prä- und intraoperativ zur **Infektionsprophylaxe** eingesetzt. Die postoperative Gabe sollte nur bei Verdacht oder bestehender Infektion erfolgen. Zur Indikationsstellung ist der intraoperative Befund (z.B. Perforation des Dickdarmes) notwendig, da er

das Risiko einer Infektion wesentlich beeinflußt. Idealerweise beginnt die Therapie nach Identifikation des Erregers und Antibiogramm. Bei schweren Infektionen (Fieber, Leukozytose, lokale Reaktion) erfolgt die Gabe des Antibiotikums sofort nach Indikationsstellung.

8.13.3.4 Lokale Therapie

Der erste **Verbandwechsel** (Kap. 7.2.8.14) erfolgt meist am zweiten bis vierten postoperativen Tag, vorausgesetzt, es liegen keine Zeichen einer lokalen Komplikation (Infektion, Nachblutung) vor. Danach werden Operationswunde und Drainageaustrittsstellen mindestens einmal täglich auf Zeichen einer Infektion beobachtet. Menge, Farbe und Geruch von Wundsekret und Drainageflüssigkeit sind zu dokumentieren.

Liegen keine **Zeichen einer Infektion** vor, desinfiziert man die Wunde nach Entfernen des alten Verbandes und Inspektion der Wunde. Nach dem Antrocknen des Desinfektionsmittels kann die Wunde mit einem sterilen Verband versehen werden. Üblicherweise sind keine Salben, Lotionen oder Puder zu verwenden.

Beim **Versorgen septischer Wunden** erfolgt eine mechanische Reinigung der Wundfläche mit Wasserstoffperoxid, Spülung mit NaCl-Lösung, Auftragen von Polyvidon-Flüssigkeit oder -Salbe sowie ein abschließender steriler Verband.

Alle Maßnahmen der Wundversorgung und beobachtete Veränderungen sind zu dokumentieren.

8.13.3.5 Respiratorische Therapie

Neben der postoperativen **Nachbeatmung,** die entsprechend den im Kapitel 7.7 aufgeführten Richtlinien erfolgt, besteht bei abdominalchirurgischen Patienten postoperativ die Gefahr der **schmerzbedingten Schonatmung.** Die Entwicklung einer Pneumonie ist daher besonders wahrscheinlich.

M Deshalb sollten die Patienten bereits präoperativ an die atemtherapeutischen Maßnahmen, die sie postoperativ erwarten (Bird-Respirator, Giebelrohr, Tri-Flow), herangeführt werden (Kap. 7.3.14). ■

8.13.3.6 Besondere diagnostische und therapeutische Verfahren

Diagnostische Verfahren

Die **Anamneseerhebung** ist besonders wichtig, da eine Vielzahl vorhergegangener oder bestehender Begleiterkrankungen Auswirkungen auf die Akuttherapie bei schweren intraabdominellen Erkrankungen haben kann (z.B. kardiovaskuläre Leistungsfähigkeit, Nahrungsaufnahme und Stuhlgewohnheiten, Porphyrie, sonstige Stoffwechselstörungen). Bei Bewußtlosigkeit oder Nichtansprechbarkeit des Patienten muß eine Fremdanamnese mit Angehörigen oder dem vorbehandelnden Arzt erfolgen. Als Grundlage kann ein Fragenkatalog (Tab. 8.13-2) dienen.

Als wichtigstes und häufiges Krankheitsbild ist das **akute Abdomen** bei schwerkranken abdominalchirurgischen Patienten zu nennen. Das akute Abdomen ist ein Sammelbegriff für schwere Erkrankungen, die bei peritonealer Reizung zu starken abdominalen Schmerzen, Fieber und Tachykardie führen. Meist kommt es durch Blutung oder Infektion mit Einwanderung von Bakterien und Freisetzung von Endotoxinen zu Flüssigkeitsverschiebungen durch Erbrechen und zum Verlust der endothelialen Barrierefunktion, besonders im Bereich des Darmes (dritter Raum), zu einer schweren körperlichen Beeinträchtigung mit starken Schmerzen, Fieber, Elektrolytstörungen und der Gefahr, daß eine Sepsis aufgrund von Bakterien- und Endotoxineinschwemmung aus dem Darm entstehen kann.

A Beim akuten Abdomen ist eine engmaschige Überwachung wegen der möglichen Entwicklung einer lebensbedrohlichen Schocksymptomatik besonders wichtig. ◀

Die **differentialdiagnostische Abklärung** erfordert:
- klinische Untersuchung (Darmgeräusche, Bauchdeckenspannung, Abwehrschmerz, Fieber)
- laborchemische Analysen (Leukozyten, Hb, CRP, Leber- und Pankreasenzyme)
- bildgebende Verfahren

Bei den bildgebenden Verfahren kommen Untersuchungen wie Röntgen des Abdomens im Liegen (Spiegelbildung, freie Luft), CT (Abszesse), sonographische Methoden (freie Flüssigkeit, Konkremente, Aneurysmen, Stauungsniere) und endoskopische Untersuchungen (z.B. bei Blutungen im Enddarmbereich oder Magen) zur Anwendung.

M Das akute Abdomen ist mit einem schweren Krankheitsgefühl und rasch sich verschlechterndem Allgemeinzustand verbunden. Die Kombination von Schmerzen, Exsikkose und Infektion ist in der Anfangsphase nur schwer zu erkennen, führt dann aber **rasch** zu einer **lebensbedrohlichen Verschlechterung** des Krankheitsbildes. Der unbehandelte Schock bei akutem Abdomen ist tödlich. ■

Therapeutische Verfahren

Ein wesentlicher **postoperativer** Behandlungsschwerpunkt ist die **Restitution** der normalen **Darmfunktion.** Dafür können abhängig vom operativen Eingriff, d.h. bei Oberbaucheingriffen frühzeitiger als bei Dickdarmeingriffen, Einläufe, Klysmen oder medikamentöse Methoden wie Infusion von Bepanthen®-Prostigmin®-Lösungen erforderlich werden.

M Innerhalb der ersten sieben bis zehn Tage sind postoperativ transrektale Abführmethoden kontraindiziert. ■

Nach einem abdominalchirurgischen Eingriff werden in der Regel **Drainagen** zum Ableiten von körpereigenen Sekreten oder zum Einbringen und Ableiten von Spülflüssigkeit gelegt. Es gibt drei Möglichkeiten, um Sekret abzuleiten:
- **offene Sekretableitung:** das Drainagerohr endet über dem Hautniveau, das Sekret wird in einen Verband geleitet (z.B. Easy-Flow-, Penrose- oder Wellendrainage), hohe Infektionsgefahr!
- **halboffene Sekretableitung:** das Sekret wird in einen sterilen Auffangbeutel geleitet, einen Adhäsivbeutel, der auf die Haut geklebt wird (ist oft undicht), oder Sekretbeutel, der mit einem Zwischenstück mit dem Drain verbunden ist (z.B. T-Drain)
- **geschlossene Sekretableitung:** untrennbare Verbindung zwischen Drainageschlauch und Auffangbeutel mit Einwegventil zum Vermeiden von Sekretreflux, der Beutel kann, ohne daß er von der Drainage gelöst wird, ausgeleert werden (z.B. Robinson-Drainage)

Folgende **Drainagen** sind gebräuchlich:
- **Drainagen für die Bauchhöhle**
  - **Penrose-Drainage:** mit Mullstreifen gefülltes Gummirohr, funktioniert durch Kapillarkraft, Anwendung bei arrosionsgefährdeten Gebieten
  - **Easy-Flow-Drainage:** dünner, flacher Kunststoffschlauch mit wellenförmiger Innenwand, funktioniert durch Kapillarkraft, verhindert einen vorzeitigen Wundverschluß und damit einen Sekretstau
  - **Wellendrainage:** wellenförmige Silikonplatte (verschiedene Größen) zum Offenhalten von Wundrändern, bei Abszessen wird ein Abkapseln vermieden
  - **Robinson-Drainage:** Drain mit abgerundeter Spitze und vier seitlich versetzten, trichterförmigen Augen, wird am tiefsten Punkt der Wunde eingelegt

8

- **T-Drain:** Gummiröhrchen, dessen Ende wie ein „T" geformt ist, zum Ableiten von Galle
- **Perkutane transhepatische Drainage:** dünne Kunststoffdrainage zum Ableiten von Galle bei Verschlußikterus oder palliativ bei Gallengangs- oder Gallenblasenkarzinom
- **Shirly-Drainage:** zweilumiger Drain mit kontinuierlicher Absaugung
- **Drainagen für Weichteilgewebe:**
  - **Redon-Drain:** geschlossene Saugdrainage, Vakuumsystem mit einstellbarem Sog (max. 900 mbar), liegt im Unterhautfettgewebe oder subfazial
  - **Jackson-Pratt-Drain:** Silikonkautschukdrain, Niedervakuumsystem (10 bis 150 mbar), das Vakuum wird durch Kompression der Kunststofflasche hergestellt, Anwendung bei arrosionsgefährdeten Gebieten
- **Spülkatheter**
  - **Tenckhoff-Katheter:** zweilumiger Silikonkautschukkatheter zum Spülen von Wunden (mechanische Reinigung) und/oder Einbringen von Medikamenten (z.B. Antibiotika)

M Da alle Drainagen ein Infektionsrisiko bergen, werden sie in der Regel nach 24 bis 48 Stunden, spätestens jedoch nach vier bis sechs Tagen gezogen. ■

8.13.3.7 Wichtige abdominalchirurgische Krankheitsbilder

Pankreatitis: Die akute, schwere Pankreatitis ist eine Erkrankung der Bauchspeicheldrüse, die durch weitere Komplikationen wie Zysten- oder Abszeßbildung, retroperitoneale Phlegmone, Schock und Sepsis zum Tode führen kann. Dabei kommt es aufgrund einer Aktivierung der proteolytischen Enzyme des Pankreas zu einer Selbstverdauung des Organs mit Freisetzung der Pankreassekrete in das umgebende Gewebe und den freien Bauchraum. In den meisten Fällen (>70%) ist die Ursache einer akuten Pankreatitis der akute Ausbruch einer lange bestehenden chronischen Pankreatitis aufgrund erhöhten Alkoholkonsums. Außerdem sind Gallensteine, die im Gallengang steckenbleiben, und Verletzungen die nächsthäufigen Ursachen einer Pankreatitis.

Klinik/Verlauf: Patienten mit einer akuten Pankreatitis haben starke, gürtelförmige **Schmerzen** im Oberbauch, die beim Vornüberbeugen besser werden und die mit ausgeprägter Übelkeit und Erbrechen einhergehen. Im Liegen ziehen die Patienten die Knie zum Bauch hin,

um die Schmerzen zu verringern. In sehr schweren Fällen kann es bereits initial bis hin zum **hämodynamischen Schock** und zum **Koma** kommen. Fieber und Tachykardie sind praktisch immer vorhanden. Abwehrspannung und fehlende Darmgeräusche als Zeichen der peritonitischen Reizung sind ebenfalls häufig anzutreffen. Zeichen einer intra- oder retroperitonealen Blutung sind Ekchymosen im Flankenbereich oder in der Nabelregion. Bei ausgeprägter Hypokalziämie (als Folge der Aktivierung proteolytischer Enzyme mit Ausfällung von Calciumsalzen) kann auch eine Tetanie auftreten. Typisches Zeichen in der **Laboruntersuchung** ist die massive Erhöhung der Serumamylase und der Serumlipase. Die bildgebenden Verfahren (CT, Sonographie) zeigen die entsprechenden Veränderungen des Pankreas (Zyste, Phlegmone, Abszeß).

Therapieschwerpunkte: Absolute **Nahrungskarenz,** um das Pankreas nicht zu stimulieren, und die Einlage einer Magensonde, um den Magen zu entlasten und damit auch die Schmerzen zu reduzieren, sind die ersten pflegerischen Maßnahmen bei einem Patienten mit akuter Pankreatitis. Die Gabe von intravenöser Flüssigkeit und Elektrolyten zur Stabilisierung des Wasser-Elektrolyt-Haushalts ist notwendig. Bei einer nekrotisierenden Pankreatitis und/oder Blutverlust müssen kolloidale Volumenersatzmittel und Blut bereitgestellt werden. Bei Patienten im Schock wird häufig ein Swan-Ganz-Katheter gelegt, der Auskunft über die hämodynamische Situation geben soll. Die chirurgische Therapie einer akuten Pankreatitis ist indiziert bei der Entwicklung einer Pankreaspseudozyste, bei Bildung von intraabdominellen Abszessen, zur Entfernung von blockierenden Gallensteinen aus dem Gallengang und bei schwerer nekrotisierender Pankreatitis.

Besonderheiten: Die diffuse **Peritonitis** mit offener Wundbehandlung ist eine der aufwendigsten Behandlungsmaßnahmen bei abdominalchirurgischen Patienten und erfordert einen großzügigen analgetischen Schutz des betroffenen Patienten. Nach operativer Beseitigung der Ursache ist häufig eine mehrtägige, ausgedehnte **Lavagebehandlung** des Bauchraums erforderlich, um Eiter, Blut und evtl. ausgetretenen Darminhalt regelmäßig zu entfernen. Erst nach Rückgang der Fibrinbeläge auf den Darmschlingen ist der endgültige Verschluß der Bauchdecke möglich.

Als typische Komplikation einer schweren Pankreatitis ist mit dem Auftreten eines akuten Nierenversagens zu rechnen (s.a. Kap. 8.7).

8.13.4 Komplikationen

Bei abdominalchirurgischen Patienten ist besonders häufig mit folgenden Problemen zu rechnen:

- **Abszeß:** Abszesse können sich intraoperativ an allen Stellen bilden. Durch Sonographie und CT lassen sie sich gut lokalisieren. Abszesse müssen so bald wie möglich drainiert werden.
- **Anastomoseninsuffizienz:** Nahtinsuffizienzen sind insbesondere dann zu erwarten, wenn infektiöse oder maligne Grunderkrankungen vorliegen. Außerdem entstehen Insuffizienzen, wenn die Anastomose einer starken Zugbelastung ausgesetzt ist (z.B. Magenhochzug bei Ösophagusresektion). Sie sind durch die klassischen Zeichen einer Infektion (Fieber, Tachykardie, Leukozytose) und durch freie Flüssigkeit bzw. Luft im Abdomen gekennzeichnet. In solchen Fällen ist eine operative Revision erforderlich.
- **Dumping-Syndrom:** Hierbei handelt es sich um eine Spätkomplikation nach Magenresektionen. Durch Flüssigkeitsverlust in den Darm (Frühdumping) bzw. Hypoglykämie nach vorausgehender Hyperglykämie kommt es zu Kreislaufsymptomen, Schwächegefühl und Schweißausbruch. Bei beiden Formen sind diätetische Maßnahmen (kohlenhydratreiche und große Mahlzeiten vermeiden) erforderlich.
- **Enzephalopathie:** Auch hier handelt es sich um ein Symptom der Leberinsuffizienz mit zunehmender Bewußtseinseinschränkung aufgrund vermehrter Produktion falscher Neurotransmitter. Therapeutisch werden eine Unterbrechung des enterohepatischen Kreislaufs (z.B. Laxanzien) und eine Proteinrestriktion empfohlen.
- **Fistelbildung:** Bei allen entzündlichen Erkrankungen von Organen muß mit Fistelbildung gerechnet werden. Im Darmbereich ist diese Komplikation häufig anzutreffen. Möglich sind Verbindungen von Darm zu Darm, Darm zu Haut, Darm zu Blase, Darm zur freien Bauchhöhle und Darm zu Scheide. Besonders bedrohlich sind Pankreasfisteln in die freie Bauchhöhle, da es hier zu einer Autodigestion des Darms kommt. Fistel werden operativ revidiert, wobei häufig mehrere Eingriffe erforderlich werden können.
- **Ikterus:** Ein postoperativer Ikterus (Gelbsucht) wird bei Bilirubinwerten über 7 bis 10 mg% auffällig. Durch Laborkontrolle ist ein Anstieg des Bilirubins selbstverständlich früher zu erkennen und ein Hinweis auf eine exkretorische Funktionsstörung der Leber oder einen Gallenwegsverschluß möglich. Hohe Werte der Phosphatase lassen z.B. einen Gallenwegsverschluß vermuten.

Am bedrohlichsten ist ein Anstieg des Bilirubins aufgrund eines Leberversagens oder schwerer Leberinsuffizienz. Die Prognose ist hierbei schlecht.

- **Ileus:** Ein postoperativer **paralytischer Ileus** ist nach intraabdominellen Eingriffen die Regel. Ein eindeutiges Zeichen ist die „Totenstille über dem Abdomen", d.h., es sind keine Darmgeräusche vorhanden. Der Patient ist in den meisten Fällen schmerzfrei. Kommt die Darmfunktion nach zwei bis drei Tagen nicht von selbst in Gang, so ist die medikamentöse und physikalische Anregung angezeigt (Kap. 8.13.3.6).

Der **mechanische Ileus** zwingt in der Regel zur operativen Beseitigung der auslösenden Ursache. Kolikartige Bauchschmerzen, klingend-plätschernde Darmgeräusche, Erbrechen, Stuhl- und Windverhalten (nicht immer) bis hin zur Schocksymptomatik sind Hinweise auf diese Komplikation.

- **Infektionen:** Nach Eröffnung des Darms besteht immer die Gefahr einer bakteriellen Kontamination des Peritoneums mit nachfolgender Infektion. Daher wird bei entsprechenden Eingriffen präoperativ eine Antibiotikaprophylaxe bis zu drei Tagen empfohlen. Trotzdem kommt es häufig zu Infekten, die sich durch Tachykardie, Schmerzen, Fieber, Leukozytose und zunehmende Abwehrspannung des Abdomens bemerkbar machen.

Intraabdominelle Infekte führen oft zu weiteren Komplikationen wie Pneumonie, Sepsis und akutem Lungenversagen und sind wesentlich für die hohe Letalität bei abdominalchirurgischen Patienten verantwortlich. Eine entsprechend aggressive Therapie mit Breitbandantibiotika und operativer Sanierung, wann immer möglich, ist daher erforderlich.

- **Leberinsuffizienz:** Bei vorbestehenden Leberschäden (v.a. bei Alkoholabusus) und bei operativen Eingriffen an der Leber ist die postoperative Entwicklung einer Leberinsuffizienz häufig. Sie zeigt sich durch Abfall der sekretorischen (Cholinesterase, Gerinnungsproteine) und exkretorischen (Bilirubin, alkalische Phosphatase) Leistung. Die therapeutischen Möglichkeiten beschränken sich auf Reduktion der Eiweißzufuhr und Unterbrechung des enterohepatischen Kreislaufs. Die Indikation zur Lebertransplantation wird bei postoperativen Patienten nur äußerst selten gestellt, da die Erfolge sehr schlecht sind und grundsätzlich nur wenige Organe für Transplantationen zur Verfügung stehen.

■ **MOV:** Das Multiorganversagen ist die wesentliche Folge einer Sepsis und wird im Detail in Kapitel 8.9 besprochen.

■ **Nachblutung:** Bei Eingriffen an der Leber, Milz und Schilddrüse und in der Tumorchirurgie sind Nachblutungen besonders bedrohlich, wobei bei leberchirurgischen Eingriffen v.a. **Gerinnungsstörungen** und bei Operationen an Milz und Schilddrüse mögliche **Ligaturlösungen** großer arterieller Gefäße zur Blutung führen. Die Nachblutungen sind unmittelbar postoperativ zu erwarten. Bestehende Gerinnungsstörungen erhöhen die Blutungsgefahr drastisch. Nachblutungen fallen entweder durch Blutung nach außen über Drainagen oder durch eine rasche hämodynamische Verschlechterung auf. In diesen Fällen muß der diensthabende Arzt sofort informiert werden, damit zusammen mit dem Operateur die entsprechende Diagnostik (z.B. Sonographie) und Therapie (Re-Eingriff oder Zuwarten) veranlaßt werden kann.

■ **Sepsis:** Intraabdominelle Infektionen sind häufig Ausgangspunkt einer Sepsis (Kap. 8.8). Neben der riesigen Fläche des Peritoneums mit entsprechend rascher Resorption von Keimen und Endotoxinen spielen die starke bakterielle Besiedelung des Darms und die postoperative Immunsuppression aufgrund des operativen Stresses eine wichtige auslösende Rolle.

■ **Störungen im Wasser- und Elektrolythaushalt:** Volumenverluste durch Erbrechen, Drainagen und Flüssigkeitseinstrom in den Darm führen aufgrund des unterschiedlichen Elektrolytgehalts der jeweiligen Sekrete zu unterschiedlichen Befundkonstellationen bei Störungen im Wasser-, Elektrolyt- und Säure-Basen-Haushalt. Als **Grundregel** muß gelten, daß sowohl **Menge** als auch **Zusammensetzung** des verlorenen Volumens unter Berücksichtigung der hämodynamischen Stabilität zu ersetzen sind.
Bei Verlust von Magenflüssigkeit kommt es im allgemeinen zu einer Alkalose, bei Verlust von Dünndarmflüssigkeit zu einer Azidose und bei Flüssigkeitsdefizit aufgrund eines Ileus zu hypokaliämischer Hypohydratation.

8.13.5 Pflege bei abdominalchirurgischen Patienten

Bei abdominalchirurgischen Patienten stehen Schmerzen, gestörte Nahrungsaufnahme, oftmals reduzierte renale Ausscheidung oder gestörte Darmentleerung, erhöhte Infektionsgefahr und eine ausgeprägte Störung der normalen Atmung (Schonatmung) im Vordergrund. Dies und das Sichern und Überprüfen der Funktionsfähigkeit von Sonden und Drainagen muß bei der Pflege berücksichtigt werden.

8.13.5.1 Krankenbeobachtung

Akute abdominelle Erkrankungen können mit einer enormen Vielzahl von klinisch faßbaren Symptomen und Zeichen verbunden sein.

Schmerzen sind beim wachen Patienten ein führendes Symptom abdomineller Erkrankungen, die meist mit Abwehrspannung verbunden sind. Kann der Patient den Schmerz lokalisieren und besteht an dieser Stelle eine Abwehrspannung, kann dies ebenso einen Hinweis auf die betroffene Region geben wie der Hustentest, bei dem beim Husten der Schmerz im Abdomen auf einen dort lokalisierten entzündlichen Prozeß gibt. Auch das Blumberg-Zeichen (Loslaßschmerz) und durch Rütteln des Bettes verursachte Schmerzen im Abdomen sind Hinweise auf akute abdominelle Erkrankungen.

Zeichen der **Dehydratation** sind Hypotonie, Tachykardie, trockene Schleimhäute, stehende Hautfalten sowie starker Durst. Sie dürfen nicht übersehen werden, da sie Hinweise auf Blutungen, Ileus oder inadäquate Volumensubstitution geben. Die Dekompensation von dehydrierten Patienten führt zum hypovolämischen Schock, der unbehandelt zu weiteren, evtl. tödlichen Komplikationen wie Nierenversagen oder Schocklunge führt.

Auf die **Allgemeinsymptome** einer **systemischen Infektion** wie Fieber, Tachykardie, Tachypnoe und Unruhe sowie einen Leukozytenanstieg und/oder einen Abfall der Thrombozyten ist zu achten. Die Hautfarbe (Blässe bei Hypotonie, Gelbfärbung bei Ikterus) und der Turgor der Haut (Anschwellung bei generalisierter Ödembildung) geben ebenfalls Hinweise auf Veränderungen des Zustandes des Patienten.

Hinweise auf eine mögliche **lokale Infektion** sind Rötung der Operationswunde, Produktion von eitrigem Sekret, auffällige Gerüche (z.B. nach Lindenblüten bei Peudomonas-Infektion).

Weitere Zeichen eines weiterbestehenden Problemes sind Schwellungen im Bereich der Operationswunde (Abszesse: lokal, im Beckenbereich, perinephritisch), wobei eine Beinvenenthrombose ausgeschlossen werden muß.

Die **postoperative Peritonitis** nach abdominellen Eingriffen ist besonders schwer zu erkennen, da Schmerzen und Abwehrspannung oft durch die Laparotomie verursacht zu sein scheinen. Eine beständig zunehmende Herzfrequenz, verbunden mit einer im Rahmen der Situation des Patienten auffälligen Geistesklarheit, wird als sehr typisch für diese Art der Peritonitis angesehen.

Drainagen müssen regelmäßig auf Veränderungen der Drainageflüssigkeit in Aussehen, Menge oder Zusammensetzung (Blutbeimengung, Entfärbung von Gallenflüssigkeit aus T-Drainagen als Hinweis einer Dislokation oder Leberinsuffizienz) hin beobachtet werden.

Die Beimengung von Blut, Stuhl oder Urin (im Zweifelsfall Kreatinin oder Harnstoff in der Flüssigkeit bestimmen lassen) ist typisches Zeichen einer Fistelbildung und muß unbedingt dem Operateur berichtet werden.

Der Wundbereich ist häufig, d.h. mindestens alle zwei Stunden zu kontrollieren, um **Nachblutungen** rechtzeitig erkennen und behandeln zu können.

M Die konsequente klinische Überwachung des frisch operierten Patienten gehört zu den wichtigsten Aufgaben des Personals auf Intensivstationen. Nur durch das rasche Erkennen postoperativer Komplikationen kann schnelle ärztliche Behandlung eingeleitet werden. ■

8.13.5.2 Psychische Betreuung

Während des Genesungsprozesses wird den Patienten auf der Intensivstation oft erstmals die Schwere ihrer Erkrankung bewußt. Sie benötigen daher häufig psychische Unterstützung, um die z.B. bei malignen Grunderkrankungen auftretenden Ängste aufzufangen. Aber auch nichtmaligne Erkrankungen wie Colitis ulcerosa, Pankreatitis und Ösophagusvarizenblutung sind wegen ihrer akuten Lebensdrohung ein drastischer Einschnitt im Leben eines Menschen.

Nach einem entsprechenden Eingriff kann sich das Leben zu Hause für den Kranken stark verändern, so z.B. bei Anlage eines Anus praeter. Lebenspartner und Familienangehörige sehen auf der Intensivstation oft zum ersten Mal ein Enterostoma, so daß die Konfrontation damit eine erhebliche Verunsicherung, Angst und ein teilweise traumatisierendes Erlebnis darstellt. Schon auf der Intensivstation sollte damit begonnen werden, den Patienten und seine Angehörigen mit dieser neuen Situation vertraut zu machen. Das Pflegepersonal übernimmt dabei eine beratende und anleitende Funktion.

8.13.5.3 Prophylaxen

Die **Unterstützung bei der Körperpflege** bei wachen Patienten ist essentiell. Da nach einem operativen Eingriff häufig noch Sekrete und Blutreste auf der Haut kleben und Patienten postoperativ durch Temperaturregulationsstörungen und Einschwemmung von Keimen besonders häufig schwitzen, darf die regelmäßige Hautpflege (mehrmals tägliches Waschen mit milder Seife, vorsichtiges und sorgfältiges Abtrocknen, besonders im Bereich von Körperfalten) nicht vernachlässigt bzw. gering geachtet werden.

Des weiteren hat die häufige **Mundpflege** eine wichtige prophylaktische Funktion, da eine Vielzahl von Infektionen Folgen einer Schmierinfektion oder Kontamination aus dem oberen und unteren Gastrointestinaltrakt sind. Dabei sind Parotitis- und Soorprophylaxe wegen mangelnder oraler Nahrungszufuhr besonders wichtig.

Pneumonie-, Dekubitus- und Thromboseprophylaxe werden entsprechend den in Kapitel 7.3 aufgeführten Grundsätzen vorgenommen (Umlagerung, rasche Mobilisierung, Atemgymnastik, Trainieren des Abhustens, Antikoagulation). Um einen postoperativen Ileus zu verhindern, muß rechtzeitig mit der Darmstimulierung (Kap. 8.13.3.6) begonnen werden.

8.13.5.4 Lagerung und Mobilisation

Die Rückenlage ist aufgrund der operativen Eingriffe oft die Standardlagerungsmethode bei abdominalchirurgischen Patienten. Unmittelbar postoperativ ist meist nur eine geringfügige Seitenlagerung möglich, da aufgrund der erheblichen peritonealen Reizung große Schmerzen bestehen.

Durch eine entspannte Lagerung mit leicht erhöhtem Oberkörper, einer Knierolle oder Unterpolsterung der Unterschenkel in Beugehaltung sowie die rechtzeitige und ausreichende Analgetikagabe ist der **Schmerzreiz** erheblich zu **reduzieren.** Dies ist für eine rasche Wiedererlangung des Bewußtseins und die Vermeidung einer schmerzbedingten Schonatmung auch unbedingt erforderlich.

8

Außerdem soll das Operationsgebiet nicht durch extreme Lagerungstechniken (Ausüben von Druck oder Zug) belastet werden.

▶ Bei **Ösophagusresektion** mit Interposition von Magen, Dünn- oder Dickdarm darf in den ersten 14 Tagen der Kopf des Patienten **nicht überstreckt** werden (Gefahr der Anastomoseninsuffizienz durch Zug). ◀

Bei einer Kombination von eingeschränkter Lagerungsmöglichkeit (z.B. offenes Abdomen bei schweren Infektionen des Bauchraums) und längerdauernder Sedierung besteht eine deutlich erhöhte **Dekubitusgefahr.** Dem ist durch rechtzeitiges Umbetten des Patienten in ein Antidekubitusbett (z.B. Clinitron®) vorzubeugen.

Die **Mobilisation** von wachen Patienten kann nach abdominalchirurgischen Eingriffen im Prinzip **frühzeitig** erfolgen. Hinderungsgründe für eine frühe Mobilisation, die auch beim intubierten Patienten erfolgen kann, sind allerdings oft die erheblichen Schmerzen oder die Notwendigkeit einer längerfristigen Sedierung aufgrund einer Infektion, Nachblutung oder eines Ileus.

Die Frühmobilisation durch Aufsetzen des Patienten auf die Bettkante oder in einen Sessel kann auch beim noch intubierten Patienten durchgeführt werden. Zusammen mit dem Patienten sollte möglichst präoperativ das vorsichtige Aufstehen aus dem Bett geübt werden (Abb. 8.13-1). Im Kapitel 7.4.1 sind auch die Methoden der Kinästhetik beschrieben, mit deren Hilfe die Mobilisation des Patienten erfolgen kann. Die Drainagen sind bei der Mobilisation unbedingt zu sichern.

8.13.5.5 Krankheitsspezifische Pflegehandlungen

Bei abdominalchirurgischen Patienten sind die Pflege und Überwachung der **Sonden** (Kap. 7.3.16) und **Drainagen** sowie die Unterstützung der Magen-Darm-Funktion zentrale Punkte der

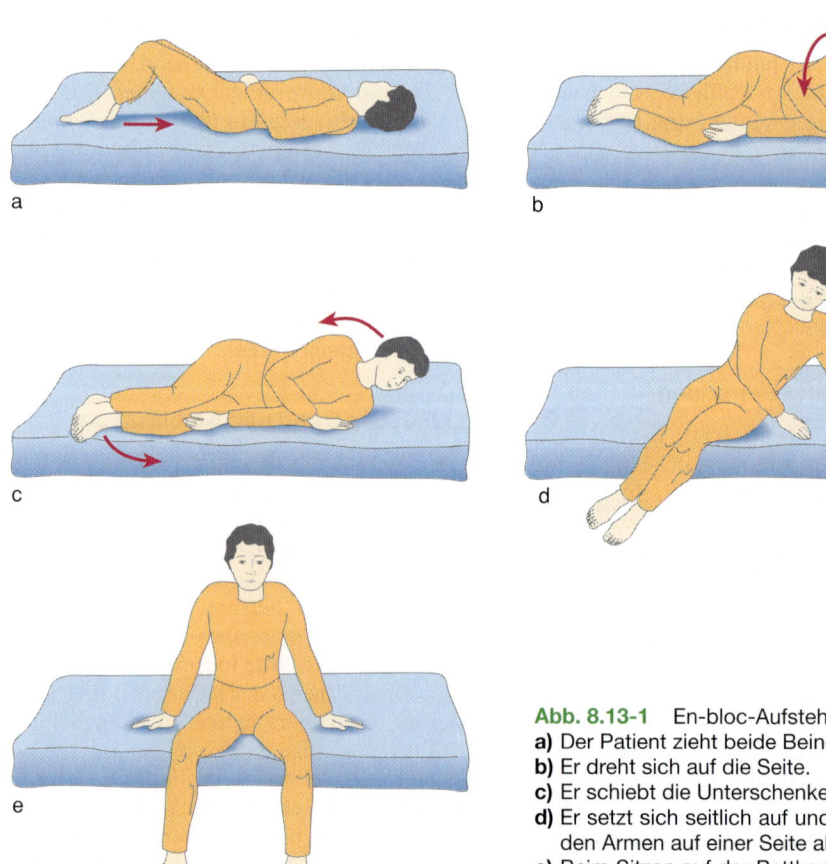

Abb. 8.13-1 En-bloc-Aufstehen.
a) Der Patient zieht beide Beine an.
b) Er dreht sich auf die Seite.
c) Er schiebt die Unterschenkel über den Bettrand.
d) Er setzt sich seitlich auf und stützt sich dabei mit den Armen auf einer Seite ab.
e) Beim Sitzen auf der Bettkante nimmt er die Arme auf beide Seiten und stützt sich ab.

postoperativen Versorgung. Je nach Sekretproduktion müssen Drainagen- und Sondenbeutel gewechselt werden.

M Geschlossene **Ableitungssysteme** sind nicht täglich zu wechseln. Die tägliche **Fördermenge** wird mit einem **Aufkleber** am Beutel gekennzeichnet. ■

Die **Drainagekontrolle** (korrekte Fixation, Sekretmenge, Nachblutung, Überprüfen von Sog oder Vakuum) erfolgt zunächst stündlich und später nach Rückgang der Produktionsmenge täglich. Jede Manipulation erfolgt unter aseptischen Bedingungen. Die Wundbehandlung und der regelmäßige **Verbandwechsel** sind ebenfalls wichtige Bestandteile der pflegerischen Versorgung.

Bedingt durch die hohe **Nachblutungsgefahr** muß das Pflegepersonal darauf achten, daß immer genügend **Erythrozytenkonzentrate** für die gefährdeten Patienten vorrätig sind.

8.13.6 Prognose und Verlegung des Patienten

Eine generelle Aussage über die Prognose ist in der Abdominalchirurgie besonders schwierig. Deshalb versuchte man in den letzten Jahren, die Aussage durch die Entwicklung und Anwendung von **Score-Systemen** zu erleichtern. So ist es z.B. mit dem APACHE-Score möglich, Patienten in bestimmte Risikogruppen zu klassifizieren. Die Anwendung von Score-Systemen gewinnt im Rahmen von vergleichenden Untersuchungen zunehmend an Bedeutung. Dennoch ist damit im Einzelfall keine konkrete Vorhersage oder gar eine Therapieempfehlung möglich. Allerdings hat man gelernt, daß frühe neurologische Beeinträchtigungen zu einer extrem ungünstigen Prognose führen.

Der **Verlegungsbericht** an die übernehmende Station muß immer in schriftlicher Form erfolgen. Zusätzlich dazu wird mündlich über den wichtigsten Teil der Anamnese, die Diagnose, den vorgenommenen Eingriff und den postoperativen Verlauf berichtet.

Konkret kann auch eine kurze **Checkliste** mit den übernehmenden Kollegen durchgegangen werden, die z.B. folgende Punkte beinhaltet:
- Ist der Patient mobilisiert? Wenn ja, in welchem Umfang?
- Hat der Patient einen künstlichen Darmausgang?
- Hatte er schon Stuhlgang?

- Wird er bereits enteral ernährt, wenn ja, womit?
- Welche Drainagen liegen noch? Wie ist die tägliche Fördermenge?
- Gab es Komplikationen, z.B. Infektion, Entzugssyndrom?
- Inwieweit sind der Patient bzw. seine Angehörigen über die Krankheit und die Prognose aufgeklärt?

Die für die übernehmende Station wichtigen Details des Pflegeverlaufs sowie der ärztlichen und pflegerischen Behandlungsmaßnahmen werden als aktuelle Abschlußbilanz kurz zusammengefaßt. Dafür ist es selbstverständlich erforderlich, daß die übernehmenden Kollegen aus den peripheren Stationen diese Verordnungen auch durchführen können (d.h. man sollte sich die personellen Ressourcen und apparative Ausrüstung der übernehmenden Station bewußtmachen).

8.14 Kardiochirurgische Patienten

8.14.1 Patientenklientel

Mit einem Durchschnittsalter von 65 Lebensjahren befinden sich die kardiochirurgischen Patienten in einer schwierigen Lebensphase. Die psychosoziale Situation ist durch Leistungsverlust, Berufsaustritt und andere Probleme des Alterns gekennzeichnet. Auch besteht eine erhebliche Belastung durch **Vorerkrankungen und Risikofaktoren,** die eine besondere Gesundheitsgefährdung begründen. Dazu zählen:
- Hypercholesterinämie
- Nikotinabusus
- psychosozialer Streß
- Übergewicht
- Hypertonie
- Diabetes mellitus
- Hyperurikämie
- chronisch-obstruktive Bronchitis
- Ulcus ventriculi/duodeni
- arterielle Verschlußerkrankung

Erkrankung

Im Intensivbereich der kardiovaskulären Chirurgie sind überwiegend Patienten nach Eingriffen am offenen, blutleeren Herzen bzw. der Lunge zu betreuen. Die Operationsindikationen sind

8

Tab. 8.14-1 ASA-Risikoeinteilung (American Society of Anesthesiologists) zur präoperativen Risikoeinschätzung.

ASA-Stadium	Kriterien der Risikoeinteilung
1	normaler, gesunder Patient
2	leichte Vorerkrankung ohne Leistungseinschränkung
3	schwere Erkrankung mit Leistungseinschränkung
4	schwere, lebensbedrohliche Erkrankung
5	moribunder Zustand

Tab. 8.14-3 Schweregrad der Angina pectoris nach den Kriterien der Canadian Cardiovascular Society.

Stadium	Klinik
I	– normale körperliche Aktivität ohne Beschwerden – Angina pectoris bei starker, schneller oder lang anhaltender Belastung oder während der Erholungsphase
II	– normale körperliche Aktivität eingeschränkt – Angina pectoris bei raschem Gehen, Treppensteigen, nach den Mahlzeiten, im Wind, unter emotionaler Belastung oder wenige Stunden nach dem Erwachen
III	– normale körperliche Aktivität erheblich eingeschränkt – Patient kann ein bis zwei Hausreihen entlanggehen und einen Treppenabsatz steigen
IV	– Beschwerden bei jeglicher Aktivität, auch in Ruhe

insbesondere erworbene Herzfehler und koronare Herzkrankheit (KHK).

Klinik und Verlauf

Grundlage der KHK ist die Minderdurchblutung des Herzens durch Verengung oder Verschluß von Herzkranzgefäßen. Nach Anzahl der betroffenen Hauptstammgefäße wird unterschieden in KHK I bis III (Eingefäß- bis Dreigefäßerkrankung).

Die allgemeine **präoperative Risikoeinteilung** nach einem definierten Bewertungsmuster (Tab. 8.14-1), das Einteilen der Herzinsuffizienz anhand der NYHA-Stadien (Tab. 8.14-2) oder die Schweregradeinteilung der Angina pectoris (Tab. 8.14-3) erleichtern sowohl die medizinische als auch die pflegerische Einschätzung insbesondere für die Dauer des Intensivaufenthalts.

8.14.2 Übernahme des Patienten

Das Anästhesieteam begleitet den Patienten auf die Intensivstation, dabei werden folgende Geräte und Gegenstände mitgeführt:
- Transportrespirator
- Monitor: EKG, Druckmodule
- Pulsoxymetrie
- Infusionsspritzenpumpen

Tab. 8.14-2 Schweregrade der Herzinsuffizienz anhand der Stadien der New York Heart Association (NYHA). Eingeteilt wird nach Klinik und den hämodynamischen Parametern Herzminutenvolumen und LVEDP (linksventrikulärer enddiastolischer Druck).

Stadium	Klinik	HMV	LVEDP
I	– Beschwerdefreiheit, normale körperliche Belastungsfähigkeit	– normal	– in Ruhe normal, bei starker Anstrengung erhöht
II	– Beschwerden bei stärkerer körperlicher Belastung	– normal	– bereits in Ruhe erhöht
III	– Beschwerden schon bei leichter körperlicher Belastung	– bei Belastung vermindert	– wie unter II
IV	– Beschwerden in Ruhe	– in Ruhe vermindert	– wie unter II

Sog- und Sauganschluß

Notfallmedikation

Bei der Übernahme aus dem Operationssaal ist der Patient intubiert. Mehrlumen- und Pulmonaliskatheter liegen in der V. jugularis oder einem anderen großen venösen Gefäß. Daneben sind mindestens zwei oberflächliche Venen an Handrücken oder Unterarm mit großlumigen Verweilkanülen punktiert. Eine Verweilkanüle liegt in einer A. radialis. Die Retrosternaldrainage und in der Regel eine Pleuradrainage werden ebenso wie die Schrittmacherdrähte im Bereich des Schwertfortsatzes abgeleitet. Blasenkathether und Magensonde sind als ableitende Kathether plaziert. Entsprechend sind zunächst die **Beatmungsparameter, Überwachungsgeräte, Infusionspumpen** und **Gerätealarme** zu prüfen, ggf. zu aktivieren. Danach werden alle **Zu- und Ableitungen geprüft** und angeschlossen.

A ▸ Es ist zu beachten, daß die Zufuhr der Katecholamine oder anderer herzwirksamer Substanzen nicht unterbrochen wird. ◂

8.14.3 Therapieschwerpunkte

8.14.3.1 Überwachung und Monitoring

Unmittelbar nach der Übergabe der Patienten werden folgende Parameter ermittelt:

Herzfrequenz und -rhythmus

Körpertemperatur

Atmung, Blutgasanalyse

hämodynamische Werte: Blutdruck, arterieller Mitteldruck, ZVD, pulmonalarterieller Druck, Lungenkapillarverschlußdruck, Cardiac-Output, Cardiac-Index und total-peripherer Widerstand

Blutchemie: Natrium, Kalium arteriell, Blutzucker arteriell, Blutungszeit, ACT (agglutination clotting time)

Beurteilen der Bewußtseinlage, bei analogsedierten Patienten mit den Schwerpunkten Sedierungstiefe, Schmerzäußerungen, Pupillenreaktion

Beurteilen des Hautzustandes: Feststellen von evtl. Vorschädigungen, periphere Durchblutung, Hauttemperatur

Überprüfen der Kompressions- und Schutzverbände

Beobachten der Blutungsneigung, insbesondere Blutungen aus Mediastinal- und Pleuradrainagen sowie aus Punktionsstellen

Überwachen der Magen-Darm-Tätigkeit (Peristaltik und evtl. Rückfluß über Magensonde)

Die **Herz-Kreislauf-Überwachung** (Tab. 8.14-4) nimmt neben dem respiratorischen Monitoring und dem blutchemischen Labor den größten Raum ein. Meist ist bei kardiochirurgischen Patienten die Überwachungsstufe IV indiziert. Sie kann am zweiten postoperativen Tag reduziert und zeitlich gestreckt werden.

Bei der **EKG-Überwachung** ist das Beurteilen des Herzrhythmus wichtig. Die Herzfrequenz sollte zwischen 60 und 90 pro Minute liegen. In Ableitung II ist die P-Zacke am besten zu sehen. Kann sie nicht gefunden werden, ist der Abstand zur Q-Zacke unregelmäßig oder folgen mehrere P-Zacken hintereinander, ist eine Rhythmusstörung zu befürchten. Das Unterscheiden von ventrikulären und supraventrikulären Extrasystolen ist auf dem Monitor vereinfacht. Ventrikuläre Extrasystolen sind nicht kreislaufrelevant, somit fehlt der Ausschlag in der arteriellen Kurve. Ist keine arterielle Kurve vorhanden, kann

Tab. 8.14-4 Vier Stufen der Herz-Kreislauf-Überwachung.

Stufe	Klinische Verfahren
I	– Pulsfrequenz, -qualität – Haut- und Schleimhautfarbe – Venenfüllung – Diurese – Pupillengröße
II	• Stufe I plus noninvasive Verfahren: – EKG-Monitor – RR-Messung – Pulsoxymetrie – Kapnometrie
III	• Stufen I, II plus invasive Verfahren: – ZVK/zentralvenöse Blutgasanalyse – LAP (left atrial pressure) – arterieller Katheter – arterielle Blutgasanalyse
IV	• Stufen I–III plus weitere invasive Verfahren: – Rechtsherzkatheter (Pulmonaliskatheter) – modifizierte Pulmonaliskatheter mit Pacer, Optikkanal (kontinuierliche HZV-Messung), speziellem Thermistor zum Bestimmen der EF (Ejektionsfraktion)

8

der periphere Puls getastet werden. Bei ventrikulären Extrasystolen entsteht ein Pulsdefizit.

EKG-Veränderungen in Form einer ST-Streckenhebung oder -senkung können auf dem Monitor nicht ausreichend beurteilt werden. Veränderungen ohne vorherige Korrektur der Klebeelektroden oder der Ableitung sind dem Arzt mitzuteilen.

Die Gefahr der eingeschränkten Nierenfunktion verpflichtet zur stündlichen Kontrolle der **Flüssigkeitsein- und -ausfuhr**. Bei vielen Patienten liegt dazu ein suprapubischer bzw. transurethraler Blasenkatheter.

8.14.3.2 Ernährung und Flüssigkeits-substitution

Die meist positive Flüssigkeitsbilanz während der Operation und eine Flüssigkeitsretention im Interstitium sowie extravasal besonders in der Lunge erfordern eine **restriktive Flüssigkeitseinfuhr.** In der Regel sind in den ersten 24 Stunden postoperativ in Abhängigkeit von der Hämodynamik ca. 50% der intraoperativen Bilanz auszugleichen. Wichtigste Laborparameter sind dabei Blutgasanalyse (BGA), Kalium, Natrium und Blutzucker (BZ).

M Zur Herzprotektion wird das Kalium im Serum ungewöhnlich hoch gehalten. Zusammen mit anderen Elektrolyten stabilisiert es die Zellmembran. Ein zu niedriger Kaliumserumspiegel führt zu Rhythmusstörungen u.a in Form von ventrikulären Extrasystolen. ■

Ernährungsstörungen sind vorübergehend. Der **Kostaufbau** beginnt bei positiver Darmperistaltik und routinemäßigem Verlauf am ersten postoperativen Tag.

8.14.3.3 Medikamentöse Therapie

Zur Optimierung der Hämodynamik werden je nach Befund vorwiegend folgende Substanzen eingesetzt:
■ vorlast- und nachlastsenkende Präparate
■ positiv inotrope und chronotrope Substanzen
■ Antiarrhythmika
■ unterstützende Substanzen wie Diphosphoesterasehemmer

Die Gabe von Hypnotika bzw. Analgetika ist wegen der evtl. verlängerten Beatmungszeit bzw. atemdepressiven Wirkung und anderen Nebenwirkungen der Medikamentengruppe abzuwägen.

8.14.3.4 Lokale Therapie

Zur Revaskularisation der Areale hinter einer Koronararterienstenose wird z.B. ein Gefäßast der A. mammaria interna (IMA) oder beim aortokoronaren Venenbypass (ACVB) ein Teil der V. saphena magna entnommen. Nach der Venenentnahme werden die Gewebeschichten durch Nähte verschlossen. Das Sternum wird über Kreuz verdrahtet bzw. mit Gewebebändern oder Seide verknotet und die Gewebe- und Muskelschichten genäht. Zum Abdecken der Wunde reicht ein Schnellverband in entsprechender Größe, die Drainagen sind separat verbunden. Die postoperative **Wundbehandlung** unterliegt den allgemeinen Kriterien und Hygienevorschriften. Das Sternum ist postoperativ durch Bewegung und Hustenstoß gefährdet (Kap. 8.14.5.3).

8.14.3.5 Respiratorische Therapie

Als Beatmungsmuster empfiehlt sich ein Low-flow-/Low-pressure-Modus. Hohe intrathorakale Drücke bewirken einen verminderten venösen Rückfluß, verringern die Dehnbarkeit des linken Ventrikels und führen durch Kompression der Lungengefäße zu einer erhöhten Rechtsherzbelastung.

Das Beurteilen der Spontanatmung erfolgt durch Beobachten der Atemarbeit, der Atemfrequenz und des Hustenstosses.

8.14.3.6 Besondere diagnostische oder therapeutische Verfahren

Pulmonaliskatheter

Pulmonaliskatheter (Kap. 7.5.2.5) dienen der Überwachung und Steuerung des Therapieeffektes von vaso- und myokardaktiven Substanzen nach kardiochirurgischen Eingriffen. Der liegende Katheter wird großflächig auf der Haut doppelt fixiert, wobei eine bogenförmige Schlaufe hinter der Fixierung die Korrektur des Katheters ermöglicht. Die Schutzhülle darf nicht überklebt sein, da sie durch Entfernen des Pflasters reißen kann und somit den Kontaminationsschutz verliert. Zudem ist der Katheter weiterhin beweglich.

Herzschrittmacher (Kap. 7.5.3.1)

Nach intraoperativem Einsatz der HLM werden routinemäßig Schrittmacherdrähte plaziert. Der Operateur verankert in der Regel bipolare Drähte epikardial am Atrium und/oder Ventrikel und fixiert diese im Bereich des Schwertfortsatzes mit einer Hautnaht.

Der Schrittmacher dient zum Rhythmisieren des Herzens unmittelbar nach HLM-Abgang. Außerdem kann der provisorische Schrittmacher während der Intensivversorgung zur Therapie von Rhythmusstörungen eingesetzt werden. Im Bedarfsfall ist die Funktion des Schrittmachers mittels Monitoring zu überwachen und zu dokumentieren. Zum besseren Erkennen wird die Filterfunktion des EKG auf „Diagnostik" umgestellt, und ein optisches Signal am Schrittmacheraggregat zeigt an, ob das Gerät wahrnimmt (sensing) und/oder stimuliert (pacing).

A Der Herzschrittmacher ist zur Sicherheit bis einschließlich dem zweiten postoperativen Tag funktionsbereit zu halten. ◀

Der Patient ist über die vorübergehende Notwendigkeit des Schrittmachers sachlich und angstnehmend aufzuklären. Das Plazieren und Fixieren des Aggregates wird mit ihm abgesprochen, um Kabelzug und Aggregatschäden zu vermeiden. Die Drähte sind mit Zugpflaster auf der Haut doppelt zu fixieren und Schrittmacherkabel sowie -aggregat besonders bei laufendem Schrittmacher gut sichtbar zu legen.

Hämofiltration (Kap. 8.7)
Die Kreislaufbelastungen kardiochirurgischer Patienten können hypovolämische Situationen verursachen. Durch Mangeldurchblutung der Niere kann es zur prärenalen Niereninsuffizienz und im Rahmen einer Hypovolämie bei instabiler Hämodynamik zu organischem Nierenversagen kommen.

Vorbestehende Niereninsuffizienz mit erhöhten harnpflichtigen Substanzen, hohe Katecholamingaben über längere Zeit, Retransfusionen oder Massentransfusionen mit einhergehender Hämolyse und nephrotoxische Substanzen wie Aminoglykoside, Immunsuppressiva begünstigen diese Entwicklung.

In den ersten zwölf Stunden nach der Operation kann das Nierenversagen durch Oligurie, schnell ansteigende Kaliumwerte und Anstieg von Serumkreatinin und Harnstoff erkennbar werden. Tritt trotz Optimieren der Hämodynamik durch Dopamin in Nierendosis (2,5 µg/kg KG/min) und steigende Furosemidgaben keine Besserung ein, ist der Einsatz der Hämofiltration angemessen.

Defibrillation und Kardioversion
Insbesondere die verschiedenen Formen der Tachyarrhythmie im postoperativen Verlauf führen häufig zu einer Notwendigkeit der Kardioversion und Defibrillation.

M Pflegende gewährleisten durch Assistenz den reibungslosen Ablauf der Kardioversion zur Rhythmisierung und der Defibrillation bei Kammerflimmern/-flattern bzw. Herzstillstand. ◼

Vor der Kardioversion sind Elektrolytentgleisungen auszuschließen. Zur Synchronisierung der Kardioversion wird die EKG-Ableitung des Defibrillators benötigt. Alternativ sind Defibrillator und Monitor-EKG durch ein Kabel zu verbinden. Ein sicherer venöser Zugang zur Medikamentenverabreichung ist erforderlich, und für den Bedarfsfall sind Sauerstoffmaske, Notfallwagen, Defibrillator und Notfallmedikation vorzubereiten.

Während der gesamten Maßnahme ist die Erfolgskontrolle durch Monitoring zu sichern:
- EKG
- SO_2-Kontrolle durch Pulsoxymetrie
- arterielle Blutdruckmessung bei liegendem arteriellem Katheter, ansonsten nichtblutige Blutdruckmessung (NBP) alle fünf Minuten

M Die Kardioversion ist ein geplanter Eingriff. Entsprechend ist der Patient aufzuklären und muß eine Einverständniserklärung unterschreiben. ◼

Assisted device systems
In therapierefraktären Situationen der kardiochirurgischen Intensivmedizin werden in zunehmendem Maß mechanische Pumpsysteme eingesetzt. Grundsätzlich können mechanisch-unterstützende und mechanisch-assistierende Verfahren unterschieden werden.

Der Einsatz mechanisch-assistierender Verfahren führt zu einer erheblichen Vor- und Nachlastsenkung des linken oder rechten bzw. beider Ventrikel. Fünf bis sechs Liter Blut pro Minute können so zur Entlastung von Herz und Lunge umgeleitet und (beim Rechtsherzbypass) zum Teil oxygeniert werden.

Wird ein Teil des Blutvolumens aus dem linken Vorhof oder Ventrikel entnommen und in die Aorta ascendens zurückgeführt, handelt es sich um einen **Linksherzbypass**. Beim **Rechtsherzbypass** wird venöses Blut aus der V. cava inferior in einen Membranoxygenator gepumpt und nach Oxygenierung gegen die Kreislaufbewegung über die A. femoralis in die Aorta zurückgeleitet.

8

Bei therapierefraktärer Globalinsuffizienz kann ein kombinierter Rechts- und Linksbypass eingesetzt werden.

Verschiedene Systeme sind nicht rückverlegbar und finden als Übergangslösung ausschließlich in der Transplantationschirurgie Anwendung. Bedienung und Wartung der Systeme werden von der Kardiotechnik übernommen. Eine grundlegende Einweisung der Pflegepersonen ist unabdingbar, da im Notfall (Geräteausfall) das Pumpsystem bedient werden muß. Die Verweildauer der Pumpsysteme kann Monate betragen. Entsprechend großen Raum nimmt die Patientenführung ein. Die hinzunehmenden Einschränkungen sind erträglich, und es können weitestgehende Mobilität und geringes Selbstpflegedefizit erreicht werden.

Die **intraaortale Ballonpumpe** (IABP) ist ein System zur mechanischen Unterstützung des Herzens, das die Koronardurchblutung steigert und den myokardialen Sauerstoffverbrauch senkt. Damit verbunden sind Abnahme der Herzfrequenz, Zunahme des HZV, Abnahme des systemischen Widerstands, Abnahme des pulmonalen Kapillarverschlußdrucks und Zunahme des arteriellen Mitteldrucks.

Im Gegensatz zu den mechanisch-assistierenden Systemen ist die intraaortale Ballongegenpulsation ein etabliertes Therapieverfahren. Der Ballonkatheter wird in der Regel perkutan über die A. femoralis eingeführt und in der thorakalen Aorta descendens distal der linken A. subclavia plaziert.

Um den Ballon im Rhythmus des Herzzyklus während der Diastole aufzublasen und kurz vor der Systole leerzusaugen, wird der Ballonkatheter über ein Steuergerät mit Helium gefüllt und entleert.

Die IABP kann EKG-, druck- oder schrittmachergesteuert betrieben werden. Zur einwandfreien Funktion ist eine gute EKG-Ableitung, Druckkurvendarstellung mit optimalem Patientenabgleich oder Pacerfunktion notwendig.

Behandlungsziel des Einsatzes der IABP ist das deutliche Anheben des diastolischen Drucks. Die Zeiteinstellung der IABP muß so gewählt sein, daß das Aufblasen des Ballons im Dikrotpunkt beginnt und daß der Ballon während der Diastole aufgeblasen bleibt. Der Zeitpunkt, an dem es zum größten Absinken des enddiastolischen Aortendrucks kommt, wird für das Leersaugen ausgewählt.

M Überwachungs- und Pflegeschwerpunkte bei IABP:

– kontinuierliches Beobachten des Druckkurvenverlaufs hinsichtlich diastolischer Augmentation
– Wahrnehmen des diastolischen und des unterstützten diastolischen Drucks
– Überwachen der Nierenausscheidung (evtl. sitzt Ballon zu tief und beeinflußt den Blutfluß in Nierenarterien)
– Überprüfen der Fußpulse, Hautfarbe und -temperatur der Beine sowie des Hautturgors des Beins auf der Punktionsseite
– 30°-Lagerungen bei gestreckter Punktionsseite, keine Extremlagerungen (Gefäßverletzungsgefahr) und, falls noch nicht vorhanden, Einsatz eines Antidekubitussystems
– Kontrolle der neurologischen Beurteilungskriterien Pupillengröße und -reaktion, Vigilanz und Motorik
– Geräteüberprüfung: Nullabgleich, Anschluß der Heliumleitung, Füllungszustand der Heliumflasche, Alarmeinstellung, Netzanschluß und Akkuladezustand ∎

Transplantation

In deutschen Herzzentren werden jährlich ca. 500 Transplantationen vorgenommen, d.h. 5 bis 50 pro Zentrum. Die postoperative Betreuung nach Herztransplantation (HTX) entspricht grundsätzlich der nach anderen Eingriffen am Herzen mit Herz-Lungen-Maschine und Hypothermieverfahren.

Die unmittelbar nach der Operation einsetzende **immunsuppressive Therapie** erweitert die Pflegediagnose. Patientenschutz und Erkennen von Symptomen akuter oder chronischer Abstoßungsreaktion stehen entsprechend im Vordergrund. Zur Immunsupprimierung werden überwiegend drei Medikamente eingesetzt:

■ Ciclosporin
■ Azathioprin
■ ATG (Anti-Human-T-Lymphozyten-Globulin)

Der Umgang mit den Medikamenten bedingt eine genaue Kenntnis der Darreichungsform, Dosis und der Nebenwirkungen. **Nebenwirkungen** sind andauernde Übelkeit, Erbrechen, Fieber, Gliederschmerzen, Tremor, Parästhesien, brennende Hände und Füße, Müdigkeit und Sehstörungen. Besonders ATG ist sehr reaktionsstark. Deshalb erfolgt vor Erstgabe ein Konjunktivaltest. Gleichzeitig sind die Medikamente nephro- und hepatotoxisch.

Zum Beurteilen der immunologischen Therapie wird ein zytoimmunologisches Monitoring

(ZIM) vorgenommen. Zuverlässige Aussagen über die histologischen Abstoßungskriterien werden mit der endomyokardialen Biopsie erzielt.

Eine protektive (schützende) **Isolierung,** auch Umkehrisolierung genannt, ist grundsätzlich für immunsupprimierte Transplantationspatienten erforderlich. Ist die Transplantationseinheit in den Intensivbereich integriert, muß auch dort ein hoher hygienischer Standard eingehalten werden. In der Praxis hat sich das Unterteilen in „rote Phase" (strenger Hygienestandard) und „grüne Phase" (modifizierter Hygienestandard) bewährt. Der strenge Hygienestandard entfällt, wenn Komplikationen ausbleiben und die wichtigsten Infektionsschienen (Tubus, Magensonde, Pulmonaliskatheter) entfernt sind.

M Schwerpunkte pflegerischen Handelns mit dem Ziel eines informierten, selbständigen Patienten sind:
– Abbau des Selbstpflegedefizits
– Vermitteln von Hygienemaßnahmen zum Selbstschutz
– Übergabe der Medikation
– Selbstkontrolle der Vitalzeichen
– Beobachten der psychischen Verfassung und frühzeitiges Hinzuziehen einer psychologischen Betreuung
– Selbstbeurteilung des körperlichen und psychischen Wohlbefindens

Körpereigene Vorhofreste und intakter Sinusknoten des Spenderherzens führen dazu, daß manchmal **zwei „P-Zacken"** im EKG nachweisbar sind. Der Sinusknoten des Spenderherzens unterliegt keiner vagalen Hemmung. Das erklärt die hohe Ruhefrequenz und den verzögerten Frequenzanstieg unter Belastung. Im Langzeitverlauf kann es zu atrialen und ventrikulären **Rhythmusstörungen** kommen. Patienten mit transplantierten Herzen neigen zur Rechtsherzdekompensation.

Zu den transplantatbezogenen **Komplikationen** gehören die Abstoßungsreaktion und Koronarsklerose. Daneben können operativer Eingriff und insbesondere die immunsuppressive Therapie Störungen anderer Organsysteme hervorrufen:
- Pilzinfektion, bakterielle und virale Infekte
- Malignome
- Nieren- und Leberinsuffizienz
- arterielle Hypertonie
- Stoffwechselstörungen
- neurologische Störungen

8.14.4 Komplikationen

Der postoperative Verlauf ist durch Störungen in den verschiedenen Organsystemen gekennzeichnet. Daraus ergeben sich folgende Komplikationen:
- Herzinsuffizienz
- Low-output-Syndrom
- postoperative Nachblutungen
- Herztamponade
- Myokardinfarkt, besonders intra- oder postoperativ, Myokardischämie oder -läsion und damit verbundene Störungen der Erregungsleitungssysteme
- postoperatives Herzödem
- Herzrhythmusstörungen: Sinustachykardie, -bradykardie, Knotenrhythmen, ventrikuläre, supraventrikuläre Extrasystolen, Tachykardie, Vorhofflattern, Vorhofflimmern, Bradyarrhythmia absoluta, Tachyarrhythmia absoluta
- Karotissinussyndrom
- Ateminsuffizienz, Minderbelüftung, Minderdurchblutung, Atelektasen- und Ergußbildung
- Flüssigkeitsretention interstitiell
- Elektrolyt- und Blutzuckerentgleisungen, Hyponatriämie, Hyperkaliämie
- abnorm niedrige Körpertemperatur
- eingeschränkte Vigilanz
- psychosoziale Abhängigkeit, Angst und Hilflosigkeit, manchmal infantile Verhaltensweisen, z.B. Stereotypien, Trotz, Einnässen usw.

A Wird die Wundflüssigkeit oder Luft nicht abgeleitet, kommt es zum Pneumothorax oder zu Ergüssen, die sich bis zur Perikard- oder **Herztamponade** entwickeln können. Zeichen der Herztamponade sind: Abfall des arteriellen Drucks, steigender ZVD, kleines, akinetisches Herz auf dem Thoraxröntgenbild (Beck-Trias) und zurückgehende Urinausscheidung. ◄

8.14.5 Pflege bei Patienten nach kardiochirurgischen Eingriffen

M Die besondere Belastung durch den operativen Eingriff, Einsatz der HLM und die Summe der Risikofaktoren bzw. Vorerkrankungen stellen neben der psychosozialen Komponente die Pflegegrundlage dar. ■

Operation und Narkose unter Einsatz der Herz-Lungen-Maschine, Hypothermie und Kardioplegie beeinflussen verschiedene Organsysteme und für das Leben notwendige, vitale oder elementare Funktionen. Diese Störungen führen zu

8

Einschränkung der Lebensaktivitäten bezüglich:

- Körperpflege
- Ernährung
- Ausscheidung
- Bewegung
- Wahrnehmung und Kommunikation
- Atmung

8.14.5.1 Krankenbeobachtung

Zu beobachten sind die Vitalzeichen, wie bereits bei der Überwachung (Kap. 8.14.3.1) beschrieben. Obligat ist die regelmäßige **Kontrolle der Körper- und peripheren Hauttemperatur.** Daneben ist die **Sekretion** aus Sonden und Drainagen zu beobachten. Das Beurteilen der **Urinmenge** und der Menge von **Wund- und Bronchialsekret** sowie der Qualität der Ausscheidung (Farbe, Konsistenz) hat zu erfolgen. Auf evtl. Fistelgeräusche der Drainagen ist zu achten.

Das **Beobachten der Haut** bezieht sich auf Hautfarbe, Zustand der Lippen, Feuchtigkeitsgehalt und Ödeme. Auch Veränderungen des **Atem-** oder **Mundgeruchs** sind zu beachten.

8.14.5.2 Psychische Betreuung

M Um Wahrnehmungs- und Kommunikationsfähigkeit aufrechtzuerhalten, sind Pflegehandlungen so auszurichten, daß dem Patienten bei der Orientierung geholfen und die Sicherheit des Patienten gewährleistet wird. Grundlage ist das Patientengespräch mit Beobachten der Mimik und Gestik, wobei ein angemessener Wechsel zwischen Anregung und Ruhe erfahren werden soll (s.a. Kap. 7.4.2, Basale Stimulation®). ■

Die Abhängigkeit von medizinischen Geräten, dem Pflegepersonal und die unklare Vigilanz verstärken die bei Herzkranken bekannte Angst und Verunsicherung. Auch die Geräuschvielfalt ist beunruhigend und damit ängstigend. Der Patient ist erst geraume Zeit nach Extubation in der Lage, sich in gewohnter Weise mitzuteilen. Oft entfallen auch visuelle Reize, da die Augen geschlossen und mit einem Salbenpräparat gegen Austrocknen behandelt sind.

Der mit einem Intensivaufenthalt verbundene Schlafentzug, die Auseinandersetzung mit dem transplantierten Herzen, Isolierung und medikamentöse Einwirkungen führen zwischen dem ersten und fünften postoperativen Tag zu psychischen Auffälligkeiten, die sich zu einem Durchgangssyndrom entwickeln können.

M Geringfügige Persönlichkeitsveränderungen sind beachtenswert, da sie sich zu einem ausgeprägten Problem entwickeln können.

Pflegende müssen den Patienten immer über pflegerische Aspekte aufklären und verständnisvoll auf seine Ängste eingehen. Außerdem sollte der Patient in die Pflege einbezogen werden, damit er Vertrauen zu sich selbst gewinnt. ■

8.14.5.3 Lagerung und Mobilisation

Das **Sternum** ist postoperativ durch Bewegung und Hustenstoß **gefährdet.** Das Sichern der Sternumnaht wird durch Überkreuzen der Arme erreicht („Sitting Bull"). Unterstützt durch Hustenkissen oder ähnliche Hilfsmittel erfolgt der Hustenstoß bei leichtem Gegendruck auf das Wundgebiet.

Das Lagern und Mobilisieren der Patienten mit operativ stabilisiertem Sternum ist bis zur abgeschlossenen Wundheilung behutsam vorzunehmen. Steil- und Dehnlagerungen sind zu vermeiden. Auch ist das Lagern durch Schmerzen der **Beinwunde** teilweise beeinträchtigt. Dennoch empfiehlt sich eine entstauende Lagerung durch **Erhöhen des Fußendes** auf Herzhöhe unter Berücksichtigung des Venenentnahmebeins.

A Auf physiologisches Abknicken bei der Oberkörperhochlage ist zu achten, da sonst die Thoraxverkleinerung das Vitalvolumen reduziert und Schmerzen insbesondere bei liegenden Thoraxdrainagen verursacht werden. ◄

Folgende **Lagerungsformen** (Abb. 8.14-1a, b) wirken schmerzbewältigend und atemunterstützend und eignen sich besonders für die Kardiochirurgie:

- **Oberkörperhochlagerung:** Der Patient sollte in halbhohe bis sitzende Position mit leicht überstrecktem Kopf gebracht werden (Abb. 8.14-1a). Zur Stabilisierung ist eine Bettverkürzung angebracht, das Unterstützen der Arme wirkt atemerleichternd und reduziert Schmerzen im Operationsgebiet.
- **Seitenlage** (Abb. 8.14-1b): Sie vermeidet Liegeschmerzen durch Druckentlastung und Lagewechsel. Gezielt kann die Belüftung der Lunge im Bereich der vorderen Körperwand verbessert werden.

Zur **Mobilisation** erfolgen passive und aktive Übungen durch Physiotherapeuten und durch Pflegende. Die **Frühmobilisation** (sechs bis acht Stunden nach Operationsende) ist nach unpro-

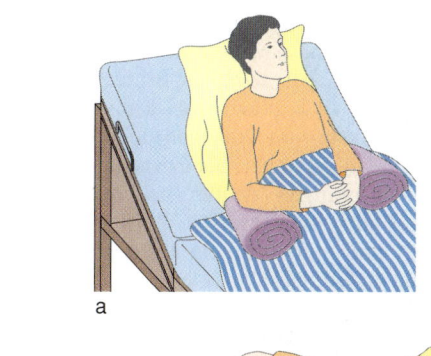

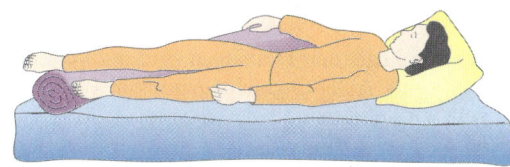

Abb. 8.14-1 Lagerungsmöglichkeiten bei Patienten nach kardiochirurgischen Eingriffen.
a) Oberkörperhochlagerung mit Unterstützen der Arme.
b) Seitenlage zur Druckentlastung und besseren Belüftung der Lunge.

blematischem Verlauf möglich. Zu beachten ist, daß der Oberkörper als „Masse", Schulter- und Beckengürtel in einer Ebene, bewegt wird. Nach Entfernen der Thoraxdrainagen am zweiten postoperativen Tag ist das selbständige Aufstehen möglich.

8.14.5.4 Prophylaxen

- **Thromboseprophylaxe:** Hier sind Bettgymnastik, Heparinisierung und das Tragen von Antithrombosestrümpfen indiziert. Unter der Vorstellung, daß im Stand und in Bewegung der auszuübende Druck höher sein muß als in Ruhe und im Liegen, bieten verschiedene Hersteller Antithrombosestrümpfe mit hohem Druck (ca. 60 mmHg) zur Mobilisation und Antithrombosestrümpfe mit niedrigem Druck (ca. 25 mmHg) als Ruhestrümpfe an.
- **Obstipationsprophylaxe:** Die Stuhlausscheidung kann sich im postoperativen Verlauf verzögern. Ballastreiche Kost und Teesorten, die die Darmtätigkeit anregen, sind angezeigt. Medikamentös können Abführmittel (Laxanzien oder Suppositorien) eingesetzt werden.
- **Dekubitusprophylaxe:** Durch entlastende Lagerungstechniken sollen Druckstärke und Einwirkzeit verkürzt werden, da Haut und Muskulatur durch Unterkühlen und Minder-

durchblutung entsprechend empfindlich sind. Frühzeitiges Mobilisieren entspricht der aktivierenden, rehabilitativen Pflege und begünstigt das Wiedererlangen der Selbstpflegekompetenz.

- **Pneumonieprophylaxe:** Das Erfassen der Atemsituation des Patienten ist Grundlage für die atemfördernden Maßnahmen. Der operative Eingriff beeinträchtigt die Atmung erheblich. Bis zum dritten postoperativen Tag ist die Lunge durch die positive Bilanz peri- und postoperativ feucht und gestaut. Sternumnaht und einliegende Drainagen stellen ein bedeutendes Schmerzpotential dar. Eine entsprechende diuretische und analgetische Therapie ist angezeigt. Unabhängig davon befürchtet der Patient **Schmerzen** im Bereich des Operationsgebietes, hält automatisch eine Schonatmung ein und versucht, den Hustenstoß zu unterdrücken. **Sekretstau** und **schlechte Belüftung** der Lunge können die Folge sein. Atemübungen und atemunterstützende Maßnahmen helfen die Situation zu verbessern. Zu den **atemunterstützenden Maßnahmen** zählen:
  - Mobilisation und Lagerung
  - atemstimulierende Einreibungen, Vibrationen und Lungendrainage

Atemübungen umfassen konkrete Maßnahmen und müssen dem Patienten durch Physiotherapeuten vermittelt werden: Beim **Hustentraining** ist bequeme Lage des Patienten erforderlich, die „Sitting-Bull-Position" sichert das Sternum. Die Atmung erfolgt ein paarmal mäßig tief durch die Nase ein und aus, Räuspern und Hüsteln transportieren den Schleim, bis er in der Kehle spürbar wird. Nach tiefer Naseneinatmung erfolgt der Hustenstoß gegen die geschlossenen Lippen, und letztlich wird Sekret ausgespuckt (zur Verflüssigung des Sekretes vorher evtl. Mundspülung mit Mineralwasser, besser isotonischer Kochsalzlösung).

Beim **Richtungsatmen** werden Flanken-, Bauchatmung und Atmen im Packgriff unterschieden. Bei der **Flankenatmung** ruhen beide Hände auf den Seiten des Körpers in Höhe der Rippenbögen, das Einatmen erfolgt durch die Nase, so daß der Brustkorb sich weitet und die Rippen den Händen entgegenkommen. Das Ausatmen mit Lippenbremse wird unterstützt, indem beide Hände leichten Druck auf die Rippen erzeugen.

Bei der **Bauchatmung** liegt eine Hand zur Kontrolle auf dem Bauch. Unter Beobachten der

Bauchdecke während der Ein- und Ausatmung erfolgt die Atmung ruhig und regelmäßig durch die Nase. Der Bauch hebt sich während der Einatmung und senkt sich während der Ausatmung. Der Brustkorb hebt und senkt sich automatisch mit, und die Schultern werden nicht hochgezogen.

Atmen im Packgriff erfolgt im Sitzen bzw. in Oberkörperhochlagerung. Jeweils zwischen zwei Fingern der beiden Hände wird eine Hautfalte weggezogen (in der Folge seitlich, Nabelhöhe und wieder etwas seitlich von den Rippen). Bei der Einatmung soll die Luft in Richtung der gegriffenen Hautfalte fließen. Nach der Einatmung erfolgt eine Atempause. Bei der Ausatmung soll der Patient die Lippenbremse einsetzen.

Bei der **unterstützten Atmung** wird ein Handtuch um den Brustkorb gelegt. Man überkreuzt die Handtuchenden auf der Brust, und jeweils ein Ende wird mit der Hand gehalten, so daß es straff ist. Beim Einatmen erfolgt ein leichter Zug des Handtuches, und das Ausatmen wird durch Zug beider Hände an den Handtuchenden unterstützt.

Bei der **Lautatmung** werden tönende Klänge oder Laute während der Ausatmung gebildet (idealerweise in Verbindung mit dem Hustentraining). Die erzeugte Vibration wirkt sekretlösend.

M Die Entscheidung über entsprechende Maßnahmen und Übungen fällt nach Beobachten der Atmung, Körperhaltung, Sekretion und Hustenart. Bei den Atemübungen gelten drei Grundregeln:
– verschwenderisch ausatmen
– Tiefatmung (Bauchatmung) und Mittelatmung (Brustatmung) spielen die Hauptrolle; Hochatmung (Schlüsselbeinatmung) spielt eine Nebenrolle.
– Der Patient soll den „Atem nicht selbst machen", sondern nach dem Motto atmen: „es atmet mich".
Neben den genannten Atemübungen können auch **Atemübungen mit Hilfsmitteln** wie CPAP-Training, Triflow®, Strohhalm (Lippenbremse), Kerzenflammenausblasen („Suppe blasen"), Blaseflasche, Blasen gegen ein Stofftuch oder Watteblasen erfolgen. ■

8.14.5.5 Krankheitsspezifische Pflegehandlungen

Umgang mit Drainagen
Retrosternale und Perikarddrainagen gewährleisten das Ableiten von Blut aus dem Operationsgebiet, und Pleuradrainagen befördern Luft und Exsudat oder Blut aus dem Pleuraraum. Bei den Thoraxdrainagen wird ein Blutverlust von 100 ml/h bzw. 1,2 l in zwölf Stunden toleriert. Blutverluste von 200 bis 300 ml/h über einen Zeitraum von mehr als vier Stunden und plötzliche Blutungen deuten bei optimierter Gerinnung auf eine chirurgische Blutung hin. Eine Rethorakotomie muß in Erwägung gezogen werden. Ergüsse sind häufig nicht punktionswürdig, verzögern aber durch Beeinträchtigen der Atmung bzw. Hämodynamik die Genesung.

Bei den liegenden Drainagen sind die Verbindungs- und Ableitungsschläuche mit Pflasterzügeln zu sichern und der Sog regelmäßig zu prüfen.

Betreuung bei Durchgangssyndrom
Nach Gerland und Birkert (Österreich 1989) kommt es bei 15 bis 25% aller Patienten, die wegen körperlicher Beschwerden ins Krankenhaus eingewiesen wurden, zu Verwirrtheitszuständen. Im Bereich der Herz-Thorax-Chirurgie wird dieser Anteil mit 20 bis 70% angegeben.
Folgende Gründe können angeführt werden:
- iatrogene Beeinträchtigungen (Narkose, Medikation, Operation)
- neurologische Beeinträchtigungen (Embolien, Hirnblutung oder -ödem)
- stoffwechselbedingte Störungen (eingeschränkte Nierenausscheidung, Lebertätigkeit, Hyponatriämie)
- psychiatrische Beeinträchtigungen (Vorerkrankungen, Medikation, Medikamenten- und Drogenmißbrauch)
Entsprechend gilt es auch von pflegerischer Seite **auslösende Faktoren** zu **beseitigen** oder zu **vermeiden.** Einfache Maßnahmen, wie Nebengeräusche einschränken, Ruhephasen sichern, Tag-Nacht-Rhythmus erhalten, Salbenschutz der Augen bald entfernen (verbessert die visuelle Wahrnehmung), und Information über Pflegehandlungen zeigen oft Wirkung.

Beim Durchgangssyndrom kann es sich um eine gehobene, heitere Stimmung handeln, einhergehend mit unermüdlicher Betriebsamkeit, Hemmungsverlust, großartigen Ideen und unangemessen anwachsendem Selbstbewußtsein. Dieser Zustand kann besonders qualvoll sein, wenn Gereiztheit oder die Unfähigkeit, Abstand zu halten, zu Konflikten mit anderen führt, die Ideenflucht sich zur Verworrenheit des Denkens steigert und eine therapiewürdige Situation entsteht, da Eigen- und Fremdgefährdung die Regel sind.

Die **medikamentöse Behandlung** erfolgt mit Clonidin (Paracefan® 0,012 bis 0,050 µg/KG/min) und Dihydrobenzperidol (DHB initial bis 6 µg/kg KG/min, dann 0,35 bis 0,72 µg/kg KG/min).

Das Durchgangssyndrom kann mehr als 72 Stunden andauern. Die Patienten sind häufig in der Lage, sich zu erinnern, und zeigen Scham und Betroffenheit. Hat sich das Durchgangssyndrom manifestiert, bleiben kaum Ansätze für erfolgreiche pflegerische Maßnahmen oder Gesprächsführung.

8.14.5.6 Besonderheiten

Postoperative Besonderheiten der ersten sechs bis acht Stunden
In dieser Phase haben Maßnahmen zum **Stabilisieren der Hämodynami**k und **Vermeiden von Herzrhythmusstörungen** Priorität. Geeignete Kardiaka und/oder Flüssigkeit werden zielgerichtet zur Beseitigung von Pre- und Afterload-Problemen, von Störungen der Myokardkontraktilität, Hyper- bzw. Hypotonie oder Hyper- bzw. Hypodynamik eingesetzt. Grundlage sind die Überwachungskriterien, die von den Pflegenden erhoben werden.

Der Einsatz der HLM und Hypothermieverfahren führt zu erniedrigter postoperativer **Körpertemperatur.** Die zunehmende Wiedererwärmung bewirkt durch die Vasodilatation einen erhöhten Flüssigkeitsbedarf. Kältezittern ist unangenehm für den Patienten; außerdem ist der Gesamt-O_2-Verbrauch enorm gesteigert. Deshalb ist eine medikamentöse Behandlung, unterstützt durch Zudecken, evtl. mit Aufwärmhilfen, angemessen.

Besonderheiten nach Extubation
Es gelten die allgemeinen Extubationskriterien.

Nach der Extubation lindert eine Mundspülung mit Mineralwasser, besser isotonischer Kochsalzlösung, das Durstgefühl und verflüssigt das Sekret. Idealerweise wird die Mundspülung mit einem Trinkversuch kombiniert.

Bei Schluckstörungen erfolgt die Gabe milliliterweise mittels Einmalspritze.

Auch hier sind Erschöpfungserscheinungen möglich, die u.U. eine Reintubation erforderlich machen. Deshalb sind Blutgasanalyse und Beurteilen der Atemarbeit und der Atemfrequenz wichtig.

Besonderheiten am ersten postoperativen Tag
Durch Zusammenlegen der pflegeintensiven Tätigkeiten zu einer Pflegehandlung sollen die Patienten feste Bezugspunkte im Tagesablauf erkennen. Erste Schritte in Richtung Eigenständigkeit werden vollzogen. Bei vielen Patienten kommt es zum Herzödem mit postoperativer Beeinträchtigung der Reizleitung (Tachyarrhythmie mit Vorhofflimmern).

Eine Besonderheit bildet das Therapieprinzip des „fast trekking". Durch strenge Patientenauswahl nach NYHA oder CCS ohne gravierende Begleiterkrankungen, ausgewogener Narkoseführung und Vorwegnahme der Wiedererwärmung auf Normtemperatur im Operationsbereich, kann die Extubation unmittelbar im Operationssaal oder in den ersten zwei Stunden im Intensivbereich vorgenommen werden. Dadurch verkürzt sich der Intensivaufenthalt praktisch um einen Tag.

8.14.6 Prognose und Verlegung des Patienten

Die Letalität bei kardiochirurgischen Eingriffen beträgt 1 bis 2% und steigert sich bei erhöhtem Risiko und Alter über 70 Jahre auf 6 bis 8%.

Nach routinemäßigem Verlauf kann am zweiten postoperativen Tag die **Verlegung** auf eine Überwachungsstation oder die Allgemeinstation erfolgen. Die mündliche Übergabe sollte z.B. folgende Schwerpunkte beinhalten:
- Gab es Besonderheiten im Verlauf?
- Liegen noch Katheter, Sonden oder Drainagen? Wie ist die Fördermenge? Wann waren die letzten Verbandwechsel?
- Wie ist der Mobilisationsgrad? Gibt es einen Mobilisations- oder Rehabilitationsplan?
- Sind besondere prophylaktische Maßnahmen erforderlich? Kann der Patient gut abhusten? Ist das Sternum stabil?
- Kostaufbau?
- Hat der Patient ein Durchgangssyndrom gehabt oder bestehen Anzeichen, daß er eines entwickelt?
- Wie ist die psychische Situation?
- Wie ist die Prognose? Hat die Operation den gewünschten Erfolg gehabt?

8.15 Gefäßchirurgische Patienten

8.15.1 Patientenklientel

Gefäßchirurgische Patienten sind in den meisten Fällen ältere Menschen, deren gesamter Organismus betroffen ist. Neben der Grunderkrankung bestehen wesentliche Begleiterkrankungen des Herz-Kreislauf-Systems, der Lunge, Niere, des Endokriniums und des zentralen Nervensystems (s. Tab. 6.3-1). Angeborene Gefäßerkrankungen, z.B. Aortenisthmusstenose, betreffen bevorzugt jüngere Patienten, sind aber eher selten.

Erkrankungen

Operativ behandelt werden Erkrankungen der Venen, Lymphgefäße und Arterien.

Die **Varikosis**, sackartige Erweiterungen oberflächlicher Venen, ist die häufigste chirurgisch korrigierbare Venenerkrankung. Eine Unterscheidung in primäre (insbesondere Erweiterung der V. saphena magna) und sekundäre Varizen (A-V-Fisteln, Thrombosen der tiefen Venen) wird vorgenommen. Operationsmethode der Wahl ist die Exhairese der varikösen Venen (Stripping, s.a. Kap. 6.3.2.5). Klinisch wichtigste Erkrankung der Lymphgefäße ist die **Lymphabflußstörung** mit folgendem Lymphödem. Ein postoperativer Intensivaufenthalt nach Eingriffen an den Venen oder Lymphgefäßen ist nach komplikationslosem Verlauf nicht nötig.

Die **arterielle Verschlußkrankheit** (AVK), die in dilatierende (Aneurysma) oder obliterierende Arteriopathie (Gefäßverschluß) eingeteilt wird, gehört zu den wichtigsten Volkskrankheiten der zivilisierten Welt und stellt ab dem mittleren Lebensalter die häufigste Morbiditäts- und Todesursache dar.

Aneurysmen lassen sich nach Lage (thorakal oder abdominal), Anzeichen (asymptomatisch/symptomatisch, perforiert/ruptiert) und Entstehung unterscheiden.

Klinik und Verlauf

Mit zunehmendem Alter ist ein Elastizitätsverlust der Arterien normal (Physiosklerose). Degenerative, entzündliche, obliterierende und dilatierende Veränderungen werden als Pathosklerose bezeichnet. Das Entstehen der arteriellen Verschlußkrankheit wird durch exogene (Nikotinkonsum, Adipositas) und endogene Faktoren (Diabetes mellitus, Hypertonie) begünstigt. Befallen werden bevorzugt die großen Leitungs- oder Transportgefäße (Aorta), Ge-

Tab. 8.15-1 Einteilung der peripheren arteriellen Verschlußkrankheit nach Fontaine-Ratschow.

Stadium	Klinik
I	– Nachweis von Stenose und/oder Verschluß ohne klinische Symptomatik
II	Claudicatio intermittens mit: – Beschwerden unter Belastung bei einer Gehstrecke > 200 m – Beschwerden unter Belastung bei einer Gehstrecke < 200 m
III	– Ruheschmerz, besonders nachts
IV	– Gewebsnekrosen, Gangrän

fäßaufzweigungen (Femoralis- oder Karotisbifurkation), rechtwinklig abgehende Seitenäste (Nieren- und Koronararterien) und später auch die Versorgungsgefäße. Symptome werden durch die lokale Ischämie hervorgerufen, da Sauerstoff- und Nährstoffangebot für die gewünschte Leistung unzureichend sind. Im Rahmen der AVK können folgende Erkrankungen auftreten:

- ischämischer Hirninfarkt
- Herzinfarkt
- periphere arterielle Embolie
- Komplikationen aortaler Aneurysmen
- Mesenterialinfarkt
- chronische Verschlußprozesse der Becken- und Beinarterien

Intensivmedizinisch relevant sind herznahe thorakale Aneurysmen, periphere Aortenaneurysmen, Karotisstenose und Operationen an Gefäßeinengungen der Leitungsarterien und der Gefäßaufzweigungen.

Die Operationsmethode (TEA, Bypass, Veneninterponat, Patchplastik) richtet sich nach dem Befund und Ausmaß der Gefäßschädigung (Tab. 8.15-1). Charakteristisch sind Veränderungen der Pulsqualität, der Hauttemperatur, -farbe sowie Empfindungsstörungen und krampfartiger Schmerz.

8.15.2 Übernahme des Patienten

Nach operativen Eingriffen an herznahen thorakalen Aneurysmen kommt der Patient intubiert auf die Intensivstation. Es liegen verschiedene venöse und arterielle Katheter (s.a. Kap. 8.14.2). Die Drainagen aus dem Wundgebiet sind meist im Bereich des Schwertfortsatzes abgeleitet, Funktion und Sog der Drainagen sind zu prüfen. Die Ausscheidungskatheter, Sonden und Wunddrainagen werden ausreichend fixiert und ohne Zug angebracht.

8.15.3 Therapieschwerpunkte

8.15.3.1 Überwachung und Monitoring

EKG, Temperatur, Pulsoxymetrie, arterielle, pulmonalarterielle und zentralvenöse Blutdruckmessungen werden angeschlossen und die Alarmgrenzen angepaßt. Die postoperative Überwachung ist weitgehend identisch mit der Überwachung bei kardiochirurgischen Patienten. Häufig ist die **Überwachungsstufe IV der Herz-Kreislauf-Überwachung** indiziert, da es aufgrund von Volumenmangel zu hypotoner Kreislauflage kommen kann.

Zum Schutz der Gefäßnähte sind **hypertone Phasen** (> 180 mmHg) zu **vermeiden.** Aber auch die **Hypotonie** (< 100 mmHg) begünstigt den Wiederverschluß eines operierten Gefäßes durch rasche Thrombusbildung.

Die operative Korrektur z.B. bei Bauchaortenaneurysma kann durch Länge und Art des Eingriffs zum erheblichen Auskühlen führen, was die engmaschige Kontrolle der **Körpertemperatur** erforderlich macht.

Zu überwachen ist auch der **neurologische Status.** Oft reicht das unmittelbare Ansprechen des Patienten aus, um eine erste Beurteilung (Patient wach, kooperativ etc.) abgeben zu können, die weitere Kontrolle der Pupillengröße (Reperfusionsödem), **Motorik, Mimik** und **Sensibilität** (apoplektischer Insult) hat in angemessenen Zeitabständen zu erfolgen.

Nach Eingriffen an peripheren Gefäßen richtet sich das Monitoring überwiegend nach den bestehenden Begleiterkrankungen. Meist kann die Extubation bei Operationsende erfolgen. Die **Inspektion der betroffenen Extremitäten** mit Beurteilen von Schmerz- und Spannungszuständen, Sensibilitätsstörungen, Temperatur, Nahtinsuffizienz, Hautfarbe sowie Ermitteln der peripheren Pulse erfolgt regelmäßig zur frühzeitigen Erkennung eines Kompartmentsyndroms (Kap. 8.15.4). Evtl. sind Veränderungen durch Messen des Umfangs (z.B. Bein) zu erkennen.

8.15.3.2 Ernährung und Flüssigkeitssubstitution

Postoperativ ist eine **adäquate Volumentherapie** notwendig. Durch Volumengabe wird die Nachlast gesenkt und damit auch der arterielle Blutdruck beeinflußt. Die Volumensubstitution führt zu einer Erhöhung des renalen Umsatzes. Weiter verändert eine gute Gefäßfüllung die intravasale Viskosität und beeinflußt daher den Blutfluß positiv.

Infolge langer Operationen mit zum Teil erheblicher Hypothermie (Bauchaortenaneurysma) bzw. operativer Eingriffe unter Einsatz der extrakorporalen Zirkulation (thorakales Aneurysma) können Stoffwechselstörungen auftreten, die als **Postaggressionssyndrom** umschrieben werden, was einer Substitutionstherapie und frühzeitig einsetzenden parenteralen Ernährung bedarf.

Die unterstützende enterale **Ernährung** muß möglichst früh beginnen, um eine Mangelernährung zu verhindern. Voraussetzung ist die intakte Magen-Darm-Funktion. Der **Kostaufbau** beginnt nach Extubation und erstmaligem Abführen. Trinkversuche mit Mineralwasser oder Kochsalzlösung (keine Fruchtsäfte oder andere gehaltvolle Getränke wegen möglicher Aspiration) können in Abhängigkeit von der Vigilanz möglichst früh erfolgen.

8.15.3.3 Medikamentöse Therapie

Die Schwerpunkte der medikamentösen Therapie sind:
- Flüssigkeitsersatz und **Katecholamine** bei Volumenmangelsituationen
- **vor- und nachlastsenkende Medikamente** (Nitroglycerin, Nifedipin, Sympathomimetika, z.B. Clonidin), um das Herz zu entlasten und Hypertonie zu vermeiden
- weitere **Kardiaka** (z.B. Calciumantagonisten oder Betablocker, Phosphodiesterasehemmer) bei Rhythmusstörungen und mangelnder Herzauswurfleistung zur Optimierung der Herz-Kreislauf-Tätigkeit
- Diuretika nach Flüssigkeitsumsatz und Nierenfunktion
- Analgosedierung

Daneben erfordert ein **komplizierter, langwieriger Verlauf** die angemessene Magen-Darm-Protektion, Substitution von Vitaminen und anderen Substraten sowie die medikamentöse Therapie gegen Sauerstoff- und Stoffwechsel-

8

radikale. Die **Vormedikation** (Antidiabetika, Antikonvulsiva usw.) wird, wenn erforderlich, weitergeführt.

Bei Hinweisen auf neurologische Veränderungen, z.B. nach Karotisoperationen, empfiehlt sich die intravenöse Gabe von **Hydroxyäthylstärke 10%** (500 ml/12 h), um die Mikrozirkulation zu verbessern. In Abhängigkeit von der Blutungsneigung, z.B. nach Thrombendarteriektomie, wird eine **antikoagulative Therapie** eingeleitet. Die systematische Heparinisierung verhindert Stagnationsthrombosen.

Nach Gefäßoperationen können im Bedarfsfall auch **vasoaktive Medikamente** eingesetzt werden, um die intrazelluläre O_2-Utilisation und Mikrozirkulation zu verbessern. **Rheologische Maßnahmen** (Hämodilution und Volumenersatz durch Hydroxyäthylstärke oder medikamentöse Sympathikusblockade) verbessern die Fließeigenschaften des Blutes, werden aber postoperativ kaum gegeben.

8.15.3.4 Lokale Therapie

Eine besondere Wundversorgung der Sternotomie nach operiertem thorakalem Aneurysma ist nicht gegeben. Nach operiertem Bauchaortenaneurysma sind aufgrund der Nachblutungsgefahr häufige Kontrollen von **Verband** und ableitenden **Robinson-Drainagen** erforderlich. Zusätzlich kann der **Bauchumfang** regelmäßig gemessen werden. Bei Männern sind **Einblutungen** in das Skrotum möglich.

Nach Entfernen der Robinson-Drainagen können die **Punktionsstellen** stark **nässen.** Schäden des Hautmilieus werden vermieden, indem das Wundsekret in aufgeklebte Kolostomiebeutel abgeleitet wird.

8.15.3.5 Respiratorische Therapie

Bei Bedarf erfolgt die Sauerstoffgabe unter Spontanatmung über Maske oder Sauerstoffbrille.

Viele Patienten der Gefäßchirurgie z.B. nach Aneurysmaoperation müssen postoperativ nachbeatmet werden. Hierbei wird das gewünschte Atemzugvolumen (ca. 850 bis 900 ml, das entspricht 120 ml/kg KG) mit möglichst geringem Arbeitsdruck und Atemgas-Flow bei verlängerter Inspirationszeit (Atemzeitverhältnis 1:1), PEEP und niedriger Atemfrequenz) eingestellt.

Teilweise verursachen postoperatives Ödem und Meteorismus nach abdominalen Eingriffen einen Zwerchfellhochstand mit eingeschränkter Vitalkapazität, was gerade bei druck- und flowreduziertem Beatmungsmuster das Atemzug- bzw. Atemminutenvolumen verringert. Dann muß die Beatmung durch Erhöhen von Arbeitsdruck und Atemgas-Flow, PEEP und Verlängerung der Inspirationszeit im Verhältnis zur Exspirationszeit angepaßt werden.

Bei langer Beatmungszeit hat sich eine Mischung aus zeitgesteuerter, druckkontrollierter Beatmung und Spontanatmung (BIPAP) bewährt (Kap. 7.7).

8.15.3.6 Wichtige gefäßchirurgische Krankheitsbilder

Herznahe thorakale Aneurysmen (TAA)

TAA verlaufen in der Regel **symptomlos,** d.h. sie werden meist zufällig **diagnostiziert.** Im Thoraxröntgenbild kennzeichnet ein verbreitertes Mediastinum und Verlust des Aortenknopfes ein bestehendes thorakales Aneurysma. Computertomographie, Echokardiographie und Aortographie sind ergänzende Untersuchungen.

Es werden drei **Formen von Aortendissektionen** unterschieden:

- **Typ I:** Intimariß und Dissektion beginnen in der Aorta ascendens und erstrecken sich über die gesamte Länge der Aorta, auch bis in die großen Gefäße.
- **Typ II:** Die Dissektion beginnt in der aszendierenden Aorta und endet proximal der linken A. subclavia.
- **Typ III:** Die Dissektion beginnt distal der linken A. subclavia und erstreckt sich in wechselndem Ausmaß in die Aorta descendens.

Die Operation erfolgt unter extrakorporaler Zirkulation und Hypothermie und ist nicht zuletzt aufgrund der erheblichen Begleiterkrankungen sehr risikoreich. Begleiterkrankungen, Art und Umfang der Erkrankung und damit verbundener chirurgischer Manipulation sind Hauptgründe für eine **Mortalität** von ca. 11%. Eine Abklemmzeit der Aorta von mehr als dreißig Minuten kann eine Mangeldurchblutung des Rückenmarks verursachen und damit eine **Paraplegie,** meistens der unteren Extremitäten, auslösen. Die **Überwachung** der hämodynamischen Parameter, der Körpertemperatur, des Neurostatus und der Flüssigkeitsbilanz erfolgt daher stündlich.

Blutungen, Linksherzversagen, Herzinfarkt, Herzrhythmusstörungen, Paraplegie und zerebraler oder apoplektischer Insult sind die häufigsten **Komplikationen.** Ursachen für einen letalen Verlauf sind Blutungen, Herz-Kreislauf-Versagen und Multiorganversagen. Als Druckeffekt durch ein Aortenaneurysma kann eine Verletzung des N. laryngeus recurrens mit Rekurrenzparese auftreten.

Bauchaortenaneurysma (BAA)

Auch hier gibt es lange Zeit keine **Symptome**, erst die akute Dissektion wird durch Schmerzen in Brust, Bauch oder Rücken begleitet. Bei retroperitonealem Aneurysma steht die Symptomatik komprimierter Spinalnerven im Vordergrund.

Die **Diagnose** eines abdominalen Aneurysmas wird zufällig gestellt. Aortographie und Sonographie sichern die Diagnose und sind für das chirurgische Vorgehen unerläßlich. Aortographisch werden begleitende Verschlüsse anderer Gefäße (renal, mesenterial, femoral) und die innere Begrenzung des Aneurysmas oder Thrombus sichtbar. Sonographisch kann die Ausdehnung am besten dargestellt werden.

Aneurysmen mit einem Durchmesser von > 4 cm werden umgehend operiert, da die Rupturgefahr sehr groß ist. Die operative Korrektur wird mittels Gefäßprothesen und evtl. Einsatz einer Gefäßbrücke (Stent) vorgenommen. Blutdruckeinstellung, Thromboseprophylaxe und Vermeidung von Risikofaktoren schränken die von einem Aneurysma ausgehenden Komplikationen ein.

Auch nach operativer Korrektur eines BAA bedingen Begleiterkrankungen, Art und Umfang der chirurgischen Manipulation eine hohe **Mortalität.** Neben Blutungen, Herz-Kreislauf-Versagen und respiratorischer Insuffizienz sind Einschränkungen von Niere und Darm (Nierenversagen, Ileus, Mesenterialinfarkt, Hyperperistaltik) durch lange Aorta-Abklemmzeiten weitere **Komplikationen.** Entsprechend sind auch hier hämodynamische Parameter, Körpertemperatur, Neurostatus zu ermitteln und die Ein- und Ausfuhr zu bilanzieren. Interventionen an der infrarenalen Aorta können eine Ischämie des linken Hemikolons und Impotenz verursachen.

Karotisstenose

Verengungen der Carotis interna entstehen bevorzugt an der Teilungsstelle der Carotis communis. Folgende **Stadieneinteilung** der Karotisstenose wird vorgenommen:

- Stadium I, asymptomatische Karotisstenose
- Stadium Ia, reversible zerebrale transitorisch ischämische Attacke (TIA)
- Stadium II, prolongiertes reversibles ischämisches neurologisches Defizit (PRIND)
- Stadium III, progredienter Infarkt mit neurologisch instabilem Zustand
- Stadium IV, vollständig abgelaufener Hirninfarkt, Apoplex

Klinische Konsequenzen sind neurologische **Symptome** wie Hemiparese, Aphasie und evtl. Sehstörungen. Neurologische Attacken werden bereits im Frühstadium bei noch unwesentlicher Verengung der Karotis durch Mikroembolie verursacht.

Bei langsamer Entwicklung der Stenose ist aber auch ein symptomloser Verlauf nicht selten.

Die Thrombendarteriektomie (TEA) und extrakranieller/intrakranieller Bypass gelten als geeignete operative Maßnahmen zum Wiederherstellen des Blutflusses. In den ersten postoperativen Stunden nach Karotisstenose und peripheren Gefäßoperationen ohne Eröffnung des Peritoneums wird die Volumentherapie so abgestimmt, daß ein guter Füllungszustand der Gefäße ohne hyper- bzw. hypotone Phasen erreicht wird. Das **Wundgebiet** nach einer Karotisoperation wird regelmäßig inspiziert. Die Karotis wird postoperativ aufgrund der **Emboliegefahr** nicht palpiert. Schwellung und Verfärbung weisen auf eine Hämatombildung hin, die zu Gefäß- und Trachealkompression führen kann.

Nach Operation der Karotisstenose mit gleichzeitiger Bypassoperation werden die Patienten intubiert und beatmet auf die Intensivstation verlegt. Hinsichtlich hirnprotektiver Maßnahmen ist ein pCO_2 zwischen 30 und 35 mmHg während der Beatmungszeit anzustreben.

Nach Karotis-TEA oder extrakranieller bzw. intrakranieller Bypassoperation beschränkt sich das **Monitoring** abhängig von den Begleiterkrankungen auf klinische Verfahren, EKG, invasive Blutdruckmessung, Temperatur und Pulsoxymetrie. Blutdruckeinstellung, Thromboseprophylaxe und das Vermeiden von Risikofaktoren schränken postoperativ die Komplikationen ein.

Die wichtigsten postoperativen **Komplikationen** sind Myokardinfarkt, Hypertonie, zerebrale Hyperperfusion, neurologische Störungen und Blutungen. Bei lokalen Blutungen und Hämatombildung besteht die Gefahr einer Trachea- und/oder Gefäßkompression, die den Patienten hochgradig gefährdet und unter schwierigen Bedingungen reintubationspflichtig machen kann. Die sofortige Hämatomentlastung durch Öffnen der Wunde mit anschließender Revision im Operationssaal ist Therapie der Wahl. Blutungen in ischämisch vorgeschädigte

8

Hirnareale können einen apoplektischen Insult verursachen. Andere neurologische Störungen, z.B. verwaschene Sprache, beginnende Lähmungen, wechselnde Bewußtseinslage mit auftretender Anisokorie, weisen auf ein (Reperfusions-)Hirnödem hin, was mit veränderten postoperativen Durchblutungsverhältnissen erklärbar ist. Die optimale Blutdruckeinstellung (keine Blutdruckspitzen >180 mmHg) verhindert neurologische Komplikationen und entlastet die Gefäßnähte.

Die Operation kann eine Verletzung des N. hypoglossus (Glossoplegie) und des N. laryngeus recurrens (Rekurrenzparese), begleitet durch Sprach- und Schluckstörungen, verursachen.

Periphere arterielle Verschlußkrankheit (pAVK)

Die pAVK kann in folgende **Lokalisationstypen** eingeteilt werden:

- Beckentyp mit Schmerzen in Gesäß, Oberschenkel und Hüfte (Aortenbifurkationssyndrom)
- Oberschenkeltyp mit Schmerzen in den Waden (Claudicatio intermittens)
- Unterschenkeltyp mit Schmerzen in Fußgewölbe und Zehen
- akraler Typ mit Schmerzen in Finger, Zehen (Raynaud-Syndrom)
- Schultergürteltyp mit Schmerzen in Ober-, Unterarm und Hand (Aortenbogensyndrom)

Zu den **diagnostischen Maßnahmen** zählen Palpation der Arterienpulse, Auskultation der Stammarterien und Blutdruckmessung an beiden Armen (Ruheuntersuchungen). Nach Druck auf einen Fingernagel beider Hände wird die Zeitspanne, bis das Nagelbett wieder rosig ist, als Rekapillarisierungszeit gemessen. Periphere Ischämiezeichen an den Extremitäten (fehlende Venenzeichnung, kühle Haut und Blässe, Muskelrigidität, Spannungsblasen und Nekrosen) werden augenscheinlich erfaßt.

Zu den Untersuchungen unter Belastung und Provokation gehören neben dem **Allen-Test** (Kap. 7.5) folgende Untersuchungen:

- **Faustschlußprobe:** Sitzend hebt der Patient die Arme in die Höhe und öffnet bzw. schließt die Hände zur Faust. Bleibt die schnelle Wiederdurchblutung der Hände aus und treten Ermüdungserscheinungen auf, kann auf eine Claudicatio der Armmuskulatur bei Stenosen der wichtigen Armarterien geschlossen werden.

- **Adson-Test** (Thoracic-outlet-Syndrom): Abduktion des Armes, Dorsalflexion und Drehen des Kopfes bei aufrechter Haltung führen zur Verstärkung der Symptomatik bestehender Minderdurchblutungen im Bereich der oberen Thoraxapertur.
- **Gehtest:** Hier wird z.B. unter Einsatz eines Laufbandergometers die Gehstrecke bis zum Eintritt von Schmerzen bestimmt.
- **Kältetest:** Kälteanwendung (fließendes kaltes Wasser) an den Händen kann ein Raynaud-Phänomen auslösen.

Daneben sichern apparative Untersuchungen (Ultraschall-Doppler-Untersuchung, Ultraschallsonographie und Angiographie) die Diagnose.

Mit grundlegenden **therapeutischen Verfahren** sollen Herzzeitvolumen und arterieller pO_2 verbessert werden. Daneben führt ein standardisiertes Gehtraining nachweislich zur Zunahme der Kollateralisierung.

Allgemeine **Komplikationen,** wie Herzinsuffizienz oder renale, zerebrale und pulmonale Störungen, erklären sich durch das arteriosklerotische Grundleiden. Blutung und Rezidivverschluß erfordern u.U. eine operative Revision. Zum Schutz der Gefäßnähte ist eine gute Blutdruckeinstellung anzustreben. Je nach Eingriff sind im Bereich der Subklavia Armplexusschädigung und Pleuraeröffnung zu befürchten. Im Bereich der Beckenstrombahn sind besonders die Ureteren, in der Leistengegend der N. femoralis gefährdet.

Wird eine über längere Zeit minderversorgte Extremität revaskularisiert, können im Rahmen der postoperativen Hyperämie Ödeme entstehen, die bei entsprechender Ausbildung zur Kompression von Nerven, Gefäßen und Muskulatur führen. Spannungsgefühl und Schmerz, später noch Sensibilitätsstörungen kennzeichnen das **Kompartimentsyndrom.** Nach Setzen einer Venenverweilkanüle in das ödematöse Gewebe der betroffenen Gliedmaße wird über einen Druckaufnehmer der Subfaszialdruck gemessen. Unterschreitet die Druckdifferenz zwischen Subfaszialdruck und diastolischem Blutdruck 30 mmHg, ist die Mikrozirkulation der betreffenden Extremität nicht mehr gewährleistet.

8.15.4 Komplikationen

Die Komplikationen sind bereits im Kapitel 8.15.3.5 bei den Krankheitsbildern aufgeführt.

8.15.5 Pflege bei Patienten mit gefäßchirurgischen Erkrankungen

8.15.5.1 Krankenbeobachtung

Im Vordergrund stehen Kontrollen von Vitalzeichen, Körpertemperatur, Nieren- und Darmfunktion, Beatmungsparametern, Wund- und Drainagenkontrollen sowie Überprüfung der Vigilanz und evtl. Hautveränderungen.

Das **Wundgebiet** ist auf Schwellungen und Nahtinsuffizienz zu beobachten. Zunahme des Bauchumfangs (nach BAA) und zunehmender Blutverlust über die Drainagen deuten auf Nachblutungen hin. Ein prall-elastischer Turgor weist auf eine intra- oder interzelluläre Flüssigkeitsansammlung hin, die durch erhöhte Wundsekretbildung, fehlende intravasale Wasserbindungskapazität (niedriger onkotischer Druck) oder systemische Überwässerung entsteht.

Nach Eingriffen im Bereich der Subklavia gilt der **Motorik** des betroffenen Arms besonderes Augenmerk (Plexusschädigung). Um einen Wiederverschluß des operierten Gefäßes oder ein Kompartmentsyndrom erkennen zu können, ist das engmaschige Beobachten der betroffenen Extremität obligat (Tab. 8.15-2).

Ergänzend sind periphere Körpertemperatur und Umfang der betroffenen Extremität zu ermitteln.

Um **Vigilanzprobleme** erkennen zu können, sind Pupillen- und Schmerzreaktion, Ansprechbarkeit und Motorik (Ausschluß einer Paraplegie) zu prüfen. Das Beurteilen der Motorik, der Wahrnehmung und Orientierung gewinnt mit beginnendem Weaning an Bedeutung. Sprach- und Schluckbeschwerden werden nach Extubation beurteilt.

Tab. 8.15-2 Beobachten der operierten Extremität anhand der „sechs P".	
Pain:	– Schmerz
Paleness	– Blässe
Paresthesia	– Gefühlsstörungen
Pulselessness	– Pulslosigkeit
Paralysis	– Bewegungsunfähigkeit
Prostration	– Erschöpfung, Schock

Das **Überprüfen der Darmgeräusche** und frühzeitig einsetzende abführende Maßnahmen sind aufgrund der Ileusgefahr angezeigt.

8.15.5.2 Psychische Betreuung

Das arteriosklerotische Grundleiden mit erheblichen Begleiterkrankungen der Patienten erklärt die Ängste der Patienten. Da häufig nur Palliativmaßnahmen möglich sind, sind die Patienten von ihrer psychischen Situation her den chronisch Kranken zuzuordnen. Das heißt, sie wissen, daß sich ihr Zustand immer mehr verschlechtert. Pflegende sind hier wichtige Ansprechpartner in der Auseinandersetzung mit der Krankheit. Oft entstehen im Rahmen von Pflegehandlungen Möglichkeiten, Ängste und Sorgen auszusprechen. Fehlender Mut, die Probleme zu verbalisieren, führt häufig zu resignativen Äußerungen, die, richtig ins Spiel gebracht, ein fruchtbares Gespräch zwischen Betreuenden und Patient eröffnen können.

Das Erörtern bestimmter Lebensumstände, wie Übergewicht, Eß- und Trinkgewohnheiten, Nikotinkonsum usw., ist für den Patient unangenehm, da besonders auf der Schwelle zur Hoffnungslosigkeit die Aufgabe risikoreicher Gewohnheiten schwerfällt.

8.15.5.3 Prophylaxen

Bis zum Erreichen der Mobilität mit ausreichender Selbständigkeit sind postoperativ sämtliche Prophylaxen notwendig.

Zur **Obstipationsprophylaxe** bzw. **Ileusprophylaxe** muß der Darm frühzeitig systemisch (Dexpanthenol, Parasympathomimetika, Ceruletid), bei vorhandenen Darmgeräuschen enteral (Propulsin®) und mittels Klistier angeregt werden.

Das Dekubitusrisiko erhöht sich bei bettlägerigen Patienten durch das arteriosklerotische Grundleiden. Entsprechend sind zur **Dekubitusprophylaxe** Antidekubitussysteme, Fersenringe, Hautschutzmaßnahmen und regelmäßiges Umlagern etc. indiziert (s.a. Kap. 8.15.5.4, Lagerung).

Die **Thromboseprophylaxe** beschränkt sich auf Bewegungsübungen im Bett und Frühmobilisation, die sich nach dem operativen Eingriff richtet. Bei Patienten mit pAVK eignen sich sog. Rollübungen mit anschließendem Sitz an der Bettkante. Der Patient bewegt auf dem Rücken liegend den Vorfuß auf und ab (Wadenpumpe),

8

das anschließende Sitzen führt zu einer stoßartigen Mehrdurchblutung der Beinarterien. Die Strömungsgeschwindigkeit des Blutes nimmt zu, und die Kollateralen erweitern sich. Die äußere Kompression der Beinvenen (AT-Strümpfe bzw. Kompressionsverband) und das Hochlagern der Beine sind bei pAVK kontraindiziert.

Zur **Pneumonieprophylaxe** ist je nach Erfordernis eine Kombination aus Lagewechsel, Perkussions- und Vibrationsanwendungen mit bronchialsekretlösenden Medikamenten indiziert.

8.15.5.4 Lagerung und Mobilisation

Die **30°-Oberkörperhochlagerung** ist bei TAA obligat, wobei darauf zu achten ist, daß sich der Beugepunkt im Becken befindet. Nach Operation abdominaler Aneurysmen werden **bauchdeckenentspannende Lagerungen** gewählt. Bei AVK sind Gefäßabknickungen zu vermeiden, daneben kann durch leichtes Tieflagern der Beine die Durchblutung in den unteren Extremitäten gefördert werden. Die entsprechende **Rückenlage** ist in Abbildung 8.15-1 dargestellt.

Der Einsatz von Weichlagerungssystemen zur Dekubitusprophylaxe wird durch Lagerung in

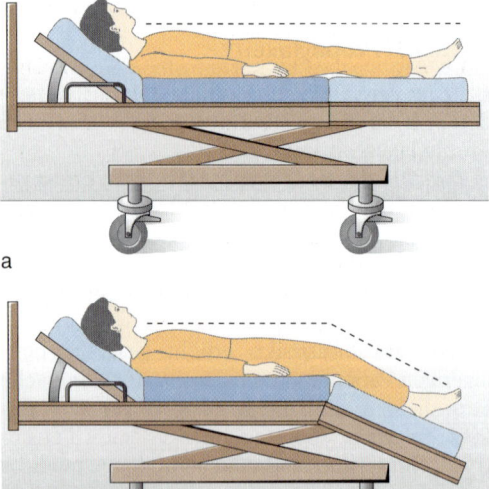

a

b

Abb. 8.15-1 Lagerung bei arterieller Verschlußkrankheit der Beine.
a) Vermeiden von Gefäßabknickungen im Hüft- und Kniebereich durch gestreckte Lagerung.
b) Leichte Beintieflagerung zur Durchblutungsförderung der Füße, Knöchel und Unterschenkel.

seitlich „schiefer Ebene" rechts und links im Wechsel ergänzt. Extremlagerungen wie 135°-Seitenlage oder Bauchlage können auch nach Thoraxoperation und/oder Laparotomie bei erheblicher respiratorischer Insuffizienz eingesetzt werden. Bei instabilem Sternum und frischer Laparotomie sind diese Lagerungen kontraindiziert.

Kommt es zu neurologischen Ausfällen (Hemiparese), erfolgt, soweit möglich, eine **Lagerung nach Bobath.**

Bei Karotisoperationen sollte der **Hals weder überstreckt noch extrem seitlich gelagert** werden. Abrupte Drehbewegungen und Hochlagerung des Armes der operierten Seite (speziell über den Kopf gestreckt) sind auszuschließen, da dies einen Karotissinusreiz auslösen kann (Bradyarrhythmie bis Synkope).

Die schrittweise **Mobilisation** beginnt verlaufsabhängig möglichst früh, der Patient erhält die Maßregel: Liegen, Stehen und Gehen erlaubt, Sitzen verboten.

8.15.5.5 Krankheitsspezifische Pflegehandlungen

Wiedererwärmung und Erhalten der Wärme
Die Wiedererwärmung und das Erhalten der Wärme nach langen Eingriffen oder Operationen in Hypothermie stellen ebenso wie das Erwärmen betroffener Extremitäten nach Gefäßoperationen ein spezielles Pflegeproblem dar. Dabei stehen folgende Hilfsmittel und Möglichkeiten zur Verfügung:
- Wärmedecken mit Wasser- oder Luftumwälzsystemen (nicht für Extremitäten)
- Infusions- und Transfusionswärmesysteme, vorgewärmte Infusionen
- Atemgasbefeuchtungssysteme, Atemgasfilter
- vorgewärmte Bettwäsche

Von elektrisch erzeugter Wärme mittels Wärmestrahler, Wärmelampen oder elektrischen Heizdecken ist wegen der Verbrennungsgefahr generell abzuraten.

Pulskontrolle mittels Doppler
Pflegepersonen im Bereich Gefäßchirurgie müssen Pulse sicher palpieren können. Da dies bei arteriosklerotischem Grundleiden nicht ohne Mühe, manchmal unmöglich ist, müssen Pflegende ebenso ein einfaches Dopplergerät bedienen können. Mit einem Dopplergerät können auch nichttastbare Pulse gefunden werden.

Für Wellen aller Art gilt, daß bei Annähern des Wellenzentrums (Herz) an den Empfänger (Schallkopf) eine Frequenzsteigerung bzw. bei Entfernen des Wellenzentrums von dem Empfänger eine Frequenzverminderung eintritt. Nach Auftragen von Elektrodengel wird der Doppler-Schallkopf positioniert, indem er den ca. kirschgroßen Geltropfen „vor sich her schiebt", bis der Puls hörbar wird. Der Doppler-Ton wird so eingestellt, daß die Lärmbelästigung in Grenzen bleibt.

8.15.6 Prognose und Verlegung des Patienten

Die Prognose hängt von der erfolgreichen Therapie der Begleiterkrankungen und langfristig von der Änderung der Lebensgewohnheiten der Patienten ab.

Bei komplikationslosem Verlauf beträgt die Verweildauer auf der Intensivstation nach BAA oder TAA zwei Tage, nach Karotis-TEA und Eingriffen an peripheren Gefäßen einen Tag. Bei der **Übergabe** an das Personal der **Nachsorgebereiche** sind neben dem schriftlichen Verlegungsbericht z.B. folgende **Besonderheiten** anzusprechen:

■ Bestehen Probleme der Wundheilung (Nahtinsuffizienz, Blutungsneigung)?
■ Liegen Drainagen? Wie ist die Förderrate?
■ Wann erfolgte der letzte Verbandwechsel (Venenkatheter, Drainage, Operationswunde)?
■ Wie ist der Hautzustand? Besteht erhöhte Dekubitusgefahr?
■ Wie ist der Mobilisationsgrad? Gibt es Einschränkungen der Lagerung (z.B. Sitzen nicht erlaubt)?
■ Wie ist die psychische Situation? Kommt der Patient mit chronischer Erkrankung oder akuter Verschlechterung zurecht? Welche Hilfen können angeboten werden?
■ Ist eine antikoagulative Therapie nötig?
■ Kennt der Patient Möglichkeiten des Gefäßtrainings (Bewegungsübungen zur Verbesserung der Gewebedurchblutung)?
■ Sind Diabetes und Hypertonie diätetisch und medikamentös einzustellen?
■ Kennt der Patient die Risikofaktoren (Adipositas, Streß, Genußmittel)? Besteht Kooperationsbereitschaft zum Vermeiden bzw. Reduzieren der Risikofaktoren?

8.16 Thoraxchirurgische Patienten

8.16.1 Patientenklientel

Eine klare Altersstruktur der Patienten in der Thoraxchirurgie kann nicht festgestellt werden. Die Patienten haben zum Teil einen stark reduzierten Allgemeinzustand und wirken ausgezerrt, zeichnen sich durch angestrengte Atemarbeit und graue, fahle Hautfarbe aus.

Erkrankung
Die Thoraxchirurgie umfaßt Operationen im Bereich von Brustwand, Zwerchfell, Pleura, Mediastinum, Trachea und Lunge.

Zu den Eingriffen an der **Brustwand** zählen z.B. Korrekturen von Fehlbildungen (z.B. Trichterbrust). Zur Behandlung von Entzündungen (Phlegmone, subpektorale bzw. subskapuläre Abszesse) sind, den Prinzipien der septischen Chirurgie folgend, großzügige Inzisionen und Drainagen erforderlich.

Bei Operationen am **Zwerchfell** werden erworbene und traumatische Hernien versorgt, Entzündungen punktiert und/oder drainiert.

An der **Pleura** sind chirurgische Interventionen zur Behandlung von Pneumothorax, Pleuraergüssen, Pleuraempyem oder im Rahmen der Tumorchirurgie erforderlich.

Im Bereich des **Mediastinums** sind entzündliche Prozesse und Chylothorax (Lymphaustritt des D. thoracicus) punktionswürdig. Mediastinale Tumoren und Zysten werden wegen der Verdrängungserscheinungen immer operativ entfernt.

Traumatische oder tumorbedingte Lumenverengungen der **Trachea** indizieren eine Trachealrekonstruktion (Kap. 6.4.2).

Fehlbildungen der **Lunge,** Lungenzysten, entzündliche Erkrankungen der Lunge, Lungenabszeß und Tumoren erfordern einen operativen Eingriff.

Klinik und Verlauf
Klinik und Verlauf sind je nach Krankheitsbild sehr unterschiedlich, so daß an dieser Stelle keine einheitliche Aussage gemacht werden kann.

8.16.2 Übernahme des Patienten

Nach thoraxchirurgischen Eingriffen mit **drohenden Herz- und Lungenkomplikationen** wird die Betreuung auf einer Intensivstation für mindestens 24 Stunden empfohlen.

8

Patienten nach Eingriffen im Bereich von Brustwand, Zwerchfell und Pleura sind, abhängig von Allgemeinzustand, Dauer und Umfang der Operation, intensivpflichtig. Die gute Durchblutung und große Oberfläche der Lunge begünstigen eine beachtliche **Unterkühlung** bei operativen Eingriffen im Thoraxbereich. **Schmerzen** sind besonders bei posterolateraler oder anteriorer Thorakotomie und axillärem Zugang ausgeprägt. Ein lumbal bzw. thorakal plazierter **Periduralkatheter** ermöglicht postoperativ eine ausreichende Basisanästhesie und vermeidet Beeinträchtigungen der Atmung durch Schmerzen (Kap. 6.4.2).

Entsprechend den erforderlichen intraoperativen und postoperativen Monitoring-Maßnahmen liegt ein **zentraler Venenkatheter** (ZVK), in der Regel in der V. jugularis, eine großlumige **Venenverweilkanüle** peripher am Handrücken oder Unterarm und ein arterieller Zugang in der A. radialis.

Die Patienten haben zusätzlich einen Blasenverweilkatheter, eine Magensonde und eine Pleura-, evtl. Wunddrainage. Sauerstoff wird über Nasensonde oder Maske verabreicht.

Patienten nach Pneumektomien benötigen eine **Thoraxdrainage** im Wundgebiet zur Sekretförderung (Sog maximal 5 cmH$_2$O). Zum Aufrechterhalten der Restlungenentfaltung wird nach Lobektomien oder anderen Teilresektionen der Lunge zusätzlich eine **Pleuradrainage** eingelegt. Diese sollte einen Sog von 30 cmH$_2$O nicht überschreiten.

M Die Patienten werden unmittelbar nach der Operation extubiert. ∎

Die Hälfte aller Patienten weist nach einem thoraxchirurgischen Eingriff Atemstörungen auf. Dennoch ist eine Langzeitbeatmung nur bei schweren obstruktiven Lungenerkrankungen bzw. bei wesentlichen postoperativen respiratorischen oder kardialen Komplikationen notwendig.

Um eine Nahtinsuffizienz nach Trachealrekonstruktion oder Bronchoplastik (Wiedervereinigung der Bronchusstümpfe durch zirkuläre Nähte) zu vermeiden, sollte der Patient unmittelbar nach Operationsende extubiert werden.

Bei der Übergabe durch das Anästhesiepersonal werden EKG, arterielle Blutdruckmessung, Thermometer, Pulsoxymetrie angeschlossen und aktiviert, Alarmgrenzen angepaßt sowie Funktion und Sog der Drainagen überprüft.

Die Ausscheidungskatheter, Sonden und Wunddrainagen werden an den vorgesehenen Befestigungssystemen ausreichend fixiert und ohne Zug angebracht.

8.16.3 Therapieschwerpunkte

8.16.3.1 Überwachung und Monitoring

Prinzipiell ist die **Kreislaufüberwachung** Stufe II (Kap. 8.14.3.1) ausreichend und nur bei schweren präoperativen Funktionsstörungen die Stufe III erforderlich. Eine Ausnahme bildet die engmaschige Überwachung der Blutgase, wozu eine arterielle Kanülierung erforderlich ist. Die Überwachung der Atemfrequenz erfolgt kontinuierlich über den Monitor. Die Atemmechanik wird engmaschig kontrolliert. Allgemeinbefinden und Aussehen (Zyanose) ergänzen den klinischen Eindruck, der evtl. drohende Atemstörungen erfaßt. Qualität und Menge von Wundsekret, Flüssigkeitseinfuhr und Urinausscheidung werden stündlich festgehalten.

8.16.3.2 Ernährung und Flüssigkeitssubstitution

Zum Wiedererwärmen des Patienten kann man unmittelbar vorher **erwärmte Infusionslösungen** verabreichen. Der teilweise erhebliche perioperative Blutverlust erfordert postoperativ eine **positive Bilanzierung.**

Eine parenterale Ernährung ist nicht notwendig. Der **Kostaufbau** beginnt vier bis sechs Stunden nach Operationsende. Die ersten Trinkversuche sind bei guter Schluckfunktion, ausreichender Darmperistaltik, Spontanatmung und klarem Bewußtsein schon früher möglich. Mundspülungen mit isotonischer Kochsalzlösung verflüssigen den Schleim und erleichtern das Abhusten.

Für Patienten mit maschineller Beatmung und nach Laparotomie gilt eine **Nahrungskarenz** von vier bis sechs Stunden nach Extubation bzw. bis zum ersten Abführtag.

8.16.3.3 Medikamentöse Therapie

- **Antibiotika:** Postoperativ erhält der Patient eine systemische Antibiotikaprophylaxe. Entzündliche Prozesse erfordern eine gezielte Antibiotikatherapie.
- **Bronchosekretolytika, Bronchospasmolytika:** Erhält der Patient im Bedarfsfall und bei einer vorbestehenden Verordnung.

■ **Analgetika, Antiphlogistika:** Die Basisanästhesie durch ein Lokalanästhetikum über den Periduralkatheter wird durch rektal zu verabreichende Schmerzmittel, z.B. Paracetamol-, Diclofenac-Suppositorium, ergänzt. Bei starken Schmerzen können wenig atemdepressive Morphinderivate intravenös eingesetzt werden. Eine Interkostalblockade im Operationsbereich kann die Schmerztherapie ergänzen.

8.16.3.4 Lokale Therapie

Eine besondere Wundversorgung im Bereich des Operationsgebietes ist nicht notwendig. Bei fistelnder Pleura- oder Wunddrainage wird ein Salbenverband angelegt. Die abdichtende Wirkung kann durch Anlegen eines Dachziegelpflasters verstärkt werden.

Die Thoraxdrainagen werden entfernt, wenn die verbliebenen Lungenanteile ausgedehnt sind, dabei wird die Pleuradrainage zuerst gezogen. Damit während des Entfernens die Pleura gut anliegt, wird der Patient zum Einatmen und anschließenden Pressen aufgefordert. Abschließend legt man einen Salbenverband zum Abdichten der Punktionsstellen an.

8.16.3.5 Respiratorische Therapie

Bei maschineller Beatmung nach einem Eingriff an der Lunge ist ein möglichst schonender Beatmungsmodus mit verlängerter Inspirationszeit geeignet, die nichtoperierte Lunge zu entfalten, ohne die operierte Lungenseite zu überblähen.

Um den Bronchusverschluß zu schützen und Barotraumen zu verhindern, sind folgende Regeln zu beachten:
■ Beatmungsdruck niedrig halten
■ hohe Druckspitzen vermeiden
■ Beatmungsplateau verlängern
■ PEEP vorsichtig einsetzen
In der unmittelbar postoperativen Phase empfiehlt sich die bronchoskopische Sekretabsaugung, da die Verletzungs- und Infektionsgefahr durch blindes endotracheales Absaugen sehr hoch ist.

8.16.3.6 Besondere therapeutische und diagnostische Verfahren

Diagnostische Verfahren
Da Patienten nach thoraxchirurgischen Eingriffen pulmonale Störungen aufweisen können, muß die **körperliche Untersuchung** neben der Inspektion und Palpation der Operationswunde und Umgebung auch die Perkussion und Auskultation des Thorax einschließen.

Die körperliche Untersuchung erfolgt mindestens einmal täglich, um wichtige Informationen über die Atemmechanik und pathologische Veränderungen im Thoraxbereich zu erhalten.

Zum **Prüfen der Lungenfunktion** dienen Blutgasanalyse und Spirometrie. Die **Blutgasanalyse** erfaßt die im Blut vorhandenen Gase, Säuren und Basen. Hervorragende Parameter sind dabei der Partialdruck von Kohlendioxid und Sauerstoff sowie der pH-Wert.

Bei der **Spirometrie** wird die Atemmechanik durch das Bestimmen der Ventilationsgrößen (Vitalkapazität, forciertes exspiratorisches Volumen) beurteilt.

Die **Ergospirometrie** beurteilt die körperliche Leistung und die sich unter Leistung verändernden Parameter Atemzeitvolumen und Sauerstoffaufnahme bzw. Kohlendioxidabgabe sowie Sauerstoffsättigung des Blutes (Ergooxymetrie).

Die **Lungenperfusionsszintigraphie** ermöglicht die Beurteilung der Organdurchblutung, z.B. bei der Diagnostik einer Lungenembolie.

Bei der **Thorakoskopie** kann die Lungenoberfläche eingesehen werden, das Mediastinum durch die **Mediastinoskopie** (Kap. 6.12.2.2).

Die Bronchoskopie dient der Beurteilung des Bronchialbaumes.

Die **Übersichtsaufnahme des Thorax** in zwei Ebenen ist die wichtigste röntgenologische Untersuchung. Spezielle Fragestellungen machen die **Tomographie** oder die **Computertomographie** notwendig. Die Beweglichkeit der Lunge und des Zwerchfells kann unter Röntgendurchleuchtung beobachtet werden.

Die Bronchien können durch Einbringen von Kontrastmittel in das Bronchialsystem (Bronchographie), die Gefäße (A. pulmonalis, Aorta und Vena cava) durch Injizieren von Kontrastmittel in das Gefäßsystem dargestellt werden.

Therapeutische Verfahren
Pleuradrainagen (Kap. 7.3.18) gewährleisten die Ableitung von Luft, Wundsekret oder Blut aus dem Pleuraraum. Zum Entfalten einer kollabierten Lunge wird über die Drainage ein Sog ausgeübt. Bei einem Pleuraerguß kann das Punktat in **Transsudat** (Aussehen klar, gelblich, serös) und **Exsudat** (serös-eitrig, fibrinös, hämorrhagisch) unterschieden werden. Daneben sind zytologische, histologische und mikrobiologische Untersuchungen des Punktats möglich.

8

8.16.4 Komplikationen

Neben den üblichen chirurgischen Komplikationen können unzureichender Wachheitsgrad, mangelhaftes Durchatmen und Abhusten zu Erschöpfung und **Ateminsuffizienz** führen und in wenigen Fällen eine Intubation notwendig machen.

- **Pneumonie:** Symptome wie beschleunigte Atmung mit „Nasenflügeln", gedämpfter Klopfschall (als ob auf den Schenkel geklopft wird) und auskultatorisch feinblasige Rasselgeräusche deuten auf eine **Pneumonie.** Sie ist durch frühzeitige Mobilisation und konsequentes Atemtraining teilweise vermeidbar.
- **Subkutanes Emphysem:** Dies wird durch eine Luftansammlung im Unterhautgewebe verursacht. Palpatorisch ist ein Knistern oder Knirschen spürbar (Schneeballknirschen). Ursachen sind Verletzungen von Pleura und Lunge mit oder ohne Pneumothorax.
- **Pneumothorax:** Dabei tritt Luft in den Pleuraspalt, die Lunge retrahiert sich infolge der Elastizität, der Brustkorb dehnt sich aus. Während der Einatmung erniedrigt sich der Druck im Pleuraraum, wodurch weitere Luft einfließen kann. Durch den zunehmenden Kollaps der Lunge verschließt sich die Öffnung meist spontan. Symptome sind plötzlicher, stechender Schmerz und Atemnot, tiefer, lauter, langer Klopfschall (wie wenn man auf eine leere Schachtel klopft), im Röntgenbild stellt sich ein sichtbarer Saum der viszeralen Pleura ohne erkennbare Lungenzeichnung dar.
- **Ventil- oder Spannungspneumothorax:** Durch den Ventilmechanismus fließt bei jedem Atemzug Luft in den Pleuraspalt, die nicht wieder entweichen kann. Es entsteht ein zunehmender Überdruck mit Totalkollaps der betroffenen Lunge, begleitender Kompression der kontralateralen Lunge und Verlagerung des Herzens mit den Konsequenzen gefährlicher Ventilations- und Herzrhythmusstörungen. Dies kann zu einer lebensbedrohlichen Situation führen. Dann ist die notfallmäßige Entlastungspunktion mit Hilfe des Tiegel-Ventils notwendig (großlumige Kanüle mit aufgebundenem Fingerling).
- **Pleuraerguß:** Serothorax, Hämatothorax und Pyothorax. Die Symptome sind verminderte Thoraxbeweglichkeit, absolut gedämpfter Klopfschall, stark abgeschwächte Atemgeräusche, im Röntgenbild mehr oder minder starke Verschattung.

8.16.5 Pflege bei thoraxchirurgischen Patienten

8.16.5.1 Krankenbeobachtung

Kontrolle der **Vitalfunktionen,** Beobachtung der Hautfarbe (Zyanose) sowie Flüssigkeitsbilanz, Wundkontrolle (Nachblutung) und Überprüfen der Pleura- bzw. Wunddrainagen richten sich nach dem postoperativen Verlauf. Beeinträchtigungen des Allgemeinbefindens durch Schmerz, eingeschränkte Atmung und Mobilität werden durch gezielte Beobachtung frühzeitig erkannt.

Zu den zu kontrollierenden **Vitalfunktionen** zählen Puls, Blutdruck, ZVD, Temperatur und Atmung.

Kennzeichen erhöhter **Atemarbeit** sind Axillaratmung und Tachypnoe. Ursachen subjektiver Atemnot mit empfundener Mehrarbeit der Atmung (Dyspnoe) sind z.B. erhöhter Atemantrieb (Hypoxie) oder erhöhte Strömungswiderstände der Atemwege (Sekretansammlung). Patienten mit schwerer Atemnot sitzen mit weitgeöffneten, angstvollen Augen und panischer Gesichtsmimik aufrecht im Bett. Zyanotische **Hautfarbe** und eine erheblich erschwerte Kommunikation ergänzen das Bild.

Der **Hustenstoß** erfolgt verhalten, meist nach kurzer oberflächlicher Inspiration und hat dadurch nicht den gewünschten Erfolg. Art und Konsistenz des **Auswurfs** (zähflüssig, entzündlich-gelb oder serös) erschweren das Abhusten.

Bedarfsorientiert erlaubt die körperliche Thoraxuntersuchung Rückschlüsse auf die Atmung. Durch **Palpation** sind ein subkutanes Emphysem und ein instabiler Thorax zu erkennen. Durch die **Perkussion** können pathologische Veränderungen innerhalb der Thoraxwand festgestellt und differenziert werden. Die **Auskultation** gibt Informationen über Atemgeräusche (seitengleich, verändert etc.) und vorhandenes Sekret.

Neben dem normalen Atemgeräusch entstehen pathologische **Rasselgeräusche.** Verlegen Sekretfäden und Sekretablagerungen die Bronchien, erzeugt die einströmende Luft ein trockenes Geräusch. Sind Trachea, Bronchien oder Alveolen durch dünnflüssiges Sekret verlegt, entsteht durch die einfließende Luft das feuchte Geräusch.

8.16.5.2 Psychische Betreuung

Die Atmung, als elementares Bedürfnis, ist durch Vorerkrankungen und postoperative Veränderungen beeinträchtigt. Dies führt zu **Angst und Unruhe** bei den Patienten. Die Unfähigkeit, die Position einzunehmen, in der ein Mensch subjektiv am besten atmet, intensiviert evtl. die Angst und Unruhe oder löst möglicherweise Aggressivität aus.

Ein ruhiger Umgang und Verständnis der Pflegenden mindern die Angst und vermitteln **Sicherheit.** Das Einbeziehen des Patienten in die Pflege, z.B. durch Erfragen bisheriger Techniken zum Beherrschen der Atemprobleme (z.B. Kutschersitz) oder bevorzugter Lageveränderungen, signalisiert ihm, daß er ernst genommen wird, verleiht Kraft und Selbstbewußtsein.

8.16.5.3 Prophylaxen

In den ersten postoperativen Tagen und bei immobilen Patienten sind sämtliche Prophylaxen erforderlich (Kap. 7.3.10 bis 7.3.14).

Leichter Gegendruck auf die Wunde mindert die Entstehungsgefahr einer **Nahtinsuffizienz** und Schmerzen. Dies kann durch Einnehmen der „Sitting-Bull-Position", durch Auflegen des Hustenkissens oder durch manuellen Gegendruck erreicht werden.

Nachblutungen werden durch eine stündliche Verbandkontrolle und Überprüfung der Drainagen erkannt.

Postoperative Probleme der Atmung, der Sekretlösung und des Abhustens verursachen evtl. **Pneumonie und Atelektasen.** Atemfördernde Maßnahmen (Kap. 8.16.5.5) werden unter Berücksichtigung des Verlaufes und der Nachtruhe vierstündlich vorgenommen. Sie sind bevorzugt mit mobilisierenden Maßnahmen (Kap. 8.16.5.4) zu kombinieren. Mit zunehmender Wachheit wird der Patient halb- bis zweistündlich zum Aushusten angehalten. Der postoperative Verlauf hängt wesentlich davon ab, wie gut der Patient präoperativ Atem- und Abhustetechniken eingeübt hat.

8.16.5.4 Lagerung und Mobilisation

Abhängig von Operation und liegenden Drainagen besteht teilweise eine erhebliche Lagerungseinschränkung. Bei Lagerung und Mobilisation sind Nahtinsuffizienz und Schmerz durch leichten Gegendruck auf die Wunde (Kap. 8.16.5.3) zu vermeiden. Dazu eignen sich auch die Konzepte der Kinästhetik((Kap. 7.4).

Eine **Oberkörperhochlagerung** von mindestens 30 Grad ist anzustreben.

Die **Lagerung nach Pneumektomie** erfolgt auf der operierten Seite. Die nichtoperierte Lunge wird so entlastet und gut belüftet.

Damit sich die operierte Lunge richtig entfalten kann, wird **nach Lobektomie und Segmentresektionen** auf die nichtoperierte Seite gelagert.

In ein- bis zweistündlichem Abstand wechselt man zwischen Rücken- und Seitenlage. In Rückenlage ist bevorzugt die **A-Lagerung** anzuwenden. In den ersten postoperativen Stunden sollte sich die Lagerung auf die **seitliche schiefe Ebene** von ca. 15 Grad beschränken.

Bei der **Lagerungsdrainage** (Abb. 8.16-1) wird die Schwerkraft zur Sekretmobilisation aus den Bronchien genutzt. Der verschleimte Bronchialabschnitt wird gegenüber der Luftröhre und den größeren Bronchien erhöht gelagert. Da die Lagerung meist mit einer Kopftieflage einhergeht, ist sie von der Akzeptanz des Patienten abhängig. Die Lage soll 10 bis 20 Minuten eingehalten werden.

Eine **Frühmobilisation** ist empfehlenswert, da Atmung, Hustenstoß und Flüssigkeitsaufnahme deutlich erleichtert werden. Bei ausreichender Vigilanz, Spontanatmung und stabilen Kreislaufverhältnissen ist **vier bis sechs Stunden** nach Operationsende der sichere Sitz an der **Bettkante** anzustreben. Die Maßnahmen sind mit entsprechenden **Kreislaufübungen** (Wadenpumpe) einzuleiten und verlaufsabhängig bis zum sicheren Sitz im Sessel mit anschließendem Lauftraining zu steigern. Eine sorgfältige Vorbereitung ist notwendig, damit zu- und ableitende Katheter und Drainagen, Kabel und Druckleitungen nicht unter Zug und Spannung geraten.

8.16.5.5 Krankheitsspezifische Pflegehandlungen

- **Atemfördernde Maßnahmen:** Ziele der atemfördernden Maßnahmen sind das Unterstützen und Erhalten einer ausreichenden Atmung, Sekretlösung und -transport mit entsprechendem Auswurf des Sekrets. Neben Schmerzfreiheit, Oberkörperhochlagerung,

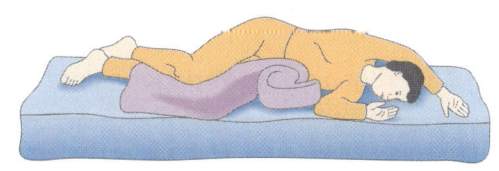

Abb. 8.16-1 Lagerungsdrainage mit eingeknickter Rolle unterhalb der linken Flanke zum Sekretlösen in der rechten Lunge.

8

Mobilisation eignen sich **Einreibungen** und **Vibrationen** mit evtl. anschließender Lungendrainage. Wichtige Atemübungen sind **Hustentraining**, **Richtungsatmen** und Atemmethoden mit Hilfsmitteln (Kap. 8.14.5.4).

Flache Atmung und fehlendes Abhusten durch Schmerzhemmung rechtfertigen den Einsatz von **Geräten zur Hochfrequenz-Überlagerung** der Spontanatmung (CliniJet®). Die schonende Applikation der Vibrationen ermöglicht den Einsatz auch bei iatrogenen Traumen, z.B. nach Thoraxoperationen.

Zum Sekretlösen in der oberen Luftröhre und dem hinteren Rachenraum eignet sich eine Mundspülung mit kalter, 0,9%iger Kochsalzlösung. Zehn Minuten nach Spülung kann der Hustenstoß vorbereitet und ausgelöst werden.

■ **Besonderheiten nach Lungentransplantation:** Veränderungen der (Be-)Atmungssituation nach SLTX oder DLTX (single lung oder double lung transplantation) stellen ein zusätzliches Problem dar. In der frühen postoperativen Phase werden Beatmungsmuster eingesetzt, die einen möglichst niedrigen Spitzendruck und eine möglichst niedrige O_2-Fraktion ermöglichen.

Nach Extubation am zweiten postoperativen Tag setzen intensive atemfördernde und mobilisierende Maßnahmen ein. Da die nervale Versorgung der transplantierten Lunge nicht erhalten ist und es somit nicht zum spontanen Sekretabfluß kommt, sind **Lagerungsdrainagen** mit **Vibrationsmassagen** zur Mobilisation bronchialer Sekretanhäufungen notwendig.

Die Übungen sollen vom Patienten schrittweise selbständig vorgenommen werden. Die Mobilisation erfolgt langsam aufbauend. Nach zwei bis fünf Wochen kann auf die zusätzliche Darreichung von Sauerstoff verzichtet werden. Schwerpunkte pflegerischen Handelns sind: häufiger Lagewechsel, intensive Physiotherapie, Abbau des Selbstpflegedefizits, Vermittlung von Hygienemaßnahmen zum Selbstschutz, Übergabe der Medikation, Selbstkontrolle der Vitalzeichen, Selbstbeurteilung des körperlichen und psychischen Wohlbefindens.

8.16.6 Prognose und Verlegung des Patienten

Nach thoraxchirurgischen Operationen mit routinemäßigem Verlauf beträgt die Verweildauer auf der Intensivstation ein bis maximal zwei Behandlungstage. Unter Berücksichtigung anästhesiologischer Probleme erfolgt die Verlegung häufig schon am Operationstag. Der Verlegungsbericht in schriftlicher Form wird durch eine mündliche Übergabe an das Personal der Nachsorgebereiche ergänzt.

Dazu gehören Informationen über den postoperativen Verlauf, den Pflegeverlauf, die Pflegehandlungen, Komplikationen, Wundheilung, (bestehende Nahtinsuffizienz, Blutungsneigung, Drainagen), Mobilität und Atmung.

M Eine gute Ausgangssituation zum Beurteilen des Patienten und der weiteren Pflegeplanung wird mit der Beschreibung der Atemmechanik, des Hustenstoßes sowie des Verhaltens ermöglicht. ■

Nach komplikationslosem Verlauf bei konsequenter frühzeitiger Mobilisation und Atemtherapie ist die Erholungszeit von den Primärerkrankungen abhängig.

8.17 Urologische Patienten

8.17.1 Patientenklientel

Urologisch erkrankte Patienten, die auf der Intensivstation betreut werden, sind überwiegend ältere, multimorbide Patienten, häufig nach tumorchirurgischen Eingriffen. Eine Ausnahme sind Patienten mit Hodentumor, hier liegt das Erkrankungsalter meist zwischen dem 15. und 45. Lebensjahr.

Erkrankung

Verletzungen der Harnorgane nach **Unfalltraumen** sind relativ selten (0,2 bis 2% der Unfallverletzten). Dennoch muß man bei jedem stumpfen Bauchtrauma an die Möglichkeit denken und den Erkrankten entsprechend überwachen.

Zu den **urologischen Eingriffen,** die zur Notwendigkeit einer postoperativen Betreuung auf der Intensivstation führen, zählen vorwiegend große Operationen wie Nephrektomie, Blasenresektion mit Anlage eines Ileum-Conduits oder einer Rektum- bzw. Ileum-Neoblase, radikale Prostatektomie, Nierentransplantation und retroperitoneale Lymphadenektomie (RLA, bei Hodentumor).

Relativ oft tritt bei diesen Patienten ein postoperatives Nierenversagen auf. Intraoperativ sind hohe Blutverluste häufig, daneben ist durch Beteiligung von Hohlorganen und Bauchdecke postoperativ mit großen Schmerzen zu rechnen. Die Grunderkrankung (Nierentumor, Blasentumor, Polytrauma etc.) führt häufig zu Störungen im Wasser-Elektrolyt- und Säure-Basen-Haushalt, die bereits präoperativ bestehen und sich intraoperativ weiter verstärken können.

Klinik und Verlauf

Bis auf das erhöhte Risiko des akuten Nierenversagens (insbesondere postrenales Nierenversagen), des Blutverlustes über die Harnwege und der mit hohem Fieber verbundenen Urosepsis ist der postoperative Verlauf dieser Patienten ähnlich dem von abdominalchirurgischen Patienten (s. Kap. 8.13).

8.17.2 Übernahme des Patienten

Bei der Übernahme des Patienten aus dem Operationssaal bzw. Aufwachraum ist, wie bereits bei abdominalchirurgischen Patienten beschrieben, ein Bericht über den prä- und intraoperativen Verlauf zu übergeben. Im Vordergrund stehen kardiozirkulatorische, pulmonale und renale Störungen (Hämaturie, Anurie, Oligurie etc.). Urologietypische Schwerpunkte der Übergabe sind die verschiedenen Katheter. Sie sind in blutableitende, urinableitende, zur Spülung gelegte und zur Schmerztherapie verwendete Katheter einzuteilen:

- **Blutableitende Katheter:** Meist handelt es sich hier um Redon- und Jackson-Pratt-Drainagen (Vakuumdrainagen) und Drainagen im Douglas-Raum.
- **Urinableitende Katheter:** Blasenkatheter (mit und ohne Spülfunktion), suprapubische Katheter und intraoperativ gelegte Katheter, die im Nierenbecken, den Ureteren und transurethral oder transabdominal in der Harnblase liegen können.
- **Spülkatheter:** Sie liegen meist transurethral in der Harnblase, um z.B. nach Prostataresektionen Blut und Koagel rechtzeitig aus der Blase auszuspülen und eine Blasentamponade zu vermeiden.
- **Periduralkatheter:** Die Schmerztherapie erfolgt bei Tumorpatienten oder bei postoperativ starken Schmerzen idealerweise über einen Periduralkatheter.

8.17.3 Therapieschwerpunkte

Neben der adäquaten Schmerztherapie ist das Sichern des Harnabflusses nach allen urologischen Eingriffen das wichtigste fachspezifische Therapieziel.

8.17.3.1 Überwachung und Monitoring

Neben dem üblichen Monitoring zur Überwachung der kardiopulmonalen Parameter sowie den routinemäßigen laborchemischen Untersuchungen ist das Kontrollieren und Dokumentieren von **Blutförderung** und **Urinproduktion** extrem wichtig. Die Lage und Art der **Drainagen** und Katheter sind am besten unter Anwesenheit des operierenden Urologen zu **beschriften.** Die Urinproduktion (Menge, Blutbeimengung, zeitlicher Verlauf) muß genau beobachtet und ggf. getrennt dokumentiert werden.

Bei allen Patienten ist eine genaue **Bilanzierung** vorzunehmen, was besonders bei Spüldrainagen einen erheblichen Meß-, Kontroll- und Dokumentationsaufwand erfordert. Wie erwähnt, ist wegen bereits bestehender Erkrankungen im urogenitalen Bereich eine erhöhte Gefahr für Störungen im Säure-Basen- und Wasser-Elektrolyt-Haushalt vorhanden, so daß anfangs **Blutgasanalysen** und **Elektrolytbestimmungen** jeweils alle zwei bis vier Stunden erforderlich sind.

8.17.3.2 Ernährung und Flüssigkeitssubstitution

Für fast alle urologischen Patienten gilt der Grundsatz: viel trinken. Dies bedeutet, daß ein **hoher Flüssigkeitsumsatz** angeboten bzw. geplant werden muß.

M Auszunehmen hiervon sind Patienten mit anurischem Nierenversagen und Dialysepatienten, bei denen nur die minimal erforderliche Volumenmenge zu verabreichen ist. ■

Abhängig vom Eingriff, z.B. transurethraler Prostataresektion (TUR) oder retroperitonealer Lymphadenektomie (RLA), erfolgt der stufenweise **Ernährungsaufbau** evtl. schon am Abend des Operationstages mit Tee. Nach Nephrektomie und Eingriffen mit Eröffnung der Bauchhöhle beginnt die orale Nahrungszufuhr (Tee), sobald Darmgeräusche vorhanden sind. Der weitere Nahrungsaufbau erfolgt nach der ersten Darmentleerung.

Kommt es nicht zur spontanen Darmentleerung, wird die Darmtätigkeit ab dem dritten bis vierten postoperativen Tag angeregt (z.B. Microklist®, Einlauf, Takus®).

Evtl. muß der Patient postoperativ seine Ernährung umstellen und eine **Diät** einhalten. Nierenkranke dürfen Eiweiß, Natrium und Kalium nur in begrenzter Menge zu sich nehmen. Nahrungsmittel, die diese Stoffe in größeren Mengen enthalten, sind zu meiden. Besteht eine **Flüssigkeitseinschränkung,** sind die Patienten darüber zu informieren, daß zu der aufgenommenen Flüssigkeit nicht nur Getränke gehören, sondern auch Flüssigkeitsmengen, die in Nahrungsmitteln enthalten sind (Obst, Suppen etc.).

8.17.3.3 Medikamentöse Therapie

Die häufig verwendeten Medikamente sind Diuretika, Spasmolytika, Analgetika und Antibiotika. Metamizol (Novalgin®) hat als Analgetikum in der Urologie eine besondere Bedeutung, da es sowohl analgetisch, spasmolytisch als auch fiebersenkend wirksam ist. Liegt ein Periduralkatheter, kann darüber die Schmerztherapie mit einem Lokalanästhetikum und/oder einem Opioid erfolgen bzw. entsprechend dem in der Klinik üblichen Schmerzregime verfahren werden (s.a. (Kap. 5.11).

M Grundsätzlich ist zu beachten, daß sich die Medikamentenwirkung bei Patienten mit Nierenfunktionsstörung verstärken kann. Vorsicht ist bei der Gabe von Sedativa und atemdepressiven Analgetika geboten. ■

8.17.3.4 Lokale Therapie

Ein steriler **Verbandwechsel** mit Wundreinigung (H_2O_2, physiologische Kochsalzlösung) ist täglich vorzunehmen. Das Ziehen der **Fäden** und der perkutanen Fisteln kann ab dem siebten bis zehnten postoperativen Tag erfolgen. **Redon-Drainagen** werden bei komplikationslosem Verlauf bereits nach einem bis drei Tagen entfernt. Bei Nachblutungen sind die Redon-Drainagen entweder länger zu belassen, oder es muß eine erneute Operation in Betracht gezogen werden.

Um zu prüfen, ob die Drainageflüssigkeit **Urinbeimengungen** enthält, bestimmt man Kreatinin- und/oder Harnstoffgehalt, da diese Abbauprodukte im Urin in wesentlich höherer Konzentration vorkommen als im Blut.

8.17.3.5 Respiratorische Therapie

Eine spezifische respiratorische Therapie ist nicht erforderlich. Die postoperative Nachbeatmung erfolgt bis zur Stabilisierung des Kreislaufs und Normalisieren der Körpertempe-

ratur. Bei Eingriffen im Bereich der Nieren kann es intraoperativ zu einer Pleuraverletzung mit nachfolgendem **Pneumothorax** kommen, was intraoperativ unbemerkt bleiben kann und erst bei der Beatmung auf der Intensivstation zu den entsprechenden Symptomen des Spannungspneumothorax (s.a. Kap. 8.16) führen kann.

A Bei kontinuierlichem Anstieg des Beatmungsdrucks nach Nierenoperationen besteht immer der Verdacht auf einen Spannungspneumothorax. ◄

8.17.3.6 Besondere diagnostische und therapeutische Verfahren

Die **radiologische Darstellung der Ureterkatheter** ist erforderlich, um ein postrenales Nierenversagen auszuschließen. Allerdings sind mögliche Kontraindikationen wie Kontrastmittelallergie vor der Untersuchung zu erfragen, und es ist zu berücksichtigen, daß Kontrastmittel durch ihren Abbauprozeß sehr belastend für die Nierenfunktion sind.

Mit der Sonographie sind Stauungsnieren mit aufgeweitetem Nierenbecken bzw. Harnleiter, perirenale Blutungen, freie Flüssigkeit im Abdomen und Blasentamponaden direkt am Intensivbett zu diagnostizieren.

Eine Angiographie ist in unklaren Fällen zur Differentialdiagnostik vermuteter Blutungen im Operationsgebiet z.B. nach Nephrektomie oder RLA hilfreich. Der organisatorische Aufwand hierfür ist allerdings beträchtlich, da in der Röntgenabteilung ein Umlagern des Patienten auf einen speziellen Angiographie-Tisch notwendig ist (Nutzen-Risiko-Abwägung).

Neben diesen diagnostischen Maßnahmen sind zur **Therapie** häufig das Legen einer Blasenfistel und die Notfalldialyse erforderlich.

Durch die Anlage einer suprapubischen Blasenfistel zur Ruhigstellung der Blase nach operativen Eingriffen und bei längerfristiger Behandlung intensivpflichtiger Patienten wird die Häufigkeit von Harnwegsinfekten und Prostatitiden deutlich gesenkt. Bei hämorrhagischer Diathese ist die Anlage kontraindiziert.

Beim Auftreten eines akuten Nierenversagens kann eine Akutdialyse erforderlich sein. Zunächst werden intensivpflichtige Patienten jedoch wegen der besseren Kreislaufstabilität hämofiltriert (Kap. 8.7). Parallel kann dann, wenn eine längerfristige Dialyse abzusehen ist, ein Cimino-Shunt angelegt werden.

8.17.4 Komplikationen

TUR-Syndrom

Das TUR-Syndrom tritt durch das Einschwemmen von Spülflüssigkeit in den Blutkreislauf (über offene Venen der Blasenwundfläche) mit Hyponatriämie und Wasserintoxikation auf. Die **zerebralen Symptome** wie Unruhe, Verwirrtheit, Koma und generalisierte Krampfanfälle sind von der abnehmenden Serumnatriumkonzentration abhängig. Als **Kreislaufsymptome** treten Blutdruckabfall und Bradykardie auf. Im EKG zeigen sich verbreiterte QRS-Komplexe, ventrikuläre Tachykardien und evtl. Kammerflimmern. Zur Therapie ist eine forcierte Diurese erforderlich, insbesondere wenn Zeichen einer Hämolyse auftreten.

Die genannten Symptome treten meist schon im Operationssaal auf und machen einen Abbruch des Eingriffs und das Verlegen des Patienten auf die Intensivstation erforderlich. Die hypotone Hyperhydratation wird durch die Gabe von konzentrierter NaCl-Lösung in Verbindung mit Furosemid (Lasix® i.v.) und die Krampfanfälle durch Antikonvulsiva (z.B. Valium® i.v.) behandelt.

Urosepsis

Die Urosepsis (s.a. Kap. 8.8) tritt v.a. bei Harnabflußstörungen auf und ist eine bedrohliche Komplikation vor und nach urologischen Eingriffen. Meist sind gramnegative, endotoxinbildende Bakterien, die aus den harnableitenden Wegen in die Blutbahn eingeschwemmt werden, die Ursache der Urosepsis. Sie ist mit hohem Fieber, schwerster Beeinträchtigung des Allgemeinzustandes bis zum septischen Schock und hoher Mortalität verbunden. Das operative Beseitigen des Harnstaus und die Gabe von Breitbandantibiotika (Cephalosporine plus Aminoglykoside oder Gyrasehemmer) nach vorherigem Bestimmen der Resistenz sind wesentliche Voraussetzungen einer erfolgreichen Therapie.

A Bei der Urosepsis ist immer mit einer sich rasch entwickelnden Niereninsuffizienz zu rechnen. Medikamentenüberdosierungen sind daher unbedingt zu vermeiden. Eine Ultraschalluntersuchung der ableitenden Harnwege darf niemals unterbleiben. ◄

Nierenversagen

In Zusammenhang mit dem Nierenversagen treten Wasseransammlungen im Gewebe auf, die zu Hirnschwellung, Lungenödem und Störungen des Kreislaufs und der Herzfunktion führen können. Das akute und chronische Nierenversagen ist im Kapitel 8.7 abgehandelt.

Nachblutung

Im Gegensatz zu sonstigen operativen Eingriffen ist bei urologischen Patienten das primäre Beurteilen des Blutverlustes über Sonden und Drainagen erschwert, da die Blutmenge, welche in Urin- und Spülflüssigkeiten verlorengeht, nur schwer abzuschätzen ist. Das Überwachen muß sich hier an der kardiovaskulären Stabilität, dem klinischen Bild und an häufigen Laborkontrollen orientieren.

8.17.5 Pflege bei Patienten mit urologischen Erkrankungen

Urologische Patienten sind postoperativ meist nur kurz auf der Intensivstation. Hier stehen die Kontrolle, das Überwachen und die Pflege der verschiedenen Drainagen und Spülkatheter eindeutig im Vordergrund. Längere Aufenthalte sind nur bei kardialen, pulmonalen, renalen oder septischen Komplikationen zu erwarten, entsprechend erfolgen Pflege und Behandlung wie bei diesen Grunderkrankungen beschrieben.

8.17.5.1 Krankenbeobachtung

Wie bei jeder anderen Operation ist das Beobachten der **Operationswunde** und der **Drainagen** auf mögliche Nachblutung und Infektion wichtig, bei urologischen Patienten kommt das Überprüfen auf evtl. Urinaustritt hinzu. Besteht der begründete Verdacht, daß aus einer Wunddrainage Urin abfließt (Kontrolle durch Harnstoff- oder Kreatininbestimmung), so ist unverzüglich der Operateur oder der diensthabende Urologe zu informieren.

Daneben sind die verschiedenen **Katheter** regelmäßig zu prüfen. Sie müssen stets sicher fixiert und durchgängig sein.

M Ein Harnverhalt bzw. das Sistieren der Harnausscheidung aus verschiedenen Kathetern muß schnell erkannt werden und ist dem Arzt sofort zu melden. Mögliche Ursachen sind Verstopfung durch Blut, Koagel, Abknicken, Sistieren der Nierenfunktion usw. ∎

Weitere intensivpflegerische **Beobachtungskriterien** von Relevanz für die Betreuung urologischer Patienten sind:

- Beobachten der Harnausscheidung, Konsistenz, Farbe, Geruch, Beimengungen, Bilanz
- Beobachten der Körpertemperatur (Fieber könnte ein Zeichen von Harnstau und Infektion sein)
- Schmerzbeobachtung (Wundschmerz, Schmerzen durch Abflußbehinderung der Katheter)
- Beobachtung der Atmung (Schonatmung kann ein Zeichen für Schmerz sein)

8.17.5.2 Psychische Betreuung

Jeder Mensch entwickelt abhängig von Erziehung und kulturellen Einflüssen ein Schamgefühl. In unserer Gesellschaft sind Themen bezüglich Ausscheidung und Intimbereich primär tabu. Da sich die Urologie vorwiegend mit Erkrankungen im Intimbereich beschäftigt, ist es notwendig, auf das Schamgefühl des Patienten Rücksicht zu nehmen. Sehr wichtig ist es, ein Gefühl der Normalität zu vermitteln, das Schamgefühl zu akzeptieren und nicht zu verletzen. Dies bedeutet, daß bei allen Verrichtungen am Patienten, sei es ein Verbandwechsel oder eine Untersuchung, für einen ausreichenden Sichtschutz zu anderen Patienten gesorgt werden muß. Gespräche über die Erkrankung selbst sollten nicht ohne Einwilligung des Patienten im Beisein eines Dritten erfolgen.

Eine einfühlsame Gesprächsführung bei Patienten mit malignen Erkrankungen sollte selbstverständlich sein.

Die Aussicht, nach einer Operation von einer Dialysemaschine abhängig zu sein, ist ein weiteres psychisches Belastungsmoment, das Beachtung erfordert. Auch die Möglichkeit einer evtl. postoperativen Impotenz stellt für viele Patienten ein großes Problem dar, das oftmals die Mitarbeit eines Psychologen notwendig macht.

8.17.5.3 Prophylaxen

Zur **Infektionsprophylaxe** sind ein hygienisch korrekter Umgang und das Beobachten der Durchgängigkeit von harnableitenden Kathetern und Drainagen unumgänglich. Dies verhindert auch zusätzliche Schmerzen und evtl. Verletzungen der sehr empfindlichen Niere.

Daneben kommen selbstverständlich je nach Zustand des Patienten alle Basisprophylaxen in Betracht. Besondere Beachtung gilt der **Dekubitusprophylaxe.** Hier ist darauf zu achten, daß die Patienten durch evtl. undichte Spülkatheter nicht feucht (in der Spülflüssigkeit) liegen.

Die **Pneumonieprophylaxe** (bewußtes Atmen, Atemübungen etc.) ist v.a. bei der oftmals auftretenden postoperativen Schonatmung durch Schmerz wichtig.

8.17.5.4 Lagerung und Mobilisation

Bei Rückenlage ist die **Bauchdecke** durch eine Knierolle und leichte Oberkörperhochlagerung (20 bis 30°) zu **entspannen.**

Die **Mobilisation** der Patienten kann meist am ersten postoperativen Tag durch Aufsetzen auf die Bettkante beginnen. Treten dabei keine kreislaufbedingten Komplikationen auf und ist das Aufsetzen nicht aufgrund von geistiger oder muskulärer Schwäche unmöglich, so kann sich der Patient mit Hilfe hinstellen und einmal um das Bett gehen.

Patienten **nach Nephrektomie** sind anfangs meist nicht sehr belastungsfähig, da sie durch Schmerzen sehr beeinträchtigt sind. Diese Patienten müssen vor der geplanten Mobilisation eine adäquate Schmerztherapie erhalten und die langsame, patientenadaptierte Mobilisation kann erst nach ausreichender Analgesierung erfolgen.

A Beim Mobilisieren ist auf das sichere **Fixieren** aller **Drainagen und Katheter** zu achten, Abknicken oder Dislozieren ist zu vermeiden. Nicht geblockte Katheter sind bei ausreichender Fixierung kein Hinderungsgrund zur Mobilisation.
Bei Nierenfistelung ist auf eine spannungsfreie Katheterfixierung zu achten, da dislozierte Katheter meist nur unter Narkose reloziert werden können. ◄

8.17.5.5 Krankheitsspezifische Pflegehandlungen

- **Pflege der Katheter:** Grundsätzlich sind alle Katheter sicher und spannungsfrei zu fixieren. Eine Ausnahme hierbei bildet lediglich der transurethrale Blasenkatheter nach einer TUR-Prostata, der postoperativ unter leichtem Zug gehalten wird, um damit die Resektionsstelle zu komprimieren und die postoperative Blutung zu reduzieren.
Zur Erhaltung der Durchgängigkeit sind die Katheter immer wieder durchzukneten. Bei Harnableitung über einen **Nierenfistelkatheter** ist der Katheter unter sterilen Kautelen mit z.B. 1 bis 2 ml steriler physiologischer Kochsalzlösung regelmäßig zu **spülen,** um ein Verstopfen zu verhindern. Das Vorgehen muß die

hygienischen Kriterien zur Infektionsprophylaxe beinhalten. Es sind sterile Handschuhe zu tragen und sterile Kompressen zu benutzen. Nach Einwirken des Desinfektionsmittels am Katheter kann die Diskonnektion von Katheter und Ablaufbeutel erfolgen. Dann wird die Spülflüssigkeit vorsichtig instilliert und wieder abgezogen und nach nochmaliger Sprühdesinfektion das Katheterende wieder mit dem Ablaufbeutel verbunden.

A Nierenfistelkatheter dürfen nie abgeklemmt oder abgestöpselt werden. Durch den Harnrückstau erleidet der Patient starke Schmerzen, außerdem kann es zur irreversiblen Schäden des Nierenparenchyms kommen. ◄

Bei allen Kathetern gilt: Die Häufigkeit der Spülung und die Menge an Spüllösung (NaCl 0,9%) werden vom Arzt angeordnet. Bei blutigem oder flockigem Urin sind häufigere Spülungen erforderlich. Über evtl. Probleme beim Spülen, wie „Injektion der Spülflüssigkeit erschwert" oder „Katheter nicht rückläufig", ist der Arzt sofort in Kenntnis zu setzen.

- **Blasenspülung:** Sie erfolgt auf ärztliche Anordnung, um eine Katheterobstruktion zu vermeiden und zur regelmäßigen Kontrolle evtl. Blutbeimengungen. Häufigkeit, Art und Menge der Spülflüssigkeit werden vom Operateur definiert (zwei- bis zwölfmal täglich 20 bis 100 ml). Nach sterilem Einbringen der Spüllösung wird für einen kurzen Zeitraum die Ableitung blockiert und danach wieder freigegeben. Menge, Beschaffenheit und evtl. farbliche Veränderungen der abgeleiteten Flüssigkeit sind zu dokumentieren und entsprechend in der Bilanz zu berücksichtigen. Neu auftretende oder persistierende Blutungen sind dem Arzt zu melden.
Bei **kontinuierlicher Blasenspülung** sind ein transurethraler und ein suprapubischer Katheter erforderlich (ein Katheter als Zufuhr, ein Katheter als Abfluß). Die Kathetereintrittsstellen sind regelmäßig auf Rötung, Schwellung, Schmerz oder Sekretion zu inspizieren. Für das Wohlbefinden des Patienten ist es entscheidend, daß er trotz häufiger Spülungen in einem trockenen Bett liegt.
- **Pflege von Urostomata:** Blasenrekonstruktionsplastiken im Sinne einer Ileum-Neoblase sind hinsichtlich ihrer postoperativen Pflege ähnlich zu behandeln und zu versorgen wie ein Anus praeter. Liegen mehrere Ureterkatheter, sind diese farblich zu kennzeichnen

und getrennt zu bilanzieren. Der Beutelwechsel erfolgt am besten morgens, da in der Regel die Flüssigkeitszufuhr über Nacht geringer ist (Ausscheidung ebenfalls geringer). Trotzdem ist rasches Vorgehen erforderlich (schnell und präzise arbeiten).
- **Shuntpflege:** Die Pflege von Dialyseshunts ist in Kapitel 8.7.5 ausführlich dargestellt.

8.17.5.6 Besonderheiten

Nierenkranke im chronischen Stadium riechen oft trotz entsprechender Körperpflege nach Urin. Hier können eine häufigere Körperpflege (z.B. dreimal täglich) und das Eincremen mit z.B. parfümierter Körperlotion, Deo, das Aufstellen von Aromalampen oder Luftverbesserer etc. Abhilfe schaffen.

Da eine genaue Bilanzierung wichtig ist, kann es notwendig sein, daß der Patient **täglich gewogen** werden muß. Bei bettlägerigen Patienten geschieht dies mit einer Bettwaage. Dazu sollte möglichst immer derselbe Zeitpunkt gewählt werden und dasselbe Bettzeug im Bett sein. Lagerungshilfsmittel werden vorher entfernt.

8.17.6 Prognose und Verlegung des Patienten

Eine generelle **Prognose** ist in der Urologie schwierig: Sie ist abhängig von der Grunderkrankung bzw. von evtl. hinzugekommenen Komplikationen. Die Sterberate bei Patienten mit Nierenkarzinom beträgt ca. 50% innerhalb von fünf Jahren, beim Prostatakarzinom kann eine Heilungsrate von 5% durch eine radikale Operation erreicht werden.

Der **Verlegungsbericht** an die übernehmende Station erfolgt schriftlich. Zusätzlich sind mündlich Angaben zum wichtigsten Teil der Anamnese, zu Diagnose, Eingriff und postoperativem Verlauf mit folgenden **Schwerpunkten** zu machen:
- Menge bereits eingelaufener Spülflüssigkeit und i.v. verabreichter Flüssigkeit?
- Gibt es Besonderheiten bei der Bilanz?
- Gibt es Besonderheiten bezüglich der Verbände? Wann erfolgte letzter Verbandwechsel? Wie sieht die Wunde aus?
- Lage der Drainagen? Was kommt noch an Wundsekret? Wann wurden Drainagen entfernt?
- Wie ist der Hautzustand des Patienten?
- Mobilisationsgrad und Selbständigkeit?
- Wie ist der psychische Zustand?

8

- Hat der Patient abgeführt? Gibt es Stuhlgang-
probleme?
- Wie ist der Kostaufbau verlaufen? Besonder-
heiten? Derzeitige Ernährung?
- Besonderheiten bei der Körpertemperatur?
Hat der Patient Fieber? Sind bakteriologische
Untersuchungen gelaufen oder zu machen?
- Ist der Patient bei maligner Erkrankung voll-
ständig aufgeklärt?

8.18 Neurochirurgische Patienten

8.18.1 Patientenklientel

Innerhalb der neurochirurgischen Intensivmedizin sind besonders häufig Patienten mit
intrakraniellen Blutungen, Schädel-Hirn-Traumen und mit Hirntumoren (vor oder nach operativer Versorgung) anzutreffen.

Die Häufigkeit spontaner **Hirnblutungen** beträgt 5 bis 10 Fälle pro 100 000 Einwohner pro
Jahr.

Schädel-Hirn-Verletzte (SHT) stellen ein erhebliches ökonomisches und gesamtgesund-
heitspolitisches Problem dar. Laut Statistischem
Bundesamt ist in der Bundesrepublik mit etwa
10 000 Unfallverletzten pro Jahr zu rechnen, die
eine Schädelfraktur oder intrakranielle Verletzung erleiden und daran versterben. Den größten Teil dieser unerfreulichen Statistik stellen die
Verkehrsunfallopfer (ca. 40%, häufig sehr junge
Menschen) dar, gefolgt von Unfällen in Haus
und Garten, in der Freizeit und beim Sport.

Tumoren des Gehirns und des Rückenmarks
kommen in jedem Lebensalter vor. Die Opera-
tionsrate pro Jahr liegt bei 10 bis 15 Operationen
pro 100 000 Einwohner.

Erkrankungen

Traumatisch bedingte **Hirnblutungen** wie Epi-
duralhämatome, akute und chronische Sub-
duralhämatome sind vorwiegend im Zusammenhang mit Schädel-Hirn-Traumen zu beobachten.
Spontane Blutungen wie die Subarachnoidalblutungen treten am häufigsten im mittleren
Lebensalter zwischen dem 40. und 60. Lebensjahr auf. Die Ursache ist meist die Ruptur eines
Aneurysmas einer Hirnarterie.

Frakturen in Verbindung mit Schädel-Hirn-
Traumen sind Impressionsfrakturen, Schädelbasisfrakturen, offene Schädel-Hirn-Verletzungen,
perforierende Verletzungen wie z.B. Schußver-
letzungen und gedeckte Schädel-Hirn-Verlet-

zungen wie bei einem Schlag oder Stoß gegen
den Kopf.

Hirntumoren gehen entweder vom Hirngewebe oder von den Hirnhäuten aus oder meta-
stasieren dorthin (Tab. 8.18-1).

Relativ häufig im klinischen Alltag sind Pa-
tienten mit **entzündlichen** und/oder **infektiösen
Erkrankungen** des ZNS, wobei Meningitis und
Enzephalitis meldepflichtig sind.

Patienten mit **Verletzungen** (z.B. Wirbel-
körperfrakturen, Querschnittslähmungen) oder
Erkrankungen der **Wirbelsäule** (z.B. Bandschei-
benvorfall) gehören auch zu der Klientel auf
neurochirurgischen Intensivstationen.

Klinik und Verlauf

Klinik und Verlauf sind abhängig vom jeweiligen
Krankheitsbild. Tumorpatienten können bei Re-
zidivtumoren mehrmals im Jahr zur operativen
Therapie vorstellig werden. Gerade bei jungen
Patienten wachsen einige Tumoren leider sehr
schnell nach. Nach neurochirurgischen Eingriffen bestehen die wesentlichen Probleme in der
Hirndrucksteigerung und der meist damit asso-
ziierten, aber auch unabhängig vom Hirndruck
auftretenden **Bewußtseinsstörung.** Weitere Ursachen von Bewußtseinsstörungen können zerebrale Störungen (Ischämien, Enzephalitiden,
Krampfanfälle), Kreislaufdepressionen, metabolische Störungen (Leberausfallkoma, Hypo- und
Hyperglykämien) und Intoxikationen sein. Häufig kommt es bei neurochirurgischen Erkrankungen im prä- und postoperativen Verlauf zum

Tab. 8.18-1 Einteilung der Hirntumoren
(modifiziert nach Bliemeister/Broll/Bruch,
Chirurgie, Verlag Urban & Schwarzenberg 1996).

Ursprung	Tumorart
• Hirneigene Tumoren	– Gliome (Astrozytome, Glioblastome, Oligo-dendrogliome, Plexus-papillome, Ependymome) – Hypophysentumoren (hor-monaktiv, hormoninaktiv) – Pinealistumoren
• Nichthirn-eigene Tumoren	– Meningeome – Neurinome
• Metastasen	– Bronchialkarzinom – Mammakarzinom – Magen-Darm-Karzinome – Hypernephrom

Durchgangssyndrom, bei dem der Erkrankte wesensverändert ist. Daneben können folgende weitere **Beschwerden** bzw. **Leitsymptome** auftreten:

- **Kopfschmerzen:**
  - starker, plötzlicher Kopfschmerz, z.B. bei Meningitis oder Subarachnoidalblutung
  - Kopfschmerzattacken, z.B. bei Migräne, Trigeminusneuralgie
  - ständiger Kopfschmerz, z.B. bei degenerativen Veränderungen der Wirbelsäule
  - über längere Zeit zunehmender Kopfschmerz, z.B. bei einem Hirntumor
- **Schwindel:**
  - **systematischer Schwindel** (Dreh-, Schwank- oder Liftschwindel), Patient fühlt sich dauernd auf eine Seite hingezogen und wie im Karussell. Nystagmus, Übelkeit, Erbrechen und Koordinationsstörungen können hinzukommen
  - **peripher-vestibulärer Schwindel** (durch Störungen im Innenohr)
  - **zentral-vestibulärer Schwindel** (durch Störung im ZNS, z.B. Minderdurchblutung im Hirnstamm)
  - **unsystematischer Schwindel;** Patient hat unsicheres Gefühl beim Stehen, Sitzen und Gehen, fühlt sich taumelig; Schwindel hat keine gleichmäßige Richtung, der Kranke empfindet seine Umgebung als ständig in Bewegung; Ursachen können Hyper- oder Hypotonie, Arteriosklerose im Bereich der Hirngefäße, psychische Störungen etc. sein
- **Tremor:** Der Tremor, auch als Muskelzittern bezeichnet, wird v.a. an den Extremitäten und am Kopf sichtbar. Das ständige Zittern unterscheidet man als grob-, mittel- oder feinschlägig. Die wichtigsten **Tremorarten** sind:
  - Ruhetremor, er tritt in Ruhe besonders an Händen und Kopf (selten an den Beinen) auf, nimmt bei gezielten Bewegungen oft ab
  - Intentionstremor, er tritt bei gezielten Bewegungen auf und nimmt zu, je näher man dem Ziel kommt
- **Kommunikations- und Handlungsstörungen:** Dazu gehören:
  - **Aphasie,** d.h. Störung des Sprechens, sie ist zu unterscheiden in motorische, sensorische, amnestische und globale Aphasie
  - **Agnosie,** d.h. Störung des Erkennens, zu differenzieren in visuelle Agnosie und Anosognosie
  - **Alexie** (Störung des Lesens)
  - **Akalkulie** (Störung des Rechenvermögens)
  - **Apraxie** (Störung der sinnvollen Bewegung)

- **Lähmungserscheinungen:** Man unterscheidet periphere und zentrale Lähmungen. Bei **peripheren Lähmungen** kommt es zu schlaffen Lähmungen der entsprechenden Muskelgruppe mit Fehlen der Muskeleigenreflexe. **Zentrale Lähmungen** entstehen durch Schädigung des Gehirns oder Rückenmarks und sind anfangs ebenfalls durch schlaffe Lähmungen gekennzeichnet. Später kommt es durch Steigerung der Muskeleigenreflexe zu Spastiken im betroffenen Bereich. Postoperativ sind fast ausschließlich schlaffe Lähmungen anzutreffen.
- **Störungen des Muskeltonus:** Erkrankungen des extrapyramidalen Systems äußern sich in Veränderungen des Muskeltonus. Hier ist insbesondere das Parkinson-Syndrom zu nennen, bei dem eine auffällige Steigerung des Muskeltonus besteht. Werden Muskelgruppen passiv bewegt, z.B. Beugung im Ellenbogengelenk, so ist deutlich das sog. Zahnradphänomen (ruckartige Bewegung) zu spüren.
- **Ataxie:** Diese Störung der Koordination von Einzelbewegungen tritt bei vielen neurologischen Erkrankungen sowie postoperativ auf. Kennzeichen sind ungenaue und unsichere Bewegungen, die sich besonders deutlich beim Gehen manifestieren.
- **Störungen des Bewußtseins:** Bewußtseinsstörungen manifestieren sich bei den meisten neurochirurgischen Eingriffen postoperativ. Ursachen können Restwirkung von Anästhetika, die Grunderkrankung oder ein erhöhter Hirndruck sein.
- **Zerebrale Krampfanfälle:** Im Zusammenhang mit der Grunderkrankung sind Krampfanfälle unterschiedlicher Art möglich. Sie äußern sich in Änderung des Bewußtseinzustandes und/oder anderer wichtiger Körperfunktionen. Besonders wichtig sind die epileptischen Anfälle, bei denen es zu generalisierten Krämpfen der Skelettmuskulatur kommt. Krampfanfälle sind häufig gekennzeichnet durch zusätzliches Einnässen, Zungenbiß, Herz-Kreislauf-Belastung und nachfolgenden Erholungsschlaf.

8.18.2 Übernahme des Patienten

Die **Erstversorgung** von Patienten mit Schädel-Hirn-Verletzungen findet zunächst am Unfallort oder in der Notaufnahme der Klinik statt (s.a. Wichtige neurochirurgische Krankheitsbilder, Kap. 8.18.3).

Die **postoperative Übergabe** des Patienten aus dem Operationssaal erfolgt durch mündlichen

8

und schriftlichen Bericht. Zuerst wird die präoperative Situation geschildert, um dem Team der Intensivstation die Möglichkeit zu verschaffen, anhand des klinischen Bildes neu auftretende neurologische Zeichen oder eine Verschlechterung erkennen und bewerten zu können. Die detaillierte Übergabe erfolgt durch den Operateur und den Anästhesisten, wobei alle relevanten Informationen über den prä- und intraoperativen Verlauf mitgeteilt werden.

Unmittelbar nach der Patientenübernahme überprüft und dokumentiert das Pflegepersonal das **Monitoring.** Hier stehen die Vitalzeichen, die Beatmung und die Überwachung der hämodynamischen Parameter im Vordergrund. Wird der Hirndruck gemessen (Abb. 8.18-1), sollte die erste Messung ggf. zusammen mit einem Neurochirurgen erfolgen (Anschluß, Eichung, Bewertung). Das Überprüfen der Bewußtseinslage bzw. von Körperfunktionen und eine blutchemische Untersuchung schließen sich an.

Nach Überprüfen bzw. Vervollständigen der **Lagerungsmaßnahmen** wie 30°-Oberkörperhochlagerung, Rückenlage, Gelenke in physiologischer Mittelstellung und leichtes Kopfüberstrecken zum Freihalten der Atemwege ist die Übernahme abgeschlossen.

8.18.3 Therapieschwerpunkte

Der wichtigste spezifische Punkt der postoperativen Intensivtherapie von neurochirurgischen

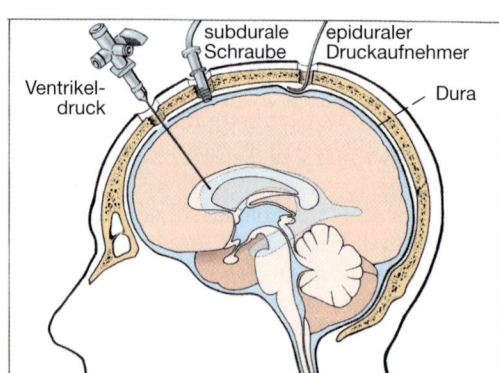

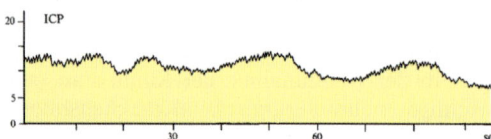

Abb. 8.18-1 Meßverfahren zur Hirndruckmessung und normale Hirndruckkurve.

Patienten ist das **Vermeiden,** frühzeitige Erkennen und Behandeln des erhöhten **Hirndrucks.** Bei allen anderen fachbezogenen Maßnahmen, auch dem Beginn von krankengymnastischen Übungen oder gar Rehabilitationsmaßnahmen, ist dies entsprechend zu berücksichtigen. Eine frühe Rehabilitation beeinflußt die Prognose positiv, so daß wenn möglich schon auf der Intensivstation Logopäden und Ergotherapeuten hinzugezogen werden sollten. Bei den Maßnahmen muß der Hirndruck jedoch ständig überwacht und auf Hirndruckzeichen geachtet werden.

⊿ Patienten vor Operationen eines gesicherten *Aneurysmas* haben strenge Bettruhe einzuhalten und sollten medikamentös sediert werden. Der Blutdruck ist niedrig bis normal zu halten. Pressen, Bücken und Husten sind unbedingt zu vermeiden. ◄

8.18.3.1 Überwachung und Monitoring

Als **Basis-Monitoring** werden mindestens **stündlich** das Bewußtsein, die Pupillenreaktion (Kap. 7.5.1.6), der arterielle Blutdruck, der Puls, die Atemfrequenz, der SaO_2-Wert und die Temperatur beobachtet, gemessen und registriert. Ferner gehören das Untersuchen der wichtigsten Hirnnervenfunktionen, das Überprüfen der peripheren Motorik und des neurologischen Status zur Routineüberwachung.

In der Regel erhält der Patient routinemäßig einen mehrlumigen zentralen Venenkatheter, einen peripher-venösen Zugang, eine arterielle Kanüle, einen Blasendauerkatheter oder suprapubischen Katheter. Bei intubierten Patienten legt man immer eine Magensonde.

Eine **Erweiterung des Monitorings** erfolgt bei erhöhtem Hirndruck, hämodynamischer Instabilität und allen Hochrisikopatienten. Es umfaßt:

- kontinuierliche, endexspiratorische CO_2-Messung
- Hirndruckmessung
- Jugularvenenoxymetrie
- transkranielle Doppler-Sonographie
- Messung des Hirngewebs-pO_2

Insbesondere zum Ausschluß eines Hirntodes können zusätzlich intermittierend evozierte Potentiale und EEG-Stromkurven abgeleitet werden.

Die **Liquordruckmessung** erfolgt u.a. bei schweren Subarachnoidalblutungen und ist auch zur Hydrozephalusprophylaxe geeignet, wobei sich in diesem Zusammenhang Systeme

bewährt haben, die eine gesonderte Funktion zur kontinuierlichen Hirndruckmessung beinhalten. Etabliert haben sich drei Arten:
- Ventrikeldruckmessung mit der Möglichkeit des fraktionierten oder kontinuierlichen Liquorabflusses
- epidurale Messung: kein Ablassen von Liquor möglich
- subdurale Schraube: kein Ablassen von Liquor möglich

Der **intrakranielle Druck im Liegen** beträgt:
- Normwert: 5 bis 15 mmHg
- leicht erhöht: 15 bis 30 mmHg
- stark erhöht: über 30 mmHg

Erhöhte Meßwerte von 50 bis 100 mmHg führen zur Mydriasis (Pupillenerweiterung), Herz-Kreislauf-Störungen, Atemstörungen und zu vegetativer Dysregulation. Die Bewußtseinsstörung ist das wesentliche Symptom, das auf einen steigenden Hirndruck hinweist. Deshalb ist ein kontinuierliches **Monitoring der Bewußtseinslage** erforderlich (s.a. Kap. 7.3 und 7.5.1.6). Der Bewußtseinszustand sollte in kurzen, beschreibenden Worten dokumentiert werden, nicht mit unspezifischen, mißverständlichen Begriffen wie Stupor, Koma, Somnolenz (sondern z.B.: Patient erkennt Angehörige, drückt die Hand auf Aufforderung oder lehnt Nahrung ab). Die Graduierung mittels Glasgow-Koma-Skala (s. Tab. 7.5-3) kommt hinzu.

A ► Eine rasche Veränderung des Bewußtseinszustandes kann auf eine lebensgefährliche Verschlechterung hinweisen. ◄

Als Koma oder Bewußtlosigkeit wird ein Zustand bezeichnet, bei dem ein Patient nicht in der Lage ist, bewußt Kontakt zu seiner Umgebung aufzunehmen. Der Patient befolgt keine Aufforderungen, redet nicht und öffnet selbst auf starke Schmerzreize nicht die Augen. Die Weltgesellschaft der Neurochirurgie hat eine eigene Koma-Skala veröffentlicht, die in Tabelle 8.18-2 aufgezeigt ist.

Eine besondere neurologische Störung, die von den verschiedenen Komatiefen klar zu differenzieren ist und die sich infolge von Hirnstammläsionen entwickeln kann, ist das **apallische Syndrom.** Hierbei handelt es sich um ein Krankheitsbild, bei dem der Patient wach zu sein scheint, es wird auch als persistierender vegetativer Zustand bezeichnet. Die **Ursache** kann eine schwere traumatische Hirnschädigung, aber auch ein Zustand nach Reanimation und die Folge einer Hypoxie sein.

Tab. 8.18-2 Koma-Skala der neurochirurgischen Weltgesellschaft.

Koma-stadien	Merkmale
Koma 1	– Patient auf Schmerz nicht weckbar – keine neurologischen Ausfälle
Koma 2	– Patient auf Schmerz nicht weckbar – Pupillenstörungen und/oder Paresen
Koma 3	– Patient auf Schmerz nicht weckbar – Beuge- oder Strecksynergismen
Koma 4	– Patient auf Schmerz nicht weckbar – schlaffe Areflexie der Extremitäten – keine Schmerzabwehr – Pupillen beidseits reaktionslos – Eigenatmung erhalten

Funktionen wie Atmung und Kreislaufregulation sind erhalten. Der Patient öffnet die Augen, nimmt aber keinen Blickkontakt auf. Meist besteht eine Spastik der Beuge- und Streckmuskeln der Extremitäten. Das apallische Syndrom kann Durchgangs- oder Endstadium sein.

Störungen von Motorik, Sensibilität und Sprache treten bei Schädigung der entsprechenden Großhirnareale, der afferenten oder efferenten Nervenbahnen und bei Verletzung der Erfolgsorgane auf.

Eine weiterführende Überwachungsmaßnahme ist die Untersuchung der wichtigsten **Hirnstammreflexe.** Beim Überprüfen des **Kornealreflexes** wird das Auge geöffnet und versucht, durch Pusten des Untersuchenden einen Reflex auszulösen. Gelingt dies nicht, so kann man mit einer sterilen Kompresse das Auge vorsichtig berühren, um eine Reaktion auszulösen. Beim intubierten Patienten ist die Kontrolle des **Hustenreflexes** leicht durch das Einführen eines Absaugkatheters in den Tubus, der **Wurgereflex** in gleicher Weise durch Berühren der Rachenhinterwand auszulösen. Ein weiteres Standarduntersuchungsverfahren ist das Auslösen pathologischer Reflexe. Hier ist das **Babinski-Zeichen** zu nennen, das bei Hirnschädigungen auftritt. Bei Bestreichen der Fußsohle kommt es zu einer Dorsalflexion der Großzehe.

8

8.18.3.2 Ernährung und Flüssigkeits-substitution

Wenn keine abdominellen Erkrankungen oder Verletzungen vorliegen, kann meist schon sehr frühzeitig die enterale Ernährung über eine **nasogastrale Sonde** beginnen. Bei zu erwartender langwieriger Erholungsphase muß die Anlage einer PEG in Erwägung gezogen werden.

Beim Umstellen auf orale Ernährung ist zu beachten, daß häufig **Schluckstörungen** vorliegen. Daher gibt man zuerst nur schluckweise Wasser und Tee, erst wenn dies nicht zur Aspiration führt, kann auch Milch, Brei oder passierte Kost gegeben werden.

In der Regel haben Patienten der neurochirurgischen Intensivpflege einen **hohen Grundumsatz,** so daß hochkalorisch zu ernähren ist. Eine wichtige Maßnahme zur Unterstützung der hirndrucksenkenden Maßnahmen ist die **negative Flüssigkeitsbilanzierung.**

8.18.3.3 Medikamentöse Therapie

Die Applikation von **Analgetika** in Form von Opioiden und anderen zentralwirkenden Substanzen muß sofort nach der Übernahme aus dem Operationssaal mit dem behandelnden Arzt abgesprochen werden, um die klinische Symptomatik von neurologischen Störungen nicht zu kaschieren. Beim Vorliegen von starken Schmerzen sind Opiate zur Analgesie erforderlich, ansonsten sind möglichst zunächst Nicht-Opioide (z.B. Novalgin®) einzusetzen.

Zerebrale **Krampfanfälle** sind nach operativen Eingriffen am Gehirn häufig und sollten sofort mit **Antikonvulsiva** unterbunden werden (Rivotril®, Valium®). Zur Prophylaxe dienen z.B. Phenytoin (Zentropil®, 200 bis 500 mg/ Tag).

Als **Medikamente zur Hirndrucksenkung** kommen Mannit und Kortikoide zur Anwendung. **Mannit** ist ein nicht-verstoffwechselbarer Zucker mit rascher renaler Elimination. Durch die Bindung von Flüssigkeit wird diese aus dem interstitiellen Raum in den Intravasalraum verschoben, so daß das Volumen des Intravasalraumes abnimmt. Dadurch kann Mannit hirndrucksenkend wirken. Mannit infundiert man als 20%ige Lösung (100 ml in 10 bis 15 Minuten). Ein Rebound-Effekt nach einigen Tagen (erneute Einlagerung von Wasser in den Interstitialraum) ist möglich.

Kortikoide werden ebenfalls zur Hirndrucksenkung eingesetzt (Fortecortin®, anfangs 100 mg/Tag, danach langsames Reduzieren und Ausschleichen).

8.18.3.4 Lokale Therapie

Der Verbandwechsel der Kopfwunde erfolgt steril mit Kittel, Handschuhen, Mundschutz und Abdecktuch.

Zur Verminderung periorbitaler Ödeme ist die Auflage von gekühlten Kompressen in den ersten postoperativen Stunden sinnvoll.

Ansonsten ist bei unkompliziertem Verlauf weder mit vermehrter Drainageflüssigkeit aus den Redon-Drainagen noch mit verstärkter Wundsekretion zu rechnen. Entsprechend ist bei vermehrter Wundsekret- oder Drainageflüssigkeitsproduktion immer der Neurochirurg zu verständigen.

8.18.3.5 Respiratorische Therapie

Durch kontrollierte **Hyperventilation** können akute intrakranielle Drucksteigerungen häufig initial behandelt werden. Der längerfristige Einsatz der Hyperventilation scheint nicht so klar von Vorteil für die Patienten zu sein, da widersprüchliche Ergebnisse dazu vorliegen. Bei zu niedrigen $paCO_2$-Werten (unter 30 mmHg) steigt die Häufigkeit zerebraler Ischämien an, sie sind daher zu vermeiden. Die Hyperventilation ist als kurzfristige Maßnahme innerhalb der ersten 24 Stunden nach Auftreten eines intrakraniellen Druckanstieges sowie bis drei Tage nach einem Schädel-Hirn-Trauma (initiale prophylaktische Hyperventilation) geeignet, wenn dabei die arteriellen Grenzwerte des $paCO_2$ nicht unterschritten werden.

8.18.3.6 Besondere diagnostische Verfahren

Die Subarachnoidalblutung ist fast immer über eine computertomographische Untersuchung nachweisbar. Röntgenuntersuchungen sind bei Schädel-Hirn-Traumen zur Diagnostik von Schädelbasisfrakturen geeignet. Mit der Glasgow-Koma-Skala wird die Komatiefe dokumentiert. Weitere bildgebende Verfahren sind Angiographie und Kernspintomographie. Auch Doppler-Sonographie, EEG und evozierte Potentiale sind Untersuchungsverfahren, die hier zum Einsatz kommen.

8.18.3.7 Wichtige neurochirurgische Krankheitsbilder

Subarachnoidalblutung

Die Ruptur eines Aneurysmas hat zur Folge, daß Blut in den Subarachnoidalraum eindringen kann. Diese Einblutung verursacht eine Raumforderung mit entsprechender akuter intrakranieller **Drucksteigerung.** Abhängig von der Schwere der Blutung sistiert diese durch die Koagulation des Blutes unterschiedlich rasch. In der Regel führt das ausgetretene Blut zu einer Vasokonstriktion des verletzten Hirngefäßes.

Klinik/Verlauf: Das klinische Bild umfaßt neben dem akut einsetzenden, sehr starken **Kopfschmerz** im Nacken-Hinterkopf-Bereich eine ausgeprägte **Nackensteife** (Meningismus). Oft kommt es zu Übelkeit und Erbrechen. Treten Zeichen wie Lähmungen oder Sprachstörungen auf, so muß mit einer begleitenden intrazerebralen Blutung gerechnet werden. Der **Liquor** ist bei Lumbalpunktionen immer **blutig.**

In einer Klassifikation der Blutung nach Hunt und Hess erfolgt eine **Stadieneinteilung** entsprechend dem chirurgischen Risiko (Tab. 8.18-3).

Tab. 8.18-3 Klassifikation der Blutung nach Hunt und Hess.

Schwere-grad	Klinische Merkmale und Symptomatik
0	– Zufallsbefund – asymptomatisches Aneurysma
1	– leichte Kopfschmerzen – neurologisch o.B. – leichter Meningismus
2	– starke Kopfschmerzen – starker Meningismus – kein neurologisches Defizit (außer Hirnnervenausfälle)
3	– Schläfrigkeit – Verwirrtheit oder leichtes fokales neurologisches Defizit
4	– Bewußtlosigkeit – mäßiges bis schweres neurologisches Defizit (z.B. Halbseitenlähmung; vegetative Störungen)
5	– tiefe Bewußtlosigkeit – Beuge- oder Strecksynergien

Eine der häufigsten **Komplikationen** ist der oben beschriebene **Vasospasmus.** Er kann auf weitere Hirngefäße übergreifen und schließlich sogar Arterien der gegenseitigen Hirnhälfte umfassen. In schweren Fällen kommt es so zur ischämischen Infarzierung von zunächst noch nicht betroffenen Hirnarealen. In diesem Zusammenhang werden zwei Zeitpunkte unterschieden:

- **früher Vasospasmus** (unmittelbar in Zusammenhang mit der Blutung)
- **später Vasospasmus** (etwa am dritten oder vierten Tag nach dem Primärereignis)

Während die frühe Vasospasmus eine Reaktion auf die unmittelbare Blutung darstellt, ist der spätere Vasospasmus eine pathologische Reaktion der Gefäße auf Substanzen aus dem ausgetretenen Blut.

Löst sich der Thrombus um das Aneurysma auf, kann es zu einer **Rezidivblutung** kommen. Diese Gefahr besteht vorwiegend in den ersten 14 Tagen nach der Erstblutung. Außerdem kann es zum **Hydrozephalus** kommen, das ausgetretene Blut beeinträchtigt den Liquorabfluß in den Ventrikeln, es kommt zur Ventrikelerweiterung.

Insgesamt ist die Mortalitätsrate nach der Erstblutung auch bedingt durch die Komplikationen recht hoch, nur ca. die Hälfte der therapierten Patienten kann wieder normal arbeiten.

Therapieschwerpunkte: Die **Ziele** der Behandlung sind Verhindern bzw. Behandeln des Vasospasmus, Ausschalten des Aneurysmas (entweder operativ durch Clipping oder Verschluß mittels transfemoraler Katheterangiographie mit Coils oder Ballons) und Vermeiden einer Rezidivblutung.

Die **Akutbehandlung** erfolgt durch Bettruhe, Sedierung, Vermeiden von Blutdruckspitzen, Reduzieren des Kopfschmerzes durch Analgetika, Hirnödemprophylaxe mit Steroiden und Vasospasmusprophylaxe mit dem Calciumantagonisten Nimodipin (Nimotop®). Epsilon-Aminocapronsäure und Tranexamsäure (Anvitoff®) zur Prophylaxe einer überschießenden Fibrinolyse mit Rezidivblutungen werden nicht regelmäßig angewendet.

Nach der Einteilung von Hunt und Hess erfolgt bei Patienten mit Grad 1 bis Grad 3 möglichst in den ersten 72 Stunden, d.h. vor dem Entwickeln eines Vasospasmus, der operative Eingriff. Patienten mit Grad 4 und 5 werden erst konservativ behandelt und nach Abklingen des Vasospasmus im Verlauf der zweiten oder dritten Woche operativ versorgt.

8

Besonderheiten: Die Patienten sind engmaschig zu überwachen. Zeichen einer erneuten Blutung, Hirndrucksteigerung oder Gefäßspasmen (erneuter Kopfschmerz, Übelkeit, weitere neurologische Ausfälle, Pupillendifferenz, Nackensteifigkeit) stehen dabei im Vordergrund.

M Alle Situationen, die eine **Blutdrucksteigerung** verursachen könnten, wie z.B. Krankengymnastik, motorische Unruhe, Pressen u.a. bei der Defäkation oder beim endotrachealen Absaugen sind zu **vermeiden.**
Auf eine entsprechende **Sedierung** und rasches Vorgehen bei den Maßnahmen ist zu achten. Einer Obstipation ist durch regelmäßige Gabe von Laxanzien vorzubeugen. Die Körperpflege wird vollständig je nach Anordnung vom Pflegepersonal übernommen. Die Patienten dürfen bei der Pneumonieprophylaxe nicht mit Franzbranntwein eingerieben, nicht abgeklopft bzw. zum Husten aufgefordert werden. Koffeinhaltige Getränke und psychischer Streß (z.B. durch Besucher) sind zu vermeiden. Es erfolgt eine Oberkörperhochlagerung ca. 30°, um den Hirndruck zu senken. ■

A Der **Kopf** darf **nicht seitlich abkippen,** da dadurch eine Kompression der Vv. jugulares und somit eine Behinderung des venösen Abflusses ausgelöst werden kann. ◄

Schädel-Hirn-Trauma

Die durch das Trauma erlittene Hirnschädigung läßt sich in eine frühe bzw. primäre oder eine sekundäre Hirnschädigung einteilen. Von einer **frühen Hirnschädigung** kann dann gesprochen werden, wenn im Augenblick des Unfalls pathomechanische Kräfte auf das Gehirn einwirken, die zu Kontusionen, Blutungen im Hirnparenchym, Scherverletzungen an Gefäßen oder Axonen führen können. Primäre Hirnschäden sind einer adäquaten Behandlung nicht zugänglich und für einen großen Teil der Sterblichkeit und neurologischen Spätschäden nach einem erlittenen Trauma verantwortlich. **Sekundäre Schäden** treten im späteren Verlauf eines SHT auf, verursacht durch intrakranielle oder extrakranielle Ereignisse. Sie sind ganz wesentlich für die Prognose und den Verlauf eines solchen Traumas und sollen durch die Intensivtherapie vermieden werden.

Klinik/Verlauf: Schädel-Hirn-Traumen führen immer zu **Bewußtseinsstörungen,** meistens zu einem Koma. Zusätzlich zu einer evtl. erlittenen direkten Hirnschädigung sind oft auch andere Organe betroffen (multiple Frakturen, Kontusionen des Thorax und akutes Abdomen). Daher können neben dem Bewußtseinsverlust auch Blutungen nach innen und außen vorliegen. Beim Liquorverlust oder Austreten von Gehirnmasse spricht man von einem **offenen Schädel-Hirn-Trauma.** Beim **gedeckten SHT** kommt es ebenso wie beim offenen SHT zum Hirndruckanstieg mit nachfolgender diffuser Hirnschädigung.

Erstversorgung eines Schädel-Hirn-Verletzten: Die Erstversorgung findet zumeist am Unfallort bzw. in der Notaufnahme der Klinik statt. Die wichtigsten Parameter bei der Aufnahme eines SHT-Opfers sind in Tabelle 8.18-4 zusammengefaßt.

Unabhängig von diesem Muster muß bei jedem Patienten eine orientierende **neurologische Untersuchung** erfolgen. Dazu zählen:
- Bestimmen der Bewußtseinsstörung (Glasgow-Koma-Skala)

Tab. 8.18-4 Akutversorgung bei schwerem SHT.

Anamnese	Notfalldiagnostik	Erstversorgung	Vitalparameter	Laborparameter
– Unfallhergang erfragen (meist über Sanitäter/ Notarzt oder Polizei)	– klinische Untersuchung – Röntgen der HWS, BWS, LWS, Schädel in zwei Ebenen, Thorax, Becken a.p. – Sonographie des Abdomens – Computertomographie	– Intubation – Legen eines zentralen Zugangs und peripherer Verweilkanülen (möglichst großlumig) – arterielle Kanüle legen – Magensonde und Urinkatheter legen	– RR: Mitteldruck > 90 mmHg – $paO_2 > 90$ mmHg – $paCO_2$ > 30–35 mmHg	– Blutbild – Blutzucker – Elektrolyte – Gerinnungsstatus – Harnstoff – Kreatinin – Gesamteiweiß – Blutgruppe (Kreuzblut abnehmen) – Urinstatus

■ Kontrolle der Pupillenreaktion und der wichtigsten Hirnstammreflexe
■ Prüfen des Muskeltonus und der Schmerzreize sowie der Kennreflexe der zervikalen und lumbalen Wurzeln

Längere Phasen einer Hypoxie und Hypotonie müssen unbedingt vermieden werden. Die Indikation zur **Intubation** eines Patienten mit Schädel-Hirn-Trauma ist großzügig zu stellen.

Ⓜ Insbesondere bei schweren frontobasalen Verletzungen ist eine nasale Intubation schwierig, außerdem besteht prinzipiell die Möglichkeit des Eindringens des Tubus in den intrakraniellen Raum über eine offene frontobasale Fraktur. Deshalb ist in der **Akutsituation** der **orotracheale Intubationsweg** zu **wählen**. ■

Bei Patienten mit Verdacht auf ein Schädel-Hirn-Trauma muß immer an **weitere Verletzungen** gedacht werden, nach denen gezielt zu suchen ist. Dies gilt besonders dann, wenn instabile Kreislaufverhältnisse mit zunehmender Hypotension bestehen, da ein isoliertes SHT nur selten die Ursache eines hämorrhagischen oder kardiogenen Schocks ist.

Therapieschwerpunkte: Das therapeutische Vorgehen ist in Form eines **Stufenplans** in Tabelle 8.18-5 dargestellt. Bevor isolierte neurochirurgische Maßnahmen getroffen werden, muß man am besten gleichzeitig die oft ebenfalls vital bedrohliche Begleitverletzung versorgen.

Tab. 8.18-5 Stufenplan der Therapie des erhöhten intrakraniellen Drucks.

Stufe	Maßnahmen
1	• Allgemeine Maßnahmen 1. Oberkörperhochlagerung 2. Kopf gerade lagern 3. Beseitigung venöser Abflußbehinderung (Verbände u.a.)
2	• Analgosedierung, ggf. Relaxierung
3	• Liquordrainage (falls möglich)
4	• Milde Hyperventilation (paCO$_2$ 30 bis 35 mmHg)
5	• Medikamentöse Behandlung 1. Mannitol 2. THAM 3. Barbiturate
6	• Dekompressionstrepanation

Ⓜ Patiententransporte zur Diagnostik, in den Operationssaal und auf die Intensivstation müssen unter Hochlagerung des Kopfes um etwa 30° erfolgen. ■

Medikamentöse Therapie: Osmodiuretika haben einen festen Platz in der Behandlung bei intrakraniellen Drucksteigerungen (s.a. Tab. 8.18-5). Insbesondere Mannitol kann bei der posttraumatischen Hirndrucksteigerung unter kontinuierlicher Messung des intrakraniellen Drucks (ICP) eingesetzt werden. Die Barbiturate kommen als letzte Möglichkeit beim Versagen der konservativen Hirndrucktherapie in Betracht. Ihr Einsatz erfordert eine strenge Indikationsstellung (negative Inotropie bei hoher Dosierung!) und ein sehr gutes Monitoring.

Lokale Therapie bei gedecktem SHT: Hier kommt **bei extremer Hirndrucksteigerung** eine **Dekompressionsoperation** in Betracht. Sie sollte unter strenger Indikationsstellung nur erfolgen, wenn sich dieser Hirndruckanstieg gegenüber allen sonstigen Therapieansätzen resistent zeigt. Als Indikationsparameter gelten allgemein ein initialer Glasgow-Koma-Skalenwert über 5 Punkte, ein jugendliches Alter des Patienten und die Entwicklung des Hirndruckanstiegs später als 24 Stunden nach dem initialen Trauma.

Komplikationen und Spätfolgen: Zu den Komplikationen gehören **Entzündungen** der Kopfschwarte und im Bereich des Schädeldachs.

Die **Sinus-cavernosus-Fistel** ist Folge von Schädelbasisfrakturen, bei denen die A. carotis interna einreißen kann, was zu einem Umströmen des Blutes in den venösen Sinus führt, so daß das Blut in das Niederdrucksystem der in den Sinus drainierenden Venen fließt. Klinisch zeigt sich dies durch pulsierenden Exophthalmus und ein massiv geschwollenes, stark gerötetes Auge. Die Hirnnerven II, V und VI können gleichfalls durch Kompression davon betroffen sein. Unbehandelt führt diese Komplikation zum Erblinden.

Mit einer posttraumatischen **Meningitis** muß nach jeder offenen Schädelverletzung gerechnet werden. Die Symptome sind klassisch (Kopfschmerzen, Nackensteife, Erbrechen usw.), im Liquor ist oftmals schon makroskopisch eine trübe Veränderung erkennbar, und unter dem Mikroskop finden sich erhöhte Zellzahlen und ein erhöhter Eiweißgehalt. Die Behandlung erfolgt mit Antibiotika, die unbedingt liquorgängig sein müssen.

Die Ursache des posttraumatischen **Hydrozephalus** ist nicht vollständig geklärt, liegt aber

8

wahrscheinlich in einer funktionalen Störung im Verhältnis von Liquorproduktion und -resorption. Die Hirndrucksteigerung führt zu Kopfschmerzen, Übelkeit, Bewußtseinsveränderungen und zur Verlangsamung sowie zu Krampfanfällen. Der Hydrozephalus kann durch eine Liquordrainage behandelt werden.

Das **chronische subdurale Hämatom** entsteht meist Wochen bis Monate nach einem Trauma. Betroffen sind vorwiegend ältere Menschen und Alkoholkranke. Die Symptomatik entwickelt sich langsam, das Hämatom ist im CT gut zu erkennen. Die Behandlung erfolgt mittels einer Bohrlochtrepanation und Einbringens einer Drainage.

Hirntumoren

Bezüglich ihres histologischen Aufbaus und ihres Wachstumsverhaltens nehmen intrakranielle Tumoren eine Sonderstellung ein. Eine Metastasierung bösartiger Hirntumoren in andere Gebiete des Körpers kommt praktisch nicht vor. Tumoren des Gehirns werden nach einer Einteilung der WHO klassifiziert, wobei die Einteilung nach der jeweiligen Gewebeart erfolgt. Entscheidend für das Beurteilen des Malignitätsgrads ist das histologische Bild. Die postoperative Pflege ist unabhängig von der histologischen Diagnose, der Größe und Lokalisation der operierten Geschwulst.

Klinik/Verlauf: Ein Tumor in sog. stummen Hirnarealen kann eine beträchtliche Größe erreichen, bevor er durch Symptome auf sich aufmerksam macht. In Sprachzentren der Hirnrinde o.ä. können kleinere Tumoren schon sehr früh symptomatische Reaktionen wie Krampfanfälle, Sprachstörungen, Gesichtsfeldausfälle usw. zeigen. **Allgemeine** klinische **Symptome** eines Hirntumors sind außerdem morgendliches Nüchternerbrechen und die Entwicklung eines Druckpulses (hoher Blutdruck bei gleichzeitiger Bradykardie).

Hirntumorerkrankte leiden bei fortgeschrittenem Krankheitsprozeß unter Bewußtseinseintrübung oder Bewußtlosigkeit. Die Erkrankung führt schließlich durch einen zentralen Atemstillstand zum Tode.

Verschiedene Mechanismen können bei Hirntumoren raumfordernde Wirkung haben:
- begleitendes perifokales Hirnödem
- Wachstum des Tumors selbst
- Verschluß der liquorableitenden Wege
- sehr selten Einblutung in den Tumor

Therapie: Die primäre Therapie in der Neurochirurgie ist die Operation. Postoperativ haben alle Maßnahmen stattzufinden, die die Herz-Kreislauf- und Atemfunktion des Patienten unterstützen oder aufrechterhalten. Ansonsten müssen drohende Komplikationen rechtzeitig erkannt und behandelt werden (s.u.).

Überwachung: Zweifellos gehört das postoperative Überwachen dieser Patientengruppe zu den wichtigsten Aufgaben auf einer neurochirurgischen Intensivstation. Erstes **Ziel** ist es, die möglichen postoperativen **Komplikationen** sehr **früh** zu **erkennen,** um schnell reagieren zu können. **Ursachen** der meisten postoperativen Komplikationen sind Nachblutungen, postoperatives Ödem und die direkte Läsion durch den Eingriff. Eine intraoperativ entstandene Läsion ist fast immer unmittelbar nach der Operation erkennbar. Am zweiten oder dritten postoperativen Tag ist insbesondere nach der Entfernung intrakranieller Meningeome verstärkt mit einer Ödementwicklung zu rechnen. Verschiedene Überwachungsverfahren sollten sinnvoll ineinandergreifen. An erster Stelle steht hierbei die **klinische Kontrolle** des Patienten. Ein allgemeines Zeichen des erhöhten Hirndrucks ist das Auftreten oder die Zunahme der Bewußtseinseintrübung. Paresen, Sprachstörungen, Hirnnervenausfälle oder epileptische Anfälle können gleichfalls Zeichen eines Druckanstiegs sein.

Die Bewußtseinslage, die Pupillen (Form und Größe) und ihre Lichtreaktion sowie die Funktion der benachbarten Hirnnerven und die periphere Motorik sind unmittelbar postoperativ mindestens stündlich zu kontrollieren. Sollten ableitende Drainagen gelegt sein, ist das Beobachten und Dokumentieren von Funktionalität, Fördermenge und Art der Flüssigkeit unerläßlich. Eine fortlaufende Protokollierung empfiehlt sich, abgesehen von rechtlichen Aspekten, zur lückenlosen Verlaufskontrolle.

8.18.4 Komplikationen

Postoperativ ist nach intrakraniellen Eingriffen immer auf **Störungen des Wasser- und Elektrolythaushalts** (Diabetes insipidus) und auf eine evtl. auftretende **Verschlechterung des Sehvermögens** zu achten. Um Veränderungen erkennen zu können, ist nach hypophysennahen Eingriffen zusätzlich zu der sonstigen Überwachung mindesten alle vier Stunden die Kontrolle der Serumelektrolyte, der Serumglukose und des spezifischen Gewichts im Urin angezeigt. Weiterhin muß die Sehkraft in regelmäßigen Abständen überprüft werden, z.B. durch Fingerzählen.

Die postoperativen Komplikationen nach **Eingriffen** an der **hinteren Schädelgrube** sind durch die Nähe des Operationsfeldes zu wichtigen Strukturen des Hirnstamms mit den Regulationszentren für Kreislauf und Atmung bedingt. Dadurch kann es zu folgenden Komplikationen kommen:

- Verschlußhydrozephalus (Hirndruckanstieg)
- Hirnnervenausfälle
- lokale Reaktionen (Ausfall der entsprechenden Hirnfunktion)

8.18.5 Pflege bei neurochirurgischen Patienten

Der Schwerpunkt der Pflege liegt neben dem Beobachten und Dokumentieren des **neurologischen Zustands** in der **Sicherung** der **Atmung,** da jede Beeinträchtigung der Atmung zu einem CO_2-Anstieg im Blut und damit zu einer potentiellen Hirndrucksteigerung führen kann. Viele Krankheitsbilder führen zu psychischen und körperlichen Funktionsbeeinträchtigungen. Unerläßlich ist die **aktivierende Pflege** nach dem Motto „Hilfe zur Selbsthilfe".

M Die Pflege beinhaltet Maßnahmen zum Aktivieren des Bewußtseins und der Erinnerung, ständiges Üben mit dem Patienten, Informieren und Anleiten im Umgang mit Hilfsmitteln etc. Das **Ziel** der neurochirurgischen Intensivpflege besteht darin, bereits auf der Intensivstation alles für die Rückkehr des Patienten in ein **aktives** und **selbstbestimmtes Leben** zu tun. ∎

8.18.5.1 Krankenbeobachtung

Die klinische und apparative Beobachtung ist z.T. schon im Kapitel 8.18.3 beschrieben. Die klinischen Parameter haben in der neurochirurgischen Intensivpflege einen absolut wichtigen Stellenwert.

Da neurochirurgische Patienten häufig längerfristig immobilisiert sind, muß von Anfang an auf den **Hautzustand** geachtet werden, um Schäden vorzubeugen. Der Hautzustand wird wie folgt beurteilt:

- Feststellen von evtl. Vorschädigungen der Haut
- periphere Durchblutung prüfen
- Beobachten der Hauttemperatur
- Anwenden der Norton-Skala (Tab. 8.18-6)

Tab. 8.18-6 Erweiterte Norton-Skala. Die Gesamtpunktzahl in allen Kategorien dient zur Abschätzung der Dekubitusgefahr eines Patienten. Ein besonders hohes Risiko, Dekubitalulzera zu entwickeln, weisen Patienten mit weniger als 26 Punkten auf. (Tabelle modifiziert nach: Kirschnick O: Pflegeleitfaden, Urban & Schwarzenberg 1994)

Motivation, Kooperation		Alter		Hautzustand		Zusatzerkrankung		Körperlicher Zustand		Geistiger Zustand		Aktivität		Beweglichkeit		Inkontinenz	
voll	4	< 10	4	normal	4	keine	4	gut	4	klar	4	geht ohne Hilfe	4	voll	4	keine	4
wenig	3	< 30	3	schuppig, trocken	3	Fieber, Diabetes, Anämie	3	leidlich	3	apathisch, teilnahmslos	3	geht mit Hilfe	3	kaum eingeschränkt	3	manchmal	3
teilweise	2	< 60	2	feucht	2	Adipositas, Malignome, Kachexie, multiple Sklerose	2	schlecht	2	verwirrt	2	rollstuhlbedürftig	2	sehr eingeschränkt	2	meistens Urin	2
keine	1	> 60	1	Allergie, Risse	1	Koma, Lähmung	1	sehr schlecht	1	stuporös (stumpfsinnig)	1	bettlägerig	1	voll eingeschränkt	1	Urin und Stuhl	1

8

Postoperativ angelegte **Verbände** sind auf Nachblutungen, bei offenem SHT auf Austritt von Liquor und Gehirnmasse zu überprüfen. Außerdem kann es auch zum Austritt von Liquor und/oder Gehirnmasse aus Nase, Mund und Ohren kommen.

8.18.5.2 Psychische Betreuung

Irreversible und reversible **körperliche** und **psychische Störungen** belasten den Patienten und seine Angehörigen. Kommunikationsprobleme, Wesensveränderungen, Lähmungserscheinungen, Veränderungen des Muskeltonus (z.B. Spastiken), gestörter Bewegungsablauf und Sensibilitätsstörungen stehen häufig im Vordergrund. Viele der Patienten müssen sich auch nach der Therapie auf eine **bleibende Behinderung** einstellen. Kranke und **Angehörige** sollten auf Selbsthilfegruppen aufmerksam gemacht werden, da der Austausch mit Menschen, die ein ähnliches Schicksal haben, hilfreich beim Verarbeiten der bestehenden Probleme sein kann.

Neurochirurgische Patienten sind oft für lange Zeit kaum ansprechbar. Von Beginn an ist eine aktive psychische Betreuung der Patienten notwendig.

M Bei jeder Maßnahme sollten Betreuende immer **mehrere Wege der Kontaktaufnahme** wie Blickkontakt, Berührung und Sprache einsetzen. ■

Angehörige müssen ermutigt werden, mit dem Patienten zu reden, auch wenn er nichts erwidern kann. Techniken der Basalen Stimulation® (Kap. 7.4.2), die sowohl Pflegende als auch Angehörige anwenden sollten, unterstützen das Wiedererlangen des Bewußtseins.

Der **rasierte Kopf** beeinträchtigt das Selbstbild des Patient, er schämt sich oft deshalb. Durch Mützen, Kopftücher, Schals und nach Abheilen der Wunde auch durch Perücken können die Selbstsicherheit und das Selbstwertgefühl gebessert werden.

Patienten, die sich in einem **Durchgangssyndrom** befinden, sind nicht immer einfach zu betreuen. Die Angehörigen erkennen den Kranken nicht wieder, da er sich völlig anders benimmt, sie reagieren z.T. mit Ablehnung und Verunsicherung. Pflegende und Ärzte müssen die Bezugspersonen entsprechend informieren und motivieren, trotzdem ganz normal mit dem Kranken Kontakt zu halten, d.h. aus dem Leben zu Hause erzählen, über die Kinder, die Arbeit berichten etc. Dies fördert den Genesungsprozeß, und der Patient findet schneller zu seinem normalen Verhalten zurück.

8.18.5.3 Prophylaxen

Aufgrund der oft langen Liege- und Beatmungsdauer sind alle Prophylaxen regelmäßig vorzunehmen. Besonderheiten im Zusammenhang mit den Prophylaxen sind auch bei den speziellen neurochirurgischen Krankheitsbildern im Kapitel 8.18.3 beschrieben.

Eine der wichtigsten vorbeugenden Maßnahmen ist die **Hirndruckprophylaxe.** Bei allen Pflegemaßnahmen kann ein Hirndruckanstieg auftreten, wenn der Patient gegen diese ankämpft, die Maßnahmen schmerzhaft sind oder wenn der Patient bei geringer Sedierung Angst vor den Pflegehandlungen hat.

Kann der Patient weder schlucken noch ausspucken oder abhusten, so ist das Absaugen von Rachen und Atemwegen regelmäßig erforderlich. Dieses **Absaugen** muß vorsichtig und gezielt erfolgen, da jeder Absaugvorgang den Hirndruck steigert.

Bei langzeitig bewußtlosen oder komatösen Patienten dürfen **Augenpflege** durch künstliche Tränen mit Vidisic® und Abdecken der Augenlider mit feuchten Kompressen, um die Kornea vor Austrocknung zu schützen, und die **Mundpflege** (Soor-, Parodontose- und Kariesprophylaxe durch Benutzen einer Zahnbürste und Munddusche) nicht vernachlässigt werden.

8.18.5.4 Lagerung und Mobilisation

Wichtig ist die **30°-Oberkörperhochlagerung** mit gerader Kopflagerung, um den venösen Abstrom zu erleichtern und eine Abflußbehinderung zu vermeiden. Die Lagerung sollte auch in **Halbseitenlage** immer so sein, daß der Oberkörper deutlich gegen die Horizontale angehoben ist. Eine **Bauchlagerung** ist auch möglich, sollte jedoch nur nach Rücksprache mit dem Arzt erfolgen, da die Grunderkrankung und der Krankheitsverlauf ausschlaggebend sind. Das Umlagern erfolgt zwei- bis dreistündlich. Hilfreich vor allem auch bei Patienten mit apallischem Syndrom ist das Sandwich-Bett (Abb. 8.18-2).

M Bei wahrnehmungsgestörten Kranken ist im Rahmen der Dekubitusprophylaxe auf Luftkammermatratzen- und Superweichlagerungssysteme weitgehend zu verzichten. Diese Systeme vermindern die Reize, die für das Wiedererlangen des Körpergefühls notwendig sind.

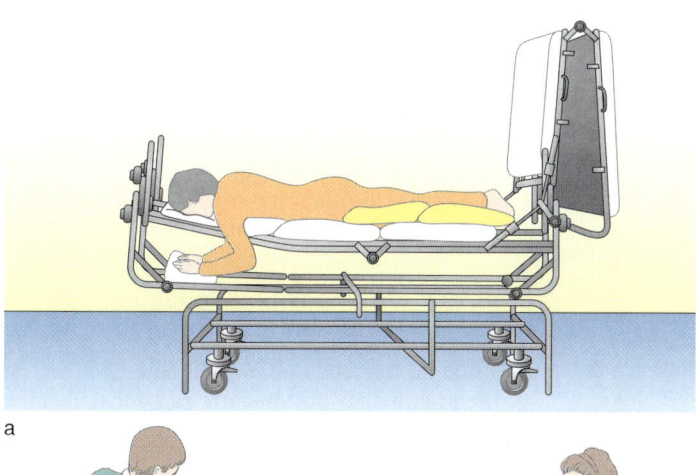

a

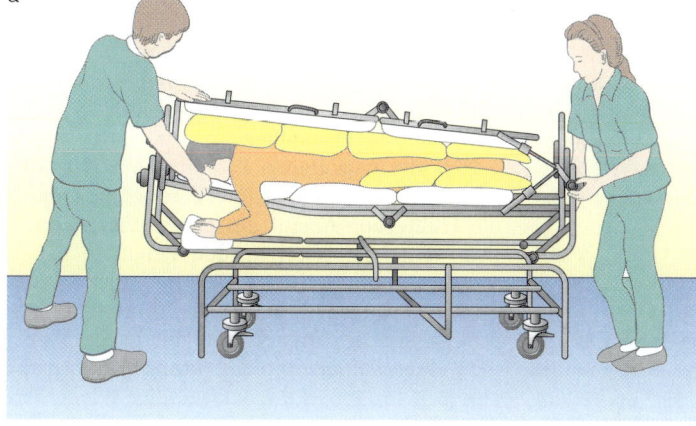

b

Abb. 8.18-2 Vorgehen beim Drehen eines Patienten vom Bauch (a) auf den Rücken mittels Sandwich-Bett (b).

Die **Mobilisation** erfolgt spezifisch je nach Krankheitsbild bzw. Krankheitsverlauf in Absprache mit dem Arzt. Auch Erkrankte, die ohne Bewußtsein und/oder beatmet sind, sollten mobilisiert werden. Manche Patienten können durch das Sitzen im Sessel oder durch das Stehen auf einem Stehbrett leichter wieder ihr Bewußtsein erlangen. ■

8.18.5.5 Krankheitsspezifische Pflegehandlungen

Bei Patienten im **Wachkoma** sind Maßnahmen der **Basalen Stimulation**® (Kap. 7.4.2) mehrmals täglich vorzunehmen. Angehörige sollten in diesem Zusammenhang aufgefordert werden, dem Patienten Sachen von zu Hause mitzubringen, z.B. Musik, Gegenstände, die der Kranke gerne hat (Stofftier), bekannte Gerüche etc. Diese Faktoren können das Erinnerungsvermögen positiv beeinflussen und die Bewußtseinsfindung för-

dern. Wird am Bett des Patienten miteinander gesprochen, ist der Kranke immer einzubeziehen. Nie sollte über ihn gesprochen werden, da nicht bekannt ist, wieviel er von dem, was um ihn herum geschieht, mitbekommt.

Hat der Erkrankte **Lähmungserscheinungen,** kommt das **Bobath-Konzept,** das auch bei Patienten mit Apoplex angewandt wird, zum Einsatz. Voraussetzung ist, daß alle Beteiligten, die mit dem Kranken zu tun haben, das Konzept kennen und die Regeln einhalten.

Bei einer **Hirndruckmessung** ist folgendes zu beachten: Bei der Ventrikeldruckmessung müssen Ablaufgeschwindigkeit, Menge, Beimengungen und Farbe des Liquors kontrolliert werden. Der Katheter wird täglich auf Lage, Entzündungszeichen, Verstopfen und Abknicken überprüft. Für Ventrikeldruckmessung und epidurale Messung gilt es, bei jeder Manipulation auf Sterilität zu achten. Ein steriler Verbandwechsel erfolgt einmal täglich ggf. zu dem gleichen Zeitpunkt, an dem die Kopfwunde versorgt wird.

Zerebrale **Krampfanfälle** können sich in vielerlei Formen manifestieren. Im Vordergrund steht die **Unterbrechung des Krampfanfalls** mit Benzodiazepinen oder Barbituraten. Grundsätzlich sollten Patienten mit bekannten Anfällen in einem ruhigen, abdunkelbaren Zimmer liegen, eine Forderung, die auf der Intensivstation nur schwer umzusetzen ist.

Bei **Verletzungen der Halswirbelsäule** kann eine zervikale Extension mittels **Crutchfield-Klammer** (Abb. 8.18-3) notwendig werden, bis eine operative Versorgung erfolgt oder eine Densfraktur des zweiten Halswirbelkörpers ausgeschlossen ist, da die Gefahr einer hohen Querschnittslähmung beim Abgleiten der frakturierten Halswirbelknochen besteht. Dabei wird mit-

8

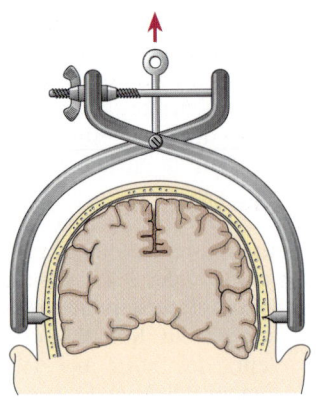

Abb. 8.18-3
Prinzip der Fixation einer Crutchfield-Klammer bei zervikaler Extension.

tels eines Bügels, der mit zwei Dornen oberhalb der Ohren am Schädelknochen befestigt ist, die Halswirbelsäule gestreckt. Der Bügel wird über eine Umlenkrolle mit einem Gewicht (2 bis 5 kg, abhängig von der Art der Verletzung) verbunden. Bei Erbrechen oder Abhusten von Sekret muß man den Patienten vorsichtig mitsamt der Unterlage zur Seite drehen.

8.18.5.6 Besonderheiten

Soweit möglich sind die Kranken vor der Operation über mögliche postoperative Folgen aufzuklären. Idealerweise sollten sie außerdem **präoperativ** verschiedene **Handlungen einüben** bzw. sich mit Hilfsmitteln vertraut machen. Somit können sie die postoperative Phase leichter bewältigen.

Schon unmittelbar nach der postoperativen Phase kann beim noch intubierten Patienten die **Frührehabilitation** beginnen. Sie ist bereits notwendig, bevor der Patient auf Ansprache reagieren oder einfache Anforderungen befolgen kann. Diese frühe Phase der Rehabilitation ist wichtig, damit der Patient so schnell wie möglich Grundbedürfnisse wie Nahrungsaufnahme und Kontinenz wiedererlernt und seine Eigenständigkeit und damit sein Selbstwertgefühl und seine Selbstsicherheit wiedergewinnt. Unterstützt werden die Maßnahmen durch eine intensive krankengymnastische, logopädische und ergotherapeutische Behandlung.

Postoperative Müdigkeit und Erschöpfung sind positiv zu beeinflussen z.B. durch gezieltes **Auffordern zu** dem Patienten möglichen **Aktivitäten.** Der Entwicklung eines Teufelskreises aus Ermüdung, Dekonditionierung und Frustration kann somit vorgebeugt werden. Desorientierte Patienten sollen immer wieder zur Person, zu Ort und Zeit und zur Beziehung zu anderen Menschen **reorientiert** werden, da sonst rasch der Bezug zur Realität verlorengehen kann („Sie sind Frau Müller." „Es ist jetzt Sonntag." „Sie sind hier auf der Intensivstation." „Das ist Ihr Sohn" usw.). Schon zu einem sehr frühen Zeitpunkt sind die nächsten Angehörigen in den Rehabilitationsprozeß einzubinden.

8.18.6 Prognose und Verlegung des Patienten

Es ist im Einzelfall unmöglich zu beurteilen, ob die unmittelbar postoperativ zu beobachtenden neurologischen Defizite persistieren oder nur vorübergehend bestehen. Dies liegt in dem schwer abzuschätzenden Einfluß der zerebralen Schwellung begründet, so daß der Patient und die Angehörigen bereits präoperativ darüber informiert werden sollten.

25% der betroffenen Patienten mit **Hirnblutungen** versterben noch am Blutungstag, nahezu die Hälfte vor Ablauf des ersten Vierteljahres. Die Hälfte der überlebenden Patienten behält schwere neurologische Defizite zurück (v.a. Sprachstörungen, motorische Störungen). Unproblematische **Aneurysmen** mit leichten Formen einer Subarachnoidalblutung haben meist eine gute Prognose (d.h. vollständige Wiederherstellung der Gesundheit), in schweren Fällen beträgt die Sterblichkeit > 50%.

Eine Prognose für einen **Schädel-Hirn-Verletzten** abzugeben ist äußerst schwierig, da Alter, Verletzungsmuster, Ausmaß der Hirnschädigung bzw. der Hirnblutung etc. den Genesungsverlauf stark beeinflussen.

Ähnliches gilt auch für **Tumorpatienten,** bei denen erhebliche Unterschiede der Überlebensrate bestehen. Ausschlaggebend sind die Dignität des Tumors, die Lokalisation und die Größe (vollständige Gesundung bei Meningeomen mit unveränderter Lebenserwartung; bei Glioblastomen progressive Verschlechterung und Tod innerhalb weniger Monate).

Die **Verlegung** der Patienten sollte so schnell wie möglich in eine spezielle **Rehabilitationseinrichtung** erfolgen. Intensiv- und Normalstationen haben über einen längeren Zeitraum für eine umfassende und intensive Betreuung dieser Patienten oft nicht genügend Ressourcen. Kommt es zur Verlegung des Patienten in eine spezielle Einrichtung, sollte ein schriftlicher, ausführlicher **Pflegebericht** zusätzlich zu der medizinischen Dokumentation mitgegeben werden. Darin sollten die Telefonnummer der Intensivstation und die hauptsächlich betreuenden Pflegekräfte mit Namen genannt werden. Das Personal der Rehabilitationseinrichtung kann so gezielt Rücksprache nehmen.

M Eine früh eingeleitete Rehabilitation kann eine wesentliche Verbesserung der Prognose für einen Schädel-Hirn-Verletzten bedeuten. ■

8.19 Patienten in der Hals-Nasen-Ohren-Heilkunde und Kieferchirurgie

8.19.1 Patientenklientel

Die Aufnahme von Patienten der Hals-Nasen-Ohren-Heilkunde (HNO) auf die Intensivstation ist insbesondere bei tumorchirurgischen Eingriffen und nach schweren Gesichtsschädelverletzungen erforderlich. Auch Patienten mit starker spontaner Nasenblutung und/oder Hörsturz werden vorübergehend auf die Intensivstation aufgenommen.

Der Anteil von männlichen Patienten, meist im Alter von 50 bis 70 Jahren, überwiegt v.a. bei tumorbedingten Eingriffen deutlich. Hier kommen oft auch Alkoholismus und Nikotinabusus als weitere Probleme hinzu. Die Patienten nach Traumen sind unterschiedlich alt, oft handelt es sich allerdings um Jugendliche und junge Erwachsene nach Verkehrsunfällen oder Unfällen in der Freizeit.

Erkrankungen
Wichtige Erkrankungen in HNO-Heilkunde und Kieferchirurgie, die im Rahmen der Intensivmedizin vorkommen, sind unter der Berücksichtigung von Klinik und Verlauf im Kapitel 8.19.3.7 aufgeführt.

8.19.2 Übernahme des Patienten

Nach der Übernahme des intubierten Patienten **aus** dem **Operationssaal** muß sofort die Beatmung fortgeführt werden. Bei der Übergabe sind intraoperativer Verlauf und postoperative Anordnungen des Operateurs und Anästhesisten klar wiederzugeben. Der Patient ist zum Überwachen von Herzaktion und Oxygenierung an den Monitor anzuschließen.

Bei der **Aufnahme** von Patienten mit z.B. Nasenbluten oder Hörsturz **aus** der **Ambulanz** ist ein beruhigender informativer Umgang erforder-

lich, da die Patienten meist ängstlich und aufgeregt sind. Beim Arzt, der die Erstversorgung des Patienten durchgeführt hat, sind Informationen wie mögliche Ursache, Unfallhergang und bisherige Maßnahmen zu erfragen.

8.19.3 Therapieschwerpunkte

Nach großen Eingriffen ist mit Nachblutungen, respiratorischen Problemen und Infektionen zu rechnen, die v.a. beim Umfang der Überwachungsmaßnahmen zu berücksichtigen sind.

8.19.3.1 Überwachung und Monitoring

In der Regel sind die **Vitalparameter** (Puls, RR, SaO_2) postoperativ zunächst mindestens alle fünf Minuten, nach einer Stunde halbstündlich und nach drei Stunden stündlich zu messen. Eine Stunde vor und bis zu drei Stunden nach der Extubation muß die Überwachungsfrequenz wieder erhöht werden. Bis zur Verlegung von der Intensivstation sollte kein Vitalparameter seltener als stündlich gemessen werden.

Das stündliche **Überwachen der Atemwege** ist Mindeststandard. Da bei Patienten nach Eingriffen im Kopf-Hals-Bereich besonders auf pulmonale Probleme zu achten ist, gehört das konsequente Auskultieren und Dokumentieren der Befunde zum Basis-Monitoring. Bei Spastik oder Rasselgeräuschen muß interveniert werden (Bronchodilatatoren, Kortikoide, Absaugen).

Wie bereits erwähnt, besteht eine erhöhte Nachblutungsgefahr. **Wundkontrolle** bzw. **Inspektion der Mundhöhle** und des Rachens müssen daher regelmäßig erfolgen. Ist die Mundhöhle z.B. bei Verdrahtung des Kiefers nicht zu öffnen, ist das Erkennen der Blutung oft erschwert. Evtl. muß hier in den ersten postoperativen Stunden der Mund vorsichtig abgesaugt werden, um eine Blutung erkennen zu können.

8.19.3.2 Ernährung und Flüssigkeitssubstitution

Der postoperative **Flüssigkeitsbedarf** wird in den ersten 24 Stunden mit hypokalorischen, parenteralen Lösungen ersetzt. Ist eine baldige Nahrungsaufnahme nicht abzusehen, weil z.B. bei Eingriffen im Pharynxbereich die Wundheilung abgewartet werden muß, so sollte der **Nahrungsaufbau** über eine bereits intraoperativ gelegte Magensonde erfolgen. Auch hier gilt der Grund-

8

satz (s.a. Kap. 8.13, Abdominalchirurgie), daß vor der Gabe von enteraler Nahrung Aktivitätszeichen des Darms vorhanden sein müssen, d.h., daß der Patient Darmgeräusche, Windabgang oder Stuhlgang hat.

M Nach operativen Eingriffen im Rachenbereich geht oft die Schluckreflexkoordination verloren, so daß ein versehentliches Verschlucken möglich wird. Daher dürfen die ersten Schluckversuche von Patienten nach Eingriffen im Rachenbereich nur mit klarem Wasser erfolgen. ■

8.19.3.3 Medikamentöse Therapie

Medikamente zum Lösen und Abhusten der Atemwegssekrete, zur Bronchodilatation, Antibiotika bei Infektionen und Analgetika zur Behandlung der postoperativen Wundschmerzen sind die häufigsten Medikamente.

Sekretolytika (z.B. Acetylcystein, Mucosolvan® und Gelomyrtol®) wirken nur bei ausreichender Hydrierung des Patienten. Ist dies nicht gewährleistet, kann auf die Gabe auch verzichtet werden. Des weiteren ist für ausreichendes Abhusten oder Absaugen zu sorgen, da sonst die

Vorteile der Sekretolyse durch Verlegen der Atemwege verlorengehen.

Bronchodilatatoren werden zur Behandlung von Atemwegsobstruktionen, die auf einer Konstriktion der kleinen Atemwege beruhen, eingesetzt. Üblich ist eine vierstufige Therapie, die in Tabelle 8.19-1 dargestellt ist.

Die Auswahl der **Antibiotika** sollte erregerspezifisch, d.h. nach Antibiogramm erfolgen.

Beim Hörsturz und nach Knalltraumen kommen **Rheologika** zum Einsatz, damit soll die gestörte Perfusion im Innenohrbereich wiederhergestellt werden. Verwendet werden HAESsteril® 10%, niedermolekulare Dextranlösungen und Trental®.

M Aufgrund der recht häufigen Allergie gegen Dextrane mit lebensbedrohlichen Schockereignissen sind beim Hörsturz Dextranlösungen nicht die Mittel der ersten Wahl. ■

Die Dosis von HAES-steril® beträgt einmal 5 ml/kg KG/Tag über fünf bis zehn Tage und wird intravenös verabreicht. Bei Patienten mit Herzinsuffizienz darf die Gabe nur vorsichtig unter häufiger Kontrolle von Puls und Blutdruck erfolgen, keinesfalls schneller als innerhalb von

Tab. 8.19-1 Antiobstruktives Stufenbehandlungsschema. Alle Dosieraerosole können auch über den Tubus gegeben werden.

Stufe	Therapie	Bemerkung
1	– Sympathomimetika über Dosieraerosol (Berotec®-Dosieraerosol, bis zu sechsmal zwei Hübe) – orale Retardpräparate (Spiropent®) bei Patienten mit Schwierigkeiten bei der Inhalation	– Schulung der Patienten erforderlich – Tachykardien möglich
2	– 1 bis 10 mg Adrenalin in den Mikrovernebler	– Geräteanweisung unbedingt beachten – nur bei postoperativen Patienten (auch zum Abschwellen im Nasen-Rachen-Raum geeignet)
	– Parasympatholytika (Atrovent®, dreimal zwei Hübe)	– Gefahr des Austrocknens der Schleimhäute
	– Theophyllin i.v. (Euphyllin® 5 mg/kg KG)	– bei Langzeittherapie nur unter Kontrolle des Blutspiegels (Krampfgefahr)
3	– Inhalation von Glukokortikoiden (Sanasthmax®-Dosieraerosol, dreimal zwei Hübe)	– bei Reizgasinhalation Mittel der ersten Wahl
4	– systemische Gabe von Kortikoiden (Solu-Decortin H®, bis zu 1 000 mg beim Status asthmaticus)	– bei Gabe über mehrere Tage in hoher Dosis Therapie immer ausschleichend beenden

60 bis 90 Minuten. Zusätzlich gibt man während der Infusionstherapie mit HAES und darüber hinaus Trental® oral in einer Dosierung bis zu 1 200 mg (verteilt auf drei Gaben pro Tag). Evtl. kann auch eine Glukokortikoidgabe oder die Blockade des Ganglion stellatum (Kap. 5.9.4) beim Hörsturz versucht werden.

8.19.3.4 Lokale Therapie

In den ersten 24 Stunden postoperativ wird der **Verband** nicht gewechselt, außer es bestehen Zeichen einer Blutung oder einer perakuten Infektion. Am ersten postoperativen Tag wird der Verband unter sterilen Kautelen entfernt, die Wunde desinfiziert und auf Zeichen der Infektion oder Nachblutung untersucht. Sind keine Komplikationen aufgetreten, erfolgt ein trockener, steriler Verband.

Bei **Infektionszeichen** muß abhängig von der Lokalisation evtl. eine Untersuchung der Wunde in Narkose erfolgen, um Fistelbildungen bereits in der Frühphase zu verhindern.

Bei leichteren **Blutungen** aus der Nase reicht eine lokale Applikation gefäßverengender Mittel wie Privin® oder Adrenalin über getränkte Wattetupfer oder die Ätzung mit Silbernitrat oder Elektrokoagulation zur Blutstillung aus. Wache, nicht intubierte Patienten mit Nasenbluten sollten aufrecht sitzen oder seitlich liegen, damit die Gefahr einer Aspiration vermindert ist.

M Grundsätzlich muß der Patient bei Nasenbluten durch ruhiges und sicheres Auftreten beruhigt werden. Eventuell ist eine medikamentöse Sedierung nötig, und ein pathologisch erhöhter Blutdruck ist auf niedrig-normale Werte (systolisch zwischen 100 und 110 und diastolisch zwischen 70 und 80 mmHg) zu senken. Der Oberkörper wird hoch gelagert und ein nasses Handtuch, Kühlelemente oder in eine Plastiktüte gepackte Eiswürfel in den Nacken gelegt. ■

Bei starkem Nasenbluten (auch intraoperativ bei Eingriffen an der Nase) werden **Nasentamponaden** eingelegt, um die Blutungsquelle zu komprimieren. Bei Blutungen aus dem hinteren Nasenabschnitt sind spezielle Ballonkatheter zu empfehlen (pneumatische Nasentamponade mit Xomed Epistat®). Wird nur eine vordere Tamponade angestrebt, erhält der wache Patient eine Oberflächenanästhesie, danach können mehrere Lagen einer Tamponade eingelegt werden.

Bei Blutungen aus dem hinteren Bereich der Nase muß eine Bellocq-Tamponade (Abb.

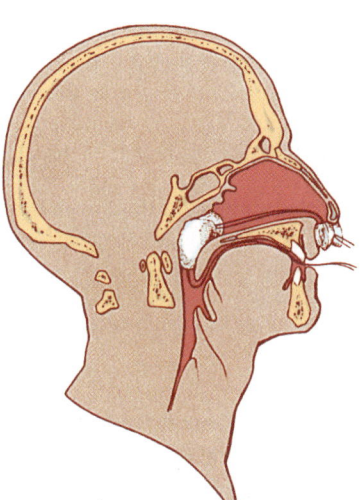

Abb. 8.19-1
Hintere Tamponade bei schwerem Nasenbluten (Bellocq-Tamponade). Der Gaze- bzw. Schaumstofftampon verschließt die Choanen und verhindert so das Bluten aus dem Nasenraum in den Pharynx.

8.19-1) eingelegt werden, was aufgrund der Schmerzhaftigkeit in den allermeisten Fällen eine Narkose erfordert. Die Bellocq-Tamponade tamponiert die gesamt Nasenhöhle der betreffenden Seite und verschließt den Nasenraum zum Rachen hin. Sie wird vom Arzt mittels eines Fadens durch den Mund retrograd in die Nasenhöhle gezogen. Dabei dürfen die Haltefäden nicht am Nasensteg und an den Nasenflügeln anliegen, da es sonst zu Nekrosen der Nasenflügel kommen kann. Während die Bellocq-Tamponade liegt, muß der Patient antibiotisch abgedeckt werden, da Sinusitis und Otitis drohen. Nach spätestens sieben Tagen ist die Bellocq-Tamponade wieder zu entfernen.

Läßt sich eine Blutung auch durch Tamponieren nicht stillen, verbleibt als Therapiealternative das **Unterbinden der versorgenden arteriellen Gefäße.** Selbstverständlich müssen evtl. Blutverluste oder Defizite an Gerinnungsfaktoren ersetzt werden, sofern sie klinisch relevant sind.

8.19.3.5 Respiratorische Therapie

Differenzierte Beatmungsmuster sind hier selten erforderlich.

Bei **obstruktiven Störungen** muß durch Bronchodilatatoren und evtl. Kortikoide versucht werden, zu hohe Beatmungsdrücke zu vermeiden. Kommt es zu **Barotraumen** (Pneu, Mediastinal- oder Hautemphysem) und Behinderung der Atmung, ist eine Pleura- oder Mediastinaldrainage zu legen.

Die **Extubation** auf der Intensivstation bei nachbeatmeten Patienten, die im Bereich der

8

oberen Atemwege operiert wurden, darf nur unter Nottracheotomie-Bereitschaft erfolgen, da massive Schwellungen im Bereich des Tubus vorliegen könnten, die nach der Extubation sofort zu einer evtl. tödlichen Verlegung der Atemwege führen.

Bei **intubierten Patienten** sind die Atemwege durch regelmäßiges steriles Absaugen freizuhalten. Die Luftwege müssen unbedingt befeuchtet und zusätzlich Mund und Nase regelmäßig abgesaugt werden (Trachealtoilette, Kanülenpflege s. Kap. 7.3).

8.19.3.6 Besondere therapeutische Verfahren

Zum Teil erfolgt nach Tracheaquerresektion die **Jet-Ventilation.** Hierbei werden dem Patienten mit einem speziellen Beatmungsgerät über eine Art dünne Kanüle unter hohem Druck und hoher Frequenz kleine Volumina an Luft „eingepreßt". Der Vorteil besteht darin, daß kein Tubus in der Trachea zu liegen kommt, der die frische Nahtstelle beeinträchtigen könnte. Außerdem kann der Patient parallel zur Aktion des Jet-Ventilators atmen, ohne daß ein Abstimmen mit dem Jet-Gerät erfolgen muß. Das Einstellen des Jet-Ventilators erfordert Gefühl und Erfahrung. Bei der Anwendung ist auf Frequenz, Druck und deren Auswirkung auf die Oxygenierung sowie die Spontanatmungsbemühungen des Patienten zu achten.

8.19.3.7 Wichtige Krankheitsbilder

Tumoren
Von den Tumoren ist das Kehlkopfkarzinom mit Abstand die häufigste bösartige Neubildung im Kopf- und Halsbereich. Männer sind zehnmal häufiger betroffen als Frauen. Das Kehlkopfkarzinom führt unbehandelt bei der Hälfte aller Patienten innerhalb von zwölf Monaten durch Ersticken, Verbluten oder Metastasierung zum Tod. Eine lang bestehende Heiserkeit, insbesondere bei Rauchern, ist das Leitsymptom. Jede länger als einen Monat andauernde Heiserkeit muß daher unbedingt durch einen Hals-Nasen-Ohren-Arzt abgeklärt werden.

Daneben sind Speicheldrüsentumoren (Leitsymptom Schmerz), Tumoren der Nasennebenhöhlen und Tumoren im Bereich der Mundhöhle, v.a. der Zunge und Lippen, Anlaß für umfangreiche Tumorresektionen im Kopf- und Halsbereich. Die tumorchirurgischen Eingriffe werden häufig mit dem Entfernen der regionären Lymphknoten (Neck-dissection) verbunden. Hier kann es intraoperativ und postoperativ zu schweren Blutungen kommen. Daneben sind postoperative Schwellungen im Gesichts- und Rachenbereich mit Verlegung der Atemwege möglich. Die postoperativen Komplikationen wie Pneumonie oder Entzugsdelir sind oft auf den Genußmittelmißbrauch zurückzuführen.

Gesichtsschädelverletzungen
Gesichtsschädelverletzungen aus dem Kraftverkehr sind seltener geworden (Sicherheitsgurtpflicht und Airbag). Dagegen sind Sportverletzungen, z.B. beim Reitsport Stürze vom Pferd oder Tritte ins Gesicht, eher zunehmend. Dabei kommt es nicht selten zu schwersten Zertrümmerungen des Gesichtsschädels, oft mit Begleitverletzungen wie Schädel-Hirn- oder stumpfes Bauchtrauma.

Trachealstenose
Ein weiterer Aufnahmegrund ist die Trachealstenose mit zunehmender Atemnot nach Tracheotomie und/oder Langzeitbeatmung.

M Typisch für Patienten mit Trachealstenose ist ein Nach-vorne-Beugen des Kinns, weil dadurch die Atmung etwas erleichtert wird. ■

Eine plastische Versorgung einer Trachealstenose ist nur operativ möglich, wobei verschiedene Techniken konkurrieren. Bei schwersten Veränderungen mit narbigen Schrumpfungen aller Tracheaabschnitte muß bei einer Tracheaquerresektion der stenotische Teil mobilisiert und entfernt werden. Dann sind nach entsprechender Lösung vom umgebenden Gewebe die beiden Stümpfe einander zu nähern, damit eine Reanastomose erfolgen kann. So lassen sich theoretisch bis zu 50% der Trachealänge ersetzen.

Die psychische Belastung von Patienten mit Trachealstenosen darf man nicht vernachlässigen, sie stehen bei Streßsituation stark unter Druck und haben häufig eine lebensbedrohliche Atemnot. Prä- und postoperativ ist das Überwachen auf der Intensivstation erforderlich, um bei Streßsituationen rasch eingreifen zu können und die Patienten durch entsprechende Maßnahmen wie Gespräche, Sedierung, Sauerstoff, Jet-Ventilation von ihrer akuten Atemnotsymptomatik zu befreien.

Nasenbluten
Meist ist Nasenbluten ein harmloses Ereignis, das in Einzelfällen jedoch tödlich enden kann.

Da die Blutungsquelle bei einem tiefen Sitz in der Nasenhöhle nicht direkt komprimiert werden kann, die Region gleichzeitig aber sehr gut durchblutet ist, kann es u.U. schwer oder gar nicht zu behandeln sein. Gefährlich sind v.a. die Blutungen im mittleren und oberen Nasengang.

Hörsturz

Der Hörsturz gehört zu den eher „kleinen" Notfällen in der HNO-Heilkunde, nimmt aber an Häufigkeit deutlich zu. Die Ätiologie ist ungeklärt, sehr oft besteht bei den betroffenen Patienten aber eine akute, schwere, psychische Belastungssituation (z.B. Entlassung, Versetzung, Umzug, Rente, Trennungsängste, Todesfall). Neben der akuten, schweren Minderung des Hörvermögens (meist einseitig) besteht in einem Viertel der Fälle zusätzlich ein Nystagmus mit schwerem Schwindel.

8.19.4 Komplikationen

Die meisten Komplikationen betreffen die Atemwege und hier wiederum die Patienten nach Tracheotomie. Die wichtigsten Komplikationen nach Tracheotomie sind in den ersten Stunden die **Nachblutung** und die **Cuff-Leckage.** Beides kann über die pulmonale Aspiration von Blut oder Erbrochenem zu **Pneumonie** oder **ARDS** führen. Nach 24 bis 48 Stunden besteht die Hauptgefahr in dem Verlegen des Tubus durch eingedicktes Sekret, was zur akuten Cuffverlegung mit nachfolgender Zyanose, Hyperkapnie, Hypoxie und Herzstillstand führen kann. Durch sorgfältiges Überwachen und Pflegen der Kanüle sind diese Komplikationen zu vermeiden bzw. rechtzeitig zu erkennen.

Häufig entwickeln sich bei Langzeittracheotomierten **Stenosen, Granulome** und unschöne **Narben.** Die mögliche Stenose der Trachea nach Tracheotomie kann später zur Notwendigkeit einer plastischen Trachealrekonstruktion führen.

8.19.5 Pflege bei Intensivpatienten der HNO- und Kieferchirurgie

Die Pflege dieser Patienten ist wegen des Fehlens von schweren Organinsuffizienzen meist wenig kompliziert, kann jedoch in Einzelfällen bei z.B. Komplikationen der Tracheotomie und Auftreten eines Entzugsdelirs anstrengend und anspruchsvoll sein.

8.19.5.1 Krankenbeobachtung

Neben dem Beobachten der **Kreislaufsituation** ist auf Zeichen der **Blutung, Infektion** und erschwerte **Atmung** (Bronchospasmus, Sekrete, Fremdkörper) zu achten. Sind die Patienten besonders disponiert (Alkoholanamnese), so muß bereits in den ersten postoperativen Stunden mit dem Auftreten eines **Entzugsdelirs** gerechnet werden.

8.19.5.2 Psychische Betreuung

Postoperativ steht die Furcht vor äußerlicher Veränderung, Entstellung und somit die Angst, nicht mehr den eigenen oder den Vorstellungen der Umwelt zu entsprechen, im Vordergrund. Bei Laringektomierten ist der Verlust der Sprache eine traumatisierende Veränderung des Lebens, die häufig erst nach der Entlassung von der Intensivstation in der vollen Schwere und Bedeutung erlebt wird. Aber auch bei kurzfristigem Sprachverlust durch Intubation ist die Unmöglichkeit zu sprechen eine Belastung, der unbedingt mit Geduld und Verständnis entgegenzuwirken ist.

Beim Hörsturz sollten die Patienten bereits während des Klinikaufenthaltes auf das Aufdecken und Verarbeiten der zugrundeliegenden persönlichen Problematik hingewiesen werden, da ansonsten ein erneuter Hörsturz möglich ist.

8.19.5.3 Prophylaxen

Die Pflegemaßnahmen der **Pneumonieprophylaxe** sind hier besonders wichtig, da z.B. mögliche Probleme der Atmung auftreten können und/oder das Abhusten erschwert sein kann (s.a. Kap. 8.19.5.5).

Auf die mehrmals täglich erforderlichen atemgymnastischen Übungen ist der Patient möglichst präoperativ vorzubereiten. Sie sind das A und O, um pulmonale Komplikationen zu vermeiden und eine rasche Rekonvaleszenz zu erreichen. Neben dem Vernebeln und Inhalieren bronchodilatierender und sekretlösender Medikamente (z.B. Adrenalin, Mucosolvan®) sind das klassische Abklopfen und die Vibrationsmassage möglich. Kann der Patient nicht abhusten, muß das Sekret aus Mund, Nase, Rachen und Trachea abgesaugt werden.

Daneben ist wie bei allen postoperativen Patienten die **Thromboseprophylaxe** mit Heparin (z.B. Embolex® s.c. oder Heparin in niedriger Dosierung über Perfusor), Antithrombosestrümpfen und der möglichst frühen Mobilisation nötig.

8

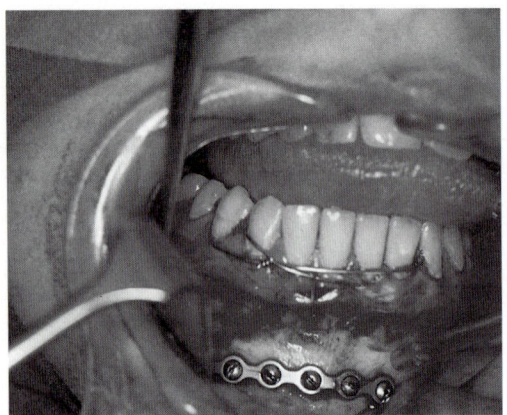

Abb. 8.19-2 Monomaxilläre Drahtligatur zur Fixation von Bruchfragmenten bei Mittelgesichtsfraktur.

Bei Patienten mit Operationen im Mund und/ oder evtl. Drahtligatur (Abb. 8.19-2) ist zur **Soor-, Parotitis-** und somit **Infektionsprophylaxe** mehrmals täglich eine intensive Mundpflege indiziert.

Bei Patienten z.B. nach Neck-dissection kann es u.U. zu **Kontrakturen** der operierten Halsseite kommen, was durch gezielte Physiotherapie zu vermeiden ist.

8.19.5.4 Lagerung und Mobilisation

Die Oberkörperhochlagerung muß bei allen frisch operierten Patienten angestrebt werden, sofern möglich, sollten die Patienten praktisch sitzen. Dadurch kann man insbesondere nach Eingriffen im Kopf- und Halsbereich das Entstehen von Ödemen und Nachblutungen im Wundbereich verzögern sowie die Atmung erleichtern. Nach Operationen im Halsbereich ist der Kopf des Patienten evtl. mit einem Kissen zu stützen. Besteht die Gefahr einer Lymphabflußbehinderung, insbesondere nach Neck-dissection, ist der Arm der operierten Seite leicht erhöht zu lagern.

Sofern keine Kontraindikationen bestehen, sollte ein **Lagewechsel** alle zwei bis vier Stunden erfolgen (Sekretmobilisation und Erleichtern des Abhustens), wobei auch hier der Oberkörperkörper möglichst erhöht zu lagern ist. Da eine Seitenlagerung aufgrund der Verbände und des Eingriffs (z.B. Trachea-Eingriffe, plastische Eingriffe mit Transplantationen) oft nicht umzusetzen ist, ist der Atemgymnastik besondere Aufmerksamkeit zu widmen.

Eine frühzeitige **Mobilisierung** ist bei praktisch allen Patienten möglich, allerdings sind zu **ruckartige Bewegungen** zu **vermeiden**.

M Bettruhe ist nur in den ersten zehn Tagen nach Tracheaquerresektion erforderlich. Bei diesen Patienten muß regelmäßig das vorsichtige Umlagern (anfangs mit dem Operateur zusammen) erfolgen. ■

8.19.5.5 Krankheitsspezifische Pflegehandlungen

Der **Wechsel** von **Trachealkanülen** ist bei HNO- und kieferchirurgischen Patienten häufig erforderlich (Kap. 7.3). Je nach Operationszeitpunkt können verschiedene Trachealkanülen Verwendung finden (Tab. 8.19-2), unmittelbar postope-

Tab. 8.19-2 Trachealkanülen zur Versorgung von tracheotomierten Patienten.

Art der Trachealkanüle	Material	Besonderheiten des Cuffs	Bemerkung
• Sprechkanüle	– Silber – Kunststoff	– Kanüle hat keinen Cuff	– geeignet für Langzeitkanülenträger – Sprechkanülen ermöglichen eine Verständigung mit der Umwelt
• Tracheoflex-kanüle	– Polyäthylen	– Cuff aufblasbar	– mit Spiraldraht gegen Abknicken gesichert – zur akuten Versorgung nach Tracheotomie – gegen Zuschwellen optimal geeignet
• Kamen-Wilkinson	– Silikon	– passives Dehnen eines Polyurethanschaums	– sehr gut schleimhautverträglich – gut für längere Behandlung auf der Intensivstation geeignet – Kanülenwechsel für den Ungeübten schwierig

rativ liegt meist eine sog. Tracheoflexkanüle, die mit einem Spiraldraht gegen Abknicken gesichert ist.

Die Blockmanschette (Cuff) wird im Operationssaal aufgeblasen und sollte postoperativ regelmäßig mit einem Cuffdruckmesser überprüft werden. Ein Druck im Cuff, der 5 bis 10 cmH$_2$O über dem Beatmungsdruck (bei spontanatmenden Patienten nicht über 20 cmH$_2$O) liegt, ist ausreichend. Höhere Drücke führen zu Druckulzera in der Trachea. Bei der Tracheoflexkanüle ist der Kontrollballon so zu plazieren, daß er immer gut sichtbar ist. Bei einem plötzlichen Druckverlust kann die Kanüle ausgehustet werden. Für diese Fälle ist eine **Nottracheotomieausrüstung** bereitzuhalten.

8.19.6 Prognose und Verlegung des Patienten

Die Prognose ist im wesentlichen von der Grunderkrankung sowie von der kardiopulmonalen Leistungsfähigkeit abhängig. Da praktisch alle Verletzungen im Kopf- und Halsbereich außerordentlich gut verheilen, ist der Aufenthalt auf einer Intensivstation meist nur kurz. Ist bei einer Trachearesektion oder einer akuten pulmonalen Insuffizienz ein längerer Aufenthalt erforderlich, so ist auch hier die Belastung durch den operativen Eingriff selbst gering.

Ist die durch den Eingriff und/oder den Blutverlust bedingte akute Gefährdung überstanden und sind alle notwendigen lebenserhaltenden Schutzreflexe vorhanden, kann die **Verlegung** des Patienten angestrebt werden. Neben dem schriftlichen Verlegungsbericht sind bei der mündlichen Übergabe die **Besonderheiten** zusammenzufassen. Diese können u.a. sein:
- Gab es Auffälligkeiten im Verlauf?
- Liegen Tamponaden? Wann wurden sie gelegt? Gibt es noch Zeichen der Blutung?
- Wie ist die Kreislaufsituation?
- Bestehen Kommunikationsstörungen (Patient tracheotomiert, laryngektomiert)? Wie kommt der Patient damit zurecht?
- Welche Art der Kommunikation ist dem Patienten am liebsten (Mimik, Gestik oder Aufschreiben)?
- Ist ein Sprachtraining sinnvoll? Ist der Einsatz einer Sprechkanüle o.ä. geplant?
- Wie ist die psychische Situation?
- Sind prophylaktische Maßnahmen erforderlich?
- Wie ist der Mobilisationsgrad?

- Wie erfolgt die Nahrungszufuhr (Sonde, oral, flüssig)? Wie weit ist der Kostaufbau?
- Bestehen noch Schluckstörungen?
- Bei maligner Erkrankung: ist der Patient aufgeklärt?
- Bestehen Suchtprobleme? Ist auf ein mögliches Delir zu achten?

8.20 Patientinnen in der Gynäkologie und Geburtshilfe

8.20.1 Patientenklientel

Eine spezifische Intensivtherapie ist bei gynäkologischen Patientinnen eher selten erforderlich. In Einzelfällen muß postoperativ aufgrund ausgedehnter intraabdomineller Eingriffe mit Auskühlung und/oder großem Blutverlust eine Nachbetreuung erfolgen, die jedoch dem Vorgehen bei abdominalchirurgischen Patienten entspricht. Eine weitere Indikation zur postoperativen Überwachung auf einer Intensivstation sind intra- oder postoperative Veränderungen bei kardiopulmonalen, renalen und systemischen Vorerkrankungen. Die Behandlung richtet sich hier v.a. nach den Begleiterkrankungen.

Im Gegensatz dazu ist in der **Geburtshilfe** häufig eine Intensivüberwachung und -therapie, z.B. nach komplizierten Entbindungen, erforderlich. Daneben kann eine Vielzahl von intensivpflichtigen Schwangerschaftskomplikationen auftreten, die v.a. im letzten Trimester und unmittelbar nach der Entbindung zu lebensbedrohlichen Störungen führen können. Die Inzidenz ist gering, und die Patientinnen haben aufgrund ihres Alters und meist fehlender Begleiterkrankungen eine beachtliche Kompensationsfähigkeit. Die Müttersterblichkeit liegt in den westlichen Industriestaaten bei bis zu zehn bis zwanzig pro 100 000 Lebendgeburten. Dies ist immer noch zu hoch.

Daneben ist zu beachten, daß neben dem Leben der Mutter auch das ungeborene Kind akut bedroht ist.

Erkrankungen
Im Rahmen der Intensivpflege und -therapie sind Patientinnen mit **Schwangerschaftskomplikationen,** mit **lebensbedrohlichen Erkrankungen** bei bestehender unauffälliger Schwangerschaft und mit Komplikationen während der Entbindung zu betreuen.

8

Klinik und Verlauf

Klinik und Verlauf sind von der Begleiterkrankung bzw. den Komplikationen abhängig und werden in Kapitel 8.20.3.6 näher erläutert.

8.20.2 Übernahme der Patientin

Bei der Aufnahme einer Patientin auf die Intensivstation muß man sich immer sofort davon überzeugen, daß die Atemwege frei sind und die Atmung oder Beatmung stabil ist. Auch die Kreislaufsituation ist zu erfassen (Tab. 8.20-1).

Schwangere sollten immer in Linksseitenlage gelagert werden, um ein **Vena-cava-Kompressionssyndrom** zu verhindern. Eine vollständige mündliche und schriftliche Übergabe aller krankheits- und schwangerschaftstypischen Merkmale ist unabdingbar.

Bei der Übernahme ist es besonders bei wachen Schwangeren wichtig, daß sie beruhigt werden, da jede Aufregung auch für das Kind schädlich ist (z.B. Sauerstoffversorgung sinkt). Auch gilt es zu beachten, daß schwangere Patientinnen immer als nicht nüchtern gelten.

Tab. 8.20-1 Vorgehen bei der Übernahme gynäkologischer und geburtshilflicher Patientinnen auf die Intensivtherapiestation.

Untersuchung, Überwachung	Mögliche Diagnose	Maßnahme
• Atemwege prüfen: Atembewegung beobachten, Thorax abhören	Aspiration bei Erbrechen durch Krampfanfall im Rahmen einer Gestose	Sellick-Handgriff Mund ausräumen Wendl-Tubus einführen Larynxmaske oder Intubation vorbereiten
• Oxygenierung prüfen: Pulsoxymetrie anschließen, pulsoxymetrisch SaO_2 bestimmen	zentrale Atemdepression mit Hypoventilation	obengenannte Maßnahmen und zusätzlich Gabe von Sauerstoff über Maske oder Nasensonde
• Kreislauf überwachen: Hauttemperatur prüfen, Puls und Blutdruck messen, Hautfarbe kontrollieren, Blässe, Zyanose, Urinausscheidung überwachen	hypovolämischer Schock bei massiver Blutung Hypertonie bei Gestosen	Volumengabe Blutkonserven bestellen antihypertensive Therapie einleiten
• Körperliche Untersuchung auf: Schwellungen im Gesicht und/oder an Händen, Hautabschürfungen, Blutergüsse am Körper	Ödeme bei Gestose schwere vaginale Blutung bei Plazentalösung Verletzungen durch Vergewaltigung	spezifische Therapie einleiten
Bauchumfang messen (10 cm oberhalb des Nabels und am Nabel)	Zunahme des Bauchumfangs innerhalb kurzer Zeit spricht für intrauterine oder intraabdominelle Blutung	
• Vaginale Untersuchung: im zweiten und dritten Schwangerschaftstrimester bei vaginaler Blutung nur in Operationsbereitschaft	Placenta praevia	Verlegung in den Operationssaal vorbereiten Kreuzblut abnehmen Konserven bestellen
• Mentalen Status bestimmen: ist Patientin verwirrt, unruhig, agitiert?	Blutverlust oder Präeklampsie	O_2-Gabe spezifische Therapie einleiten

Tab. 8.20-1 *Fortsetzung*

Untersuchung, Überwachung	Mögliche Diagnose	Maßnahme
• Schmerzbeobachtung, Schmerzbeurteilung: abdominelle Schmerzen beschreiben und lokalisieren lassen	scharfer Schmerz bei Uterusruptur krampfartige Schmerzen bei Abort einseitiger Schmerz bei extra-uteriner Gravidität (EU), rupturierter Ovarialzyste Rückenschmerzen bei Placenta praevia und Abort stärkste Schmerzen bei rupturier-ter EU, drohender Uterusruptur oder Plazentaablösung	Analgetikagabe erst nach Diagnosestellung, dann spezifische Therapie einleiten
• Allgemeinbefinden erfragen: Übelkeit und Erbrechen?	häufig bei Plazentaablösung, EU, Präeklampsie, drohender Uterusruptur	spezifische Therapie beginnen, Antiemetika verabreichen

8.20.3 Therapieschwerpunkte

8.20.3.1 Überwachung und Monitoring

■ **Hämodynamik:** Bei Blutungen und Erbrechen ist eine genaue, stündliche Bilanzierung erforderlich, um rechtzeitig einen Volumenverlust erkennen zu können. Schwangere sind meist relativ jung und besitzen eine große physiologische Kompensationsfähigkeit, daher sind Veränderungen der Kreislaufsituation häufig erst spät zu bemerken, und der Volumenverlust ist evtl. bereits sehr ausgeprägt. Um den Volumenverlust früher erkennen zu können, sind das Zusammenrechnen des verlorenen Blutes und der erbrochenen Flüssigkeitsmengen sowie das Beobachten der Urinproduktion sinnvoll. Besonders ist zu beachten, daß ein Hämatokrit-Abfall deutlich vor einem Hb-Abfall auftritt.

■ **Bewußtsein:** Die neurologische Beurteilung (Glasgow-Koma-Skala) muß bei Patientinnen mit eingeschränktem Bewußtsein stündlich erfolgen (Kap. 8.18.3.1).
Rasche Veränderungen der Bewußtseinslage (Eintrüben, Aufklaren) sind als wichtiges diagnostisches Kriterium den behandelnden Ärzten sofort zu berichten.

■ **Infektionsparameter:** Die Infektionsgefahr ist bei gynäkologischen und geburtshilflichen Patientinnen stark erhöht, so daß alle Hinweise auf eine lokale oder systemische Infektion wie erhöhte Körpertemperatur, Schmerzen oder Leukozytose zu beachten sind.

■ **Fetales Monitoring und Überwachung des Kindes:** Bei schwangeren Frauen muß das Kind ebenfalls überwacht werden, dies gilt besonders für das letzte Schwangerschaftsdrittel. Dazu kann unter Kontrolle eines Gynäkologen oder einer Hebamme ein Wehenschreiber zum Beurteilen des kindlichen Zustands (kindliche Herzfrequenz unter 120/min oder über 160/min ist ein Zeichen für kindlichen Streß) verwendet werden. Die uterine Sonographie ist ein Standardverfahren zur Überwachung des Kindes im Mutterleib, woraus sich auch die Möglichkeit ergeben hat, den FBP-Score (fetal biophysical profile) zu messen. Um den kindlichen Zustand abschätzen zu können, werden folgende fünf Parameter herangezogen:
– sonographisch bestimmte intrauterine Bewegung des Kindes
– intrauterine kindliche Bewegungen
– Tonus der kindlichen Extremitäten
– Menge der Amnionflüssigkeit
– Reaktion auf milde Stressoren, z.B. mütterliche Bewegungen, Husten
Je mehr Parameter beeinträchtigt bzw. pathologisch verändert sind, um so höher ist die zu erwartende Inzidenz perinataler kindlicher Todesfälle.
Die therapeutischen Schlußfolgerungen aus Veränderungen des kindlichen Zustands zu ziehen fällt unter fachärztliche Verantwortung. Die relevanten Informationen müssen in diesem Falle klar und deutlich, schriftlich fixiert, weitergeleitet werden.

8

Die Überwachung bei gynäkologischen Patientinnen ist abhängig von der Vorerkrankung oder dem Operationsverfahrens (Kap. 8.13.3).

8.20.3.2 Ernährung und Flüssigkeitssubstitution

Flüssigkeitssubstitution und Ernährung orientieren sich an den in Kapitel 7.6 dargestellten Grundsätzen.

Bei Schwangeren mit **EPH-Gestose** ist die Kontrolle von Hypertonie und Hypalbuminämie vordringlich. Daher ist die Gabe von Flüssigkeit **restriktiv** zu handhaben. Der Eiweißmangel wird durch hochprozentige Albuminlösung (z.B. viermal 50 ml Humanalbumin 20%) ausgeglichen. Die zusätzliche Gabe von Nährlösungen darf nur erfolgen, wenn die Patientin stabil ist (kein Schock, keine neurologischen Störungen, keine Sepsis).

Der Volumenersatz bei **hypovolämischem Schock** erfolgt unter Beachtung von Blutdruck, ZVD, peripherer Durchblutung und der Urinausscheidung.

Nach operativen Eingriffen kann auf die Substitution mit Blutpräparaten bei gesunden jungen Frauen verzichtet werden, bei Blutverlusten bis zu einem Hb-Wert von 7 g%. Möglicherweise ist die Gabe von Erythropoetin hilfreich, wenn eine Blutsubstitution vermieden werden soll. Bei gynäkologischen oder schwangeren Patientinnen stellt ein Hb-Wert von 9 bis 10 g% eine Grenze dar, bei deren Unterschreitung mit deutlich mehr und schwereren Komplikationen (insuffiziente Oxygenierung des Kindes, protrahierter Schock) zu rechnen ist.

8.20.3.3 Medikamentöse Therapie

Bei jeder Medikamentengabe an Schwangere ist das mögliche Risiko für das ungeborene Kind zu bedenken. Teratogene Folgen sind v.a. in den ersten zehn Schwangerschaftswochen zu erwarten, während später überwiegend negative Auswirkungen auf die uteroplazentare Einheit, also eine Senkung der Sauerstoffaufnahme des Kindes, zu befürchten sind.

- **Analgetika und Sedativa:** In der Frühschwangerschaft sind Benzodiazepine kontraindiziert, da sie zu einer erhöhten Inzidenz an Fehlbildungen führen können. Opioide scheinen in dieser Hinsicht sicher zu sein und können ohne Gefahr für das Kind kurzfristig verwendet werden.

Steht eine Schnittentbindung bevor, so sollte vorher bereits der Neonatologe über die Art und letztmalige Gabe von langwirkenden Opioiden informiert werden. Diese bewirken fast immer eine schwere Atemdepression beim Neugeborenem. Bei allen Schnittentbindungen muß eine entsprechende respiratorische Unterstützung (Intubation und Beatmung) vorbereitet werden.

- **Antihypertensiva:** Die Therapie der Hypertonie bei einer sich verschlimmernden Schwangerschaftsgestose erfordert eine stationäre Aufnahme. Wegen der negativen Auswirkung vieler Antihypertensiva auf die Durchblutung der Gebärmutter kommen nur wenige der gebräuchlichen Antihypertensiva zur Anwendung. Die meisten positiven Erfahrungen in der parenteralen Behandlung der akuten Hypertonie bei Schwangeren liegen weltweit mit Hydralazin vor (Nepresol® Inject), da der uterine Blutfluß positiv beeinflußt wird. Reicht Hydralazin alleine nicht, um den Blutdruck ausreichend zu senken, kann zusätzlich Clonidin (Catapresan®) verabreicht werden. Clonidin hat einen leicht sedierenden Effekt, der gerade bei Schwangeren mit einer Präeklampsie erwünscht ist.

- **Antikoagulanzien:** Das Mittel der Wahl bei einer notwendigen Antikoagulation schwangerer Frauen (z.B. mit Kunstherzklappe oder bei Lungenembolie) ist Heparin, da es die Plazentabarriere nicht passiert.

A Warfarin® sollte bei Schwangeren in jeder Phase vermieden werden, da es eine Embryopathie und Schäden am ZNS verursachen kann. ◄

Die Gabe von Thrombolytika ist während der Schwangerschaft selten erforderlich. Dennoch sind tPA und Streptokinase bei einer postpartalen Lungenembolie mit Erfolg angewendet worden. Hier ist jedoch eine intensive konsiliarische Betreuung durch einen Angiologen erforderlich, um eine iatrogen verursachte massive Gerinnungsstörung der Patientin zu verhindern bzw. zu behandeln.

- **Gerinnungspräparate:** Die Substitution mit spezifischen Gerinnungspräparaten sollte sich streng am nachgewiesenen Mangel des entsprechenden Faktors orientieren. Als Faustregel gilt, daß ab der Gabe von etwa sechs Erythrozytenkonzentraten (EK) ein Ersatz von Gerinnungsfaktoren durch Gabe von Fresh-frozen-Plasma (FFP) im Verhältnis 1 : 2 (ein FFP auf zwei EK) erfolgen kann. Thrombozytenkonzentrate sind erst bei einem Abfall der Thrombozyten auf < 60 000/μl indiziert.

- **Katecholamine:** Katecholamine sind häufig erforderlich, um die Herz-Kreislauf-Funktion der Mutter zu unterstützen. Bei jedem blutdrucksteigernden Medikament ist mit einer Belastung des ungeborenen Kindes zu rechnen. Vor dem Einsatz von Katecholaminen muß daher immer ein adäquater Volumenersatz, die Linksseitenlage zur Entlastung der V. cava und bei Bradykardie die Gabe von Atropin erfolgt sein.
- **Kortikoide:** Bei Fruchtwasserembolie und evtl. auch bei Aspiration von Mageninhalt stellt die Gabe von Kortikosteroiden alle vier bis sechs Stunden (30 mg/kg KG Hydrocortisonäquivalent) eine therapeutische Möglichkeit dar. Der Erfolg ist allerdings ungewiß.
- **Magnesiumascorbat:** Magnorbin® wird als Antikonvulsivum und zur Vermeidung und Therapie von zerebralen Krampfanfällen bei Schwangeren mit Präeklampsie/Eklampsie verwendet. Man gibt es in einer Dosis von zunächst 3 bis 4 g über 15 Minuten mit einer anschließenden Erhaltungsdosis von 2 g/h, bis eine Serumkonzentration des Magnesiums von 2,0 bis 3,5 mmol/l erreicht ist. Überdosierungen von Magnorbin® äußern sich als Atemdepression und Bradykardie und sind durch intravenöse Gabe von Calciumglukonat (10 bis 20 ml 20%ige Lösung) zu behandeln.

A Die gleichzeitige Gabe von Calciumantagonisten bei Patientinnen, die Magnorbin® erhalten, kann zu einer tödlichen Atemlähmung führen und muß daher erfragt und verhindert werden. ◄

- **Wehenhemmer, Tokolytika:** Treten vorzeitige Wehen auf oder ist eine Uteruserschlaffung bei drohender Frühgeburt notwendig, so werden Tokolytika eingesetzt, v.a. Partusisten®. Alle β-Mimetika sind jedoch tokolytisch wirksam (β$_2$-Sympathomimetika sind besonders geeignet). Aufgrund der β-Stimulation kommt es immer zu Tachykardie mit Zunahme des myokardialen Sauerstoffverbrauchs. In Kombination mit Kortikosteroiden (z.B. zur Lungenreifung des ungeborenen Kindes) besteht die Gefahr eines Lungenödems. Die Patientinnen müssen daher engmaschig kontrolliert werden.
Die Frauen fühlen sich häufig unter der Tokolyse sehr unwohl und aufgeregt (auch durch die Tachykardie). Es ist wichtig, sie einfühlsam zu beruhigen.

8.20.3.4 Lokale Therapie

Notwendige Verbandwechsel und der Umgang mit Drainagen erfolgen wie im Kapitel 8.13.3.4 beschrieben unter entsprechenden chirurgischen Kriterien.

Spülungen sind nach vaginalen Entbindungen bzw. vaginalen Drainagen angezeigt.

8.20.3.5 Respiratorische Therapie

Wie in Kapitel 6.8.2.2 erwähnt, kommt es unter der Schwangerschaft zu deutlichen Veränderungen im Atemsystem, die bei einer eventuellen Beatmung zu berücksichtigen sind. Diese Veränderungen sind auch noch vier bis acht Wochen nach der Entbindung zu beachten. Der Normalbereich des pCO$_2$ liegt am Ende der Schwangerschaft bei 32 bis 34 mmHg, eine entsprechende Hyperventilation ist erforderlich. Das Atemminutenvolumen ist im letzten Trimester um rund 40% erhöht bei gleichzeitiger Reduktion der FRC. Deshalb muß nach der Übernahme einer intubierten und beatmeten Schwangeren rasch eine BGA erhoben werden, um eine Hypoventilation und/oder Hypoxie auszuschließen.

M Durch die vermehrte Schwellung im Respirationstrakt besteht bei Schwangeren eine verstärkte Gefahr des Nasenblutens. Bei nasaler Umintubation sollte ausreichend Gleitmittel am Tubus vorhanden sein, evtl. sind adstringierende Nasentropfen angebracht. ■

8.20.3.6 Wichtige geburtshilfliche Krankheitsbilder

- **Gerinnungsstörungen:** Während Schwangerschaft und Geburt kann das Einschwemmen von thromboplastischem Material in die Zirkulation die Gerinnungskaskade anstoßen und so zu einer disseminierten intravasalen Gerinnung (Verbrauchskoagulopathie) führen. Diese **akuten Gerinnungsstörungen** treten auf bei Placenta praevia, atonischer Uterusblutung, schweren, operativ bedingten Blutungen und bei einer Fruchtwasserembolie. **Subakute Gerinnungsstörungen** finden sich beim septischen Abort, beim schweren Amnioninfektionssyndrom und bei der Sepsis im Wochenbett. **Chronische Gerinnungsstörungen** entwickeln sich bei intrauterinem Fruchttod langsam über Tage und Wochen.

Klinik und Verlauf: Bei allen Gerinnungsstörungen kommt es zu schweren Blutungen aus Wunden und Schleimhäuten, die unbehandelt tödlich sind.

Therapieschwerpunkte: Die Schocktherapie und die Behandlung der Grundkrankheit stehen im Vordergrund. Dementsprechend sind die Überwachungsmaßnahmen darauf ausgerichtet, diese Komplikationen zu verhindern bzw. sie rechtzeitig zu erkennen, um eine entsprechende Therapie einzuleiten und die Patientinnen nicht mehr als unumgänglich zu belasten und zu gefährden (Beobachtung von Blutdruck, ZVD, peripherer Durchblutung und Urinausscheidung).

■ **EPH-Gestose:** Bei einer EPH-Gestose sind folgende Merkmale typisch: **Ödeme,** generalisiert, mit mehr als 500 g Gewichtszunahme pro Woche, **Proteinurie** (mehr als 300 mg in 24 Stunden), **Hypertonie** mit Blutdruckwerten systolisch über 140 mmHg und diastolisch über 90 mmHg. Mit zunehmendem Schweregrad der EPH-Gestose sind die Formen reine Gestose, Präklampsie und Eklampsie zu unterscheiden.

Klinik und Verlauf: Bei der **reinen EPH-Gestose** kann es bereits zu Hypoxie, Kreislaufstillstand, Aspiration, Hirnblutung, Hirnödem mit nachfolgendem Koma, disseminierter intravasaler Gerinnung, Leberversagen, Nierenversagen, Lungenödem und vorzeitiger Plazentalösung kommen.

Bei der **Präklampsie** kommen zu den **Basissymptomen** eine **erhöhte Krampfbereitschaft** (Hyperreflexie, Übelkeit, Erbrechen, Speichelfluß), Kopfschmerzen, Ohrensausen, Flimmern vor den Augen und Schläfrigkeit hinzu. Der Blutdruck steigt weiter an, und epigastrische Schmerzen treten auf. Es kann jederzeit zu zerebralen Krampfanfällen mit großer Gefahr für das Leben von Kind und Mutter kommen.

Bei der **Eklampsie** treten zu den Symptomen der Präklampsie zerebrale Krampfanfälle und/oder ein Koma auf. Typisch sind der Zungenbiß bei den Krampfanfällen (Aspirationsgefahr von Blut) und eine ausgeprägte Zyanose bei Koma und Erbrechen. Die Mortalität steigt mit zunehmender Anzahl der Krampfanfälle auf bis zu 40%.

Beim **HELLP-Syndrom** kommt es während der Schwangerschaft zu einer Kombination aus **Hämolyse, erhöhten Leberwerten** (GOT, GPT, γ-GT-Anstiege) und zum starken **Abfall der Thrombozytenzahl** (low platelets). Erste Symptome sind Schmerzen im Bereich der Leber, Übelkeit und Erbrechen. Das HELLP-Syndrom ist mit einer erhöhten mütterlichen (bis 20%) und kindlichen (bis 50%) Mortalität verbunden. Eine sofortige Schnittentbindung ab der 28. Schwangerschaftswoche wird empfohlen. Wegen der Thrombozytopenie sind alle rückenmarksnahen Anästhesieverfahren kontraindiziert.

Therapieschwerpunkte: Die Maßnahmen umfassen ein kontinuierliches Monitoring, ggf. mit Pulmonaliskatheter, Überwachung des ZNS (Bewußtseinslage, Reflexstatus). Bei bewußtseinsklaren Patientinnen ist nach subjektiven Symptomen (Übelkeit, Augenflimmern, Kopfschmerzen) zu fragen und Pupillengröße und -reaktion zu bestimmen.

Das **Vermeiden vom Lichtreizen** (abgedunkeltes Zimmer, keine direkte Beleuchtung) und hektischen, unruhigen Situationen ist erforderlich, da dadurch Krampfanfälle ausgelöst werden könnten.

Kontrolle von SaO_2 und paO_2, stündliche Urinkontrolle, Kontrolle von Hb, Elektrolyten, Leberwerten, Senken des Blutdrucks mit Catapresan® und Nepresol®, Gabe von Albumin unter ZVD-Kontrolle, Hämofiltration oder Hämodialyse bei Nierenversagen sind die wichtigsten Maßnahmen.

Die Therapie der zentralen Symptome erfolgt mit Magnesiumascorbat (Magnorbin®), 2 bis 4 g über 30 Minuten, dann 1 g/h, und mit Diazepam/Thiopental bei Krampfanfällen.

Eine kontrollierte Beatmung wird erforderlich bei Koma, Ateminsuffizienz, Status epilepticus und als Hirndruckprophylaxe durch kontrollierte Hyperventilation.

M Generell ist bei dieser Patientinnengruppe mit Nachblutungen, respiratorischen und neurologischen Problemen sowie mit Infektionen zu rechnen. ■

8.20.4 Komplikationen

Bei allen akuten Komplikationen unter der Geburt sollten sofortige Intubation, Beatmung, Kreislaufunterstützung mit Volumengabe und Katecholaminen, die Therapie manifester Gerinnungsstörungen und das rasche Einsetzen geburtshilflicher Maßnahmen selbstverständlich sein, um das Leben von Mutter und Kind nicht zu gefährden.

Bei allen schwangerschaftsbedingten Komplikationen kann eine vorzeitige Schnittentbindung aus mütterlicher Indikation notwendig werden.

- **Lungenembolie** (Kap. 8.5): Die massive Lungenembolie ist die häufigste Todesursache nach Entbindungen, Aborten und großen operativen Eingriffen.
Die ersten 72 Stunden nach dem Eingriff bzw. der Geburt sind dabei besonders gefährlich.

- **Sepsis** (Kap. 8.8): Ausgangspunkt sind Geburtswunden, von denen ausgehend sich als Folge einer aszendierenden Infektion Endometritis, Adnexitis und Parametritis entwickeln. Beim Durchbruch von vereiterten Tuben bzw. des Uterus kommt es zur Peritonitis mit Bauchdeckenspannung, Tachykardie, Exsikkose und hypovolämischem Schock. Parallel, aber auch unabhängig davon, kommt es bei Einschwemmen der Erreger (Staphylokokken, Streptokokken) und ihrer Toxine zum Vollbild der Sepsis.

- **Mendelson-Syndrom: Aspirationspneumonie** mit nachfolgendem **ARDS** ist eine der häufigsten Komplikationen. Die Sterblichkeitsrate dabei liegt bei 30 bis 50%. Therapie und Verlauf sind in den Kapiteln 6.8.2 und 8.1 näher beschrieben.

- **Fruchtwasserembolie:** Seltene (1 : 40 000 Geburten), aber dramatisch verlaufende Komplikation unter der Geburt mit hoher Mortalität für die Frau. Es kommt dabei zu einem Einstrom von Fruchtwasser in den mütterlichen Kreislauf durch Venen im Korpus-, Zervix- und Vaginalbereich. Prädisponierend sind Uterusverletzungen, durch die Kontaktstellen zwischen der Plazenta und den Uterusvenen eröffnet werden.
Durch die Induktion der intravasalen Gerinnung bei der Mutter, den anaphylaktischen Schock durch Antigen-Antikörper-Reaktion (von Antikörpern der Mutter gegen Antigene des Kindes) und Mikroembolien durch eingeschwemmtes Material (Mekonium, Epithelzellen) aus dem Fruchtwasser in die Lunge kommt es zu sehr unterschiedlichen Symptomen. Die Abfolge von hämodynamischem und Lungenversagen sowie immunologischen Reaktionen ist individuell sehr unterschiedlich. Es treten Atemnot, Zyanose und Lungenödem sowie bei Narkose Zunahme des Beatmungsdrucks und Rechtsherzversagen mit venöser Stauung auf.

8.20.5 Pflege bei Patientinnen in der Gynäkologie und Geburtshilfe

Der Aufbau einer vertrauensvollen Atmosphäre zu intensivpflichtigen Patientinnen nach gynäkologischen und geburtshilflichen Komplikationen dient der Stützung des Selbstbewußtseins der Frauen und trägt zur raschen Genesung bei.

8.20.5.1 Krankenbeobachtung

Bei Patientinnen der Gynäkologie und Geburtshilfe müssen alle Beobachtungskriterien wie bei abdominalchirurgischen Patienten beachtet werden (Kap. 8.13.5.1). Zusätzlich wird nach der Geburt der Wochenfluß (Lochien) beobachtet und beurteilt (Tab. 8.20-2). **Lochien** sind geruchlos.

M Ein unangenehmer Geruch der Lochien gilt als Hinweis auf eine Infektion. ■

Ebenfalls wichtig ist es, die Brust der Frau auf den **Milcheinschuß** zu beobachten. Hier empfiehlt sich die Zusammenarbeit mit einer Hebamme.

8.20.5.2 Psychische Betreuung

Viele gynäkologische und geburtshilfliche Patientinnen sind sehr aufgeregt und ängstlich. Die emotionalen Bedürfnisse der Frauen nach Sicherheit, Ruhe und Unterstützung dürfen trotz der Notwendigkeit, die technischen Bedürfnisse zu erfüllen, nicht vernachlässigt werden.

Nach der Entbindung ist es für die Frau sehr wichtig, möglichst rasch einen körperlichen Kontakt zu ihrem Kind zu bekommen, da dies für den Aufbau der emotionalen Bindung zwischen Mutter und Kind äußerst wichtig ist. Wenn dies nicht möglich ist, unbedingt ein Foto des

Tab. 8.20-2 Veränderung der Lochien nach der Geburt.

Zeit nach Entbindung	Aussehen der Lochien
bis dritter Tag	blutig
bis Mitte der zweiten Woche	bräunlich
Ende der zweiten Woche	gelblich-rahmig
Ende der dritten Woche	wäßrig-serös
nach der sechsten Woche	Versiegen des Wochenflusses

8

Kindes (z.B. Kreißsaal, Partner, Neugeborenen-
zimmer) anfordern.

Besonders bei Totgeburten ist die psychische
Betreuung extrem wichtig. Die Frauen haben ihr
Kind evtl. gar nicht gesehen und brauchen einen
Bezug zu dem Kind, um Trauerarbeit leisten zu
können. Sofern es die Frau wünscht, sollte man
es ermöglichen, daß sie ihr totes Kind noch einmal sehen kann.

Bei Frauen nach gynäkologischen Operationen muß evtl. auf Probleme durch Organverlust
(z.B. Brust, Uterus) eingegangen werden. Verständnis und Anteilnahme sind wichtig, evtl.
auch die Betreuung durch weibliche Pflegekräfte.

8.20.5.3 Prophylaxen

Zur **Thromboseprophylaxe** (Kap. 7.3.11) sollten
die Beine leicht hochgelagert (10 bis 15°) werden. Weiter gehören Antithrombosestrümpfe,
Beinmassagen, Fußgymnastik (passiv und aktiv)
zur Prophylaxe.

Zur Beschleunigung des venösen Rückstroms
und Verminderung der venösen Stase im
Beckenbereich erfolgt immer die Gabe von Antikoagulanzien. Die tägliche Dosierung liegt zwischen 5 000 und 12 500 IE Heparin s.c. oder
100 bis 400 IE/h i.v. Bei bestehenden Gerin-
nungsproblemen, z.B. Verbrauchskoagulopathie, ist ein ausreichender AT-III-Spiegel (Kontrolle) zur Wirksamkeit des Heparins unbedingt
notwendig. Bei Bedarf ist eine Substitution von
AT III erforderlich.

Pneumonie- und Dekubitusprophylaxe werden entsprechend den in Kapiteln 7.3.13 und
7.3.14 aufgeführten Grundsätzen vorgenommen.
Zur Verhinderung eines Ileus ist rechtzeitig mit
der **Darmstimulierung** zu beginnen (z.B.
Bauchmassage, Bauchwickel, Obstipationsprophylaxe, Kap. 7.3.10).

8.20.5.4 Lagerung und Mobilisation

Bei vaginalen Blutungen von nicht-schwangeren
Patientinnen ist bis zu einer definitiven Versorgung eine leichte Kopftieflage sinnvoll (20 bis
30°), um die Durchblutung der lebenswichtigen
Organsysteme sicherzustellen und den Perfusionsdruck im Bereich des kleinen Beckens
etwas abzusenken.

Bei schwangeren Patientinnen erfolgt eine
leichte Linksseitenlage zum Vermeiden einer
Vena-cava-Kompression.

8.20.5.5 Krankheitsspezifische Pflegehandlungen

Zur Prophylaxe von Infektionen, die vom Ge-
nitaltrakt ausgehen, ist nach gynäkologischen
Eingriffen und nach Entbindungen der **Intimtoilette** größte Aufmerksamkeit zu widmen.

Bei **vaginalen Blutungen** ist ein regelmäßiger
(mehrmals täglich) Vorlagenwechsel erforderlich. Bei Bedarf sind die Vorlagen zu wiegen, um
den Volumenverlust abzuschätzen. Dies sollte
auch bei allen anderen Formen von Sickerblutungen und schlecht zu kontrollierenden
Blutverlusten erfolgen.

Das Reinigen der Genitalregion erfolgt durch
Waschen bzw. Abspülen (Patientin sitzt auf
Steckbecken) ein- bis zweimal täglich. Die
Intimtoilette ist unmittelbar nach der Entbin-
dung häufiger notwendig. Als Wasserzusatz
eignen sich z.B. Kamillosan®- oder Chinosol®-
Lösung. Zum Abspülen sollten nur desinfizierte
Steckbecken verwendet werden. Nach dem Ab-
spülen ist der Genitalbereich sorgfältig mit steri-
ler Gaze abzutrocknen. Die Intimsphäre und das
Schamgefühl müssen auch beachtet und respek-
tiert werden, wenn die Patientinnen sediert sind.

Die Bettwäsche muß u.U. mehrmals täglich
gewechselt werden.

Bei Frauen nach **Mammaamputationen**
kommt es häufig zu Armlymphödemen als Reaktion auf die reduzierte Leistungsfähigkeit im Umgehungskreislauf der axillär entfernten Lymphknoten (Abb. 8.20-1). Prophylaktisch wird der

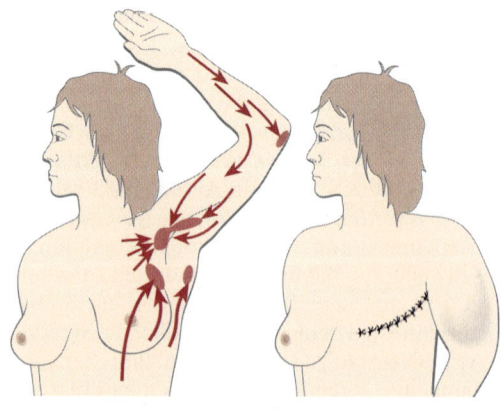

a   b

Abb. 8.20-1 Lymphfluß und Entstehung eines
Lymphödems.
a) Lymphfluß am Arm.
b) Lymphödem am Oberarm.

Arm auf der operierten Körperseite in Abduktionsstellung auf Kissen leicht erhöht gelagert. Ein- bis zweimal täglich sollte der Umfang des Ober- und Unterarms gemessen werden.

M Am betroffenen Arm darf kein Blutdruck gemessen werden. ■

8.20.6 Prognose und Verlegung der Patientinnen

Wenn intraoperative Komplikationen und Komplikationen der Schwangerschaft frühzeitig erkannt und behandelt werden, ist die Prognose bei dieser Patientengruppe sehr gut.

Bei gynäkologischen Patientinnen ist die Langzeitprognose davon abhängig, ob eine maligne Grunderkrankung vorliegt.

Die Patientinnen werden nach erfolgreicher Stabilisierung von Atmung und Kreislauf verlegt. Zu der ausführlichen Übergabe gehören neben den üblichen Kriterien (Kap. 8.13.6) u.a. Informationen zur Sozial- und Pflegeanamnese, über Geburts- bzw. Operationsverlauf, Blutverlust und Komplikationen.

8.21 Pädiatrische Patienten

In der „Charta für Kinder im Krankenhaus" heißt es, daß Kinder von speziell ausgebildetem Fachpersonal und in kindgerechter Umgebung behandelt werden sollen. Dabei soll die Intimsphäre des Kindes gewahrt bleiben und die Eltern des Kindes ein ganztägiges Besuchsrecht haben.

Dies sollte besonders auf Intensivstationen für Kinder das Ziel der personellen und architektonischen Ausstattung sowie der organisatorischen Abläufe sein. Dabei ist eine kindgerechte graphische Gestaltung ein schnell umzusetzender Schritt, der sich unmittelbar optisch auswirkt und vergleichsweise kostengünstig ist.

Kinder sind keine kleinen Erwachsenen, deshalb müssen Kinderintensivstationen sowohl apparativ als auch personell kindgerecht ausgerüstet sein. Nicht-pädiatrisches Intensivpflegepersonal sollte seine Grenzen kennen und rechtzeitig das Verlegen von Kindern auf eine Kinderintensivstation veranlassen.

Die konkrete Versorgung von frühgeborenen und neugeborenen Kindern sowie von Kindern mit chirurgischen und nicht-chirurgischen lebensbedrohlichen Erkrankungen ist in jedem Klinikum organisatorisch anders gelöst, daher sind hier besonders die Grundlagen der Versorgung von Kindern aller Altersstufen im Überblick dargestellt.

8.21.1 Patientenklientel

Innerhalb der Pädiatrie bestehen die Fachrichtungen Neonatologie, allgemeine Pädiatrie, Kinderkardiologie sowie Kinderchirurgie. **Neonatologische Intensivstationen** behandeln Früh- und Neugeborene mit lebensbedrohlichen Erkrankungen, wobei die Neugeborenenperiode bei reifen Neugeborenen die ersten 30 Lebenstage umfaßt. Bei frühgeborenen Kindern wird das Gestationsalter zum Beurteilen der physiologischen Verhältnisse mit herangezogen, wobei das Gestationsalter das Alter des Kindes seit der letzten Regelblutung der Mutter vor der Schwangerschaft unabhängig vom Zeitpunkt der Geburt angibt. Ein reifes Neugeborenes hat ein Gestationsalter von mindestens 36 Wochen, alle vorher geborenen Kinder werden Frühgeborene genannt. Frühgeborene haben in neonatologischen Zentren ab einem Gestationsalter von 22 bis 24 Wochen (entspricht etwa einem Gewicht zwischen 500 und 750 g) eine Überlebenschance. Neben dem Alter unterscheidet sich auch das Körpergewicht der Kinder in der Neonatologie von dem anderer Intensivstationen. Es variiert zwischen weniger als 500 g und ca. 4 000 g.

Pädiatrische Intensivstationen betreuen Kinder jenseits der Neugeborenenperiode bis mindestens zum 12. Lebensjahr, manchmal sogar bis ins Erwachsenenalter. Die Betreuung durch interdisziplinäre oder spezialisierte chirurgische Intensivstationen beginnt in der Regel mit dem Erreichen der Pubertät.

Die wesentlichen physiologischen Veränderungen bei Kindern mit lebensbedrohlichen Erkrankungen betreffen den Energiehaushalt (Körpertemperatur und Stoffwechsel), die Atmung und den Wasser-Elektrolyt-Haushalt. Auf diese Punkte wird nachstehend besonders eingegangen.

In der **Kinderchirurgie** werden alle Kinder aus den o.g. Altersgruppen versorgt, bei denen aufgrund von angeborenen Fehlbildungen, perinatal entdeckten Erkrankungen oder später aufgetretenen Befunden (Verletzungen, bösartige Neubildungen, verzögerte operative Behandlung angeborener Erkrankungen) eine operative Be-

8

handlung erforderlich ist. Eine enge Kooperation zwischen Pädiatern und Kinderchirurgen ist für die Diagnostik und mittelfristige Versorgung der Kinder notwendig. Auch die Zusammenarbeit zwischen Pädiatern und Anästhesisten für die akute intraoperative Betreuung ist v.a. für Früh- und Neugeborene erforderlich. Üblicherweise werden intensivpflichtige Kinder postoperativ auf der für sie geeigneten Intensivtherapiestation von den Pädiatern weiterbehandelt, wobei die Wundversorgung und -behandlung sowie das Beurteilen des operativen Ergebnisses den Kinderchirurgen obliegen. Tabelle 8.21-1 gibt einen Überblick über operative Eingriffe im Bereich der Kinderchirurgie, nach denen mit einer Aufnahme auf die Intensivstation zu rechnen ist.

Erkrankungen

Bei **Frühgeborenen** ist die respiratorische Situation meist das größte Problem, da aufgrund mangelhafter Lungenreifung zu wenige funktionsfähige Alveolen für einen adäquaten Austausch der Atemgase zur Verfügung stehen. Dazu kommt das Fehlen von funktionsfähigem Surfactant (Kap. 3.2.1). Die Gabe von Surfactant, der den Kollaps der Alveolen aufgrund der Oberflächenspannung verhindern soll, die Anwendung neuer Beatmungsmodi (Hochfrequenzoszillation) und generell die Orientierung neuer Therapieverfahren am Langzeitergebnis und nicht allein an kurzfristigen Surrogatparametern haben in den letzten Jahren das Überleben von Frühgeborenen weit vor der 28. bis 30. Schwangerschaftswoche erheblich verbessert.

Bei **reifen Neugeborenen** auf der Intensivstation sind drei Erkrankungskomplexe von überragender Bedeutung. Störungen der Atmung und des Kreislaufs, die perinatale Sepsis (meist β-hämolysierende Streptokokken) und schwere angeborene Fehlbildungen sind häufig Ursache für eine Aufnahme auf die Intensivstation.

Bei den Störungen der Atmung ist die kindliche Asphyxie mit terminaler Apnoe unmittelbar nach der Geburt vom neonatalen, IRDS/ARDS (IRDS: Lungenversagen des Frühgeborenen; ARDS: Lungenversagen ab dem reifen Säuglingsalter) nach Aspiration von Fruchtwasser oder Mekonium mit darauffolgenden pulmonalen Komplikationen zu unterscheiden. Kreislaufstörungen mit Schock sind ebenfalls im Zusammenhang mit der Asphyxie und bei Blutverlusten wegen Plazentaruptur oder feto-maternaler bzw. feto-fetaler Transfusion bei Mehrlingsgeburten zu erwarten.

Bei allen **älteren Kindern** (Säuglinge, Klein- und Schulkinder) sind schwere Infektionen, Komplikationen bösartiger Erkrankungen bzw. meist die Folgen der aggressiven Therapie dieser Erkrankungen, Traumen und die Versorgung nach größeren chirurgischen Eingriffen die Hauptursache für die Aufnahme auf die Intensivstation.

8.21.2 Übernahme des Patienten

Bei der **Übernahme aus dem Operationssaal** müssen die notwendigen Informationen durch den Anästhesisten erfolgen (Erkrankung, Eingriff, intraoperative Besonderheiten, postoperative Verordnungen etc.).

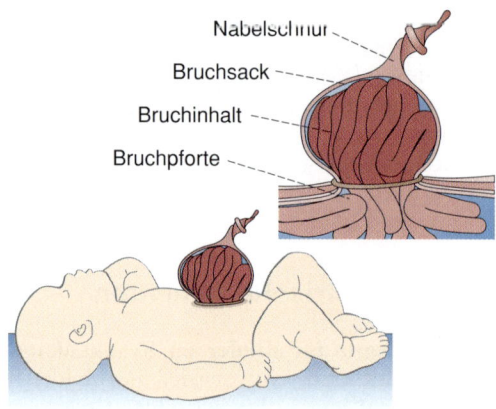

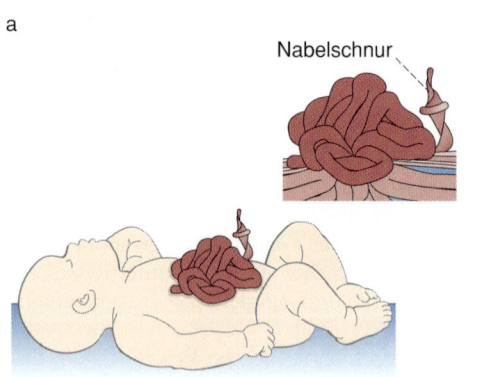

Abb. 8.21-1 Omphalozele und Laparoschisis (Gastroschisis).
a) Bei einer Omphalozele sind die Darmschlingen von Peritoneum umgeben, und die Nabelschnur entspringt aus dem Bruchsack.
b) Bei einer Laparoschisis liegen die Darmschlingen frei, die Nabelschnur verläuft neben dem Darm.

Tab. 8.21-1 Kinderchirurgische Eingriffe und ihre Komplikationen.

Operativer Eingriff	Chirurgisches Vorgehen	Grunderkrankung	Komplikationen
• Omphalozele (Abb. 8.21-1a)	– mehrzeitige Erweiterung der Bauchhöhle bei großen Defekten – Deckung mit Silastikfolie	– ausgedehnte Fehlbildung (oft in Kombination mit anderen Defekten) – Vorfall aller Bauchorgane möglich	– respiratorische Insuffizienz – Darmnekrosen – postoperativer Ileus – langdauernde parenterale Ernährung erforderlich
• Gastroschisis (Laparoschisis; Abb. 8.21-1b)	– Rückverlagerung des Darms und Bauchdeckenerweiterung – evtl. temporärer Verschluß mit Silastikfolie vor endgültiger Versorgung	– Bauchwanddefekt mit Vorfall von Magen, Dünndarm und Ovarien außerhalb des Bauchraums	– Infektion – Verklebung der Darmschlingen – Flüssigkeits- und Temperaturverlust – Sepsis durch langdauernde parenterale Ernährung
• Ösophagusatresie	– Thorakotomie mit Fistelverschluß und Anastomosierung der Ösophagusanteile	– Verschluß des Ösophagus mit oder ohne Fistelung zur Trachea	– Nahtinsuffizienz mit Mediastinitis – Stenosen – Lungenversagen (vorgeschädigte Lunge aufgrund häufiger Aspirationspneumonien in der Vorgeschichte)
• Zwerchfellhernie	– Verschluß der Hernie mit Rückverlagerung der Bauchorgane – Patient sollte für mindestens 24 h präoperativ kardiorespiratorisch stabil sein	– Vorfall von Magen und Darm in den Thorax durch Zwerchfelldefekt mit Hypoplasie der betroffenen Lunge	– respiratorische Insuffizienz wegen unterentwickelter Lunge (häufig so schwerwiegend, daß die ECMO unumgänglich ist) – hohe Letalität (40–50%)
• Hydrozephalus	– Ventil vom Seitenventrikel in den rechten Herzvorhof	– Abflußstörung des Liquors mit Hirndruckanstieg	– Komplikationen meist durch zusätzlich bestehende Fehlbildungen oder Begleiterkrankungen wie Meningitis, Hirntumoren, Abszeß, Spina bifida, intraventrikuläre Blutungen
• Nekrotisierende Enterokolitis	– bei Perforationen Entfernung des betroffenen Darmabschnitts und Anlage eines Enterostomas – Doppelung von Dünndarm zur Kompensation des verlorenen Darms	– hämorrhagische Entzündung des Dickdarms mit Fieber – v.a. bei Frühgeborenen (Nabelarterienkatheter)	– Sepsis – Peritonitis – Kurzdarmsyndrom – Darmstrikturen – Ileus – Gedeihstörungen

8

Bei allen übrigen Aufnahmen muß innerhalb von 30 bis 60 Minuten die erste Untersuchung und Zuordnung der akut notwendigen Therapiemaßnahmen erfolgt sein. Dazu gehört zunächst eine **körperliche Untersuchung** mit der Feststellung von Alter und Gewicht des Kindes.

Zur Überwachung wird das Kind schnellstmöglich an einen **EKG-Monitor** und ein **Pulsoxymeter** angeschlossen (bei kleinen Kindern z.B. an der Ferse oder am Ohr, bei größeren Kindern an einem Finger), um die vitalen Parameter Puls, Atmung und Oxygenierung ununterbrochen zu registrieren. Das Messen der **Körpertemperatur** ist bei Kindern immer erforderlich, da aufgrund der relativ großen Körperoberfläche, der dünneren Haut und der erhöhten Stoffwechselaktivität viel mehr Wärme verlorengeht als bei Erwachsenen und die Körpertemperatur sehr leicht aus dem „Gleichgewicht" geraten kann.

Bei nichtinvasiver **Blutdruckmessung** sollte ein automatisches Blutdruckmeßgerät Verwendung finden. Sobald eine arterielle Kanüle liegt, muß das kontinuierliche Messen via Druckwandler und Monitordarstellung erfolgen.

Bei der initialen **Blutentnahme** wird Blut für folgende Untersuchungen abgenommen, um rechtzeitig Basalwerte und wesentliche Abweichungen festzustellen:

- BGA
- kleines Blutbild (bei Infektionen, septischen Erkrankungen, onkologischen Patienten immer auch Differentialblutbild und Blutkulturen)
- Kreuzblut, Bestimmung der Blutgruppe
- Blutzucker
- Elektrolyte (Natrium, Kalium, Calcium, Chlorid, Phosphor)
- Eiweiß

Da der Flüssigkeitshaushalt von Kindern viel empfindlicher als bei Erwachsenen ist, ist ein Abweichen vom Bestimmen der o.g. Parameter selten sinnvoll und extra zu begründen.

Falls erforderlich wird der **Thorax geröntgt,** dabei ist auch auf eine Verifizierung der Lage eines zentralen Venenkatheters, bei beatmeten Kindern der Tubuslage und auf evtl. weitere Auffälligkeiten (Fehlbildungen mit Auswirkung auf die Thoraxorgane, z.B. bei der kongenitalen Zwerchfellhernie) zu achten.

Zum **bakteriologischen Monitoring** erfolgt bei Früh- und Neugeborenen immer ein Abstrich aus Nase, Rachen, Nabel und Ohr sowie die Abnahme von Magen- und Trachealsekret.

M Nur die rechtzeitige Aufnahmeuntersuchung und der sofortige Beginn von Maßnahmen, die der Normalisierung von pathologisch veränderten Parametern dienen, können eine weitere, meist rasche Verschlechterung des Gesamtzustands verhindern. Innerhalb von 30 Minuten nach Übernahme eines intensivpflichtigen Kindes muß die Basisüberwachung und -dokumentation abgeschlossen sein. ■

8.21.3 Therapieschwerpunkte

Das rasche Erkennen und Behandeln von Problemen der Atmung, des Kreislaufs und des Wasser-Elektrolyt-Haushalts zählt auch bei Kindern zu den Hauptaufgaben auf der Intensivstation. Daneben ist eine adäquate Schmerztherapie notwendig, da Kinder sehr viel weniger als Erwachsene in der Lage sind, sich rechtzeitig zu einer prophylaktischen Schmerzbehandlung zu melden. Niemand sollte Schmerzen ertragen müssen. Für größere Kinder gibt es Schmerzeinschätzungsskalen.

8.21.3.1 Überwachung und Monitoring

Neben der unverzichtbaren Beobachtung des Kindes steht eine Vielzahl von apparativen Verfahren zur Überwachung der Vitalfunktionen zur Verfügung, die nachstehend aufgeführt und kurz beschrieben sind:

Das **EKG** dient zum kontinuierlichen Überwachen der Herzaktionen. Zur Ableitung werden Klebeelektroden an der Schulter und der seitlichen Thoraxwand verwendet. Ein Aufzeichnen von auffälligen Herzaktionen auf Papier oder über einen Speicher sollte möglich sein. Durch Dehnung der Thoraxwand kommt es zu Veränderungen des Hautwiderstands, so daß sich über die EKG-Elektroden auch die **Atemfrequenz** ableiten läßt. Die Regelmäßigkeit der Atmung läßt sich dadurch ebenfalls dokumentieren.

Der **Blutdruck** sollte entweder mit einem automatischen, indirekten Blutdruckmeßgerät oder bei schwerkranken Kindern über eine arterielle Kanüle mit entsprechendem Druckaufnehmer gemessen werden. Bei der automatischen, indirekten Messung ist die richtige Manschettenbreite wichtig für eine gute und reproduzierbare Messung. Die Größe der Manschette ist altersabhängig, die Auswahl erfolgt nach der klinischen Erfahrung, wobei es Manschetten in einer Breitenvariation von 1,5 bis 6 cm gibt.

Das Überwachen der **Sauerstoffsättigung** ist die wichtigste apparative Überwachungsmaßnahme bei intensivpflichtigen Patienten, die, sofern möglich, immer angewendet werden muß. Vorteil der Pulsoxymetrie ist, daß kein Kalibrieren erforderlich ist, der Sensor lange an einer Stelle verbleiben kann und keine Verbrennungsgefahr besteht.

Das **Messen der Kohlendioxidkonzentration** in der Ausatemluft (Kapnometrie) erlaubt ein ausreichend genaues Anpassen des Atemminutenvolumens zur gezielten Beeinflussung des arteriellen CO_2-Gehaltes. Zusätzlich lassen sich Aussagen über akute Veränderungen der pulmonalen Durchblutung oder der Tubuslage machen. Bei Patienten mit IRDS/ARDS stellt die permissive Hyperkapnie eine Standardtherapie dar, bei der die Kapnometrie eingesetzt werden sollte.

Zur Verlaufskontrolle der Krankheit und der mechanischen Beatmung bei schwerer respiratorischer Erkrankung haben sich in den letzten Jahren bei Früh- und Neugeborenen der Oxygenierungsindex (OI), bei älteren Kindern die paO_2/FiO_2-Ratio (p/F-Ratio) bewährt. Sie dienen der Risikostratifizierung und Verlaufsbeobachtung. Beide Werte müssen bei optimaler Ventilatoreinstellung über mindestens sechs Stunden gemessen werden, um für eine Prognoseerstellung verwendbar zu sein.

Beim **OI** wird die inspiratorische Sauerstoffkonzentration (in %) mit dem mittleren Beatmungsdruck (in cm H_2O) multipliziert und durch den arteriellen pO_2-Druck dividiert. Werte über 7 zeigen eine zunehmende respiratorische Insuffizienz an, über 15 besteht ein Lungenversagen, Werte über 40 stehen für schwerste Lungenerkrankungen mit der Indikation zur ECMO (extrakorporale Membranoxygenation) bei dafür geeigneten, älteren Kindern.

Bei der **p/F-Ratio** wird der arterielle pO_2 durch die inspiratorische Sauerstoffkonzentration dividiert. Seit 1992 sind nach einer amerikanisch-europäischen Konsensuskonferenz p/F-Werte unter 300 mmHg als akute Lungeninsuffizienz, Werte unter 200 mmHg als Lungenversagen (IRDS/ARDS) zu bezeichnen. Bei Kindern ist es allerdings so, daß die Mortalität erst bei p/F-Werten unter 150 mmHg deutlich ansteigt. p/F-Werte unter 50 bis 60 mmHg werden ebenfalls als ein Auswahlkriterium für ECMO-Patienten angesehen.

M Formel zum Errechnen der p/F-Werte:

$$p/F\text{-Ratio} = \frac{paO_2 \text{ (in mmHg)}}{FiO_2 \text{ (in 1/l)}}$$

Werte unter 200 mmHg liegen bei schweren, lebensbedrohlichen Oxygenierungsstörungen vor. ■

Die **transkutane Messung von Sauerstoff-** ($tcpO_2$) und **Kohlendioxidgehalt** ($tcpCO_2$) ist technisch aufwendig und nicht ganz ungefährlich, da die Elektroden auf Temperaturen um 40 °C aufgeheizt werden müssen und so Verbrennungen möglich sind. Da aber bei Frühgeborenen eine Pulsoxymetrie oder endexspiratorische CO_2-Messung wegen der kleinen Dimensionen dieser Kinder schwierig ist, findet die transkutane Methode v.a. in der Neonatologie Anwendung. Bei der Sauerstoffmessung ist die Elektrode recht häufig (spätestens alle drei Stunden) zu wechseln und neu zu kalibrieren, während die CO_2-Elektrode 24 Stunden, also wesentlich länger, an einem Ort belassen werden kann und in dieser Zeit auch nicht neu kalibriert werden muß. Sind beide Elektroden in einer kombiniert, so ist ein Wechsel dieser Kombi-Elektrode alle drei Stunden erforderlich.

Das **Messen der Körpertemperatur** kann über Gehörgangsthermometer intermittierend (z.B. stündlich), über Hautthermometer ständig oder auf die klassische Weise mit einer rektalen Temperatursonde gemessen werden. Wichtig ist es, die Körpertemperatur regelmäßig zu messen, da bei Kindern extreme Temperaturschwankungen möglich sind, die man nicht übersehen darf.

Die **arterielle Druckmessung** muß bei allen Formen des Schocks, des Lungenversagens, nach großen operativen Eingriffen und bei septischen Erkrankungen erfolgen. Die A. radialis, A. dorsalis pedis und die Nabelarterie bei Neugeborenen sind die bevorzugten Zugangswege zum arteriellen System. Hierbei sind die gleichen Komplikationen und hygienischen Anforderungen zu beachten wie bei erwachsenen Patienten.

Nabelarterienkatheter können in den ersten zwei bis drei Lebenstagen verwendet werden. Als Indikation gilt die Notwendigkeit der invasiven Überwachung der Hämodynamik und häufige arterielle Blutentnahmen zur BGA (z.B. bei IRDS, schwersten Fehlbildungen, Sepsis). Das Anlegen des Katheters muß unter streng sterilen Kautelen erfolgen. Der Vorteil liegt in der technisch einfachen Sondierung des Gefäßes, was in Notfällen sehr hilfreich ist. Allerdings kann eine Vielzahl von Komplikationen wie Gefäßperforation, Thrombose, Blutungen oder Embolien auftreten, so daß der Katheter baldmöglichst wieder entfernt werden muß.

8

Das **Messen des ZVD** in der V. cava superior über einen zentralen Venenkatheter ist bei allen großen Volumenverschiebungen erforderlich. Dadurch kann die Volumensubstitution besser und sicherer überwacht und angepaßt werden. Beim Vorliegen schwerer kardialer Erkrankungen ist die kontinuierliche ZVD-Messung anzuraten.

Zur Notfallversorgung schwerkranker Neugeborener kann bereits im Kreißsaal ein **Nabelvenenkatheter** gelegt werden, die Indikation wird bei lebensbedrohlichen Erkrankungen, die bereits zum Zeitpunkt der Geburt bestehen, gestellt (z.B. Mekoniumaspiration, Notwendigkeit zur sofortigen operativen Versorgung bei großen Fehlbildungen). Die Gefahr von Nachblutungen, Fehlsondierungen, Infektionen und Pfortaderthrombosen ist erheblich. Auch hier ist der Katheter so schnell wie möglich zu entfernen und gegen einen zentralen Venenkatheter auszuwechseln.

Das **Messen des intrakraniellen Drucks** ist über epidurale, subdurale und intraventrikuläre Meßfühler möglich. Nach intrakraniellen Eingriffen wird durch das Messen des intrakraniellen Druckes auch der Operationserfolg beurteilt und so unter Umständen frühzeitig die Indikation zu weiteren Eingriffen gestellt.

8.21.3.2 Ernährung und Flüssigkeitssubstitution

Die Flüssigkeits- und Nährstoffsubstitution ist im Kapitel 7.6 auch für Kinder näher beschrieben. Bei der Vielzahl der Erkrankungen und physiologischen Besonderheiten der verschiedenen Altersstufen ist eine generalisierte Empfehlung unmöglich. Trotzdem gilt, daß Kinder wegen ihres erhöhten Volumenumsatzes, der stark vom Lebensalter abhängt, viel leichter aus dem Gleichgewicht geraten können als Erwachsene (Tab. 8.21-2). Die mangelhafte Fähigkeit der Haut, die Verdunstung von Wasser zu verhindern, ist bei Frühgeborenen auffällig. Durch die relativ gesteigerte Verdunstung ist auch der extreme Temperaturverlust beim Fehlen von Gegenmaßnahmen verständlich. Hier ist also ein besonders gutes **Überwachen und Bilanzieren** notwendig.

Ein Umstellen von parenteraler auf eine enterale **Ernährung**, auch über Sonde, wird von den Zeichen einer eintretenden Darmtätigkeit abhängig gemacht, wobei evtl. bestehende opera-

Tab. 8.21-2 Wasserverlust über die Haut in Abhängigkeit vom Gestationsalter. Angegeben ist der bei einem jeweiligen Gestationsalter bzw. später meßbare Wasserverlust über die Haut, bezogen auf die Körperoberfläche.

Gestations- bzw. Lebensalter	Transkutaner Wasserverlust pro Stunde (in ml/pro m² Körperoberfläche)
23 Wochen	100
25 Wochen	64
27 Wochen	37
29 Wochen	18
31 Wochen	13
33 Wochen	10
36 Wochen	8
39 Wochen	7,5
3 Jahre	7
6 Jahre	6

tive Besonderheiten zu berücksichtigen sind. Auch intubierte Kinder können gut über eine Magensonde ernährt werden, so daß Intubation und Beatmung alleine kein Grund für eine parenterale Ernährung sind.

8.21.3.3 Medikamentöse Therapie

M Der relative Wassergehalt von Kindern ist deutlich höher als bei Erwachsenen. Dies bedeutet, daß das sog. Verteilungsvolumen von hydrophilen Medikamenten ebenfalls höher als bei Erwachsenen ist und daß solche Medikamente pro Gewichtseinheit höher zu dosieren sind als bei Erwachsenen. Da die glomeruläre Filtration der Niere auch bei gesunden Kindern unter drei Monaten noch nicht normal ist, wirken diese Medikamente länger, da sie viel langsamer ausgeschieden werden können. ■

Obwohl die Gabe von **Analgetika** keine kausale Therapie von Schmerzen oder Unruhe darstellt, ist bei unklarer Schmerzursache die Suche nach dem Auslöser ohne Erleichterung der Schmerzen für das Kind unmenschlich. Schmerzen dürfen nicht unnötig verlängert werden. Die Mittel der Wahl sind Opioide, wobei nur reine Agonisten zur Anwendung kommen sollten. Bei der Dosierung ist auf die wichtigsten **Nebenwirkungen** wie Schläfrigkeit, Atemdepression und Spasmen der Darmmuskulatur mit Obstipation zu achten. Die Schläfrigkeit tritt häufig als erste der Nebenwirkungen auf, ein Zeichen, daß die Dosierung an der Obergrenze liegt.

Bei Kindern unter sechs Monaten sollten keine Sedativa, sondern ausschließlich Opioide zur Sedierung angewendet werden. Darüber hinaus sind Chloralhydrat und Barbiturate sowie ab dem zweiten Lebensjahr auch Benzodiazepine gut geeignet.

A Kinder empfinden genauso wie Erwachsene Schmerzen und müssen ebenfalls Analgetika erhalten, wenn dies erforderlich ist. ◄

Die Auswahl von **Antibiotika** erfolgt idealerweise erst nach Vorliegen eines Befundes mit Erregerdokumentation und Antibiogramm. Kommen Kinder postoperativ mit der Diagnose einer Peritonitis oder anderen, klinisch gesicherten, schweren bakteriellen Infektionen (z.B. Pneumonie, Abszeß) zur Aufnahme, wird nach Gewinnung von bakteriologischem Untersuchungsmaterial ein Antibiotikum mit möglichst breitem Spektrum (z.B. Claforan®, Zienam®) verordnet. Eventuell muß nach Vorliegen des Antibiogramms die Initialtherapie geändert werden.

M Die mögliche, irreversible Ototoxizität der Aminoglykoside und deren langsame Ausscheidung sollte besonders bei Säuglingen und Kleinkindern zu einem Verzicht auf die ungezielte Anwendung dieser Substanzen führen. ■

Surfactants sind künstliche oder aus Tierlungen gewonnene Phospholipide, die die Oberflächenspannung in den Alveolen vermindern. Sie werden beim kindlichen IRDS/ARDS eingesetzt und haben dort die Sterblichkeit deutlich gesenkt.

Die Berechtigung einiger **Medikamente im Rahmen einer Reanimation** bei Kindern in jedem Lebensalter ist umstritten. Lediglich Sauerstoff und Adrenalin werden generell empfohlen, wobei eine Dosis von 10 bis 100 µg/kg KG Adrenalin bei i.v. Gabe nicht überschritten werden sollte. Die inspiratorische Sauerstoffkonzentration, die bei längerfristiger Gabe 60% nicht überschreiten sollte, ist bei Reanimationen unbedenklich auf 100% zu steigern. Die Bolusgabe von Glukose während der Reanimation sollte auf Kinder mit bekannter Hypoglykämie beschränkt sein, da sonst die Möglichkeit besteht, neurologische Schäden zu vergrößern.

Alle anderen Medikamente (Natriumbicarbonat, Calcium, Atropin etc.) sollten nur bei nachgewiesenem Mangel bzw. einem erhöhten Vagotonus verabreicht werden.

8.21.3.4 Lokale Therapie

Bei Wundheilungsstörungen oder Nekrosen der Haut steht die **chirurgische Versorgung** im Vordergrund. Kleinere Bauchwandabszesse sind besonders nach der operativen Versorgung von Darmperforationen oft zu sehen und äußern sich durch Fieber, lokale Rötung und Schwellung im Bereich der Hautnaht. Daher ist schon am ersten postoperativen Tag der **Wundverband** zu **wechseln** und trocken zu säubern.

Die **Hautfäden** können nach sechs bis zehn Tagen entfernt werden, sofern es sich nicht um selbstauflösendes Fadenmaterial handelt.

8.21.3.5 Respiratorische Therapie

Die Beatmung von Kindern mit akutem Lungenversagen ist sehr anspruchsvoll und hat durch ständige Verbesserungen im letzten Jahrzehnt die Sterblichkeit deutlich gesenkt. Bei Kindern bis zu 30 kg KG steht mit der **Hochfrequenzoszillation** (HFOV) ein potentiell lungenschützendes Verfahren zur Verfügung, mit dem die Häufigkeit der bronchopulmonalen Dysplasie deutlich gesenkt werden konnte. Dennoch hat die konventionelle Beatmung weiterhin ihren Stellenwert und kommt in den meisten Häusern auch als Routineverfahren bei Kindern mit Lungenversagen zur Anwendung. Als **Richtlinien für das Einstellen des Beatmungsgeräts** gelten Atemzugvolumina von 5 bis 7 ml/kg KG (Atemzugvolumina über 10 ml/kg KG sind obsolet), ein mittlerer Beatmungsdruck unter 20 cmH$_2$O und ein Spitzendruck unter 35 cmH$_2$O.

M Die inspiratorische Sauerstoffkonzentration wird als letzter Parameter erhöht, da von O$_2$-Konzentrationen über 60% eine große Gefahr der Lungentoxizität ausgeht und bei Neugeborenen das Erblinden durch eine retrolentale Fibroplasie nachgewiesen ist. ■

Das **Anfeuchten und Erwärmen der Atemluft** ist unumgänglich, da das Bronchialepithel nur so optimal arbeiten kann. Bei intubierten Patienten geschieht dies in der Regel durch Anfeuchten der Atemluft über einen im Beatmungsgerät befindlichen Verdampfer, der regelmäßig mit Aqua dest. gefüllt und kontrolliert werden muß. Da die feuchte Atemluft in den Beatmungsschläuchen

8

kondensiert, besteht im gesamten Beatmungssystem eine hohe **Verkeimungsgefahr.** Das regelmäßige Wechseln der Beatmungsschläuche ist daher auch bei Verwendung von Filtern erforderlich. Die Beatmungsschläuche müssen kontinuierlich kontrolliert und ggf. entleert werden.

A Besonders bei kleinen Kindern führt kalte bzw. nicht angewärmte Luft zum akuten Abfall der Körpertemperatur. Wenn die Atemluft nicht ständig befeuchtet wird, kommt es zu zäher Schleimbildung mit der Gefahr, daß besonders kleine Tuben schnell verstopfen (hoher Beatmungsdruck) und die Kinder akut ersticken können. ◀

Die **Vibrationsmassage** von beatmeten Kindern ist eine ausgezeichnete Methode, in der Ausatemphase Sekret in den Atemwegen zu mobilisieren und später abzusaugen. Bei größeren Kindern verwendet man spezielle Vibrax-Geräte. Bei Frühgeborenen und Säuglingen ist eine elektrische Zahnbürste (mit Watte gepolstert) oder ein Vibrator sehr gut zur Vibrationsmassage geeignet. Die regelmäßige Physiotherapie durch ausgebildete Krankengymnasten ist ein wichtiger Beitrag zur Pneumonieprophylaxe und sollte für beatmete Patienten unbedingt angeordnet werden. In vielen Häusern übernehmen dies bei Früh- und Neugeborenen grundsätzlich die Krankenpflegekräfte, da die Physiotherapie z.T. zweistündlich im Rahmen der Pflege, z.B. beim Windelwechseln, erfolgt.

8.21.3.6 Besondere diagnostische und therapeutische Verfahren

Als **diagnostisches Verfahren** soll hier das Vorgehen beim **Wiegen** kurz beschrieben werden. Das Wiegen, insbesondere kleiner Kinder, ist eine wichtige Maßnahme zur Kontrolle der adäquaten körperlichen Entwicklung. Neugeborene und Säuglinge müssen einmal täglich, am besten immer zur selben Zeit, gewogen werden. Auf das Überwachen der Vitalparameter ist auch während des Wiegens zu achten. Alle im Zusammenhang mit dem Waschen und Wiegen auftretenden Komplikationen müssen dokumentiert werden, um entweder entsprechende Vorbereitungen für den nächsten Tag zu treffen oder in Einzelfällen einen Verzicht auf das Wiegen begründen zu können.

Zu den besonderen **therapeutischen Verfahren** zählen:

- **Surfactant-Substitution:** Surfactant (Survanta®, Exosurf®) wird v.a. bei frühgeborenen Kindern mit akutem Lungenversagen (Hyaline-

Membranen-Syndrom) eingesetzt. Surfactant ist im Kühlschrank zu lagern, vor der Anwendung auf Raumtemperatur aufzuwärmen und über einen seitlichen Adapter am Tubuskonnektor intratracheal zu verabreichen. Da nach Surfactantgabe acht bis zwölf Stunden nicht abgesaugt werden darf, muß vor der Applikation eine sorgfältige Bronchialtoilette erfolgen. Surfactant wird mit 100 bis 150 mg/kg KG dosiert und langsam gegeben. Während der intratrachealen Surfactant-Gabe ist eine Verschlechterung der Oxygenierung mit Zyanose und Bradykardie möglich, die Applikation ist dann zu unterbrechen. Normalerweise kommt es unter Surfactantgabe zunächst zu einem (passageren) Anstieg des Beatmungsdrucks und der pCO_2-Werte. Der Sauerstoffpartialdruck im Blut steigt meist rasch an, so daß die inspiratorische Sauerstoffkonzentration schnell reduziert werden kann. Ist nach zweimaliger Surfactantgabe keine Wirkung zu sehen, so liegt ein Surfactant-Versagen vor (5 bis 15% der Fälle). Die Prognose dieser Kinder ist schlecht.

M Nach Gabe von Surfactant kommt es initial häufig zur vorübergehenden Erhöhung und Verschlechterung der Beatmungsdrücke. Bei 10% der Patienten führt die Gabe von Surfactant zu keiner Besserung des Krankheitsbildes. ■

- **Phototherapie:** Durch UV-Bestrahlung von Früh- und Neugeborenen wird Bilirubin in eine nierengängige Verbindung umgewandelt besser ausgeschieden. Die **Augen** des Kindes sind während der Bestrahlung zu **schützen,** um ein Erblinden zu vermeiden. Es muß unbedingt darauf geachtet werden, daß die Kinder nackt unter der Lampe sind. Zum Schutz der anderen Babys im Raum ist der Inkubator mit einem Tuch abzudecken. Das kontinuierliche **Messen** der **Körper- und Hauttemperatur** ist zur Vermeidung einer Hyperthermie unerläßlich. Als Schutz vor Dehydratation gibt man zusätzlich Glukose 5%. Muttermilch sollte bei hohen Serumbilirubinwerten nicht verabreicht werden.

8.21.3.7 Klinik und Verlauf typischer Erkrankungen und pathologischer Veränderungen

IRDS (infant respiratory distress syndrome)
Bei Früh- und Neugeborenen ist das akute Lungenversagen eine Erkrankung, bei der meist ein relativer oder absoluter Surfactant-Mangel vorliegt (Surfactant ist erst ab der 34. Woche nach

Konzeption in ausreichend hoher Konzentration vorhanden). Durch das Fehlen dieser Substanz kollabieren die Alveolen und führen zu einem Flüssigkeitseinstrom von den Pulmonalkapillaren ins Interstitium der Lunge, wodurch sich die Oxygenierung drastisch verschlechtert. Seit der Verfügbarkeit von tierischem und synthetischem Surfactant ist die Sterblichkeit von Frühgeborenen drastisch gesunken. Auch bei Neugeborenen wird Surfactant bisweilen angewendet, allerdings mit viel schlechteren Ergebnissen.

Bronchopulmonale Dysplasie

Unter einer bronchopulmonalen Dysplasie wird die Spätfolge eines kindlichen akuten Lungenversagens verstanden. Ist 28 Tage nach Beginn einer Lungenerkrankung noch die Gabe von Sauerstoff erforderlich, um die Oxygenierung zu ermöglichen, liegt diese chronische Lungenerkrankung vor. Die Symptome sind Tachypnoe, Einziehungen, streifige Lungenzeichnung und Überblähungsbezirke im Röntgenbild.

A Bis zu 60% aller Kinder mit akutem Lungenversagen entwickeln später eine bronchopulmonale Dysplasie. ◄

Fremdkörperaspiration

Husten- und Erstickungsanfälle mit Atemnot und Zyanose bei bisher gesunden Kleinkindern sprechen für eine Fremdkörperaspiration. Die Diagnose wird entweder klinisch bei Bestehen eines bisher fehlenden, sich evtl. verändernden Stridors oder später aufgrund des Röntgenbildes bzw. durch Bronchoskopie gestellt. Fremdkörper sind immer zu entfernen, weil es sonst zu Pneumonie oder Lungenabszeß kommen kann.

Akute Laryngotracheobronchitis und Epiglottitis

Durch Schwellung von Rachen- und Larynxschleimhaut kann es zur kompletten Verlegung der Trachea und zum Ersticken kommen. Die Kinder empfinden große Atemnot und Angst, sitzen aufrecht und können ihren Speichel vor Schmerzen nicht schlucken, so daß dieser aus dem Mund fließt. Bei einer Epiglottitis besteht akute Lebensgefahr.

M Eine Intubation oder Tracheotomie ist bisweilen die einzige Möglichkeit, das Kind mit einer Epiglottitis vor dem Ersticken zu retten. Die Intubation sollte unter Narkose mit Spontanatmung erfolgen, wobei eine Tracheotomiebereitschaft bestehen muß. ■

Apnoeanfälle

Früh- und Neugeborene haben ein unreifes Atemzentrum, so daß bei zusätzlichen Störungen wie Infektionen, Krampfanfällen oder Stoffwechselstörungen Apnoesituationen auftreten können. Durch sorgfältiges Monitoring ist das Absinken der Atemfrequenz zu erkennen. Beim Weaning von der mechanischen Beatmung ist zu beachten, daß während der Intubation ein starker Fremdkörperreiz als Atemantrieb vorhanden ist, der nach einer Extubation wegfällt, was verstärkte Überwachung erforderlich macht.

Hypothermie (< 35,5 °C)

Je kleiner ein Kind, um so größer ist seine Körperoberfläche in bezug auf sein Körpergewicht. Daher verlieren Kinder außergewöhnlich schnell Energie an die Umwelt und kühlen aus. Besonders bei Zugluft, feuchter Haut nach Geburt oder Baden, Fehlen einer Mütze oder Lagerung in kalter Bettwäsche muß man mit einem raschen Abfall der Körpertemperatur rechnen. Kinder mit einem Gestationsalter unter 32 Wochen sollten daher immer in einem Inkubator mit hoher Luftfeuchtigkeit behandelt werden.

M Regelmäßige Kontrollen der Körpertemperatur, der Temperatur des Inkubators und der Luftfeuchtigkeit sind essentiell. ■

Bei Hypothermie steigt infolge der Gegenregulationsversuche des Körpers der Sauerstoffbedarf stark an und führt zu einer erheblichen Kreislaufbelastung. Die Folgen können Hypoxämie, Hypoglykämie, Hirnschäden und Inaktivierung des Surfactants der Lunge bis zum IRDS/ARDS sein.

Hyperthermie (> 38,0 °C)

Bei massiver Sepsis oder starker exogener Wärmezufuhr, aber auch bei Dehydratation steigt die Körpertemperatur stark an, was weitere Flüssigkeitsverluste zur Folge hat. Aufgrund der Hypovolämie nimmt die Leberperfusion stark ab, so daß bei sehr jungen Kindern (bis zu einem Monat) innerhalb von 24 bis 48 Stunden eine Hyperbilirubinämie auftreten kann. Durch Anstieg von Herzfrequenz und peripherer Durchblutung steigt der Sauerstoffbedarf ebenfalls an.

Hyperbilirubinämie

Bei Frühgeborenen und Neugeborenen ist die Fähigkeit der Leber, Bilirubin zu glukuronidieren und dadurch für die renale Elimination was-

8

serlöslich zu machen, nur wenig entwickelt. Durch den vermehrten Anfall von freiem Hämoglobin nach Geburtsverletzungen (Resorption von Hämatomen) kommt es nach wenigen Lebenstagen zum Anstieg des Bilirubins im Blut. Bei Überschreiten einer Konzentration von 10 bis 15 mg% Bilirubin im Blut droht ein sog. Kernikterus im Gehirn, der zu einer schweren, irreversiblen zerebralen Schädigung des Kindes mit motorischen und intellektuellen Einschränkungen der Entwicklung führt. Das Mittel der Wahl in der Behandlung ist die Phototherapie, wobei auf adäquaten Schutz der Augen zu achten ist.

Hirnblutung und Leukomalazie
Bei Hypoxien können Frühgeborene rasch eine Nekrose der weißen Hirnsubstanz im Bereich der Pyramidenbahnen entwickeln, was später zu einer permanenten spastischen Lähmung der Beine führt. Je unreifer ein Frühgeborenes ist und je länger eine Hypoxie besteht, um so größer ist die Wahrscheinlichkeit dieser Komplikation, die sehr oft mit einem Lungenversagen einhergeht. Die Häufigkeit einer Leukomalazie ist besonders vom Alter des Frühgeborenen abhängig. Man rechnet bei rund einem Drittel der Fälle von frühkindlichem Lungenversagen mit einer möglichen Leukomalazie und einer damit verbundenen intraventrikulären Hirnblutung.

Status epilepticus und zerebrale Krampfanfälle
Krampfanfälle bei Kindern sind häufig und kommen bei Fieber, Intoxikationen, Meningitis, aber auch bei genuinen neurologischen Krankheiten vor. Generalisierte Anfälle über 30 Minuten werden als Status epilepticus bezeichnet. Da dieser zu irreversiblen neurologischen Defekten führen kann, muß er umgehend unterbrochen werden. Neben dem Sichern von Atmung und Kreislauf, Vermeiden einer Selbst- und Fremdgefährdung ist die unmittelbare Gabe eines Antikonvulsivums (Rivotril®, 0,05 bis 0,1 mg/kg KG) angezeigt.

8.21.4 Komplikationen

Bradykardien sind häufige Komplikationen bei beatmungspflichtigen Kindern. Jede kurzfristige Hypoxie, Umlagerungen, Diskonnexion vom Beatmungsgerät mit Abfall des PEEP und saugen kann zur Bradykardie führen. Da Kinder ihr Schlagvolumen kaum verändern können, bedeutet jede Bradykardie gleichzeitig einen entsprechenden Abfall des Herzzeitvolumens.

Die Gabe von Sauerstoff und Atropin ist bei einem Abfall der Herzfrequenz immer notwendig, wenn das Beseitigen der auslösenden Ursache nicht sofort die Bradykardie beendet. Unterstützend wirken, besonders bei Frühgeborenen, das Streicheln der Fußsohlen bzw. das Halten und Streicheln einer Hand.

Unter einem **Barotrauma** versteht man das Eindringen von Luft in das Interstitium der Lunge, den Pleuraspalt, das Mediastinum oder das subkutane Gewebe. Problematisch ist das Eindringen in den Pleuraspalt, da es zu einem Pneumothorax oder zu einem Spannungspneumothorax kommen kann. Eine Entlastung durch eine Pleuradrainage ist zur Ableitung von Luft meist notwendig.

8.21.5 Pflege pädiatrischer Patienten

Die Pflege schwerkranker Kinder erfordert in hohem Maße menschliche Qualitäten kombiniert mit der Beherrschung moderner, sich ständig weiterentwickelnder Diagnose-, Therapie- und Pflegeverfahren.

8.21.5.1 Krankenbeobachtung

Die ständige klinische Beobachtung von schwerkranken Kindern ist durch keine apparative Überwachung zu ersetzen. Sämtliche Monitore zum Überwachen von Oxygenierung, Körpertemperatur, Herzfrequenz und Blutdruck sowie die wichtigsten Laborparameter (Blutgase, Blutzucker, Elektrolyte) ergänzen dabei die Krankenbeobachtung und dienen dazu, sich abzeichnende physiologische Veränderungen rechtzeitig zu erkennen.

Die Aufmerksamkeit ist insbesondere dem **Aktivitätszustand** des Kindes, seiner **Hautfarbe,** dem **Hautturgor** und dem **Atemmuster** (falls nicht relaxiert bzw. sediert und beatmet) zu widmen. Die Kontrolle der **Vitalparameter** erfolgt sehr engmaschig, am besten on-line, und entspricht dem Vorgehen beim Erwachsenen. Sehr engmaschig sind besonders die **Körpertemperatur** (schnelle Schwankungen) und die **Lage der venösen Zugänge** zu kontrollieren (leichte Dislozierung möglich). Bezogen auf die Körpermasse sind bei Säuglingen und Kleinkindern hohe Infusionsmengen erforderlich, dies führt bei einer paravenösen Infusion zu starken Anschwellungen, die frühzeitig erkannt werden müssen.

8.21.5.2 Psychische Betreuung

Die **Trennung** eines Kindes **von** seinen **Eltern** bei einer lebensbedrohlichen Erkrankung ist in jedem Lebensalter ein schwerwiegendes Ereignis für beide Teile, das die Betroffenen existentiell gefährden kann. Daher ist es unbestritten, daß die Eltern auch auf Intensivstationen so häufig wie nur möglich und medizinisch verantwortbar bei ihren Kindern sind.

Bei kleineren Kindern ist die Krankenhausaufnahme v.a. eine Trennung von den Eltern und der gewohnten häuslichen Umgebung, die sie zunächst traurig und wütend, später apathisch und antriebslos machen kann. Diese Hospitalismuszeichen sollten heute erst gar nicht mehr auftreten, wenn die Eltern anwesend sind. Bei Schulkindern überwiegt die Angst vor abzusehenden diagnostischen und therapeutischen Maßnahmen, die allzu oft berechtigt ist. Die Mithilfe der Eltern durch häufige Besuche ist für alle notwendig. Zunächst ist den Eltern zu vermitteln, daß sie trotz einer evtl. unsicheren Prognose einen möglichst natürlichen Kontakt zu ihrem Kind aufrechterhalten sollen, der dem jeweiligen Lebensalter angepaßt sein muß.

Der **körperliche Kontakt** auch bei beatmeten Kindern (Neugeborene und Kleinkinder können beatmet im Arm gehalten werden) ist sehr wichtig und muß gefördert werden. Bei technischen Schwierigkeiten aufgrund von Beatmung, extrakorporaler Zirkulation oder Dialyse müssen die Pflegenden und Ärzte die Eltern dabei unterstützen.

Sind die Eltern nicht anwesend, sollten für jedes Kind nur wenige **Kontaktpersonen** benannt sein, damit die Kinder die Chance haben, eine entsprechende Vertrauensperson kennenzulernen und eine Beziehung aufzubauen. Mit jedem Kind, egal ob ohne Bewußtsein oder ohne Sprachentwicklung, muß bei jeder diagnostischen, therapeutischen und pflegerischen Maßnahme gesprochen werden. Sind die Kinder wach, ist die Konsequenz jeder Handlung im voraus anzukündigen, da sonst sehr rasch jedes Vertrauensverhältnis, auch zu den Eltern, zerstört werden kann. Da Kinder den „Sinn" von Schmerzen noch viel weniger verstehen können als Erwachsene, ist die adäquate, ausreichende und prophylaktische Analgesie ein wichtiger Bestandteil auch der psychischen Be-

treuung von schwerkranken Kindern. Ein **Kommunikationsversuch** mit **bewußtseinsgestörten Kindern** über die Basale Stimulation® und die Interaktion mit Früh- und Neugeborenen mit Kinaesthetic Infant Handling® ist sehr wichtig. Kinder brauchen auch Bekanntes von zu Hause, z.B. ein Stofftier, eine Kuscheldecke, Bilder von Geschwistern und Eltern. So ist es z.B. auch sinnvoll, wenn man Kinder, die postoperativ nicht auf die vertraute Station, sondern auf die Intensivstation verlegt werden müssen, vorher mit einer Kontaktperson der Intensivstation bekannt macht, ihnen die Intensivstation zeigt, und selbstverständlich auch bei einer Verlegung vertraute und geliebte Dinge mitnimmt.

Frühgeborene sollten ein Tuch von der Mutter im Inkubator haben, um ihren Geruch wiederzuerkennen. Tonbandaufnahmen mit den Stimmen der Eltern oder der Geschwister können gleichfalls eingesetzt werden.

Der **Umgang mit sterbenden Kindern und** deren **Eltern** erfordert viel Reife und Mut, sich den elementaren Fragen des Lebens zu stellen. Während der Verdrängungsprozeß bei sterbenden Erwachsenen häufig noch gelingen mag, kann sich wohl keiner seinen Gefühlen in solchen Situationen bei Kindern völlig entziehen. Wichtig ist dabei, die Eltern in allem zu unterstützen, was dem Kind helfen kann, und dann einzugreifen, wenn sie bei ihrer Trauerbewältigung (hier sei auf die Arbeit von Frau Dr. Kübler-Ross verwiesen) vor dem Kind in einer Weise reagieren, die diesem abträglich sein könnte.

Unabhängig von dem Unterstützen einer der Situation gerechten Interaktion zwischen Eltern und Kind, die vorrangig den Interessen des Kindes dienen sollte, müssen die Eltern auch selbst vom Arzt- und Pflegepersonal unterstützt werden. Konkrete Maßnahmen hierzu sind:

- Beachten des kulturellen und religiösen Hintergrundes der Familie
- Beachten der bekannten persönlichen Neigungen des Kindes (Stofftier, s.o.)
- aktiv Kontakt zu den Eltern aufnehmen, sie dürfen niemals über den aktuellen Status ihres Kindes im unklaren gelassen werden
- wichtig ist, daß Eltern in jeder Form bei Entscheidungen einbezogen sind (Zeit für Gespräche, Angebot von Selbsthilfegruppen, Angebot einer seelsorgerischen Unterstützung, Kontakt mit anderen Eltern in der gleichen Situation, Hilfe für die Geschwister)

8

8.21.5.3 Prophylaxen

- **Dekubitusprophylaxe:** Kinder haben auch im Bett einen großen Bewegungsdrang, so daß Druckgeschwüre kaum vorkommen, solange sie sich bewegen können. Schwerstkranke und komatöse Kinder bekommen als Nässeschutz ein synthetisches Fell und eine entsprechende Dekubitusmatratze (schaumstoffgepolsterte Lagerung) untergelegt. Die Haut der Kinder wird bei jeder Pflegemaßnahme genau beobachtet und bei Bedarf (nicht grundsätzlich) mit einem Hautpflegemittel eingecremt. Zur Druckentlastung sollten die Patienten alle zwei Stunden umgelagert werden.
- **Pneumonieprophylaxe:** Das Risiko, postoperativ an einer Pneumonie zu erkranken, ist bei nicht-immunsupprimierten Kindern deutlich geringer als bei Erwachsenen. Säuglinge und Kleinkinder werden prophylaktisch zweistündlich umgelagert. Hilfreich ist das Inhalieren angefeuchteter Atemluft mit oder ohne Zusätze bei erschwerter Atmung. Bei Schulkindern werden atemstimulierende Einreibungen vorgenommen. Nach großen operativen Eingriffen werden Atemgymnastik (Thoraxmobilisation, Klopfmassage, Sekretmobilisierung) und Inhalationen vorgenommen.
- **Thromboseprophylaxe:** Bei Klein- und Schulkindern kommen thrombotische Embolien praktisch nie vor, weshalb auf eine entsprechende Prophylaxe verzichtet wird. Bei Kindern ab dem 14. Lebensjahr bzw. ab einem Körpergewicht über 50 kg ist bei notwendiger strenger Bettruhe (unversorgte, instabile Frakturen) sowie bei Ober- oder Unterschenkelgipsverbänden eine Thromboseprophylaxe (z.B. Embolex®, Fraxiparin®) notwendig.

8.21.5.4 Lagerung und Mobilisation

Da sich intensivpflichtige Kinder bisweilen nicht selbständig bewegen können, besteht die Gefahr der einseitigen oder falschen Lagerung mit nachfolgenden Lagerungsschäden oder Kontrakturen. Außerdem führen inadäquate Lagerungen zu Atelektasen und begünstigen das Entstehen von Pneumonien. Daher werden auch Kinder entsprechend den bei der Dekubitusprophylaxe angesprochenen Grundsätzen gelagert. Bei jeder Lagerung muß man sich vergewissern, daß keine Lagerungsschäden oder Druckstellen (z.B. durch Elektroden, Spielzeug) entstehen können.

Ein Bettbogen kann z.B. nach abdominalchirurgischen Eingriffen oder Eingriffen im Genitalbereich die schmerzhaft drückende Bettdecke von der Operationswunde fernhalten, und die Bauchdecke kann durch Unterlegen einer Knierolle zusätzlich entspannt werden.

Bei **Rückenlage** unterstützt man den Kopf mit einer Nackenrolle. Die Arme sollten abduziert, in leichter Beugehaltung unterpolstert sein und die Ellenbogen frei liegen. Die Beine liegen möglichst leicht gespreizt, so daß die Füße etwa in Hüftbreite voneinander entfernt sind. Dabei liegen Fersen und Knie frei, die Knie sind leicht anzuwinkeln (Unterstützung der Beine durch Moltonrollen). Zur Spitzfußprophylaxe sind die Füße im 90°-Winkel zu den Unterschenkeln gelagert.

Bei der abwechselnden **Links- und Rechtsseitenlage** werden Rücken (nur am Brustkorb, nicht in der Taille) und Kopf durch Kissen unterstützt. Der untere Arm ist abduziert und auf einem Kissen oder einer Rolle gelagert. Der obere Arm ist im Ellenbogengelenk gebeugt ebenfalls auf ein Kissen zu lagern. Das untere Bein ist gestreckt und liegt hinter dem oberen, nach vorne angewinkelten Bein. Bei beiden Beinen sind die Knöchel und das Knie weich zu lagern.

Die **Bauchlagerung** ist Bestandteil des Behandlungskonzeptes bei Lungenversagen, um das extravaskuläre Lungenwasser umzuverteilen und das Ventilations-Perfusions-Verhältnis günstig zu beeinflussen. Die Lagerung selbst stellt wegen des Risikos von Diskonnektionen und Lagerungsschäden erhöhte Forderungen an die Aufmerksamkeit der Pflegenden. Der Kopf wird zur Seite auf ein dünnes Kissen oder einen Kopfring gelagert. Die Arme sollten neben dem Kopf liegen, Brust und Becken sind abgepolstert und so abgestützt, daß der Bauch frei bleibt. Die Unterschenkel sind so zu lagern, daß die Füße nicht mit der Unterlage in Berührung kommen.

M Bei jedem **Umlagern intubierter Kinder** auf den Bauch sollten mindestens zwei Personen anwesend sein. Ist das Kind gelagert, darf es niemals alleine gelassen werden, da immer kurzfristig Komplikationen auftreten können, die ein Zurückdrehen auf den Rücken erfordern. ■

Bei vorgeschriebenen Lagerungen, z.B. der **Extensionslagerung,** die nicht oder nur selten verändert werden können, ist das Risiko einer Dekubitusentstehung erheblich. Hier sollten bereits primär ein synthetisches Fell als Nässeschutz und eine entsprechende Antidekubitusmatratze verwendet werden.

M Es ist zu beachten, daß Weichlagerungen das Körpergefühl des Patienten nachhaltig negativ beeinflussen und deshalb basalstimulierende Ganzwaschungen oder Massagen immens wichtig sind. Sonst ist die spätere Mobilisation sehr schwierig. Gerade bei Extensionslagerung ist für Kinder wichtig, daß ein Mobile oder ein Bild an der Decke über dem Bett aufgehängt wird und das Lieblingsspielzeug für das Kind griffbereit ist. ■

Bei der **Hochlagerung** nach operativer Versorgung von Extremitätenverletzungen wird das betroffene Glied zur Prophylaxe von Schwellungen über Herzniveau gelagert, falls dies aufgrund zusätzlicher Erkrankungen oder Therapiemaßnahmen nicht kontraindiziert ist (z.B. bei zusätzlicher Dialyse Bauchlagerung wegen ARDS bzw. IRDS).

Unabhängig von der jeweils gewählten Lage ist auch die regelmäßige (alle zwei bis vier Stunden) Kontrolle von Sensibilität, Motorik und Durchblutung der betroffenen Extremität nötig.

Die **Mobilisierung** erfolgt nahezu zwangsläufig durch das Kind selbst, sobald die Sedierung abgesetzt werden kann. Bis dahin sind passive Bewegungsübungen in allen Gelenken der Extremitäten vorzunehmen, um Kontrakturen zu verhindern.

8.21.5.5 Krankheitsspezifische Pflegehandlungen

Die **Körperpflege** (Waschen, Haar-, Haut-, Augen-, Mund-, Nasen- und Lippenpflege sowie Zahn- , Nagel- und Nabelpflege) erfolgt auch bei Kindern entsprechend den bereits in Kapitel 7.3 dargestellten Methoden und nach den allgemeinen Grundsätzen der Krankenpflege. Die Pflege ist ein wesentlicher Bestandteil zum Erhalt der Würde der Patienten und darf bei Kindern nicht vernachlässigt werden.

Das **endobronchiale Absaugen** muß bei Kindern besonders umsichtig geschehen, auch in Notfällen ist ein steriles Vorgehen notwendig. Ein Überwachen der Sauerstoffsättigung sollte obligat sein, da Kinder beim Absaugen schnell deoxygenieren.

Um Sekret lösen und absaugen zu können, werden 0,5 ml (Frühgeborene) bis 10 ml (Jugendliche) 0,9%ige Kochsalzlösung in den Tubus instilliert und nach zwei bis drei Atemzügen wieder abgesaugt. Insgesamt darf ein Absaugvorgang nicht mehr als 10 Sekunden in Anspruch nehmen. Vor und nach dem Absaugen ist für einige Minuten mit reinem Sauerstoff zu beatmen, wobei die Gefahr der retrolentalen Fibroplasie bei Früh- und Neugeborenen beachtet werden sollte. Bradykardie, Bronchospasmus und Tubusobstruktion sind häufige Folgen des Absaugens.

M Das endobronchiale Absaugen kann zu Bradykardien führen. Beim Absaugen müssen daher immer Atropin, Bronchodilatatoren und Materialien für eine Umintubation bereit sein. ■

Das **Sichern der Zugänge** ist bei allen Ab- und Zuleitungssystemen (Endotrachealtuben, Venen-, Arterien-, Blasenkatheter, Magensonden, Drainagen etc.) wichtig, damit diese nicht versehentlich oder absichtlich durch das Kind entfernt werden. Häufig ist dazu auch eine Fixierung nötig. Je nach Alter und Ansprechbarkeit des Kindes sind unterschiedliche Maßnahmen zum Fixieren der Katheter und des Kindes erforderlich. Die Eltern müssen über diese Maßnahmen vorher unterrichtet werden.

M Drainagen und Sonden sind so zu fixieren, daß sie bei unbeabsichtigten Bewegungen oder Drehungen des Kindes durch Pflegende nicht unter Zug und Spannung geraten. Die meisten Katheter, insbesondere Ureter-, Blasen- und suprapubische Katheter, werden wegen des sehr kleinen Lumens mehrmals täglich angespült, um Inkrustationen zu verhindern oder zu lösen. ■

8.21.5.6 Besonderheiten

Kinder empfinden bereits kurze Zeit postoperativ wieder **Durst** und **Hunger.** Ist eine orale Flüssigkeitszufuhr verboten, kann man den Durst durch in den Mund eingeführte Zitronenstäbchen lindern (häufig wiederholen). Allerdings reagieren sehr viele Kinder auf die Stäbchen mit Würgreiz, dann sollte man den Mund häufig mit Kamillentee auswischen oder bei Säuglingen z.B. den Schnuller feuchthalten.

Die **Mundpflege** ist bei längerer parenteraler Ernährung oder Sondenernährung erforderlich. Dazu ist der Mund-Rachen-Raum auch zum Abschilfern des schnell nachwachsenden Epithels regelmäßig mit in Kamille getränkten Tupfern und/oder Dexpanthenol vorsichtig auszuwischen und zu pinseln. Bei Säuglingen und Kleinkindern mit Antibiotikatherapie muß ein **Soorbefall** des Magen-Darm-Trakts verhindert bzw. behandelt werden, da sie anfällig für Candida-Infektionen sind. Nach jeder Mahlzeit kann z.B. mit Moronal®-Suspension eine entsprechende

8

Behandlung erfolgen. Größere Kinder erkranken dagegen weniger leicht an Soor und werden erst bei manifester Pilzinfektion des Magen-Darm-Trakts behandelt.

Die **Peritonealdialyse** kann bei Hyperkaliämie, Hyperphosphatämie, Urämie und Gerinnungsstörungen sicher und effektiv eingesetzt werden. Der Vorteil der Peritonealdialyse besteht in einem wesentlich schonenderen Elektrolytausgleich und besserer Kreislaufverträglichkeit im Vergleich zu Hämodialyse oder Hämofiltration. Ein Flüssigkeitsentzug ist mit der Peritonealdialyse jedoch kaum möglich. Über einen Tenckhoff-Katheter wird das Dialysat über 10 Minuten in den Bauchraum gegeben und verbleibt dort zwischen 20 und 60 Minuten. Hierbei benutzt man den Bauchraum als semipermeable Membran zum Blut hin. Das Dialysat soll über einen Zeitraum von weiteren 30 Minuten wieder auslaufen, wobei allzu großer Sog zu vermeiden ist. Auf steriles Arbeiten ist wegen der Gefahr der Peritonitis unbedingt zu achten.

8.21.6 Prognose und Verlegung des Patienten

Eine generelle Einschätzung der **Prognose** intensivpflichtiger Kinder ist aufgrund der Vielzahl von Erkrankungen, der unterschiedlichen Einflüsse von Alter und Begleiterkrankungen auf lebensbedrohliche Erkrankungen und der in vielen Fällen unterschiedlichen Therapieansätze schwierig. Große Erfahrungen liegen bei Kindern mit malignen Systemerkrankungen und zusätzlichem Organversagen und bei Kindern mit akutem Lungenversagen vor. Kommt es unter einer Chemotherapie zu zusätzlichen Organversagen, die intensivtherapeutisch behandelt werden müssen, ist mit einer Letalität von über 50% in den ersten 28 Tagen zu rechnen. Überleben die Kinder diese Akutphase, so ist die Prognose weitgehend von der malignen Grunderkrankung abhängig. Beim akuten Lungenversagen (Definition über paO_2/FiO_2-Ratio unter 200 mmHg über mehr als zwölf Stunden; kein zusätzliches malignes Leiden) ist die Letalität in den letzten zehn Jahren von über 30 bis 50% auf unter 20% gesunken.

Bei Frühgeborenen ist die Überlebenswahrscheinlichkeit, unabhängig von zusätzlichen Grunderkrankungen, vorwiegend vom Gestationsalter bzw. vom Körpergewicht abhängig. Die 28-Tages-Letalität von Kindern unter 500 g beträgt über 90%, bei 750 g nur noch 45%

und um 1 000 g etwa 30%. Bei einem noch höheren Gewicht ist nur bei gleichzeitigem Vorliegen eines Organversagens eine erhöhte Sterblichkeit in der Größenordnung von 15% anzunehmen.

Ein Großteil der Kinder, die die Intensivtherapie nicht überleben, verstirbt in den ersten beiden Behandlungswochen. Ist diese kritische Phase überwunden, so kann mit einem Überleben der akuten Erkrankung gerechnet werden. Die Spätfolgen hängen dabei jedoch stark von der Grunderkrankung ab und sind nicht pauschal vorhersagbar.

Bei der **Verlegung** von Säuglingen und Kindern gelten im Prinzip dieselben Kriterien wie beim Erwachsenen. Hinzu kommt, daß das Kind zunächst altersentsprechend über die Verlegung zu informieren ist und der Übergabezeitpunkt möglichst mit Eltern bzw. Mutter oder Vater abgesprochen sein sollte. Bei der Verlegung sollte ein Elternteil anwesend sein und das Kind auf die neue Station begleiten. Eventuell kann man versuchen, bereits vor der Verlegung Kontakt zu einer nach der Verlegung zuständigen Pflegeperson herzustellen, damit das Kind dort jemanden kennt. Bei einer Rückverlegung auf Normalstation (z.B. nach Operationen) sollte möglichst eine Kontaktpflegeperson das Kind abholen, das gibt dem Kind Sicherheit, da ihm die Pflegeperson bereits vertraut ist.

Bei der Übergabe sind zunächst der krankheitsspezifische Verlauf, die weiterführende Therapie und pflegerische Besonderheiten im Verlauf sowie die aktuellen Pflegehandlungen darzustellen. Zu den Besonderheiten, die bei der Übergabe zu beachten sind, zählen:

- Wie ist die psychische Verfassung des Kindes?
- Wie ist das psychosoziale Umfeld des Kindes (Interaktion der Eltern untereinander, Familiensituation)?
- Sind Eltern in Pflege einbezogen? Welche Pflegehandlungen werden von den Eltern übernommen?
- Gibt es Absprachen mit den Eltern z.B. bezüglich Besuchszeiten?
- Wie ist der Informationsstand? Aufklärung über Krankheit und Prognose?
- Hat das Kind Vorlieben? Was braucht es z.B. zum Einschlafen?
- Gibt es Besonderheiten bei der Ernährung? Bringt z.B. die Mutter Muttermilch oder kommt sie zum Stillen? Was ißt das Kind gerne?

8.22 Patienten mit Verbrennungen

Brandverletzte werden in entsprechend beheizten Räumen mit zwischen 24 und 40 °C regulierbarer Temperatur und einer Raumfeuchte im Bereich von 40 bis 60 Volumenprozent behandelt. Idealerweise ist dem Patientenzimmer eine Personalschleuse vorgelagert, und die strikte räumliche Trennung zweier Patienten sollte aus hygienischen Gründen möglich sein.

8.22.1 Patientenklientel

In Deutschland erleiden jedes Jahr ca. 10 000 Menschen eine schwere Verbrennung, etwa 4 000 davon sind Arbeitsunfälle.

Verbrennung und Verbrennungskrankheit

Verbrennungen sind Folgen von thermischer Einwirkung durch Wärmestrahlung und/oder Wärmekonvektion. Bei der **Wärmestrahlung** (z.B. Sonnenstrahlen) kommt die Haut nicht mit heißer Substanz in Berührung. Bei der **Wärmekonvektion** hingegen wird die Wärme von einer heißen Materie wie z.B. heißen Gasen, Wasser oder Metall übertragen. Verbrennungen betreffen nahezu immer die Haut, seltener die Schleimhäute oder die Atemwege (Inhalation von heißen Gasen oder Dämpfen).

Die **Einteilung** von Verbrennungen erfolgt nach der Ausdehnung, also der **Fläche** der betroffenen Haut, und der Tiefe, d.h. dem **Schweregrad,** der geschädigten Oberfläche. Die vier Schweregrade sind in Tabelle 8.22-1 aufgeführt. Zur Ermittlung der betroffenen Hautfläche wird die Neuner-Regel verwendet (Abb. 8.22-1).

Tab. 8.22-1 Schweregraddefinitionen bei Verbrennungen.

Schwere-grad	Definition/Merkmale
I	– schmerzhaftes Erythem – keine Zerstörung des Epithels
IIa	– Rötung und Blasenbildung (oberflächlich-dermal) – Hautanhangsgebilde sind nicht betroffen
IIb	– Rötung und Blasenbildung – Nekrosen (tief-dermal) – Hautanhangsgebilde sind teilweise betroffen (Haare fallen oft spontan aus, Nägel halten noch)
III	– gesamte Haut ist avital und zerstört, ebenso die Hautanhangsgebilde
IV	– Verkohlung der Haut und Nekrose der subkutan gelegenen Gewebe (Fettgewebe, Muskeln, Knochen)

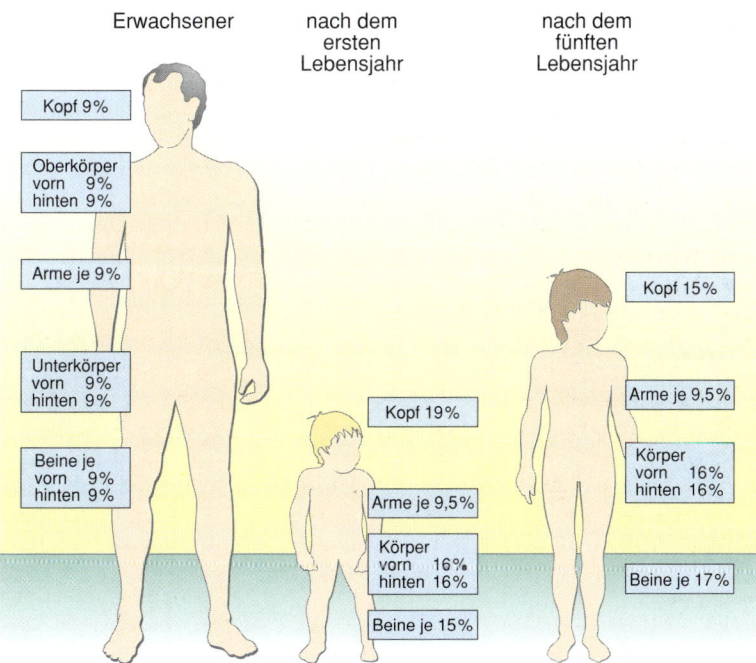

Erwachsener

Kopf 9%

Oberkörper
vorn 9%
hinten 9%

Arme je 9%

Unterkörper
vorn 9%
hinten 9%

Beine je
vorn 9%
hinten 9%

nach dem ersten Lebensjahr

Kopf 19%

Arme je 9,5%

Körper
vorn 16%
hinten 16%

Beine je 15%

nach dem fünften Lebensjahr

Kopf 15%

Arme je 9,5%

Körper
vorn 16%
hinten 16%

Beine je 17%

Abb. 8.22-1 Neuner-Regel. Der Anteil an der Gesamtkörperoberfläche beträgt beispielsweise je Hand 2%, Oberarme 4% und Unterarme 3% (gesamt 9%). 1% der Körperoberfläche ist für die Darmregion einschließlich der Genitalien zu berechnen.

8

M Verbrennungen verschiedener Schweregrade können verglichen werden, indem die betroffen Flächen bei erst- und zweitgradiger Verbrennung im Vergleich zu höhergradigen Verbrennungen nur zur Hälfte in Betracht gezogen werden. Demnach entspricht eine 40%ige zweitgradige Verbrennung in ihrer Auswirkung auf den Organismus etwa einer 20%igen drittgradigen Verbrennung, wenn sich die betroffenen Patienten in Alter und Begleiterkrankungen bzw. -verletzungen nicht wesentlich unterscheiden. ■

Klinik und Verlauf

Eine schwere Verbrennung führt zu einer Allgemeinerkrankung mit einem langen Krankheitsverlauf. Zu den sichtbaren Symptomen gehören **Erythem**, **Blasenbildung** und **Hautnekrosen.** Ab einer Temperatur von 47 °C werden Schmerzrezeptoren erregt, und es kommt nachfolgend reflektorisch zum Erythem. Blasenbildung setzt eine Temperatur von 55 °C an der Haut für mehr als 30 Sekunden voraus. Temperaturen über 60 °C führen zur Zerstörung des Gewebeeiweißes und zu nachfolgenden Hautnekrosen.

Bei Verbrennungen treten meist starke behandlungsbedürftige **Schmerzen** auf, wobei häufig Opioide zur Analgesie erforderlich werden. Da die Haut ein guter Isolator ist, spielt v.a. die **Einwirkungszeit** für Schäden in der Tiefe eine Rolle. Deshalb ist nach einer Hitzeeinwirkung möglichst eine sofortige und längere Kühlung vorzunehmen, um die Spätfolgen zu begrenzen. Bei längerer Hitzeeinwirkung werden neben dem subkutanen Fettgewebe auch weitere Strukturen (Gefäße, Blut, Muskulatur, Knochen) geschädigt.

Bei ausgedehnten Verbrennungen (> 20% der Körperoberfläche) kommt es zur Verbrennungskrankheit, die durch einen typischen Verlauf mit **drei Phasen** gekennzeichnet ist (Tab. 8.22-2):

■ **Permeabilitätsstörungsphase:** Die Kapillaren der geschädigten Haut werden für Makromoleküle, also für Proteine durchlässig, außerdem wandern Leukozyten in das geschädigte Gewebe. Es kommt zu Exsudation mit generalisierter Ödembildung und Entzündungsreaktion. Mit Zunahme der verbrannten Körperoberfläche spielt der erhebliche Volumenverlust in die geschädigte Region eine größere Rolle, und bei fehlendem Volumenersatz droht ein hypovolämischer Schock und akutes Nierenversagen.

■ **Resorptions- und Intoxikationsphase:** Nach zwei bis drei Tagen führt die Rückresorption des Ödems meist zu Polyurie. Durch die Rückresorption von Flüssigkeit aus dem Interstitium kann es bei latent herzinsuffizienten Patienten zur kardialen Dekompensation kommen, so daß rechtzeitig mit einer Reduktion der Infusionsmenge, evtl. der Gabe von Diuretika und der Applikation positiv-inotroper Substanzen reagiert werden muß. Am Ende der ersten Woche ist eine Anämie zu beobachten, für die zunächst die initiale Schädigung von Erythrozyten mit deren nachfolgendem Zerfall und Abbau verantwortlich ist. Darüber hinaus besteht für längere Zeit (mehrere Wochen, oft Monate) eine Hemmung der Erythropoese, deren genaue Ursache noch unklar ist.

■ **Hypoproteinämie- und Infektionsphase:** Die Verbrennungswunde ist im Verlauf der ersten Woche meist relativ keimarm. Durch die Ak-

Tab. 8.22-2   Ablauf der Verbrennungskrankheit.

Phase	Bezeichnung der Phase	Dauer	Symptome
1	Permeabilitätsstörungsphase	1.–3.Tag	– Oligurie – Ödem – Exsudation – Schock
2	Resorptions- und Intoxikationsphase	3.–8.Tag	– Polyurie – Urämie – Anämie
3	Hypoproteinämie- und Infektionsphase	7.–20. Tag	– negative Stickstoffbilanz durch Abbau körpereigener Struktur- und Funktionsproteine – Wundheilungsstörungen

tivität der proteolytischen Enzyme, die aufgrund der in den Wundbezirk eingewanderten Leukozyten entstehen, werden in der Wunde große Menge an Zelltrümmern, also Eiter, gebildet. Dies ist ein idealer Nährboden für Mikroorganismen. Ab diesem Zeitpunkt (nach 10 bis 14 Tagen) steht die von den Brandwunden ausgehende Infektion im Vordergrund. Die körpereigene Abwehr ist nach einer Verbrennung deutlich vermindert; so besteht im weiteren Verlauf die Gefahr einer schweren systemischen Infektion bis hin zur Sepsis.

Zusätzlich zu den beschriebenen Phasen treten weitere **typische Veränderungen** bei einer Verbrennungskrankheit auf, die im folgenden näher erläutert sind.

- **Mikrozirkulation:** Durch freigesetzte **Mediatoren** (Bradykinin, Prostaglandine, aktiviertes Komplementsystem) wird die Permeabilität aller Gefäße, auch in nicht von der Verbrennung betroffenen Regionen, gesteigert. Die Histaminkonzentration im Blut steigt unmittelbar nach einer Verbrennung stark an und führt wie bei anaphylaktischen Reaktionen zur massiven Zunahme der Gefäßdurchlässigkeit für Flüssigkeit und Eiweiße. Auch ungeschädigte Organe lagern daher Wasser ein (Folgen sind u.a. erhöhter Hirndruck bei ausgedehnten Verbrennungen).

- **Herz-Kreislauf:** Durch die Verschiebung des Plasmas ins Interstitium und die Exsudation ins Wundgebiet wird innerhalb weniger Stunden eine Verminderung des zirkulierenden Blutvolumens um bis zu 30% beobachtet. Zusätzlich zu hypovolämie- und schmerzbedingter Tachykardie kommt es zu Vasokonstriktion und Abnahme des HZV um bis zu 50%. Ein Kreislaufversagen aufgrund mangelnder Substitution von Volumen ist bei großflächigen Verbrennungen daher unvermeidlich und akut lebensbedrohlich.

- **Wasser-Elektrolyt-Haushalt:** Aufgrund von Ödemen gehen dem zirkulierenden Plasmavolumen große Mengen isotoner Flüssigkeit verloren. NaCl und Wasser müssen ersetzt werden. Durch den Zelluntergang kommt es zu einer vermehrten Freisetzung von Kalium, jedoch ist außer beim akutem Nierenversagen die Hyperkaliämie selten.

- **Energiehaushalt:** Durch den Verlust der thermisch isolierenden Haut geht durch Verdunstung von Ödemflüssigkeit viel Wärme verloren, entsprechend muß die Umgebungstemperatur auf 28 bis 32 °C erhöht werden. Der Körper versucht mit zusätzlicher Wärmeproduktion, den Temperaturabfall zu kompensieren. Dies führt zu einer bis dreifachen Steigerung der Stoffwechselaktivität, was eine entsprechende Zunahme des Sauerstoffverbrauches bedingt und zu einem ausgeprägten Katabolismus führt. Bei einer 30%igen Verbrennung ist z.B. mit einer Zunahme des Sauerstoffverbrauches von 70 bis 100% zu rechnen.

- **Säure-Basen-Haushalt:** Liegt kein Schock vor, sind keine Veränderungen zu erwarten. Bei ausgeprägter Gewebshypoxie steigt jedoch der Laktatspiegel im Blut, und es kommt zur Azidose.

- **Nierenfunktion:** In den ersten 72 Stunden ist die Funktion der Nieren erheblich beeinträchtigt, auch wenn der Flüssigkeitsersatz optimal erfolgt. Die glomeruläre Filtrationsrate und die Konzentrationsfähigkeit der Niere nehmen ab. Ursache ist neben der initialen Minderperfusion vor der Flüssigkeitsbehandlung vermutlich auch die toxische Wirkung von durch die Verbrennung veränderten Proteinen. Hypovolämie und Kreislaufzentralisation bei ungenügendem Flüssigkeitsersatz führen zum akuten Nierenversagen. Ein nach ein bis drei Wochen auftretendes Nierenversagen ist meist ein Zeichen eines Multiorganversagens im Rahmen einer Sepsis.

- **Proteinstoffwechsel:** Bei schweren Verbrennungen gehen bis zu 50% der Serumproteine akut verloren. Neben dem Verlust durch Wundsekretion spielt der Postaggressionsstoffwechsel (Katabolie mit Glukoneogenese aus Aminosäuren) eine wichtige Rolle.

- **Fettstoffwechsel:** Fette werden mobilisiert, um den erhöhten Energiebedarf des Körpers zu befriedigen. Triglyzerid- und auch Cholesterinspiegel im Blut sind deutlich erhöht.

- **Kohlenhydratstoffwechsel:** Mehrere Faktoren tragen zum Entstehen einer pseudodiabetischen Stoffwechsellage mit hohen Blutzuckerspiegeln bei, wobei v.a. die durch die massiv gesteigerte Katecholaminsekretion verursachten Effekte maßgeblich sind. Dazu gehören Glukagon- und Kortikoidfreisetzung, die wiederum zu folgenden Veränderungen führen:
  - gehemmte Insulinsekretion
  - periphere Insulinresistenz
  - vermehrte Glukoneogenese

- **Immunologische Veränderungen:** Die Antikörperbildung gegen fremde Antigene ist mit zunehmender Schwere der Verbrennung durch Immunsuppression und Eiweißmangel

8

821

beeinträchtigt. Es kommt ähnlich wie bei AIDS zur Aktivierung bzw. zu einem Überwiegen der T-Suppressorzellen. Die immunologischen Veränderungen lassen sich bei schweren Verbrennungen mehr als zwei Monate nachweisen.

■ **Toxinbildung:** Durch die Hitzeeinwirkung entstehen aus einigen körpereigenen Stoffen giftige Substanzen. Die zytotoxischen Wirkungen sind besonders bei den Mitochondrien zu finden (ATP-produzierenden Zellorganellen mit der höchsten Stoffwechselaktivität). Es kommt zu Störungen im Energiehaushalt der betroffenen Zellen. Bekannt sind gerinnungshemmende und gerinnungsfördernde Wirkungen von Toxinen. Das retikuloendotheliale System (RES) wird massiv mit Resten abgestorbener Zellen (Zelldetritus) und Toxinen überflutet, so daß dessen Funktion im Bekämpfen von Mikroorganismen zwangsläufig beeinträchtigt wird.

8.22.2 Übernahme des Patienten

Die **Erstversorgung** am Unfallort richtet sich in erster Linie darauf, die brennenden Kleidungsstücke zu löschen und als Sofortmaßnahme eine **Kaltwasserbehandlung** einzuleiten (kein Eiswasser verwenden, reduziert Durchblutung). Mit dieser Maßnahme wird der Gefahr einer weiteren Schädigung der Haut durch hohe intradermale Temperaturen begegnet und der sog. Afterburn vermindert. Je rascher die Hitzeeinwirkung unterbrochen wird, um so eher gelingt es, das Entwickeln eines tiefen Hitzeschadens zu verhindern. Das Berieseln mit Wasser ist dem Eintauchen größerer Körperregionen vorzuziehen. Anschließend werden alle Wunden mit einem Brandwundenverbandtuch bzw. einem Metallinetuch abgedeckt.

Ist ein Notarzt zur Stelle, muß sofort mit der Zufuhr von Flüssigkeit in Form von Elektrolytlösungen begonnen werden. Eine der Situation und dem Patienten angemessene Analgesie schließt sich an. Die Zufuhr von Sauerstoff und eine mögliche Intubation und Beatmung sind einerseits vom Schweregrad der Verbrennung und andererseits von dem evtl. erlittenen Inhalationstrauma abhängig. Verbrennungen der Atemwege sind bei dieser Patientengruppe nicht selten.

Die primäre Zuweisung in ein Brandverletztenzentrum ist abhängig von der Entfernung. Meist erfolgt die Erstversorgung im nächsten Krankenhaus, um nach erfolgter Stabilisierung der Vitalparameter eine **Verlegung in** ein **Brandverletztenzentrum** anzustreben.

Bei der **Aufnahme in der Klinik** schildert der Notarzt dem aufnehmenden Arzt das Unfallereignis, die bisher verabreichten **Infusionen** sowie Art und Menge der verabreichten **Schmerzmittel.**

Besonders bei Verbrennungen im Gesichts- und Halsbereich muß an ein **Inhalationstrauma** mit Verbrennung der Atemwege gedacht werden. Durch das Einatmen der Noxen, denen der Patient während der Akutphase des Traumas ausgesetzt ist, kann es zu Lungendiffusionsstörungen kommen. Die Aufnahme von Sauerstoff ist gemindert, die Kohlendioxidabgabe verschlechtert (rußiger Auswurf gilt z.B. als Zeichen für ein Inhalationstrauma, evtl. Bronchoskopie zur Klärung).

Zur Akuttherapie muß abhängig vom Schweregrad und der Ausdehnung der Verbrennung eine **Allgemeinnarkose** eingeleitet werden, um die Wunden zu säubern und nekrotisches Gewebe durch **chirurgische Intervention** und/oder **Abbürsten** der betroffenen Hautareale zu entfernen. Bei ausgedehnten Verbrennungen wird der narkotisierte Patient in einem **Desinfektionsbad** gereinigt. Zur Verlaufskontrolle ist es ratsam, bakteriologische **Wundabstriche** abzunehmen, noch bevor mit der lokalen Wundbehandlung begonnen wird.

8.22.3 Therapieschwerpunkte

Im Vordergrund stehen Schmerztherapie, sofortiger Volumenersatz, Streßulkusprophylaxe, lokale Therapie und Pflege sowie eine rechtzeitige chirurgische Versorgung. Bereits am ersten Tag der Verbrennung muß der Schutz gegen Tetanus überprüft und evtl. aufgefrischt werden. Im weiteren Verlauf spielen hochkalorische Ernährung und der gezielte Antibiotikaeinsatz eine große Rolle.

8.22.3.1 Überwachung und Monitoring

Neben dem obligaten Überwachen von **Herzfrequenz** (EKG-Ableitung durch Nadelstichelektroden), **Blutdruck** und **Temperatur** (Gefahr der Auskühlung) muß mit zunehmender Schwere der Verbrennung das gesamte Spektrum der invasiven Diagnostik zur Überwachung der **Volumensituation** eingesetzt werden. Das heißt, daß ZVD-Messung, arterielle Druckmessung, evtl. sogar Swan-Ganz-Katheterisierung je nach klinischer Symptomatik erforderlich sind, wobei primär die **Kreislaufsituation** und die **Respiration** unter dem Gesichtspunkt einer evtl. notwendigen starken Analgesie Berücksichtigung finden. Blasenkatheter (Dauerkatheter oder suprapubische Fistel) und Magensonde sollten schon frühzeitig gelegt werden, um eine genaue Kontrolle der **Einfuhr** und **Ausfuhr** (anfangs stündlich) vornehmen zu können.

M Invasive Katheter sollten nach spätestens 72 Stunden entfernt bzw. gewechselt werden, da aufgrund der Immunsuppression rasch mit einer Besiedelung durch Mikroorganismen zu rechnen ist. ■

An **Laborwerten** sind stündliche Blutgasanalyse und alle sechs Stunden ein Blutbild (Hämatokrit möglichst unter 50%), Elektrolyt-, Gesamteiweiß- und Gerinnungsstatus zu fordern.

Wegen der Gefahr eines paralytischen Ileus muß die **Darmtätigkeit** überwacht und ggf. stimuliert werden. Zur Früherkennung einer möglichen **Pneumonie** ist regelmäßig eine Röntgenthorax-Kontrolle erforderlich. Verbandwechsel in geregelten Zeitabständen und die damit verbundene **Wundkontrolle** auf Infektionen (regelmäßige Wundabstriche) vervollständigen die Überwachung.

8.22.3.2 Ernährung und Flüssigkeitssubstitution

Die zusätzlich zum Erhaltungsbedarf nötige **Volumenmenge** für den initialen Flüssigkeitsersatz der ersten 24 Stunden läßt sich gemäß nachstehender **Formel** errechnen: BO × 4 ml × kg KG = Volumenbedarf in ml pro Tag (BO: betroffene Oberfläche in % bei Verbrennungsgrad II bis IV).

Da bei der Volumensubstitution weitere Faktoren wie begleitende Traumata oder bestehende Begleiterkrankungen (z.B. Herzinsuffizienz) ebenfalls zu berücksichtigen sind, können die mit der Formel errechneten Flussigkeitsmengen nur als Anhaltswerte dienen.

Die Hälfte des Volumenbedarfs sollte man gleichmäßig in den ersten 8 Stunden (Grundlage zur Berechnung ist der Unfallzeitpunkt), den Rest in den nächsten 16 Stunden applizieren. An den nachfolgenden Tagen wird entsprechend der Urinausscheidung und Bilanz die zusätzlich zu infundierende Menge reduziert. Ziel ist eine Ausscheidung von mindestens 1 bis 1,5 ml Urin pro kg KG pro Stunde.

Zur Volumensubstitution haben sich unter anderem eine Mischung aus Humanalbumin und Ringer-Laktat, Ringer-Laktat alleine sowie Tutofusin® OPG bewährt. In vielen Zentren wird mit der Gabe von Kolloiden erst nach den ersten 24 Stunden begonnen. Dies dient auch zur Erhöhung des kolloidosmotischen Drucks im Serum, um damit das Rückbilden interstitieller Ödeme zu fördern.

M Kolloidale Lösungen sollten frühestens 24 Stunden nach dem Trauma verabreicht werden, da durch die erhöhte Durchlässigkeit der Kapillaren Eiweiß ins Gewebe geht und Flüssigkeit mit sich zieht, was wiederum die Ödembildung verstärkt. ■

Patienten mit großflächigen Verbrennungen haben einen stark gesteigerten Stoffwechsel und Proteinverlust. Sie erhalten daher eine **hochkalorische Ernährung**, d.h., sobald als möglich bis zu 2 g Aminosäuren pro kg KG pro Tag sowie zusätzlich zum energetischen Basisbedarf 40 kcal Energie pro Prozent verbrannter Hautoberfläche in Form von Kohlenhydraten und Fetten. Dies entspricht einer Zufuhr von 3 000 bis 6 000 kcal /Tag und 100 bis 200 g Aminosäuren/Tag. Idealerweise erfolgt die Zufuhr in Form einer **enteralen Ernährung über Sonde** (z.B. bei Verbrennungen im Gesicht oder wenn die erforderliche Kalorienzahl oral nicht aufgenommen werden kann). Sie hat den Vorteil, daß die Integrität der Darmmukosa erhalten bleibt, und stellt eine wichtige Sepsisprophylaxe dar. Deshalb ist das Umstellen einer parenteralen Ernährung auf enterale Ernährung so früh wie möglich anzustreben.

8.22.3.3 Medikamentöse Therapie

Die **Schmerztherapie** muß großzügig erfolgen, um die sowieso schon starke Sympathikusaktivierung nicht noch weiter zu steigern. Am geeignetsten sind Opioide, die intravenös verabreicht werden. Neben Dipidolor®, das bei mittelgroßen Verbrennungen anfangs noch ausreicht, ist auch der Einsatz von Dolantin®, Fentanyl, Sufenta® oder Morphin möglich.

M Bei der Schmerztherapie steht nicht die recht hypothetische Suchtgefahr im Vordergrund, sondern das ausreichende Behandeln extrem starker Schmerzen. ■

Der Einsatz von **Antibiotika** ist in den ersten Krankheitstagen in der Regel nicht sinnvoll. Einige Zentren bevorzugen die hochdosierte Gabe

8

von Breitbandantibiotika von Anfang an, da wie erwähnt immer mit Wundinfektionen zu rechnen ist. Andere Zentren setzen Antibiotika nur ein, wenn Zeichen einer Infektion auftreten und idealerweise bereits ein Antibiogramm vorliegt, da ansonsten die Gefahr besteht, bereits frühzeitig resistente Keime zu züchten, deren Bekämpfung später um so schwieriger wird.

Besonders häufig sind Infektionen der Brandwunden mit Staphylokokken, Pseudomonas und Darmkeimen. Daher ist auf eine optimale **Hygiene** zu achten, um zu den ubiquitär auf der Haut vorhandenen Keimen des Patienten nicht noch zusätzliche Infekte durch das Personal zu übertragen.

Eine **Tetanusimpfung** muß erfolgen, wenn innerhalb des letzten Jahres keine Impfung dokumentiert ist. Entsprechend wird der Patient in der Klinik sofort aktiv und passiv gegen Tetanus immunisiert.

8.22.3.4 Lokale Therapie

Die **offene Wundbehandlung** ist bei großflächigen Verbrennungen kaum möglich, da der Patient durch ständiges Reiben der Hautoberfläche an Kleidung oder Bettwäsche starke Schmerzen erleidet. Bei der **geschlossenen Wundbehandlung** durch feuchtes Abdecken der Wunden wird auch der Flüssigkeitsverlust reduziert. Dabei ist ein häufiger Verbandwechsel dringend nötig, damit keine abgeschlossenen Kammern mit der Gefahr der bakteriellen Besiedelung und Infektion entstehen.

Die lokale Therapie besteht bei **Verbrennungen des Grades I und II** im Abdecken mit sauberen Baumwollverbänden. Die Wunden sind vor dem Verbandwechsel täglich ein- bis zweimal vorsichtig mit antiseptischen Lösungen zu spülen oder mit Wasser und Seife zu reinigen. Zur Wundbehandlung wird auch vielfach Flammazine® verwendet. Es bildet einen schützenden Belag gegen das Austrocknen der nachwachsenden Haut und wirkt schmerzlindernd.

Bei **Verbrennungen Grad III** ist eine Nekrosektomie, d.h. eine Exzision

der verbrannten Areale erforderlich, um eine spätere Transplantation vorzubereiten. Die entsprechenden Hautareale werden mit Polyvidon-Jod-Salbe bestrichen, mit Fettgaze belegt (Branolind®) und anschließend verbunden.

8.22.3.5 Respiratorische Therapie

Intubation und Beatmung sind in der Frühphase aufgrund begleitender Kohlenmonoxidvergiftungen und später wegen septischen Komplikationen meist erforderlich. Ein Inhalationstrauma kann zum ARDS führen und erfordert ein entsprechendes Beatmungsregime (Kap. 8.1). Weitere Indikationenen zur Intubation und Beatmung sind mögliche Obstruktion der oberen Atemwege durch Ödeme und ein Narkoseüberhang im Rahmen chirurgischer Therapie.

M Das Fixieren des Tubus bei Verbrennungen im Gesicht darf nicht mit Pflaster erfolgen, am besten bindet man den Tubus mit einem Faden an den Schneidezähnen fest. ■

Bei allen Verbrennungspatienten ist eine intensive **Inhalations- und Atemtherapie** mit oder ohne Beatmung vorzunehmen (Triflow®, Inhalog®, Giebelrohr).

8.22.3.6 Besondere therapeutische Verfahren

In der Frühphase werden **Entlastungsschnitte** bei zirkulären Verbrennungen gelegt (Abb. 8.22-2), um Gefäß- und Nervenschäden zu vermeiden (durch Abschnüren der Durchblutung verursacht).

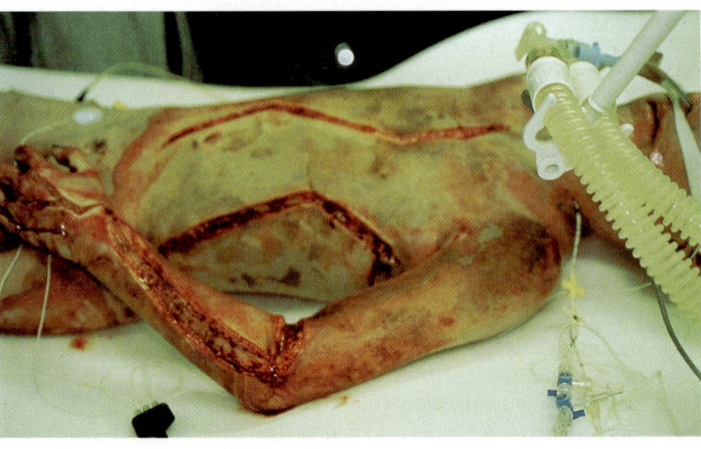

Abb. 8.22-2 Patient mit Verbrennungsgrad III mit Entlastungsschnitten am Thorax.

Bei nicht spontan heilenden Verbrennungen wird die verbrannte Haut abgetragen und plastisch gedeckt. Dabei stellen Tier- und Leichenhauttransplantate eine Art physiologischen Wundverband dar, sind aber kein endgültiger Wundverschluß. Ideal sind Transplantate aus **Eigenhaut,** die zur Verfügung stehende Menge ist allerdings begrenzt. Kommerziell verfügbar ist inzwischen auch **Zuchthaut** aus Vorhäuten (Aplistat®), die nach Zirkumzision bei Kindern entnommen wurden. Bei großflächigen Verbrennungen v.a. bei Kindern (> 80%) wurden mit viel Erfolg auch schon **Hauttransplantate von menschlichen Leichen** verwendet. Diese haben deutliche Vorteile gegenüber Hauttransplantaten von Tieren.

Das frühzeitige chirurgische Entfernen verbrannter Haut (z.B. bei Kindern innerhalb von 24 Stunden) reduziert den intra- und postoperativen Blutbedarf. Nach plastischer Deckung sollte die Wunde feucht und unter moderatem Druck verbunden werden. Die meisten Studienergebnisse weisen darauf hin, daß dies Vorteile bezüglich Geschwindigkeit der Heilung und Narbenqualität ergibt.

Insgesamt gilt, je älter die Patienten und je geringer der Schweregrad, desto fraglicher ist der Erfolg von chirurgischen Maßnahmen, die auf das Entfernen verbrannter Haut und plastische Deckung abzielen.

M Das großzügige Abtragen verbrannter Haut sowie die plastische Deckung mit **Spalthautlappen** vermindern Schmerzen und verkürzen den Heilungsprozeß häufig entscheidend. Immer gilt jedoch, daß von verbrannter Haut entblößte Stellen so schnell wie möglich mit temporären oder endgültigen Hauttransplantaten gedeckt werden müssen. Hierfür stehen Spalthaut und **Mesh-Grafts** oder Leichenhaut von fremden Spendern bzw. Tierhaut zur Auswahl. Die Qualität der Transplantate nimmt in der genannten Reihenfolge ab. In neueren Studien hat sich zur Erzielung einer bis zu 40% schnelleren Wundheilung der Einsatz von **Wachstumshormon** bewährt. Ob sich diese Therapie durchsetzen wird, ist derzeit wegen der hohen Kosten allerdings noch fraglich. ■

8.22.4 Komplikationen

Die **Infektion** der verletzten Regionen ist eine regelmäßige und praktisch nicht zu verhindernde Folge jeder größeren Verbrennung. Sie muß mit lokalen (Kap. 8.22.5) und systemischen Maßnahmen (Antibiotika bei Fieber bzw. positiver Blutkultur nach Antibiogramm) behandelt werden. Daneben sind **Volumenverschiebungen, Proteinverlust, Hirnödem, Katabolie, Azidose, Auskühlen** und **Toxineinschwemmung** praktisch immer mit Verbrennungen assoziiert und stellen die wesentlichen Komplikationen der Verbrennungskrankheit dar.

Auch **ARDS, Sepsis, Multiorganversagen, Nierenversagen** und **gastrointestinale Blutungen** sind bei Verbrennungspatienten häufige Sekundärkomplikationen.

Bei Atembehinderung durch ein **Kompartmentsyndrom** (Anschwellung des Thorax und Halses bei zirkulären Verbrennungen) muß eine operative Druckentlastung mittels Inzision vorgenommen werden.

8.22.5 Pflege bei Verbrennungskrankheit

8.22.5.1 Krankenbeobachtung

Die Krankenbeobachtung ist ein wichtiges Instrument, um Veränderungen unmittelbar erkennen und entsprechende Maßnahmen einleiten zu können. Das engmaschige Überwachen und Dokumentieren ist die Basis für viele Therapieschritte und Behandlungen. Dabei sind alle bekannten Beobachtungs- und Überwachungsparameter (Kap. 7.3 und 7.5) erforderlich. Hervorzuheben sind Beobachtung von **Herz-Kreislauf** einschließlich **Urinausscheidung** mit korrekter Flüssigkeitsbilanz, die **Hautbeobachtung** (evtl. Fotodokumentation zum Vergleich) und das Beobachten der **Bewußtseinslage.** Auch ein Schwerbrandverletzter kann zeitlich und örtlich orientiert sein. Eine Bewußtseinseintrübung kann entweder die Folge einer schweren Dehydratation oder einer Überinfusion sein. Zum späteren Zeitpunkt der Erkrankung kommt auch ein septischer Krankheitsverlauf als Ursache für die Eintrübung in Frage. Daneben verursachen v.a. Sedativa und Analgetika ebenfalls eine Beeinträchtigung der Bewußtseinslage.

8.22.5.2 Psychische Betreuung

Eine Brandverletzung hat neben den körperlichen Auswirkungen auch entscheidende Einflüsse auf die Psyche des Verbrennungsopfers, und die **Behandlung** zieht sich oft **über Monate** hinweg und ist äußerst belastend.

Ein typisches Merkmal für diese Patientengruppe ist, daß sie am Anfang oft ihren **Krank-**

8

heitszustand nicht richtig **einschätzt.** Ist dies der Fall, ist ein radikales Aufklären des Patienten über seinen Krankheitszustand nicht ratsam. Meist lernt der Patient im weiteren Verlauf seinen Zustand wesentlich besser einzuschätzen, es ergeben sich immer mehr Fragen. Dann ist es besonders wichtig, ehrlich miteinander umzugehen, wobei die eine oder andere Antwort besser verschoben wird, als sie später zu korrigieren.

Durch die ständige Isolation und die Tatsache, daß aus hygienischen Gründen oft keine Besuche gestattet werden können, entsteht ein nicht zu unterschätzendes **Defizit an** alltäglicher **Information und Kommunikation.** Neben der Gesprächsbereitschaft und der Weitergabe von Informationen durch das Pflege- und Behandlungsteam ist das Bereitstellen eines Radios, Fernsehgerätes und eines Telefons hilfreich.

Die **Angst** vor Entstellung, vor Schmerzen, z.B. beim nächsten Verbandwechsel, und die Angst vor der Zukunft („Kann ich wieder arbeiten?" „Wie reagieren Freunde und Familie auf mögliche Enstellung?" etc.) sind häufig anzutreffen. Patienten mit Verbrennungen des Gesichts reagieren sehr sensibel auf kleinste Veränderungen, die erhebliche Sorgen auslösen können. Das Pflegepersonal und der behandelnde Arzt sollten auf diese Probleme eingehen. Zur unterstützenden Mitarbeit ist es notwendig, Kontakte zu Psychologen, Seelsorgern und Sozialarbeitern herzustellen. Im Rahmen der psychischen Betreuung sollten auch die Angehörigen in angemessener Weise integriert werden.

M Bei allen Brandverletzten und speziell bei Kindern ist es sehr wichtig, eine Bezugsperson in das Behandlungsteam zu integrieren. Diese sollte auch berücksichtigen, daß trotz oder gerade wegen der „Rund-um-die-Uhr-Versorgung" für die Patienten eine entsprechend lange **Ruhepause** sehr wichtig ist. ■

Zur professionellen Führung der Mitarbeiter auf einer Brandverletztenstation gehört die regelmäßige **Supervision,** da sich bei allen Beteiligten leicht pathologische Verhaltensmuster während der Langzeitbehandlung eines Patienten einstellen können.

8.22.5.3 Prophylaxen

■ **Dekubitusprophylaxe:** Durch Speziallagerungsmaßnahmen und -material (Schaumstoffbett, Clinitrontherapie, Rhönradbetten)

ist die Gefahr eines Dekubitus weniger ausgeprägt als angenommen. Zur Druckentlastung an Hinterkopf und Steißbeinregion kann der Schaumstoff ausgeschnitten werden, um ein Hohllagern zu erreichen. Das Anwenden von Schutzunterlagen (Moltex®) muß als problematisch angesehen werden, sie sollten nur so lange benutzt werden, wie absolut nötig (z.B. während des Abführens).

■ **Pneumonie- und Atelektasenprophylaxe:** Inhalationstraumen sind bei Verbrennungsopfern zunehmend zu beobachten. Ein weiterer Grund für eine insuffiziente Atmung kann die zentrale Wirkung der verabreichten Opioide sein. In schweren Fällen muß eine Beatmungstherapie eingeleitet werden. In weniger schweren Fällen reichen physikalische Maßnahmen und Atemtrainer wie das Giebelrohr aus (Abklopfen und Vibration meist nicht möglich). Das konsequente Anwenden von Inhalationsgeräten kann gleichfalls zur Pneumonieprophylaxe eingesetzt werden.

■ **Kontrakturprophylaxe:** Kontrakturen lassen sich von pflegerischer Seite nur einschränken, leider nicht immer verhindern. Um spätere Schäden durch Narbenbildung zu minimieren, werden individuell angepaßte **Spezialbandagen** empfohlen. Pflegerisch lassen sich Kontrakturen durch angepaßtes **Lagern** und **Fördern der Eigenbeweglichkeit** reduzieren. In jedem Fall ist frühestmöglich mit krankengymnastischer Therapie zu beginnen. Trotzdem müssen sich die Patienten oftmals plastischen Operationen unterziehen.

8.22.5.4 Lagerung und Mobilisation

M Eine kontinuierliche krankengymnastische Betreuung, korrektes Lagern und das Sicherstellen der Mobilisation sind wichtige Aufgaben des Pflegepersonals. Lagerungen haben die **Ziele:** Beweglichkeit der Gelenke zu erhalten, Ödemneigung zu reduzieren, einem Dekubitus vorzubeugen und die Atemtherapie zu unterstützen. ■

Dies kann durch eine intensive Krankengymnastik weiter gefördert werden. Dabei ist die Kooperation von Physiotherapeuten und Pflegepersonal wichtig. Um den Verlauf der krankengymnastischen Maßnahmen nachvollziehen zu können, sollten die Gelenke mittels eines Winkelmessers vermessen und alle Maßnahmen und Veränderungen dokumentiert werden.

Das Lagern eines Verbrennungspatienten richtet sich u.a. nach dem Ort der verbrannten

Hautareale. Bestehen Verbrennungen im Gesichts- oder Halsbereich, ist eine Oberkörperhochlagerung wegen der **Ödemneigung** angezeigt. Sind Arme oder Beine betroffen, werden die jeweiligen Extremitäten aus demselben Grund hochgelagert. Weit schwieriger ist das Lagern, wenn noch Frakturen oder sonstige Verletzungen hinzukommen.

Zur Lagerung stehen abhängig vom Krankheitszustand und Schweregrad der Verbrennung unterschiedliche Betten und Behandlungsbettensysteme zur Verfügung. Ein normales Krankenbett ist wenig geeignet, da es zu einer verringerten Frischluftzufuhr an den Stellen kommt, auf denen der Patient aufliegt, und außerdem ein erhöhtes Schaumstoffbedarf besteht. **Spezialbetten für Brandverletzte** sind Intensivpflegebetten, bei denen sterile Schaumstoffquader die Matratzenauflage bilden. Um das direkte Aufliegen des Patienten auf diesem Schaumstoff zu verhindern, wird entweder ein steriles Baumwollaken oder ein Nylonnetz darübergespannt und mit Metallinefolien bedeckt. Das komplette Bett ist mindestens einmal täglich zu wechseln. Verbrannte Extremitäten werden entsprechend mit Schaumstoffkeilen (oder Schienen) hochgelagert. Durch zusätzliche Anbaumöglichkeiten, wie genormte Universalschienen, ist das Anbringen von Hilfsmitteln für die Intensivtherapie möglich.

Eine weitere Form eines „Spezialbettes" ist das Drehbett (s. Abb. 8.18-1) oder das Rhönradbett. Die Lagerung in einem Spezialbett (Mikrokugelbett) der Firma Clinitron (s.a. Abb. 7.3-13) ist mehr als Therapiesystem zu verstehen. In diesem Bett ist eine optimale Druckentlastung gegeben, durch das System wird ein trockenes, keimarmes Mikroklima erreicht, aber einer Austrocknung der Wunden ist mit geeigneten Pflegemaßnahmen entgegenzuwirken. Die Vor- und Nachteile des Mikrokugelbettes müssen individuell für jeden einzelnen Patienten abgewägt werden. Zum besseren Verständnis sind einige Vorteile und Nachteile bezüglich der Anwendung bei Brandverletzten aufgelistet. **Vorteile des Mikrokugelbettes:**
- Verhindern von Druckulzerationen
- bessere Wärmebilanz
- durch Verfestigen der Mikrokugeln kann der Patient ohne Hilfsmittel in Seitenlage gebracht werden
- Wundflächen trocknen rasch aus

Nachteile des Mikrokugelbettes:
- erhöhter Wasser- und Elektrolytverlust durch Austrocknen

- ausgetrocknete Verbrennungsnekrosen können einreißen (Infektgefahr)
- pulmonale Verschlechterung

Die Möglichkeiten der **Mobilisation** sind abhängig von der Art der Wundbehandlung (offen oder geschlossen). So sind bei der offenen Therapie in den ersten 10 bis 14 Tagen aufgrund eingeschränkter Bewegungsmöglichkeiten nur Anspannungsübungen und leichte Bewegungen möglich, während bei der geschlossenen Therapie das Mobilisieren des Patienten schon nach drei bis fünf Tagen beginnen kann. Grundsätzlich muß ein Patient mit Verbrennungen nicht zwangsläufig nur im Bett liegen, sondern kann auch in einem Lehnstuhl o.ä. sitzen. Allerdings sind ein **übermäßiger Bluteinstrom** und **Ödembildung** unbedingt zu **verhindern** und daher vor dem Aufstehen, insbesondere nach Hauttransplantationen an den Beinen, Schutzverbände anzulegen. Zusätzlich werden TG-Verbände angebracht, um eine entsprechende Kompression auszuüben.

M Selbstverständlich gilt auch bei der Mobilisation von Verbrennungspatienten der Grundsatz, daß die Mobilisation unter Beobachten von Kreislauf und Atmung erfolgen und das Steigern der Mobilisationsstufe der Patientensituation angepaßt sein muß. ■

8.22.5.5 Krankheitsspezifische Pflegehandlungen

Eine besondere Belastung für den Patienten sind die regelmäßigen **Verbandwechsel,** die oft nur in ausreichender Analgesie konsequent erfolgen können. Der regelmäßige Verbandwechsel ist in der Therapie brandverletzter Patienten ein zentrales Element. Das Ziel eines jeden Verbandwechsels ist das Reduzieren der vorhandenen Keimzahl.

Prinzipiell wird bei der Methode der Oberflächentherapie die offene und die geschlossene Therapie unterschieden. Sind die speziellen Merkmale einer Verbrennungsstation erfüllt (Klimatisierung, Schleusensystem, Einzelzimmer etc.), kann die **offene Wundbehandlung** der geschlossenen vorgezogen werden. Ein weiteres Auswahlkriterium ist die Tiefe der Verbrennung.

M Bei oberflächlichen Verbrennungen wird der offenen Wundbehandlung der Vorzug eingeräumt, während man bei tiefen Verbrennungen eine geschlossene Wundbehandlung bevorzugt. ■

8

Aus hygienischen Gründen ist das Trennen der Körperpflege und des Verbandwechsels bei Patienten mit schwerer Verbrennung nicht möglich. Körperpflege und Verbandwechsel erfolgen unter sterilen Bedingungen, dazu arbeitet man am besten zu zweit. Vor einem **Verbandwechsel** muß der Patient intensiv über die geplante Maßnahme informiert werden, weiterhin ist folgendes sicherzustellen:

- ausreichende Raumtemperatur und -feuchte
- ausreichende Analgesie
- Sicherstellen der sonstigen medikamentösen Therapie

Um einen Verbandwechsel vorzunehmen, ist für ausreichend Arbeitsfläche zu sorgen. Nach Desinfektion der Arbeitsfläche und entsprechender steriler Abdeckung des Verbandtisches reicht eine „unsterile" Pflegeperson der „sterilen" Pflegeperson alle Utensilien, die für die Pflegemaßnahme benötigt werden, an, ähnlich wie im Operationssaal.

Da das Material zum Verbandwechsel meist standardisiert verwendet werden kann, ist es empfehlenswert, die benötigten Utensilien in Checklisten aufzunehmen. Das Vorgehen ist in Tabelle 8.22-3 zusammengefaßt.

Tab. 8.22-3 Vorgehen beim Verbandwechsel bei Verbrennungspatienten.

Vorbereitung Patient/Material	Pflegemaßnahme	Beachte
• Patient vorbereiten	– Patient informieren, bei Bedarf Analgetika und Sedativa verabreichen, Patient evtl. lagern	– Patient muß schmerzfrei sein, evtl. Narkose erforderlich
	– hygienische Händedesinfektion	– Einwirkzeit beachten
• Material für Arzt vorbereiten	– 2 sterile Nierenschalen – kleine Schere (gebogen) – kleine Schere (gerade) – 2 Cooper-Scheren – 1 Kocher-Klemme – 2 anatomische Pinzetten (groß) – 2 anatomische Pinzetten (klein) – 2 Moskitoklemmen – 2 chirurgische Pinzetten – Behandlungsmittel (z.B. Chinosol®-Lösung)	– Vorbereitungen müssen bereits vor geplantem Verbandwechsel erfolgen
• Material bereitstellen: – sterile Handschuhe – sterile Schutzkleidung und Mundschutz – wasserfeste Tücher – angewärmte sterile NaCl-Lösung – Verbandschere – Abwurfbehälter – sterile Waschschüssel mit angewärmter steriler Reinigungslösung (z.B. Ringer-Lösung) – Wundabstriche – desinfizierende Flüssigseife	– Pflegepersonal zieht sterile Schutzkleidung, Mundschutz und Handschuhe an – wasserfestes Tuch unterlegen – Verbände anfeuchten – Verbände an Extremitäten mit einer Verbandstoffschere aufschneiden – „altes" Verbandmaterial umgehend entfernen und mit der Unterlage entsorgen – Extremität auf neues Tuch legen – Vorreinigung mit steriler Ringer-Lösung, im Gesicht beginnen – Wundabstriche entnehmen – Reinigen verbrannter Areale mit desinfizierender Flüssigseife	– zügiges Vorgehen, um Auskühlen des Patienten zu verhindern – Abwickeln sollte aus hygienischen Gründen unterbleiben – um einer Austrocknung entgegenzuwirken, Extremitäten in wasserfeste Tücher wickeln

Tab. 8.22-3 *Fortsetzung*

Vorbereitung Patient/Material	Pflegemaßnahme	Beachte
– große und kleine Mullkompressen – Pinzetten, Schere – 1–2 Handbürsten (steril) – sterile Kompressen, Pinzetten – Flammazine®-Salbe, Fettgaze, Braunovidonsalbe – sterile Binden (halb- und vollelastisch)	abschließend mit feuchten Mullkompressen abdecken – evtl. Abtragen von Nekrosen (Arzt) oder Entfernen durch Abbürsten (in Narkose) – bei Bedarf Blutungen stillen – Reinigen und Desinfizieren mit Flüssigseife und erneutes Abdecken mit feuchten Mullkompressen – steriles Anlegen der neuen Verbände – Verbände locker befestigen	– physiologische Gegebenheiten und Hygiene berücksichtigen – Antibiotika lokal, möglichst nur nach Antibiogramm – kein Druck auf Gewebe ausüben (Minderdurchblutung, Schmerz)
• abschließende Arbeiten	– Patient in neues, steril bezogenes Bett umlagern – Material entsorgen – Händedesinfektion – Maßnahmen und Besonderheiten dokumentieren	

8.22.5.6 Besonderheiten

Steriles Vorgehen ist bei Verbrennungsopfern obligat (steriler Kittel, Mundschutz, sterile Handschuhe). Auch bei langwierigem Verlauf ist diese Pflegeanforderung beizubehalten. Die Möglichkeit einer Personenschleuse zum Patientenzimmer muß konsequent genutzt werden. Das Bett des Patienten wird mit sterilen Tüchern bezogen.

Abstriche aller Verbrennungsareale werden in regelmäßigen Zyklen vorgenommen, wobei sich die Häufigkeit nach den individuellen Hygieneregeln des Verbrennungszentrums und nach der Schwere und Ausdehnung der Verbrennung richtet.

8.22.6 Prognose und Verlegung des Patienten

Durch moderne Maßnahmen wurde die **Überlebensrate** nach schweren Verbrennungen in den letzten Jahren deutlich gesteigert. Wie Tabelle 8.22-4 zeigt, ist die Prognose sehr stark vom Lebensalter abhängig:

Tab. 8.22-4 Letalität von Verbrennungen. Während 1950 noch 50% aller Kinder unter 14 Jahren starben, wenn 49% ihrer Körperoberfläche verbrannt waren, starben 1990 50% der Kinder, wenn 98% der Körperoberfläche betroffen waren.

Alter in Jahren	Fläche der Verbrennung mit 50%iger Sterblichkeit in Abhängigkeit von Alter und Beobachtungszeitraum	
	1942–1952	1983–1993
0–14	49% der Körperoberfläche	98% der Körperoberfläche
15–44	46% der Körperoberfläche	70% der Körperoberfläche
45–64	27% der Körperoberfläche	46% der Körperoberfläche
> 65	10% der Körperoberfläche	19% der Körperoberfläche

8

Der oft monatelange Aufenthalt von Verbrennungspatienten auf der Intensivstation ist häufig nicht durch die Verbrennung selbst, sondern durch entstehende Komplikationen bestimmt. Bezogen auf die Verbrennung ist ein **Verlegen des Patienten** möglich, sobald die verbrannten Regionen epithelisiert sind.

Nach Anlegen von Mesh-Grafts läßt sich bereits nach drei bis vier Tagen prognostizieren, ob die Transplantate anwachsen. Danach werden weitere acht bis zehn Tage bis zur sicheren Epithelisierung benötigt. Die nach Verbrennung häufigen Kontrakturen sind physiotherapeutisch und in schweren Fällen chirurgisch anzugehen, was jedoch auf peripheren Stationen erfolgen kann. Bei der **Übergabe** sind neben den allgemeinen Informationen zu Krankheitsverlauf, Komplikationen und pflegerischen sowie therapeutischen Besonderheiten folgende Fragen schwerpunktmäßig zu beantworten:

- Wie ist die psychische Verfassung? Hat der Patient eine mögliche Entstellung verkraftet? Hat er Probleme, jetzt aus der Einzelbox in ein Mehrbettzimmer zu kommen? Ist er auf die Konfrontation mit Mitpatienten etc. vorbereitet?
- Besteht noch Aussicht, daß durch evtl. Narbenkorrekturen das äußere Erscheinungsbild verbessert werden kann? Ist dies geplant?
- Ist die lokale Therapie abgeschlossen? Sind noch Verbandwechsel oder weitere Operationen erforderlich?
- Wie ist das Immunsystem? Sind noch Schutzmaßnahmen vor Infektionen erforderlich?
- Gibt es Einschränkungen bezüglich der Mobilität (z.B. aufgrund von Kontrakturen oder Schmerzen)?

A

ANHANG

Begriffe aus dem Text

affektiv: sich auf ein kurz dauerndes, abgrenzbares, sehr ausgeprägtes Gefühl beziehend. Der affektive Muskeltonusverlust geschieht plötzlich und ohne Bewußtseinsverlust bei Narkolepsie.

Afterload: Nachlast des Herzens, beschreibt den systemischen (arteriellen) Gefäßwiderstand während der Systole.

Airtrapping: Einschluß von Luft mit zunehmender Druckerhöhung in den Atemwegen oder im Thorax (bei Pneumothorax). Dabei ist die Ausatemphase zu kurz, um die gesamte, während der Einatmung aufgenommene Luft wieder auszuatmen. Typisch auch für obstruktive Atemstörungen (z.B. Asthma).

Anthropometrie: Lehre von den Maßverhältnissen des menschlichen Körpers.

C-Faser: Das Einteilen der Nervenfasern erfolgt u.a. nach ihrer Dicke und Nervenleitgeschwindigkeit. C-Fasern sind dünne Nervenfasern, die elektrische Impulse nur langsam weiterleiten (z.B. Schmerzreize).

Detrusor: Muskulatur, die das Entleeren der Harnblase bewirkt.

Ekchymosen: Kleinflächige Blutungen in die Haut bzw. Schleimhäute. Kleinere, punktförmige Blutungen der Haut werden Petechien, voluminöse Blutungen in die Unterhaut Hämatome genannt. Blutungen in die Haut lassen sich im Gegensatz zur Rötung aufgrund einer Hyperämie nicht mit einem Glasspatel wegdrücken.

Endorphine: Körpereigene Substanzen mit opioidartiger Wirkung durch Bindung an die gleichen Membranrezeptoren wie das Morphin (Opiatrezeptoren).

Fibrinmonomer-Komplexe: Entstehen bei der Gerinnung unter Thrombineinwirkung aus Fibrinogen und aggregieren zu den Fibrinpolymer-Molekülen, die den eigentlichen Blutkuchen, das geronnene Blut, bilden. Neben den Fibrinmonomeren entstehen unter der Einwirkung von Thrombin auf Fibrinogen auch die Fibrinopeptide oder Fibrinspaltprodukte.

Formatio reticularis: Wichtige Hirnstammregion, die u.a. Bewußtseins- und Wachzustand wesentlich mit beeinflußt. Alle wichtigen Hirnanteile (z.B. Großhirn, Kleinhirn, Thalamus) sind mit der Formatio reticularis verschaltet.

kognitiv: Das Wahrnehmen und Denken betreffend.

kompetitiv: Sich mitbewerbend, maßgebend. Wenn mehrere Moleküle denselben Rezeptor besetzen, können manche eine Wirkung entfalten und andere nicht. Die Wirkung hängt von der Konzentration und Affinität der jeweiligen Substanzen ab. Man spricht von kompetitiver Hemmung, wenn die unwirksamen Substanzen durch Blockade des Rezeptors eine Wirkung verhindern oder beenden.

Log (x/y): Der Zehner-Logarithmus des Bruches x/y. Der Zehner-Logarithmus verändert sich wesentlich langsamer als die Relation aus x und y. Bei einer Relation von 100, 10, 1, 0,1 oder 0,01 sind die entsprechenden Zehner-Logarithmen 2, 1, 0, –1 oder –2. Logarithmen sind für das Berechnen chemischer Reaktionen wichtig. Zum Beispiel ist der pH-Wert ein Zehner-Logarithmus (negativer Zehner-Logarithmus der Wasserstoffionenkonzentration einer wäßrigen Lösung).

Low-output-Syndrom: Akute Herzinsuffizienz mit kritischem Abfall des Herzzeitvolumens. Das Low-output-Syndrom kann in einen kardiogenen Schock übergehen.

Myasthenia gravis: Autoimmunerkrankung der Muskulatur, bei der die Acetylcholinrezeptoren der neuromuskulären Endplatte zugrunde gehen bzw. stark abnehmen. Folge ist die schnelle Ermüdbarkeit v.a. der mimischen Muskulatur, später auch des Halses und Rumpfes.

Neokortex: Graue Substanz des Großhirns.

Nozi(re)zeptor: Reizempfangende Sinneszelle, die Schmerzreize in Form elektrischer Erregungen an das zentrale Nervensystem weiterleitet.

Osteogenesis imperfecta: Angeborene Knochenerkrankung mit unvollständiger Bildung der Knochensubstanz. Klassisches Zeichen ist der auffällige Kleinwuchs.

$PaCO_2$, $PvCO_2$: **A**rterieller und **v**enöser Partialdruck von Kohlendioxid. Da arterieller und venöser Kohlendioxidgehalt nur wenig differieren, wird auf die Unterscheidung von arteriellem und venösem pCO_2 manchmal verzichtet.

PaO_2, PvO_2: **A**rterieller bzw. **v**enöser Sauerstoffpartialdruck im Blut. Da der Sauerstoffpartialdruck zwischen arteriellem und venösem Blut stark differiert, muß zum Beurteilen einer pO_2 unbedingt angegeben sein, ob es sich um eine venöse oder arterielle Bestimmung handelt.

pCO_2: Partialdruck von Kohlendioxid im Blut.

pO_2: Partialdruck von Sauerstoff im Blut.

pelvine Exenteration: Operative Entfernung aller weiblichen inneren Geschlechtsorgane, oft verbunden mit Darm- und Blasenresektion so-

A

wie Lymphadenektomie bei fortgeschrittenen, malignen Tumoren des Reproduktionssystems.

Pierre-Robin-Syndrom: Mißbildungssyndrom, u.a. mit fliehendem Unterkiefer und hochstehendem Kehlkopf. Dabei sind häufig Intubationsschwierigkeiten zu erwarten.

Preload: Vorlast des Herzens, beschreibt die venöse Füllung des Herzens während der Diastole.

Reye-Syndrom: Vor allem bei Kindern auftretende Form der Enzephalopathie verbunden mit einer Leberdysfunktion. Als Auslöser kommen Viren und bestimmte Pharmaka (Acetylsalicylsäure) in Frage.

Sellick-Handgriff: Druck auf den Ringknorpel zum Verschluß des Ösophagus durch Verschieben des Kehlkopfes nach hinten, zur Aspirationsprophylaxe während der Narkoseeinleitung.

Substantia gelatinosa: Aus Nervenzellkörpern und Nervenzellfasern aufgebaute Substanz im Bereich des Hinterhorns des Rückenmarks.

Titration: Schrittweise Erhöhung einer Stoffmenge (Dosierung) bis zum Auftreten der gewünschten Reaktion (Wirkungseintritt).

Richtungsbezeichnungen anatomischer Begriffe

	männlich	deutsch
ant.	= anterior	= vorderer
caud.	= caudalis	= unten
dext.	= dexter	= rechts
dist.	= distalis	= weiter vom Rumpf entfernt
dors.	= dorsalis	= hinten (rückwärts)
ext.	= externus	= außen (i.S. von oberflächlich)
inf.	= inferior	= unterer
int.	= internus	= innen (i.S. von tief)
lat.	= lateralis	= außen (i.S. von seitlich)
med.	= medialis	= innen (als Gegensatz von seitlich)
	= medius	= mittlerer (von drei)
palm.	= palmaris	= in oder nach der Hohlhand zu
post.	= posterior	= hinterer
prof.	= profundus	= tief
prox.	= proximalis	= näher zum Rumpf liegend
sin.	= sinister	= links
sup.	= superior	= oberer
superf.	= superficialis	= oberflächlich
ventr.	= ventralis	= vorn (bauchwärts)

Bewegungsrichtungen

Flexion → Beugung
Extension → Streckung
Abduktion → vom Körper weg
Adduktion → zum Körper hin
Rotation → Drehung, Kreiselung

Achsen und Ebenen

1) **Vertikale (longitudinale) Achse** → Längsachse des Körpers
2) **Transversale (horizontale) Achse** → Querachse
3) **Sagittale Achse** → verläuft von der Hinter- zur Vorderfläche des Körpers
4) **Mediansagittalebene** → teilt den Körper in zwei annähernd gleiche Hälften (Symmetrieebene)
5) **Sagittalebene** → Paramedianebene, jede parallel zur Mediansagittalebene stehende Ebene
6) **Frontale Ebene** → eine Ebene parallel zur Stirn
7) **Transversale Ebenen** → stehen senkrecht zur Mediansagittalebene und zu einer Frontalebene. Bei aufrechtem Stand liegen sie horizontal.

Vorsilben und Symbole von Zehnerpotenzen

Zehnerpotenz	Vorsilbe	Symbol
10^6	Mega- (millionenfach)	M
10^3	Kilo- (tausendfach)	k
10^2	Hekto- (hundertfach)	h
10^1	Deka- (zehnfach)	da
10^{-1}	Dezi- (zehntel)	d
10^{-2}	Zenti- (hundertstel)	c
10^{-3}	Milli- (tausendstel)	m
10^{-6}	Mikro- (millionstel)	μ
10^{-9}	Nano- (milliardstel)	n

Wichtige Personen in Pflege und Medizin

Genannt sind Daten und Schwerpunkte ihrer Arbeit (Veröffentlichungen, Erfindungen).

Einige Daten fehlen. Wer ein oder mehrere Fragezeichen auflösen kann und uns die Quelle auf dem beiliegenden Fragebogen nennt, erhält einen tollen Preis.

Abdellah, Faye Glenn: USA, Typologie der 21 Pflegeprobleme, „Patient-centered Approaches to Nursing" (1960)

Ayre, Philip: zeitgenöss. Anästhesist, England, Ayre-T-Stück

Bier, August: 1861–1949, Berlin, erste subdurale Spinalanästhesie mit Kokain 1898

Carlens, Eric: zeitgenöss. HNO-Arzt, Stockholm, Doppellumentubus

Carrière, Josef: 1803–1876, Instrumentenmacher, Paris, 3 Ch = 1 mm

Esmarch, Johann F. A. von: 1823–1908, Chirurg, Kiel, Esmarch-Handgriff, Esmarch-Binde

Forßmann, Werner: 1904–1979, Chirurg, Düsseldorf, Herzkatheter

Guedel, Arthur Ernest: 1883–1956, Anästhesist, Los Angeles, Narkosestadien

Henderson, Virginia: 1898–1996, USA, bedürfnisorientiertes Modell der Krankenpflege, „Basic Principles of Nursing Care" (1960)

Jackson, Chevalier: 1865–1958, HNO-Arzt, Philadelphia, Jackson-Position

Johnson, Dorothy E.: geb. 1919, USA, Verhaltenssystemmodell, „The Behavioral System Model for Nursing" (1980)

King, Imogene M.: geb. 1922, USA, allgemeines Systemmodell, „A Theory for Nursing" (1981)

Krohwinkel, Monika: Deutschland, Modell der Aktivitäten und existentiellen Erfahrungen, Modell ganzheitlich fördernde Prozeßpflege, „Zur Entwicklung einer praxisintegrierenden Pflegewissenschaft" (1993)

Landsteiner, Karl: 1868–1943, Serologe, Wien, New York, AB0-, MNP- und Rhesusblutgruppen

Levine, Myra E.: geb. 1922, USA, Konservationsmodell, „Introduction to Clinical Nursing" (1973)

Macintosh, Sir Robert: Arzt, Oxford, Intubationsspatel und -tubus

Magill, Sir Ivan Whiteside: 1888–1986, Anästhesist, USA, Intubationstubus und -zange

Neumann, geb. 1924, USA, Systemmodell, „The Neumann Systems Model: Application to Nursing, Education and Practice" (1982)

Nightingale, Florence: 1820–1910, England, erste Formulierung einer Pflegetheorie, „Notes on Nursing" (1859)

Orlando, Ida Jean: geb. 1926, USA, Interaktion zwischen Patient und Pflegekraft, „The Dynamic Nurse-Patient Relationship: Function, Process and Principles of Professional Nursing Practice" (1961)

Orem, Dorothea E.: geb. 1914, USA, Handlungstheorie der Pflege, „Nursing Concepts of Practice" (1991)

Peplau, Hildegard E.: geb. 1909, USA, Modell der psychodynamischen Krankenpflege, „Interpersonal Relations in Nursing" (1953)

Rogers, Marta E.: geb. 1914, USA, Wissenschaft vom unitären Menschen, „Wissenschaft des einheitlichen Menschen. Ein Paradigma für die Pflege"(1983)

Roper, Nancy: England, Modell der Lebensaktivitäten, „Elemente der Krankenpflege" (1987)

Roy, Callista: geb. 1939, USA, Adaptionsmodell, „Introduction to Nursing: An Adaption Model (2. ed., 1984)

Safar, Peter: geb. 1924, Anästhesist, Pittsburgh, Safar Orotubus, A u. B der Reanimation

Schimmelbusch, Curt: 1860–1895, Chirurg, Berlin, Narkosemaske zum Auftropfen flüssiger Inhalationsanästhetika

Snow, John: 1813–1858, Arzt, England, erste Publikation einer Äthernarkose 1947

Swan, Harold James: geb. 1922, Kardiologe, USA, Rechtsherzkatheter

Woodbridge, Philipp: Anästhesist, Boston, Intubationstubus

A

LITERATURVERZEICHNIS

Bleicher, U., L. Ulrich: Pflege in der Anästhesie. Georg Thieme, Stuttgart, New York 1996.

BGA: Richtlinien für Krankenhaushygiene und Infektionsprävention. Fortlaufende Loseblattsammlung. Gustav Fischer Verlag, Stuttgart, Jena, Lübeck, Ulm.

Brandis, H., D. Teising: Neonatologische und pädiatrische Intensivpflege. Springer, Berlin, Heidelberg, New York, Barcelona, Budapest, Hongkong, London, Mailand, Paris, Santa Clara, Singapur, Tokio 1997.

Braun, J., Preuss, R.: Klinikleitfaden Intensivtherapie. Jungjohann Verlagsgesellschaft, Neckarsulm, Stuttgart 1991.

Classen, M., V. Diehl, K. Kochsiek: Innere Medizin. Urban & Schwarzenberg, München, Wien, Baltimore 1991.

Deetjen, P., E. J. Speckmann: Physiologie. 2. Aufl. Urban & Schwarzenberg, München, Wien, Baltimore 1994.

Drerup, E.: Modelle der Krankenpflege. 2. Aufl., Lambertus-Verlag, 1993.

Dudziak, R.: Lehrbuch der Anästhesiologie. 3. Aufl. Schattauer, Stuttgart, New York 1985.

Fenichel, O.: Über Angstabwehr, insbesondere durch Libidinisierung. In: Internationale Zeitschrift für Psychoanalyse. Bd. 20, 1934. S. 476–489.

Kirschnick, O.: Pflegeleitfaden. Urban & Schwarzenberg, München, Wien, Baltimore 1997.

Kretz, F. J., Beusheusen, T. (Hrsg.): Das Kinder-Notfall-Intensiv-Buch, Urban & Schwarzenberg, München, Wien, Baltimore 1997.

Kühn, D., J. Luxem, K. Ruggaldier: Rettungsdienst. Urban & Schwarzenberg, München, Wien, Baltimore 1998.

Larsen, R.: Anästhesie. 5. Aufl. Urban & Schwarzenberg, München, Wien, Baltimore 1995.

Larsen, R.: Anästhesie und Intensivmedizin für Schwestern und Pfleger. 3. Aufl. Springer-Verlag, Berlin, Heidelberg, New York, London, Paris, Tokio 1992.

Lenz, G., Kottler, B., Schorer, R.: MEMO Anästhesie. Ferdinand Enke, Stuttgart 1985.

Krupp, M. A., Tierney, L. M., Jawetz, E., Roe, R. L., Camargo, C. A.: Physician's Handbook. Lange Medical Publications, Los Altos 1982.

Reed, A. P.: Clinical Cases in Anesthesia. 2nd ed. Churchill Livingstone, New York, Edinburgh, London, Melbourne, Tokyo 1995.

Richter, H. E.: Flüchten oder Standhalten. Rowohlt, Reinbek 1976.

Roche Lexikon Medizin. 4. Aufl. Urban & Schwarzenberg (Hrsg.), München, Wien, Baltimore 1998.

Mischo-Kelling, M., K. Wittneben: Pflegetheorien. Urban & Schwarzenberg, München, Wien, Baltimore 1995.

Roizen, M. F., L. A. Fleisher: Essence of Anesthesia Practice. W.B. Saunders, Philadelphia, London, Toronto, Montreal, Sydney, Tokyo o.J.

Rote Liste 1997, Arzneimittelverzeichnis des BPL Editio Cantor. Aulendorf 1997.

Schäffler, A. et al. (Hg.): Pflege Heute. Lehrbuch und Atlas für Pflege. Gustav Fischer Verlag, Stuttgart, Jena, Lübeck, Ulm 1998.

Soddy, K.: The mental hygiene movement and the problem of preventive mental health. In: Gruhle, H. W. et. al.: Psychiatrie der Gegenwart. Bd. 3, Soziale und angewandte Psychiatrie, S. 36–50. Springer Verlag, Berlin, Göttingen, Heidelberg 1961.

Speckmann, E.-J., W. Wittkowski: Bau und Funktionen des menschlichen Körpers. 19. Aufl. Urban & Schwarzenberg, München, Wien, Baltimore 1998.

Summer, E., Hatch, D. J.: Textbook of Paediatric Anesthetic Practice. Baillière Tindall, London, Philadelphia, Toronto, Sydney, Tokyo 1989.

Tschirren, B.: Der Narkosezwischenfall. 3. Aufl. Verlag Hans Huber, Bern, Stuttgart, Toronto 1987.

Ullrich, L., A. Lamers-Abdella: Checkliste Intensivmedizin. Georg Thieme, Stuttgart, New York 1996.

Wigger, T., Knipfer, E.: Pflegeleitfaden Anästhesie/Intensivpflege. Urban & Schwarzenberg, München, Wien, Baltimore 1998.

Wolff, Horst-Peter (Hg.): Biographisches Lexikon zur Pflegegeschichte „Who was who in nursing history". Ullstein Mosby, Berlin, Wiesbaden 1997.

ABBILDUNGSNACHWEIS

Für die zur Verfügung gestellten Abbildungen bedanken wir uns sehr herzlich bei allen nachfolgend genannten Personen und Firmen.

Kapitel 1
Foto Susanne Holzmann

Kapitel 2
Foto Johanna Wahl

Kapitel 3
Foto Martin M. Meir
3.1-1 modif. n. Classen, Diehl, Kochsiek: Innere Medizin. 3. Aufl. Urban & Schwarzenberg, München–Wien–Baltimore 1991 (künftig zit.: Classen, Diehl, Kochsiek: Innere Medizin). Abb. 21.3-1.
3.1-3 modif. n. Deetjen, Speckmann: Physiologie. 2. Aufl. Urban & Schwarzenberg, München–Wien–Baltimore 1994 (künftig zit.: Deetjen, Speckmann: Physiologie). Abb. 8-8.
3.1-5 modif. n. Deetjen, Speckmann: Physiologie. Abb. 8-7.
3.1-6 modif. n. Deetjen, Speckmann: Physiologie. Abb. 8-6.
3.1-7 modif. n. Deetjen, Speckmann: Physiologie. Abb. 8-13.
3.1-8 modif. n. Speckmann, Wittkowski: Bau und Funktionen des menschlichen Körpers. 18. Aufl. Urban & Schwarzenberg, München–Wien–Baltimore 1994 (künftig zit.: Speckmann, Wittkowski: Bau und Funktionen). Abb. 9-12.
3.1-12 Deetjen, Speckmann: Physiologie. Abb. 8-1
3.2-1 modif. n. Larsen (Hrsg.): Anästhesie. 5. Auflage. Urban & Schwarzenberg, München–Wien–Baltimore 1995 (künftig zit.: Larsen: Anästhesie). Abb. 5-2.
3.2-2 Deetjen, Speckmann: Physiologie. Abb. 6-16.
3.2-3 Deetjen, Speckmann: Physiologie. Abb. 6-18.
3.2-4 Deetjen, Speckmann: Physiologie. Abb. 6-24.
3.2-5 Deetjen, Speckmann: Physiologie. Abb. 6-12.
3.2-7 modif. n. Deetjen, Speckmann: Physiologie. Abb. 6-36.
3.2-8 Deetjen, Speckmann: Physiologie. Abb. 6-28.
3.2-9 Deetjen, Speckmann: Physiologie. Abb. 6-33.
3.2-10 Deetjen, Speckmann: Physiologie. Abb. 6-31.
3.2-11 modif. n. Deetjen, Speckmann: Physiologie. Abb. 6-34.
3.3-1 Deetjen, Speckmann: Physiologie. Abb. 2-32.
3.3-3 Speckmann, Wittkowski: Bau und Funktionen. Abb. 6-59.
3.3-4 Deetjen, Speckmann: Physiologie. Abb. 1-3.
3.3-5 Deetjen, Speckmann: Physiologie. Abb. 1-2.
3.3-6 Deetjen, Speckmann: Physiologie. Abb. 1-4.
3.3-7 Deetjen, Speckmann: Physiologie. Abb. 3-14.
3.3-8 Deetjen, Speckmann: Physiologie. Abb. 2-20.
3.3-9 Deetjen, Speckmann: Physiologie. Abb. 4-37.
3.3-10 Deetjen, Speckmann: Physiologie. Abb. 15-1.
3.4-1 Sobotta, J.: Atlas der Anatomie des Menschen, Bd. 2. 20. Aufl. Urban & Schwarzenberg, München–Wien–Baltimore 1993. Abb. 307.
3.4-2 Speckmann, Wittkowski: Bau und Funktionen. Abb. 10-4.
3.4-3 Deetjen, Speckmann: Physiologie. Abb. 15-34.

3.4-4 Deetjen, Speckmann: Physiologie. Abb. 9-16.
3.4-5 Deetjen, Speckmann: Physiologie. Abb. 9-14.
3.5-1 modif. n. Deetjen, Speckmann: Physiologie. Abb. 11-2.
3.5-2 Deetjen, Speckmann: Physiologie. Abb. 11-1.
3.5-3 modif. n. Deetjen, Speckmann: Physiologie. Abb. 11-7a.
3.7-1 Deetjen, Speckmann: Physiologie. Abb. 7-3.
3.7-2 Deetjen, Speckmann: Physiologie. Abb. 7-12.
3.7-3 Deetjen, Speckmann: Physiologie. Abb. 7-14.

Kapitel 4
Foto Werner Seiz
4.9-1 Deetjen, Speckmann: Physiologie. Abb. 9-15.

Kapitel 5
Foto Heike Stammler
5.1-1 Herausgeber.
5.1-2 Herausgeber.
5.1-3 Herausgeber.
5.3-1 Herausgeber.
5.3-2 modif. n. Larsen: Anästhesie. Abb. 4-2a.
5.3-3 modif. n. Larsen: Anästhesie. Abb. 4-3a.
5.3-4 modif. n. Larsen: Anästhesie. Abb. 4-4a.
5.3-5 modif. n. Larsen: Anästhesie. Abb. 4-5.
5.3-6 modif. n. Larsen: Anästhesie. Abb. 4-6a.
5.3-7 modif. n. dem Anästhesieprotokoll Nordwest Krankenhaus, Frankfurt.
5.4-1 Herausgeber.
5.4-2 modif. n. Larsen: Anästhesie. Abb. 3-7a,b,c.
5.4-3 modif. n. Larsen: Anästhesie. Abb. 3-9a,b,c.
5.4-4 Fa. Dräger, Medizintechnik, Wiesbaden.
5.4-5 Fa. Dräger, Medizintechnik, Wiesbaden.
5.4-6 Fa. Dräger, Medizintechnik, Wiesbaden.
5.4-7 Herausgeber.
5.4-8 Fa. Dräger, Medizintechnik, Wiesbaden.
5.4-9 Fa. Dräger, Medizintechnik, Wiesbaden.
5.4-10 Fa. Dräger, Medizintechnik, Wiesbaden.
5.4-12 Herausgeber.
5.4-13 modif. n. Larsen: Anästhesie. Abb. 18-8 und 18-9.
5.4-14 Herausgeber.
5.5-1 Speckmann, Wittkowski: Bau und Funktionen. Abb. 8-3B.
5.5-2 Speckmann, Wittkowski: Bau und Funktionen. Abb. 8-3C.
5.5-3 Fa. Medicon eG, Tuttlingen
5.5-4 Fa. Medicon eG, Tuttlingen
5.5-5 Fa. Medicon eG, Tuttlingen
5.5-6 modif. n. Larsen: Anästhesie. Abb. 5-11a,b.
5.5-7 Fa. Mallinkrodt Medical GmbH, Hennef/Sieg.
5.5-8 Fa. medimex Holfeld GmbH & Co, Hamburg.
5.5-9 Fa. Mallinkrodt Medical GmbH, Hennef/Sieg.
5.5-10 Fa. medimex Holfeld GmbH & Co, Hamburg.
5.5-11 Fa. Mallinkrodt Medical GmbH, Hennef/Sieg.
5.5-12 Fa. Mallinkrodt Medical GmbH, Hennef/Sieg.
5.5-13 modif. n. Larsen: Anästhesie. Abb. 28-2 und 28-3.
5.5-14 Fa. medimex Holfeld GmbH & Co, Hamburg.
5.5-15 Fa. medimex Holfeld GmbH & Co, Hamburg.
5.5-16 modif. n. Larsen: Anästhesie. Abb. 37-7a, b.
5.5-17 Fa. Medicon eG, Tuttlingen.
5.5-18 modif. n. Larsen: Anästhesie. Abb. 5-9a.
5.5-19 Fa. medimex Holfeld GmbH & Co, Hamburg.
5.5-20 modif. n. Larsen: Anästhesie. Abb. 5-13a, b, c, d.
5.5-21 modif. n. Larsen: Anästhesie. Abb. 5-15d.
5.5-22 Fa. Logomed GmbH, Bad Homburg.
5.5-23 Fa. Logomed GmbH, Bad Homburg.
5.5-24 Fa. Logomed GmbH, Bad Homburg.

A

5.5-25   Fa. Logomed GmbH, Bad Homburg.
5.5-27   Fa. Mallinkrodt Medical GmbH, Hennef/Sieg.
5.8-1   Herausgeber.
5.8-3   Astra GmbH, Wedel.
5.8-4   Astra GmbH, Wedel.
5.8-5   modif. n. Larsen: Anästhesie. Abb. 18-3.
5.8-6   Astra GmbH, Wedel.
5.8-8   Astra GmbH, Wedel.
5.8-9   Astra GmbH, Wedel.
5.8-11   Astra GmbH, Wedel.
5.8-13   Astra GmbH, Wedel.
5.8-13   Astra GmbH, Wedel.
5.8-15   Astra GmbH, Wedel.
5.8-16   Astra GmbH, Wedel.
5.8-17   Astra GmbH, Wedel.
5.8-18   Astra GmbH, Wedel.
5.8-19   modif. n. Larsen: Anästhesie. Abb. 10-14 a, b, c.
5.9-20   Astra GmbH, Wedel.
5.9-21   modif. n. Larsen: Anästhesie. Abb. 17-9.
5.8-22   Herausgeber.
5.8-23   Astra GmbH, Wedel.
5.8.24   Herausgeber.
5.11-5   Herausgeber.
5.13-1   modif. n. Deetjen, Speckmann: Physiologie. Abb. 7-18.

Kapitel 6
Foto   Hubert Durz
6.2-1   Herausgeber.
6.2-2   modif. n. Larsen: Anästhesie. Abb. 29-4a.
6.3-1   Herausgeber.
6.4-1   modif. n. Larsen: Anästhesie. Abb. 28-9.
6.5-1   modif. n. Larsen: Anästhesie. Abb. 32-2.
6.5-2   modif. n. Larsen: Anästhesie. Abb. 32-1.
6.6-1   modif. n. Kirschnick: Pflegeleitfaden für Auszubildende und Tutoren. 2. Auflage. Urban & Schwarzenberg, München–Wien–Baltimore 1996 (künftig zit.: Kirschnick: Pflegeleitfaden für Auszubildende und Tutoren). Abb. 16-9a.
6.6-2   modif. n. Larsen: Anästhesie. Abb. 33-8.
6.6-3   modif. n. Larsen: Anästhesie. Abb. 33-11a, b.
6.8-1   modif. n. Larsen: Anästhesie. Abb. 21-3.
6.8-2   modif. n. Larsen: Anästhesie. Abb. 21-5.
6.10-1   Bliemeister, Broll, Bruch (Hrsg.): Chirurgie. Krankheitslehre und Pflege. Urban & Schwarzenberg, München–Wien–Baltimore 1996 (künftig zit.: Bliemeister, Broll, Bruch: Chirurgie). Abb. 34-2.
6.11-1   modif. n. Larsen: Anästhesie. Abb. 23-2.
6.11-2   modif. n. Larsen: Anästhesie. Abb. 23-12.
6.11-3   modif. n. Larsen: Anästhesie. Abb. 23-14.
6.11-4   modif. n. Wegmann (Hrsg.): Die professionelle Pflege des kranken Kindes. Urban & Schwarzenberg, München–Wien–Baltimore 1997 (künftig zit.: Wegmann: Die professionelle Pflege des kranken Kindes). Abb. 26-9a-e.
6.11-5   Wegmann: Die professionelle Pflege des kranken Kindes. Abb. 27-7.
6.14-5   Wegmann: Die professionelle Pflege des kranken Kindes. Abb. 30-1.
6.14-9   Wegmann: Die professionelle Pflege des kranken Kindes. Abb. 30-2.

Kapitel 7
Foto   GEWA Fotodesign
7.2-1   Wigger, Knipfer: Pflegeleitfaden Anästhesie/Intensivpflege. Urban & Schwarzenberg, München–Wien–Baltimore 1998 (künftig zit.: Wigger, Knipfer: Pflegeleitfaden Anästhesie/Intensivpflege). Abb. 13-3, 13-4.
7.2-2   Fa. Kendall, Neustadt/Donau.
7.3-1   modif. n. Wigger, Knipfer: Pflegeleitfaden Anästhesie/Intensivpflege. Abb. 1-3.
7.3-2   Fa. Servopax, Wesel.
7.3-3   Fa. Servopax, Wesel.
7.3-8   Herausgeber.
7.3-9   Fa. Rhône-Poulec Rover, Köln.
7.3-10   Fa. Rhône-Poulec Rover, Köln.
7.3-11   Fa. Rhône-Poulec Rover, Köln.
7.3-12   modif. n. Bliemeister, Broll, Bruch: Chirurgie. Abb. 32-7a, b.
7.3-13   Herausgeber.
7.3-14   Sittler, Kruft (Hrsg.): Pflegeleitfaden Altenpflege. Urban & Schwarzenberg, München–Wien–Baltimore 1997 (künftig zit.: Sittler, Kruft: Altenpflege). Abb. 10-10.
7.3-16   Fa. Dräger, Medizintechnik, Wiesbaden.
7.3-18   modif. n. Wigger, Knipfer: Pflegeleitfaden Anästhesie/Intensivpflege. Abb.15-7.
7.3-19   modif. n. Wigger, Knipfer: Pflegeleitfaden Anästhesie/Intensivpflege. Abb. 15-8.
7.3-20   modif. n. Wigger, Knipfer: Pflegeleitfaden Anästhesie/Intensivpflege. Abb. 15-9.
7.3-23   modif. n. Wigger, Knipfer: Pflegeleitfaden Anästhesie/Intensivpflege. Abb. 6-5, 6-5, 6-7.
7.3-24   modif. n. Kirschnick: Pflegeleitfaden für Auszubildende und Tutoren. Abb. 4-19a.
7.4-1   modif. n. Wigger, Knipfer, Anästhesie/Intensiv, Abb. 14-3.
7.4-2   modif. n. Wigger, Knipfer, Anästhesie/Intensiv, Abb. 14-4.
7.4-3   modif. n. Wigger, Knipfer, Anästhesie/Intensiv, Abb. 14-6.
7.4-4   modif. n. Wigger, Knipfer, Anästhesie/Intensiv, Abb. 14-7.
7.4-5   modif. n. Wigger, Knipfer, Anästhesie/Intensiv, Abb. 14-8.
7.4-6   modif. n. Wigger, Knipfer, Anästhesie/Intensiv, Abb. 14-9.
7.4-7   modif. n. Wigger, Knipfer, Anästhesie/Intensiv, Abb. 14-10.
7.5-1   Fa. Dräger, Medizintechnik, Wiesbaden.
7.5-5   Fa. Dräger, Medizintechnik, Wiesbaden.
7.5-6   modif. n. Kirschnick: Pflegeleitfaden für Auszubildende und Tutoren. Abb. 12-7.
7.5-7   modif. n. Larsen: Anästhesie. Abb. 9-26.
7.5-9   modif. n. Larsen: Anästhesie. Abb. 9-27.
7.5-10   modif. n. Larsen: Anästhesie. Abb. 9-30.
7.5-11   modif. n. Kirschnick: Pflegeleitfaden für Auszubildende und Tutoren. Abb. 12-8b.
7.5-12   modif. n. Kirschnick: Pflegeleitfaden für Auszubildende und Tutoren. Abb. 12-8a.
7.5-13   modif. n. Larsen: Anästhesie. Abb. 9-33a-d.
7.5-14   modif. n. Larsen: Anästhesie. Abb. 9-34a-d.
7.5-15   modif. n. Larsen: Anästhesie. Abb. 9-31.
7.5-16   modif. n. Larsen: Anästhesie. Abb. 9-40.
7.5-17   modif. n. Larsen: Anästhesie. Abb. 9-37.
7.5-18   modif. n. Larsen: Anästhesie. Abb. 9-41 a, b, c, d.
7.5-19   modif. n. Larsen: Anästhesie. Abb. 9-38.
7.5-21   modif. n. Kirschnick: Pflegeleitfaden für Auszubildende und Tutoren. Abb. 12-15.
7.6-1   modif. n. Wigger, Knipfer: Pflegeleitfaden Anästhesie/Intensivpflege. Abb. I 13-1a, b.
7.6-2   modif. n. Wigger, Knipfer: Pflegeleitfaden Anästhesie/Intensivpflege. Abb. I 13-2a, b, c, d.

7.7-1 modif. n. Wigger, Knipfer: Pflegeleitfaden Anästhesie/Intensivpflege. Abb. I 8-1.
7.7-2 modif. n. Wigger, Knipfer: Pflegeleitfaden Anästhesie/Intensivpflege. Abb. I 8-2.
7.7-3 modif. n. Wigger, Knipfer: Pflegeleitfaden Anästhesie/Intensivpflege. Abb. I 8-3.
7.8-1 Fa. Dräger, Medizintechnik, Wiesbaden.
7.10-1 modif. n. Wigger, Knipfer: Pflegeleitfaden Anästhesie/Intensivpflege. Abb. A 3-3.
7.11-2 Fa. Dräger, Medizintechnik, Wiesbaden.
7.11-2 Fa. Dräger, Medizintechnik, Wiesbaden.

Kapitel 8
Foto Heike Stammler
8.2-1 Fa. Mallinkrodt Medical GmbH, Hennef/Sieg.
8.2-2 modif. n. Kirschnick: Pflegeleitfaden für Krankenschwestern und -pfleger. Urban & Schwarzenberg, München–Wien–Baltimore 1997 (künftig zit.: Kirschnick: Pflegeleitfaden für Krankenschwestern und -pfleger). Abb. 2-101a.
8.2-3 Fa. Mallinkrodt Medical GmbH, Hennef/Sieg.
8.2-4 modif. n. Kirschnick: Pflegeleitfaden für Krankenschwestern und -pfleger. Abb. 2-101b.
8.3-1 Deutsches Ärzteblatt, Heft 19, 1997.
8.4-1 Classen, Diehl, Kochsiek: Innere Medizin. Abb. 18.5-1.
8.5-1 Classen, Diehl, Kochsiek: Innere Medizin. Abb. 22.8-1.
8.5-2 Classen, Diehl, Kochsiek, Innere Medizin, Abb. 22.8-2.

8.6-1 Classen, Diehl, Kochsiek: Innere Medizin. Abb. 21.3-4.
8.6-2 Classen, Diehl, Kochsiek: Innere Medizin. Abb. 21.4-1.
8.6-3 Classen, Diehl, Kochsiek: Innere Medizin. Abb. 21.4-2.
8.7-1 Fresenius Medical Care, Bad Homburg.
8.13-1 modif. n. Bliemeister, Broll, Bruch: Chirurgie. Abb. 18-15.
8.15-1 modif. n. Mischo-Kelling, Teidler (Hrsg.): Innere Medizin. Krankheitslehre und Pflege. 3. Aufl. Urban & Schwarzenberg, München–Wien–Baltimore 1996. Abb. 5-5.
8.18-1 modif. n. Wigger, Knipfer: Pflegeleitfaden Anästhesie/Intensivpflege. Abb. I 7-9.
8.18-2 modif. n. Bliemeister, Broll, Bruch: Chirurgie. Abb. 14-5.
8.18-3 modif. n. Larsen: Anästhesie. Abb. 33-5.
8.19-1 modif. n. Rüter, Trentz, Wagner: Unfallchirurgie. Urban & Schwarzenberg, München–Wien–Baltimore 1995. Abb. 4-4.
8.19-2 modif. n. Rüter, Trentz, Wagner: Unfallchirurgie. Urban & Schwarzenberg, München–Wien–Baltimore 1995. Abb. 4-6.
8.20-1 modif. n. Bliemeister, Broll, Bruch: Chirurgie. Abb. 16-6.
8.22-1 modif. n. Wigger, Knipfer: Pflegeleitfaden Anästhesie/Intensivpflege. Abb. 29-1.
8.22-2 Wegman: Die professionelle Pflege des kranken Kindes. Abb. 26-13.

A

A

A

A

A

A

A

A

A

A

A

A

885

A

A

A

A

A

A

„Normalwerte" *Fortsetzung*

		Alte Werte	Einheiten ***	Faktor	SI-Werte	Einheiten
Thyroxin	gesamt (T_4)	4–12	µg/100 ml			
	frei	0,7–2,2	ng/100 ml	× 0,0129	0,01–0,03	nmol/l
Transaminasen	SGOT	5–19	U/l	× 16,67	83–316	nkat/l
	SGPT	4–23	U/l	× 16,67	67–467	nkat/l
	GGT	6–28	U/l	× 16,67	100–467	nkat/l
	LDH	130–250	U/l	× 16,67	2167–4168	nkat/l
Transferrin		200–340	mg/dl	× 0,01	2–3,4	g/l
Trijodthyronin (T_3)		50–200	ng/100 ml	× 0,016	0,8–3,2	nmol/l

SI-Einheit für Enzyme ist das Katal (1 Mol Substratumsatz pro Sekunde).
„Alte" Einheit war die internationale Einheit = U (1 Mikromol Substratumsatz pro Minute).
Sofern in der obigen Tabelle nicht alle Größen, die mit U/l gekennzeichnet sind in SI-Einheiten umgerechnet sind, bedarf es nur einer Multiplikation mit 16,67, um diese auf die neue nkat/l-Einheit umzustellen (1 U = 16,67 nkat).

** T/l (Tera pro Liter) entspricht auch 10^{12} Zellen/Liter
*** mg/100 ml = mg/dl
**** nl = G/l (Giga pro Liter) entspricht auch 10^9 Zellen/Liter

„Normalwerte" für Harn

	Alte Werte	Einheiten ***	Faktor	SI-Werte	Einheiten
Calcium	5–10	mval/l	× 0,5	2,5–5,0	mmol/l
Chlorid	40–140	mval/l	× 1	40–140	mmol/l
Glucose	< 25/neg	mg/dl			
Erythrozyten	< 10	µl			
Eiweiß	< 15/neg	mg/dl			
Leukozyten	< 25	µl			
Harnsäure	0,3–0,6	g/24h	× 6	1,8–3,6	mmol/d
Harnstoff	20–35	g/24 h	× 16,65	333–583	mmol/d
Natrium	40–140	mval/l	× 1	40–140	mval/l
Kalium	40–120	mval/l	× 1	40–120	mval/l
Osmolalität	50–1200				
pH	5–7				
Spezifisches Gewicht	1,015–1,022		× 1	1,015–1,022	rel. Dichte

Die angeführten Tabellen mit „Normalwerten" sind als Anhaltstabellen zu verstehen. Es muß darauf hingewiesen werden, daß bei einem Vergleich mit anderen Labortabellen teilweise Unterschiede bis ± 20% festgestellt wurden.